威廉姆斯产科学
Williams OBSTETRICS

第 25 版

主　审　余艳红

主　译　杨慧霞　漆洪波　郑勤田

副主译　胡娅莉　王谢桐　刘俊涛　段　涛
　　　　李笑天　刘兴会　陈敦金　刘彩霞

翻译秘书　刘　喆

主　编　F. 加里·坎宁根（F. Gary Cunningham）
　　　　肯尼斯·列维诺（Kenneth J. Leveno）
　　　　斯蒂文·L. 布鲁姆（Steven L. Bloom）
　　　　乔迪·黛什（Jodi S. Dashe）
　　　　芭芭拉·霍夫曼（Barbara L. Hoffman）
　　　　布莱恩·凯西（Brian M. Casey）
　　　　凯瑟琳·斯邦（Catherine Y. Spong）

人民卫生出版社
·北京·

版权所有,侵权必究!

图书在版编目(CIP)数据

威廉姆斯产科学/(美)F.加里·坎宁根
(F. Gary Cunningham)主编;杨慧霞,漆洪波,郑勤田
主译. —北京:人民卫生出版社,2020.12(2022.12 重印)
ISBN 978-7-117-30460-3

Ⅰ.①威… Ⅱ.①F…②杨…③漆…④郑… Ⅲ.①产科学 Ⅳ.①R714

中国版本图书馆 CIP 数据核字(2020)第 176248 号

人卫智网	www.ipmph.com	医学教育、学术、考试、健康,购书智慧智能综合服务平台
人卫官网	www.pmph.com	人卫官方资讯发布平台

图字:01-2018-8771 号

威廉姆斯产科学
Weilianmusi Chankexue

主　　译:杨慧霞　漆洪波　郑勤田
出版发行:人民卫生出版社(中继线 010-59780011)
地　　址:北京市朝阳区潘家园南里 19 号
邮　　编:100021
E - mail:pmph @ pmph.com
购书热线:010-59787592　010-59787584　010-65264830
印　　刷:北京盛通印刷股份有限公司
经　　销:新华书店
开　　本:889×1194　1/16　印张:68
字　　数:2252 千字
版　　次:2020 年 12 月第 1 版
印　　次:2022 年 12 月第 2 次印刷
标准书号:ISBN 978-7-117-30460-3
定　　价:588.00 元

打击盗版举报电话:010-59787491　E-mail:WQ @ pmph.com
质量问题联系电话:010-59787234　E-mail:zhiliang @ pmph.com

第一主编美国西南医学中心坎宁根教授
为中文版的出版录制的祝贺视频

主　编

F. Gary Cunningham, MD
Beatrice & Miguel Elias Distinguished Chair in Obstetrics and
　　Gynecology
Professor, Department of Obstetrics and Gynecology
University of Texas Southwestern Medical Center
Parkland Health and Hospital System
Dallas, Texas

Kenneth J. Leveno, MD
Professor, Department of Obstetrics and Gynecology
University of Texas Southwestern Medical Center
Parkland Health and Hospital System
Dallas, Texas

Steven L. Bloom, MD
Jack A. Pritchard MD Chair in Obstetrics and Gynecology
Professor and Chair, Department of Obstetrics and Gynecology
University of Texas Southwestern Medical Center
Chief of Obstetrics and Gynecology
Parkland Health and Hospital System
Dallas, Texas

Jodi S. Dashe, MD
Professor, Department of Obstetrics and Gynecology
University of Texas Southwestern Medical Center
Director of Prenatal Diagnosis
Parkland Health and Hospital System
Dallas, Texas

Barbara L. Hoffman, MD
Professor, Department of Obstetrics and Gynecology
University of Texas Southwestern Medical Center
Parkland Health and Hospital System
Dallas, Texas

Brian M. Casey, MD
Professor, Department of Obstetrics and Gynecology
Director, Division of Maternal-Fetal Medicine
University of Texas Southwestern Medical Center
Chief of Obstetrics
Parkland Health and Hospital System
Dallas, Texas

Catherine Y. Spong, MD
Bethesda, Maryland

副 主 编

Mala S. Mahendroo, PhD
Associate Professor, Department of Obstetrics and Gynecology and
  Green Center for Reproductive Biological Sciences
University of Texas Southwestern Medical Center
Dallas, Texas

Diane M. Twickler, MD, FACR
Dr. Fred Bonte Professorship in Radiology
Professor, Department of Radiology and Obstetrics and Gynecology
Vice Chairman for Academic Affairs, Department of Radiology
University of Texas Southwestern Medical Center
Medical Director of Obstetrics and Gynecology Ultrasonography
Parkland Health and Hospital System
Dallas, Texas

J. Seth Hawkins, MD, MBA
Assistant Professor, Department of Obstetrics and Gynecology
University of Texas Southwestern Medical Center
Parkland Health and Hospital System
Dallas, Texas

编 委

April A. Bailey, MD
Assistant Professor, Department of Radiology and Obstetrics and
  Gynecology
University of Texas Southwestern Medical Center
Parkland Health and Hospital System
Dallas, Texas

Donald D. McIntire, PhD
Biostatistician
Professor, Department of Obstetrics and Gynecology
University of Texas Southwestern Medical Center
Dallas, Texas

David B. Nelson, MD
Dedman Family Scholar in Clinical Care
Assistant Professor, Department of Obstetrics and Gynecology
University of Texas Southwestern Medical Center
Medical Director of Prenatal Clinics
Parkland Health and Hospital System
Dallas, Texas

Jeanne S. Sheffield, MD
Professor, Department of Obstetrics and Gynecology
Director, Division of Maternal-Fetal Medicine
Johns Hopkins University School of Medicine
Baltimore, Maryland

Weike Tao, MD
Associate Professor, Department of Anesthesiology and Pain
  Management
University of Texas Southwestern Medical Center
Parkland Health and Hospital System
Dallas, Texas

C. Edward Wells, MD
Professor, Department of Obstetrics and Gynecology
University of Texas Southwestern Medical Center
Parkland Health and Hospital System
Dallas, Texas

Myra H. Wyckoff, MD
Professor, Department of Pediatrics
University of Texas Southwestern Medical Center
Director, Newborn Resuscitation Services
Parkland Health and Hospital System
Dallas, Texas

译 者 前 言

《威廉姆斯产科学》作为世界产科学界一部经典巨著，一个世纪以来被海内外产科医师奉为圭臬。即使在移动互联网如此发达的今天，《威廉姆斯产科学》仍然是我们的案头书，临床每当遇到困惑的问题，我们仍然愿意去这本巨著中找寻答案，我们也时常给青年产科医生们说：如果要读一本经典的妇产科学参考书，那应该选择《威廉姆斯产科学》。

但我们也深知，阅读这部经典时的语言问题，也是国内相当一部分渴望从中汲取营养的产科医师的障碍。鉴于此，20世纪90年代末，郎景和院士主持首译了该部著作的第20版，并于千禧年出版，旋即在国内产科界带来较大反响。进入21世纪以来，基础医学与临床研究飞速发展、日新月异，《威廉姆斯产科学》这部经典著作依然在母胎医学领域发挥着历久弥坚、无可比拟的深远影响。它延续了自1903年首版以来的科学严谨、与时俱进的特质，并在长达一个多世纪的临床实践中不断更新与精化，其学术影响力是公认的、毋庸置疑的。

作为产科学"圣经"，《威廉姆斯产科学》由享誉海内外的美国得克萨斯州大学西南医学中心所编著。从第1版到第25版，它始终保持了自首版以来标志性的涵盖范围广与临床适用性，同时提供了本领域前沿动态与最新视角的特性。这本巨著定义了历代产科医师应遵循的原理与规范，也成了百余年来产科医师前行路上的奠基石。两年前，人民卫生出版社获得了本书第25版中文版权，并邀请我们组织该书中文翻译的事宜。我们既深感荣幸又惴惴不安。由是，我们心怀敬畏之情，秉承"信达雅"之理念，力求将本版原汁原味地奉献给国内所有的产科工作者。为此，我们联合了全国各著名医科大学及医院等近30位活跃于产科临床、科研、教学一线的优秀产科专家参与本版的翻译工作。

寒窗孤灯破晓雾，两载磨剑今朝舞。我们期望经过几十位同行历时近两年的潜心翻译，能无愧于《威廉姆斯产科学》的百年声誉，能对国内广大产科工作者有所助益。由此，方不负我们之初心，并借此向《威廉姆斯产科学》第1版作者J.惠特里奇·威廉姆斯（J. Whitridge Williams）教授致敬。

这部里程碑式的著作共分为12个版块，65章，以关于生殖系统解剖及生理学的讨论起始，内容涵盖当前产科学的所有重要内容和最新进展，几乎所有的结论都来自严格的、基于循证医学证据的研究，也包括作者从帕克兰医院获取的临床实践经验。与之前的版本一样，该书纳入了来自美国专业和学术组织的同期指南，如美国妇产科医师学会、美国母胎医学会、美国国立卫生研究院、美国国家儿童健康与人类发展研究所、美国疾病控制和预防中心，以及其他权威资料。本版的亮点是对母胎医学这一快速发展的分支给予了更全面地诠释。产科医师不仅要关注母体"M（maternal）"，对"第二个病人"——胎儿（fetus）也应予以同样重视，原著25版将第5个版块命名为"The Fetal Patient"，提请产科工作者在临床工作中应致力于胎儿疾病的诊断和治疗。此外，值得一提的是，本书包含了超过1 000张生动精美的全彩插图，许多数据被总结为近100个表格，能极好地帮助读者理解文章内容，还更新了3 000多篇参考文献，引用年份截至2017年。

站在巨人肩上，我们期望通过精心细致的工作，使这部著作在保留原著精神的同时，更贴近我们的语言和文化，使其成为我国母胎医学工作者一份触手可及的精神食粮。在此，我们真诚地向参与本书翻译和出版工作的各位专家、工作人员致以衷心的感谢，特别是翻译后期大量繁杂的校对工作，得到了北京大学第一医院刘喆，重庆医科大学附属第一医院罗欣，杨怡珂和刘亚敏等的协助。另外，虽吾辈克勤克谨以力臻完美，但无论从专业知识的广度及对原文诠释的深度，恐差池难免。因此，切望各位读者不吝匡正以期再版尽善。

开卷伏读，掩卷以思。中华人民共和国成立后，我国围产医学取得了举世瞩目的成就，尤其是在降低孕产妇和新生儿死亡率方面成效显著。随着国家生育政策的调整，不仅孕妇及家庭对产科的要求越来越高，全社会乃至国家层面对产科工作者赋予的责任也越来越重大。故唯愿此书对广大读者和同行的临床诊疗思维有所增益。谨览产科发展之途，虽道阻且长，若行而不辍，必未来可期！

北京大学第一医院妇产科主任、教授　杨慧霞
重庆医科大学附属第一医院妇产科主任、教授　漆洪波
广州市妇女儿童医疗中心妇产科技术总监
美国亚利桑那大学医学院妇产科副教授　郑勤田
2020年11月

原 版 前 言

祝贺第 25 版《威廉姆斯产科学》正式出版！在此，我们向先前版本的主编们表示感谢，他们为这本产科经典注入了思想和活力。为了向原作者 J. 惠特里奇·威廉姆斯（J. Whitridge Williams）致敬，本版每章开篇都摘录了首版的一个段落，用以完善该章主题。在甄选段落的过程中，我们深深体会到产科学自 1903 年以来所取得的巨大成就；同时，我们也心存一丝惭愧，因为产科领域的许多经典问题尚未完全解决，如早产、子痫前期和感染。产科学的进步多是基于严格的循证医学研究，我们相信，循证这一理念在未来几十年内将进一步推动产科学发展。

第 25 版《威廉姆斯产科学》一如既往地详细介绍产科学基础知识，包括产科解剖和生理、孕前和产前保健、分娩和产褥；同时也详细讨论了产科并发症，如早产、出血和高血压疾病等。为了强调母胎医学中的"M（maternal）"，本版加强了内科和外科合并症章节。产科服务的另一群体——胎儿（fetus），也备受关注，本版增加了一整篇来讨论胎儿疾病的诊断和治疗。无论对于母体疾病还是胎儿医学，我们都十分重视临床问题中包含的基础科学，尤其是生化和生理学原理。本版的风格保持既往版本的特征，紧扣循证医学，并结合实践知识，以进一步细化章节内容。本书的读者多是临床一线的医生，《威廉姆斯产科学》可为他们提供强有力的理论支持！

为满足读者需求并推动学科发展，本书更新了 3 000 多条截至 2017 年的参考文献。1 000 余幅图片中有许多新图，这些线条图、超声图像、磁共振图像、照片、显微照片和数据图形均以逼真生动的颜色呈现。许多原版美术作品由我们的医学插图师绘制。

本书继续收录来自各学术组织的最新指南，其中包括美国妇产科医师学会（ACOG）、美国母胎医学会（SMFM）、美国国立卫生研究院（NIH）和美国国家儿童健康与人类发展研究所（NICHHD）、美国疾病控制和预防中心（CDC）及其他权威来源。我们将数据总结为近百个表格，便于读者阅读和使用，此外，还制作了许多诊疗流程图，使其可用于指导临床工作。本书不仅引用了各种来源的循证管理方案，还包括从帕克兰医院产科实践中汲取的临床经验。我们坚信这是循证产科管理的典范，但也清楚，循证医学并非临床管理的唯一手段。

F. 加里·坎宁根

肯尼斯·列维诺

斯蒂文·L. 布鲁姆

乔迪·黛什

芭芭拉·霍夫曼

布莱恩·凯西

凯瑟琳·斯邦

目　录

第九篇

新 生 儿

第十篇

产 褥 期

第十一篇

产科并发症

第十二篇

内外科合并症

附　录

附　录

第一篇
总　　论

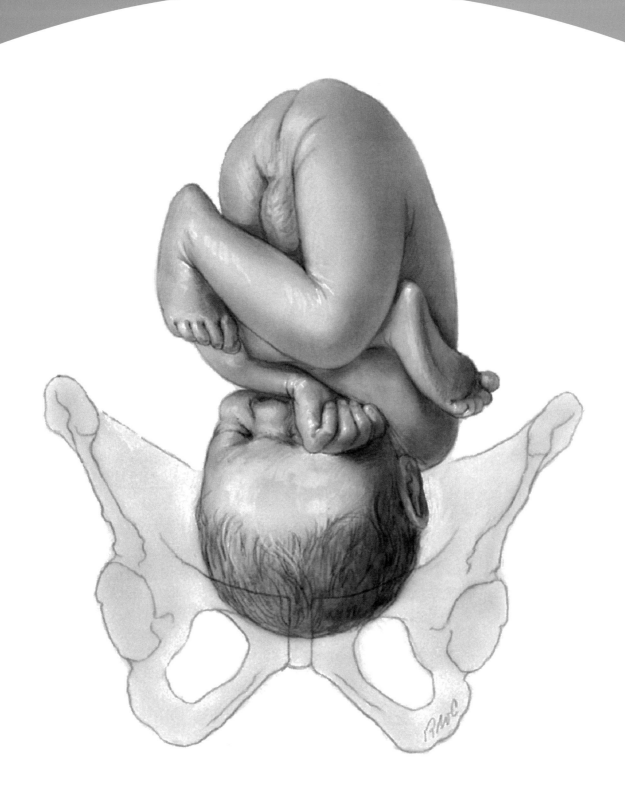

产科总论

在本书中,我尝试简要且系统地讲解产科艺术理论和实践。同时,我致力于介绍较为实用的产科技术,便于产科工作人员进行临床操作。

——J. 惠特里奇·威廉姆斯(1903)

以上是第 1 版威廉姆斯教科书(《产科学——学生和医生的教科书》)的引言。在本书(第 25 版)中,我们将严格遵循威廉姆斯的这一原则,并且每章的开头都将引用第 1 版教科书的一段原文。

产科学的基础和临床实践都和人类生育相关。专业人员通过高质量的产前保健,保障孕妇和胎儿的健康和安全。相关的保健措施包括适时识别和治疗并发症,监测产程和分娩,对新生儿进行早期保健,以及产褥期处理。产后保健包括计划生育措施,促进产妇健康。

母体和新生儿预后被作为人类社会健康和生活质量的评价标准,由此证明了产科的重要性。产科和围产儿预后不良的指标可以直观地提示整个人群的医疗保健的欠缺。基于这些观点,我们现在提出了和产科相关的美国当前母儿健康的纲要。

人口数据

美国的国家人口数据统计系统是最古老和最成功

的例子,属于政府内数据,供公共卫生分享。这一系统收集来自各个司法管辖区的统计数据,各个司法管辖区可合法登记出生、胎儿死亡、死亡、流产和离婚。

标准出生证明在 1989 年进行了修改,以包含更多关于医疗和生活方式危险因素的信息,以及产科信息。2003 年,对标准出生证明又进行了一次全面修改。数据分类的强化及其举例见表 1-1。至 2013 年,35 个州已经完成了出生证明的改版,76% 的新生儿已采用新版出生证明(MacDorman,2015)。此外,2003 版的人口死亡证明也包含了妊娠相关信息,并被所有州采用(Joseph,2017)。

表 1-1 2003 版出生证明新增加的信息类别

孕期危险因素,如早产史、子痫病史
产科处理,如抑制宫缩、宫颈环扎、外倒转
产程,如非头位、糖皮质激素促胎儿肺成熟、产程中使用抗生素
分娩,如阴道助产失败、前次剖宫产后阴道试产
新生儿,如辅助通气、使用表面活性物质、先天性畸形

■ 定义

世界卫生组织、美国儿科学会和美国妇产科医师学会(American College of Obstetricians and Gynecologists,ACOG)鼓励统一使用标准的定义(2017)。统一定义有利于在美国各州和各区域之间进行数据比较,也便于国家之间的比较。但是,目前所有的定义尚未完全统一,如 ACOG 建议所有出生体重≥500g 的胎儿或新生儿无论是否存活,都要上报,但并不是 50 个州都接受这一建议。有 28 个州规定孕 20 周以后的胎儿死亡应登记,而有 8 个州上报所有孕周的胎儿死亡,其他一些州则用体重≥350g、400g 或 500g 来定义胎儿死亡。关于这一混乱现象,国家人口统计报告规定胎儿死亡为孕20周及20周以后的胎儿死亡(CDC,2016)。但这也存在问题,孕20周时的胎儿体重第50百分位数为325~350g,与500g的定义有一定差距。出生体重500g是孕22周时第50百分位数的水平。

美国国家健康统计中心(National Center for Health Statistics,NCHS)和疾病控制和预防中心(Center for Disease Control and Prevention,CDC)建议的定义如下:

围产期(perinatal period):孕20周以后出生,至生后28足天。如果围产数据是基于出生体重而非孕周,建议围产期从体重≥500g的新生儿开始。

出生(birth):孕20周以后孕妇通过用力或借助外力使胎儿完全脱离母体。如上所述,如果没有准确的孕周,胎儿体重<500g不属于出生,而属于流产儿,以便于人口统计。

出生体重(birthweight):新生儿生后立即称量的重量或尽早称量的重量(出生后无法立即称重)。重量应精确到克。

出生率(birth rate):每1 000人口中的活产数。

生育率(fertility rate):每1 000个15~44岁妇女生育的活产数。

活产(live birth):指出生时或生后一定时间内有自主呼吸,或有其他生命体征,如心跳或随意肌的自主运动。心跳需要与一过性心脏收缩相鉴别,而呼吸需要与短暂的呼吸尝试和喘息相鉴别。

死胎或胎儿死亡(stillbirth or fetal death):出生时和出生后无生命征象。

早期新生儿死亡(early neonatal death):活产新生儿生后7天内的死亡。

晚期新生儿死亡(late neonatal death):生后7天至29天前的死亡。

死胎率或胎儿死亡率(stillbirth rate or fetal death rate):每1 000个新生儿(包括活产和死胎)中的死亡新生儿数。

新生儿死亡率(neonatal mortality rate):每1 000个活产儿中的死亡新生儿数。

围产儿死亡率(perinatal mortality rate):每1 000个出生儿中的死胎数加上新生儿死亡数。

婴儿死亡(infant death):所有活产婴儿死于12月龄以内者。

婴儿死亡率(infant mortality rate):每1 000个活产中的婴儿死亡数。

低出生体重(low birthweight):新生儿体重<2 500g。

极低出生体重(very low birthweight):新生儿体重<1 500g。

超低出生体重(extremely low birthweight):新生儿体重<1 000g。

足月新生儿(term neonate):孕37周以后至孕42周之前出生的新生儿(260~294天)。ACOG(2016b)和母胎医学会推荐进一步划分孕周,即早期足月(early term)指孕37~38^{+6}周出生的新生儿,完全足月(full term)指孕39~40^{+6}周出生的新生儿,晚期足月(late term)指孕41^{+0}~41^{+6}周出生的新生儿。

早产新生儿(preterm neonate):孕37足周前出生的新生儿(第259天)。孕34足周前出生者称为早期早产(early preterm),孕34~36周称为晚期早产(late preterm)。

过期新生儿(postterm neonate):孕42足周以后出生的新生儿,从第295天开始。

流产儿(abortus):胎儿或胚胎在孕期过半之前,即孕20周之前,从宫腔排出,如无准确的孕周,以出生体重<500g为标准。

引产终止妊娠(induced termination of pregnancy):计划性干扰宫内妊娠,目的不是分娩活产新生儿,最终也未导致活产。此定义不包括胎儿死亡后残留的妊娠物排出。

直接孕产妇死亡(direct maternal death):由产科并发症、分娩或产褥引起的孕产妇死亡,可由于人为干预、疏漏和不正确治疗引起,或由于这些因素导致的一系列事件引起。例如,子宫破裂后大出血引起的孕产妇死亡。

间接孕产妇死亡(indirect maternal death):非产科因素直接引起的孕产妇死亡。死亡原因是先前存在疾病,由于妊娠母体生理的变化使得疾病在孕期、分娩时或产褥期发展恶化。例如,合并二尖瓣狭窄引起的孕产妇死亡。

非孕产妇死亡(nonmaternal death):由于意外或偶然引起的母体死亡,而非妊娠相关。例如,车祸或同时合并恶性肿瘤引起的死亡。

孕产妇死亡比(maternal mortality ratio):每100 000个活产中由于生育过程导致的孕产妇死亡数。孕产妇死亡率(maternal mortality rate或maternal death rate)较常用,但是不够准确。用"比"描述更准确,因为分子包括了各种妊娠结局的死亡,如活产、死胎和宫外孕,而分母是活产数。

妊娠相关死亡(pregnancy-associated death):无论任何原因,妊娠或妊娠结束1年内的妇女死亡,无论妊娠的时间多长和何种部位妊娠。

妊娠有关死亡(pregnancy-related death):妊娠相关死亡中由以下原因引起的死亡。①妊娠本身的并发症;

②妊娠引起的一系列事件导致的死亡;③妊娠的生理和药理变化使非妊娠引起的合并症恶化,最终导致死亡。

美国的生育率

根据 CDC 的数据,2015 年 15~44 岁妇女的生育率(fertility rate)为 62.5%,即每 1 000 个妇女中有 62.5 个活产(Martin,2017)。生育率从 1990 年开始呈现下降趋势,甚至低于人口自然更替,提示总人口的下降(Hamilton,2012)。2015 年美国的活产数为 398 万例,出生率为 12.3/1 000,为有史以来最低。所有主要民族和种族的出生率均下降,包括青少年和未婚妇女,以及 20~24 岁的妇女。30 岁以上的女性,出生率略有升高。2010 年美国出生的新生儿几乎有一半为少数族裔:拉美裔占 25%,非洲裔占 14%,亚裔占 4%(Frey,2011)。

2015 年的总妊娠数及其结局见表 1-2。根据古特马赫研究所(Guttmacher Institute)的数据(2016b),非计划性妊娠在美国占 45%。而且 2001 年以来整体非计划性分娩仅有轻微下降。非计划性妊娠在未婚妇女、黑种人女性、低教育水平和低收入人群更为常见。

表 1-2　美国 2015 年整体妊娠情况及结局

统计参数	数或率
出生	3 988 076
剖宫产	32.2%
早产(<37 周)	9.5%
低出生体重(<2 500g)	8.0%
引流产	664 435
妊娠总数[a]	4 652 511

资料来源:Martin,2017.
[a]不包括自然流产和异位妊娠。

表 1-2 中的引产数据来自 CDC 从 45 个州获取的流产监测数据和古特马赫研究所的引产数据。这些数据开始于 1976 年。自从罗伊诉韦德案(Roe v. Wade)堕胎合法化后,超过 4 600 万例美国妇女选择了合法堕胎。这为实行计划生育提供了令人信服的论据,后文会讨论。

产科保健的评价

■ 围产儿死亡率

有几项指标可以用于评估产科和围产儿结局,并

反映医疗质量。根据上文的定义,围产儿死亡率包括了每 1 000 例出生胎儿中死胎数和新生儿死亡数的总和。2013 年围产儿死亡率为 9.98/1 000,见图 1-1(MacDorman,2015)。孕 20 周以后有 25 972 例胎儿死亡。1990 年以来,孕 28 周以后的胎儿死亡率持续下降,而孕 20~27 周的胎儿死亡率维持稳定(图 1-2)。2006 年新生儿死亡总数为 19 041 例,这意味着将近 60% 的围产儿死亡为胎儿死亡。

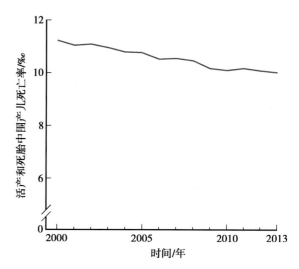

图 1-1　美国 2000~2013 年围产儿死亡率
(资料来源:MacDorman MF,Gregory EC:Fetal and perinatal mortality:United States,2013. Natl Vital Stat Rep. 2015 Jul 23;64(8):1-24.)

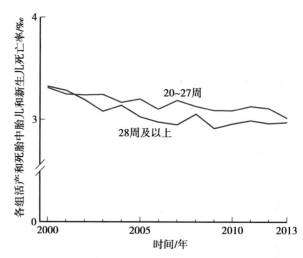

图 1-2　美国 2000~2013 年胎儿和新生儿死亡率
(资料来源:MAcDorman MF,Gregory EC:Fetal and perinatal mortality:United States,2013. Natl Vital Stat Rep. 2015 Jul 23;64(8):1-24.)

■ 婴儿死亡

2013 年每 1 000 例活产婴儿中有 6.1 例死亡,而

2001 年婴儿死亡率为 6.8/1 000（MacDorman，2015）。婴儿死亡的前三位原因为先天畸形、低出生体重和婴儿猝死综合征，几乎占所有死亡的一半（Heron，2015）。最低胎龄和最低出生体重的婴儿对此数据影响很大。例如，2005 年孕 32 周之前出生的婴儿有 2% 死亡，占当年所有婴儿死亡的一半以上。事实上，早产相关的婴儿死亡率从 2000 年的 34.6% 上升到了 2005 年的 36.5%。如果以出生体重统计，2/3 的死亡婴儿为低出生体重儿。值得关注的是出生体重<500g 的婴儿，现在可以为他们提供新生儿重症监护。

■ 孕产妇死亡

如图 1-3 所示，美国的孕产妇死亡率在 20 世纪明显下降。与妊娠有关的死亡很少见，故以每 100 000 例分娩衡量。自 1986 年以来，美国 CDC（2017a）在其妊娠死亡率监测系统中保存了与妊娠相关的死亡数据。Creanga 等（2017）最近的一次报告显示，2011～2013 年妊娠相关死亡共 2 009 例。异位妊娠和流产引起的早孕期死亡约占 5%。产科死亡三大原因，即出血、子痫前期和感染，占全部孕产妇死亡的 1/3（图 1-4）。血栓栓塞、心肌病和其他心血管疾病占另 1/3。其他占比较高的有羊水栓塞（5.3%）和脑血管意外（6.2%）。麻醉相关死亡一直占比较低，仅为 0.7%。选择性队列显示，2008～2009 年和 2013～2014 年，死亡原因构成类似（MacDorman，2017）。

2014 年妊娠相关死亡率为 23.8/10 万，这是过去 40 年的最高数字，见图 1-5。根据健康指标研究所的数据，2013 年此指标为 28/10 万（Tavernise，2016）。1990～2013 年，妊娠相关死亡比翻了 1 倍，最直接原因为死亡人数增加，还有一些其他原因可以解释这一变化（Joseph，2017）。首先是 1999 年开始应用第 10 版国际疾病统计分类（ICD-10）引起的人为升高，其次是上

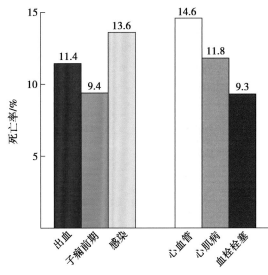

图 1-4　2006～2010 年美国妊娠相关死亡六大常见原因
（资料来源：Creanga，2015.）

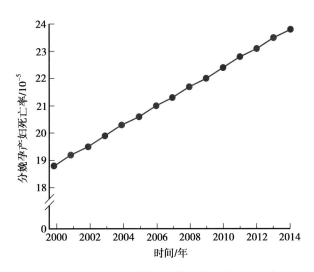

图 1-5　48 个州及哥伦比亚特区的孕产妇死亡率
（资料来源：MacDorman，2016.）

报工作的改进引起的升高（MacDorman，2016b，2017）。以往孕产妇死亡漏报严重（Koonin，1997）。第三条原因与第二条有关，即前文提及的死亡证明修订后包括妊娠相关情况（Main，2015）。第四条原因是合并严重慢性疾病的高危孕妇数量增加（CDC，2017a）。另外，40 岁以上的妇女妊娠的比例增加，导致更高的死亡率（MacDorman，2017）。

不管孕产妇死亡率快速上升的原因是什么，产科界针对此采取了行动（Chescheir，2015）。根据 Barbieri（2015）的报告，联合委员会建议各产科中心建立标准化草案并促进实施。D'Alton 等（2016）报告了一个工作组在降低孕产妇合并症和死亡率方面的努力。

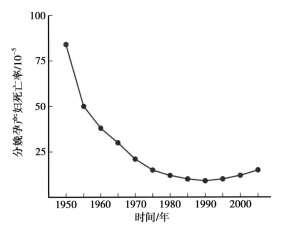

图 1-3　美国 1950～2003 年的孕产妇死亡率
（资料来源：Berg，2010；Hoyert，2007.）

孕产妇死亡率在黑种人、拉美裔和白种人妇女中更高,存在明显的种族差异,见图 1-6。种族差异反映了能否获取健康保健、获取的渠道及使用的不同(Howell,2016;Moaddab,2016)。此外,乡村孕产妇死亡率明显高于大城市(Maron,2017)。

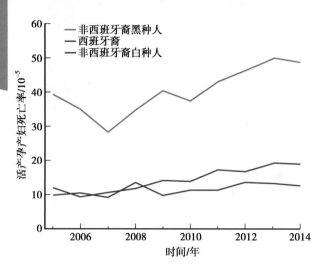

图 1-6　美国 2005~2014 年按种族划分的产妇死亡率趋势

(资料来源:Moaddab,2016.)

很多上报的孕产妇死亡是可以避免的,这一点很重要。根据 Berg 等(2005)的数据,这一比例在白种人妇女达 1/3,在黑种人妇女达 1/2。一项针对有医疗保险的妇女的研究显示,98 例孕产妇死亡中有 28% 是可以避免的(Clark,2008)。因此,虽然已经有了巨大的进步,21 世纪预防孕产妇死亡仍是产科的重点。

■ 孕产妇严重并发症

孕产妇并发症是另一项指导预防工作的重要指标。减少医疗差错可以降低孕产妇死亡和严重孕产妇并发症。"差一点"孕产妇死亡(near misses 或 close calls)的概念是指差错事故导致不良事件,虽未对患者造成伤害,但是有潜在的风险(Institute for Safe Medication Practices,2009)。与引起患者伤害的事件相比,"差一点"的情况更为常见,但是"差一点"的情况不易识别及量化,原因显而易见。各个机构都安装了促进上报的系统,并增强安全措施(Clark,2012;Main,2017;Shields,2017)。ACOG 和母胎医学会(2016f)为此列出了建议排查的项目清单。

对于差错事故引起的有潜在危害的不良事件,目前有几项数据系统可以对其进行评估。过去的住院编码系统不能充分反映母体并发症的严重性,因此增加了编码指标及修正指标以便于分析严重不良临床事件

(Clark,2012;King,2012)。世界卫生组织推行了这一系统。巴西应用了此系统,能准确反映孕产妇死亡率(Souza,2012)。英国采用了相似的系统,即英国产科监测系统(UK Obstetric Surveillance System,UKOSS)(Knight,2005,2008)。美国的国家孕产妇安全合作系统(National Partnership for Maternal Safety)也属于这一范畴(D'Alton,2016;Main,2015)。

为研究孕产妇并发症,CDC 分析了 1998~2009 年间的超过 5 000 万份全国住院患者病历(Callaghan,2012),此研究采用 ICD-9-CM 编码,发现 10 000 例孕妇中有 129 例至少有一项指标提示严重并发症(表 1-3)。因此,每发生 1 例孕产妇死亡,大约有 200 例患者发生严重并发症。CDC(2017b)估计每年有 65 000 例孕产妇出现严重并发症。在年分娩量<1 000 例的小医院孕产妇并发症的发生率最高(Hehir,2017)。与孕产妇死亡率一样,孕产妇并发症也有明显种族差异,黑种人妇女尤其高(Creanga,2014)。

表 1-3　孕产妇并发症的指标
急性心肌梗死
急性肾功能衰竭
成人呼吸窘迫综合征
羊水栓塞
心脏骤停/心室颤动
弥散性血管内凝血
子痫
手术操作过程中心力衰竭
胸、腹、盆腔外伤
颅内损伤
产后脑血管疾病
肺水肿
严重麻醉并发症
败血症
休克
镰刀细胞贫血危象
血栓性栓塞
心脏监护
心脏复律
子宫切除
心脏手术
气管切开
辅助通气

资料来源:CDC,2017b.

产科的热点话题

上一版教科书出版后的 4 年内,产科又面临了新

的问题。在此,我们将讨论其中的几个问题。

美国医疗保健危机

奥巴马医改计划和公共医疗补助制

巴拉克·奥巴马总统在 2016 年的美国医学会杂志(*Journal of the American Medical Association*,JAMA)发表了平价医疗法案(Affordable Care Act,ACA)总结,即奥巴马医改计划,其中叙述了此政策的成功、未来的挑战及政策的含义(Bauchner,2016)。他也总结了关于 ACA 的三点教训。首先,两党分歧使改革尤其困难。其次,特殊利益一直是改革的障碍。第三,强调了务实的重要性,并在此提及对 ACA 的初始运行并不满意。

与此同时,有人建议大幅削减公共医疗补助(Medicaid),巴拉克·奥巴马总统在报告结尾引用了俄亥俄州共和党领袖约翰·卡西奇的话,"为那些生存在生活阴影下的,以及最微不足道的人们,我不能接受我们州最脆弱的人们被忽视,我们可以帮助他们。"

削减公共医疗补助也影响了产科领域。2010 年,美国估计 48% 的分娩由公共医疗补助支付(Markus,2013)。重要的是,有并发症的分娩占了较大比重。早产和低出生体重婴儿的住院费用有一半以上由医疗补助报销,由于出生缺陷而住院的报销率约 45%。

废除和更换 ACA 的问题

支撑 ACA 的为年轻健康人群,但是最终参加 ACA 的人数没有达到预期,并不能够保证维持其长期运转。因此,修改或废除 ACA 成为一个远期目标。唐纳德·特朗普总统竞选的核心观点之一即废除 ACA。编写此书时,美国众议院和参议院为"废除和更换 ACA"已经斗争了 6 个月。国会预算局估计,这将导致 2 300 万例美国人失去医疗保险并削减医疗补助开支(Fiedler,2017)。实现后者的办法是将医疗补助基金从联邦政府转移到各个州。鉴于这些可能发生的后果,选民之间产生了激烈辩论,"废除和更换 ACA"使政治气氛十分紧张。目前,参议院未能募集足够的共和党投票以通过这项法案。我们建议,为解决医疗保健危机应重新制定政策,并严谨地计算医保费用和合理利用资源。

孕产妇和婴儿医疗保健费用

医疗保健和医疗补助服务中心估计,2015 年美国医疗保健的花销占国民生产总值(gross domestic product,GDP)的 17.8%(Voelker,2010)。总支出为 3.2 万亿,相当于人均 1 万美元。此外,与其他 12 个高收入国家相比,美国医保支出占 GDP 的比例超过排名第二的国家约 50%。但是,医疗保健的结局,包括婴儿死亡率等,美国却最差。在美国,2/3 的婴儿死亡是由早产

相关并发症所致(Matthews,2015)。一角募捐步行基金会(the March of Dimes)在 2010 年全球早产报告中指出,美国每年逾 540 000 例新生儿在孕 37 周前发生早产。因此,基金会把美国的早产识别和预防工作评为"D"级。

美国医保花费过多的部分原因是医疗技术的过度使用和定价过高(Squires,2017)。两项近期研究表明,产科对医疗保健花费有不良影响。第一项研究来自 Nelson 等(2017),他们指出 17-α 羟孕酮(17-alpha hydroxyprogesterone caproate,17-OHP-C)对预防复发性早产无效。此项研究的方法学见第 42 章。这项研究告诉我们几点教训。

首先,17-OHP-C 通过一个专家共识的方式,在美国得以合法使用。美国食品和药品管理局对 17-OHP-C 的使用持保留意见,认为 17-OHP-C 在多个重要方面缺乏证据。但是一经批准,制药公司即广泛宣扬专家共识,一家制药公司的 17-OHP-C 每剂(250mg)卖到 1 500 美元,而同样的药物制剂在地方药房配制仅卖 25 美元。因此,美国国会介入了这一价格欺骗事件,最后允许继续使用价格较低的 17-OHP-C。

第二项研究是关于经阴道超声筛查宫颈缩短预测早产的多中心前瞻性研究(Esplin,2017),共 9 410 例初产妇纳入研究。美国母胎医学会和 ACOG(2016d)都在联合委员会意见中推荐广泛开展宫颈长度筛查(Bloom,2017)。在 2015 年,一项研究调查了 78 个母胎医学专科医师培训中心(fellowship programs),发现 68% 的培训中心常规进行宫颈测量筛查早产(Khalifeh,2017)。按适中的价格,每例超声测量宫颈长度按 237 美元计算,总的医疗支出约达 3.5 亿美元。但是,Esplin 等(2017)发现,常规筛查宫颈缩短并没有益处。也就是说,普遍开展筛查无效。这个例子充分说明了技术未经验证即被推广应用的坏处。

这两份报告凸显了美国医疗保健的实质问题,即昂贵而无效的检查和治疗缺乏有力的证据,却得到了广泛应用。这两份报告也提醒我们临床实践要依据有力的科学证据。详细审查医疗保健的其他组成部分,如住院价格、外科手术的价格及医疗保险公司的定价等,也能对解决医保财政危机有所帮助。

剖宫产率

在上一版书中,我们提到美国剖宫产率上升是个问题。剖宫产率已经趋于平稳,但是仍有必要继续降低。剖宫产带来的不良后果是有子宫切口的患者再次妊娠时胎盘粘连和植入发生率持续增加,第 31 章和第 41 章将讨论。

■ 基因组技术

胎儿产前筛查和诊断技术不断突破和进展。2012年,产前基因微阵列技术应用于临床(Dugoff,2012)。这些技术的优点将在第13章和第14章进行讨论。Wapner等(2012)比较了母血染色体微阵列分析和普通细胞核型分析对染色体异常的检测效率。Reddy等(2012)将此技术应用于死胎,显示其优于核型分析。另一项Talkowski等(2012)的研究报告了通过母血进行胎儿全基因组测序的工作。

通过细胞游离DNA(cell-free DNA,cfDNA)筛查胎儿非整倍体最早始于2011年。这一技术基于在母血中分离出胎儿(胎盘)游离DNA,第14章将详述。Norton等(2015)的研究有里程碑意义,他们发现对于21三体,cfDNA的敏感性和特异性较传统的产前筛查更高。但是cfDNA检测阳性者依然需要侵入性检查验证(Chitty,2015;Snyder,2015)。

■ 妇产科医院医生

"医院医生(hospitalist)"这个名词出现于20世纪90年代,指专门负责治疗住院患者的医师。由此衍生出产科和妇科医院医生,其主要的职责为处理住院的产科患者及急诊,他们也可以处理紧急的妇科情况和急诊会诊。其他称呼有"产科医院医生(obstetrical hospitalist)"和"产房医师(laborist)",但是ACOG推荐的标准术语是"妇产科医院医生(Ob/Gyn hospitalist)"。

妇产科医院医生虽然不是妇产科的亚专科,其发展势头较为快速。2017年,妇产科医院医生学会发展到528位成员(Burkard,2017)。为适应产科的各种需求,已有多种执业模式的报告(McCue,2016)。妇产科医院医生的设立不但满足医生自我生活方式的需求,还可以提高医疗服务质量及安全性,并降低不良事件。除了可能降低引产率以外,妇产科医院医生能否改善患者结局还需要进一步研究(ACOG,2016e;Srinivas,2016)。

■ 行医保险

ACOG定期调查妇产科医生的行医保险及其对执业的影响。行医保险的调查报告始于1983年,至2015年已更新为第12份报告(Carpentieri,2015)。调查显示现在似乎仍有"行医保险危机",其原因很复杂。由于金钱和政治的驱动,各方面很难达成共识。有些利益冲突很大,难以调和,另外还有其他一些复杂因素。例如,每个州关于"侵权民事行为修改法"都有自己的法律条款和解释。在某些州,产科医师每年的保险费接近30万美元,其中至少部分是由患者承担,最终其实还是整个医疗系统承担。2011年,美国所有的侵权责任费用接近2650亿美元,令人震惊,它占到了国民生产总值的1.8%,每个公民人均为838美元(Towers Watson,2015)。

ACOG(2016a,c)率先采用了关于医疗事故诉讼和不良事件诉讼(通常难以预见)的公正系统。此外,特朗普任期内,有望修改联邦侵权责任法案(Lockwood,2017;Mello,2017)。

■ 家中分娩

1990~2004年,美国的院外分娩比例略有下降,随后至2014年又持续上升,从0.86%上升至1.5%,几乎升高了75%(MacDorman,2016a)。由持照的助产士看护的家中分娩仅占1/3(Grünebaum,2015;Snowden,2015)。

家中分娩的支持者引用英国和荷兰的观察性数据,显示其成功效果(de Jonge,2015;Van der Kooy,2011)。然而,美国的数据并没有那么乐观,提示家中分娩有更高的围产儿并发症和死亡率(Grünebaum,2014,2015;Snowden,2015;Wasden,2014;Wax,2010)。基于美国的数据,Chervenak等(2013,2015)质疑家中分娩是否符合伦理。Greene和Ecker(2015)观点较为包容,他们认为这些最新数据可以让孕妇对家中分娩作出合理的选择。ACOG(2017b)指出,医院和有资质的分娩中心能提供最安全的措施,但是每一位妇女对自己的分娩都有知情选择的权利。

■ 计划生育服务

这些年,政治和宗教对政府干预妇女生育的权利产生了一系列影响。这些干预对贫困妇女和青少年影响更大。虽然所有报告都称赞这些项目非常成功,但事实并非如此。例如,得克萨斯州公共医疗补助按服务收费项目将计划生育部门附属机构排除在外。因此,有些女性停止使用避孕措施,使公共医疗补助的分娩率上升(Stevenson,2016)。

根据古特马赫研究所的数据(2016a),全美有2000万例妇女需要使用公共资助的计划生育服务。2014年,此服务预防了全美近200万例意外妊娠和70万例流产。计划生育服务的前途未卜,尚待2017美国医疗保健法案(American Health Care Act,AHCA),即"特朗普医疗"的决定。根据特朗普对媒体的回应,AHCA可能不会覆盖避孕部分,ACOG主席Haywood Brown医生(2017)认为这是对女性健康极大的不尊重。

■ 妊娠期阿片类药物滥用

CDC(2014)的数据显示,2012 年阿片类药物的处方为 2.59 亿份。2013 年,美国超过 1/3 的成人用过阿片类处方药物(Han,2017)。这些易成瘾药物虽然需要处方,但却可以免费获得,可能会导致阿片类药物相关疾病。阿片类药物是否致畸尚不明确(Lind,2017),但是孕期滥用导致新生儿戒断综合征发生率增加,第 12 章及第 33 章将详细讲述。医疗费用中每年有 15 亿美元用以治疗孕期阿片类药物滥用及其并发症。

为了使产科工作者更好地处理阿片类成瘾孕妇及其胎儿/新生儿,尤妮丝肯尼迪施莱佛国家儿童健康和人类发育研究所在 2016 年召集了工作组会议,专门研究这一问题(Reddy,2017)。此工作组由 ACOG、美国儿科学会、母胎医学会、CDC 和一角募捐步行基金会共同发起。工作组讨论了多项主题,希望这些成果的落实能够改善孕妇治疗和新生儿结局(ACOG,2017a)。

■ 生殖医学前沿

1978 年,采用体外受精(in-vitro fertilization,IVF)新技术的第一例 IVF 婴儿在英国诞生。美国在 1981 年也很快获得成功。40 年后,辅助生殖技术学会报告称,美国 440 个中心通过辅助生殖技术(assisted reproductive technologies,ART)产生了 100 多万例婴儿(Fox,2017)。

通过 15 年的实验准备,人类子宫移植最终成功实现,通过 IVF 受孕的新生儿在瑞典诞生(Brännström,2015)。在孕期,瑞典这位孕妇使用了他克莫司、硫唑嘌呤和皮质激素治疗,在孕 32 周时因子痫前期和胎心率异常行剖宫产分娩。接着,在美国克利夫兰诊所和达拉斯的贝勒医学中心,1 例患者成功地接受了子宫移植手术(Flyckt,2016,2017;Testa,2017)。2017 年,瑞典团队完成了一项 9 例患者的试验,其中 7 例怀孕,5 例成功分娩(Kuehn,2017)。美国首例子宫移植患者的新生儿在达拉斯出生(Rice,2017)。

与此同时,费城儿童医院的研究者们 20 年来一直致力于人造子宫的研究(Yuko,2017)。此团队采用孵化技术,发明了一种人造羊膜囊,可以实现脐带血管的灌注和排出,血液在体外系统进行膜氧合及透析。截至目前,胎羊已经可以通过人造子宫存活 1 个月。脑血管低血压和低氧血症是值得关注的不良反应。

这些新技术引起的伦理和法律问题令人望而生畏。IVF 领域的相关问题多已得到解决,而解决子宫移植和人造子宫带来的伦理和法律问题,尚需很多年的历程。

（朱毓纯 翻译　杨慧霞 审校）

参考文献

第二篇
母体解剖和生理

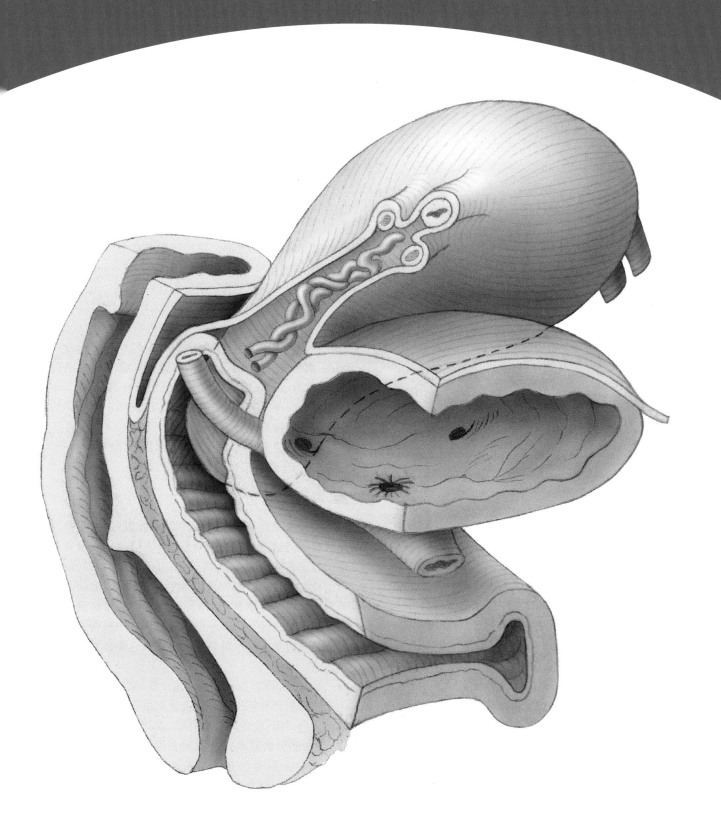

母体解剖

分娩的机制在本质上是胎儿与产道互相适应的过程,因此充分了解骨盆及相关盆腔软组织的解剖结构,是产科必备的基础知识。

——J. 惠特里奇·威廉姆斯(1903)

前腹壁

■ 皮肤,皮下组织层,筋膜

前腹壁包裹腹部器官,可随增大的子宫而拉伸,也可为内生殖器手术提供手术路径。因此,外科开腹手术需要深入了解前腹壁的分层结构。

皮肤张力线(Langer 线)代表皮肤真皮纤维的走向。在前腹壁,皮肤张力线为水平方向。因此,皮肤垂直切口的切口两侧张力更大,术后易形成更宽的瘢痕。相反,下腹横行切口,如 Pfannenstiel 切口,与皮肤张力线平行,通常术后切口瘢痕更加美观。

皮下组织层可分为表浅的、富含脂肪的 Camper 筋膜层,以及较深的、包含更多膜性组织的 Scarpa 筋膜层。Camper 筋膜层延续至会阴部,成为阴阜和大阴唇的脂肪组织,并与坐骨直肠窝的脂肪组织融合。Scarpa 筋膜层向下延续至会阴部的会阴浅筋膜(Colles 筋膜,

见本章后文描述)。

在皮下组织层的深面是前腹壁肌层,包括中央的腹直肌和锥状肌,以及腹外斜肌、腹内斜肌和腹横肌(图 2-1)。腹外斜肌、腹内斜肌和腹横肌的肌纤维腱膜是前腹壁最重要的筋膜。腹前壁肌群在中线处汇合成腹白线,通常在脐下的宽度是 10~15mm(Beer,2009)。腹白线异常增宽提示腹直肌分离或白线疝。

腹外斜肌、腹内斜肌和腹横肌的肌纤维腱膜包裹腹直肌形成腹直肌鞘。腹直肌鞘的构成在弓状线(图2-1)上、下有所不同。弓状线的头侧,腱膜包裹腹直肌前、后两面;弓状线的足侧,多数腱膜都位于腹直肌前方,仅有薄层的腹横筋膜和腹膜位于腹直肌后方(Loukas,2008)。腹直肌鞘的这种过渡,在腹部正中切口的中上 1/3 处最为明显。

锥状肌是成对的三角形小肌肉,起自耻骨嵴,止于白线,走行于腹直肌前鞘及腹直肌之间。

■ 血供

腹壁浅动脉、旋髂浅动脉、阴部外动脉均发自股三角区腹股沟韧带下方的股动脉(图 2-1)。这些血管供应前腹壁和阴阜的皮肤、皮下组织层。在这些血管中,腹壁浅血管自起点斜向脐部走行,对产科医生的手术最重要。在下腹壁横切口时,这些血管经常在皮肤和腹直肌前鞘之间,于 Scarpa 筋膜层上方,中线旁开数厘米的位置可见。手术时最好能够辨认这些血管并阻断其血流。

相反,"深部"腹壁下血管属于髂外血管的分支,为前腹壁的肌肉和筋膜供血。腹壁下血管起初在腹直肌两侧走行,然后向后进入腹直肌,为其供血。在弓状线以上,腹壁下血管走行于腹直肌与腹直肌后鞘之间。在脐部附近,腹壁下血管与来自胸廓内血管分支的腹壁上血管互相吻合。临床上,当选择横切口剖宫产时,

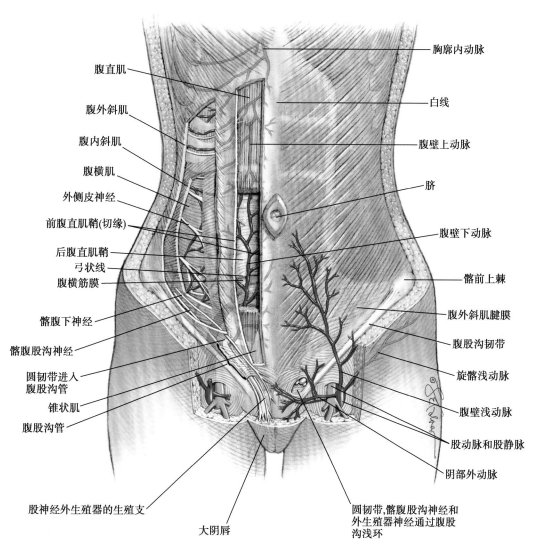

腹直肌
腹外斜肌
腹内斜肌
腹横肌
外侧皮神经
前腹直肌鞘(切缘)
后腹直肌鞘
弓状线
腹横筋膜
髂腹下神经
髂腹股沟神经
圆韧带进入
腹股沟管
锥状肌
腹股沟管

胸廓内动脉
白线
腹壁上动脉
脐
腹壁下动脉
髂前上棘
腹外斜肌腱膜
腹股沟韧带
旋髂浅动脉
腹壁浅动脉
股动脉和股静脉
阴部外动脉

股神经外生殖器的生殖支

大阴唇

圆韧带,髂腹股沟神经和
外生殖器神经通过腹股
沟浅环

图 2-1　前腹壁解剖
(资料来源:Corton MM:Anatomy. In Hoffman BL,Schorge JO,Bradshaw KD,et al(eds):Williams Gynecology,3rd ed. New York,McGraw-Hill Education,2016.)

横断肌肉可能损伤腹直肌外侧的腹壁下血管,可以预防性地确认并结扎这些血管。此外,腹部创伤也可能会造成这些血管破裂并形成腹直肌鞘内的血肿(Tolcher,2010;Wai,2015)。

　　腹股沟三角(Hesselbach 三角)位于两侧前腹壁的下缘,下界为腹股沟韧带,内侧是腹直肌的外侧缘,外侧是腹壁下血管。直疝是经腹股沟三角区向腹壁外突出,而斜疝是通过腹股沟三角区外侧的腹股沟深环向腹股沟浅环突出。

■ 神经支配

　　前腹壁的神经分布是由肋间神经($T_{7 \sim 11}$)、肋下神经(T_{12})的腹部分支、髂腹下神经和髂腹股沟神经(L_1)组成。其中,肋间神经和肋下神经发自胸髓神经的前支,在外侧腹壁向前腹壁的腹横肌和腹内斜肌之间走行(图 2-2),这个走行平面称为腹横肌平面,剖宫产后止痛可在此进行神经阻滞(第 25 章)(Fusco,2015;Tawfik,2017)。也有报告在腹直肌鞘,或髂腹下神经和髂腹股沟神经进行神经阻滞,可减少术后疼痛(Mei,2011;Wolfson,2012)。

　　在腹直肌鞘外缘,肋间神经和肋下神经的前支依次穿过后鞘、腹直肌、前鞘,支配前腹壁皮肤感觉。下腹壁横切口(Pfannenstiel incision)手术时,由于分离了前鞘与腹直肌,可能损伤这些神经分支。

　　髂腹下神经和髂腹股沟神经则是发自第 1 腰神经的前支,经过腰大肌外侧,在腹膜后从腰方肌斜行向内下方的髂嵴走行,在髂嵴周围经腹横肌向腹内侧穿行。在髂前上棘内侧 2~3cm 处,这两条神经穿过腹内斜

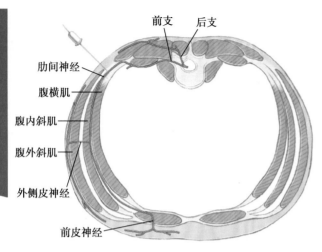

图 2-2 肋间神经及肋下神经发自脊神经前支。如图所示，肋间神经向腹侧走行于腹横肌和腹内斜肌之间，在行程中发出外侧及前侧皮神经，支配前腹壁。腹横肌平面阻滞（针头所在的位置）就是利用了这一解剖特点（资料来源：Hawkins JL：Anesthesia for the pregnant woman. In Yeomans ER，Hoffman BL，Gilstrap LC III，et al：Cunningham and Gilstraps's Operative Obstetrics，3rd ed. New York，McGraw Hill Education，2017. ）

肌，到达腹中线（Whiteside，2003）。髂腹下神经在腹直肌外缘处，穿过腹外斜肌，支配耻骨联合以上区域的皮肤感觉（图 2-1）。位于内侧的髂腹股沟神经，走行于腹股沟管，经腹外斜肌腱膜裂隙形成的腹股沟浅环，支配阴阜、大阴唇上部和大腿内侧皮肤的感觉。

在切开或缝合下腹部横切口，尤其当切口超过腹直肌外侧缘时，可能会损伤髂腹股沟神经和髂腹下神经（Rahn，2010）。这些神经仅传递感觉信息，损伤后会造成所支配区域感觉缺失。但很少引起慢性疼痛（Whiteside，2005）。

T_{10} 神经约在脐水平。这一平面的区域阻滞麻醉适合阴道分娩。而剖宫产及产后结扎手术的区域阻滞麻醉最好选择 T_4 神经平面。

外生殖器

■ 外阴

阴阜、阴唇和阴蒂

阴部一般特指外阴，包括从耻骨联合到会阴体区域所有可见的外部结构。它包括阴阜、大小阴唇、阴蒂、处女膜、前庭、尿道开口、前庭大腺或巴氏腺、前庭小腺、尿道旁腺（图 2-3）。外阴的神经支配和血供来自阴部神经和血管。

阴阜是耻骨联合上覆盖的脂肪垫。青春期后，阴

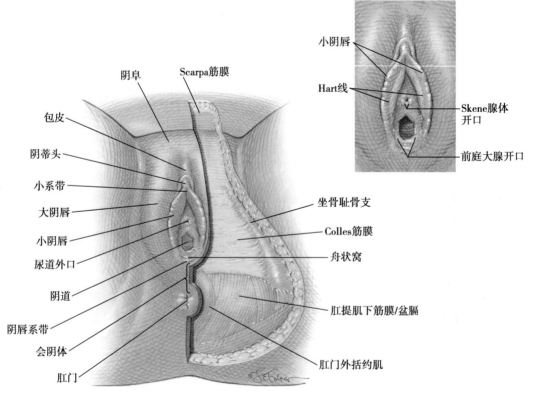

图 2-3 外阴结构及会阴前三角皮下层。注意 Colles 筋膜和 Scarpa 筋膜的延续性。插图显示前庭的边界及腺体的开口（资料来源：Corton MM：Anatomy. In Hoffman BL，Schorge JO，Bradshaw KD，et al（eds）：Williams Gynecology，3rd ed. New York，McGraw-Hill Education，2016. ）

阜的皮肤上覆盖着卷曲的毛发，形成三角形的阴毛分布，其底部是耻骨联合上缘。男性和某些多毛的女性，阴毛可以沿前腹壁向脐部延伸。

大阴唇长 7~8cm，宽 2~3cm，厚 1~1.5cm，前方直接与阴阜相连，圆韧带终止于阴阜和大阴唇的上缘。大阴唇的表面覆盖着毛发，富含大汗腺、小汗腺和皮脂腺。皮下是致密的结缔组织层，其内缺乏肌肉组织，但富含弹性纤维和脂肪组织。大量的脂肪组织构成了大阴唇的主体，其下有丰富的静脉丛。妊娠期，特别是经产妇，随着子宫增大，静脉压力增加，常出现静脉曲张，多表现为静脉迂曲充盈，或如小葡萄串样，但一般无症状，不需治疗。

每侧小阴唇是薄层的组织皱褶，位于大阴唇的内侧。小阴唇向上延伸，每侧又分为两个薄片。位置较低的一对融合为阴蒂系带，位置较高的一对形成阴蒂包皮（图 2-3）。小阴唇向下延伸，在中线处融合，融合处的下缘为阴唇系带。小阴唇的大小有明显的个体差异，长 2~10cm，宽 1~5cm（Lloyd，2005）。

小阴唇由结缔组织构成，含有丰富的血管、弹性纤维及少量平滑肌纤维。它富含各种神经末梢，非常敏感（Ginger，2011a；Schober，2015）。小阴唇的上皮因部位而异。角化的复层鳞状上皮覆盖在小阴唇的外侧面。小阴唇的内侧面，分界线（Hart 线）外侧也覆盖着角化的复层鳞状上皮；分界线的内侧则覆盖着非角质化的鳞状上皮。虽然小阴唇缺乏毛囊、外分泌腺和汗腺，但富含皮脂腺（Wilkinson，2011）。

阴蒂是女性重要的性敏感器官，位于阴蒂包皮之下，系带和尿道之上，末端向下、向内凸向阴道开口。阴蒂长度很少超过 2cm，由一个头部、一个体部和两个脚部组成（Verkauf，1992）。头部通常直径小于 0.5cm，表面覆盖着复层鳞状上皮，富含神经。阴蒂体包含两个阴蒂海绵体。每侧的海绵体向侧方延伸，形成长而窄的脚部。阴蒂脚沿着坐骨耻骨支下方走行，至深面的坐骨海绵体肌。阴蒂的血供来自阴部内动脉分支，深部动脉分支供应阴蒂体，背侧动脉分支供应阴蒂头部和包皮。

前庭

成年女性的前庭呈杏仁形，该区域外界是两侧小阴唇的 Hart 线，内界为处女膜的外侧面，阴蒂系带在前，阴唇系带在后（图 2-3）。通常有 6 个开口穿出前庭，分别为尿道、阴道、两个巴氏腺导管、两个最大的尿道旁腺（Skene 腺）导管。舟状窝位于前庭后部，在阴唇系带和阴道开口之间，通常仅见于未生育的女性。

巴氏腺又称前庭大腺，直径 0.5~1cm，位于前庭球的下方、阴道开口两侧球海绵体肌的下缘深处。巴氏腺导管长 1.5~2cm，远端开口在处女膜环 5 点和 7 点的位置。外伤或感染后，管腔可能肿胀和阻塞，形成囊肿，合并感染则形成脓肿。前庭小腺是表浅的腺体，内衬单层的分泌黏膜上皮，沿 Hart 线开口。

尿道旁腺是分支状的腺体，它的众多小导管开口多分布于整个尿道下方。两个最大的腺体称为 Skene 腺，它们的导管通常位于尿道口末端附近。临床上，尿道旁腺的炎症和管腔阻塞都可导致尿道憩室形成。尿道外口位于前庭中线，耻骨弓以下 1~1.5cm，紧邻阴道口上方。

■ 阴道与处女膜

成年妇女的处女膜厚度不同，或多或少地环绕在阴道外口。它主要由弹性结缔组织和胶原结缔组织构成，其外侧和内侧面均覆盖有非角化复层鳞状上皮。完整的处女膜孔的直径范围从针孔大小到可容受一个甚至两个手指尖不等。一般来说，在第一次性交时处女膜会在多个位点撕裂。其他入侵方式也可能导致同样的撕裂，如在经期塞入卫生棉条。撕裂组织的边缘很快会重新上皮化。妊娠妇女的处女膜上皮增厚，组织内富含糖原。因分娩而引起的处女膜改变通常很容易识别，例如，随着时间延长，处女膜会长出一些大小不等的结节，又叫处女膜肉阜。

阴道是前庭至子宫之间的肌膜管状结构，位于膀胱和直肠之间（图 2-4）。在前方，阴道与膀胱、尿道之间由结缔组织——膀胱阴道隔分隔开。在后方，阴道下段和直肠之间有相似的组织形成直肠阴道隔。阴道的上 1/4 与直肠之间由直肠子宫陷凹（Douglas 陷凹）分隔开。

正常情况下，阴道前后壁是闭合的，仅在侧壁边缘有少量的间隙。阴道的长度变异很大，一般阴道前壁及后壁长度分别为 6~8cm 和 7~10cm。阴道顶端又被宫颈分为前穹窿、后穹窿和两个侧穹窿。临床上，盆腔内器官通常可以通过穹窿的薄壁进行触诊。

阴道黏膜由非角化的复层鳞状上皮和其下方的固有层组成。绝经前女性，阴道黏膜形成很多薄的横行皱襞，又称阴道皱褶，遍布阴道前后壁。阴道黏膜下是肌层，由平滑肌、胶原组织和弹性蛋白组成。阴道肌层下方是外膜层，由胶原组织和弹性蛋白组成（Weber，1997）。

阴道无腺体。取而代之的是，阴道上皮下毛细血管丛的渗出液通过可渗透的上皮组织，对阴道起润滑作用（Kim，2011）。妊娠期阴道血管增多，阴道的分泌功能也显著增加。这种改变可能易与羊水渗漏相混

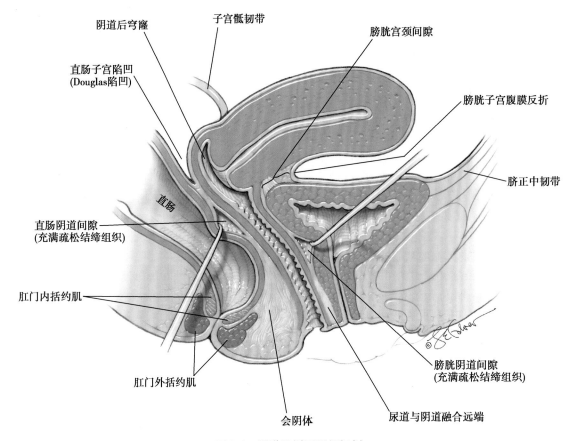

图 2-4　阴道及周围组织解剖

(资料来源:Corton MM:Anatomy. In Hoffman BL,Schorge JO,Bradshaw KD,et al(eds):Williams Gynecology,3rd ed. New York,McGraw-Hill Education,2016.)

涗,有关两者临床鉴别的内容见第 22 章。

　　分娩可造成阴道上皮损伤,在组织修复过程中,复层上皮的碎片有时候会嵌入阴道表皮之下。与源组织相似,包埋在阴道表皮下的复层上皮继续排出坏死变性的细胞和角质素,最后可能形成包裹角质碎屑的表皮样囊肿,这是常见的阴道囊肿。

　　阴道有丰富的血液供应。阴道近端由子宫动脉宫颈支和阴道动脉供血。阴道动脉起源变异大,可以发自子宫动脉、膀胱下动脉或髂内动脉。直肠中动脉供应阴道后壁,而阴部内动脉供应远端的阴道壁。在阴道的各平面,两侧的血管向内侧走行,在阴道前、后壁形成交通支。

　　丰富的静脉丛环绕着阴道,并与动脉伴行。阴道下 1/3 的淋巴管与会阴淋巴管一同汇入腹股沟淋巴结,阴道中 1/3 的淋巴管汇入髂内淋巴结,而阴道上 1/3 的淋巴管汇入髂内、髂外、髂总淋巴结。

■ 会阴

　　会阴是两侧大腿之间的菱形区域。会阴的边界与骨盆出口一致:前方是耻骨联合,前侧方是耻骨降支、坐骨升支和坐骨结节,后侧方是骶结节韧带,后方是尾骨。两侧坐骨结节之间的连线将会阴分为前后两个三角,前三角又称泌尿生殖三角,后三角又称直肠三角。

　　会阴体是中线处前后三角结合部的锥状纤维肌肉组织(图 2-5),又称会阴中心腱。经超声测量,会阴体高度 8mm,宽度和厚度各 14mm(Santoro,2016)。它连接了多个结构,为会阴提供有力的支撑(Shafik,2007)。在浅层,球海绵体肌、会阴浅横肌和肛门外括约肌汇聚在会阴体。盆膈深层,耻骨尾骨肌和肛门内括约肌也加固了会阴体(Larson,2010)。会阴侧切时,需切开会阴体;在Ⅱ度、Ⅲ度、Ⅳ度会阴撕裂时,可撕裂会阴体。

前三角的会阴浅隙

　　前三角的边界前方是耻骨降支,两侧为坐骨结节,后方是会阴浅横肌。前三角又被盆膈分为浅层和深层间隙。盆膈是一层致密的纤维组织,早前被称为泌尿生殖膈下筋膜。盆膈两侧附着于耻骨降支、坐骨升支,内侧附着于尿道、阴道的远端 1/3,后方附着于会阴体,前方附着于耻骨弓韧带(图 2-5)。

图中标注:

阴道后穹窿

子宫骶韧带

膀胱宫颈间隙

直肠子宫陷凹(Douglas陷凹)

膀胱子宫腹膜反折

脐正中韧带

直肠

直肠阴道间隙(充满疏松结缔组织)

肛门内括约肌

肛门外括约肌

会阴体

膀胱阴道间隙(充满疏松结缔组织)

尿道与阴道融合远端

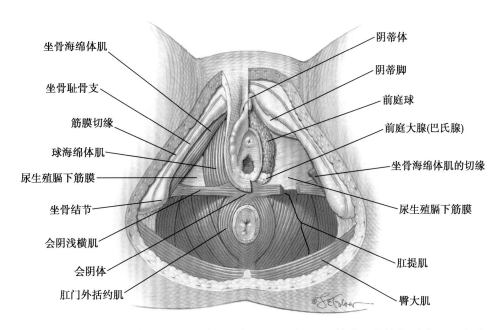

左侧标注（从上到下）：
坐骨海绵体肌
坐骨耻骨支
筋膜切缘
球海绵体肌
尿生殖膈下筋膜
坐骨结节
会阴浅横肌
会阴体
肛门外括约肌

右侧标注（从上到下）：
阴蒂体
阴蒂脚
前庭球
前庭大腺(巴氏腺)
坐骨海绵体肌的切缘
尿生殖膈下筋膜
肛提肌
臀大肌

图 2-5　会阴前三角浅隙及会阴后三角。左侧显示去除 Colles 筋膜后的结构;右侧显示去除会阴前三角浅层肌肉后的结构

(资料来源:Corton MM:Anatomy. In Hoffman BL,Schorge JO,Bradshaw KD,et al(eds):Williams Gynecology,3rd ed. New York,McGraw-Hill Education,2016.)

前三角的会阴浅隙深部以盆膈为界,浅部以 Colles 筋膜为界。Colles 筋膜是 Scarpa 筋膜向会阴部的延续,Colles 筋膜向外侧附着于耻骨降支和大腿阔筋膜,向下附着于会阴浅横肌和盆膈的下缘,向内侧附着于尿道、阴蒂和阴道,形成一个相对闭合的腔隙。

前三角内包含一些重要的结构,包括前庭大腺、前庭球、阴蒂体和脚、阴部血管和神经的分支、坐骨海绵体肌、球海绵体肌及会阴浅横肌。坐骨海绵体肌下方附着于坐骨结节内侧面,两侧附着于耻骨降支、坐骨升支,前方附着于阴蒂脚处;其通过压迫阴蒂脚,阻碍静脉回流,以维持阴蒂勃起。球海绵体肌覆盖于前庭球和前庭大腺之上,前方附着于阴蒂体,后方附着于会阴体;其肌肉收缩时可缩紧阴道,并辅助前庭大腺释放分泌物;也可以通过压迫阴蒂背侧的深静脉,帮助阴蒂勃起。球海绵体肌和坐骨海绵体肌还可以向下牵拉阴蒂。会阴浅横肌是附着于两侧坐骨结节内侧和会阴体外侧的窄带,可能发育不全甚至缺如,但只要存在,肌肉将融合入会阴体(Corton,2016)。

前庭球是位于前庭两侧球海绵体肌下方的杏仁状静脉丛,长 3~4cm,宽 1~2cm,厚 0.5~1cm。前庭球的下端约在阴道开口的中部,向上延伸至阴蒂。前支在阴蒂体下方中线处融合。在分娩时,前庭球的静脉可能损伤,甚至破裂,在前三角的会阴浅隙形成闭合性的外阴血肿(第 41 章,图 41-11)。

前三角的会阴深隙

前三角的会阴深隙在盆膈深部,并向上延伸入骨盆(Mirilas,2004)。与闭合的会阴浅隙不同,会阴深隙是一个与上方盆腔紧密连续的腔隙(Corton,2005),内容物包括部分尿道和阴道、部分阴部内动脉分支及泌尿生殖括约肌复合体(图 2-6)。

尿道　女性尿道起自膀胱三角区,长 3~4cm。尿道远端 2/3 毗邻阴道前壁。尿道上皮近端为移行上皮,远端转变为非角化的复层鳞状上皮。尿道壁有两层平滑肌,内层为纵行肌,外层为环形肌。尿道外层包绕着环形的骨骼肌,即尿道括约肌(图 2-6)。在盆膈水平,大约尿道中下 1/3 处,可见两处带状骨骼肌,即尿道阴道括约肌和逼尿肌,与尿道括约肌一起,组成泌尿生殖括约肌复合体。该复合体通过保持持续的肌张力并在紧急情况下进行反射性收缩,保持排尿的自控能力。

在盆膈水平远端,尿道壁由纤维组织构成,作为引导尿液流出的开口。在此处,尿道的黏膜下层覆盖着激素敏感的复层鳞状上皮。尿道旁腺位于尿道黏膜下层的背侧(阴道侧;详见本章前文描述)。

尿道的血供来源包括膀胱下动脉、阴道动脉及阴部内动脉的分支。虽然仍有争议,但一般认为是阴部神经支配泌尿生殖括约肌复合体的最远端部分。来自 $S_{2~4}$ 神经的运动支,经下腹下丛支配尿道括约肌。

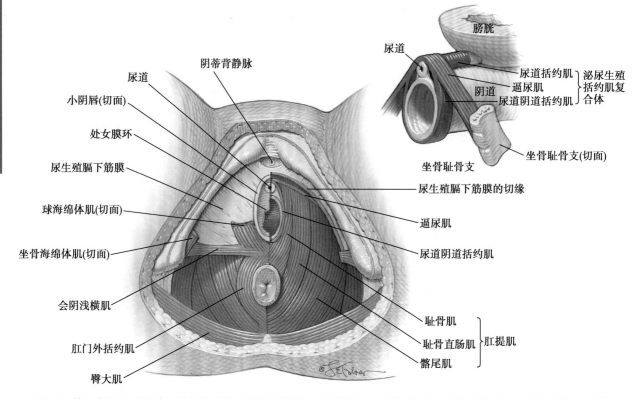

图 2-6 前三角的会阴深隙。右侧为去除盆膈后的结构,可见附着于会阴体的结构:球海绵体肌,会阴浅横肌,肛门外括约肌及盆膈的耻骨会阴肌
(资料来源:Corton MM:Anatomy. In Hoffman BL,Schorge JO,Bradshaw KD,et al(eds):Williams Gynecology,3rd ed. New York,McGraw-Hill Education,2016.)

盆膈

盆膈位于前三角和后三角的深面,其宽阔的肌性悬吊结构,牢固地支撑着盆腔脏器。盆膈包括肛提肌和尾骨肌。肛提肌依次由耻尾肌、耻骨直肠肌和髂尾肌组成。耻尾肌又称耻骨内脏肌,根据其功能和止点,又可以分为耻骨阴道肌、耻骨会阴肌及耻骨肛门肌,三者分别附着于阴道、会阴体及肛门(Kearney,2004)。

经阴道分娩时,损伤肛提肌及支配其神经的风险很高(DeLancey,2003;Weidner,2006)。有证据显示,肛提肌撕脱伤导致女性出现盆腔脏器下垂的风险更高(Dietz,2008;Schwertner-Tiepelmann,2012)。因此,目前的研究着重于如何使这种损伤最小化。

后三角

后三角包含坐骨直肠窝、肛管,以及由肛门内、外括约肌及耻骨直肠肌组成的肛门括约肌复合体。阴部内血管和阴部神经的分支也位于后三角。

坐骨直肠窝 坐骨直肠窝又称坐骨肛门窝,是两个由脂肪填充的楔形腔隙,位于肛管的两侧,组成后三角的大部分(图 2-7)。两侧陷窝的底部是皮肤,深部顶端是肛提肌和闭孔内肌的交界,外侧界是闭孔内肌筋膜及坐骨结节,内下界是肛管和括约肌复合体,内上界是肛提肌向下倾斜的筋膜,后方是臀大肌及骶结节韧带,前方是前三角的下界。

坐骨直肠窝的脂肪可为周围器官提供支撑,有助于排便时扩张直肠及分娩时伸展阴道。临床上,后三角的血管损伤可能形成坐骨直肠窝血肿,而且血肿容易在陷窝内积聚增大。另外,两侧的陷窝在肛管背侧相互交通。在会阴切开后发生感染或血肿时,一侧的病灶可蔓延至另一侧的坐骨直肠窝。

肛管 肛管延续自与肛提肌水平的直肠,止于肛门皮肤,长 4~5cm。齿状线以上的黏膜由柱状上皮构成,齿状线以下到肛门边缘的黏膜由单层鳞状上皮构成。肛门边缘的鳞状上皮有角蛋白和皮肤附件。

肛管包括多层组织结构(图 2-7)。内层为肛门黏膜层、肛门内括约肌及包含直肠纵向平滑肌的括约肌肌间间隙。外层的近端和远端分别为耻骨直肠肌和肛门外括约肌。

肛管内有三个高度血管化的黏膜下血管丛,称为肛垫,该结构可帮助完全闭合肛管腔和控制排便。当

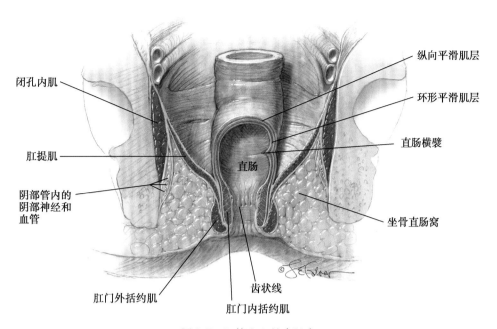

图 2-7　肛管和坐骨直肠窝

（资料来源：Corton MM：Anatomy. In Hoffman BL，Schorge JO，Bradshaw KD，et al（eds）：Williams Gynecology，3rd ed. New York，McGraw-Hill Education，2016.）

子宫增大、过度紧张和大便坚硬时，肛管压力增高，最终导致支持肛垫的结缔组织退化和松弛，肛垫将突起并沿肛管下垂，引起肛垫内静脉怒张，导致肛垫上皮的炎症、糜烂及出血，形成痔疮。

外痔是齿状线远端的静脉怒张。它被复层鳞状上皮覆盖，由直肠下神经支配其感觉。因此，疼痛和可扪及的肿块是外痔典型的临床表现。静脉怒张消退后，痔痕由多余的肛门皮肤和纤维组织组成，仍可能存在。相反，内痔形成在齿状线以上，被无感觉的肛门直肠黏膜覆盖。内痔可能会脱垂或出血，但很少疼痛，除非出现血栓和坏死。

肛门括约肌复合体　环绕肛管的肛门内、外括约肌可控制排便。两者的位置都很接近阴道，在阴道分娩期间可能被撕裂。肛门内括约肌由直肠环形平滑肌向远端延续而形成，主要由盆腔内脏神经发出的副交感神经纤维支配。沿肛门内括约肌走行，其分别接受直肠上、中、下动脉的血供。肛门内括约肌主要维持肛管静息压以控制排便，其在排便前会松弛。肛门内括约肌长 3~4cm，其远端与肛门外括约肌重叠 1~2cm（DeLancey，1997）。肛门内、外括约肌重叠处，称为括约肌交界沟，在直肠指检时可扪及。

与肛门内括约肌不同，肛门外括约肌是横纹肌环结构，前方附着于会阴体，后方通过肛尾韧带附着于尾骨。肛门外括约肌保持一个恒定的静止性收缩状态，协助维持肛管静息压，也可以通过主动收缩以增强肛管压力。排便时肛门外括约肌也会松弛。肛门外括约肌由阴部内动脉的直肠下动脉分支供血，其神经支配来自阴部神经的直肠下分支发出的躯体运动纤维。临床上，阴道分娩时的Ⅲ度到Ⅳ度裂伤，可能损伤肛门内、外括约肌，在修补时必须恢复这些环形解剖结构（第 27 篇）。

阴部神经

阴部神经是由 $S_{2\sim4}$ 脊神经前支发出，在梨状肌和尾骨肌之间走行，在骶韧带后方，坐骨棘中后部穿出坐骨大孔（Barber，2002；Maldonado，2015）。当注射局部麻醉药行阴部神经阻滞时，坐骨棘可作为定位的骨性标志（第 25 章）。穿出坐骨大孔后，阴部神经走行于骶韧带下方，骶结节韧带上方，沿闭孔内肌走行，进入坐骨小孔。在闭孔内肌上方，神经进入闭孔筋膜分裂形成的阴部管，又称 Alcock 管（Shafik，1999）。一般而言，阴部神经在骶韧带后方及阴部管内的走行相对固定。因此，分娩时骨盆底的向下移位可能牵拉损伤该神经（Lien，2005）。

阴部神经穿过阴部管后，进入会阴，发出 3 条终末支（图 2-8）。第一条分支为阴蒂背侧神经，走行于坐骨海绵体肌及盆膈之间，支配阴蒂表面皮肤（Ginger，2011b）；第二条分支为会阴神经，走行于盆膈浅面（Montoya，2011），分为阴唇后支及肌支，分别支配阴唇皮肤感觉及前三角的肌肉；第三条分支为直肠下神经，经过坐骨肛门窝，支配肛门外括约肌、肛管

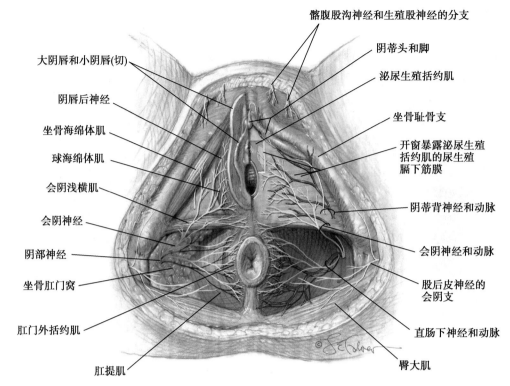

图 2-8 阴部神经和血管

（资料来源：Corton MM：Anatomy. In Hoffman BL, Schorge JO, Bradshaw KD, et al（eds）：Williams Gynecology, 3rd ed. New York, McGraw-Hill Education, 2016.）

黏膜和肛周皮肤（Mahakkanukrauh, 2005）。会阴的血供主要来自阴部内动脉，其分支走行与阴部神经分布一致。

内生殖器

■ 子宫

非妊娠子宫位于盆腔，前方为膀胱，后方为直肠。几乎整个子宫后壁都覆盖着浆膜，即脏腹膜（图 2-9）。这部分腹膜的下部形成直肠子宫陷凹的前缘。子宫前壁仅有上部覆盖脏腹膜。此部位的腹膜向前反折，覆盖到膀胱形成膀胱子宫陷凹。子宫前壁下段与膀胱后壁之间是界限清晰的疏松结缔组织，即为膀胱子宫间隙。剖宫产时，需锐性切开膀胱子宫陷凹处的腹膜，进入膀胱子宫间隙，向下分离该间隙，将膀胱推离子宫下段，切开子宫，娩出胎儿（第 30 章）。

子宫呈梨形，它包括两个主要的、但不均等的部分：上部是体积较大的子宫体，下部为体积较小的宫颈，宫颈向阴道内凸出。峡部是子宫颈内口和子宫腔之间的部分，在妊娠期间形成子宫下段，在产科具有特殊的意义。子宫体的双侧外上缘是子宫角，输卵管由此发出。此处也是圆韧带和卵巢固有韧带的起点。宫底是两侧输卵管插入点之间上方凸出的部分。

除宫颈，大部分子宫体由肌肉组成。子宫前、后壁的内膜面几乎相互贴合，前后壁之间仅有一个很窄的缝隙。成年未分娩过的妇女子宫长度为 6～8cm，而经产妇的子宫长度为 9～10cm。未分娩过的妇女子宫平均重量为 60g，而经产妇的子宫往往更重（Langlois, 1970; Sheikhazadi, 2010）。

妊娠会明显地刺激子宫肌纤维肥大，导致子宫体积增大；在双侧输卵管插入点之间的宫底，将由扁平的外形变为半球形；圆韧带的起点将位于子宫中、上 1/3 交界处；输卵管也会拉长；卵巢大小基本不变。

宫颈

宫颈呈圆柱形，两端有孔状开口——宫颈内口和宫颈外口。宫颈内、外口由宫颈相连。根据宫颈阴道附着处可将宫颈分为上下两部分。宫颈上段的上缘是宫颈内口，其前方相当于腹膜反折覆盖在膀胱底的水平（图 2-10）。宫颈下段向阴道突出，即宫颈阴道部。

分娩前，宫颈外口是一个规则的椭圆形小开口。分娩后，尤其经阴道分娩后，宫颈外口变为横向裂隙，将宫颈分为前、后唇。如果分娩过程中宫颈严重撕裂，则可能形成不规则、结节状、星状愈合（图 36-1）。

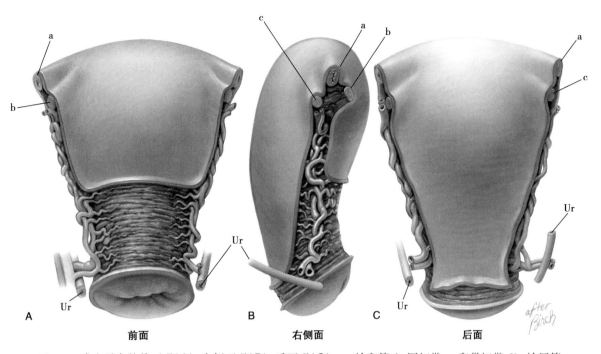

图 2-9 成人子宫的前面观(A)、右侧面观(B)、后面观(C)。a,输卵管;b,圆韧带;c,卵巢韧带;Ur,输尿管

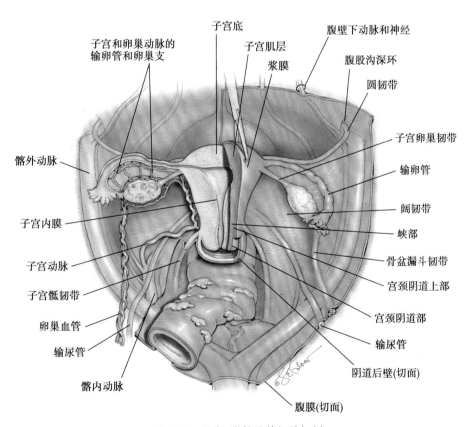

图 2-10 子宫、附件及其相关解剖

（资料来源：Corton MM：Anatomy. In Hoffman BL，Schorge JO，Bradshaw KD，et al（eds）：Williams Gynecology，3rd ed. New York，McGraw-Hill Education，2016. ）

环绕宫颈外口的部分称为宫颈阴道部,其表面主要覆盖着非角化的鳞状上皮。与之不同的是,宫颈管腔内覆盖着分泌黏蛋白的单层柱状上皮,形成深度唇裂样皱褶或"腺体"。在妊娠期,宫颈管内膜上皮会外移至宫颈阴道部,生理上称为宫颈外翻(第4章)。

宫颈基质主要由胶原蛋白、弹性蛋白、蛋白聚糖和少量平滑肌组成。在产程启动前,以上成分在数量、部位、方向上的变化可促进宫颈成熟(第21章)。在妊娠早期,宫颈阴道部上皮下基质内的血管增生可出现紫蓝色样改变的Chadwick征,宫颈水肿软化称为Goodell征,峡部软化则称为Hegar征。

子宫肌层及内膜

子宫肌层占子宫的大部分,由平滑肌纤维和富含弹性纤维的结缔组织构成。交错的平滑肌纤维环绕肌层血管,收缩时可压迫血管,该解剖结构有利于第三产程时胎盘附着处的止血。

子宫不同部位肌纤维的数量不同(Schwalm,

1966)。自上而下,子宫肌纤维的数量逐渐减少,以致宫颈组织中肌纤维的重量仅占10%。子宫体内壁较外壁的肌纤维相对较多,前壁和后壁较侧壁有更多的肌纤维。妊娠期,子宫上部肌层明显肥大,但宫颈肌纤维含量无显著变化。

子宫腔内膜层覆盖着由复层上皮细胞、内陷腺体和含有供养血管的基质。正如第5章所述,子宫内膜在月经周期变化很大。子宫内膜可分为功能层和基底层,功能层周期性脱落称为月经,而基底层继而再生出功能层。妊娠期,子宫内膜称为蜕膜,受激素调控变化。

■ 韧带

从子宫表面向骨盆侧壁发出数条韧带,包括圆韧带、阔韧带、主韧带、宫骶韧带(图2-10、图2-11)。与主韧带和宫骶韧带相比较,圆韧带和阔韧带对子宫并不提供实质性的支撑作用。

圆韧带在输卵管起点的前下方发出。临床上,该

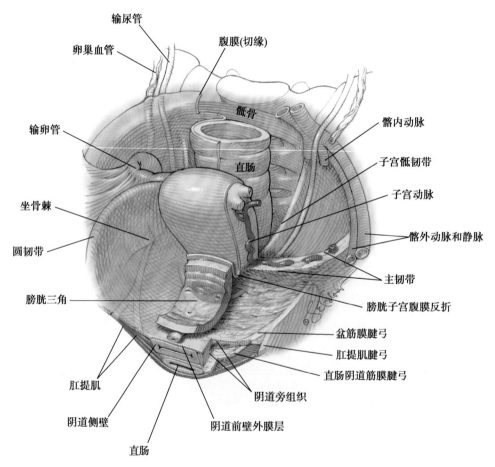

图2-11　盆腔脏器及其支持结构

(资料来源:Corton MM:Anatomy. In Hoffman BL, Schorge JO, Bradshaw KD, et al(eds):Williams Gynecology,3rd ed. New York, McGraw-Hill Education,2016.)

起点有助于在输卵管绝育术时识别输卵管,特别是当盆腔粘连,输卵管活动受限,结扎前识别输卵管伞端困难时,非常有效。圆韧带向外侧走行,向下穿过腹股沟管,终止于大阴唇上部。Sampson 动脉是子宫动脉的一条分支,在圆韧带中走行。在非妊娠妇女中,圆韧带的直径 3~5mm,由纤维结缔组织分隔的平滑肌束构成(Mahran,1965)。在妊娠期,圆韧带明显肥大,其长度和直径都明显增加。

阔韧带是从子宫两侧边缘延伸至骨盆侧壁的两片翼状结构。每条阔韧带都是由腹膜折叠而成,称为前叶和后叶。腹膜从宫角处开始像帷幕样覆盖其他结构。覆盖在输卵管上的腹膜称为输卵管系膜;覆盖在圆韧带上的腹膜称为圆韧带系膜;覆盖在子宫卵巢韧带上的腹膜称为卵巢系膜。从输卵管伞端下方延伸至盆壁的腹膜形成骨盆漏斗韧带或卵巢悬韧带,卵巢神经和血管即是在此韧带内走行。在妊娠期,卵巢血管,尤其是静脉丛显著充血,尤其卵巢血管蒂,直径会从开始妊娠的 0.9cm 增加到足月时的 2.6cm(Hodgkinson,1953)。

主韧带也称宫颈横行韧带或 Mackenrodt 韧带,在中线处与宫颈及阴道上部紧密相连。主韧带是阔韧带最致密的部分。因此,行剖宫产子宫切除术时,需要牢固地钳夹并缝合横切的主韧带。

每侧宫骶韧带起自子宫颈阴道上部的侧后方,融入骶骨上方筋膜,但可能亦有变异(Ramanah,2012;Umek,2004)。该韧带由结缔组织、小束的血管和神经及平滑肌组成。它们的表面由腹膜覆盖,形成直肠子宫陷凹的两侧边界。

子宫旁组织是指阔韧带内、紧邻子宫外侧的结缔组织。宫颈旁组织是紧邻宫颈的结缔组织,而阴道旁组织则是阴道壁外侧的结缔组织。

■ 盆腔血供

妊娠期,子宫血管明显增生,血液供应主要来自子宫动脉和卵巢动脉(图 2-10)。子宫动脉是髂内动脉的主要分支,曾被称为腹下动脉,它经阔韧带基底部向内侧的子宫侧壁走行。在宫颈旁约 2cm 处,子宫动脉跨过输尿管;子宫切除术时,于此部位钳夹和结扎血管均可能损伤或结扎输尿管,故在手术中具有重要的意义。

在紧靠宫颈阴道上部的位置,子宫动脉发出分支。较小的宫颈阴道动脉向宫颈下端和阴道上端供血。而主干为升支,沿子宫边缘向上走行。其中一条分支进入宫颈上端,其他多条分支进入子宫体部,形成弓状动脉,每条分支呈弓形在子宫肌层内走行,两侧的弓状动脉在子宫中线处与对侧血管互相吻合。弓状动脉成直角发出放射状分支,其穿过子宫肌层,进入子宫内膜或蜕膜后称为基底动脉或螺旋动脉。螺旋动脉向子宫功能层供血。基底动脉又称直动脉,仅到达子宫基底层。

子宫动脉升支在上行的过程中,发出圆韧带的 Sampson 动脉。在子宫动脉主干进入输卵管之前发出 3 条终末分支。子宫动脉卵巢支与卵巢动脉的终末支形成交通;子宫动脉的输卵管支在输卵管系膜中穿行,供应部分输卵管;子宫动脉的宫底支分布在子宫最高处。

除子宫动脉,子宫还接受来自卵巢动脉的血供(图 2-10)。卵巢动脉是主动脉的直接分支。它通过骨盆漏斗韧带进入阔韧带。在卵巢门的位置,卵巢动脉发出若干小分支进入卵巢,同时发出分支经过输卵管系膜向输卵管供血。而卵巢动脉主干横行贯穿阔韧带,进入子宫角,与子宫动脉的卵巢支形成交通血管。产后出血结扎子宫动脉或髂内动脉时,子宫的这一双重血供可以防止子宫缺血。

子宫静脉与动脉伴行。子宫的弓状静脉汇合为子宫静脉,回流入髂内静脉,然后汇入髂总静脉。从子宫上端、卵巢、阔韧带上端回流的血液汇入多条静脉。在阔韧带内,这些静脉形成大的蔓状静脉丛,最终汇入卵巢静脉。右侧卵巢静脉汇入下腔静脉,而左侧卵巢静脉汇入左肾静脉。

骨盆的血液供应主要来自髂内动脉的分支(图 2-12)。这些分支又可分为前干和后干,其下级分支在个体间存在高度差异。前干的分支主要为盆腔器官和会阴供血,包括臀下、阴部内侧、直肠中部、阴道、子宫和闭孔动脉,以及脐动脉及其延伸的膀胱上动脉。而后干的分支主要分布于臀部和大腿,包括臀上、骶外侧和髂腰动脉。因此,结扎髂内动脉时,多主张不结扎后干,避免破坏后干支配区域的血供(Bleich,2007)。

■ 盆腔淋巴系统

子宫体的淋巴主要汇入两组淋巴结。一组汇入髂内淋巴结。另一组与部分卵巢来源的淋巴管会合后汇入腹主动脉旁淋巴结。宫颈部位的淋巴主要回流入髂内淋巴结,髂内淋巴结位于髂总血管的分叉处。

■ 盆腔神经支配

外周神经系统可以分为躯体神经系统和自主神经

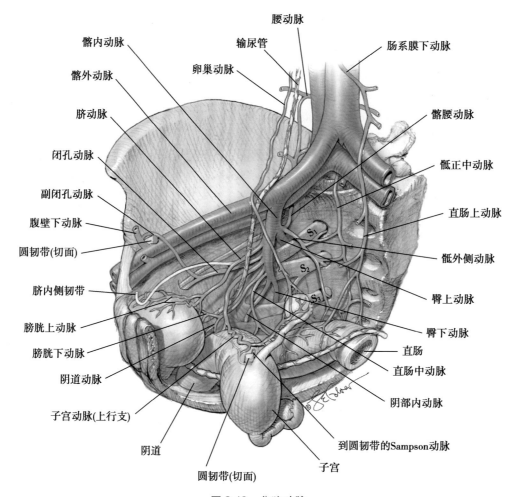

图 2-12　盆腔动脉

（资料来源：Corton MM：Anatomy. In Hoffman BL，Schorge JO，Bradshaw KD，et al（eds）：Williams Gynecology，3rd ed. New York，McGraw-Hill Education，2016.）

系统，前者支配骨骼肌，后者支配平滑肌、心肌和腺体。盆腔内脏神经主要是自主神经系统，进一步可分为交感和副交感神经系统。

　　盆腔内脏交感神经起自上腹下丛，也被称为骶前神经（图 2-13）。它由脊髓 $T_{10} \sim L_2$ 节段的交感神经纤维融合而成，从主动脉分叉平面向下在腹膜后走行。在骶岬水平，上腹下丛分为右、左腹下神经，沿骨盆侧壁下行（Ripperda，2015）。

　　盆腔的副交感神经系统由 $S_{2\sim4}$ 的脊神经组成，其轴突是各水平脊神经前支的一部分。神经纤维汇合成两侧的盆内脏神经，又称勃起神经。

　　两侧的腹下神经（交感神经）和盆内脏神经（副交感神经）相互交织，形成下腹下神经丛，即盆丛。腹膜后神经节位于 $S_{4\sim5}$ 平面（Spackman，2007），从此处开始，神经纤维伴行髂内动脉的各分支，进入相应的盆腔脏器。盆丛主要分为 3 个分支，即膀胱丛支配膀胱，中间的直肠丛支配直肠，子宫阴道丛又称 Frankenhäuser

丛，支配输卵管、子宫和阴道上段。盆丛分支还沿阴道和尿道下行至会阴处，支配阴蒂和前庭大腺（Montoya，2011）。子宫阴道丛由不同大小的神经节组成，特别是位于宫颈两侧、靠近宫骶韧带和主韧带各有一个大的神经节板（Ramanah，2012）。

　　来自子宫的感觉神经纤维通过盆丛上行，在 $T_{10} \sim L_1$ 水平传入脊神经，将宫缩时的痛觉刺激传输到中枢神经系统。宫颈和产道上端的感觉神经通过盆内脏神经传导到第二、第三和第四骶神经。产道下端的感觉神经主要通过阴部神经传导。根据不同平面的神经支配，分娩时可进行麻醉及神经阻滞。

■ 卵巢

　　卵巢通常位于两侧盆腔，在髂内与髂外血管之间的凹陷形成的 Waldeyer 卵巢窝内。育龄期，卵巢长 $2.5 \sim 5cm$、宽 $1.5 \sim 3cm$、厚 $0.6 \sim 1.5cm$。

　　卵巢固有韧带又称子宫卵巢韧带，起于子宫的侧

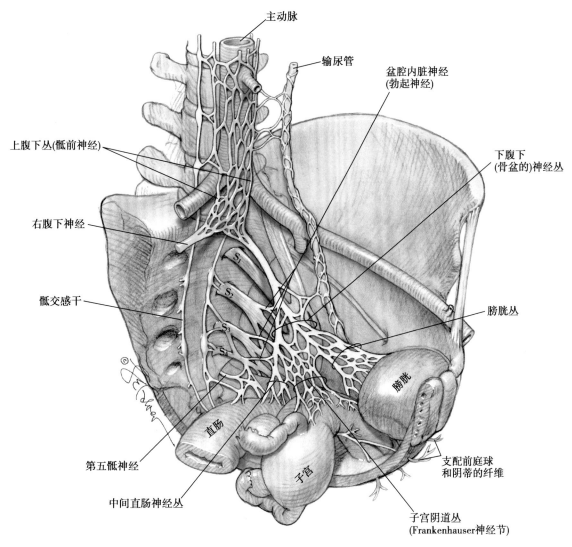

主动脉

输尿管

盆腔内脏神经
(勃起神经)

上腹下丛(骶前神经)

下腹下
(骨盆的)神经丛

右腹下神经

膀胱丛

骶交感干

S_1

S_2

S_3

S_4

膀胱

直肠

子宫

第五骶神经

支配前庭球
和阴蒂的纤维

中间直肠神经丛

子宫阴道丛
(Frankenhauser神经节)

图 2-13　盆腔神经支配
(资料来源：Corton MM：Anatomy. In Hoffman BL，Schorge JO，Bradshaw KD，et al（eds）：Williams Gynecology，3rd ed. New York，McGraw-Hill Education，2016.）

后方、输卵管插入处下方，进入卵巢的子宫端（图 2-10）；通常仅有几厘米长，直径 3～4mm。该韧带由肌肉和结缔组织构成，表面有腹膜覆盖形成卵巢系膜。卵巢的血供从卵巢系膜进入卵巢门。

卵巢由皮质和髓质构成。年轻妇女卵巢皮质的最外层光滑，表面呈暗白色，由单层立方上皮，即韦氏表面上皮构成。上皮与结缔组织连接致密，即白膜。皮质内含有卵母细胞和发育的卵泡。卵巢髓质由疏松结缔组织构成，内有大量的动脉和静脉及少量的平滑肌纤维。

卵巢由交感神经和副交感神经共同支配。交感神经主要是卵巢丛，源自肾丛，伴随卵巢血管走行。还有部分来自子宫动脉卵巢支周围的神经丛；副交感神经从迷走神经纤维传入。感觉神经与卵巢动脉伴行，止于 T_{10} 脊髓水平。

■ 输卵管

输卵管从子宫角发出，迂曲走行，长约 8～14cm。输卵管全程依次分为 4 个解剖部分：间质部、峡部、壶腹部、漏斗部（图 2-14）。最近端是间质部，埋藏在子宫肌壁间。峡部直径为 2～3mm，之后逐渐增宽为直径 5～8mm 的壶腹部。末端是漏斗部（或称伞端），形似漏斗并有伞状突起，开口于腹腔。阔韧带上缘的输卵管系膜覆盖输卵管峡部、壶腹部和漏斗部。

在横断面上，输卵管包含输卵管系膜、输卵管肌层和输卵管黏膜。最外层的输卵管系膜是与脏腹膜相似的单细胞层。在输卵管肌层，平滑肌内层是环形肌纤维，外层是纵行肌纤维。输卵管肌肉系统呈持续性的节律性收缩，其收缩频率随卵巢激素的周期性变化而变化。

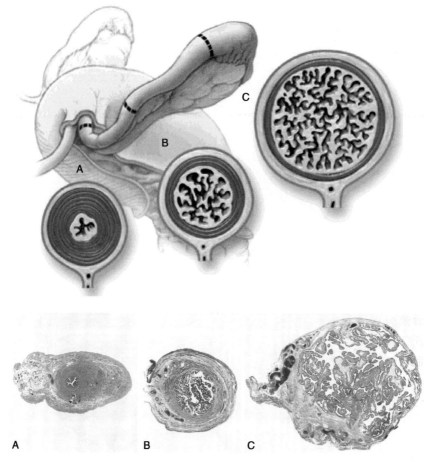

图 2-14　成年妇女输卵管各部分的大体结构横截面示意图,分别为峡部(A)、壶腹部(B)和(C)漏斗部。其下是相应的组织切片的照片

(资料来源:Dr. Kelley S. Carrick.)

输卵管黏膜由单层柱状上皮覆盖,上皮细胞分为纤毛细胞、分泌细胞和位于疏松固有层的未分化细胞。临床上,黏膜与其下的肌层紧密相邻,有利于异位滋养层细胞的侵入。输卵管黏膜有很多纵行皱褶,越靠近伞端部分皱褶越明显。壶腹部的管腔几乎完全被树枝状分布的黏膜所占据。输卵管纤毛的摆动朝向子宫腔。纤毛和肌层收缩引起输卵管蠕动被认为是协助卵子运输的重要因素之一(Croxatto,2002)。

输卵管富含弹性纤维组织、血管、淋巴管。输卵管的交感神经分布比副交感神经丰富,这些神经源自卵巢丛及子宫阴道丛。感觉神经传入纤维到达 T_{10} 脊神经水平。

下泌尿道结构

■ 膀胱

静息状态的膀胱前界正对耻骨内面,充盈时其前界是前腹壁。膀胱的后界是阴道和宫颈。在输尿管口水平,膀胱可分为顶部和底部。顶部壁薄,扩张性好;而底部壁厚,膀胱充盈时扩张较局限。膀胱三角区位于膀胱底部,包括两个输尿管口和尿道内口(图 2-11)。尿道始于尿道内口,在膀胱底部走行长度小于 1cm。尿道经过的膀胱底部称为膀胱颈。

膀胱壁由束状平滑肌组成,也称为逼尿肌,延伸至尿道近端。黏膜下层位于逼尿肌和黏膜之间。膀胱黏膜由移行上皮和固有层组成。

膀胱的血供来自膀胱上动脉,它是脐动脉的固有分支。膀胱中、下动脉如果存在,也会参与膀胱的血供,它们通常发自阴部内动脉和阴道动脉(图 2-12)。膀胱的神经支配来自下腹下神经丛的一部分,即膀胱丛(图 2-13)。

■ 输尿管

输尿管进入盆腔时,跨过髂总动脉分叉处,走行于卵巢血管内侧(图 2-10)。输尿管在盆腔下行时,位于髂内动脉的内侧,宫底韧带的前外侧。在宫颈外侧约 1~2cm,输尿管穿过主韧带。在子宫峡部水平,输尿管经子宫动脉下方,在前内侧进入膀胱底,行程中毗邻阴道上 1/3 的前壁(Rahn,2007)。最后,输尿管进入膀胱,走行约 1.5cm,至膀胱内壁开口处。

盆部的输尿管血供来自其行程周围的血管,包括髂总、髂内、子宫、膀胱上动脉。输尿管走行于这些血管的内侧,因此它的供血血管来自外侧,在分离输尿管时有重要意义。围绕输尿管的结缔组织外鞘有丰富的血管吻合,形成一个纵向的血管网。

骨盆肌肉及骨骼解剖

■ 骨盆骨骼

骨盆是由四块骨骼组成:骶骨、尾骨和两块髋骨。每块髋骨又是由髂骨、坐骨和耻骨融合而成(图 2-15)。两侧髋骨与骶骨在骶髂软骨处连接,髋骨之间在耻骨联合处相互连接。

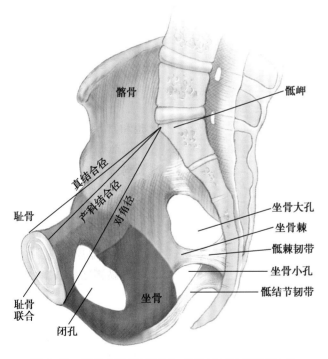

图 2-15　髋骨由耻骨(棕色)、坐骨(红色)和髂骨(蓝色)组成。骨盆入口的 3 个前后径,只有对角径可以直接测量。具有临床重要意义的产科结合径,只能通过对角径的长度减 1.5cm 推算

■ 骨盆关节

骨盆的前方,耻骨联合将骨盆骨骼连接在一起。

这一结构由纤维软骨和上、下耻骨韧带组成。后者经常被称为耻骨弓状韧带。在骨盆的后方,骶骨和髋骨连接形成骶髂关节,将骨质连接在一起。

骨盆关节的活动度很有限。但妊娠期间,这些关节明显松弛,尤其在妊娠足月时更显著。如妊娠期间骶髂关节向上活动度增加,膀胱截石位时骶髂关节移位最大,可使分娩时骨盆出口直径增加 1.5~2.0cm(Borell,1957)。在肩难产的病例中,骶髂关节活动度也有助于 McRoberts 手法分娩出梗阻的胎肩(第 27 章)。基于妊娠期间骨盆关节的变化,分娩体位为蹲位可加快第二产程(Gardosi,1989)。此外,研究发现蹲位可增加坐骨棘间径和骨盆出口的直径(Russell,1969,1982)。

■ 骨盆的平面和直径

骨盆在概念上可分为真性骨盆和假性骨盆。假性骨盆位于髂耻线之上,真性骨盆在此界线以下(图 2-16)。假性骨盆的两侧是髂窝,后界是腰椎,前界是前腹壁的下部。

骨盆有 4 个虚拟的平面:

1. 骨盆入口平面——骨盆上口;
2. 骨盆出口平面——骨盆最下端;
3. 中骨盆平面——最小径线;
4. 最大径线的骨盆平面——无产科意义。

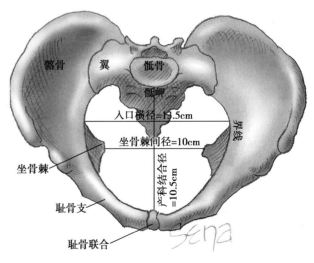

图 2-16　正常成年女性骨盆的轴位观。具有重要临床意义的产科结合径和骨盆入口横径如图所示。中骨盆平面的坐骨棘间径也进行了标识

骨盆入口

骨盆入口又称骨盆上口,是真骨盆的上方平面。它的后界为骶岬和骶骨侧翼,两侧为髂耻缘,前方为耻

骨水平段和耻骨联合。分娩时,胎头衔接即为胎儿双顶径通过这一平面。

骨盆入口的 4 条径线通常是前后径、横径和两条对角径。其中,前后径的测量采用特定的解剖标志。最近头侧的前后径即真结合径,是骶岬与耻骨联合上缘之间的距离(图 2-15)。而产科结合径是骶岬与耻骨联合之间最短的距离,具有重要的临床意义;通常情况下,这一径线长 10cm 以上,但该径线无法通过手指检查直接测量。因此,只能用对角径减去 1.5~2cm 间接评估产科结合径。对角径是耻骨联合下缘到骶岬的距离。测量时,手掌向一侧而示指指尖伸向骶岬,示指近端上缘紧贴耻骨联合下缘,示指指尖与示指根部耻骨联合下缘接触点之间的距离为对角径。

骨盆入口平面横径是两侧髂耻缘之间最大距离(图 2-16),通常在骶岬前约 5cm 处与产科结合径以直角相交,平均长度约 13cm。

中骨盆和骨盆出口

中骨盆位于坐骨棘水平,又称骨盆中段平面,或骨盆最小平面(图 2-16)。分娩时,胎头在真骨盆的下降程度用先露下降进行描述,而中骨盆和坐骨棘可作为先露下降的零点标志。坐骨棘间径约 10cm 或稍大,通常是最小的骨盆径线。通过坐骨棘水平的前后径通常至少长 11.5cm。

骨盆出口包括两个近似三角形的区域,其边界与之前描述的会阴三角近似。两侧坐骨结节之间的连线为它们共同的基线。后三角的顶点是骶骨尖端,两侧边界是骶结节韧带和坐骨结节。前三角是由两侧耻骨降支向下延伸形成的区域。两侧耻骨降支结合成 90°~100°圆拱形的产道,胎头必经此娩出。除非骨盆有严重的骨性病变,一般骨盆出口极少影响阴道分娩。

骨盆的形态

Caldwell-Moloy(1933,1934)提出的骨盆分类方法是基于骨盆形态,这一分类方法有助于理解分娩机制。骨盆入口平面的最大横径,将骨盆分为前段和后

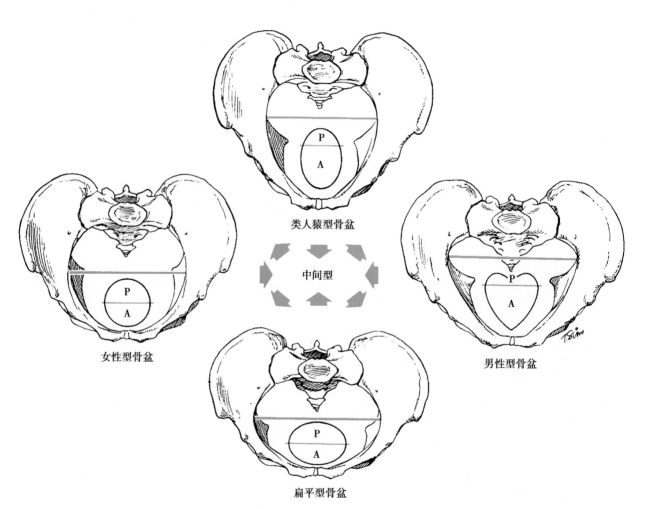

类人猿型骨盆

中间型

女性型骨盆

男性型骨盆

扁平型骨盆

图 2-17　Caldwell-Moloy 分类方法中的 4 个骨盆类型。通过最宽的横径分界线将骨盆入口分为后段(P)和前段(A)

段,依据骨盆的前段和后段形状将其分为女性型骨盆、类人猿型骨盆、男性型骨盆、扁平型骨盆。后段的特点决定了骨盆的类型,前段的特点决定了骨盆的倾斜度。两者需共同判断,因为许多骨盆并不单纯属于一种类型,而是混合型。如女性型骨盆合并男性型倾斜度,是指后骨盆形状是女性型,而前骨盆是男性型。

图 2-17 为骨盆形态的 4 种基本类型,女性型骨盆的结构直觉上似乎适合大多数胎儿娩出。据 Caldwell (1939)报告,女性的骨盆形态几乎一半是女性型骨盆。

(王冬昱 翻译 王子莲 审校)

参考文献

先天性泌尿生殖系统畸形

　　单侧或双侧米勒管发育或融合过程异常，可导致畸形。即使卵巢能够正常排卵、精子上行无障碍且能与卵子正常结合，但上述畸形仍可影响妊娠。

——J. 惠特里奇·威廉姆斯(1903)

泌尿生殖系统的发育

　　女性的外生殖器、性腺和米勒管分别源自不同的原基，且与泌尿道和直肠密切相关。在此过程中，胚胎异常的发生呈现为散发，且是由多因素共同作用的结果。其中一些因素可以导致不孕、生育力低下、流产或早产。因此，了解泌尿生殖系统的发育至关重要。

■ 泌尿系统胚胎学

　　妊娠第3~5周，胚胎两侧的中胚层即尿生殖嵴形成一对隆起，开始向泌尿生殖道发育。随后，尿生殖嵴分为生殖腺嵴和生肾嵴，生殖腺嵴最后发育成卵巢(图3-1)，生肾嵴分化成中肾嵴(中肾)和成对的中肾管，中肾管也被称为 wolffian 管，且与泄殖腔相连。

　　早期尿路系统是由中肾和中肾管发育而来(图3-2A)。肾脏系统的发生依次经前肾和中肾阶段最后终止于后肾。在妊娠第4~5周，每个中肾管产生一个输尿管芽，每个输尿管芽向头部相应的中肾生长(图3-2B)。每个输尿管芽的延长均会诱导后肾的分化，最终发育为肾脏(图3-2C)。在妊娠早期结束时，各中肾均退化，若无睾酮，中肾管也退化。

　　泄殖腔开始作为胚胎泌尿、生殖器和消化道的共同开口。妊娠第7周时，尿生殖膈将泄殖腔分隔为原始直肠和尿生殖窦(图3-2D)。尿生殖窦可分成3部分：①发育形成膀胱的头部或尿囊部分；②发育形成女性尿道的中部或盆部；③发育形成阴道远端、前庭大腺(Bartholin 腺)和尿道旁腺的尿道尾部或阴茎部。

■ 生殖系统胚胎学

　　输卵管、子宫和阴道上段起源于米勒管，也称为副中肾管，且与相应的中肾相邻(图3-2B)。米勒管向下延伸，并转向中间，在中线处汇合并相互融合。子宫在妊娠约10周时由两侧米勒管融合发育而来(图3-2E)。米勒管融合形成子宫的过程自中线处开始，随后延伸至首尾两端。随着上部细胞的增殖，一块厚的楔形组织逐渐形成子宫的形状。同时，下极细胞逐渐凋亡形成第一个宫腔(图3-2F)。由于上方的楔形隔膜逐渐被吸收，最终的子宫腔约在妊娠第20周时形成。若两条米勒管未能相互融合，最终只形成两个子宫角。相反，若两者之间的共有组织未能吸收则会形成不同程度的子宫纵隔。

　　当融合的米勒管的远端与泌尿生殖窦接触时，会诱导来源于尿生殖窦的内皮生长，形成窦-阴道球。这些窦-阴道球进一步增殖并融合形成阴道板，阴道板随

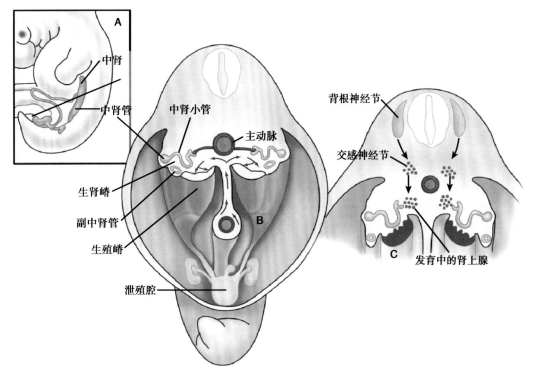

图 3-1　A.妊娠 4~6 周时胚胎的横截面。B.变形的大原始生殖细胞从卵黄囊迁移(箭头)至生殖嵴和体腔上皮处;C.交感神经细胞从脊神经节向发育中的肾脏上方迁移

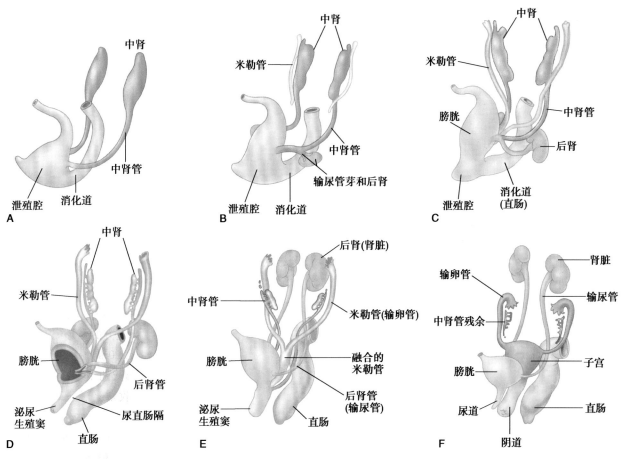

图 3-2　女性泌尿生殖道的胚胎发育(A~F)

(资料来源:Shatzkes DR,Haller JO,Velcek FT:Imaging of uterovaginal anomalies in the pediatric patient,Urol Radiol 1991;13(1):58-66.)

后被吸收最后形成阴道腔。阴道腔的形成一般在妊娠第 20 周完成。然而,阴道腔仍通过生殖膜从泌尿生殖窦分离出来。这层膜进一步退化只残留一个处女膜环。

中肾管(wolffian 管)和副中肾管(Müllerian 管)的关系可解释两者分化的器官同时发生异常的原因。Kenney 等(1984)发现有多达一半的子宫阴道畸形的女性伴尿道缺陷。与肾脏畸形相关最常见的异常是单角子宫、双子宫和子宫发育不全综合征,而弓状子宫和双角子宫则不常见(Reichman,2010)。当发现米勒管的异常,可以通过磁共振(magnetic resonance,MR)成像、超声或静脉肾盂造影术(Hall-Craggs,2013)评估泌尿系统。当米勒管有畸形时,虽然卵巢功能正常,但在解剖学上,卵巢入骨盆时下降不良发生率更高(Allen,2012;Dabirashrafi,1994)。

如上所述,中肾管一般会退化,但持续性残余将引发异常。中肾或中肾管的残痕以 Gartner 管囊肿形式永久存留,一般位于阴道壁的近端前外侧,但也可能在沿阴道的其他部位发现。MR 图像有很高的软组织分辨率,可以通过 MR 成像进一步确认 Gartner 管囊肿。多数囊肿无症状并为良性,通常不需要手术切除。

女性腹腔内中肾管残留物包括卵巢系膜的一些盲管(卵巢冠),以及子宫旁相似的小管(卵巢旁冠)(图3-2F)(Moore,2013)。卵巢冠或卵巢旁冠可能发育为成人临床上可识别的囊肿。

■ 性腺胚胎学

在妊娠约第 4 周时,性腺由位于 $T_8 \sim L_4$ 之间覆盖生肾索内侧和腹侧表面的体腔上皮发育而来。由于性腺和米勒管独自发育,所以伴有米勒管缺陷的女性可有正常的卵巢功能和女性表型。体腔上皮增厚,形成生殖腺嵴,也被称为性腺嵴。这些上皮细胞呈索状长入其下方的间充质形成初级性索。到妊娠第 6周时,原始生殖细胞已从卵黄囊迁移至生殖腺嵴间充质(图 3-3)。原始生殖细胞随后被整合到初级性索中。

妊娠第 7 周时就可分辨性别,睾丸在显微切片上显示为清晰的放射状睾丸索。睾丸索由间充质细胞

从体腔体层上皮分离而来,这些间充质细胞将成为白膜。睾丸索发育成生精小管和睾丸网。睾丸网与来自中肾管的小管相连。这些小管成为传出管,进入附睾,然后进入输精管,输精管是主要的中肾管衍生物。

在女性胚胎发育过程中,初级性索产生髓索,后者仅持续很短的时间。体腔上皮再次向下层的间质增殖形成细胞索,即皮质索。妊娠 4 个月时,皮质索开始形成孤立的细胞群,被称为原始卵泡。这些卵泡含有由原始生殖细胞分化而来的卵母细胞,卵母细胞被一层源自皮质索的扁平的支持营养细胞(卵泡细胞)包围。妊娠 8 个月时,卵巢变成狭长的分叶状结构,被卵巢系膜固定附着于体壁。体腔上皮与皮质被一种结缔组织即白膜分隔开来。在这个阶段,皮质包含卵泡且与内髓质分界清楚,内髓质由丰富的血管、淋巴管和神经纤维组成。

■ 外生殖器胚胎学

两性外生殖器的早期发育相似。到妊娠第 6 周时,泄殖腔膜周围有 3 个向外的突起,称为左右泄殖腔褶,它们在腹侧汇合形成生殖结节(图 3-4)。泄殖腔膜分为肛膜和尿生殖膜后,泄殖腔褶被分为肛褶和尿道褶。在尿道褶的外侧,出现阴唇阴囊隆起,成为阴唇阴囊皱褶。在尿道褶之间,泌尿生殖窦延伸至膨大的生殖结节表面,形成尿道沟。妊娠第 7 周时,尿生殖膜破裂,将尿生殖窦腔暴露于羊水中。

生殖结节在男性中伸长形成阴茎,在女性中形成阴蒂,但直至妊娠第 12 周外生殖器在视觉上才能被区分。男性胎儿中,通过睾酮的 5α 还原反应可在局部形成二氢睾酮(dihydrotestosterone,DHT)。DHT 促使肛门和生殖器的距离延长、阴茎增大及阴唇阴囊皱褶融合形成阴囊。

女性胎儿缺乏 DHT,肛门生殖器距离不会延长,且阴唇阴囊隆突和尿道褶不会融合(图 3-4C)。生殖结节向尾端弯曲形成阴蒂,尿生殖窦发育成为阴道前庭。两侧的阴唇阴囊皱褶发育成大阴唇,而尿道褶形成小阴唇。女性外生殖器的分化在妊娠 11 周内完成,而男性则需到妊娠 14 周。

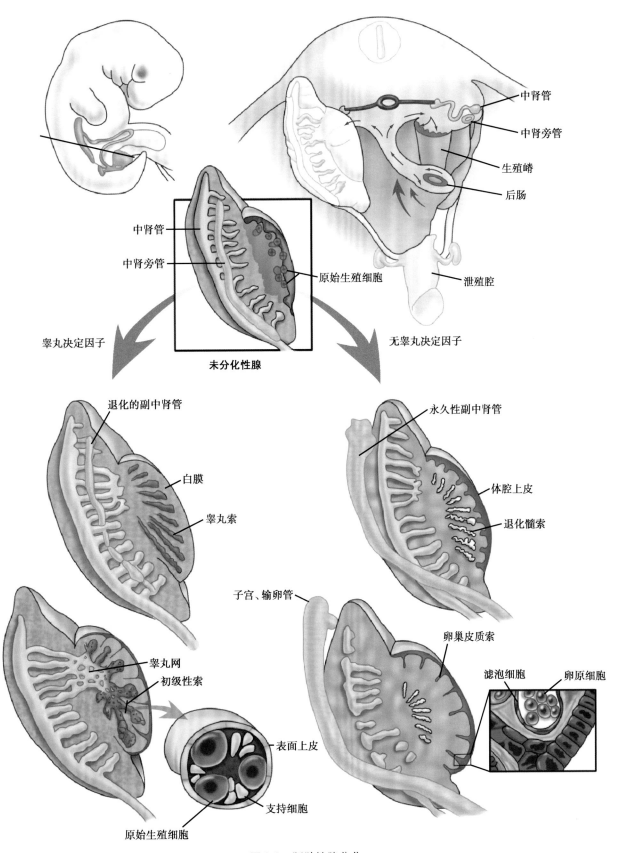

图 3-3　胚胎性腺分化

第二篇

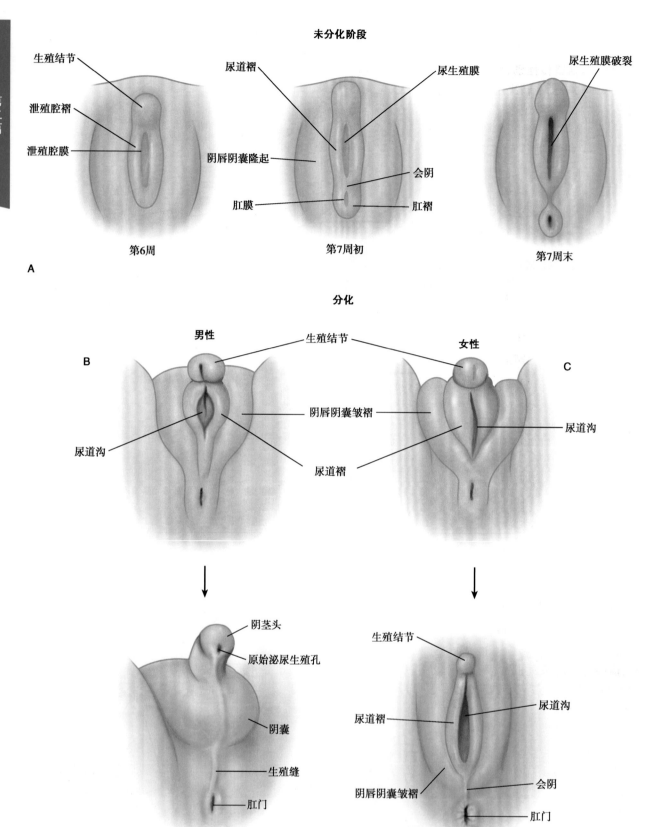

图 3-4 外生殖器的发育。A.未分化阶段。B.外部生殖器官的化生。C.女性化
(资料来源：Bradshaw KD：Anatomical disorders. In Hoffman BL，Schorge JO，Bradshaw KD，et al(eds)：Williams Gynecology，3rd ed. New York，McGraw-Hill Education，2016.)

性别分化

性别包括遗传性别、性腺性别和表型性别。遗传性别 XX 或 XY 由受精决定。在妊娠前 6 周,男性及女性胚胎的发育在形态学上难以区分。

性腺性别由原始性腺分化为睾丸或卵巢确定。如果存在 Y 染色体,性腺就开始发育成睾丸。睾丸的发育由一种叫睾丸决定因子(testis-determining factor, TDF)的蛋白质介导,该蛋白由位于 Y 染色体短臂上的性别决定区(sex-determining region, SRY)基因编码,调节性腺分化过程中多个基因的转录。但完整的睾丸发育过程复杂,需要其他常染色体基因共同作用(Nistal, 2015a)。

SRY 基因的重要性在以下论证中得到了证明。首先,在男性生殖细胞减数分裂过程中,含有 *SRY* 的 Y 染色体片段向 X 染色体的易位可导致 46,XX 表型男性(Wu, 2014),同样,如果携带 *SRY* 基因突变,46,XY 个体也可能出现女性表型(Helszer, 2013)。

表型性别始于妊娠第 8 周。在此之前,男性和女性泌尿生殖道的发育无差异。此后,内生殖器和外生殖器向男性表型的分化取决于睾丸功能。在无睾丸的情况下,无论遗传性别如何,都会向女性分化(表 3-1)。

表 3-1　胚胎泌尿生殖系统结构体及其成人同源组织

未分化结构	女性	男性
生殖嵴	卵巢	睾丸
原始生殖细胞	卵细胞	精子
性索	颗粒细胞	生精小管、支持细胞
引带	子宫、卵巢及圆韧带	睾丸引带
中肾小管	卵巢冠、卵巢旁冠	输出小管、旁睾
中肾管	Gartner 管	附睾、输精管、射精管
副中肾管	子宫、输卵管、阴道上部	前列腺囊、睾丸附件
尿生殖窦	膀胱、尿道、阴道、前庭大腺(Bartholin 腺)和尿道旁腺	膀胱、尿道、前列腺囊、前列腺、尿道球腺
生殖结节	阴蒂	阴茎头
尿道褶	小阴唇	尿道海绵体底
阴唇阴囊隆起	大阴唇	阴囊

男性胎儿睾丸分泌一种叫米勒管抑制物(müllerian-inhibiting substance, MIS)的蛋白质,也被称为抗米勒管激素(antimüllerian hormone, AMH),其在局部作为旁分泌因子可导致米勒管退化。因此,AMH 能阻止子宫、输卵管和阴道上段的发育。AMH 由生精小管的支持细胞产生,且这些小管存在于胎儿性腺中,在睾丸间质细胞分化前分泌 AMH,而睾丸间质细胞是睾酮合成的细胞位点。AMH 最早于妊娠第 7 周开始分泌,而米勒管的退化时间为妊娠第 9 ~ 10 周。由于 AMH 仅在其形成部位附近起局部作用,如果一侧睾丸缺如,则该侧的米勒管将持续存在,继而发育为子宫和输卵管。

此外,胎儿睾丸首先受人绒毛膜促性腺激素(human chorionic gonadotropin, hCG)刺激,随后受胎儿垂体促黄体生成素(luteinizing hormone, LH)刺激,开始分泌睾酮。这种激素直接作用于中肾管,影响输精管、附睾和精囊的发育。睾酮也进入胎儿血液,并作用于外生殖器原基。在这些组织中,睾酮被转化为 5α-DHT,从而导致外生殖器男性化。

性别分化障碍

■ 定义

正如之前所述,性别的异常发育可能涉及性腺、内导管系统或外生殖器。发生率约 1/4 500 ~ 1/1 000(Murphy, 2011; Ocal, 2011)。目前,用于描述性别发育异常(disorders of sex development, DSD)的疾病术语分类包括:①性染色体 DSDs;②46,XY DSDs;③46,XX DSDs(表 3-2; Hughes, 2006)。

其他术语也描述了表型异常的征象。首先,部分性别发育障碍与异常性腺及性腺发育障碍有关,即性腺发育不全。同样,如果睾丸发育障碍,就称为睾丸发育不全,如果卵巢发育不良,就称为条索状性腺。发育不全的性腺最终停止发育,患者表现为促性腺激素水平升高。此外,携带 Y 染色体的患者在异常性腺发育中发生生殖细胞肿瘤的风险很高。

表 3-2 性别发育异常(DSD)分类

性染色体 DSD

    45,X 特纳综合征[a]

    47,XXY 克兰费尔特综合征[a]

    45,X/46,XY 混合性腺发育障碍

    46,XX/46,XY 卵睾型 DSD

46,XY 型 DSD

    睾丸发育障碍

        完全型性腺发育不全

        部分型性腺发育不全

        卵睾型 DSD

        睾丸退化

    雄激素合成或作用异常

        雄激素合成异常

        雄激素受体异常

        LH/hCG 受体异常

        AMH

46,XX 型 DSD

    卵巢发育异常

        卵睾型 DSD

        睾丸型 DSD

        性腺发育不全

    雄激素过多

        胚胎

        母体

        胎盘

资料来源:Hughes IA,Houk C,Ahmed SF,et al:Consensus statement on management of intersex disorders. J Pediatr Urol 2:148,2006.
[a]综合征变体。
AMH,抗米勒管激素;hCG,人绒毛膜促性腺激素;LH,黄体生成素。

另外,还有一个术语为性别不清,是指男性或女性的生殖器不明显,可能包括尿道下裂、隐睾、小阴茎或阴蒂肿大、阴唇融合和阴唇肿块。

最后,卵睾型 DSD 是指同一个体中睾丸组织和卵巢组织并存。该病此前称为真两性畸形。在这种情况下,不同类型的性腺可以配对,包括正常睾丸、正常卵巢、条索状性腺、发育不良的睾丸或卵睾体。在后者,卵巢和睾丸组织共存于同一个性腺。在卵睾型 DSD中,内部导管系统的结构取决于同侧性腺及其占优势程度。具体来说,AMH 和睾酮的含量决定了内部导管系统是男性化或女性化的程度。由于睾酮不足,外生

殖器通常男女难辨并且性征消失。

性别发育过程中的性染色体异常

特纳综合征和克兰费尔特综合征

性染色体 DSD 通常由性染色体数量异常引起。其中,特纳综合征(Turner syndrome)和克兰费尔特综合征(Klinefelter syndrome)最为常见(Nielsen,1990)。

特纳综合征是女性表型的胚胎缺少一条 X 染色体或一条 X 染色体严重畸形。此类胚胎多数会自发性流产。存活的特纳综合征患者,表型差异很大,但多数患者身材矮小。其他异常还包括心脏异常(特别是主动脉缩窄)、肾脏异常、听力障碍、中耳炎和乳突炎、高血压发病率增加,以及胃酸缺乏、糖尿病和桥本甲状腺炎。特纳综合征最常见的性腺发育不全形式,可导致原发性卵巢功能衰竭,但子宫和阴道正常,能够对外源性激素做出反应(Matthews,2017)。

另一种性染色体 DSD 是克兰费尔特综合征(47,XXY),患者通常身材高大,第二性征未充分发育,有男性乳房发育症,睾丸小而硬。由于睾丸细胞逐渐衰竭,患者性腺机能减退导致生育能力显著下降。该类患者患生殖细胞肿瘤、骨质疏松症、甲状腺功能减退症、糖尿病、乳腺癌、心血管异常、认知和心理社会问题的风险增加(Aksglaede,2013;Calogero,2017)。

卵睾型 DSD 染色体

有几种核型均可以造成卵巢和睾丸共同存在,因此在性别分化障碍的 3 种类型中都存在卵睾型 DSD(表 3-2)。在性染色体组中,卵睾型 DSD 可为 46,XX/46,XY 核型。此核型中,卵巢、睾丸或卵睾体均可能配对。患者表型可反映出卵睾型的异常,前文已有描述。

对于其他染色体性 DSD,卵睾型紊乱起因于染色体镶嵌,如 45,X/46,XY。在这种核型中,如混合性腺发育不全图像所示,一侧有条索状性腺,另一侧有异常或正常睾丸。表型外观可能存在男性女性化、性器官难辨和特纳综合征的特征。

46,XY 型 DSD

男性胎儿雄激素不足导致 46,XY 型 DSD,既往被称为男性假两性畸形。核型是 46,XY 并且睾丸通常存在。因为睾丸支持细胞在胚胎期正常分泌 AMH,所以常没有子宫。该类患者通常因精子发生异常而不育,并且阴茎短小,不足以完成性功能。如表 3-2 所示,46,XY 型 DSD 的病因可能源于睾丸发育异常或雄激素生成或作用异常。

46,XY 型性腺发育不全

根据正常睾丸组织的数量和核型分类,46,XY 性

腺发育不全包括单纯型或完全型,部分型或混合型。发育不良的睾丸和腹腔睾丸有形成生殖细胞肿瘤的可能,因此一般建议受影响患者接受性腺切除术(Jiang,2016)。

其中,单纯性性腺发育不全由 SRY 基因或其他睾丸决定基因突变引起(Hutson,2014),可导致发育不良的性腺不能产生雄激素或 AMH。既往称为 Swyer 综合征,该病症由于缺乏 AMH,具有正常的青春期前的女性表型和正常的米勒系统。

部分性腺发育不全是性腺发育介于正常和睾丸发育不全之间。根据发育不良睾丸所占的百分比,中肾管和米勒管结构及生殖器的表型也随之变化。

混合性腺发育不全是卵睾型性别分化障碍的一种类型。如本章所述,一侧是条索状性腺,另一侧是正常或发育不全的睾丸。在此类患者中,15% 是 46,XY 核型(Nistal,2015b)。与部分性腺发育不全类似,表型广泛。

睾丸发育的任何阶段均可发生睾丸退化。根据睾丸衰竭的时间,可存在广泛的表型谱。

雄激素产生或作用异常

在某些情况下,出现 46,XY 型性别分化障碍的原因主要有:①睾酮生物合成;②LH 受体功能;③AMH功能;④雄激素受体作用。

首先,性类固醇激素生物合成过程中出现因酶缺乏导致的睾酮合成受阻。根据受阻的时间和程度,可能会导致男性女性化或女性表型。与中心酶缺陷相比,外周酶缺陷可能是致病因素。也就是说,异常的 5-α 还原酶 2 型将导致睾酮向 DHT 的转化受损,从而导致男性化不充分。

其次,睾丸 hCG/LH 受体异常可导致 Leydig 细胞不发育/发育不全及睾酮合成受损。相比之下,AMH和 AMH 受体异常会导致米勒管永存综合征(persistent müllerian duct syndrome, PMDS)。此类患者表型为男性,但因 AMH 异常而存在子宫和输卵管。

最后,雄激素受体缺陷会导致雄激素不敏感综合征(androgen-insensitivity syndrome, AIS)。男性化程度及外阴模糊与雄激素抵抗程度有关。轻型患者一般表现为重度男性不育及男性化不全。

完全性雄激素不敏感综合征(complete androgen-insensitivity syndrome, CAIS)的患者在出生时表现为表型正常的女性。她们通常在青春期出现原发性闭经。患者外生殖器正常;阴毛和腋毛很少或缺乏;阴道缩短或为盲端;无子宫和输卵管。然而,这些患者在青春期由于大量雄激素转化为雌激素,乳房会发育。睾丸在阴唇或腹股沟区域可被触及或可能在腹腔内被发现。

建议在青春期后手术切除睾丸以降低生殖细胞肿瘤的相关风险,该风险可能高达 20%~30%。

■ 46,XX 型 DSD

如表 3-2 所示,46,XX 型 DSD 的病因可能源于卵巢发育异常或雄激素过多。

卵巢发育异常

46,XX 型卵巢发育障碍包括:①性腺发育不全;②睾丸型 DSD;③卵睾型 DSD。

46,XX 性腺发育不全与特纳综合征类似,呈条索状性腺发育,可导致性腺机能减退;青春期前有正常女性生殖器和正常的米勒管结构,但其他特纳综合征表现不存在。

46,XX 睾丸型 DSD 是几种可能的基因突变导致卵巢内睾丸样组织形成,即条索状性腺、睾丸发育不全或卵睾体。病因可能是 SRY 基因易位到一条 X 染色体上。在无 SRY 基因易位的患者中,其他具有睾丸决定作用的基因很可能被激活。总之,AMH 的合成促使米勒管退化,雄激素促进中肾管系统发育和外生殖器男性化。然而,由于缺乏 Y 染色体长臂上的必需基因,睾丸不能产生精子。这些个体通常在青春期或不孕症检查期间才能被诊断出来。

对于 46,XX 卵睾型 DSD,患者一侧为卵睾体,对侧为卵巢或睾丸,或双侧均为卵睾体。表型取决于雄激素暴露的程度,与前文讨论的其他卵睾型 DSD 相似。

雄激素过量

性腺性别(46,XX)与外生殖器(男性化)表型之间的不一致也可能是由于胎儿过量的雄激素暴露引起,被称为女性假两性畸形。患者存在卵巢和女性生殖器官结构,如子宫、子宫颈和上阴道。因此,患者可能具有生育能力。患者外生殖器的男性化程度取决于雄激素的量和暴露时间。通常受高水平雄激素或卵巢发育障碍影响的三种胚胎结构是阴蒂、阴唇阴囊褶皱和尿生殖窦。因此,男性化程度可从适度的阴蒂肿大到后唇融合,发展为具有尿道海绵体的阴茎。可以由 Prader 评分描述男性化程度,评分为 0~5 分,0 分是正常女性,5 分是正常男性。

胎儿、胎盘或母体均可成为雄激素过量的来源。母体来源的过量雄激素可能来自分泌雄激素的卵巢肿瘤,如黄体瘤和睾丸支持-睾丸间质细胞瘤或来自分泌雄激素的肾上腺肿瘤。但是因为胎盘合体滋养细胞通过芳香酶可将 C_{19} 类固醇-雄烯二酮和睾酮转化为雌二醇,上述肿瘤很少影响到胎儿(第 5 章)。另一个来源为药物,如睾酮、达那唑和其他雄激素衍生物,可导致胎儿男性化。

第 3 章

在胎儿来源中,雄激素可能来自胎儿先天性肾上腺皮质增生症(congenital adrenal hyperplasia,CAH),是因在类固醇生成过程中胎儿酶缺乏导致雄激素积累。最常见的是 21-羟化酶缺陷。CAH 是男性化的常见原因,在活产婴儿的发病率约为 1/20 000～1/10 000(Speiser,2010)。

对于 CAH,表型取决于类固醇生成过程中酶缺乏的种类和严重程度(Miller,2011)。由于严重的酶缺乏,患儿会丢失大量盐而危及生命,并存在男性化畸形。其他突变也可单独导致男性化(Auchus,2015)。轻度酶缺乏,被描述为"非经典""迟发性"或"成人发病"CAH,患者青春期肾上腺轴的激活增加类固醇生成,并可反映轻微的酶缺乏症。过量雄激素对下丘脑的促性腺激素释放激素受体形成负反馈,患者常出现多毛症、痤疮和无排卵。因此,晚发型 CAH 患者表现与多囊卵巢综合征类似(McCann Crosby,2014)。在某些情况下,CAH 可以在产前诊断。尽早对孕妇进行地塞米松治疗可以抑制雄激素产生,最大限度地减轻男性化(第 16 章)。

胎盘来源的雄激素过量很罕见,胎儿 *CYP19* 基因突变可使胎盘芳香酶缺乏导致胎盘雄激素积累和胎盘雌激素产生不足(第 5 章)(Jones,2007)。因此,母亲和 46,XX 的胎儿都会男性化。

■ 性别选择

性别分化障碍新生儿的出生是一种潜在的紧急医疗情况,会对个体和家庭造成长期的心理和社会影响。在这种情形下,一旦患儿情况稳定,医生应鼓励父母抱着孩子。建议医生称呼新生儿为"您的孩子",并使用"交接器原基""性腺""褶皱"和"尿生殖窦"等专业术语描述未发育完全的新生儿器官。产科医生应向家属解释患儿生殖器发育异常,并强调其严重性,提示应尽快咨询相关情况并进行实验室检测。

由于相似或相同的表型可能有多种病因,因此识别特定 DSD 可能需要多种诊断工具(McCann-Crosby,2015)。相关新生儿体格检查包括:①在阴唇或腹股沟区域触诊性腺;②在肛诊时触诊子宫;③阴茎大小;④生殖器色素沉着;⑤是否存在其他症状特征。评估新生儿代谢状况,如存在高钾血症、低钠血症和低血糖情况,则可能患有 CAH。检查母亲是否存在高雄激素血症。其他新生儿测试包括基因检测、激素测定、影像学检查,在某些情况下需使用内镜、腹腔镜检查及性腺活检。超声可以显示是否存在米勒管或中肾管结构,可以定位性腺,并且识别相关的畸形,如肾脏异常。

膀胱及会阴部发育异常

在胚胎形成早期,双层泄殖腔膜位于胚盘的尾端并形成脐下腹壁。泄殖腔膜通常介于外胚层和内胚层之间的中胚层向内生长,形成下腹部肌肉组织和骨盆骨。如无该过程,泄殖腔膜可能过早破裂,并且根据脐下缺损的程度,可能导致泄殖腔外翻、膀胱外翻或尿道上裂。

泄殖腔外翻很少见,表现为三联征:脐膨出、膀胱外翻和肛门闭锁。

膀胱外翻不常见,其特征是腹部外侧有暴露的膀胱。相关的畸形通常包括外生殖器异常和耻骨联合增宽。但除少数还存在米勒管融合畸形外,子宫、输卵管和卵巢一般正常。孕期膀胱外翻与产前肾盂肾炎、尿潴留、输尿管梗阻、盆腔器官脱垂、早产和臀位分娩风险增加有关。美国泌尿学会发布了孕期管理指南(Eswara,2016)。由于修复膀胱外翻易产生广泛粘连且周围解剖结构通常发生改变,建议分娩时在三级医疗中心行剖宫产术(Deans,2012;Dy,2015;Greenwell,2003)。

不合并膀胱外翻的尿道上裂非常罕见,且尿道上裂常伴有其他畸形,如尿道口增宽、阴蒂缺失或阴蒂裂、未融合的阴唇褶皱、扁平耻骨,椎体异常和耻骨联合异常也很常见。

阴蒂畸形不常见,其中双阴蒂和阴蒂裂很罕见。阴蒂畸形通常伴随膀胱外翻或尿道上裂。女性患者尿道在阴蒂尖端开口。出生时阴蒂肥大表明胎儿暴露于过量的雄激素(第 3 章)。此外,极早产女性新生儿中先天性阴蒂肥大罕见,但被公认为与新生儿出生后短暂的雄激素水平升高有关(Greaves,2008)。

如前所述,处女膜是源于米勒管和尿生殖窦之间的结构,是胚胎学的边界标志。处女膜畸形包括无孔、微孔、筛状(筛孔样)、舟状(船型)和隔膜处女膜,是阴道板下部末端未能成管的结果。女性处女膜畸形发生率约 1/2 000～1/1 000(ACOG,2016)。在新生儿期间,由于有母体雌激素刺激,处女膜会分泌大量的黏液。处女膜闭锁时,分泌物在阴道口聚集产生凸起,形成半透明的黄灰色肿块,称为水肿或黏液瘤。因为黏液重吸收和雌激素水平降低,患者多无临床症状,很少会因此导致围产期尿潴留(Johal,2009)。

米勒管异常

因米勒管胚胎学发育异常,可形成四种主要畸形:①双侧米勒管节段性或完全发育不全;②单侧米勒管发育成熟,对侧发育不全或不发育;③双侧米勒管融合不全或未融合;④成管障碍。现已提出了各种分类,表3-3为美国生育协会提出的分类方式(1988)。根据相似的临床特征、妊娠预后及治疗进行分组,其中还包括一组胎儿时期暴露于己烯雌酚(diethylstilbestrol,DES)而导致畸形的分组。目前也存在其他分类,但以上分类应用最广泛(Acién,2011;Di Spiezio Sardo,2015;Oppelt,2005)。

表3-3 米勒管异常的分类

Ⅰ.节段性米勒管发育不全或不发育
　a. 阴道
　b. 宫颈
　c. 子宫底
　d. 输卵管
　e. 复合性异常
Ⅱ.单角子宫
　a. 残角连通
　b. 残角不相通
　c. 无宫腔残角子宫
　d. 无残角
Ⅲ.双子宫
Ⅳ.双角子宫
　a. 完全型:分裂到宫颈内口
　b. 部分型
Ⅴ.纵隔子宫
　a. 完全型:隔膜到宫颈内口
　b. 部分型
Ⅵ.弓形子宫
Ⅶ.己烯雌酚相关畸形

资料来源:American Fertility Society;The American Fertility Society classifications of adnexal adhesions,distal tubal occlusion,tubal occlusion secondary to tubal ligation,tubal pregnancies,Müllerian anomalies and intrauterine adhesions,Fertil Steril 1988 Jun;49(6):944-955.

阴道隔、阴道闭锁或双宫颈等临床症状或体征提示患者可能存在米勒源性发育异常。闭经可能是多数米勒管发育异常患者的首发症状。在阴道闭锁的患者中,经血无法排出,导致阴道、子宫、输卵管扩张,而引起患者周期性的盆腔痛,由于经血逆流出现的输卵管子宫内膜异位也会引起盆腔痛。在此类患者中,子宫内膜异位症及其相关的痛经、性交困难和慢性疼痛也较为常见。

■ 米勒管发育不全

Ⅰ型节段性缺如是由于米勒管发育不全或不发育引起,如图3-5所示。这些发育缺陷会影响阴道、子宫颈、子宫和输卵管,可能孤立存在也可能与其他缺陷共存。

■ 阴道畸形

阴道异常中,阴道不发育的临床意义较大,其可能孤立发生也可合并其他米勒管异常。例如,在Mayer-Rokitansky-Küster-Hauser(MRKH)综合征里,阴道上段不发育与子宫发育不全或不发育明显相关。少数情况下,MRKH综合征还可表现出肾脏、骨骼和听觉系统的异常,此三联征以首字母缩写被命名为MURCS,反映了米勒管发育不良、肾脏发育不全及子宫颈胸段体节发育不良(Rall,2015)。

阴道异常的产科意义很大程度上取决于阴道梗阻的程度。完全性阴道梗阻需经手术纠正,才可正常妊娠。对于MRKH综合征的患者,虽然可以重建功能性阴道,但由于子宫发育不良,患者无生育能力。但这些患者可为代孕母亲提供卵细胞进行体外受精(Friedler,2016)。目前子宫移植还在试验阶段,未来对此类患者有应用前景(Johannesson,2016)。

阴道异常中,阴道先天性隔膜包括阴道横隔与纵隔,是阴道在发育过程中融合或再吸收异常所致。纵向隔膜将阴道分为左右两部分,可能是完整的且与阴道等长。部分隔膜通常在阴道较高部位形成,但在阴道较低部位将其分为左右两部分。阴道隔膜通常与其他类型的米勒管异常共同存在(Haddad,1997)。

在分娩过程中,完全性阴道纵隔并不会导致难产,因为胎儿下降足以使阴道充分扩张从而娩出胎儿。当不完全性阴道纵隔存在不完全或部分梗阻时,胎儿下降则会受到影响。末端阴道纵隔的患者偶尔可完成经阴道分娩的过程。第二产程时,来源于胎头的压力使得此隔膜变得较薄弱。良好的镇痛后,可以将隔膜与阴道的下部连接分离、夹闭,可横断后进行结扎。胎盘娩出后,在避免尿道损伤的前提下,离断上部连接。

阴道横隔可造成梗阻,且横隔膜厚度不一。横隔可位于阴道内任何部位,最常见位于阴道下1/3(Williams,2014)。横隔可有孔也可无孔,因此阴道梗阻和不孕因人而异。在分娩过程中,横隔穿孔处的狭窄可能被误认为是阴道穹窿的上界,而横隔上的开口可被误认为是未扩张的宫颈口(Kumar,2014)。分娩时,在宫颈口完全扩张后,胎头压迫横隔使其向下凸出。若横隔阻碍胎儿先露进一步下降,可轻微牵拉横隔开口处使其充分扩张,偶尔也需要行十字形切开来辅助分娩(Blanton,2003)。若横隔较厚,则需要采取剖宫产术以终止妊娠。

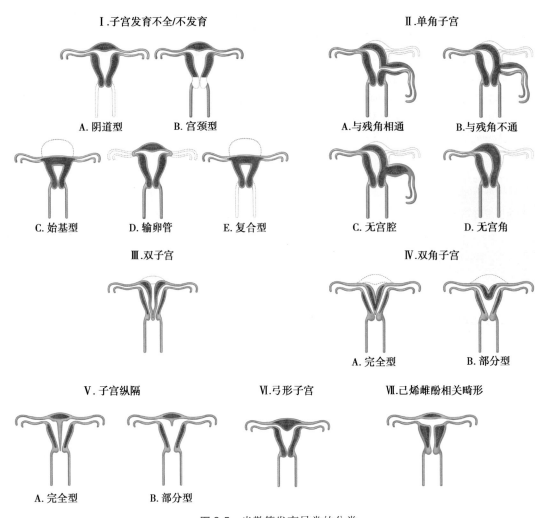

Ⅰ.子宫发育不全/不发育

A.阴道型　　B.宫颈型

C.始基型　　D.输卵管　　E.复合型

Ⅱ.单角子宫

A.与残角相通　　B.与残角不通

C.无宫腔　　D.无宫角

Ⅲ.双子宫

Ⅳ.双角子宫

A.完全型　　B.部分型

Ⅴ.子宫纵隔　　　　Ⅵ.弓形子宫　　　Ⅶ.己烯雌酚相关畸形

A.完全型　　B.部分型

图 3-5　米勒管发育异常的分类

（资料来源：American Fertility Society：The American Fertility Society classifications of adnexal adhesions，distal tubal occlusion，tubal occlusion secondary to tubal ligation，tubal pregnancies，Müllerian anomalies and intrauterine adhesions，Fertil Steril 1988 Jun；49（6）：944-55．）

■ 宫颈畸形

宫颈畸形包括宫颈完全或部分不发育、双宫颈和宫颈纵隔。

未经矫正的完全性宫颈不发育患者无法妊娠，但可采取体外受精及代孕技术辅助妊娠。经子宫阴道吻合术矫正后，可成功妊娠（Kriplani，2012）。但此矫正术可伴发严重的并发症。Rock（2012）和 Roberts（2011）等强调了术前明确解剖学关系的重要性。基于上述原因，建议对完全性宫颈发育不全患者行宫颈切除术，经仔细检查后符合条件的宫颈发育不全患者可行保留宫颈的矫正术。

■ 子宫畸形

子宫畸形有多种分类，表3-3 为一些较常见的先天性子宫畸形。由于当前最佳诊断技术具有侵入性，所

以很难准确评估人群中该病的患病率。因此，有影像学依据的子宫畸形发病率为 0.4%～10%，明显低于复发性流产妇女的发病率（Byrne，2000；Dreisler，2014；Saravelos，2008）。据调查，最常见的子宫畸形为弓形子宫，其次依次是纵隔子宫、双角子宫、双子宫和单角子宫（Chan，2011b）。

在盆腔检查、剖宫产术、输卵管结扎术或不孕症治疗期间，可能会发现米勒管异常。基于患者不同的临床表现，可选择超声、子宫输卵管造影术（hysterosalpingography，HSG）、磁共振（MR）成像、腹腔镜检查和子宫镜检查来进一步诊断。每种检查都有其局限性，可联合应用以全面评估解剖结构。在进行女性生育能力评估时，通常选择 HSG 检测宫腔与输卵管的通畅程度。但妊娠期禁用 HSG。HSG 不能显示子宫外部轮廓，只能显示较明显的子宫腔。至于通畅性，应注意部分残角子宫无子宫腔。同样，输卵管开口处梗阻也会影响

宫腔的显示。

　　在多数临床情况下,首选的辅助检查为二维(two-dimensional,2-D)经阴道超声,其总准确率为90%～92%(Pellerito,1992)。生理盐水灌注子宫显像术可改善子宫内膜及子宫内部形态的显像效果,但仅限于子

宫内膜腔,且在妊娠期仍禁用。因三维(three-dimensional,3-D)超声可提供了子宫的全方位图像,故比2-D超声更准确。如图3-6所示构建的超声冠状面图像,对于评估子宫内外轮廓至关重要(Grimbizis,2016)。2-D和3-D超声检查都适用于妊娠期。

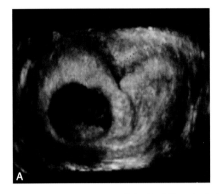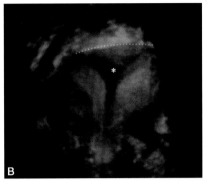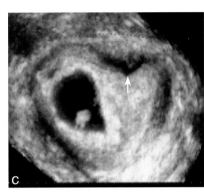

图3-6　三维经阴道超声图像。A.妊娠8周的双角子宫。子宫底外部轮廓(红色虚线)在中间向下凹陷,而子宫内膜腔相通。B.妊娠5周的纵隔子宫。外部凸起的(黄色虚线)的子宫底轮廓正常,而纵隔(星号)在中线上延伸至尾部。C.妊娠8周的弓状子宫。外部凸起(红色虚线)的子宫底轮廓正常,但子宫底处的子宫内膜腔轻微凹陷(箭头)

　　数项研究表明,3-D经阴道超声和MR成像对米勒管异常的诊断有很好的一致性(Deutch,2008;Graupera,2015)。解剖学情况较复杂时优先选用MR成像,尤其是计划行矫正手术时。MR成像技术可提供子宫内部及外部清晰的解剖学结构,且评估米勒管异常的准确率高达100%(Bermejo,2010;Pellerito,1992)。此外,MR成像还可同时评估复杂性畸形和通常与之相关的二级诊断,如肾脏或骨骼异常。妊娠期MR成像的预防措施将在第46章讨论。

　　在接受不孕不育评估的女性中,可通过宫腔镜和腹腔镜检查来评价米勒管的异常情况,以及常与米勒管异常共存的子宫内膜异位症,并排除其他输卵管或子宫腔的病变(Puscheck,2008;Saravelos,2008)。但在妊娠期,这些方法几乎都不能用于诊断米勒管异常,且妊娠期禁止行宫腔镜检查。

单角子宫(Ⅱ类)

　　在单角子宫畸形中,可能无子宫残角。如有残角,可能与宫腔相通或不相通,残角可能有子宫内膜覆盖的腔也可能无腔(图3-5)。单角子宫发病率为1/4 000(Reichman,2009)。在生育力评估过程中,该畸形可能被HSG发现。但如前所述,若残角无腔或残角腔不与子宫腔相通,则无法通过HSG显影,此时可通过3-D超声来提高诊断的准确性,但采用MR成像技术更佳。此外,还需注意40%的单角子宫患者伴肾脏畸形(Fedele,1996)。

　　单角子宫畸形可带来严重的产科风险,包括妊娠早期和中期的流产、胎位不正、胎儿生长受限、胎儿死

亡、胎膜早破和早产(Chan,2011a;Hua,2011;Reichman,2009)。子宫异常血流情况、宫颈机能不全、单角子宫宫腔的大小和子宫平滑肌的量被认为是评估该畸形导致产科风险的基础(Donderwinkel,1992)。

　　子宫残角会增加残角异位妊娠的风险,并有致命性。例如,若伴有与子宫腔不相通的残角,精子经腹腔游走至患侧,与卵子结合并于残角子宫内受孕着床(Nahum,2004)。Rolen等(1966)对70例残角子宫妊娠的病例报告发现,多在妊娠20周前子宫残角破裂。Nahum(2002)回顾了1900～1999年的文献发现,在588个子宫残角妊娠中,有一半的患者子宫破裂,其中80%孕妇在晚期妊娠前子宫破裂;在这588例孕妇中,新生儿存活率仅6%。

　　影像学技术在早期就可诊断子宫残角妊娠,因此可以在破裂前通过药物(甲氨蝶呤)或手术的方法进行治疗(Dove,2017;Edelman,2003;Khati,2012;Worley,2008)。虽然在图3-5中没有强调,但有时残角与子宫连接处较宽且富含血管。

　　未妊娠的女性诊断出单角子宫畸形时,多建议预防性切除有腔的残角(Fedele,2005;Rackow,2007)。目前预防性残角切除术后妊娠的相关数据尚少。在一组对8例患者的研究中,所有患者均进行了早产剖宫产术(Pados,2014)。

双子宫(Ⅲ类)

　　这种异常是由于米勒管在发育过程中完全没有融合,最终形成完全分离的双宫体、双宫颈、双阴道(图3-5)。这在有袋类动物中很常见,如美国负鼠(Didelphys virginiana)。在双子宫畸形中,大多数女性都有双阴道或阴道纵隔。双子宫畸形可能孤立存在,也可形成三联征(OHVIRA),即合并闭锁的半阴道(阴道斜隔),闭锁同侧的泌尿系畸形,被称为 Herlyn-Werner-Wunderlich 综合征(Tong,2013)。

盆腔检查确诊双阴道、双宫颈时,需考虑双子宫畸形。HSG 可清晰地显示两个分离的宫颈管,其分别与两个完全分隔的子宫内膜腔相通,两个子宫体均连接于其单独的输卵管。在无生育问题的女性中,2-D 或 3-D 经阴道超声可作为首选检查方法,可见两子宫角之间有大的基底部裂隙,两内膜腔均匀分离。若无上述典型表现,MR 成像可能有更高的诊断价值。

双子宫相关的不良产科结局与单子宫相似,但发生率较低,与双子宫相关的不良产科结局包括流产、早产和胎位不正(Chan,2011a;Grimbizis,2001;Hua,2011)。

双子宫或双角子宫的整形术包括切除相互连接的子宫肌层并进行宫底结构重塑(Alborzi,2015)。排除其他原因的流产患者才会考虑选择接受此种罕见的手术。此外,暂无循证数据证实此修复手术的作用。

双角子宫(Ⅳ类)

双角子宫为子宫发育融合异常导致形成的两个半角子宫。如图 3-5 所示,子宫底部中央肌层部分或完全延伸至子宫颈。完全型双角子宫中央肌层可延伸至宫颈内口即单宫颈(双角单颈子宫)或到达外口即双角双颈子宫。与双子宫相同,双角子宫与阴道纵隔共存并不罕见。

采用影像学技术较难鉴别双角子宫和纵隔子宫。但鉴别两种畸形有重要意义,因为纵隔子宫可在宫腔镜下行纵隔切除术。HSG 或 2-D 经阴道超声能初步提示子宫结构异常,但进一步确诊有赖于 3-D 经阴道超声或 MR 成像(图 3-6)。通过这些检查,两宫角间角度大于 105°提示双角子宫,小于 75°为纵隔子宫。宫底轮廓也有助于诊断,可在成像的输卵管口之间绘制直线用作限定阈值。以此为参考,内部向下裂隙深度≥1cm 提示双角子宫,而裂隙深度<1cm 或具有正常宫底轮廓时提示纵隔子宫。

双角子宫导致流产、早产和胎位异常的不良产科结局的风险增加。如前所述,仅可对极少数高度符合条件的患者行手术矫正。

纵隔子宫(Ⅴ类)

此种子宫发育异常是由于纵隔再吸收障碍而导致部分或完全性子宫内纵隔形成(图 3-5)。形成阴道宫颈子宫纵隔罕见(Ludwin,2013)。很多纵隔子宫是在不孕或复发性流产咨询检查时发现。虽然 HSG 或 2-D 经阴道超声检查有助于识别该结构异常,但通常依赖

于 3-D 经阴道超声或 MR 成像与双角子宫进行鉴别诊断(图 3-6)。

纵隔子宫畸形与生育力下降相关,同时将增加流产、早产、胎位不正等不良妊娠结局的风险(Chan,2011a;Ghi,2012)。宫腔镜下纵隔切除术能提高妊娠率并改善妊娠结局(Mollo,2009;Pabuçcu,2004)。Valle 等(2013)的一项荟萃分析指出:纵隔切除术后妊娠成功率为 63%,活产率为 50%。

弓形子宫(Ⅵ类)

这种形态异常源于正常发育的子宫发生轻微变异。虽然部分研究显示其不增加不良妊娠结局的风险,但也有数据显示此类患者孕中期流产、早产及胎位不正风险增加(Chan,2011a;Mucowski,2010;Woelfer,2001)。

宫颈环扎治疗

部分子宫畸形或复发性流产的妇女将获益于经阴道或经腹子宫颈环扎术(Golan,1992;Groom,2004)。部分宫颈管闭锁或宫颈发育不良也可能从宫颈环扎中受益(Hampton,1990;Ludmir,1991)。宫颈环扎适应人群与不子宫结构正常的女性人群相同,将在第 18 章中进行讨论。

■ 己烯雌酚所致的生殖道畸形(Ⅶ型)

在 20 世纪 60 年代,一种合成的非类固醇类雌激素己烯雌酚(DES)用于治疗先兆流产、早产、子痫前期和糖尿病,但其治疗效果欠佳。后发现孕妇 DES 暴露史将增加胎儿生殖系统发育异常的风险,也增加阴道透明细胞腺癌、宫颈上皮内瘤变、宫颈小细胞腺癌及阴道腺体病的发病风险。受影响女性的宫颈和阴道发生的结构变化,包括横隔、环形嵴及宫颈环均可被检出。亦可出现宫腔缩小、子宫上部缩短、呈 T 型或不规则宫腔(图 3-5)(Kaufman,1984)。

该类患者尤其存在结构异常时,受孕概率降低,而流产、异位妊娠、早产发生概率升高(Kaufman,2000;Palmer,2001)。目前,广泛应用 DES 已超过 50 年,多数受影响的妇女已过育龄期,但有 DES 暴露史的妇女发生早绝经、子宫颈上皮内瘤变、乳腺癌的概率升高(Hatch,2006;Hoover,2011;Troisi,2016)。

■ 输卵管发育异常

输卵管来源于不融合的米勒管末端,其先天性结构异常包括副输卵管开口、完全或节段性输卵管发育不全及胚胎囊性残留。输卵管发育异常最常见的是一种小的良性囊肿,有蒂连至输卵管的远端,即莫尔加尼氏囊肿。此外,良性输卵管旁囊肿可能来源于中肾或

间皮。宫内暴露于 DES 与多种输卵管发育异常相关。其中，短而迂曲的输卵管、伞端萎缩、管口狭小与不孕相关（DeCherney，1981）。

子宫屈曲

孕期子宫不常发生大幅度屈曲。轻度至中度的屈曲通常无临床意义，而先天性或获得性子宫过度屈曲可导致妊娠并发症。

子宫前屈指在矢状面上子宫底与宫颈的成角向前。大角度前屈通常在早孕期无明显问题。之后特别是当腹壁松弛如腹直肌分离或腹部疝时，子宫可能会向前倾斜，甚至宫底部低于耻骨联合下缘。子宫位置的异常有时会影响分娩时宫缩的正常扩散，但可通过子宫复位及应用腹带来改善。

子宫后屈是指在矢状面子宫底与宫颈的成角向后，后屈子宫偶可嵌顿于骶骨凹。患者症状包括腹部不适、盆腔压迫和大小便异常。在行盆腔双合诊时，宫颈在前，位于耻骨联合后方，子宫则似为楔入骨盆的包块。超声或 MR 成像有助于临床诊断（Gardner，2013；Grossenburg，2011；van Beekhuizen，2003）。

随着子宫持续增长，子宫嵌顿可于 1~2 周内自行恢复。在此期间可能需留置导尿管或间歇性导尿以排空膀胱。持续性子宫嵌顿的患者需要手动复位。为此，在膀胱导尿术后，女性取胸膝位时可将子宫推出骨盆。通常经直肠指诊数字施压复位子宫，且可能需要借助清醒镇静、脊髓镇痛或全身麻醉。重新复位后，需持续导尿至膀胱功能恢复。放置柔软的子宫托并维持

数周通常可以防止再次发生嵌顿。

Lettieri 等（1994）描述了 7 例子宫嵌顿患者采用以上方法治疗后效果并不理想，其中 2 例妊娠 14 周时在腹腔镜下通过圆形韧带固定术进行子宫复位。另有通过结肠镜推进或注气来解除子宫嵌顿的患者（Dierickx，2011；Newell，2014；Seubert，1999）。

子宫壁囊样化少见，源于过度扩张的子宫下段，是由于妊娠子宫持续嵌顿在骨盆所致（图 3-7）。通常使用超声和 MR 成像进行解剖定位（Gottschalk，2008；Lee，2008）。当囊样化明显时，必须采取剖宫产分娩，Spearing（1978）强调正确识别解剖结构变化的重要性。妊娠期阴道延长并进入骨盆的胎头上方，多提示子宫壁囊样化或腹腔妊娠。通常在脐以上触诊 Foley 导管。Spearing（1978）建议将腹部切口延伸至脐上方，并在子宫切开前将整个子宫从腹腔娩出，可避免意外切入阴道和膀胱等。但也有切入阴道和膀胱的情况（Singh，2007）。此外，子宫憩室常被误诊为子宫壁囊样化（Rajiah，2009）。

妊娠期子宫通常右旋，极少情况下子宫旋转超过 180° 而导致子宫扭转。多数子宫扭转由子宫肌瘤、米勒管发育异常、胎位异常、盆腔粘连、腹壁松弛或子宫韧带松弛引起。Jensen（1992）回顾了 212 例病例，发现子宫扭转的相关症状可能包括梗阻性分娩、肠道或泌尿系统疾病、腹痛、子宫压力升高、阴道出血和低血压。

多数子宫扭转可在剖宫产中发现。对于一些病例，可以在术前通过 MR 成像确认子宫扭转，可发现扭曲的阴道呈 X 形而不是正常的 H 形（Nicholson，

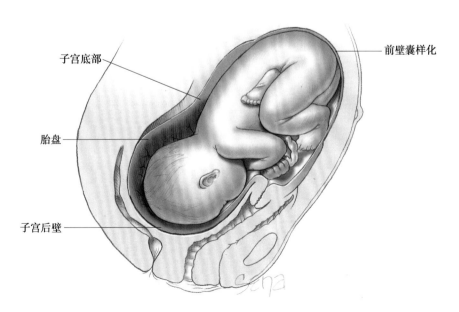

子宫底部
前壁囊样化
胎盘
子宫后壁

图 3-7　妊娠子宫壁囊样化。注意明显变薄的子宫前壁和非典型的宫底位置

1995）。与子宫嵌顿相同，剖宫产术中，应在子宫切开前重新恢复严重移位子宫的正常解剖位置。但某些情况下，无法恢复解剖位置或无法识别子宫扭转可能需要于子宫后壁切口（Albayrak，2011；Picone，2006；Rood，2014）。

（刘菁　周倩　卢媛　翻译　王谢桐　审校）

参考文献

第 4 章

妊娠的生理

妊娠期间,母体所有脏器或多或少都会发生变化,当然,变化最明显的是生殖系统,特别是子宫体积显著增加。

——J. 惠特里奇·威廉姆斯(1903)

在本书的第 1 版,威廉姆斯只用 10 页的篇幅描述了妊娠生理变化,其中一半的内容是关于子宫的增长。许多妊娠期变化在受精后很快发生并贯穿整个妊娠过程。同样令人吃惊的是,在分娩和停止哺乳后,母体会很快恢复到与孕前几乎相同的状态。大多数妊娠相关的变化是由胎儿和胎盘的刺激引起的,几乎每个器官系统都会发生变化,而且这些改变对疾病的诊断和治疗影响很大。因此,正确理解妊娠生理的变化对于避免误诊、误判有重要意义。此外一些妊娠生理变化会使孕前隐匿的疾病暴露出来,或使孕前已经存在的病情更为严重。

生殖系统

■ 子宫

在非妊娠女性中,子宫是一个近乎实性的器官,重约 70g,宫腔容量约 10mL 或更小。怀孕后,子宫的肌壁变薄,为容纳胎儿、胎盘和羊水提供足够的空间。足月时宫腔的平均容量为 5L,有时可达 20L 甚至更大!因此,到妊娠末期,子宫的容量是非孕期的 500 ~ 1 000 倍。子宫重量也相应增加,足月时重约 1 100g。

妊娠期子宫增大主要包括肌纤维伸展和肌细胞明显肥厚,而新生的肌细胞并不多;纤维组织也会累积,尤其在最外的一层肌肉中,同时弹性组织的含量也明显增加。妊娠早期的数月内,宫体肌壁的厚度和强度明显增加,但随着妊娠继续,宫壁逐渐变薄。足月时子宫肌层厚度仅为 1 ~ 2cm,可通过变软的子宫肌壁扪及胎体。

妊娠早期子宫肌层变厚可能是由于雌激素和孕激素刺激所致。因此,在异位妊娠中,也能观察到子宫的类似改变。但在妊娠约 12 周以后,子宫增大主要是因为胎儿及其附属物生长,扩张宫腔所致。

子宫增大在宫底部最明显。胎盘的位置也会影响子宫增厚的程度,胎盘周围的肌层比其他部位的肌层增厚更为迅速。

肌细胞排列

妊娠期子宫肌层排列分为三层。帽状的外层拱形越过宫底,延伸至各个韧带中。中层由肌纤维形成致密的网状结构,血管从各个方向穿行其中。内层有括约肌样的纤维环绕输卵管开口和宫颈内口。中层占子宫肌层的大部分,其中每个肌细胞都呈双曲线,因此任意两个细胞交叉时,都能形成"8"字形结构。这种结构非常重要,分娩后肌细胞收缩可压迫穿行其中的血管,起到止血的作用。

子宫形状和位置

妊娠最初的几周内，子宫保持原有的梨形外观。但随着妊娠进展，宫体和宫底逐渐变圆，到孕 12 周时几乎完全呈球形。之后，子宫的纵轴比横轴增长得更快，逐渐呈椭圆形。孕 12 周末时，子宫增大超出盆腔范围。之后，子宫继续增大，向前到达腹壁，将两侧和上方的肠管推开，最终，几乎到达肝脏的位置。子宫从盆腔上升时，可能受左侧乙状结肠的影响，发生右旋。子宫增长过程中，阔韧带和圆韧带的张力也相应增加。

孕妇站立时，子宫纵轴和骨盆入口轴的延伸方向一致。除非十分松弛，否则腹壁能起到支撑子宫，维持其正常轴向的作用。孕妇平卧时，子宫后压，靠于脊柱和相邻的大血管上。

■ 子宫收缩性

从妊娠早期起，子宫就开始出现不规律收缩，通常表现为轻微的绞痛。妊娠中期，双手触诊腹部可以扪及宫缩。1872 年，J. Braxton Hicks 首次描述了这个现象，故将其命名为 Braxton Hicks 宫缩。这种宫缩是偶发的，毫无征兆，通常无规律，收缩强度在 5~25mmHg（Alvarez，1950）。足月前，Braxton Hicks 宫缩并不频发，但在最后的一周或两周，次数逐渐增加，可能每 10~20 分钟就有 1 次，并具有一定的规律性。与之相应的是，妊娠早期子宫的电生理活动较弱而且不协调，随着妊娠继续，到足月时，强度逐渐增加，节律逐渐协调一致（Garfield，2005；Rabotti，2015）。经产妇节律同步的速度是初产妇的 2 倍（Govindan，2015）。妊娠晚期 Braxton Hicks 宫缩会使孕妇不适，导致假临产。

■ 子宫胎盘血流

胎儿和胎盘生长所必需的大多数物质的供给、代谢和废物的排出都有赖于胎盘绒毛间隙的充分灌注（第 5 章）。胎盘灌注依靠整个子宫的供血，但目前还不能同时测量子宫、卵巢和侧支血管的供血情况，即使磁共振（magnetic resonance，MR）血管成像技术也不能实现（Pates，2010）。通过超声检测子宫动脉发现，随着妊娠继续，子宫胎盘血流逐渐增加，从妊娠中期的 450mL/min 增加到孕 36 周时的 500~750mL/min（Flo 2014；Wilson，2007）。通过雄烯二酮和氙-133 的清除率可以间接计算子宫动脉的血流情况，与超声检测结果相似（Edman，1981；Kauppila，1980）。更早以前，通过有创的方法检测子宫动脉的流速为 500~750mL/min，与超声检测结果也一致（Assali，1953；Browne，1953；Metcalfe，1955）。理论上，子宫胎盘血流的大幅增加要

求子宫静脉也做出相应的改变。子宫静脉的直径和扩张性增加可能会导致子宫静脉曲张，偶可见静脉血管破裂（Lim，2014）。

动物实验首次发现，无论是自发还是诱导产生的宫缩，都会导致子宫血流减少，幅度和宫缩强度成正比（Assali，1968）。强直宫缩会导致子宫血流急剧下降。人类研究中，三维能量多普勒血管成像技术发现宫缩时子宫血流减少（Jones，2009）。类似的技术还发现，第二产程时母亲和胎儿血管的阻力要大于第一产程（Baron，2015）。由于胎儿宫内生长受限时子宫血流的基础值下降，因此这些胎儿对自然分娩的耐受性更差（Ferrazzi，2011；Simeone，2017）。

子宫胎盘血流调节

妊娠期子宫体的供血血管增粗延长，但收缩性保持不变（Mandala，2012）。与之相反的是，直接供应胎盘的螺旋动脉血管扩张，但是完全丧失收缩能力。这可能是由于血管内滋养细胞的侵蚀，破坏了肌壁间的肌性结构（第 5 章）。血管扩张是妊娠期母体胎盘血流逐渐增加的主要原因之一。考虑到血流量增加与血管半径的四次方成正比，血管直径的微小增大也会导致子宫动脉血流的巨大增加。例如，一项研究表明，在孕 22~29 周，子宫动脉直径只从 3.3mm 增加到 3.7mm，但平均流速增加了 50%，从 29cm/s 增加到 43cm/s（Flo，2010）。

下游血管阻力下降是上游血管流速和剪切应力增加的另一个关键因素。反过来，剪切应力可导致血管周向性生长。一氧化氮作为一种强有力的血管扩张剂，可能在该过程的调节中起关键作用，稍后将对此进行讨论。实际上，内皮的剪切应力和一些激素及生长因子都会增加内皮一氧化氮合酶（endothelial nitric oxide synthase，eNOS）和一氧化氮的生成（Grummer，2009；Lim，2015；Mandala，2012；Pang，2015）。这些激素和生长因子包括雌激素、孕激素、激活素、胎盘生长因子（placental growth factor，PlGF）和血管内皮生长因子（vascular endothelial growth factor，VEGF）。VEGF 能够促进血管生成。还值得一提的是，由于胎盘分泌过多的 VEGF 和 PlGF 的可溶性受体，即可溶性 fms-样酪氨酸激酶 1（soluble fms-Flike tyrosine kinase 1，sFlt-1），VEGF 和 PlGF 的信号通路被减弱。母体中 sFlt-1 水平升高会使循环中 PlGF 和 VEGF 的浓度降低、活性减弱，这在子痫前期发病机制中起重要作用（第 40 章）。

正常妊娠的特点是血管对血管紧张素 II 增加而产生的加压作用反应不敏感，这也是子宫胎盘血流增加的原因之一（Rosenfeld，1981，2012）。其他能增加子宫胎盘血流的因子包括松弛素和某些脂肪细胞因子

（Vodstrcil，2012）。趋化素是一种由胎盘等组织分泌的脂肪细胞因子（Garces，2013；Kasher-Meron，2014）。随着妊娠继续，趋化素水平升高，人脐带中 eNOS 的活性提高，进而可增加血流量（Wang，2015）。内脂素是另一种脂肪细胞因子，能增加 VEGF 的分泌和胎盘羊膜上人上皮细胞中 VEGF 受体 2 的表达（Astern，2013）。其他脂肪细胞因子还有瘦素、抵抗素和脂联素，均可增强人脐静脉内皮细胞的增殖（Połeć，2014）。

最后，某些 microRNA 种类在胎盘形成早期也参与血管重塑和子宫血流的调节（Santa，2015）。特别是 miR-17 到 miR-92 簇的成员和 miR-34 在螺旋动脉的重塑和侵蚀中起重要作用。子痫前期、胎儿生长受限和妊娠糖尿病中已有 microRNA 功能异常的报告。

■ 宫颈

早在受孕后 1 个月，宫颈就开始软化变紫。这些变化是由于宫颈胶原网状结构改变，宫颈腺体增生、肥大，整个宫颈水肿和血管增多导致（Peralta，2015；Straach，2005）。富含胶原的宫颈组织在不同时期的结构变化有助于宫颈在产前保持闭合，在分娩时扩张，在产后得到修复和重建，以保证下一次的成功妊娠（Myers，2015）。如第 21 章所述，与未怀孕时的宫颈相比，妊娠期宫颈成熟时，结缔组织发生重组，胶原蛋白和蛋白聚糖的浓度下降，水分含量增加。

妊娠期宫颈腺体显著增生，到妊娠末期，腺体几乎占据整个宫颈体积的一半。这种正常的妊娠变化促进宫颈管内柱状腺体增生，向宫颈阴道部扩张、外翻（图 4-1）。外翻的腺体组织呈红色、天鹅绒状，即使轻微的触碰，如巴氏涂片检查，也可能会出血。

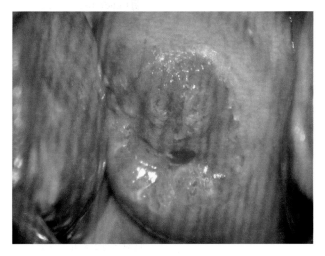

图 4-1　阴道镜下显示妊娠期间宫颈外翻。外翻部分是宫颈的柱状上皮
（资料来源：Dr. Claudia Werner.）

受孕后，宫颈管内腺体细胞很快就会分泌大量浓稠的黏液堵塞宫颈管（Bastholm，2017）。黏液内富含免疫球蛋白和细胞因子，可能起免疫屏障的作用，防止宫腔受到感染（Hansen，2014；Wang，2014）。临产后黏液栓会脱落。此外，妊娠期间宫颈黏液的黏稠度一直在发生变化。受孕激素影响，多数孕妇的宫颈黏液涂片结晶较差，呈串珠状。有些孕妇由于羊水流出，显微镜下可以观察到冰晶样的分枝状或羊齿状结晶。

组织学上，妊娠期鳞柱交界附近的基底细胞在大小、形状和染色质量的变化尤为明显。这些变化可能与雌激素影响有关。宫颈内腺体呈 Arias-Stella 反应，表现为腺体增生和分泌过多。正是因为腺体的这些生理性改变，在妊娠期间行巴氏涂片时，难以与真正不典型腺细胞进行鉴别（Rosai，2015）。

■ 卵巢

妊娠期间卵巢停止排卵，新的卵泡成熟延缓。在妊娠开始的 6~7 周，也就是排卵后的 4~5 周，孕酮主要由孕妇体内的单个黄体产生。之后黄体对孕酮产生的贡献很少。在孕 7 周以前，手术切除黄体，会使母体血清孕酮水平急剧下降，导致流产（Csapo，1973）。而之后切除黄体则一般不会导致流产。

妊娠期间，卵巢表面和紧邻表面的部位常发生子宫外蜕膜反应。在剖宫产时通常可以观察到这些轻微隆起的透明或红色易出血斑块，像是粘连刚刚被撕开。在子宫浆膜层，盆腔其他部位，甚至盆腔外的腹腔器官表面也能发现类似的蜕膜反应（Bloom，2010）。这些子宫外的内膜组织来源于体腔下的间充质细胞或子宫内膜病灶，在孕激素的刺激下发生蜕膜反应。组织学上，与子宫内孕激素刺激下的子宫内膜间质相似（Kim，2015）。

剖宫产时，可以发现卵巢静脉极度增粗。Hodgkinson（1953）发现妊娠期间卵巢血管蒂的直径从 0.9cm 增粗到分娩时的 2.6cm 左右。此处要再次强调，血流的速度随血管直径增加呈指数级增长。

松弛素

松弛素由妊娠黄体、蜕膜和胎盘共同产生，分泌形式与人绒毛膜促性腺激素（human chorionic gonadotropin，hCG）相似（第 5 章）。脑、心、肾等其他脏器也参与松弛素的合成。黄体分泌的松弛素参与许多妊娠期母体的生理改变，例如，生殖道结缔组织的重塑，以适应分娩（Conrad，2013；Vrachnis，2015）。正常妊娠中，松弛素对于增加肾脏血流，降低血浆渗透压，提高动脉顺应性有重要意义（Conrad，2014a）。虽然被称为"松弛素"，但它与妊娠期外周大关节松弛或骨盆疼痛无关

(Aldabe,2012;Marnach,2003;Vøllestad,2012)。

卵泡膜黄素化囊肿

卵巢的这种良性病变由生理性卵泡过度刺激所导致,称为超反应性黄素化。黄素化囊肿通常表现为双侧卵巢中度或明显增大。超反应性黄素化与过高的血清 hCG 水平有关。理论上,黄素化囊肿常见于妊娠滋养细胞疾病(图 20-3)。妊娠合并糖尿病、抗 D 同种免疫性疾病和多胎妊娠时,胎盘明显增大,也会形成黄素化囊肿(Malinowski,2015)。超反应性黄素化和子痫前期及甲状腺功能亢进有关,可能会增加胎儿生长受限和早产的风险(Cavoretto,2014;Lynn,2013;Malinowski,2015)。无妊娠并发症的孕妇也可能发生该类囊肿,可能是卵巢对正常 hCG 水平的过度反应(Sarmento Gonçalves,2015)。

黄素化囊肿通常没有症状,但囊内出血有时会导致急性腹痛(Amoah,2011)。30%的孕妇会出现男性化表现,但罕有胎儿男性化的报告(Malinowski,2015)。产妇体内雄烯二酮和睾酮水平的大幅度上升会造成一过性秃顶、多毛和阴蒂肥大等症状。一般当超声发现双侧卵巢增大,内含多个囊肿,就能做出诊断,当然检查必须是在有资质的临床机构进行。病情是自限性的,产后均可恢复正常。Malinowski(2015)对这些患者的临床处理进行了回顾,第 63 章将进一步阐述。

■ 输卵管

妊娠期输卵管肌层很少增厚,而黏膜层的上皮变得更为扁平。输卵管内膜间质可能会产生蜕膜细胞,但不会形成连续的蜕膜层。

子宫增大时极少发生输卵管扭转(Macedo,2017)。子宫增大合并输卵管旁或卵巢囊肿时常可发生输卵管扭转(Lee,2015)。

■ 阴道和会阴

妊娠期会阴与外阴处皮肤和肌肉的大量血管增生、充血,皮下丰富的结缔组织软化。大量的血管增生使阴道和宫颈呈蓝紫色,称 Chadwick 征。

妊娠期宫颈分泌物明显增多,在阴道内形成黏稠的白带。在嗜酸乳杆菌的作用下,阴道上皮内储积的糖原通过代谢产生乳酸。妊娠期间乳酸产生增加,因此白带 pH 呈酸性,为 3.5~6。孕妇患外阴阴道念珠菌病的风险更高,特别是在妊娠中晚期。妊娠期免疫和激素的变化及更多的阴道糖原储积可能会增加感染的风险(Aguin,2015)。

妊娠期阴道壁发生显著变化,为分娩时扩张做好准备。这些变化包括阴道上皮明显增厚、结缔组织松

弛和平滑肌细胞肥大。

盆腔脏器脱垂

盆腔脏器脱垂评分(pelvic organ prolapse quantification,POP-Q)和三维超声研究发现阴道的支撑作用在妊娠期间会发生改变,特别是阴道延长、阴道后壁和裂孔松弛、盆膈裂孔空间增大及早孕期阴道弹性酶活性增加都是在为成功经阴道分娩做准备(Oliphant,2014)。与临产前或在产程早期即行剖宫产的产妇相比,经阴道分娩的产妇产后盆膈裂孔的面积更大。然而,无论是剖宫产还是经阴道分娩,所有产妇在产后,盆膈裂孔的扩张性都会增加,可能也是之后出现盆底功能障碍的原因之一(van Veelen,2015)。

在阴道顶端脱垂的女性中,宫颈会在早孕期脱出到阴道口外,有时甚至宫体也会脱出。随着妊娠继续,子宫通常上升到骨盆外,会将宫颈上拉。但如果子宫依然保持在脱垂的位置,在孕 10~14 周时可能会出现嵌顿的症状(第 3 章)。作为预防措施,早孕期可用合适的子宫托将子宫归位。

阴道前壁支撑作用减弱可导致膀胱膨出。膀胱膨出合并尿潴留易引发感染。如果患者同时存在压力性尿失禁(stress urinary incontinence,SUI),妊娠后症状也会加重,是因为妊娠期间膀胱颈的支撑作用发生变化,尿道闭合压虽然上升,但仍不能代偿。妊娠早期有约 20%的孕妇,妊娠晚期有约 40%的孕妇会出现尿失禁。多数尿失禁为 SUI,而不是急迫性尿失禁(Abdullah,2016a;Franco,2014;Iosif,1980)。初产妇中,年龄大于 30 岁、肥胖、吸烟、便秘和妊娠期糖尿病都是妊娠期间发生 SUI 的危险因素(Sangsawang,2014)。

阴道后壁支撑作用减弱会导致直肠膨出。大的凹陷内可能会充满粪便,有时只能借助手指才能抠出。在分娩过程中,除非将膀胱或直肠排空并推离产道,否则膀胱或直肠膨出会阻碍胎儿下降。罕见情况下,相当大的肠疝可能会突入阴道,如果疝出的肿物妨碍分娩,应轻柔地缩小疝囊及其腹腔内容物的体积,使胎儿通过产道。

乳房

妊娠早期,乳房常会出现胀痛和感觉异常。第二个月后,乳房逐渐增大,皮下细小的静脉变得清晰可见。乳头明显变大,色素沉着加重,凸起更明显。数月后,轻轻按摩乳头会分泌一种黏稠的黄色液体,这就是初乳。与此同时,乳晕增宽,色素沉着加重。乳晕上散在分布一些小的隆起,即蒙氏腺,是皮脂腺肥大形成的。如果乳房增大明显,可能会出现类似腹壁皮肤上

的妊娠纹。罕见情况下,乳房病理性增大,称为巨乳症,产后需要手术减容(图 4-2)(Eler Dos Reis,2014; Rezai,2015)。

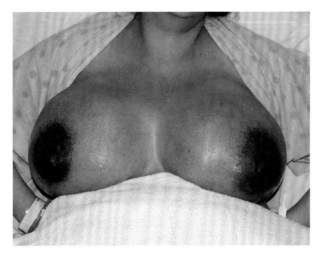

图 4-2 近足月孕妇的巨乳症
(资料来源:Dr. Patricia Santiago-Munoz.)

对于多数正常妊娠而言,孕前乳房大小与最终乳汁的产量无关,乳汁分泌受很多因素影响(Hartmann,2007)。这些影响因素和妊娠期乳房的变化在第 36 章将进一步阐述。

皮肤

妊娠期皮肤改变很常见。Fernandes 和 Amaral(2015)描述了 900 多例孕妇皮肤的变化,发现 89%的孕妇皮肤至少发生了一种生理变化。妊娠期皮肤的病理性改变详见第 62 章。

■ 腹壁

妊娠中期以后,通常在腹壁,有时甚至在乳房和大腿的皮肤上逐渐出现一些红色的、略微凹陷的条纹,称为妊娠纹。经产妇身上,还常能看到一些前次妊娠留下的银色、发亮的妊娠纹。一项对 800 例初产妇的研究发现,70%的孕妇腹壁会出现妊娠纹,33%的孕妇乳房会出现妊娠纹,41%的孕妇臀部和大腿会出现妊娠纹(Picard,2015)。孕妇年轻、家族史、孕前体重和孕期体重增长是相关性最密切的危险因素。妊娠纹的病因尚不清楚,也没有预防措施或明确的治疗方法(Korgavkar,2015)。

有时腹壁的肌肉不能承受妊娠期间的张力,腹直肌沿中线向两侧不同程度地分离,称为腹直肌分离。严重时,相当一部分的前腹壁只有一层皮肤、薄弱的筋膜和腹膜覆盖,发生腹壁疝。

■ 色素沉着

90%的孕妇会出现色素沉着,在肤色较深的女性中更为常见(Ikino,2015)。前腹壁的中线,也就是腹白线,色素沉着尤为明显,呈深黑褐色,称为黑线。有时,孕妇的面部、颈部会出现不规则的褐色斑点,大小不一,称为黄褐斑或妊娠黑斑,也就是所谓的妊娠斑。乳晕和外阴的色素沉着也很明显。产后,这些色素沉着通常都会消退,至少也会明显减轻。口服避孕药也能导致类似的改变(Handel,2014)。

妊娠期色素沉着的确切原因尚不清楚,可能与激素和遗传因素有关。例如,黑色素细胞刺激激素(一种与促肾上腺皮质激素类似的多肽)的水平在妊娠期间显著升高。也有报告指出雌激素和孕激素能刺激黑色素产生。

■ 血管变化

血管瘤,又称为蜘蛛痣,多见于面部、颈部、上胸部和手臂。皮肤表面呈细小的红色隆起,从中心向四周放射,常被描述为痣、血管瘤或毛细血管扩张。妊娠期间还会出现手掌红斑。这两种现象可能与高雌激素水平有关,产后很快都会消退,属于正常的生理性改变。妊娠期皮肤血流量的增加有助于挥发新陈代谢增加所产生的多余热量。

■ 毛发变化

人的一生中,毛囊在不断地进行生长、凋亡退化和休眠的循环往复,分别称为生长期、退行期和休止期。对 116 例健康孕妇的研究结果显示,妊娠期毛囊的生长期延长,产后休止期缩短(Gizlenti,2014)。两种情况在多数孕产妇中都不是非常严重,但也会出现产褥期过度脱发,又称为休止期脱发。

代谢变化

为满足胎儿和胎盘快速生长的需要,孕妇的代谢发生了巨大而明显的变化。到妊娠晚期,母体的基础代谢率与非孕期相比增加了 20%(Berggren,2015)。双胎妊娠还要再增加 10%(Shinagawa,2005)。换一个角度看,正常妊娠的整个孕期额外需要高达约 321MJ 的能量(World Health Organization,2004)。早、中、晚孕期分别每天额外需要 0.35MJ、1.2MJ 和 2.0MJ 的能量(表 4-1)。此外,Abeysekera 等(2016)报告,尽管妊娠期间总的能量消耗增加,但孕妇不需要摄入更多能

表 4-1 正常妊娠期间增加的能量需求[a]

	物质储备速度			总储备量/(g·280d⁻¹)
	早孕期/(g·d⁻¹)	中孕期/(g·d⁻¹)	晚孕期/(g·d⁻¹)	
体重增加	17	60	54	12 000
蛋白增加	0	1.3	5.1	597
脂肪增加	5.2	18.9	16.9	3 741

从基础代谢率和能量储备速度估计妊娠期间的能量消耗情况

	早孕期/(kJ·d⁻¹)	中孕期/(kJ·d⁻¹)	晚孕期/(kJ·d⁻¹)	总能量消耗 MJ	总能量消耗 kcal
蛋白储积	0	30	121	14.1	3 370
脂肪储积	202	732	654	144.8	34 600
能量利用效率[b]	20	76	77	15.9	3 800
基础代谢率	199	397	993	147.8	35 130
孕期总能量消耗	421	1 235	1 845	322.6	76 900

资料来源:World Health Organization,2004.
[a] 估计妊娠期间平均体重增加 12kg。
[b] 蛋白和脂肪储备的食物能量利用效率约为 0.90。

量,也能储积脂肪,说明妊娠期间孕妇存在更有效的能量存储方式。

■ 体重增加

子宫及其内容物生长、乳房增大、血容量和血管外细胞外液增加是妊娠期正常体重增长的主要原因。另有一小部分来自代谢改变导致的细胞水分、脂肪和蛋白质的储积,称为母体储备。妊娠期平均体重增加约 12.5kg(表 5-1),不同时期的不同研究都得出相同的结果(Hytten,1991;Jebeile,2016)。妊娠期体重增长的详细内容见表 4-2 和第 9 章。

表 4-2 妊娠期体重增加的组成部分　　　单位:g

组织和体液	体重累积增长			
	孕 10 周	孕 20 周	孕 30 周	孕 40 周
胎儿	5	300	1 500	3 400
胎盘	20	170	430	650
羊水	30	350	750	800
子宫	140	320	600	970
乳房	45	180	360	405
血液	100	600	1 300	1 450
细胞外液	0	30	80	1 480
母体储积	310	2 050	3 480	3 345
总量	650	4 000	8 500	12 500

资料来源:Hytten,1991.

■ 水代谢

妊娠期水分潴留是正常的生理改变。机体的血浆渗透压下降 10mmol/L 是导致水分潴留的部分原因。从妊娠早期开始,受口渴和加压素分泌的调节,机体体血浆渗透压的阈值开始下降(图 4-3)(Davison,1981;Lindheimer,2001)。松弛素和其他激素也可能起到一定作用(Conrad,2013)。

足月时,胎儿、胎盘和羊水的含水量约为 3.5L。母体血容量增加及子宫和乳房的体积增大还会增加 3L 的液体。因此,正常妊娠过程中孕妇增加的平均液体量最少约为 6.5L。

妊娠期间,由于子宫压迫,下腔静脉部分闭塞,子宫水平以下的静脉压升高,导致多数孕妇的踝部和腿部会出现明显的凹陷性水肿,在下午或晚上的时候更明显。水肿导致的水分潴留约为 1L。妊娠晚期,正常妊娠导致间质胶体渗透压下降,也会促进水肿的形成(Øian,1985)。

对身体组织的纵向研究显示,妊娠期间母体总的液体量和脂肪量呈递增趋势。这两种成分的含量,以及孕妇孕前的体重和妊娠期增长的体重与新生儿的体重密切相关(Lederman,1999;Mardones-Santander,1998)。营养过剩的孕妇更有可能分娩过大的新生儿,即使是糖耐量正常(Di Benedetto,2012)。

■ 蛋白质代谢

胎儿及其附属物、子宫和母体血液中蛋白质的含

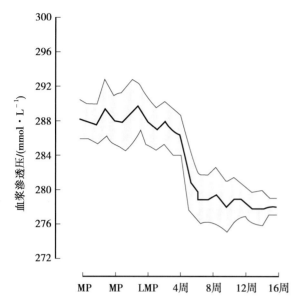

图 4-3　从孕前到孕 16 周，每周测量 1 次血浆渗透压，9 例孕妇的平均值（黑线）± 标准差（蓝线）。LMP，末次月经；MP，月经周期

（资料来源：Davison JM，Dunlop W：Renal hemodynamics and tubular function in normal human pregnancy. Kidney Int 18：152，1980.）

量比脂肪和碳水化合物更丰富。足月时，正常生长的胎儿和胎盘总重约 4kg，其中蛋白质的含量约为 500g，占妊娠期蛋白增加总量的一半左右。其余增加的 500g 蛋白质主要用来合成子宫收缩用的蛋白、乳房的腺体和母体血液中的血红蛋白及血浆蛋白。

胎盘的易化运输作用使胎儿体内氨基酸浓度比母体更高（Cleal，2011；Panitchob，2015）。胎儿和母体氨基酸的浓度差受胎盘调节，具体机制还不完全清楚。特别需要指出的是，不同个体和不同氨基酸的胎盘运输各不相同。例如，酪氨酸在早产的新生儿中是一种条件必需氨基酸，但在胎儿为非必需（Van den Akker，2010，2011）。胎盘不仅能将氨基酸从母体富集到胎儿循环，还参与蛋白质的合成、氧化及一些非必需氨基酸的氨基交换（Galan，2009）。

对于营养丰富的孕妇，母体的蛋白质摄入量不是胎儿出生体重的决定因素（Chong，2015）。尽管如此，最近的研究提示目前对孕妇蛋白质摄入的推荐量可能太低。因为，这些推荐量是从未怀孕的成年人的数据中推断出来的，可能低估了实际需求。Stephens 等（2015）对母体蛋白质的摄入和代谢进行了前瞻性分析，发现孕妇在妊娠早期平均每千克体重需要蛋白质 1.2g/d，在妊娠晚期平均每千克体重需要蛋白质 1.52g/d，均高于目前推荐的每千克体重 0.88g/d。妊娠期每天饮食中蛋白的摄入要求详见第 9 章。

■ 碳水化合物代谢

正常妊娠的特点是孕妇轻度的空腹低血糖、餐后高血糖和高胰岛素水平（图 4-4）。正常妊娠时，血浆基础胰岛素水平的升高与葡萄糖摄取的特点有关。具体来说，口服葡萄糖餐后，孕妇高血糖和高胰岛素水平的持续时间延长，对胰高血糖素的抑制更明显（Phelps，1981），但这种现象不能用胰岛素代谢增加解释，因为妊娠期间胰岛素的半衰期并无明显变化（Lind，1977）。相反，这种现象恰恰反映了妊娠引起的外周胰岛素抵抗状态，以保证餐后对胎儿葡萄糖的持续供给。事实上，正常妊娠晚期的胰岛素敏感性比非孕期低 30%～70%（Lowe，2014）。

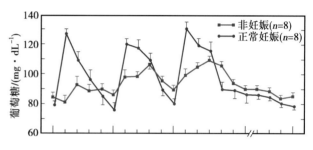

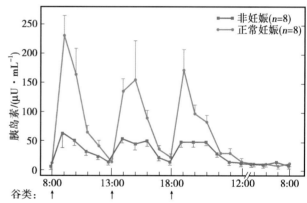

图 4-4　正常妊娠晚期血浆葡萄糖和胰岛素水平的昼夜变化

（资料来源：Phelps，1981.）

胰岛素敏感性下降的机制中有大量内分泌和炎性因子的参与（Angueira，2015）。与妊娠相关的激素包括孕激素及胎盘产生的生长激素、泌乳素和皮质醇等；细胞因子包括肿瘤坏死因子等；还有中心性脂肪产生的激素，特别是瘦素，会与泌乳素相互作用；这些物质在妊娠胰岛素抵抗中均发挥作用。即便如此，胰岛素抵抗也不是餐后血糖升高的唯一原因。妊娠期，特别是妊娠晚期，无论是否合并糖尿病，肝糖异生作用都增强（Angueira，2015）。

早晨空腹状态，血糖从餐后持续的高水平变为空腹的低水平，一些氨基酸的浓度也下降。空腹时，血浆游离脂肪酸、甘油三酯和胆固醇的浓度也更高。此时，脂肪替代葡萄糖成为能量来源，这种妊娠引发的现象被称为加速饥饿。当然如果孕妇长时间禁食，脂肪动员进一步加剧，并很快会产生酮症。

■ 脂肪代谢

妊娠期血浆中脂肪、脂蛋白和载脂蛋白的浓度明显升高（附录）。妊娠期胰岛素抵抗增加，同时在雌激素的刺激下，孕妇出现高脂血症。脂质合成和食物摄入的增加有助于孕妇在妊娠早期和中期积累脂肪（Herrera，2014）。但到妊娠晚期，脂蛋白脂肪酶活性降低，脂肪组织对循环中甘油三酯的摄取减少，同时脂肪分解增加，从而导致脂肪存储减少甚至停止。这种向分解代谢状态的转变有利于母体将脂肪作为能量来源，保证胎儿葡萄糖和氨基酸的供给。

高脂血症是妊娠晚期母体脂肪代谢最显著的变化之一。妊娠晚期，极低密度脂蛋白中的甘油三酯和胆固醇的水平、低密度脂蛋白和高密度脂蛋白较非孕期升高。妊娠晚期，血清总胆固醇、低密度脂蛋白胆固醇、高密度脂蛋白胆固醇和甘油三酯的平均水平分别为（267±30）mg/dL、（136±33）mg/dL、（81±17）mg/dL和（245±73）mg/dL（Lippi，2007）。产后，这些脂肪、脂蛋白和载脂蛋白的浓度均会降低。哺乳会降低母体甘油三酯水平，但提高高密度脂蛋白胆固醇的水平。但哺乳对总胆固醇和低密度脂蛋白胆固醇浓度的影响还不清楚（Gunderson，2014）。

高脂血症之所以会引起关注，是因为它与内皮功能障碍有关。研究表明，妊娠期间，内皮依赖的血管扩张反应有所改善（Saarelainen，2006）。部分原因可能是由于高密度脂蛋白胆固醇浓度增加，抑制低密度脂蛋白氧化，对内皮起到保护作用。研究结果提示，经产妇心血管疾病风险增加可能与其他因素有关，而不是母体的高胆固醇血症。

瘦素

瘦素是一种多肽激素，在非妊娠女性中主要由脂肪组织分泌。瘦素在调节机体脂肪和能量消耗，以及生育方面起关键作用。例如，瘦素对于受精卵植入、细胞增殖和血管生成非常重要（Vazquez，2015）。瘦素缺乏与无排卵和不育有关，而某些瘦素突变会导致极度肥胖（Tsai，2015）。

妊娠期间血浆瘦素水平升高，在正常体重的孕妇中，妊娠中期达到高峰，之后维持平台水平直至足月，浓度比非妊娠女性高 2~4 倍。在肥胖女性中，瘦素水平与肥胖程度相关（Ozias，2015；Tsai，2015）。无论体重如何，产后瘦素水平都会大幅下降，表明妊娠期间胎

盘可产生大量的瘦素（Vazquez，2015）。

瘦素参与妊娠期间能量代谢的调节。有趣的是，尽管妊娠期瘦素浓度升高，但瘦素对食物摄入的敏感性却下降了（Chehab，2014；Vazquez，2015）。这种"瘦素抵抗"可以促进妊娠期和哺乳期的能量储存。

妊娠期间较高的瘦素水平在某些情况下可能是不利的，例如，在肥胖的孕妇中。瘦素在白色脂肪组织中是一种促进炎症的细胞因子，可能会使炎症级联反应失调，在肥胖女性中导致胎盘功能障碍（Vazquez，2015）。此外，瘦素水平异常升高与子痫前期和妊娠期糖尿病有关（Bao，2015；Taylor，2015）。

瘦素对胎儿胰腺、肾脏、心脏和大脑等器官的发育非常重要。胎儿瘦素的水平与其出生体重和母体的体重指数相关。较低的瘦素水平与胎儿生长受限有关（Briffa，2015；Tsai，2015）。

其他脂肪细胞因子

许多参与代谢和/或炎症功能的激素由脂肪组织产生。脂联素是一种多肽，主要由母体脂肪而不是胎盘产生（Haghiac，2014）。脂联素水平与肥胖呈反比，是一种有效的胰岛素增敏剂。尽管妊娠期糖尿病患者的脂联素水平降低，但不能直接用脂联素水平来预测糖尿病（Hauguel-de Mouzon，2013）。

胃饥饿素是一种饥饿后主要由胃分泌的多肽。它与其他神经内分泌因子，如瘦素，共同参与能量稳态的调节。胃饥饿素也在胎盘中表达，可能在胎儿生长和细胞增殖中发挥作用（González-Domínguez，2016）。Angelidis 等（2012）对胃饥饿素在生殖功能调节中的许多作用进行了综述。

内脂素也是一种多肽，最初被认为是 B 淋巴细胞的生长因子，但主要由脂肪组织产生。孕妇肥胖会增加异常分娩的风险，其生理机制中可能也有脂肪细胞因子的参与。例如，Mumtaz 等（2015）提出，内脂素和瘦素水平升高不利于子宫收缩。

■ 电解质和矿物质代谢

正常妊娠将潴留约 1 000mmol/L 的钠和 300mmol/L 的钾（Lindheimer，1987）。尽管妊娠期间钠和钾的肾小球滤过率增加，但由于肾小管的重吸收能力增强，从尿中排出的钠和钾总量并不变（Brown，1986，1988）。虽然钠和钾大量潴留，但它们在血清中的浓度却略有下降（附录）。造成钠、钾浓度下降的机制有多种（Odutayo，2012）。钾的浓度下降，可能是因为妊娠期间血容量扩张所致。而钠的浓度下降则是因为渗透调节发生了变化，释放精氨酸加压素的阈值降低，促进游离水潴留和钠水平下降。

总的血清钙水平包括离子化和非离子化的钙,在妊娠期间有所下降。这是因为血浆白蛋白浓度降低,导致循环中蛋白结合的非离子化的钙浓度下降。但离子化的钙浓度保持不变(Olausson,2012)。

发育中的胎儿对母体钙平衡的要求很高。例如,足月时,胎儿骨骼中钙的含量达 30g 左右,其中 80% 是在妊娠晚期的储积。妊娠期间,母体肠道对钙的吸收增加 1 倍,其中部分依靠 1,25-二羟维生素 D_3 来调节。胎盘等组织产生的 PTH 相关多肽水平的加倍可能会刺激维生素 D 水平的提高(Kovacs,2006;Olausson,2012)。为了补偿胎儿对钙的摄取,孕妇饮食中必须摄入足够的钙才能防止自身身体透支。表 9-5(第 9 章)列出了所有推荐的每日饮食。这对怀孕的青少年尤为重要,因为他们的骨骼仍在发育。但由于缺乏可靠的数据,目前无法对孕期补充钙和维生素 D 的作用得出明确的结论(De-Regil,2016)。

妊娠期间血清镁的水平也有所下降。Bardicef 等(1995)提出,妊娠期实际是一个细胞外镁耗竭的状态。与非妊娠女性相比,正常妊娠时血清中总镁和离子化镁的浓度明显降低(Rylander,2014)。

妊娠期间血清磷酸盐水平还处于非孕期的正常范围内(Larsson,2008)。虽然降钙素对血清钙和磷酸盐的调节非常重要,但是降钙素在妊娠期间的作用机制还不清楚(Olausson,2012)。

由于多种原因,正常妊娠期间,机体对碘的需求增加(Moleti,2014;Zimmermann,2012)。首先,在胎儿甲状腺发育成熟之前,需依赖母体提供胎儿生长发育所需的甲状腺激素,同时也为了维持母体自身正常的甲状腺功能,故在妊娠期间,孕妇甲状腺激素分泌增加。其次,妊娠后半期胎儿甲状腺激素分泌增加,而碘很容易通过胎盘,因此母体对碘的需求增加。再次,碘排泄主要通过肾脏,而从妊娠早期开始,碘的肾小球滤过率增加 30%~50%。总之,由于甲状腺激素分泌增加,胎儿对碘的需求增加及肾脏清除率增加,正常妊娠期间母体对碘的摄入需求更高。虽然胎盘能够储存碘,但目前尚不清楚它能否保护胎儿免受因母体食物中碘摄入不足所造成的不良影响(Burns,2011)。本章后续内容和第 58 章还将对碘缺乏进行进一步讨论。此外,因甲状腺的自我调节功能,母体摄入碘过量与先天性甲状腺功能减退有关,被称为 Wolff-Chaikoff 效应,即机体通过抑制甲状腺素分泌应对碘摄入过多(Connelly,2012)。

对于大多数其他矿物质而言,除了增加妊娠所需的量之外,妊娠对其代谢基本没有影响。但是铁除外,妊娠对铁的需求明显增加,后续将做进一步讨论。

血液系统变化

■ 血容量

众所周知,妊娠期间母体血容量明显增加,到孕 32~34 周以后,血容量比非孕期增加 40%~45%(Pritchard,1965;Zeeman,2009)。不同个体血容量增加的差异很大。有的孕妇只是适度增加,而有的孕妇增加几乎 1 倍。胎儿并不是孕妇血容量增加的必要条件,因为一些葡萄胎患者血容量也会增加。

妊娠导致的血容量增加具有重要作用。第一,它能满足增大的子宫及其增生血管的代谢需求。第二,它能为迅速生长的胎儿和胎盘提供丰富的营养物质。第三,血容量增加能保护母体和胎儿,防止在仰卧和直立位时,由于静脉回流受阻造成有害影响。第四,在母体因分娩失血出现不良反应时,起到保护作用。

孕妇的血容量从妊娠早期就开始增加。到孕 12 周时,与孕前相比,血容量增加约 15%(Bernstein,2001)。之后,血容量在妊娠中期增加最快,到妊娠晚期,速度明显放慢,在最后几周时达高峰并维持(图 4-5)。双胎妊娠中血容量增加更为显著。在血容量增加过程中,血浆容量和红细胞数量增加。尽管母体循环中增加的血浆通常多于红细胞,但红细胞容量的增加仍然很高,平均增加 450mL(Pritchard,1960)。正常妊娠时骨髓中红细胞中度增生,网织红细胞数量轻度升高。几乎可以肯定,以上变化均与血浆中促红细胞生成素的水平升高有关。

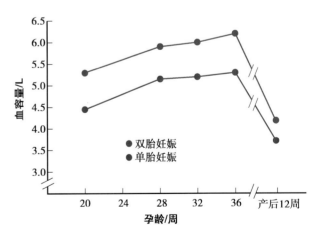

图 4-5　双胎(n=10)和单胎(n=40)妊娠期间的血容量扩增。数据以中位数形式表达
(资料来源:Thomsen,1994.)

血红蛋白浓度和红细胞比容

妊娠期间,由于血浆容量大幅增加,血红蛋白浓度和红细胞比容轻度下降(附录),从而导致全血黏度降低(Huisman,1987)。足月时,血红蛋白的平均浓度为12.5g/dL,约5%的孕妇低于11.0g/dL。因此血红蛋白浓度低于11.0g/dL,尤其在妊娠晚期,被认为是不正常的,通常与缺铁有关,而不是由于妊娠期生理性血容量增加所致。

■ 铁代谢

正常成年女性的总铁含量为2.0~2.5g,约是男性的一半。其中大部分用于合成血红蛋白或肌红蛋白,因此,正常年轻女性的铁储备只有约300mg(Pritchard,1964)。虽然女性含铁量较低的部分原因可能是经血流失,但其他因素也起到一定作用,特别是铁调素。铁调素是一种多肽激素,是维持全身铁代谢稳态的调节因子。炎症反应时铁调素水平上升,但当缺铁和其他几种激素水平降低时,铁调素水平下降。这些激素包括睾酮、雌激素、维生素D,可能还有泌乳素(Liu,2016;Wang,2015)。铁调素水平降低与小肠细胞中转铁蛋白对铁的吸收能力增强有关(Camaschella,2015)。

铁需求

正常妊娠对铁的需求总量约为1 000mg,其中300mg通过主动运输传送给胎儿和胎盘,200mg从各种正常途径排泄,主要是经胃肠道丢失。这些都是必需的铁消耗,即使孕妇缺铁也不能避免。妊娠期间,循环中红细胞容量平均增加约450mL,以1mL红细胞含1.1mg铁计算,额外还需要500mg铁。

如图4-6所述,因为多数铁都在妊娠后半期被利用,所以妊娠中期以后需要大量铁,平均每天6~7mg(Pritchard,1970)。对于多数孕妇而言,机体的铁储备和日常饮食中摄入的铁通常不能满足这些需求。因此除非补充铁剂,否则母体血红细胞容量不能达到理想水平,血红蛋白浓度和红细胞比容会随着血容量增加而明显下降。因为即使孕妇患有严重的缺铁性贫血,

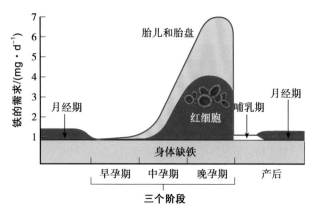

图4-6　1例55kg的孕妇妊娠期间每日铁需求的估算
(资料来源:Koenig,2014.)

胎盘还会向胎儿转运所需的铁,所以胎儿红细胞的产生不会受到影响。在严重的病例中,孕妇的血红蛋白仅为3g/dL,但胎儿的血红蛋白浓度则能达到16g/dL。胎盘铁转运和调节的机制非常复杂(Koenig,2014;McArdle,2014)。

如果不贫血的孕妇不补充铁剂,那么妊娠中期以后血清铁和铁蛋白浓度会下降。此外,铁调素水平在妊娠早期就开始下降(Hedengran,2016;Koenig,2014)。如前所述,较低的铁调素水平有助于母体通过小肠细胞中的转铁蛋白将铁转移到循环中,还能促进合体滋养细胞中转铁蛋白向胎儿进行铁转运。

正常阴道分娩的失血量通常为500~600mL,因此妊娠期间以血红蛋白形式增加的母体铁不会被全部消耗(Pritchard,1965),剩余的血红蛋白铁则转变为铁储备。

■ 免疫功能

胎儿同时含有母源性和父源性抗原,妊娠对于母体而言,相当于是进行一次含有一半同种异体物质的移植(Redman,2014)。母体的免疫耐受与多种体液免疫和细胞免疫调节功能的抑制有关(第5章)。母胎界面的免疫耐受机制是一个非常复杂,尚未攻克的医学难题。免疫系统在母体微生物群落、子宫蜕膜和滋养细胞之间发生一定的作用,并作出适应性改变。特别是,过去认为子宫是无菌的,而现在发现其内有菌落定植。在大多数情况下,这些微生物被认为是共生的,起免疫耐受和保护的作用。事实上,共生的有机体可能会起到抑制某些病原体增殖的作用。已有一些文献对上述机制进行了综述(Mor,2015;Racicot,2014;Sisti,2016)。

滋养细胞表达特殊的主要组织相容性复合物(major histocompatibility complex,MHC)分子是一种促进母胎界面免疫耐受和保护的适应性改变。机体所有细胞都表达一个识别自身的标记,因此免疫系统不会进行自我攻击。对于机体大多数细胞而言,该标记为MHC-Ⅰa类分子。然而,两个不相关的个体共享一种兼容的MHC-Ⅰa类分子的情况较少见。这为繁殖带来了一个潜在的问题,因为胎儿的一半抗原来自父亲。为了应对这个问题,妊娠期间,滋养细胞会表达一种特殊的MHC,该MHC在个体之间无差异。这种"非经典型"的MHC又被称作人类白细胞抗原-Ⅰb类,包括HLA-E、HLA-F和HLA-G。子宫蜕膜组织内的自然杀伤细胞能识别并结合这些HLA-Ⅰb类蛋白,结合后其活性下降,进入免疫静止状态(Djurisic,2014)。

促进免疫耐受的另一种适应性改变来自妊娠期间

CD4 T 淋巴细胞亚群的显著变化,由辅助 T 细胞(T-helper,Th)-1 介导的免疫应答转变为 Th-2 介导的免疫应答。事实上,妊娠期间一个重要的抗炎机制是对 Th-1 和细胞毒性 T 细胞(T-cytotoxic,Tc)-1(Tc1)的抑制,从而降低白介素-2(interleukin-2,IL-2)、干扰素-α 和肿瘤坏死因子(tumor necrosis factor,TNF)的分泌。Th-1 型免疫应答被抑制是维持妊娠的必要条件。这也就可解释妊娠期间某些自身免疫性疾病,如类风湿性关节炎、多发性硬化和桥本甲状腺炎能够得到缓解的原因,因为这些疾病都是 Th-1 细胞因子刺激的细胞介导的免疫疾病(Kumru,2005)。当 Th-1 细胞被抑制时,Th-2 细胞上调,IL-4、IL-10 和 IL-13 的分泌增加(Michimata,2003)。Th-2 细胞因子能促进体液免疫或抗体免疫。因此,由自身抗体介导的自身免疫性疾病,如系统性红斑狼疮,如果妊娠早期已处于活动期,随妊娠进展,疾病可能会进一步爆发。但向抗体介导的免疫应答转变是妊娠期和产褥早期的一种重要防御机制。在宫颈黏液内,免疫球蛋白 A 和 G(IgA 和 IgG)的峰值水平在妊娠期间明显升高,富含免疫球蛋白的宫颈黏液栓成为阻止上行感染的一道屏障(Hansen,2014;Wang,2014)。同样,作为一种被动免疫方式,IgG 在妊娠晚期被转移给发育中的胎儿,为出生做好准备。此外,哺乳期母乳中的免疫球蛋白增强了新生儿抵御感染的能力。

CD4 T 淋巴细胞的其他亚群也可以起到黏膜免疫和屏障免疫的作用。这些特异性 CD4 阳性细胞被称为 Th17 细胞和 Treg 细胞。Th17 细胞具有促进炎症反应的作用,能表达细胞因子 IL-17 和视黄酸受体相关的孤儿核受体(retinoic acid receptor-related orphan receptors,RORs)。Treg 细胞表达叉头样转录因子-3(transcription factor forkhead box protein-3,FOXP3),发挥免疫耐受的作用。在妊娠早期,T 淋巴细胞向 Treg CD4 细胞的分化比例开始增加,在妊娠中期达到高峰,产后回落(Figueiredo,2016)。这种改变可能会促进母胎界面免疫耐受(La Rocca,2014)。特别要指出的是,妊娠期间,如果这些 CD4 T 淋巴细胞亚群不能发生适应性改变,可能会导致子痫前期(Vargas-Rojas,2016)。

■ 白细胞和淋巴细胞

妊娠期间白细胞计数高于非孕期的数值,上限达 15 000/μL(附录)。在分娩和产褥早期,白细胞计数可能明显升高,达 25 000/μL 甚至更高。造成这种变化的原因不明,但在剧烈运动期间和之后也会有同样的反应。这些增多的白细胞之前不在机体的有效循环内,现在又重新出现,进入血循环。

妊娠期间,淋巴细胞类型的分布也会发生变化。

具体来说,B 淋巴细胞的数量没有变化,但 T 淋巴细胞的绝对数量增加,从而导致其相对比例增加。同时,CD4 与 CD8 T 淋巴细胞的比例不变(Kühnert,1998)。

炎性标记物

许多用来诊断炎症的实验在妊娠期使用并不可靠。例如,白细胞碱性磷酸酶的水平是用来衡量骨髓增生性疾病的一个指标,但它从妊娠早期就开始增加。C 反应蛋白是急性炎症期血清的反应物,组织损伤或炎症时,其浓度迅速上升。妊娠和分娩时,C 反应蛋白的水平高于非孕期(Anderson,2013;Watts,1991)。在还未分娩的 95% 的孕妇中,C 反应蛋白的水平 ≤1.5mg/dL,孕周对其浓度无影响。红细胞沉降率(erythrocyte sedimentation rate,ESR)是另一个炎症标记物,其水平在正常妊娠期间随血浆球蛋白和纤维蛋白原浓度增加而升高。在妊娠中晚期,补体 C3 和 C4 的水平也显著上升(Gallery,1981;Richani,2005)。最后,从妊娠末期到产褥期的前几天,作为降钙素前体的前降钙素,浓度会增加。严重细菌感染时前降钙素水平升高,但在病毒感染和非特异性炎症中其水平仍然较低。尽管如此,前降钙素水平不能很好地预测胎膜早破后是否会发生显性或亚临床性绒毛膜羊膜炎(Thornburg,2016)。

■ 凝血和纤溶

正常妊娠期间,凝血和纤溶功能都会增强,但两者保持平衡,维持止血功能(Kenny,2014)。凝血和纤溶活化的证据包括:除 XI 和 XIII 因子外,所有凝血因子的浓度都增加(表 4-3)。

表 4-3　正常妊娠期间各种凝血及抗凝指标的变化

指标	非妊娠期	足月妊娠
APTT/s	31.6±4.9	31.9±2.9
纤维蛋白原/(mg·dL^{-1})	256±58	473±72[a]
VII 因子/%	99.3±19.4	181.4±48.0[a]
X 因子/%	97.7±5.4	144.5±20.1[a]
纤溶酶原/%	105.5±14.1	136.2±19.5[a]
tPA/(ng·mL^{-1})	5.7±3.6	5.0±1.5
抗凝血酶Ⅲ/%	98.9±13.2	97.5±33.3
蛋白质 C/%	77.2±12.0	62.9±20.5[a]
总蛋白 S/%	75.6±14.0	49.9±10.2[a]

资料来源:Uchikova,2005。
[a]$P<0.05$。
数据表达形式:平均值±标准差。
APTT,活化部分凝血酶时间;tPA,组织纤溶酶原活化因子。

在促凝血物质中,凝血酶产生的水平和速度在整个妊娠期间逐渐增加(McLean,2012)。在正常的非妊娠女性中,血浆纤维蛋白原(凝血因子Ⅰ)的平均浓度为300mg/dL,范围是200~400mg/dL。正常妊娠期间,纤维蛋白原增加约50%。妊娠后期,平均浓度为450mg/dL,范围是300~600mg/dL。纤维蛋白原浓度增加是导致ESR升高的主要原因。此外,凝血因子ⅩⅢ,即纤维蛋白稳定因子的水平在正常妊娠中随孕周增大明显下降(Sharief,2014)。

凝血瀑布的最终产物是形成纤维蛋白,而纤溶系统的主要功能是清除多余的纤维蛋白(图41-29,第41章)。组织纤溶酶原活化因子(tissue plasminogen activator,tPA)将纤溶酶原转换为纤溶酶,用于溶解纤维蛋白,产生纤维蛋白降解产物,如D-二聚体等。尽管存在分歧,但大多数证据表明,正常妊娠期间纤溶活性下降(Kenny,2014)。Cunningham和Nelson(2015)在综述中指出,这些变化有利于纤维蛋白形成。而纤溶酶原水平的增加会抵消上述纤溶活性下降所产生的效果。但总的来说,妊娠是一个血液高凝状态,这种变化有助于确保正常妊娠时机体维持止血功能,由其在分娩时,可能会出现大量血液流失的情况。

调节蛋白

有些蛋白,包括蛋白C、蛋白S和抗凝血酶都是天然的凝血抑制剂(图52-1,第52章)。这些物质和其他天然调节蛋白的缺乏,无论是遗传性还是获得性,统称为易栓症,是导致妊娠期间许多血栓栓塞事件的原因,详见第52章。

活化蛋白C和辅助因子蛋白S及凝血因子V共同通过中和促凝血的凝血因子Va和凝血因子Ⅷa发挥抗凝作用。妊娠过程中,机体对活化蛋白C的抵抗逐渐增加,这与同时出现的游离蛋白S水平下降及凝血因子Ⅷ水平升高有关。从妊娠早期到妊娠晚期,活化蛋白C的水平从2.4U/mL降至1.9U/mL,游离蛋白S的水平从0.4U/mL降至0.16U/mL(Cunningham,2015;Walker,1997)。从妊娠中期到足月,抗凝血酶水平下降13%,在产后12小时从该基线水平再下降30%。但到产后72小时,又恢复到基线水平(James,2014)。

血小板

正常妊娠会促进血小板发生变化。一项研究发现,非妊娠女性血小板的平均值为250 000/μL,妊娠期间轻度下降,平均值为213 000/μL(Boehlen,2000)。血小板减小症的定义是血小板计数低于第2.5个百分位数,相当于116 000/μL。血小板浓度降低的部分原因是血液稀释。此外,妊娠期间血小板消耗可能会增加,血液中新生的、年轻的、较大的血小板比例增加(Han,

2014;Valera,2010)。此外,代表血小板活化的几个标志物水平随孕周增大逐渐上升,到产后再回落(Robb,2010)。由于脾脏增大,可能还有"脾功能亢进"因素,导致血小板过早被破坏(Kenny,2014)。

■ 脾

到正常妊娠末期,脾脏的体积比妊娠早期增大50%(Maymon,2007)。此外,Gayer等(2012)发现孕妇的脾脏体积比非妊娠女性大68%。脾大的机制尚不清楚,但可能与妊娠期间血容量增加和/或血流动力学变化有关。

心血管系统

在妊娠的前8周,心脏功能的变化就已经非常明显(Hibbard,2014)。早在妊娠第5周,心输出量就有所增加,反映出体循环阻力下降、心率增快。与孕前相比,在末次月经后6~7周,孕妇的肱动脉收缩压、舒张压和中心收缩压都明显下降(Mahendru,2012)。妊娠期间,静息心率上升约10次/min。Nelson等(2015)发现,无论是正常体重还是超重的女性,在孕12~16周及孕32~36周,心率明显增加。在孕10~20周,血容量开始扩增,前负荷增加。前负荷增加进一步导致左心房容积和射血分数显著升高(Cong,2015)。

妊娠期间,心室的表现受体循环血管阻力下降和脉冲式动脉血流变化的影响。整个血流动力学的变化受多种因素影响,既要保证母体心血管系统功能的完整性,又要满足胎儿的生理需求(Hibbard,2014)。图4-7总结了妊娠后半期血流动力学变化及孕妇体位的影响。

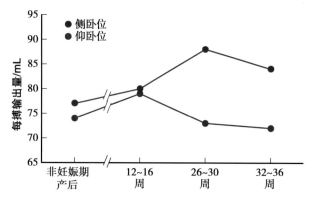

图4-7　正常体重的女性在妊娠期间和产后12周(即非妊娠期)的左心室每搏输出量,仰卧位和侧卧位的比较

(资料来源:Nelson,2015.)

■ 心脏

妊娠期间，随着横膈逐渐升高，心脏向左、向上移位，并沿纵轴旋转。与非孕期相比，心尖的位置外移，胸片中心影增大。此外，正常孕妇均有一定程度的心包积液，也会使心影变大（Enein,1987）。受这些因素影响，仅凭简单的影像学方法很难准确判断中等程度的心脏增大。

正常妊娠会产生一些特征性的心电图改变，最常见的是由于心脏位置改变而发生轻微电轴左偏。Ⅱ、Ⅲ 和 aVF 导联可能出现 Q 波，Ⅲ 和 $V_1 \sim V_3$ 导联还可能出现 T 波低平或倒置（Sunitha,2014）。

妊娠期间，许多正常的心音会发生改变，包括：①第一心音分裂加重，两种成分的响度都有增加；②第二心音的主动脉和肺动脉成分无明显变化；③第三心音响亮，容易听到（Cutforth,1966）。90%的孕妇有收缩期杂音，部分在吸气时明显，其余在呼气时明显，产后迅速消失。20%的孕妇会出现一过性的轻柔的舒张期杂音。10%的孕妇出现来自乳腺血管的持续性杂音（图49-1,第49章）。

从结构上来说，心脏收缩末期和舒张末期内径变大反映了正常妊娠期间的血容量增加；但瓣膜厚度或射血分数并无变化。这是因为心脏内径增大的同时，心室发生了实质性的重塑，表现为近足月时左心重量增加 30%～35%。非孕期，心脏会为了应对高血压和运动等刺激而发生重塑。这种心脏的可塑性可能是持续一致的，既包括生理性生长，如对运动的重塑，也包括病理性肥大，如对高血压的重塑（Hill,2008）。

Stewart 等（2016）采用心脏 MR 成像技术对妊娠期间的心脏重塑进行了前瞻性评估，发现与妊娠早期相比，从孕 26～30 周开始，左心室重量显著增加，并持续至分娩（图4-8）。心肌的重塑呈同心圆生长，并与正常体重或超重孕妇的体型成比例；产后 3 个月，这些重塑

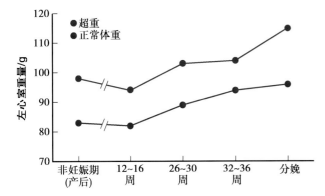

图 4-8　妊娠期间和产后 12 周（即非妊娠期）的左心室重量，正常体重和超重女性的比较

（资料来源：Stewart,2016.）

导致的改变将消失。

当然，正如 Braunwald 心室功能图（图4-9）所示，为了临床需要，妊娠期间的心室功能正常。心输出量与回心血量相匹配，因此，妊娠期间的心功能是动态变化的。在妊娠期间心脏发生的代谢变化中，心脏工作效率（心脏输出量×平均动脉压）上升约 25%，主要通过增加冠状动脉血流量来满足增加的耗氧量，而不是从血液中增加氧摄取（Liu,2014）。

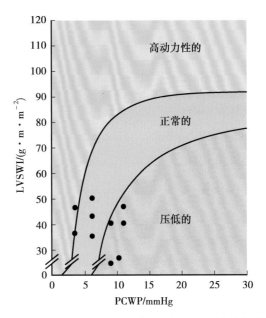

图 4-9　10 例正常妊娠晚期女性左心室做功指数（LVSWI）、心输出量和肺毛细血管楔压（PCWP）之间的关系

（资料来源：Clark,1989.）

■ 心输出量

从妊娠早期开始，孕妇侧卧静息状态的心输出量就开始明显增加，随着妊娠继续，心输出量不断升高。孕妇仰卧时，增大的子宫持续压迫下腔静脉，阻碍身体下半部分静脉回流。有时还会压迫主动脉（Bieniarz,1968）。以上结果导致回心血量和心输出量减少。具体来说，心脏 MR 成像显示，当 1 例孕妇从仰卧位变成左侧卧位，在孕 26～30 周时，心输出量增加 20%；在孕 32～34 周时增加 10%（Nelson,2015）。与此一致的是，Simpson 等（2005）发现，与分娩时仰卧的产妇相比，侧卧产妇的胎儿氧饱和度增加约 10%；直立时，心输出量下降到非妊娠女性的水平（Easterling,1988）。

多胎妊娠中，母体心输出量比单胎妊娠又增加了近 20%。Ghi 等（2015）采用经胸超声心动图研究发现，妊娠早期双胎妊娠的平均心输出量为 5.50L/min，比产后高 20%以上；妊娠中期和晚期平均为 6.31L/min 和 6.29L/min，比妊娠早期增加了 15%。由于前负荷增

加,双胎孕妇的左心房和左心室舒张末期内径更大(Kametas,2003)。心率增快、心肌收缩能力增强均提示多胎妊娠时孕妇心血管储备下降。

第一产程时,心输出量适度增加。到第二产程,因为分娩用力,心输出量明显增加。产后,由妊娠所导致的心输出量增加逐渐回落至孕前水平,但下降速度由失血量决定。

■ 妊娠晚期的血流动力学

Clark 等(1989)开展了一项有创研究,阐明了妊娠

晚期母体血流动力学的功能变化(表4-4)。研究对象是 10 例孕 35~38 周的健康初产妇,在她们的右心插入导管进行测量血流动力学,产后 11 ~ 13 周再重复检测。结果发现妊娠晚期,孕妇心率加快,每搏输出量和心输出量增加,胶体渗透压、体循环和肺循环阻力明显下降,而肺毛细血管楔压和中心静脉压无明显变化。因此,妊娠期间,尽管心输出量增加,但代表左心室功能的左心室搏出指数仍在非孕期的正常范围内(图4-9)。也就是说,正常妊娠并不是一个持续的"高输出"状态。

表 4-4　10 例正常初产妇近足月时及产后的主要血流动力学变化

指标	妊娠[a](孕 35~38 周)	产后(孕 11~13 周)	变化[b]
平均动脉压/mmHg	90±6	86±8	NSC
肺毛细血管楔压/mmHg	8±2	6±2	NSC
中心静脉压/mmHg	4±3	4±3	NSC
心率/(次·min^{-1})	83±10	71±10	+17%
心排血量/(L·min^{-1})	6.2±1.0	4.3±0.9	+43%
体循环血管阻力/(dyn·s^{-1}·cm^{-5})	1 210±266	1 530±520	−21%
肺血管阻力/(dyn·s^{-1}·cm^{-5})	78±22	119±47	−34%
血清胶体渗透压/mmHg	18.0±1.5	20.8±1.0	−14%
COP-PCWP 梯度/mmHg	10.5±2.7	14.5±2.5	−28%
左心室做功指数/(g·m·m^2)	48±6	41±8	NSC

资料来源:Clark,1989.
[a] 侧卧位测量。
[b] 除非标记 NSC,否则均提示变化显著。
NSC,无显著变化;COP,胶体渗透压;PCWP,肺毛细血管楔压。

■ 循环和血压

动脉血压受体位的影响(图 4-10)。与侧卧位相比,坐位时上肢动脉压更低(Bamber,2003)。此外,与屈曲坐位或仰卧位相比,侧卧位的收缩压更低(Armstrong,2011)。动脉压通常在孕 24~26 周降到最低点,然后上升。舒张压下降的幅度大于收缩压。

Morris 等(2015)研究了孕前、妊娠期和产后的血管顺应性指标。使用脉搏波速度测量平均动脉压和动脉硬化程度,发现与健康的非妊娠对照组相比,从孕前到产后的这段时间内,研究组女性的两项指标都显著下降。结果表明妊娠有利于母体心血管系统发生有益的重塑,可能有助于解释为什么子痫前期的风险在随后的妊娠中会降低。

妊娠期间,肘前静脉压无变化,但随着妊娠继续,

仰卧位时的股静脉压逐渐上升,妊娠早期约为 8mmHg,足月时约为 24mmHg。妊娠期间,除非侧卧位,否则下肢静脉回流会受阻(Wright,1950)。妊娠后期,由于增大的子宫压迫,导致盆腔和下腔静脉阻塞,出现下肢血液回流障碍。孕妇侧卧位时,升高的静脉压降至正常,产后也很快能恢复(McLennan,1943)。这些血流动力学改变在临床上会导致妊娠期常见的体位性水肿、下肢和外阴静脉曲张及痔疮,也更容易发生深静脉血栓。

仰卧位低血压

仰卧位时,增大的子宫压迫大血管,导致动脉压下降,约 10% 的孕妇这种血压变化非常明显,被称为仰卧位低血压综合征(Kinsella,1994)。同理,仰卧位时,子宫的动脉压和血流都明显低于上肢。在无并发症的低危妊娠中,该现象是否会直接影响胎心节律,不同研究结果并不一致(Armstrong,2011;Ibrahim,2015;Tamás,

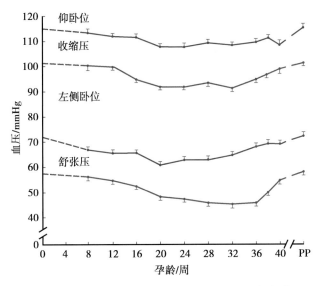

图 4-10　69 例孕妇妊娠期间血压的连续变化（±*SEM*），蓝线为仰卧位，红线为左侧卧位。PP，产后
（资料来源：Wilson，1980.）

2007）。出血或脊髓镇痛时也会出现类似的低血压反应。

■ 肾素、血管紧张素Ⅱ和血容量

肾素-血管紧张素-醛固酮轴通过调节水钠平衡密切参与对血压的调控。正常妊娠期间，该系统的所有成分都会增加。母体肾脏和胎盘都能产生肾素，且母体和胎儿的肝脏可产生更多的肾素底物，即血管紧张素原。正常妊娠时，雌激素水平升高可能是导致血管紧张素原增多的部分原因。在妊娠早期，肾素-血管紧张素系统对维持血压有重要作用（Lumbers，2014）。

Gant 等（1973）研究发现血压正常的初产妇能够耐受增加的血管紧张素Ⅱ导致的升压反应。相反，妊娠期间出现高血压的孕妇，在一开始还能耐受，但到后来血压都随之升高。血管对血管紧张素Ⅱ的反应减弱可能与孕酮有关。通常，在胎盘娩出后 15～30 分钟内，妊娠获得的血管对血管紧张素Ⅱ的耐受性就会丧失。分娩后期肌肉大量注射黄体酮会延缓这种耐受性的消失。

■ 心脏钠尿肽

心脏房室壁的收缩和舒张会诱发心肌细胞分泌心脏钠尿肽，至少有两种亚型：心房钠尿肽（atrial natriuretic peptide，ANP）和脑钠尿肽（brain natriuretic peptide，BNP）。ANP 和 BNP 通过利尿、促进尿钠排泄和舒张血管平滑肌对血容量进行调节。在妊娠和非妊娠女性中，BNP、氨基末端脑钠肽前体（amino-terminal pro-brain natriuretic peptide，Nt pro-BNP）及一些新的分析物

水平，如肿瘤形成因子 2（suppressor of tumorigenicity 2，ST2）的抑制物，可用于筛查左心室收缩功能降低，判断慢性心力衰竭的预后（Ghashghaei，2016）。

正常妊娠时，尽管血容量增加，但血浆 ANP 和 BNP 的水平仍保持非孕期的水平（Yurteri-Kaplan，2012）。一项研究显示，妊娠期间 BNP 的中位值稳定，小于 20pg/mL（Resnik，2005）。重度子痫前期时，可能是因为后负荷增加，心脏压力增大，BNP 的水平随之升高（Afshani，2013）。ANP 诱导的生理性变化可能参与了正常妊娠时细胞外液的增加和血浆醛固酮浓度的升高。

■ 前列腺素

妊娠期间前列腺素产生增多，对调节血管张力、控制血压、保持水钠平衡至关重要。妊娠晚期肾髓质合成的前列腺素 E_2 明显增多，可促进尿钠的排泄。内皮细胞产生的前列腺素以前列环素（prostacyclin，PGI_2）为主，其水平在妊娠晚期也会升高，起到调节血压和血小板功能的作用。妊娠期间，PGI_2 还有助于维持血管扩张力，PGI_2 缺乏与病理性血管收缩有关（Shah，2015）。因此，孕妇尿液和血液中 PGI_2 与血栓素的比值在子痫前期的发病机制中起重要作用（Majed，2012）。

■ 内皮素

妊娠期间母体会产生一些内皮素。内皮素-1 由内皮细胞和血管平滑肌细胞产生，可强有力地收缩血管，并调节局部血管张力（George，2011；Lankhorst，2016）。内皮素-1 由血管紧张素Ⅱ、精氨酸加压素和凝血酶刺激产生。反之，内皮素刺激 ANP、醛固酮和儿茶酚胺的分泌。正常妊娠期间，血管对内皮素-1 的敏感性不变。内皮素水平的病理性升高可能在子痫前期的发病机制中有一定作用（Saleh，2016）。

■ 一氧化氮

一氧化氮由内皮细胞产生，是强有力的血管舒张剂，在妊娠期间可能起到调节血管阻力的作用。此外，一氧化氮还参与胎盘血管张力和胎盘发育的调节（Krause，2011；Kulandavelu，2013）。一氧化氮合成异常与子痫前期的发生有关（Laskowska，2015；Vignini，2016）。

呼吸系统

在诸多解剖学变化中，妊娠期间横膈上升约 4cm（图 4-11）。胸廓的横径增加约 2cm，肋下角随之明显

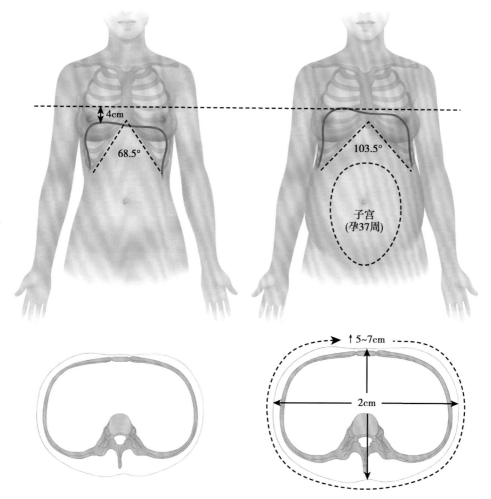

图4-11 非妊娠(左)和妊娠(右)女性胸壁测量结果。妊娠期间,肋下角增宽,胸壁前后径和横径及胸壁周径增大,以代偿横膈升高的4cm,因此肺总容量不会显著降低
(资料来源:Hegewald MJ,Crapo RO:Respiratory physiology in pregnancy. Clin Chest Med 32(1):1,2011.)

增宽。尽管胸围增加了约6cm,但仍不足以避免横膈升高所导致的肺残气量减少。尽管如此,妊娠期间横膈的移动范围仍大于非孕期。

■ 肺功能

在肺功能的生理性变化中,妊娠期间功能残气量(functional residual capacity,FRC)减少约20%~30%,相当于400~700mL(图4-12)。FRC由呼气储备容量和残气量组成,呼气储备容量在妊娠期间下降15%~20%,相当于200~300mL;残气量在妊娠期间下降20%~25%,相当于200~400mL。妊娠期间,由于膈肌抬高,FRC和残气量逐渐下降,到妊娠第6个月时,下降就已经非常明显了。妊娠期间,吸气量,即FRC基础上能吸入的最大气量,上升5%~10%,相当于200~350mL。因此总的肺容量,即FRC和吸气量的总和,在足月时基本保持不变或下降不到5%(Hegewald,

2011)。

妊娠期间呼吸频率无明显变化,但随妊娠继续潮气量和静息状态每分通气量明显增加。Kolarzyk等(2005)发现,与非妊娠女性相比,孕妇的平均潮气量从0.66L/min上升到0.8L/min,静息状态每分通气量从10.7L/min上升到14.1L/min。有多个因素可导致每分通气量的增加,其中包括孕酮刺激导致呼吸动力增强,呼气储备量减少和代偿性呼吸性碱中毒(Heenan,2003)。血浆渗透压降低也会导致呼吸抑制减轻(Moen,2014),也可在不依赖于孕酮的情况下,增加妊娠期间的每分通气量。

肺功能检查的各项指标中,随妊娠继续呼气流量峰值逐渐升高(Grindheim,2012)。肺顺应性不受妊娠影响,但可能因为孕酮的原因,气道传导性增加,所以总的肺阻力下降;最大通气量或用力肺活量变化不大。妊娠期间肺临界闭合气量,即呼气时肺低垂部位小气

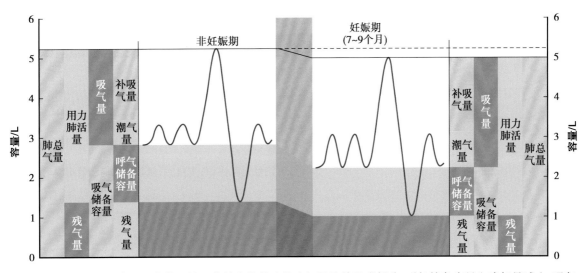

图 4-12　妊娠期间肺容量的变化。最显著的变化是功能残气量及其组成部分、呼气储备容量和残气量减少；吸气量和潮气量增加

（资料来源：Hegewald MJ，Crapo RO：Respiratory physiology in pregnancy. Clin Chest Med 32（1）：1，2011.）

道开始闭合时的肺容量，是否增加还尚无定论（Hegewald，2011）。单胎妊娠与双胎妊娠的肺功能无显著差异（McAuliffe，2002；Siddiqui，2014）。但双胎妊娠对氧气的需求更大，妊娠导致的临界闭合气量也可能更高，均可加重呼吸系统疾病。

Demir 等（2015）对 85 例孕妇鼻腔的生理情况进行了研究，结果发现，尽管鼻腔的最小横截面积在妊娠早期到妊娠晚期之间有所缩小，但是孕妇鼻塞情况的主观报告或总鼻阻力在不同妊娠阶段之间无显著差异，孕妇和非妊娠女性相比也无明显差别。

■ 氧气传送

妊娠期间潮气量增加，进入肺的氧气量增多，明显多于妊娠所需。此外，正常妊娠时总的血红蛋白含量及总的携氧量与心输出量一样，均明显增加，结果导致母体动静脉氧分压差减小。妊娠期间，机体耗氧量增加约 20%，多胎妊娠再增加 10%（Ajjimaporn，2014）。分娩时耗氧量增加 40%~60%（Bobrowski，2010）。

■ 酸碱平衡

从妊娠早期开始，母体渴求呼吸的意识就开始增强（Milne，1978），这可以被理解为是一种呼吸困难。呼吸困难通常提示有心肺异常，而妊娠期并非如此。妊娠期间，由于潮气量增加，血液中二氧化碳分压（PCO_2）轻度降低，导致了这种生理性的呼吸困难，但并不干扰正常的身体活动。妊娠期间呼吸强度增加，PCO_2 降低，很大程度上由孕酮造成，且雌激素也起部分作用。孕酮的作用位点可能在中枢，可使化学感受器对 CO_2 的反应阈值下降，敏感性提高（Jensen，

2005）。

为代偿由此导致的呼吸性碱中毒，血浆碳酸氢根水平通常从 26mmol/L 降至 22mmol/L。尽管血 pH 只是轻度升高，但氧解离曲线还是发生了左移。曲线左移后，母体血红蛋白对氧气的亲合力升高，产生玻尔效应，母体血液对氧气释放减少。此外，pH 轻度升高后，母体红细胞中的 2，3-二磷酸甘油酸含量增加，使氧解离曲线向右回移。两方面作用能相互抵消（Tsai，1982）。因此，母体过度通气所导致的 PCO_2 下降，有助于将 CO_2（代谢废物）从胎儿传送到母体，把氧气从母体传送到胎儿。

泌尿系统

■ 肾脏

妊娠期间，泌尿系统发生了明显变化（表 4-5）。肾脏大小增加约 1cm（Cietak，1985）。肾小球滤过率（glomerular filtration rate，GFR）和肾血流量从妊娠早期就开始增加。受孕后 2 周，GFR 升高达 25%，妊娠中期开始即升高达 50%。主要有两个因素导致了这种肾脏的高滤过状态。首先，高血容量导致的血液稀释，降低了进入肾小球微循环血浆中蛋白的浓度和胶体渗透压。其次，到妊娠早期结束之前，肾血流量增加了约 80%（Conrad，2014b；Odutayo，2012）。如图 4-13 所示，GFR 升高达到高峰后会一直维持在平台水平，直至足月，即使妊娠晚期肾血流量下降，GFR 也仍保持在较高水平。到妊娠晚期，这种高 GFR 水平可使约 60% 的初产妇会出现尿频，80% 发生夜尿症（Frederice，2013）。

表 4-5　正常妊娠时的肾脏变化

指标	变化	临床意义
肾脏体积	X 线片显示长度增加约 1cm	分娩后恢复正常大小
扩张	超声或 IVP 显示肾盂积水（右侧尤为显著）	易与梗阻性肾病混淆；尿液潴留导致集合系统病变；泌尿系感染危害更大；可能会导致"扩张综合征"；择期肾盂造影应至少推迟至产后 12 周
肾功能	肾小球滤过率和肾血流增加约 50%	正常妊娠时血清肌酐水平降低；>0.8mg/dL（>72μmol/L）就已经是临界值；蛋白质、氨基酸和葡萄糖排泄增多
酸碱平衡	碳酸氢根阈值降低；孕酮刺激呼吸中枢	血清碳酸氢根下降 4~5mmol/L；PCO_2 降低 10mmHg；PCO_2 为 40mmHg 属 CO_2 潴留
血浆渗透压	渗透压调节改变；AVP 释放和口渴的渗透压阈值下降；体液清除速率增快	正常妊娠期间血清胶体渗透压下降 10mmol/L（血清钠约 5mmol/L）；AVP 的胎盘代谢增加可能导致暂时性尿崩症

资料来源：Lindheimer，2000.
AVP，血管升压素；IVP，静脉肾盂造影；PCO_2，二氧化碳分压。

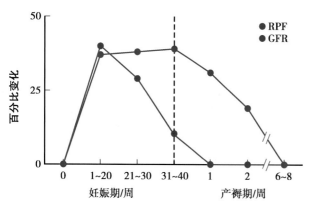

图 4-13　妊娠期和产褥期肾小球滤过率（GFR）和肾血流量（RPF）的增加百分比
（资料来源：Odutayo，2012.）

产褥期时，在产后第一天，因为妊娠高血容量和血液稀释现象依然明显存在，肾小球毛细血管胶体渗透压仍降低，所以 GFR 仍维持在较高水平。妊娠带来的影响在产后两周内会消退（Odutayo，2012）。

研究表明，之前讨论过的松弛素，在妊娠期间可能会参与调节 GFR 和肾血流量的增加（Conrad，2014a；Helal，2012）。松弛素促进肾脏产生一氧化氮，导致肾血管扩张，降低肾脏输入和输出小动脉的阻力，从而增加肾血流量和 GFR（Bramham，2016）。松弛素可能还会增加妊娠期间血管明胶酶的活性，从而导致肾血管扩张、肾小球高滤过，并降低肾脏小动脉血管平滑肌的反应性（Odutayo，2012）。

与血压一样，孕妇的体位可能也会对肾功能的几个方面产生很大的影响。在妊娠后期，仰卧位时钠的排泄率平均不到侧卧位时的一半。体位对 GFR 和肾血流量的影响在不同情况下有较大差异。

妊娠导致肾脏排泄变化的一个特别之处在于，尿液中某些营养物质的流失显著增加。氨基酸和水溶性维生素的排泄明显增多（Shibata，2013）。

肾功能检查

在肾功能检查中，正常妊娠中血清肌酐水平的平均值从 0.7mg/dL 降至 0.5mg/dL。肌酐值≥0.9mg/dL 提示可能存在肾脏疾病，需行进一步检查。非妊娠女性肌酐清除率约为 100~115mL/min，妊娠期间平均升高约 30%。肌酐清除率是评估肾功能的有效方法，但要求在准确的规定时间内完成对全部尿液的收集。如果不能按要求采样，结果就会出现误差（Lindheimer，2000，2010）。孕妇在白天储积水分，表现为低垂部位的水肿，晚上侧卧时，这部分液体进入循环，通过尿液排出。这种排尿方式与非孕期时恰恰相反，从而出现孕期的夜尿现象，且与非妊娠女性相比，孕妇的尿液更为稀释。孕妇限制液体摄入约 18 小时后仍不能排出浓缩的尿，并不一定代表肾功能损害。在上述情况中，渗透压相对较低的细胞外液进入循环后，经肾脏排泄，肾脏功能完全正常。

尿液分析

妊娠期间出现尿糖阳性并不一定是异常情况。GFR 增加和肾小管对葡萄糖的重吸收能力减弱是导致尿糖升高的主要原因。Chesley（1963）计算得出，约 1/6 的孕妇会出现尿糖阳性。尽管妊娠期间尿糖阳性很常见，但一旦发生，仍应进一步检查以排除糖尿病。

血尿通常是由于收集尿液过程中污染所致。如果排除了污染因素，血尿通常提示存在泌尿系统疾病或感染。难产产后血尿很常见，通常与膀胱和尿道的损伤有关。

在非妊娠女性中,蛋白尿的定义是尿液中蛋白的排泄超过 150mg/d。由于妊娠期间肾脏发生上述超滤现象,此外,肾小管的重吸收还可能减少,因此当蛋白尿超过 300mg/d 时才被认为具有临床意义(Odutayo,2012)。Higby 等(1994)分析了 270 例正常孕妇妊娠期间尿蛋白的排泄情况(图 4-14),发现整个妊娠期间平均 24 小时尿蛋白定量为 115mg,95% 置信区间的上限是 260mg/d,不同妊娠阶段之间无显著差异,且发现白蛋白的排泄量非常少,仅 5~30mg/d。尿蛋白的量随妊娠继续逐渐增多,与 GFR 的峰值相对应(图 4-13)(Odutayo,2012)。

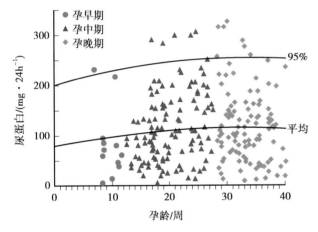

图 4-14 不同孕周孕妇 24 小时尿总蛋白定量的散点图。描述了平均值和 95% 置信区间的上限
(资料来源:Higby K,Suiter CR,Phelps JY,et al:Normal values of urinary albumin and total protein excretion during pregnancy. Am J Obstet Gynecol 171:984,1994.)

测量尿蛋白 评估蛋白尿最常用的 3 种方法是:①经典的随机尿定性试纸检测;②24 小时尿蛋白定量检测;③单次尿的白蛋白/肌酐或总蛋白/肌酐比。Conrad 等(2014b)、Bramham 等(2016)对每种方法的缺点进行了回顾。随机尿试纸的主要问题是未考虑到肾脏对尿液的浓缩或稀释,例如,当尿液非常稀释或出现多尿时,即使微量的单次尿蛋白或尿蛋白阴性也可能提示存在尿蛋白排泄过多。

24 小时尿液的收集受尿路扩张的影响。尿路扩张可能会导致尿潴留,数百毫升的尿液潴留在扩张的尿路中,不能排出。潴留在尿路中的尿液可能是在收集尿液规定时间的前几个小时就已经形成,尿液的潴留和潴留尿液形成时间的误差导致尿蛋白测量不准确。为最大程度弥补该缺陷,测量开始前,先嘱患者喝水,然后再侧卧 45~60 分钟,侧卧是要确保血液回流无阻力。之后嘱患者排尿,但这次尿样需丢弃,不纳入测量,之后回收 24 小时的尿液;在收集尿液的最后 1 小时,嘱患者再次侧卧,1 小时后排尿,此次排尿计入测量(Lindheimer,2010)。

最后,蛋白/肌酐比是一种比较有前景的方法,因为它可以很快获得数据,而且能避免样本收集的误差。缺点是,24 小时内每单位肌酐排出的蛋白量不恒定,正常值的参考范围也存在差异。已有研究描绘了无并发症的妊娠中尿微量白蛋白/肌酐比的列线图(Waugh,2003)。

■ 输尿管

增大的子宫完全超出盆腔后,位于输尿管的上方,在骨盆边缘从侧面覆盖、压迫输尿管。因此,骨盆水平以上的输尿管肌张力更高,输尿管扩张非常明显(Rubi,1968)。86% 的孕妇右侧更为明显(图 4-15)(Schulman,1975)。这种不对称的扩张可能原因为乙状结肠对左侧输尿管的缓冲,以及右旋子宫对右侧输尿管的明显压迫。右卵巢静脉在妊娠期间明显增粗,斜靠于右侧输尿管,对其扩张可能也有重要影响。

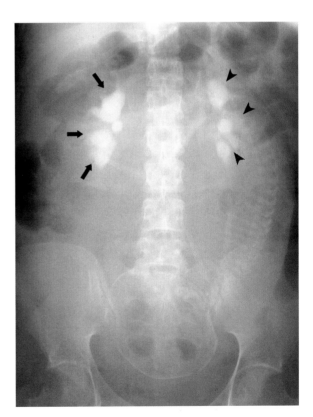

图 4-15 肾盂积水。静脉肾盂造影(IVP)15 分钟后的平片。右侧(箭)为中度肾盂积水,左侧(箭头)为轻度肾盂积水,均为孕 35 周时的正常现象

孕酮对输尿管扩张可能也起一定作用。Van Wagenen 和 Jenkins(1939)报告,将猴子的胎儿取出后把胎

盘仍然留在原来的位置,输尿管依然扩张。但从时间上看,输尿管扩张从妊娠中期开始迅速出现,与增大子宫的压迫更为一致。

妊娠期间输尿管延长扩张,形成大小不同的曲线。有时成角非常明显,形成所谓的输尿管扭结,但该命名不妥,因为它提示梗阻,而事实并非如此。妊娠期间输尿管延长扩张通常为单曲线或双曲线,从与曲线在同一平面上的 X 线片中观察,可能显示为锐角;而从另一个恰当的角度摄片,几乎都能呈现出更为平滑的曲线。尽管妊娠期间输尿管解剖位置发生了变化,但妊娠和非妊娠女性进行输尿管镜手术出现并发症的概率并无显著差异(Semins,2014)。

■ 膀胱

孕 12 周之前,膀胱在解剖结构方面无明显变化。之后,增大的子宫、盆腔脏器的充血及膀胱肌肉和结缔组织的增生使膀胱三角区升高,膀胱三角区内输尿管的内缘增厚。该过程一直持续到妊娠末期,导致膀胱三角明显变深、增宽。除了血管的大小和迂曲程度增加以外,膀胱黏膜基本没有变化。

初产妇膀胱压力从早孕期的 $8cmH_2O$ 上升至足月时的 $20cmH_2O$(Iosif,1980)。为了代偿膀胱容量的减少,尿道的绝对长度和功能长度分别延长 6.7mm 和 4.8mm。同时尿道内压从 $70cmH_2O$ 升高到 $93cmH_2O$,以保持控尿能力,不发生尿失禁。但仍有至少一半的孕妇在妊娠晚期会出现一定程度的尿失禁(Abdullah,2016a)。实际上,在胎膜早破的鉴别诊断时都要考虑到尿失禁。接近足月时,尤其分娩前胎先露已经衔接的初产妇,整个膀胱底被推向头侧和腹侧,将正常的凸面变成凹面。这种生理性改变大大增加了尿失禁的诊断和治疗难度。此外,来自先露部的压力会阻碍膀胱底部血液和淋巴液的回流,往往会导致该区域水肿,容易受到创伤,可能还更容易感染。

消化系统

随着妊娠进展,胃和小肠向头侧移位,原来的位置被增大的子宫所取代。这些位置的改变使得某些疾病体格检查的表现发生了变化。例如,阑尾向上向外移位,有时甚至达到右侧季肋部。

胃灼热在妊娠期间很常见,很可能因酸性分泌物反流到食管下段引起。尽管胃的位置变化可能会增加胃灼热的概率,但食管下段括约肌的张力同时也有所下降。此外,与非妊娠女性相比,孕妇食管内压降低,胃内压升高。同时,食管蠕动的波速和幅度更低(Ulm-

sten,1978)。

与非妊娠女性相比,孕妇胃排空的时间无明显差异,而且在早、中、晚孕期不同阶段也无显著变化(Macfie,1991;Wong,2002,2007)。但在分娩期间,特别是镇痛后,胃排空时间可能会明显延长。因此,分娩时全身麻醉的主要风险之一就是食物或强酸性胃内容物的反流和误吸。

妊娠期间痔疮很常见(Shin,2015)。通常因便秘及增大的子宫水平以下的直肠静脉压升高所致。

■ 肝脏

妊娠期间肝脏体积不会增大,但是肝动脉和门静脉血流量显著增加(Clapp,2000)。

妊娠期间,一些评价肝功能的实验室检查结果发生了变化(附录)。总碱性磷酸酶的活性几乎翻了 1 倍,但多数是因为热稳定性胎盘碱性磷酸酶同工酶增加所致。与非妊娠女性相比,血清天冬氨酸转氨酶(aspartate transaminase,AST)、丙氨酸转氨酶(alanine transaminase,ALT)、γ-谷胺酰转移酶(glutamyl transpeptidase,GGT)和胆汁酸的水平与非妊娠女性相比轻度下降(Cattozzo,2013;Ruiz-Extremera,2005)。

妊娠期间人血白蛋白浓度下降。到妊娠晚期白蛋白浓度约为 3.0g/dL,而非妊娠期为 4.3g/dL(Mendenhall,1970)。但是由于血容量增加,白蛋白的总量是增加的。血清中球蛋白的水平也有轻度升高。

亮氨酸氨基肽酶是一种肝脏分泌的蛋白水解酶;肝脏疾病中,其水平升高;妊娠期间,其活性明显升高。具有明显底物特异性的妊娠特异性酶是亮氨酸氨基肽酶活性增高的主要原因(Song,1968)。妊娠诱导的这种氨基肽酶具有催产素酶和血管升压素酶的活性,有时会导致暂时性的尿崩症。

■ 胆囊

正常妊娠期间胆囊的收缩能力下降,导致残余容积增加(Braverman,1980)。胆囊收缩素能刺激胆囊的平滑肌收缩,是胆囊收缩的主要调节因子。孕酮能抑制胆囊收缩素的调节作用,从而影响胆囊的收缩。胆囊排空能力受损导致胆汁淤积,同时妊娠期间胆汁中胆固醇的饱和度增加,这都造成经产妇胆固醇结石的发病率增加。一项研究发现,在孕 18 周和/或 36 周时进行影像学检查,约 8% 的孕妇会发现有胆泥或胆囊结石(Ko,2014)。

尽管长期以来大家都认为肝内胆汁淤积和妊娠瘙痒是由于胆盐潴留造成的。但妊娠对母体胆汁酸浓度的影响还不是十分清楚。妊娠期胆汁淤积详见

第 55 章。

内分泌系统

■ 垂体

正常妊娠时垂体增大约 135%（Gonzalez，1988）。尽管垂体可能已经增大到足以压迫视交叉引起视野缩小的程度，但由于妊娠期间垂体的生理性增大导致视野缺损现象非常罕见。视野缺损多因大腺瘤引起（Lee，2014）。雌激素刺激引起泌乳素细胞肥大增生，是导致垂体增大的主要原因（Feldt-Rasmussen，2011）。如下文所述，母体血清泌乳素水平随着垂体的增大而增加，促性腺激素细胞数量减少，而促肾上腺皮质激素细胞和促甲状腺激素细胞的数量保持不变。由于胎盘产生的生长激素的负反馈，促生长激素细胞通常会受到抑制。

产后第一天，MR 成像测量的垂体径线的峰值可能达 12mm。之后腺体迅速退化，并在产后 6 个月达到孕前的正常大小水平（Feldt-Rasmussen，2011）。妊娠期间垂体泌乳素瘤的发病率并未增加（Scheithauer，1990）。但如果孕前腺瘤较大，如直径≥10mm 的大腺瘤，则妊娠期间继续增大的可能性更高（第 58 章）。

母体的垂体对于维持妊娠并不是必需。许多接受垂体切除术的女性可成功妊娠，补充糖皮质激素、甲状腺激素和血管升压素后均能自然临产分娩。

生长激素

妊娠早期，生长激素主要由母体的垂体分泌，血清和羊水中的浓度在非妊娠女性的正常范围内，即 0.5 ~ 0.75ng/mL（Kletzky，1985）。早在孕 6 周的时候，从胎盘分泌的生长激素就可被检测到，到孕 20 周左右，胎盘成为生长激素分泌的主要来源（Pérez-Ibave，2014）。母体血清中生长激素的水平逐渐从孕 10 周时约 3.5ng/mL 上升到孕 28 周时的 14ng/mL，并维持在平台水平。而羊水中的生长激素在孕 14 ~ 15 周时达高峰，之后逐渐下降，孕 36 周后回落到基线水平。

胎盘生长激素和垂体生长激素之间存在 13 个氨基酸残基的差异。胎盘生长激素由合体滋养细胞产生，呈非脉冲式分泌（Newbern，2011），其生理作用和调节功能还不清楚，但其可通过上调胰岛素样生长因子 1（insulin-like growth factor 1，IGF-1）的水平影响胎儿生长。较高的生长激素水平与子痫前期的形成有关（Mittal，2007；Pérez-Ibave，2014）。此外，胎盘生长激素的表达水平与新生儿出生体重呈正相关，但与胎儿生长受限呈负相关（Koutsaki，2011）。孕妇血清中生长激

素的水平与子宫动脉阻力变化有关（Schiessl，2007）。但生长激素完全缺乏时，胎儿的生长也可继续。虽然生长激素不是绝对必需，但它可能会与胎盘生乳素协同作用，调节胎儿生长（Newbern，2011）。

泌乳素

正常妊娠时母体血清泌乳素水平明显上升。与非孕期相比，到足月时泌乳素水平通常升高 10 倍，约 150ng/mL。但产后，即使仍在哺乳期，血清泌乳素水平还会下降。哺乳早期，吸吮能刺激泌乳素呈脉冲式分泌。

泌乳素的主要功能是保证泌乳。妊娠早期，泌乳素参与启动乳腺腺上皮细胞和前分泌腺泡细胞的 DNA 合成和有丝分裂。泌乳素还能增加这些细胞表面雌激素和泌乳素受体的数目。最后，泌乳素还能促进乳腺腺泡细胞合成 RNA，产乳，并产生酪蛋白、乳清白蛋白、乳糖和脂质（Andersen，1982）。曾经有报告，1 例单一缺乏泌乳素的女性，在两次分娩后都不能产乳（Kauppila，1987），表明泌乳素虽然不是妊娠所必需，但却是哺乳所必需的。Grattan（2015）回顾了泌乳素在促进母体对妊娠做出适应性改变中的众多生理作用。泌乳素片段在围产期心肌病的发生中也可能发挥作用（第 49 章）（Cunningham，2012）。

羊水中泌乳素的含量很高。孕 20 ~ 26 周时高达 10 000ng/dL，然后逐渐下降，到孕 34 周时降到最低点。子宫蜕膜是羊水中泌乳素合成的部位。羊水中泌乳素的准确作用还不清楚，但其中一个作用是能阻碍水分从胎儿向母体转运，从而防止胎儿脱水。

催产素和抗利尿激素

这两种激素由垂体后叶分泌。催产素在分娩和哺乳中的作用将分别在第 21 章和第 36 章中进行讨论。Brown 等（2013）综述了妊娠期间催产素不发挥作用的复杂机制。抗利尿激素（又称血管升压素）的水平在妊娠期间变化不大。

■ 甲状腺

促甲状腺素释放激素（thyrotropin-releasing hormone，TRH）由下丘脑分泌，刺激腺垂体促甲状腺素细胞释放甲状腺刺激激素（thyroid-stimulating hormone，TSH），又称为促甲状腺素。在正常妊娠期间 TRH 水平不会上升。但 TRH 可通过胎盘，可能刺激胎儿垂体分泌 TSH（Thorpe-Beeston，1991）。

血清 TSH 和 hCG 水平在不同孕周变化很大（图 4-16）。如第 5 章所述，TSH 和 hCG 两种糖蛋白的 α 亚基相同，β 亚基虽然相似，但氨基酸序列不同。由于这种结构的相似性，hCG 具有促甲状腺素样活性，因此血清

母亲

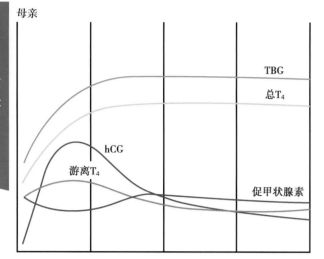

胎儿

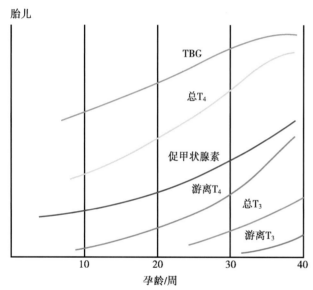

孕龄/周

图 4-16　妊娠期间母体和胎儿甲状腺功能的相对变化。母体的变化包括,肝脏产生的甲状腺结合球蛋白(TBG)和胎盘产生的人绒毛膜促性腺激素(hCG)从妊娠早期就开始明显增加。TBG 增加使血清总甲状腺素(T_4)浓度升高。hCG 有促甲状腺素样的活性,能刺激母体分泌游离 T_4。hCG 诱导的短暂性血清 T_4 水平升高反馈性抑制母体促甲状腺素的分泌。当 hCG 达到高峰后,除了游离 T_4 水平轻度升高外,其他指标基本不变。胎儿血清中所有甲状腺分析物的水平在妊娠期间随孕周逐渐增加。胎儿三碘甲状腺原氨酸(T_3)的水平直到妊娠晚期才会增加

(资料来源:Burrow,1994.)

高 hCG 水平会对甲状腺产生刺激作用。妊娠早期,超过 80% 的孕妇 TSH 水平下降,但仍处于非妊娠女性的正常范围内。

妊娠期间,为满足母体和胎儿所需,甲状腺激素的分泌提高 40%~100%(Moleti,2014)。为此,甲状腺腺体增生、血供增加,体积中度增大。甲状腺的平均体积从妊娠早期的 12mL 增加至足月时的 15mL(Glinoer,

1990)。即便如此,正常妊娠通常不会导致明显的甲状腺肿,因此任何程度的甲状腺肿都应当引起重视,进行评估。

从妊娠早期开始,甲状腺素的主要转运蛋白,甲状腺结合球蛋白(thyroid-binding globulin,TBG)的水平就开始上升,到孕 20 周左右达高峰,之后稳定在基线水平的 2 倍左右(图 4-16)。妊娠期间,雌激素刺激导致肝脏合成率增加,TBG 唾液酸化和糖基化水平升高导致其代谢率下降,两者共同作用使 TBG 浓度增加。TBG 水平升高增加血清总甲状腺素(T_4)和三碘甲状腺原氨酸(T_3)的浓度,但对具有重要生理作用的血清游离 T_4 和游离 T_3 的水平影响不大。具体来讲,总血清 T_4 水平从孕 6~9 周开始急剧上升,孕 18 周时到达平台;而血清游离 T_4 水平仅有轻度上升,随 hCG 水平达到高峰后恢复正常。

不是所有孕妇 T_4 和 T_3 的分泌都相同(Glinoer,1990)。约 1/3 的女性曾出现过相对的低甲状腺素血症,优先分泌 T_3,血清 TSH 水平升高但仍然在正常范围内。因此,正常妊娠期间甲状腺的调节机制可能存在很大差异。

胎儿依赖少量通过胎盘的母体 T_4 维持正常的甲状腺功能(第 58 章)。胎儿甲状腺直到孕 10~12 周才开始浓缩碘。约孕 20 周后,出现胎儿垂体 TSH 刺激产生的甲状腺素合成和分泌。出生时,脐带血中约 30% 的 T_4 来自母亲(Leung,2012)。

甲状腺功能检查

妊娠期间,对 TSH 的正常抑制可能会被误诊为亚临床甲状腺功能亢进。反之,由于 TSH 浓度生理性下降,可能会漏诊早期甲状腺功能减低的患者。为减少误诊,Dashe 等(2005)在帕克兰医院开展了一项以人群为基础的研究,绘制出一张孕周特异性的 TSH 正常值曲线图,适用于单胎和双胎妊娠(图 4-17)。Ashoor 等(2010)也进行了类似研究,建立了孕 11~13 周孕妇 TSH、游离 T_4 和游离 T_3 水平的正常范围。

通过代谢研究发现,甲状腺调节的复杂变化似乎不会改变母体的甲状腺状态。虽然在正常妊娠期间基础代谢率增长了 25%,但增加的氧耗多由胎儿代谢活动引起。如果同时考虑胎儿体表面积和孕妇的体表面积,预测和观察到的基础代谢率就与非妊娠女性相似。

碘状态

正常妊娠期间碘需求增加(第 58 章)。当摄入量低于正常或临界值时,碘缺乏可能表现为低 T_4 和高 TSH 水平。全球超过 1/3 的人口生活在碘摄入量处于临界值的地区。早期补充甲状腺激素对胎儿神经系统发育至关重要。目前,尽管有补充碘的公共卫生项目,

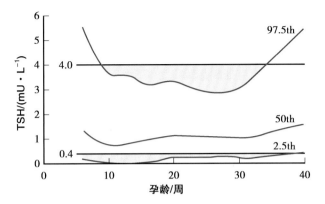

图4-17 基于13 599例单胎妊娠女性绘制的孕周特异性促甲状腺素（TSH）水平列线图。非妊娠时TSH的参考范围为0.4～4.0mU/L，用黑色实线表示。上方的阴影区表示28%的单胎妊娠虽然TSH数值高于第97.5百分位数，但仍小于4.0mU/L，如果按非妊娠时的诊断标准，甲状腺功能仍不属于异常。下方的阴影区表示单胎妊娠时，如果仍然按照非妊娠时小于0.4mU/L的诊断标准，这些孕妇就会被误诊为TSH受到抑制

（资料来源：Dashe，2005.）

但严重碘缺乏导致的克汀病（即呆小症）仍然影响着全球200多万人口（Syed，2015）。

甲状旁腺

从一项对20例女性的纵向调查中发现，骨转换的所有标志物在正常妊娠期间都有所上升，到产后12个月仍未能回到基线水平（More，2003）。表明胎儿生长和新生儿哺乳所需的钙，可能至少有一部分来自母体骨骼。影响骨转换的因素调节最终构成了一个有利于胎儿骨骼形成的结果，但代价是要牺牲母体的钙质，因此妊娠期间孕妇容易出现骨质疏松（Sanz-Salvador，2015）。即便如此，由于缺乏可识别的风险因素，难以对此进行预防。

甲状旁腺激素

血浆钙的急性或慢性下降，或镁水平的骤减会刺激甲状旁腺激素（parathyroid hormone，PTH）释放。相反，钙和镁水平的升高则会抑制PTH产生。该激素通过骨质重吸收、小肠吸收和肾脏重吸收增加细胞外液中钙的浓度，降低磷酸盐的水平。

胎儿骨骼矿化需钙约30g，且主要在妊娠晚期（Sanz-Salvador，2015），尽管仅占母体骨骼所含钙总量的3%，但钙的供应仍对母体提出了一定的要求。多数情况下，母体钙吸收增加可提供胎儿所需的钙。妊娠期间，钙的吸收量逐渐增加，在妊娠晚期达到约400mg/d。钙吸收的增加可能由母体1,25-二羟基维生素D浓度升高所介导。虽然妊娠早期PTH水平下降，

但对上述1,25-二羟基维生素D的调节并无影响，它是由肾脏产生的活性维生素D。PTH血浆浓度在妊娠早期下降，之后随着妊娠继续，逐渐上升（Pitkin，1979）。

活性维生素D分泌的增加可能是由于胎盘产生了PTH或PTH相关蛋白（PTH-related protein，PTH-rP）。除妊娠和哺乳外，PTH-rP通常仅在恶性肿瘤导致的高钙血症的女性血清中检测到。妊娠期间胎儿组织和母体乳房中能合成PTH-rP，故其浓度显著增加。

降钙素

分泌降钙素的C细胞主要分布于甲状腺的滤泡旁。降钙素的作用是通过对抗PTH和维生素D，在钙缺乏的应激情况下保护母体骨骼。为了满足胎儿的需求，妊娠和哺乳时机体处于钙严重缺乏的应激状态，但胎儿降钙素的水平至少比母体高2倍（Ohata，2016）。尽管妊娠期间母体降钙素水平下降，但产后通常会上升（Møller，2013）。

钙和镁促进降钙素的生物合成与分泌。多种胃激素，如胃泌素、五肽胃泌素、胰高血糖素和肠促胰酶素，以及食物的摄入都会增加血浆降钙素的水平。

肾上腺

皮质醇

正常妊娠期间，与胎儿肾上腺不同，母体肾上腺形态变化很小。血循环中皮质醇浓度升高，但其中多数是与皮质醇结合球蛋白，即运皮质素蛋白相结合的形式。肾上腺皮质醇的分泌速度并没有增加，而且与非孕期相比，可能还有下降。妊娠期间，皮质醇的半衰期几乎是非孕期时的2倍，导致其代谢清除率下降（Migeon，1957）。使用雌激素，包括多数口服避孕药，会导致血清皮质醇和运皮质素蛋白水平发生与妊娠期类似的变化（Jung，2011）。

妊娠早期，血循环中促肾上腺皮质激素（adrenocorticotropic hormone，ACTH）水平明显降低。随着妊娠继续，ACTH和游离皮质醇水平均明显升高，且升高程度相似（图4-18），但原因还不完全清楚。有研究认为妊娠时升高的游离皮质醇水平是由于母体"重新设定"了一个对更高阈值的反馈机制（Nolten，1981）。这可能是由于组织对皮质醇产生抵抗所导致。另有研究认为这种不协调可能是由于孕酮对盐皮质激素的拮抗作用所引起（Keller-Wood，2001）。因此，为对妊娠期间升高的孕酮水平做出反应，游离皮质醇的需求也相应增加，以维持体内的平衡。还有理论认为游离皮质醇水平升高可能是为了应对由妊娠、分娩和哺乳所导致的压力。这种模式也可能影响产后行为和母亲角色的扮演（Conde，2014）。

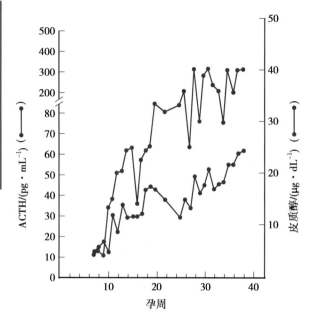

图 4-18 正常孕期血清皮质醇的增加（蓝线）和正常水平的促肾上腺皮质激素（ACTH）（红线）
（资料来源：Carr，1981.）

醛固酮

早在孕 15 周，母体肾上腺醛固酮的分泌就开始增多。醛固酮是最主要的盐皮质激素。到妊娠晚期，每天分泌约 1mg。如果钠摄入受到限制，醛固酮的产生会进一步增多（Watanabe，1963）。同时，特别是在妊娠后半期，肾素和血管紧张素Ⅱ的底物增多，导致血浆血管紧张素Ⅱ水平升高，作用于母体肾上腺的肾小球带，使醛固酮分泌显著增加。正常妊娠时醛固酮分泌增多，能抵抗孕酮和心房钠尿肽的促尿钠排泄效应。Gennari-Moser 等（2011）发现，醛固酮和皮质醇可以调节滋养细胞的生长和胎盘的大小。

去氧皮质酮

妊娠期间，去氧皮质酮的水平逐渐增加，它是一种强有效的盐皮质激素，到足月时浓度几乎达 1 500pg/mL，增加了 15 倍（Parker，1980）。其浓度明显增加并不是因为肾上腺分泌增多，而是在雌激素刺激下由肾脏产生。去氧皮质酮及其硫酸盐形式在胎儿血液中的含量明显高于母体，提示存在胎儿向母体的转运。

雄激素

妊娠期间雄激素活性增加，血清雄烯二酮和睾酮的水平均增加。该现象不能完全用代谢清除率的变化解释。这两种雄激素在胎盘中都转化为雌二醇，清除率增加。但孕妇血浆中性激素结合球蛋白的水平升高，睾酮清除速度降低。因此，妊娠期间母体睾酮和雄烯二酮的产率增加。这种 C-19 类固醇产生增多的来源尚不清楚，可能是源于卵巢。有趣的是，母体血浆中的睾酮很少或几乎不进入胎儿循环，即使在孕妇循环中睾酮水平大幅升高，如患有分泌雄激素的肿瘤时，脐血中也很可能检测不到睾酮的浓度，主要因滋养细胞几乎会把所有睾酮都转化为 17β-雌二醇。

正常妊娠期间，硫酸脱氢表雄酮的代谢清除率升高，因此其在母体血清和尿液中的水平较低。硫酸脱氢表雄酮主要通过在母体肝脏中大量被 16α-羟基化和在胎盘中被转化为雌激素而被清除（第 5 章）。

骨骼肌肉系统

进行性脊柱前凸是正常妊娠的一个特点。增大的子宫向前凸起，为了抵消这种改变，脊柱前凸将重心后移回下肢。妊娠期间骶髂关节、骶尾关节和耻骨联合的活动度增加。如前本章前文所述，妊娠期间关节松弛加重及其产生的不适与母体血浆中雌二醇、孕酮和松弛素的水平升高无关（Aldabe，2012；Marnach，2003；Vøllestad，2012）。多数关节松弛发生在妊娠前半段，可能会导致母体姿势改变，进而造成背部不适。正如第 36 章所述，尽管分娩时多会有一定程度的耻骨联合分离，但如果分离大于 1cm 就会出现明显的疼痛（Shnaekel，2015）。

孕期有时上肢会出现疼痛、麻木和无力，可能因显著的脊柱前凸伴颈部的前伸和肩胛带下垂，牵拉尺神经和正中神经所致（Crisp，1964）。后者可能会引起一些与腕管综合征类似的症状，有时可能会误诊（第 60 章）。分娩后，关节强化立即开始，通常在 3~5 个月内完成。产后 3 个月通过 MR 成像进行骨盆测量，发现各径线与孕前无显著差异（Huerta-Enochian，2006）。

中枢神经系统

■ 记忆

中枢神经系统的变化相对较少，而且变化多很小。在整个妊娠期间和产褥早期，女性经常会有注意力、集中力和记忆力方面的问题。关于妊娠期间记忆力的系统研究很有限，往往都是非正式研究。Keenan 等（1998）纵向研究了妊娠组和对照组女性的记忆力，发现妊娠相关的记忆力减退仅限于妊娠晚期，与抑郁、焦虑、睡眠不足及妊娠引起的其他身体变化无关。这种记忆力减退是暂时的，产后很快会恢复。另有研究发现妊娠期间语言回忆和处理速度较差，空间认知记忆力较差（Farrar，2014；Henry，2012）。

Zeeman 等（2003）使用 MR 成像测量妊娠期间的脑

血流量,发现大脑中动脉和大脑后动脉的平均血流量分别从非妊娠期的 147mL/min 和 56mL/min 逐渐下降到妊娠晚期的 118mL/min 和 44mL/min。这种下降的机制和意义尚不清楚。妊娠不影响脑血管的自身调节(Bergersen,2006;Cipolla,2014)。

■ 眼

妊娠期间眼内压下降造成玻璃体外流增加。角膜的敏感度下降,且在妊娠晚期变化最大。由于水肿,多数孕妇的角膜厚度都有轻度增加,曾经舒适的隐形眼镜,孕期佩戴起来可能会有一定难度。角膜后方的棕红色浑浊,克鲁肯贝格梭(Krukenberg spindles)在妊娠期间的发生率也较高。与皮肤变化类似,激素作用可能会使色素沉着加重。有报告称妊娠和哺乳时眼调节功能会出现一过性丧失,但妊娠对视觉功能没有影响。Grant 和 Chung(2013)对妊娠期间的这些变化及眼的病理性异常进行了回顾和总结。

■ 睡眠

从孕 12 周起,直到产后 2 个月,女性会出现入睡困难、频繁醒来、夜间睡眠时间减少和睡眠效率降低(Pavlova,2011)。Abdullah 等(2016b)发现,睡眠呼吸暂停在妊娠期间更常见,尤其对于肥胖孕妇。最严重的睡眠障碍发生在产后,可能导致产后抑郁状态或抑郁症(Juulia Paavonen,2017)。

(吕嬿 翻译 高劲松 审校)

参考文献

胎盘形成、胚胎形成和胎儿发育

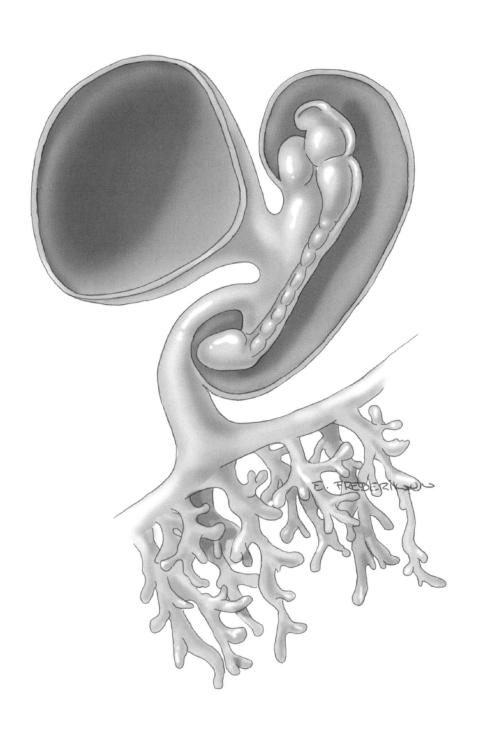

第 5 章

植入与胎盘发育

> 几乎在受精卵植入的同时,滋养层细胞开始增殖并侵入周围蜕膜组织。随后,母体的毛细血管壁破裂,血液从毛细血管中流出,并形成由滋养层和蜕膜围成的间隙,是胎盘的绒毛血液间隙的最早阶段。
>
> ——J. 惠特里奇·威廉姆斯(1903)

早在 1903 年,受精卵植入、胎盘发育的组织病理学和胚胎学就已有大量翔实的研究与表述。然而,当时对孕期激素的起源和作用仍知之甚少。直到 25~30 年后,雌激素和孕激素才被发现。近 50 年里,胚胎植入过程、胎盘结构和功能的研究已取得重大进展。

所有的产科医生都应熟悉女性正常妊娠的基本生理过程。一些异常因素会影响妊娠过程,从而导致不孕或流产。对大多数女性而言,周期性的排卵自初潮开始,至绝经终止,大约 40 年。若排卵日的当天和前几天不采取避孕措施,女性一生约有 400 次受孕机会。这一短暂的受孕期受卵巢甾体激素的严格调控。此外,这些激素可以促进经期后子宫内膜的再生,为下一次植入窗口期做好准备。

一旦成功受精,于囊胚植入之后发生的改变将持续至分娩。这些变化起源于胎儿滋养层细胞和已转化为蜕膜的母体子宫内膜之间的独特作用。母体和胎儿作为两个免疫不相容的系统能共同存活的能力归功于胎儿和母体组织特有的内分泌、旁分泌和免疫修饰作用。此外,胎盘介导了一种独特的母胎界面,并创造了一个可最初维持妊娠并在最终引发分娩的激素环境。

卵巢-子宫内膜周期

下丘脑-垂体-卵巢轴调节月经周期,使其可预测、有规律并周期性发生。同时,子宫内膜组织亦随之周期性变化(图 5-1)。主要参与这个过程的激素包括垂体分泌的促性腺激素,即卵泡刺激素(follicle-stimulating hormone,FSH)和黄体生成素(luteinizing hormone,LH),以及卵巢甾体激素,包括雌激素和孕激素。

月经周期一般 25~32 天,平均 28 天,卵泡期和增生期的时间存在个体差异,但黄体期或排卵后分泌期的时间为 12~14 天。

■ 卵巢周期

卵泡期

女性出生时卵巢中含有 200 万个卵母细胞,青春期开始时仍存约 40 万个始基卵泡(Baker,1963),大约每月会消耗 1 000 个卵泡,直到 35 岁后,消耗的速率会加快(Faddy,1992)。在女性一生中,约 400 个卵泡发育成熟并排卵。因此,超过 99.9% 的卵泡会发生细胞凋亡而闭锁(Gougeon,1996;Kaipia,1997)。

卵泡发育包含几个阶段。始基卵泡先从静息池被激活,该过程与促性腺激素无关,之后发育为初级卵泡、次级卵泡,直至窦卵泡。卵泡发育的过程可能受局

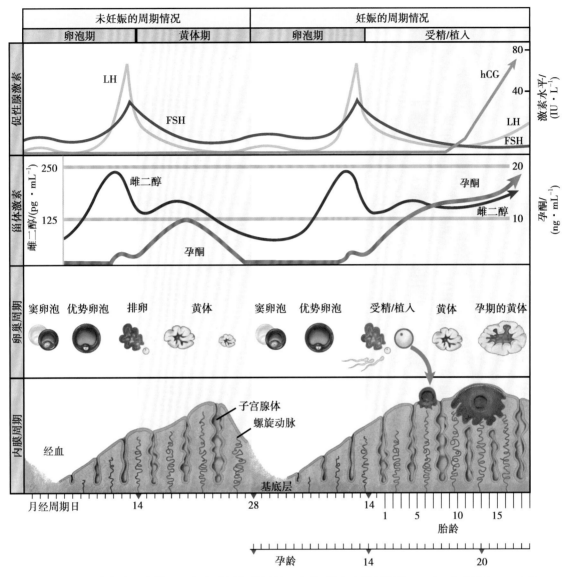

图 5-1 促性腺激素对卵巢和子宫内膜周期的调控。卵巢-子宫内膜周期为 28 天。卵泡期(1~14 天)的特点是雌激素水平上升,内膜增厚,选择优势"排卵"卵泡。在黄体期(14~21 天),黄体能产生雌激素和孕激素,为内膜的受精卵植入作好准备。如果发生植入,发育中的囊胚产生人绒毛膜促性腺激素(hCG)并维持黄体,使其保持孕酮的生成。FSH,卵泡刺激素;LH,黄体生成素

部生长因子调控,包括 2 个转化生长因子 β 家族的成员,即生长分化因子 9(growth differentiation factor 9,GDF9)和骨形成蛋白 15(bone morphogenetic protein 15,BMP-15),均可以在初级卵泡生长期间调控颗粒细胞增殖和分化(Trombly,2009;Yan,2001)。它们也可稳定并扩展到卵巢中的卵冠丘复合体(Hreinsson,2002)。这些因子由卵母细胞产生,表明卵泡早期发育的部分过程受卵母细胞的调控。随着窦卵泡发育,周围的基质细胞开始被激活而成为卵泡膜细胞,但其中的机制尚不清楚。

虽然 FSH 不是早期卵泡成熟的必须激素,但 FSH 对大窦卵泡进一步发育至关重要(Hillier,2001)。前一卵巢周期的黄体后期,随着 FSH 升高,有一组窦状卵泡群会根据它们的成熟状态进入半同步生长。这一阶段称为卵巢周期的选择窗(Macklon,2001)。只有发育到这个阶段的卵泡才具有产生雌激素的能力。

在卵泡期,雌激素水平会随着优势卵泡的生长和颗粒细胞数目的增加而增长(图 5-1)。这些细胞特异性表达 FSH 受体。黄体后期,在 FSH 的刺激下,FSH 受体表达增多,继而增强颗粒细胞内细胞色素 P450 芳香化酶将雄烯二酮转化为雌二醇的能力。雌激素的合成由与 LH 作用的卵泡膜细胞和与 FSH 作用的颗粒细胞共同完成,也就是"两细胞-两促性腺激素学说"(Short,1962)。如图 5-2 所示,FSH 可以激活芳香化酶

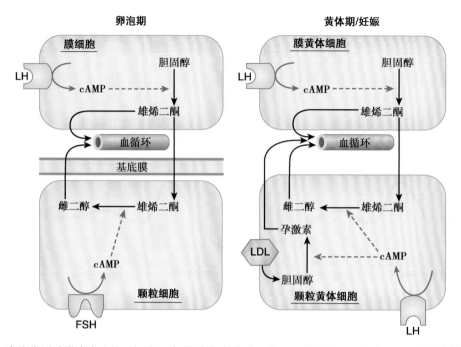

图 5-2 卵泡类固醇激素产生的两细胞-两促性腺激素学说。在卵泡期(左侧),黄体生成素(LH)控制膜细胞产生雄烯二酮,随后扩散至邻近的颗粒细胞,并作为雌二醇生物合成的前体。卵泡刺激素(FSH)调控颗粒细胞将雄烯二酮转化为雌二醇。在排卵后(右侧),黄体形成,膜黄体细胞和颗粒黄体细胞对黄体生成素产生应答。膜黄体细胞继续生成雄烯二酮,颗粒黄体细胞则大量产生孕激素,将雄烯二酮转化为雌二醇。LH 和人绒毛膜促性腺激素(hCG)会结合在同一个 LH-hCG 受体。如果妊娠(右侧),hCG 会通过共同的 LH-hCG 受体拯救黄体。低密度脂蛋白(LDL)是用于甾体激素合成的胆固醇重要来源。cAMP,环磷酸腺苷

并诱导生长卵泡的窦腔扩张。在簇内对 FSH 最为敏感的卵泡最有可能是第一个产生雌二醇并开始表达 LH 受体的卵泡。

在 LH 受体出现后,排卵前的颗粒细胞开始分泌少量的孕激素。排卵前孕激素分泌有限,但是它具有增强雌激素对垂体的正反馈作用,从而导致 LH 释放或增加。另外,在卵泡后期,LH 能刺激卵泡膜细胞产生雄激素,尤其是雄烯二酮,然后转移到毗邻的卵泡中,芳香化为雌二醇(图 5-2)。在卵泡早期,颗粒细胞也会产生抑制素 B,抑制素 B 可以对垂体产生负反馈,抑制 FSH 释放(Groome,1996)。随着优势卵泡开始生长,雌二醇和抑制素的合成增加并导致卵泡期 FSH 的下降。FSH 水平的下降,导致任一周期内其他可能到达排卵前状态的卵泡,即格拉夫卵泡,不能继续发育。因此,这一阶段血浆中 95% 雌二醇是可排卵的优势卵泡分泌。同时,对侧的卵巢则相对不活跃。

排卵

排卵前卵泡中雌激素分泌升高,出现促性腺激素激增,这是排卵开始标志。这个过程发生在卵子从卵泡排出前的 34 ～ 36 小时(图 5-1)。LH 的分泌在排卵前 10 ～ 12 小时达到高峰,并会促进卵子减数分裂的恢复,从而释放第一极体。研究表明,LH 会导致卵丘细胞产生更多孕激素和前列腺素,促进卵母细胞 GDF9

和 BMP-15 的表达,提高卵冠丘复合体中富含透明质酸的细胞外基质相关基因的表达(Richards,2007)。如图 5-3 所示,在基质形成过程中,卵丘细胞之间的连接断裂并沿透明质酸聚合物向远离卵泡的方向移动,该过程称为扩展。既而卵冠丘复合体的体积增加到原来的

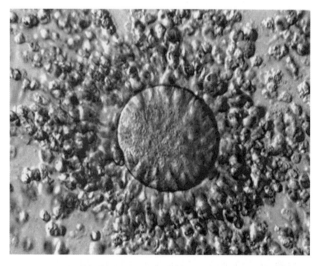

图 5-3 已排卵的卵冠丘复合体。卵母细胞在复合体的中间。卵丘细胞广泛散布在周围富透明质酸的细胞外基质中

(资料来源:Dr. Kevin J. Doody.)

20倍,同时发生 LH 介导的卵泡外基质重塑,从而释放成熟卵母细胞及周围的卵丘细胞。蛋白酶的激活可能也对卵泡基底膜变薄和排卵有关键作用(Curry,2006;Ny,2002)。

黄体期

在排卵后,黄体开始在格拉夫卵泡原有的位置发育,这个过程称作黄体化。分隔在颗粒黄体细胞和卵泡膜黄体细胞间的基底膜开始崩解。排卵后第 2 天,血管和毛细血管开始进入颗粒细胞层。血管生成因子引发颗粒细胞层出现血管的快速增生,例如,血管内皮生长因子(vascular endothelial growth factor,VEGF)和其他由卵泡膜黄体细胞和颗粒黄体细胞在 LH 诱导下产生的相关因子(Albrecht,2003;Fraser,2001)。在黄体化的过程中,这些细胞变得肥大,合成激素的能力也增加。

LH 是维持黄体功能的关键因子(Vande Wiele,1970)。研究证明,正常女性注射 LH 可以延长黄体寿命 2 周(Segaloff,1951)。

黄体的激素分泌模式与卵泡不同(图 5-1)。如图 5-2 所示,颗粒黄体细胞产生孕激素的能力较强,是由于它们可通过血源性的低密度脂蛋白(low-density lipoprotein,LDL)胆固醇产生更多的类固醇前体(Carr,1981a)。卵巢孕激素在黄体中期产生最多,为 25 ~ 50mg/d。妊娠期间,黄体在胎盘分泌的人绒毛膜促性腺激素(human chorionic gonadotropin,hCG)的作用下继续产生孕激素。hCG 和 LH 的受体相同。雌激素分泌模式则更加复杂。黄体中期,在排卵后,雌激素水平先下降,之后会有第二次上升,并达峰值,17β-雌二醇的分泌量为 0.25mg/d。黄体期将结束时,雌二醇的水平又会下降。

人类的黄体具有暂时的内分泌功能,如果未妊娠,黄体在排卵后 9 ~ 11 天通过细胞凋亡而退化(Vaskivuo,2002),该过程称作黄体溶解,其机制尚不清楚。研究认为,黄体溶解的部分原因可能是黄体后期血循环中 LH 水平下降和黄体细胞对 LH 不敏感性增加(Duncan,1996;Filicori,1986),其他影响因素则较少提及。血循环中雌二醇和孕激素水平的剧烈下降会启动一系列分子机制,最终导致月经来潮。

■ 雌激素和孕激素的作用

雌激素是正常月经周期必需的激素,可作用于多种细胞,调控卵泡发育、子宫容受性和血流状况,其中最重要的雌激素是由优势卵泡的颗粒细胞和黄体化的颗粒细胞分泌的 17β-雌二醇。雌二醇的作用很复杂,可能与两种经典的核受体有关,即雌激素受体 α(estro-

gen receptor α,ERα)和雌激素受体 β(estrogen receptor β,ERβ)(Katzenellenbogen,2001),两种异构体是不同的基因表达产物,也表现出不同的组织特异性。两种雌二醇-受体复合物均可作为转录因子调控雌激素相关的特定基因元件,在雌二醇的作用下转录激活。然而,对其他雌激素不同的亲合力和两种受体各自的细胞特异性表达,使 ERα 和 ERβ 的功能不同但也有重叠(Saunders,2005)。

多数孕激素在女性生殖道的作用由激素核受体调控,分别称为孕激素受体 A(progesterone-receptor type A,PR-A)和孕激素受体 B(progesterone-receptor type B,PR-B)。孕激素通过扩散进入细胞,在高反应性的组织中与受体相结合(Conneely,2002)。孕激素受体的异构体由同一种基因表达,调节目的基因的转录。不同受体有不同的作用。当 PR-A 和 PR-B 同时表达时,PR-A 可以抑制 PR-B 基因调控。孕激素受体在子宫内膜腺体和间质上的表达模式不同,在整个月经周期中都在变化(Mote,1999)。

孕激素也可引起快速应答,例如,不能从基因组层面解释的细胞间自由钙离子水平变化。孕激素的 G-蛋白偶联膜受体也已经被确认,但其在卵巢-内膜周期中的作用尚待阐明(Peluso,2007)。

■ 子宫内膜周期

增殖期

在子宫内膜,上皮细胞排列在内膜腺体上,并由间质细胞支持。在育龄期妇女,这些细胞和相关的支持血管复制很迅速,且有周期性。内膜浅表的部分,又称功能层,来源于较深层的间质层的重塑(图 5-4),是人体组织中唯一可全组织剥脱然后再生长的组织。

雌激素和孕激素的水平变化导致了子宫内膜发生周期性的改变。卵泡期雌二醇的产生是影响经期后子宫内膜修复的最重要因素,ERα 和 ERβ 都会在内膜上表达。尽管有 2/3 的功能层内膜在经期剥脱,但在经血停止流出前就已开始上皮化再生。在内膜周期的第 5 天,即月经第 5 天,内膜的表面已经修复,血管重建也已开始。排卵前的内膜以腺上皮、间质和血管内皮细胞增殖为特征。在增殖期早期,内膜厚度通常小于 2mm,腺体呈狭窄的管状结构,从基底层向宫腔方向平行延伸。月经周期第 5 天可观察到有丝分裂现象,特别在腺上皮更明显。上皮和间质的有丝分裂一直持续到月经周期第 16 ~ 17 天,也就是排卵后 2 ~ 3 天,此时的血管数量也明显增多。

总之,再上皮化和血管生成对子宫内膜停止剥脱十分重要(Chennazhi,2009;Rogers,2009)。它们依赖于

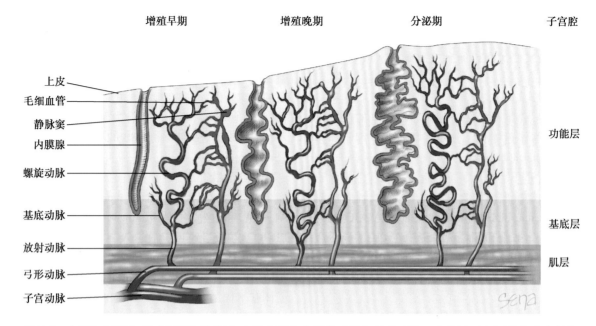

图 5-4　内膜包含两层，即功能层和基底层，血供分别来自螺旋动脉和基底动脉。这些层面上还分布着大量腺体。随着月经周期的进展，螺旋动脉的螺旋卷曲加剧，腺体折叠增加。接近月经周期末期（第 27 天），卷曲的动脉受压，阻断功能层的血供，导致组织坏死和功能层的剥离

受雌激素调控的组织再生。上皮细胞生长也受表皮生长因子和转化生长因子 α（transforming growth factor α，TGFα）调控。而雌激素的旁分泌、自分泌及成纤维细胞生长因子 9 的升高促进间质细胞增殖（Tsai，2002）。雌激素也促进子宫内膜 VEGF 的表达，进一步促进基底层的血管延长和再生（Gargett，2001；Sugino，2002）。

增殖后期，子宫内膜因腺体增生和间质水肿、蛋白物质增加而增厚，间质疏松更明显，功能层的腺体分散。相比而言，基底层的腺体更加密集，间质也更致密。

月经中期，随着排卵临近，腺上皮变为高柱状，增殖为假复层上皮，表面的上皮细胞出现大量微绒毛，以增加腔上皮面积；同时出现可推动分泌期内膜分泌物移动的纤毛（Ferenczy，1976）。

分泌期

排卵期后，雌激素作用下的内膜对高水平的孕激素产生应答。第 17 天时，糖原在腺上皮的基底部堆积，产生亚核空泡和假复层细胞。这些变化是孕激素与腺上皮孕激素受体结合导致的（Mote，2000）。第 18 天时，空泡移动到分泌期无纤毛细胞的尖端部分。第 19 天时，这些细胞开始将糖蛋白和黏多糖分泌到腺腔（Hafez，1975）。孕激素水平的升高可减弱有分泌活性的腺体细胞的有丝分裂，从而拮抗雌激素的促增殖效应。雌二醇活动也因为腺上皮表达 17β-羟类固醇脱氢酶 Ⅱ 型而消失。此后雌二醇被转化为活性相对较低的雌酮（Casey，1996）。第 21 ~ 24 天时，间质发生水肿。第 22~25 天时，围绕在螺旋动脉周围的间质细胞开始

增大，间质细胞的有丝分裂开始变得明显。第 23 ~ 28 天明显可见前蜕膜细胞围绕着螺旋动脉。

第 22~25 天时，分泌期子宫内膜表面 2/3 的功能层发生明显的变化，表现为腺体卷曲增多，腔内分泌活跃。第 20 ~ 24 天时，内膜的变化被称为植入窗口期，腔上皮表面的微绒毛和纤毛减少，在尖端细胞表面出现胞饮突（Nikas，2003）。这些胞饮突和表面的糖蛋白复合物共同促进囊胚植入（Aplin，2003）。

分泌期的另一个重要变化是螺旋动脉的持续生长和发育。螺旋动脉起源于放射状动脉，它们是弓形动脉在子宫肌层的分支，即子宫动脉（图 5-4）。螺旋动脉的形态学和功能特点尤其独特，对月经期和植入时血流的变化很重要。在内膜生长的时候，螺旋动脉延伸的速度比内膜增厚的速度稍快，这种生长不一致的状况可以加剧螺旋动脉的卷曲。螺旋动脉的发育表现为血管新生，广泛的血管发芽并延伸。这种快速的血管新生在一定程度上受 VEGF 的调控，而 VEGF 合成又受雌激素和孕激素调节（Ancelin，2002；Chennazhi，2009）。

月经期

分泌中期是子宫内膜周期中内膜发育和分化的重要时期。随着黄体的成熟和孕激素的分泌，内膜转化为蜕膜。随着黄体溶解、黄体分泌孕激素水平下降，月经来潮（Critchley，2006；Thiruchelvam，2013）。

月经前期，中性粒细胞浸润子宫内膜间质，产生假性炎症的现象。这些炎性细胞在月经来潮前 1~2 天开始浸润。内膜间质和上皮细胞会产生一种中性粒细胞

的趋化因子,即白细胞介素-8(interleukin-8,IL-8)(Arici,1993),同时子宫内膜产生单核细胞趋化蛋白-1(monocyte chemotactic protein-1,MCP-1),促进单核细胞浸润(Arici,1995)。

在子宫内膜细胞外基质分解和功能层修复中,白细胞浸润有关键作用。"免疫钢绳"是指巨噬细胞不仅有促炎和吞噬的功能,也有免疫抑制的功能。该现象可能与月经期时组织分解和修复同时发生有关(Evans,2012;Maybin,2015)。浸润在子宫内膜的白细胞分泌基质金属蛋白酶(matrix metalloprotease,MMP)家族蛋白,并与内膜间质细胞已经产生的蛋白酶共同作用,启动子宫内膜基质分解。当组织脱落完成时,巨噬细胞受微环境调控改变功能,进而促进组织修复和分解(Evans,2012;Thiruchelvam,2013)。

Markee(1940)的经典学说描述了月经期前子宫内膜组织和血管的变化:随着子宫内膜坏死,螺旋动脉痉挛性收缩,导致内膜供血不足而缺氧;由于供血不足,子宫内膜组织发生缺血坏死;螺旋动脉强烈收缩,也可以防止经血过多。

前列腺素在月经期也发挥了重要的作用,包括血管收缩、肌层收缩和上调炎性反应(Abel,2002)。月经血中可以检测到大量的前列腺素。痛经在女性中较为常见,极有可能与肌层收缩和子宫缺血有关。机制可能是由于前列腺素 $F_{2\alpha}$(prostaglandin $F_{2\alpha}$,$PGF_{2\alpha}$)引起螺旋动脉的收缩,使最上方的内膜区域缺氧。缺氧是血管新生的潜在诱发条件,也会产生一些血管渗透性因子(如 VEGF)。

孕激素撤退会提高环氧合酶 2(cyclooxygenase 2,COX-2;也被称作前列腺素合成酶 2)的水平以促进前列腺素的合成,也会降低 15-羟基前列腺素脱氢酶(15-hydroxyprostaglandin dehydrogenase,PGDH)的水平,这种酶可降解前列腺素(Casey,1980,1989)。最终,子宫内膜间质细胞产生更多的前列腺素,血管及其周围细胞前列腺素的受体密度增加。

实际上,螺旋动脉破裂后形成血肿,血肿使表面的内膜拉伸并破裂,月经来潮。继而,邻近的功能层会出现断层,血液和组织碎片脱落。随着微小动脉收缩,出血停止。随着部分组织坏死,血管顶端的裂口收缩。

子宫内膜表面因凸缘生长构成新的外翻的腺体而得到修复(Markee,1940)。这些凸缘直径快速增加,融合迁移细胞片的边缘重建上皮连续性。

蜕膜

对于妊娠来说,蜕膜是一种特异的必不可少的内膜。它是胎盘的重要组成部分,是母体血液与滋养细胞直接接触的部位。这种关系依赖于滋养细胞入侵,多数研究集中在蜕膜细胞和入侵滋养细胞之间的相互作用。蜕膜化是指增殖的子宫内膜间质细胞在雌激素、孕激素、雄激素和植入胚胎分泌的因子的刺激下,转化为特异的分泌细胞的过程(Gibson,2016)。蜕膜产生调节因子并调节子宫内膜容受性和母体-胎儿微环境中的免疫和血管功能。蜕膜与侵入滋养细胞之间存在的特殊关系保证了母体能耐受胎儿这种同种半异体移植物,打破了传统的移植机制。

■ 蜕膜结构

根据解剖位置将蜕膜分为三个部分。滋养细胞入侵的蜕膜组织位于胚泡植入处的正下方,称为底蜕膜。包蜕膜覆盖在扩大的囊胚上,开始与子宫腔的其余部分分开(图 5-5)。该部分在妊娠第二个月时最突出,由单层扁平上皮细胞覆盖的蜕膜细胞组成。包蜕膜与位于胚胎外的无血管的胎膜即平滑绒毛膜相互接触。子宫腔的其余部分由壁蜕膜覆盖。在妊娠早期,因为妊娠囊不能填满整个子宫腔,所以包蜕膜和壁蜕膜之间存在间隙。妊娠囊是一个胚体外腔,也称为绒毛膜腔。孕 14~16 周,扩张的囊腔扩大到完全填充子宫腔。由此包蜕膜和壁蜕膜融合成真蜕膜,功能上子宫腔消失。

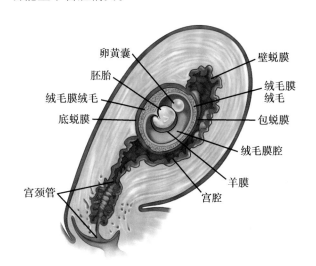

图 5-5 显示妊娠早期蜕膜的三个部分,即底蜕膜、包蜕膜、壁蜕膜

妊娠早期,蜕膜开始增厚,最终厚度达 5~10mm。在显微镜下放大后,可以检测到子宫腺体的很多褶皱和小开口。到妊娠后期,可能是因为胎儿生长产生的压力,蜕膜开始逐渐变薄。

壁蜕膜和底蜕膜共同组成了一个三层结构,其表面的致密区域为蜕膜致密层;中间部分或海绵状区域为蜕膜海绵层,具有腺体和许多小血管;还有基底层。蜕膜致密层和海绵层共同形成功能层。分娩后基底层仍然存在,并形成新的子宫内膜。

人类妊娠中,囊胚植入后子宫内膜才发生蜕膜化。在黄体中期,螺旋动脉和小动脉附近的子宫内膜间质细胞变为前蜕膜细胞。此后,它们扩散到包括囊胚植入位点的整个子宫内膜。子宫内膜间质细胞扩大形成多边形或圆形的蜕膜细胞,细胞核变成囊泡状,细胞质变得透明,略带嗜碱性,并被半透明膜包围。

囊胚植入后,随着胚胎-胎儿的生长,包蜕膜供血会逐渐消失,而螺旋动脉对壁蜕膜的供血仍存在,这些动脉依然保留平滑肌壁和内皮,以维持对血管活性因子的反应。

相反,对底蜕膜和胎盘绒毛间隙供血的螺旋动脉系统发生显著改变。这些螺旋小动脉和动脉由滋养细胞侵入,在此过程中,基底膜的血管壁被破坏,平滑肌或内皮细胞消失。因此,运输母体血液的子宫胎盘血管对血管活性因子无应答。相反,在胎盘和胎儿之间输送血液的胎儿绒毛膜血管包含平滑肌,对血管活性因子有反应。

■ 蜕膜组织学

在妊娠早期,蜕膜的海绵区包含大且具有延展性的腺体,出现明显增殖,并被少量间质分隔。起初,腺体由典型的子宫柱状上皮排列而成,具有丰富的分泌活性,可以为囊胚提供营养成分。随着妊娠的进展,腺体大部分消失。

底蜕膜将发育为胎盘基底板(图 5-6)。底蜕膜的海绵状区域主要由动脉和广泛扩张的静脉组成,并且腺体几乎消失。此外,间质滋养细胞和滋养巨细胞侵入底蜕膜。其中滋养巨细胞可以穿透子宫肌层,数量大,侵袭性广,类似于绒毛膜癌。

Nitabuch 层是纤维蛋白样变性区,在此侵入的滋养细胞与底蜕膜接触。在胎盘植入过程中,如果蜕膜有缺陷,通常不存在 Nitabuch 层(第 41 章),而在绒毛间隙的底部和锚定绒毛周围则存在更浅表但不同于 Nitabuch 层的纤维蛋白沉积,即罗尔条纹。蜕膜坏死可能是妊娠早期、妊娠中期的正常现象(Mc-Combs,1964)。因此,在妊娠早期自然流产后,通过刮宫获得的坏死性蜕膜不能确定与流产的因果关系。

以上两种蜕膜含有的细胞类型会随着妊娠期的进展而发生改变(Loke,1995)。初始的细胞群包括

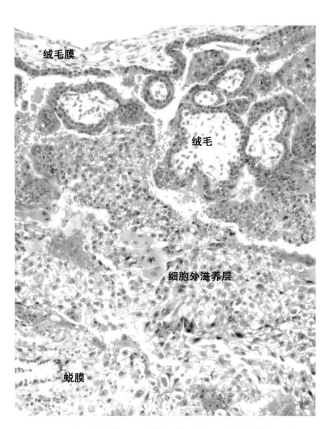

图 5-6 妊娠早期,通过绒毛膜,绒毛和底蜕膜交界处的切片

（资料来源:Dr. Kurt Benirschke. ）

由子宫内膜间质细胞分化而来的真蜕膜细胞和母体的骨髓来源细胞。在母胎界面聚集的特有的淋巴细胞,可以阻止母体对胎儿发生免疫排斥。这些聚集的细胞包括调节性 T 细胞、蜕膜巨噬细胞和蜕膜自然杀伤细胞。总之,这些细胞不仅介导免疫耐受,而且在滋养细胞侵袭和血管生成中也起重要作用(Prabhu-Das,2015)。

■ 蜕膜催乳素

除参与胎盘发育外,蜕膜还具有其他功能。蜕膜分泌催乳素,其在羊水中大量存在(Golander,1978;Riddick,1979)。蜕膜催乳素和垂体前叶蛋白由同一基因编码,但蜕膜催乳素的确切生理作用尚不清楚。值得注意的是,蜕膜催乳素不应与胎盘催乳素混淆,后者仅由合体滋养细胞产生。

催乳素优先进入羊水,很少进入母体血液。因此,羊水中的催乳素水平非常高,并且在孕 20～24 周时可达 10 000ng/mL(Tyson,1972)。相比之下,胎儿血清催乳素水平为 350ng/mL,母体血清水平为 150～200ng/mL。因此,蜕膜催乳素是母体和胎儿组织之间旁分泌功能的一个典型例子。

植入与早期的滋养层形成

胎儿肺、肝和肾功能的完成依赖于胎盘,并通过胎盘及其与子宫界面的解剖关系实现。总的来说,母体血液经子宫血管注入胎盘绒毛间隙,浸浴滋养层表面的合体滋养细胞,这使位于绒毛的胎儿毛细血管中的气体、营养物质和其他物质与母血交换成为可能。因此,母体血液和胎儿血液在胎盘血管中不直接接触。母体壁蜕膜、胚外无绒毛的解剖结构和生化功能也为母胎间提供了完善的旁分泌系统,有助于母胎物质交换及免疫耐受的建立(Guzeloglu-Kayisli,2009)。

■ 受精

排卵是指卵冠丘复合体中的次级卵母细胞和卵丘颗粒细胞从卵巢一起被排出。虽然从理论上讲,这些细胞是被释放到腹膜腔中,但其实卵母细胞很快被输卵管伞部捡拾,通过纤毛和输卵管蠕动的定向运动进一步将卵运输到输卵管。发生在输卵管中的受精通常必须在排卵几小时内发生,最多不超过排卵后 1 天。由于受精的时间窗短,在卵母细胞到达输卵管中时精子必须已经存在于输卵管中。几乎所有的成功妊娠都是在排卵前 2 天或排卵日性交。

受精的机制十分复杂,其分子机制是精子通过颗粒细胞后穿过透明带,并进入卵母细胞的细胞质,透明带是一个围绕卵母细胞膜的黏多糖透明环形区。两个原核的融合及母系和父系染色体的融合产生了受精卵。

人类的早期发育进程是按照受精开始的时间计算,又称受孕时间。但本书的大多章节中,孕周均按照末次月经的第 1 天(last menstrual period,LMP)计算。因此,受精后 1 周相当于 28 天月经周期的女性的 LMP 3 周,例如,孕 8 周是指 LMP 后 8 周整。

受精后,包含 46 条染色体的二倍体受精卵细胞开始分裂,产生卵裂球(图 5-7)。受精卵分裂成 2 个细胞后,卵裂球和极体继续被透明带包围。受精卵在输卵管中缓慢卵裂 3 天,随着卵裂球的继续分裂,形成了一个致密的桑葚状细胞球,即桑葚胚。在受精后约 3 天,桑葚胚进入宫腔。桑葚胚细胞之间的液体不断积聚形成了早期囊胚。

■ 囊胚

受精后第 4~5 天,包含 58 个细胞的囊胚中,5 个细胞组成内细胞团(图 5-7),其余 53 个细胞,称为滋养外胚层,发育形成滋养细胞层(Hertig,1962)。

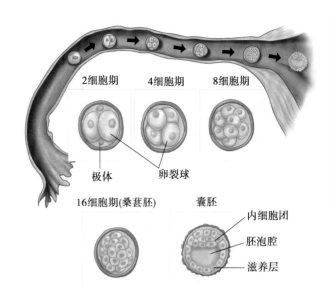

图 5-7 受精卵卵裂和囊胚形成。该桑葚胚期开始于 12~16 细胞期,有 50~60 个卵裂球并在囊腔形成时结束。在 2 细胞期可见非功能性的极体,但很快被降解

尽管囊胚腔内积聚了更多的液体,但 107 个细胞的囊胚并不比早期的分裂胚大。在这个阶段,8 个形成胚胎的细胞被 99 个滋养细胞包围。在分泌期的子宫内膜腺体分泌特殊的酶后,囊胚从透明带中孵出(O'Sullivan,2002)。

从透明带孵出的囊胚产生的细胞因子和激素直接影响子宫内膜容受性(Lindhard,2002)。IL-1α 和 IL-1β 由囊胚分泌,这些细胞因子可能直接作用于子宫内膜。胚胎也分泌可能影响子宫内膜的容受性的 hCG(Licht,2001;Lobo,2001)。子宫内膜的容受性通过产生白血病抑制因子(leukemia inhibitory factor,LIF)、卵泡抑制素和集落刺激因子-1(colony-stimulating factor-1,CSF-1)形成。LIF 和卵泡抑制素激活相关信号通路,抑制子宫内膜上皮细胞增殖并促进子宫内膜间质细胞分化,以实现子宫内膜容受性(Rosario,2016b)。在母胎界面,CSF-1 被认为与植入所需的免疫调节因子和促血管生成因子作用密切相关(Rahmati,2015)。

■ 植入

受精后第 6 天或第 7 天,胚泡植入子宫壁。该过程可分为 3 个阶段:①定位,胚泡与子宫壁的初始接触;②黏附,增加了胚泡与蜕膜之间的物理接触;③植入,合体滋养细胞和细胞滋养细胞穿透侵入子宫内膜、子宫肌层内 1/3 及血管。

囊胚成功植入需要黄体分泌的雌孕激素预先作用于可容受胚胎的内膜。子宫容受性限于月经周期的第 20~24 天。黏附是由植入位点的细胞表面受体与囊胚受体相互作用(Carson,2002;Lessey,2002;Lindhard,

2002）。如果囊胚在月经周期第 24 天后接触子宫内膜，则黏附的可能性降低，因为抗黏附糖蛋白的合成阻止了受体的相互作用（Navot，1991）。

在囊胚与子宫内膜相互作用时，囊胚有 100～250 个细胞构成。囊胚疏松地黏附在蜕膜上，最常见的部位是子宫后壁上部。胚胎黏附到蜕膜的过程，可能由这两种组织之间旁分泌的相互作用调节完成。

囊胚成功地黏附涉及细胞黏附分子（cellular adhesion molecules，CAMs）的修饰。作为 CAMs 四个家族之一的整合素是介导细胞与细胞外基质蛋白黏附的细胞表面受体（Lessey，2002）。子宫内膜整合素受激素调节，并且只在植入时特定表达（Lessey，1995）。整合素识别位点被阻断时，将阻止囊胚黏附（Kaneko，2013）。

■ 滋养层发育

滋养外胚层产生包围囊胚的滋养细胞层形成的胎盘。直至孕足月，滋养层在母胎界面起着关键作用。滋养层的结构、功能和发育模式在所有胎盘成分中最具变异性。滋养层的侵入促进了植入、提供了妊娠中的营养支持，并且其内分泌功能对于母体的生理适应和妊娠维持至关重要。

在受精后第 8 天，植入初期，滋养层分化为外层多核细胞合体，即原始合体滋养层和内层原始单个核细胞的细胞滋养层。后者是合体滋养层细胞的生发细胞。随着细胞滋养层细胞的增殖，其细胞壁消失，细胞融合到扩张的合体滋养细胞层的外层。每个边界分明的细胞滋养层细胞都有单个细胞核，并有进行 DNA 合成和有丝分裂的能力（Arnholdt，1991），合

体滋养层细胞则缺乏以上功能，但具有胎盘的物质运输功能。合体滋养层细胞不是单个细胞，是无细胞边界的无定形细胞质和多个大小不一、形状不同的细胞核，由连续的细胞膜连接在一起，这种结构有助于物质的运输。

植入完成后，滋养层主要向两个方面分化，形成绒毛滋养细胞和绒毛外滋养细胞。如图 5-8 所示，两者有不同的功能（Loke，1995）。绒毛滋养细胞产生绒毛膜绒毛，主要在胎儿和母亲之间运输氧气、营养物质和其他化合物。绒毛外滋养细胞迁移到蜕膜和子宫肌层，并穿透母体血管，接触不同类型的母体细胞（Pijnenborg，1994）。绒毛外滋养细胞进一步分化为间质滋养细胞和血管内滋养细胞。间质滋养细胞侵入蜕膜并最终穿透子宫肌层形成胎盘内巨细胞，包裹在螺旋动脉周围。血管内滋养细胞则穿透螺旋动脉管腔（Pijnenborg，1983）。在后续章节中将更详细地进行讨论。

■ 早期侵入

滋养层细胞侵蚀进入子宫内膜上皮后，继续向深层侵蚀。在胚胎发育的第 9 天，面向子宫腔的胚泡壁是一群单层扁平细胞。到第 10 天，胚泡完全被子宫内膜包裹（图 5-9）。与子宫腔相对的胚泡壁较厚，并且包括两个区域：滋养细胞和形成胚胎的内细胞团。早在受精后第 7.5 天，内细胞团或胚盘就分化成原始外胚层的厚板和内胚层的下层。胚盘和滋养层细胞之间出现一些小细胞，并包围形成一个空间，后来发育成羊膜腔。

胚外间充质最初表现为囊胚腔内的分离细胞群，

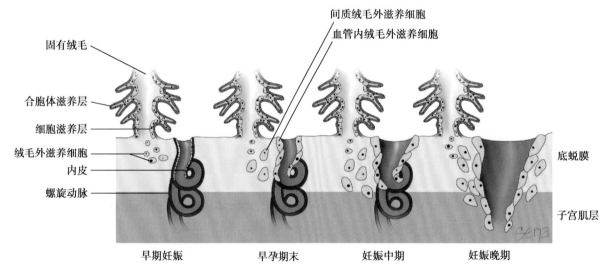

图 5-8　绒毛外滋养层位于绒毛外，可分为间质滋养层和血管内滋养层。血管内滋养层细胞在妊娠期间侵入并重塑螺旋动脉，以产生胎盘特征性的低阻力血流。间质滋养层细胞侵入蜕膜并包围螺旋动脉

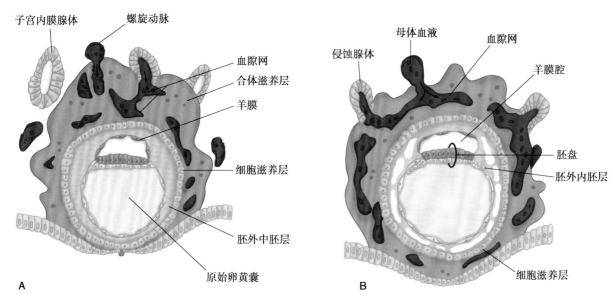

图 5-9　对植入胚泡绘制切片。A.受精后第 10 天。B.受精后第 12 天。这个阶段是充满母血的腔隙相互沟通。值得注意的是(B),在胚外中胚层中出现了大的腔隙,胚外体腔开始形成。同时,胚外内胚层细胞已经在原始卵黄囊内部开始形成

(资料来源:Moore KL,Persaud,TV,Torchia,MG(eds):The Developing Human. Clinically Oriented Embryology,9th edition, Philadelphia,Saunders,2013.)

随后这个中胚层完全沿囊胚腔排列。空间形成后,在胚外中胚层内融合形成绒毛膜腔(胚外体腔)。绒毛膜由滋养细胞和间充质组成。一些间充质细胞聚合形成体蒂。体蒂将胚胎与营养绒毛膜连接,然后发育成脐带。妊娠早期可以在胚胎尾端识别体蒂(图 7-3,第 7 章)。

随着胚胎增大,更多的母体底蜕膜被合体滋养细胞侵入。约在受孕后第 12 天开始,合体滋养细胞通过滋养层腔隙相互沟通渗透。在侵入浅表蜕膜毛细血管壁后,间隙充满了母体血液。同时,周围基质中的蜕膜反应加剧,特征表现为蜕膜基质细胞增大和糖原储存。

■ 绒毛膜绒毛

随着胚胎侵入蜕膜深部,实心的初级绒毛来自细胞滋养层的芽,在受精后 12 天之前伸入到原始合体细胞中。初级绒毛由内层的细胞滋养层和外层的合体滋养层组成。经腔隙连接,形成复杂的迷路,并被实心的细胞滋养层细胞柱分隔。滋养层细胞排列的通道形成了绒毛间隙,实心的细胞柱形成了初级绒毛柄。

从受精后第 12 天开始,来自胚外中胚层的间充质细胞侵入致密的细胞滋养层细胞柱。形成次级绒毛。一旦在间充质细胞柱中形成血管,就是三级绒毛。尽管在植入早期侵入母体静脉窦,但母体动脉血直到第

15 天才进入绒毛间隙。然而,约第 17 天,胎儿血管具有功能,并建立胎盘循环。当胚胎的血管与绒毛膜血管连接时,胎儿-胎盘循环完成,但某些绒毛由于缺乏此循环而血管生成失败,且在葡萄胎中最明显(图 20-1,第 20 章)。

绒毛被外层的合体滋养层和内层的细胞滋养层细胞也称为郎格汉斯细胞所覆盖。绒毛尖端的细胞滋养层增殖产生滋养细胞柱,形成固定绒毛。它们不受胎儿间充质的侵袭,并且锚定在基底板的蜕膜上。因此,绒毛间隙的基部面向母体侧,并且由细胞柱的细胞滋养层细胞、合体滋养层细胞的覆盖和基底板的母体蜕膜组成。绒毛膜板的基部形成了绒毛间隙的顶部,由外部的两层滋养细胞和内部的纤维中胚层组成。当羊膜和初级绒毛膜板间充质融合在一起时,真正意义上的绒毛膜板在 8~10 周形成。这种形成通过扩张羊膜囊实现,羊膜囊也包围连接茎和尿囊,并组合这些结构以形成脐带(Kaufmann,1992)。

胎盘的精细结构来自 Wislocki 和 Dempsey(1955)的电子显微镜研究。在合体细胞表面存在突出的微绒毛,其对应于由光学显微镜描述的刷状缘。相关的胞饮空泡和囊泡与胎盘的吸收和分泌功能有关。微绒毛的作用是增加与母体血液直接接触的表面积。滋养层和母体血液之间的这种接触是血性绒毛胎盘(hemochorial placenta)的特征(图 5-10)。

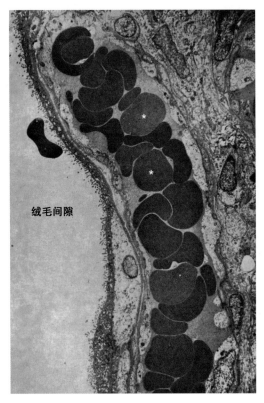

图 5-10　人胎盘绒毛的电镜照片。在微绒毛边缘附近可以看到充满胎儿红细胞(星号)的绒毛毛细血管(资料来源：Boyd JD，Hamilton WJ：The Human Placenta. Cambridge，Heffer，1970.)

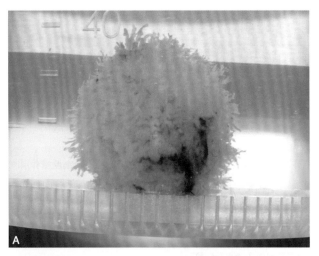

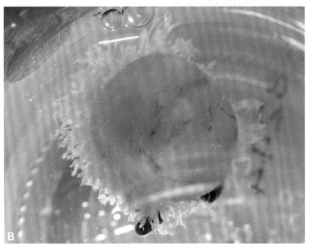

图 5-11　完全流产的标本。A. 最初，绒毛覆盖整个绒毛膜囊，看不见内部的胚胎；B. 随着胚囊生长，在拉伸和压力作用下，部分绒毛退化，其余的绒毛参与形成胎盘，光滑部分成为绒毛膜

胎盘与绒毛膜

■ 绒毛膜发育

妊娠早期，绒毛包绕整个绒毛膜(图 5-11)。随着囊胚及其周围的滋养细胞生长，其一面在蜕膜层扩展，朝向子宫内膜腔，另一面参与形成胎盘。与底蜕膜接触的绒毛膜绒毛增殖，形成叶状绒毛膜。随着胚胎、胚胎外组织的持续生长，面向子宫内膜腔的绒毛膜血供受限，与包蜕膜接触的绒毛停止生长并逐渐退化。绒毛膜的这部分成为与真蜕膜相连的无血管胎膜，称为平滑绒毛膜。平滑绒毛膜由细胞滋养层细胞和胎儿中胚层间充质组成。

直到妊娠第 3 个月末，平滑绒毛膜和羊膜之间都由胚外体腔分隔。之后，它们紧密接触形成无血管的羊膜绒毛膜。平滑绒毛膜和羊膜都是分子转移和代谢活动的重要场所。更重要的是，它们构成了母胎沟通的重要旁分泌途径。

■ 滋养细胞侵袭的调节

在囊胚植入和子宫内膜蜕膜化过程中，激活了一群独特的侵入到子宫的母体免疫细胞，这群免疫细胞在滋养细胞侵袭子宫、影响血管生成、螺旋动脉重铸、母体对胎儿同种异体抗原的耐受性中有重要作用。蜕膜自然杀伤细胞(decidual natural killer cells，dNK)在妊娠早期的蜕膜白细胞中占 70%，与滋养层直接接触。与外周血中的自然杀伤细胞相比，这些细胞缺乏细胞毒作用。它们产生特殊的细胞因子和血管生成因子来调节滋养细胞侵袭和螺旋动脉重铸(Hanna，2006)。这些特性使 dNK 细胞有别于循环中的自然杀伤细胞和妊娠前子宫内膜中的自然杀伤细胞(Fu，2013；Winger，2013)。dNK 细胞同时表达 IL-8 和干扰素诱导蛋白-10，可与侵袭性滋养细胞上的受体结合，促进其在蜕膜中向螺旋动脉侵蚀。dNK 细胞也产生血管生成因子，包括 VEGF 和胎盘生长因子(placental growth factor，Pl-GF)，它们都促进蜕膜的血管生长。

滋养细胞也分泌特异性趋化因子，吸引 dNK 细胞进入母胎界面。因此,这两类细胞同时相互吸引。蜕膜巨噬细胞约占妊娠早期白细胞的 20%,并诱发 M2-免疫调节表型(Williams,2009)。M1 巨噬细胞具有促炎性作用,M2 巨噬细胞则具有抑制炎性并促进组织修复作用。除在血管生成和螺旋动脉重铸中发挥作用外,dNK 细胞还能促进细胞碎片的吞噬作用(Faas,2017)。与母体 dNK 细胞和巨噬细胞同时起作用的还有一些 T 细胞亚群,它们在对同种异体胎儿的免疫耐受中发挥协助作用。调节 T 细胞(Tregs)在促进母胎免疫耐受中必不可少,还有其他 T 细胞亚群存在于蜕膜中,如 Th-1、Th-2 和 Th-17,但各自的功能都受到严密调控(Ruocco,2014)。

子宫内膜侵袭

妊娠早期的胎盘绒毛外滋养细胞具有高度侵袭性。侵袭过程是在低氧条件下发生,因为低氧条件下能诱发具有促侵袭作用的调节因子产生(Soares,2012)。侵袭性滋养细胞分泌大量蛋白水解酶,消化细胞外基质并激活蜕膜中的蛋白酶。滋养细胞产生尿激酶型纤溶酶原激活因子,将纤溶酶原转化为具有广泛作用的丝氨酸蛋白酶,即纤溶酶,降解基质蛋白并激活 MMPs。MMP 家族的成员之一的 MMP-9 可能很关键。滋养细胞侵袭的时间和范围由促侵袭和抗侵袭因子之间的相互作用调节。

与妊娠早期滋养细胞较强的侵袭能力相比,妊娠晚期滋养细胞的侵袭作用很有限,这是滋养层的自分泌和旁分泌作用,以及各种蜕膜因子调控的结果。滋养细胞分泌胰岛素样生长因子 II,促进其入侵蜕膜;蜕膜细胞分泌胰岛素样生长因子结合蛋白 4,阻断这一自分泌环。

妊娠早期,低水平的雌二醇对滋养细胞侵袭和螺旋动脉重铸至关重要。动物研究表明,妊娠中期,雌二醇水平的升高通过减少滋养细胞 VEGF 表达和特异性整合素受体来抑制和限制血管重铸(Bonagura,2012)。绒毛外滋养细胞表达整合素受体,识别细胞外基质蛋白胶原蛋白IV、层黏连蛋白、纤维连接蛋白。这些基质蛋白与整合素受体结合后,启动信号,促进滋养细胞迁移和分化。然而,随着妊娠进展,持续升高的雌二醇会降低 VEGF 和整合素受体的表达,抑制和调控子宫血管的转化程度。

螺旋动脉侵袭

人类胎盘发育最显著的特征之一是胎儿来源的滋养细胞对母体血管系统的广泛改造。这些改造发生在妊娠前半期,对子宫胎盘血流形成具有重要作用,也与一些病理状况有关,如子痫前期、胎儿生长受限、早产等。螺旋动脉重塑需要两类绒毛外滋养细胞,即能穿透螺旋动脉管腔的血管内滋养细胞和在血管周围的间质滋养细胞(图 5-8)。

间质滋养细胞是胎盘床的主要组成部分,这些细胞能穿过蜕膜和邻近的子宫肌层,在螺旋动脉周围聚集。尽管尚不够明确,但间质滋养细胞很可能还为血管内滋养细胞侵袭做准备。

血管内滋养细胞首先进入螺旋动脉腔内,最初形成细胞栓子。然后,通过细胞凋亡机制破坏血管内皮,入侵和改变血管间质。因此,纤维素取代血管平滑肌和结缔组织,之后螺旋动脉将再生内皮细胞。侵入的血管内滋养细胞沿血管腔延伸数厘米,直到接触动脉内的血流。此外,还需注意滋养细胞的侵袭只涉及蜕膜螺旋动脉而不涉及蜕膜静脉。

子宫胎盘血管的发育分两个阶段(Ramsey,1980)。第一阶段发生在受精后 12 周之前,螺旋动脉被滋养细胞侵入至蜕膜和子宫肌层间的边界。第二阶段发生在受精后 12~16 周,包括螺旋动脉子宫肌层段的侵袭。血管重铸是指将窄腔、肌性的螺旋动脉转化为扩张、低阻力的子宫胎盘血管。这些重要阶段的分子机制受细胞因子和信号通路的调控作用,其在子痫前期、胎儿生长受限发生中有重要作用(Pereira de Sousa,2017;Xie,2016;Zhang,2016)。

妊娠后 1 个月,母体血液从螺旋动脉中以喷泉状爆发的形式进入绒毛间隙。血液从母体血管内流出,直接进入并浸浴合体滋养细胞。

绒毛分支

虽然叶状绒毛膜的某些绒毛从绒毛膜板延伸到蜕膜作为锚定绒毛,但大部分绒毛都在绒毛间隙呈分支状,末端游离。随着妊娠进展,短粗的早期绒毛干逐渐分叉形成更精细的亚分支和越来越多的小绒毛(图 5-12)。每一个绒毛主干及其分支构成一个胎盘小叶或子叶。每个小叶都有一条绒毛膜动脉和一条静脉,所以小叶构成了胎盘结构的功能单位。

胎盘生长和成熟

妊娠早期,胎盘生长快于胎儿的生长。约孕 17 周时,胎盘和胎儿的重量大致相等。足月时,胎盘重量约为胎儿体重的 1/6。

第 6 章将详细讨论成熟胎盘及其变异形式。简而言之,从母体面看,稍凸起的区域称胎盘小叶,一个胎盘有 10~38 个小叶。在胎盘隔上有不同深度、从蜕膜向上延伸的凹槽将小叶不完全分开。整个妊娠期间,

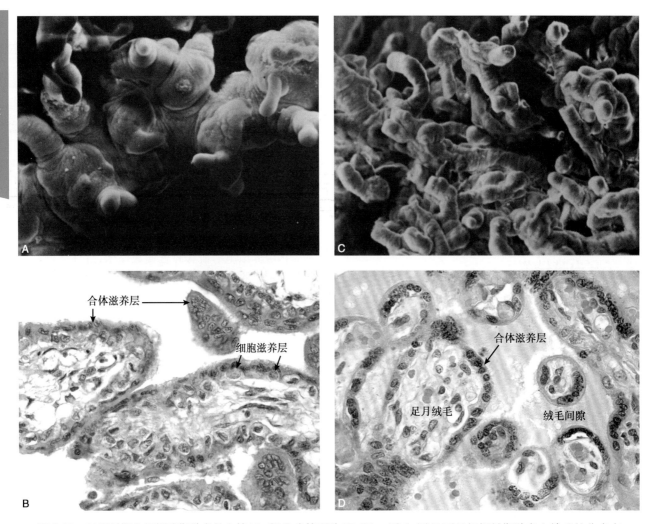

图 5-12　妊娠早期和妊娠晚期胎盘的电镜（A,C）和光镜照片（B,D）。图 A、图 B 可见妊娠早期胎盘上绒毛的分支有限。图 C、图 D 可见随着胎盘成熟，绒毛分支增多，绒毛毛细血管靠近每个绒毛表面
（资料来源：Dr. Kurt Benirschke. Electron micrographs reproduced with permission from King BF, Menton DN: Scanning electron microscopy of human placental villi from early and late in gestation. Am J Obstet Gynecol 122：824，1975.）

胎盘小叶的总数保持不变，单个小叶会持续生长，但妊娠最后一周并不活跃（Crawford，1959）。虽然肉眼可见的小叶通常被称为子叶，但并不准确。正确的理解是，小叶或子叶是每个主干绒毛的功能单位。

随着绒毛继续分叉，末端的分支越来越多、越来越小，细胞滋养层的体积和突出度逐渐减小。随着合体滋养层变薄，胎儿血管变得更突出，更靠近胎盘表面（图 5-10）。绒毛间质在妊娠过程中也有变化，妊娠早期分支的结缔组织细胞被大量疏松的细胞间质分开，随后，绒毛间质变得更加致密，细胞更加纤细和紧密。

间质的另一个变化是 Hofbauer 细胞即胎儿巨噬细胞的浸润。Hofbauer 细胞近似圆形，有囊泡、偏心细胞核、颗粒状或液泡状细胞质。整个妊娠期间，它们的数量和成熟度都在增长，并且是保护母胎界面的重要媒介（Johnson，2012）。这些巨噬细胞有吞噬作用，具有免疫抑制表型，可产生各种细胞因子，对滋养细胞的功能可进行旁分泌调节（Cervar，1999；Reyes，2017）。如第 64 章所述，研究表明寨卡病毒可感染 Hofbauer 细胞，将病毒传染给胎儿（Simoni，2017）。

伴随胎盘生长和成熟的一些组织学改变，改善了胎盘的转运和交换功能，以满足胎儿生长所需的新陈代谢需求。在这些变化中，更薄的合体滋养层，可以显著减少细胞滋养细胞数量，减少间质，增加毛细血管数量并使其更贴近合体滋养细胞。孕 16 周后，细胞滋养层表面的连续性消失，到足月时，绒毛结构减少为一层很薄的合体滋养层，该滋养层覆盖在含薄壁胎儿毛细血管的微小绒毛结缔组织上，以利于物质交换。

胎盘结构的一些变化如果是实质性的，包括滋养层或毛细血管基板增厚、某些胎儿血管闭塞、绒毛间质增加、绒毛表面纤维蛋白沉积，均会导致胎盘交换效率降低。

■ 胎盘循环

由于胎盘在功能上是胎儿毛细血管床与母体血液间的紧密联系,其大体解剖结构主要涉及血管关系。胎儿面被透明的羊膜覆盖,其下有绒毛膜血管。在通过胎盘的截面上可见到羊膜、绒毛膜、绒毛膜绒毛和绒毛间隙、(底)蜕膜板和子宫肌层(图5-13、图5-14)。

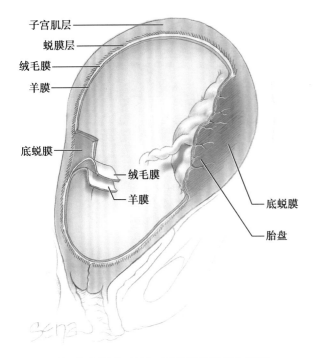

图5-13　妊娠子宫,显示正常位置的胎盘和胎膜

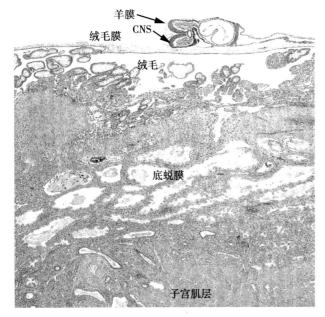

图5-14　早期植入囊胚的显微照片。滋养细胞侵入底蜕膜。CNS:中枢神经系统
（资料来源:Dr. Kurt Benirschke.）

胎儿循环

胎儿含氧较低的静脉血通过两根脐动脉流入胎盘。脐带与胎盘相连,当穿过绒毛膜板时,在羊膜下反复分支。在绒毛内血管继续分支,最终在终末绒毛分支中形成毛细血管网。含氧量高的血液通过脐静脉从胎盘输送给胎儿。

在绒毛膜板上沿着胎盘的胎儿面穿过的脐血管分支被称为胎盘表面或绒毛膜血管。这些血管对血管活性物质反应灵敏,但在解剖学、形态学、组织学和功能上都是独特的。绒毛膜动脉总是跨越绒毛膜静脉。通过以上关系,容易识别这些血管,但难以用组织学标准区分。

动脉干是通过绒毛膜板表面的穿透动脉分支。每个动脉干供应一个绒毛主干和一个胎盘子叶。当动脉穿透绒毛膜板时,血管内壁失去平滑肌,管径增加。随着动脉干和静脉干进一步分支,血管平滑肌逐渐萎缩消失。

在孕10周前,胎儿心动周期的末期,脐动脉内无舒张末期血流模式(Fisk,1988;Loquet,1988)。但孕10周后,舒张末期血流出现,并在整个正常妊娠期间维持。在临床上,利用多普勒超声对这些血流模式进行研究,可评估胎儿健康状况(第10章)。

母体循环

胎盘的血流机制是让血液离开母体循环,流入由合体滋养细胞内衬而不是内皮细胞内衬的无定形空间;并通过母体静脉回流,而不产生动静脉分流,从而使母体血液与绒毛的接触保持足够长的时间,以便充分物质交换。为此,母血通过基底板进入,并通过动脉压流向绒毛膜板,然后再向外侧扩散(图5-15)。在对绒毛膜绒毛外的微绒毛表面冲刷后,母体血液通过基底板上的静脉孔口回流,进入子宫静脉。可见,母体血液在胎盘中自由流动,无预先形成的通道。先前描述的滋养细胞侵入螺旋动脉形成低阻力血管,可容纳妊娠期间大量增加的子宫灌注。通常,螺旋动脉与子宫壁垂直,但静脉与子宫壁平行。在子宫收缩过程中,这种结构有助于静脉闭合,防止母体血液从绒毛间隙中流出。通过细胞滋养细胞侵袭,进入绒毛间隙的动脉开口数量逐渐减少。足月时,约120个螺旋动脉进入绒毛间隙的开口(Brosens,1963),其喷射出的血液浸浴邻近的绒毛(Borell,1958)。孕30周后,一个突出的静脉丛位于底蜕膜和子宫肌层之间,有助于分娩后胎盘剥离所需分离面的发育。

子宫收缩时,血液的流入和流出都受到限制。Bleker等(1975)在正常分娩过程中通过超声检查发现,在子宫收缩时,胎盘的长度、厚度和表面积都增加,认为

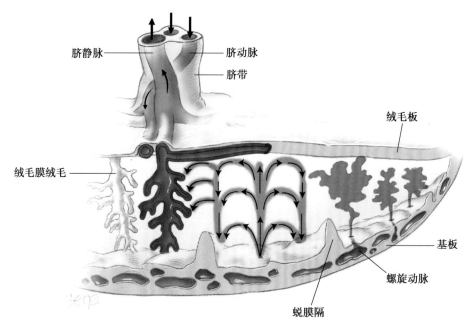

图 5-15 足月胎盘截面图,母血以漏斗状喷射的方式进绒毛间隙。当母体的血液在绒毛周围流动时,与胎儿血液发生交换。流动的动脉血将静脉血推入子宫内膜静脉,这些静脉分布在整个底蜕膜表面。脐动脉将低氧的胎儿血液输送到胎盘,脐静脉将含氧的血液输送回胎儿。胎盘小叶被胎盘隔(蜕膜隔)分开

是由于与动脉流入相比,静脉流出受限从而导致绒毛间隙扩张所致。因此,在子宫收缩过程中,尽管血流速度降低,但可供交换的血液容积仍很大。同样,通过多普勒测速显示:在子宫收缩过程中,螺旋动脉的舒张期血流速度降低。因此,调节绒毛间隙血流的主要因素包括动脉血压、宫腔内压、宫缩模式及对动脉壁起着特殊作用的某些因素。

■ 胎盘"屏障"中断

胎盘不能保持胎儿和母体循环的绝对完整性。可以举出许多母亲和胎儿细胞相互排斥的例子。红细胞 D 抗原同种异体免疫在临床上是最典型的例子(第 15 章)。大多数情况下胎儿细胞很小,但胎儿血很少进入母体循环。

胎儿细胞可以在妊娠期间移植到母亲体内,甚至几十年后都可以被识别。胎儿淋巴细胞、CD34 阳性间充质干细胞、内皮克隆形成细胞都存在于母血、骨髓或子宫血管中(Nguyen,2006;Piper,2007;Sipos,2013)。这种残留的干细胞被认为与自身免疫性疾病在女性发病率较男性高有关,被称为微嵌合体(Greer,2011;Stevens,2006)。如第 59 章所述,它们与淋巴细胞性甲状腺炎、硬皮病、系统性红斑狼疮的发病机制有关。

■ 母胎界面

同种半异体胎儿的生存依赖于胎儿滋养细胞与母

体蜕膜免疫细胞之间复杂的相互作用。母胎界面在免疫学上并不是惰性,相反,它是一个活跃的交流中枢,允许植入和适当的胎盘发育,并确保胎儿被免疫耐受保护。但也必须维持一个具有功能的免疫系统来保护母体。

滋养层的免疫原性

滋养细胞是唯一直接与母体组织和血液接触的胎儿来源细胞。胎儿合体滋养细胞合成和分泌多种因子,调节植入部位及母体细胞的免疫反应。

人类白细胞抗原(human leukocyte antigens,HLAs)是人类主要组织相容性复合体(major histocompatibility complex,MHC)(Hunt,1992)。有 17 种 HLA I 类基因,包括三种经典基因 HLA-A、HLA-B 和 HLA-C,编码主要的 I 类(I a 类)移植抗原。三种其他 I 类基因为 HLA-E、HLA-F、HLA-G,编码 I b 类 HLA 抗原。MHC I 类和 II 类抗原不在绒毛滋养细胞表达,在整个妊娠期都好像呈免疫惰性(Weetman,1999)。侵袭的绒毛外细胞滋养细胞表达 MHC I 类分子。因此,这些细胞能够避免移植排斥反应的原因是值得研究的重点。

Moffett-King(2002)认为,胚胎的正常植入依赖于滋养层对母体蜕膜和螺旋动脉的适当侵袭,这种侵袭必须达到能满足正常胎儿生长发育所需的程度,但也必须有一种机制来限制侵袭深度。该学者认为,dNK 细胞与在绒毛外细胞滋养层中独特表达的三种特殊类型 HLA I 类基因共同作用,允许并随后限制滋养细胞

侵袭。

绒毛外滋养细胞中Ⅰ类抗原的表达可由经典HLA-C和非经典HLA-E、HLA-G的Ⅰb类分子表达决定。HLA-G抗原仅在人类表达,局限在与母体组织直接接触的绒毛外细胞滋养细胞。体外受精的胚胎如果不能表达一种可溶性HLA-G亚型就不能植入(Fuzzi,2002)。因此,HLA-G可能对母体-胎儿抗原不匹配具有免疫耐受性(LeBouteiller,1999)。HLA-G被认为是通过调节dNK功能来保护绒毛外滋养细胞避免免疫排斥(Apps,2011;Rajagopalan,2012)。此外,Goldman-Wohl等(2000)证实,子痫前期患者绒毛外滋养细胞中HLA-G表达异常。

蜕膜免疫细胞

自然杀伤细胞是黄体中期子宫内膜和妊娠早期蜕膜中占主导地位的一群白细胞(Johnson,1999)。但足月时,蜕膜中的dNK细胞相对较少。在妊娠早期蜕膜中,dNK细胞定位于绒毛外滋养细胞附近,调节侵袭行为。这些dNK细胞具有独特表型,其特征是细胞表面CD56或神经细胞黏附分子的密度很高(Manaster,2008;Moffett-King,2002)。孕酮及由间质细胞分泌的IL-15和蜕膜泌乳素能促进dNK细胞的浸润(Dunn,2002;Gubbay,2002)。虽然dNK细胞具有细胞毒性,但对胎儿滋养细胞无毒性,由蜕膜巨噬细胞发出的分子信号可以阻止细胞毒性;特殊的HLA分子表达也可阻止dNK的杀伤作用。此外,dNK细胞的作用还包括限制滋养细胞的侵袭以保护母体。

在其他细胞类型中,蜕膜巨噬细胞不同于促炎的M1或抗炎的M2巨噬细胞。蜕膜巨噬细胞在高(CD11cHI)或低水平(CD11cLO)均表达补体受体CD11c。这些细胞调节适应性T细胞反应;调控dNK细胞分化、活化和细胞毒性;产生抗炎细胞因子如IL-10,以确保对胎儿耐受和抑制有害的免疫反应。

树突状细胞是T细胞的抗原递呈细胞,在子宫内膜容受性发育过程中起着重要作用。

母体T细胞作为适应性免疫反应的一部分,在遇到特异性抗原后,其数量会增加、功能会增强。这些细胞保留了在以后遇到相同抗原时的快速反应能力。特殊的Treg细胞持续存在,能防止异常的免疫反应。妊娠期间,母体Treg细胞的数量增加,这些细胞FOXP3+对胎儿有明确的特异性,具有免疫抑制作用,在母体对胎儿免疫耐受中起作用。

羊膜

足月时,羊膜是一种牢固而柔韧的膜。最内层的无血管胎膜与羊水相接,在人类妊娠中发挥极为重要的作用。胎膜的可拉伸强度几乎全部取决于羊膜,其张力和韧性对成功妊娠至关重要。胎膜早破是早产的主要原因(第42章)。

Bourne(1962)描述了羊膜共分成5层,其最内层被羊水浸泡,是不间断的单层立方上皮(图5-16)。立方上皮牢固地附着在一层清晰的基底膜上,后者主要是由间质胶原形成的无细胞致密层。致密层的外层有一排成纤维细胞样的间质细胞,足月时广泛分布。羊膜中也有少量胎儿巨噬细胞。羊膜层的最外层是相对无细胞的海绵区,与胎膜、平滑绒毛膜相连接。人类羊膜缺乏平滑肌细胞、神经、淋巴管及血管。

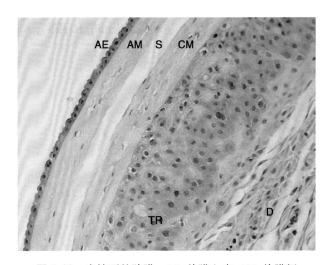

图5-16　光镜下的胎膜。AE,羊膜上皮;AM,羊膜间质;S,海绵区;CM,绒毛膜间质;TR,滋养层;D,蜕膜
(资料来源:Dr. Judith R. Head.)

■ 羊膜的发育

植入早期,胚胎细胞团和相邻滋养层细胞之间会形成一个腔隙(图5-9)。滋养细胞内表面排列的小细胞被称为羊膜原细胞,即羊膜上皮的前体。羊膜最早可在胚胎发育的第7天或第8天被识别。它最初是一个微小的囊泡,然后发展为一个小囊,被覆胚胎背部。随着羊膜增大,逐渐包绕正在生长的胚胎,胚胎随后陷入这个腔内(Benirschke,2012)。

羊膜囊的扩张最终使其接触到平滑绒毛膜的内表面。妊娠早期末,绒毛膜和羊膜的重合导致胚外体腔消失。羊膜和绒毛膜虽有轻微的黏附,但缺乏紧密连接,容易分开。羊膜覆盖在胎盘表面,与绒毛膜血管外膜表面接触。脐带羊膜覆盖脐带。在单绒毛膜双羊膜囊双胎胎盘中,融合的羊膜之间无中间组织。但在双绒毛膜双羊膜囊双胎胎盘的联合部分,羊膜被融合的平滑绒毛膜分开。

羊水充满羊膜囊。约在孕 34 周前,随着孕周增加,正常清亮的羊水体积逐渐增加,随后减小。至足月,羊水平均体积为 1 000mL,但在正常、尤其异常妊娠的情况下,羊水体积有很大差异。第 11 章将进一步讨论羊水的来源、成分、循环和功能。

■ 羊膜细胞的组织发生

羊膜上皮细胞来源于胚盘的胎儿外胚层,不是由滋养细胞分化而来。从胚胎学和功能学角度看,其来源是重要的考虑因素。例如,羊膜中表达的 *HLA I* 类基因更接近于胚胎细胞而非滋养细胞。

羊膜成纤维样间质细胞层可能来自胚外中胚层。人类胚胎发育早期,羊膜间质细胞紧挨羊膜上皮基底面。此时,羊膜表面为双细胞层,上皮细胞和间质细胞数量大致相等。在生长发育的同时,在两个细胞层之间出现间质胶原沉积,标志着羊膜致密层的形成,将羊膜细胞的两层分开。

随着羊膜囊的扩张,间质细胞的致密性逐渐降低,分布稀疏。妊娠早期,羊膜上皮细胞的复制速度明显快于间质细胞。足月时,这些细胞在胎儿羊膜面形成连续不间断上皮。相反,间质细胞分布广泛,与细胞外基质的细长纤维组成精细网格连接。

羊膜上皮细胞

羊膜上皮顶端表面充满高度发达的微绒毛,其结构反映了它作为羊水和羊膜之间主要转运部位的功能作用。羊膜上皮细胞代谢活跃,能合成组织抑制因子 MMP-1、前列腺素 E_2(prostaglandin E_2,PGE$_2$)和胎儿纤维连接蛋白(fetal fibronectin,fFN)等(Rowe,1997)。尽管上皮细胞产生 fFN,但新近的研究表明纤维连接蛋白在间质细胞中具有其他功能,包括促进 MMPs 合成,以分解高强度的胶原蛋白,增强前列腺素合成,从而促进子宫收缩(Mogami,2013)。在凝血酶或感染诱导的 fFN 释放引起的胎膜早破中,这些通路都出现上调(Chigusa,2016;Mogami,2014)。

上皮细胞可能对来自胎儿或母亲的信号作出反应,也可对各种内分泌或旁分泌调节因子作出反应。例如,催产素和垂体后叶加压素都可增加体外 PGE$_2$ 的生成(Moore,1988),也可在分娩启动中产生 IL-8 等细胞因子(Elliott,2001)。

羊膜上皮也合成血管活性肽,包括内皮素和甲状旁腺激素相关蛋白(Economos,1992;Germain,1992)。这些组织产生脑钠肽(brain natriuretic peptide,BNP)和促肾上腺皮质激素释放激素(corticotropin-releasing hormone,CRH)等肽类分子,能促进平滑肌松弛(Riley,1991;Warren,1995)。胎膜机械性拉伸可促进 BNP 产生,可能在维持子宫静息状态中发挥作用。表皮生长因子是 BNP 的负调控因子,在足月胎膜中上调,同时拮抗 BNP 维持的子宫静息状态(Carvajal,2013)。羊膜中产生的血管活性肽能够到达绒毛膜血管表面,因此,羊膜参与调节绒毛膜血管张力和血流。羊膜来源的血管活性肽在母体和胎儿组织的不同生理过程中均发挥作用,分泌后,这些生物活性物质进入羊水,可通过吞咽和吸入进入胎儿体内产生作用。

羊膜间质细胞

羊膜成纤维细胞层的间质细胞有很多其他主要功能。间质细胞可合成构成羊膜致密层的间质胶原蛋白(Casey,1996)。足月时,11β-羟基类固醇脱氢酶产生的皮质醇可以通过减少间质胶原蛋白来促进胎膜破裂(Mi,2017)。间质细胞还能合成包括 IL-6、IL-8 和 MCP-1 在内的细胞因子。在细菌内毒素和 IL-1 刺激下,细胞因子合成增多。羊膜间质细胞的这些功能对研究羊水中与分娩相关的炎症介质的积聚非常重要(Garcia-Velasco,1999)。最后,与上皮细胞相比,间质细胞是 PGE$_2$ 更大的来源,特别是在胎膜早破时(Mogami,2013;Whittle,2000)。

■ 张力

张力强度测试中,在羊膜破裂前,先是蜕膜破裂,然后是平滑绒毛膜发生破裂。事实上,这些膜都具有弹性,在妊娠期间可以延展到正常尺寸的 2 倍(Benirschke,2012)。羊膜的张力强度几乎仅存在于致密层,它由交叉连接的间质胶原蛋白 I、III 及少量间质胶原蛋白 V、VI 组成。

胶原蛋白是多数结缔组织的主要大分子。其中,胶原蛋白 I 是强张力组织中的主要间质胶原蛋白,如骨骼和肌腱。在其他组织中,胶原蛋白 III 被认为能保持组织的完整性、可延展性和张力强度。例如,在一些高度可延展性组织(羊膜囊、血管、膀胱、胆管、肠道和妊娠子宫壁),胶原蛋白 III 与胶原蛋白 I 的比率比非弹性组织大(Jeffrey,1991)。

羊膜的张力调节部分受胶原蛋白组装调控。该过程受纤维与包括核心糖聚蛋白和二聚糖在内的多聚糖蛋白相互作用的影响(第 21 章)。据报告,这些蛋白聚糖的减少会使胎膜功能紊乱(Horgan,2014;Wu,2014)。覆盖在子宫颈上的胎膜在基因表达和淋巴细胞激活方面发生局域性改变,从而引发炎症级联反应(Marcellin,2017)。这一变化可能会导致羊膜组织重塑和张力丧失(Moore,2009)。

■ 代谢功能

羊膜具有代谢活性,参与运输维持羊水动态平衡中的溶质和水,并产生一大批具有生物活性的化合物。急性和慢性的机械牵拉均可改变羊膜的基因表达(Carvajal,2013;Nemeth,2000),进而可能触发自分泌和旁分泌反应,产生 MMPs、IL-8 和胶原酶(Bryant-Green-wood,1998;Mogami,2013),这些因素会改变分娩过程中羊膜特征。

脐带

在妊娠早期,卵黄囊和由它发展来的脐囊很明显。最初,胚胎是羊膜和卵黄囊之间的扁平圆盘(图 5-9),随着神经管伸长,其背侧面比腹侧面生长得更快,因此,胚胎凸入羊膜囊中,卵黄囊的背侧部分则进入胚体形成肠道。尿囊从卵黄囊壁尾和后肠前壁突出至体蒂基底部。

随着妊娠进展,卵黄囊变得越来越小,它的干则相对变长。妊娠第 3 个月中期,扩张的羊膜使胚外体腔消失,与平滑绒毛膜融合,覆盖膨胀的胎盘和体蒂侧面。后者被称为脐带。关于对脐带及其潜在异常的更详细描述见第 6 章。

足月脐带通常有两条动脉和一条静脉(图 5-17)。胎儿发育早期,右侧脐静脉通常会消失,只留下原始的左侧脐静脉。

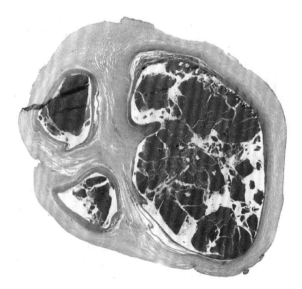

图 5-17 脐带横截面。大的脐静脉将含氧的血液输送到胎儿(右侧),左侧是两条较小的脐动脉将低氧血从胎儿输送到胎盘

(资料来源:Dr. Mandolin S. Ziadie.)

脐带从胎儿脐部一直延伸到胎盘的胎儿面,也就是绒毛膜板。血液从脐静脉流向胎儿,然后,通过两条阻力最小的路径进入胎儿体内。一条是静脉导管,可直接进入下腔静脉(图 7-9);另一条是由大量较小的开口组成的路径,进入肝循环。肝脏来源的血液通过肝静脉流入下腔静脉。静脉导管的阻力由括约肌控制,它位于脐隐窝处的导管起始部,并由迷走神经分支支配。

血液通过两条脐动脉离开胎儿。脐动脉是髂内动脉的前干分支,出生后闭塞,形成脐中韧带。

胎盘激素

在所有哺乳动物的生理学中,由人类滋养层产生的甾体激素和蛋白激素的数量和种类都比任何单一内分泌组织多。表 5-1 为非妊娠妇女和妊娠近足月妇女各种甾体激素的平均产生速度,可见伴随人类正常妊娠而产生的甾体激素变化很大。人类胎盘也合成大量蛋白和肽类激素(表 5-2)。另一个显著特点是,妊娠妇女成功适应了独特的内分泌环境,这一点将在本章讨论。

表 5-1 非妊娠妇女和近足月妊娠妇女甾体激素的产生速度 单位:mg/24h

甾体激素[a]	产生速度	
	非妊娠妇女	妊娠妇女
17β-雌二醇	0.1~0.6	15~20
雌三醇	0.02~0.1	50~150
孕酮	0.1~40	250~600
醛固酮	0.05~0.1	0.25~0.600
脱氧皮质酮	0.05~0.5	1~12
皮质醇	10~30	10~20

[a] 雌激素和孕酮由胎盘产生。醛固酮由母体肾上腺对血管紧张素 II 刺激的反应产生。脱氧皮质酮是由腺外组织中血浆孕酮的 21-羟化途径生成。妊娠期间皮质醇分泌量不增加,血液中的皮质醇水平升高是因为皮质醇结合球蛋白浓度增高而清除下降所致。

■ 人绒毛膜促性腺激素

生物合成

绒毛膜促性腺激素是一种具有类似于 LH 的生物活性糖蛋白,两者都通过相同的 LH-hCG 受体产生作用。hCG 的分子量为 36 000~40 000Da,其碳水化合物含量是所有人类激素中最高的,达 30%。碳水化合物的成分,尤其是末端唾液酸,可以保护分子不被分解。完整 hCG 的血浆半衰期为 36 小时,比 LH 的 2 小时长得多。hCG 分子由两个不同的亚基组成,分别为 α、β 亚基。二者间为非共价相连,在静电和疏水力共同作用下连接在一起。孤立的亚基不能结合 LH-hCG 受体,

表 5-2　人类胎盘产生的蛋白激素

激素	主要非胎盘表达组织	具有相似的结构或功能	功能
人绒毛膜促性腺激素（hCG）	—	LH,FSH,TSH	维持黄体功能；调节胎儿睾丸睾酮分泌；刺激母体甲状腺
胎盘催乳素（PL）	—	GH,催乳素	帮助母体适应胎儿能量需求
促肾上腺皮质激素（ACTH）	下丘脑	—	
促肾上腺皮质激素释放激素（CRH）	下丘脑	—	松弛平滑肌,启动分娩？促进胎儿和母体糖皮质激素产生
促性腺激素释放激素（GnRH）	下丘脑	—	调节滋养细胞生成 hCG
促甲状腺素（TRH）	下丘脑	—	不详
生长激素释放激素（GHRH）	下丘脑	—	不详
生长激素变异体（hGH-V）	—	脑垂体中未发现	可能介导妊娠期胰岛素抵抗
神经肽 Y	大脑	—	可能调节滋养细胞释放 CRH
甲状旁腺释放蛋白（PTH-rP）	—		可能调节钙和其他离子的转运；调节胎儿矿物质平衡
抑制素	卵巢/睾丸		可能抑制 FSH 介导的排卵；调节 hCG 合成
激活素	卵巢/睾丸		调节胎盘 GnRH 合成

GH,生长激素;FSH,卵泡刺激素;LH,黄体生成素;TSH,促甲状腺激素。

从而缺乏生物活性。

　　hCG 几乎只在胎盘中产生,在胎儿肾脏中仅有少量合成。其他胎儿组织会产生 β 亚基或完整的 hCG 分子（McGregor,1981,1983）。

　　HCG 在结构上与其他 3 种糖蛋白激素有关,包括 LH、FSH 和 TSH。这四种糖蛋白都有一个共同的 α 亚基,尽管它们的 β 亚基有一些相似之处,但是氨基酸序列明显不同。

　　hCG 的 α、β 链的合成调控是独立的。位于 6 号染色体上的一个基因编码 α 亚基,位于 19 号染色体上的 7 个基因编码 β-hCG-β-LH 家族亚基,其中 6 个基因编码 β-hCG,1 个基因编码 β-LH（Miller-Lindholm,1997）。这两个亚基都被合成为较大片段的前体,然后由肽链内切酶裂解。完整的 hCG 经组装后由胞吐分泌颗粒迅速释放（Morrish,1987）。母体血浆和尿液中有多种形式的 hCG,它们在生物活性和免疫活性方面有很大的差异。其中一些是酶的降解产物,另一些是在分子合成和加工过程中的修饰产物。

　　孕 5 周之前,hCG 在合体滋养层和细胞滋养层中都有表达（Maruo,1992）。在妊娠早期,当母体血清水平达到顶峰时,hCG 几乎只在合体滋养层中表达（Beck,1986；Kurman,1984）。此时,合体滋养层中的 α、β 亚基的 mRNA 浓度都明显高于足月（Hoshina,

1982）。当 hCG 被用来筛查异常胎儿时,这可能是一个重要的考虑因素。

　　在整个妊娠期间,循环中的游离 β 亚基水平低到无法检测。在某种程度上,这是其限速合成的结果。不与 β 亚基结合的游离 α 亚基在胎盘组织和母体血浆中都能检测到,直到孕 36 周,α 亚基的水平一直在稳定上升。此时,它们占激素总量的 30% ~ 50%（Cole,1997）。因此,α-hCG 的分泌量与胎盘质量相对应,而完整 hCG 分子的分泌量在孕 8~10 周最大。

血清和尿液中的浓度

　　排卵前月经中期 LH 明显上升后的 7~9 天内,在孕妇血浆中即可检测到完整的 hCG 分子。因此,hCG 可能是在囊胚植入时进入母血。在妊娠早期,hCG 的血浆水平以每两天增加 1 倍的速度上升（图 5-18）。同一天同一孕妇体内的 hCG 水平也有明显波动。

　　循环中 hCG 的各种异构体具有高度相关性,故商用试剂盒检验中常会出现交叉反应。在上百个可用检验中,血清 hCG 水平可能有很大不同。因此,必须强调临床在连续监测 hCG 水平时,使用相同试剂盒的重要性。末次月经后第 60~80 天,母体血浆的 hCG 峰值达 50 000~100 000mIU/mL。孕 10~12 周,血浆 hCG 水平开始下降,孕 16 周时达最低点,此后,一直保持在较低水平。

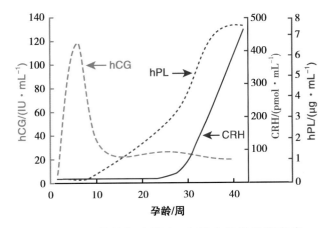

图 5-18　正常孕妇血清中,人绒毛膜促性腺激素(hCG)、人胎盘催乳素(hPL)和促肾上腺皮质激素释放激素(CRH)浓度随孕周变化的情况

hCG 在胎儿血液中的表现模式与母亲血液中相似,但胎儿血浆 hCG 水平仅为母体血浆中的 3%。妊娠早期,羊水 hCG 浓度与母体血浆中的浓度相似。随着妊娠进展,羊水 hCG 浓度下降,足月时约为母体血浆浓度的 20%。

母体尿液中含有与母体血浆中相同的各种 hCG 降解产物,主要是 hCG 降解的终产物,即 β-核心碎片。尿液中这一碎片的浓度与母体血浆中的浓度相同,约孕 10 周时达到峰值。重要的是,在大多数妊娠试剂盒中使用的 β 亚基抗体不仅与血浆中的主要形式(完整的 hCG)反应,也能与尿液中的主要形式(hCG 碎片)反应。

hCG 的调控

胎盘促性腺激素释放激素(gonadotropin-releasing hormone,GnRH)与 hCG 调节有关。GnRH 及其受体在细胞滋养层和合体滋养层表达(Wolfahrt,1998)。Gn-RH 提高了循环中 hCG 水平,体外培养的滋养细胞也对 GnRH 有反应,并可使 hCG 分泌增加(Iwashita,1993;Siler-Khodr,1981)。垂体 GnRH 的生成受抑制素和激活素调节。在体外培养的胎盘细胞中,激活素和抑制素分别刺激和抑制 GnRH、hCG 的产生(Petraglia,1989;Steele,1993)。

hCG 的肾脏清除占其代谢清除的 30%,其余 hCG 可能通过肝脏代谢来清除(Wehmann,1980)。对 α-亚基和 β-亚基的清除大约是完整 hCG 的 10~30 倍。在慢性肾脏疾病合并妊娠中,hCG 清除显著减少。

生物学功能

在黄体和胎儿睾丸中,hCG 与 LH-hCG 受体结合时需要两个亚基同时存在,LH-hCG 受体也存在于很多其他组织中,但对其作用知之甚少。

hCG 最著名的生物学功能是"拯救和维持黄体",也就是使黄体持续产生孕酮。但仅能部分解释 hCG 在妊娠期间的生理功能。例如,血浆 hCG 达到最高浓度发生在 hCG 停止刺激黄体产生孕酮时;尽管孕 6 周后 hCG 的产生还在持续增加,但孕酮合成已开始下降。

hCG 第二个作用是刺激胎儿睾丸分泌睾酮。在男性性分化关键期,hCG 从合体滋养层进入胎儿血浆。当 hCG 水平达到峰值时,睾酮水平最高。在胎儿体内 hCG 替代 LH,刺激 Leydig 细胞复制和睾酮合成,促进男性的性分化(第 3 章)。孕 110 天前,胎儿下丘脑垂体前叶尚未血管化,脑垂体的 LH 分泌很少时,hCG 替代 LH 的功能。当 hCG 水平下降时,脑垂体分泌 LH 保持对睾丸适度的刺激。

母体甲状腺也受到大量 hCG 的刺激。在某些患有妊娠滋养细胞疾病的妇女中可见到甲状腺功能亢进的生化和临床证据(第 20 章),一般认为,这是由肿瘤滋养层形成的绒毛促甲状腺素所致。但随后的研究表明,某些类型的 hCG 可与甲状腺细胞上的 TSH 受体结合(Hershman,1999)。而且,给正常男性使用外源性 hCG 时可增加甲状腺活动。妊娠早期,hCG 刺激甲状腺活动的个体差异性很大,低聚糖修饰后的 hCG 可能对甲状腺功能的刺激作用十分重要。例如,酸性异构体会刺激甲状腺活动,而一些碱性异构体则刺激碘摄取(Kraiem,1994;Tsuruta,1995;Yoshimura,1994)。最后,甲状腺细胞表达 LH-hCG 受体,表明 hCG 可通过 LH-hCG 受体和 TSH 受体刺激甲状腺活动(Tomer,1992)。

hCG 的其他功能包括促进黄体分泌松弛素(Duffy,1996)。子宫肌层和血管组织中也存在 LH-hCG 受体,故有人提出 hCG 可促进子宫血管舒张、子宫平滑肌松弛的假说(Kurtzman,2001)。绒毛膜促性腺激素还调节妊娠早期胎盘 dNK 细胞的扩增,以确保妊娠持续(Kane,2009)。

异常高水平或低水平

临床会发现很多母体血浆 hCG 水平较高的情况,例如,多胎妊娠、胎儿溶血性贫血相关性红细胞增多症、妊娠滋养细胞疾病。怀有唐氏综合征胎儿的孕妇体内 hCG 水平也相对较高,该现象已被用于对胎儿唐氏综合征进行产前生物化学筛查的试验(第 14 章)。hCG 高水平的原因尚不清楚,但可能与胎盘成熟度较低相关。各种恶性肿瘤也会产生 hCG,特别是滋养细胞肿瘤,会产生大量 hCG(第 9 章和第 20 章)。

血浆 hCG 水平相对较低的情况可见于早期妊娠流产、异位妊娠等(第 19 章)。在男性和非妊娠妇女的正常组织中 hCG 含量非常少,可能主要在垂体前叶。因此,在血液或尿液中检测到 hCG 一般提示妊娠(第 9 章)。

人胎盘催乳素

生物合成

这是一种单一的、非糖基化的多肽链,分子量22 279Da。人胎盘催乳素(human placental lactogen,hPL)和人生长激素(human growth hormone,hGH)的序列非常相似,具有96%的同源性。hPL在结构上还与人催乳素(human prolactin,hPRL)相似,有67%的氨基酸序列相同。由于这些相似性,它也被称为hPL或绒毛生长激素。目前hPL的名称使用的最多。

生长激素-胎盘催乳素基因簇中有5个基因,它们连锁定位于17号染色体上。hPL主要集中在合体滋养层,但与hCG相似,孕6周之前,细胞滋养层中也有hPL(Grumbach,1964;Maruo,1992)。受孕后5~10天内,胎盘中可发现hPL,并且孕3周时可在母体血清中检测到。在整个妊娠期间,合体滋养层中hPL mRNA水平保持相对稳定。这一发现支持hPL分泌量与胎盘质量成比例的观点。孕34~36周前,hPL水平稳步上升,近足月时,其生成量约1g/d,高于人类已知其他任何激素。母体血浆中hPL的半衰期为10~30分钟(Walker,1991)。妊娠后期,母体血清的hPL浓度达5~15μg/mL(图5-18)。

在胎儿血液、母亲或新生儿尿液中,hPL很少能被检测到。羊水hPL水平低于母体血浆。hPL主要分泌到母体循环中,只有少量到达脐血。因此,在妊娠期间hPL的作用被认为是通过母体而不是胎儿组织产生作用。尽管如此,人们仍然很关注hPL在胎儿生长中的作用。

代谢活动

hPL被认为在几个重要的代谢过程中产生作用。首先,hPL促进母体脂肪分解,使循环中游离脂肪酸增加,为母体新陈代谢和胎儿营养提供能量来源。体外研究表明,足月合体滋养层中,hPL抑制瘦素分泌(Coya,2005)。妊娠前半期,母体长时间饥饿会导致血浆hPL浓度升高。

其次,hPL协助母体适应胎儿能量需求。例如,可增加母体胰岛素抵抗以确保营养流向胎儿;促进蛋白质合成,并为胎儿提供现成的氨基酸来源。为拮抗过高的胰岛素抵抗、防止母体高血糖,母体胰岛素水平也升高。hPL和催乳素都通过催乳素受体促进母体β细胞的增殖以增加胰岛素的分泌(Georgia,2010)。在动物体内,催乳素和hPL上调血清素的合成,促进β细胞增殖(Kim,2010)。但血浆葡萄糖或胰岛素的短期变化对血浆hPL水平的影响相对较小。对合体滋养层的体外研究表明,胰岛素和胰岛素样生长因子-1促进hPL

合成,并受PGE$_2$和PGF$_{2\alpha}$的抑制(Bhaumick,1987;Genbacev,1977)。

最后,hPL是一种有效的血管生成素,在胎儿血管形成过程中起重要作用(Corbacho,2002)。

其他胎盘蛋白激素

胎盘合成肽类激素的能力很强,包括一些与下丘脑和垂体激素类似或相关的激素,与此不同的是,其中一些胎盘肽类/蛋白激素不受反馈抑制的调节。

下丘脑样释放激素

已知的下丘脑释放或抑制激素包括GnRH、CRH、促甲状腺素释放激素(thyrotropin-releasing hormone,TRH)、生长激素释放激素和生长抑素。在人的胎盘中都有一种类似的对应激素产生(Petraglia,1992;Siler-Khodr,1988)。

胎盘GnRH在妊娠早期表达最高(Siler-Khodr,1978,1988),而且它在细胞滋养层而不是合体滋养层中表达。通过对MMP-2和MMP-9的调节,胎盘来源的GnRH调节滋养层hCG产生和绒毛膜外滋养层的入侵(Peng,2016)。胎盘来源的GnRH也可能是孕妇GnRH水平升高的原因(Siler-Khodr,1984)。

CRH是CRH相关肽类家族中的一员,包括CRH和尿皮质激素(Dautzenberg,2002)。母体血清CRH水平从非妊娠期的5~10pmol/L增加到妊娠晚期的100mol/L,在最后5~6周内突然增加到近500pmol/L(图5-18)。尿皮质激素也由胎盘产生,并分泌到母体循环中,但其含量远低于CRH(Florio,2002)。分娩启动后,母体血浆CRH水平会进一步升高(Petraglia,1989,1990)。

现已明确,在胎盘、胎膜和蜕膜中合成的CRH具有生物学功能。CRH受体存在于包括胎盘在内的许多组织。滋养细胞、绒毛膜、羊膜和蜕膜表达CRH-R1、CRH-R2受体及其他几种受体的变异体(Florio,2000)。CRH和尿皮质激素具有自分泌-旁分泌作用,可促进滋养层分泌肾上腺皮质激素(adrenocorticotropic hormone,ACTH)(Petraglia,1999)。大量滋养层CRH可进入母体血液。

CRH的其他生物学作用包括诱导血管和子宫平滑肌松弛及免疫抑制。但有学者提出,近足月时,CRH水平升高可引起子宫肌层收缩,因此,CRH可能参与分娩启动(Wadhwa,1998)。一些证据表明,足月时,尿皮质激素-2出现表达,引起胎盘和子宫肌层中促炎标志物和前列腺素F受体增加(Voltolini,2015)。CRH处理后,胎盘、羊膜、平滑绒毛膜和蜕膜组织中前列腺素生成也增加(Jones,1989b)。这些结果都支持CRH在分娩启动中的潜在作用。

糖皮质激素作用于下丘脑抑制 CRH 释放,但在滋养层中,糖皮质激素刺激 CRH 基因表达(Jones,1989a;Robinson,1988)。因此,胎盘中很可能存在一种新的正反馈通路,胎盘 CRH 通过这条通路刺激胎盘 ACTH 产生,以促进胎儿和母体肾上腺皮质激素增加,随后刺激胎盘表达 CRH(Nicholson,2001;Riley,1991)。

目前对生长激素释放激素(growth hormone-releasing hormone,GHRH)的作用尚不清楚(Berry,1992)。胃促生长素是胎盘组织产生的另一种调节 hCH 分泌的激素(Horvath,2001)。在妊娠中期,滋养层胃促生长素的表达达到峰值,通过旁分泌作用调节分化过程,也可能是人类生长激素变异体产生的潜在调节因子,可见下文描述(Fuglsang,2005,Gualillo,2001)。

垂体样激素

ACTH、促脂解素和 β-内啡肽均为促阿片-黑素细胞皮质素原(pro-opiomelanocortin)的蛋白水解产物,可以从胎盘提取物中获得(Genazzani,1975;Odagiri,1979)。胎盘 ACTH 的生理作用尚不清楚,如前所述,胎盘 CRH 能刺激绒毛膜合成和释放 ACTH。

人类生长激素变异体(human growth hormone variant,hGH-V)在脑垂体中不表达,但在胎盘中表达。编码 hGH-V 的基因位于 17 号染色体上的 *hGH-hPL* 基因簇中。hGH-V 有时被称为胎盘生长激素,是一种含 191 个氨基酸的蛋白质,与 hGH 序列相比,有 15 个氨基酸位置与 hGH 序列不同。虽然 hGH-V 保留了与 hGH 相似的促进生长和抗脂肪生成作用,但是它与 hGH 相关的致糖尿病和催乳功能较弱(Vickers,2009)。胎盘 hGH-V 可能在合体滋养层中合成。孕 21~26 周时,母体血浆中可检测到 hGH-V;孕 36 周前,其浓度持续上升,此后一直保持相对稳定。母体血浆 hGH-V 和胰岛素样生长因子-1 的水平之间具有相关性。在体外,葡萄糖抑制滋养层分泌 hGH-V 的作用具有剂量依赖性(Patel,1995)。过度表达 hGH-V 的小鼠会出现严重胰岛素抵抗,表明 hGH-V 可能是介导妊娠期胰岛素抵抗的重要因素(Liao,2016)。

松弛素

松弛素在人类黄体、蜕膜和胎盘中均有表达(Bogic,1995),是由 105 个氨基酸前胶原蛋白分子合成的单一肽链,被分为 A、B 两个分子。松弛素在结构上类似于胰岛素、胰岛素样生长因子。三个松弛素基因中的 *H2*、*H3* 基因在黄体中转录(Bathgate,2002;Hudson,1983,1984),*H1* 和 *H2* 在蜕膜、胎盘、胎膜中表达(Hansell,1991)。

妊娠早期,随着黄体分泌,母体循环中的松弛素水平持续升高,其水平与 hCG 平行。松弛素及持续增多的孕酮共同作用于子宫肌层,使肌肉松弛,维持妊娠早期的子宫静息状态(第 21 章)。此外,胎盘和胎膜中松弛素、松弛素样因子通过自分泌-旁分泌作用,调节产后细胞外基质的重塑(Qin,1997a,b)。松弛素的另一个重要功能是增加肾小球滤过率(第 4 章)。

甲状旁腺激素相关蛋白

妊娠期,甲状旁腺激素相关蛋白(parathyroid hormone-related protein,PTH-rP)在母体循环中显著升高,但胎儿循环中却无这种变化(Bertelloni,1994;Saxe,1997)。现已明确,该激素有多种功能。几种正常成人组织中均有 PTH-rP 的合成,特别是在生殖器官中,例如,子宫肌层、子宫内膜、黄体和哺乳期乳腺组织。PTH-rP 不在正常成人的甲状旁腺中产生。胎盘来源的 PTH-rP 可能调节参与钙和其他溶质转运的基因表达,还有助于胎儿骨骼、羊水和胎儿血液循环中矿物质的动态平衡(Simmonds,2010)。

瘦素

这种激素通常由脂肪细胞分泌。作为抗肥胖激素,瘦素通过下丘脑受体减少食物摄入,还调节骨骼生长和免疫功能(Cock,2003;La Cava,2004)。在胎盘中,瘦素由细胞滋养细胞和合体滋养细胞合成(Henson,2002)。尽管有证据证明胎盘瘦素在胎盘氨基酸转运和胎儿生长中起关键调节作用,但目前还不清楚来源于母体脂肪组织和来自胎盘的瘦素有何不同(Rosario,2016a)。妊娠妇女的血清瘦素水平明显高于非妊娠妇女。胎儿瘦素水平与出生体重呈正相关,提示其可能在胎儿发育和生长中具有重要作用。研究表明,可用瘦素不足会对生长受限胎儿的代谢有不利影响(Nusken,2016)。

神经肽 Y

这种含有 36 个氨基酸的肽类分子在大脑中广泛分布,也存在于由交感神经支配的心血管系统、呼吸系统、胃肠道和泌尿生殖系统。神经肽 Y 定位于细胞滋养层,可以从胎盘中被分离(Petraglia,1989)。滋养层具有神经肽 Y 受体,用神经肽 Y 刺激这些受体会引起 CRH 释放(Robidoux,2000)。

抑制素和激活素

这些糖蛋白激素在男性和女性生殖器官组织中表达,属于转化生长因子-β 家族(Jones,2006)。抑制素是一种异源二聚体,由一个 α-亚基和两个不同的 β-亚基之一(βA 或 βB)组成,分别成为抑制素 A 或抑制素 B。激活素由两个 β-亚基组成。在胎盘中,有激活素、抑制素及其各自的受体表达。激活素和抑制素 A 均在细胞滋养层融合成合体滋养细胞过程中产生作用

（Debiève，2000；Jones，2006）。激活素还刺激胎盘激素如 hCG、hPL、孕酮和雌激素的产生（Luo，2002；Morrish，1991；Petraglia，1989；Song，1996）。抑制素 A 拮抗胎盘中的激活素以抑制 hCG 和甾体激素的产生（Petraglia，1989）。抑制素或激活素水平异常与胎盘疾病相关。例如，妊娠中期抑制素 A 水平的升高提示胎儿患有唐氏综合征。此外，妊娠早期低抑制素水平可能表明妊娠失败（Prakash，2005；Wallace，1996）。在子痫前期，循环中抑制素和激活素的水平明显升高（Bersinger，2003）。

■ 胎盘孕酮生成

孕 6~7 周后，卵巢中几乎无孕酮产生（Diczfalusy，1961）。孕 7~10 周手术切除黄体、甚至双侧卵巢切除术都不会降低尿中孕酮的主要代谢物孕二醇的排泄率。但在此之前，除非给予外源性孕激素，否则切除黄体将导致自发性流产（第 63 章）。约孕 8 周后，胎盘开始分泌孕激素，整个妊娠期母体血清孕激素水平逐渐升高（图 5-19）。足月时，在卵巢周期不同阶段，孕酮水

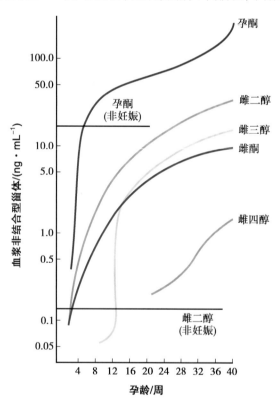

图 5-19　孕妇体内孕酮、雌二醇、雌酮、雌三醇和雌四醇的血浆浓度变化情况
（资料来源：The endocrinology of human pregnancy and fetoplacental neuroendocrine development. In Strauss JF，Barbieri RL（eds）Yen and Jaffe's Reproductive Endocrinology：Physiology，Pathophysiology，and Clinical Management，6th ed. Philadephia，Saunders，2009.）

平是非妊娠妇女的 10~5 000 倍。

正常单胎妊娠晚期时，每天约产生 250mg 孕酮；多胎妊娠中，则可超过 600mg/d。合成孕酮的原料来自胆固醇，经两步酶促反应后合成。首先，在线粒体中，胆固醇被转化为孕烯醇酮，这是由细胞色素 P450 胆固醇侧链裂解酶催化的反应。孕烯醇酮离开线粒体进入内质网中，再通过 3β-羟类固醇脱氢酶转化为孕酮。孕酮通过扩散作用被立即释放。

虽然胎盘能产生大量孕酮，但合体滋养细胞合成胆固醇的能力有限。利用放射性同位素标记的醋酸盐分子观察，发现胎盘组织合成胆固醇的速度很缓慢。胆固醇合成中的限速酶是 3-羟基-3-甲基戊二酰辅酶 A（3-hydroxy-3-methylglutaryl coenzyme A，HMG-CoA）还原酶。因此，胎盘必须依赖外源性即母体来源的胆固醇，才能合成足够孕酮。滋养层优先使用 LDL 胆固醇进行孕酮生物合成（Simpson，1979，1980）。这种机制与胎盘产生雌激素的机制不同，后者主要依赖胎儿肾上腺前体。

尽管胎儿健康状况与胎盘的雌激素生成有关，但胎盘孕酮并非如此。因此，在胎儿死亡后数周，包括蛋白激素（如 hCG 和孕酮等）生物合成在内的胎盘内分泌功能仍在持续。

孕妇孕酮代谢清除率与男性及非妊娠妇女相似。妊娠期间，5α-二氢孕酮的血浆浓度异常升高，是由于来自胎盘的孕酮和胎儿来源的前体物质都在合体滋养细胞中合成（Dombroski，1997）。因此，在妊娠期间，孕酮代谢产物与孕酮的浓度比不断升高，但其机制尚未完全清楚。孕酮还在孕妇和胎儿体内转化为强效的盐皮质激素脱氧皮质酮。在母体和胎儿中，脱氧皮质酮的浓度都明显升高（表 5-1）。妊娠期，除肾上腺外，脱氧皮质酮主要来源为循环中的孕酮（Casey，1982a，b）。

■ 胎盘雌激素生成

在妊娠后的前 2~4 周，hCG 水平升高维持母体黄体雌二醇的产生。孕第 7 周，母体卵巢孕酮和雌激素的产生均显著下降。此时，有一个黄体-胎盘过渡期。到第 7 周时，进入母体循环的雌激素超过一半在胎盘中产生（MacDonald，1965a；Siiteri，1963，1966）。随后，胎盘产生的雌激素不断增加。足月时，正常人类妊娠是一种高雌激素状态，并且合体滋养细胞产生的雌激素量至少是 1 000 个排卵女性的卵巢在 1 天内产生的量。这种高雌激素状态在胎盘娩出后突然终止。

生物合成

在人体滋养层，因为 CYP17A1 酶不在人体胎盘中表达，故胆固醇和孕酮都不能作为雌激素生物合成的

前体物质。这一重要的酶能够将孕酮的 17-OH 转移到雄烯二酮上,后者是 C_{19} 甾体化合物并且是雌激素的前体。因此,不能实现从 C_{21} 甾体化合物到 C_{19} 甾体化合物的转化。

然而,脱氢表雄酮(dehydroepiandrosterone,DHEA)和硫酸脱氢表雄酮(sulfate DHEA,DHEA-S)都是 C_{19} 甾体化合物,并且均可从母体和胎儿的肾上腺产生。这两种甾体化合物能够作为雌激素的前体物质(图 5-20)。Ryan(1959a)发现,胎盘将恰当的 C_{19} 甾体化合

物转为雌酮和雌二醇的能力很强。DHEA-S 转化为雌二醇需要胎盘合体滋养细胞表达的四种关键酶(Bonenfant,2000;Salido,1990)。首先,胎盘高表达甾体硫酸酯酶(steroid sulfatase,STS),将结合的 DHEA-S 转化为 DHEA。DHEA 通过 1 型 3β-羟基固醇脱氢酶(3β-hydroxysteroid dehydrogenase type 1,3βHSD)产生雄烯二酮。在细胞色素 P450 芳香化酶(cytochrome P450 aromatase,CYP19)作用下将雄烯二酮转化为雌酮,然后通过 1 型 17β-羟基固醇脱氢酶(17βHSD1)转化为雌二醇。

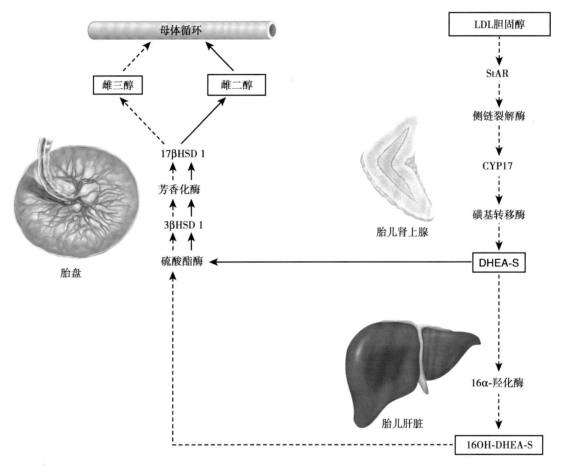

图 5-20 人类胎盘中雌激素生物合成示意图。硫酸脱氢表雄酮(DHEAS)由胎儿肾上腺大量分泌,在胎儿肝脏中转化为 16α-羟基硫酸脱氢表雄酮(16αOHDHEAS)。这些甾体化合物,DHEAS 和 16αOHDHEAS 在胎盘中转化为雌激素,即 17β 雌二醇和雌三醇。近足月时,一半 E_2 来自胎儿肾上腺 DHEAS,一半来自母体 DHEAS。另外,胎盘中 90%的雌三醇来自胎儿的 16αOHDHEAS,仅 10%来其他组织

DHEA-S 是妊娠期雌激素的主要前体(Baulieu,1963;Siiteri,1963)。然而,母体肾上腺产生的 DHEA-S 尚不到整个胎盘合成雌激素的一小部分。在数量上,胎儿肾上腺是人类妊娠期胎盘雌激素前体最重要的来源。因此,妊娠期间雌激素的产量反映了胎儿肾上腺、胎儿肝脏、胎盘和母体肾上腺之间独特的相互作用。

定向分泌

在合体滋养层生成的雌二醇和雌三醇,超过 90%

将进入母体血浆(Gurpide,1966)。至少 85%的胎盘孕酮进入母体血浆,母体孕酮几乎不通过胎盘进入胎儿(Gurpide,1972)。

这种新合成的甾体化合物进入母体循环的定向运动是血绒毛膜内皮胎盘的基本特征。在该系统中,由合体滋养层分泌的甾体化合物可以直接进入母体血液。离开合体滋养细胞的甾体化合物不能直接进入胎儿血液,它们必须先穿过细胞滋养层,然后进入绒毛间

质,再进入胎儿毛细血管。在这两个间隙中,甾体化合物都可以重新进入合胞体。这种血绒毛膜排列的最终结果是甾体化合物进入母体循环的数量实质上远远大于进入胎儿血液的数量。

胎儿肾上腺-胎盘相互作用

无论在形态、功能还是生理上,胎儿肾上腺都很特殊。足月时,胎儿肾上腺和成人一样重。超过85%的胎儿肾上腺由特有的胎儿带组成,具有很强的甾体化合物生物合成功能。近足月时,胎儿肾上腺产生的甾体化合物约100~200mg/d,而成人在休息状态下仅产生30~40mg/d。

出生第1年,这个特有的胎儿带即消失,不会在成人期出现。除ACTH外,胎儿肾上腺的生长也受胎盘分泌的各种因子影响。在整个妊娠期胎儿腺体持续生长,一旦胎儿、胎盘娩出,胎儿腺体立即退化。

■ 胎盘雌三醇合成

足月时,雌二醇是胎盘合成的主要雌激素产物。此外,在母体循环中,也有较多雌三醇和雌四醇,尤其在妊娠后期,其浓度持续增加(图5-19)。这些羟基化雌激素是胎盘利用胎儿肾上腺和胎儿肝脏共同作用形成的底物进行合成的,其中,胎儿肝脏高水平的16α-羟化酶主要作用于胎儿肾上腺衍生的甾体化合物。Ryan(1959b)、MacDonald和Siiteri(1965b)发现16α-羟化酶C_{19}甾体化合物,尤其16α-羟基脱氢表雄酮(16α-hydroxydehydroepiandrosterone,16αOHDHEA)在胎盘组织中转化为雌三醇。因此,妊娠期间,不成比例增加的雌三醇由胎盘合成,其前体主要来自血浆16αOHDHEA-S。近足月时,在正常人类妊娠中,90%胎盘雌三醇和雌四醇的前体物质均来源于胎儿。

母体雌三醇和雌四醇几乎均由胎儿甾体化合物的前体产生。因此,既往认为这些甾体激素水平被用作评估胎儿健康的指标。然而,该指标的低敏感度和特异度导致其最终被废弃。

■ 胎儿肾上腺甾体类的前体

胎儿肾上腺合成甾体化合物的前体是胆固醇。胎儿腺体甾体的生物合成率非常高,仅其生成量就相当于成人每日LDL胆固醇合成总量的1/4。胎儿肾上腺可利用醋酸盐合成胆固醇,所有参与胆固醇生物合成的酶都高于成人肾上腺(Rainey,2001)。因此,胎儿肾上腺组织中新生胆固醇合成率极高。即便如此,也不足以解释胎儿肾上腺产生的大量甾体化合物。因此,

胆固醇必须从胎儿循环中吸收,主要来自LDL(Carr,1980,1981b,1982;Simpson,1979)。

多数胎儿血浆胆固醇是在胎儿肝脏中新合成的(Carr,1984)。胎儿血浆中低水平的LDL不是胎儿LDL合成受损的结果,而是由于胎儿肾上腺快速利用LDL来合成甾体所致(Parker,1980,1983)。

■ 影响雌激素产生的胎儿情况

一些胎儿疾病会引起胎盘合成甾体化合物底物的变化,因此要特别强调胎儿发育和胎盘功能之间的相互依存关系。

胎儿死亡后,泌尿系统雌激素水平紧跟着显著下降。同样,在脐带结扎,胎儿和胎盘留在原位时,胎盘雌激素的产量也会明显下降(Cassmer,1959)。但如前所述,此时胎盘孕酮的产量维持不变。总之,在胎儿死亡后,胎盘雌激素前体的生物合成也就停止,但孕激素合成并未停止。

无脑儿的肾上腺呈明显萎缩状态,这是由于缺乏下丘脑-垂体功能,缺少了ACTH对肾上腺的刺激。由于没有肾上腺皮质胎儿区,缺乏可用的C_{19}甾体化合物前体,胎盘雌激素(尤其是雌三醇)的合成受到严重限制。事实上,怀有无脑儿孕妇的尿液雌激素水平仅为正常妊娠的10%(Frandsen,1961)。对于无脑儿,几乎所有的胎盘雌激素是利用母体血浆中DHEA-S进行合成的。

胎儿肾上腺皮质发育不全的发生率可能为1/12 500(McCabe,2001),在这些妊娠中,由于C_{19}前体缺乏,雌激素合成量很有限。

胎儿-胎盘硫酸酯酶缺乏症者的雌激素水平极低(France,1969),是由于硫酸酯酶缺乏会阻碍C_{19}甾体硫酸盐的水解,即胎盘利用循环中的激素前体进行雌激素生物合成的第一步酶促反应受阻。这种缺陷是一种X染色体连锁疾病,所有累及胎儿均为男性,发生概率约为1/5 000~1/2 000,并与过期妊娠有关。该缺陷也与男性将来发生鱼鳞病相关(Bradshaw,1986)。

胎儿-胎盘芳香酶缺乏是一种罕见的常染色体隐性遗传病,受累个体不能合成内源性雌激素(Grumbach,2011;Simpson,2000)。胎儿肾上腺的DHEA-S是在胎盘中转化为雄烯二酮,但当胎盘芳香化酶缺乏时,雄烯二酮不能转化为雌二醇。相反,在胎盘中DHEA产生的雄激素代谢产物,包括雄烯二酮和一些睾酮,被分泌到母体和/或胎儿循环中,可能导致母体和女胎男性化(Belgorosky,2009;Harada,1992;Shozu,1991)。

唐氏综合征(21三体)筛查发现异常的hCG、甲胎蛋白和其他化合物(第14章)。研究发现唐氏综合征

胎儿的母体血清中未结合雌三醇水平较低（Benn，2002），可能因此类胎儿肾上腺 C_{19} 甾体化合物形成不足。

胎儿成红细胞增多症在一些严重的胎儿 D 抗原同种异体免疫时，可导致母亲血浆雌激素升高，可能由胎盘肥大而重量增加所致，这种情况也见于胎儿溶血性贫血（第 15 章）。

■ 影响雌激素产生的母体情况

糖皮质激素治疗可导致胎盘雌激素合成明显减少。糖皮质激素抑制母体和胎儿垂体分泌 ACTH，减少母体和胎儿肾上腺分泌的胎盘雌激素前体 DHEA-S。

妊娠合并艾迪生病（Addison disease）时，孕妇也有较低的雌激素水平，主要是雌酮和雌二醇水平较低（Baulieu，1956）。胎儿肾上腺可以合成雌三醇，尤其在妊娠晚期极为重要。

母体有分泌雄激素的肿瘤可表现为胎盘雄激素水平升高。幸运的是，胎盘对 C_{19} 甾体化合物的芳香化作用极为高效。例如，Edman 等（1981）发现，几乎所有进入绒毛间隙的雄烯二酮都被合体滋养细胞摄入，并转化为雌二醇。这些 C_{19} 甾体化合物均不会进入胎儿体内。其次，如果母体有分泌雄激素肿瘤，女胎很少有男性化。胎盘可有效地将 C_{19} 甾体化合物芳香化（包括睾丸素），成为雌激素，从而防止通过胎盘。事实上，合并产生雄激素肿瘤孕妇的女胎男性化的案例也存在，是由于非芳香化 C_{19} 甾体激素由肿瘤产生，如 5α-双氢睾酮。另一种解释是，睾酮在妊娠早期产生的数量超过了当时胎盘芳香化酶的能力。

完全性葡萄胎和妊娠滋养细胞肿瘤中无胎儿，同时也缺乏胎儿肾上腺 C_{19} 甾体化合物的前体提供滋养细胞合成雌激素。因此，胎盘合成雌激素仅能利用母体血浆中的 C_{19} 甾体，且主要产生雌二醇（MacDonald，1964，1966）。

（郑明明 翻译 胡娅莉 审校）

参考文献

C05

第 6 章

胎盘异常

> 胎盘通常呈圆形或椭圆形,有时如紧邻宫颈内口,也可能呈马蹄形,并分布于宫颈内口周围。
>
> ——J. 惠特里奇·威廉姆斯(1903)

胎盘本身是一个神奇的器官。正如第 5 章所介绍,它是母胎之间互相交流所必不可少的界面。胎盘解剖、生理和分子结构目前仍然是产科学领域最值得关注的研究领域之一。

虽然普遍推荐产科医生常规检查胎盘,但并不强制要求行胎盘病理检查。何种特殊情况下值得进行详细检查仍存争论。例如,美国病理学家协会推荐在具有某些指征时应行胎盘病理检查(Langston,1997),但现有的研究数据尚不足以支持其所有推荐。但至少应在产房中检查胎盘和脐带,并基于临床和胎盘的发现以决定是否进行病理检查(Redline,2008;Roberts,2008)。表 6-1 是帕克兰医院行胎盘解剖及组织病理学检查的部分指征。

表 6-1 胎盘病理检查的部分指征[a]

母体指征
胎盘早剥
危及胎儿的孕期感染
抗 CDE 同种异体免疫反应
剖宫产术时行子宫切除术
羊水过少或羊水过多
围产期发热或感染
早产
过期产
严重创伤
可疑胎盘损伤
存在已知影响的系统性疾病
胎粪浓稠或呈黏液状
无法解释的晚孕期出血
无法解释的或反复发生的孕期并发症

胎儿和新生儿指征
生后需入住新生儿重症监护病房
出生体重≤第 10 百分位数或≥第 95 百分位数
胎儿贫血
胎儿或新生儿窘迫
新生儿惊厥
胎儿水肿
感染或败血症
严重畸形或核型异常
多胎妊娠
死胎或新生儿死亡
早孕期之后的双胎之一消失

胎盘指征
明显可见的缺损
脐带边缘附着或帆状胎盘
胎盘形状或大小明显异常
胎盘粘连
脐带长度<32cm 或>100cm
脐带病变

[a] 以上内容根据原文英文首字母顺序排列。

正常胎盘

足月妊娠胎盘一般重 470g，呈圆形或椭圆形，直径 22cm，中心厚度 2.5cm（Benirschke，2012），由胎盘、胎膜和含有三根血管的脐带组成。胎盘附着于子宫内膜的一面是蜕膜基底板，被蜕膜间隔分隔开，每一小部分称为一个胎盘子叶。胎盘胎儿面是绒毛膜板，脐带通常从中心处插入胎盘。脐血管从插入处分支并向四周分布，其分支穿过绒毛膜板，进入胎盘实质内的绒毛干。在此过程中，胎儿动脉几乎不可避免地要跨过静脉血管。绒毛膜板及其血管上覆一层羊膜，在产后检查胎盘时可轻易剥去。

美国超声医学学会（2013）建议在孕期超声检查时应记录胎盘位置及其与宫颈内口的关系。超声下可见胎盘组织回声一致，厚 2~4cm，附着于子宫内膜并突入羊膜腔。胎盘后方是一片低回声区域，将子宫内膜和蜕膜基底板分开，测量厚度一般小于 1~2cm。孕期超声检查应同时观察脐带，分别检查其在胎儿和胎盘的插入部位，并计数脐血管。

大多数胎盘病变可通过肉眼或超声检查确诊，但一些异常仍需组织病理学检查明确。由于相关的具体描述已超出本章范围，有兴趣的读者可参考 Benirschke 等（2012）、Fox 等（2007）和 Faye-Petersen 等（2006）的相关书籍。另外，妊娠滋养细胞疾病和胎盘粘连综合征将分别在第 20 章和第 41 章详述。

胎盘形状和大小

就变异而言，胎盘呈相互分离的几乎等大的圆盘的情况并不常见，此种称为双叶胎盘，也可称为分叶胎盘或两叶胎盘。脐带可插入两个胎盘叶之间或两胎盘间相连接的绒毛膜或胎膜中。由三个或更多相似大小的胎盘叶组成的胎盘称为多叶胎盘。一个或多个小的副叶胎盘位于距离主胎盘一段距离的胎膜内，称为副胎盘（图 6-1）。副胎盘的血管穿行于胎膜，如果这些血管位于宫颈上方，称为前置血管，当前置血管破裂时可造成非常危险的胎儿出血。副胎盘也可能在产后滞留于子宫内，造成产后子宫收缩乏力、产后出血或产后子宫内膜炎。

很罕见的情况下，胎盘的表面部分可能发生变异，如膜状胎盘。绒毛覆盖全部或几乎全部的子宫腔。与其相关的前置胎盘或胎盘粘连的存在，可能使大出血的风险增加（Greenberg，1991；Pereira，2013）。环状胎盘可能是膜状胎盘的变异，这种胎盘的胎盘组织呈一个完整的或部分的环形。这些异常胎盘与产前和产后

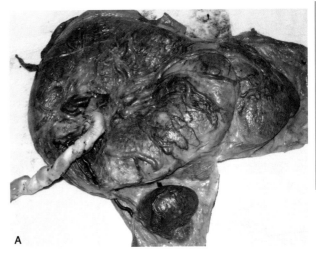

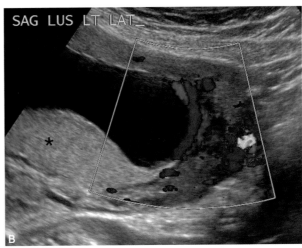

图 6-1　副胎盘。A. 从主胎盘中延伸出血管供应其旁边小的、圆形的副胎盘（资料来源：Dr. Jaya George）；B. 彩色多普勒超声示主胎盘位于子宫后壁（以星号标记），副胎盘绕过羊膜腔位于子宫前壁。胎膜内穿行的红蓝交叉管状结构为连接两部分胎盘的血管

出血及胎儿生长受限可能相关（Faye-Petersen，2006；Steemers，1995）。胎盘的中央部分缺失称为有孔胎盘，在某些情况下，胎盘上的确存在一个洞，但多数情况下仅仅是绒毛组织有缺陷，而绒毛膜板保持完整，该现象可能误导临床医生去寻找"残留"的胎盘小叶。

孕期正常胎盘每周增厚约 1mm。虽然常规的超声检查并不测量，但胎盘厚度通常不超过 40mm（Hoddick，1985）。胎盘厚度超过 40mm 定义为胎盘增厚，通常由明显的绒毛肿大造成，继发于孕妇糖尿病或重度贫血，或胎儿水肿、贫血，或梅毒、弓形虫、细小病毒和巨细胞病毒感染，此种情况下，胎盘呈均一性增厚。胎盘增厚的另一种罕见情况，如部分性葡萄胎，是肿大的绒毛与胎儿组织共同存在，且绒毛水肿，外观类似胎盘小囊肿（第 20 章）。胎盘囊肿也可见于胎盘间充质发育不良，绒毛干肿大形成囊泡，但不同于葡萄胎，其滋

养细胞增生并不活跃（Woo，2011）。

相较于绒毛肿大，胎盘肿大更常见的原因是血液或纤维素的沉积，可使胎盘组织表现为不均质回声，包括大量绒毛周纤维素沉积、绒毛间或绒毛膜下血栓形成，以及大的胎盘后血肿，详见本章后文讨论。

绒毛膜外胎盘

绒毛膜板发育时通常延展至胎盘的边缘，且与蜕膜基底板的直径一致。当绒毛膜板未延展至胎盘边缘时，绒毛膜板比基底板小，其间的胎盘称为绒毛膜外胎盘（图6-2），包括环缘胎盘和轮状胎盘。在环缘胎盘（circummarginate）的边缘，胎盘组织和上覆的菲薄羊膜之间存在陈旧出血和纤维素沉积。相反，轮状胎盘的绒毛膜边缘环绕一圈厚的、灰白色不透明的环状突起，由双层皱褶的绒毛膜和羊膜组成。超声下此双层褶皱表现为一条粗的线性带状回声，从胎盘的一侧边缘延伸至另一侧；在横截面上，它像两个"架子"，每个架子位于相对的胎盘边缘上方（图6-2），有助于将这个"架子"与羊膜带和羊膜片相鉴别，后两者将在本章后文讨论。

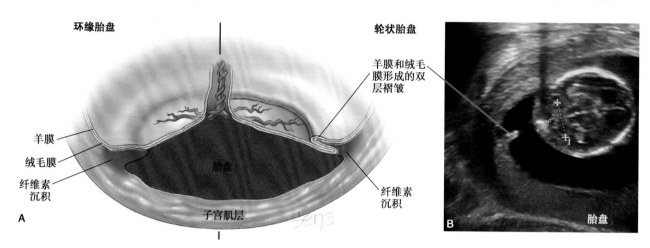

图6-2　A.绒毛膜外胎盘的两种形式：环缘胎盘（左）和轮状胎盘（右）。环缘胎盘仅覆盖一层羊膜。B.经腹超声灰度图像示轮状胎盘。双层皱褶的绒毛膜和羊膜形成一个宽的不透明圆环，并在胎盘胎儿面形成峰状突起

产后诊断轮状胎盘的小型观察性研究显示，轮状胎盘可能与产前出血、胎盘早剥、胎死宫内和早产的风险增加相关（Lademacher，1981；Suzuki，2008；Taniguchi，2014）。然而，在Shen等（2007a）的一项纳入17例患者的前瞻性超声调查研究发现，大部分轮状胎盘是暂时性的；持续性的轮状胎盘患者结局也是良性的。总之，孕期只有绒毛膜外胎盘而未合并其他并发症时，其临床结局通常无特殊性，且并不需要额外的监测。

胎盘循环障碍

胎盘灌注障碍从功能上可分为：①阻断母体血液流入胎盘或血流停滞其中；②阻断胎儿血流通过绒毛。这种病理变化在正常成熟的胎盘中也可见到。尽管这可能限制胎盘的最大血流量，但多数情况下胎盘的储备功能可避免损害的发生。有研究报告，在胎盘损失多达30%的绒毛时，对胎儿仍不会产生不良影响（Fox，2007）；但如损失进一步增加，则会限制胎儿的发育。

肉眼或超声通常可以发现影响胎盘灌注的病变，但小的病变只能经由病理组织学检查发现。一些病变，如绒毛膜下纤维素沉积、绒毛周纤维素沉积和绒毛间血栓，在超声下表现为胎盘内的透声点。需要强调，如无母胎并发症，独立的胎盘透声点仅被认为是偶然发现，并无临床意义。

■ 母体血流障碍

绒毛膜下纤维素沉积

绒毛膜下纤维素沉积由绒毛间隙中的母血流动缓慢造成。在靠近绒毛膜板的绒毛间隙中，血液淤滞明显，导致了纤维素的沉积。检查母胎界面可以发现绒毛膜下的病变通常呈白色或黄色，为邻近绒毛膜板的质硬、圆形、凸起的斑块。

绒毛周纤维素沉积

单个绒毛周围的母体血流淤滞也可造成纤维素的沉积，导致绒毛氧合不足，甚至合体滋养层细胞的坏死（图6-3）。胎盘截面的软组织内可见小的、黄白色的胎盘结节。在一定限度内，可认为这是正常胎盘老化的表现。

胎盘母体面梗死　这其实是绒毛周纤维素沉积的一种极端状态。胎盘基底板沉积了一层致密的纤维蛋

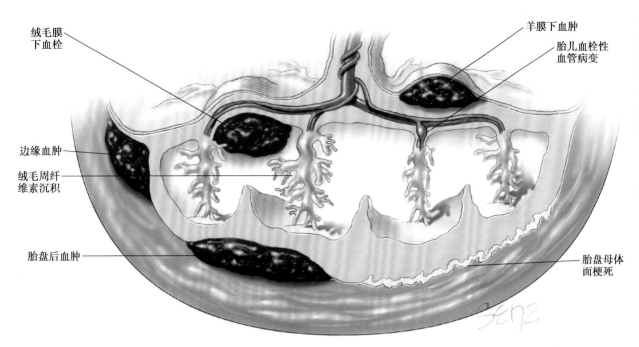

图 6-3　潜在的胎盘循环障碍部位
（资料来源：Faye-Petersen，2006.）

白类似物，被错误地称为梗死。其表面为厚实的、黄或白色的、坚固的皱褶，阻碍了母体血流流入绒毛间隙。特殊情况下，如果其蔓延范围超过基底板并包裹绒毛，使绒毛间隙完全消失，则称为块状绒毛周纤维素沉积。其发病机制不明，但可能与母体自身免疫或同种异体免疫反应相关（Faye-Petersen，2017；Romero，2013），还涉及抗磷脂抗体综合征和与子痫前期相关的血管生成因子（Sebire，2002，2003；Whitten，2013）。

此种病变并不一定能够被孕期超声发现，但它可能导致胎盘基底板的增厚；且可能与流产、胎儿生长受限、早产和死胎等不良妊娠结局相关（Andres，1990；Mandsager，1994）。这些不良结局在之后的妊娠中可能还会发生。

绒毛间血栓

绒毛断裂后母血与胎儿血的混合物凝集并沉积于绒毛间隙，形成血栓。肉眼可见病变呈圆形或椭圆形，较大者直径可达数厘米；其可发生于胎盘实质组织的任何部位，如近期形成则呈红色，陈旧血栓则呈黄白色。绒毛间隙血栓比较常见，通常与胎儿不良结局无关。由于母体循环与胎儿循环存在沟通的可能，大的血栓病变可能导致母血甲胎蛋白水平的升高（Salafia，1988）。

胎盘梗死

绒毛的氧供只来源于灌注于绒毛间隙的母体血液，任何减少或阻断胎盘血供的子宫胎盘疾病都可能导致单个绒毛的梗死。这种改变在成熟胎盘中比较常见，如绒毛梗死数量有限，可以认为是良性的；但如果数量较多，可能进展为胎盘功能障碍。如果这些病变紧密聚集于胎盘中心部位，且在胎盘其他部位随机分布，则可能与子痫前期或狼疮抗凝物相关。

血肿

如图 6-3 所示，母体-胎盘-胎儿单位可能形成几种血肿形式，包括：①胎盘后血肿，介于胎盘与其附着的蜕膜之间；②边缘血肿，在胎盘边缘的绒毛膜和蜕膜之间，临床也称绒毛膜下出血；③羊膜下血肿，血肿位于羊膜和绒毛膜之间，来源于胎儿血管；④绒毛膜下血栓形成，沿着绒毛间隙的顶部和绒毛膜板的下方形成。大范围的绒毛膜下血栓形成又被称为血肿性胎块。

随时间进展，血肿在出血后第 1 周超声表现为高至中等回声，1~2 周表现为低回声，2 周后表现为无回声。多数超声可见的绒毛膜下血肿都很小，并无临床意义。但大范围的胎盘后血肿、边缘血肿及绒毛膜下血肿与流产、死胎、胎盘早剥和早产的发生率增加相关（Ball，1996；Fung，2010；Madu，2006；Tuuli，2011）。从本质上讲，胎盘早剥就是一个大的、有临床意义的胎盘后血肿。

■ 胎儿血流障碍

胎儿血栓性血管病变

图 6-3 同样描绘了胎儿循环障碍所导致的胎盘病变。低氧合的胎儿血液从两条脐动脉流入绒毛膜板内的动脉，这些动脉逐级分支并通过胎盘表面，最终到达

绒毛干,故其内形成血栓会阻碍胎儿血流。在梗阻远端,受影响的绒毛将会失去功能。正常情况下成熟胎盘内可发现少量血栓;如果受影响的绒毛较多,如子痫前期患者的胎盘,可能存在胎儿宫内生长受限、死胎,或不稳定的胎心率模式(Chisholm,2015;Lepais,2014;Saleemuddin,2010)。

绒毛血管病变

胎盘绒毛膜血管病是指末端绒毛内毛细血管数量增加的病变,定义为在显微镜下观察 ≥10 个视野,10 倍镜下可见 ≥10 根绒毛内的毛细血管数 ≥10 条(Altshuler,1984)。临床上认为其病因可能是长期的低灌注或低氧状态(Stanek,2016);也有研究显示其与母体糖尿病相关(Ogino,2000)。胎盘绒毛膜血管瘤病是指绒毛干内毛细血管数量增加的病变,但其末端绒毛不受影响;其与胎儿生长受限和畸形可能相关(Bagby,2011)。除上述研究中所述的相关性外,胎盘绒毛膜血管病和胎盘绒毛膜血管瘤的临床意义仍不明确。胎盘绒毛膜血管瘤将在后文详述。

羊膜下血肿

上文提到,羊膜下血肿位于羊膜和绒毛膜之间。通常因第三产程时牵拉脐带,导致脐带胎盘入口附近的血管破裂造成急性羊膜下血肿。

妊娠期大的慢性羊膜下血肿可能导致胎母输血或胎儿生长受限(Deans,1998)。另外,血肿易与其他胎盘团块混淆,如胎盘绒毛膜血管瘤。大多数情况下,多普勒超声可发现血肿内无血流信号,并可以此与其他肿物相鉴别(Sepulveda,2000)。

胎盘钙化

钙盐可沉积在胎盘各处,但最常见的是沉积在母体面的基底板内。钙化随孕周增加而增加,且与吸烟和母体血清钙水平有关(Bedir Findik,2015;Klesges,1998;McKenna,2005)。超声下可见钙化呈高回声,超声根据钙化程度将胎盘分为 0~3 级(Grannum,1979):0 级胎盘无钙化,回声均一,绒毛膜板光滑、平坦;1 级胎盘回声基本均匀,绒毛膜板呈波浪形;2 级胎盘可见母体面基底板内的散在强回声,以及海湾形的绒毛膜板形成的大逗号形回声;3 级胎盘内可见从绒毛膜延伸至基底板的回声带,将胎盘分为数个胎盘小叶,基底板的密度也会增加。

上述分级标准并不能有效地预测近足月的胎儿结局(Hill,1983;McKenna,2005;Montan,1986)。但是两项小型研究发现孕 32 周前的 3 级胎盘可能与死胎和其他不良妊娠结局相关(Chen,2011,2015)。

胎盘肿瘤

■ 胎盘绒毛膜血管瘤

此种良性肿瘤的成分与绒毛膜绒毛的血管和间质相似,故又称为绒(毛)膜血管瘤,发生率约为 1%(Guschmann,2003)。部分病例中可发生经由肿瘤毛细血管的胎母输血,导致母体血清甲胎蛋白(maternal serum alphafetoprotein,MSAFP)的水平升高,并需要进一步超声评估检查。胎盘绒毛膜血管瘤典型的超声表现为邻近绒毛膜的圆形、边界清楚并突入羊膜腔的低回声病变(图 6-4)。

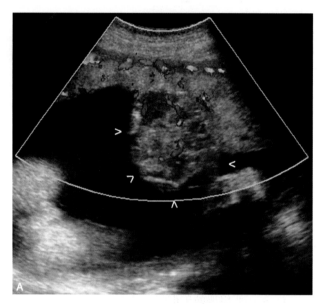

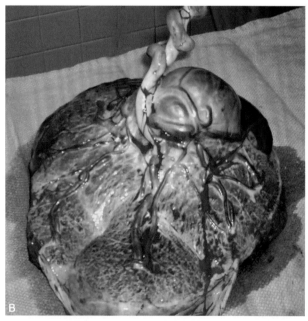

图 6-4 胎盘绒毛膜血管瘤。A. 彩色多普勒超声显示绒毛膜血管瘤及其内血流信号(白色箭头示肿瘤边界)。B. 肉眼观,绒毛膜血管瘤呈圆形,边界清楚,自胎盘的胎儿面向外凸起

彩色多普勒发现其血流增加可与其他胎盘肿块如血肿、部分性葡萄胎、畸胎瘤、转移瘤和平滑肌瘤相鉴别（Prapas，2000）。在非常罕见的情况下，有胎盘绒毛膜血管瘤并发胎盘绒毛膜血管癌的病例报告（Huang，2015）。

小的绒毛膜血管瘤通常无症状；大的肿瘤，尤其是大于 4cm 的肿瘤，可能造成严重的胎盘内动静脉分流，从而导致胎儿高输出量型心力衰竭、水肿，甚至胎儿死亡（Al Wattar，2014）；肿瘤血管内胎儿红细胞受挤压可导致溶血和微血管病性溶血性贫血（Bauer，1978）；其他并发症还包括羊水过多、早产和胎儿生长受限。罕见病例包括肿瘤血管破裂、出血和胎儿死亡（Batukan，2001）。另一种极端情况下，非常罕见的肿瘤梗死反而会逆转临床表现（Zalel，2002）。

针对胎盘及羊水量的灰度超声和彩色多普勒超声检查可用以鉴别上述肿瘤。MSAFP 水平和 Kleihauer-Betke 试验可用于确诊肿瘤相关的胎母输血。胎儿方面，可使用胎儿超声心动图评估胎儿心脏功能，并通过胎儿大脑中动脉多普勒检查血流速度以明确是否存在胎儿贫血。

干预肿瘤血供的胎儿宫内治疗可能能够逆转胎儿的心力衰竭状态。在专科围产中心，最常用的治疗方法是胎儿镜下激光消融肿瘤供血血管，并可获得有利于胎儿的结局（Hosseinzadeh，2015）。其他治疗方法包括胎儿输血以治疗重度胎儿贫血，抽取羊水以缓解羊水过多，以及使用地高辛治疗胎儿心力衰竭。

■ 肿瘤转移至胎盘

母体的恶性肿瘤极少转移至胎盘，可转移的恶性肿瘤以黑色素瘤、白血病、淋巴瘤和乳腺癌最常见（Al-Adnani，2007）。肿瘤细胞通常局限于绒毛间隙内，故母体的恶性肿瘤转移给胎儿的情况并不常见，其中最常见的是黑色素瘤（Alexander，2003）。

同理，胎儿恶性肿瘤转移至胎盘的情况也很罕见（Reif，2014）。能发生转移的肿瘤主要是胎儿神经外胚层肿瘤，且至今仅有一篇文献报告了一例肿瘤转移至母体子宫（Nath，1995）。

胎膜

■ 绒毛膜羊膜炎

正常的生殖道菌群可定植并感染胎膜、脐带，甚至胎儿。细菌通常在长时间的胎膜早破后或在产程中发生上行感染。感染源进入宫颈内口上方区域，引起绒毛膜和邻近蜕膜最初的感染。随后，进展至全层胎膜受累，称为绒毛膜羊膜炎。之后，病原体沿绒毛膜羊膜表面定植并传播，感染羊水。随后就会发生绒毛膜板和脐带的炎症，称为脐带炎（Kim，2015；Redline，2012）。

由多种微生物引起的镜下可见或隐匿性的绒毛膜羊膜炎更为常见，且通常作为很多无法解释的胎膜早破、早产或两者并存病例的可能病因（第 42 章）。肉眼可见的感染特点为云雾状胎膜，也可能有臭味，其取决于感染细菌的种类。

■ 其他胎膜异常

羊膜结节分布在覆盖胎盘的羊膜上，为大量小的、驼色的小结节。它们位于胎盘的胎儿面，可轻易被刮除，成分为胎儿鳞屑和纤维蛋白沉积物，被认为是持续性的、严重的羊水过少的一种表现（Adeniran，2007）。

胎膜可形成两种特殊的带状结构。一种是羊膜带序列征，作为一种解剖学阻断序列征，羊膜带可能会缠绕、压迫甚至截断胎儿部分。由羊膜带造成的常见不良结局包括肢体缺陷、颜面裂、脑膨出（Barzilay，2015；Guzmán-Huerta，2013）和脐带受损（Barros，2014；Heifetz，1984b）。胎儿脊柱或腹壁缺损，同时合并羊膜带时，需考虑到肢体-体壁综合征可能，见第 10 章详述。

临床上，超声通常首先发现的是羊膜带序列造成的后果，而非羊膜带本身。任何胎儿畸形都需要针对性的超声检查。如超声发现胎儿肢体缺陷、非典型部位的脑膨出、肢体水肿或位置畸形，则应仔细检查是否合并羊膜带。

治疗方案取决于畸形的程度。胎儿镜下激光切断羊膜带适用于经严格选择的产前病例（Javadian，2013；Mathis，2015）。

另一种胎膜异常称为羊膜片，是正常的胎膜覆盖在已存在的子宫粘连面所致。羊膜片对胎儿几乎无不良影响，但也有研究报告存在羊膜片时，胎膜早破和胎盘早剥的风险稍有增加（Korbin，1998；Nelson，2010；Tuuli，2012）。

脐带

■ 长度

分娩时大多数脐带长 40～70cm，少数脐带长度 <30cm 或>100cm。脐带长度受羊水量和胎儿活动度的影响（Miller，1982）。一些回顾性研究发现脐带过短与先天畸形和分娩时胎儿窘迫相关（Baergen，2001；Krakowiak，2004；Yamamoto，2016）。脐带过长与脐带结节、脐带脱垂和胎儿异常相关(Olaya-C,2015;Rayburn,1981)。

由于技术限制,产前无法测量脐带长度。有人尝试使用脐带直径作为胎儿结局的一个预测指标,认为较细的脐带与胎儿生长受限相关,而较粗的脐带与巨大儿相关(Proctor,2013)。尽管如此,脐带直径的临床意义并不明确(Barbieri,2008;Cromi,2007;Raio,1999b,2003)。

■ 脐带螺旋

脐带螺旋目前并不是标准的产前超声检查内容。脐带血管在脐带内按照左手螺旋的方向盘旋上升(Fletcher,1993;Lacro,1987)。每厘米脐带内完整的螺旋数量称为脐带螺旋指数(umbilical coiling index,UCI)(Strong,1994)。正常产前超声测量的UCI为0.4,相较而言,正常产后手测的UCI为0.2(Sebire,2007)。UCI<第10百分位数称为脐带低螺旋,UCI>第90百分位数称为脐带高螺旋。临床对脐带螺旋的意义还存在争论。一些大型非选择性队列研究认为UCI和不良新生儿结局间无明显关系(Jessop,2014;Pathak,2010);但另一些研究则发现脐带螺旋过多或过少与某些不良妊娠结局相关,主要包括产程中的胎心率异常、早产和胎儿生长受限(Chitra,2012;de Laat,2006;Predanic,2005;Rana,1995)。

■ 血管数量

计数脐血管条数是产前胎儿超声检查和分娩后立即检查的标准内容之一(图6-5)。胚胎最初有两条脐

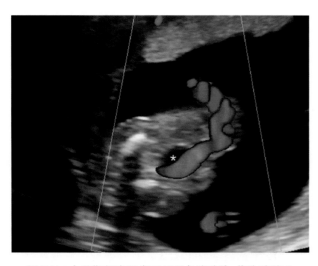

图6-5 中孕期超声通常可见两条脐动脉;作为膀胱上动脉的延续,可见两条脐动脉包绕胎儿膀胱(星标所示)。本图为彩色多普勒超声图像,可见红色的单脐动脉在进入脐带与蓝色的脐静脉伴行之前,走行于膀胱壁旁。在此下方,可见羊膜腔中漂浮的一段脐带的横截面,内含两条血管:红色的脐动脉与蓝色的脐静脉

静脉,早孕期右脐静脉萎缩,剩余一条脐静脉与两条厚壁脐动脉伴行。四血管脐带非常罕见,且通常与先天畸形相关(Puvabanditsin,2011),但如果仅为孤立发现,则预后良好(Avnet,2011)。

单脐动脉(single umbilical artery,SUA)是最常见的脐血管异常,在活产新生儿中的发生率是0.63%,在死亡围产儿中的发生率是1.92%,在双胎中的发生率是3%(Heifetz,1984a)。有严重畸形的胎儿通常合并SUA,因此如果发现SUA,则应考虑行针对性的畸形排除超声检查和胎儿超声心动图检查。最常见的是心血管系统畸形和泌尿生殖道畸形(Hua,2010;Murphy-Kaulbeck,2010)。在胎儿异常中,如果合并SUA,将大大增加非整倍体的风险,故推荐进行羊膜腔穿刺以明确诊断(Dagklis,2010;Lubusky,2007)。

如畸形排除超声检查未发现胎儿结构异常,仅SUA,在低危妊娠中并不增加胎儿非整倍体的风险。然而,一些研究(非所有研究)也发现孤立的SUA与胎儿生长受限和围产儿死亡相关(Chetty-John,2010;Gut-virtz,2016;Hua,2010;Murphy-Kaulbeck,2010;Voskamp,2013)。因此,虽然临床监测胎儿生长是合理的,但超声监测的价值尚不清楚。

脐动脉融合为一个血管腔的情况非常罕见。胚胎发育阶段两条脐动脉分离失败导致脐动脉融合,其共用血管腔可延伸至整条脐带;如果是部分性融合,则通常发生在脐带近胎盘端(Yamada,2005)。一项研究认为其与脐带边缘插入胎盘或帆状胎盘有关,但与胎儿先天畸形无关(Fujikura,2003)。

Hyrtl吻合见于大多数的胎盘,是邻近脐带胎盘插入部位的两条脐动脉间的吻合,可作为脐动脉间压力平衡系统(Gordon,2007),所以压力梯度和血流的重新分配增加了胎盘的灌注,尤其在子宫收缩和一条脐动脉受压时。SUA的胎儿缺乏这个安全瓣膜(Raio,1999a,2001)。

■ 脐带遗迹和脐带囊肿

胎儿生长发育期间有一些结构存在于脐带内,如果观察成熟脐带的横截面,仍能看到它们的遗迹。Jau-niaux等(1989)观察了1 000条脐带的横截面,在1/4的脐带中发现了卵黄囊、尿囊和胚胎血管的遗迹。它们与先天畸形或孕期并发症并无关联。

偶尔会在脐带的周围发现囊肿。根据其来源命名,真性囊肿是尿囊或卵黄囊的上皮细胞残余物,通常位于脐带胎盘插入部位周围。另一种更常见的假性囊肿来源于脐带胶质的变性退化,可发生于脐带的任何部位。这两者的超声表现很相似。早孕期发现的单个

脐带囊肿一般会完全消退,但多个脐带囊肿则预示着流产或非整倍体可能(Ghezzi,2003;Hannaford,2013)。早孕期后持续存在的囊肿与胎儿结构畸形和染色体异常相关(Bonilla,2010;Zangen,2010)。

■ 脐带附着部位

脐带通常从胎盘中央插入,也有可能发生变异,即偏心、边缘或帆状插入。偏心插入通常并不影响胎儿。边缘插入是一种常见的变异,也称为球拍状胎盘,即脐带附着于胎盘边缘。在一项基于人群的研究中,脐带边缘插入在单胎妊娠中的发生率为 6%,在双胎中为 11%(Ebbing,2013)。这种常见变异很少会引起异常,但它和帆状胎盘可能会在第三产程娩出胎盘时发生脐带被拉断(Ebbing,2015;Luo,2013)。单绒毛膜双羊膜

囊双胎中脐带边缘附着可能与双胎体重不同相关(Kent,2011)。

脐带帆状插入意味着脐带血管在到达胎盘边缘之前有一部分在胎膜中走行(图 6-6)。其发生率约为 1%,在双胎中为 6%(Ebbing,2013),且在前置胎盘的病例中更常见(Papinniemi,2007;Räisänen,2012)。产前有可能通过超声进行诊断,超声下可见帆状胎盘的脐血管在进入胎盘前沿子宫壁走行。这种脐血管很容易受压,从而导致胎儿低灌注和酸中毒。研究发现帆状胎盘与低阿普加评分、死胎、早产,以及小于胎龄儿的发生均相关(Ebbing,2017;Esakoff,2015;Heinonen,1996;Vahanian,2015)。另外,如果并发帆状胎盘,临床和超声监测胎儿生长是合理的(Vintzileos,2015)。

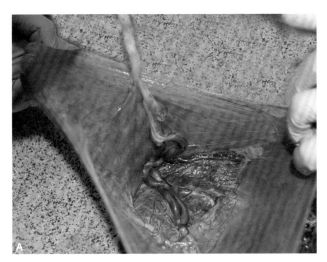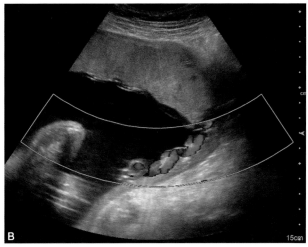

图 6-6 脐带的帆状附着。A. 脐带附着于胎膜,脐血管分支并走行于胎膜内直至到达胎盘。B. 彩色多普勒超声示脐血管似乎在子宫肌层表面走行,直至其到达胎盘边缘并插入胎盘(胎盘位于本图上方)

最后一种罕见的变异是脐带分叉插入,脐血管在进入胎盘前失去了脐带胶质的保护,仅被一层羊膜覆盖,易受压、缠绕和形成血栓。

前置血管

脐血管穿行于胎膜间且位于宫颈口上方,当宫颈扩张或胎膜破裂时,血管可能撕裂,导致胎儿快速失血;宫颈上方的血管还可能被胎先露压迫。幸运的是血管前置并不常见,发生率为(2～6)/10 000(Ruiter,2016;Sullivan,2017)。前置血管分为两型,1 型的前置血管是帆状胎盘脐血管的一部分,2 型的前置血管是双叶胎盘或副胎盘沟通两个胎盘叶的血管(Catanzarite,2001)。发生前置血管的危险因素包括体外授精妊娠和中孕期发生的前置胎盘,伴或不伴胎盘迁移(Baulies,2007;Schachter,2003)。

与产后诊断相比,产前诊断前置血管能够大大提

高围产儿存活率至 97%～100%(Oyelese,2004;Rebarber,2014;Swank,2016)。因此,尽管会漏诊,但最好在早期就能诊断前置血管。临床上检查者偶尔能触诊或直接看到覆盖于胎先露前胎膜中的胎儿血管。从中孕期的常规超声检查开始筛查前置血管,如发现可疑情况,加做经阴道超声检查可以发现脐血管附着于胎膜而非直接进入胎盘,且走行于宫颈内口的上方(图 6-7),血管的搏动波频率与胎心率一致。常规彩色多普勒超声检查胎盘的脐带附着部位能够增加前置血管的检出率,尤其对于前置胎盘或低置胎盘。一篇系统综述报告,前置血管的产前中位检出率是 93%(Ruiter,2015)。

一旦发现前置血管,后续的超声监测是合理的,因为 6%～17% 的病例最终会自行缓解(Rebarber,2015;Swank,2016)。卧床休息并不额外获益。可以根据临

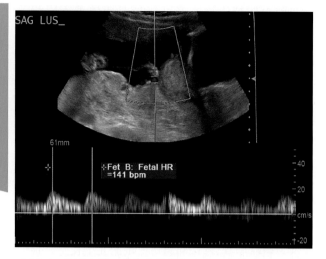

图6-7　前置血管。彩色多普勒超声发现在宫颈内口上方有一条脐血管（红色圆点）。本图下方显示该血管的多普勒波形为典型的脐动脉波形，搏动频率为141次/min

床指征预防性地在孕28~32周给予糖皮质激素促胎肺成熟，以防紧急早产发生时胎肺不成熟。可以考虑在孕30~34周时住院，以便进行监护，并紧急处理分娩、出血或胎膜早破等。虽然相关的数据支持比较有限，但对于有高危因素可能早产的孕妇，住院可能更为有利（Society for Maternal-Fetal Medicine，2015）。有研究报告在产前通过胎儿镜手术激光消融血管（Hosseinzadeh，2015；Johnston，2014）。但目前的临床实践仍然是尽早安排剖宫产术终止妊娠。Robinson 和 Grobman（2011）的一项决策分析推荐，在孕34~35周时行剖宫产术终止妊娠，以平衡前置血管产前出血和早产并发症的风险。母胎医学会（2015）认为在孕34~37周安排择期剖宫产术是合理的。

剖宫产术时，在切开子宫后需要快速娩出胎儿，以防前置血管被撕裂的风险，另外，不推荐延迟结扎脐带。

所有妊娠中，如发生不能解释的产前或产程中阴道出血，应考虑前置血管及前置血管撕裂的可能。在很多情况下，此种出血是快速且致命的，几乎不可能抢救新生儿。如出血较少，鉴别胎儿出血还是母体出血是可行的，并有多种检查方法，这些方法主要依赖于胎儿血红蛋白对碱性或酸性试剂的反应增强（Odunsi，1996；Oyelese，1999）。

■ 脐带结节、脐带狭窄和脐带缠绕

一些脐带的机械性异常可能阻碍脐带血流并影响胎儿。脐带真结的发生率约为1%，由胎儿活动所致，相关的危险因素包括羊水过多和糖尿病（Hershkovitz，2001；Räisänen，2013）。脐带结节在单羊膜囊双胎中很

常见也很危险，第45章将详述。单胎合并脐带真结时，死胎风险增加4~10倍（Airas，2002；Sørnes，2000）。

脐带结节可在产前超声检查中被偶然发现，超声下发现"绞索征"提示脐带结节可能（Ramony Cajal，2006），三维超声和彩色多普勒超声可增加诊断的准确性（Hasbun，2007）。对于合并脐带结节的病例，虽然最理想的胎儿监护手段尚不明确，但可以考虑脐动脉多普勒测速、无应激试验和主观的胎动监测（Rodriguez，2012；Scioscia，2011）。脐带结节胎儿产时胎心率发生异常的频率增加，但可以允许阴道分娩，也就是说，其剖宫产率并未增加，且脐血酸碱值通常是正常的（Airas，2002；Maher，1996）。

与此相反，所谓脐带假结是由局部冗余的脐带胶质和脐血管折叠造成的，并无临床意义。

脐带狭窄通常发生于胎儿脐带插入区域附近，表现为脐带直径局部变窄（Peng，2006）。典型的病理特征是在狭窄部分缺少脐带胶质及脐血管的狭窄甚至闭塞（Sun，1995）。大多数脐带狭窄的胎儿为死产（French，2005）。羊膜带造成的脐带狭窄很罕见。

脐带缠绕很常见，是脐带在胎儿活动时缠绕胎儿部分所形成。脐带缠绕于胎儿颈部称为脐带绕颈，很常见，且适宜阴道分娩。有研究报告，20%~34%的分娩合并脐带绕颈一圈，2.5%~5%为两圈，0.2%~0.5%为三圈（Kan，1957；Sørnes，1995；Spellacy，1966）。在产程中，20%有脐带绕颈的胎儿有中度到重度的心率变异减速，并且也更容易发生脐动脉血pH降低（Hankins，1987）。脐带绕身对胎儿也有相似的影响（Kobayashi，2015）。尽管脐带绕颈的发生率很高，但其并不增加不良妊娠结局的风险（Henry，2013；Sheiner，2006）。

脐带先露是指分娩时的胎先露部分是脐带。脐带先露的情况很少见，常与胎儿先露异常有关（Kinugasa，2007）。部分病例中脐带先露经由超声和彩色多普勒检查发现（Ezra，2003）。分娩时可能并发显性和隐形脐带脱垂，故一旦发现，通常建议行剖宫产术终止妊娠。

■ 脐血管异常

脐带血肿很罕见，通常是脐血管，尤其是脐静脉破裂后血液积聚在脐带胶质内形成。脐带血肿与脐带长度异常、脐血管动脉瘤、外伤、脐带缠绕、脐静脉穿刺和脐带炎相关（Gualandri，2008）。虽然大多数脐带血肿在产后发现，但产前超声也可发现，表现为脐带内低回声且无血流的肿块（Chou，2003）。其后果包括死胎和产时的胎心率异常（Abraham，2015；Barbati，2009；

Sepulveda,2005；Towers,2009）。

宫内脐血管血栓形成非常罕见,且很难在产前诊断。脐血管血栓中约 70% 为静脉血栓,20% 为静脉和动脉血栓,10% 为动脉血栓(Heifetz,1988)。它们均与死胎、胎儿生长受限和产时胎儿窘迫密切相关(Minakami,2001；Sato,2006；Shilling,2014)。如果产前超声发现低回声且无血流的脐带内肿物,有病例报告的数据支持如胎儿可活,则提前分娩(Kanenishi,2013)。

脐静脉曲张可发生于羊膜腔内的脐带部分或胎儿腹内的脐带部分。超声和彩色多普勒检查下,很少有羊膜腔内的脐静脉曲张表现为静脉的囊性扩张。其并发症包括压迫伴行脐动脉、血管破裂或形成血栓。脐静脉曲张未合并上述并发症时,White 等(1994)推荐密切胎儿监护,一旦确认胎儿成熟,则终止妊娠。但是至今为止,相关的数据很有限,且均来源于病例报告。

脐动脉动脉瘤是由血管壁先天薄弱且缺乏脐带胶质的支持而形成的。多数动脉瘤形成于脐带胎盘入口处或其周围,这些部位缺乏脐带胶质的支撑。脐动脉

动脉瘤与单脐动脉、18 三体、羊水量异常、胎儿生长受限和死胎相关(Hill,2010；Vyas,2016)。从理论上讲,动脉瘤压迫脐静脉可能导致胎儿窘迫甚至死亡。动脉瘤在超声下可表现为具有高回声边缘的囊肿,彩色多普勒和频谱多普勒检查可见动脉瘤内为低速血流或非搏动性的湍流(Olog,2011；Sepulveda,2003；Shen,2007b)。对于脐动脉动脉瘤胎儿,处理包括胎儿核型检查、产前胎儿监护和尽早终止妊娠以预防死胎(Doehrman,2014)。

（王佩　翻译　刘俊涛　审校）

参考文献

第 7 章

胚胎形成与胎儿发育

> 近年来我们对胎儿生理学的认识提高了很多,但是相对于对成人生理学的认知程度,我们对胎儿的很多方面还是知之甚少。
>
> ——J. 惠特里奇·威廉姆斯(1903)

自从威廉姆斯在 1903 年发表这段论述之后,人们对于胎儿的器官形成和生理学的认识得到了大幅度的提升。当代产科研究包括胎儿生理学、胎儿病理生理学、胎儿发育及环境对胎儿的影响。一个重要的结果是胎儿的地位在很大程度上得到了提升,胎儿被看作病人。产科医生需要像照顾孕妇一样,给予胎儿无微不至的照护。在第 25 版中,正如第五篇都是关于胎儿的内容,实际上,几乎产科的所有因素都会影响胎儿的发育。

孕龄

有几个术语可以确定妊娠时间,从而确定胎龄(图 7-1)。孕龄或月经龄是指自末次月经第一日(last menstrual period,LMP)算起的时间,实际上先于受孕时间。LMP 通常在排卵和受精前 2 周左右,胚泡植入前约 3 周;传统上一直使用这种计算方法是因为大多数孕妇知道她们的最后一次月经时间。胚胎学家描述胚胎的

发育是按排卵龄计算的,或表述为排卵后几天或几周。另一个术语是受孕龄,它与排卵龄几乎相同。

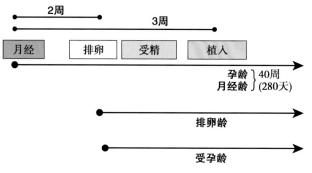

图 7-1　用来描述孕期的术语

临床上惯用月经龄计算孕龄。从末次月经的第一天到胎儿出生平均相隔约 280 天,或 40 周,相当于 9 个月加 1/3 月。但是女性月经周期的个体差异使得这种计算方法存在不准确性,随着孕早期超声的广泛使用,人们可以确定更为准确的孕龄(Duryea,2015)。这种改变基于早期超声测量的准确性。因此,美国妇产科医师学会(ACOG)、美国超声医学研究所和母胎医学会(Reddy,2014)共同推荐以下内容:

1. 孕早期超声检查是确定或核实孕龄的最准确方法。

2. 通过辅助生殖技术实现的妊娠中,仍依据胚胎移植的时间计算孕龄。

3. 如果可以的话,比较 LMP 计算得到的孕龄和孕早期超声检查得到的孕龄,与孕妇及家属讨论,并记录预产期(estimated date of confinement,EDC)。

4. 分娩时核实预产期后的分娩孕龄需要记录在出生证明上。

用妊娠早期的顶臀长(crown-rump length,CRL)判断孕周,精确程度大约相差±(5~7)天。所以,在妊娠

前 9 周,如果超声测量值与月经龄相差超过 5 天,应使用 CRL 推算的预产期;在孕早期的后半程(译者注:孕 9~13⁺⁶ 周),如果超声测量与月经龄相差超过 7 天,应使用 CRL 值。

■ Naegele 计算法

根据 LMP 快速估算预产期的方法是:末次月经第一天加 7,月份减 3。例如,最后一次月经的第一天是 10 月 5 日,则预产期为减 3(月)加 7(天),即次年的 7 月 12 日,这称为 Naegele 计算法。妊娠期可以分为 3 个阶段:早期妊娠、中期妊娠、晚期妊娠。每个阶段大约 14 周,这 3 个阶段是重要的产科分界线。

除了使用 Naegele 计算法或妊娠"转盘"估计 EDC 之外,电子计算软件和智能手机应用程序也可以提供推算的 EDC 和孕龄。例如,ACOG(2016 年)开发了一种计算器应用程序,其中包含超声检查标准和 LMP 或胚胎植入日期。此内容将在第 10 章详细讨论。

胚胎发育

胚胎发育的复杂性几乎超出了我们的理解范围。图 7-2 显示了胎儿各器官系统的发育顺序,而关于器官发育的一些新知识也在持续更新。例如,成像技术有助于揭示基因调控和组织相互作用对最终三维器官形态的影响(Anderson,2016;Mohun,2011)。还有其他文献描述了与心脏发育有关的基因序列的激活。

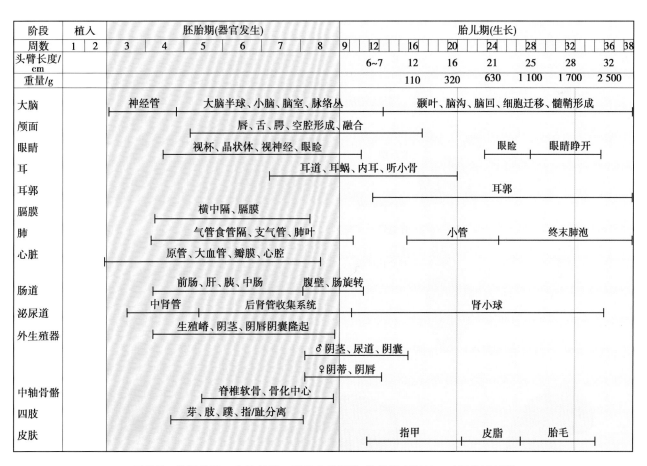

图 7-2　根据最后一次月经第一天确定的胚胎-胎儿发育年龄。时间为近似值

■ 受精卵和胚泡发育

在排卵和受精后的前 2 周,受精卵或前胚胎发育到胚泡阶段,胚泡在受精后 6~7 天开始植入。胚泡有 58 个细胞,其中 5 个细胞分化为内细胞团(形成胎体的细胞),其余 53 个细胞形成胎盘滋养细胞。具体的植入和胚泡及胎盘的早期发育过程在第 5 章已有详细描述。

■ 胚胎期

胚胎是指在排卵和受精后的第 3 周开始时的胚体。原始绒毛膜绒毛的形成,相当于预期的下次月经来潮的时间。胚胎期起始于 LMP 后第 3 周,一直持续到第 8 周,共持续 6 周,这期间器官开始形成、发育。

胚盘得到了很好的发育,检测人绒毛膜促性腺激素(hCG)的妊娠试验此时多显示阳性。如图 7-3 所示,体蒂已开始分化。绒毛间隙含有母体血液,绒毛内可见形成血管的绒毛中胚层。

在第 3 周时,胎儿绒毛血管出现。胚胎在第 4 周时,已形成心血管系统(图 7-4),并从而建立包括胚胎内,以及胚胎和绒毛之间真正的血液循环,原始心脏开始分隔。同样在第 4 周,神经板形成,随后折叠成神经

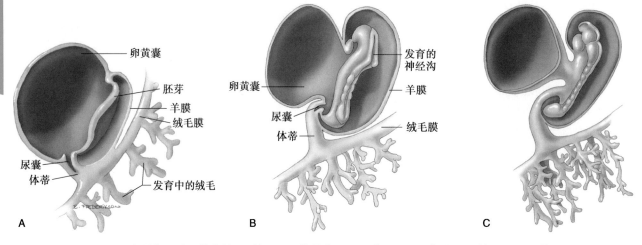

图 7-3　人类早期胚胎。排卵龄:A. 第 19 天(体节前胚);B. 第 21 天(7 体节);C. 第 22 天(17 体节)
(资料来源:Carnegie Institute.)

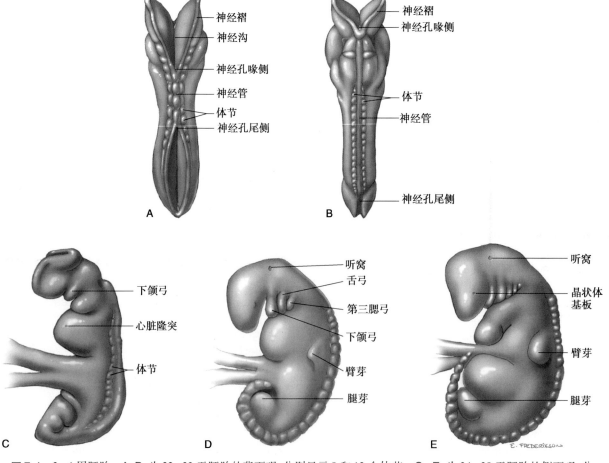

图 7-4　3~4 周胚胎。A、B. 为 22~23 天胚胎的背面观,分别显示 8 和 12 个体节。C~E. 为 24~28 天胚胎的侧面观,分别显示 16 个、27 个、33 个体节
(资料来源:Moore KL:The Developing Human:Clinically Oriented Embryology,4th ed. Philadelphia,Saunders,1988.)

管。到第 5 周末，绒毛膜囊的直径约 1cm，此时胚胎长度约 3mm，且可被超声检测到，肢芽已经形成，羊膜开始包裹体蒂，此后形成脐带。第 6 周末，胚胎长度约 9mm，神经管已经闭合（图 7-5），心脏运动几乎都能被超声检测到（图 7-6）。神经管的颅端在 LMP 后第 38

天闭合，尾端在第 40 天闭合，即神经管在第 6 周末完全闭合。在第 8 周末，胎儿顶臀长约为 22mm，手指和脚趾已经出现，手臂在肘部弯曲。上唇已形成，外耳在头两侧形成发育完整的隆凸。来自多维人类胚胎项目的关于人类胚胎的三维图像和视频可登录其网站。

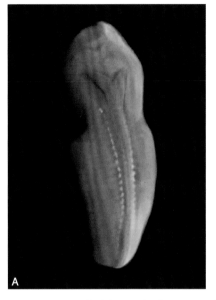 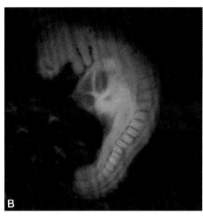 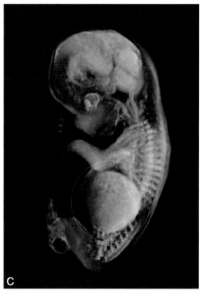

图 7-5　胚胎照片。A. 胚胎 24～26 天的背侧视图，与图 7-4C 相对应。B. 胚胎 28 天的侧视图，与图 7-4D 相对应。C. 胚胎 56 天的侧面图，标志着胚胎期的结束和胎儿期的开始。肝脏在白色的光环内

（资料来源：Werth B，Tsiaras A：From Conception to Birth：A Life Unfolds. New York，Doubleday，2002. ）

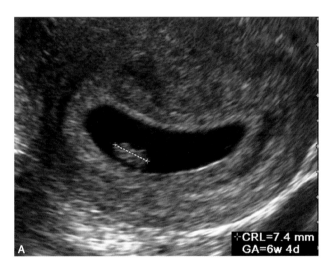 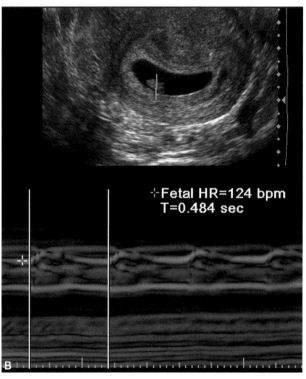

图 7-6　A. 该妊娠 6+4 周胚胎的图像描绘了顶臀长的测量，在该孕龄时，顶臀长为 7.4mm。B. 即使在妊娠早期，M 模式成像也很容易显示胎儿心脏的运动。该图像中的胎心率为 124 次/min

胎儿发育和生理学

■ 胎儿期

胚胎期向胎儿期的转变发生在受精后第 7 周,相当于末次月经后的第 9 周。此时,胎儿长度约 24mm,大多数器官已经发育完全,胎儿开始进入一个生长和成熟的阶段。图 7-2 概括了这些阶段。

妊娠 12 周

子宫通常只能在耻骨联合上方触及。胎儿生长是迅速的,其顶臀长约为 5~6cm(图 7-7)。在大多数胎儿中骨骼的骨化中心已出现,手指和脚趾已开始分化。皮肤和指甲也已发育,出现散在的头发的痕迹。外生殖器开始呈现出男性或女性性别的不同迹象。胎儿开始出现自发的运动。

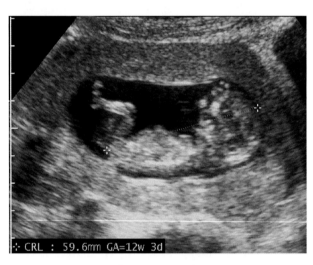

图 7-7　该妊娠 12^{+3} 周胚胎的图像描绘了顶臀长的测量。还可以看到胎儿的轮廓、颅骨、手和足

妊娠 16 周

胎儿的生长在这个时期变慢。胎儿的顶臀长约 12cm,体重约 150g(Hadlock,1991)。实际上,13 周时胎儿顶臀长约 8.4cm,而顶臀长超过此值后一般不通过超声测量,取而代之的是测量双顶径、头围、腹围和股骨长度。妊娠中期和妊娠晚期胎儿的体重是通过综合这些测量指标而推算出来的(第 10 章)。

胎儿眼睛的运动开始于 16~18 周,这与中脑成熟的时间相吻合。女性胎儿在 18 周时,开始形成子宫和阴道。男性胎儿在 20 周时,睾丸开始下降。

妊娠 20 周

如自末次月经算起,第 20 周是妊娠期的中点。此时胎儿体重稍大于 300g,并开始呈线性增加。此后,胎儿几乎每分钟都有活动,约 10%~30% 的时间处于活动状态(DiPietro,2005)。棕色脂肪形成,使胎儿皮肤变得越来越不透明,柔和的胎毛覆盖整个身体,有时超声下能探及胎儿头发。妊娠 22~25 周时,耳蜗功能开始发育,其成熟可以一直持续到分娩后 6 个月。

妊娠 24 周

此时胎儿重约 700g(Duryea,2014)。皮肤出现特征性的皱褶,脂肪开始沉积。头仍然显得相对比较大,眉毛和睫毛通常可以辨认。在妊娠 24 周时,分泌型 Ⅱ 型肺泡上皮开始分泌表面活性物质(第 32 章)。肺发育的小管期基本完成,此期支气管和细支气管扩大、肺泡管发育。此时出生的胎儿可有呼吸,但多数会死亡,因为气体交换所需的终末囊还未形成。妊娠 24 周出生的胎儿,整体存活率仅略高于 50%,且只有 30% 存活儿不伴有严重并发症(Rysavy,2015)。妊娠 26 周时,胎儿的眼睛睁开了。痛觉感受器遍及全身,疼痛神经系统发育完成(Kadic,2012)。胎儿肝和脾是重要的造血部位。

妊娠 28 周

胎儿的顶臀长约 25cm,体重约 1 100g。皮肤菲薄呈红色,并有胎脂覆盖。瞳孔膜刚从眼部消失。妊娠 28 周时,单眼眨眼频率达高峰。骨髓开始成为主要的造血部位。正常情况下,此时出生的新生儿有 90% 的存活机会,不伴身体或神经损伤。

妊娠 32 周和妊娠 36 周

在妊娠 32 周时,胎儿的顶臀长约 28cm,体重约 1 800g。皮肤表面仍然呈红色,并有皱褶。在妊娠 36 周时,胎儿的顶臀长约 32cm,体重约 2 800g(Duryea,2014),由于皮下脂肪沉积,身体变得更圆润,而以前的面部皱褶也已消失。此时出生的正常胎儿存活率几乎达 100%。

妊娠 40 周

自末次月经开始第 40 周为预产期。此时胎儿已充分发育。平均头臀长度约 36cm,体重约 3 500g。

■ 中枢神经系统的发育

大脑的发育

LMP 后第 38 天时神经管的颅端闭合,第 40 天时尾端闭合。因此,在此之前补充叶酸才能有效预防神经管缺陷的发生(第 9 章)。神经管的管壁形成大脑和脊髓,管腔形成大脑的脑室系统和脊髓的中央管。在第 6 周时,神经管的颅端形成 3 个初级囊泡。第 7 周时,发育成 5 个次级囊泡:端脑,将发育为大脑半球;间脑,将发育为丘脑;中脑泡,将发育为中脑;后脑,将发育为脑桥和小脑;末脑,将发育为延髓。同时出现了几个不同方向的弯曲,并将大脑折叠成一个经典的构型。胚胎期的结束意味着初级和次级神经化的完成。

在妊娠 3~4 个月时,神经元增殖达到高峰,在此期发生的异常通常会使大脑功能严重异常（Volpe，2008）。神经元的迁移与增殖几乎同时发生，并在妊娠 3~5 个月达高峰。这个过程的特点是数以百万计的神经元细胞从脑室和脑室下区迁移到它们之后永久停留的地方（图 7-8）。Iruretagoyena 等（2014）描述了神经元迁移相关的基因表达的上调。Goetzl 等（2016）也报告了用于研究胎儿神经发育的无创方法。

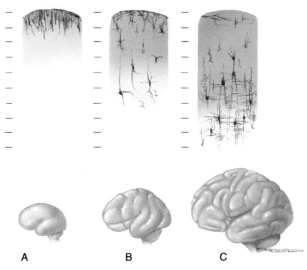

图 7-8　神经元的增殖和迁移在妊娠 20~24 周完成。妊娠的后半期，依据基因表达的次序依次完成脑回形成和神经元的增殖、分化及迁移。大致的胎龄为：A. 20 周；B. 35 周；C. 40 周

胎龄与胎儿大脑外观变化之间有稳定的关联，因此，可以通过大脑外观来确定胎龄（Volpe，2008）。神经元的增殖和迁移，伴有脑回的发育和成熟（图 7-8）。Manganaro 等（2007）和 Dubois 等（2014）提供了胎儿大脑的磁共振（magnetic resonance，MR）成像图，以显示胎脑成熟的顺序。一些其他的研究也使用了 MR 成像来量化妊娠 12~22 周大脑皮质下结构的发育（Meng，2012）。

脑脊髓神经的髓鞘及脑干大约在妊娠 6 个月时开始形成，但髓鞘的主要部分形成于出生后。在整个妊娠期可以通过超声观察到胎儿髓鞘缺乏和颅骨骨化不完全的大脑结构。

脊髓

神经管的上 2/3 分化为大脑，下 1/3 分化为脊髓。在胚胎时期，脊索即延伸至整个脊椎，但之后的生长却很缓慢。整个骶骨骨化可以在妊娠 21 周时通过超声可见（第 10 章）。至妊娠 24 周，脊索延伸至 S_1，出生时至 L_3，成人时至 L_1。脊索的髓鞘形成始于中孕期，持续至出生后 1 年。突触功能在妊娠第 8 周时充分发育以使颈部和躯干俯屈（Temiras，1968）。在妊娠晚期，神经和肌肉功能快速地整合。

■ 心血管系统

胎儿心脏的形成是复杂的。在形成的最早期阶段，胎儿的心脏经历了分子编程，有超过一百个基因和分子与其形态发生有关。总之，心脏形成是一个复杂的形态学发生过程：在第 23 天时形成两条直的心管，每个心脏节段都在特定的时间段形成；之后心管逐渐融合成心腔并形成隔膜（Manner，2009）；之后瓣膜开始发育，通过血管发育逐渐形成主动脉弓。第 9 章的心脏部分（Kellcr，2013）有完整描述。

胎儿循环

胎儿循环与成人的血液循环有根本不同：胎儿循环的作用一直维持至出生，出生后循环系统将发生非常显著的变化。例如，由于胎儿血液不需要进入肺部的脉管系统进行氧合，因此来自右心室的血液大部分会绕过肺。此外，胎儿的各心腔为并行工作而非逐次工作，这种工作机制能为脑和心脏提供比身体其他部位含氧量更高的血液。

胎儿生长和成熟所需的氧和营养物质由单一的脐静脉从胎盘运输至胎儿（图 7-9）。然后脐静脉分为静脉导管和门静脉。静脉导管为脐静脉的主要分支，它穿过肝脏直接进入下腔静脉。由于它不给所经过的组织供氧，因此可以将含氧丰富的血液直接输入心脏。相比之下，门静脉运送血液到肝静脉，主要为肝左叶供氧。而从肝脏流出的相对低氧的血液则进入下腔静脉，同时下腔静脉还接收来自下肢的低含氧量的血。因此，由下腔静脉流入心脏的血液由两部分混合而成，一是由静脉导管直接流入的动脉样血，另一为来自膈肌以下的多数静脉的氧合度较低的血液。由此可见，由下腔静脉进入心脏的胎儿血液氧含量低于离开胎盘后的脐静脉内的血液氧含量。

正如之前所述，胎儿左、右心室为并行工作而非逐次工作。氧合度较高的血液进入左心室，供给心脏和脑；氧合度较低的血液进入右心室，供给身体其他部分。这两部分独立的循环由右心房维持，右心房能将进入其内的血液根据其含氧量高低分别引流至左心房或右心室。根据含氧量高低进行的这种血液分流由下腔静脉内的血流协助完成。高氧合度的血液倾向于在下腔静脉中心流动，而低氧合度的血液易于沿侧壁流动。这有助于血液向心脏对侧的分流。当血液流入右心房后，由于房间隔上部卵圆孔缘的存在，氧合度较高的位于下腔静脉和静脉导管中部的血液就被分流入卵圆孔进入左心，从而进入心脏和脑（Dawes，1962）。当这些组织摄取所需的氧后，低氧合度的血液通过上腔静脉回到右心。

第 7 章

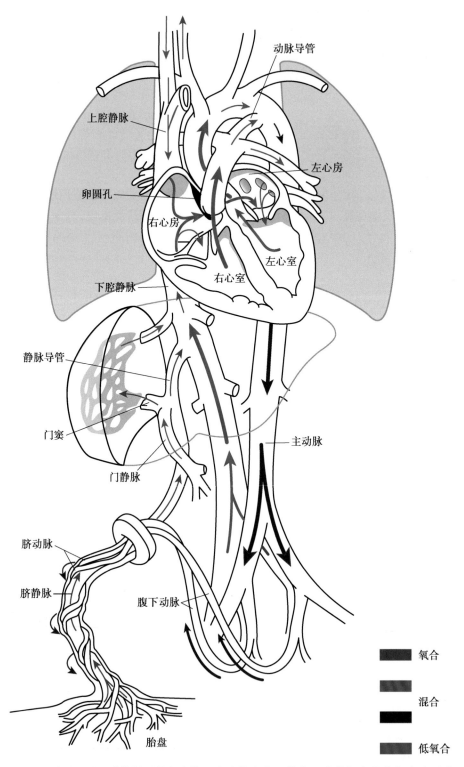

图 7-9　该图显示了胎儿循环的复杂性。在胎儿多个血管内血液的氧合程度与出生后有显著的不同

低氧合度的血沿下腔静脉进入右心房后,血液偏转方向通过三尖瓣进入右心室。上腔静脉血液向下、向前进入右心房,保证了由脑和身体上部回流的氧合度较低的血液直接分流入右心室。同样,由于冠状窦口位于三尖瓣上部,也保证了从心脏回流的低氧合度的血液进入右心室。正是由于右心室的这种血流方式,导致右心室血氧饱和度较左心室低 15%~20%。

从右心室流出的血液几乎 90% 通过动脉导管进入降主动脉。由于胎儿肺血管阻力高,而动脉导管和脐带-胎盘血管阻力较低,保证了仅 8% 来自右心室的血液进入肺(Fineman,2014)。因此,通过动脉导管的血液约 1/3 右心室血液被运送至身体其他部分。其他右心室输出的血液通过两条腹下动脉回到胎盘。腹下动脉在膀胱水平沿腹壁进入脐环,最终进入脐带成为脐动脉。在胎盘内,血液获得氧和其他营养物质后通过脐静脉重新回流入胎儿体内。

出生后循环的改变

正常情况下,出生后脐血管、动脉导管、卵圆孔和静脉导管都将缩小或关闭。随着动脉导管的功能性关闭和肺扩张,右心室射出的血液优先进入肺血管,在肺部进行氧合后进入左心(Hillman,2012)。这时,心室由胎儿期的同时工作变为逐次工作。出生后,腹下动脉的远端开始萎缩,3~4 天后即闭锁,成为脐韧带。而脐静脉的腹内

段成为肝圆韧带。静脉导管于出生后 10~96 小时萎缩,并于 2~3 周内解剖学闭合,成为静脉韧带(Fineman,2014)。

胎儿胎盘血容量

目前尚缺乏人类胎儿胎盘血容量精确测量的数据。Usher 等(1963)测量了足月出生的正常新生儿在出生时立即夹闭脐带后的血容量,平均约 78mL/kg。Gruenwald(1967)发现在立即断脐后胎盘中胎儿来源的血容量平均值为 45mL/kg。因此,足月胎儿胎盘血容量约 125mL/kg。这在评估母胎的出血程度方面起重要作用(第 15 章)。

■ 血液生成

在胚胎早期,最早可在卵黄囊内发现血细胞的生成,之后的主要造血部位为肝脏,最后为脾脏和骨髓。来自造血干细胞的祖细胞不断产生髓系和红系细胞(Golub,2013;Heinig,2015)。最早进入胎儿循环的细胞为有核大红细胞。胚胎时期平均血细胞体积至少为 180fL,至足月时,细胞体积降至 105~115fL。非整倍体异常的胎儿红细胞通常不经历这一成熟过程,其血细胞体积保持在平均 130fL(Sipes,1991)。随着胎儿的发育,循环系统中的红细胞逐渐变小并成为无核细胞。随着胎儿的生长,胎儿胎盘循环血量及血红蛋白浓度均逐渐增加。如图 7-10 所示,胎儿血红蛋白浓度随孕

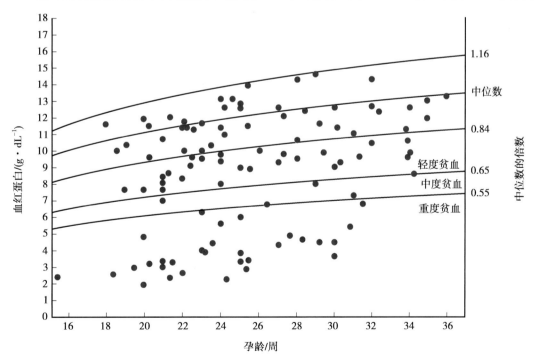

图 7-10 胎儿血红蛋白与胎龄的关系。蓝点表示胎儿水肿

(资料来源:Mari G,Deter RL,Carpenter RL,et al:Noninvasive diagnosis by Doppler ultrasonography of fetal anemia due to maternal red-cell alloimmunization. Collaborative Group for Doppler Assessment of the Blood Velocity in Anemic Fetuses(Level Ⅱ-Ⅰ),N Engl J Med 2000 Jan 6;342(1):9-14.)

周增加显著上升。母胎医学会(2015)建议将血细胞比容值低于 30% 定义为贫血。

由于红细胞体积较大,造成胎儿红细胞寿命较短,至足月时逐渐延长至 90 天(Pearson,1966)。因此,胎儿红细胞的生成也非常活跃。最初网织红细胞处于高水平,但足月时可下降至红细胞总数的 4%~5%。胎儿红细胞的结构和代谢均与成人有所不同(Baron,2012),胎儿红细胞的变形能力更强,在一定程度上抵消了其高黏滞系数的不良作用。此外,胎儿红细胞含有一些活性略有不同的酶。

由于母体的红细胞生成素不能通过胎盘,因此,胎儿红细胞生成素在这一过程中起主要作用。而胎儿红细胞生成素的产生主要受睾酮、雌激素、前列腺素、甲状腺激素和脂蛋白的影响(Stockman,1992)。随着胎儿的成熟,胎儿血浆红细胞生成素的水平也逐渐增加。关于胎儿红细胞生成素的产生精确部位目前仍有争议,但在肾脏产生红细胞生成素之前,肝脏可能是一个重要的产生器官。通过脐带穿刺发现羊水中与脐静脉中红细胞生成素的浓度存在密切关系。正常情况下,出生 3 个月后不能检测出红细胞生成素。

尽管在妊娠期存在一些波动,但血小板生成在妊娠中期达到稳定水平(图 7-11)。第 15 章会讨论影响胎儿和新生儿血小板计数的各种药物。

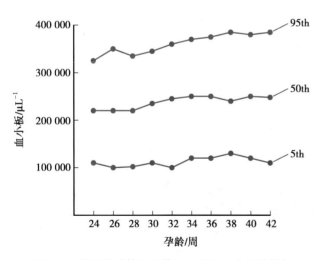

图 7-11 按孕龄计算出生第一天时的血小板计数与孕龄的关系。显示平均值、第 5 百分位数和第 95 百分位数

(资料来源:Christensen RD, Henry E, Antonio DV: Thrombocytosis and thrombocytopenia in the NICU: incidence, mechanisms and treatments, J Matern Fetal Neonatal Med 2012 Oct;25 Suppl 4:15-17.)

胎儿血红蛋白

胎儿血红蛋白是由两种不同的肽链各两条构成的四聚体,肽链决定了血红蛋白的性质。正常成人的血红蛋白 A 由 α 链和 β 链构成。而在胚胎和胎儿期,可生成多种 α 链和 β 链的前体,进而形成几种不同的胚胎血红蛋白。支配这些不同胚胎血红蛋白的肽链基因按一定时间顺序特定表达。β 链的基因位于 11 号染色体,α 链基因位于 16 号染色体。在胎儿期,这些基因分别激活而后又关闭,直至可构成血红蛋白 A 的 α 链和 β 链的基因被永久激活。

这些早期血红蛋白产生的时间与血红蛋白的生成部位相关。胎儿血细胞最早在卵黄囊产生,为 Gower 1、Gower 2 及 Portland 血红蛋白。随后,红细胞生成场所转移至肝脏,产生胎儿血红蛋白 F。最后血细胞由骨髓产生,这时胎儿血细胞中开始出现成人血红蛋白 A,并且随着胎儿成熟不断增多(Pataryas,1972)。

α 链的最终形式即成人型于妊娠 6 周内合成。之后便不再产生其他形式的变异链。如果 α 基因突变或缺失,就没有其他类型 α 链可以替代形成有功能的血红蛋白。与此相反,β 链至少有 δ 和 γ 两种形式在整个胎儿期及其他时期产生。如果 β 基因突变或缺失,另外的两种 β 链形式仍能继续合成,从而合成血红蛋白 A_2 或 F,可替代异常或缺失的血红蛋白 β 亚基。

当调控区发生甲基化,基因即被关闭,这将在第 13 章进行讨论。但有时甲基化并不发生。例如,糖尿病妇女的新生儿可能由于 γ 基因的低甲基化而持续存在血红蛋白 F(Perrine,1988);在镰状细胞贫血中,γ 基因未甲基化,造成胎儿血红蛋白的大量持续产生。正如第 56 章所讨论,血红蛋白 F 的增加与少数镰状细胞病的症状有关,用血红蛋白 F 诱导药物对其水平进行调节是目前的治疗方法之一。

正如本章后续所讨论的,血红蛋白 A 和 F 间存在功能学的差异。在任一给定的氧压力和 pH 条件下,主要由血红蛋白 F 构成的胎儿红细胞比以血红蛋白 A 为主的红细胞能结合更多的氧(图 47-2)。产生这一差别的主要原因是血红蛋白 A 比血红蛋白 F 对 2,3-二磷酸甘油酸(2,3-diphosphoglycerate,2,3-DPG)的结合力更强,从而降低了血红蛋白 A 与氧的亲合力。在妊娠期,母体 2,3-DPG 水平增加,而胎儿 2,3-DPG 水平低于母体,因此,增加了胎儿血红蛋白对氧的亲合力。

在妊娠最后几周,胎儿红细胞内的血红蛋白 F 数量开始下降,因此至孕足月时,约 3/4 为血红蛋白 F。在生后 6~12 个月内,血红蛋白 F 比例继续下降直至与成人水平相近。

凝血因子

除纤维蛋白原外,其他凝血相关蛋白均不存在胎儿形式。妊娠 12 周前,胎儿开始产生正常的成人型促凝血物质、纤溶蛋白及抗凝血蛋白。由于这些物质不能通过胎盘,所以出生时这些物质水平明显低于出生后几周内的水平(Corrigan,1992)。新生儿体内的凝血因子Ⅱ、Ⅶ、Ⅸ、Ⅹ、Ⅺ和前激肽释放酶、蛋白S、蛋白C、抗凝血酶、纤维蛋白溶解酶原均约为成人水平的50%。而凝血因子Ⅴ、Ⅷ、Ⅻ和纤维蛋白原的水平与成人相近(Saracco,2009)。如果未进行预防性维生素 K 治疗,在生后几天内维生素 K 依赖的凝血因子水平常会下降。母乳喂养的婴儿这些因子下降得更明显,从而导致新生儿出血(第 33 章)。

胎儿纤维蛋白原最早可见于妊娠 5 周时,其氨基酸组成与成人相同,但是性质不同(Klagsbrun,1988)。胎儿纤维蛋白原形成一种更为疏松的凝块,纤维蛋白单体聚合度相对低(Heimark,1988)。尽管出生时新生儿的血浆纤维蛋白原水平低于非妊娠的成人,但该蛋白在功能上比成人纤维蛋白原更具活性(Ignjatovic,2011)。

胎儿的功能性凝血因子Ⅷ(即纤维蛋白稳定因子)明显低于成人(Henriksson,1974)。Nielsen(1969)发现脐带血血浆中的纤溶酶原水平较低而纤溶活性却比母体高。脐血中的血小板计数与非孕成人相似(图 7-11)。

尽管凝血酶原水平较低,但胎儿却似乎不易出血,胎儿出血是非常罕见的,即使进行了侵入性手术如脐带穿刺,也很少出现严重的出血。Ney 等(1989)发现羊水促凝血酶原激酶和脐带胶质内的一些因子结合,可促使脐带穿刺部位凝血。

各种易栓症可以引起成人血栓和妊娠并发症(第 52 章)。如果胎儿遗传了这些突变基因之一,则可能发生胎盘或胎儿脏器的血栓和梗死,这些通常见于纯合子的突变遗传。例如,蛋白 C 纯合子突变会引起暴发性紫癜。

血浆蛋白

胎儿可产生肝酶和其他血浆蛋白,这些蛋白的水平与母体血浆蛋白水平无相关性(Weiner,1992)。随着孕周增长,血浆蛋白、白蛋白、乳酸脱氢酶、天冬氨酸氨基转移酶、γ 谷氨酰胺转肽酶及丙氨酸转移酶水平均升高,而前白蛋白水平却降低(Fryer,1993)。出生时,胎儿血中的血浆总蛋白和白蛋白水平与母体水平相近。这一点很重要,因为白蛋白可以与未结合的胆红素结合以预防新生儿的核黄疸(第 33 章)。

■ 呼吸系统

胎儿肺成熟和识别肺成熟的生化指标是预测新生儿早期结局的重要指标。出生时肺的形态或功能不成熟都可导致呼吸窘迫综合征(第 34 章)。羊水中出现足量的肺表面活性物质(通常称为表面活化剂)是肺成熟的标志。然而,正如 Liggins(1994)强调,肺结构和形态的成熟对正常肺功能也是至关重要的。

结构成熟

新生儿的成活能力由肺的生长情况决定。如同树的分枝一样,肺的发育遵循一定的时间顺序,不能通过产前或新生儿治疗的方法促使其成熟。基于此,Moore(2000)描述了 4 个重要的肺部发育阶段。①假腺管型时期:妊娠第 5～17 周,该期为节段性支气管树的生长。在这一时期,显微镜下观察肺的结构像一个腺体。②小管型期:妊娠 16～25 周,支气管软骨板向周围延伸,每个终末细支气管分出几个呼吸性细支气管,每个呼吸性细支气管再分成许多囊状管道。③终末囊期:妊娠 25 周后,在这一时期,肺泡发育成原始肺泡,即终末囊。同时,细胞外基质从近端向远端肺段生长,直至足月停止。④肺泡期:开始于胎儿晚期并持续到儿童时期。广泛的毛细血管网形成,淋巴系统形成,肺Ⅱ型细胞开始产生肺表面活性物质。新生儿仅有相当于成人 15% 的肺泡,因此,直至 8 岁,肺一直不断地生长,生成更多的肺泡。

许多因素都可以干扰肺发育的过程,发生的时间决定其预后。例如,胎儿肾缺如时,在肺发育的初始阶段没有羊水的存在,因此 4 个阶段均会发生缺陷。又例如,妊娠 20 周前发生胎膜早破,继发羊水过少的胎儿常具有近似正常的支气管分支和软骨发育,但肺泡发育不成熟。相反,妊娠 24 周后胎膜早破的胎儿可能不会有肺结构的远期影响。再例如,在膈疝的胎儿中,各种生长因子的表达都是异常的(Candilira,2015)。此外,维生素 D 被认为对肺发育的几个方面都很重要(Hart,2015;Lykkedegn,2015)。

肺泡表面活性物质

当呼吸开始后,终末囊必须保持扩张,肺表面活性物质可抵抗由组织-空气界面所传递的压力而防止肺泡塌陷。肺表面活性物质由位于肺泡表面的Ⅱ型上皮细胞产生。Ⅱ型细胞以泡状小体为特征,表面活性物质在这种泡状小体所产生的板层小体中合成。在胎儿晚期,此时的肺泡具有水-组织界面,肺分泌的完整的板层小体通过胎儿的呼吸样运动被清除到羊水中,这种运动被称为胎儿呼吸。出生时,当吸入第一口空气时,肺泡内形成空气-组织界面,肺表面活性物质从板层小体中释放并涂布于肺泡表面,从而阻止肺泡在呼气时塌陷。因此胎儿肺成熟的标志是肺能产生表面活性物质。

表面活性物质的组成　Gluck 等(1972)和 Hallman 等(1976)发现表面活性物质大约 90% 的干重是脂类,特别是甘油磷脂,蛋白质占另外的 10%。这种甘油磷脂中约80%由磷脂酰胆碱类（卵磷脂类）组成。表面活性物质的主要活性成分是一种特殊的卵磷脂，即二棕榈酰磷脂酰胆碱（dipalmitoylphosphatidylcholine，DPPC或PC），约占50%。磷脂酰甘油（phosphatidylglycerol，PG）占另外的8%~15%，其确切作用尚不明确，因为新生儿如没有PG通常无临床症状。另一个重要组成是磷脂酰肌醇（phosphatidylinositol，PI）。每一成分的相对占比见图7-12。

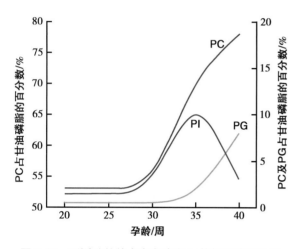

图7-12　不同孕龄羊水中卵磷脂-二棕榈酰磷脂酰胆碱（PC）、磷脂酰肌醇（PI）及磷脂酰甘油（PG）之间的关系

表面活性物质的合成　表面活性物质的生物合成部位为肺Ⅱ型上皮细胞。脱辅蛋白质类在内质网合成，甘油磷脂类由几个细胞器共同合成。磷脂是表面活性物质中最主要的降低表面张力的成分，而脱辅蛋白质帮助形成和重构表面薄膜。

主要的脱辅蛋白质为表面活性物质A（surfactant A，SP-A），它是一种糖蛋白，分子量为28 000~35 000Da（Whitsett，1992）。SP-A由肺Ⅱ型上皮细胞合成，在羊水中的含量随着孕周增加和胎肺的成熟而增加。妊娠29周时出现SP-A基因的表达（Mendelson，2005）。具体地说，它有位于10号染色体上的两个独立的基因SP-A1和SP-A2，这两个基因的调控是特异且不同的（McCormick，1994）。

一些更小的脱辅蛋白质如SP-B和SP-C对于优化表面活性物质的作用可能很重要。例如，SP-B基因缺失时，即使表面活性物质大量生成，也可导致胎儿死亡（Hallman，2013）。

皮质类固醇和肺的成熟　自Liggins（1969）首次观察到早产前的胎羊使用糖皮质激素可以促胎肺成熟，许多研究证实皮质醇可促使胎儿成熟和表面活性物质的合成。皮质类固醇似乎并不是可刺激表面活性物质

形成的唯一物质。然而，有证据表明，在妊娠的关键时期使用糖皮质激素可以促进早产儿肺的成熟。使用倍他米松和地塞米松以加速胎肺的成熟，以及新生儿表面活性物质替代治疗将在第34章进行讨论。

呼吸

胎儿呼吸肌的发育较早，胎儿胸壁的活动早在妊娠第11周时即可通过超声观察到（Koos，2014）。从第4个月开始，呼吸运动已具有足够强度使羊水能进出呼吸道。一些子宫外的事件也会影响胎儿的呼吸，如母体的运动会刺激胎儿的呼吸运动（Sussman，2016）。

■ 消化系统

自从胚胎期由卵黄囊形成原肠后，消化系统开始形成肠道和各种附属器官。前肠演变为咽、下呼吸道、食管、胃、近端十二指肠、肝脏、胰腺和胆道系统。中肠演变为远端十二指肠、空肠、回肠、盲肠、阑尾和右半结肠。后肠演变为左半结肠、直肠和肛管的上部。由于旋转、固定和分区的不当，这些结构可能会出现很多畸形。

吞咽活动始于妊娠10~12周，与小肠产生蠕动和具有葡萄糖转运功能的时间一致（Koldovsky，1965）。与此相关，由于肠道运动功能不成熟，早产儿可能会存在吞咽困难（Singendonk，2014）。胎儿吞咽的羊水中大部分水分被吸收，而不能吸收的物质被排至结肠远端。Gitlin（1974）发现，在妊娠晚期，胎儿每天可以摄入约800mg可溶性蛋白质。促发吞咽的因素目前尚未清楚，胎儿对口渴、胃排空的神经感受及羊水成分的改变可能是潜在因素（Boyle，1992）。胎儿的味蕾可能对吞咽有一定作用，当向羊水内注入糖精时可促进吞咽，而有毒化学物的注入则可抑制吞咽（Liley，1972）。

在妊娠早期，由于胎儿的吞咽量相对于羊水总体积来说非常小，因此胎儿的吞咽活动对于早期的羊水量几乎没有影响。而足月胎儿每天可吞咽200~760mL羊水，与新生儿吞咽量相当（Pritchard，1966）。因此，在足月时，羊水量受到胎儿吞咽功能的调节。如第11章中所述，当吞咽受到抑制时，常出现羊水过多。

在胎儿早期，胃和小肠内存在极少量盐酸和一些消化酶。妊娠11周时可检出内因子，妊娠16周时可检出胃蛋白酶原。根据早产儿出生的孕周不同，这些酶可有不同程度的短暂缺乏（Lebenthal，1983）。

胃排空似乎主要由其内容物体积引发。羊水循环通过胃肠系统可能促进胃肠道的生长和发育。然而，其他调节因素也可能参与其中，因为无脑儿虽然吞咽受到抑制，但其羊水量和胃肠道一般正常。

胎粪

胎儿肠道内容物由许多分泌物的产物构成，如来

自肺的甘油磷酸酯类、胎儿脱落细胞、胎毛、头发及胎脂。胎粪中也含有所吞咽的羊水中未消化的残渣。其墨绿色的外观受胆汁,尤其胆绿素的影响。胎粪可由于成熟胎儿的正常肠道蠕动或迷走神经兴奋而排出,也可因缺氧刺激胎儿垂体释放精氨酸升压素(arginine vasopressin,AVP)而排出,AVP 可刺激结肠平滑肌收缩,从而导致胎粪排入羊水(deVane,1982;Rosenfeld,1985)。胎粪对呼吸系统有害,吸入后可导致胎粪吸入综合征(第 33 章)。

肝脏

肝憩室由前肠的内胚层上皮增生形成。肝上皮和原始细胞分化成肝实质。血浆肝酶水平随孕周增加而增加,但胎儿肝脏将间接胆红素转化为直接胆红素的能力逐渐减弱(Morioka,2015)。早产儿因为肝脏的不成熟,特别容易患高胆红素血症(第 33 章)。由于正常胎儿的大红细胞寿命较短,因此可产生较多的直接胆红素。只有一小部分直接胆红素在肝脏转变为间接胆红素后再由肝脏分泌入肠道,最终氧化为胆绿素。12周后,大部分直接胆红素排泄到羊水中,并通过胎盘转运(Bashore,1969)。

重要的是胎盘对胆红素的转运是双向的。因此,患有任何原因导致严重溶血的孕妇体内均有过量的直接胆红素,其可转运至胎儿从而进入羊水。相反地,间接胆红素在母胎间没有太多的交换。

大部分胎儿胆固醇由其肝脏合成,并可满足胎儿肾上腺对低密度脂蛋白(low-density lipoprotein,LDL)的大量需求。在孕中期时,胎儿肝糖原浓度较低,但至近足月时,其水平显著增高,达到成人肝脏水平的 2~3倍。出生后,肝糖原含量急速下降。

胰腺

胰腺起源于前肠内胚层的背侧和腹侧胰芽。最近已有报告回顾了与胰腺发育相关的基因调控(Jennings,2015)。包含胰岛素的颗粒可在妊娠 9~10 周时发现,妊娠 12 周时可在胎儿血浆中检测到胰岛素(Adam,1969)。当发生高血糖时,胰腺可反应性分泌胰岛素(Obenshain,1970)。妊娠 8 周时胎儿胰腺内可测到胰高血糖素。在胎儿期,低血糖不会导致胰高血糖素水平的升高,但在出生后 12 小时会出现相应的反应(Chez,1975)。但与此同时,胎儿的胰腺 α 细胞能够对左旋多巴起反应(Epstein,1977)。因此,胎儿 α 细胞对低血糖无反应可能是由于不能释放胰高血糖素而不是由于激素产生不足。这一发现与胎儿胰腺发育相关的基因调控一致(Mally,1994)。

在妊娠 16 周时大部分胰酶都已出现。妊娠 14 周的胎儿体内可发现低水平的胰蛋白酶、糜蛋白酶、磷脂酶 A 及脂肪酶,这些酶随孕周增加而增加(Werlin,1992)。妊娠 14 周时在羊水中可检测到淀粉酶(Davis,1986)。胎儿胰腺的外分泌功能非常有限,只有在受到相应促激素刺激时,一些具有生理学意义的重要的外分泌才发生,如迷走神经兴奋时可使乙酰胆碱在局部分泌促进胰腺的外分泌(Werlin,1992)。只有当摄入蛋白质时胆囊收缩素才能正常分泌,因此胆囊收缩素通常不能在胎儿中发现。

■ 泌尿系统

肾脏的发育涉及多能干细胞、未分化的间充质细胞和上皮组分之间的相互作用(Fanos,2015)。两个原始的泌尿系统即前肾和中肾是在后肾发育之前产生(第 3 章)。妊娠第 2 周时前肾退化,中肾于第 5 周时产生尿液,并在第 11~12 周时退化。这两个结构中的任何一个形成或退化障碍都会导致最终泌尿系统的发育异常。在妊娠第 9~12 周时,输尿管芽与生肾原基相互作用生成后肾。肾和输尿管发育自中胚层。膀胱和尿道发育自尿生殖窦。一部分膀胱还发育自尿囊。

妊娠第 14 周时,髓袢发生作用,肾脏的重吸收开始(Smith,1992)。至妊娠 36 周前,新的肾单位不断形成。对于早产胎儿,肾单位的形成可持续至出生后。虽然胎儿肾脏可产生尿液,但即使成熟胎儿,其浓缩和调节 pH 的功能也非常有限。胎儿尿液相对于胎儿血浆是低渗的,所含电解质浓度也较低。

与成人相比,胎儿肾脏的血管阻力较高,而肾小球滤过分数相对较低(Smith,1992)。胎儿肾脏血流及其尿量受到肾素-血管紧张素系统、交感神经系统、前列腺素类、激肽释放酶及心房钠尿肽的调控。妊娠 12 周时,肾小球滤过率小于 0.1mL/min,随着孕周的增加,至妊娠 20 周时达 0.3mL/min,之后用胎儿体重校正的肾小球滤过率保持恒定(Smith,1992)。出血或缺氧可导致肾血流下降,肾小球滤过率降低,尿量减少。

在孕早期胎儿膀胱内也可发现尿液。胎儿肾脏于妊娠 12 周时开始产生尿液,至妊娠 18 周时可产生 7~14mL/d,至足月时可达 650mL/d(Wladimiroff,1974)。孕妇使用呋塞米可使胎儿尿液产生增加,而子宫胎盘功能不全、胎儿生长受限和其他胎儿疾病会减少胎儿尿液的形成。尿道、膀胱、输尿管及肾盂梗阻可损伤肾实质,使胎儿解剖结构发生异常(Müller Brochut,2014)。肾脏对于胎儿宫内生存并不是必需的,但是对于调节羊水成分和羊水量非常重要。引起慢性无尿的疾病常伴有羊水过少和肺发育不全。尿路梗阻的病理学相关知识和产前治疗将在第 16 章中讨论。

■ 内分泌腺的发育

垂体

在胎儿中枢神经系统成熟前,胎儿内分泌系统已经具有功能(Mulchahey,1987)。垂体前叶由原始口腔顶部外胚层,即拉特克囊发育而来,而垂体后叶由神经外胚层发育而来。与其他器官系统一样,胚胎垂体的发育涉及一个与信号分子和转录因子相关的高度复杂的时空调节网络(Bancalari,2012;de Moraes,2012)。

垂体前叶和中叶 腺垂体即垂体前叶,可分化为5种类型的细胞,分泌6种蛋白质激素:①垂体泌乳细胞分泌的泌乳素(prolactin,PRL);②生长激素细胞分泌生长激素(growth hormone,GGH);③促皮质激素细胞产生促肾上腺皮质激素(adrenocorticotropic hormone,ACTH);④促甲状腺素细胞产生促甲状腺素(thyroid-stimulating hormone,TSH);⑤促性腺细胞产生黄体生成素(luteinizing hormone,LH)和卵泡刺激素(follicle-stimulating hormone,FSH)。

ACTH 最早在妊娠 7 周时可在胎儿垂体检测到,GH 和 LH 可在妊娠 13 周时测到。妊娠 17 周末,胎儿垂体可合成和储存所有的垂体激素。此外,胎儿垂体还可对激素产生反应,并可在妊娠早期即分泌这些激素(Grumbach,1974)。胎儿垂体分泌 β-内啡肽,脐血中的 β-内啡肽和 β-促脂解素水平随着二氧化碳分压水平的升高而升高(Browning,1983)。

胎儿垂体中有发育良好的中间叶。垂体中间叶的细胞在足月前开始消失,在成人垂体中完全消失。中间叶的主要产物为 α-黑素细胞刺激素(α-melanocyte-stimulating hormone,α-MSH)和 β-内啡肽。

神经垂体 垂体后叶即神经垂体,于妊娠 10~12 周时已发育,可产生催产素和 AVP。这两种激素在胎儿体内的功能可能是在胎肺和胎盘中保持水分的作用而非对肾脏的作用。脐血中 AVP 的水平较母血有显著的升高(Chard,1971)。

甲状腺

甲状腺起源于第二咽囊的内胚层。之后甲状腺移动到其最终位置,闭锁的甲状舌管最终连接到舌盲孔处。垂体-甲状腺系统在早期妊娠末时具有功能。甲状腺于妊娠 10~12 周时能够合成激素,妊娠 11 周时胎儿血清中可测到促甲状腺素、甲状腺素和甲状腺结合球蛋白(Bernal,2007)。胎盘可通过主动转运使碘在胎儿侧富集,妊娠 12 周至妊娠末,胎儿甲状腺能比母体甲状腺聚集更多的碘。因此,在这一时期以后给予母体放射性碘或大量普通碘都可对胎儿产生不良作用(第58章)。正常胎儿游离甲状腺素(T_4)、游离三碘甲

状腺原氨酸(T_3)和甲状腺结合球蛋白水平都随着孕周增长而稳步增加(Ballabio,1989)。至妊娠 36 周时,与母体水平相比较,胎儿血清 TSH 水平较高,总 T_3 和游离 T_3 浓度较低,T_4 水平两者相当。这提示直到妊娠末期前胎儿垂体都对反馈不敏感(Thorpe-Beeston,1991)。

胎儿甲状腺激素对于所有胎儿组织的正常发育都有作用,尤其是脑(Forhead,2014;Rovet,2014)。它的影响在先天性甲状腺功能亢进患者中已得到证实。当母体的甲状腺刺激素抗体通过胎盘到达胎儿,可刺激胎儿甲状腺分泌甲状腺素(Donnelley,2015)。这些胎儿会形成巨大甲状腺肿(图 58-3,第 58 章),另外还表现出心动过速、肝大、脾大、血液系统异常、颅缝早闭和生长受限等异常。在儿童期,会出现感知运动障碍、多动和生长受限(Wenstrom,1990)。胎儿甲状腺疾病及其治疗方法将在第 16 章进行讨论。胎儿甲状腺功能不全对新生儿的影响将在 58 章中讨论。

胎盘可将母体的 T_3、T_4 迅速脱碘形成相对没有活性的反式 T_3(reverse T_3),从而阻止母体甲状腺激素转运至胎儿(Vulsma,1989)。一些抗甲状腺抗体(译者注:IgG)在高浓度时可通过胎盘(Pelag,2002),包括长效甲状腺刺激因子(long-acting thyroid stimulators,LATS),LATS 保护因子(LATS-protector,LATS-P)和甲状腺刺激免疫球蛋白(thyroid-stimulating immunoglobulin,TSI)。由于甲状腺功能低下的胎儿仍能正常生长和发育,因此过去人们曾认为 T_4 对于胎儿生长不是必需的。但现在知道,因为母体来源的少量 T_4 存在,阻止了甲状腺缺如胎儿发生呆小病(Forhead,2014;Vulsma,1989)。患有先天性甲状腺功能减退症的胎儿出生前都不会发展成典型的呆小病(Abduljabbar,2012)。由于通过给予甲状腺素可以阻止呆小病症状,因此所有的新生儿都要检测是否具有高水平的血清 TSH(第 32 章)。

出生后,甲状腺功能和代谢都会立即发生重大变化。温度降至室温可刺激 TSH 分泌量突然且显著增加,从而使血清 T_4 逐渐增加,并于生后 24~36 小时达最高值,几乎在同时血清 T_3 水平也升高。

肾上腺

肾上腺由两个独立的组织发育而来。肾上腺髓质起源于神经嵴外胚层,而胎儿和成人肾上腺皮质起源于间质中胚层。肾上腺通过细胞增殖和血管生成、细胞迁移、肥大和细胞凋亡而实现快速生长(Ishimoto,2011)。胎儿肾上腺相对于其躯体的比例远大于成人。增大的部分由肾上腺皮质内侧或胎儿带组成,并在生后迅速退化。胎儿带缺少或消失见于罕见的胎儿先天性垂体缺如的病例。胎儿肾上腺的功能在第 5 章已详

细讨论。

■ 免疫系统

宫内感染使我们有机会了解胎儿免疫应答的一些机制。最早发现胎儿具有免疫能力是在妊娠 13 周时（Kohler，1973；Stabile，1988）。在近妊娠足月的脐带血中，大部分免疫成分的平均水平大约为成人水平的一半（Adinolfi，1977）。

B 细胞由迁移到肝脏的多能造血干细胞分化而来（Melchers，2015；Muzzio，2013）。尽管如此，在缺乏抗原的直接刺激时，如感染等，胎儿免疫球蛋白几乎都来自母体的免疫球蛋白 G（IgG）。因此新生儿体内抗体的存在通常反映母体的感染情况（ACOG，2017）。母体和胎儿 T 细胞间的相互作用已在第 5 章讨论。

免疫球蛋白 G

妊娠 16 周时母体 IgG 转运至胎儿，并随着妊娠进展转运逐渐增多。至妊娠最后 4 周时胎儿获得大量 IgG（Gitlin，1971）。因此，早产儿获得的母体保护性抗体相应地较少。新生儿开始慢慢合成 IgG，直至 3 岁后才达到正常成人水平。在某些情况下，IgG 由母体传递给胎儿可能对胎儿有害而不是有利的。由抗 D 抗原的同种免疫引起的胎儿和新生儿溶血性疾病就是一个典型的临床实例（第 15 章）。

免疫球蛋白 M 和 A

在成人，由抗原刺激产生的免疫球蛋白 M（IgM）在 1 周左右即被 IgG 取代。相反，正常胎儿仅产生极少量的 IgM。感染时，胎儿体内以 IgM 的反应为主，并且在新生儿体内可持续数周至数月。由于 IgM 不能通过母体转运给胎儿，因此胎儿或新生儿体内的 IgM 均为其自身产生。因此，脐带血中特异性 IgM 的水平可以用于诊断胎儿感染。ACOG（2017）表示，新生儿先天性感染（风疹、巨细胞病毒、弓形体）时，IgM 水平会升高。出生后 9 个月 IgM 可达成人水平。

从初乳中摄取的免疫球蛋白 A（IgA）可以保护肠道黏膜免受感染。这可能解释了为什么在羊水中仅发现少量胎儿分泌型 IgA（Quan，1999）。

淋巴细胞和单核细胞

免疫系统的发育开始较早，B 细胞在妊娠 9 周时会在肝内出现，12 周时在脾和血液中出现，约在妊娠 14 周时 T 细胞开始离开胸腺。尽管如此，新生儿的免疫反应能力低下，特别是对细菌的荚膜多糖。这种免疫能力低下可能是由于新生儿 B 细胞对多克隆激活物反应能力缺陷或 T 细胞对特殊刺激缺乏反应性增生能力所致（Hayward，1983）。新生儿单核细胞能够在母体抗原特异性 T 细胞辅助下，加工和递呈抗原。在单核-

巨噬细胞分化过程中 DNA 甲基化模式被调节，并有助于巨噬细胞抗炎表型的形成（Kim，2012）。

■ 肌肉骨骼系统

大多数肌肉和骨骼起源于中胚层。骨骼起源于密集的间充质即胚胎结缔组织，最终形成骨的透明软骨。在胚胎期结束时，骨化中心形成，骨骼通过软骨内骨化而完成骨化。肢芽在妊娠第 4 周时出现。大多数骨骼肌起源于体节中的肌源性前体细胞。

能量和营养

因为人类卵子所含的卵黄很少，所以胚胎最初两个月的生长发育主要依靠母体营养供给。在孕卵植入后的最初几天，囊胚的营养主要来自子宫内膜及其周围母体组织的间质液体。

母体如何适应营养储存并将营养转移给胎儿已在第 4 章讨论，此处进行简要总结。母体的 3 个主要营养储存处为肝脏、肌肉、脂肪组织；储存的胰岛素与母体肠道所吸收的营养物质的新陈代谢密切相关。母体胰岛素的分泌依靠增加的血糖水平和血清氨基酸水平维持，导致葡萄糖以糖原的形式储存在肝脏和肌肉，部分氨基酸形成蛋白质，剩余部分形成脂肪。母体脂肪的储存会在妊娠中期时达到高峰，而在妊娠晚期会随着胎儿需求的增加而逐渐减少（Pipe，1979）。有趣的是，胎盘似乎是一个营养传感器，其运输的转换调节是基于母体的支持和环境的刺激（Fowden，2006；Jansson，2006b）。

禁食时，葡萄糖从糖原中释放出来。但是母体储存的糖原不能提供足够的葡萄糖来满足母体供能及胎儿生长的需要。储存在脂肪组织中的甘油三酯可分解成游离脂肪酸以增加供能。

■ 葡萄糖和胎儿生长

尽管胎儿依靠母体获得营养，但胎儿也会积极参与到为自己提供营养的活动中。中期妊娠时，胎儿的葡萄糖浓度独立于母体水平，甚至超过母体水平（Bozzetti，1988）。葡萄糖是胎儿能量供应和生长的主要营养素。理论上妊娠期存在某种减少母体葡萄糖利用的机制，以使得胎儿能获得能量供应。人胎盘催乳素（human placental lactogen，hPL）是一种在母体内高表达而胎儿体内不表达的激素，它具有拮抗胰岛素的作用，可阻断了外周组织对葡萄糖的摄取和利用，同时促进母体组织动员和利用游离脂肪酸（第 5 章）。这种激素也是糖尿病的致病因素之一，这将在第 57 章进行详细讨论。

葡萄糖转运

右旋葡萄糖跨细胞膜转运是一种由载体介导的、立体定向的、非浓度依赖的易化扩散过程。至少已经发现了 14 种独立的葡萄糖转运蛋白（glucose transport proteins，GLUTs），它们由 *SLC2A* 基因家族编码并且有组织分布特异性（Leonce，2006）。GLUT-1 和 GLUT-3 主要使得胎盘更容易摄取葡萄糖，它们位于合体滋养层微绒毛的质膜内（Acosta，2015）。在妊娠期间，DNA 甲基化通过表观遗传修饰，调节胎盘 *GLUT* 基因的表达（Novakovic，2013）。随着妊娠的进展，GLUT-1 的表达增加，几乎所有的生长因子都能诱导其产生（Frolova，2011）。若胎儿出现生长受限，GLUT-3 的表达上调（Janzen，2013）。

乳酸盐是糖代谢的产物，以易化扩散的形式通过胎盘。由于同时与氢离子一起转运，乳酸盐很可能是以乳酸的形式转运。

巨大胎儿

巨大胎儿准确的病理生理学的生物分子机制尚未明确。尽管如此，胎儿高胰岛素血症状态是明确的诱因之一（Luo，2012）。正如第 44 章所述，胰岛素样生长因子、成纤维细胞生长因子和促肾上腺皮质激素释放激素（corticotropin-releasing hormone，CRH），是胎盘发育和发挥功能的重要调节因子（Gao，2012；Giudice，1995）。孕妇的肥胖也会导致巨大胎儿的发生（第 44 章）。此外，有假说认为母体肥胖会影响胎儿心肌细胞的生长，可能导致胎儿心肌病甚至先天性心脏病（Roberts，2015）。

■ 瘦素

瘦素最初被定义为脂肪细胞的一种产物及通过抑制食欲形成能量内稳态的调节者。然而，这种多肽也有助于血管生成、造血、骨生成、肺成熟，以及神经内分泌、免疫和生殖功能（Briffa，2015；Maymó，2009）。妊娠时，瘦素由母体、胎儿及胎盘产生。它主要位于合体滋养层和胎儿的血管内皮细胞。胎盘产生的瘦素 5% 会进入胎儿循环，95% 被转运到母体（Hauguel-de Mouzon，2006）。羊水中的瘦素浓度在妊娠中期达到高峰（Scott-Finley，2015）。

大约在妊娠 34 周时，胎儿的瘦素水平开始增加，并且与胎儿的体重有关。瘦素参与了胎儿心脏、大脑、肾脏和胰腺的发育和成熟，且随着胎儿出现生长受限，它的水平会下降（Briffa，2015）。瘦素水平异常与胎儿的生长异常、妊娠期糖尿病及子痫前期有关（Fasshauer，2014）。产后，新生儿与母体的瘦素水平都会下降。

围产期的瘦素水平与生命后期的一些代谢综合征（译者注：这里生命后期特指成年人的疾病，如高血压、2 型糖尿病等）的发生发展有关（Briffa，2015；Granado，2012）。

■ 游离脂肪酸和甘油三酯

人类新生儿所含脂肪比例很大，平均占体重的 15%（Kimura，1991）。这表明妊娠晚期转运至胎儿的大部分物质以脂肪的形式储存。虽然母体肥胖会增加胎盘对脂肪酸摄取和胎儿脂肪的沉积，但似乎不会影响胎儿器官的生长（Dubé，2012）。以甘油三酯形式存在的中性脂肪并不通过胎盘，但是甘油可以通过。尽管如此，有证据支持母血甘油三酯浓度的异常（降低或增加）与胎儿严重出生缺陷有关（Nederlof，2015）。

胎盘-胎儿优先转运长链不饱和脂肪酸（Gil-Sanchez，2012）。脂蛋白脂肪酶存在于胎盘的母体侧而非胎儿侧。这使得甘油三酯在母体的绒毛间隙中分解，保存了胎儿血液中的中性脂肪。转运至胎儿的脂肪酸可在肝脏中转化为甘油三酯。

胎儿吸收脂肪酸和氨基酸的另一种机制是通过胎盘摄取和利用低密度脂蛋白（LDL）（第 5 章）。LDL 颗粒与特定的 LDL 受体相结合，这些 LDL 受体位于合体滋养层微绒毛的被膜小窝。大的（约 250 000Da）LDL 颗粒通过受体介导的内吞作用摄取。LDL 的脱辅基蛋白和胆固醇酯类是由合胞体的溶酶体酶水解，可提供以下物质：①合成孕酮所需的胆固醇；②游离氨基酸，包括必需氨基酸；③必需脂肪酸，主要是亚麻油酸。

■ 氨基酸

胎盘在合体滋养层中浓缩了许多氨基酸，然后通过扩散转运到胎儿侧。基于来自脐带穿刺术的血标本数据，脐带血中的氨基酸要多于母体静脉血浆或动脉血浆（Morriss，1994）。转运系统的活性主要受孕龄和环境因素的影响。这些因素包括热强度、缺氧、营养不良和营养过度、激素（如糖皮质激素、生长激素及瘦素）（Briffa，2015；Fowden，2006）。滋养层中的哺乳动物雷帕霉素靶点（mammalian target of rapamycin complex 1，mTORC1）调节胎盘氨基酸转运因子和胎盘对氨基酸的转运（Jansson，2012）。体内研究表明，伴有胎儿过度生长的妊娠糖尿病妇女存在某些氨基酸的运输上调，使氨基酸过多地运送给胎儿（Jansson，2006a）。

■ 蛋白质

一般来说，很少有大分子蛋白质能通过胎盘，但也有例外。IgG 会大量与滋养层细胞上的 Fc 受体结合，以内吞的形式通过胎盘。IgG 转运取决于母体总 IgG 水平、胎龄、胎盘完整性、IgG 亚型和潜在的抗原性（Palmeira，2012）。相反，大的免疫球蛋白，如母源性 IgA 和 IgM，不能通过胎盘给胎儿。

■ 离子和微量金属

钙和磷都是主动从母体转运到胎儿体内。钙转运主要是为了胎儿骨骼的骨化（Olausson，2012）。胎盘中存在一种钙结合蛋白，即甲状旁腺激素相关蛋白（parathyroid hormone-related protein，PTH-rP），在许多系统中，可起到代替甲状旁腺激素的作用（第 5 章）。不能监测到胎儿血浆中的甲状旁腺素，但是可以检测到 PTH-rP，表明 PTH-rP 是胎儿形式的甲状旁腺激素。细胞滋养层 PTH-rP 的表达受细胞外钙离子浓度的调节（Hellman，1992）。因此，在蜕膜、胎盘及其他胎儿组织合成的 PTH-rP 对于胎儿钙离子的转换和内环境稳定很重要。

碘化物转运是一个由载体介导的、耗能的主动转运过程。实际上，胎盘可以聚集碘化物。胎儿血浆中锌的含量要大于母体血浆水平。相反，胎儿血浆中铜的含量要小于母体血浆水平。有趣的是，重要的铜依赖的酶却是胎儿生长发育所必需的。

胎盘对重金属的隔离

重金属结合蛋白，即金属硫蛋白-1，存在于人类合体滋养层中。这种蛋白可以结合或隔离许多重金属，包括锌、铜、铅、镉。尽管如此，胎儿对重金属的暴露各不相同（Caserta，2013）。例如，铅可以母体浓度的 90% 进入胎儿体内，相反，胎盘对镉的转运是有限的（Kopp，2012）。环境中镉最常见的来源是吸烟。

金属硫蛋白同时也会结合或隔离胎盘组织中的铜，因此造成脐带血中 2 价铜离子（Cu^{2+}）处于较低浓度（Iyengar，2001）。镉会促进羊膜中亲金属蛋白的合成增加，进而会隔离铜离子，造成铜离子假性缺乏，反过来导致羊膜的拉伸性能降低。

■ 维生素

胎儿血浆中维生素 A（视黄醇）的浓度要高于母体血浆，这与视黄醇结合蛋白及前白蛋白有关。视黄醇结合蛋白从母体被转运至合体滋养层。维生素 C（抗坏血酸）经胎盘由母体转运至胎儿，是一种能量依赖的、载体介导的过程。维生素 D 主要代谢产物包括 1,25-二羟胆钙化醇，在母体血浆中的浓度高于胎儿血浆。25-羟基 D_3 的 1β-羟化是在胎盘及蜕膜中完成的。

胚胎发育中胎盘的作用

胎盘是母体和胎儿之间的物质交换器官。在母胎界面，有氧气和营养物质从母体转移到胎儿，并有二氧化碳和代谢废物从胎儿转移到母体。胎儿血液（位于绒毛膜绒毛内胎儿毛细血管中）与母体血液（位于绒毛间隙）间不直接相通。双向转运物质交换取决于绒毛膜绒毛合体滋养层的允许和促进作用。

在过去几年中发现，偶尔的绒毛膜绒毛破裂，会使不同数量的胎儿细胞、胎儿血源物质进入母体循环。这种泄漏是一些 RhD 阴性妇女被其 RhD 阳性胎儿红细胞致敏的机制（第 15 章）。事实上，妊娠 10 周后，母体血浆中 10% ~ 15% 的游离 DNA（cell-free DNA，cfDNA）来源于胎盘，即滋养细胞 DNA（Norton，2012）。胎儿细胞的逃逸也可以导致微嵌合状态，使同种异体的胎儿细胞，包括滋养层细胞，进入母体血液（Rijnik，2015）。据统计，中期妊娠时大约每毫升母体血液有 1~6 个异体细胞，有些细胞还是"永生细胞"，因为它们在妊娠后持续存在于母体循环和器官中。正如第 59 章所述，据临床推论，一些母体的自身免疫性疾病可能由这种微嵌合状态而引起。

■ 绒毛间隙

在血管外间隙（即绒毛间隙）内的母体血，是母胎交换的主要生物单位。从母体螺旋动脉来源的血液直接浸泡滋养层。母体到胎儿的运输物质首先进入绒毛间隙，然后再转运到合体滋养层。因此，绒毛膜绒毛和绒毛间隙承担了胎儿肺、消化道及肾的功能。

绒毛间隙内的血液循环在第 5 章进行详述。在正常妊娠的前 3 个月绒毛间和子宫胎盘内的血流量将不断增加（Mercé，2009）。足月时，绒毛间隙内的血容量约 140mL。此外，临近足月时，子宫胎盘血流量约为 700 ~ 900mL/min，大部分血液到达绒毛间隙（Pates，2010）。

产程中宫缩使绒毛间隙的血流量减少，其程度取决于宫缩的强度。绒毛间隙内的压力明显低于子宫动脉的压力，但只略高于静脉压。反过来，后者取决于几个因素，包括母体体位（Nelson，2015）。例如，平卧时，下腔静脉远端的压力升高，因此，子宫和卵巢静脉的压力也相应增加，并导致绒毛间隙压力升高。

■ 胎盘转运

通过母血到达胎儿血的物质必须首先通过合体滋养层，然后是细胞滋养层绒毛内的基质，最后通过胎儿的毛细血管壁。虽然这个组织学屏障分隔了母体和胎儿的血液循环,但它的功能并不是简单的物理屏障。首先,在整个孕期,合体滋养层细胞主动或被动地允许、促进并调节转运到胎儿体内物质的数量和速率。其次,合体滋养层母体面以复杂的微绒毛结构为特征。滋养层胎儿面的基底细胞膜是转运至绒毛间隙的转运部位。最后,绒毛毛细血管是物质在绒毛间隙与胎儿血液循环之间转运的必经部位。人类胎盘作为转运器官,在决定其转运效率时,至少有几点至关重要,见表7-1。Zhao等(2014)的综述描述了它们相互作用的药理学知识。

表 7-1 影响母胎物质转运的因素

物质在母体血浆中的浓度,以及与其他化合物的结合程度,如载体蛋白

母体血流通过绒毛间隙的速度

可供交换的绒毛合体滋养层细胞上皮的面积

滋养层的物理特性使得物质可通过简单扩散转运

主动转运时滋养细胞生物化学机制

转运过程中经胎盘代谢的物质

可供交换的胎儿绒毛间质中毛细血管面积

该物质在胎儿血液中的浓度

胎儿或母体血液循环中特异性结合蛋白或载体蛋白

绒毛毛细血管中血流速度

转运机制

大多数分子量小于500Da的物质以简单扩散的方式通过胎盘组织,包括氧气、二氧化碳、水、大多数电解质和麻醉气体(Carter,2009)。此外,合体滋养层细胞能促进一些低分子量化合物的转运。这些物质通常在母体血浆中的浓度较低,但对胎儿的正常发育必不可少。

胰岛素、类固醇激素和甲状腺激素可以通过胎盘,但速度非常慢。在滋养细胞原位合成的激素同时进入母体和胎儿血液循环,但量并不相等(第5章)。例如,hCG和hPL的胎儿血浆浓度就远低于母体血浆浓度。高分子量的物质通常不会穿过胎盘,但有一些重要的物质例外,如IgG(分子量160 000Da),它可以通过特定的滋养细胞受体介导机制转运(Stach,2014)。

氧气和二氧化碳的运输

胎盘的氧气运输受血流的限制。考虑到子宫胎盘血流量,Longo(1991)计算出胎盘的氧气运输量约为8mL/(min·kg胎儿体重)。氧气和CO_2的正常值见图7-13。由于氧气从母体血液到胎儿绒毛间隙持续运输,因此其血氧饱和度类似于母体毛细血管。绒毛间隙内血液的平均氧饱和度估计为65%~75%,氧分压(PO_2)为30~35mmHg。脐静脉血的氧饱和度与之类

似,但氧分压略低。胎儿血红蛋白比成人血红蛋白具有更高的氧亲合力。这可以通过氧合血红蛋白解离曲线来说明,将在第47章进行详述。

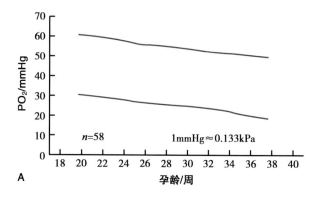

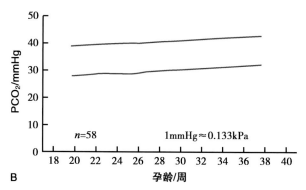

图 7-13 因怀疑宫内感染或溶血而实际上未发现感染或溶血行脐静脉穿刺的样本。A. 氧分压(PO_2)。B. 二氧化碳分压(PCO_2)。阴影部分代表第5~95百分位数
(资料来源:Ramsey,MM:Normal Values in Pregnancy. Ramsay MM,James DK,Steer PJ,et al(eds). London, Elsevier,1996,p 106.)

在一般情况下,胎儿二氧化碳运输通过简单扩散完成。胎盘对二氧化碳有高通透性,其通过绒毛膜绒毛的速度比氧气更迅速。近足月时,脐动脉的平均二氧化碳分压(PCO_2)约50mmHg,比母体绒毛间隙内高约5mmHg。胎儿血二氧化碳亲合力比母体血低,有利于二氧化碳从胎儿到母体的运输。另外,母体轻度的过度换气可使PCO_2水平下降,从而有利于二氧化碳从胎儿运输到母体血液。

选择性转运和易化扩散

虽然简单扩散是胎盘运输的重要方式,但滋养细胞与绒毛膜绒毛单位在运输方面也表现出大量的选择性转运。这将导致绒毛两侧多种代谢产物的浓度不同。有一些胎儿不能合成的物质,却在胎儿血液中的浓度数倍于母体血液。抗坏血酸就是一个很好的例子,它是相对低分子量的物质,与戊糖和己糖相似,可通过简单扩散的方式通过胎盘。然而,胎儿血浆抗

坏血酸的浓度却高于母体血浆 2 ~ 4 倍（Morriss，
1994）。另一个例子是铁，它可以通过胎盘单向运
输。典型的情况下，母体血浆铁浓度要比其胎儿低很
多。即使母体患有严重的缺铁性贫血，其胎儿血红蛋
白量却正常。

（戴毅敏　翻译　胡娅莉　审校）

参考文献

孕前咨询和产前保健

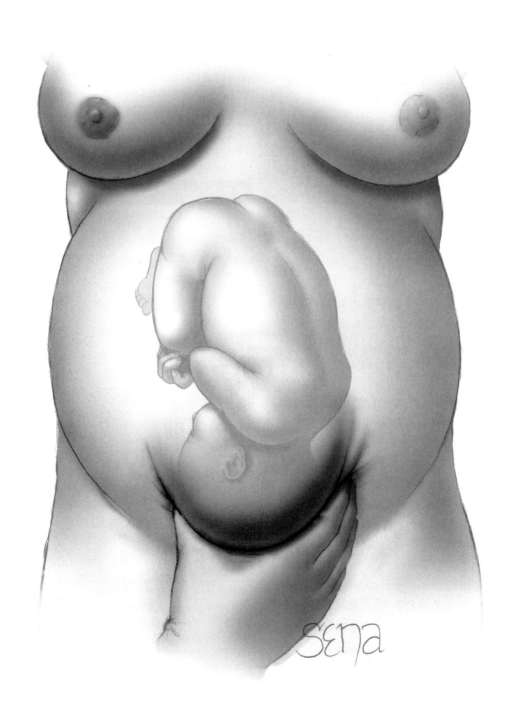

第 8 章

孕前咨询

孕前即已存在的某些疾病可能与妊娠结局相关。通常情况下,使机体承受很大负荷的疾病,妊娠期病情都会加重。

——J. 惠特里奇·威廉姆斯(1903)

美国疾病控制和预防中心(CDC)(2015)将孕前保健定义为"针对妇女健康或妊娠结局,一系列致力于通过预防及管理识别并减少的生物医学、行为和社会风险的干预措施"。为达到这一目标,在美国,CDC 制定了孕前保健行动计划(Johnson,2006)。美国妇产科医师学会(2017e)及母胎医学会(2014)也再次重申孕前保健的重要性,并且建立了以下目标以推进孕前保健:

1. 改进男性和妇女关于孕前健康的认识、态度及行为。

2. 确保所有育龄期妇女接受孕前保健,包括有证据支持的风险筛查、健康促进和干预,从而使她们以最佳的健康状态开始妊娠。

3. 通过孕期干预来预防或最大限度减少既往不良结局的再现。

4. 减少不良妊娠结局的差别。

为了解释潜在的可矫正的状态,一项研究回顾分析了 2004 年美国分娩活产儿妇女的健康状况数据。表 8-1 显示许多需要孕前和孕期干预的因素所占比例

表 8-1 2004 年美国孕妇行为习惯、既往史、健康状况和既往不良妊娠结局的发生率[a]　　单位:%

因素	发生率
吸烟	23
饮酒	50
摄入复合维生素	35
未采取避孕措施[b]	53
牙科就诊	78
健康咨询	30
躯体虐待	4
压力	19
体重过轻	13
体重过重	13
肥胖	22
糖尿病	2
哮喘	7
高血压	2
心脏疾病	1
贫血	10
既往分娩低出生体重儿	12
既往分娩早产儿	12

资料来源:D'Angelo D, Williams L, Morrow B, et al: Preconception and interconception health status of women who recently gave birth to a live-born infant—Pregnancy Risk Assessment Monitoring System (PRAMS), United States, 26 reporting areas, 2004. MMWR 56(10): 1, 2007.

[a]美国,2004 年。

[b]在不准备怀孕的妇女中。

较高。然而,若要取得干预成功,减少妊娠风险的策略需要在孕前被告知。大多数妇女意识到怀孕是在停经后 1~2 周,此时胚胎已经开始形成。因此,若在此时才开始孕前保健,许多预防措施已经无效,如叶酸预防神经管缺陷。重要的是,来自 Guttmacher 研究所的数据(2015)显示,2008 年美国多达一半的妊娠是计划外的,而这些妊娠存在极大的风险。

目前尚缺乏孕前咨询效果的随机试验,部分原因是由于在许多病例中,孕前咨询被认为是不道德的而被限制。另外,母儿结局取决于母体、胎儿及环境因素之间的相互作用,因此往往很难将有益于健康的结局归因于某一种特殊的干预措施(Moos,2004;Temel,2014)。然而,已有一些前瞻性观察和病例对照研究证明,孕前咨询可改善妊娠结局(ACOG,2016b)。Moos 等(1996)评估了在常规医疗保健期间实施孕前咨询计划的有效性,以减少非计划妊娠。接受孕前咨询的 456 例妇女与未接受咨询的 309 例妇女相比,计划妊娠的成功率会增加 50%。此外,与未接受卫生保健的妇女相比,咨询组计划妊娠的成功率增加 65%。此外,van der Zee 等(2013)对引人关注的矫正父源性生活方式伦理内容也进行了综述。

咨询

妇科医师、内科医师、家庭医生和儿科医师可以在周期性的健康检查时提供咨询。妊娠试验阴性时是咨询的最佳时机。Jack 等(1995)对 136 例此类妇女进行了综合的孕前风险调查,发现近 95% 的妇女显示至少有 1 个问题可能对未来的妊娠有影响,这些问题包括医疗或生殖问题(52%)、遗传性疾病家族史(50%)、人免疫缺陷病毒(human immunodeficiency virus,HIV)感染的风险增加(30%)、乙型肝炎的风险增加和违禁药物的使用(25%)、酗酒(17%)和营养风险(54%)。咨询者应了解妇女或夫妇相关的内科疾病、既往手术史、生殖系统疾病或遗传性疾病史,并且必须能解释其他专家所提供的数据和建议(Simpson,2014)。如果从业者难以提供咨询,应将这些妇女或夫妇转诊至有经验的咨询者处。

应告知特意进行孕前评估的妇女,信息收集可能比较耗时,并由需要评估风险因素的多少及复杂性决定。评估措施包括对疾病史、产科病史、社会经历和家族史彻底性的回顾。相比询问一般性的开放式问题,对上述每项内容和每个家庭成员询问特定的问题更容易获得有用的信息。通过包含这些问题的问卷调查可以获得一些重要的信息。问卷的答案应同夫妇一起核

对以进行适当随访,并获得相关的医疗记录。

疾病史

当妊娠伴有某些特定的疾病时,常规关注点包括妊娠对孕妇健康的影响和高风险状态影响胎儿的程度。然后,应给出改善妊娠结局的建议。影响妊娠结局的慢性疾病包括治疗中或进展的癌症、围产期前心肌病及系统性红斑狼疮(Amant,2015;Buyon,2015;Mc-Namara,2015)。重要的是,心理健康情况也值得关注(Lassi,2014)。一些典型疾病详细孕前保健信息见下文和本书其他相应章节。

■ 糖尿病

因为与高血糖相关的母儿病理变化众所周知,所以糖尿病是孕前咨询的典型疾病。母亲和胎儿的糖尿病相关风险将在第 52 章中讨论。重要的是,如果在孕前能控制好血糖,可以避免大部分孕期并发症。对这部分人群,孕前咨询另外一个重要部分是评估有关频繁使用血管紧张素转化酶抑制剂的致畸作用(Pody-mow,2015)。

美国妇产科医师学会(2016a)指出,孕前咨询对于孕前患有糖尿病的妇女既有益又符合卫生经济学原则,应予以支持。美国糖尿病协会已经公布糖尿病妇女孕前保健的共识性意见(Kitzmiller,2008)。这些指南建议包括获得完整而详细的疾病病程和相关并发症记录,以及完成评估终末器官损伤的全面的临床和实验室检查。重要的是,它建议孕前咨询的目标是获得尽可能低的糖化血红蛋白水平,同时母亲又不用承受过度的低血糖风险。糖化血红蛋白不仅用于评估前 6 周的糖尿病控制情况,还可用于其他异常风险的评估(图 8-1)。虽然这些数据来自患有严重糖尿病的妇女,

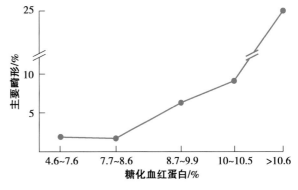

图 8-1　320 例胰岛素依赖型糖尿病妇女孕早期糖化血红蛋白值与严重先天畸形发生风险之间的关系(资料来源:Kitzmiller JL,Gavin LA,Gin GD,et al:Pre-conception care of diabetics. JAMA 265:731,1991.)

但与正常妇女相比,患有妊娠糖尿病和空腹高血糖的妇女,胎儿畸形发生率增加 4 倍(Sheffield,2002)。

现已证明孕前咨询对糖尿病妇女是卓有成效的。Leguizamón 等(2007)分析了 12 项临床研究,共纳入超过 3 200 例胰岛素依赖型糖尿病妇女,发现在 1 618 例未接受孕前咨询的糖尿病妇女中,胎儿先天性畸形的发生率为 8.3%;而与之对应,1 599 例接受咨询的妇女中,胎儿先天性畸形的发生率为 2.7%。Tripathi 等(2010)比较了 588 例孕前患有糖尿病孕妇的妊娠结局,这些妇女中有近一半的人进行了孕前咨询;接受咨询的妇女在孕前和早孕期改善了对血糖的控制并且增加了对叶酸的摄入,其妊娠不良结局(指围产儿死亡或严重的先天畸形)发生率较低。这些被证实的获益也伴随着糖尿病妇女健康保健成本的下降。Reece 和 Homko(2007)基于文献回顾,发现每花 1 美元在糖尿病妇女的孕前保健项目,就可以从直接医疗费用中节约 1.86~5.19 美元。但尽管如此,糖尿病妇女接受孕前咨询的比例仍然很低。在一项纳入约 300 例参加保健计划的糖尿病妇女的研究中,Kim 等(2005)发现只有约一半的妇女接受了孕前咨询,而在无保险的人群中,其孕前咨询率无疑更低。

■ 癫痫

与无癫痫妇女相比,患有癫痫的妇女分娩畸形儿的风险无疑会增高(第 12 章)。一些早期报告显示,癫痫导致的先天畸形风险增加不受抗癫痫治疗的影响。尽管大多数最新研究未能在未治疗人群中证实这一风险,仍难以完全否认这一观点,因为未接受药物控制的妇女通常病情较轻(Cassina,2013;Vajda,2015)。Fried 等(2004)进行了一项荟萃分析,比较癫痫治疗组、未治疗组妇女及对照组之间的妊娠结局。该研究表明只有在进行抗癫痫治疗妇女的子代中才表现出较高的畸形发生率。Veiby 等(2009)通过分析挪威医学出生登记数据,发现仅在接受丙戊酸(5.6%)或联合治疗(6.1%)的妇女中胎儿畸形率风险增高。癫痫非治疗组胎儿畸形发生率与非癫痫组相近。癫痫妇女发生流产、死胎的风险似乎并未升高(Aghajanian,2015;Bech,2014)。

理想情况下,孕前癫痫应得到最佳的控制。例如,Vajda 等(2008)分析了澳大利亚孕期抗癫痫药物登记处的数据,发现如果孕妇孕前 1 年未发生癫痫,与该时期发生癫痫的孕妇相比,孕期发生癫痫的风险可降低 50%~70%。但对于超过 1 年癫痫未发作的妇女并未发现更多的获益。

应采用单药治疗方案和使用致畸作用较小的药物

以达到控制癫痫的目的(Aguglia,2009;Tomson,2009)。如第 60 章所述和表 8-2,某些单药制剂比其他药物致畸性更高。尤其是丙戊酸,应尽可能避免使用,因为与其他药物相比,普遍认为该药与严重的先天畸形高发风险密切相关(Jentink,2010;Vajda,2015)。应禁止使用三甲双酮(Aghajanian,2015)。美国神经病学学会推荐以下妇女孕前可停用抗癫痫药物(Jeha,2005),包括:①有 2~5 年癫痫未发作;②癫痫发作类型单一;③神经系统检查及智力正常;④经治疗后脑电图正常。

表 8-2　早孕期单药抗癫痫治疗方案和与严重先天畸形发生风险的关系

抗癫痫治疗(n)	先天性畸形的发生率/%	相对风险(95%CI)[a]
非暴露对照组(442)	1.1	参照组
拉莫三嗪(1562)	2.0	1.8(0.7~4.6)
卡马西平(1033)	3.0	2.7(1.0~7.0)
苯妥英(416)	2.9	2.6(0.9~7.4)
左乙拉西坦(450)	2.4	2.2(0.8~6.4)
托吡酯(359)	4.2	3.8(1.4~10.6)
丙戊酸(323)	9.3	9.0(3.4~23.3)
苯巴比妥(199)	5.5	5.1(1.8~14.9)
奥卡西平(182)	2.2	2.0(0.5~7.4)
加巴喷丁(145)	0.7	0.6(0.07~5.2)
氯硝西泮(64)	3.1	2.8(0.5~14.8)

资料来源:Hernández-Díaz S,Smith CR,Shen A,et al:Comparative safety of antiepileptic drugs during pregnancy. Neurology 78:1692, 2012.
[a] 非癫痫妇女作为非暴露对照组。
n:暴露婴儿数。

应建议癫痫妇女每日补充 4mg 叶酸。即使如此,仍不完全清楚补充叶酸是否能减少抗癫痫治疗妇女胎儿畸形的风险。在一项病例对照研究中,Kjær 等(2008)报告孕妇补充叶酸可减少暴露于卡马西平、苯巴比妥、苯妥英、扑米酮的胎儿发生先天畸形的风险。相反,来自英国癫痫与妊娠登记处的 Morrow 等(2009)比较了孕前补充叶酸妇女与直至晚孕期仍未补充或整个孕期根本未补充叶酸妇女胎儿之间的结局,发现孕前补充叶酸组胎儿发生严重先天畸形的风险反而增加。该研究组认为抗癫痫药物导致的叶酸代谢异常仅是胎儿畸形发生的部分机制。

■ 免疫接种

孕前咨询应对常见抗原的免疫状况进行评估,并根据健康状况、旅行计划和时间安排进行其他的免疫接种(表9-7,第9章)。疫苗包括类毒素类,如适合孕前和孕期的破伤风疫苗,也包括灭活的细菌或病毒疫苗,如流行性感冒病毒、肺炎球菌、乙型肝炎病毒、脑膜炎球菌、狂犬病病毒疫苗,这些疫苗与胎儿不良妊娠结局无关,也不是孕前和孕期的禁忌。相反,妊娠期间不推荐接种活病毒疫苗,包括水痘带状疱疹、麻疹、腮腺炎、脊髓灰质炎、风疹、水痘及黄热病疫苗。理论上应在准备怀孕前1个月或更长时间接种。即便如此,妊娠期不经意间接种了麻疹、腮腺炎、风疹或水痘疫苗,一般不是终止妊娠的指征。大多数报告表明,免疫接种这些疫苗对胎儿仅具有理论上的风险。针对天花、炭疽及其他生物恐怖疾病的免疫接种如果临床条件允许也应进行讨论(第64章)。

而对某些特定的感染,则无相应的疫苗。如寨卡病毒(Brasil,2016)。针对这一病毒,美国疾病控制和预防中心已颁布相应的孕妇旅行建议(Petersen,2016;Schuler-Faccini,2016)。

遗传性疾病

美国CDC(2016)估计每年在美国出生的新生儿中,3%至少存在1个出生缺陷。重要的是,这些缺陷是目前婴儿死亡最主要的原因,占死亡率的20%。孕前咨询的有效性评价通常采用比较咨询前后新病例的发生率。明显受益于孕前咨询的先天性疾病包括神经管缺陷、苯丙酮尿症、地中海贫血及其他好发于东欧犹太血统人群的遗传性疾病。

■ 家族史

作为遗传性疾病筛查的一部分,获得家族史最好的方法是使用图8-2所示的标志来构建家系系谱。从患病情况、智力低下、出生缺陷、不孕和流产等方面对每一位"血缘亲属"的健康和生育状况逐一进行回顾。特定的人种、民族或宗教背景可能提示罹患特定的隐性遗传疾病的风险增加。

尽管多数妇女可以提供一些既往信息,但她们的了解可能是有限的。例如,研究表明,孕妇通常没有汇报家庭中的出生缺陷或汇报有误。因此,任何发现的缺陷或遗传性疾病必须通过回顾有关的医疗记录或联系受累亲属,以获取更多的信息加以核实。

■ 神经管缺陷

活产婴儿中神经管缺陷(neural-tube defects,NTDs)的发生率为0.9/‰,发病率仅次于胎儿心脏畸形(第13章)。部分NTDs同先天性心脏畸形一样与特异性突变相关。如677C→编码亚甲基四氢叶酸还原酶基因发生T碱基替换。对这种或类似的基因缺陷,来自医学研究委员会维生素研究小组的临床研究(1991)表明,孕前补充叶酸可降低72%的NTDs再发风险。更重要的是,由于超过90%的NTDs患儿由低风险妇女分娩,因此Czeizel和Dudas(1992)提出补充叶酸可以降低NTDs的首发风险。因此,目前推荐所有计划妊娠的妇女在孕前及孕早期每日口服400~800μg叶酸(U.S Preventive Services Task Force,2009)。美国自1998年便开始强制要求在谷物中添加叶酸,这一措施也降低了NTDs的发病率(Williams,2015)。尽管补充叶酸的益处已得到证实,但仅有半数妇女在孕前补充叶酸(de Jong-van den Berg,2005;Goldberg,2006)。孕前向医疗保健人员咨询可促进计划妊娠妇女补充叶酸。

■ 苯丙酮尿症

苯丙氨酸羟化酶基因存在600多种突变类型。某些疾病状态下胎儿并未处于遗传性疾病的危险中,但却可能受母体疾病的损害,遗传性苯丙氨酸代谢障碍就是一个例子。具体来说,饮食不受限制的苯丙酮尿症(phenylketonuria,PKU)孕妇会有异常高的血苯丙氨酸水平。这种氨基酸很容易通过胎盘并且损害正在发育中的胎儿器官,尤其是神经和心脏(表8-3)。

孕前通过充分地咨询和坚持限制苯丙氨酸饮食,胎儿畸形的发生率会显著下降(Camp,2014;Vockley,2014)。因此,苯丙氨酸水平最好在受孕3个月前恢复正常并维持整个孕期(ACOG,2017b)。血苯丙氨酸的目标浓度为120~360μmol/L(Camp,2014)。

■ 地中海贫血

珠蛋白链合成障碍是全球最常见的单基因疾病(Forget,2013;Vichinsky,2013)。有多达2亿人携带1种血红蛋白基因,而且已知数百种突变可导致地中海贫血综合征(第56章)。在疾病流行地区如地中海和东南亚国家,产前咨询及其他预防措施使得新发病例至少减少了80%(Cao,2013)。

美国妇产科医师学会(2015a)建议,具有高危家族史的个体应进行携带者筛查,以便于他们对生育和产前诊断做出选择。胚胎植入前遗传学诊断(preimplant-

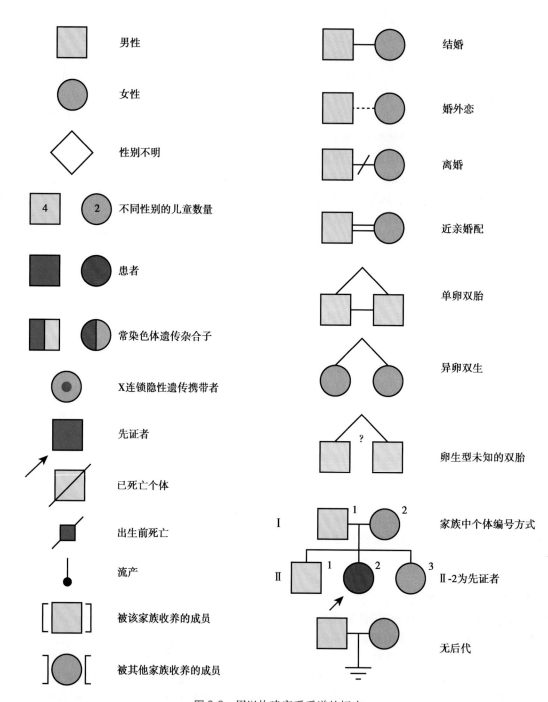

图 8-2　用以构建家系系谱的标志

（资料来源：Thompson MW，McInnes RR，Huntington FW（eds）：Genetics in Medicine，5th ed. Philadelphia，Saunders，1991.）

表 8-3　未经治疗的苯丙酮尿症妇女子代并发症的发生率	
	单位：%
并发症	发生率
自然流产	24
发育迟缓	92
小头畸形	73
先天性心脏病	12
宫内生长受限	40

资料来源：American Academy of Pediatrics；Maternal phenylketonuria，Pediatrics 2008 Aug；122（2）：445-449.

ation genetic diagnosis，PGD）是早期产前诊断方法之一，常结合辅助生殖技术。正如第 14 章所述，PGD 适用于某些特定类型的地中海贫血风险人群（Kuliev，2011）。

■ 东欧犹太人后裔

北美的大多数犹太人是德系犹太人的后裔，其后代患有下列常染色体隐性遗传疾病之一的风险增加，包括泰-萨克斯病（家族性黑矇性痴呆）、戈谢病、囊性纤维化、卡那万病、家族性自主神经障碍、黏脂贮积症Ⅳ型、A 型尼曼-皮克病（A 型尼曼克氏症）、范科尼贫血 C 和布卢姆综合征。美国妇产科医师学会（2004）建议对这些妇女进行孕前咨询和筛查。携带者发生率以及上述疾病的特征见第 14 章。

生育史

进行产前咨询时应询问有关不孕、异常妊娠结局（包括流产、异位妊娠和复发性流产）和产科并发症（如子痫前期、胎盘早剥和早产的情况）（Stubblefield，2008）。如第 35 章所述，详细了解既往死胎史的情况尤为重要。例如，Korteweg 等（2008）在对 13 例死胎进行人染色体核型分析中发现染色体异常。Reddy 等（2012）证实，染色体微阵列分析（chromosomal microarray analysis，CMA）比标准染色体核型具有更好的遗传异常检测效能，其主要原因为前者可用于死亡细胞检测。有关 CMA 的描述和阐释见第 13 章。对死产进行遗传异常鉴定，将有助于复发风险的评估和指导后续妊娠孕前或产前的处理。

父母年龄

■ 母亲年龄

处于生育年龄范围两端的妇女被认为具有特殊的

妊娠结局。首先，根据美国 CDC 的数据，2010 年美国 3.4% 的新生儿的母亲年龄为 15~19 岁（Martin，2012）。与 20~35 岁的妇女相比，这些少女患有贫血、早产、子痫前期的风险增高（Usta，2008）。此外，常见的性传播疾病在少女妊娠期间发生率偏高（Niccolai，2003）。遗憾的是，因为大多数妊娠为意外妊娠，这些少女很少主动寻求孕前咨询。

35 岁以后妊娠的妇女约占美国妊娠妇女的 15%（Martin，2012）。因为妊娠延迟而希望能优化妊娠结局，或计划进行不孕治疗，所以该年龄段的妇女更愿意寻求孕前咨询。来自包括帕克兰医院在内的研究数据见图 8-3，表明 35 岁后产科并发症和围产期发病率和死亡率增加（Cunningham，1995；Waldenström，2015）。患有慢性疾病或身体状况不佳的大龄妇女通常有明显的风险。然而，身体健康且无疾病的大龄妇女妊娠风险比先前文献报告的要低。

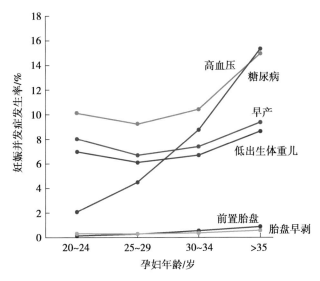

图 8-3　帕克兰医院分娩的 235 329 例妇女中与孕产妇年龄相关的妊娠并发症的发生率

总之，35 岁及以上的孕妇死亡率偏高。与 20 多岁的妇女相比，35~39 岁的妇女妊娠相关死亡率是其 2.5 倍，而 40 岁或以上的妇女是其 5.3 倍（Geller，2006）。Creanga 等（2015）回顾了 2006~2010 年间美国孕产妇死亡情况。尽管 35 岁及以上妇女分娩活产婴儿不到全部孕妇的 15%，但其孕产妇死亡却占全部孕产妇死亡的 27%。与母体年龄相关的胎儿风险主要来源于：①孕产妇并发症，如高血压和糖尿病所导致的早产；②自发性早产；③与孕产妇慢性疾病或多胎妊娠相关的胎儿生长障碍；④胎儿非整倍体；⑤使用辅助生殖技术实现的妊娠。

辅助生殖技术

回顾性研究发现高龄妇女具有生育力低下的问

题。尽管异卵双生发生率的增加与孕妇年龄相关,但高龄孕妇发生多胎妊娠更为重要的原因是辅助生殖技术和促排卵治疗。事实上,据美国 CDC 统计,2012 年全美国有 30%~40% 的多胎妊娠是实施辅助生殖技术的结果(Sunderan,2015)。多胎妊娠的发病率和死亡率主要与早产有关。辅助生殖妊娠还与其他产科并发症包括前置胎盘、胎盘早剥、子痫前期的发病相关(Lukes,2017;Qin,2016)。

另外,经验表明辅助生殖技术与严重的先天畸形高发生率相关。Davies 等(2012)报告,在南澳大利亚 308 974 例新生儿中,8.3% 通过辅助生殖技术受孕分娩的新生儿患有严重的出生缺陷。在这项研究中,即使校正孕妇年龄及其他风险因素,单精子胞浆注射技术后的妊娠仍然与显著升高的新生儿畸形率相关,而体外受精技术并非如此。

■ 父亲年龄

夫妇(父母双方)的过往和经历可通过 DNA 序列中未含有的表观遗传信息发挥作用。例如,精子和卵细胞通过胞嘧啶甲基化或其他机制而产生变异(Cedars,2015;Lane,2014)。或许父亲年龄增大与复杂的神经精神疾病间可能的关联是个例子(Malaspina,2015)。最终,由高龄男性新发常染色体突变导致的子代遗传性疾病发病率增加。但此种情况下,子代遗传性疾病的总体发病率还是较低的(第 13 章)。因此,仅因母亲或父亲年龄的因素是否进行特定的超声检查尚存在争议。

社会经历

■ 违禁药品和吸烟

与酒精、大麻、可卡因、苯丙胺类和海洛因相关的胎儿风险将在第 12 章进行讨论。对与药品相关的胎儿风险进行预防的第一步是妇女如实地评估自己的滥用情况。因此,进行询问应是客观的(ACOG,2017c)。评估饮酒的风险性可通过多种量表完成。其中之一就是被充分研究的 TACE 问卷(ACOG,2013)。TACE 问卷由 4 个相应的问题组成,包括酒精耐受性(tolerance)、因评论饮酒情况而引起的懊恼程度(annoyed)、尝试戒酒(cut down)和清晨一睁眼(eye opener)的饮酒史。

加拿大一项超过 1 000 例产后患者的研究中,Tough 等(2006)发现在孕期饮酒的孕产妇有较高比例,即有近一半的计划妊娠的妇女于孕早期和发现妊娠前每日平均饮酒 2.2 次。值得注意的是,Bailey 等(2008)发现,男性暴饮和大麻吸食的比率并未因他们的配偶怀孕而改变。此类行为出现的频率和模式进一步强调了孕前咨询的时机。

目前,美国吸烟的妇女多达 2 000 万例(CDC,2014)。孕期吸烟与多种不良妊娠结局密切相关,见第 12 章。而孕前戒烟会显著降低这些风险,这也强调了孕前和孕期保健筛查吸烟史的重要性,见第 9 章。

■ 环境暴露

机体不可避免地接触环境中的物质。但只有少数物质会对妊娠结局造成影响(Windham,2008)。暴露在感染性疾病的环境中会导致难以估量的危害,详见第 64 章和第 65 章。同样,接触某些化学物质也会给母儿带来显著的风险。如第 9 章和第 12 章所述,甲基汞或铅暴露超标与神经发育疾病相关。

过去,日常生活中电磁场的暴露引起一些关注,如高压电源线、电热毯、微波炉及手机产生的电磁场。幸运的是,并无证据支持电磁场会对人或动物胎儿产生不良作用(Robert,1999)。电击产生的影响见第 47 章。

■ 饮食

异食癖指的是喜好进食冰、浆洗用淀粉、黏土、泥土或其他非食物类物品,因异食癖替代了健康食物却不能提供营养,故应予以制止(第 9 章)。某些情况下,异食癖可能是缺铁造成的异常生理反应。许多素食者缺乏蛋白质,但可通过增加鸡蛋和奶酪的摄入加以纠正。厌食症和贪食症可增加孕妇营养不良、电解质紊乱、心律失常及胃肠道疾病风险(Becker,1999)。此外,如第 61 章所述,与此类疾病相关的妊娠并发症如低出生体重、头围较小、小头畸形及小于胎龄儿的发病风险也偏高(Kouba,2005)。

与上述围产儿发病率相反,肥胖与多种孕产妇并发症相关。正如第 48 章所述,与肥胖相关的并发症包括子痫前期、妊娠期糖尿病、异常分娩、剖宫产及手术并发症(ACOG,2015b)。孕妇肥胖似乎也与许多胎儿结构性异常相关(Stothard,2009)。

■ 锻炼

一般情况下,有锻炼习惯的孕妇在整个孕期都可继续锻炼(ACOG,2017d)。如第 9 章所述,并无数据证实孕期锻炼有害。但需注意,随着妊娠的进展,平衡问题和关节松弛可能容易导致骨科损伤。应建议孕妇不要过度运动,并注意增加散热和补液。在锻炼时还应避免仰卧位和需要良好平衡的活动,以及在极端天气运动。

■ 家庭暴力

妊娠期人际关系可能恶化,并且该时期发生配偶虐待的风险也会增加。据美国妇产科医师学会(2012)报告,每年有近 324 000 例孕妇遭受虐待。如第 47 章所述,配偶暴力跟某些妊娠期并发症高发相关,包括高血压、阴道出血、妊娠剧吐、早产及低出生体重儿(Silverman,2006)。因家庭暴力在孕期有增加趋势,甚至以杀人告终,因而孕前是筛查暴力的理想时期,若有暴力迹象,应及时干预(Cheng,2010)。如第 9 章所述,美国妇产科医师学会向妊娠和非妊娠妇女提供了筛查家庭暴力的建议和资源。

筛查方法

某些实验室检查有助于评估一些妊娠期并发症的风险并对其进行预防,其中包括在第 9 章列举的产前保健时常规进行的基本检查。许多特定的检查有助于评估患有某些慢性疾病妇女的情况。表 8-4 强调了一些最好在孕前就进行评估的慢性疾病。针对其中部分疾病,孕前优化患者状态将会改善妊娠结局。Cox 等(1992)回顾了 1 075 例接受孕前评估的高风险妇女的妊娠结局,发现 240 例患有高血压、哮喘,以及肾脏、甲状腺或心脏疾病的孕妇妊娠结局均好于前次妊娠。

表 8-4　部分孕前咨询内容

条件	参考章节	推荐孕前咨询
环境暴露	第 9 章 第 12 章	甲基汞:避免食用鲨鱼、剑鱼、大西洋马鲛和马头鱼;每周罐制金枪鱼摄入量不超过 340.2g 或两份,长鳍金枪鱼的摄入量不超过 170g 铅:存在风险因素应进行血铅检测;若有指征,应按照推荐进行治疗
体重异常	第 48 章 第 61 章	每年计算 BMI(图 48-1) BMI≥25kg/m²:进行饮食咨询。如有指征,应对糖尿病和代谢综合征进行检测。考虑孕前减肥 BMI≤18.5kg/m²:对进食障碍进行评估
心血管疾病	第 49 章 第 12 章	在妊娠期间对心脏风险进行咨询。对有妊娠禁忌证的病情进行讨论。改善心脏功能。并对药物致畸性(华法林,ACE 抑制剂,ARB)进行讨论,若有可能,在计划妊娠时换用危害较小的药物。为患有先天性心脏畸形的人群提供遗传咨询(表 49-4)
慢性高血压	第 50 章	对妊娠期间的特定风险进行咨询。评估长期患 HTN 的患者的心室肥大、视网膜病变、肾脏疾病情况。优化血压控制方案。若有用药指征,选择或换用适合妊娠期使用的药物
哮喘	第 51 章	对妊娠期间发生哮喘的风险进行咨询。改善肺功能。采用药物分步疗法治疗慢性哮喘
血栓形成倾向	第 52 章	对发生血栓性事件或复发性不良妊娠结局的个人史或家族史进行询问。对发现或已知有血栓形成的妇女应给予咨询并提供恰当的抗凝治疗
肾脏疾病	第 53 章 第 12 章	对妊娠期间的特定风险进行咨询。优化孕前血压控制。对服用 ACE 抑制剂和 ARBs 的妇女进行药物致畸性和孕前需要调整用药方面的咨询
胃肠道疾病	第 54 章 第 12 章	炎症性肠病:为受累妇女提供有关低生育力和不良妊娠结局风险的咨询。讨论甲氨蝶呤和其他免疫调节剂的致畸性。在用药期间提供有效的避孕措施,并且如有必要,在孕前调整用药
肝胆疾病	第 55 章	乙型肝炎:对所有高危妇女孕前接种疫苗(表 9-7)。为慢性携带者提供预防传播给配偶和胎儿的咨询。如有指征,应给予治疗 丙型肝炎:筛查高危妇女。为受累妇女提供有关疾病和传播风险的咨询。推荐治疗,讨论妊娠的可行性及后果
血液疾病	第 56 章	缺铁性贫血:补充铁剂 镰状细胞病:对所有黑种人妇女进行筛查。对具有特征性表现或患病的妇女进行咨询。如有意愿,对配偶也可进行检测 地中海贫血:对东南亚或地中海血统的妇女进行筛查

第四篇

表 8-4 部分孕前咨询内容(续)

条件	参考章节	推荐孕前咨询
糖尿病	第 57 章	优化血糖控制方案,以减少高血糖的致畸性。评估终末器官受累情况,包括视网膜病变、肾病、高血压及其他疾病等进行评估。停止使用 ACE 抑制剂
甲状腺疾病	第 58 章	对具有甲状腺疾病症状的妇女进行筛查。确保饮食中含有充足的碘。对明显的甲状腺功能亢进或甲状腺功能减退进行治疗。就妊娠结局的风险进行咨询
结缔组织病	第 59 章 第 12 章	RA:对产后复发风险进行咨询。讨论甲氨蝶呤和来氟米特的致畸性及其他免疫调节剂可能的影响。孕前调整用药方案。在妊娠 27 周前停用 NSAIDS SLE:对孕期风险进行咨询。孕前改善病情。讨论霉酚酸酯和环磷酰胺的致畸性及新的免疫调节剂的可能作用。孕前调整用药方案
精神疾病	第 61 章	抑郁症:对抑郁症的症状进行筛查。为受累妇女就有关治疗与否的风险,以及在妊娠期和产褥期病情加重的高风险方面进行咨询
神经疾病	第 60 章	癫痫发作:如有可能尽量使用单一疗法控制癫痫发作
皮肤病	第 12 章	讨论异维 A 酸和阿维 A 酯的致畸性,服药期间有效的避孕措施;孕前调整用药
肿瘤	第 63 章	在肿瘤治疗前就是否保留生育能力和某些药物治疗后生育力降低方面进行咨询。衡量妊娠与持续抗癌治疗之间的可能性,并评估疾病的预后
感染性疾病	第 64 章	流行性感冒:在流感季节为即将怀孕的妇女接种疫苗;高危妇女应在流感季节前进行接种 疟疾:进行咨询,以避免在受孕期到流行地区旅游。否则,应在旅游期间提供有效的避孕措施或为计划怀孕的妇女提供药物预防 寨卡病毒:见美国 CDC 旅游限制事项 风疹:筛查风疹免疫力。如果无免疫力,应接种疫苗,并在随后 1 个月内采取有效的避孕措施 百白破:破伤风、白喉、百日咳;所有育龄期妇女重新接种百白破疫苗 水痘:针对免疫力进行询问。如果无免疫力需接种疫苗
性传播疾病	第 65 章	淋病、梅毒、衣原体感染:筛查高危妇女并按规范进行治疗 HIV:筛查高危妇女。为受累妇女提供孕期风险和母婴传播方面的咨询。讨论孕前治疗以减少传播风险。为无妊娠计划的妇女提供有效的避孕措施 HPV:按照指南提供宫颈巴氏涂片筛查(第 63 章)。为有指征的妇女接种疫苗 HSV:配偶感染,但本人无症状的妇女进行血清学筛查。并为感染妇女提供母婴传播风险及在孕晚期和分娩时预防措施的咨询

资料来源:Jack BW,Atrash H,Coonrod DV,et al:The clinical content of preconception care:an overview and preparation of this supplement,Am J Obstet Gynecol. 2008 Dec;199(6 Suppl 2):S266-S279.

ACE,血管紧张素转换酶;ARB,血管紧张素受体阻滞剂;BMI,体重指数;CDC,疾病控制和预防中心;HIV,人免疫缺陷病毒;HPV,人乳头瘤病毒;HSV,单纯疱疹病毒;HTN,高血压;NSAID,非甾体抗炎药;RA,类风湿关节炎;SLE,系统性红斑狼疮;STD,性传播疾病。

(罗欣 翻译 漆洪波 审校)

参考文献

C08

第 9 章

产前保健

> 妊娠期间,健康与疾病的界限并不明显,因而使孕妇处于严密的监测下显得非常必要,而且应对可能出现的异常症状一直保持警惕。
>
> ——J. 惠特里奇·威廉姆斯(1903)

正如威廉姆斯强调,产前保健非常重要。依据美国儿科学会 American Academy of Pediatrics,AAP 和美国妇产科医师协会(ACOG)(2017)的定义,全面产前保健是指"最好在孕前便开始实施,能提供相应的医疗保健、持续风险评估和心理支持,并贯彻至妊娠间期和产后的方案。"

美国的产前保健

产前保健引入近一个世纪以来,它成为美国最普遍的卫生服务之一。2001 年,产前检查约 5 000 万诊次。孕妇产检中位数 12.3 次,许多妇女产检达 17 次甚至更多。然而,如图 9-1 所示,有约 6%~7% 的美国妇女很晚才开始产检或未进行产检。2014 年,非西班牙裔白种妇女、西班牙裔妇女、非洲裔美国妇女未进行充分的产检或不产检的比例分别为 4.3%、7.5%、9.7% (Child Trends,2015)。

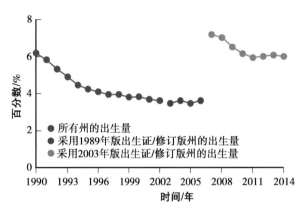

图 9-1　1990~2014 年美国分娩孕妇较晚进行或未进行产前保健的百分率
（资料来源:Child Trends,2015. ）

美国 CDC 通过分析出生证明数据发现,近一半的延迟产检或未进行产检的妇女希望更早开始进行产检。产检障碍随社会阶层、种族、年龄和支付方式而有所不同。最常见的原因为孕妇很晚才发现妊娠;第 2 位原因为资金缺乏或无保险;排在第 3 位的是无法获得预约。

■ 产前保健的有效性

20 世纪初的产前保健聚焦于降低产妇死亡率。产妇死亡率从 1920 年的 690/100 000 急剧下降到 1955 年的 50/100 000(Loudon,1992),产前保健无疑作出了巨大贡献。当前(10~15)/100 000 的低产妇死亡率与产前保健的广泛开展相关(Xu,2010)。事实上,来自孕期死亡监测系统 1998~2005 年的数据显示,未进行产检孕妇的死亡风险会增加 5 倍(Berg,2010)。

其他研究也证实了产前保健的有效性。一项纳入近 2 900 万例新生儿的研究表明,早产、死胎、早发和迟发性新生儿死亡,以及婴儿死亡风险随产检次数减少呈线性上升(Partridge,2012)。相似的,Leveno 等(2009)发现帕克兰医院显著下降的早产率与增加医疗资源匮乏妇女产检的次数密切相关。另外,国家卫生统计中心数据显示:进行产前保健妇女总死胎率为 2.7/1 000,而无产前保健的妇女则是 14.1/1 000(Vintzileos,2002)。

为了评估保健模式的有效性,Ickovics 等(2016)对比分析了个体化产前保健与模块化产前保健,后者以聚焦支持、教育和主动健康保健参与为模块化单元提供常规孕期监护,结果发现纳入模块化产前保健的妇女妊娠结局更好。Carter 等(2016)的研究也得出相似的结论。分娩教育课堂同样被报告可改善妊娠结局(Afshar,2017)。青少年妊娠具有特殊的风险,已制定出针对此类人群的保健指南(Fleming,2015)。目前的数据尚不足以推荐为改善产检参与度而采取有效的激励措施(Till,2015)。

妊娠的诊断

妊娠的诊断通常始于妇女出现症状,也可能是自购妊娠试纸阳性。通常需要通过尿或血检测人绒毛膜促性腺激素(hCG)以确诊。检查过程中可能发现妊娠疑似体征或诊断的结果。超声检查也常用,特别是当考虑出现流产或异位妊娠时。

■ 症状和体征

一个健康的育龄期女性,之前自发的、周期性的、可预测的月经一旦停止,高度提示妊娠。正如第 5 章所述,妇女间月经周期长短差异明显,即使同一妇女月经周期也有差异。因此,超过预期月经时间 10 天或以上停经才作为提示妊娠可靠的征象。妊娠后可偶发

类似月经的子宫出血。在妊娠早期,这种现象可能是囊胚着床的结果。然而,早孕期阴道出血常提示需要评估妊娠是否异常。

作为其他症状,孕妇对胎动的感知依赖某些因素如产次和孕妇体质。通常情况下,既往妊娠成功的妇女,此次妊娠可在孕 16~18 周首次感觉到胎动,而初产妇可能在推迟 2 周后感觉到。妊娠 20 周左右,视孕妇体质,检查者可开始检测胎动。

下生殖道、子宫及早期的乳房发育也是提示妊娠的体征。已在第 4 章进行详述。

■ 妊娠测试

检测孕妇血液和尿液中的 hCG 水平为妊娠内分泌测试提供了基础。合体滋养细胞产生大量的 hCG 并在早孕期着床后呈指数级增长。hCG 主要功能是阻止黄体的退化,而黄体是妊娠最初 6 周机体产生孕激素的主要场所。

通过敏感的试验检测,排卵后 8~9 天,可以在孕妇血浆或尿液中检测到 hCG。血清 hCG 浓度的倍增时间是 1.4~2.0 天。如图 9-2 所示,血清 hCG 水平范围很大并从受精卵着床后开始升高,其在 60~70 天时达到高峰,此后浓度缓慢下降,约在 16 周时达到最低。

hCG 的测量

hCG 是一种糖蛋白,是由两个相似的亚单位形成的异二聚体,称为 α 和 β 亚基,两者以非共价键相连。α 亚基与黄体生成素(luteinizing hormone,LH)、卵泡刺激素(follicle-stimulating hormone,FSH)、促甲状腺激素(thyroid-stimulating hormone,TSH)结构一致,而 β 亚基的结构具有特征性。因此,抗体是针对 hCG β 亚基设计的高特异性抗体。这种特异性是进行检测的基础,众多商业化免疫分析试剂盒都可用来检测血清和尿液

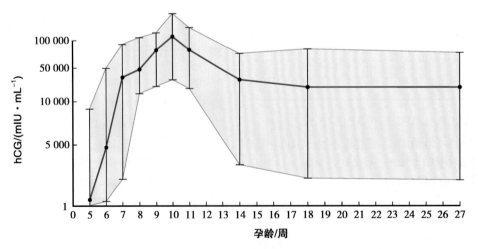

图 9-2　正常孕妇各孕周血清人绒毛膜促性腺激素(hCG)的平均浓度(95%CI)

hCG 水平。尽管每种免疫分析法检测不同的 hCG 混合成分,但它的自由亚基、代谢产物都适合于妊娠测试(Braunstein,2014)。依据检测使用的分析方法,实验室可检测出血清中浓度为 1.0mIU/mL 甚至更低的 hCG(Wilcox,2001)。

hCG 检测假阳性结果罕见(Braunstein,2002)。少数妇女循环中存在血清因子可在某些检测方法中与检测 hCG 的抗体发生错误的结合。最常见的是嗜异性抗体,是由机体产生的可作用于免疫测定试剂中动物来源的检测抗体。因此,工作中密切接触动物的妇女更可能产生这类抗体,但可用其他实验室技术(ACOG,2017a)区别之。葡萄胎及与其相关的癌症患者的 hCG 水平也会升高(第 20 章)。其他罕见的非妊娠导致阳性结果的原因还包括:①为减肥而注射外源性 hCG;②肾衰竭导致的 hCG 清除受损;③生理性垂体分泌 hCG;④分泌 hCG 的肿瘤,多原发于胃肠道、卵巢、膀胱或肺(Montagnana,2011)。

家用妊娠测试

早在 1970 年,非处方类的妊娠检测试剂盒便有出售,并且美国每年的销售量达百万个。在美国,有超过 60 种检测试剂盒(Grenache,2015)。遗憾的是,这些试剂盒并无广告宣传的有效(Johnson,2015)。例如,Cole 等(2011)发现停经后若要检测出 95% 的妊娠,hCG 浓度的下限为 12.5mIU/mL,但发现仅有一种试剂盒能达到上述敏感性,另外两种试剂盒或给出假阳性结果或结果无效。事实上,将 hCG 浓度 100mIU/mL 作为检测下限的品牌中只有 44% 有确定的阳性结果,能检测到该 hCG 浓度水平的测试仅能在停经时确定约 15% 的妊娠。一些新品牌家用尿检测试剂盒制造商声称其产品在预计月经当天甚至 4 天前的检测准确率超过 99%。经严格分析再次表明这些检测试剂盒常言过其实(Johnson,2015)。

■ 妊娠超声识别

经阴道超声使妊娠早期影像学检查发生了彻底的变革,通常被用于孕龄的准确评估和确定妊娠部位。孕囊,即子宫内膜腔内小的无回声液性汇集区,是妊娠最早的超声影像证据。可在妊娠 4~5 周经阴道超声发现。然而,异位妊娠时,在子宫内膜腔内也可发现液性暗区,此时称为假孕囊或假囊(图 19-4,第 19 章)。因此,如果超声检查仅发现假囊,尤其对有腹痛或阴道出血的妇女,需要做进一步的评估。孕囊着床往往偏离子宫内膜腔中心,而假囊位于子宫内膜腔中线位置。其他早期宫内妊娠可能的征象有单个强回声边围绕的暗回声中心,即蜕膜内征,或同心双强回声环围绕孕囊,即双蜕膜征,如图 9-3 所示。如果超声结果可疑,可诊断为未知部位妊娠(pregnancy of unknown location,PUL)。针对这类情况,连续的血清 hCG 检测和经阴道超声检查有助于鉴定是正常的宫内妊娠还是异位妊娠亦或是早期流产(第 19 章)。

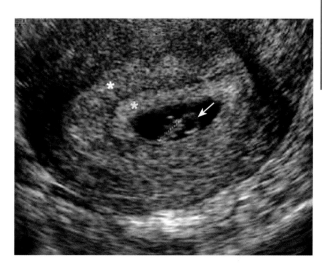

图 9-3　经阴道超声孕早期宫内妊娠图像。孕囊周围可见双蜕膜征,能分辨壁蜕膜(白色星号)和包蜕膜(黄色星号)。箭头所指为卵黄囊,胚芽的顶臀长用测量尺标记
（资料来源:Dr. Elysia Moschos.）

如果孕囊内可见卵黄囊,即回声暗区内见一强回声环,即可确诊宫内妊娠。正常情况下,卵黄囊在妊娠第 5 周中可见。如图 9-3 所示,妊娠 6 周后,线性结构的胚芽很快与卵黄囊相接。此时,常可见原始心管搏动。待到妊娠 12 周,顶臀长可用于评估孕龄,误差在 4 天左右(第 10 章)。

首次产前评估

一旦明确妊娠,应尽早启动产前保健。主要目标是:①确定母亲和胎儿的健康状况;②确定孕周;③启动持续的产科保健计划。首次产检的主要内容见表 9-1。后续产检计划可能包含从相对不频繁的常规产前检查,到因严重的母儿疾病而导致住院治疗的所有状况。

■ 产前检查记录

在围产期保健系统中使用标准化记录方式将大大有助于产前和产时管理。标准化的文件记录使产前保健提供者之间可以相互沟通,实现保健的连贯性,并使客观检查的产前保健质量能随时间推移和临床环境变化得到评估(Gregory,2006)。AAP 和 ACOG 在其指南上提供了下列的记录蓝本(2017)。

第四篇

表 9-1 常规产前检查的主要项目

	参考章节	首次检查	妊娠 15~20 周	妊娠 24~28 周	妊娠 29~41 周
病史					
完整的	第 9 章	●			
更新的			●	●	●
体格检查					
完整的	第 9 章	●			
血压	第 40 章	●	●	●	●
孕妇体重	第 9 章	●	●	●	●
骨盆/宫颈检查	第 9 章	●			
宫高	第 9 章	●	●	●	●
胎心率/胎方位	第 9 章	●	●	●	●
实验室检查					
血细胞比容/血红蛋白	第 56 章	●		●	
血型和 Rh 因子	第 15 章	●			
抗体筛查	第 15 章	●		A	
宫颈刮片检查	第 63 章	●			
葡萄糖耐量试验	第 57 章			●	
胎儿非整倍体筛查	第 14 章	Bᵃ 和/或	B		
神经管缺陷筛查	第 14 章		B		
囊性纤维化筛查	第 14 章	B or	B	●	
尿蛋白评估	第 4 章	●			
尿培养	第 53 章	●			
风疹病毒血清学	第 64 章	●		●	
梅毒血清学	第 65 章	●			C
淋球菌培养	第 65 章	D			D
衣原体培养	第 65 章	●			C
乙型肝炎血清学	第 55 章	●			D
HIV 血清学	第 65 章	B			D
B 族链球菌培养	第 64 章				E
肺结核筛查	第 51 章				

ᵃ 妊娠早期非整倍体筛查时间在孕 11~14 周。
A 如果有临床征象,在 28 周检查。
B 应提供检测。
C 高风险妇女应在妊娠晚期初检查。
D 高风险妇女应在首次产检时筛查,并在妊娠晚期再次筛查。
E 35~37 周应进行直肠阴道细菌培养。
HIV,人类免疫缺陷病毒。

定义

下列几个定义,与建立准确的产前检查记录相关。

(1)未孕妇:当前和既往未曾怀孕的妇女。

(2)孕妇:当前怀孕或曾经怀孕而不论妊娠结局如何的妇女。若为首次妊娠,称为初产妇;若为再次妊娠,则称为经产妇。

(3)未产妇:孕周从未超过 20 周的妇女。可能从未怀孕过,也可能经历过自然流产或选择性流产或异位妊娠。

(4)初产妇:指仅生产过一次的妇女,可以是单胎或多胎活产或孕周 20 周及其以上的死产。既往将出生体重 500g 作为产次定义的界限。目前,该阈值饱受争议,因为许多国家仍然采用此阈值来区分死胎和流产胎(第 1 章)。然而,出生体重低于 500g 的婴儿存活却不再罕见。

(5)经产妇:已经分娩两次或两次以上孕周大于

等于 20 周的妇女。产次根据达到 20 孕周的妊娠次数来定义。一次妊娠分娩多胎并不会增减产次。同样，死胎也不会减少产次。在某些地区，婚育史由一系列用破折号连接的数字来总结。这些数字依次是指足月儿、早产儿、小于 20 周流产儿和现今存活孩子的数目。例如，一个妇女被记录为 2-1-0-3，表示有 2 次足月分娩，1 次早产，无流产，有 3 个存活的孩子。这些非常规的记录有助于详细列出非正常终止妊娠的结局。

正常妊娠时限

正常妊娠时限从末次月经的第一天算起，非常接近 280 天或 40 周。在一项纳入 427 581 例瑞典出生登记处的单胎妊娠研究中，Bergsjø 等（1990）发现妊娠的平均时限是 281 天，标准差是 13 天。然而妇女月经周期长短差异较大，提示众多类似算法并不准确。随着孕早期超声检查的普遍使用，改变了准确推测孕龄的方法（Duryea，2015）。

ACOG（2017e）、美国医用超声研究所及母胎医学会认为早孕期超声是推算或确认孕龄最为准确的方法。而对通过辅助生殖技术完成受孕者，则用胚龄或胚胎植入日期推算孕龄。如有可能，应利用孕早期超声校正末次月经计算的孕龄，并记录依此推算的预产期。此部分更为详细的描述见第 7 章和第 10 章（表 10-1）。

一种基于末次月经快速推算预产期的算法如下：末次月经第一天的日数加 7、月数减 3 即为预产期。例如，末次月经是 10 月 5 日，预产期就是 10 减 3（月数）、5 加 7（日数），即来年的 7 月 12 日。这种算法称为 Naegele 计算法（ACOG，2017e）。

妊娠分期

习惯上，通常将妊娠平均分为 3 个时期，每个时期约历时 3 个月。历史上，早孕期持续到 14 周末，中孕期是 15~28 周末，晚孕期是 29~42 周末。因此，3 个时期各含 14 周，在每个时期都有某些主要的产科问题。例如，大多数自然流产发生于早孕期，大多数妊娠高血压疾病都是在晚孕期被诊断。

按现代产科学的观点，临床上仅用笼统的妊娠分期来描述某特殊妊娠是不精确的。例如，在子宫出血的病例中，按发病孕期而将该问题归类为"晚孕期出血"是非常不恰当的。因为根据出血是发生在妊娠晚期的初期还是后期，母儿的处理方式有明显不同（第 41 章）。而且最近，临床医生要求用完整的周数和天数表示孕龄，例如，33^{+4} 周，代表 33 个完整孕周加 4 天。

既往和目前健康情况

与其他医学领域相同，病史的采集以询问内外科疾病史开始。因为许多产科并发症在后续妊娠中有复发倾向，因此必须采集前次妊娠的详细信息。月经史

和避孕史也非常重要。孕龄或月经龄是指月经周期为 28~30 天妇女自末次月经第一天开始起，妊娠持续的周数。而对月经不规律者，孕早期超声可用来鉴定孕龄。最后，在采取的一些避孕措施失败后，妇女倾向于植入节育器或孕酮皮下埋植剂来避孕（第 38 章）。

社会心理筛查 AAP 和 ACOG（2017）将社会心理问题定义为非生物因素引起的精神和身体健康问题。所有妇女都应进行筛查而不论社会地位、教育水平、人种或种族。这些方法应筛查影响保健的因素，涉及交流障碍，营养状态，不稳定的居住状况，对怀孕的渴望程度，由配偶暴力、抑郁、压力等带来的安全顾虑，以及药物使用情况，如烟草、酒精和毒品。筛查应定期实施，每个孕期至少一次，以发现重要的问题和减少不良妊娠结局的发生。Coker 等（2012）比较了实施社会心理普遍筛查方案前后妇女妊娠的结局，发现接受筛查的妇女早产或低出生体重新生儿发生率较低。抑郁的特定筛查方法见第 61 章。

吸烟 从 1989 年开始，产妇吸烟的数据已包含在出生证明内。吸烟孕妇的数目持续下降，从 2000~2010 年，吸烟率为 12%~13%（Tong，2013）。来自美国妊娠风险评估和检测系统的数据显示，吸烟的妇女大多年轻，教育程度低，为阿拉斯加原住妇女或美国印第安妇女（CDC，2013a）。

许多妊娠不良结局与孕期吸烟有关（U.S. Department of Health and Human Services，2000）。潜在致畸作用在第 12 章中详细介绍，其中显著高发的有流产、死胎、低出生体重及早产（Man，2006；Tong，2013）。另外，吸烟者发生前置胎盘、胎盘早剥、胎膜早破的风险是不吸烟者的 2 倍。因此，美国预防服务工作组建议临床医生应在孕早期及后续的产前随访中向吸烟的孕妇提供咨询并实施有效的干预措施（Siu，2015）。尽管在孕早期或孕前戒烟获益最大，但孕期任何阶段戒烟都可改善围产期结局（Fiore，2008）。

面对面地社会心理干预比仅简单地建议戒烟更容易获得孕妇孕期戒烟的成功（Fiore，2008）。包含"5A"的简要的咨询会谈便是其中一个例子（表 9-2）。这种方法可在 15 分钟甚至更短的时间内完成，而且若由医护人员启动会很有效（ACOG，2017i）。

行为干预和尼古丁替代产品可有效降低吸烟率（Patnode，2015）。然而，据报告尼古丁替代产品的孕期有效性和安全性尚未得到充分评估。有关该治疗方法的临床研究结论分歧较大（Coleman，2015；Pollak，2007；Spindel，2016）。两项最新的研究结论也不一致。在名为孕期吸烟和尼古丁（Somking and Nicotine in Pregnancy，SNAP）临床研究中，Cooper 等（2014）报告临

表 9-2　5A 戒烟法

ASK（询问）　在初次产检及后续产检时吸烟情况
ADVISE（建议）　清楚而强烈地解释继续吸烟给妇女、胎儿和新生儿带来的风险
ASSESS（评估）　患者接受戒烟的意愿
ASSIST（帮助）　使用妊娠专用，自助的戒烟材料。告知吸烟者戒烟热线，以提供持续的咨询和支持
ARRANGE（安排）　后续随访，追踪戒烟进展

资料来源：Fiore，2008.

时戒烟或与婴儿发育改善相关。而在另一项名为孕期尼古丁贴剂临床研究（Study of Nicotine Patch in Pregnancy，SNIPP）中，Berlin 等（2014）发现研究对象之间的戒烟率和新生儿出生体重并无差别。

因为缺乏有效的证据支持药物治疗可实现孕期戒烟，ACOG（2017i）建议，如果使用尼古丁替代产品，应在严密监测下且在吸烟和尼古丁替代产品仔细的风险评估已完成的条件下方可进行。

酒精　酒精或乙醇是一种强有力的致畸物，能导致胎儿酒精综合征，该综合征以生长受限、面部畸形和中枢神经系统功能障碍为特征。如第 12 章所述，孕妇或计划怀孕的妇女应戒除酒精性饮料。美国 CDC 分析了行为风险因素监测系统 2011～2013 年的数据，推测有 10% 的妇女饮酒。据推测，有 330 万例妇女有酒精暴露的风险（Green，2016）。ACOG（2016b）与 CDC 合作制定了胎儿酒精谱系障碍预防计划，为卫生工作者提供资源，可通过其网站查询。

违禁药品　据估计 10% 的胎儿暴露于 1 种或多种违禁药品。这些违禁药品包括海洛因及其他阿片类药物、可卡因、安非他明、巴比妥类药物和大麻（AAP，2017；ACOG，2015a，2017d）。如第 12 章所述，长期大剂量使用大多数上述药物对胎儿有害（Metz，2015）。充分证实的后遗症包括胎儿生长受限、低出生体重、生后不久药物戒断反应。而大麻的不良作用目前证据力不足。经常使用这类药物的妇女不会寻求产前保健，而这本身就与早产和新生儿低体重风险相关（El-Mohandes，2003；Eriksen，2016）。

海洛因滥用的妇女，可按照登记在册的治疗方案开始美沙酮维持替代治疗，以减少阿片类毒品的使用和出现戒断症状，鼓励其进行产前保健，避免毒瘾发作风险（ACOG，2017f）。通过药物滥用和精神健康服务管理部门网站的定位导航可找到这些治疗方案。美沙酮的初始剂量为每天 10～30mg，必要时可静脉输注。针对某些妇女，谨慎减少美沙酮使用量可能是比较恰当的处理（Stewart，2013）。此外，有特定资质的内科医生也可单独使用丁丙诺啡或联合使用纳洛酮，但不常用。

配偶暴力筛查　配偶暴力指的是带有攻击性和强制性的行为，包括身体侵害、心理虐待、性侵犯、渐进性的孤立、跟踪、遗弃、恐吓及强迫性生育（ACOG，2012）。此类暴力被认为是一种重要的公众健康问题。不幸的是，大多数受虐待的妇女在妊娠期依然受到侵害。除子痫前期外，相较其他主要疾病，家庭暴力是可通过常规产前筛查发现的最为常见的问题（AAP & ACOG，2017）。孕期其发生率约为 4%～8%。配偶暴力与许多围产期不良结局包括早产、胎儿生长受限和围产期死亡的风险上升相关（第 47 章）。

ACOG（2012）提供了家庭暴力的筛查方法，并推荐在第 1 次产前检查时进行，之后每 3 个月至少 1 次，产后再进行 1 次。上述筛查应在私密条件下进行，避开家庭成员和朋友。患者自我审查或计算机筛查与通过临床医生引导的调查揭露问题的能力一样有效（Ahmad，2009；Chen，2007）。医生应熟知国家法律，以备报告配偶暴力之需。在这些情况下，与社会服务部门合作显得至关重要。国家家庭暴力服务热线是一个非营利性电话咨询服务机构，旨在提供涉及城市特定庇护场所、资源咨询及法律援助等个性化信息。

■ 临床评估

彻底全面地体格检查应在初次产前检查时进行。该项检查也包括骨盆的测量。子宫颈可以用经温水或水溶性润滑凝胶润滑的窥器来观察。子宫颈蓝红色被动性充血是妊娠的特点，但并不能作为妊娠诊断依据。扩张的、闭塞的宫颈腺体突出于宫颈阴道部黏膜下，即纳氏囊肿可能会很明显。除宫颈外口，子宫颈可非正常扩大。为了鉴定细胞学异常情况，需要根据第 63 章提到的新版指南进行宫颈刮片。如果有指征，也可为鉴定沙眼衣原体和淋球菌而进行采样。

通过触诊完成双合诊检查，需要特别注意以下内容：宫颈容受性、长度和扩张程度；子宫及附件大小；骨盆结构；阴道及会阴部的任何异常情况。妊娠后期，也可通过双合诊判断胎先露。子宫颈、阴道和外阴的损伤需要通过阴道镜检查、活组织检查、细胞培养或暗视野检查等进一步评估。若患者诉直肠痛、出血或包块，应观察肛周区域并进行直肠指检。

推算孕龄

准确地推算孕龄是产前保健最重要的内容之一,因为一些妊娠期并发症的最佳治疗由胎龄决定。如第 7 章所述,推算孕龄最佳方案为早孕期超声结合月经史。另外,临床仔细检查子宫大小联合末次月经推算孕龄也有很高的准确度。子宫如橘子大小,大致相当妊娠 6 周;如橙子大小,相当于妊娠 8 周;如西柚大小,相当于妊娠 12 周(Margulies,2001)。

■ 实验室检查

表 9-1 列出了第一次产前检查时推荐进行的常规检查项目。初次血液检查包括全血细胞计数,包括 Rh 类型在内的血型鉴定及抗体筛查。美国医学研究所推荐将人类免疫缺陷病毒(human immunodeficiency virus,HIV)筛查纳入产前检查的常规内容,但患者需知情且有权拒绝。CDC (Branson, 2006)、AAP 和 ACOG (2016f,2017)也支持这一建议。如果孕妇拒绝行 HIV 检查,应记录于产前检查中。所有孕妇首次产检时还应进行乙型肝炎病毒感染、梅毒、风疹病毒免疫力的筛查。基于对 1 000 例妇女进行的前瞻性调查研究,Murray 等(2002)提出在无高血压的情况下,首次产前检查后没有必要再进行尿常规检查。多数推荐进行尿培养,因为对细菌尿的治疗可显著降低孕期出现有症状尿路感染的可能(第 53 章)。

宫颈感染

2%～13% 孕妇的子宫颈可分离出沙眼衣原体。AAP 和 ACOG(2017)推荐所有妇女都应在首次产前检查时筛查该病原体,对有高危因素者应在妊娠晚期再次检测。危险因素包括未婚、近期更换性伴侣或同时有多个性伴侣、25 岁以下、市中心居住者、曾患或现患其他性传播疾病、很少或未进行过产前检查。检测阳性者,治疗方法见第 65 章,并在完成治疗 3～4 周后进行复查即治愈性检测。

淋球菌常导致孕期下生殖道的感染。也可能导致脓毒性关节炎(Bleich,2012)。淋病的风险因素与沙眼衣原体相似。AAP 和 ACOG(2017)推荐有风险因素或生活在淋球菌高流行地区的妇女初次产检时应进行筛查并在孕晚期进行复查。淋病应予以治疗,同时也应对可能共存的衣原体感染进行治疗(第 65 章)。治疗完成后,同样建议进行治愈性检测。

■ 妊娠风险评估

许多因素可给母儿健康带来负面影响。有些在受孕时就已明显,但多数到孕期才变得显著。"高危妊娠"的称呼具体到某个妇女显得过于笼统,如果能确定更为具体的诊断最好避免这样的称呼。

AAP 和 ACOG(2017)建议咨询的一些常见危险因素列于表 9-3。部分情况可能要求母胎医学专科医师、遗传学家、儿科医师、麻醉师或其他医学专家共同对孕妇及其胎儿进行评估、提供咨询和保健。

表 9-3　进行母胎医学咨询可能获益的疾病

内科病史及病情
心脏疾病 —— 轻至重度疾病
有证据证明的终末器官受累的糖尿病或未控制的高血糖症
有家族史或个人史的遗传性疾病
血红蛋白病
未控制的慢性高血压或与肾脏或心脏疾病有关
与显著蛋白尿(≥500mg/24h)、血肌酐 ≥1.5mg/dL 或高血压有关的肾衰竭
严重的受限性或梗阻性肺部疾病,包括严重哮喘
人类免疫缺陷病毒感染
有肺栓塞或深静脉栓塞史
严重的全身性疾病包括自身免疫疾病
肥胖外科手术史
控制较差或需要超过一种抗癫痫药物治疗的癫痫
癌症尤其孕期有治疗指征

产科病史及病情
CDE(Rh)或其他血型免疫反应(包括 ABO,Lewis)
有过或现有胎儿结构或染色体畸形
期望或需要产前诊断或胎儿治疗
孕前接触已知致畸剂
感染或接触可导致先天畸形的有机物
高龄多胎妊娠
羊水量重度异常

后续产前随访

后续产前检查传统安排为每隔 4 周 1 次,直至 28 周,然后每隔 2 周 1 次直至 36 周,此后每周 1 次。一般要求有妊娠合并症的妇女如双胎妊娠或糖尿病者每隔 1～2 周复诊(Luke,2003;Power,2013)。1986 年,美国卫生和公众服务部召集了一个专家小组审查产前保健的内容。该报告随后在 2005 年被重新评估和修订(Gregory,2006)。小组推荐,早期及随后的风险评估应具有特异性。该小组也同意产前检查间隙应具灵活性,健康促进和教育包括孕前保健,医疗和社会心理干预,医疗文件的标准化,以及扩大产前保健的对象即包括生产后 1 年内家庭成员的健康。

世界卫生组织实施了一项约 25 000 例妇女参与的

多中心随机试验,将常规产前保健模式与一个旨在将产前检查的次数降到最低的保健模式相对比(Villar,2001),发现在新模式中,妊娠早期妇女只产检1次,并进行某些危险因素筛查,之后在妊娠26周、32周、38周各访问1次,预期无任何并发症的妇女占筛查者的80%;与要求产检中位数为8次的常规产前保健相比,新模式下产检的中位数仅为5次,减少了产检次数的产检模式并未发现有不良之处。以上发现与其他随机试验的结论一致(Clement,1999;McDuffie,1996)。

■ 产前监护

每次复诊时均应评估母胎健康情况(表9-1)。应评估胎心率、胎儿生长情况、胎动及羊水量,也应检测孕妇血压、体重及其变化程度。询问孕妇是否出现头痛、视野改变、腹痛、恶心、呕吐、出血、阴道流液及排尿困难等症状。妊娠20周后,测量耻骨联合至宫底的子宫大小。孕晚期,阴道检查常提供一些重要的信息,包括确认胎先露和胎方位、临床评估骨盆容量和结构、羊水量、宫颈容受性、宫颈管的消退程度及宫口扩张度(第22章)。

宫高

妊娠20~34周,以厘米(cm)为单位测量的宫底高度紧密对应孕周(Jimenez,1983)。宫高可用来监测胎儿生长情况和羊水量。其测量的是经腹壁从耻骨联合上缘到宫底顶端的距离。测量前排空膀胱非常重要(Worthen,1980)。肥胖或子宫肿块如子宫肌瘤会限制宫高测量的准确性。另外,仅凭宫高,可能会漏诊多达1/3的胎儿生长受限(ACOG,2015b;Haragan,2015)。

胎心音

整合有多普勒超声的仪器可方便地用于检测胎心活动,而且该仪器通常可以在妊娠10周时检测到非肥胖孕妇的胎心音(第10章)。胎心率的范围为110~160次/min,常以双音的形式被听到。使用标准非放大型听诊器听诊时,在妊娠16~19周时可听到80%孕妇的胎心音,在妊娠22周时,几乎可听到所有孕妇的胎心音(Herbert,1987)。由于胎儿在羊水中可以自由运动,经腹听诊胎心音的最佳位置会发生改变。

另外,使用超声听诊器,可以听到与胎心搏动同步的尖锐的哨音样的脐带血管杂音。该杂音由脐动脉血流冲击血管壁形成而且可能是非连贯的。相应的,子宫血管杂音则是与孕妇心脏搏动同步的柔和的吹风样杂音,是由血流流过舒张的子宫血管形成,在子宫较低段更为清晰。

超声

超声可以提供涉及胎儿解剖学结构、生长和健康情况的重要信息,而且在美国,绝大部分妇女在孕期至少进行一次产前超声检查(ACOG,2016h)。孕期进行超声检查的次数呈持续增长的趋势。Siddique等(2009)报告检查次数的平均值由1995~1997年的1.5次增长至10年后的2.7次。而且这种趋势在高风险和低风险的孕妇中均有出现。然而,尚未核实该检查临床应用增长的准确数据,而且其费用-效益比值是否合理也不明确(Washington State Health Care Authority,2010)。ACOG(2016h)建议应在有医疗指征,且尽可能使用最小暴露量的前提下进行超声检查。ACOG还进一步指出医生无义务为无特殊指征的低风险孕妇进行超声检查,但若孕妇要求,应尊重其请求。

■ 实验室检查

如果首次检查结果正常,大多数实验室检查不需重复进行。血细胞比容或血红蛋白测定及梅毒血清学检查(如果人群中流行)应在妊娠28~32周重复进行(Hollier,2003;Kiss,2004)。孕期HIV感染风险增加的妇女建议在孕晚期进行复查,而且最好在36周前完成(ACOG,2016f)。同样,乙型肝炎病毒感染高风险的妇女应在住院分娩时复查。Rh阴性且未致敏的妇女应在28~29周重复抗体筛查实验,如果仍未致敏,则应进行抗D免疫球蛋白治疗(第15章)。

B族链球菌感染

CDC(2010b)推荐所有妇女应于妊娠35~37周间进行阴道及直肠B族链球菌(group B streptococcal,GBS)培养,ACOG(2016g)也支持这项推荐。培养结果阳性者,分娩期应预防性使用抗生素。GBS菌尿症妇女或前一个婴儿患GBS侵袭性疾病的妇女在分娩期应经验性预防用药。对GBS疫苗的临床研究正在进行(Donders,2016;Schrag,2016)。这些感染在第64章将进一步详述。

妊娠期糖尿病

无论通过病史、临床指标还是常规实验室检查,所有孕妇均应筛查妊娠期糖尿病。尽管在妊娠24~28周测试敏感度最高,但低风险孕妇从测试中获利的可能性小(ACOG,2017c)。妊娠期糖尿病将在第57章中详述。

神经管缺陷和遗传性疾病的筛查

神经管缺陷的血清学筛查在妊娠15~20周进行。胎儿非整倍体染色体畸形的筛查根据选择方案可在妊娠11~14周或妊娠15~20周进行(Rink,2016)。另外,依据家族史、种族背景或年龄,有高危因素的夫妇应进行相应的遗传疾病筛查(ACOG,2017h)。该内容将在第14章详述。部分上述疾病包括东欧犹太人或法裔加拿大血统的泰-萨克斯病(Tay-Sachs disease),地中海、东南亚、印度、巴基斯坦或非洲血统的β-地中海贫血,非洲、地中海、中东、加勒比海、拉丁美洲或印度血统的镰状细胞贫血,以及高龄孕妇的 21 三体综合征。

营养咨询

■ 体重增长推荐标准

2009 年,美国医学研究所和国家研究委员会对孕

期体重管理指南进行了修订,但仍然继续建议应依据孕妇体重指数(body mass index,BMI)对孕期体重增加进行分层管理(表 9-4)。新的指南针对肥胖妇女制定了一个特殊的、范围相对狭窄的体重增量推荐。另外,该指南也适用于青少年、身材矮小的妇女及所有种族的妇女。指南也得到 ACOG 的支持(2016i)。这解释了人们对怀孕期间体重减轻的新兴趣。

表 9-4　孕期体重总增长量和增长率推荐

分类(BMI)	总增长量范围[a]/kg	孕中期和孕晚期体重增量 [均值(范围)]/(kg·周$^{-1}$)
低体重(<18.5)	12.7~18.14	0.45(0.45~0.59)
正常体重(18.5~24.9)	11.34~15.88	0.45(0.35~0.45)
超重(25.0~29.9)	6.8~11.34	0.27(0.22~0.27)
肥胖(≥30.0)	4.99~9.07	0.22(0.2~0.27)

资料来源:Institute of Medicine and National Research Council,2009.
[a] 双胎妊娠体重增长经验性推荐包括:BMI 正常,16.78~24.49kg;超重:14.06~22.68kg;肥胖:11.34~19.05kg。
BMI,体重指数(此处使用的是 WHO 标准,与中国标准略有差异)。

当美国医学研究所编写指南的时候,关注的是低出生体重儿,然而当前的关注点却是肥胖的流行(Catalano,2007),这也解释了对孕期体重增加较少研究兴趣的原因。肥胖与妊娠高血压、子痫前期、妊娠糖尿病、巨大儿和剖宫产及其他并发症风险明显增高相关(第48 章)。这种风险似乎与围产期体重增长呈"剂量相关"。一个以超过 12 万例肥胖孕妇为基础的队列研究表明,体重增长低于 6.8kg 者出现子痫前期、大于胎龄儿和剖宫产的概率最低(Kiel,2007)。在 100 000 例孕前 BMI 正常的妇女中,DeVader 等(2007)发现孕期体重增长低于 11.34kg 者子痫前期、引产失败、头盆不称及剖宫产的发生风险更低,然而,该队列出现小于胎龄儿的风险偏高。孕期对生活方式的干预可以减少体重的增加(Sagedal,2017)。

有确凿证据证实孕期母亲体重增长会影响胎儿出生体重。Martin 等(2009)用 2006 年的出生证明数据对此进行了研究,发现约 60% 的孕妇体重增长 ≥ 11.79kg,而且母亲体重增长与胎儿出生体重呈正相关。此外,风险最大的妇女,即体重增长少于 7.26kg,娩出体重低于 2 500g 的婴儿的概率为 14%,体重增长如此低下的妇女有近 20% 发生早产。

■ 严重营养不良

在人类怀孕期间进行有价值的营养研究非常困难,因为营养缺乏实验不符合伦理。在由于社会、经济

或政治灾难造成严重营养不良的例子中,偶然事件常导致很多的变异,这些结果难以进行量化分析。但过去的经验表明,健康妇女在饥饿状态下才有明显不同的妊娠结局。

1944~1945 年欧洲严冬,德国军队占领并严密限制供应的荷兰地区营养不良流行(Kyle,2006),营养供给每天才 1 881kJ,伴随着普遍营养不良而不是选择性营养不良。Smith(1947)分析了其中 6 个月饥荒中孕妇的妊娠结局,发现婴儿出生体重中位数下降了约250g,但在食物恢复供应后婴儿出生体重再次上升,说明婴儿出生体重受妊娠晚期饥饿状态的显著影响,但围产儿死亡率未变;此外,胎儿畸形率或子痫前期的发病率也未明显上升。另外,超重妇女孕期减重与新生儿体重风险增高相关(Cox Bauer,2016)。

动物实验证实,人为剥夺饮食对一些动物胎儿的脑发育有害。Stein 等(1972)研究了一些母亲孕期挨过饿(在上文提到的饥饿的寒冬)的年轻成年男性随后的智力发展情况,该大规模的研究是基于所有男性在19 岁时均接受兵役强制体检,结果表明孕期严重饮食剥夺对脑发育无影响。

针对营养缺乏妇女所生的儿童远期结局已经开展了许多队列研究。Kyle 和 Pichard(2006)最近对此进行了回顾。在孕中、晚期遭受营养缺乏的后代,在出生时更轻、更矮、更瘦,且他们今后高血压、反应性气道疾病、血脂异常、糖耐量降低和冠状动脉疾病的发病率更

高。妊娠早期营养不良与成年后女性肥胖率升高相关,男性则无此情况。孕早期营养不良也与中枢神经系统异常、精神分裂症和精神分裂类人格障碍的增多相关。

以上的观察研究及其他研究,引出了胎儿编程学说的概念,该概念指出成人发病率和死亡率与胎儿期健康相关。最广为人知的是 Barker 等(1989)提出的 Barker 假说,该概念将在第 44 章中详述。

■ 产后体重滞留

并非所有妊娠期增加的体重会在分娩期间和分娩结束后立即丢失。Schauberger 等(1992)研究了 795 例妇女产前和产后的体重。她们的平均体重增加了 12.9kg。正如图 9-4 所示,大多数产妇在分娩时体重会丢失约 5.4kg,在接下来 2 个星期会再丢失 4.1kg,产后 2 周~6 个月再丢失 2.5kg。因此,妊娠后滞留的平均体重为 1kg。体重增长超标主要表现为脂肪堆积,部分可能以脂肪的形式长期滞留(Berggren,2016;Widen,2015)。总体而言,孕期体重增加越多,产后丢失越多。有趣的是,孕前 BMI 或产前体重增长量与体重滞留量之间没有关系。

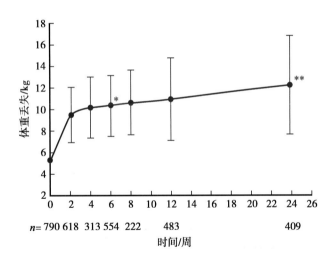

图 9-4 从末次产前检查到产后 6 个月的累积体重损失量。* 与 2 周体重损失量的差异有统计学意义;** 与 6 周体重损失量的差异有统计学意义
(资料来源:Schauberger CW, Rooney BL, Brimer LM: Factors that influence weight loss in the puerperium. Obstet Gynecol 79:424,1992.)

■ 膳食推荐摄入量

美国医学研究所(2006,2011)定期发布的膳食推荐摄入量,也包括对妊娠期或哺乳期妇女的推荐。最近的推荐标准总结于表 9-5。某些产前维生素-矿物质补充剂可能会导致超出推荐标准的过量摄入。此外,

过度使用自行指定的补充剂,将引发对孕期营养素中毒的担忧。有潜在毒副作用的营养素包括铁、锌、硒和维生素 A、维生素 B6、维生素 C 和维生素 D。

表 9-5 孕期与哺乳期妇女每日膳食推荐标准

	孕期	哺乳期
脂溶性维生素		
维生素 A	770μg	1 300μg
维生素 D[a]	15μg	15μg
维生素 E	15mg	19mg
维生素 K[a]	90μg	90μg
水溶性维生素		
维生素 C	85mg	120mg
硫胺素	1.4mg	1.4mg
核黄素	1.4mg	1.6mg
烟酸	18mg	17mg
维生素 B6	1.9mg	2mg
叶酸	600μg	500μg
维生素 B12	2.6μg	2.8μg
矿物质		
钙[a]	1 000mg	1 000mg
钠[a]	1.5g	1.5g
钾	4.7g	5.1g
铁	27mg	9mg
锌	11mg	12mg
碘	220μg	290μg
硒	60μg	70μg
其他		
蛋白质	71g	71g
碳水化合物	175g	210g
纤维素[a]	28g	29g

资料来源:Institute of Medicine,2006,2011.
[a] 按适宜摄入量测定的推荐量。

■ 热量

如图 9-5 所示,妊娠需要额外的 334 400kJ 热量,大部分集中在妊娠的最后 20 周。为满足这种需求,推荐孕期每天增加 418 ~ 1 254kJ 的热量(AAP & ACOG,2017)。然而,如此大的摄入量并不是平均分配到妊娠

各个时期。美国医学研究所(2006)在满足非孕期估算的热量需求基础上,推荐妊娠早、中、晚期每天额外添加的热量分别为0kJ、1 421.2kJ、1 889.36kJ。每天添加的热量达到或超过4 180kJ将会导致脂肪堆积(Jebeile,2015)。

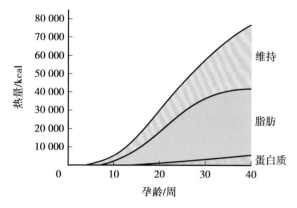

图9-5　妊娠所需的累积热量(纵坐标的单位按原图)
(1kcal=4.18kJ)
(资料来源:Chamberlain G, Broughton-Pipkin F(eds):Clinical Physiology in Obstetrics, 3rd ed. Oxford, Blackwell Science,1998.)

热量是为机体提供能量的必需品,如果热量供应不足,蛋白质将会被代谢而不能在维持胎儿生长发育方面发挥重要作用。孕期热量总的生理需要量不是非孕期日常需要量和妊娠期特殊需要量的总和。例如,孕期额外需求的能量可以完全或部分通过减少体力活动来代偿(Hytten,1991)。

■ 蛋白质

为了满足胎儿、胎盘、子宫和乳腺的增长及重塑,以及血容量增加的需求,孕期蛋白需求量会增加(第4章)。在妊娠后半期,需要储存约1 000g蛋白质,相当于5～6g/d(Hytten,1971)。为达到这一要求,建议蛋白质的摄入量为1g/(kg·d)(表9-5)。研究表明妊娠后期蛋白质摄入量应加倍(Stephens,2015)。孕妇血浆中的多数氨基酸浓度显著下降,包括鸟氨酸、甘氨酸、牛磺酸和脯氨酸(Hytten,1991),而谷氨酸、丙氨酸浓度在孕期却是增加的。

蛋白质最好是动物源性的,如肉、牛奶、鸡蛋、奶酪、家禽和鱼等。因为这些食物中的氨基酸比例最佳。对孕妇或哺乳期妇女而言,奶和奶制品被认为是营养素尤其是蛋白质和钙的最佳来源。特殊鱼类摄入和甲基汞毒性见本章。

■ 矿物质

美国医学研究所(2006)推荐的各种矿物质摄入量

列于表9-5。除铁和碘元素外,几乎所有为满足体重适宜增长并能提供充分热量的食物中已含有足够能预防缺乏症的矿物质。

铁　孕期对铁元素的需求会显著的增加,其原因见第4章。约300mg铁转运给胎儿和胎盘,另外500mg用于合成母亲增多的血红蛋白,几乎所有的铁都是在妊娠中期后被利用的。这段时间里,妊娠和母体排泄所需的铁需求总量约为7mg/d(Pritchard,1970)。妇女很少有足够的铁储存或膳食铁摄入来供给这一需求。因此,AAP和ACOG(2017)赞同美国国家科学院的建议,孕妇至少每天补充27mg二价铁。多数产前维生素都具有该含量的铁。

Scott等(1970)确定妊娠后半期要每天服用至少30mg的元素铁,可以由葡萄糖酸亚铁、硫酸亚铁或富马酸亚铁来提供,以满足妊娠需求并使原先储存的铁不受损耗。这个数量的铁供应也满足哺乳期所需。若孕妇高龄、多胎妊娠、孕期开始补铁较迟、补铁不规则或血红蛋白水平稍低,则每天应补充铁60～100mg。明显缺铁性贫血的妇女对口服铁盐补铁的反应性好。治疗有反应时,血清铁蛋白水平升高会超过血红蛋白的浓度(Daru,2016)。

碘　碘也是孕期必需的矿物元素,其推荐摄入量为220μg/d(表9-5)。推荐孕期食用加碘盐和含碘面包,以满足胎儿增长的需求和弥补妊娠期经肾排出量增加而造成的碘缺乏。尽管如此,碘的摄入量在过去15年中大幅下降,在一些地区碘可能不足(Casey,2017)。母体严重碘缺乏使后代易患地方性呆小病,该病以多发性严重神经系统缺陷为特点。在中国和非洲部分地区,这种疾病很常见,在妊娠很早期补碘可以预防呆小病的发生(Cao,1994)。为了防止呆小病的发生,产前很多补品都含有含量多样的碘。

钙　孕妇孕期需要储蓄钙约30g。大部分于妊娠晚期沉积在胎儿体内(Pitkin,1985)。孕妇体内大多数钙沉积在骨骼,在必要时可动员以满足胎儿生长的需要,30g钙仅占孕妇体内总钙的2.5%。孕期常规补钙来预防子痫前期作为钙元素可能的作用,尚未得到有效的证实(第40章)。

锌　严重缺锌可导致食欲缺乏、生长欠佳和伤口愈合不良。孕期锌的推荐摄入量为12mg/d。但孕妇补锌的安全水平尚不清楚。素食者锌的摄入量偏低(Foster,2015)。大部分的研究支持仅对资源匮乏国家的缺锌妇女补充锌元素(Nossier,2015;Ota,2015)。

镁　目前尚未发现妊娠可以引起缺镁。毫无疑问,在非孕期,长期的疾病加上无元素镁补充,其血浆镁水平会严重降低。我们曾观察到有肠道短路手术史的孕妇出现镁缺乏。作为预防用药物的作用,Sibai 等(1989)对随机分组的 400 例首次妊娠、血压正常的孕妇进行了对照研究,结果发现妊娠 13~24 周接受 365mg 元素镁补充的孕妇与接受安慰剂的孕妇相比,妊娠结局无差异。

微量金属元素 包括铜、硒、铬、锰等在某些酶功能中发挥重要作用的元素。一般情况下,大部分微量金属元素来自普通饮食。硒缺乏主要表现为幼儿和育龄妇女常见的致死性心肌病。相反,因过度补充导致的硒中毒也有报告。美国妇女不需要补硒。

钾 到妊娠中期,孕妇血浆钾离子浓度下降了近 0.5mmol/L(Brown,1986)。妊娠期低钾的原因与非孕期一样,最常见的病例为妊娠剧吐。

氟化物 氟代谢在孕期无明显改变(Maheshwari,1983)。Horowitz 和 Heifetz(1967)的研究认为如果新生儿出生后饮用氟化水,那么出生前孕妇饮用氟化水对胎儿的益处不大。Sa Roriz Fonteles 等(2005)通过乳牙微型钻孔活检发现,与产后相比,产前给予氟化物并不会导致其额外吸收。哺乳期妇女摄入补充氟化物不增加母乳中的氟含量(Ekstrand,1981)。

■ 维生素

如果一种膳食可以提供足够的热量和蛋白质,通常就能满足如表 9-5 所示各种妊娠期维生素的需求量。但叶酸除外,特别在妊娠合并持续呕吐、溶血性贫血或多胎时。在贫困国家,日常复合维生素的补充降低了低出生体重儿和胎儿生长受限的发生率,但不改变早产或围产儿死亡率(Fawzi,2007)。

叶酸 早孕期补充叶酸可降低神经管缺陷风险(第 13 章)。美国 CDC(2004)估计,自从 1998 年在谷类制品中强制强化叶酸以来,罹患神经管缺陷的妊娠数从每年 4 000 例下降到每年近 3 000 例。可能超过一半的神经管缺陷可以通过围孕期每日摄入 400μg 叶酸来预防。但有证据也表明叶酸不足会对大脑的发育造成全面的影响(Ars,2016)。每 100g 谷类制品中强化 140μg 叶酸可以使美国育龄期女性人均每天多摄入 100μg 叶酸。然而,仅靠食物补充是不足的,所以仍推荐补充叶酸(ACOG,2016e)。同样,美国预防服务工作组(2009)推荐所有计划怀孕或可能怀孕的妇女每天都应补充 400~800μg 的叶酸。

前一个孩子有神经管缺陷的妇女在孕前 1 个月和妊娠头 3 个月每天补充 4mg 叶酸可以使 2%~5% 的复发风险减少 70% 以上。正如 AAP 和 ACOG(2017)所强调的,叶酸应当给予单独补充,而不是以多种维生素片的形式补充。这种做法可以避免过量摄入脂溶性维生素。

维生素 A 尽管是必需的维生素,但其摄入过量(>10 000IU/d)与胎儿先天畸形相关。这些畸形与维生素 A 衍生物异维甲酸导致的畸形一致,而异维甲酸是一种致畸剂(第 12 章)。β-胡萝卜素是维生素 A 的前体,可在水果和蔬菜中找到,尚未发现其产生维生素 A 毒性。多数产前补充的维生素含有维生素 A 的剂量未达到有毒性的阈值。在美国,可以从膳食中摄取充足的维生素 A,不推荐孕期常规补充。相反,维生素 A 缺乏症是发展中国家的一种地方性营养问题(McCauley,2015)。无论是明显的还是亚临床的维生素 A 缺乏症,均与夜盲症相关,也可增加孕妇贫血和自发性早产风险(West,2003)。

维生素 B_{12} 正常孕妇血浆维生素 B_{12} 水平会下降,主要是因为血浆载体蛋白中钴胺传递蛋白的水平降低。维生素 B_{12} 只能从动物源食品中获取,严格的素食者所生后代维生素 B_{12} 储备很低。同样,因为素食主义母亲的乳汁中维生素 B_{12} 含量很少,在母乳喂养的新生儿中会发生严重的维生素 B_{12} 缺乏(Higginbottom,1978)。过量摄入维生素 C 也可导致维生素 B_{12} 功能缺陷。虽然维生素 B_{12} 的作用仍存在争议,但与叶酸相似,孕前维生素 B_{12} 水平低,可能会增加神经管缺陷的风险(Molloy,2009)。

维生素 B_6 即吡哆醇,对绝大部分孕妇来讲,不需要补充(Salam,2015)。有营养不足高危因素的妇女,推荐每天补充 2mg。如本章后续所述,维生素 B_6 与抗组胺药合用时,有助于缓解多数妊娠恶心和呕吐症状。

维生素 C 孕期维生素 C 推荐摄入量为 80~85mg/d,比非孕时高 20%(表 9-5),而合理的饮食便可满足此需求,不需额外补充(Rumbold,2015)。与其他大部分水溶性维生素一样,维生素 C 也存在孕期母体血浆水平下降而脐血水平升高的现象。

维生素 D 其是一种脂溶性维生素。通过代谢产生活性物质,可增加肠道对钙的吸收效率,并能促进骨骼的矿物质化和生长。与其他完全需要通过膳食摄入的维生素不同,维生素 D 可在阳光下由机体合成。尤其是在高危人群如接触阳光有限的妇女、素食主义者和少数民族特别是深肤色人种,效果更为显著(Bodnar,2007)。孕妇缺乏维生素 D 可导致新生儿骨内稳态紊乱、先天性佝偻病和骨折(ACOG,2017k)。患有哮喘的孕妇补充维生素 D 可以降低子代儿童期发生哮喘的风险(Litonjua,2016)。美国医学研究所食品与营养委员会(2011)制定的孕期和哺乳期妇女维生素 D 适宜的摄入量为 15μg/d(600IU/d)。若孕妇疑似缺乏维生素 D,可检测血浆 25-羟基维生素 D 的水平。即使如此,孕期维生素 D 的最佳水平仍未确定(De-Regil,2016)。

■ 实用营养监测

尽管营养学家仍不断地研究对孕妇和胎儿最合适的营养配方,但临床医生应遵循以下基本原则:

1. 建议孕妇按自己的喜好、口味选择食物种类,适量进食。

2. 确保孕妇有足够的食物,对于社会经济差的地区的妇女尤为重要。

3. 定期监测体重增长,BMI 正常的妇女,增长目标约为 11.34~15.88kg。

4. 定期回忆膳食以了解食物的摄入情况,以发现偶尔发生的不合理的膳食。

5. 每日至少提供含 27mg 的简单铁盐片剂。孕前和孕早期补充叶酸。食物缺碘的地区应补充碘剂。

6. 在妊娠 28~32 周重新检查红细胞容积或血红蛋白浓度,以发现明显的贫血。

妊娠常见问题

■ 工作

在美国,超过一半的孕妇有工作。联邦法律禁止雇主解雇孕妇或准备怀孕的妇女。1993 年家庭医疗休假法案规定,雇主必须给予雇员长达 12 周工作日的无薪假期去生产及照顾新生儿(Jackson,2015)。在无并发症的情况下,大多数妇女能继续工作直至临产(AAP & ACOG,2017)。

然而,某些类型的工作可能增加妊娠并发症的风险。Mozurkewich 等(2000)回顾了 29 项研究,涉及超过 16 万例孕妇。从事体力劳动的妇女早产、胎儿生长受限或妊娠期高血压的发生率增幅达 20%~60%。一项前瞻性研究发现,在 900 多例健康未产妇中,参加工作的妇女发生子痫前期的风险增加 5 倍(Higgins,2002)。Newman 等(2001)报告了超过 2 900 例单胎妊娠妇女的研究结果。该研究通过采用持续站立的时间、身体和精神压力的强度,以及环境应激源评估职业疲劳,发现职业疲劳与胎膜早破风险增加有关,极度劳累的妇女,胎膜早破风险为 7.4%。

因此,孕妇应避免任何严重劳损体力的职业。理想情况下,任何工作或娱乐都不应持续到产生疲劳的程度。应向孕妇提供足够的休息时间。告知有过妊娠并发症的妇女存在疾病复发风险,嘱其尽量减少体力工作。

■ 锻炼

一般来说,只要不导致疲劳或有受伤风险,孕期不必限制运动(Davenport,2016)。Clapp 等(2000)研究发现运动妇女的胎盘明显变大,新生儿体重明显变重。Duncombe 等(2006)在 148 例妇女中也有相似的发现。与之相反,Magann 等(2002)对 750 例健康妇女的运动情况作了前瞻性分析,发现运动的职业女性所生婴儿更小,异常分娩更多。

ACOG(2017g)建议在给孕妇推荐一个运动计划之前应对其进行全面的临床评估。如无表 9-6 中列出的禁忌证,应鼓励孕妇每周至少进行 150min 的有规律的、中等强度的体育活动。应单独审查每种运动存在的风险。安全活动的项目包括散步、慢跑、游泳、骑固定脚踏车和低强度的有氧运动。然而,孕妇应避免坠落或腹部创伤高发风险的活动。同样,因会增加胎儿患减压病的风险,孕妇应避免潜水。

表 9-6　部分妊娠期锻炼禁忌证

明显的心肺疾病
有显著的早产风险:宫颈环扎术,多胎妊娠,明显出血,先兆早产,未足月胎膜早破
产科并发症:子痫前期,前置胎盘,贫血,控制不良的糖尿病或癫痫,病态肥胖,胎儿生长受限

资料来源:ACOG,2017g.

某些妊娠并发症存在时,避免运动甚至限制体力活动是明智之举。例如,患有妊娠高血压疾病、早产、前置胎盘或严重心肺疾病的妇女,坐位休息会使其获益良多。同样,多胎妊娠、疑有胎儿生长受限者可能需要更多的休息。

■ 海鲜摄入

鱼是一种优良的蛋白质来源,且饱和脂肪含量低,并含有 ω-3 脂肪酸。Avon 对孕妇和儿童纵向研究报告,妇女每周摄入 340g 或更多海产品,妊娠结局将会从中获益(Hibbeln,2007)。因为几乎所有的鱼类和贝类均含有微量的汞,孕妇和哺乳期妇女应尽量避免食用有潜在高水平甲基汞的特定类型的鱼。这些特定鱼类包括鲨鱼、箭鱼、鲭鱼和方头鱼。孕妇被进一步建议每周摄取金枪鱼 226.8~340.2g 或两人份罐头装,长鳍或"白"金枪鱼不超过 170.1g(U.S. Environmental Protection Agency,2014)。如果本地捕获的是汞含量未知的鱼类,那么所有鱼类总摄入应限制在每周 170.1g (AAP & ACOG,2017)。

■ 铅筛查

一定范围浓度血铅的孕妇铅暴露与严重的母儿不良结局相关(Taylor,2015)。铅暴露孕妇不良妊娠结局包括妊娠高血压、流产、低出生体重、胎儿神经发育受损(ACOG,2016c)。目前仍不清楚导致这些风险增加的血铅浓度。但对生育期妇女来讲,识别铅暴露仍然是一个非常有意义的健康问题,CDC(2010a)已经颁布了孕期及哺乳期妇女筛查和治疗铅暴露的指南。这些指南得到了 ACOG 的支持(2016c),推荐仅在确认存在风险因素的条件下进行血铅筛查。如果血铅水平>5μg/dL,完善咨询后,找出并移除铅源,并应复查血铅水平;若血铅水平>45μg/dL,则认为是铅中毒,该类孕妇有可能是进行螯合治疗的对象。受影响的孕妇应最好在铅中毒治疗专家的指导下进行处理。

■ 汽车和飞机旅行

妇女妊娠期间乘车时,鼓励使用位置合适的三点式安全带作为保护,以防在车祸中受到伤害(第 47章)。安全带的腹带部分应置于腹下,跨过大腿上部。安全带的放置应该具有舒适性。肩带也应舒适地置于双乳之间。对孕妇而言,安全气囊也必不可少。

一般情况下,乘坐气压合适的飞行器对妊娠无损害(Aerospace Medical Association,2003)。因此,在无产科或内科并发症时,AAP 和 ACOG(2016a,2017)认为妊娠 36 周前孕妇乘坐飞机出行是安全的。同时,建议孕妇同普通人群一样,遵守相同的航空防范措施。就座时应系好安全带。定期活动下肢,每小时至少走动一下以降低静脉血栓形成的风险。旅行显著的风险,尤其是国际旅行,是在远离医疗资源的情况下感染传染病或发生某种并发症(Ryan,2002)。

■ 性生活

健康孕妇孕期进行性生活是无害的。然而,有流产、前置胎盘或早产危险时,应避免性生活。近万例妇女参加了阴道感染和早产研究组(Read,1993)开展的一项涉及性生活的前瞻性研究,结果发现随着妊娠进展,孕妇性生活频率有所下降,至妊娠 36 周时 72% 的孕妇每周性生活少于 1 次。频率下降归因于性欲降低和担忧危害妊娠(Bartellas,2000;Staruch,2016)。

妊娠及后期进行性生活未发现有害。Grudzinskas等(1979)发现产时孕周与妊娠最后 4 周内的性生活频率无关。Sayle 等(2001)发现在性生活后 2 周内出现分娩的风险不仅未增加,反而下降。Tan 等(2007)对计划实施非紧急引产术孕妇的研究发现,性生活组和无性生活组孕妇随后出现自然分娩的概率相同。

口交偶有风险。Aronson 和 Nelson(1967)报告了 1 例妊娠晚期在口交过程中向阴道吹气引发胎儿空气栓塞的病例。其他几乎致命的病例也见有报告(Bernhardt,1988)。

■ 口腔保健

产前检查应包括口腔检查,鼓励良好的口腔卫生。已证实牙周疾病与早产相关。遗憾的是,尽管治疗可改善牙齿健康,但并不预防早产(Michalowicz,2006)。另外,龋齿不会因怀孕而加重。重要的是,妊娠也不是牙科治疗包括牙科 X 线片的禁忌证(Giglio,2009)。

■ 免疫接种

目前在孕期疫苗接种的建议总结于 表 9-7。因儿童期暴露于某些疫苗中的硫柳汞防腐剂与神经心理疾病的因果关系被宣传和关注,使得部分父母不愿接种疫苗。尽管仍存在争议,但这种关联已被证实无任何根据(Sugarman,2007;Thompson,2007;Tozzi,2009)。因此,多数疫苗可以在孕期使用。ACOG(2016b)强调将有效的疫苗接种策略纳入产科和妇科患者健康保健的重要性。ACOG 还进一步强调关于孕期使用疫苗安全性的信息可能会有变更,有关建议可从 CDC 网站获取。

美国百日咳的感染率有明显的上升,幼儿百日咳致死风险增高。在 2 个月启动疫苗序贯接种之前,婴儿对百日咳的免疫全部依赖母亲抗体的被动免疫。基于以上的原因,推荐接种含破伤风类毒素、减毒的白喉类毒素和百日咳菌苗(Tdap)的三联疫苗,该疫苗对孕妇是安全的(CDC,2013b,2016;Morgan,2015)。然而,Healy 等(2013)证实孕妇体内抗百日咳抗体寿命相对短暂,孕甚至是孕时前半程接种 Tdap 都可能无法提供足以保护新生儿的抗体。因此,最好在妊娠 27~36周时给孕妇接种 Tdap,以保证最大量地转给胎儿被动抗体(ACOG,2017j;CDC,2013b,2016)。

不论孕龄,所有即将在流感季节妊娠的妇女都应接种流感疫苗。对于具有使流感并发症风险升高的潜在疾病的妇女,应在流感季节开始前接种疫苗。除了保护孕妇免受感染外,一项研究表明孕妇产前接种流感疫苗可使婴儿出生后 6 个月内的流感发病率下降63%(Zaman,2008)。此外这些儿童发热性呼吸系统疾病的发生率也下降了 1/3。

表 9-7　孕期免疫推荐表

免疫试剂	孕期免疫的适应证	给药时间	注释
减毒活疫苗			
麻疹	禁忌的,见免疫球蛋白	单剂 s.c.,MMR[a] 更好	易感妇女产后接种,母乳喂养不是禁忌证
流行性腮腺炎	禁忌的	单剂 s.c.,MMR 更好	易感妇女产后接种
风疹	禁忌的,但是疫苗接种后从未出现先天性风疹综合征的报告	单剂 s.c.,MMR 更好	理论上疫苗有致畸性,迄今为止没有证实;易感妇女产后接种
脊髓灰质炎口服、减毒活病毒注射、灭活病毒	在美国不作为常规推荐,但有暴露高风险因素的妇女除外[b]	基本免疫:前两剂灭活疫苗 s.c. 间隔 4~8 周,第三剂在第二剂之后 6~12 个月即时保护:单剂口服脊髓灰质炎疫苗(暴发时)	在病区旅游或有其他高危因素的易感妇女接种疫苗
黄热病	到高危地区旅游	单剂 s.c.	有限的疫苗使用理论风险超过感染黄热病风险
水痘	禁忌的,但无孕期不良结局的报告	需要双剂:第二次接种在第一次接种 4~8 周后	疫苗致畸性是理论上的。易感妇女应考虑产后接种
天花(牛痘)	孕妇禁忌,以及她们的家庭接触者	单剂 s.c.,用刺血针做多个穿刺点	已知的唯一一个导致胎儿损害的疫苗
其他			
流感	流行季节(10 月~次年 5 月),所有孕妇,不论孕期	每年单剂 i.m.	灭活病毒疫苗
狂犬病	适应证是预防,不因妊娠改变,每种情况个性化考虑	可以就适应证、剂量和常规用法咨询公共卫生当局	死病毒疫苗
人乳头状瘤病毒	不推荐	在 0,1,6 个月序惯 i.m. 三剂	可选择含有灭活病毒的多价疫苗,未观察到有致畸性
乙型肝炎	暴露前和暴露后有感染风险的妇女,如慢性肝脏或肾脏疾病	在 0,1,6 个月序贯 i.m. 三剂	对一些暴露者使用乙型肝炎免疫球蛋白。暴露的新生儿需要尽快给予出生剂量的疫苗接种和免疫球蛋白。所有婴儿应接受出生剂量的疫苗
甲型肝炎	暴露前和暴露后如果有风险(国际旅行),慢性肝病	双剂 i.m.,间隔 6 个月	灭活病毒
灭活细菌疫苗			
肺炎球菌	适应证不因妊娠而改变。推荐无脾,以及新陈代谢、肾脏、心脏或肺部疾病的妇女;免疫抑制者;或吸烟者接种	成人,仅单剂;高危妇女可于 6 年后重复	多价多糖疫苗,孕早期的安全性尚未进行评估
脑膜炎球菌	适应证不因妊娠而改变;推荐在异常暴发时接种	单剂,四价疫苗,无脾者接种两次	如果明显暴露,抗生素预防

第四篇

表 9-7 孕期免疫推荐表（续）

免疫试剂	孕期免疫的适应证	给药时间	注释
伤寒	不作为常规推荐，除非是密切接触、持续暴露或到病区旅游	死的 基本免疫：两次 IM，间隔 4 周 加强免疫：单剂，时间未定	灭活的、注射疫苗或口服减毒活疫苗。首选口服疫苗
炭疽	第 64 章	基本免疫接种六次，然后每年一次加强	从 B 型炭疽芽孢杆菌的无细胞滤液中制备。无死的或活的细菌。理论上疫苗有致畸性
类毒素			
破伤风-白喉-百白破（Tdap）	推荐所有的孕妇，最好在妊娠 27~36 周接种以期被动抗体最大量转给胎儿	基本免疫：i.m. 两次，间隔 1~2 周，第三剂在第二剂后 6~12 个月 加强免疫：每 10 年 i.m. 一次，距离上一次注射后 ≥5 年作为伤口护理的一部分应 i.m. 一次，或每次怀孕 i.m. 一次	联合破伤风-白喉的类毒素和百日咳菌苗为首选；更新免疫状态应成为产前保健的一部分
特殊免疫球蛋白			
乙型肝炎	暴露后预防	据暴露而定（第 55 章）	通常与乙肝病毒疫苗一起给予；暴露的新生儿需要立即预防
狂犬病	暴露后预防	受伤部位半剂量，三角肌半剂量	与狂犬病死病毒疫苗联合使用
破伤风	暴露后预防	单剂 i.m.	与破伤风类毒素联合使用
水痘	应考虑用于暴露的孕妇以防母体遗传，而非先天的，传染病	暴露后 96 小时内单剂 i.m.	同样适用于产前 4 天或产后 2 天出水痘的新生儿或产妇
标准免疫球蛋白			
甲型肝炎 甲型肝炎病毒疫苗应与甲型肝炎免疫球蛋白联合使用	暴露后预防及高危者	单剂 0.02mL/kg，i.m.	免疫球蛋白应在暴露后 2 周内尽快给予；携带病毒妇女所生的婴儿或分娩时已经患病者应在出生后尽快单剂 0.5ml 接种

资料来源：CDC，2011；Kim，2016.
[a] 双剂对进入高等教育机构的学生、新聘用的医务人员和出国旅行者是必需的。
[b] 灭活的脊髓灰质炎疫苗推荐用于处在风险增高状态的无相应免疫力的成人。
i.m.，肌内注射；MMR，麻疹-流行性腮腺炎-风疹；s.c.，皮下注射。

　　孕期易感风疹的妇女应于产后接受麻疹-流行性腮腺炎-风疹（MMR）三联疫苗接种。虽然不建议在孕期使用这种疫苗，但偶尔使用也不会发生先天性风疹综合征。母乳喂养与接种 MMR 并不冲突（CDC，2011）。

■ 咖啡因

　　咖啡因摄入与不良妊娠结局是否相关还存在一定的争议。如第 18 章所述，每天大量摄入咖啡相当于 5 杯或 500mg 咖啡因，会轻度增加流产风险。摄入中等程度的咖啡即每天不超过 200mg，相关研究未发现会提高风险。

　　咖啡因摄入是否与早产胎儿生长受损有关尚不清楚。Clausson 等（2002）发现适度的咖啡因摄入即每天少于 500mg，与低出生体重、胎儿生长受限或早产无关联。Bech 等（2007）将超过 1 200 例孕妇随机分配为含咖啡因组和不含咖啡因组，每组孕妇每天至少喝 3 杯咖啡。发现两组出生体重或产时孕龄无区别。然而，CARE 研究组（2008）分析了 2 635 例低风险妊娠，发现与孕期每天咖啡因摄入少于 100mg 的妇女相比，每天摄入超过 200mg 的孕妇发生胎儿生长受限的风险会增加 1.4 倍。ACOG（2016d）的结论是，适量摄入咖啡因（低于 200mg/d）似乎与流产或早产无关，但咖啡因摄入与胎儿生长受限之间的关系仍不明确。美国膳食协会（2008）建议孕期摄入咖啡因的量应限制在每天 300mg 以下，相当于 141.75g 杯的过滤咖啡。

■ 恶心和胃灼热

恶心和呕吐均为妊娠前半期常见的症状，其严重程度不一，常开始于妊娠的前 2 个月，并可持续到妊娠 14~16 周。虽然恶心和呕吐往往往在早上更为严重，也因此常被误认为晨吐，但症状会在全天频繁出现。Lacroix 等（2000）发现，3/4 的孕妇会出现恶心、呕吐症状，平均历时 35 天。半数孕妇于妊娠 14 周可缓解，90% 的孕妇可持续至妊娠 22 周，其中，80% 的妇女恶心感会持续存在。

治疗妊娠恶心、呕吐的方法很少能使症状完全缓解，但可减轻症状。少食多餐的方法是可行的。一项系统性文献回顾研究报告发现，草本药生姜可能有效（Borrelli，2005）。通常维生素 B_6 联用多西拉敏对症状轻者有效，但有些妇女仍需要吩噻嗪类或 H_1 受体阻滞剂等止吐药（ACOG，2015c）。在一些妊娠剧吐的病例中，严重的呕吐可导致水电解质、酸碱紊乱和饥饿性酮症等严重问题。

胃灼热是另外一种孕妇常见的症状，是由胃内容物反流至下段食管所致。孕期胃反流频发，多是因为增大的子宫使胃上移或受压，连同孕期食管下端括约肌松弛。避免弯腰和平躺可预防此症状的发生。对绝大部分孕妇，症状较轻，且通过少吃多餐可缓解。抗胃酸治疗可显著缓解症状（Phupong，2015）。特殊情况下，可单独或联合给予氢氧化铝、三硅酸镁或氢氧化镁。通过上述方法治疗无效的胃灼热或恶心，将在第 54 章进行讨论。

■ 异食癖与流涎

孕妇偏好奇怪食物被称为异食癖。据估计，全球范围内，异食癖的发病率为 30%（Fawcett，2016）。有时非食物性物质占大多数，如冰（食冰癖）、淀粉（食淀粉癖）或黏土（食土癖）。有人认为这种癖好由严重缺铁引起。虽然改善缺铁症状后，有些异食癖会消失，但并

非所有异食癖孕妇都缺铁。事实上，如果饮食以奇怪的"食物"为主，缺铁将加剧或最终发展为异食癖。

Patel 等（2004）前瞻性完成了对 3 000 多例中孕期妇女的饮食清单的调查，发现异食癖的患病率是 4%；最常见的非食用性"食物"中，淀粉占 64%，泥土占 14%，酵母占 9%，冰占 5%；异食癖妇女贫血患病率为 15%，而无异食癖妇女的患病率为 6%；有趣的是，异食癖妇女妊娠 35 周前自发性早产率提高了 2 倍。

妇女在怀孕期间有时会因大量分泌唾液即流涎而苦恼。虽然通常无法解释，但有些流涎可能是由摄入淀粉刺激唾液腺分泌引起的。

■ 头痛或背痛

据估计，至少有 5% 的孕妇伴有新发或新类型的头痛（Spierings，2016）。孕期出现常见的头痛很普遍。对乙酰氨基酚适用于大部分此类头痛，相关内容的进一步阐述见第 60 章。

据报告，近 70% 的孕妇存在一定程度的腰背痛（Liddle，2015；Wang，2004）。轻度疼痛继发于过度拉伸，过度弯腰、举重物或行走。拾物时采取蹲位而不是弯腰、坐位时腰部垫靠垫、避免穿高跟鞋都可减轻疼痛。随着孕周的进展，腰背痛逐渐加重，而且在肥胖妇女和有腰背痛史的妇女中更为常见。而在某些病例中，令人生厌的疼痛会在孕后持续多年（Norén，2002）。

严重的腰背部疼痛在未完成全面的骨科检查前，不应简单地归因于妊娠。引起剧烈疼痛的还有其他少见的原因，如与妊娠相关的骨质疏松症、椎间盘疾病、脊椎骨关节炎、化脓性关节炎等（Smith，2008）。更为常见的肌肉痉挛及压痛，临床分为急性扭伤或纤维组织炎。尽管专门针对孕妇的有关医疗护理的临床循证研究有限，但镇痛药、热敷及休息均可有效缓解腰背痛。如有需要，可能要长期服用对乙酰氨基酚。非甾体抗炎药也可能有效，但为避免给胎儿带来影响，只能短期使用（第 12 章）。如有必要，也可增加肌松药如环苯扎林和巴氯芬。而当急性疼痛加重时，物理疗法提供的制动和强化训练有助于改善脊柱和髋关节的稳定性，而这是应对妊娠负荷所必需的。对某些孕妇，使用束带有助于稳定骶髂关节（Gutke，2015）。

■ 静脉曲张和痔疮

下肢静脉曲张通常具有遗传倾向，而且随年龄的增长会更易发生。使下肢静脉压增加的因素如增大的子宫等会加重病情。仰卧位时股静脉压会从孕早期的 8mmHg 增长到足月时的 24mmHg。因此，下肢静脉曲张会随孕周的增加而加重，尤其伴随长时间的站立时。

静脉曲张的症状轻重不一，轻者仅表现为下肢皮肤表面斑点和晚上下肢轻度不适，重者会引起严重不适，需长时间休息并将脚抬高才能缓解。下肢静脉曲张的治疗，通常仅限于定期休息同时抬高下肢，或穿弹力袜，或两者联合。尽管一些罕见的严重症状可能需要采取注射、结扎，甚至静脉剥除法进行治疗，但一般不建议孕期进行手术治疗。

外阴静脉曲张常与下肢静脉曲张共存，但发病时也可能无其他静脉异常。极其罕见的情况下，外阴部静脉可能会出现大范围曲张并且几近丧失功能。如果大的曲张静脉破裂，会导致严重出血。治疗方法为穿戴特殊设计的连裤袜，同时也可以治疗下肢静脉曲张。对部分难治性外阴静脉曲张，可使用束带在阴部围垫泡沫橡胶垫，向扩张的静脉施加压力。

当孕期盆腔静脉压力升高时，可能首先出现痔疮即直肠静脉曲张。它们通常是孕前即已存在的痔疮的复发。超过 40% 的孕妇会发生痔疮（Poskus，2014）。通常应用局部麻醉剂、热敷及软化粪便制剂便可减轻疼痛及肿胀。而当外痔静脉血栓形成时，疼痛会非常剧烈。可在局部麻醉下行静脉切开取栓术缓解。

■ 睡眠和疲劳

许多妇女在妊娠早期常感到疲劳，需要增加睡眠量，可能是由孕酮的催眠作用所致，但也可能合并孕早期恶心、呕吐的原因。在随后的孕期内，还包括不适、尿频和呼吸困难。睡眠时长可能还与肥胖及孕期体重增加有关（Facco，2016；Lockhart，2015）。另外，随着孕周的增加，睡眠效率似乎进行性下降。Wilson 等（2011）在进行的一项过夜多导睡眠图的研究中，观察

到孕晚期的妇女睡眠效率差，易醒，第四阶段睡眠（深度睡眠）和快动眼睡眠少。孕早期妇女的睡眠也受到影响，但程度较低。日间小憩和睡前服用温和的镇静剂如苯海拉明会对睡眠有所帮助。

■ 脐血库

自 1988 年第一例脐血移植成功以来，有超过 25 000 例脐血移植被应用于治疗造血系统肿瘤和各种遗传性疾病（Butler，2011）。有两种类型的脐血库。公共脐血库促进了同种异体捐赠，无论有无亲缘关系的受者都可以使用，类似于血液制品捐赠（Armson，2015）。而私人脐血库最初是用来为客户存储干细胞以供未来自体使用，这些脐血库的收费包括初始加工费和每年存储费。ACOG（2015d）认为，对于要求获取脐血库信息的妇女，公共库和私人库的优缺点都应予以告知。美国一些州已经通过立法，要求医生告知患者有关脐血库的选择权。更重要的是，在受者缺少公认指征的情况下，很少进行储存脐带血移植（Screnci，2016）。将脐带血用于捐赠夫妇的子女或家庭成员的可能性极小，当直系亲属患有可通过造血细胞移植来治疗的特殊疾病时，推荐定向捐赠（第 56 章）。

（罗欣　翻译　漆洪波　审校）

参考文献

第五篇
胎儿医学

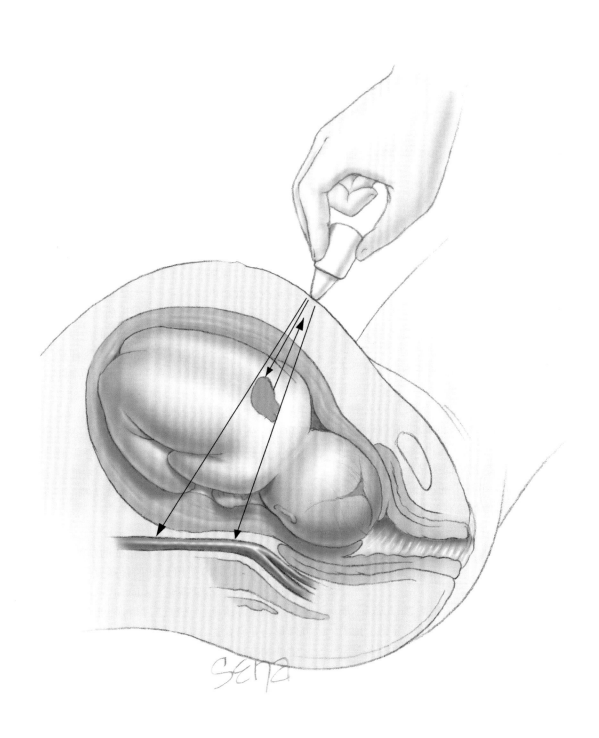

第 10 章

胎儿影像学

> 人们发现了伦琴射线，并尝试应用于各种领域，也许这也是研究骨盆形状和大小的有效方法。
>
> ——J. 惠特里奇·威廉姆斯（1903）

本书第 1 版出版的时候，X 射线技术才刚刚出现。最初的妊娠期 X 射线仅被应用于观察母体骨盆而并不关注胎儿，因此当时有许多胎儿的先天性异常直到新生儿出生时才被发现。后来，用于评估胎儿的放射线技术逐渐被超声波取代，近年来的磁共振（magnetic resonance，MR）成像技术又有取代超声技术之势，评估胎儿的影像技术变得越来越复杂而又精尖。胎儿医学的专科发展完全建立在这些技术的进步上，今天的胎儿医学专科医生已经很难想象没有胎儿影像技术的临床工作会是什么样子。

产科超声

产前超声检查可用于准确评估胎龄、胎儿数量、胎儿活力和胎盘位置，并帮助诊断许多胎儿异常。随着超声图像分辨率和图像显示的改进，更多的胎儿异常可以在妊娠早期被发现，多普勒也被应用于胎儿生长缺陷或贫血等并发症的管理。美国妇产科医师学会

（2016）推荐所有孕妇于妊娠期间进行产前超声检查，认为超声检查是美国产科临床工作的重要组成部分。

■ 技术与安全

超声屏幕上的实时图像是由胎儿、羊水和胎盘内的液体与组织界面反射的声波产生的。扇形探头中包含能将电能转换成声波并同步脉冲发射的压电晶体，发出声波穿过组织层，当遇到不同密度组织之间的界面时，声波反射回超声探头。例如，骨组织密度高，会产生高速反射波，这些反射波在屏幕上显示为明亮的高回声；相反，液体产生的反射波很少，所以屏幕上显示为暗淡的低回声或无回声。对 50~100 帧/s 的数字图像经过后期处理呈现出实时成像的效果。

超声波是指频率高于 20 000Hz 的声波。高频探头产生更高分辨率的图像，而低频声波却能更有效地穿过组织。宽频探头在一定频率范围内工作。妊娠早期，5~10MHz 的经阴道探头通常就可提供高分辨率图像（由于妊娠早期胎儿靠近探头）。妊娠早期到妊娠中期，4~6MHz 的经腹探头亦可足够靠近胎儿并提供高分辨率图像。然而，妊娠晚期胎儿增大，需要更低频的声波（2~5MHz）才能穿透更多组织，特别是在肥胖患者中，但也导致超声图像的分辨率降低。

胎儿安全

超声检查应该只在有医疗指征的情况下进行，在合理、可行的范围内使用最低的暴露设置来获得必要的信息，即尽可能合理降低（as low as reasonably achievable，ALARA）原则。只有经过培训，能识别并区分胎儿畸形与正常伪影（易混淆为病理状态）的专业人员，才能快速有效地使用超声，避免胎儿超出安全范围的超声暴露（ACOG，2016；American Institute of Ultrasound in Medicine，2013b）。但并无公认的证据认为超声检查

会导致人类妊娠中任何不良反应。国际妇产科学超声学会（2016）进一步得出结论，在妊娠早、中期的超声暴露与自闭症谱系障碍及其严重程度之间无关联。

所有超声设备都需要显示两个指标：热指数和机械指数。热指数是指检查过程中，温度升高到足以引起伤害的相对概率。理论上检查时间越长，温度升高的可能性越大；尽管如此，在常规操作中，由正规途径购置的超声设备造成胎儿损害的可能性极低。骨组织附近比软组织附近温度升高可能性更大；器官生发时期胎儿热损伤的风险比妊娠后期的风险大。所以，妊娠10周前，通常使用软组织的热指数，而妊娠10周后，通常使用骨组织的热指数（thermal index for bone，Tib）（American Institute of Ultrasound in Medicine，2013b）。应用脉冲多普勒的热指数要高于常规B超。在妊娠早期，如果临床需要采用脉冲多普勒，则热指数应≤0.7，并且暴露时间应尽可能短（American Institute of Ultrasound in Medicine，2016）。为记录胚胎或胎儿心率，应使用运动模式（M模式）成像代替脉冲多普勒成像。

机械指数是与压力相关的不良影响可能性的量度，例如，气穴现象，其仅在含有空气的组织中出现。因此，在妊娠期不使用超声微泡造影剂。在不含气体的哺乳动物器官组织中，在以诊断为目的的超声暴露范围内，并未见有任何不良影响的报告。由于胎儿组织不含气体，因此不会有危险。

任何非医疗目的的超声检查，如"胎儿超声图像纪念品"，都被认为是不负责任的医疗行为，且被美国食品和药物管理局（2014）、美国超声医学研究所（2012，2013b）及美国妇产科医师学会（2016）所禁止。

操作人员安全

据报告，超声检查者中与工作相关的肌肉骨骼不适或损伤的概率接近70%（Janga，2012；Roll，2012）。在经腹超声检查期间受伤的主要原因是持续静态侧身操作，以及使用探头时的各种捏握动作（CDC，2006）。孕妇肥胖也可能是原因之一，因为在对肥胖患者进行超声成像时经常需要更多的力量。

以下指南可能有助于避免损伤：

1. 让被检查者在检查台上向您靠近。您的肘部靠近身体且拇指朝上，这样肩部外展角度小于30°。
2. 调整检查台和您椅子的高度，使前臂与地面平行。
3. 如您坐着检查，请使用带背部支撑的椅子；支撑双脚，并将脚踝保持在中立位置。不要向受检者或仪器方向倾斜。
4. 调整显示器位置及角度，可以15°向下正视显示器。
5. 扫描时，应避免伸手、弯曲或扭曲手腕。

6. 适时休息可以防止肌肉拉伤。拉伸运动和加强锻炼可能会有所帮助。

■ 孕龄评估

超声检查越早，孕龄评估就越准确。根据早期超声结果"核算"孕龄的相关参考数值参见表10-1。唯一不用根据早期超声校正孕龄的情况是辅助生殖妊娠，在这种情况下，一般默认为孕龄准确。

表10-1　超声评估孕龄

孕龄	参数	修改阈值[a]
<9周	CRL	>5天
9~<14周	CRL	>7天
14~<16周	BPD，HC，AC，FL	>7天
16~<22周	BPD，HC，AC，FL	>10天
22~<28周	BPD，HC，AC，FL	>14天
≥28周	BPD，HC，AC，FL	>21天

资料来源：ACOG，2017b.
[a]当LMP推算的孕龄与超声通过阈值估计的孕龄不符，应使用超声推算的孕龄。
AC，腹围；BPD，双顶径；CRL，顶臀长；FL，股骨长；HC，头围；LMP，末次月经。

超声测量胎儿顶臀长（crown-rump length，CRL）是核算孕龄的最准确方法（附录）。如前所述，经阴道超声成像分辨率通常更高。CRL应在胚胎或胎儿处于非屈曲状态下的正中矢状面测量其直线长度（图10-1）。测量不包括卵黄囊及肢芽。测量3次，取平均值。在妊娠13^{+6}周之前，CRL核算孕龄的误差在5~7天以内（ACOG，2017b）。

妊娠满14周之后，开始将胎儿双顶径、头围、腹围

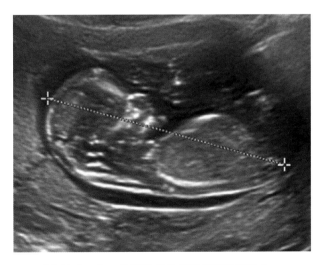

图10-1　孕12^{+3}周胎儿的顶臀长测量值约6cm

及股骨长度的测量值代入公式来核算评估胎龄和胎儿体重(图 10-2)。使用多参数评估的结果相对较准确,但也可能高估或低估胎儿体重达 20%(ACOG,2016)。对其他各种胎儿结构的超声测量有助于发现并诊断胎儿异常,如小脑直径、耳长、眼距、胸围、肾长、长骨和足的长度(附录)。

在妊娠中期,通过双顶径(biparietal diameter,BPD)评估胎龄的误差在 7~10 天以内。胎儿双顶径及

头围均在丘脑平面测量,胎儿丘脑平面要求显示丘脑和透明隔腔(cavum septum pellucidum,CSP)。BPD 为垂直于大脑镰的、从近场颅骨的外缘到远场颅骨的内缘的测量值(图 10-2A)。胎儿头围(head circumference,HC)可为丘脑平面颅骨的外边缘的周长,或将BPD 值和枕骨-前额径(occipital-frontal diameter,OFD)值代入公式的计算值。胎儿头部指数,即 BPD 除以OFD,通常为 70%~86%。

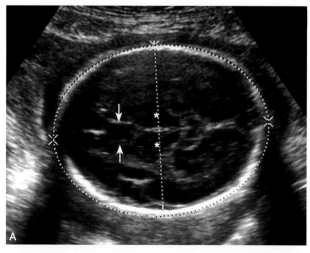

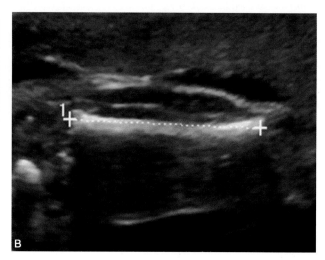

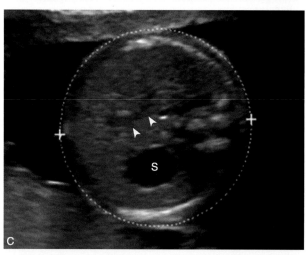

图 10-2 胎儿生物测量。A. 经丘脑切面。在透明隔腔(箭头)和丘脑(星号)水平处获得胎儿头部的横断面(轴向)图像。双顶径是指垂直于脑中线、从近场颅骨外缘到远场颅骨内缘的测量值(一般将接近超声探头视为近场)。头围是指围绕颅骨外边缘一周的测量值。B. 股骨长度。垂直于股骨干,测量两侧骨干末端之间的距离(不包括骨骺)。C. 腹围。在胃泡(S)水平的腹部横断面上测量。J 形结构(箭头)表示脐静脉和右门静脉的汇合。理想状态下,在腹部的每一侧仅可见一个肋骨,表明图像切面不倾斜

如果胎儿头部形状较扁平(长型头)或较圆(短型头),则 HC 比 BPD 更准确。这些头部形状可以正常,也可以继发于胎位不正或羊水过少。另外,长型头可见于神经管缺陷,短头畸形可见于唐氏综合征的胎儿。此外,颅缝早闭和其他一些颅面部畸形也可引起颅骨形状异常。

胎儿股骨长度(femur length,FL)和 BPD 与孕龄都高度相关。在胎儿股骨长轴平面上,将测量尺放置在钙化骨干(而非骨骺)的两端测量。对于胎龄估计,FL 在妊娠中期的误差在 7~11 天内(图 10-2B)。如股骨测量

值小于该孕龄的第 2.5 百分位数,或小于等于根据 BPD预测的股骨长的 90%,是提示唐氏综合征的一个软指标(第 14 章)。FL/腹围(abdominal circumference,AC)的正常范围通常为 20%~24%。FL 显著缩短或 FL/AC 低于18% 提示胎儿骨骼发育不良的可能(第 10 章)。

在所有超声测量参数中,AC 受胎儿生长的影响最大。因此,对于估算孕龄,AC 最不准确,妊娠中期差异可达 2~3 周。在胎儿胃和脐静脉与门静脉窦的汇合水平的横断面上,将测量圆环置于胎儿皮肤外侧来测量AC(图 10-2C)。图像应尽可能呈圆形,理想情况下胎

儿腹部每一侧不超过 1 根肋骨显像,且此平面中不应出现胎儿肾脏。

随着孕周的增加,超声评估孕龄的差异增大。因此,在妊娠 22 周之前未进行超声检查核算孕龄的孕妇,被认为"预产期不准确"(ACOG,2017a)。一般情况下,通过多个参数综合评估可以较好地核算孕周。但如果其中一个参数与其他参数核算的孕周明显不同,则应考虑将此参数剔除。异常值可能是由于图像获取不满意,但也可能提示存在胎儿异常或胎儿生长问题。本书附录的参考值表中列出了胎儿体重百分位数的参考值。

■ 妊娠早期超声检查

表 10-2 列出了妊娠 14 周前超声检查的适应证。妊娠早期可以使用经腹超声、经阴道超声或两者联合应用,应评估的项目见表 10-3。妊娠早期超声检查可以准确地诊断空囊妊娠、胚胎停育、异位妊娠和妊娠滋养细胞疾病。妊娠早期是评估子宫、附件和子宫直肠陷凹的理想时间,也是评估多胎妊娠绒毛膜性的理想时期(第 45 章)。

表 10-2　妊娠早期超声检查的适应证

证实宫内妊娠
评估可疑宫外孕
确定阴道出血的原因
评估盆腔疼痛
估计孕龄
诊断和评估多胎妊娠
确认胎儿心脏搏动
协助绒毛取样,胚胎移植,以及宫内节育器的放置和取出
在高风险患者,评估某些胎儿畸形,如无脑畸形
评估孕妇盆腔包块和/或子宫畸形
作为筛查胎儿非整倍体染色体异常的项目之一,测量胎儿颈后透明层厚度
评估可疑妊娠滋养细胞疾病

资料来源:American Institute of Ultrasound in Medicine,2013a.

经阴道超声检查可于妊娠 5 周发现宫内妊娠囊,妊娠 6 周见胎心搏动(图 10-3)。在经阴道超声下可见胚胎的妊娠囊平均最小直径为 25mm,否则即为空囊妊娠。当胚胎长度达 5mm 时,通常可以通过经阴道超声观察到胎心搏动。如果胚胎长度已达 5mm 但小于 7mm 仍未见胎心搏动,则应检查胚胎活性(ACOG,2016)。在帕克兰医院,如果胚胎达 10mm 而仍无胎心搏动,则诊断胚胎死亡。该诊断的其他标准见第 18 章(表 18-3)。

胎儿颈后透明层厚度

胎儿颈后透明层厚度(nuchal translucency,NT)是妊娠早期非整倍性染色体异常畸形筛查的一个重要组成部分,将在第 14 章中讨论。NT 是指覆盖在胎儿颈部脊柱区域的软组织和皮肤之间的皮下半透明区域的最大厚度。应在妊娠 11~14 周的正中矢状面上精确测量 NT(表 10-4)。当 NT 测量值超过正常值时,胎儿非整倍性染色体异常和各种结构异常(特别是心脏缺陷)的风险显著升高。

检查胎儿畸形

在妊娠早期应对特定的胎儿异常进行超声检查评估(表 10-2),主要针对妊娠 11~14 周时超声可见的胎儿解剖异常,也作为非整倍性染色体异常筛查的一部分。现有的技术不允许在妊娠早期就能提早发现在妊娠中期才可检出的胎儿异常。因此,妊娠早期超声不能取代妊娠中期系统超声评估胎儿解剖结构(ACOG,2016)。

例如,在一项对超过 40 000 例的妊娠 11~14 周的孕妇进行超声检查除外胎儿非整倍性染色体异常时发现,基本的解剖学评估结果异常的检出率约 40%(Syngelaki,2011)。Bromley 等(2014)同样发现,妊娠早期超声检查发现 0.5% 的严重畸形,约占产前检出异常的 40%。无脑畸形、前脑无叶无裂畸形和腹壁缺损的检出率非常高。但是,在一项对超过 60 000 例孕妇进行孕早期超声检查的研究中,仅发现 1/3 的重要心脏异常,而所有的小头畸形、胼胝体发育不全、小脑

表 10-3　妊娠不同时期标准超声检查的检查项目

妊娠早期	妊娠中晚期
妊娠囊的形态、大小、数目和位置	胎儿数量及多胎妊娠的羊膜和绒毛膜性
识别胚胎和/或卵黄囊	胎儿心脏搏动
头臀长	胎先露
胎儿数量及多胎妊娠时的羊膜和绒毛膜性	胎盘的位置、外观及其与宫颈内口的关系;如技术允许,记录脐带插入部位
胚胎/胎儿心脏搏动	羊水量
评估适合妊娠早期检查的胚胎/胎儿解剖结构	评估孕龄
	估计胎儿体重
评估子宫、附件和直肠子宫陷凹	观察胎儿解剖学结构,如有技术限制不能观察到的胎儿结构也应记录
评估胎儿颈后透明层厚度	适时评估母体子宫、附件和宫颈

资料来源:American Institute of Ultrasound in Medicine,2013a.

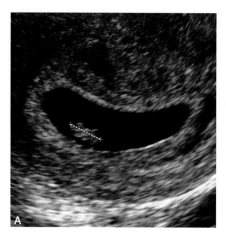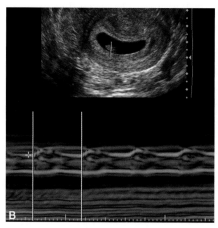

图 10-3   A. 6 周的胚胎长度约 7mm。B. M 型超声显示胚胎心脏活动,胎心率为 124 次/min

表 10-4   胎儿颈项透明层厚度(NT)测量指南
NT 边界必须足够清晰,可以正确放置卡尺
必须在胎儿的正中矢状面测量
图像放大,胎儿头部、颈部和上胸部应充满整个画面
胎儿颈部必须在一个中立位,既不俯屈也不过度仰伸
羊膜必须与 NT 线分开
必须用电子卡尺进行测量
卡尺必须放在颈部的内侧缘,此处不应有任何凸出到测量部位的横向交叉
卡尺必须置于垂直于胎儿长轴的位置
必须测量 NT 的最宽部位

资料来源:American Institute of Ultrasound in Medicine,2013a.

表 10-5   妊娠中期和妊娠晚期超声检查的适应证
母体适应证
阴道出血
腹部/盆腔疼痛
盆腔包块
疑似子宫畸形
疑似异位妊娠
疑似葡萄胎
疑似前置胎盘及随后的监测
疑似胎盘早剥
未足月胎膜早破和/或早产临产
宫颈机能不全
辅助进行宫颈环扎术
辅助进行羊膜穿刺术或其他操作
辅助进行外倒转术
胎儿适应证
估计孕龄
评估胎儿生长情况
子宫大小/临床日期显著不符
疑似多胎妊娠
评估胎儿解剖结构
筛查胎儿畸形
评估提示可能存在胎儿染色体非整倍体的胎儿结构异常
异常的生化指标
确定胎先露
疑似羊水过多或过少
评估胎儿状态
胎儿畸形的随访评估
前次妊娠的胎儿畸形病史
疑似胎儿死亡
对较晚登记的孕妇行产前检查评估胎儿状态

资料来源:American Institute of Ultrasound in Medicine,2013a.

异常、先天性肺气道畸形或肠梗阻均未被发现 (Syngelaki,2011)。在另一项孕早期超声检查的报告中,低危孕妇胎儿异常的检出率为 32%,而高危孕妇胎儿异常检出率超过 60%(Karim,2017)。

■ 妊娠中期及妊娠晚期超声检查

建议对所有妊娠 18~22 周的孕妇进行超声检查 (ACOG,2016)。在该时间段,可以较准确地评估胎龄、发现胎儿解剖异常、观察胎盘位置及宫颈长度。由于发现胎儿异常的胎龄可能会影响治疗方案,所以也可选择在妊娠 20 周之前进行检查。表 10-5 列出了妊娠中期和妊娠晚期进行超声检查的其他适应证。有 3 种类型的超声评估:标准超声、产科系统超声和单项超声评估。

标准超声包括对胎儿数量、胎先露、胎心活动、羊水量、胎盘位置、胎儿生物物理评分和胎儿畸形的评估 (ACOG,2013b)。如技术可行,也应观察母体宫颈和附件,见表 10-3。应评估的胎儿解剖结构见表 10-6。对于双胎或多胎妊娠,还应评估绒毛膜性和羊膜囊数量、胎儿大小比较、每个囊内羊水量和胎儿性别的鉴定(第45章)。

产科系统超声为针对特殊病例的超声评估,是有针对性的超声检查。通常因母体有高危病史、血清学筛查结果异常或标准超声评估期间发现胎儿异常,而怀疑存在胎儿畸形或先天性疾病的情况下进行(表 10-7)。如表 10-6 所示,此类型超声检查应包括细致的胎儿解剖学检查。因为它的 CPT 代码带有 76811,所以通常被称为"76811 检查"。只有在有明确指征的时候才进行此项检查。如果无特殊原因,不应重复此项检查。执行此项检查或解释此检查结果的医生必须掌握胎儿超声成像方面的专业知识、通过严格培训且有丰富的经验(Wax,2014)。医生应根据具体情况来决定需要评估的项目(ACOG,2016)。其他类型的专业超声评估还包括胎儿超声心动图、多普勒评估和生物学物理学评分,见第 17 章的详述。

表 10-6 胎儿标准超声及胎儿系统超声的检查内容

胎儿标准超声	胎儿系统超声
头部、面部和颈部	**头部、面部和颈部**
侧脑室	胎儿颅骨的完整性和形状
脉络丛	第三脑室[a]
大脑镰	第四脑室[a]
透明隔腔	胼胝体[a]
小脑延髓池	小脑半球、小脑蚓部
枕大池	脑实质
上唇	面部轮廓
妊娠 15~20 周考虑行颈部软组织测量	鼻的冠状面、嘴唇、眼部晶体[a]
	腭骨、上颌骨、下颌骨和舌[a]
	耳朵位置和大小[a]
	眼眶[a]
	颈部
胸部	**胸部**
心脏活动	主动脉弓
四腔心平面	上/下腔静脉
左心室流出道	三血管平面
右心室流出道	三血管气管平面
	肺
	膈肌完整性
	肋骨[a]
腹部	**腹部**
胃的存在与否,大小和位置	大肠和小肠[a]
肾脏	肾上腺[a]
膀胱	胆囊[a]
胎儿腹部脐带插入部	肝
脐血管数量	肾动脉[a]
	脾[a]
	腹壁完整性
脊柱	**脊柱**
颈椎,胸椎,腰椎,骶椎	脊柱的形状和弯曲度
	脊柱和上覆软组织的完整性
四肢	**四肢**
上肢和下肢	肢体形态、位置、数量
	手
	脚
	手指/脚趾[a]:数目、位置
性别	
低危病例中,只在评估多胎妊娠时适用	

资料来源:American Institute of Ultrasound in Medicine,2013a;Wax,2014.
[a] 当有医学指征时进行评估(基于个体情况决定)。

表 10-7 针对胎儿解剖异常的胎儿系统超声检查的适应证

前次妊娠胎儿或新生儿有结构或基因/染色体异常
本次妊娠确认或疑似胎儿异常,或确认的生长发育异常
本次妊娠胎儿结构异常的危险性增加
母体妊娠 24 周前被诊断为糖尿病
 辅助生殖技术妊娠
 孕产妇体重指数>30kg/m²
 多胎妊娠(第 45 章)
 血清甲胎蛋白或雌三醇水平异常
 暴露于致畸剂
 胎儿颈后透明层厚度测量值≥3mm
本次妊娠胎儿遗传/染色体异常的风险增加
 亲代携带基因/染色体异常
 分娩时产妇年龄≥35 岁
 非整倍体染色体筛选结果异常
 非整倍体染色体异常的软指标(标准超声检查)
 胎儿颈后透明层厚度测量值≥3mm
其他影响胎儿的情况
 先天性感染(第 64 章和第 65 章)
 药物依赖
 同种免疫(第 15 章)
 羊水异常(第 11 章)

资料来源:Wax,2014,2015.

单项超声检查的目的在于解决特定的临床问题,如评估胎先露、胎儿活力、羊水量或胎盘位置。在无紧急情况时,单项超声评估不应在标准超声评估前进行。所以,对于孕龄>18 周胎儿的孕妇,应建议先行标准超声评估。

检查胎儿畸形

随着目前成像技术的进步,标准超声检查可发现约50%的主要胎儿异常（Rydberg，2017）。胎儿异常超声检出的敏感性受以下因素影响：胎龄、母体肥胖、胎位、器械特征、检查类型、操作者技能和特殊胎儿异常等。例如，母体肥胖时，超声异常的检出率降低20%（Dashe，2009）。

根据胎儿异常类型不同，超声检出率也有很大差异，如来自18个注册管理机构的基于人口数据组成的欧洲EUROCAT网络（2017），在2011~2015年间，对以下胎儿异常（不包括基因异常）的产前检出率如下：无脑儿，99%；脊柱裂，89%；脑积水，78%；唇裂/腭裂，68%；左心发育不良，87%；大血管转位，64%；膈疝，74%；腹裂，94%；脐膨出，92%；双侧肾发育不全，94%；后尿道瓣膜症，79%；肢体短缺畸形，57%；马蹄足，57%。

然而，不计胎儿非整倍体性染色体异常，总体胎儿结构异常的检出率低于40%。在妊娠中期有些胎儿异常很少或不能被检出，如小头畸形、后鼻孔闭锁、腭裂、先天性巨结肠、肛门闭锁和先天性皮肤病，是因为临床医生倾向于关注适合超声检测的胎儿异常，但不易察觉的胎儿异常也同样会对整个家庭造成伤害和负担。因此，每次超声检查时都应该告知孕妇超声检查胎儿异常的局限性。

大多数先天性异常新生儿出生于低危孕妇，也就是妊娠期没有指征做专业超声评估的孕妇。因此，高质量的标准超声检查对于提高胎儿异常的检测率至关重要。由美国超声医学学会（2013b）和国际妇产科超声学会（Salomon，2011）等组织建立的实践指南和标准无疑有助于提高胎儿异常的超声检出率。超声

实践资格认证由美国超声医学学会和美国放射学会授予，旨在确保医师遵守指南、提高超声检查质量。该认证审查超声图像及存储、设备仪器、报告及医生和超声检查者的资格。美国母胎医学会（2013）根据该认证，建议尽可能由母胎医学专科医生完成产科超声检查。

羊水量

每次孕中、晚期超声检查，都应评估羊水量。羊水量随胎龄的增加而变化。羊水过少是指羊水量低于正常范围，常伴随胎儿空间受限。羊水过多是指羊水量超过正常阈值。超声评估羊水量通常是半定量的，包括测量最大羊水深度，即最深象限的垂直液体深度，以及羊水指数，即四个象限分别最大液体深度的总和（Phelan，1987）。妊娠16周后最大羊水深度的正常范围为2~8cm，羊水指数的正常参考范围为8~24cm，详见第11章。

评估宫颈长度

评估胎盘与宫颈内口的关系也是标准超声检查的重要组成部分。第6章已探讨了胎盘和脐带的异常情况。虽然经腹超声可以检查妊娠期宫颈（图10-4），但通常受到包括母体体态、宫颈位置或胎先露部遮挡等因素的影响。另外，母体膀胱过度充盈和超声探头的压迫都可能使宫颈看起来更长。所以，经腹和经阴道超声测量的宫颈长度值可能差异很大。

如果经腹超声下见宫颈缩短或不能满意观察宫颈，则应考虑行经阴道超声评估（American Institute of Ultrasound in Medicine，2013b）。只有妊娠16周及以后的经阴道超声测得的宫颈长度才被认为足够准确，

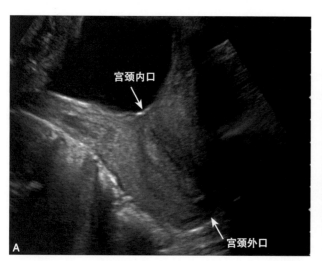
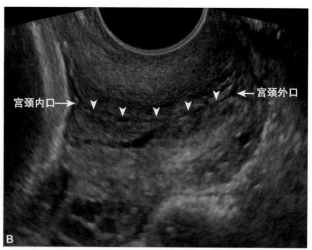

图10-4 A.经腹超声宫颈内口和外口的图像。B.经阴道超声可更准确地评估宫颈长度，可应用于指导临床决策。图中箭头标记宫颈管

（资料来源：Dr. Emily Adhikari.）

可用于指导临床决策（图 10-4）。宫颈缩短与早产风险升高相关，特别在有早产史的情况下，并且风险程度与宫颈缩短的程度呈正相关（第 42 章）。

经阴道超声测量宫颈的成像标准见表 10-8。宫颈管应完整可见，理想情况下，应动态观察几分钟。在检查期间，观察有无可见的宫颈内口漏斗形开放或羊膜囊内颗粒物质聚集。宫颈内口漏斗是指羊膜移位到宫颈管内口扩张的部分（图 10-5）。宫颈内口漏斗形开放不是早产的独立预测因子，但它与宫颈缩短有关。所以如经腹超声怀疑宫颈内口漏斗形开放，则建议进行经阴道超声进一步评估。此时测量宫颈长度应从漏斗的尖端开始。如果子宫颈扩张，如宫颈机能不全，胎膜可以通过宫颈管脱入阴道，而出现沙漏样的羊膜囊外观。颗粒或絮状回声代表羊膜囊内颗粒物质在开放的宫颈内口处聚集，与早产风险增加相关。

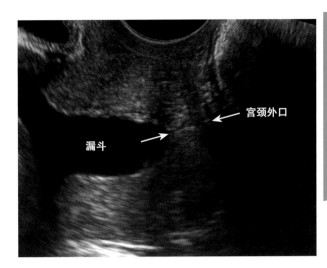

图 10-5　经阴道超声见宫颈缩短、伴宫颈内口处漏斗状羊膜腔形成。"漏斗"是羊膜突入扩张的宫颈管而成。突出的漏斗远端边缘成为功能性宫颈内口（左箭头）。因此，此时的宫颈长度为两箭头之间的距离，而不包括漏斗

（资料来源：Dr. Emily Adhikari.）

表 10-8　经阴道超声评估宫颈的标准

宫颈成像

孕妇排空膀胱

在实时观察下插入探头，识别宫颈正中矢状平面，宫颈内口，然后是宫颈外口，检查时要保持宫颈内口一直在视野中。

应该可以看到宫颈内口、外口和整个宫颈管。在羊膜腔和宫颈管的交界处，宫颈内口可能看起来像一个小的三角形凹陷。

放大图像，使得宫颈图像填充大约 75% 的屏幕。

宫颈的前后宽度应大致相等。

将探头稍微拉回，直到图像开始模糊，确保未对宫颈施压。然后再次插入探头至图像刚刚恢复清晰即可。

应在有或无宫底或耻骨上压力的情况下获取图像，以实时评估宫颈的动态变化或宫颈缩短。

测量宫颈

超声卡尺放置在子宫颈前、后壁相邻的位置。

宫颈管呈低密度的线性回声。

如果宫颈管是弯曲的，测量内、外口之间的直线是不准确的。

如果内、外口连线中点偏离宫颈管线 ≥3mm，则分两段测量宫颈长度。

注意宫颈内口漏斗及动态变化。

在至少 3min 的时间段内至少测量三次独立的图像以评估宫颈的动态变化。在有或无宫底或耻骨上压力的情况下，实时测量宫颈，如发现宫颈缩短，则早产风险增加。

在符合所有测量标准的情况下，以最短宫颈长度测量值为准。

资料来源：Iams，2013.

正常和异常胎儿解剖

许多胎儿畸形和胎儿综合征可以被产科系统超声检出，在本书随后的讨论中，将会提到一些可被标准超声检出、可被治疗的胎儿异常。在第 13 章和第 14 章将介绍胎儿染色体异常的超声特征、第 16 章将介绍胎儿治疗。

■ 大脑及脊柱

胎儿脑部的标准超声评估包括三个切面（轴向）。①经丘脑平面用于测量 BPD 和 HC，切面上应可见脑中线、透明隔腔（cavum septum pellucidum，CSP）和丘脑（图 10-2A）。CSP 为两侧侧脑室前角之间的两层薄胶质膜之间的潜在腔隙。CSP 失去正常形态可能提示脑中线结构异常，如胼胝体发育不全、叶状全脑畸形或视神经发育不良（de Morsier 综合征）。②经侧脑室平面上可见侧脑室，侧脑室内有高回声的脉络丛（图 10-6）。在脑室中线颞角与枕角汇合处中线测量脑室。③经小脑平面是将超声探头向后经颅后窝的平面获得（图 10-7）。在这个平面上，妊娠 15~20 周测量小脑和小脑延髓池、颈部皮褶厚度。妊娠 15~22 周，以毫米为单位的小脑直径测量值大致等同于孕龄（Goldstein，1987）。小脑延髓池通常为 2~10mm。在 Chiari II 畸形中存在小脑延髓池的消失，稍后将讨论。

脊柱成像包括颈部、胸部、腰部和骶骨区域的脊柱

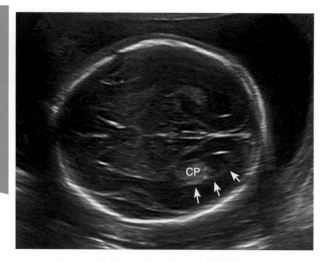

图10-6 经侧脑室平面可见侧脑室、脉络丛(CP)。在中庭(箭头)处测量侧脑室,其在颞角和枕角的汇合处。在整个妊娠中期和妊娠晚期,正常测量值在5~10mm。图中该妊娠21周的胎儿,侧脑室后角测量为6mm

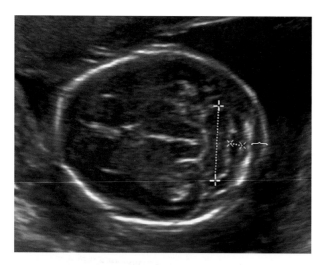

图10-7 经小脑平面的小脑颅后窝影像,图中所示小脑(+)、小脑延髓池(×)和颈后皮肤(括号)的测量值。注意平面不要倾斜,一旦倾斜可能使颈后皮肤厚度测量值增加

评估(图10-8)。需要记录的代表性脊柱图像通常在矢状面或冠状面获得,但是横切面上对每个脊柱节段的实时成像对于检测脊柱异常更敏感。横切面上显示三个骨化中心,前方的骨化中心是椎体,后方两个成对的骨化中心代表椎板和椎弓根的交界处。脊柱的骨化顺序为从头到尾。也就是说,在妊娠16周后超声下可见上尾骶骨(S$_{1-2}$)的骨化,而直到21周才能看到整个骶骨的骨化(De Biasio,2003)。因此,在妊娠中早期检测一些脊柱异常可能很困难。

如果发现脑或脊柱异常,则需要进一步行胎儿系统超声。国际妇产科超声协会(2007年)发布了"胎儿

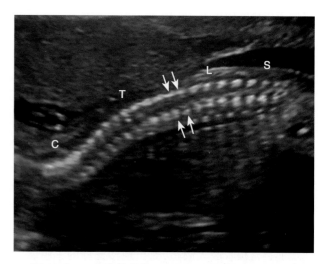

图10-8 正常胎儿脊柱。在妊娠21周胎儿的矢状平面图中,描绘了颈椎(C)、胸椎(T)、腰椎(L)和骶椎(S)。箭头表示平行排列的、成对的后骨化中心,代表椎板和椎弓根的交界处

神经学超声检查"指南,该指南对胎儿MR成像也可能有所帮助。

神经管缺陷

神经管缺陷包括无脑畸形、脊髓脊膜膨出(也称脊柱裂)、脑膨出和其他罕见的脊柱融合异常,均由妊娠26~28天时神经管不完全闭合导致。其出生率在美国和欧洲的大部分地区为0.9/1 000,在英国为1.3/1 000(Cragan,2009;Dolk,2010)。补充叶酸可以预防许多神经管缺陷。当神经管缺陷单独存在时,其遗传是多因素的,为受孕期未补充叶酸者再发风险为3%~5%(译者注:即怀过一次神经管缺陷胎儿,再次妊娠仍发生神经管缺陷的概率)(第13章)。

自20世纪80年代以来,检查母体血清甲胎蛋白(maternal serum alpha-fetoprotein,MSAFP)进行神经管缺陷筛查已成为常规产前检查的一部分(第14章)。目前,女性可选择使用MSAFP、超声检查或两者同时检查以进行神经管缺陷筛查(ACOG,2016)。血清筛查通常在妊娠15~20周进行。此外,如果使用2.5倍中位数为阈值,则胎儿无脑畸形的预期检出率至少为90%,脊髓脊膜膨出的预期检出率为80%。胎儿系统超声检查是首选的诊断手段,除检查有无神经管缺陷外,还可识别导致MSAFP升高的其他异常或疾病(表14-6,第14章)。

无脑畸形的特征是在颅底和眼眶之上的大脑和颅骨缺如(图10-9)。露脑畸形缺乏颅骨,脑组织结构紊乱、向外突出。两者都是致死性的,通常被认为是一种疾病,无脑畸形是露脑畸形的最后阶段(Bronshtein,1991)。这些异常通常在妊娠早期的后期被确诊,几乎所有病例都可以在妊娠中期确诊。无法获得双顶径的

图像时应高度怀疑无脑畸形。无脑儿面部通常呈三角形,矢状面图像容易显示骨化颅骨的缺失。此病导致

的胎儿吞咽功能障碍造成的羊水过多在妊娠晚期常见。

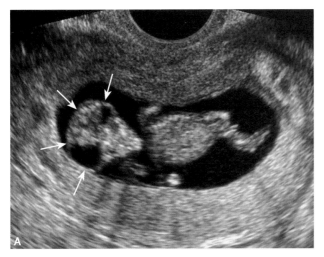

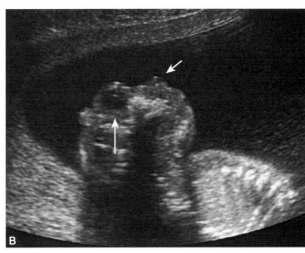

图 10-9 无脑畸形/露脑畸形。A.露脑畸形。图示妊娠11周的胎儿无颅骨,向外突出的、结构紊乱的脑组织,类似于"浴帽"(箭头),以及特有的三角形面部特征。B.无脑畸形。矢状面图像显示颅底和眼眶上的前脑和颅板的缺失。长箭头示胎儿眼眶,短箭头示胎儿鼻

脑膨出是由于胎儿颅骨缺损引起的脑膜疝,通常位于枕中线中部(图 10-10)。当脑组织通过颅骨缺损疝出时,术语称为脑膨出。小脑和其他后颅窝结构的疝出统称 Chiari Ⅲ 畸形。常伴随脑积水和小头畸形,并且幸存者神经缺陷和智力障碍的发生率较高。脑膨出是常染色体隐性遗传病梅克尔-格鲁贝尔综合征(Meckel-Gruber syndrome)的一个重要特征,该疾病还合并多囊性肾发育不良和多指/趾畸形。枕中线以外的脑膨出应考虑羊膜束带综合征(第6章)。

脊柱裂是椎骨发生缺损,通常是椎骨背侧缺损,以

致脊膜和脊髓暴露出来。此病出生患病率约 1/2 000(Cragan,2009;Dolk,2010)。多数病例是开放性脊柱裂,即皮肤和软组织均缺失,包含神经元的脊膜囊突出被称为脊髓脊膜膨出(图 10-11),当仅存在脊膜囊时,称为脊膜膨出。虽然脊膜囊可能更容易在矢状面成像,但横断面图像更容易证明椎体缺损。

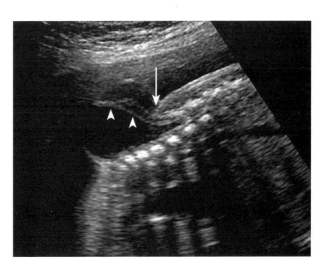

图 10-11 脊髓脊膜膨出。腰骶部脊髓脊膜膨出的矢状面图像中,箭头指示疝囊中无回声的神经根。在脊柱缺损水平上方可见皮肤覆盖,但在缺损处皮肤覆盖突然中断(箭)

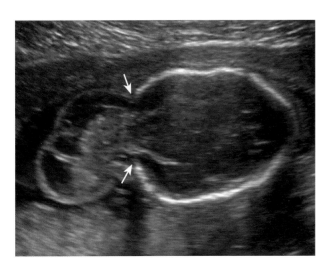

图 10-10 脑膨出。横断面图像示枕骨区域(箭头)颅骨的巨大缺损,脑膜和脑组织通过该缺损膨出

超声检查脊柱裂要注意两个特征(Nicolaides,1986):扇形的额骨,即所谓的"柠檬头"征;延髓池消失,小脑变小弯曲呈"香蕉"征(图 10-12)。这些特点

也是 Chiari Ⅱ 畸形的表现,也称为小脑扁桃体下疝畸形(Arnold-Chiari 畸形),它是脊髓向下移位而将小脑的一部分拉出枕骨大孔进入上颈椎管而出现的一系列病症。脑室扩张是另一种常见的相关超声表现,特别是在妊娠中期。超过 80% 的患有开放性脊柱裂的婴儿需要进行脑室腹腔分流术。通常也合并小的 BPD。患有脊柱裂的儿童需要多学科处理,以解决与脊柱缺陷、治疗性分流手术、吞咽、膀胱和肠功能受损及不能离床活动等问题。胎儿宫内脊髓脊膜膨出手术详见第 16 章。

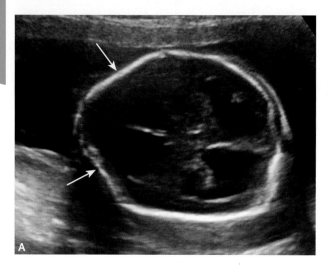
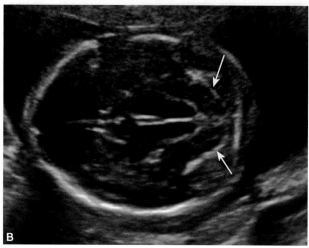

图 10-12 脊髓脊膜膨出的颅骨发现。A. 侧脑室平面上可见向内弯曲或扇形的额骨(箭),即"柠檬头"征。B. 小脑平面上延髓池消失,小脑弯曲变小(箭),即"香蕉"征

脑室扩张

脑室扩张的特征为脑脊液(cerebrospinal fluid,CSF)充满扩张的脑室。脑室扩张是脑发育异常的非特异性标志之一(Pilu,2011)。从妊娠 15 周到足月,脑室正常测量值为 5~10mm(图 10-6)。当脑室宽度为 10~15mm 时(图 10-13),诊断为轻度脑室扩张;当超过 15mm 时,诊断为明显或严重的脑室扩张。脑室腔越大,胎儿异常的可能性就越大(Gaglioti,2009;Joó,2008)。CSF 由脑室内的脉络丛产生,脉络丛是由毛细血管丛覆盖的疏松结缔组织组成。当存在严重的脑室扩张时,脉络丛通常悬垂在脑室内。

脑室扩张可能由多种遗传和环境因素引起,有多种病因,如中枢神经系统(central nervous system,CNS)异常(如 Dandy-Walker 畸形或全前脑畸形)、阻塞性病变(如水肿性狭窄)或破坏性损害(如脑膜破裂或颅内畸胎瘤)。对脑室扩张的初步评估包括胎儿系统超声评估胎儿解剖结构、先天性感染的检测(如巨细胞病毒和弓形虫病)及胎儿染色体微阵列分析,将在第 13 章详述。应考虑使用胎儿 MR 成像补充评估超声检查无法检测到的相关异常。

脑室扩张的预后通常取决于病因、严重程度和进展速度。然而,即使同样为轻度、单纯的脑室扩张,预后也可能有巨大差别。在近 1 500 例轻度至中度脑室扩张病例的系统评价中,1%~2% 的病例与先天性感染

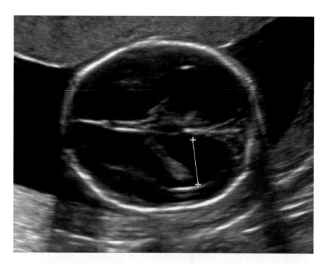

图 10-13 脑室扩张。在此横断面上,侧脑室测量值为 12mm,为轻度脑室扩张

相关,5% 与非整倍性染色体异常相关,12% 与神经系统异常相关(Devaseelan,2010)。如果脑室扩张进行性增大,则神经系统异常发生率明显增加。

胼胝体发育不良

胼胝体是连接大脑半球交互区域的主要纤维束。完全性胼胝体发育不全经超声检查不能显示正常的透明隔腔,而且侧脑室额角向侧方移位,伴轻度脑室扩张,使脑室具有典型的"泪珠"表现(图 10-14)。部分

性胼胝体发育不良可能仅累及体部和压部,因此产前诊断更加困难。

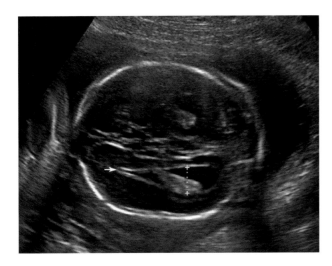

图 10-14　胼胝体发育不良。该图像展示了具有轻度脑室扩张(虚线)和侧向移位的额角(箭)的"泪珠"形脑室。无法观察到正常的透明隔腔

在基于人群的研究中,胼胝体发育不全的患病率为 1/5 000(Glass,2008;Szabo,2011)。在对单纯胼胝体发育不良病例的回顾性分析中发现,胎儿 MR 成像检出合并其他脑部异常者超过 20%(Sotiriadis,2012)。如果经 MR 成像后仍认为是单纯的胼胝体发育不良,则 75% 的病例将发育正常,但仍有 12% 发生严重残疾。胼胝体发育不良与其他器官系统异常、非整倍性染色体异常及 200 多种遗传综合征有关。因此,遗传咨询可能很有难度。

全前脑畸形

在早期正常的大脑发育过程中,前脑分开形成端脑和间脑。在全前脑畸形中,前脑未能完全分为两个独立的大脑半球和基本的间脑结构。全前脑畸形的主要形式有无叶型、半叶型和全叶型,其严重程度依次降低。最严重的是无叶型全前脑,即一个有或无皮质层覆盖的单脑室包围融合的中央丘脑(图 10-15)。在半叶型全前脑畸形中,发生大脑半球的部分分离。全叶型全前脑畸形的特点是额叶结构的融合程度不同,如果超声无法显示正常的 CSP,应考虑此病。

脊索前间叶诱导前脑分化为两个大脑半球,同时脊索前间叶也与面部中线处分化有关。因此,全脑畸形可能与多种面部异常有关,如眼眶和眼睛异常(眼距缩短)、独眼畸形或微小眼畸形、唇部异常(正中唇)裂,或鼻部异常(无鼻畸形或喙鼻)(图 10-15)。

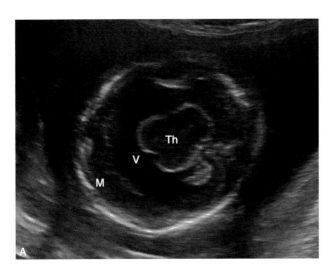

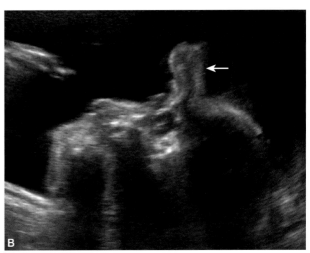

图 10-15　无叶型全前脑畸形。A. 无叶型全前脑畸形的胎儿的横断面图像,显示由具有皮层覆盖(M)的单脑室(V)包围的融合的丘脑(Th)。脑中线消失。(资料来源:Rafael Levy,RDMS.)B. 在脸部矢状面,软组织肿块,即喙鼻(箭)从前额区域突出

全前脑畸形的出生患病率仅为 1/15 000~1/10 000。但在早期流产儿中,对约 250 胎的研究证明了全前脑畸形极高的宫内致死率(Orioli,2010;Yamada,2004),无叶型占 40%~75% 的病例,其中 30%~40% 伴染色体数目异常,特别是 13 三体(Orioli,2010;Solomon,2010)。2/3 的 13 三体胎儿被发现有全前脑畸形。当检出此种畸形时,应行胎儿核型或染色体微阵列分析。

Dandy-Walker 畸形:小脑蚓部发育不全

这种颅后窝异常的特点是小脑蚓部发育不全、颅后窝增大和小脑幕升高。超声检查可见扩张的小脑延髓池与第四脑室通过小脑蚓部的缺损部位相交通(图 10-16)。该异常的出生率约为 1/12 000(Long,2006)。

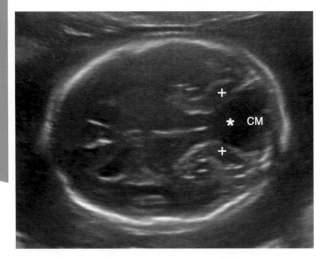

图 10-16 Dandy-Walker 畸形。经小脑平面可见小脑蚓发育不全。小脑半球（+）被连接第四脑室（星号）和扩大的小脑延髓池（CM）之间的液体远远分开

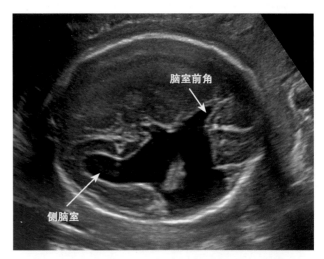

图 10-17 脑裂畸形。胎儿头部的横断面图像显示出从右侧脑室延伸穿过皮质的大脑裂缝。因为裂缝的边界是分开的，所以缺陷被称为张开的嘴唇
（资料来源：Michael Davidson，RDMS.）

常伴发相关的其他系统异常和非整倍性染色体异常，包括 30%~40% 的脑室扩张，约 50% 的其他系统异常，40% 的非整倍性染色体异常（Ecker，2000；Long，2006）。Dandy-Walker 畸形还与许多遗传和散发性综合征、先天性病毒感染和致畸剂暴露有关，所有这些都极大地影响患儿预后。因此，对此病的初步评估与脑室扩张相似。

下蚓部发育不全，也称 Dandy-Walker 变体，是当只有蚓部的下部不存在时使用的术语。即使是部分或微小的蚓部发育不全，伴发其他相关异常和非整倍性染色体异常的发生率仍然很高，预后往往很差（Ecker，2000；Long，2006）。

脑裂畸形和脑穿通畸形

脑裂畸形是一种罕见的脑异常，其特征为一侧或双侧大脑半球中的裂缝，常伴周斜裂。裂隙内衬异位的灰质并与脑室相通，通过皮质延伸至软脑膜表面（图 10-17）。脑裂畸形被认为是神经元迁移的异常，通常在妊娠中期后才可发现（Howe，2012）。该畸形与透明隔腔的缺失有关，致脑室前角交通，如图 10-17 所示。

相反，脑穿通畸形是脑内的囊性空洞，内衬白质，可能与或不与脑室系统交通。它通常被认为是一种破坏性病变，可能是继发于新生儿同种免疫性血小板减少症的颅内出血或单绒毛膜双胎一胎死亡后另一胎的颅内出血（图 45-20，第 45 章）。当确定任何一种 CNS 异常时，应考虑行胎儿 MR 成像。

骶尾部畸胎瘤

该生殖细胞肿瘤是新生儿最常见的肿瘤之一，出

生率约 1/28 000（Derikx，2006；Swamy，2008），被认为是由沿着位于尾骨前 Hensen 结的全能细胞产生。骶尾部畸胎瘤（sacrococcygeal teratoma，SCT）的分类包括四种类型（Altman，1974）。1 型主要是外生型，极小部分位于骨盆内；2 型主要是外生型，但有很大部分位于骨盆内；3 型主要是内生型，但向腹部延伸；4 型完全是内生型。肿瘤组织学类型可以是成熟的、未成熟的或恶性的。

超声可见 SCT 表现为骶骨前实性和/或囊性肿物，并且通常在其生长时向下和向外延伸（图 10-18）。实

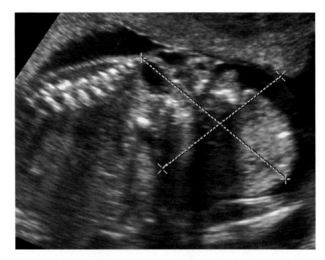

图 10-18 骶尾部畸胎瘤。在超声检查中，肿瘤表现为骶骨前的实性和/或囊性肿物，并且随着其生长趋于向下方和外部延伸。图中在正常出现的骶骨下方可见 7cm×6cm 的不均匀实性肿物。有部分肿瘤位于骨盆腔内

性部分通常回声不均、紊乱,并且随着妊娠的进展可能迅速增大。骨盆内部分肿物难以用超声观察时,应考虑胎儿 MR 成像。SCT 常合并羊水过多。胎儿水肿可能由高输出性心力衰竭引起,或由于肿瘤血供丰富或继发于肿瘤内的出血而导致的贫血。第 15 章将详述胎儿水肿。肿瘤>5cm 的胎儿通常需要行剖宫产术终止妊娠,可能需要进行经典的剖宫产术(Gucciardo,2011)。如图 16-3 所示,胎儿手术适用于某些 SCT病例。

尾部退化序列征:骶骨发育不全

这种罕见畸形的特征在于无骶骨,通常腰椎的一部分也缺如。糖尿病合并妊娠发生此病的风险大约增加 25 倍(Garne,2012)。超声检查结果包括脊柱异常缩短、缺乏正常的腰骶曲度、脊柱突然终止于髂骨翼水平之上。因为两侧髂骨翼之间无骶骨而相互靠得很近,如同"盾状"。下肢骨也可能存在位置异常,且缺乏正常的局部软组织发育。尾部退化应与并肢畸形相区别,并肢畸形是一种罕见的畸形,双侧下肢在中线处融为一体。

■ 面部和颈部

正常的胎儿口唇和鼻见图 10-19。胎儿面部轮廓不是标准超声检查的必需项目,但可能有助于发现小颌畸形,即异常小的颌骨(图 10-20)。对于羊水过多的胎儿应警惕小颌畸形(第 11 章)。第 16 章讨论了使用宫外产时治疗(ex-utero intrapartum treatment,EXIT)严重小颌畸形的方法。

唇腭裂

主要有三种类型的唇腭裂。第一种类型,唇裂和腭裂,唇裂伴或不伴硬腭裂,可以是单侧或双侧,患儿出生率约 1/1 000(Cragan,2009;Dolk,2010)。不伴发

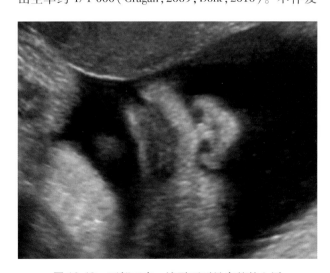

图 10-19　面部正中。该平面可见完整的上唇

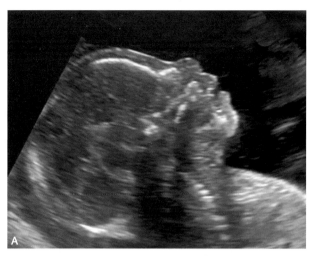

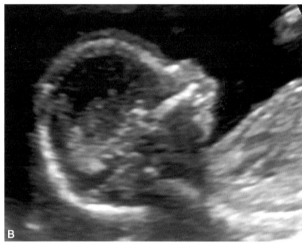

图 10-20　胎儿面部轮廓。A. 正常胎儿面部轮廓。B. 胎儿存在严重的小颌畸形,可见严重回缩的下巴

其他异常的唇腭裂是多因素遗传,对于曾怀过唇腭裂胎儿的孕妇,再次妊娠胎儿唇腭裂的风险为 3%~5%。如果胎儿上唇缺损,则在牙槽嵴水平的横切面上可能发现原腭缺损(图 10-21)。

在一项关于低风险妊娠的系统评价中,仅约一半的唇腭裂患儿在宫内被超声检出(Maarse,2010)。在产前检出的胎儿中,约 40%与其他器官系统畸形伴发,且非整倍性染色体异常较常见(Maarse,2011;Offerdal,2008)。双侧、伴腭裂者伴发其他畸形的可能性最大。Walker 等(2001)采用来自犹他州出生缺陷网络的数据,发现单纯唇裂合并非整倍性染色体异常的概率为 1%,单侧唇腭裂为 5%,双侧唇腭裂为13%。所以当发现唇腭裂时,应行胎儿染色体微阵列分析。

第二种类型的唇腭裂是单纯腭裂。腭裂始于悬雍垂,可能涉及软腭,偶尔涉及硬腭,但不涉及唇。此类患儿出生率约为 1/2 000(Dolk,2010)。可用专门的二

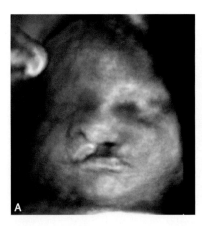
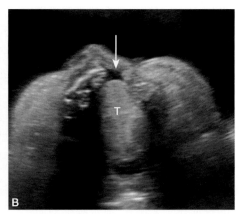

图 10-21　唇腭裂。A. 胎儿存在明显的单侧唇裂(左侧)。B. 横断面上可见牙槽脊缺损(箭头)。此平面可见胎儿舌(T)

维和三维超声检出单纯腭裂(Ramos,2010;Wilhelm,2010)。但标准超声检查可能发现不了此类疾病(Maarse,2011;Offerdal,2008)。

第三种类型的唇腭裂是正中唇裂。此征与几种病症相关联,包括原腭缺失、眼距过短和前脑无裂畸形。正中唇裂也可能与眼距过宽和前额增生有关,以前称为中位面裂综合征。

淋巴囊肿

这种静脉淋巴管畸形的特征是从后颈延伸出的充满液体的囊肿(图 10-22)。淋巴囊肿最早可在妊娠早期被检出,大小变化很大。如头部淋巴液未能排入颈静脉,而在颈静脉淋巴囊中积聚时,则发生淋巴囊肿。此病的出生率约 1/5 000。但考虑到此病较高的宫内死亡率,估计妊娠早期发病率超过 1/300(Malone,2005)。

高达 70% 的淋巴囊肿与非整倍性染色体异常有关。当在妊娠早期诊断出淋巴囊肿时,21 三体是最常见的非整倍性染色体异常,其次是 45,X 和 18 三体(Kharrat,2006;Malone,2005)。妊娠早期淋巴囊肿胎儿非整倍体异常的可能性是颈后透明层增厚胎儿的 5 倍。当在妊娠中期诊断出淋巴囊肿时,约 75% 的非整倍体是 45,X,即特纳综合征(Johnson,1993;Shulman,1992)。

即使在无非整倍体异常的情况下,淋巴囊肿伴发其他器官系统异常的风险也很大,尤其是与血流相关的心脏畸形,包括左心发育不全和主动脉狭窄。淋巴囊肿也可能是遗传综合征的一部分。如努南综合征(Noonan syndrome),一种常染色体显性遗传病,与特纳综合征有许多共同特征,包括身材矮小、淋巴水肿、高弓形腭和肺动脉瓣狭窄。

大的淋巴囊肿通常与胎儿水肿相关,很少消退,并且预后不良。小的淋巴囊肿可能自发消退,并且如果胎儿染色体核型和超声心动图结果正常,则预后可能良好。妊娠早期发现水肿的病例中,最终分娩核型正常的无畸形活产儿的可能性约为 1/6(Kharrat,2006;Malone,2005)。

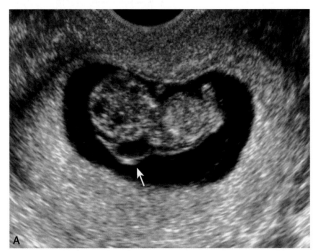
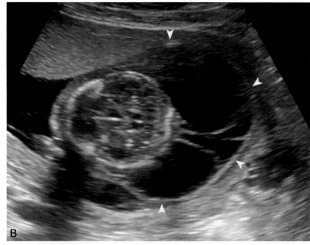

图 10-22　淋巴囊肿。A. 妊娠 9 周淋巴囊肿(箭)胎儿,随后被发现患有努南综合征。B. 妊娠 15 周水肿胎儿的巨大多隔膜囊肿(箭头)

■ 胸部

　　肺部回声较均匀并围绕心脏。在四腔心切面中，肺占该区域的大约 2/3，心脏占据剩余的 1/3。在四腔心水平的横断面，可沿胎儿皮肤线处测量胸围。如怀疑存在继发于胸围较小的肺部发育不全时（如严重的骨骼发育不良），与参考表比较可能会有所帮助（附录）。多种胎儿胸部异常可能在超声图像上均显示为囊性病变、实性病变，或心或肺的积液。第 16 章讨论了胸部异常胎儿的治疗。

先天性膈疝

　　膈疝为膈肌缺陷，腹部器官通过该缺陷疝入胸腔。左侧膈疝约占 75%，右侧占 20%，双侧占 5%（Gallot，2007）。先天性膈疝（congenital diaphragmatic hernia，CDH）患病率为 1/4 000～1/3 000（Cragan，2009；Dolk，2010）。40% 的 CDH 胎儿伴发其他畸形或非整倍体异常（Gallot，2007；Stege，2003）。对于疑似 CDH，应进行胎儿系统超声和胎儿超声心动图检查，并应行胎儿染色体微阵列分析。在基于人群的系列分析发现，伴发其他畸形的 CDH 总体存活率将由 50% 降至 20%（Colvin，2005；Gallot，2007）。如无伴发畸形，新生儿死亡的主要原因是肺发育不全和肺动脉高压。

　　超声下，左侧 CDH 通常表现为心脏向胸腔右侧移位，心轴指向中线（图 10-23）。其他包括左半侧胸腔内的胃泡或肠蠕动和楔形肿块（肝脏）。至少 50% 的 CHD 发生肝脏疝入，这类病例的存活率降低 30%（Mullassery，2010）。对于大的病变，胎儿吞咽障碍和纵隔移位可能分别导致羊水过多和水肿。

　　为降低新生儿死亡率和评估是否应用体外膜肺氧合（extracorporeal membrane oxygenation，ECMO），应采用超声评估胎儿肺/头比，MR 成像评估肺容量和肝脏疝入的程度（Jani，2012；Oluyomi-Obi，2016；Worley，2009）。CDH 的诊断和治疗将在第 16 章详述。

先天性肺囊腺瘤

　　末端细支气管过度生长，并与支气管相通形成"肺囊腺瘤"。由于其组织病理学类型不全是囊性或腺瘤样，所以也被称为先天性肺气道畸形（Azizkhan，2008；Stocker，1977，2002）。该病患病率约为 1/8 000～1/6 000，并且由于超声对轻型病例的检出率增加，该比率还在上升（Burge，2010；Duncombe，2002）。

　　超声下的先天性肺囊腺瘤（congenital cystic adenomatoid malformation，CCAM）是一种边界清晰的胸部肿块，其内部回声可为实性，或为一个或多个大小不等的囊泡（图 10-24）。CCAM 通常位于单侧肺，由肺动脉供

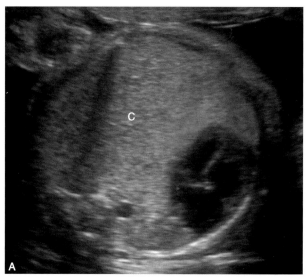

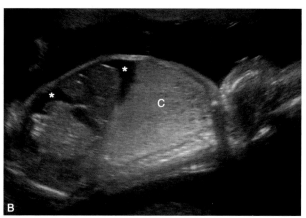

图 10-24　妊娠 26 周左侧巨大先天性肺囊腺瘤胎儿的横断面（A）和矢状面（B）图像。肿物（C）填满胸腔，并将心脏推移到胸部的最右侧，伴随腹水（星号）形成。幸运的是，肿块未继续增长，腹水消退，新生儿足月分娩并在切除肿物后恢复良好

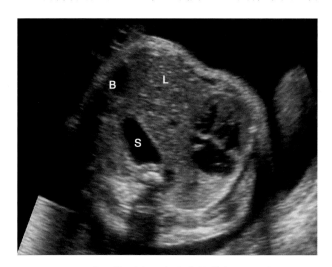

图 10-23　先天性膈疝。在胸廓的横断面上，由于膈肌缺损而疝入左侧胸腔的胃（S）、肝（L）和肠（B），使胎儿心脏移位到胸部的最右侧

血,回流入肺静脉。囊肿≥5mm的病变通常称为大囊肿,囊肿<5mm的病变称为小囊肿(Adzick,1985)。

在对645例CCAM病例的综述中发现,CCAM总体存活率超过95%,30%的病例可在产前明确检出;另5%的病例(通常伴有纵隔移位的较大病变)并发积水且预后差(Cavoretto,2008)。随着妊娠的进展,CCAM往往逐渐消退,也有一部分病例对侧病灶在妊娠18~26周间快速生长。皮质类固醇治疗已用于巨大CCAM病例的治疗,可限制肿块生长并可能改善积水(Curran,2010;Peranteau,2016)。如果存在大的显性囊肿,放置胸腔-羊膜腔分流管可能改善积水。CCAM的胎儿治疗将在第16章中详述。

隔离肺

也称为支气管隔离肺,这种异常是指存在从气管支气管树"隔离"出的肺芽,即大量无功能的肺组织。大多数产前诊断的病例都是叶外型,提示它们被包裹在自己的胸膜中。然而,大多数成年期的隔离肺都是肺内型,即与其他肺叶在同一胸膜腔内。叶外型隔离肺较CCAM少见得多,目前尚无确切的患病率的报告。病变具有左侧优势,并且通常累及左肺下叶。在案例报告中,有10%~20%的隔离肺位于横膈膜下方,约10%的病例伴发其他畸形(Yildirim,2008)。

隔离肺超声表现为均匀强回声的胸部肿块(图10-25A),类似于微小CCAM。然而,隔离肺的血液供应来自体循环的主动脉而不是肺动脉(图10-25B)。5%~10%的隔离肺伴有大量同侧胸腔积液,不经治疗可能导致肺发育不良或胎儿水肿(图10-25C、图10-25D)。第16章讨论了治疗胸腔积液的胸腔积液分流术。由于肿物导致的心脏左向右分流,积液也可能是由纵隔移位或高输出性心力衰竭而造成的。在无胸腔积液的情况下,隔离肺病例的存活率超过95%,40%的病例可在产前明确诊断(Cavoretto,2008)。

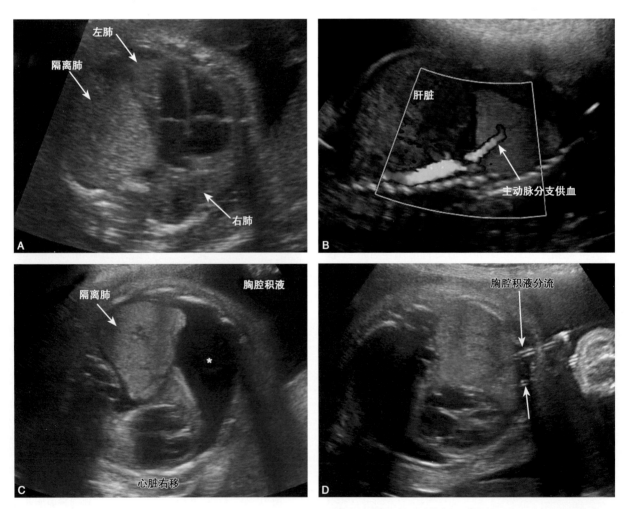

图10-25 隔离肺。A.妊娠25周胎儿,心脏的四腔心切面发现了左下肺叶的隔离肺。肿物使心脏移向右侧胸腔。B.矢状面上可见由腹主动脉分支供血的隔离肺。C.在之后的3周内,出现大量的同侧胸腔积液(星号),导致纵隔移位和心脏移向胸腔的最右侧。D.通过胎儿胸壁放置双尾分流器分流胸腔积液后,积液排除,胎肺明显地再次扩张。箭头指向分流器的线圈

(资料来源:Dr. Elaine Duryea.)

先天性高位气道阻塞综合征

这种罕见的异常通常由喉或气管闭锁引起。肺液的正常出口受阻,气管支气管树和肺部大量积液扩张。超声检查显示,双肺高回声、支气管扩张、膈肌变平或外翻、心脏受压(图 10-26)。静脉回流受阻出现腹水,通常伴有胎儿水肿。在一篇涉及 118 例病例的综述中发现,超过 50% 的病例存在伴发畸形(Sanford,2012)。先天性高位气道阻塞综合征(congenital high airway obstruction sequence,CHAOS)是常染色体隐性遗传病 Fraser 综合征的一个表现,与 22q11.2 缺失综合征有关。在一些情况下,阻塞的气道自发穿孔,反而可能改善预后。EXIT 可显著改善本病某些病例的预后(第 16 章)。

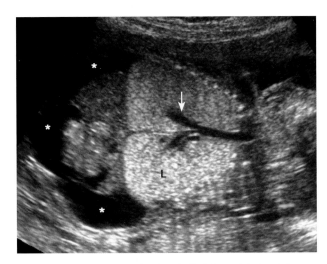

图 10-26　先天性高气道阻塞综合征。肺部高回声,其中一个用"L"标记。支气管(其中一个以箭标出)扩张,充满液体。常见腹水(星号),横膈膜变平、外翻

心脏

胎儿心脏畸形是最常见的先天性畸形,活产儿中总体患病率为 8/1 000(Cragan,2009)。几乎 90% 的心脏缺陷是多因素或多基因的,其他 1%~2% 是单基因异常或基因缺失综合征的结果,1%~2% 是暴露于致畸物如异维 A 酸、乙内酰脲,或母亲糖尿病。根据基于人群登记处的数据,约 1/8 的患有先天性心脏病的活产和死产新生儿具有染色体异常(Dolk,2010;Hartman,2011)。在与心脏异常相关的染色体异常中,21 三体占病例的 50% 以上。其他的包括 18 三体、22q11.2 缺失、13 三体和 45,X(Hartman,2011)。在这些非整倍体染色体异常的胎儿中,50%~70% 也同时合并心外膜异常。当发现心脏缺陷时,应进一步行胎儿染色体微阵列分析。

传统上,先天性心脏异常的检查要比其他器官系统异常的检查更具挑战性。常规的妊娠中期超声检查在妊娠 22 周之前可检出约 40% 的严重心脏异常胎儿,胎儿系统超声可检出 80%(Romosan,2009;Trivedi,

2012)。对于某些胎儿心脏异常,产前检测可以提高新生儿存活率,如某些动脉导管依赖性病变,可在胎儿出生后输注前列腺素以保持动脉导管开放状态(Franklin,2002;Mahle,2001;Tworetzky,2001)。

基本心脏检查

标准的心脏评估包括四腔心切面、心率和心律的评估,以及对左、右心室流出道的评估(图 10-27、图 10-28A~图 10-28D)。对流出道的检查有助于发现在四腔心切面不能完全排除的心脏畸形,包括法洛四联症、大血管转位和永存动脉干。

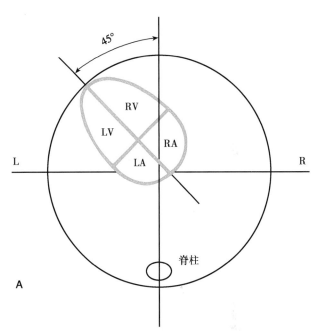

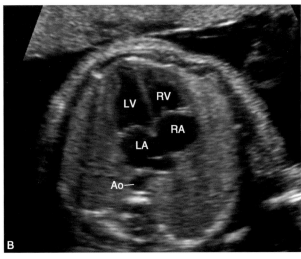

图 10-27　四腔心切面。A. 图片显示的是胎儿心脏四腔心切面心轴的测量。B. 超声下正常妊娠 22 周的胎儿心脏四腔心切上可见基本对称的心房与心室、二尖瓣与三尖瓣的正常位置、肺静脉进入左心房,以及降主动脉(Ao)。L,左;LA,左心房;LV,左心室;R,右;RA,右心房;RV,右心室

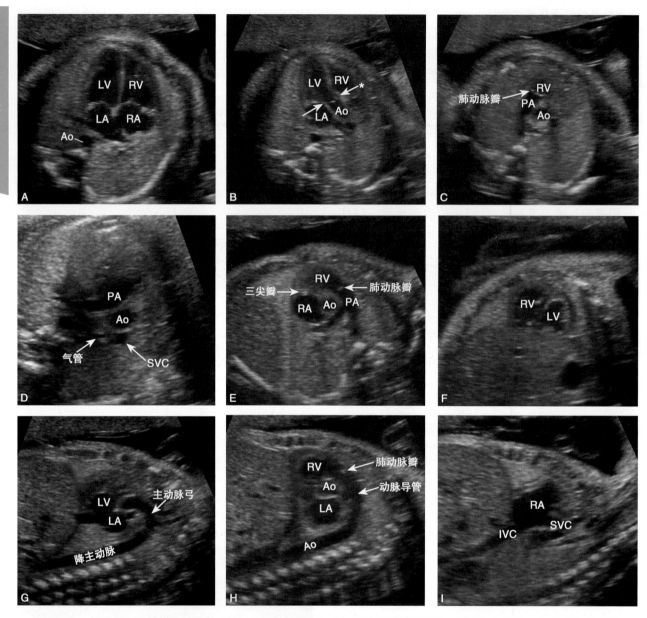

图 10-28　胎儿超声心动图灰度成像切面。A. 四腔心切面。B. 左心室流出道切面。白色箭头显示二尖瓣成为主动脉壁。带星号的箭头表示室间隔成为对侧的主动脉壁。C. 右心室流出道切面。D. 三血管和气管切面。E. 心底短轴切面（流出道）。F. 心室短轴切面（心室）。G. 主动脉弓切面。H. 动脉导管弓切面。I. 上腔静脉和下腔静脉。Ao，主动脉；IVC，下腔静脉；LA，左心房；LV，左心室；PA，肺动脉；RA，右心房；RV，右心室；SVC，腔静脉

　　四腔心切面是横膈膜正上方水平的胎儿胸腔横截面图像。在该平面可以评估心脏大小、在胸腔中的位置、心轴及心房和心室、卵圆孔、房间隔、室间隔和房室瓣等结构（图 10-27）。心房和心室的大小应相似，心轴应与左前胸壁形成 45°。超过 1/3 的心脏结构性异常伴发心轴异常（Shipp，1995）。

　　左心室流出道切面也是在横膈膜正上方的横切面，在此平面上可检查胎儿升主动脉是否完全来自左心室。室间隔与主动脉的前壁相连续、二尖瓣与主动脉的后壁相连续（图 10-28B）。在该切面中可检出室间隔缺损和流出道异常（图 10-29）。

　　右心室流出道显示发出肺动脉的右心室（图 10-28C）。左右心室流出道切面可共同显示正常情况下相互交叉、大小相当的主动脉和肺动脉。在右心室流出道切面上可见的结构包括右心室和主肺动脉，主肺动脉随后分成右肺动脉和左肺动脉。这些结构在心底短轴切面也可见，见图 10-28E。

胎儿超声心动图

　　这是对胎儿心脏结构和功能的专科检查，旨在发现胎儿异常。美国超声医学研究所、美国妇产科医师学会、美国母胎医学会、美国超声心动图学会和美国放射学会联合制定了胎儿超声心动图检查相关指南。超声心动

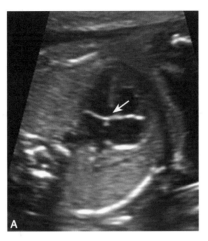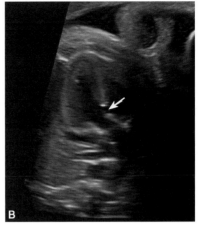

图10-29 室间隔缺损。A.妊娠22周胎儿的四腔心切面,于室间隔的上(膜)部可见缺损(箭)。B.同一胎儿的左心室流出道切面显示室间隔和主动脉前壁之间的连续性中断(箭)

图检查的适应证包括可疑胎儿心脏异常、心外异常或染色体异常;胎儿心律失常;胎儿水肿;胎儿颈后透明层厚度增厚;单绒毛膜双胎妊娠;先天性心脏病胎儿一级相关风险;辅助生殖;母体抗-Ro或抗-La抗体阳性;曾服用致心脏畸形的药物;存在与心脏畸形相关的母体代谢疾病,如孕前糖尿病或苯丙酮尿症(American Institute of Ultrasound in Medicine,2013a)。表10-9中列出了应检查的项目,图10-28列出了9个所需的灰度成像平面的示例。下面讨论几个类型的先天性心脏病。

室间隔缺损 是最常见的先天性心脏病,发病率约1/300(Cragan,2009;Dolk,2010)。即使超声可发现胎儿室间隔缺损(ventricular septal defect,VSD),但其产前检出率仍很低。在四腔心切面上,室间隔的膜部或肌部可见缺损,彩色多普勒可显示血流通过此缺损。左心室流出道切面可显示室间隔在延续为主动脉壁时有中断(图10-29)。胎儿VSD可能伴发其他结构畸形和非整倍体异常,所以应行染色体微阵列分析。孤立性VSD预后良好。超过1/3产前诊断发现的VSD可在宫内自愈,另有1/3在出生后1年内自愈(Axt-Fliedner,2006;Paladini,2002)。

心内膜垫缺损 也称为房室(atrioventricular,AV)隔缺损或AV通道缺陷。患病率约1/2 500,而超过一半的病例与21三体相关(Christensen,2013;Cragan,2009;Dolk,2010)。心内膜垫是心脏内的十字交叉结构,此处缺损涉及房间隔中隔、室间隔、二尖瓣和三尖瓣的内侧叶(图10-30)。约6%的病例出现内脏异位综合征,即心脏和/或腹部器官的侧别错误。伴内脏异位综合征的心内膜垫缺损并发传导系统异常,导致三度房室传导阻滞,预后不良(第16章)。

表10-9 胎儿超声心动图检查项目
基本成像参数
评估心房
评估心室
评估大血管
心脏和内脏方位
房室交界处
心室-动脉连接处
扫描切面,灰度
四腔心切面
左心室流出道
右心室流出道
三血管气管切面
短轴切面,心室短轴切面
短轴切面,心底短轴切面
主动脉弓
导管弓
上下腔静脉
彩色多普勒评估
体静脉(腔静脉和静脉导管)
肺静脉
卵圆孔
房室瓣[a]
心房和心室间隔
主动脉和肺动脉瓣[a]
动脉导管
主动脉弓
脐动脉和静脉(可选)[a]
心率和节律评估

资料来源:American Institute of Ultrasound in Medicine,2013b。
注:可选心脏生物物理测定和功能评估,但应考虑可疑的结构/功能异常。
[a]应使用脉冲多普勒超声检查作为评估这些结构的辅助手段。

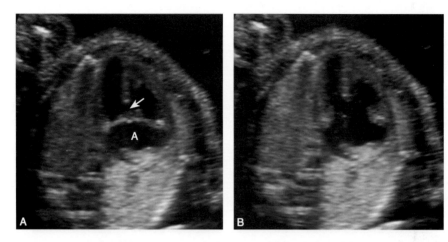

图 10-30 心内膜垫缺损。A. 在心室收缩期间,二尖瓣和三尖瓣的外侧小叶在中线聚集在一起。房室瓣膜平面异常,可见一个共同的心房(A),并且室间隔中存在明显的缺损(箭)。B. 舒张末期,在房室瓣开放的状态下可更清楚地看到内侧小叶缺失

左心发育不良综合征 发病率约 1/4 000(Cragan,2009;Dolk,2010)。超声表现为胎儿心脏的左侧看似"被填满",或左心室很小以至于无法看到心室腔(图10-31)。二尖瓣、左心室流出道见极少或未见血流信号,并且在主动脉弓可见倒流的血液信号。

这种先天性心脏病一度被认为是致命的,但目前70%的患儿可以存活到成年(Feinstein,2012)。出生后治疗包括三阶段姑息性修复或心脏移植。然而,发病率仍然很高,发育迟缓很常见(Lloyd,2017;Paladini,2017)。左心发育不良是一种导管依赖性病变,新生儿给予前列腺素治疗是必需的。第 16 章详述了左心发育不良胎儿的治疗。

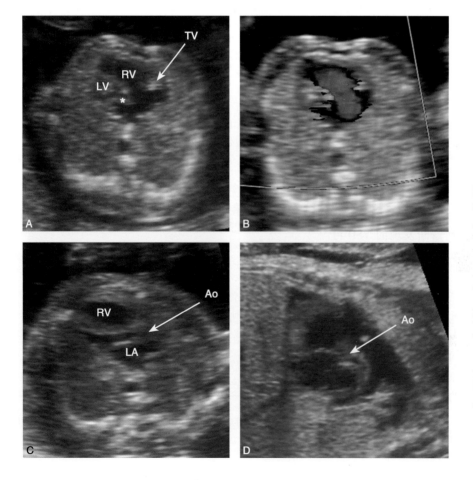

图 10-31 左心发育不良综合征。A. 妊娠 16 周胎儿的四腔心切面可见左心室(LV)出现"填充"并且明显小于右心室(RV)。三尖瓣(TV)打开,而二尖瓣看起来是关闭的(星号)。B. 彩色多普勒仅见血液从右心房到右心室的流动,看不到左心室充盈。C. 左心室流出道切面显示主动脉(Ao)明显变窄。RV:右心室;LA:左心房。D. 短轴平面中的微小圆圈(箭)是发育不全的主动脉根
(资料来源:Rafael Levy,RDMS.)

法洛四联症　发病率约 1/3 000（Cragan，2009；Dolk，2010；Nelson，2016）。它包括室间隔缺损、主动脉骑跨、肺动脉瓣膜异常（通常是狭窄）和右心室肥大（译者注：胎儿在宫内时通常不肥大）（图 10-32）。由于室间隔缺损的位置不同，四腔心切面上可能显示正常。

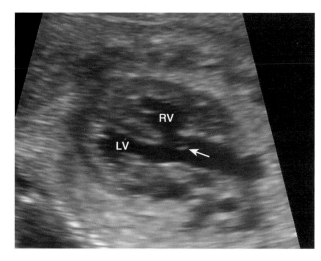

图 10-32　法洛四联症。该图像示法洛四联症胎儿的室间隔缺损和主动脉骑跨。箭头指向主动脉瓣。可见左心室（LV）和右心室（RV）

患儿出生后接受手术治疗，20 年生存率超过 95%（Knott-Craig，1998）。然而，合并肺动脉闭锁者病情更加复杂。另有一种肺动脉瓣缺失的法洛四联症，胎儿可发生水肿和因扩大的肺动脉压迫所致的气管软化。

心脏横纹肌瘤　是最常见的心脏肿瘤。约 50% 的病例与结节性硬化症相关，结节性硬化症是一种具有多器官系统表现的常染色体显性遗传疾病。结节性硬化症由 *hamartin*（*TSC1*）和 *tuberin*（*TSC2*）基因突变引起。

心脏横纹肌瘤表现为界限清楚的肿物，通常位于心室或流出道，单发或多发、在妊娠期可能会增大、偶可阻塞流入道或流出道。在无梗阻或肿瘤巨大的情况下，从心脏学观点来看，预后相对较好，因为肿瘤在新生儿后期趋于退化。由于产前超声检查可能无法提供结节性硬化症的心外证据，因此可以考虑 MR 成像来评估胎儿中枢神经系统的解剖结构（第 10 章）。

M 型超声

心动模式或 M 模式图像是心脏循环活动的线性显示，其中 x 轴为时间，y 轴为心脏运动，通常用于测量胚胎或胎儿心率（图 10-33）。如果发现胎儿心率或节律的异常，则应使用 M 型超声单独评估心房和心室波形。因此，M 型超声特别适用于评估心律失常及其对治疗的反应（第 16 章）。M 型超声也可用于评估心室功能，以及心房和心室输出量。

房性期前收缩　房性期前收缩（premature atrial contractions，PACs）也称为心房期外收缩，是最常见的胎儿心律失常。它可能是心脏传导系统的不成熟的表现，通常在妊娠后期或新生儿期缓解。PACs 听起来像额外的节拍，而在多普勒下，听起来像丢掉一拍，见图 10-34，M 模式下丢掉的一拍是期前收缩后的代偿间歇。

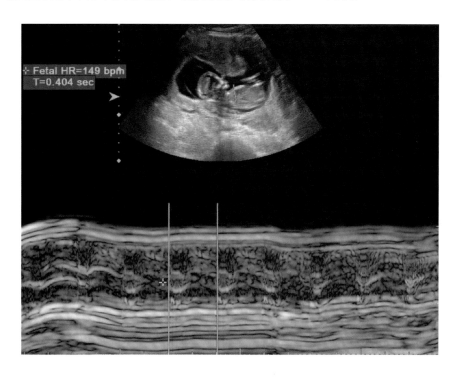

图 10-33　M 型或 M 模式（运动模式）成像是心脏循环的线性图像，其中 x 轴为时间，y 轴为心脏运动。M 型超声通常用于测量胎儿心率，该图为妊娠12 周的胎儿

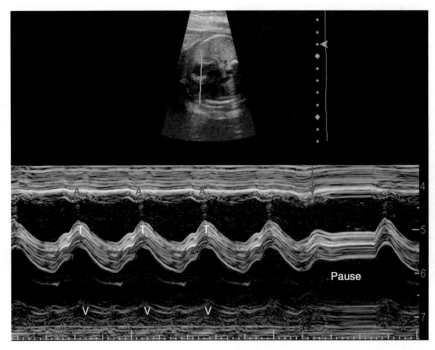

图 10-34　M 型超声。在此图像中,正常的心房(A)和心室(V)收缩间期之后,可见一个代偿间歇紧随在一个房性期前收缩之后(箭),还可见三尖瓣(T)的运动

　　PACs 病例通常心脏结构正常,部分病例可能伴房间隔膨出瘤。既往病例报告提示该病的发生可能与母体摄入咖啡因和肼屈嗪有关(Lodeiro,1989;Oei,1989)。约 2% 的病例在以后的随诊中发展为需紧急治疗的室上性心动过速(Copel,2000)。因此,胎儿 PACs 的患者通常需要每 1~2 周进行一次胎儿心率评估,直到缓解。第 16 章详述了胎儿室上性心动过速和其他心律失常的治疗。

■ 腹壁

　　在标准超声检查时要注意评估腹壁的完整性(图 10-35)。腹壁缺陷包括腹裂、脐膨出和体蒂异常。

　　腹裂是一种通常位于脐带插入部位右侧的腹壁缺损。肠管通过缺损疝入羊膜腔(图 10-36)。活产儿中腹裂的患病率约 1/2 000(Jones,2016;Nelson,2015)。孕有腹裂胎儿的孕妇多较年轻,平均年龄约 20 岁(Santiago-Muñoz,2007)。15% 的腹裂病例同时被检查出肠道异常,如空肠闭锁(Nelson,2015;Overcash,2014)。腹裂与染色体非整倍体异常无关。腹裂胎儿的存活率为 90%~95%(Kitchanan,2000;Nelson,2015;Nembhard,2001)。

　　腹裂胎儿生长发育受限的风险增加,发生率为 15%~40%(Overcash,2014;Santiago-Muñoz,2007)。合并生长受限患儿的住院时间或死亡率无明显增加(Nelson,2015;Overcash,2014)。然而,分娩时孕周较小会增加腹

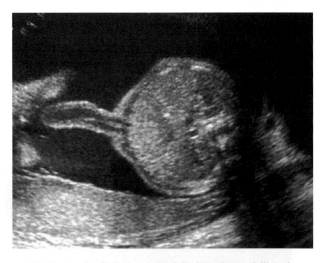

图 10-35　正常腹壁。妊娠中期完整腹壁、脐带正常插入的胎儿横断面超声图像

裂的不良结局,妊娠 36~37 周的计划分娩也不能改善新生儿预后(Al-Kaff,2016;Overcash,2014;South,2013)。

　　每 3 000~5 000 例妊娠中就会发生 1 例脐膨出(Canfield,2006;Dolk,2010)。其形成是侧面的外中胚层褶皱在中线汇合失败,使腹腔的内容物仅被羊膜和腹膜形成的双层疝囊覆盖,脐带入口位于疝囊表面(图 10-37)。一半以上的脐膨出病例与其他严重的结构异常或非整倍体相关联。胎儿脐膨出也可能是某些综合征如贝-维综合征(Beckwith-Wiedemann syndrome)、泄殖腔外翻和 Cantrell 五联征的一种表现。据统计,脐膨

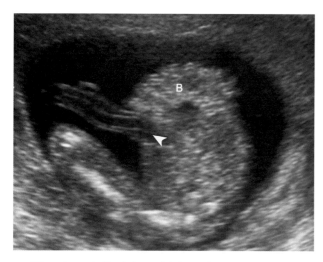

图 10-36　腹裂。妊娠 18 周胎儿,脐带插入部位右侧全层腹壁缺损(箭头),小肠(B)疝入羊膜腔

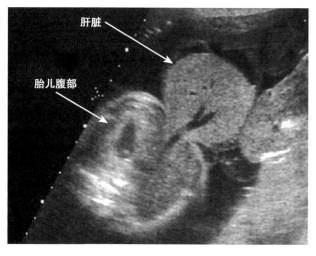

图 10-37　脐膨出。腹部横切面图像显示脐膨出是一个大的腹壁缺损,膨出的肝脏上覆盖薄膜

出的缺陷越小,胎儿染色体非整倍体的风险越大(De Veciana,1994),因此对于所有脐膨出病例均推荐进行染色体分析。

体蒂异常又称肢体-体壁综合征,是一种罕见的致死性发育异常,其特征在于体壁的异常形成。通常情况下腹壁缺失,并且腹部器官膨入羊膜腔外。胎儿与胎盘紧贴或融合,脐带极短。胎儿脊柱侧凸是另一个特征。通常会发现羊膜带。

■ 消化道

妊娠 14 周后,几乎所有胎儿的胃都可见。如果初次超声检查未见到胎儿胃,则应重复检查,并应考虑行胎儿系统超声检查。如果超声下胎儿胃不可见,可能是继发于羊水过少的吞咽功能受损,或食管闭锁、颅面畸形、CNS 或肌肉骨骼异常等潜在原因。水肿胎儿也

可能存在吞咽障碍。

在许多妊娠中、晚期的胎儿声图像中,可识别出肝、脾、胆囊和肠管。肠道回声随着胎儿成熟而变化,偶尔会出现明亮的或高回声的图像,可能是胎儿吞咽了少量羊膜腔内的血液,尤其在并发母血 AFP 升高时。如果胎儿肠道回声强度同骨骼一样,则提示潜在的胃肠道畸形、囊性纤维化、21 三体、先天性感染如巨细胞病毒的风险轻度增高(图 14-3)。

消化道闭锁

胃肠道闭锁的特点是近端梗阻性肠扩张。一般来说,梗阻部位越高,越有可能出现羊水过多。当由于胎儿近端小肠梗阻所致羊水过多时,可能发生母亲呼吸困难或胎儿早产,必要时行羊水减量(第 11 章)。

食管闭锁发生率约 1/4 000(Cragan,2009;Pedersen,2012)。当超声下未见胎儿胃泡,且存在羊水过多时,需要考虑此病。然而食管闭锁患者中多达 90% 的病例存在气管食管瘘,液体可以进入胃,因此产前超声诊断极其困难。超过半数病例与遗传学异常有关。10% 的病例存在染色体非整倍体,如 18 三体或 21 三体(Pedersen,2012)。30% 的病例存在多种畸形,心脏、尿道和其他胃肠道畸形是最常见的伴发畸形。约 10% 的食管闭锁病例是 VACTERL 联合畸形的一种表现,此联合畸形包括椎体缺损(vertebral defects)、肛门闭锁(anal atresia)、心脏缺损(cardiac defects)、气管食管瘘(tracheoesophageal fistula)、肾脏异常(renal anomalies)和肢体异常(limb abnormalities)(Pedersen,2012)。

十二指肠闭锁的发生率约为 1/10 000(Best,2012;Dolk,2010)。其特征是超声下的"双泡"征,代表扩张的胃及闭锁的近端十二指肠(图 10-38)。"双泡"征通

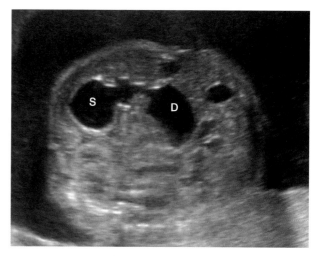

图 10-38　十二指肠闭锁。如在该胎儿腹部横断平面上可见"双泡"征,代表胃(S)和扩张的近端十二指肠(D)。两者的连续性证明第二个"泡"是近端十二指肠

常在妊娠 22~24 周前不出现。胃和第二个"泡"的连续性证明其是近端十二指肠。约 30% 的病例有相关的染色体异常或基因性疾病,特别是 21 三体。在无遗传性异常的十二指肠闭锁病例中,1/3 伴其他器官系统异常,最常见的是心脏缺陷和其他胃肠道异常(Best,2012)。远端小肠的梗阻通常导致多个扩张的环,可表现为肠道蠕动性增强。

产前超声诊断大肠梗阻和肛门闭锁困难,因为羊水过多不是一个典型的特征,肠管扩张可能也不明显。在骨盆横切面扩张的直肠位于膀胱和骶骨之间。

■ 肾脏和尿道

在超声检查中,胎儿肾脏靠近脊柱,妊娠早期超声即可显示,到妊娠 18 周清晰可见(图 10-39)。肾脏的长度在妊娠 20 周时约 20mm,此后每周增长约 1.1mm(Chitty,2003)。随着妊娠的进展,肾脏的回声减弱,肾周脂肪组织有助于确定肾脏的边缘。

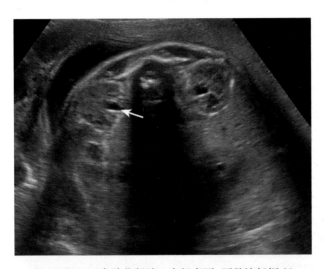

图 10-39 正常胎儿肾脏。在超声下,可见该妊娠 29 周胎儿的肾脏在胎儿脊柱两旁。随着妊娠的进展,肾周脂肪组织有助于确定肾脏的边缘。肾盂中可见生理性的积液(箭)

胎儿膀胱在妊娠中期可清楚显示,表现为胎儿骨盆中前部的圆形无回声结构。应用多普勒超声时,可见胎儿紧邻膀胱的两条膀胱上动脉,这两条动脉最终成为脐带的脐动脉(图 10-40,第 6 章)。除非异常扩张,否则胎儿输尿管和尿道在超声下不可见。

胎盘和胎膜是妊娠早期羊水的主要来源。妊娠 18 周后,大部分羊水由胎儿肾脏产生(第 11 章)。胎儿尿量从 20 周时的 5mL/h 上升到足月时的约 50mL/h(Rabinowitz,1989)。中晚孕期羊水量正常表明尿路通畅,且至少有一个肾脏功能正常。而原因不明的羊水

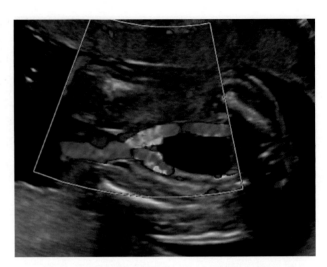

图 10-40 正常胎儿膀胱。骨盆中前部的圆形、无回声结构,可见胎儿紧邻膀胱的两条膀胱上动脉,这两条动脉最终成为脐带中的脐动脉

过少提示胎儿泌尿系统异常或胎盘灌注不良。

肾盂扩张

肾盂扩张发生率为 1%~5%,也被称为尿路扩张或肾积水。在 40%~90% 的病例中,它是一过性的或生理性的,并不存在潜在的异常(Ismaili,2003;Nguyen,2010)。但在另外约 1/3 的病例中,胎儿出生后发现其存在泌尿道畸形。其中输尿管肾盂连接(ureteropelvic junction,UPJ)梗阻和膀胱输尿管反流(vesicoureteral reflux,VUR)最常见。

胎儿肾盂横切面是测量肾盂前后内缘之间的距离(图 10-41)。尽管已经定义了各种正常值,但是如果胎儿肾盂在妊娠中期超过 4mm 或在妊娠 32 周时超过 7mm,则被认为是肾盂扩张(Reddy,2014)。通常妊娠中期正常值也被用于妊娠晚期的评估。

美国胎儿泌尿学协会根据对超过 100 000 次妊娠筛查的荟萃分析,对肾盂扩张进行了分类(表 10-10)(Lee,2006;Nguyen,2010)。扩张程度与其他潜在胎儿异常有相关性,包括肾盏扩张、肾皮质变薄或尿路其他部位的扩张。妊娠中期肾盂扩张与唐氏综合征的风险略增高有关,是一种超声异常软指标(图 14-3)。

输尿管肾盂连接处梗阻 是肾盂扩张最常见的原因。此症患儿出生率在 1/2 000~1/1 000,男性患儿是女性的 3 倍(Williams,2007;Woodward,2002)。阻塞通常是功能性的而不是解剖性的,多达 1/4 的病例发生于双侧。输尿管肾盂连接处梗阻在轻度肾盂扩张病例中可能性为 5%,而在严重肾盂扩张患者中占 50% 以上(Lee,2006)。

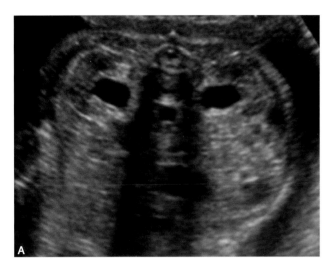

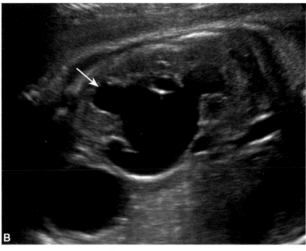

图 10-41　肾盂扩张。肾盂扩张比较常见,可于 1%~5% 的妊娠中被发现。A.该妊娠 34 周轻度肾盂扩张的胎儿中,在横断面测量肾盂的前后径为 7mm。B.在妊娠 32 周胎儿肾脏的矢状面上,可见输尿管肾盂交界处梗阻继发的严重肾盂扩张。箭示其中一个圆形肾盂

表 10-10　基于肾盂扩张程度的产后尿路异常风险[a]

肾盂扩张	妊娠中期	妊娠晚期	产后异常
轻度	4~<7mm	7~<9mm	12%
中度	7~≤10mm	9~≤15mm	45%
重度	>10mm	>15mm	88%

资料来源:Lee,2006;Nguyen,2010.
[a] 胎儿泌尿学学会分类。

肾脏集合系统重复　此病胎儿肾脏的所谓上极和下极各自连接单独的输尿管(图 10-42)。发病率约 1/4 000,在女性中更常见,15%~20% 的病例是双侧的(James,1998;Vergani,1998;Whitten,2001)。在超声检查中,可见两个被分开的肾盂。膀胱内一个或两个输尿管的异常开口可能导致肾盂积水或输尿管扩张,这一关系反映了解剖学上的 Weigert-Meyer 定律。上极肾盂发出的输尿管易发生阻塞,而下极肾盂发出的输尿管容易发生膀胱输尿管反流(图 10-42B)。因此,两个部分可能因不同的病因而均导致肾盂扩张,且两者均有导致肾功能不全的风险。

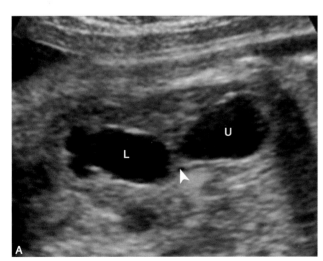

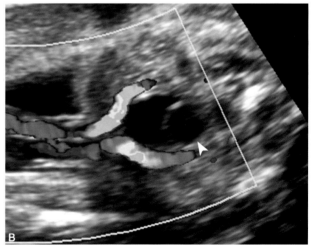

图 10-42　肾脏集合系统重复。肾脏的上部和下部各自连接其单独的输尿管。A.在上部(U)和下部(L)都可见肾盂扩张,由肾脏组织的中间带(箭头)分开。B.脐动脉包围的膀胱中可见输尿管囊肿(箭头)

肾缺如

双侧肾缺如的患病率约 1/8 000,而单侧肾缺如的患病率为 1/1 000(Cragan,2009;Dolk,2010;Sheih,1989;Wiesel,2005)。当一侧肾脏缺如时,降主动脉的彩色多普勒成像显示患侧肾动脉缺失(图 10-43)。此外,同侧肾上腺通常扩大以填充肾窝,称为"平卧"征(Hoffman,1992)。与其他胎儿异常相同,也应考虑行羊水染色体微阵列分析。

如果发现胎儿双侧肾缺如,则胎儿完全没有尿液产生,继发性的无羊水可以导致肺发育不全、肢体挛缩和严重面部受压。当这些异常均由于肾缺如引起时,即被称为 Potter 综合征(在 1946 年 Dr. Edith Potter 首次描述)。当这些异常源于其他因素导致的羊水缺乏,如双侧多囊性肾发育不良或常染色体隐性遗传性多囊肾,则被称为 Potter 序列征。这些异常的预后极差。

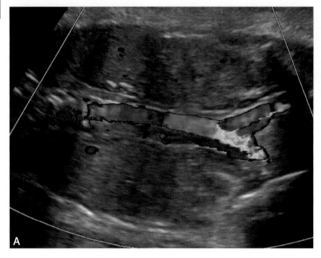
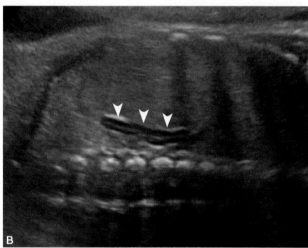

图 10-43 肾缺如。A. 在胎儿腹部的冠状面,彩色多普勒显示腹主动脉。声束垂直于主动脉,发现其双侧无肾动脉发出。B. 具有单侧肾缺如的胎儿的冠状面显示填充肾窝的肾上腺(箭头),称为肾上腺"平卧"征。可见肾上腺呈低回声的皮质和高回声的髓质

多囊性肾发育不良

这种严重的肾发育不良导致肾功能完全丧失。该异常不能形成正常的肾单位和集合管,肾小管被纤维肌肉组织包围,输尿管闭锁(Hains,2009)。超声下见肾脏内大小不等的、被皮层回声包围的囊壁光滑的囊肿,不与肾盂连通(图 10-44)。

先天性单侧多囊性肾发育不良的发病率为 1/4 000。患儿存在对侧肾脏异常的发生率为 30%~40%。最常见的异常为膀胱输尿管反流或输尿管肾盂连接处阻塞(Schreuder,2009)。25% 的病例报告伴有肾外异常,其中膀胱发育不良可能是许多遗传综合征的一个表型(Lazebnik,1999;Schreuder,2009)。如果多囊性肾发育不良是孤立且单侧的,通常预后很好。

先天性双侧多囊性肾发育不良的发病率约 1/12 000。此类病例通常在妊娠早期即开始出现严重的羊水过少,继而发生 Potter 序列征,预后不良(Lazebnik,1999)。

多囊肾病

在遗传性多囊性疾病中,只有婴儿型的常染色体隐性遗传多囊肾病(autosomal recessive polycystic kidney

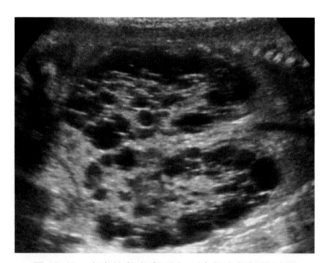

图 10-44 多囊性肾发育不良。胎儿腹部冠状面图像显示巨大的肾,肾内多个大小不同的囊肿,囊肿与肾盂不连通

disease,ARPKD)可以在产前确诊。ARPKD 是肾脏和肝脏的慢性进行性病变,可导致肾集合管的囊性扩张和先天性肝纤维化(Turkbey,2009)。PKHD1 基因中致病突变的携带率接近 1/70,此病的发生率为 1/20 000

（Zerres，1998）。ARPKD 的表型变异范围从出生时的致死性肺发育不全，到儿童甚至成年期的肝脏损害。超声下，婴儿型 ARPKD 表现为异常增大的肾脏，充满、甚至撑起胎儿腹部，回声表现为实性，毛玻璃样纹理。并发严重的羊水过少提示不良预后。

　　常染色体显性遗传多囊肾病（autosomal dominant polycystic kidney disease，ADPKD）更常见，直到成年后才会出现症状（第 53 章）。但也有一些 ADPKD 胎儿在正常羊水量的情况下出现轻微的肾脏肿大和肾脏强回声。超声发现这些征象时，要注意与几种遗传综合征、非整倍体异常或正常变异相鉴别。

膀胱出口梗阻

　　男性胎儿的泌尿道远端梗阻更为常见，最常见的病因是后尿道瓣膜。超声下表现为特征性的膀胱和近端尿道扩张，称为"钥匙孔"征，膀胱壁增厚（图 10-45）。如合并羊水过少，特别是在妊娠中期之前出现羊水过少，常可导致肺发育不全，预后不良。不幸的是，即使羊水量正常，预后也可能很差。评估包括仔细检查是否合并其他异常（相关异常发生率为 40%），以及非整倍体异常（发生率为 5%~8%）（Hayden，1988；Hobbins，1984；Mann，2010）。羊水中有胎尿电解质的男性患儿，重度羊水过少但未合并其他异常者，可以选择胎儿治疗，一般预后较好。第 16 章详述了胎儿膀胱出口梗阻的检查和治疗。

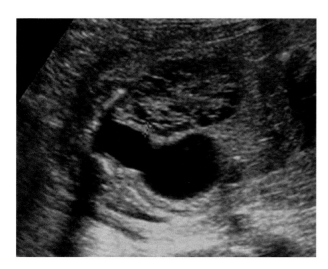

图 10-45　后尿道瓣膜。妊娠 19 周胎儿，可见严重的膀胱出口梗阻，膀胱扩张伴膀胱壁增厚，近端尿道扩张，类似于"钥匙孔"。与膀胱相邻的是肿大的肾脏，伴有多囊性肾发育不良，预后不良

■ 骨骼异常

　　2015 年版的遗传性骨骼疾病分类修订版中列出多达 42 组 436 种骨骼异常，分类依据遗传异常、表型特征或放射学诊断标准（Bonafe，2015）。常见的两种类型的骨骼发育异常包括骨软骨发育不良，即骨和/或软骨的广泛异常发育，以及骨发育不良，即单独骨骼或成组骨骼的发育不良，如多指/趾畸形。除这些畸形外，骨骼异常还包括骨骼变形（如某些马蹄足），以及发育中断（如肢体短缺畸形）。

骨骼发育不良

　　骨骼发育不良在新生儿中的患病率约 3/1 万。其中的两种类型占所有病例的一半以上：成纤维细胞生长因子 3（fibroblast growth factor 3，FGFR3）型软骨发育不良和成骨不全并骨密度减低。两种类型的出生率均为 0.8/1 万（Stevenson，2012）。

　　对怀疑骨骼发育不良的胎儿应评估：每个长骨、手和足、颅骨大小和形状、锁骨、肩胛骨、胸廓和脊柱。参考值用于确定异常的长骨并确定缩短程度（附录）。所有长骨都受累，术语称为短肢畸形。而如果仅近端、中间或远端长骨段受累，则分别被称为肢根型、肢中型和肢端型。应注意骨化的程度，以及是否有弯曲或骨折。每一个细节都可以提供诊断或鉴别诊断的线索，并偶尔发现特殊的骨骼发育不良。许多（但不是大多数）骨骼发育异常具有遗传倾向，目前对某些特定突变的认识已经大大提高（Bonafe，2015）。

　　尽管产前对骨骼发育不良不能全部准确地鉴别诊断，但通常可以确定骨骼发育不良是否致命。致死性骨骼发育不良常是较严重的长骨缩短，测量值<第 5 百分位数，并显示股骨长度与腹围比率低于 16%（Nelson，2014；Rahemtullah，1997；Ramus，1998）。超声通常可检出其他伴发异常，肺发育不良是指胸围<80% 腹围，胸围<第 2.5 百分位数，心胸比例>0.5（附录）。患者通常合并羊水过多和/或水肿（Nelson，2014）。

　　FGFR3 软骨发育不良包括软骨发育不全和致死性骨发育不良。软骨发育不全也称为杂合软骨发育不全，是最常见的非致死性骨骼发育不良。高达 98% 的病例是由于 FGFR3 基因的特定点突变。它具有常染色体显性遗传性，而 80% 的病例由新发突变而来。软骨发育不全的特征在于长骨缩短，主要是肢根型，具有额叶凸起的增大的头部，凹陷的鼻梁，巨大的腰椎前凸和三叉戟形手；智力通常正常。妊娠晚期之前，超声下可能不会发现股骨和肱骨的测量低于第 5 百分位数。因此，这种情况通常到胎儿出生后才被确诊。杂合子的夫妇，子代中 25% 为纯合子，其特点是长骨缩短程度更严重，且为致死性。

　　另一类主要的 FGFR3 软骨发育不良类型为致死性骨发育不良，是最常见的致死性骨骼异常。其特征

在于严重的短肢,患儿(特别是Ⅱ型)可能由于颅缝早闭而发展为特征性的三叶草型颅骨畸形(Kleeblattschädel)。超过99%的病例可能通过基因检测得到证实。

成骨发育不全是一组以低钙化为代表的骨骼发育不良。有多种类型。超过90%的病例存在 COL1A1 或 COL1A2 基因突变。Ⅱa型,也称为围产型,是致命的;颅骨骨化严重障碍,超声探头轻压母体腹部即可见胎儿颅骨变形(图10-46)。其他特征包括:胎儿多发宫内骨折和出现"珠状"的肋骨。胎儿成骨发育不全是常染色体显性遗传病,因此所有病例均由新发突变或性腺镶嵌引起(第13章)。另一种导致严重低钙化的骨骼发育不良是低磷酸盐血症,为常染色体隐性遗传。

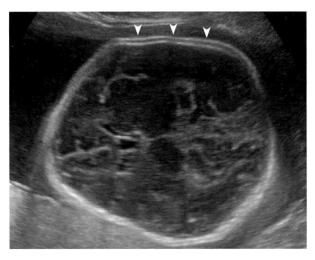

图10-46 成骨发育不全。Ⅱa型是致命的,颅骨骨化严重障碍,超声探头轻压母体腹部即可见胎儿颅骨变形(变平),箭头所示

马蹄内翻足

这种疾病主要是距骨变形和跟腱缩短。患足呈马蹄样(向下)、内翻(向内旋转)和足前掌内收。大多数病例被认为具有多遗传因素。然而,环境因素和早期羊膜穿刺术也可能与该畸形的发生有关(Tredwell,2001)。超声下,在胫腓骨平面可见足掌(图10-47)。

马蹄足的患病率接近1/1 000,男女比例为2:1(Carey,2003;Pavone,2012)。约50%的马蹄足为双侧,至少50%的病例存在伴发畸形(Mammen,2004;Sharma,2011),包括神经管缺陷、关节挛缩、肌肉萎缩症和其他遗传综合征。在合并畸形的病例中,约30%发现非整倍体异常。相比之下,仅足部畸形伴发染色体异常的概率<4%(Lauson,2010;Sharma,2011)。因此,需要仔细检查排除伴发畸形,并应考虑行胎儿染色体微阵列分析。

肢体短缺畸形

标准超声检查的一个重要内容就是胎儿上、下肢检查。全部或部分的、一个或多个肢体的缺失或发育不全都是肢体短缺畸形的表现,发生率约为(4~8)/10 000(Kucik,2012;Stoll,2010;Vasluian,2013)。约一半是单发缺陷,或是表现为综合征的一部分(多达1/3),而其余病例也有伴发畸形(Stoll,2010;Vasluian,2013)。上肢比下肢短缺畸形更多。末端横向肢体缺陷为缺少部分或全部远端肢体,仅余残端(图10-48),较纵向缺损更常见。纵向缺损是仅在肢体的一侧完全或部分缺少长骨。

整个肢体的缺如被称为截肢样畸形。与服用沙利度胺相关的海豹肢症是缺少一个或多个长骨,手或脚直接与躯干连接(第12章)。肢体短缺畸形与许多遗传综合征相关,如 Roberts 综合征,是一种以短四肢畸形为特征的常染色体隐性病。桡骨缺失表现为手畸形,与18三体相关,并且也是血小板减少-桡骨缺失综合征的一个表型(图13-5B,第13章)。肢体短缺畸形可能发生在羊膜束带(第6章)或妊娠10周前行绒毛取样的病例中(图14-6,第14章)。

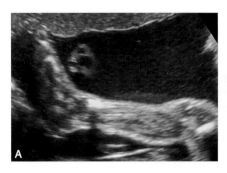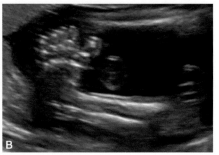

图10-47 胎儿足部。A.正常的胎儿小腿,显示足部的正常位置。B.马蹄内翻足。可见与胫骨和腓骨在相同的平面上的"足掌"

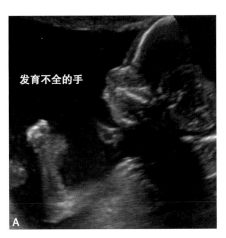
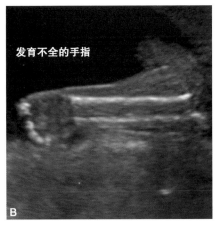

图 10-48　肢体短缺畸形。A. 妊娠 18 周时,只能看到一只发育不完全的手。B. 妊娠 24 周时,可见桡骨和尺骨的大小和外观正常,以及发育不良的手指

三维和四维超声

在过去的 20 年中,三维(three-dimensional,3D)超声已经从超声设备中的新技术成为常规技术(图 10-49)。在一般情况下,三维超声不是一项常规检查或必需的检查,是在需要专业评估时才进行的检查。

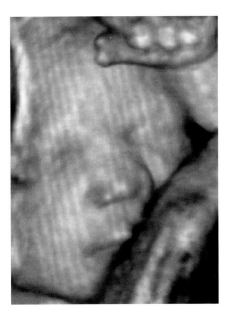

图 10-49　胎儿面部。妊娠 32 周正常胎儿面部和手部的三维成像

多数 3D 超声需根据检查目标及目的而使用特殊探头。在找到目标区域之后,获取轴面、矢状面、冠状面或斜切面的 3D 成像。3D 超声可以获得连续的"断层"图像,类似于计算机体层成像(computed tomographic,CT)或 MR 图像。与"实时"二维(two-dimensional,2D)超声不同,3D 超声成像是静态的,是通过处理大量存储的图像而获得。四维(four-dimensional,4D)超声也称为实时 3D 超声,因其能快速重建图像,所以好似图像是实时获得的。

时空关联成像(spatiotemporal image correlation,STIC)是一种可以改善心脏解剖结构可视化的 4D 成像技术。它能以每秒高达 150 帧的速率捕获数千个心脏自动扫描的 2D 图像(Devore,2003)。这些在同一时间点,但于心脏不同部位获得的独立图像在后期根据获取的时间和部位被重新排列,从而得到心动周期中连续的 3D 超声图像(或视频剪辑)(Yeo,2016)。例如,在获得心尖超声图像后,可以应用诸如胎儿心脏超声智能导航技术显示图 10-28 中的每个不同心脏视图的视频(Garcia,2016)。希望以上技术最终可以改善胎儿心脏异常的检出率。

对于某些特定的胎儿异常,如面部和骨骼的异常、肿瘤及一些神经管缺陷,3D 超声可以提供更多有用的信息(ACOG,2016;Goncalves,2005)。但对于大部分胎儿先天异常,3D 超声并不比传统的 2D 超声表现出更高的检出率(Goncalves,2006;Reddy,2008)。美国妇产科医师学会(2016)认为目前缺乏 3D 超声在产前诊断的临床应用中更有优势的证据。

多普勒

当声波遇到移动目标时,反射的声波频率与移动目标的速度和方向成比例地进行转变,这种现象称为多普勒频移。因为频移的幅度和方向取决于移动目标的相对运动,所以多普勒可用以评估血管内的血流。多普勒方程见图 10-50。

方程的一个重要组成部分是声波的角度,缩写为θ,是指探头发出的声波和血管内血流之间的夹角。当

θ不接近零时,换句话说,当血流不直接流向或离开探头时,测量误差变大。因此,比率用来比较不同的波形组成,允许 cosθ 从方程中取消。图 10-51 是多普勒波形的一个示意图,描述了三个常用的比率。最简单的是收缩期/舒张期比值(S/D 比值),用来比较最大(峰值)收缩期血流与舒张末期血流,从而评估血流的下游阻抗。目前,有两种类型的多普勒模式可供临床使用。

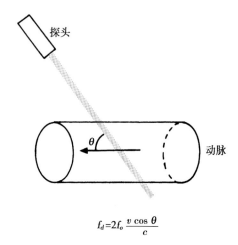

$$f_d = 2f_o \frac{v \cos \theta}{c}$$

图 10-50　多普勒方程。超声探头发出的超声波以初始频率 f_o 射向流动速度为 v 的血液。反射频率 f_d 是取决于声束和血管之间的角度 θ

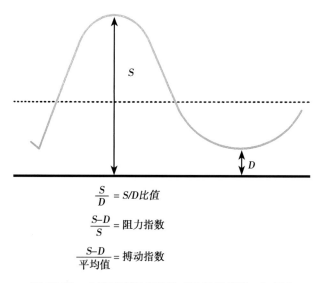

$$\frac{S}{D} = S/D 比值$$

$$\frac{S-D}{S} = 阻力指数$$

$$\frac{S-D}{平均值} = 搏动指数$$

图 10-51　血流速度的多普勒 S/D 波形指数。S 表示收缩期血流速度峰值,D 表示舒张末期血流速度。其平均值从计算机数字化波形计算而得,是指时间均值速度

连续波多普勒设备有两种不同类型的晶体,一种传输高频声波,另一种连续捕获信号。在 M 型超声中,连续波多普勒可通过时间评估运动,但不能用于单个血管成像。

脉冲波多普勒仅使用一个晶体,该晶体传送信号,然后等待,直到接收到返回信号,然后再发送另一个信号。它可以精确定位和显示目标血管。脉冲波多普勒也可以被配以软件来显示彩色血流图。例如,将流向探头的血流显示为红色,把远离探头的血流显示为蓝色。脉冲波多普勒、彩色血流多普勒和实时超声的各种组合是可购买到的。

脐动脉

与以往任何有关胎儿健康的评估相比,脐动脉多普勒被认为是更精确的评估方法。脐动脉与其他血管的不同之处在于它在正常情况下于整个心动周期中都应向前流动。此外,舒张期的血流量随着妊娠的进展而增加,这反映了胎盘阻抗的下降。因此,S/D 比值通常从妊娠 20 周时的大约 4.0 下降到 30 周时的小于 3.0,最后足月时下降到 2.0。与胎儿腹壁脐带起始处相比,由于胎盘阻抗,胎盘脐带插入部位舒张末期血流更丰富。舒张末期血流缺失或反向的异常也首先在胎盘脐带插入部出现。国际妇产科超声学会建议在脐带游离段进行脐动脉多普勒测量(Bhide,2013)。然而,血流异常时,在靠近胎儿腹壁插入处的脐带处评估,结果具有更好地可重复性(Berkley,2012)。

如果 S/D 比值高于相应孕周的第 95 百分位数,则考虑脐动脉血流异常。在严重胎儿生长受限的病例,舒张末期血流可能缺失甚至反向(图 44-8,第 44章)。这种舒张末期血流的反向与胎盘三级绒毛中超过 70% 的小肌动脉闭塞有关(Kingdom,1997;Morrow,1989)。

如第 44 章所述,脐动脉多普勒有助于诊断胎儿生长受限的诊治,并且与这些病例的预后相关(ACOG,2015)。但不推荐用于胎儿生长受限及其他并发症的筛查(Berkley,2012)。异常的脐动脉多普勒检查结果提示应进行全面地胎儿评估,因为异常结果常与其他胎儿异常或胎儿非整倍体异常有关(Wenstrom,1991)。

动脉导管

动脉导管的多普勒评估主要用于监测暴露于吲哚美辛和其他非甾体抗炎药物(nonsteroidal anti-inflammatory agents,NSAIDs)的胎儿。吲哚美辛是宫缩抑制剂,可能导致动脉导管收缩或关闭,特别是当用于晚妊娠期时(Huhta,1987)。由此导致的肺血流量增加可引起肺小动脉的反应性肥厚并最终发展为肺动脉高压。Koren 等(2006)对 12 个随机对照试验进行回顾性分析,纳入了200 例以上的 NSAIDs 暴露孕妇,发现 NSAIDs 导致胎儿动脉导管收缩的发生率增加 15 倍。NSAIDs 的用药持续

时间通常限制在 72h 之内,并且应密切监测接受 NSAIDs 治疗的孕妇,在发现动脉导管收缩时立即停药。停用 NSAIDs 后,动脉导管的收缩通常是可逆的。

子宫动脉

子宫血流量在妊娠早期约 50mL/min,在妊娠足月增加至约 500~750mL/min。子宫动脉多普勒波形的特征为高舒张期血流流速和明显的湍流。血流阻力增加和出现舒张期切迹与随后发生妊娠高血压、子痫前期和胎儿生长受限相关。Zeeman 等(2003)也发现,慢性高血压患者妊娠 16~20 周时子宫动脉阻抗增加,将增加其并发子痫前期的风险。但多普勒超声的最佳检查间隔和适应证尚未标准化。由于子宫动脉多普勒检测

的预测价值较低,因此不建议将其用于高风险或低风险妊娠的筛查或临床决策(Sciscione,2009)。

大脑中动脉

大脑中动脉(middle cerebral artery, MCA)多普勒测定已经被深入研究并应用于临床监测胎儿贫血和评估胎儿生长受限。从解剖学来说,MCA 的走行使其血流"迎向"超声探头,从而可准确地检测血流速度(图10-52)。在颅骨底部前面的轴向切面成像中,可见距颈内动脉起点 2mm 的大脑中动脉。最佳的血流流速测量是当声波角接近零,不超过 30°的校正时。通常因需要更大的声波角和可能出现更大的测量误差,所以临床并不评估胎儿其他血管的血流速度。

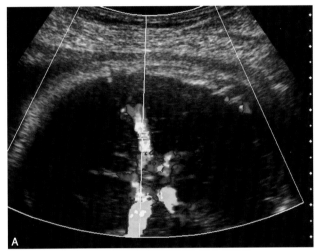
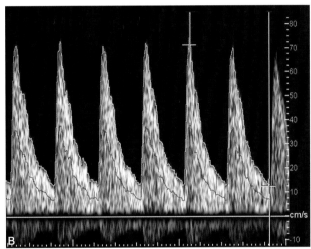

图 10-52   大脑中动脉多普勒。A. 于 Willis 环处彩色多普勒检测大脑中动脉。B. 妊娠 32 周胎儿,因 Rh 同种异体免疫致胎儿严重贫血,引起收缩期峰值速度超过 70cm/s 的大脑中动脉彩色多普勒图像

胎儿贫血时,MCA 收缩期峰值速度因为心输出量增加和血液黏度降低而增加(Segata,2004)。对于血型同种异体免疫的病例,这种方法能可靠且无创地监测胎儿贫血程度。Mari 等(2000)证明,使用 1.5 中位数倍数作为大脑中动脉收缩期峰值速度的阈值能可靠地确诊患有中度或重度贫血的胎儿。如第 15 章所述,大脑中动脉收缩期峰值速度已取代侵入性脐血穿刺,而作为胎儿贫血监测的首选方法(ACOG,2015)。

MCA 多普勒已作为评估胎儿生长受限的辅助检查。胎儿低氧血症会导致脑、心脏和肾上腺的血流量增加,进而导致 MCA 的舒张末期血流量增加。这种现象被称为"脑保护"效应。但实际上"脑保护"一词是不恰当的,因为它不仅对胎儿没有保护作用,反而与围产期胎儿发病率和死亡率增高有关(Bahado-Singh,1999;Cruz-Martinez,2011)。MCA 多普勒辅助判定分娩时机的效果尚不确定,还无随机试验进行相关研究,也

不是胎儿生长受限的标准处理(ACOG,2015;Berkley,2012)。

静脉导管

静脉导管血流频谱在横膈膜水平、脐静脉分支部位进行测量。与脐动脉或大脑中动脉相比,胎儿体位对静脉导管的波形显示更重要。静脉导管波形是双相波,第一个峰值反映心室收缩,第二个峰值反映心室舒张期;双相波之后,有个心房收缩期的最低点,称为 a 波。

普遍认为,在生长受限的早产胎儿中,最先出现脐动脉异常,随后是大脑中动脉,最后出现静脉导管异常。然而,这些异常的表现差异很大(Berkley,2012)。严重的胎儿生长受限病例,心功能障碍可导致静脉导管的血流减少、缺失,甚至 a 波反向及脐静脉的搏动(图 10-53)。

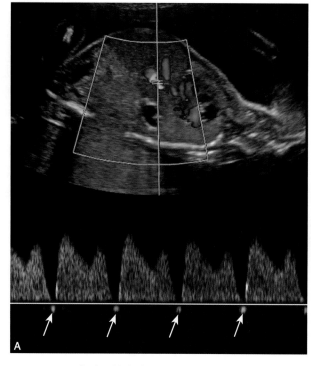

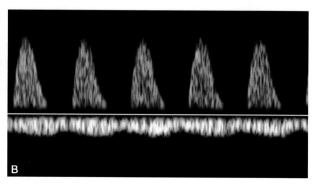

图 10-53　静脉导管多普勒异常。A. 静脉导管中反向的 a 波。箭头描绘了基线以下的反向血流。在严重的胎儿生长受限的情况下，可以在心脏功能检查时发现反向 a 波。B. 脐静脉血流。基线下方起伏的脐静脉波形表明三尖瓣反流。基线以上是脐动脉波形，其中无可见的舒张末期血流。由于该图像中的静脉波形低于基线，因此无法确定脐动脉舒张末期血流是否逆转

静脉导管异常有可能识别出不良结局风险最大的未足月生长受限胎儿（Baschat, 2003, 2004; Bilardo, 2004; Figueras, 2009）。然而，正如美国母胎医学会所指，它们在随机试验中尚未得到充分证据（Berkley, 2012）。总之，对脐动脉以外的血管的多普勒评估尚未显示出改善围产期结局的结果，因此它们在临床实践中的作用仍然不确定（ACOG, 2015）。

磁共振成像

因为不受骨界面、患者肥胖、羊水过少或已衔接胎头的影响，MR 的图像分辨率通常优于超声检查。因此，在评估疑似胎儿异常时，它可以作为胎儿超声的辅助手段，如胎儿 CNS、胸部、胃肠道、泌尿生殖系统和骨骼肌系统的复杂畸形。MR 还可用于评估母体盆腔肿块和胎盘植入。但 MR 成像仪器不可移动，且检查耗时较长，通常只有胎儿治疗中心开展应用。

为指导临床应用，美国放射学会和儿科放射学会（2015）已制定了胎儿 MR 成像的实践指南，认为超声检查是产前首选筛查方式，胎儿 MR 成像用于进一步的产前诊断、咨询、治疗和制订分娩计划。胎儿 MR 成像的具体适应证见表 10-11，将随后进行讨论。

■ 安全性

MR 成像无辐射，但理论上却应考虑波动电磁场效应和高声波强度对胎儿的影响。磁场强度的测量单位是特斯拉（tesla, T），在妊娠期间的多数成像研究使用 1.5T。一些初步研究提倡使用 3T 用于胎儿成像，因其可以改善信噪比，从而使图像更清晰（Victoria, 2016）。但为了安全起见，所有临床检查必须遵守由食品和药品管理局监管的特定吸收率，并应遵循 ALARA 原则。因此，对于常规临床检查，仍建议使用 1.5T 的较低场强 MR 成像（Prayer, 2017）。

既往关于人体和组织研究数据支持胎儿 MR 成像的安全性。人肺成纤维细胞重复暴露于静态 1.5T 磁场不会影响细胞增殖（Wiskirchen, 1999）。在 MR 成像之前和成像期间，评估胎儿心率模式，发现无显著差异（Vadeyar, 2000）。曾于宫内暴露于 MR 的儿童在 9 个月或 3 岁时，并未显示出更高的疾病或残疾发生率（Baker, 1994; Clements, 2000）。

Glover 等（1995）试图模仿胎耳在进行 MR 检查时感受到的声音强度：一个成人志愿者吞下一个麦克风，同时喝 1L 的液体，此时胃内充满的液体恰似羊膜腔内

表 10-11　需要行胎儿磁共振成像的胎儿指征[a]

大脑和脊柱
脑室扩张
胼胝体发育不良
透明隔腔异常
全前脑畸形
颅后窝异常
大脑皮质畸形或迁移异常
脑膨出
实性或囊性肿物
血管畸形
积水性无脑畸形
梗死
出血
单绒毛膜双胎妊娠并发症
神经管缺陷
骶尾部畸胎瘤
骶骨发育不全(尾部退化)
并肢畸形(美人鱼综合征)
椎体异常
脑部异常的家族史

头骨、脸和颈
静脉淋巴畸形
血管瘤
甲状腺肿
畸胎瘤
面裂
其他有气道阻塞可能的畸形

胸部
先天性肺囊腺瘤
肺外隔离肺
支气管囊肿或先天性肺叶过度充气
膈疝
积液
纵隔肿物
评估食管闭锁
评估继发于膈疝、羊水过少、胸部肿物或骨骼发育不良的
　肺发育不良

腹部、骨盆和腹膜后
腹股沟囊性肿块评估
肿瘤评估(骶尾部畸胎瘤、神经母细胞瘤、血管瘤、肾上腺
　或肾肿物)
复杂泌尿生殖系统异常(膀胱出口梗阻综合征、膀胱外翻、
　泄殖腔外翻)
羊水过少评估肾异常
肠道异常(肛门直肠畸形、复杂阻塞物)的诊断

单绒毛膜双胎的并发症
在激光治疗之前确定血管解剖结构
评估单绒毛膜双胎一胎死亡后另一胎的情况
评估连体双胎

胎儿手术评估
手术干预前后的胎儿脑部解剖结构
评估拟行胎儿手术的异常情况

资料来源:American College of Radiology,2015.

[a]在某些情况下,仅在怀疑异常、且超声无法充分发现异常时行磁
共振成像检查,这是根据事实基础进行评估的。

的羊水,声波从身体表面到充满液体的胃至少有 30dB 的衰减强度,这就将声压从 120dB 的危险阈值降到了可接受的 90dB 的水平。该水平远低于产前检查中胎儿曾经历的 135dB 的声波刺激(第 17 章)。对宫内曾暴露于 1.5T MR 设备的婴儿耳蜗功能测试也未发现听力损伤的证据(Reeves,2010)。

美国放射学会(2013)得出结论:根据现有证据,MR 成像对发育中的胎儿无有害影响。因此,如果病情需要,则可以在妊娠期进行 MR 成像。医护人员孕期仍可在 MR 室内和周围工作,但建议不要在 MR 仪器工作期间,在 MR 磁场内停留(称为Ⅳ区)。

增强 MR 成像的对比剂是钆(Gd^{3+})螯合物。这类对比剂容易进入胎儿循环并通过胎儿尿液排泄到羊水中,后被胎儿吞咽摄取和再吸收,所以不能确定这类对比剂停留在羊膜囊内的时间,但停留的时间越长,毒性 Gd^{3+} 解离的可能性越大。因此,除非极特殊情况下必须使用,在妊娠期间应该避免使用钆(American College of Radiology,2013)。在患有肾病的成人中,这种对比剂与一种潜在的严重并发症——肾源性系统性纤维化的发展有关。

■ 技术

MR 检查前,所有女性都需填写一份安全问卷,其中包括体内是否有金属植入物、心脏起搏器或其他可能影响检查的金属或含铁装置的信息(American College of Radiology,2013)。患者补铁后行 MR 检查可能会出现结肠伪影,但通常不会影响胎儿图像的分辨率。在过去 15 年里,对在美国帕克兰医院进行 MR 检查的超过 4 000 例孕妇的观察发现,因幽闭恐惧和/或害怕设备而产生焦虑情绪的患者不到 1%。为缓解这小部分患者的焦虑情绪,可给予单次口服 5～10mg 剂量的地西泮或 1～2mg 的劳拉西泮。

MR 检查前,孕妇取仰卧位或左侧卧位。大多数情况下,使用躯干线圈来发送和接收射频电磁波,但是对于体型大的孕妇,可以单独使用体线圈。在母体冠状、矢状和轴向平面获得一系列三平面定位信号或图像。使用 T_2 加权在母体轴向平面(层厚 7mm,层间距 0)可快速对妊娠子宫进行成像。通常依据机器的品牌,这些技术可以是单次激发快速自旋回波序列(single shot fast spin echo sequence,SSFSE)、半傅立叶采集单次激发快速自旋回波(half-fourier acquisition single shot turbo spin echo sequence,HASTE)或快速采集弛豫增强序列(rapid acquisition with relaxation enhancement sequence, RARE),之后进行 T_1 加权,如扰相梯度回波(spoiled gradient echo，SPGR)（层厚 7mm，层间距 0）。母体腹部和骨盆的大视野采集对于识别胎儿和母体解剖结构特别有帮助。

在获得目标胎儿或母体结构的正交图像后，通常在冠状、矢状和轴向平面中进行层厚 3～5mm、层间距为 0 的 T₂ 加权图像采集。根据解剖结构和潜在的疑似异常，T₁ 加权图像可用来评估亚急性出血、脂肪或显示为明亮的正常结构，如肝脏和结肠中的胎粪（Brugger，2006；Zaretsky，2003b）。

短 T₁ 反转恢复序列（short T₁ inversion recovery，STIR）和频率选择性脂肪饱和 T₂ 加权图像可在异常结构与正常结构的含水量相似时加以鉴别，例如，鉴别胸部肿块与正常肺组织。弥散加权成像可用于评估弥散受限的病变，如缺血、细胞肿瘤或淤血（Brugger，2006；Zaretsky，2003b）。系列技术还包括脑轴向 3～5mm T₂ 加权序列，可获得头部生物学测量值进行胎龄估计，如双顶径和头围（Reichel，2003）。

■ 评估胎儿解剖结构

当发现胎儿异常时，应彻底检查受累胎儿器官和其他器官系统。因此，在每次 MR 检查中通常应全面检查胎儿解剖结构。最近的一项前瞻性研究表明，妊娠 30 周时 MR 检查可发现由国际妇产科超声学会建议妊娠期筛查的近 95% 的胎儿解剖结构异常（Millischer，2013）。MR 成像最难评估胎儿主动脉和肺动脉的解剖结构。Zaretsky 等（2003a）也发现，MR 成像可以检出 99% 的胎儿解剖结构异常，胎儿心脏除外。

中枢神经系统

对于识别胎儿颅内异常，MR 成像可获得良好的快速 T₂ 加权的组织对比图像。富含脑脊液的脑组织呈高信号、比较明亮，可获得颅后窝、脑中线结构和大脑皮层的精细图像。T₁ 加权图像可用于识别颅内出血。

MR 成像与超声获得的 CNS 生物测量值相似（Twickler，2002）。多个颅内结构的列阵图已有发表，其中包括胼胝体和小脑蚓部长度（Garel，2004；Tilea，2009）。

MR 成像为超声发现的疑似脑部异常提供了有价值的补充信息（Benacerraf，2007；Li，2012）。早期研究发现，MR 成像结果改变了 40%～50% 病例的诊断，并影响了 15%～50% 病例的临床处理策略（Levine，1999b；Simon，2000；Twickler，2003）。在妊娠 24 周后进行 MR 检查，更有可能获得补充信息。最近，Griffiths 等（2017）发现，MR 成像评估为近 50% 疑似脑异常的胎儿提供了补充诊断，并改变了 20% 病例的预后。

脑部异常的胎儿可能在脑皮质发育中显著滞后。Levine 等（1999a）认为 MR 成像可准确地描绘脑回和脑沟的发育模式（图 10-54）。超声在评估细微的移行性异常方面有局限性，而 MR 成像在这方面更准确，尤其是在妊娠晚期。

对于脑室扩张，胎儿 MR 成像有助于发现相关潜在的 CNS 畸形（第 10 章）。在视神经发育不良的病例中，MR 成像可检出透明隔的缺失或发现发育不良的视神经束（图 10-55）。MR 成像还有助于检出胎儿胼胝体不发育或发育不全并发现移行性畸形（Benacerraf，2007；Li，2012；Twickler，2003）。

评估可疑的胎儿脑室内出血（intraventricular hemorrhage，IVH）可行 MR 检查。胎儿脑室内出血的危险因素包括非典型性脑室扩张、新生儿同种免疫性血小板减少症或单绒毛膜多胎妊娠严重并发症，如一胎死宫内或严重的双胎输血综合征（Hu，2006）。一旦发现出血，MR 成像可发现出血部位并评估出血时间。在先天性胎儿感染的病例中，MR 成像可发现不同程度的神经实质异常及随后的神经发育不良（Soares de Oliveira-Szejnfeld，2016）。

除脑结构外，MR 成像还可以进一步确诊包括神经管缺陷在内的疑似脊柱闭合不全，以指导手术治疗。

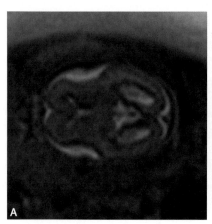
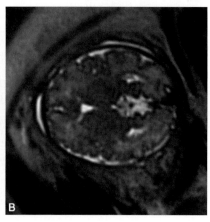

图 10-54 在妊娠 23 周（A）和 33 周（B）的胎儿大脑横断面，可见随着胎儿发育，逐渐出现正常脑回和沟槽。这些图像是使用半傅立叶采集单发涡轮自旋回波序列获得的，因该序列对相对运动不敏感

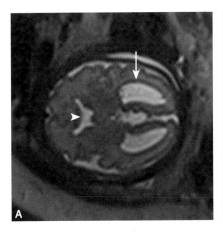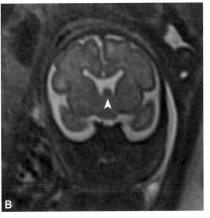

图 10-55　视中隔发育不良。妊娠 30 周时的轴位(A)和冠状位(B)图像发现,此胎儿无透明腔隔膜(箭头)。伴轻微的脑室扩张(箭)

图 10-56 为 1 例表面覆以皮肤的伴脊髓栓系综合征的复杂脊柱裂病例。这种脊髓末端的脊髓脊膜膨出在分娩后进行早期干预可以改善预后。

胸部

　　胎儿系统超声很容易发现大部分胎儿胸部异常。然而,MR 成像可进一步描述胸部占位性病变的位置和大小、评估剩余肺组织的体积。MR 成像可帮助确定先天性囊腺瘤样畸形(congenital cystic adenomatoid malformation,CCAM)的类型、观察隔离肺的血液供应(第 10 章)。对于先天性膈疝(congenital diaphragmatic hernia,CDH)的胎儿,MR 成像可以识别和量化胸腔内的腹部器官,其中包括疝入的肝脏体积和被压迫的肺组织

体积(图 10-57)(Debus,2013;Lee,2011;Mehollin-Ray,2012),以及对胎儿的预后产生极大影响的其他器官系统的异常(Kul,2012)。MR 成像同样可用于骨骼发育不良胎儿的胸部评估,测量继发于肾病或胎膜破裂后的持续性羊水过少病例的胎儿肺容积(Messer-schmidt,2011;Zaretsky,2005)。

腹部

　　当超声用于检查胎儿腹部异常时,会受到羊水过少或产妇肥胖的限制,此时 MR 成像可以提供有价值的补充诊断(Caire,2003)。Hawkins 等(2008)发现 MR T_2 加权序列中胎儿膀胱信号缺失可能与致死性的肾脏异常有关(图 10-58)。 胎儿结肠中胎粪与膀胱中

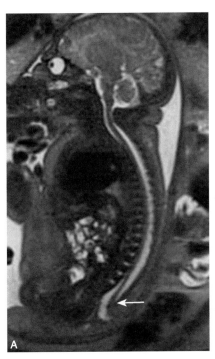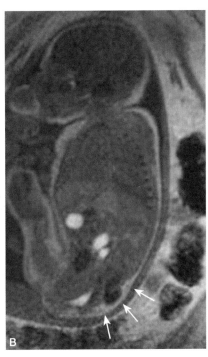

图 10-56　妊娠 36 周脊髓末端的脊髓脊膜膨出。A. 矢状位 T_2 加权图像中,可见脊髓栓系,并伸入到末端囊肿(箭)。B. T_1 加权图像中,脑膜膨出和末端囊肿被皮下脂肪(箭)和皮肤覆盖

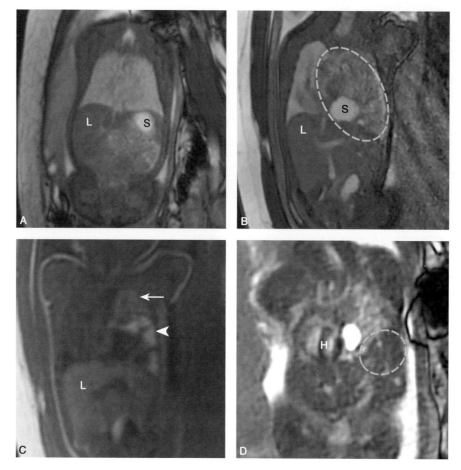

图 10-57　A. 妊娠 29 周时平衡序列上正常肺的冠状位图像。肝脏（L）和胃（S）位于膈肌下方。B. 妊娠 33 周时在平衡序列上可见左侧先天性膈疝（CDH）（点状椭圆）。C. T_1 加权序列证实了肝脏在膈下的位置，更好地描绘了小肠（箭）和内有胎粪的结肠（箭头），这些结肠已经疝入胸腔。D. 妊娠 22 周时左侧 CDH，未见正常肺组织，心脏（H）移位到右侧胸腔，肝脏抬高（虚线椭圆）

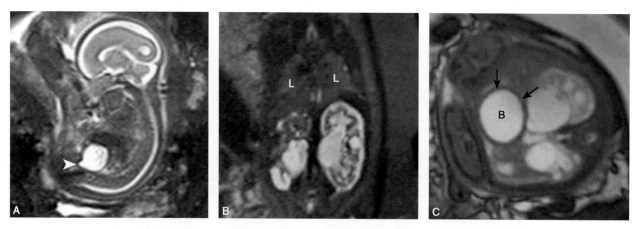

图 10-58　A. 妊娠 23 周的胎儿后尿道瓣膜的矢状位短 T_1 反转恢复图像。可见后尿道（箭头）的特征性扩张。B. 妊娠 31 周时，冠状位图像可见进展的重度肾盂积水、肾实质囊性改变、输尿管积水及羊水减少。肺（L）变小且信号减弱。C. 轴位平衡序列显示膀胱（B）扩张、膀胱壁增厚（箭）

的尿液之间信号特征的差异有助于发现腹部囊性异常（Farhataziz，2005）。因积聚于肠道的胎粪在 T_1 加权序列中呈高信号，故 MR 成像是诊断胎儿胃肠道畸形和复杂泄殖腔畸形的辅助检查工具（Furey，2016）。超声易于检出胎粪性腹膜炎相关的腹膜钙化，MR 成像更容易发现假性囊肿和胎粪迁移导致的异常。

■ 辅助胎儿治疗

随着胎儿治疗适应证的增多，MR 作为一种术前检查可用于分析胎儿异常。有些胎儿治疗中心，在使用激光凝结胎盘血管吻合支治疗双胎输血综合征之前，进行 MR 成像以评估胎儿大脑的 IVH 或脑室周围白质软化（第 45 章）（Hu，2006；Kline-Fath，2007）。在脊髓脊膜膨出病例，由于 MR 成像对脑和脊柱的精准成像，所以常被用于术前检查。对于骶尾部畸胎瘤病例，如果考虑行胎儿手术，则使用 MR 成像观察肿瘤蔓延入胎儿盆腔的深度（Avni，2002；Neubert，2004；Perrone，2017）。对于考虑行 EXIT 的胎儿颈部肿块，MR 成像可能有助于观察病变范围，及其对口腔、咽喉和气管的影响（Hirose，2003；Lazar，2012；Ogamo，2005；Shiraishi，2000）。最后，当严重小颌畸形可能需要行 EXIT 时，MR 成像还可以辅助计算颌指数（MacArthur，2012；Morris，2009）。胎儿治疗详见第 16 章。

■ 胎盘

第 41 章讨论了妊娠期识别胎盘植入的临床重要性。超声检查通常可发现侵入子宫肌层的胎盘植入，MR 成像常作为对胎盘植入诊断不明确病例的辅助检查手段。胎盘植入的影像学特征包括：T_2 加权像上的胎盘内暗带、胎盘局灶凸起和胎盘内信号不均质（Leyendecker，2012）。当作为补充检查手段时，MR 成像对于检查胎盘植入具有高敏感度，但难以预测植入深度。在解读 MR 胎盘图像时，应综合考虑临床风险因素及超声检查结果。

■ 新兴概念

MR 弥散张量成像（diffusion tensor imaging，DTI）和弥散张量纤维束成像（diffusion tensor tractography，DTT）可以进一步了解胎儿神经发育并精确检出神经异常和病理状态（Kasprian，2008；Mitter，2015）。从胎儿脑和胎盘的 MR 成像采集体系中自动和半自动提取的定量数据可以实现大量数据的亚分析，但在以前，这些数据集不可能通过人工进行分析（Tourbier，2017；Wang，2016）。使用多参数 MR 在体观察胎盘将增强对其功能和病理状态的理解，同时不会对母亲或胎儿造成危害。最后，尽管超声心动图是评估胎儿心脏的首选方式，但 MR 成像可能有助于心脏功能的评估，并且可进一步评估超声难以评估的胎儿主动脉（Lloyd，2017）。

（那全 翻译 刘彩霞 审校）

参考文献

C10

第 11 章

羊水

普遍认为,羊水主要来自母体血管的渗漏,但同样有些专家认为羊水的一部分来源于胎儿尿液。

——J. 惠特里奇·威廉姆斯(1903)

威廉姆斯写这部分内容时,许多专家认为胎儿肾脏是无功能的。然而,那时人们已经认识到羊水具有多种复杂的功能。妊娠期羊水具有以下几种作用;胎儿吸入羊水促进肺的正常发育,吞咽羊水促进胃肠道的发育;羊水也为胎儿运动提供活动空间,并能促进胎儿神经、肌肉、骨骼成熟;它还能防止脐带受压,保护胎儿;羊水甚至具有抑菌特性。羊水量异常可由胎儿或胎盘病理所引起,可提示羊水的产生或循环出现异常。羊水量的显著异常与不良妊娠结局的风险增加有关。

正常羊水量

妊娠 10 周时羊水量约 30mL,16 周时增至 200mL,至妊娠中-晚期时羊水量可达 800mL(Brace,1989;Magann,1997)。羊水成分中约 98% 为水分。足月胎儿体内含有的水分约 2 800mL,胎盘内约 400mL,因此足月子宫内可容纳的水分近 4L(Modena,2004)。将羊水量

明显减少定义为羊水过少,术语为"oligohydramnios",而将羊水显著增多定义为羊水过多,术语为"hydramnios"或"polyhydramnios"。

■ 生理学

妊娠早期,羊膜腔被类似于细胞外液成分的羊水充填。妊娠 20 周之前,水和其他小分子物质的转运不仅可以通过羊膜(跨膜转运),通过胎盘表面的胎儿血管(膜内转运),还可以通过胎儿皮肤(经皮转运)。胎儿尿液自妊娠 8~11 周开始产生,但直到妊娠中期才成为羊水的主要成分,这就解释了为何合并致死性肾脏畸形的胎儿,在妊娠 18 周之后才表现为严重的羊水过少。水经胎儿皮肤的转运持续至妊娠 22~25 周皮肤开始角化,可解释为何极早产儿容易出现经皮液体的明显丢失。

随着妊娠进展,主要有四种途径对羊水量起调节作用(表 11-1)。首先,胎儿尿液是妊娠中晚期羊水的主要来源。至足月时胎儿每天可产生超过 1L 的尿液,并且羊水量每天会再循环。胎儿尿液渗透压与羊水相似,但却明显低于母体和胎儿的血浆渗透压。具体而言,母体和胎儿的血浆渗透压接近 280mOsm/mL,而羊水则约为 260mOsm/L。而羊水的低渗性则造成液体通过胎盘表面的胎儿血管进行显著的膜内转运。这种转运每天可达 400mL,是调节羊水量的第二种途径(Mann,1996)。当母体脱水时,母体渗透压的增加有利于液体自胎儿至母体转运,然后液体再自羊膜腔转运至胎儿(Moore,2010)。

羊水量调节的第三种重要途径是呼吸道。妊娠晚期每天产生约 350mL 的肺液,其中一半立即被胎儿吞咽。最后,胎儿吞咽是羊水吸收最主要的机制,平均每

天吞咽羊水 500~1 000mL（Mann，1996）。若胎儿吞咽功能受损，无论是继发于中枢神经系统异常还是消化道梗阻，均可造成严重的羊水过多。其他途径还包括膜间转运和经皮转运，它们在妊娠中晚期羊水量的调节中起很小的作用。

表 11-1　妊娠晚期羊水量的调节

路径	作用	大约每日量
胎儿尿液	产生	1 000mL
胎儿吞咽	吸收	750mL
胎儿肺液分泌	产生	350mL
经胎盘表面胎儿血管的膜间转运	吸收	400mL
经羊膜的跨膜转运	吸收	极少量

资料来源：Magann，2011；Modena，2004；Moore，2010.

■ 测量

从实用角度而言，除研究用途外，临床很少需要测量实际羊水量。也就是说，直接用染料稀释法测量羊水量主要有助于理解正常的生理学。这些测量被进一步用于检验超声测量羊水的准确性。染料稀释法是指在超声引导下将少量染料如氨基马尿酸盐注射到羊膜腔，然后对羊水取样以确定染料浓度，从而计算出羊水量。

Brace 和 Wolf（1989）对 20 世纪 60 年代使用这些技术评估羊水量的 12 项研究进行综述。结果发现，尽管随着孕周增加羊水量有所增加，但妊娠 22~39 周的平均羊水量并没有显著变化，约为 750mL。每周羊水量的变化很大，尤其在妊娠中晚期，羊水量第 5 百分位数为 300mL，第 95 百分位数接近 2 000mL。相比之下，Magann 等（1997）使用染料稀释法测量发现，羊水量随着妊娠进展而增加。特别是在妊娠 22~30 周，羊水量从平均约 400mL 倍增至平均 800mL。直到妊娠 40 周仍保持这个水平，之后羊水量每周下降 8%。上述两项研究在所用的回归方法上有所不同，尽管结论不同，但确定了羊水宽泛的正常范围，尤其是在妊娠晚期。超声也同样观察到这种正常的变化。

■ 超声评估

羊水量是妊娠中期或晚期标准超声检查的一个组成部分（第 10 章），可以使用以下两种中的一种半定量技术来测量，包括最大羊水池深度或羊水指数（amnionic fluid index，AFI），其由 Phelan 等（1987）描述。这两种方法均可重复，并可在羊水量异常时随时间推移连续监测，以评估其变化趋势并便于与孕妇沟通。由于上述原因，半定量评估优于定性或主观估计（ACOG，2016）。但不管使用哪种方法，羊水池深度至少大于 1cm 才被认为羊水量是足够的。测量时羊水池中可以看到胎儿部分或脐带，但不能将其包括其中。通常用彩色多普勒可证实测量区域内有无脐带存在。

单个最大羊水池深度

也被称为最大羊水池深度或最大羊水池垂直深度。超声传感器需保持垂直于地面并平行于孕妇长轴。然后，在矢状面扫描时找到并测量最大羊水池垂直深度。最大羊水池深度正常波动于 2~8cm，若低于 2cm 或超过 8cm 则分别界定为羊水过少或羊水过多。这两个阈值基于 Chamberlain 等（1984）的数据，分别为羊水量的第 3 和第 97 百分位数。评估双胎或其他多胎妊娠时，用每个妊娠囊的最大羊水池深度评估羊水量，正常范围同样为 2~8cm（Hernandez，2012；Society for Maternal-Fetal Medicine，2013）。胎儿生物物理评分同样是用最大羊水池深度大于 2cm 作为正常值，将于第 17 章详述。

羊水指数

与测量最大羊水池深度一样，测量 AFI 时超声传感器同样需保持垂直于地面并平行于孕妇长轴。将子宫等分为四个象限，分别为右上、右下、左上和左下象限，AFI 是每个象限最大羊水池深度之和。观察者自身 AFI 的变异性约 1cm，不同观察者间的变异性约 2cm。当羊水量超过正常范围时，这种变异更大（Moore，1990；Rutherford，1987）。一个实用的指导原则是 AFI 接近单个最大羊水池深度的 3 倍（Hill，2003）。

AFI 正常值的确定可基于静态的数值阈值或基于与孕龄相对应的百分位数参考范围。一般认为 AFI 大于 5cm 且小于 24cm 或 25cm 为正常值，若超出这一范围则为羊水过少或羊水过多。共识性文件（ACOG，2016；Reddy，2014）常使用 24cm 作为 AFI 上限，而一些研究（Khan，2017；Luo，2017；Pri-Paz，2012）则常用 25cm 作为上限。基于一项纳入近 800 例无并发症孕妇的横断面研究，Moore 和 Cayle（1990）提供了 AFI 值的正态曲线，自妊娠 16~40 周，平均 AFI 波动于 12~15cm。其他研究者也报告了类似的列线图（Hinh，2005；Machado，2007）。图 11-1 描绘了 AFI 列线图参考值及常用的羊水过多和羊水过少的阈值。

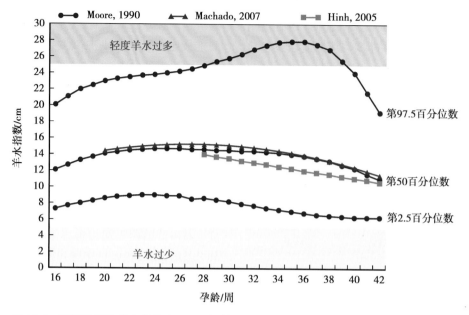

图 11-1　不同孕周的羊水指数（AFI）及阈值。蓝色曲线代表 AFI 的第 2.5 百分位数、第 50 百分位数、第 97.5 百分位数（Moore,1990）。红色曲线和棕色曲线分别代表 Machado（2007）、Hinh 和 Ladinsky（2005）所报告的第 50 百分位数。浅蓝色和淡黄色阴影条分别用于界定羊水过多和羊水过少的阈值

羊水过多

羊水过多是指羊水量异常增多,在单胎妊娠中,其发生率为 1% ~ 2%（Dashe,2002;Khan,2017;Pri-Paz,2012）,在多胎妊娠中更为常见（Hernandez,2012）。若子宫大小超过根据预产期计算的孕周,则应疑有羊水过多。临床表现为子宫张力高,触诊胎儿小肢体或听诊胎心音较困难。一个极端的羊水过多病例见图11-2。

根据严重程度可将羊水过多进一步分类,这种分类主要用于风险分层研究。几项研究将羊水过多分为轻度、中度和重度,相对应的 AFI 分别为 25 ~ 29.9cm、30 ~ 34.9cm、35cm 及以上（Lazebnik,1999;Luo,2016;Odibo,2016;Pri-Paz,2012）。轻度羊水过多最常见,约占所有病例的 2/3,中度约占 20%,重度则占 15% 左右。用最大羊水池深度定义羊水过多,轻度、中度和重度的标准分别为 8 ~ 9.9cm、10 ~ 11.9cm、12cm 及以上（图11-3）。一般来说,重度羊水过多比轻度更容易存在潜在病因,并对妊娠结局产生影响,而轻度羊水过多通常是特发性且预后良好。

■ 病因

羊水过多的可能原因包括胎儿畸形（无论是结构异常或遗传综合征）,约占 15%;孕妇糖尿病占 15% ~

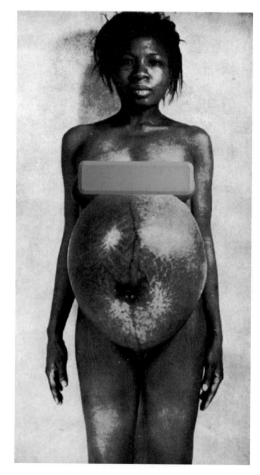

图 11-2　严重羊水过多,分娩时羊水量为 5 500mL

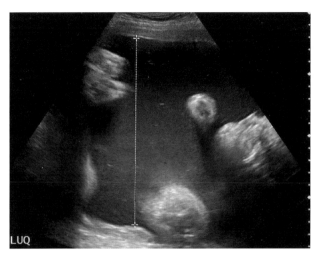

图 11-3　35 周妊娠合并胎儿导水管狭窄。超声图像显示严重羊水过多,羊水深度 > 15cm,羊水指数近 50cm

20%(表 11-2)。先天性感染、红细胞同种免疫和胎盘绒毛膜血管瘤是较少见的病因。引起羊水过多的感染包括巨细胞病毒、弓形虫、梅毒和细小病毒感染。羊水过多通常是胎儿水肿的一种表现,上述几种原因(胎儿畸形、感染和同种异体免疫)均可能造成胎儿和胎盘水肿。在这些情况下,潜在的病理生理学虽然复杂,但通常与高心输出量有关,重度胎儿贫血就是一个典型的例子。由于羊水过多的病因复杂多样,因此对其的治疗也不同,多数情况需要对因治疗。

先天性畸形

　　引起羊水过多的某些特定的胎儿异常及可能的机制见表 11-3,其中许多胎儿异常已在第 10 章中详述。由于这种相关性存在,故当发现羊水过多时,均应进行针对性超声检查。若胎儿畸形与羊水过多同时存在,因胎儿非整倍体风险显著升高(Dashe,2002;Pri-Paz,2012),应行羊水穿刺进行染色体微阵列分析。

　　重要的是,羊水过多的程度与畸形儿的可能性直接相关(Lazebnik,1999;Pri-Paz,2012)。在帕克兰医院,新生儿畸形中约 8% 伴妊娠期轻度羊水过多,12% 伴妊娠期中度羊水过多,而超过 30% 伴妊娠期重度羊水过多(Dashe,2002)。即使针对性超声检查未发现胎儿结构异常,但妊娠期出现轻度或中度羊水过多的病例,新生儿出生时仍有 1%~2% 存在主要结构异常,若是重度羊水过多则新生儿畸形率可以达到 10%。据报告,妊娠期存在潜在畸形风险时,出生后被发现的总体畸形风险在新生儿期约 9%,至婴儿 1 岁时为 28%(Abele,2012;Dorleijn,2009)。当羊水过多同时合并胎儿生长受限时,胎儿畸形风险尤其高(Lazebnik,1999)。

　　虽然羊水量异常与胎儿畸形有关,胎儿畸形不一定合并羊水异常。在一项纳入 27 000 余例畸形儿的西班牙先天性畸形合作研究中,仅 4% 合并羊水过多,另有 3% 合并羊水过少(Martinez-Frias,1999)。

糖尿病

　　糖尿病孕妇羊水葡萄糖浓度高于非糖尿病孕妇,AFI 可能与羊水葡萄糖浓度相关(Dashe,2000;Spellacy,1973;Weiss,1985)。这些发现支持母亲高血糖导致胎儿高血糖,进而造成胎儿渗透性利尿的假说。也就是说,如果妊娠中期葡萄糖耐量试验结果正常,对羊水过多孕妇再次进行糖尿病筛查似乎无益处(Frank Wolf,2017)。

表 11-2　羊水过多:发病率和相关病因的百分比值　　　　　　　　　　　　　　　　　　　　　　　　　　　　　　单位:%

	Golan(1993) n=149	Many(1995) n=275	Biggio(1999) n=370	Dashe(2002) n=672	Pri-Paz(2012) n=655
发病率	1	1	1	1	2
羊水指数					
轻度 25~29.9cm	—	72	—	66	64
中度 30~34.9cm		20		22	21
重度 >35cm		8		12	15
病因					
特发性	65	69	72	82	52
胎儿畸形[a]	19	15[a]	8	11[a]	38[a]
糖尿病	15	18	20	7	18

[a] 羊水过多的严重程度与胎儿畸形的可能性存在显著相关性。

表 11-3　羊水过多的选择性异常及其机制

机制	异常实例
吞咽功能受损(CNS)	无脑儿
	脑积水
	全前脑
吞咽功能受损(颅面)	唇裂/腭裂
	小颌畸形
气管受压或梗阻	颈部淋巴管发育异常
	CHAOS[a]
胸部病因(纵隔移位)	膈疝[a]
	囊性腺瘤样畸形[a]
	肺隔离症[a]
心脏负荷加重	Ebstein 畸形[a]
	法洛四联症-肺动脉瓣缺失综合征[a]
	甲状腺功能亢进[a]
功能性心脏病	心肌病、心肌炎[a]
心律失常	快速型心律失常[a]:心房扑动、心房颤动、室上性心动过速
	缓慢型心律失常[a]:心脏传导阻滞
GI 梗阻	食管闭锁
	十二指肠闭锁
泌尿系统	肾盂输尿管连接部梗阻("反常性羊水过多")
	Baarter 综合征
神经肌肉功能障碍	关节挛缩症、运动不能序列症
	强直性肌营养不良症
肿瘤	骶尾部畸胎瘤[a]
	中胚层肾瘤[a]
	胎盘绒毛膜血管瘤[a]

[a] 引起胎儿水肿风险。
CHAOS:先天性气道高位阻塞综合征;GI:胃肠道。

多胎妊娠

多胎妊娠羊水过多通常被定义为最大羊水池深度达到或大于 8cm。若最大羊水池深度大于等于 10cm 则为中度羊水过多,大于等于 12cm 则为重度羊水过多。在一项纳入近 2 000 例双胎妊娠的综述中,Hernandez 等(2012)发现单绒毛膜性和双绒毛膜性双胎羊水过多的发生率为 18%;在单胎妊娠中,重度羊水过多与胎儿畸形更密切相关;在单绒毛膜性双胎妊娠中,一胎羊水过多而另一胎羊水过少是双胎输血综合征(twin-twin transfusion syndrome, TTTS)的诊断标准,将在第 45 章详述。双胎之一孤立性羊水过多也可能是 TTTS 发生的先兆症状(Chon,2014)。在无 TTTS 的情况下,羊水过多往往不会增加非畸形双胎妊娠的风险(Hernandez,2012)。

特发性羊水过多

约 1% 的孕妇被诊断的羊水过多为特发性羊水过多,占羊水过多的 70%(Panting-Kemp, 1999;Pri-Paz, 2012;Wiegand,2016)。特发性羊水过多很少在妊娠中期被超声检查发现,反而常在妊娠晚期偶然被发现。超声诊断孕周通常在妊娠 32 ~ 35 周(Abele, 2012;Odibo,2016;Wiegand,2016)。虽然这是一个排除性诊断,但随着妊娠进展潜在的胎儿异常可能随后会更加明显,尤其在羊水过多程度严重时。在无法明确病因时,近 80% 的特发性羊水过多为轻度,且超过 1/3 的病例自行好转(Odibo,2016;Wiegand,2016)。轻度、特发性羊水过多是最常见的良性发现,相关的妊娠结局通常也很好。

■ 并发症

除非羊水过多程度重或发展迅速,否则母亲很少有自觉症状。慢性羊水过多是逐渐发展的过程,母亲常可耐受过度膨胀的子宫所引起的轻度不适。而急性羊水过多更易发生于妊娠较早期,若发生于妊娠 28 周前则易造成早产,或症状严重时需终止妊娠。

临床症状可能由子宫过度膨胀造成压力过高及邻近脏器受压所引起。当子宫过度膨胀时,如图 11-2 所示,母亲可表现为严重呼吸困难和端坐呼吸,以至于其仅在站立时才能舒畅地呼吸。水肿可能是膨胀的子宫压迫主要静脉系统所致,最主要表现在下肢、外阴和腹壁。罕见情况下,增大的子宫压迫输尿管造成输尿管梗阻和少尿(第 53 章)。这些并发症通常与潜在病因引起的重度羊水过多有关。

与羊水过多有关的母体并发症包括胎盘早剥、产时子宫功能障碍和产后出血。胎盘早剥较少见,可能是由于胎膜破裂或治疗性羊水减量后过度扩张的子宫快速减压所致。对于未足月胎膜早破,胎盘早剥偶尔会发生在胎膜破裂后数天或数周。过度扩张造成子宫功能障碍,可致产后宫缩乏力,最终导致产后出血。

■ 妊娠结局

羊水过多常见的妊娠结局包括胎儿出生体重

>4 000g、剖宫产分娩,最严重的是围产儿死亡。近25%特发性羊水过多的妊娠结局与胎儿出生体重超过4 000g 相关,如果羊水过多属于中度或重度,则可能性更大(Luo,2016;Odibo,2016;Wiegand,2016)。原因是由于较大胎儿的血容量增加而具有更多的尿量,而胎儿尿液是羊水最主要的来源。特发性羊水过多的剖宫产率也较高,据报告为 35% ~ 55%(Dorleijn,2009;Khan,2017;Odibo,2016)。

一个仍未确定的问题是羊水过多是否会增加围产儿死亡率。有些研究发现特发性羊水过多不会增加围产儿死亡率,而有些研究则认为风险增加(Khan,2017;Pilliod,2015;Wiegand,2016)。使用来自加利福尼亚州的出生数据,Pilliod 等(2015)发现不合并胎儿畸形的单胎妊娠,羊水过多的发生率为 0.4%,其死胎、死产率显著增加。妊娠 37 周时,羊水过多孕妇的死胎风险增加 7 倍。妊娠 40 周时,合并羊水过多病例死胎风险比不合并羊水过多者增加 10 倍之多,死胎率分别为66/10 000 和6/10 000。

当生长受限胎儿出现羊水过多时,风险似乎更大(Erez,2005)。已经证实这种情况与 18 三体有明显相关性。当潜在原因明确时,羊水过多的严重程度与早产、小于胎龄儿和围产儿死亡率有关(Pri-Paz,2012)。然而,特发性羊水过多通常与早产无关(Magann,2010;Many,1995;Panting-Kemp,1999)。

■ 处理

如前所述,应根据潜在原因针对性治疗。偶然情况下,重度羊水过多会造成早期早产或母亲呼吸系统受累。这种情况可能需要羊膜腔穿刺大量减羊水,术语为羊水减量术。该技术类似于第 14 章中所述的产前诊断技术:羊膜腔穿刺术。不同之处在于它通常使用更大的针头——18G 或 20G,并使用抽空的容器瓶或更大的注射器。根据羊水过多的严重程度和孕周,在20~30min 内缓慢放出 1 000~2 000mL 羊水,直至羊水量达到正常范围的上限。羊水过多严重到需要羊水减量的孕妇,几乎都有潜在的病因,随后的羊水减量可能需要每周一次,甚至每周两次。

一项综述对 138 例需要羊水减量的单胎妊娠进行分析,结果发现异常胎儿中,胃肠道畸形占 20%,染色体异常或遗传因素约占 30%,神经系统异常占 8%(Dickinson,2014)。仅 20% 的病例为特发性羊水过多。该项研究中开始羊水减量的孕周为 31 周,平均分娩孕周为 36 周。羊水减量术后 48 小时的并发症包括 4%的分娩和 1%的胎膜早破。未发生绒毛膜羊膜炎、胎盘早剥或胎儿心动过缓需要终止妊娠的病例(Dickinson,

2014)。

羊水过少

羊水过少是指羊水量异常减少,发生率约为 1%~2%(Casey,2000;Petrozella,2011)。当无可测量的羊水池时,可以使用术语"羊水过少"。羊水过多通常无明确的病因,程度多为轻度或中度且预后良好,而羊水过少则不同,常被关注的原因将在下文详述。

羊水过少的超声诊断通常基于 AFI 小于 5cm 或最大羊水池深度小于 2cm(ACOG,2016)。使用 Moore 列线图,选取 AFI 第 2.5 百分位数 5cm 为妊娠中期和晚期羊水过少的阈值(图 11-1)。AFI 和最大羊水池深度均可以用来诊断羊水过少,虽然使用前者比使用后者诊断的病例更多,但并未改善妊娠结局(Kehl,2016;Nabhan,2010)。当评估多胎妊娠有无合并 TTTS 时,定义羊水过少的标准采用最大羊水深度小于 2cm(Society for Maternal-Fetal Medicine,2013)。

■ 病因

羊水过少包括自妊娠中期的较早期羊水开始严重减少的孕妇,也包括直至近足月或已经足月羊水才开始减少的孕妇。预后主要取决于潜在病因,病因不同预后不同。不论何时诊断,羊水过少均应成为临床管理的重要考虑因素。

早发型羊水过少

当羊水量自妊娠中期的较早期开始减少时,可能存在胎儿泌尿系统的异常,或存在胎盘功能不良严重影响胎盘灌注。无论哪种情况,预后均较差,应进一步排除胎膜破裂,并进行针对性地超声检查,仔细评估胎儿和胎盘异常情况。

妊娠中晚期羊水过少

羊水量自妊娠中晚期或妊娠晚期开始减少的原因,通常与胎儿生长受限、胎盘功能异常或母体并发症如子痫前期或血管病变有关(表 11-4)。这些潜在的根本原因往往是子宫胎盘灌注不良,从而影响胎儿生长并使胎儿尿量减少。宫内暴露于一些特定药物,也会与羊水过少有关。对于妊娠晚期羊水过少的处理往往要排除有无胎膜早破,且超声需评估胎儿生长发育情况。若已明确为胎儿生长受限,则建议监测脐动脉血流(第 10 章)。羊水过少常见于妊娠晚期和过期妊娠(第 43 章)。Magann 等(1997)发现妊娠超过 40 周时,羊水量每周减少约 8%。

先天性异常

至妊娠 18 周左右,胎儿肾脏是羊水的主要来源。

表 11-4 妊娠 24~34 周羊水过少病例的围产结局

因素	AFI≤5cm $n=166$	AFI 8~24cm $n=28\,185$	P 值
主要畸形	42(25)	634(2)	<0.001
死胎	8(5)	133(<1)	<0.001
分娩孕周[a]	35.1±3.3	39.2±2.0	<0.001
自发性早产[a]	49(42)	1 698(6)	<0.001
医源性早产[a]	23(20)	405(2)	<0.001
由于胎儿状况不良剖宫产分娩[a]	10(9)	1 083(4)	<0.001
出生体重<第 10 百分位数[a]	61(53)	3 388(12)	<0.001
<第 3 百分位数[a]	43(37)	1 130(4)	<0.001
新生儿死亡[a]	1(1)	24(<1)	<0.001[b]

资料来源:Petrozella,2011.
数据用数量(%)和平均值±标准差表示。
[a]排除畸形儿。
[b]校正分娩孕周后,不再具有统计学差异。

某些特定的肾脏结构异常会造成胎儿少尿或无尿,如双肾发育不全、双侧多囊性肾发育不良、一侧肾发育不全另一侧多囊性肾发育不良和婴儿型常染色体隐性遗传性多囊肾。由于胎儿膀胱出口梗阻,排尿异常也可能导致羊水过少,如后尿道瓣膜,尿道闭锁或狭窄或巨膀胱-小结肠-肠蠕动迟缓综合征。复杂的胎儿泌尿生殖系统异常,如泄殖腔留存和并肢畸形同样可导致羊水过少。许多泌尿系统异常已在第 10 章中详述。如果由于泌尿生殖道异常而造成妊娠中期羊水过少,除非选择胎儿手术治疗,否则预后极差。对于膀胱出口梗阻胎儿可采用宫内膀胱羊膜腔引流术(第 16 章)。

药物治疗

羊水过少与宫内暴露肾素-血管紧张素系统拮抗剂有关,包括血管紧张素转化酶(angiotensin-converting enzyme,ACE)抑制剂、血管紧张素受体阻滞药和非甾体抗炎药(nonsteroidal antiinflammatory drugs,NSAIDs)。妊娠中期或晚期使用 ACE 抑制剂和血管紧张素受体阻滞药可引起胎儿低血压、肾灌注不足和肾缺血,随后可出现无尿性肾衰竭(Bullo,2012;Guron,2000),也有引起胎儿颅骨发育不全和肢体挛缩的报告(Schaefer,2003)。NSAIDs 可能与胎儿动脉导管早闭和胎儿尿量减少有关。新生儿使用 NSAIDs 可导致急性、慢性肾功能不全(Fanos,2011)。这些药物将在第 12 章中详述。

■ 妊娠结局

羊水过少与不良妊娠结局有关。Casey 等(2000)发现妊娠 34 周后在帕克兰医院进行超声检查的孕妇中,2%合并 AFI≤5cm。羊水过少孕妇的胎儿畸形率增加。即使不合并胎儿畸形,死胎、胎儿生长受限、胎心监护异常及胎粪吸入综合征的概率也高于羊水量正常的病例。Petrozella 等(2011)同样报告,妊娠 24~34 周 AFI≤5cm 的孕妇与死胎、自发性或医源性早产、异常胎心监护图形及胎儿生长受限的风险增加有关(表 11-4)。在一项包含超过 10 000 例孕妇的荟萃分析中,羊水过少孕妇因胎儿窘迫而剖宫产分娩的风险是正常 AFI 孕妇的 2 倍,5min 阿普加(Apgar)评分<7 分的风险是正常 AFI 孕妇的 5 倍(Chauhan,1999)。

如上所述,有证据表明,如果使用 AFI≤5cm 的标准而不是单个最大羊水池深度≤2cm,会有更多的妊娠被诊断为羊水过少。一项包括超过 3 200 例高危妊娠和低危妊娠的研究,回顾性分析了这两种评估羊水方法的结果(Nabhan,2008),发现两组的妊娠结局,包括剖宫产率、新生儿重症监护室入住率、脐动脉 pH<7.1 或 5min 阿普加评分<7 分的比例均无统计学差异;然而,使用 AFI 标准诊断的羊水过少孕妇数是使用另一标准的 2 倍,AFI 标准诊断组引产率增加 1 倍,剖宫产率增加了 50%。Kehl 等(2016)对超过 1 000 例足月妊娠进行前瞻性试验,根据 AFI<5cm 和最大羊水池深度<2cm 两个标准定义羊水过少,并随机进行引产和预期护理;结果发现,AFI 组羊水过少孕妇明显多于最大羊水池深度组,占比分别为 10% 和 2%,使 AFI 组的引产率较高,但新生儿结局并无差异。

肺发育不良

妊娠中期,尤其在 20~22 周前首次发现羊水减少时,肺发育不良是一个非常值得关注的问题。潜在的病因是影响预后的主要因素。继发于肾脏异常的严重羊水过少通常具有致命性预后。如果胎盘后出现血肿或慢性剥离,足够严重时可以造成羊水过少,称为慢性胎盘早剥-羊水过少序列(chronic abruption-oligohydramnios sequence,CAOS),通常也会使胎儿生长受限(第41章),这种情况的预后也很差。妊娠中期胎膜早破所造成的羊水过少将在第 42 章详述。

■ 处理

首先需排除胎儿畸形并评估其生长发育情况。妊娠合并羊水过少和胎儿生长受限时,由于相关的围产儿患病率和死亡率增加,因此,严密监测至关重要(第44章)。如果胎儿结构和生长发育正常,对妊娠 36 周前诊断的羊水过少通常建议在加强监测的前提下继续妊娠。然而,一旦出现胎儿或母体受累的证据,则不再优先考虑早产的可能并发症而应及时终止妊娠。羊水过少的产前管理包括母体水化。近期一篇包含 16 项研究的综述得出结论,对孤立性羊水过少通过口服或静脉补充液体可明显增加 AFI。但是,能否改善妊娠结局仍有待明确(Gizzo,2015)。

羊膜腔内灌注,将在第 24 章详述,可用于协助解决产时胎心率减速的问题。虽然假定胎心率减速继发于脐带受压,脐带受压是由于羊水缺乏所导致,但并不考虑治疗羊水过少本身。羊膜腔内灌注并不是治疗其他原因所导致羊水过少的标准治疗方案,一般不常规推荐。

■ 临界羊水过少

临界 AFI 或临界羊水过少的术语尚存在争议,通常是指 AFI 波动于 5~8cm(Magann,2011;Petrozella,2011)。至妊娠中晚期,AFI 值 8cm 位于 Moore 列线图的第 5 百分位数之下(图 11-1)。Petrozella 等(2011)发现,与 AFI>8cm 相比,妊娠 24~34 周期间 AFI 在 5~8cm 并不增加母体高血压、死胎或新生儿死亡风险。也就是说,不确定的胎心率类型和胎儿生长受限增加了医源性早产和剖宫产分娩的风险。Wood 等(2014)报告了妊娠合并临界 AFI 更易出现胎儿生长受限。因此,根据临界 AFI 评估的妊娠结局不同。Magann 等(2011)提出,临界羊水过少时,加强胎儿监护或终止妊娠证据均不足。

(刘铭 翻译 段涛 审校)

参考文献

第 12 章

畸胎学、致畸药物及胎儿毒性药物

> 所有感染,若任其发展,均会导致胎儿死亡,并使其从子宫排出。造成如此致命结局的原因通常是毒素,偶然的情况下,母体也会将特殊的病原体传给胎儿。其他如磷、铅、燃灯用气等有毒物质也会导致类似的后果。
>
> ——J. 惠特里奇·威廉姆斯(1903)

出生缺陷并不罕见,且 2%~3% 的新生儿会有较大的遗传出生缺陷(Cragan,2009;Dolk,2010)。然而本书在初版时仅重点介绍那些可能造成阴道分娩困难的胎儿畸形,对其他致畸物质和胎儿畸形所涉不多。部分药物确实会对发育中的胚胎或胎儿带来显著的风险(表 12-1),但 80% 的出生缺陷并没有明确的病因;至于那些有明确病因的病例中有将近 95% 与染色体或基因相关(Feldkamp,2017)。美国食品和药品管理局(Food and Drug Administration,FDA)(2005)估计,由药物引起的出生缺陷不到 1%。那些曾备受关注的药物对先天发育异常的影响甚微(图 12-1)。

孕期的药物使用一直广受关注。使用处方药物的孕妇众多,但药物相关的安全数据却很少。美国国家出生缺陷预防研究协会的调查发现,女性在每次孕期平均服用 2~3 种药物,在孕早期使用者占其中的 70%(Mitchell,2011)。2000~2010 年 FDA 批准的药物审查中,由 Teratogen 信息系统(Teratogen Information System,TERIS)提供的咨询认为,95% 以上的药物对妊娠的风险为"不确定"(Adam,2011)。

表 12-1　致畸剂和胎儿毒性药物(原文中按英文字母顺序排列)

阿昔曲丁	锂
酒精	马西替坦
安倍生坦	甲巯咪唑
血管紧张素转化酶抑制剂	汞
血管紧张素受体阻滞药	甲氨蝶呤
雄激素类	米索前列醇
贝沙罗汀	麦考酚酯
波生坦	帕罗西汀
卡马西平	苯巴比妥
氯霉素	苯妥英
可卡因	放射性碘
糖皮质激素	利巴韦林
环磷酰胺	他莫昔芬
达那唑	四环素
己烯雌酚(DES)	沙利度胺
依法韦仑	烟草
氟康唑	甲苯
异维甲酸	托吡酯
拉莫三嗪	曲妥珠单抗
铅	维甲酸
来氟米特	丙戊酸
来那度胺	华法林

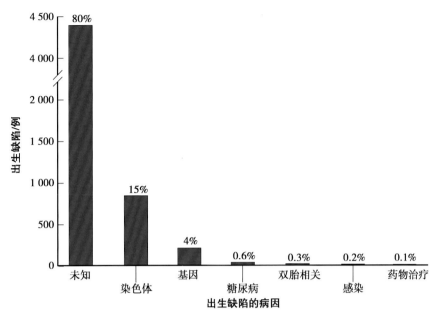

图 12-1　在 270 878 例新生儿中,发现 5 504 例有出生缺陷,原因包括已知与未知

畸胎学

　　畸胎学(teratology)是对出生缺陷及其病因的研究,该词起源于希腊"teratos",意为"怪物"。致畸因子(teratogen)的定义是"任何在胚胎或胎儿发育过程中对其产生形态或功能永久性改变的物质"。据此,致畸因子可以是药物、其他化学物质、物理或环境因素(如热或辐射)、母体代谢物(如糖尿病或苯丙酮尿症)或感染(如巨细胞病毒)。甚至肥胖也被认为是致畸因子(Stothar,2009;Waller,2007)。

　　狭义的致畸定义为"引起结构异常"。hadegen(源于冥王哈得斯)意为"会干扰器官正常发育和功能的因子"。而 trophogen 意指"改变生长的因子"。hadegen 和 trophogen 的影响通常发生在器官形成甚至胎儿出生之后,此时的暴露却往往更难被证实。术语"致畸因子"常涵盖具有上述含义的所有药物。

■ 致畸性的判定标准

　　表 12-2 所示的指南由 Shepard(1994)首次提出,一开始其仅作为讨论的框架,但该标准一直被有效地应用了 25 余年。尽管确定有无致畸性并不需要符合其中的每一条,但必须考虑到以下原则(Shepard,2002a):

- 应当完整地描述缺陷。最好由遗传学家或形态学家来完成这一工作,因为不同遗传和环境因素所导致的异常可能是相似的。相对来讲,罕见暴露后产生的罕见缺陷更容易被证明:如至少 3 个相同暴露的病例得到了证实,或缺陷十分严重时。

- 必须是能够通过胎盘的药物。尽管几乎所有的药物都能穿过胎盘,但到达胎盘的药物剂量必须足以直接影响胚胎或胎儿的发育,或改变母体/胎盘的代谢,从而发挥间接作用。胎盘对药物的转运取决于:母体代谢、药物本身的药理特性(如蛋白质结合和储存、分子量的大小、电荷和脂溶性)及胎盘对药物的代谢(如细胞色素 P_{450} 酶系统对药物的代谢作用)。在妊娠早期,胎盘还有相对较厚的膜以减缓药物扩散。

表 12-2　致畸性的判定标准

基本标准:

1. 对临床病例进行细致描述,尤其是对有特定缺陷或综合征的病例
2. 证实在出生前的发育关键时期暴露于该物质(图 12-2)
3. 至少 2 个流行病学研究结果一致
   a. 排除偏倚
   b. 调整混杂变量
   c. 有足够的样本量
   d. (如可能)前瞻性研究
   e. 相对危险度(relative rask,RR)≥3,部分建议 RR≥6

或

与罕见缺陷相关的罕见环境暴露,至少有 3 个病例报告,且缺陷越严重,越容易证明

辅助标准:

4. 可信的生物学联系
5. 在动物实验中发现致畸性(重要但非必须)
6. 在实验模型中,该因子以不变的形式发生作用

资料来源:Shepard 1994,2002a.

第五篇

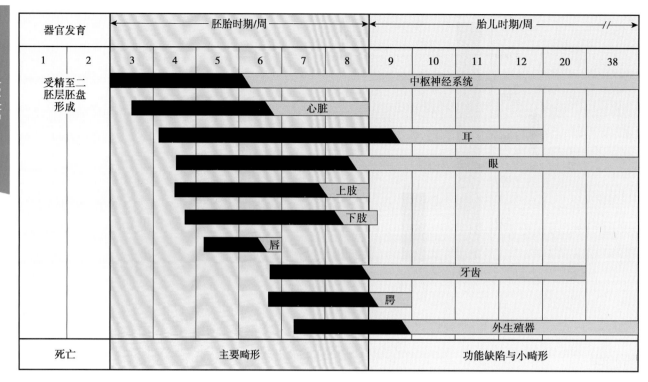

图 12-2　胚胎期各个器官形成的时间点

（资料来源：Salder TW：Langman's Medical Embryology,6th ed,Baltimore,Williams & Wilkins;1990.）

- 暴露必须发生在胚胎发育的关键时期
  - 胚胎植入前阶段：指受精到胚胎植入的 2 周，被称为"全或无"时期。当受精卵经历卵裂时，一旦大部分细胞遭到损伤往往直接导致胚胎死亡。如果只有少数细胞受损，则可能会出现代偿并继续正常发育（Clayton-Smith,1996）。动物实验显示，细胞数目明显受损会导致机体在大小或长度上减少，并与细胞数目的减少相关（Iahnaccone,1987）。
  - 第 2~8 周的胚胎期：这是器官形成的关键时期，也是器官结构致畸的关键时期。各个器官发育的节点如图 12-2 所示。
  - 功能的发育和进一步成熟在孕 8 周之后依然继续进行。在此期间，某些器官仍然是脆弱的。
- 必须存在可信的生物学关联。不论是出生缺陷还是药物暴露，均时有发生。两者之间可能只是同时发生却不存在因果关系。
- 流行病学的调查结果必须一致。在对暴露于致畸因子所造成的后果进行初步评估时，往往是回顾性的，可能受到回忆偏差、病例报告零散及对暴露人群评估不完全等问题的干扰。潜在的影响因素还包括药物剂量、其他药物使用及母体疾病等。此外，家庭和环境因素也会影响出生缺陷的发生发展。因此，确定有无致畸性的一个重要标准就是具

备 2 个或 2 个以上结论一致的高质量流行病学研究。最后，一般认为相对危险度必须在 3 或 3 以上方能支持假说；如果相对危险度较低，则必须被谨慎解释（Khoury,1992）。

- 在动物实验中发现致畸性。这并不是强制标准。事实上，畸胎学协会（2005）指出，在与畸胎相关的诉讼中，因果关系的建立需要来自人类的数据。

由于未能采用上述原则和标准，一些广泛使用的药物在进行安全性评估的过程中得出了错误的结论，如盐酸双环胺，治疗孕早期恶心、呕吐症状安全、有效。在世界范围内，至少有 3 000 万例女性曾使用该药物，其中约 3% 的新生儿出现先天性异常，但该比例与基线并无区别（McKeigue,1994）。尽管有不少证据显示抗组胺药和 B 族维生素的复合制剂并无致畸性，但多场诉讼还是因此而起，最终应付诉讼所带来的经济负担迫使其退出了市场，导致妊娠剧吐的住院率增加了 1 倍（Koern,1998）。颇具讽刺意味的是，多羟胺和吡哆醇的复合制剂随后被命名为 Diclegis，并于 2013 年获得了 FDA 的批准。

■ 针对孕妇的研究

对孕妇用药的安全性/致畸性进行研究，其复杂性不言而喻。首先，动物实验固然必要，但并不足以说明问题。例如，沙利度胺在好几种动物实验中均是无害

的,但却导致了 20 世纪 50 年代末到 60 年代初欧洲数千例新生儿罹患短肢畸形。其次,获得 FDA 批准且被用于治疗妊娠相关疾病的药物种类很少。不仅如此,孕妇被认为是一个特殊的群体,被排除在药物试验之外。最后,药物浓度和胚胎/胎儿暴露均受妊娠特有的生理变化过程的影响。这些变化包括药物分布体积、心输出量、胃肠道吸收、肝代谢和肾脏清除率等。在缺乏深入研究结果前,能给予的咨询信息只能基于病例报告、病例总结、病例对照研究、队列研究和妊娠登记的数据。

■ 病例报告和病例总结

主要的致畸因子通常会首先被临床医生这样描述:"一次罕见暴露后继发了 1 例罕见的缺陷";这一过程被称为"敏锐的医生模式"(Carey,2009)。澳大利亚眼科医生 Gregg(1941)正是用这种模式命名了先天性风疹综合征,他的观察结论对"子宫内环境不受有害物质影响"的这一经典理念提出了质疑。通过病例总结的方法确定的其他致畸药物还包括沙利度胺和酒精(Jones, ,1973;Lunz,1962)。Shepard(2002a)强调以这种方式确定致畸性需要明确三点:①暴露发生在出生前的发育关键时期;②同样的病例可能需要至少 3 个;③详细地描述每个病例。不幸的是,如果是不常见的暴露,或是相对非特异性的缺陷,又或暴露的胎儿中只有一小部分出现异常,那么该致畸因子就不太可能被发现。这也是病例相关研究模式的主要局限性:缺乏对照组。

■ 病例对照研究

这些研究始于已经受影响的婴儿/病例和未受影响的对照组,从而允许对产前所接触的特殊物质进行回顾性分析评估。病例对照研究是分析罕见疾病结局/预后的有效方法(Alwan,2015)。研究人员可以展开联想并提出有意义的假设。然而,病例对照研究存在其固有的召回偏倚。顾名思义,与孩子健康的父母比较,存在出生缺陷的婴儿的父母往往更容易回忆起暴露因子。因果混淆则是另一个问题,可能用药的指证才是出生缺陷的病因。尤为重要的是,出生缺陷登记可通过统计学方法鉴别不具有临床意义的微小差异。Grimes 和 Schulz(2012)提醒,除非病例对照研究中的比值比高出 3~4 倍,否则所观察到的相关性就值得商榷。

美国国家出生缺陷预防研究

美国国家出生缺陷预防研究(The National Birth Defects Prevention Study,NBDPS)是一项基于人口的病例对照研究。该研究在 1997~2013 年,通过国会资助,并由美国国家出生缺陷和发育残疾中心协调,在 10 个州实施了积极的出生缺陷监测计划。由临床遗传学家审核每个潜在的病例,并对受影响或未受影响的母亲进行标准化的电话互访,从而获得药物暴露和危险因素的相关信息(Mitchell,2011;Reefhuis,2015)。其中活产、死胎和终止妊娠的病例,总计约 3.2 万例;对照组近 1.2 万例。

NBDPS 已付梓 200 余份科学稿件,确定了个体出生缺陷与以下药物种类之间新奇的联系,尽管往往是微小的联系,包括抗生素、抗抑郁剂、止吐剂、抗高血压药物、哮喘药物、非甾体抗炎药和阿片类药物(Ailes,2016;Broussard,2011;Fisher,2017;Hernandez,2012;Lin,2012;Munsie,2011)。NBDPS 还发现了出生缺陷和环境暴露之间的关联,如二手烟、杀虫剂和氮氧化物,而氮氧化物是尾气污染的标志(Hoyt,2016;Rocheleau,2015;Stingone,2017)。

然而,NBDPS 研究设计不可避免地存在局限性。首先,在分娩后 6 周~2 年进行访谈,增加了召回偏倚的可能。例如,25% 的女性不记得自己服用了哪种抗生素(Ailes,2016)。另一个缺点是只有 2/3 的妇女同意参加研究,病例组和对照组在种族和社会经济地位方面存在显著差异。这些因素可能导致选择偏倚(Reefhuis,2015)。此外,没有通过审查病历来验证服用剂量,从而失去了剂量-反应关系的评估。此外还有一个主要的局限:由于 NBDPS 仅有数目不多的出生缺陷病例,每一个病例都针对母体的多种暴露因素进行分析,因此无法对多次比较进行调整。所以部分结论可能存在机会关联(Alwan,2015)。例如,通过对抗生素和出生缺陷的研究包括 43 个因素的比较,确定了 4 个重要的关联因素,但除外偶然因素后只有 2 个关联因素被确定(Ailes,2016)。最后一点,由于发生出生缺陷的绝对风险太低,使咨询和产前管理复杂化。在许多情况下,NBDPS 指出的风险低至每 1 000 例中有 1 例妊娠暴露。

■ 队列研究

队列研究的对象是暴露于或未暴露于某特定药物的孕妇群体。并在每个队列中计算存在出生缺陷的婴儿或儿童的百分比。由于个体出生缺陷罕见,队列研究需要非常大的样本量。在美国,医疗补助数据库和私人保险索赔数据库通常用于致畸性的队列研究(Ehrenstein,2010)。但由于无法调整混淆变量带来的干扰,如药物使用的指证,严重限制了队列研究的开展。

■ 妊娠登记

一旦女性在妊娠期暴露于潜在有害的药物并登记

在册,临床医生就会进行前瞻性监测。FDA(2017b)的网页上有一个名为"妊娠登记册"的可供填写的表格。截至2017年,该网站登记了100余种药物,分别用于治疗哮喘、自身免疫疾病、癌症、癫痫、人类免疫缺陷病毒感染和移植排斥等。与病例总结类似,这种方法的局限性亦在于缺乏对照组。通过妊娠登记发现,异常患病率的前提是先了解人群中异常患病率的基线水平。调查研究人员通常使用出生缺陷登记来评估人群中的患病率。例如,1967年发起的"亚特兰大市大都会先天缺陷项目",就致力于动态监测胎儿和婴儿的出生缺陷。

药物暴露相关的医学咨询

进行孕期和产前医疗服务相关的药物咨询时,非法药物应成为其常规组成部分。错误解读信息的情况屡有发生,即人群中出生缺陷比例的基线往往被低估,而与药物接触相关的风险则被夸大。最近对犹他州超过2.7万例新生儿进行的一项研究发现(其中包括5 500例有重大出生缺陷的胎儿和婴儿),只有4例归因于药物暴露(图12-1)(Feldkamp,2017)。然而,Koren等(1989)的报告称,在接触非致畸药物的妇女中,约1/4认为自己出现胎儿畸形的风险有25%。错误信息可能会被不正确地放大。基于医学知识的咨询可以有效缓解焦虑,甚至可以避免终止妊娠。

多个数据库可以协助提供更为准确和实时的风险信息。美国国家生物医学信息中心的PubMed,可以免费快速搜索已发表的研究结果。在线数据库,如Reprotox、TERIS、Shepard的在线致畸剂目录,均可提供药物风险评估。上述数据库总结了对致畸性和胎儿毒性的研究,包括人类和动物实验,均阐述了现有证据的质量,并提供了相关风险的大小。美国国家医学图书馆有一个专门的数据库用于处理母乳喂养期间妇女的药物使用问题。并通过特定的标签描述药物在母乳中的水平和对婴儿的潜在影响。最后,随着近期FDA对药物标签要求的变化,制造商的处方信息已经变得越来越有帮助。在接下来的章节中将就此展开讨论。

■ 美国食品和药品管理局:字母与标签

1979年,FDA开发了一个字母分类系统,旨在为孕期药物使用提供医疗指导。其包括5个类别:A、B、C、D和X,并据此总结了人类或动物研究中对胚胎/胎儿风险的现有证据。这些字母也表达了权衡利弊的理念。如表12-3所示,可将"风险-收益"数据简化。

遗憾的是,关于药物风险的信息通常是不完整的,并导致人们过分依赖字母的定义。较高的字母等级并不一定意味着更大的风险,而同一等级药物的风险却可能存在巨大的差异。只有很少的药物(不到1%)被证明在人类妊娠时使用是安全的(A类),其余大多数药物在人类或动物研究中均没有安全数据(C类)。另一个困难是该分类系统无法解决由于疏忽而造成的暴露,可这也是咨询的常见原因。最后,临床医生的职责是在充分了解药物剂量、给药方式、疗程、其他药物的使用和潜在的医疗条件等一系列背景的前提下,再对咨询的患者就这个字母分类系统作出诠释。

表 12-3	美国食品和药品管理局对药品的字母分级(1979~2015)[a]
A 类	对孕妇的研究显示,在妊娠早期(妊娠中期、妊娠晚期或整个妊娠期)摄入该类药物没有增加胎儿畸形的风险,而且胎儿受到伤害的可能性很小
B 类	动物研究实验没有发现造成生殖缺陷或对胎儿有害的证据
	或
	在动物实验研究中已经发现了不良影响;但在样本量足够且对照合理的人类孕妇试验中,未能证明在妊娠早期对胎儿存在风险,且未能证明在妊娠中期或妊娠晚期存在风险
C 类	动物生殖研究发现该药物是致畸的(杀胚或其他副作用),但尚无样本量足够且对照合理的人类孕妇试验研究
	或
	没有动物生殖研究,也没有样本量足够且对照合理的人类试验
D 类	妊娠期妇女使用该类药物会对胎儿造成伤害,在妊娠期或将要怀孕的女性中使用该类药物,需要告知其药物对胎儿的潜在危害
X 类	该类药物在妊娠期妇女及即将怀孕的女性中属于禁忌类。其可能会对胎儿造成伤害

[a]2015年6月之后批准的药物不再指定字母类别,之前批准的药物在2015年6月之后逐步废止字母类别。

为解决上述缺憾,FDA创建了新的标签。这一新的模式于2015生效,并逐步完成对老药的更新(FDA,2014)。根据新的要求,FDA字母标签已经(或将要)从所有处方药和生物产品标签中删除。药物相关信息提供的格式包括风险汇总、临床考虑和可参考的数据。妊娠相关的部分会有注册信息,部分还会有分娩信息。以前专门的哺乳期部分被称为"哺乳期母亲",现在每一种药物的说明书都会包含这一内容。另有一个专门的内容是解释对女性/男性生殖能力的潜在风险。

■ 提供风险信息

医学咨询除了讨论药物暴露可能造成的对胚胎和胎儿的危害，还应讨论给药之后潜在的遗传问题与风险。同时还应解释如果不进行药物治疗的弊端。传递、表达信息的方式也会影响患者的感知。例如，接受负面信息的女性，如听到"有 2% 的可能发生新生儿畸形"，比接受正面信息的妇女，如听到"98% 的新生儿将是正常的"，所感知到的风险更为夸大（Jasper，2001）。在诠释暴露与未暴露个体之间患病率的差别时，与其使用更高的比值比，不如提供特定缺陷或可归因风险的绝对风险值（Conover，2011）。口服皮质类固醇药物和唇裂之间的关联如果被描述为"每 1 000 例中会增加 1~3 例"或"暴露后没有唇裂的可能性为 99.7%"，那么"风险增加 2 倍或 200%"的说法显然听上去更令人担忧。

除了少数几个众所周知的例外，常见的处方药物都可以在孕期相对安全地使用。许多在本节中讨论的药物都是低风险的致畸剂，每 1 000 例暴露的母亲中只有不到 10 例会发生出生缺陷（Shepard，2002a）。由于低风险致畸剂带来的风险与人口背景中胎儿异常的比率非常接近，因此不能将此作为主要原因来决定对一种重要疾病停止治疗（Shepard，2002b）。请牢记，所有的女性都有大约 3% 的可能生出有缺陷的新生儿。尽管暴露于已经确认的致畸物可能增加该风险，但增加的幅度通常只有 1%~2% 或最多 2~3 倍。风险与收益的权衡往往是临床决策的核心。某些疾病如不治疗，对母婴的威胁比药物暴露风险更严重。

已知或可疑的致畸因子

人们使用的化合物成千上万，目前明确的主要致畸因子却只有相对较少的药物和一些其他物质。最常见的致畸因子见表 12-1。而且除了少数例外，针对那些已知存在致畸性且所致疾病可能需要治疗的药物，均有可供替代的相对安全的药物。基于对现有证据局限性的清醒认识，应该建议孕妇无论任何药物都必须在有明确临床需要的情况下服用。如果在胚胎时期暴露于任何已知的主要致畸物，就应该常规进行有针对性的超声检查。

■ 酒精

乙醇是一种常见且强力的致畸剂。它是造成世界范围内可预防的发育障碍的主要原因（Hoyme，2016）。在美国，8% 的孕妇饮酒，1%~2% 的孕妇承认酗酒

（CDC，2012）。

从 19 世纪开始，人们就认识到了酗酒对胎儿的影响。Lemoine（1968）和 Jones（1973）等描述了与酒精相关的胎儿缺陷谱，并称之为胎儿酒精综合征（表 12-4）。除了患有胎儿酒精综合征的婴儿/儿童，更多的婴儿因暴露于酒精而在出生时就具有神经行为缺陷（ACOG，2013）。"胎儿-酒精病"是一个总括性的术语，酒精导致产前损伤包括 5 种情况：①胎儿酒精综合征；②部分胎儿酒精综合征；③与酒精相关的出生缺陷；④与酒精相关的神经发育障碍；⑤与酒精相关的神经行为障碍（Williams，2015）。

在美国，估计新生儿中出现胎儿酒精综合征的比率高达 1%（CDC，2012；Guerri，2009）。但对学龄儿童的研究发现，"胎儿-酒精病"的发病率为 2%~5%（May，2009，2014）。

表 12-4　孕期酒精暴露、胎儿酒精综合征、酒精相关的出生缺陷

孕期酒精暴露，要求≥1 项

1. 每周≥6 杯，≥2 周
2. 每次≥3 杯，≥2 次
3. 由经过验证的筛查问卷来确定风险
4. 实验室检测到酒精中毒或酒精生物试剂（+）
5. 有与酒精有关的法律或社会问题记录在案

胎儿酒精综合征诊断标准——要求全部符合

1. 畸形的面部特征（≥2 条）
   a. 睑裂短
   b. 上唇唇缘菲薄
   c. 人中平坦
2. 产前和/或产后生长障碍（≤第 10 百分位数）
3. 脑生长发育异常，包括形态发生学或生理学（≥1 条）
   a. 头围≤第 10 百分位数
   b. 脑部结构性的异常
   c. 反复发生的非热性惊厥
4. 神经行为受损（定义为>1.5SD 且低于平均值）
   a. 儿童<3 岁：发育迟缓
   b. 儿童≥3 岁：整体认知障碍，或至少 1 个神经行为领域的认知缺陷，或至少 1 个领域的行为缺陷

酒精相关出生缺陷

心脏：房间隔或室间隔缺损，大血管异常，圆锥动脉干畸形
骨骼：桡尺骨融合，脊柱节段性缺损，关节挛缩，脊柱侧凸
肾脏：肾生长或发育不良，肾异常发育，马蹄肾，输尿管重复畸形
眼：斜视，上睑下垂，视网膜血管异常，视神经发育不良
耳：传导性或神经感觉性听力损失

资料来源：Hoyme，2016.

诊断标准与临床特点

胎儿酒精综合征有明确的诊断标准（表 12-4），包括中枢神经系统异常、孕期或胎儿娩出后生长障碍，以及面部特征的微小改变（图 12-3）。对"胎儿-酒精病"也建立了类似的诊断标准（Hoyme，2016）。产前酒精暴露的标准也可参与协助评估。

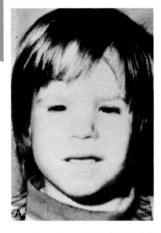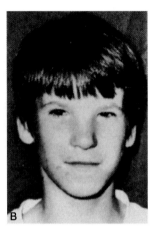

图 12-3 胎儿酒精综合征。A. 2 岁半时；B. 12 岁时，注意其睑裂短，内眦赘皮，面中部平坦，人中和上唇发育不全

（资料来源：Streissguth AP，Clarren，SK，Jones KL. Natural history of fetal alcohol syndrome：a 10-year follow-up of eleven patients，Lancet. 1985 Jul 13；2（8446）：85-91. ）

酒精相关的出生缺陷包括心脏和肾脏异常、骨骼异常及眼、耳的异常（表 12-4）。围产期饮酒与脐膨出和腹裂症之间的联系被进一步报告（Richardson，2011）。目前尚无公认的胎儿酒精综合征产前超声诊断标准。在某些情况下，显著的异常或生长受限可能提示酒精相关的出生缺陷（Paintner，2012）。

剂量的影响

胎儿对酒精的敏感性受遗传、营养状况、环境因素、母体并发症和母体年龄的影响（Abel，1995）。美国疾病控制和预防中心和美国儿科学会强调，任何剂量的酒精对怀孕都是不安全的（Williams，2015）。然而，只有酗酒会显著增加与酒精相关出生缺陷的风险，且升高死胎风险的观念已深入人心（CDC，2012；Maier，2001；Strandberg-Larsen，2008）。

■ 抗癫痫药物

一直以来，需要药物治疗的癫痫女性患者会被告知她们的胎儿发生畸形的风险将增加。但最近越来越多的数据表明风险可能没有以前想象的那么大，特别是新的药物。抗癫痫药物相关报告中最常见的胎儿畸形是口面裂、心脏畸形和神经管缺陷。

目前使用的药物中，丙戊酸的风险最大（Vajda，2014）。北美抗癫痫药物妊娠登记处报告统计，孕早期接触丙戊酸钠的孕产妇中，有 9% 的胎儿发生了重大畸形，其中包括了 4% 的神经管缺陷（Hernandez-Diaz，2012）。宫内曾接触丙戊酸的学龄儿童比接触其他抗癫痫药物的儿童认知发育更差，智商评分更低（Bromley，2014；Meador，2009）。

关于其他种类的抗惊厥药，最近的一项荟萃分析发现，与未治疗癫痫的妇女所生儿童相比，曾暴露于癫痫药物的儿童畸形率更高。宫内暴露于卡马西平或苯妥英的儿童发病率高出 2 倍，暴露于苯巴比妥的儿童发病率高出 3 倍，而暴露于托吡酯的儿童发病率则高出 4 倍（Weston，2016）。如果需要联合用药，胎儿畸形的风险则翻倍（Vajda，2016）。一些较传统的抗惊厥药物还可能产生一组类似于胎儿海因综合征的畸形，如图 12-4 所示。

尽管迄今为止报告的妊娠案例不多，但新药左旋

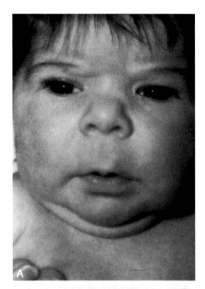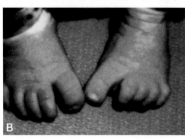

图 12-4 胎儿海因综合征。A. 面部特征包括鼻上翘，轻度面中部发育不良，上唇长，唇缘薄。B. 肢体远端发育不良

（资料来源：Buehler BA，Delimont D，van Waes M，et al：Prenatal prediction of risk of the fetal hydantoin syndrome，N Engl J Med. 1990 May 31；322（22）：1567-1572. ）

替拉西坦和拉莫三嗪似乎没有上述风险（Mølgaard-Nielsen，2011；Weston，2016）。名为"母亲风险"计划项目审查了 8 项关于左乙拉西坦的研究，并得出结论，单一药物治疗时发生的显著畸形率为 2%，与人群基线并无差异（Chaudhry，2014）。

鼓励在北美抗癫痫药物妊娠登记处将孕妇纳入使用抗癫痫药物的治疗。本书第 60 章亦对妊娠期癫痫的治疗进行了讨论。

■ 血管紧张素转化酶抑制剂与血管紧张素受体阻滞药

这些药物可能导致血管紧张素转化酶（angiotensin-converting enzyme，ACE）-抑制胎儿病（ACE inhibitor fetopathy）。正常的肾脏发育依赖于胎儿肾素-血管紧张素系统。ACE 抑制剂的药物可引起胎儿低血压和肾脏低灌注，继发肾脏缺血和无尿（Guron，2000；Pryde，1993）。灌注减少可导致胎儿生长受限和颅骨发育不良，羊水过少可导致肺发育不全和肢体挛缩（Barr，1991）。因为血管紧张素受体阻滞药有相似的作用机制，所以关于胎儿毒性的关注已经扩展到了整个药物类别。

对于 ACE 抑制剂的胚胎毒性，人们也曾提出过担忧，但基本已经被证明是过虑了。2006 年，田纳西州医疗补助数据库对 29 000 例婴儿的回顾调查发现，在母亲孕期暴露于 ACE 抑制剂的 209 例婴儿中，新生儿心脏和中枢神经系统异常的风险高出 2~3 倍（Cooper，2006）。但随后更大规模的研究并未证实上述观察结果。首先，在对超过 46 万例孕妇的回顾性队列研究中，ACE 抑制剂与其他抗高血压药物相比，出生缺陷的风险并未升高（Li，2011）。类似地，Bateman 等（2017）审查了 130 万例从医疗辅助机构"Xtract"获得的妊娠数据，发现在调整了混杂因素（如糖尿病）后，ACE 抑制剂的暴露不会增加任何畸形的风险。因此，在早孕期意外暴露于该药物的妇女可以相对放心。然而，鉴于妊娠高血压的治疗有许多药物可供选择，将在第 50 章中进一步讨论，建议在妊娠期避免使用 ACE 抑制剂和血管紧张素受体阻滞药。

■ 抗真菌药物

在这类药物中，氟康唑与一组类似于常染色体隐性遗传的 Antley-Bixler 综合征的先天畸形有关。其异常包括口裂，异常面容，心脏、颅骨、长骨和关节异常。这类畸形报告均发生在早孕期 400~800mg/d 的长期高剂量治疗后。

最近，针对外阴阴道念珠菌病的低剂量抗真菌治疗，"母亲风险"计划项目进行了系统性回顾，孕早期暴露于氟康唑的总剂量为 150mg 或 300mg（Alsaad，2015）。尽管不能排除心脏畸形率的小幅增加，但出生缺陷的总体风险并未升高。丹麦一项基于人群的队列研究发现，低剂量氟康唑暴露后出现法洛四联症的风险增加了 3 倍（Mølgaard-Nielsen，2013）。新生儿法洛四联症的发生率从 3/10 000 升至 10/10 000。该风险并不高，也不提倡特意使用超声来针对这一情况进行筛查。值得注意的是，研究人员发现，之前接触大剂量唑类抗真菌药物并未导致 14 种其他出生缺陷的风险增加（Mølgaard-Nielsen，2013）。

■ 抗炎药

非甾体抗炎药

这类药物包括阿司匹林和传统的非甾体抗炎药，如布洛芬和吲哚美辛。它们通过抑制前列腺素的合成发挥作用。在一份来自 NBDPS 的报告中，至少 20% 的孕妇回忆起怀孕初期曾使用非甾体抗炎药，特别是布洛芬和阿司匹林，但这并非出生缺陷的主要危险因素（Hernandez，2012）。

然而，在孕晚期服用吲哚美辛可能导致胎儿动脉导管早闭，并继发引起肺动脉高压。在孕晚期服药超过 72 小时时，发生胎儿动脉导管早闭的可能性更高。妊娠时暴露于吲哚美辛，风险会高出 15 倍（Koren，2006），该药物同时还可减少胎儿尿液生成和羊水量（Rasanen，1995；van der Heijden，1994；Walker，1994）。在一项系统性回顾中发现，作为保胎药物的吲哚美辛与新生儿患病率相关（Hammers，2015a，b）。特别是在支气管肺发育不良、严重脑室出血和坏死性小肠结肠炎方面，风险增加了约 50%（比值比 1.5）。

每天 100mg 或更低剂量的阿司匹林不会使动脉导管早闭或新生儿不良结局的风险升高（Di Sessa，1994；Grab，2000）。然而，与其他非甾体抗炎药一样，在孕晚期应避免服用大剂量阿司匹林。

来氟米特

来氟米特是一种用于治疗类风湿性关节炎的嘧啶合成抑制剂，但在妊娠时使用被视为禁忌。动物实验中，若对某几个物种给予等量或低于人类当量的剂量，会出现胎儿脑积水、眼发育异常、骨骼异常和胚胎的死亡（Sanofi-Aventis，2016）。停药长达 2 年后，血浆中依然可检测到其活性代谢产物（特立氟胺）。在服用来氟米特期间怀孕的妇女，甚至已经停止服用来氟米特但有生育可能的妇女，都建议使用考来烯胺（一种阴离子交换树脂）或活性炭加速药物的清除（Sanofi-Aventis，2016）。令人欣慰的是，一组在孕早期即暴露于来氟米特的 60 例女性队列研究中,由于进行了考来烯胺的洗脱,出生缺陷率没有增加(Chambers,2010)。

■ 抗菌药物

用于治疗感染的药物是妊娠期间最常用的药物之一。这些年来,人们对抗菌药物的总体安全性积累了经验。除了下面提到的一些例外,大多数常用的抗菌药物对胚胎/胎儿是安全的。

氨基糖苷类

庆大霉素或链霉素在治疗早产儿时被发现具有肾毒性和耳毒性。尽管人们担心这两种药物潜在的胎儿毒性,但已证明其并无不利影响,并确定孕期的暴露不会增加先天性缺陷。

氯霉素

氯霉素并不被认为是致畸药物,但也不在美国作为常规药物使用。50 多年前,接受该药物治疗的新生儿出现被描述为"灰色婴儿综合征"的临床表现。早产儿不能结合和排泄该药物,表现为腹胀、呼吸异常、肤色灰白和血管塌陷(Weiss,1960)。随后,出于理论上的考虑,在孕晚期不再使用氯霉素。

呋喃妥因

根据 NBDPS 的结果,孕早期接触硝基呋喃妥因,出现唇裂的风险将提高 2 倍(Ailes,2016;Crider,2009)。值得注意的是,唇裂新生儿的发生率约为 1/1 000,而暴露于硝基呋喃妥因胎儿不发生唇裂可能性高达 998/1 000。相较于其他出生缺陷,唇裂与该抗生素最初的关联在最终 NBDPS 队列计算中消失了(Ailes,2016)。

一个系统性回顾研究发现,在早孕期暴露于呋喃妥因的病例中,队列研究和病例对照研究的结果并不相同(Goldberg,2015)。5 项队列研究(包括 9 275 例已暴露的孕妇和近 150 万例未暴露的孕妇)回顾发现畸形的风险并未升高。然而,在 3 项病例对照研究中,有 4 万例与 13 万例对照相匹配,左心发育不良综合征的发生率增加了 3 倍(Goldberg,2015)。考虑到人群背景,尽管风险增加,但实际的结果是暴露婴儿中出现畸形的比率不到 1/1 000。据此,美国妇产科医师学会(2017e)得出结论:如果没有合适的替代品,孕早期有理由使用硝基呋喃妥因。

磺胺类药物

这些药物常与甲氧苄啶联合使用,用于治疗妊娠期间的感染,包括治疗耐甲氧西林金黄色葡萄球菌的感染。NBDPS 有 107 例孕妇在围产期暴露于三甲氧苄啶-磺胺甲噁唑,并在之后出现了出生缺陷:其后代患食管闭锁或膈疝的风险较未暴露者高 5 倍(Ailes,2016)。类似于硝基呋喃妥因的研究结果,尽管风险增加,但导

致该特定畸形的发生率仅为 1/1 000。然而,上述发现尚未得到其他证据支持。一篇名为《孕期药物暴露风险评估方案》的综述中涵盖了超过 7 500 例在孕早期即暴露于甲氧苄啶-磺胺甲噁唑的婴儿(Hansen,2016),与未暴露的婴儿或接触青霉素或头孢菌素的婴儿相比,任何先天性异常的风险均没有进一步高。美国妇产科医师学会(2017e)认为:如果缺乏合适的替代品,磺胺类药物适合在孕早期使用。

磺胺类药物会在蛋白质结合位点置换胆红素。因此,如果在临近早产时给药,这些药物理论上可能恶化新生儿的高胆红素血症。然而,一项对来自丹麦的超过 80 万例新生儿的基于人口的研究发现,妊娠晚期接触磺胺甲噁唑与新生儿黄疸之间没有关联(Klarskov,2013)。

四环素类药物

不是孕妇的常用药物。在妊娠 25 周后使用该药物与新生儿乳牙变色出现黄褐斑有关,但不增加后续龋齿的风险(Billings,2004;Kutscher,1966)。相比之下,最近对妊娠期多西环素的系统回顾并未发现出生缺陷或乳牙染色的比率升高(Cross,2016)。

■ 抗肿瘤药物

妊娠期对癌症治疗包括许多化疗药物,通常被认为对胚胎、胎儿或两者都有潜在毒性。关于最近涌现的新型多克隆抗体抗肿瘤疗法的安全性数据还很少。在第 63 章中将讨论这些新型药物和其他抗肿瘤药物的风险。下文中涉及的是在孕期使用的常见抗肿瘤药物。

环磷酰胺

这种烷基化剂会对发育中的胎儿组织造成化学损伤,导致细胞死亡,而存活的细胞则可能发生可遗传的 DNA 改变。妊娠丢失率会增加。此外,也有包括骨骼异常、肢体缺陷、腭裂和眼睛异常等在内的相关畸形的报告(Enns,1999;Kirshon,1988)。存活的婴儿可能会出现发育异常和生长迟缓。而医护人员的自发流产与该药物的环境暴露有关(第 18 章)。

甲氨蝶呤

这种叶酸拮抗剂是一种强烈的致畸剂。用于癌症化疗、自身免疫性疾病和牛皮癣的免疫抑制、异位妊娠的非手术治疗及药物流产。它的药理作用与氨基蝶呤相似,但后者已不再用于临床。两者均可能引起缺陷,统称为"胎儿甲氨蝶呤-氨基蝶呤综合征"。其表现包括由于颅缝早闭而出现的"三叶草"样的头骨、鼻梁过宽、耳位过低、小颌畸形和肢体畸形(Del Campo,1999)。致畸剂量至少为 10mg/周,且暴露时间在孕第 8~10 周,这一时期的胚胎被认为最为脆弱。然而,上述论点尚未被普遍接受(Feldkamp,1993)。

治疗异位妊娠或诱发选择性流产的甲氨蝶呤标准剂量为 50mg/m²，已经超过了上述的阈值。报告显示，一些宫内妊娠，由于怀疑宫外孕，医源性地使用了甲氨蝶呤，结果发现与心脏异常，特别是圆锥动脉干畸形有关（Dawson，2014；Hyoun，2012）。因此，在甲氨蝶呤治疗后，特别是还曾与米索前列醇联合使用者，如果继续妊娠，应密切关注胎儿可能发生的畸形（Nurmohamed，2011）。

他莫昔芬

这种非甾体选择性雌激素受体调节剂是治疗乳腺癌的辅助用药。基于有限的病例报告和总结，尚未发现与之相关的出生缺陷（Braems，2011）。然而，三苯氧胺相关的畸形与啮齿动物暴露于二乙基己烯雌酚（diethylstilbestrol，DES）所引起的畸形（包括阴道腺病）非常相似。因此，应告知接受治疗或在终止治疗 2 个月内怀孕的妇女，关于 DES 样综合征的潜在长期风险。

曲妥珠单抗

这是一种针对人表皮生长因子受体 2（human epidermal growth factor receptor2，HER2）蛋白的重组单克隆抗体。用于治疗表达 HER2 蛋白的乳腺癌，这种药物与胎儿畸形无关。然而，已有该药物导致羊水过少，随后继发肺发育不全、肾功能衰竭、骨骼异常和新生儿死亡的病例报告（Genentech，2017）。建议对已经暴露的孕妇和在怀孕前 7 个月内任何时间接受该药物治疗的孕妇均进行上述并发症的监测。为监测妊娠结局，曲妥珠单抗妊娠接触登记册和妊娠药物警戒方案均已建立。上述建议也适用于立即接受曲妥珠单抗-依那辛治疗的患者。

■ 抗病毒药物

近 20 年来，治疗病毒感染的药物种类迅速增加。但大部分缺乏针对孕妇的经验。

利巴韦林

这种核苷类似物是治疗丙型肝炎感染的药物之一（第 55 章）。利巴韦林可导致多个动物物种发生出生缺陷，其剂量明显低于推荐给人类使用的剂量。报告的畸形包括颅骨、腭、眼、骨骼和胃肠道异常。该药物半衰期为 12 天，在治疗停止后仍存在于外周循环系统。接受该药物治疗的妇女必须严格避孕（使用两种避孕方法），在治疗期间和停药后 6 个月内每月进行妊娠检查（Genentech，2015）。如果男性患者的配偶备孕，那么该男性也需禁用利巴韦林。

依伐仑

这是一种用于治疗人类免疫缺陷病毒感染的非核苷类逆转录酶抑制剂（第 65 章）。已有报告对食蟹猴使用与人类相当的剂量，会出现中枢神经系统和眼部异常。另有几个病例报告描述了人类暴露于依伐仑后

出现的神经管缺陷。令人欣慰的是，抗反转录病毒怀孕登记处已经确认超过 800 例在孕早期曾暴露于该药物的孕妇，但之后她们的出生缺陷率并未升高（Bristol-Meyers Squibb，2017b）。

■ 内皮素受体拮抗剂

波生坦、安贝生坦和马西坦是 3 种用于治疗肺动脉高压的内皮素受体拮抗剂（第 49 章）。内皮素受体信号通路对神经嵴发育具有重要意义。缺乏内皮素受体的小鼠出现神经嵴细胞缺陷，包括颅面部和心脏流出道异常（de Raaf，2015）。这 3 种药物会在多种动物中引起类似的出生缺陷（Actelion，2017），但目前尚缺乏人类数据。获得内皮素受体拮抗剂的途径层层把关，每个程序都有严格的要求，包括避孕和每月的妊娠检测（Actelion，2016，2017；Gilead，2015）。

■ 性激素

本书的第 3 章讨论了男性和女性激素对发育中胎儿的一些功能和影响。女性胎儿暴露于过量男性性激素是有害的，反之亦然。

睾酮与合成类固醇

育龄妇女的雄激素暴露通常源于使用合成类固醇来减肥和/或增加肌肉强度。女性胎儿的暴露可能导致不同程度的男性化，并可能出现模棱两可的生殖器形态，其表现类似于先天性肾上腺皮质增生症。孕早期的暴露与阴唇阴囊融合相关，孕晚期的暴露则表现为阴茎增大（Grumbach，1960；Schardein，1980）。

达那唑

这种炔基睾酮衍生物具有较弱的雄激素活性。用于治疗子宫内膜异位症、免疫性血小板减少性紫癜、偏头痛、经前综合征和纤维囊性乳腺疾病。关于早孕期意外暴露综述（Brunskill，1992）指出，暴露于该药物的女性胎儿中有 40% 的男性化，表现为与剂量相关的阴蒂肿大、阴唇融合和泌尿生殖道畸形。

二乙基己烯雌酚

二乙基己烯雌酚（DES）是具有历史意义的一种药物。在 1940～1971 年间，200 万～1 000 万例孕妇因为不合理的建议接受了这种合成雌激素的治疗。Herbst 等（1971）报告了 8 例在母亲宫内暴露于 DES 的女性患者，她们得了一种罕见的肿瘤，名为阴道透明细胞腺癌，之后该药物被撤出市场。DES 暴露胎儿的绝对癌症风险为 1/1 000，且与药物剂量无关。阴道和宫颈上皮内瘤变的风险也增大了 2 倍（Vessey，1989）。

DES 暴露与男女胎儿的生殖道异常均有关。女性可能出现发育不良的 T 形子宫腔、宫颈衣领状、风帽状、

分隔和鸡冠花状,以及"萎缩"的输卵管(Goldberg,1999；Salle,1996)。本书在第 3 章中对其进行了描述和分析。随着年龄增长,在胎儿期暴露于 DES 的妇女可能更早进入更年期,其出现乳腺癌的比率亦稍高(Hoover,2011)。男性则可能出现附睾囊肿、小阴茎、尿道下裂、隐睾和睾丸发育不良(Klip,2002；Stillman,1982)。

■ 免疫抑制剂

本书第 5 章讨论了一些维持妊娠所必需的免疫功能,据此,理论上免疫抑制剂可能会影响妊娠。

皮质类固醇

包括糖皮质激素和盐皮质激素,它们具有抗炎和免疫抑制作用,常用于治疗哮喘和自身免疫性疾病等较严重的内科疾病。在动物研究中发现皮质类固醇与腭裂相关。"母亲风险"计划项目进行了病例对照研究,基于此所得出的荟萃分析认为:全身性的皮质类固醇暴露导致腭裂的发生率增加了 3 倍,即暴露胎儿的绝对风险为 3/1 000(Park-Wyllie,2000)。然而,对同一组研究对象进行了长达 10 年的前瞻性队列研究却未发现重大畸形的发生风险更高。基于上述发现认为,皮质类固醇并不是一个主要的致畸因子。

与其他皮质类固醇不同,泼尼松的活性代谢产物(泼尼松龙)被胎盘酶(11β-羟基类固醇脱氢酶 2)灭活。因此,它可能无法有效地到达胎儿循环。

霉酚酸酯

该药物为肌苷磷酸脱氢酶抑制剂,与其类似药物霉酚酸,同为免疫抑制剂。两种药物均被用于预防器官移植受者的排斥反应和治疗自身免疫性疾病(第 59 章)。霉酚酸酯是一种强烈的致畸剂。国家移植怀孕登记处的数据显示,直到妊娠早期还未停药的孕妇,新生儿发生复杂出生缺陷者占 30%,另有 30% 出现自然流产(King,2017)。欧洲畸胎学信息服务网络进行的一项前瞻性回顾同样发现,在已暴露的孕妇中,自发流产率接近 30%,超过 20% 的活婴有重大异常(Hoeltzenbein,2012)。

受累的患儿表现出称为"霉酚酸酯胚胎病"的缺陷特征,包括小耳畸形、咽鼓管闭锁、腭裂、眼部组织缺损和其他眼部异常、短手指并伴指甲发育异常和心脏缺损(Anderka,2009；Merlob,2009)。对尚有生育能力的妇女开具包含霉酚酸酯的处方时,将进行风险评估和缓解策略(Risk Evaluation and Mitigation Strategy,REMS)。REMS 是 FDA 授权的安全策略,用于帮助管理与药物相关的已知风险,使患者能从这些药物中真正获益。

■ 放射性碘

放射性碘-131 用于甲状腺癌和甲状腺毒症的治疗,也用于诊断性质的甲状腺扫描,同时还是碘-131 托妥莫单抗治疗的一部分(该方法用于治疗非霍奇金淋巴瘤)。怀孕期间禁用放射性碘,因为它很容易穿过胎盘,随后在妊娠 12 周时集中于胎儿甲状腺,从而导致严重或不可逆的胎儿及新生儿甲状腺功能减退。这可能导致智力下降和骨骼成熟延迟(Jubilant DraxImage,2016)。给予放射性碘-131 前应常规进行妊娠试验。

■ 铅

胎儿铅暴露与胎儿生长异常、儿童发育迟缓和行为异常有关。根据美国疾病控制和预防中心的结论(2010),在孕期任何水平的铅暴露都是不安全的。本书的第 9 章对高危妊娠的护理和检测进行了讨论。

■ 汞

分别发生在日本水俣湾和伊拉克农村甲基汞的泄漏事故表明,发育中的神经系统特别容易受到这种重金属的影响。孕期暴露使得神经元细胞分裂和迁移紊乱。这导致了发育延迟、小头畸形和严重脑损伤的等一系列缺陷(Choi,1978)。

孕期汞暴露的主要关注点是食用某些大型鱼类(第 9 章)。FDA(2017a)建议孕妇和哺乳期母亲应避免食用鲭鱼、马林鱼、红罗非鱼、鲨鱼、剑鱼、方头鱼和大眼金枪鱼。

■ 精神科药物

本书将在第 61 章中详述妊娠期精神疾病的治疗,包括对各种精神病药物风险和益处的探讨。此处仅介绍与特定药物相关的出生缺陷和不良反应。

锂剂

该药物与"埃勃斯坦(Ebstein)畸形"有关,埃勃斯坦畸形是一种罕见的心脏异常,如无药物作用,2 万例新生儿中仅 1 例会出现该并发症。埃勃斯坦畸形的特征是三尖瓣向心尖移位,通常出现严重的三尖瓣反流和显著的右心房扩大等显著并发症。来自锂婴儿登记处的一份原始报告显示埃勃斯坦畸形的风险高达 3%。然而,随后的病例总结明确了埃勃斯坦畸形和共存的右侧心脏异常的可归因风险,发现 1 000 个暴露于锂剂的妊娠中只有 1~4 个会发生埃勃斯坦畸形(Patorno,2017；Yacobi,2008)。对 4 项病例对照研究进行回顾,其中包括超过 200 例出现埃勃斯坦畸形的婴儿,发现没有病例归因于锂暴露(Cohen,1994)。

接近分娩时的锂剂暴露会造成新生儿锂中毒。如果可以的话,应在分娩前 2~3 天减少剂量或停药,以减少这种风险(West-Ward,2016)。新生儿锂中毒症状通常持续1~2周,可包括新生儿甲状腺功能减退、尿崩症、心脏肥大、心动过缓、心电图异常、发绀和低肌张力(ACOG,2016)。

选择性5-羟色胺和去甲肾上腺素再摄取抑制药

这类药物并不是主要的致畸药物(ACOG,2016)。但帕罗西汀是个例外,其对心脏畸形有高风险,尤其对房间隔缺损和室间隔缺损。瑞典国家登记处、美国保险索赔数据库和"母亲风险"计划项目等3个大型数据库均显示,在孕早期接触帕罗西汀后心脏畸形风险增加了1.5~2倍(Bar-Oz,2007;Sebela,2017)。因此,美国妇产科医师学会(2016)建议计划怀孕的妇女应避免使用帕罗西汀。孕早期暴露于帕罗西汀的孕妇应考虑行胎儿超声心动图检查。

新生儿的受累情况与产前暴露于选择性5-羟色胺再摄取抑制药(selective serotonin-reuptake inhibitors,SSRIs)和选择性去甲肾上腺素再摄取抑制药(selective norepinephrine-reuptake inhibitors,SNRIs)有关。在孕晚期接触SSRIs的新生儿中,约25%会出现一种或多种非特异性症状,这些症状说明新生儿适应不良(Chambers,2006;Costei,2002;Jordan,2008),并被统称为新生儿行为综合征。相关症状包括神经紧张、易怒、高或低张力、喂养困难、呕吐、低血糖、体温调节不稳定和呼吸异常。幸运的是,这些异常症状通常并不严重且自限,持续时间约2天。Jordan等(2008)报告指出,受累的新生儿不一定需要更高水平的护理,不一定会经历呼吸异常或长期住院。孕晚期暴露于SSRIs的新生儿很少出现更为严重的适应不良症状(Orny,2017)。

此外,孕晚期暴露于SSRIs药物可能与新生儿持续性肺动脉高压(persistent pulmonary hypertension of the newborn,PPHN)有关。PPHN的本底发病率接近2/1 000。PPHN的病理特点是肺血管阻力增高,右向左分流,导致低氧血症。最近两项基于人口的队列研究共涉及超过500万例次妊娠,发现归因后的风险为(1~2)/1 000(Huybrechts,2015;Kieler,2012)。这一风险很低,且与SSRIs药物相关的病例病情并不严重(Orny,2017)。

抗精神病药物

目前的抗精神病药物并没有致畸性。暴露于药物的新生儿可表现出锥体外系运动异常和戒断症状,包括激动、肌张力异常增强或减少、震颤、嗜睡、喂养困难和呼吸异常。这些症状是非特异性的且历时短暂,类似于SSRIs暴露后的新生儿行为综合征。FDA(2011)提出警示的该类药物包括老药如氟哌啶醇和氯丙嗪,以及新药如阿立哌唑、奥氮平、奎硫平和利培酮。

■ 维甲酸类化合物

这些维生素A衍生物是最强烈的人类致畸剂之一。美国现有的3种口服维甲酸类化合物包括异维甲酸、阿维甲酸和贝沙罗汀,均具有高致畸性。这类化合物通过在胚胎发生期间抑制神经嵴细胞的迁移,导致了一系列与脑神经嵴缺损相关的症状,称为维甲酸胚胎病,涉及中枢神经系统、面部、心脏和胸腺等结构(图12-5)。特定的临床表现包括脑室扩张、面部骨骼或颅骨发育不良、小耳或无耳畸形、小颌畸形、腭裂、胸腺萎缩或发育不良。

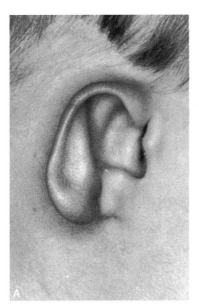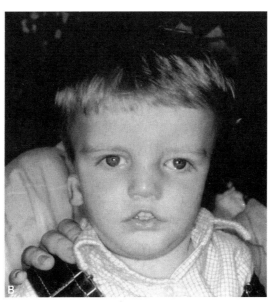

图12-5 异维甲酸胚胎病。A.双侧小耳畸形或无耳畸形,伴外耳道狭窄。B.鼻梁扁平、塌陷,眼距过宽(资料来源:Dr. Edward Lammer.)

异维甲酸

13-顺式-维甲酸是一种维生素 A 异构体,能刺激上皮细胞分化,用于皮肤病,特别是囊性结节性痤疮的治疗。孕早期的暴露与妊娠丢失率高有关,且 1/3 的胎儿存在畸形(Lammer,1985)。FDA 授权的异维甲酸 REMS 称为 iPLEDGE 计划。该药物限制使用计划依托于网络,要求所有患者、医生和药剂师的参与,帮助减少胚胎/胎儿的暴露。尽管其他不少国家也制定了类似的计划,但意外暴露仍是全球关注的焦点(Crijns, 2011)。

阿维甲酸

这是一种视黄酸,用来替代依维酸治疗严重的银屑病。之前,依维酸作为脂溶性维甲酸,半衰期为 120 天,由于半衰期长,以至于停药 2 年以上还是会发生出生缺陷。而阿维甲酸尽管半衰期较短,但其代谢产物依托西汀却依然会在体内停留较长时间(Stiefel Laboratories,2015)。为了避免暴露,阿维特林的生产商开发了一个怀孕风险管理计划,叫作"成为你的 P. A. R. T(Pregnancy prevention Actively Required during and after Treatment)":在药物治疗期间和治疗后严格避孕,这个计划让患者在治疗结束后推迟至少 3 年怀孕。

贝沙罗汀

这种药物用于治疗皮肤 T 细胞淋巴瘤。当给予大鼠与人类治疗量相当的剂量时,大鼠胎儿出现眼和耳异常、腭裂和不完全骨化。制药厂商建议,在接受该药物治疗前 1 个月开始,到停用后持续 1 个月,女性应严格避孕(两种形式的避孕),同时在治疗期间每月进行一次妊娠测试(Valeant Pharmaceuticals,2015)。而对需要用药的男性患者,且其配偶有怀孕可能的,则在使用药物前 1 个月开始,到停用后持续 1 个月均使用避孕套。

局部使用的视黄醛

这些化合物最初用于治疗痤疮,但目前作为药妆已普遍用于日晒伤的治疗(Panchaud,2012)。最常用的外用药物包括维甲酸、异维甲酸和阿达帕林。该类药物经皮的吸收率很低,因此这种给药方式不一定具有致畸性。

已有关于局部维甲酸引起畸形的病例报告,但是由于吸收变异还是个体易感性的差异目前尚不明确(Kaplan,2015)。欧洲畸胎学信息服务网络的一项前瞻性研究发现,与该药物相关的出生缺陷或自发流产率并没有升高,也没有出现视网膜样胚胎病的病例(Panchaud,2012)。"母亲风险"计划的一个系统回顾中有 635 例孕妇暴露于局部视黄醛,研究人员并没有发现先天性畸形、自然流产、死胎、低出生体重或早产儿的风险升高(Kaplan,2015)。

值得注意的是,他扎罗汀的制造商警告:若使用该药物的皮肤面积足够大,则类似于口服治疗;因此并不推荐妊娠期使用(Arriman,2017)。

维生素 A

天然形式的维生素 A 有两种,其中 β-胡萝卜素是维生素 A 的前体,存在于水果和蔬菜中,不会引起出生缺陷(Oakley,1995)。维甲酸是一种预成型的维生素 A,在孕早期如每天摄入超过 10 000IU 则与脑神经嵴缺损有关(Rothman,1995)。合理的做法是避免维甲酸用量超过推荐的 3 000IU/d(American Academy of Pediatrics,2017)。

■ 沙利度胺和来那度胺

沙利度胺堪称最臭名昭著的人类致畸剂,会导致孕 34~50 天的胚胎中 20% 出现畸形。其特征性畸形称为短肢畸形:即缺乏一条或多条长骨,手或脚因此直接连接到躯干,或偶尔有一小块退化的骨质连接。心脏畸形、胃肠道畸形、外耳畸形、眼部畸形和其他肢体减少的缺陷在沙利度胺暴露后也很常见。根据药品制造商的报告,受累患儿中高达 40% 不能活过新生儿期(Celgene,2017a)。

沙利度胺于 1956~1960 年间在美国上市,其致畸性之前并未受到重视。随后这种药物使成千上万的儿童成为受害者。如此惨痛的教训赋予了致畸学研究的几个重要原则:首先,胎盘不是阻挡毒性物质从母体转移到胚胎的有效屏障(Dally,1998)。其次,不同物种对药物和化学物质的敏感性表现差异性极大。此前,沙利度胺在多个啮齿动物物种中没有发生出生缺陷,而被认为对人类也是安全的。最后,暴露的时间点和缺陷类型往往密切相关(Vargesson, 2015)。例如,孕 24~30 天暴露于沙利度胺出现上肢无肢畸形,孕 24~33 天暴露于沙利度胺出现上肢短肢畸形,孕 27~33 天暴露于沙利度胺则出现下肢短肢畸形。

沙利度胺于 1999 年在美国首获批准,用于治疗结节性红斑和多发性骨髓瘤(Celgene,2017a)。FDA 已经授权了一个基于网络限制沙利度胺临床使用的分配程序,称为沙利度胺风险评估和风险减轻策略,无论患者、医生还是药剂师在获得药物之前均需要通过这个程序。

来那度胺是沙利度胺的类似物,用于治疗某些类型的骨髓增生异常综合征和多发性骨髓瘤。它在多种动物中均可穿过胎盘,在猴子中可引起沙利度胺样肢体异常（Celgene，2017b）。该药物的致畸性亦受到高度关注，并实行了类似于沙利度胺的限制性使用方案。

■ 华法林

这种抗凝血剂是一种维生素K拮抗剂，半衰期较长。其分子量低，容易穿过胎盘，并可能引起胚胎毒性和胎儿毒性。华法林的类似物，如香豆素，也是妊娠禁忌。但如果因使用机械心脏瓣膜而存在高危血栓风险，则此类妇女可破例使用这类药物，本书的第49章对此将进一步展开讨论（Bristol-Myers Squibb，2017a）。

华法林胚胎病（Warfarin embryopathy）的临床特征包括：点状骨骺和鼻发育不良（图12-6）。1篇病例综述中描述了63例归因于华法林暴露的病例，其中80%出现了独特的临床表现，包括鼻桥凹陷、鼻发育不全和鼻后孔闭锁，以及股骨、肱骨、跟骨和远端指骨的点状骨骺（Van Driel，2002）。这可能与孕第6～9周的暴露有关（Hall，1980）。一旦在这个关键时期暴露于华法林，出现胚胎病的概率约为6%（van Driel，2002）。荟萃分析显示，如果华法林剂量小于5mg/d，那么暴露的胎儿发生胚胎病的概率将低至1%，提示发病风险的高低可能依赖于暴露剂量的大小（Hasuna，2014）。

如果在孕早期后仍继续使用，华法林可能导致胎儿组织结构出血，产生的瘢痕会继发导致异常生长和结构形态的改变（Warkany，1976）。据报告，华法林胚胎病病例中近50%还存在中枢神经系统异常（van Driel，2002）。中枢神经系统异常包括胼胝体发育不全；小脑蚓部发育不全，即Dandy-Walker畸形；小眼畸形和视神经萎缩（Hall，1980）。受累婴儿还有出现失明、耳聋和发育迟缓等的风险。

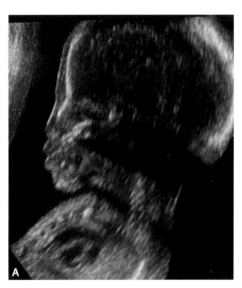
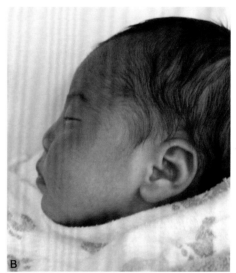

图12-6　华法林胚胎病或胎儿华法林综合征：超声所见的鼻发育不全和鼻梁凹陷（A）；同一新生儿所见（B）

■ 草药

由于各种草药的相关研究数量较少且未受到FDA的监管，因此对其进行风险评估为一大挑战。欧洲草药产品委员会关于一些特定的草药和制剂都有评估报告和专著出版，但常缺乏安全数据（Wiesner，2017）。由于没有相关动物研究，因此关于并发症的知识通常来自急性中毒报告（Hepner，2002；Sheehan，1998）。此外，草药中每种成分的种类、数量和纯度通常是未知的。考虑到上述种种不确定性，建议孕妇谨慎或避免使用这些药物。表12-5列出了部分草药提取化合物及其潜在的副作用。

■ 软性毒品

胎儿暴露于一种或多种非法药物/毒品的情况屡有发生。在评估这些药物的影响时，其他因素诸如孕产妇健康不佳、营养不良、传染病和多物质滥用等可能会混淆分析结果。此外，非法药品内可能含有其他有毒污染物，如铅、氰化物、除草剂和杀虫剂等。作为稀释剂添加的其他杂质可能在围产期产生独立的严重不良影响。正如前文所述，酒精是一种重要的致畸剂。由于酒精可随处合法获得，它的存在也影响了非法药

表 12-5　部分中草药的药理作用及不良反应

草本药物及其常用名	相关药理作用	注意点
芦荟(口服)	兴奋平滑肌	可能引起子宫收缩
黑升麻	兴奋平滑肌	引起子宫收缩;另外含有雌激素化合物
蓝升麻	兴奋平滑肌	引起子宫收缩;内含多种导致动物畸形的化合物
紫锥菊:紫荆根	激活细胞介导的免疫	过敏反应;减少免疫抑制剂有效性;长期使用可能造成免疫抑制
麻黄	直接和间接拟交感神经作用,心动过速和高血压	高血压,心律失常,心肌缺血,卒中;内源性儿茶酚胺耗竭;与单胺氧化酶抑制剂的相互作用可能危及生命
月见草油	含有亚油酸,一种前列腺素的前体	引产时使用可能出现并发症
大蒜	抑制血小板聚集;纤维蛋白溶解增加;抗高血压活性	出血风险,与其他血小板聚集抑制剂联合使用时尤为明显
生姜	环氧合酶抑制剂,血栓素合成酶抑制剂	增加出血风险
银杏	抗凝剂	出血风险;干扰单胺氧化酶抑制剂
人参	降低血糖;抑制血小板聚集	低血糖;高血压;出血风险
卡瓦胡椒	镇静,缓解焦虑	镇静;耐受和戒断
缬草	镇静	镇静;肝毒性,类似于苯二氮草类的急性戒断症状
育亨宾树		高血压、心律失常

资料来源:Ang-Lee,2001;Briggs,2015;Hall,2012;Wiesner,2017.

物/毒品致畸性的研究。

安非他明

这种交感神经胺不是主要的致畸剂。甲基苯丙胺会增强多巴胺释放并阻断其再摄取。该药物用于治疗注意力缺陷多动障碍和发作性睡病。自 20 世纪 80 年代末,美国的甲基苯丙胺滥用情况一直呈上升趋势(ACOG,2017b)。宫内暴露与新生儿小于胎龄儿的比率升高有关(Gorman,2014;Smith,2006)。其他相关并发症包括妊娠高血压、胎盘早剥、早产和死胎(Gorman,2014)。婴儿和学龄儿童则可能出现行为异常(Eze,2016)。

可卡因

这是一种中枢神经系统兴奋剂,其血管收缩和升压作用常导致最坏的结果。母体可能出现的严重并发症包括脑血管出血、心肌损伤和胎盘早剥。目前针对可卡因暴露与出生缺陷之间相互关系的研究结果尚未统一。但可卡因与腭裂、心血管异常和泌尿道异常的关联已被报告(Chasnoff,1988;Lipshultz,1991;van Gelder,2009)。胎儿生长受限和早产也与可卡因的使用有

关。胎儿期曾暴露于可卡因的儿童可能会出现行为异常和认知障碍(Bada,2011;Gouin,2011)。

阿片类毒品

目前无论是在妊娠或非妊娠的妇女,麻醉镇静剂的使用量均急剧上升,以至于被定义为"流行"。尽管阿片类药物不是主要的致畸因子,但 NBDPS 确实发现妊娠期暴露于阿片类物质会使脊柱裂、腹裂和心脏异常的发生风险稍高(Broussard,2011)。美国妇产科医师学会(2017c)强调,以治疗为目的进行用药不可避免地存在潜在的小幅度风险上升,这种情况必须与阿片滥用带来风险相区别。海洛因成瘾与麻醉剂反复戒断对胎儿和胎盘造成的影响会导致不良妊娠结局(ACOG,2017c),包括早产、胎盘早剥、胎儿生长受限和胎儿死亡。

在暴露新生儿中,新生儿戒断综合征的发生率可能为 40% ~ 90%(Blinick,1973;Creanga,2012;Dashe,2002;Zelson,1973)。如本书第 33 章所言,若不对中枢神经系统的易激惹进行治疗,可能会发展为癫痫发作,并可伴随呼吸急促、窒息、喂养障碍和成长困难。可以

通过使用评分系统密切监测高危新生儿，症状严重者则使用阿片类药物治疗（Finnegan，1975）。近年来，暴露新生儿中出现新生儿戒断综合征的比例显著上升（Creanga，2012；Lind，2015）。

美国妇产科医师学会（2017c）建议阿片成瘾的孕妇继续接受阿片类药物激动剂治疗，以减少非法阿片类药物滥用，并控制与药物滥用相关的异常行为带来的风险。治疗药物包括美沙酮（该阿片类治疗方案在执业门诊开具）或丁丙诺啡（可以在有相关执照的处方医师的办公室开具）。建议多学科参与治疗，以减少在维持治疗期间额外滥用阿片类药物的可能性。由于复吸率高，美国妇产科医师学会（2017C）建议不要在孕期撤回美沙酮。在帕克兰医院，阿片成瘾的孕妇如未行递减疗法，则会住院并逐渐减少美沙酮的剂量，目的是减少出现新生儿戒断综合征的可能性（Dashe，2002；Stewart，2013）。

大麻

这是在孕期最常见的非法药物（ACOG，2017a）。根据美国药物使用和健康调查的数据，2014 年使用大麻的孕妇比例接近 4%（Brown 2017）。大麻素并不是主要的致畸物，但由于内源性大麻素在人脑发育中起着关键作用，所以人们仍对此保持关注。一项荟萃分析研究了近 8 000 例暴露于大麻的孕妇，发现只有同时吸食烟草，不良预后如早产和低出生体重儿才会增加（Conner，2016）。

其他药物

苯环己哌啶又称为"天使尘"，是一种致幻剂，它与出生缺陷无关。然而，暴露的新生儿中超过一半出现过戒断症状，其特征包括震颤、紧张和易怒。甲苯是涂料和胶黏剂中常用的溶剂。据报告，职业暴露对胎儿的风险显著（Wilkins-Haug，1997）。如在早孕期暴露，可能出现甲苯胚胎病（toluene embryopathy），甲苯胚胎病与胎儿酒精综合征的临床表现相似。异常临床症状包括孕期和出生后的生长缺陷、小头畸形、面中部发育不良、睑裂短和鼻梁过宽（Pearson，1994）；且有暴露史的儿童中高达 40% 存在发育迟缓（Arnold，1994）。

■ 烟草

香烟产生的烟雾是一种复杂混合物，含有尼古丁、可替宁、氰化物、硫氰酸盐、镉、铅、一氧化碳和各种碳氢化合物（Stillerman，2008）。除了胎儿毒性，其中许多物质会降低氧合水平或具有血管活性。尽管曾有报告提出吸烟妇女的新生儿中出现出生缺陷的比率更高，但烟草并不是主要的致畸因子。烟草烟雾的血管活性物质可能导致与血管异常相关的出生缺陷。例如，胎儿胸部和同侧手臂的血管供应中断引起的波伦序列征，在吸烟人群中的发生率要高 2 倍（Martinez-Frias，1999）。另有报告，心脏异常的风险也会随剂量增加而小幅增加（Alverson，2011；Malik，2008；Sullivan，2015）。一项对 600 万例新生儿的研究显示，母亲吸烟与新生儿脑积水、小头畸形、脐膨出、胃裂、唇腭裂和手畸形有关（Honein，2001）。电子尼古丁并不安全，因为尼古丁可能对胎儿大脑和肺发育造成不利影响（ACOG，2017d）。

吸烟导致不良生育结果的最有力证据是剂量依赖的胎儿生长受限。如母亲吸烟，则新生儿的平均体重比不吸烟母亲的新生儿低 200g（D'Souza，1981）。吸烟使得低出生体重儿的风险增加 2 倍，使得胎儿生长受限的风险增加 2~3 倍（Werler，1997）。甚至二手烟也会增加低出生体重儿的风险（Hegaard，2006）。在孕早期戒烟的女性可能娩出正常体重的新生儿（Cliver，1995）。与吸烟有关的其他不良后果包括早产、前置胎盘、胎盘早剥、自然流产和婴儿猝死综合征（ACOG，2017d）。儿童发生哮喘和肥胖的风险也因此有所增加。

（娄文佳　翻译　刘俊涛　审校）

参考文献

第 13 章

遗传学

胎儿死亡可能源于卵子本身的异常,或是源于母体的某些疾病,有时也会来源于父方的异常。胚胎发育过程中的异常是导致胎儿死亡的常见原因。

——J. 惠特里奇·威廉姆斯(1903)

在第 1 版《威廉姆斯产科学》中,作者很少提及 50 年前孟德尔曾描述的遗传性疾病。而到了 2017 年,遗传学已经成为产科学的重要组成部分。

遗传学是研究基因、遗传和不同遗传性状的一门科学。医学遗传学主要研究与基因有关的人类疾病的病因、病理生理及预防。因此,它与基因组学密切相关,后者研究基因的功能和相互作用。除了本章讲述的染色体、孟德尔和非孟德尔遗传性疾病外,医学遗传学还包括产前诊断、植入前遗传学诊断及新生儿遗传学筛查,这些分别在第 14 章和第 32 章介绍。

遗传病较常见。2%~3% 的新生儿具有明显解剖结构上的出生缺陷,另外有 3% 的缺陷在 5 岁前可发现,还有 8%~10% 的一种或多种功能异常或发育异常会在 18 岁前被确诊。基因组学的进展越来越多地被用于遗传病易感性的检测,预示着产前诊断的格局会因此而改变。

产科学中的基因组学

2003 年完成的人类基因组计划发现了超过 2.5 万个人类基因,引发了基因研究的迅猛发展,从而能更好地了解疾病的生物学性状(McKusick,2003)。人类 DNA 中超过 99% 的部分都是相同的,但是基因序列中每 200~500 个碱基对存在变化,常表现为单核苷酸多态性。人类基因组中包含了 8 000 万个这样的遗传变异,需要复杂的解读和整合资源才能了解这些遗传改变在疾病发生中的潜在作用(Rehm,2015)。

美国国家生物技术信息中心持续免费对临床医生和研究者开放基因和基因组数据库,其中的一些数据库对于产科和母胎医学尤为重要。GeneReviews 数据库提供了近 700 种遗传学疾病的临床信息,包括诊断标准、处理方法和遗传学咨询的内容(National Center for Biotechnology Information,2017a)。基因检测注册数据库收录了各种检测方法的优缺点。数据库中列举了超过 4.8 万种疾病的基因检测,以及样本收集和运输到实验室的方法(National Center for Biotechnology Information,2017b)。在线人类孟德尔遗传数据库(Online Mendelian Inheritance in Man,OMIM)是关于人类基因和表型的综合目录,临床医生可根据特定性状和异常进行查阅。2017 年初,OMIM 收录了超过 1.5 万个基因,以及近 5 000 种已知分子生物学基础的符合孟德尔遗传方式的疾病和线粒体病(Johns Hopkins University,2017)。国立医学图书馆在 2017 年也建立了针对患者的遗传信息数据库(遗传学参照数据库),这个数据库对于初学者非常有帮助。数据库中包含了 2 400 多种遗传病和基因信息,以及家系资料。

染色体异常

染色体异常是遗传性疾病的重要组成部分。约50%的早孕期流产、20%的中孕期胎儿死亡及6%~8%的死胎和出生后婴儿死亡均来源于染色体非整倍体异常（Reddy，2012；Stevenson，2004；Wou，2016）。欧洲出生缺陷监测网的数据显示，0.4%的新生儿有染色体异常（Wellesley，2012）。在已知怀有非整倍体胎儿的妊娠中，50%以上为21三体，约15%为18三体，5%为13三体（图13-1）。

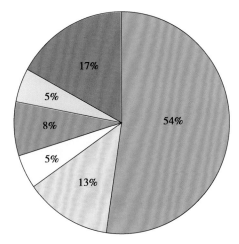

■ 21三体(23：10 000)　　■ 45,X (3：10 000)
□ 18三体(6：10 000)　　□ 47,XXX；47,XXY；47,XYY
□ 13三体(2：10 000)　　　　(2：10 000)
　　　　　　　　　　　　■ 其他(23：10 000)

图13-1　欧洲出生缺陷监测网收集了2000~2006年人群中超过1万例活产胎儿、死胎和终止妊娠中的染色体非整倍体数据，图中显示各条常见染色体异常的发生率和相对比例
（资料来源：Wellesley，2012.）

■ 标准命名

根据人类细胞遗传学国际命名系统对核型进行描述（McGowan-Jordan，2016）。核型异常分为两类：一类是数目异常，如三体；一类是结构异常，如缺失或易位。每一条染色体被着丝粒隔开分成两条臂，一条短臂用字母"p"表示，另一条长臂用字母"q"表示，选择这两个字母是因为它们在字母表中相邻。两条染色体臂被着丝粒隔开。

描述核型时，先列出染色体的总数目，与着丝粒的数目相对应，接着是性染色体XX或XY，最后是对染色体结构异常的描述。特殊的染色体异常采用专门的缩写表示，如缺失为"del"，倒位为"inv"。然后列出异常的短臂或长臂的区带，便于读者清楚地了解染色体异常的位置和类型。表13-1中列出了一些染色体核型的

标准命名。

荧光原位杂交结果的术语描述也类似。该技术用于快速诊断特定染色体异常，以及证实怀疑的微缺失和微重复综合征，结果描述时，首先写的"ish"代表中期细胞染色体的原位杂交，"nuc ish"代表间期细胞核的原位杂交。如果未发现异常，接下来是探针检测的特定区带，如22q11.2，而后是探针的名称和检测到的信号数目，如HIRAx2。如果检测到有缺失，在染色体区带前先写"del"，然后写探针的名称，接着是阴性符号（HIRA-），见表13-1。22q11.2微缺失综合征在本章后续讨论。

染色体微阵列分析检测了拷贝数变异，增加了新的命名术语。拷贝数变异代表染色体的微小缺失和重复，这些片段太小以至于采用常规的核型检测不能被发现。缩写"arr"代表芯片检测，接着是所参照的基因组序列版本，如GRCh38是参照的人类基因组序列38版。而后是检测到的染色体异常部位，包括短臂、长臂和特定区带。芯片结果包括了异常碱基对的信息，这样便于了解基因组中每个异常的确切大小和位置，包括临床意义未知的拷贝数变异。

■ 染色体数目异常

最容易识别的染色体异常为染色体的数目异常。非整倍体是指核型中多了一条额外的染色体，即三体，或丢失了一条染色体，即单体。非整倍体不同于多倍体，后者以整个单倍染色体的数目异常为特征，如三倍体。不同染色体数目异常的估计发生率见图13-1。

常染色体三体

常染色体三体约占染色体异常的一半。大多数情况下，三体来源于同源染色体的不分离，后者来源于减数分裂期间正常染色体的配对和分离异常，包括：①配对异常；②配对正常但过早分离；③染色体未分离。

常染色体三体发生的风险随母亲年龄的增加而上升，尤其是35岁以后（图13-2）。从出生至排卵，女性的卵母细胞一直停滞在第一次减数分裂的中期，有时可长达50年。排卵后，第一次减数分裂完成，同源染色体的不分离可造成一个配子中包含两条同源染色体，如果受精，则会产生三体；另一个配子中则缺失了该染色体，受精后会形成单体。男性和女性的配子因为减数分裂错误而出现非整倍体的概率不同，卵子的减数分裂错误发生率为10%~20%，而精子的异常发生率只有约3%~4%，尽管每一对同源染色体都可能发生分离异常，但只有21三体、18三体和13三体可以妊娠至足月，并且大部分13三体和18三体胎儿在足月前会死亡。

表 13-1　2016 年人类染色体国际命名系统的核型表达举例

核型	描述
46,XX	正常女性染色体
47,XY,+21	男性 21 三体
47,XX,+21/46,XX	具有 21 三体细胞系和正常核型细胞系的女性嵌合体
46,XY,del(4)(p14)	男性,4 号染色体短臂 1 区 4 带末端缺失
46,XX,dup(5)(p14p15.3)	女性,5 号染色体短臂从 p14 到 p15.3 区域重复
45,XY,der(13;14)(q10;q10)	男性,13 号染色体和 14 号染色体罗伯逊平衡易位,核型为一条正常 13 号染色体,一条正常 14 号染色体和一条易位染色体,染色体易位导致染色体数目减少 1 条,总数为 45 条
46,XX,t(11;22)(q23;q11.2)	女性,11 号和 22 号染色体发生平衡易位;断裂点在 11q23 和 22q11.2
46,XY,inv(3)(p21q13)	男性,3 号染色体从 p21 到 q13 发生倒位;由于含有着丝粒,这是一种臂间倒位
46,X,r(X)(p22.1q27)	女性,有一条正常 X 染色体和一条环状 X 染色体;断裂点表示环中缺失了 p22.1 到 q27 的远端区域
46,X,i(X)(q10)	女性,有 1 条正常的 X 染色体和一条 X 长臂等臂染色体
ish 22q11.2(HIRAx2)	22 号染色体 q11.2 区域针对 HIRA 位点的荧光原位杂交结果显示两个信号(没有微缺失的证据)
ish del(22)(q11.2q11.2)(HIRA−)	22 号染色体 q11.2 区域针对 HIRA 位点的荧光原位杂交结果显示只有一个信号,符合微缺失
arr[GRCh38]18p11.32q23 (102328_79093443)x3	arr 代表基因芯片检测,参照的人类基因组序列 38 版(GRCh38),显示 18 号染色体自 p11.32 到 q23 的重复(几乎包含了整条染色体),符合 18 三体
arr[GRCh38]4q32.2q35.1 (163146681_183022312)x1	arr 代表基因芯片检测,参照的人类基因组序列 38 版(GRCh38),显示 4 号染色体长臂自 q32.2 到 q35.1(19.9Mb)的拷贝缺失
arr[GRCh38]15q11.2q26 (23123715_101888908)x2hmz	arr 代表 SNP 基因芯片检测,参照的人类基因组序列 38 版(GRCh38),显示 15 号染色体整条长臂的纯合

资料来源:Dr. Kathleen S. Wilson.
FISH:荧光原位杂交;GRCh38:参照的人类基因组序列 38 版;HIRA:组蛋白细胞周期调控因子;SNP:单核苷酸多态性。

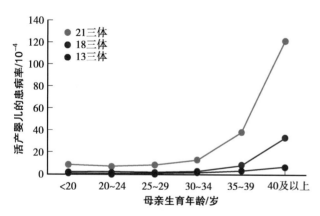

图 13-2　美国出生缺陷监测数据显示的常染色体三体与母亲年龄的关系,数据包括了 2006~2010 年美国活产胎儿、死胎和终止妊娠的染色体非整倍体数(资料来源:Mai, 2013。图片经许可重绘自 Dashe JS: Aneuploidy screening. Obstet Gynecol 128(1):181,2016.)

对于曾有常染色体三体妊娠史的女性,有约 1%的再发风险。在年龄相关性的染色体三体发生风险小于

1%时,可按照这一概率评估三体的再发风险,在年龄相关性的染色体三体发生风险超过 1%时,则按照母亲年龄评估三体的再发风险。基于这种再发风险,可对高危孕妇施行绒毛取样或羊膜腔穿刺产前诊断(第 14 章)。除非由于非平衡易位或其他结构异常引起的三体,否则没有必要检测父母染色体。

21 三体(唐氏综合征)　1866 年,J. L. H. Down 描述了一组具有独特外表特征的智力障碍孩子。约 100 年后,Lejeune 于 1959 年证实了唐氏综合征是由 21 三体造成的(图 13-3)。约 95%的唐氏综合征来源于 21 号染色体不分离,3%~4%来源于罗伯逊易位,后续将进行描述,剩下的 1%~2%来源于等臂染色体或嵌合体。引起 21 三体的染色体不分离约 75%发生在第一次减数分裂,25%发生在第二次减数分裂。

21 三体是最常见的非致死性的三体综合征。在已确定的妊娠中,其发生率约 1/500。但是美国流产胎儿和终止妊娠的数据显示,其发生率约 13.5/10 000,即

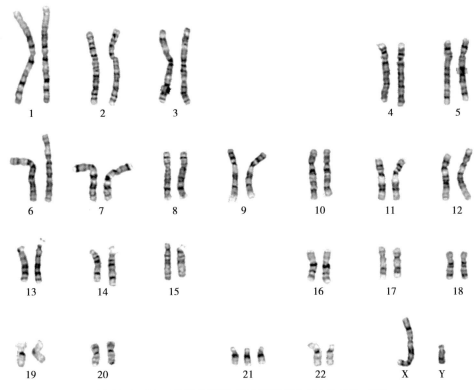

图 13-3　21 三体男性核型,符合唐氏综合征(47,XY,+21)
(资料来源:Dr. Frederick Elder.)

1/740(Mai,2013;Parker,2010)。妊娠 20 周以后的胎儿死亡率约 5%(Loane,2013)。与过去 40 年中女性生育年龄延迟相一致,唐氏综合征的发生率上升了 33%(Loane,2013;Parker,2010;Shin,2009)。

患有唐氏综合征的女性有生育能力,她们的后代约 1/3 会患唐氏综合征(Scharrer,1975)。由于精子生成显著下降,患有唐氏综合征的男性通常不育。

约 30%唐氏综合征胎儿因明显的畸形而在孕中期行超声检查时被发现(Hussamy,2017;Vintzileos,1995)。正如在第 14 章中讨论的,算上大小各种畸形,约 50%~60%唐氏综合征胎儿能够被超声检查发现(ACOG,2016d)。大约一半的活产唐氏综合征新生儿有心脏畸形,特别是室间隔缺损和心内膜垫缺损(图10-29、图 10-30)(Bergstrom,2016;Freeman,2008)。12%的唐氏综合征新生儿有消化道畸形,包括食管闭锁、先天性巨结肠和十二指肠闭锁(图 10-38)(Bull,2011)。

图 13-4 中显示了唐氏综合征新生儿的一些典型特征,包括头部畸形、内眦赘皮,向上倾斜的眼睑裂,虹膜周围的灰色斑点(Brushfield 斑)、鼻梁低平、肌张力低下。患儿通常有颈后皮肤松弛,手指短,一条掌褶(通贯手),小指的中间指骨发育不全,第一、二趾之间有明显的空隙(凉鞋趾)。这些是超声产前诊断唐氏综合征

的重要指标,见第 14 章。

唐氏综合征患儿常见的问题包括:75%的患儿出现听力丧失;50%的孩子严重屈光不正;15%出现白内障;60%出现阻塞性睡眠呼吸暂停;15%罹患甲状腺疾病,白血病的风险也相应增加(Bull,2011)。患儿有轻到中度的智力低下,平均智商为 35~70。患儿的社交能力通常比智商显示的数据要高一些。

数据显示 95%的活产唐氏综合征患儿出生后 1 年内都能存活。总体的 10 年生存率为 90%,如果没有大的畸形,10 年生存率可达 99%(Rankin,2012;Vendola,2010)。一些组织和机构为产前诊断发现胎儿为唐氏综合征的准父母们提供支持和帮助,包括美国出生缺陷基金会、国家唐氏综合征联合会和国家唐氏综合征协会。

18 三体(Edwards 综合征)　1960 年 Edwards 首次描述了一系列的异常与 18 号染色体三体之间的关系。基于流产物、死胎和活产儿的系列数据显示,18 三体的发生率约 1/2 000,活产新生儿中 18 三体的发生率约 1/6 600(Loane,2013;Parker,2010)。上述发生率之间的差异是由于 18 三体的高致死率及部分 18 三体胎儿被终止妊娠所致。18 三体胎儿出生后的存活率很低。一半以上的 18 三体在出生后 1 周内死亡,1 年生存率只有 2%(Tennant,2010;Vendola,2010)。女性新

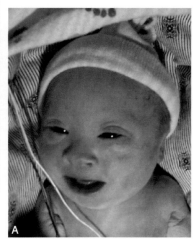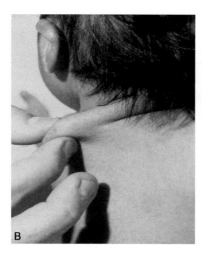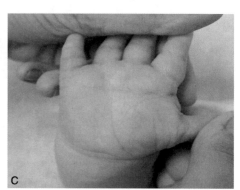

图 13-4　21 三体(唐氏综合征)。A.特殊面容。B.冗余的项背组织。C.通贯手
(资料来源:Dr. Charles P. Read & Dr. Lewis Waber.)

生儿的发生率是男性的 3 ~ 4 倍(Lin,2006;Rosa,2011)。与唐氏综合征和 Patau 综合征不同,前者可能来源于近端着丝粒染色体的罗伯逊易位,而 Edwards 综合征很少来源于染色体重组。

事实上,18 三体的胎儿几乎每一系统都会受累。约 90% 的患儿有心脏缺陷,尤其是室间隔缺损,常见的畸形还包括小脑蚓发育不全、脊膜突出、膈疝、脐膨出、肛门闭锁及肾脏畸形如马蹄肾(Lin,2006;Rosa,2011;Yeo,2003)。上述症状的一些超声图像见第 10 章。

颅脑和四肢的畸形也很常见,包括枕骨突出、耳的后旋和畸形、小颌畸形、手指紧握重叠、桡骨发育不全及腕关节过度屈曲,以及杵状足(图 13-5)。40% 的 18 三体有草莓状的颅骨,90% 的患儿有透明隔间腔增宽,50% 出现脉络丛囊肿(Abele,2013;Yeo,2003)。重要的是,单纯脉络丛囊肿与 18 三体并不相关。在发现胎儿畸形或非整倍体筛查异常时,如果发现脉络丛囊肿,则胎儿为 18 三体的风险增加(Reddy,2014)。

18 三体综合征的胎儿在孕晚期往往出现生长受限,平均出生体重 < 2 500g(Lin,2006;Rosa,2011)。由于在分娩过程中这些胎儿的心率通常会出现异常,所以必须提前考虑分娩方式及胎心异常时的处理方法。在过去的报告中,超过一半未能事先诊断的 18 三体因为胎儿窘迫的原因采取了剖宫产分娩(Schneider,1981)。

13 三体(Patau 综合征)　Patau 等(1960)首次描述了一系列胎儿的异常与 13 号染色体三体之间的关系。13 三体在活产新生儿中的发生率约为 1/12 000,在确定妊娠中的发生率约为 1/5 000,包括流产物和死胎(Loane,2013;Parker,2010)。同 18 三体一样,13 三体的致死率很高,大部分胎儿都会早期流产或死亡。

约 80% 的 Patau 综合征来源于 13 三体,20% 是由涉及 13 号染色体的罗伯逊易位引起,最常见引起 13 三体的罗伯逊易位是 13 号和 14 号染色体间的易位,即 der(13;14)(q10;q10)。人群中携带者的发生率为 1/1 300,尽管受累活产新生儿的风险不到 2%(Nussbaum,2007)。

13 三体胎儿的异常几乎累及所有的器官系统。其特征性的一个表现为前脑无裂畸形(图 10-15)。2/3 的患者会出现该特征性表现,并伴有小头畸形、眼距过窄、各种鼻部畸形,包括单鼻孔和喙状鼻。90% 的患儿出现心脏缺陷(Shipp,2002)。其他提示 13 三体的畸形包括神经管缺陷,尤其是脑膨出、小眼畸形、唇腭裂、脐膨出、囊性肾发育不良、多指/趾畸形、先天性摇椅足及部分皮肤再生障碍(Lin,2007)。对于伴有脑膨出、多囊肾、多指/趾畸形的胎儿或新生儿,鉴别诊断包括 13 三体和常染色体隐性遗传的梅克尔-格鲁贝尔综合征(Meckel-Gruber syndrome)。上述症状的部分超声图像见第 10 章。

很少有 13 三体的胎儿能够存活至足月出生,1 周生存率约 40%,1 年生存率仅约 3%(Tennant,2010;Vendola,2010)。产前诊断和处理原则与前述的 18 三体类似。

与其他非整倍体不同,13 三体的胎儿也会给母体带来危险。怀有 13 三体胎儿的孕妇在妊娠中期以后出现胎盘亢进症和子痫前期的比例可达 50%(Tuohy,1992)。13 号染色体包含一个可溶性 fms-样酪氨酸激酶(soluble fms-like tyrosine kinase-1, sFlt-1)的基因,抑制血管生成与子痫前期发生相关(第 40 章)。Bdolah 等(2006 年)研究发现,怀有 13-三体胎儿的孕妇血清和胎盘中存在 sFlt-1 的过度表达(Bdolah,2006;Silasi,2011)。

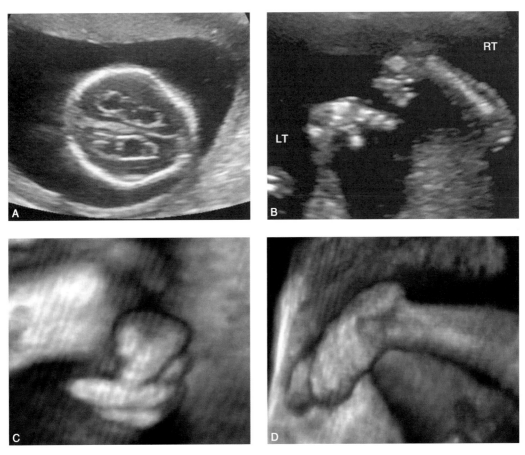

图 13-5　18 三体(Edwards 综合征)。A. 经脑室的超声影像显示胎儿脉络丛囊肿及带棱角的"草莓状"的颅骨。B. 桡侧畸形手,表现为前臂单骨(桡骨),手呈现与前臂成直角的固定过度屈曲位。C. 三维超声影像示典型的拳头紧握手指重叠。D. 三维超声影像显示摇椅足

其他三体　在没有嵌合体的情况下,其他常染色体三体的胎儿很少能够活产。曾经有 9 号染色体三体和 22 号染色体三体活产的报告(Kannan,2009;Tinkle,2003)。16 号三体是自然流产中最常见的染色体三体,占自然流产中染色体异常的 16%,但是在妊娠后期,未发现过 16 号三体的存在。1 号染色体的三体尚未见报告。

单体

染色体不分离产生了等量的缺对配子和二体配子。通常,染色体丢失比多余一条染色体更为致命,几乎所有的单体胎儿植入前都会死亡。唯一的例外是 X 染色体单体(45,X),后续将会讨论。尽管染色体三体和母亲年龄之间存在明确的关系,但尚未发现女性年龄和染色体单体之间的联系。

多倍体

多倍体是指染色体单倍体集的数目异常。多倍体在自然流产中的比例约 20%,但在后期妊娠中极为少见。三倍体包括三套单倍体的染色体数目,即 69 条染色体。其中一个亲代必须贡献两套单倍体,根据亲代的起源不同,表型也不同。雄性异型的三倍体,也称为Ⅰ型三倍体,这套额外的单倍体组是父源性,来源于双精受精或由于二倍体精子受精引起。雄性异型的三倍体会引起部分性葡萄胎(第 20 章)。绝大部分的三倍体都是雄性异型三倍体,但是早期流产率非常高。因此,孕 12 周之后发现的三倍体中,2/3 为雌性异型的三倍体(Jauniaux,1999)。雌性异型的三倍体,也称为Ⅱ型三倍体,额外的单倍体组是母源性,是由于卵母细胞受精之前未进行第一次或第二次减数分裂,导致二倍体卵子受精所致。母源性三倍体不出现葡萄胎,但胎儿通常表现为非对称性的生长受限。

三倍体的发生率约为 1/5 000(Zalel,2016)。三倍体是一种致死性的非整倍体,无论父源性或母源性三倍体,90% 的胎儿都有多种畸形。其包括中枢神经系统缺陷,累及颅后窝,以及心脏、肾脏和四肢畸形(Jauniaux,1999;Zalel,2016)。产前诊断和处理原则与前述的 18 三体和 13 三体类似。如果一个女性前次妊娠怀有的三倍体胎儿可存活至孕 3 个月以上,其再发风险为 1%~1.5%(Gardner 1996)。

四倍体包含四套单倍体的染色体,核型通常为92,XXXX 或 92,XXYY,提示合子期后的第一次卵裂异常。这样的胎儿通常难以存活,且四倍体的再发风险极低。

性染色体异常

45,X 亦称特纳综合征(Turner syndrome),由 Turner 于 1938 年首次描述。Ford 于 1959 年发现该综合征由 X 染色体单体引起。其在活产女婴中的发病率约 1/2 500(Cragan,2009;Dolk,2010)。丢失的 X 染色体有 80% 来源于父方(Cockwell,1991;Hassold,1990)。第 14 章中将讨论通过游离 DNA 对特纳综合征进行筛查。

特纳综合征是唯一可存活的染色体单体,但也是早期流产中最常见的非整倍体类型,占早期流产的 20%。患儿的表型差别很大。98% 的胚胎存在严重异常,早期即流产,其余的胎儿在孕早期末或孕中期初被发现带有隔膜的大的囊性淋巴管瘤(图 10-22)。当囊性淋巴管瘤同时伴有胎儿水肿时,往往出现胎死宫内(第 15 章)。不到 1% 的特纳综合征可以活产。而且活产的胎儿中只有一半是真正的 X 染色体单体。1/4 为嵌合体,如 45,X/46,XX 或 45,X/46,XY,另外 15% 为 X 等臂染色体,即 46,X,i(Xq)(Milunsky,2004;Nussbaum,2007)。

特纳综合征的异常包括心脏左侧的畸形,如 30%~50% 的患者有主动脉缩窄、左心发育不全综合征或二叶主动脉瓣,肾脏畸形,尤其是马蹄肾,以及甲状腺功能低下。其他特点包括身材矮小、宽胸、乳头间距大、先天性淋巴水肿(手背和脚背的水肿)、颈蹼。智力通常在正常的范围,少数患者有视觉空间感受障碍,社会沟通能力和解决问题的能力欠佳(Jones,2006)。儿童期可使用生长激素来治疗身材矮小(Kappelgaard,2011)。超过 90% 的患者卵巢发育不全,需要在青春期前开始使用激素替代治疗。涉及 Y 染色体的嵌合体是一个例外,无论患儿的表型是男孩还是女孩,都增加了生殖细胞肿瘤的风险。因此,建议行预防性的双侧性腺切除术(Cools,2011;Schorge,2016)。

47,XXX 女性新生儿的发生率约 1/1 000。多余的 X 染色体 90% 来自母亲(Milunsky,2004)。XXX 核型的患者无任何特异性的表型特征,大部分在上学之前都未表现出任何特殊之处。47,XXX 的发生与母体年龄呈弱相关,游离 DNA 的检测有助于诊断(表 14-5)。常见的特征包括身材高大、眼距过宽、内眦赘襞、脊柱后侧凸、先天性指/趾侧弯和肌张力减退(Tartaglia,2010;Wigby,2016)。大于 1/3 的患者有学习障碍,一半有注意力缺乏症,总体认知得分在下限水平。尽管没有发现特殊的畸形,但是泌尿生殖系统的问题和癫痫很常见(Wigby,2016)。青春期发育正常,也有关于卵巢早衰的报告(Holland,2001)。由于临床表现差异较大,且异常又比较微小,所以估计只有 10% 的 47,XXX 患者得到临床确诊。

48,XXXX 或 49,XXXXX 的女性胎儿极有可能在出生时就有明显的生理缺陷。她们存在不同程度的智力发育迟缓,对于男性和女性来说,智商评分随 X 染色体的数目增加而下降。

47,XXY 亦被称为克兰费尔特综合征(Klinefelter syndrome),这是最常见的性染色体异常。其发病率约 1/600。约 50% 的 X 染色体为母源性,约 50% 为父源性(Jacobs,1995;Lowe,2001)。克兰费尔特综合征与母亲和父亲的年龄都有轻微的相关性(Milunsky,2004)。

与 XXX 类似,XXY 新生儿通常表型正常,畸形的发生率并未增加。男孩通常比较高大,尽管青春期前发育正常,但性腺发育不全,没有正常男性化,需要在青春期采用睾酮替代治疗。患者可能有男性乳房女性化,智商评分处于平均水平到正常值下限,一些患者阅读及语言发育迟缓(Boada,2009;Girardin,2011)。

47,XYY 这种非整倍体在男婴中的发生率约 1/1 000。与 47,XXX 和 XXY 患者类似,47,XYY 患者往往身材高大。1/3 的患者有巨头畸形,2/3 的患者有肌张力低下,震颤也很常见(Bardsley,2013)。尽管超过一半的患者有眼距过宽和先天性指趾侧弯,但是严重畸形的发生率并未增加。患者语言能力和书写能力障碍的风险增加,超过一半的患者有注意力缺乏症,自闭症的发生率也增加(Bardsley,2013;Ross,2009)。智力水平在正常范围。

带有多余两条以上 Y 染色体的男性(48,XYYY)或有多余 X 和 Y 染色体的男性(48,XXYY 或 49,XXXYY),很可能出现先天畸形、医疗问题和智力低下(Tartaglia,2011)。

染色体结构异常

染色体结构异常包括缺失、重复、相互易位、等臂染色体、倒位、环状染色体和嵌合体(表 13-1)。其总体发生率为 0.3%(Nussbaum,2007)。确定胎儿染色体的结构异常后,需要解决以下两个问题:①该核型的表型异常和后期的发育异常是什么?②是否为父母的核型导致了胎儿的核型异常?如果这样的话,那么该夫妇以后再次妊娠,胎儿出现这种异常的风险是多少?

缺失和重复

缺失简单地说就是染色体一部分的丢失,重复则是指染色体的某一部分在核型中出现两次。大多数缺失和重复都发生在减数分裂期,由同源染色体配对时染色体排列紊乱或配对错误所致。如果两条染色体排列异常,那么未正常排列的染色体片段可能发生缺失,当两条染色体重组时,如果匹配错误持续存在,则可能引起一条染色体缺失,另一条染色体重复(图 13-6)。如果检测出胎儿或婴儿的染色体缺失或重复,应该检

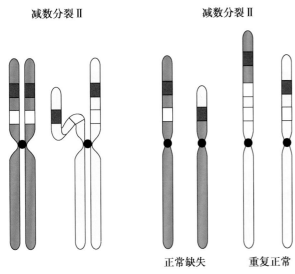

减数分裂 Ⅱ　　　　减数分裂 Ⅱ

正常　缺失　　重复　正常

图 13-6　在同源染色体配对期间错配可能会导致一条染色体缺失,另一条染色体重复

测父母是否为平衡易位携带者,因为这种情况会大大增加其复发风险。常规细胞遗传学核型监测能发现的大片段缺失在人群中的发生率约 1/7 000(Nussbaum,2007)。常见的缺失有专有名称,如 5 号染色体短臂缺失,也称猫叫综合征(cri du chat syndrom)。

　　微缺失和微重复综合征　采用传统的核型分析方法不能识别小于 300 万~500 万碱基对的微缺失和微重复。染色体微阵列分析(chromosomal microarray analysis,CMA)可以检测出这些微小缺失和重复。在采用 CMA 检测时,染色体的微小缺失和重复被称为基因拷贝数异常。尽管微缺失和微重复的片段不大,但是在该区域会包含很多的基因,导致邻接基因综合征,后者会包含一系列非常严重但并不相关的表型异常(Schmickel,1986)。在一些情况下,微重复会包含导致微缺失综合征的 DNA 片段(表 13-2)。在怀疑有微缺失综合征时,需要采用 CMA 或荧光原位杂交的方法来进行确诊。

表 13-2　常见的一些微缺失综合征

综合征	发生率	定位	特征
Alagille 综合征	1:70 000	20p12.2	胆汁淤积性黄疸(肝内胆管缺乏),心脏病,骨骼疾病,眼部疾病,特殊面容
快乐木偶综合征(Angelman syndrome)	1:20 000~1:12 000	15q11.2-q13(母体基因)	特殊面容(呆笑面容),精神发育迟滞,共济失调,肌张力减退,癫痫发作
猫叫综合征(cri du chat syndrom)	1:50 000~1:20 000	5p15.2-15.3	异常喉头发育,猫叫样哭声,张力减退,智力低下
卡尔曼综合征(Kallmann syndrome)	1:86 000~1:10 000	XP22.3	低促性腺素功能减退症,嗅觉丧失症
Langer-Giedion 综合征	少见	8q23.3	毛发-鼻-指/趾综合征 特殊面容,毛发稀少,多余皮肤,智力低下
Miller-Dieker 综合征	少见	17p13.3	神经元迁徙异常,无脑回,小头畸形,特殊面容
普拉德-威利综合征(Prader-Willi syndrome)	1:30 000~1:10 000	15q11.2-q13(父体基因)	肥胖症,张力减退,智力低下,低促性腺功能减退症,四肢短小
视网膜母细胞瘤	1:280 000	13q14.2	视网膜母细胞瘤,视网膜良性肿瘤,非视网膜(第二原发)肿瘤
Rubenstein-Taybi 综合征	1:125 000~1:100 000	16p13.3	特殊面容,宽大拇指和大足趾,智力低下,肿瘤风险增高
Smith-Magenis 综合征	1:25 000~1:15 000	17p11.2	特殊面容,语言发育延迟,听力丧失,睡眠障碍,自我伤害行为
腭心面/迪格奥尔格(Di-George)/Shprintzen 综合征	1:4 000	22q11.2	异常心脏缺损,腭裂,腭咽闭合不全,胸腺和甲状旁腺异常,发育迟缓
WAGR 综合征	1:500 000	11p13	肾母细胞瘤,无虹膜,泌尿生殖系统异常(包括不明确的生殖器),智力低下
Williams-Beuren 综合征	1:10 000~1:7 500	7q11.23	特殊面容,牙齿畸形,智力低下,主动脉和周围肺动脉狭窄
Wolf-Hirschhorn 综合征	1:50 000~1:20 000	4p16.3	特殊面容,生长发育迟缓,唇腭裂,眼组织残缺,心脏间隔缺损
X 连锁鱼鳞病	1:6 000	Xp22.3	类固醇硫酸酯酶缺乏症,角膜不透明

资料来源:National Library of Medicine,2017;Johns Hopkins University,2017.
发生率是指在活产儿中的发生率。

22q11.2 微缺失综合征　又称为迪格奥尔格综合征(DiGeorge syndrome)、Shprintzen 综合征和腭心面综合征。这是最常见的微缺失综合征,发生率约为 1/6 000 ~ 1/3 000。尽管表现为常染色体显性遗传模式,但是 90% 的病例是新发突变。整个微缺失包含 300 万个碱基对,包括了 40 个基因,可导致 180 种不同的症状,对遗传咨询来说是一个挑战(Shprintzen,2008)。患者的症状可以差别很大,即使来自同一家庭。过去认为,迪格奥尔格综合征和 Shprintzen 综合征的表型不同,但是现在认为他们两者都为同一个缺失综合征(McDonald-McGinn,2015)。

约 75% 的患者出现心脏圆锥动脉畸形,如法洛四联症,动脉干、主动脉弓断离及室间隔缺损(McDonald-McGinn,2015)。75% 的患者有免疫系统缺陷,如 T 淋巴细胞减少症。约 70% 的患者有腭咽关闭不全或腭裂。学习障碍、自闭症和智力障碍也很常见。其他的症状还包括低钙血症、肾功能异常、食管运动功能障碍、听力丧失,行为异常和精神疾患,尤其是精神分裂症。典型的面容包括短睑裂、球茎鼻尖、小颌畸形、短小的人中及小且后旋的耳朵。

染色体易位

易位是指在 DNA 重组时期,DNA 片段从一条染色体上断裂,并连接到另一条染色体上。重组后的染色体被称为衍生染色体(der)。易位有两种类型:相互易位和罗伯逊易位。

相互易位　也称为双片段易位,指两条不同染色体片段发生断裂,并相互交换。如果在这一过程中没有遗传物质的获得或丢失,则称为平衡易位。平衡易位的发生率约为 1/600(Nussbaum,2007)。尽管平衡易位携带者的表型多正常,但是染色体片段中特定基因的位置改变可能会导致异常。平衡易位携带者中结构或发育异常的风险为 6%。有趣的是,CMA 技术检测发现,20% 的平衡易位携带者有 DNA 片段缺失或重复(Manning,2010)。

平衡易位携带者也能产生非平衡的配子,导致后代异常。如图 13-7 所示,如果精子或卵子中携带一条易位染色体,受精后形成的胚胎中会出现染色体的部分单体和部分三体。特定染色体易位的风险可以通过遗传咨询作出评估。

一般来说,对于已生育一个异常孩子的易位携带者,其再次生育染色体不平衡易位活胎的风险为 5% ~ 30%。对于因其他原因被确诊的易位携带者,如在不孕症检查中发现的携带者,只有 5% 的风险生育染色体不平衡易位的活产儿,可能由于他们的配子异常度高,胚胎无法存活所致。

罗伯逊易位　罗伯逊易位只涉及近端着丝粒染色

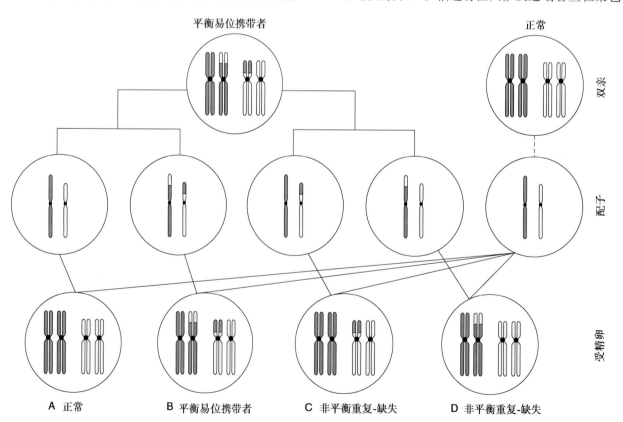

图 13-7　平衡易位携带者的后代可能出现平衡易位携带者(B)、非平衡易位携带者(C、D)或染色体完全正常(A)

体,包括 13 号、14 号、15 号、21 号和 22 号染色体。近端着丝粒染色体的短臂很短。两条长臂融合产生一条包含一个着丝粒的衍生染色体,另一个着丝粒和两条短臂丢失。因为着丝粒的数量决定染色体数目,所以典型的罗伯逊易位携带者仅有 45 条染色体。这些近端着丝粒染色体短臂是卫星区域,包含编码核糖体 RNA 的重复基因。由于这些区域也存在于其他近端着丝粒染色体上,它们的丢失并没有影响到携带者的表型,这些携带者的表型通常正常。但是在受精时,当衍生染色体与另一亲代的染色体配对时,会导致后代出现三体。

罗伯逊易位在新生儿中的发生率为 1‰。如果母亲是易位携带者,则其后代出现异常的实际发生率为 15%。而如果父亲是携带者,其后代出现异常的实际发生率为 2%。罗伯逊易位并不是引起流产的一个主要原因,反复流产夫妇中该易位的发生率不到 5%。当发现一个婴儿或儿童是易位型三体时,孩子的父母也应该进行染色体检查。如果父母都不是易位携带者,那么易位则是新发的,其再发风险很低。

罗伯逊易位携带者通常有生育问题。如果融合的染色体同源,即来源于同一对染色体,那么携带者只能产生非平衡的配子。每一个卵子或精子若含有易位的两条染色体,或不含该染色体,则前者受精后将导致三体,后者则出现单体。如果融合的染色体非同源,4/6 的配子会出现异常。最常见的罗伯逊易位是 13 号和 14 号染色体易位,即 der(13;14)(q10;q10),约 20% 的 Patau 综合征由此原因导致。

等臂染色体

等臂染色体是由一条染色体的两个短臂或两个长臂融合在一起组成。等臂染色体被认为是在第二次减数分裂或有丝分裂时着丝粒横向断裂引起,也可能由携带罗伯逊易位的染色体减数分裂发生错误导致。由近端着丝粒染色体长臂组成的等臂染色体表现类似于同源染色体的罗伯逊易位,这样的携带者只能产生异常的非平衡配子。当一条等臂染色体涉及短臂包含功能性遗传物质的非近端着丝粒染色体时,着丝粒的异常断裂和融合会导致两条等臂染色体,一条由两个长臂组成,一条由两个短臂组成。在细胞分裂过程中,这些等臂染色体其中的一条有可能会丢失,从而导致存在于那条臂上的基因遗传物质缺失。因此,携带者通常表型异常,且产生异常的配子。最常见的是 X 等臂染色体,即 i(Xq),15% 的特纳综合征由其产生。

染色体倒位

倒位是指一条染色体发生两处断裂,在断端修复前,断裂的片段上下颠倒并在原来的断裂位置与染色

体重接。虽然没有遗传物质丢失或复制,但重排可能会改变基因的功能。有两种类型的倒位:臂间倒位和臂内倒位。

臂间倒位　如果染色体的断裂点分别位于长臂和短臂,颠倒的片段包含着丝粒,这种倒位称为臂间倒位(图 13-8)。臂间倒位可引起染色体在减数分裂中的排列异常,因此携带者有产生异常配子的高风险,进而生育异常子女。一般情况下,如果是因为生育了畸形儿而被检测出的倒位,其再发风险为 5%~10%,如果因为其他原因而被确诊的倒位,其再发风险为 1%~3%。9 号染色体的臂间倒位是一个例外,inv(9)(p11q12)被认为是正常多态性,人群发生率约 1%。

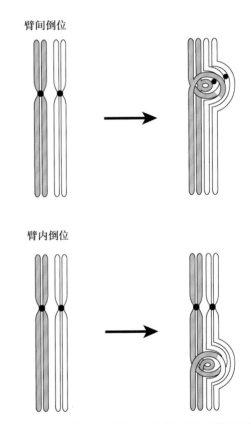

图 13-8　染色体臂间倒位(涉及着丝粒)和臂内倒位(不涉及着丝粒)在减数分裂中的配对交换。臂间倒位者其后代发生重复或缺失的风险增加。而臂内倒位携带者早期流产的风险增加

臂内倒位　臂内倒位时,颠倒的片段来源于同一条染色体臂,短臂或长臂,倒位部分不包含着丝粒(图 13-8)。携带者可产生平衡的配子,也可产生异常配子,无法受精。因此,臂内倒位主要表现为不育,但其生育异常后代的概率极低。

环状染色体

染色体的两末端断裂缺失,又在末端的断裂点上互相重接,形成一条环状染色体。端粒是线性染色体

末端的重要组成部分。它们是特殊的核蛋白质复合物，对于染色体末端的保护、修复和稳定具有重要作用。如果端粒丢失，而所有重要的遗传物质没有缺失，携带者可以无明显症状。如果染色体的缺失部分超过了末端，则携带者很可能表型异常。例如，X 环状染色体，可导致特纳综合征。

■ 染色体嵌合体

嵌合体是指体内存在来源于同一受精卵的两种或两种以上的细胞系。嵌合体的表型取决于许多因素，包括细胞遗传学异常的细胞系是否累及胎盘、胎儿、部分胎儿或同时累及胎盘和胎儿。羊水培养中嵌合体约 3%，但可能并不能反映真实的胎儿染色体组成（Carey，2014）。当仅在某一瓶羊水标本中发现异常细胞，结果很可能是假嵌合体，可能是细胞培养造成的假象（Bui 1984；Hsu 1984）。如果多个培养瓶中都发现异常细胞，则极有可能是真嵌合体，需要进一步检测加以证实。这种情况下，在 60%~70% 的胎儿中可能发现另一种细胞系（Hsu 1984；Worton，1984）。

局限于胎盘的嵌合体

绒毛取样研究显示，2% 的胎盘为嵌合体，大多数情况下嵌合体只存在于胎盘（Baffero，2012；Henderson，1996）。应进行羊膜腔穿刺加以证实。在绒毛取样检测发现为嵌合体的 1 000 例患者中，后续的羊膜腔穿刺发现仅 13% 为真正的胎儿嵌合体。后面讨论的单亲二体占 2%，剩下的来自限制性胎盘嵌合体（Malvestiti，2015）。如果在包含印迹基因的染色体中发现了嵌合体，如 6 号、7 号、11 号、14 号或 15 号染色体，由于单亲二体可能对胎儿造成影响，应考虑进行单亲二体的检测（Grati，2014a）。

尽管限制性胎盘嵌合体的预后通常较好，但是胎儿生长受限很常见，死胎的风险也较高（Reddy，2009）。胎盘的非整倍体细胞损害其功能而导致胎儿生长受限（Baffero，2012）。胎盘 16 三体嵌合体的预后很差。

性腺嵌合

性腺嵌合可能是定向发育成性腺的细胞有丝分裂发生错误造成的，导致产生了大量异常的生殖细胞。因为精原细胞和卵母细胞在胎儿期即开始分裂，且精原细胞在成年后会继续分裂，性腺嵌合现象可能是早期正常生殖细胞减数分裂异常造成的。性腺嵌合现象可以解释父母正常的胎儿产生新发突变的原因。这可以引起一些常染色体显性遗传病，如软骨发育不全、成骨不全及 X 连锁性疾病如进行性假肥大性肌营养不良。性腺嵌合现象也可以解释为什么对于已有"新发突变"患儿的家庭，其再发风险率约 6%。

遗传方式

单基因（孟德尔）遗传病是由于一个基因位点或一对基因的一个或两个突变导致。孟德尔遗传的传统模式包括常染色体显性遗传、常染色体隐性遗传、X 连锁遗传和 Y 连锁遗传。其他的单基因遗传模式见后文，包括线粒体遗传、单亲二体遗传、遗传印迹、三核苷酸重复扩增，换句话说，就是早现遗传。25 岁之前，约 0.4% 的人表现出单基因遗传病，2% 的人在其一生中至少有一种这样的疾病（表 13-3）。

表 13-3　一些常见的单基因（孟德尔）遗传病

常染色体显性遗传病

软骨发育不全
急性间歇性卟啉病
成人多囊肾病
抗凝血酶Ⅲ缺乏
BRCA1 和 BRCA2 乳腺癌和/或卵巢癌
埃勒斯-当洛综合征（Ehlers-Danlos syndrome）
家族性腺瘤性息肉病
家族性高胆固醇症
遗传性出血性毛细血管扩张症
遗传性球形红细胞增多
亨廷顿病
肥大性梗死型心肌病
QT 延长综合征
马方综合征（Marfan syndrome）
营养不良性肌强直
多发性神经纤维瘤 1 型和 2 型
结节性硬化症
血管性血友病

常染色体隐性遗传病

α_1-抗胰蛋白酶缺乏
先天性肾上腺增生
囊性纤维化
戈谢病（Gaucher disease）
血色素沉着症
高胱氨酸尿症
苯丙酮尿症
镰状细胞贫血
泰-萨克斯病（Tay-Sachs disease）
地中海贫血综合征
Wilson 病

X 连锁遗传病

雄激素不敏感综合征
慢性肉芽肿病
色盲
法布里病（Fabry disease）
脆性 X 染色体综合征
葡萄糖-6-磷酸缺乏综合征
血友病 A 和血友病 B
低血磷性佝偻病
进行性假肥大性肌营养不良和贝克肌营养不良
眼白化病 1 型和 2 型

■ 表型和基因型的关系

遗传方式为显性或隐性,是指的表型,而不是基因型。一些显性遗传病中,正常的基因可以仍然指导产生正常的蛋白质,但其表型却是异常的,这是由异常基因产生的蛋白质引起的。同样地,一些隐性遗传疾病的杂合子携带者,可能会产生一些可测出的异常基因产物,但因为表型是由正常基因产物决定的,所以患者不会表现出这些疾病的特征。例如,镰状细胞贫血携带者约含有 30% 的血红蛋白 S,然而,因为剩下的血红蛋白均为 A 型,所以在正常的供氧条件下,这些细胞并不会形成镰刀形。

遗传异质性

遗传异质性解释了为什么不同的遗传机制可以导致同样的表型。基因座异质性是指某种特定的疾病表型可以由不同基因位点的突变引起。这也解释了为什么一些疾病会遵循一种以上的遗传模式。例如,色素性视网膜炎可以来源于 35 个不同基因的突变,遗传方式包括常染色体显性、常染色体隐性或 X 连锁。

等位基因异质性是指同一基因的不同突变导致疾病不同的表型。例如,囊性纤维化只与一个基因有关,即囊性纤维化传导跨膜调节基因,但该基因可以出现超过 2 000 种的突变,导致疾病的严重程度不同(第 14 章和第 51 章)。

表型的异质性可以解释为什么不同的疾病状态可以来源于同一基因的不同突变。例如,成纤维细胞生长因子受体 3(FGFR3)的突变可以导致不同的骨骼异常,包括软骨发育不全和致死性骨发育不全,在第 10 章对这两种疾病进行了介绍。

■ 常染色体显性遗传

如果一对基因中仅有一个决定其表型,那么这个基因就被认为是显性的。常染色体显性遗传病基因的携带者每次妊娠有 50% 的概率将患病基因传递给后代。有显性突变的基因通常优先于正常基因决定表型。也就是说,同样的遗传方式下,并不是所有的患者都会表现出完全相同的常染色体显性遗传病表型。影响表型的因素包括外显率和表达度,偶尔还有共显性基因的影响。

外显率

外显率是指一种常染色体显性基因是否被完全表达。如果所有的携带者都有疾病的表现,则外显率为 100%。如果一些携带者表达出疾病的表型,而另一些则不表达,则说明该基因外显不全。这可以用表达出疾病表型的个体与所有携带显性基因的个体总数之比

来表示。例如,80% 携带某种显性基因的人出现症状,说明该基因的外显率为 80%。外显不全可以解释为什么有些常染色体显性遗传疾病并非代代相传。

表达度

表达度是指携带同样显性致病基因的患者表型不同,即使在同一家系内。一个基因的表达度不同可导致疾病表现轻重不一。如神经纤维瘤、结节硬化症和成人多囊肾。

共显性基因

如果一对基因的等位基因彼此不同,但均在表型中表达,则两者就被认为是共显性基因。一个常见的例子就是人类血型,因为它们的基因是共显性的,一个人的红细胞 A 抗原和红细胞 B 抗原可以同时表达。另一个例子就是血红蛋白的产生由一组基因决定。由于一个基因导致血红蛋白 S 的合成,另一个基因导致血红蛋白 C 的形成,因此一个个体可以同时出现血红蛋白 S 和血红蛋白 C(第 56 章)。

父亲高龄

父亲年龄 40 岁以上时,基因突变的自然发生率显著增加,尤其单碱基的置换。这些可能导致后代出现常染色体显性遗传病或 X 连锁遗传病的携带者。父亲高龄可导致成纤维细胞生长因子受体 2(FGFR2)基因突变,会引起颅缝早闭综合征,如阿佩尔综合征(Apert syndrome)、克鲁宗综合征(Crouzon syndrome)和 Pfeiffer 综合征;FGFR3 基因的突变可导致软骨发育不全或致死性骨发育不全;RET 原癌基因的突变可导致多发性内分泌肿瘤综合征(Jung, 2003;Toriello, 2008)。这些新突变也可能会导致后代携带 X 连锁遗传病,并且它们可能是早期流产的一个原因。采用全基因组扩增技术,Kong 等(2012)证实,父亲年龄与后代中单核苷酸多态性比例增高有关。大约是父亲年龄每增加 1 岁,可能增加两个新发突变。由于常染色体显性遗传病并不常见,疾病的实际发生风险还是很低的,并没有特殊推荐的筛查和检测方法。

父亲高龄可轻微增加胎儿唐氏综合征的发生率和染色体结构异常的发生率(Grewal, 2012;Toriello, 2008;Yang, 2007)。通常认为,父亲高龄并不增加非整倍体的发生率,可能是因为非整倍体精子无法使卵子受精所致。

■ 常染色体隐性遗传

只有当两个等位基因都异常时,才会出现常染色体隐性遗传病。一些酶缺乏症属于常染色体隐性遗传。携带者的酶水平大约只有正常的一半。除非因为进行特定疾病的筛查,如囊性纤维化,否则这些隐性遗

传病携带者很难被发现,只有在患儿出生后或家庭成员发病后才被发现(第 14 章)。生育了常染色体隐性遗传病患儿的夫妇每次怀孕都有 25% 的再发风险。1/4 的后代是正常纯合子,2/4 是杂合子携带者,而剩余的 1/4 将是异常的纯合子。患儿表型正常的兄弟姐妹是基因携带者的可能性为 2/3。

只有当携带者的配偶也是一个杂合子携带者或纯合子时,生育的孩子才会罹患该疾病。因为常染色体隐性遗传病的致病基因在普通人群中的发生率很低,配偶是基因携带者的概率很低,除非这对夫妇是近亲结婚或高风险人群。临床上通常很难发现携带者,即杂合子的表型变化,但是可进行生化水平的检测。其他的常染色体隐性遗传病只能通过分子基因检测来进行诊断(第 14 章)。

先天性代谢缺陷

大部分这些常染色体隐性遗传疾病是由关键酶缺乏导致蛋白质、糖或脂肪的代谢不全所致。代谢中间产物的蓄积对多种组织均有毒性作用,进而造成智力发育迟滞或其他异常。

苯丙酮尿症 苯丙酮尿症也称为苯丙氨酸羟化酶(phenylalanine hydroxylase,PAH)缺乏症,是由于 PAH 基因突变导致的常染色体隐性遗传病。PAH 将苯丙氨酸代谢为酪氨酸,纯合子 PAH 水平减少或缺如,导致苯丙氨酸水平异常增高,进而导致智力损害、自闭症、癫痫、运动障碍和神经精神异常(Blau,2010)。因为苯丙氨酸竞争性地抑制酪氨酸水解酶,而此酶对黑色素的形成至关重要,所以患者会出现头发、眼睛和皮肤的色素减退。已经发现有超过 500 种的 PAH 基因突变,携带者的发生率为 1/60,新生儿的发病率为 1/15 000(ACOG,2017c)。早期诊断和婴儿期开始限制苯丙氨酸饮食对预防神经损伤至关重要。因此,几乎所有的国家目前都要求对新生儿进行苯丙酮尿症筛查。

限制苯丙氨酸会导致蛋白质消耗不足,需要使用不含苯丙氨酸的氨基酸进行营养补充。2007 年,PAH 辅因子四氢生物蝶呤(沙普蝶呤)被批准用于苯丙酮尿症的治疗。沙普蝶呤对 25%～50% 的患儿治疗有效,可以明显降低苯丙氨酸的水平,改善神经精神症状(Vockley,2014)。有必要终身将苯丙氨酸的水平控制在 2～6mg/dL(120～360μmol/L),这样可以防止神经认知和精神症状的恶化(ACOG,2017c)。幸运的是,即使早先停止治疗的患者,也可以在治疗后改善神经精神症状。

患有苯丙酮尿症的妇女,如果苯丙氨酸高于正常水平,妊娠期间由于暴露于高浓度苯丙氨酸,宫内正常或杂合子后代有受损的风险。苯丙氨酸易穿过胎盘到达胎儿。高苯丙氨酸血症使得孕妇流产率增加,而且后代出现智力发育迟缓、小头畸形、癫痫发作、低出生体重和先天性心脏缺损的风险均增加。如果使用非限制饮食,这些女性生育智力低下孩子的风险超过 90%,生育小头畸形孩子的风险超过 70%,每 6 个孩子中就有 1 个会罹患心脏缺陷(Lenke,1980)。在一项对妊娠妇女苯丙酮尿症的联合研究中,18 年间随访了 572 例妊娠患者,发现血清苯丙氨酸的水平维持在 2～6mg/dL 的范围时可显著降低胎儿发育异常的风险(Koch,2003;Platt,2000)。推荐进行孕前咨询并在有经验的苯丙酮尿症中心进行咨询。

血缘关系

如果两个人至少有一个共同的祖先,则被认为是有血缘关系。尽管这在西方国家并不常见,但是在一些国家中,估计 10 亿人口有 20%～50% 的婚姻双方有血缘关系(Romeo,2014)。从医学遗传上来说,第二代的表兄妹或近亲亲属都有血缘关系,一级亲属拥有一半的相同基因,二级亲属拥有 1/4 的相同基因,三级亲属(堂兄弟、姊妹,表兄弟、姊妹)则有 1/8 的相同基因。由于可能具有相同的有害基因,近亲结婚会增加罹患罕见常染色体隐性遗传疾病或多因素遗传病的风险。在人群中,一代亲属婚配后孩子先天性异常的发生率增加 2 倍(Sheridan,2013;Stoltenberg,1997)。近亲结婚也增加了死胎的风险(Kapurubandara,2016)。使用单核苷酸多态性的 CMA 平台可鉴别血缘关系,检测前可进行咨询。

乱伦被定义为发生在一级亲属如父母与孩子或兄弟姐妹之间的性关系,这种婚配生育的后代发生异常结局的风险最高,有高达 40% 的孩子罹患常染色体隐性遗传病和多基因病(Baird,1982;Friere-Maia,1984)。

■ X 连锁遗传或 Y 连锁遗传

大多数 X 连锁性疾病都是隐性的。常见的有色盲、血友病 A 和 B,进行性假肥大性肌营养不良和贝克肌营养不良等。携带有 X 隐性基因的男性通常都患病,因为他们没有第二条表达正常显性基因的 X 染色体。由于其儿子不会获得父亲的异常 X 连锁基因,所以 X 连锁性疾病患者的儿子不会罹患该疾病。

如果一个女性携带有 X 连锁隐性遗传的基因,那么她每个儿子都有 50% 的风险患病,每个女儿有 50% 的概率成为携带者。

携带有一个 X 连锁隐性基因的女性通常不会患病。然而,在某些情况下,由于 X 染色体非随机失活,该女性携带者可能会出现一些典型症状。例如,约

10% 的血友病 A 基因女性携带者,Ⅷ因子的水平低于正常人的 30%,同样比例的血友病 B 女性携带者的凝血因子Ⅸ水平也低于正常人的 30%。这些因子水平低于阈值会导致这些女性在生产时大出血的风险增加(Plug,2006)。事实上,即使这些凝血因子的水平高一点,携带者女性出血的风险也明显增高(Olsson,2014)。同样,携带有进行性假肥大性肌营养不良和贝克肌营养不良基因的女性心肌病风险增加,推荐定期进行心功能不全和神经肌肉疾病的评估(American Academy of Pediatrics,2008)。

X 连锁显性遗传疾病主要影响女性,因它们对男性是致命的。例如,抗维生素 D 佝偻病和色素失调症。脆性 X 综合征是一个例外,后续将论述。

Y 染色体连锁疾病的发生率较低。Y 染色体不仅携带有重要的性别决定基因,还有多种细胞功能基因,如精子发生和骨骼发育的基因。Y 染色体长臂基因的缺失会导致严重的生精障碍,而短臂顶端基因则在减数分裂期的染色体配对和受精中起着至关重要的作用。

■ 线粒体遗传

人类细胞含有成百个线粒体,每一个线粒体又都有其自身的基因组和相互联系的复制系统。人类卵母细胞含有约 10 万个线粒体,而精子却只有 100 个,并且这些线粒体在受精后就被破坏了。每个线粒体有 16.5kb 的环状 DNA 分子,每个环状 DNA 分子中含有 37 个独特的基因。线粒体 DNA 编码用于氧化磷酸化的多肽、核糖体和转运 RNA。

线粒体只遗传自母亲。尽管男性和女性均可患线粒体疾病,但仅通过女性遗传。细胞复制时,线粒体 DNA 随机进入任何一个子细胞,这一过程被称为复制分离。其后果在于,任何线粒体的突变都会随机进入子细胞。由于每个细胞都含有大量的线粒体 DNA 拷贝,线粒体可以包含只有正常或只有异常的 DNA,称之为同序性。相应地,它可以同时包含正常和突变的 DNA,称之为异序性。如果异序性的卵母细胞受精,一定比例的突变 DNA 可以影响个体是否表现特定的线粒体疾病。由于不可能预测后代中异序性的程度,因此这对遗传咨询提出了挑战。

2016 年,33 种已知的分子基础的线粒体疾病登载在 OMIM 网站(Johns Hopkins University,2017)。例如,肌阵挛性癫痫发作伴破碎红纤维病变、利伯氏视神经萎缩、卡恩斯-塞尔综合征(Kearns-Sayre syndrome)、Leigh 综合征、线粒体肌病和心肌病,以及对氯霉素毒性的敏感性均属于线粒体遗传病的范畴。

■ DNA 三核苷酸重复扩增(早现遗传)

孟德尔第一定律陈述了基因在父母传给后代过程中是不改变的。除非有新的突变,该定律仍适用于许多基因或特性。然而,某些基因是不稳定的,在由父母传给子女的过程中,它们的大小及功能可能会发生改变。

早现遗传在临床上已获证实,这一现象是在传递过程中,症状似乎越来越严重,发病时间逐代提前。一些 DNA 三核苷酸重复扩增疾病如表 13-4 所示。

表 13-4　一些由 DNA 三核苷酸重复扩增引起的疾病

齿状核红核苍白球丘脑下部核萎缩
脆性 X 染色体综合征
弗里德赖希共济失调(Friedreich 共济失调)
亨廷顿病
脊髓根性肌萎缩(Kennedy 病)
营养不良性肌强直
脊髓小脑共济失调

脆性 X 综合征

这是最常见的家族性智力发育障碍的原因,约累及 1/3 600 的男性和 1/6 000～1/4 000 的女性(ACOG,2017a)。脆性 X 综合征是由于 X 染色体长臂 2 区 7 带的三核苷酸 DNA 片段"胞嘧啶-鸟嘌呤-鸟嘌呤(CGG)"的重复扩增所致。当 CGG 数量达到临界值时,脆性 X 智力发育障碍基因 1(fragile X mental retardation 1,FMR1)发生甲基化,进而失活,抑制产生 FMR1 蛋白。该蛋白在神经细胞中最为多见,对正常认知的发展至关重要。

尽管是 X 连锁遗传病,性别和 CGG 重复的数目决定了个体是否患病及患病的严重程度。男性的智力低下更为严重,其平均智商评分只有 35～45 分(Nelson,1995)。受累者会出现演说和语言障碍及注意力缺陷/多动症。脆性 X 综合征也是最常见的自闭症或引起自闭症样行为的原因。症状可以随年龄的增大而更为明显,表型特征包括下巴突出的窄脸、长招风耳、结缔组织病和男性青春期后巨睾症。临床有 4 种类型(ACOG,2017a):

- 完全突变:大于 200 个重复
- 前突变:55～200 个重复
- 中间型:45～54 个重复
- 不受影响的:小于 45 个重复

所有的男性和一些女性会表现为完全突变。有完全突变时,男性往往表现出认知行为异常和典型的表型特征。由于受累 X 染色体失活,女性的症状不尽相同,异常可以较轻微。少见的情况下,完全突变也可以来自母亲(Monaghan,2013)。

对于携带前突变的个体,评估和咨询更为复杂。患有脆性 X 综合征的女性有可能生育携带完全突变的后代,取决于 CGG 重复的数目。当 CGG 重复数目低于 70,后代中完全突变的发生率为 5% 或更低,当 CGG 重复数目为 100~200 时,后代中全突变的发生率超过 95%(Nolin,2003)。在男性前突变携带者中,扩展发生的可能性极低,但他们的女儿会携带这一前突变。在不携带任何危险因素的女性中,脆性 X 综合征前突变的发生率为 1/250,在家族中有智力低下患者的人群中,脆性 X 综合征前突变的发生率为 1/90(Cronister,2008)。前突变携带者也会存在健康问题,携带前突变的男性发生脆性 X 震颤共济失调综合征的风险增高。该综合征的特征为:记忆丧失、执行功能缺陷、焦虑和痴呆(Monaghan,2013)。携带前突变的女性也会出现脆性 X 震颤共济失调综合征,只是风险较低。20% 的女性会出现与脆性 X 综合征相关的卵巢早衰。

美国妇产科医师学会(2016c,2017a)推荐,对以下进行携带者筛查:有脆性 X 综合征家族史的女性、不明原因智力障碍、发育迟缓,自闭症及原发性卵巢早衰。可以通过绒毛检测或羊水穿刺进行产前诊断。尽管绒毛检测不能准确地评估基因的甲基化情况,但绒毛检测和羊膜腔穿刺的样本都可以用来确定 CGG 重复的数目。

■ 基因印迹

基因印迹是指后代自某一亲代遗传的基因并未表达,这是由传递父母的性别决定的。也就是说,亲代来源不同,表型也不同。印迹基因通过控制表观遗传影响基因表达,它改变基因结构,而不是改变基因的核酸序列。例如,甲基化状态可影响基因的表达,从而在不影响基因型的情况下影响表型。重要的是,这种情况在下一代是可变的,因为一个携带有来自父亲印迹基因的女性,会把这个基因通过卵细胞进行传递,从而将之变为母源性印迹,而非父源性的印迹,反之亦然。

表 13-5 中收入了一些涉及基因印迹的疾病,一个典型的例子是影响同一段 DNA 区域的不同疾病。普拉德-威利综合征以食量增加、肥胖、身材矮小,手脚短小、外生殖器小及轻度智力发育迟滞为特征。超过 70% 的普拉德-威利综合征(Prader-Willi syndrome)是由父方 15q11.2-q13 微缺失或破坏造成的,其余是在父源性基因失活的前提下,由母源单亲二体或基因印迹造成的。

表 13-5　涉及基因印迹的一些疾病

疾病	染色体区域	父母来源
快乐木偶综合征	15q11.2-q13	母源
贝-维综合征	11p15.5	父源
肌阵挛性肌张力障碍	7q21	母源
普拉德-威利综合征	15q11.2-q13	父源
假性甲状旁腺功能减退症	20q13.2	类型依赖
拉塞尔-西尔弗综合征	7p11.2	母源

资料来源:Online Mendelian Inheritance in Man(Johns Hopkins University,2017.

相反,快乐木偶综合征患者身高和体重正常,但具有严重的智力发育迟缓、缺乏言语、癫痫、共济失调、手臂抽动症及发作性的不适当大笑。约 70% 的快乐木偶综合征(Angelman syndrome)是由母源性的 15q11.2-q13 的微缺失或断裂造成的。2% 是由父源性的单亲二体导致,还有 2%~3% 在母源基因失活时由基因印迹引起。

对于产科医生,还有许多其他重要基因印迹的例子。完全性葡萄胎是以胎盘组织的过度增生,而无胎儿结构为特征(第 20 章)。相反,卵巢畸胎瘤源于母源性的二倍体卵子,以有各种胎儿组织的生长而无胎盘结构为特征(Porter,1993)。

■ 单亲二体

在这种情况下,一对染色体中的两条均来自相同的亲代,而非一个来自父亲,一个来自母亲。通常,单亲二体没有临床后果。尽管两条染色体来源于同一个亲代,但它们并不相同。如果单亲二体涉及 6 号、7 号、11 号、14 号或 15 号染色体,则会出现一些例外。这些后代因为亲代基因表达的差异而导致异常的风险增加(Shaffer,2001)。尽管有多个遗传机制可能引起单亲二体,但最常见的是"三体营救",如图 13-9 所示。当同源染色体不分离造成三体合子后,三条同源染色体中的一条可能会丢失,引起了约 1/3 的单亲二体。

单亲二体是个体从一个亲代中获得两个相同染色体拷贝的独特情况。这个机制解释了一部分囊性纤维化病例,在这些病例中,父母双方只有一个是携带者,但胎儿从父母继承了同一异常染色体的两个拷贝(Spence,1988;Spotila,1992)。单亲二体还与胎盘嵌合体相关的异常生长有关。

■ 多因素遗传

如果疾病或性状由多种基因和环境因素影响决

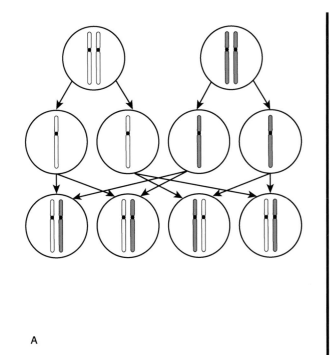

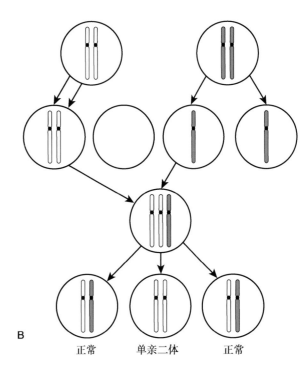

正常　　　单亲二体　　　正常

图 13-9　三体营救形成单亲二体的机制。A. 在正常减数分裂时，两条同源染色体分别来自父亲和母亲。B. 如果同源染色体不分离会导致三体胎儿，有时一条同源染色体会丢失。如果丢失的是来自正常配子的染色体，则会导致单亲二体

定，则称为多因素遗传（表 13-6）。多基因遗传病是由多个基因共同作用造成的。绝大部分的先天性和后天性疾病，以及性状特征都是多因素遗传。常见的例子包括畸形（如腭裂和神经管畸形）、疾病（如糖尿病和心脏病）、性状特征（如头的大小和身高）。多因素遗传导致的异常会在家族内反复出现，但并不遵循孟德尔遗传定律。如果一对夫妇生过一个受多因素遗传影响的出生缺陷孩子，那么其经验再发风险为 3%～5%。亲属关系越弱，其再发风险就越低。

表 13-6　多因素遗传疾病的特点

遗传贡献：
不遵循孟德尔遗传定律
无单基因遗传的相关证据

非基因因素也参与疾病的发生：
仅有易感基因，但缺乏外显率
同卵双生子表现也可能不一致

家族聚集现象：
患者亲属更有可能带有疾病易感基因

近亲之间表达更为相似：
血缘关系越远，表达差异越大，即疾病易感基因越少
单卵双生子比双卵双生子表达更一致

资料来源：Nussbaum，2007.

多因素遗传在人群中呈正态分布，这一特性称之为连续变量。异常被定义为高于或低于总体平均值的两个标准差。鉴于回归分析的原理，这些变量在受累者的后代中较少出现极端情况。

发病阈值

一些多基因遗传性状只有在超过发病阈值后才会出现。影响易患性的遗传和环境因素呈正态分布，只有超过阈值处于正态分布极限的个体才会表现出该特性或缺陷。而表型异常是一种全或无的现象，如唇腭裂和幽门狭窄。

某些阈值性状有明显的性别优势。如果一个较不常见的性别个体有这种特征或缺陷，那么在他/她的后代中复发的风险就会增大（图 13-10）。其中一个例子是先天性幽门狭窄，该病男性发病率约是女性的 4 倍（Krogh，2012）。如果一个女性患有先天性幽门狭窄，她很可能遗传了比产生男性缺陷更多的遗传易感基因。所以她的孩子和兄弟姐妹的复发率会比预期的 3%～5% 复发率还要高。她的兄弟和儿子将有最高的易患性，因为他们不仅会继承超过通常数量的易感基因，而且也更易受到性别的影响。

如果缺陷严重，复发风险也更大。例如，如果已经有一个双侧唇腭裂婴儿出生，则再次怀孕生出唇腭裂婴儿的概率约为 8%，但如果头胎是单侧唇裂婴儿，则

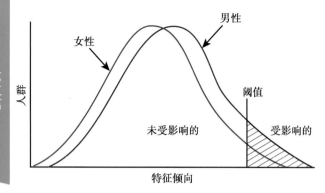

图 13-10 发病阈值示意图,如先天性幽门狭窄,男性更倾向患病。两种性别个体都呈正态分布,但在相同的阈值下,男性发病人数多于女性

二胎的复发率仅为 4%。

心脏疾病

心脏结构异常是最常见的出生缺陷,出生时发病率为 8/1 000。已经发现超过 100 个被认为与心血管形态发生有关的基因,包括指导产生各种蛋白质、蛋白质受体和转录因子的基因(Olson,2006;Weismann,2007)。

如果母亲有心脏缺陷,孩子患心脏异常的风险约为 5%~6%,父亲有心脏缺陷,孩子的风险约为 2%~3%(Burn,1998)。如果单指左侧心脏疾病,包括左心发育不良综合征、主动脉缩窄和二瓣叶型主动脉瓣,复发风险可能增加 4~6 倍以上(Lin,1988;Lupton,2002;Nora,1988)。特殊心脏畸形复发风险见表 49-4。

神经管缺陷

这些疾病也是多因素遗传的典型例子。神经管缺陷的发生可能与体温过高、高血糖、致畸源暴露、种族、家族史、胎儿性别和各种基因有关。这些风险因素与缺陷种类密切相关。如体温过高与无脑儿、妊娠期糖尿病与颅骨和颈胸缺损、丙戊酸暴露与腰骶部缺损有关(Becerra,1990;Hunter,1984;Lindhout,1992)。神经管畸形的超声表现见第 10 章,叶酸预防见第 9 章,脊髓脊膜膨出胎儿的治疗见第 16 章。

50 多年前,Hibbard 和 Smithells(1965)假设叶酸代谢异常是导致许多神经管畸形的原因。对于已生育神经管畸形婴儿的妇女,如果在围产期口服叶酸 4mg/d,3%~5% 的复发风险至少下降了 70%,甚至可能下降 85%~90%(Grosse,2007;MRC Vitamin Study Research Group,1991)。然而,大多数神经管缺损病例并不发生在母体叶酸缺乏的情况下,而且很明显,叶酸治疗神经管畸形的基因-营养相互作用十分复杂。神经管畸形的风险可能与叶酸转运或积累的遗传变异、维生素 B_{12} 或胆碱缺乏症等继发性营养缺陷导致的叶酸利用受损,以及叶酸依赖性代谢酶活性的遗传变异有关

(Beaudin,2009)。

遗传学检测

所有的孕妇都应该有产前非整倍体筛查和产前遗传学诊断的选择权(ACOG,2016b)。产前非整倍体筛查可以用母亲血清生化指标或标志物进行,也可以用 DNA 筛查,即母体血液循环中发现的血浆游离 DNA。同时,亲代的产前基因筛查也有助于确定高危群体中的携带者(第 14 章)。

产前遗传学诊断最常用的检测有细胞遗传学分析(核型分析)、荧光原位杂交(fluorescence in situ hybridization,FISH)、染色体微阵列分析(CMA)。取材样本可以为羊水或绒毛。在某些情况下,可以考虑全基因组测序或全外显子测序,但是这些不作为常规检查。一个已知基因序列的疾病诊断多采用基于 DNA 的检测,并通常使用聚合酶链反应(polymerase chain reaction,PCR)快速扩增 DNA 序列。

■ 细胞遗传学分析

染色体核型分析通常用于检测染色体异常。任何含有分裂细胞或含有可被刺激进行分裂的细胞的组织都适用于细胞遗传学分析。核型分析用于检测染色体数目异常,即非整倍体。它还能确定至少 5~10M 碱基的平衡或不平衡的结构重排。核型诊断准确率超过 99%。

将分裂细胞阻滞在细胞分裂中期,然后将染色体染色以显示明带和暗带。最常用的技术是 Giemsa 染色法,能产生图 13-3 中所示的 G 带。每条染色体都有一个独特的条带模式,用这些条带可以识别和检测缺失、重复或重排的染色体片段。细胞遗传学分析的准确性随带数的增加而提高。高分辨率下观察细胞分裂中期染色体,通常每个单倍染色体组可产生 450~550 条带。细胞分裂早期染色体通常产生 850 条带。

因为只有分裂细胞才能被分析,所以拿到结果的时间与体外培养中细胞生长的速度有关。羊水中含有上皮细胞、胃肠道黏膜细胞和羊膜细胞,通常能在 7~10 天内产生结果。胎儿血细胞可能在 36~48 小时内提供结果,但很少采用该方法(第 14 章)。如果在胎儿死后评估其皮肤成纤维细胞,刺激细胞生长可能会更困难,所以细胞遗传学分析可能需要 2~3 周(第 35 章)。

■ 荧光原位杂交

该技术可用于特定染色体异常的快速鉴定和可疑染色体微缺失或微重复的验证,如先前描述的 22q11.2

微缺失。其检测时间为 1~2 天,通常用于检测结果可能影响孕期处理方法的病例。在实验过程中,细胞被固定于载玻片,然后将荧光标记的探针与固定好的染色体杂交(图 13-11、图 13-12)。每个探针都是一个 DNA 序列,它与目标染色体或基因的一个区域是互补

的。如果目标 DNA 序列存在,在显微镜下可以观察到 DNA 杂交区域呈现一个明亮的信号。信号的数目代表了被分析细胞中该类型染色体或基因的数目。FISH 的结果是探针特异的,即该测试并不提供全部染色体的信息,而仅提供所检测的染色体或基因区域的信息。

制造探针

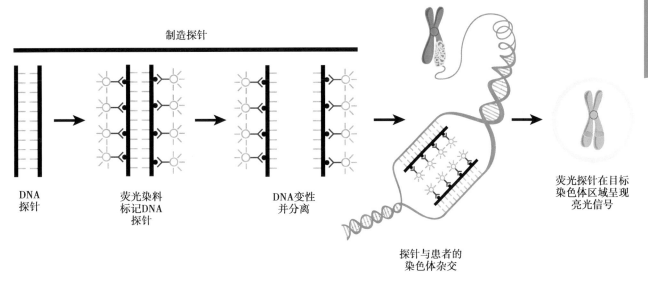

DNA 探针 | 荧光染料标记DNA探针 | DNA变性并分离 | 探针与患者的染色体杂交 | 荧光探针在目标染色体区域呈现亮光信号

图 13-11　荧光原位杂交的步骤

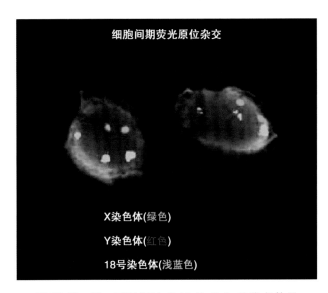

图 13-12　用 α 卫星探针对 18 号、X 和 Y 染色体进行细胞间期核荧光原位杂交,如图所示,出现了三个浅蓝信号、两个绿色信号,但无红色信号,提示是一个 18 号染色体三体的女性胎儿
（资料来源:Dr. Frederick Elder.）

最常见的应用 FISH 进行产前诊断的案例是用染色体 21 号、18 号、13 号、X 和 Y 特异的 DNA 探针来检测细胞分裂期的核染色体。图 13-12 展示了 FISH 检测细胞分裂间期核染色体的一个例子,使用 α-卫星探针来检测 18 号、X 和 Y 染色体的数目以确定 18 号染

色体三体患者。在一个超过 45 000 例样本的综述中,FISH 分析与标准细胞核型分析的一致性为 99.8%(Tepperberg,2001)。美国妇产科医师学会(2016b)建议,以 FISH 为基础的临床决策应纳入与可疑诊断相一致的临床信息,如异常的非整倍体筛查结果或超声检查结果,或采用核型或 CMA 等验证性诊断检查方法。

■ 染色体微阵列分析

该检测方法比标准的染色体核型分析敏感 100 倍,并且能检测出微小到 50~100kb 的微重复和微缺失。直接进行 CMA 可在 3~5 天内出结果,而如果需要培养细胞,结果可能需要 10~14 天(ACOG,2006b)。芯片分析可以使用比较基因组杂交(comparative genomic hybridization,CGH)平台、单核苷酸多态性(single-nucleotide polymorphism,SNP)平台,或两者的组合。CGH 平台将检测标本 DNA 与正常对照样品进行比较。如图 13-13 所示,CGH 芯片包含已知序列,即寡核苷酸的 DNA 片段。从羊膜腔穿刺或绒毛取样的标本中提取胎儿 DNA,并用荧光染料标记,然后与 CGH 芯片上的 DNA 杂交。正常对照组 DNA 用另一种荧光染料标记,与芯片杂交。最后比较两种样品的荧光信号强度。而使用 SNP 芯片时,芯片上包含已知变异序列的 DNA。当被荧光标记的胎儿 DNA 与芯片杂交时,荧光信号的强度能反应拷贝数目的变化。

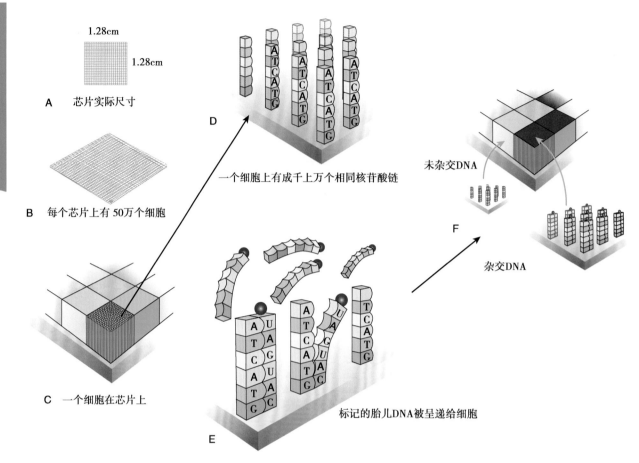

图 13-13　染色体微阵列分析。A.芯片实际大小。B.每个芯片都包含成千上万个单元格（正方形）。C、D.每个小方格表面含有成千上万个相同的寡核苷酸，每个方格的核苷酸序列都是独一无二的。E.进行基因分析时，含有标记的胎儿 DNA 混合物被加到芯片上。互补 DNA 序列相互结合。F.将一束激光照射在芯片上，已经结合的 DNA 序列就会发光。以此来识别匹配的序列

（资料来源：Doody KJ：Treatment of the infertile couple. In Hoffman BL,Schorge JO,Schaffer JI,et al（eds）：Williams Gynecology,2nd ed. New York,McGraw-Hill,2012.）

两种类型的平台都能检测到染色体非整倍性、不平衡易位及微缺失和微重复异常。但目前两种类型的芯片平台都不能检测到平衡性染色体重排。由于这个原因，建议将染色体核型分析作为复发流产夫妇的首选检测（Society for Maternal-Fetal Medicine,2016）。此外，SNP 芯片还能识别三倍体，并能检测杂合性缺失。当同源染色体的两个拷贝均来自一个亲代时，杂合性缺失便形成单亲二体。此外，当近亲结婚时，也可能会出现杂合性缺失，所以在进行 SNP 芯片检测前，应该询问患者有无这种可能性。

芯片可以检测全基因组，也可以针对已知的遗传综合征进行检测。在科研上经常采用检测全基因组的芯片，如在智力障碍的群体中寻找新的微缺失综合征（Slavotinek,2008）。由于发现不确定临床意义拷贝数变异的可能性较低，因此产前诊断通常首选有针对性的芯片进行检测。在一个系统性回顾分析中，Hillman

等（2013 年）在 1%~2%的产前标本中发现了不确定意义的拷贝数变异。故即使有全面详细的检测前咨询，也可能给家庭带来巨大的痛苦。

临床应用

在非整倍体筛查中，常染色体三体高风险的孕妇应该被推荐进行核型分析或 FISH 加核型分析（ACOG,2016b）。当核型正常时，CMA 可在约 6.5%的有胎儿异常的妊娠患者和 1%~2%的无明显胎儿异常的妊娠患者中识别有临床意义的拷贝数变异（Callaway,2013）。美国妇产科医师学会（2016b）和母胎医学学会（2016）建议，在发现胎儿结构异常时，应将 CMA 作为一种常规检查，以取代胎儿核型分析。如果发现了一种强烈提示非整倍体的特殊异常，如心内膜垫缺损（21 三体）或前脑无叶无裂畸形（13 三体），则核型分析或 FISH 都可以作为初步检测。遗传咨询应包括 CMA 和染色体核型分析的优势和局限性，并向选择产前诊断的妇女提供

每一项检测方法（Society for Maternal-Fetal Medicine，2016）。CMA 还可以识别尚未在受累亲代中表达的常染色体显性遗传疾病，可发现非生物学父亲的情况。

对于死胎评估，CMA 与标准核型分析相比可能提供更多的遗传诊断信息，部分原因是它不需要分裂细胞。关于死胎的合作研究网络发现，当核型分析未发现异常时，经 CMA 检测，约 6% 的病例具有非整倍体或有致病性拷贝数变异（Reddy，2012）。总的来说，CMA 要比单纯的标准核型分析多检出约 25%。

■ 全基因组测序和全外显子测序

大多数结构异常的胎儿有正常的核型及 CMA 结果。全基因组测序（whole genome sequencing，WGS）是一种分析整个基因组的技术。全外显子测序（whole exome sequencing，WES）只分析占基因组约 1% 的 DNA 编码区。这些二代测序工具越来越多地用于产后评估可疑的遗传性综合征和智力障碍。2012 年美国医学遗传学委员会指出：当 CMA 未能作出诊断时，可考虑使用 WGS 和 WES 评估可能患有遗传性疾病的胎儿。2016 年美国妇产科医师学会建议，上述检测工具只用于某些特定情况，如反复出现或致命的异常，而其他方法无法提供任何信息时。重要的是，目前 WGS 和 WES 有很大的局限性，包括检测周期可能非常长，以及较高的不确定意义变异的检出率（American College of Medical Genetics，2012；Atwal，2014）。因此，目前这一充满前景的技术在产前诊断的临床应用有限。

■ 母体循环中的胎儿 DNA

胎儿细胞以非常低的浓度存在于母体血液中，仅每毫升 2～6 个细胞（Bianchi，2006）。有时，完整的胎儿细胞在分娩后会持续数十年存在于母体循环。持续存在的胎儿细胞可能会移植给母体并导致微嵌合，这与母体自身免疫性疾病如硬皮病、系统性红斑狼疮和桥本甲状腺炎有关。在产前诊断中，孕妇血液中完整的胎儿细胞因浓度低、连续妊娠时持续存在及难以与母体细胞区分的缺点而使用受限。然而，游离 DNA 克服了这些缺点。

游离 DNA

这些 DNA 片段来自母体细胞和凋亡的胎盘滋养细胞，尽管后者常被称为"胎儿"的。游离 DNA 在妊娠 9～10 周后能可靠地在孕妇血液中检测到（ACOG，2017b）。胎盘部分的血浆游离 DNA 被称作胎儿部分，约占母体血浆中总游离 DNA 的 10%。与完整胎儿细胞不同，游离 DNA 可在几分钟内从母体血液中清除。在研究环境下，血浆游离 DNA 已被用于检测经父系遗传的许多单基因疾病。这些疾病包括肌强直性营养不良、软骨发育不全、亨廷顿病、先天性肾上腺增生、囊性纤维化和 α-地中海贫血（Wright，2009）。血浆游离 DNA 的临床应用包括非整倍体筛查、胎儿性别测定和 Rh D 基因分型（图 13-14）。

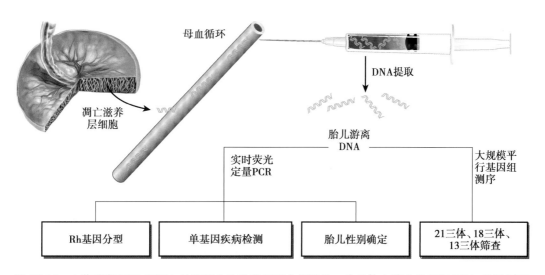

图 13-14　血浆游离 DNA 实际上是从凋亡的滋养细胞中提取的。从母体血浆中分离出 DNA，并利用实时定量聚合酶链反应（PCR）检测特定区域或序列。这可以用于 Rh D 基因分型、父系遗传单基因疾病的检测或胎儿性别的确定。用全基因组测序、染色体选择或靶向测序及单核苷酸多态性分析可对常染色体三体或非整倍体和性染色体非整倍体进行筛查

非整倍体筛查　几种不同的检测方法均可用于胎儿常染色体三体和性染色体非整倍体的筛查，包括 WGS，也被称为大规模平行测序，染色体选择性或靶向测序，以及 SNPs 分析（ACOG，2016a，b）。通过同时对

数以百万计的 DNA 片段进行测序,研究人员可以判定是否一条染色体片段的比例高于预期。胎儿染色体 DNA 的序列是特异性的。因此,从有唐氏综合征胎儿妇女样本中提取的 DNA 序列中 21 号染色体比例偏高。

血浆游离 DNA 用于筛查的效果良好。在对 37 项高危妊娠研究进行的荟萃分析中,诊断唐氏综合征的综合敏感性为 99%,识别 18 三体和 13 三体的敏感性分别为 96% 和 91%,两者的特异性均为 99.9%(Gil,2015)。对每个筛查的非整倍体而言,检测的假阳性率是累积的,但通常低于 1%。因此,血浆游离 DNA 筛查被推荐为胎儿常染色体三体高危风险的筛查方法(ACOG,2017b;Society for Maternal-Fetal Medicine,2015)。

遗憾的是,在 4%~8% 的病例中,血浆游离 DNA 检测不能得到结果。这可能是由于分析失败、高分析方差或低胎儿组分所致(Norton,2012;Pergament,2014;Quezada,2015)。这些病例有生育非整倍体胎儿的高风险。此外,检测结果可能并不反映胎儿 DNA 的真实情况,但可能提示限制性胎盘嵌合体、双胎之一因非整倍体早期死亡、母体嵌合体或少见的隐匿性母体恶性肿瘤(Bianchi,2015;Curnow,2015;Grati,2014b;Wang,2014)。咨询建议见第 14 章。

胎儿性别测定 从遗传病的角度来看,如果胎儿患有 X 连锁遗传病的风险,胎儿性别测定则有一定的临床意义,并且对有先天性肾上腺增生症风险的胎儿也有一定好处,因为如果胎儿是男性,则可以避免母体使用皮质类固醇(第 16 章)。Devaney 等(2011)对超过 6 000 例妊娠进行的荟萃分析中,血浆游离 DNA 检测对确定胎儿性别的敏感性在妊娠 7~12 周约 95%,妊娠 20 周后提高到 99%,这两个时间段测试的特异性均为 99%,表明在特定情况下,非侵入性检测血浆游离 DNA 是一种相对合理的选择。

Rh D 基因型评价 在以白种人为主的人口中,约 40% 的 Rh D 阴性妇女的胎儿也是 Rh D 阴性。从母体血液中检测胎儿 Rh D 基因型可以避免妊娠中使用抗 D 免疫球蛋白,从而降低成本和潜在风险。在 Rh D 同种异体免疫的情况下,早期发现 Rh D 阴性胎儿可能会避免不必要的大脑中动脉多普勒检查或羊膜腔穿刺。对 RHD 基因的靶向外显子进行实时定量 PCR 来评估血浆游离 DNA,这些外显子通常是第 4、5 和 7 号外显子。

在丹麦和荷兰,通常使用血浆游离 DNA 进行 Rh D 基因分型(Clausen,2012;de Haas,2016)。一项超过 25 000 例妊娠 27 周的 Rh D 阴性孕妇的人群研究中,假阴性率,即 Rh D 阴性被漏检的情况仅占 0.03%。假阳性率,即其中没必要注射 Rh 免疫球蛋白的情况小于 1%(de Haas,2016)。虽然在孕早期假阴性率更高,但是英国也报告了类似的结果(Chitty,2014)。研究者认为,假阴性筛查结果可能会增加同种异体免疫的风险,但是小于 1/100 万(Chitty,2014)。第 15 章讨论了 Rh D 的同种异体免疫。

(陈雯 王少帅 翻译 冯玲 审校)

参考文献

第 14 章

产前诊断

> 在妊娠最后几周时,通过详细体检往往可诊断胎儿脑积水,在很多病例通过腹部触诊可检出该畸形。
>
> ——J. 惠特里奇·威廉姆斯(1903)

在第 1 版《威廉姆斯产科学》中,仅有少数胎儿异常可在产前得到诊断。100 多年后的今天,产前诊断已成为本书的一个独立部分。严格来说,产前诊断是识别胎儿先天畸形、非整倍体异常和其他遗传综合征的一门科学。它包括诊断结构畸形的专业的超声检查、非整倍体及神经管缺陷的常规筛查、绒毛和羊水样本染色体核型分析及染色体微阵列分析等诊断实验,此外还包括针对某些特定遗传病的妊娠期筛查和诊断方法。产前诊断旨在为患者提供近/远期预后、再发风险及潜在的治疗措施等方面的准确信息,从而提高咨询质量并优化妊娠结局。

对于异常妊娠的处理,包括是否需终止妊娠,可能需纳入到筛查及检查选择的咨询中。然而,非指向性咨询是产前诊断的核心,在这个过程中应向患者提供关于诊断的非倾向性意见,保留患者自主选择权(Flessel,2011)。胎儿先天畸形的影像学检查及终止妊娠的问题分别在第 10 章和第 18 章进行讲述。

产前诊断的历史回顾

Brock 等(1972,1973)在 40 多年前发现,怀有神经管缺陷胎儿的孕妇其血清和羊水中的甲胎蛋白(alpha-fetoprotein,AFP)值均升高。这为首次使用母体血清学检查筛查胎儿疾病奠定了基础。自从 1977 年英国协作的研究结果确认了母血清 AFP(maternal serum AFP,MSAFP)水平升高与胎儿开放性神经管缺陷之间的关系(Wald,1977),血清学筛查开始在临床上广泛应用。当时在妊娠 16~18 周之间行血清学筛查,能检出 90% 的胎儿无脑畸形和 80% 的脊髓脊膜膨出(脊柱裂),其敏感性与近年的筛查效率相当(ACOG,2016a)。

Ⅰ级和Ⅱ级超声检查的概念是在这一背景下被提出来的。在 20 世纪 80 年代和 90 年代初所进行的"加利福尼亚州 MSAFP 筛查项目"中,孕妇在超声检查前先接受血清学筛查,若发现 AFP 升高应行Ⅰ级超声检查,核对孕周是否有误、胎儿数目及是否为死胎(Filly,1993)。在 MSAFP 升高的妊娠中,约 1/3 的病例存在以上 3 种情况之一。尽管在Ⅰ级超声检查中偶尔可发现胎儿畸形,但这样的情况并不多见。若Ⅰ级超声检查未发现 MSAFP 升高的原因,则进一步行羊膜腔穿刺术;只有当羊水 AFP 也升高时,才会提供Ⅱ级超声检查。Ⅱ级超声检查将详细、全面地对胎儿解剖结构进行筛查。

如果羊水 AFP 水平升高,则同时检测羊水中乙酰胆碱酯酶含量,这是由于神经管缺陷时神经组织内的乙酰胆碱酯酶会释放到羊水中。这两种标志物在羊水中含量升高被认为是诊断神经管缺陷的依据(ACOG,2016a)。

羊膜腔穿刺术诊断神经管缺陷的敏感性接近 98%,假阳性率为 0.4%(Milunsky,2004)。重要的是,羊水 AFP 及乙酰胆碱酯酶升高还与其他胎儿结构异常有一定关系,如腹壁缺损、食管闭锁、胎儿畸胎瘤、泄殖腔外翻和皮肤异常,如大疱性表皮松解症。因此,以目前的标准,这些羊水标志物可作为辅助性的筛查手段,如结果为阳性,需进一步行其他胎儿影像学检查。

在目前的影像学技术中,大多数的神经管缺陷是通过超声发现的,而针对性(专项)超声检查是首选的诊断方法(Dashe,2006)。如今孕妇可以选择MSAFP 或超声检查来筛查神经管缺陷(ACOG,2016c)。尽管 II 级超声可作为专项超声检查的同义词(临床意义相同),但术语上应使用后者,如今的专项超声检查包括了对胎儿解剖结构更全面的评估(第 10 章)。

随着 MSAFP 筛查的采用,"高龄"这一概念也流行起来。1979 年美国国家卫生研究院发展会议推荐,应建议 35 岁及以上孕妇行羊膜腔穿刺术检查胎儿染色体核型。该年龄阈值的选择是基于某些胎儿染色体异常的风险随母亲年龄增长而升高,并假定羊膜腔穿刺术的流产率与 35 岁孕妇的胎儿患唐氏综合征的风险相当。显然,目前看来这种假定并不正确,后文将有进一步论述。

血清学非整倍体的筛查很快地被运用于分娩时年龄未达到 35 岁的孕妇。1984 年,Merkatz 等指出,在妊娠 15~21 周时,合并胎儿 18 三体综合征和 21 三体综合征的妊娠,其 MSAFP 水平低于正常妊娠。将孕妇年龄加入计算可得到一个特异的风险值(Di-Maio,1987;New England Regional Genetics Group,1989)。如果把阳性阈值定为 1:270,那 MSAFP 筛查可检出约 25% 的胎儿 21 三体综合征。这一比例反映了 35 岁孕妇在孕中期发现唐氏综合征的风险。21三体筛查中的这一风险的阈值及其伴随的 5% 假阳性率逐渐成为筛查的标准,并在一些实验室中沿用至今。

在引入非整倍体血清学筛查后的十多年中,它主要针对 35 岁以下的妇女,因为在背景风险较高的妇女中血清学筛查缺乏足够的敏感性。但如今的情况有所改变。由于胎儿非整倍体的患病率随母体年龄增长急剧升高,所有非整倍体筛查试验,无论是基于标志物还是游离 DNA 的筛查,其阳性预测值在 35 岁及以上的妇女中更高。在美国,35 岁及以上的孕产妇占分娩量的 15% 以上(图 14-1)。在帕克兰医院,这一年龄组占了唐氏综合征分娩总数的一半(Hussa-my,2017)。

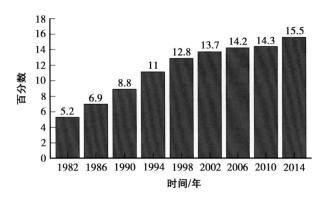

图 14-1 35~44 岁妇女占生育人群比例的变化趋势
(资料来源:Centers for Disease Control and Prevention,2015.)

非整倍体筛查

非整倍体在多数情况下是指细胞内仅存在一条或额外多条染色体,通常导致三体,或少数情况下缺失一条染色体成为单体。基于人口登记的数据(包括活产、死胎及终止妊娠)表明,非整倍体的总体发生率为 4/1 000(Wellesley,2012)。多项研究表明,超过 50% 的孕早期流产、20% 的孕中期妊娠丢失、6%~8% 的死胎及幼儿期死亡由非整倍体引起(Reddy,2012;Stevenson,2004;Wou,2016)。在诊断胎儿染色体异常的病例中,21 三体、18 三体、13 三体分别占 50%、15%、5%,而45,X、47,XXX、47,XXY、47,XYY 等性染色体异常则占了约 12%(Wellesley,2012)。

胎儿发生染色体三体的风险随孕妇年龄增大而升高,尤其 35 岁以后(图 13-2)。进行遗传咨询时,应列出母亲年龄相关的非整倍体风险(表 14-1、表 14-2)。胎儿非整倍体的其他重要高危因素包括孕妇或其伴侣存在染色体数目异常或染色体重排,如平衡易位,或以往妊娠曾发生胎儿常染色体三体或三倍体等。

总的来说,目前有两种非整倍体筛查的方法:传统血清学筛查(基于血清标记物的筛查)和基于游离DNA 的筛查。所有孕妇在妊娠早期应接受非整倍体筛查或诊断性检查(ACOG,2016c)。

进行筛查前应考虑以下问题:

(1)孕妇是否同意进行筛查。尽管不存在经济问题,至少仍有 20% 的孕妇拒绝行非整倍体筛查。而在筛查阳性的孕妇中,不到 40% 会选择进行产前诊断(Dar,2014;Kuppermann,2014)。

(2)孕妇是否要求直接行产前诊断而非筛查。产前诊断安全有效,且染色体微阵列分析可以提供一些关于遗传疾病的重要信息,这是筛查试验和染色体核型分析所不能提供的(ACOG,2016b)。

表 14-1 单胎妊娠中,与孕妇年龄相关的唐氏综合征及其他染色体非整倍体风险值

年龄	唐氏综合征		其他非整倍体	
	妊娠中期	足月	妊娠中期	足月
35	1/250	1/385	1/132	1/204
36	1/192	1/303	1/105	1/167
37	1/149	1/227	1/83	1/130
38	1/115	1/175	1/65	1/103
39	1/89	1/137	1/53	1/81
40	1/69	1/106	1/40	1/63
41	1/53	1/81	1/31	1/50
42	1/41	1/64	1/25	1/39
43	1/31	1/50	1/19	1/30
44	1/25	1/38	1/15	1/24
45	1/19	1/30	1/12	1/19

资料来源:Hook EB,Cross PK,Schreinemachers DM:Chromosomal abnormality rates at amniocentesis and in live-born infants,JAMA. 1983 Apr 15;249(15):2034-2038.

表 14-2 双合子双胎妊娠中孕妇年龄相关唐氏综合征及其他非整倍体风险值[a]

年龄	唐氏综合征		其他非整倍体	
	妊娠中期	足月	妊娠中期	足月
32	1/256	1/409	1/149	1/171
33	1/206	1/319	1/116	1/151
34	1/160	1/257	1/91	1/126
35	1/125	1/199	1/71	1/101
36	1/98	1/153	1/56	1/82
37	1/77	1/118	1/44	1/67
38	1/60	1/92	1/35	1/54
39	1/47	1/72	1/27	1/44
40	1/37	1/56	1/21	1/35
41	1/29	1/44	1/17	1/28
42	1/23	1/33	1/13	1/22

资料来源:Meyers C,Adam R,Dungan J,et al:Aneuploidy in twin gestations:when is maternal age advanced? ObstetGynecol. 1997 Feb;89(2):248-251.
[a]双胎之一或双胎的风险值。

(3)本次妊娠是否为多胎妊娠。所有传统(基于血清标志物)非整倍体筛查的效率在多胎妊娠中均明显下降,而游离 DNA 筛查目前不建议用于多胎妊娠。

(4)神经管缺陷应使用哪种筛查方法。当孕妇所选择的非整倍体筛查项目不含中孕期血清学指标时,都应再单独进行神经管缺陷的筛查,可行 MSAFP 测定

或超声检查(ACOG,2016c)。

(5)胎儿是否存在明显的结构异常。如果存在,应推荐行产前诊断而非筛查。

美国妇产科医师学会(2016c)申明,非整倍体筛查应该是孕妇知情下选择,应在综合考虑孕妇临床情况、价值观、利益及目的等基础上进行共同决策。表 14-3 列出了非整倍体筛查前应咨询的内容。

表 14-3　染色体非整倍体筛查的咨询要点
1. 所有孕妇均有 3 种选择:筛查、产前诊断、二者均不进行 筛查的目的是向孕妇提供信息而不应指令孕妇进行选择 产前诊断安全有效,可提供筛查所无法提供的信息
2. 筛查和产前诊断的区别 筛查可评估该次妊娠是否高风险并估计风险的程度 应告知筛查的检出率、假阴性率、假阳性率 游离 DNA 筛查可能出现无结果 不应根据筛查结果来决定进行不可逆的处理 筛查结果阳性,若患者想了解胎儿是否受累,应建议其进行产前诊断
3. 应向孕妇提供不同筛查结果的基本信息(发病率、相关异常、预后)及告知筛查的局限性 进行产前诊断的优势包括能早期发现相关异常 对于 18 三体或 13 三体,孕期如果出现胎儿生长受限或胎心率异常等并发症,产前诊断确诊后可能将改变孕期后续管理 性染色体非整倍体的表型差异很大,一些表型异常由于过于轻微而未能被诊断
4. 本次妊娠染色体非整倍体的背景风险可能会影响到孕妇对筛查方案的选择 与年龄相关的风险信息可在参考表格中获取 对于有常染色体非整倍体、罗伯逊易位或其他染色体异常儿生育史的女性,应建议其接受额外的咨询和评估

资料来源:Dashe JS:Aneuploidy screening in pregnancy,Obstet Gyne-col. 2016 Jul;128(1):181-194.

■ 统计方面的问题

由于每种筛查中检测方法的特性会随孕妇年龄,以及检测是基于血清学标志物或游离 DNA 而有所变化,所以非整倍体筛查也具有一定的挑战性。筛查的敏感性就是检出率,即通过筛查检出非整倍体胎儿的比例。而假阴性率,就是筛查试验漏诊的比例。一项孕早期筛查如敏感性为 80%,则 5 例非整倍体中将有 1 例漏诊。在过去的 30 年里,唐氏综合征筛查的检出率稳步上升,从使用 AFP 单一指标时的 25% 上升至使用

整合或序贯筛查时的 90% 以上。

筛查试验的另一特征性指标是假阳性率,即未受累妊娠被显示为阳性筛查结果的比例。孕早期筛查、四联筛查或整合筛查等假阳性率约为 5%(Baer,2015;Kazerouni,2011;Malone,2005b;Norton,2015)。假阳性率与特异性呈负相关关系,在基于血清标志物的筛查方法中,约 95% 筛查阴性的妊娠最终为正常。虽然筛查的敏感性提高了,但多种不同非整倍体筛查方法的假阳性率仍保持不变(表 14-4)。这两个统计学指标均与遗传咨询有关。值得注意的另一点是:35 岁以上孕妇的血清学筛查得到阳性结果的概率更高(Kazerouni,2011;Malone,2005b)。

表 14-4　单胎妊娠中 21 三体综合征的筛查特点			
筛查方案	检出率	假阳性率	阳性预测值[a]
四联筛查			
AFP、hCG、雌 三醇、抑制素	80%~82%	5%	3%
妊娠早期筛查			
NT、hCG、PAPP-A	80%~84%	5%	3%~4%
单项 NT	64%~70%	5%	
整合筛查	94%~96%	5%	5%
序贯筛查			
阶段序贯筛查	92%	5.1%	5%
酌情序贯筛查	91%	4.5%	5%
游离 DNA 筛查			
阳性结果	99%	0.1%	表 14-5
胎儿 DNA 组分低或结果无应答	—	4%~8%	4%

资料来源:Baer,2015;Gil,2015;Malone,2005b;Norton,2015;Perga-ment,2014;Quezada,2015;Dashe,2016.
[a]阳性预测值适用于研究的总体人群,而不能单独用于某个个体。
AFP,甲胎蛋白;hCG,人绒毛膜促性腺激素;NT,颈后透明层厚度;PAPP-A,妊娠相关血浆蛋白 A。

重要的是,无论敏感性还是假阳性率都不代表受检个体的风险。孕妇及医生认为代表检测结果的统计量是筛查的阳性预测值,即筛查阳性的孕妇中实际怀有非整倍体胎儿的比例,结果可用 1∶X 或百分比的方式来表示。筛查的阳性预测值受疾病流行率的直接影响,因此在 35 岁及以上孕妇的筛查阳性预测值明显高于年轻女性(表 14-5)。阳性预测值也可用于妊娠人群,例如,一项研究中的阳性预测值就是阳性筛查结果的孕妇中确诊胎儿受累的比例。阴性预测值是筛查结

果阴性的妊娠中未受累(整倍体)胎儿的比例。由于非整倍体的患病率很低,所有非整倍体筛查的阴性预测值通常都超过99%(Gil,2015;Norton,2015)。

表14-5	不同年龄孕妇游离DNA筛查在常染色体三体和部分性染色体异常中的阳性预测值				
母亲年龄	21三体	18三体	13三体	45,X	47,XXY
20	48%	14%	6%	41%	29%
25	51%	15%	7%	41%	29%
30	61%	21%	10%	41%	29%
35	79%	39%	21%	41%	30%
40	93%	69%	50%	41%	52%
45	98%	90%	NA	41%	77%

注:计算过程基于妊娠16周的患病率,其敏感性和特异性资料来源于Gil(2015)的数据。
NA,无法获得;NIPT,无创性产前检查。
阳性预测值是通过2017年围产期质量基金会的NIPT/游离DNA筛查预测值计算器获得。

■ 传统非整倍体筛查

这一类筛查通常包含多种标志物或评价指标,被称为传统或常规筛查,主要与基于游离DNA的筛查相区别。传统筛查分为3种类型:妊娠早期筛查、妊娠中期筛查、妊娠早-中期联合筛查。如果筛查包括了妊娠早期部分,则一般包括胎儿颈后透明层厚度(nuchal translucency,NT)的超声测量,这将在下文阐述。

每一种母体血清标志物均以浓度表示,例如,AFP浓度记为ng/mL。通过校正孕妇年龄、体重和孕龄,将标志物浓度转化为中位数倍数值(multiple of the median,MoM)。NT随头臀长(crown-rump length,CRL)增长而增加,因此,其测量值通过CRL校正,并用MoM表示。AFP需进一步校正孕妇的种族、糖尿病因素,因为这些都会影响到神经管缺陷风险的计算,而不是非整倍体风险(Greene,1988;Huttly,2004)。用正常人群MoM报告筛查结果,可使标志物水平的分布标准化,从而允许来自不同的人群和实验室的结果进行对比。

基于标志物的非整倍体筛查结果是根据复合似然比计算的,孕妇年龄相关风险乘以该似然比得出结果。这一原则也用于某些超声指标对胎儿唐氏综合征风险的修正,这将在下文进行讨论。每位孕妇筛查后应得出21三体和18三体的特定风险值,而在妊娠早期筛查中,部分病例会给出18三体或13三体的风险值,结果以比率的形式表示,代表阳性预测值。

重要的是,每种筛查都应有一个预设值,达到或高于此值则定义为阳性或异常。在妊娠中期筛查中,这一阈值常被设定为35岁孕妇怀有唐氏综合征胎儿的风险,

在妊娠中期约为1/270(表14-1)。定义筛查阳性的阈值反映的是实验室的要求,但这是有一定问题的,因为这可能并不体现孕妇的意愿。然而,一个阳性的筛查结果将影响孕妇是否被定义为"高危",是否需要进一步接受正规的遗传咨询,以及是否需要通过绒毛活检或羊膜腔穿刺进行诊断性试验。因此,医生最好在筛查之前与孕妇讨论其个人意愿再决定下一步方案。

妊娠早期非整倍体筛查

妊娠早期筛查也称孕早期联合筛查。该筛查在妊娠11~14周进行,联合两种母血清标记物,即人绒毛膜促性腺激素(human chorionic gonadotropin,hCG)和妊娠相关血浆蛋白A(pregnancy-associated plasma protein A,PAPP-A),以及NT的超声测量进行风险评估。唐氏综合征胎儿其母血清hCG水平升高而PAPP-A浓度降低。在18三体、13三体综合征病例中两种标志物水平均降低(Cuckle,2000;Malone,2005b)。

胎儿颈后透明层厚度　NT是胎儿颈后部皮肤与覆盖在颈椎上的软组织之间的皮下透明区域的最大厚径(图14-2)。NT增厚本身并不是胎儿畸形,但是提示风险增加的标志物之一。NT测量通常在矢状面上测量,在一定的CRL范围内有效,CRL下限为38~45mm,上限为84mm,下限设定的差异与各实验室要求有关。NT测量的特定标准如表10-4所示。如果可能,对区分NT增厚和淋巴水囊瘤是有帮助的,淋巴水囊瘤是一种静脉淋巴畸形,表现为颈后部内带分隔的低回声区域,可延伸至胎儿背部(图10-22)。在早孕期出现淋巴水囊瘤提示胎儿非整倍体风险增加5倍(Malone,2005a)。

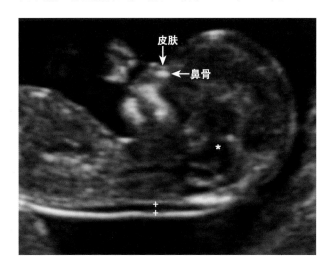

图14-2　妊娠12周正常胎儿的矢状面图像。测量标尺(+)置于测量颈项透明层厚度的正确位置。胎儿鼻骨及被覆皮肤在图中被标注。当显示鼻骨影像时,应同时显示鼻尖及第三、第四脑室(星号),这是显示鼻骨图像中应该可见的其他标志

(资料来源:Dr. Michael Zaretsky.)

除非整倍体外,NT 增厚也与一些遗传综合征、各种出生缺陷有关,尤其是胎儿心脏异常(Simpson,2007)。此外,如果 NT 测量值达到或超过 3mm,胎儿非整倍体风险在血清学筛查几乎不可能为正常(Comstock,2006)。因此,如果 NT 测量值≥3mm 或超过第99 百分位数,孕妇则应该接受遗传咨询并进行胎儿超声心动图的针对性检查。此外,医生应向孕妇提供游离 DNA 筛查和产前诊断服务(ACOG,2016c)。

临床要按高度严格的标准进行 NT 成像及测量,以求保证非整倍体筛查的准确性。为了做到这一点,需经历标准化的培训、认证及进行持续的质量控制。在美国,NT 测量的训练、认证及质控可通过围产医学质量协会的 NT 质控项目及胎儿医学基金会进行。

妊娠早期筛查的效果 在妊娠早期筛查被广泛运用前,进行了 4 个大规模的前瞻性研究,共包括了超过10 万例妊娠妇女(Reddy,2006)。当假阳性率设定为5% 时,21 三体的总体检出率为 84%,与妊娠中期的四联筛查相当(表 14-4)。妊娠 11 周时筛查检出率比妊娠 13 周约提高 5%,如果将淋巴水囊瘤病例剔除单独分析,筛查检出率则降低至 80% ~ 82%(Malone,2005a)。最近的一项多中心研究指出,妊娠早期筛查对 21 三体、18 三体、13 三体的检出率分别为 80%、80%、50%(Norton,2015)。

将 NT 作为独立的标志物,假阳性率为 5% 时,可检出约 2/3 的胎儿唐氏综合征(Malone,2005b);然而,NT一般仅在多胎妊娠进行筛查时作为独立的标志物,因为此时血清学筛查不够准确或不适用。NT 值的分布在单胎和双胎中类似(Cleary-Goldman,2005)。在双胎妊娠中,母血清中游离 β-hCG 和 PAPP-A 水平约是单胎妊娠的 2 倍(Vink,2012)。即使一胎出现特殊的血清学变化,双绒毛膜双胎中的另一正常胎儿的血清学改变可能会掩盖其变化,使筛查结果正常化,从而导致非整倍体的检出率至少降低了 15%(Bush,2005)。

妊娠早期非整倍体筛查结果受孕妇年龄的影响。前瞻性研究已表明,在分娩年龄小于 35 岁的孕妇中,唐氏综合征的检出率为 67% ~75%,这比研究中总体人群的检出率低 10%(Malone,2005b;Wapner,2003)。在分娩年龄大于 35 岁孕妇中,唐氏综合征的检出率达90% ~95%,尽管假阳性率高达 15% ~20%。

妊娠早期血清标志物出现原因不明的异常 血清中 PAPP-A 水平低于第 5 百分位数与早产、生长受限、子痫前期及死胎有重要关联性(Cignini,2016;Dugoff,2004;Jelliffe-Pawlowski,2015)。同样,低水平的游离β-hCG 与死胎也有相关性(Goetzl,2004)。然而,这些指标作为独立标志物的敏感性和阳性预测值太低,所以不能在临床上应用于筛查实验。

目前,基于平均动脉压、子宫动脉多普勒血流及PAPP-A 水平识别高危孕妇,并使用小剂量阿司匹林预防早发型子痫前期的方案使得该策略被重新予以重视。然而,这些研究仍处于初始阶段(Park,2015)。

妊娠中期非整倍体筛查

目前在美国唯一广泛使用的妊娠中期多种血清学标志物筛查是 4 种标志物或四联筛查实验。这种筛查在妊娠 15~21 周之间进行,不同实验室所规定的筛查孕周范围有所不同。胎儿唐氏综合征的特征表现是母体血清中 AFP 降低、hCG 升高、游离雌三醇降低、二聚体抑制素(抑制素 A)水平升高。最初报告四联筛查对唐氏综合征的检出率约为 70%。然而,21 世纪初的两大前瞻性试验结果提示,在假阳性率为 5% 时,其检出率已经提高到 81% ~ 83%(Malone,2005b;Wald,1996,2003)。检出率的提高至少在一定程度上归因于超声对孕龄的准确评估。一项加利福尼亚州产前筛查项目对全州超过 50 万例接受四联筛查孕妇所进行的回顾性研究发现,根据超声评估孕周时,21 三体的检出率为78%,而仅根据末次月经来计算孕周时,检出率仅为67%(Kazerouni,2011)。与妊娠早期筛查一样,妊娠中期筛查的非整倍体检出率在年轻孕妇中较低,而分娩年龄超过 35 岁者检出率较高;在双胎妊娠中,妊娠中期血清学筛查的非整倍体检出率明显降低(Vink,2012)。对于 18 三体,前 3 种标志物均下降,而抑制素不纳入计算。18 三体的检出率与 21 三体相近,假阳性率仅为 0.5%(Benn,1999)。

虽然四联血清标志物筛查主要用于筛查 21 三体、18 三体,但也能发现其他染色体异常。加利福尼亚州产前筛查项目发现,有 96% 的三倍体、75% 的特纳综合征(45,X)、44% 的 13 三体及超过 40% 的其他染色体明显异常在四联血清标志物筛查中出现异常结果(Kazerouni,2011)。虽然筛查结果无法给出这些非整倍体的具体风险值,但可能会令孕妇考虑接受羊膜腔穿刺。

从检测 21 三体或 18 三体的角度出发,四联血清标志物筛查并不优于妊娠早期筛查,通常当孕妇到妊娠中期才开始产检或无法进行妊娠早期筛查时,才会作为一项独立筛查。2011 年,在美国,妊娠早期之后才开始产检的孕妇比例接近 25%。如下文所述,联合妊娠早期、中期筛查对非整倍体的检出率更高。

母体血清 AFP 升高:神经管缺陷筛查 所有孕妇在妊娠中期都将通过母体血清 AFP 或超声来筛查胎儿开放性神经管缺陷(ACOG,2016c)。作为常规产检的一部分,在妊娠 15~20 周之间测量 MSAFP 浓度已超过30 年。因为 AFP 是胎儿血清中的主要蛋白质,类似于儿童或成人的白蛋白,正常情况下,胎儿血浆 AFP 的浓度是母体血清的 5 万倍。胎儿表皮缺陷如神经管缺陷或腹裂畸形,AFP 释放入羊水中,使母体血清中 AFP 水平显著增加。在妊娠中期筛查窗口,AFP 每周上升约 15%(Knight,1992)。如果当前孕周与根据妊娠早期胎儿 CRL 或妊娠中期双顶径所估算的孕周相差 1 周以上,MoM 值往往要重新计算。

对于神经管缺陷,将 MSAFP 的 MoM 为 2.5 作为正常上限,其对无脑畸形、脊柱裂的检出率至少可达 90% 和 80%,筛查阳性率为 3%~5%(ACOG,2016a;Milunsky,2004)。在双胎妊娠中的筛查阈值较单胎妊娠高(Cuckle,1990)。

实际上,所有的无脑畸形及相当部分的脊柱裂病例可在妊娠中期标准超声检查中被检出或疑诊(Dashe,2006)。如今大部分中心将(针对性)专项超声检查作为评估 MSAFP 升高的首选方式及产前诊断神经管缺陷的一种手段(第 10 章)。如果无法进行专项超声检查,也无法排除脊髓脊膜膨出时,可考虑进行羊膜腔穿刺测量羊水 AFP 和乙酰胆碱酯酶水平。即便如此,基于其他畸形或疾病也可导致这些羊水标志物浓度的升高,建议在作出诊断前需进行额外的影像学检查(表 14-6)。胎儿神经管缺陷的超声特点见第 10 章。脊髓脊膜膨出的胎儿外科治疗见第 16 章。

表 14-6 MSAFP 浓度升高的有关因素

孕龄估计错误
多胎妊娠
死胎
神经管缺陷
腹裂
脐膨出
淋巴水囊瘤
食管或肠道梗阻
肝坏死
肾脏畸形:多囊肾、肾缺如、先天性肾病、泌尿道梗阻
泄殖腔外翻
成骨发育不全
骶尾部畸胎瘤
先天性皮肤发育异常
藏毛囊肿
胎盘绒毛膜血管瘤
胎盘绒毛血栓形成
胎盘早剥
羊水过少
子痫前期
胎儿生长受限
母体肝细胞瘤或畸胎瘤

MSAFP,母血清甲胎蛋白。

妊娠中期标志物的不明原因异常 MSAFP 水平升高的阳性预测值仅 2%。在 MSAFP 的 MoM 超过 2.5 的妊娠中,约 98% 有除神经管缺陷以外的因素。因此,咨询是有指征的,不仅要告知患者关于专项超声检查对诊断神经管缺陷的好处和局限性,还要分析其他可能存在的病因,其中包括胎儿畸形、胎盘异常,以及与 MSAFP 水平升高相关的不良结局(表 14-6)。在没有发现可见异常的情况下,出现列表中异常或不良妊娠结局的可能性随 AFP 水平升高而增加。不良妊娠结局包括胎儿生长受限、子痫前期、早产、死胎或死产。当 MSAFP 水平的 MoM 大于 7 时,超过 40% 的妊娠存在异常(Reichler,1994)。

妊娠中期 hCG 或二聚体抑制素 α 水平的升高也与不良妊娠结局关系密切,不良结局的情况与 MSAFP 水平升高者类似。此外,当多种标志物水平均升高时,不良妊娠结局的可能性增加(Dugoff,2005)。

许多这一类的并发症被认为是由于胎盘受损或功能障碍所致。然而,这些标志物的敏感性和阳性预测值太低,因此在疾病筛查和管理中很少使用。目前尚未发现进行特殊的母胎监护可改善妊娠结局(Dugoff,2010)。在帕克兰医院,除非出现其他特殊并发症,否则原有的产前监护无需更改。尽管可能发生的不良结局种类很多,但令人欣慰的是,在大部分标志物不明原因升高的孕妇中,多数获得了良好的妊娠结局。

低母体血清雌三醇水平 母体血清雌三醇 MoM 低于 0.25 与两种少见但重要的疾病相关。第一种,史-莱-奥综合征(Smith-Lemli-Opitz syndrome),这是一种常染色体隐性遗传性疾病,由 7-羟化胆固醇还原酶基因突变导致。其特点有:中枢神经系统、心脏、肾脏及四肢的异常;伴有生殖器两性畸形及胎儿生长受限。为此,母胎医学会建议,当游离雌三醇水平 MoM 低于 0.25 时进行超声评估(Dugoff,2010)。如果发现结构异常,可进一步行羊水 7-氢化胆固醇检测,如升高可明确诊断。

第二种疾病是类固醇硫酸酯酶缺乏症,也称 X 连锁性鱼鳞病。这通常是一种独立的疾病,也可能是邻近基因缺失综合征中的一种表现(第 13 章),在这样的情况下,可能与卡尔曼综合征(Kallmann syndrome)、斑点状软骨发育异常和/或智力发育迟缓有关(Langlois,2009)。如果雌三醇水平 MoM 低于 0.25,且胎儿为男性,可能要考虑进行染色体微阵列分析或使用荧光原位杂交评估 X 染色体上类固醇硫酸酯酶基因位点。

整合筛查和序贯筛查

如表 14-4 所示,如果把妊娠早期筛查和妊娠中期

筛查联合起来,非整倍体的检出率将显著提高。开展联合筛查需在医生和实验室之间进行协调。尤其如果需要第二次抽血取样时,需在合适的孕周获取标本,送至同一实验室,并与妊娠早期筛查结果关联。妊娠早期和中期筛查结果不能单独分析,因为二者中任何一个结果阳性都将影响到风险评估的准确性。

有两种可供选择的筛查策略:

(1)整合筛查:这种方案将整合妊娠早期和中期筛查的结果,包括妊娠11~14周之间胎儿NT测量结果、血清学标志物水平,以及妊娠15~21周间四联筛查的标志物。胎儿非整倍体风险由这7个参数计算得出。正如预期所料,整合筛查具有最高的唐氏综合征检出率,假阳性率为5%时,检出率达94%~96%(表14-4)。当无法进行NT测量时,可为孕妇提供血清学整合筛查,即联合妊娠早期及妊娠中期共6个血清学标志物去计算风险。然而,这种筛查方法较结合NT的筛查效率下降,唐氏综合征检出率为85%~88%(Malone,2005b)。

(2)序贯筛查:在这种方案中先进行妊娠早期筛查并告知孕妇结果。如果风险值高于特定阈值,孕妇将接受咨询并建议其行产前诊断。在这个类别中具体分为以下两种策略。

1)阶段序贯筛查:对于妊娠早期筛查结果提示唐氏综合征风险高于特定阈值的孕妇,建议其接受侵入性诊断检查,其余孕妇则进行妊娠中期筛查。使用妊娠早期和中期风险评估临床试验的数据,当妊娠早期阈值定为1:30,整体阈值定为1:270,假阳性率为5%时,阶段序贯筛查的唐氏综合征检出率为92%(表14-4)(Cuckle,2008)。

2)酌情序贯筛查:在这种模式中,孕妇被分为高风险组、中风险组和低风险组。对唐氏综合征风险最高的孕妇,如风险值>1:30,则给予咨询,并建议侵入性检查;对风险值为1:1 500~1:30的中等风险孕妇,给予妊娠中期筛查,而对于最低风险者,即风险值<1:1 500,则告知其筛查结果为阴性,无需进一步检查(Cuckle,2008)。使用这一策略,超过75%接受筛查的孕妇几乎可立即获得可靠的结果,同时在5%的假阳性率下,仍保持了约91%的高检出率(表14-4)。这是成本效益比较高的筛查策略,因为它使大部分孕妇避免了妊娠中期筛查。

在一项来自加利福尼亚州产前筛查项目,对45万例妊娠进行的人群回顾性分析中,整合筛查对21三体胎儿的检出率为94%,对18三体胎儿的检出率为93%(Baer,2015)。此外,13三体检出率为93%,三倍体检

出率为91%,特纳综合征的检出率为80%。在整合筛查和游离DNA筛查间选择的孕妇可参考上述信息。

■ 游离DNA筛查

游离DNA筛查在2011年开始应用并彻底改变了产前筛查的模式。该检查的原理是通过识别主要来源自凋亡滋养细胞(即发生程序性细胞死亡的胎盘细胞)的DNA片段。因此,胎儿游离DNA这一术语有点用词不当。该筛查不依赖于孕龄,可在妊娠9~10周后的任何时间进行,7~10天后可获得结果(ACOG,2017c)。目前有3种类型的实验:全基因组测序,也被称为大规模平行或鸟枪法测序;染色体选择性或针对性测序;单核苷酸多态性分析。

游离DNA筛查效果很好。在一个对37项研究(主要针对高风险妊娠)的荟萃分析中,检出唐氏综合征的合并敏感性是99%,18三体和13三体分别为96%和91%。对于这三种常染色体三体的特异性均为99.9%。因此,绝大多数未受累的妊娠筛查结果为正常。游离DNA筛查也能检出90%的特纳综合征(45,X),对于除特纳综合征外性染色体非整倍体,检出率为93%(Gil,2015)。游离DNA筛查的假阳性率是各项非整倍体筛查的累积值,但通常仅为0.5%~1%。因此,游离DNA筛查可作为胎儿常染色体三体高风险妊娠的一种方法(ACOG,2017c;Society for Maternal Fetal Medicine,2015)。高风险妊娠主要包括以下几种情况:

(1)孕妇分娩时年龄35岁或35岁以上。

(2)基于标志物的妊娠早期或中期筛查结果为阳性。

(3)超声检查发现微小的非整倍体指标。

(4)既往有常染色体三体妊娠史。

(5)已知父母一方携带涉及21或13号染色体的罗伯逊易位。

游离DNA用于二级筛查

在妊娠早期或中期基于标志物的筛查出现阳性结果后,如果采用游离DNA筛查作为二级筛查,结果正常也不完全可靠,染色体异常的残余风险约为2%(Norton,2014)。对比直接行羊膜腔穿刺,在最初基于标志物筛查出现异常结果后使用游离DNA筛查,估计会使非整倍体的诊断率下降20%,这包括了游离DNA筛查的假阴性和控制范围外的病例(Davis,2014;Norton,2014)。此外,该技术的使用可能使获得确定性诊断的时间推迟,从而可能影响到临床处理。不推荐进行并行或平行的筛查;如果任何类型的非整倍性筛查

结果为阴性,则没有指征进行额外的筛查(ACOG,2016b,2017c)。

增厚的 NT 与胎儿结构和遗传异常存在一定相关性,那么在游离 DNA 筛查后进行 NT 测量的意义何在?美国妇产科医师学会(2016b)声明,在进行游离 DNA 筛查时,NT 测量并不是必要的,但超声检查有助于确定胎儿数量、是否存活及确定孕周。母胎医学会(2015)指出,在游离 DNA 筛查得到阴性结果后,通过 NT 测量检出其他染色体或结构异常的临床功效尚不清楚但似乎是有限的。

低风险妊娠的游离 DNA 筛查

大部分游离 DNA 筛查的研究都在高风险妊娠中进行。实际上,染色体异常非常罕见,即使对低风险妊娠进行的大型研究也很少发现受累病例。现有数据提示该筛查方法在低风险妊娠中对唐氏综合征仍有很高的敏感性和特异性(Norton,2015;Pergament,2014;Zhang,2015)。重要的是,游离 DNA 筛查的阳性预测值很大程度上仍取决于孕妇年龄和具体所筛查非整倍体的类型(表14-5)。对于一个 20 岁出头的孕妇,对胎儿 21 三体的阳性预测值约 50%,18 三体为 15%,13 三体则低于 10%。因此,不应仅根据游离 DNA 筛查或其他筛查实验的结果去决定进行不可逆的医学干预措施。

游离 DNA 筛查的局限性

选择游离 DNA 非整倍体筛查时应谨慎考虑其局限性。因为筛查中所分析的游离 DNA 来源于母体和胎盘,结果可能并不反映胎儿 DNA 的组成,而可能是胎盘局限性嵌合体、双胎之一非整倍体胎儿的早期死亡、母体染色体嵌合体,甚至是未被发现的孕妇恶性肿瘤等原因所引起(Bianchi,2015;Curnow,2015;Grati,2014;Wang,2014)。此外,如果超声检查确定是双胎妊娠,由于在双胎中的应用证据有限,故目前不建议使用游离 DNA 筛查。

另一局限性是在约 4%～8% 的妊娠中游离 DNA 筛查无法得出结果,原因包括检测失败、检测变异过大或胎儿游离 DNA 组分过低(Norton,2012;Pergament,2014;Quezada,2015)。绝大多数的游离 DNA 是母体来源的,胎儿成分的游离 DNA 来自胎盘,约占全部游离 DNA 的 10% 左右。胎儿游离 DNA 低组分通常定义为外周血游离 DNA 中胎儿成分比例<4%,这一类妊娠发生胎儿非整倍体风险明显升高(Ashoor,2013;Norton,2015;Pergament,2014)。出现胎儿游离 DNA 低组分及"无应答"筛查结果的妊娠,其怀有非整倍体胎儿的概率高达

4%,与妊娠早期筛查结果平均阳性预测值相当(表14-4)。胎儿游离 DNA 组分的高低与孕妇年龄或基于标志物筛查的结果均无关。但是,孕周越小或体重越大的孕妇,胎儿游离 DNA 组分越低(Ashoor,2013)。

由于游离 DNA 筛查无结果(无应答)的妊娠,其胎儿非整倍体风险升高,这些情况应行遗传咨询,并提供羊膜腔穿刺。如果患者选择重复筛查,筛查失败的风险可能超过 40%(Dar,2014;Quezada,2015)。对这一类情况,推荐行针对性超声检查,但不能取代羊膜腔穿刺,因为还不清楚当超声检查结果正常时有多少残余风险(ACOG,2016b,2017c)。筛查前的咨询应该包括出现胎儿游离 DNA 低组分或筛查无应答的可能性及其临床意义。

与基于标志物筛查的比较

尽管游离 DNA 筛查有明显优势,但并不能简单地认为它是一种"更好的"筛查方法,因为没有哪种筛查在各方面都是最佳的(ACOG,2016c)。与基于标志物的筛查相比,对 35 岁及以上孕妇采用游离 DNA 筛查的优点包括出现假阳性结果的概率更低,阳性预测值更高,无需担心孤立性的微小非整倍体指标对咨询造成的困扰。

然而,基于标志物的筛查通常可检出多种染色体异常,而游离 DNA 筛查只针对特定染色体的非整倍体(Baer,2015;Kazerouni,2011)。游离 DNA 筛查所针对的特定常染色体三体在 35 岁以下孕妇中的发病风险较低。因此,如果目的是选择一种能最大限度地发现胎儿各种染色体异常的筛查试验,那么整合筛查和序贯筛查的检出率与当前的游离 DNA 筛查相当,甚至更高(Baer,2015;Norton,2014)。

■ 超声筛查

超声检查通过提供准确的孕周评估、发现多胎妊娠、识别重大结构畸形和微小的超声指标等作用来强化非整倍体筛查。正如表14-7所示,除个别例外情况,一般发现胎儿重大结构异常时非整倍性风险已升高至需要行产前诊断的水平。通常推荐染色体微阵列分析作为一线检查手段。值得注意的是,当胎儿存在一种结构异常时,可能伴有超声检查难以发现的其他异常,但这对胎儿预后有较大影响。当发现重大结构畸形时不推荐非整倍体筛查,包括游离 DNA 筛查。胎儿风险不能因为正常的筛查结果而降低,这不仅仅是因为筛查结果可能是假阴性,还因为重大结构畸形可能提示存在遗传综合征的风险,而这是筛查实验发现不了的。

表 14-7　胎儿出现某些重大结构畸形时的染色体非整倍体风险

结构畸形	新生儿发病率	非整倍体风险/%	常见的染色体非整倍体[a]
淋巴水囊瘤	1/5 000	50~70	45,X;21;18;13;三倍体
非免疫性水肿	1/(1 500~4 000)	10~20	21,18,13,45,X,三倍体
脑室扩张	1/(1 000~2 000)	5~25	13,18,21,三倍体
前脑无裂畸形	1/(10 000~15 000)	30~40	13,18,22,三倍体
Dandy-Walker 畸形	1/12 000	40	18,13,21,三倍体
唇/腭裂	1/1 000	5~15	18,13
心血管缺陷	(5~8)/1 000	10~30	21;18;13;45,X;22q11.2 微缺失
膈疝	1/(3 000~4 000)	5~15	18,13,21
食管闭锁	1/4 000	10	18,21
十二指肠闭锁	1/10 000	30	21
腹裂	1/(2 000~4 000)	不增加	
脐膨出	1/4 000	30~50	18,13,21,三倍体
摇椅足	1/1 000	5~30	18,13

资料来源:Best,2012;Canfield,2006;Colvin,2005;Cragan,2009;Dolk,2010;Ecker,2000;Gallot,2007;Long,2006;Orioli,2010;Pedersen,2012;Sharma,2011;Solomon,2010;Walker,2001
[a] 除特殊说明,数字代表的是常染色体三体,如 45,X 表示特纳综合征。

如果发现重大结构畸形应行针对性(专项)超声检查。超声检查不能替代产前诊断,但如果发现额外的异常,那么非整倍体风险会进一步增加。以往的一项研究指出,只有 25%~30% 的唐氏综合征胎儿在妊娠中期表现出超声可识别的严重畸形(Vintzileos,1995)。如果结合重大结构畸形和微小的非整倍体指标,超声检查可检出约 50%~60% 的唐氏综合征妊娠(ACOG,2016c)。幸运的是,大多数非整倍体胎儿会胎死宫内(如 18 三体、13 三体及三倍体胎儿),而且往往在妊娠中期以前已出现超声异常。

妊娠中期指标:软指标

30 年来,研究者已经认识到,超声对非整倍体的检出率,尤其是唐氏综合征,可通过辅以检测一些统称为"软指标"的微小指标得到提高。这些微小指标属于正常变异,而不是胎儿畸形,在不存在非整倍体或伴发畸形时,并不明显影响胎儿预后。它们在至少 10% 的未受累妊娠中可见(Bromley,2002;Nyberg,2003)。这些超声软指标的例子见表 14-8 和图 14-3。识别这些软指标对妊娠 15 周至 20 或 22 周之间超声检查有一定帮助。其中 6 个软指标一直是超声研究的重点,经研究这些指标被赋予相应的似然比,以此可计算出相应病例的非整倍体风险(表 14-9)。随着所发现软指标数量的增加,非整倍体风险骤升。换而言之,没有发现任一微小指标可降低原计算得到的风险值(Agathokleous,

2013)。使用似然比校正风险值的做法应该按照既定方案系统地进行,方案中应注明确所包含的超声软指标,软指标如何定义,以及对应的阳性、阴性似然比的数值(Reddy,2014)。

表 14-8　与胎儿 21 三体相关的妊娠中期超声指标或软指标[a]

右锁骨下动脉走行异常
短头畸形或额叶缩短
小指弯斜(第 5 指中指骨发育不全)
肠管回声增强
扁平脸
心内强回声灶
鼻骨未显示或发育不良
颈后皮肤皱褶增厚
肾盂扩张(轻度)
第一和第二脚趾之间的"沙沟间隙"("草鞋脚")
耳郭短小
通贯掌
单脐动脉
股骨短
肱骨短
髂骨角增宽

[a] 按字母顺序排序。

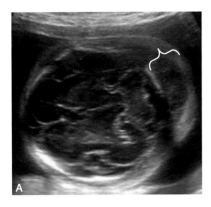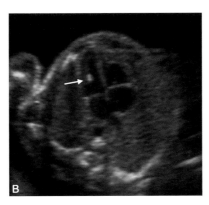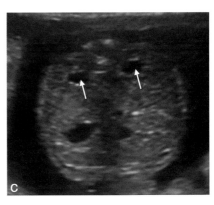

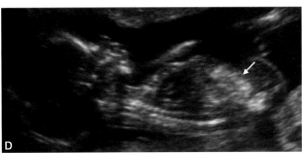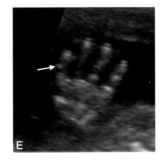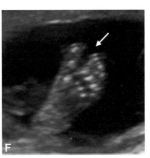

图 14-3　与唐氏综合征风险增加有关的微小超声指标。A. 颈部皮肤皱褶增厚（括号）。B. 心内强回声灶（箭头）。C. 肾盂轻度扩张（肾盂扩张）（箭头）。D. 肠管回声增强（箭头）。E. 小指弯斜：第 5 指中指骨发育不全导致向内弯曲（箭头）。F. 草鞋脚（箭头）

表 14-9　妊娠中期单一超声指标在唐氏综合征筛查中的似然比和假阳性率

超声指标	似然比	未受累胎儿中的发生率/%
颈部皮褶增厚	11~17	0.5
肾盂扩张	1.5~1.9	2.0~2.2
心内强回声灶	1.4~2.8	3.8~3.9[a]
肠管回声增强	6.1~6.7	0.5~0.7
股骨短	1.2~2.7	3.7~3.9[a]
肱骨短	5.1~7.5	0.4
任意一个指标	1.9~2.0	10.0~11.3
两个指标	6.2~9.7	1.6~2.0
三个及以上	80~115	0.1~0.3

资料来源：Bromley, 2002; Nyberg, 2001; Smith-Bindman, 2001.
[a] 亚洲人群中更高。

颈部皮褶厚度在胎头的小脑切面进行测量，是从枕骨外缘到皮肤外缘之间的距离（图 14-3A）。测量值 ≥ 6mm 被认为是异常（Benacerraf, 1985）。颈部皮褶增厚在妊娠中的发生率约为 1/200，其发生唐氏综合征的风险增加 10 倍以上（Bromley, 2002; Nyberg, 2001; Smith-Bindman, 2001）。

心内强回声灶是乳头肌局灶性钙化的表现，它并非结构或功能性的心脏异常。强回声灶常出现在左心

（图 14-3B）。约 4% 胎儿会出现这样的强回声灶，但在亚洲人中，则高达 30%（Shipp, 2000）。孤立的心内强回声灶使胎儿患唐氏综合征的风险增加接近 1 倍（表 14-9）。心内双侧强回声灶与 13 三体综合征有关（Nyberg, 2001）。

轻度肾盂扩张通常是暂时性和生理性的，一般不代表存在潜在异常（第 10 章）。肾盂应在肾脏的横断面图像中测量，游标置于液体聚集处的内边界，从前至后进行测量（图 14-3C）。约 2% 的胎儿肾盂扩张 ≥ 4mm，其唐氏综合征风险增加近 1 倍。肾盂扩张程度超过 4mm 与潜在的肾脏发育异常可能有关，应在妊娠 32 周左右进行额外评估。

胎儿小肠回声强度与其骨骼回声强度相等时，定义为肠管回声增强（图 14-3D）。约 0.5% 的妊娠可见肠管回声增强，最常见的原因是胎儿吞咽了少量血液，这种情况下常伴有母体血清 AFP 水平升高。虽然其妊娠结局多正常，但将使唐氏综合征的风险增加近 6 倍。肠管回声增强也可能与胎儿巨细胞病毒感染、囊性纤维化有关，后者会引起胎粪浓缩。

唐氏综合征胎儿的股骨和肱骨稍短。在唐氏筛查中，如果股骨长度小于第 2.5 百分位数，或低于基于双顶径预测的股骨长的 90%，则考虑为股骨短（ACOG, 2016c; Benacerraf, 1987）。如果在低风险妊娠中单独出现，通常不认为它会构成足够的风险而需修改咨询意

见。同样地,如果胎儿肱骨长度短于基于双顶径预测的长度的89%,也与唐氏综合征风险增加相关。

如果在未接受非整倍体筛查的妊娠中发现孤立性的微小标记,应建议筛查,而且出现微小标记可作为游离DNA筛查的指征(ACOG,2016c)。如果已进行游离DNA筛查,则不认为孤立性微小指标与胎儿染色体非整倍体风险存在相关性(Reddy,2014)。如果游离DNA筛查结果为阴性,则胎儿非整倍体的风险不因微小指标的存在而改变。反之,如果游离DNA筛查结果为阳性,即使不存在微小指标也无法令人放心。

妊娠早期超声表现

中孕期进行标准超声检查,容易观察超声软指标,与之不同,在早孕期进行非整倍体有关超声检查需进行专业培训。胎儿NT测量广泛用于非整倍体筛查。在美国,其他的妊娠早期超声指标并不常规使用,但一些专业中心可能会对这些指标进行检查。在围产质量基金会下辖的颈后透明层厚度质量评估计划中,也提供了测量早孕期鼻骨的培训(图14-2)。对妊娠早期鼻骨、静脉导管血流和三尖瓣血流的评估,胎儿医学基金会也提供了在线指导和认证。

在选择非整倍体筛查的妇女中,进行早孕期超声检查的其他优点还包括有助于准确评估孕周,以及早期发现多胎或胎儿死亡。正如第10章所述,早孕期超声检查可检出某些与非整倍体相关的重大畸形,如淋巴水囊瘤。

遗传疾病的携带者筛查

携带者筛查分为3种:基于种族的筛查、泛种族筛查(不受种族限制)及扩展性携带者筛查,后者也是一种泛种族筛查,可应用于100种以上遗传性疾病。筛查的目的是向不同个体提供对其计划妊娠有价值的信息(ACOG,2017a)。每一种筛查都有其优点、风险及局限性。例如,在扩展性携带者筛查包中包含了很多疾病,超过半数的受检者可能被检出为至少1种疾病的携带者。这可能会引起受检者家庭的焦虑。而且,如果遗传咨询资源有限也将对临床造成挑战。我们需要认识到每种类型的携带者筛查均是可行的策略,建议产科服务提供者制订一个标准流程,为怀孕女性和备孕的夫妇提供选择(ACOG,2017a)。所有的携带者筛查都是非强制性的,且为知情选择。

应为具有遗传性疾病个人史或家族史的夫妇提供遗传咨询。咨询中应评估其新生儿受累的风险,并告知目前产前诊断手段的获益及局限性。如果考虑为致病突变或已知的致病突变,产前诊断往往是可行的。

Genetic Testing Registry网站中包含了超过1万个遗传疾病和4.8万个遗传学检测的详细信息。许多遗传病具有较高的外显率,但表现度不一。因此,即使有家庭成员受累,去预测新生儿的表型往往不可行,常见疾病包括神经纤维瘤病、结节性硬化症及马方综合征。部分情况下,我们也可通过相关异常超声表现的检测,或胎儿性别(如果为X连锁遗传病)细化风险评估。

基于种族的携带者筛查,主要适用于在特定种族或民族中高发的常染色体隐性遗传病(表14-10)。当发现一种罕见基因在特定人群中有更高频率,且可追溯到单个家庭成员或一小群祖先时,会出现奠基者效应。当由于宗教、种族禁令或地域隔离等因素,一个群体多代只在自己的群体内繁殖时,可能会产生这种现象。因为划分一个种族变得越来越难,因此进行泛种族筛查包的检测也是另一种选择。

表 14-10	在特定民族中发病率增加的常染色体隐性疾病
疾病	**遗传风险增加的群体**
镰状血红蛋白病	非洲人、地中海人、中东人、印度人
α-地中海贫血	非洲人、地中海人、中东人、西印度人、东南亚人
β-地中海贫血	非洲人、地中海人、中东人、印度人、东南亚人
先天性代谢性疾病	德系犹太人
泰-萨克斯病	泰-萨克斯病也常见于法裔加拿大人和移居美国路易斯安那州的法国人后裔
海绵状脑白质营养不良	
家族性自主神经异常	
布卢姆综合征	
家族性高胰岛素血症	
范科尼贫血	
戈谢病	
糖原贮积症I型	
Joubert综合征	
枫糖尿症	
黏脂贮积症IV型	
尼曼-皮克病	
亚瑟综合征	

美国妇产科医师学会(2017a)对外展携带者筛查包制定了以下标准:

(1)筛查包所包含疾病的携带率至少为1:100,即对应的人群频率至少为1:40 000。

(2)所筛查疾病具有以下特点:表型明确,对生活质量造成不利影响、对认知或身体有损害、起病早、或需要外科或药物干预。

（3）对于主要在成年期起病的疾病,不建议包括在筛查包内。

（4）如果个体对特定疾病如泰-萨克斯病、β-地中海贫血,有较高的患病风险,医生应意识到筛查包中的检测对这些特定疾病可能不是最敏感的。

■ 囊性纤维化

这种疾病由囊性纤维化跨膜转运调节因子(cystic fibrosis conductance transmembrane regulator, CFTR)基因突变引起,此基因定位在 7 号染色体长臂,编码氯离子通道蛋白。虽然最常见的与经典囊性纤维化(cystic fibrosis, CF)有关的 CFTR 基因突变位点是 ΔF508,但目前已经发现了超过 2 000 种突变(Cystic Fibrosis Mutation Database, 2016)。CF 可由 CFTR 基因突变的纯合子或复合杂合子造成。换句话说,每个基因拷贝中必须存在一个突变,但无须是同一种突变。正如预期的那样,这将导致临床疾病的严重程度存在很大差异。CF 的中位生存年龄大约是 37 岁,但约 15% 患者病情较轻,其生存期可延长数十年。CF 妇女的妊娠期监测将在第 51 章中讨论。

美国妇产科医师学会(2017a, b)建议,对所有准备怀孕或已经怀孕的女性,不论其种族,都应行 CF 携带者筛查。目前所推荐的筛查包包括了 23 种泛种族 CF 基因突变,选择这些突变是因为其在经典型 CF 患者中的检出率至少为 0.1%(ACOG, 2017b)。在非西班牙裔美国白种人及来自东欧的德系犹太人中,CF 携带者的频率为 1/25。因此,一对非西班牙裔白种人夫妇所生孩子的 CF 的发病率接近于 1/4×1/25×1/25,或为 1:2 500。正如表 14-11 所示,对于其他种族,CF 发病率及筛查实验的敏感性都降低。

表 14-11　囊性纤维化的检出率及筛查前后的携带者风险

种族及民族群体	检出率/%	筛查前携带者风险	筛查阴性的携带者风险
德系犹太人	94.0	1/24	1/384
高加索人	88.3	1/25	1/206
西班牙裔美国人	71.7	1/58	1/203
非裔美国人	64.5	1/61	1/171
亚裔美国人	48.9	1/94	1/183

资料来源:American College of Medical Genetics, 2006.

虽然筛查实验结果阴性并不能排除携带罕见突变的可能,但明显降低了背景风险。如果父母均是携带者,绒毛活检或羊膜腔穿刺术可帮助确定胎儿是否遗传了父母的一种或两种突变。发现两种致病突变后的咨询是具有挑战性的,因为表型预测只对于胰腺疾病及具有典型特征的突变有一定的准确性。肺部疾病的程度是影响预后的最重要因素,但即使典型 CF 最常见的基因型 ΔF508 突变纯合子,肺部病变程度也有很大的个体差异。这一现象可能反映了基因修饰对蛋白质功能的影响,而这会受 CFTR 突变位点、环境因素暴露及易感性的影响而出现不同效应(Cutting, 2005; Drumm, 2005)。

■ 脊髓性肌萎缩

这种常染色体隐性遗传病引起脊髓运动神经元变性,导致骨骼肌萎缩及全身无力的临床表现。目前并无有效的治疗方法。活产儿脊髓性肌萎缩(spinal muscular atrophy, SMA)的患病率是 1/10 000 ~ 1/6 000。Ⅰ型、Ⅱ型、Ⅲ型、Ⅳ型是由于 SMN1 基因突变所致,该基因位于 5 号染色体长臂(5q13.2),编码 SMN 蛋白。Ⅰ型、Ⅱ型占 SMA 病例的 80%,均为致死性(ACOG, 2017b)。SMA Ⅰ型,又称为韦德尼希-霍夫曼综合征(Werdnig-Hoffmann disease),表现最为严重,在出生后 6 个月内发病,患儿多在 2 岁前死于呼吸衰竭。Ⅱ型通常在 2 岁前发病,死亡年龄在 2 岁至 30 多岁不等。Ⅲ型也在 2 岁前发病,病情相对较轻,临床表现变异更大。Ⅳ型在成年期发病。

美国妇产科医师学会(2017b)推荐为所有考虑怀孕及已怀孕女性提供 SMA 携带者筛查。SMA 携带者频率在非西班牙裔白种人(高加索人)中约为 1:35,在德系犹太人中为 1:41,亚洲人中为 1:53,非裔美国人为 1:66,西班牙裔白种人中为 1:117(Hendrickson, 2009)。除非裔美国人外,各种族的携带者检出率为 90% ~ 95%,而非裔美国人的检出率刚刚超过 70%。大约 2% 携带 SMN1 突变的人无法在携带者筛查中被发现。此外,虽然每条染色体通常各有 1 个 SMN1 基因拷贝,但是约 3% ~ 4% 的人在一条染色体上有 2 个基因拷贝,而另一条染色体上无基因拷贝。这一类人属于疾病的携带者。非裔美国人出现这种遗传变异的概率更高,解释了在这个群体中筛查敏感性较低的原因。美国妇产科医师学会(2017b)推荐在 SMA 筛查前,医生应向患者告知不同分型疾病的严重程度、携带者频率及筛查的检出率。检测后的咨询应包括得到阴性筛查结果后的残余风险,这根据受检者的种族及检测到的 SMN1 拷贝数而有所不同。大多数未受累的人有 2 个拷贝,但是一小部分人有 3 个拷贝,其风险更低。如果受检者或其配偶有 SMA 家族史,或携带者筛查结果为阳性,应推荐其进行遗传咨询。

■ 镰状血红蛋白病

这一类疾病包括镰状细胞贫血、镰状细胞血红蛋白 C 病和镰状细胞 β 地中海贫血。第 56 章详细讨论了其病理生理学及遗传方式。

非洲人及非裔美国人携带血红蛋白 S 及患其他血红蛋白病的风险增加，应进行孕前或产前筛查。在非裔美国人中，1/12 有镰状细胞性状（HbS 携带者），1/40 携带血红蛋白 C，1/40 携带 β-地中海贫血性状（为 β-地中海贫血基因携带者）。血红蛋白 S 在地中海人、中东人、亚洲印度人中也更常见（Davies，2000）。美国妇产科医师学会（2015）推荐非洲裔患者应行血红蛋白电泳检查。如果夫妇有生育镰状血红蛋白病患儿的风险，应行遗传咨询，并可通过绒毛活检或羊膜腔穿刺行产前诊断。

■ 地中海贫血

地中海贫血是世界范围内最常见的单基因疾病，高达 2 亿人是这一类血红蛋白病的基因携带者（第 56 章）。一些地中海贫血患者由于 α 或 β 血红蛋白链合成减少而继发小细胞性贫血。总的来说，α-地中海贫血由 α-珠蛋白链缺失导致，而 β-地中海贫血多由 β-珠蛋白链突变引起。少数情况下，α-珠蛋白链突变也可导致 α-地中海贫血。

α-地中海贫血

α-珠蛋白基因缺失数目为 1~4 个。如果有 2 个 α-珠蛋白基因缺失，2 个缺失的基因可能位于同一条染色体，即顺式构型（αα/--），或每条染色体缺失一个基因，即反式构型（α-/α-）。α-地中海贫血性状（α-地中海贫血携带状态，或轻型 α-地中海贫血）在非洲、地中海、中东、西印度及东南亚裔中常见，临床表现为轻度贫血。在东南亚人群中，顺式构型更为普遍，然而在非裔人群中更可能为反式构型。临床上，当父母双方携带顺式缺失时，后代存在完全缺乏 α-血红蛋白的风险，即 Hb Barts 病，通常将导致胎儿水肿和死胎，见第 15 章所述。

α-地中海贫血或其携带状态的检测是基于分子遗传学的检查，而用血红蛋白电泳是无法检测的。因此，对 α-地中海贫血不常规提供携带者筛查。如果患者存在小细胞性贫血，而不存在铁缺乏、血红蛋白电泳也正常，则应该考虑行 α-地中海贫血检测，尤其是有东南亚裔血统的患者（ACOG，2015）

β-地中海贫血

β-珠蛋白基因突变可致 β-珠蛋白链合成减少或消失。如果突变只累及一个基因，可致轻型 β 地中海贫血。如果基因的两个拷贝均受累，将导致重型 β-地中海贫血（Cooley 贫血）或中间型 β-地中海贫血。由于携带者的血红蛋白 A 合成减少，患者的血红蛋白电泳显示不含 β 链的血红蛋白水平升高，这包括血红蛋白 F 和血红蛋白 A_2。

轻型 β-地中海贫血在非洲、地中海及东南亚裔人群中更常见。美国妇产科医师学会（2015）推荐这些人群进行基于血红蛋白电泳的携带者筛查，尤其在不伴铁缺乏的小细胞性贫血人群。血红蛋白 A_2 水平 > 3.5% 将进一步印证 β-地中海贫血的诊断。其他风险增加的种族包括中东、西印度、西班牙裔人群。

■ 泰-萨克斯病（Tay-Sachs disease）

这是一种以氨基己糖酶 A 缺乏为特征的常染色体遗传的溶酶体贮积症。这种疾病导致中枢神经系统内 GM2 神经节苷脂累积，发生进行性神经退行性变，多在儿童期早期死亡。受累个体几乎完全缺乏氨基己糖酶 A，携带者虽无症状，但其酶活性低于 55%。泰-萨克斯病在东欧犹太人（德系犹太人）后裔中的携带率 1/30，而一般人群则低得多，只有 1/300。法裔加拿大人及移居美国路易斯安那州的法国人后裔患泰-萨克斯病的风险也较大。20 世纪 70 年代发起了国际性泰-萨克斯病携带者筛查行动，在德系犹太人中取得了空前成功。泰-萨克斯病的发病率随后下降了 90% 以上（Kaback，1993）。如今，大多数泰-萨克斯病发生在非犹太人中。

美国妇产科医师学会（2017b）给出了以下泰-萨克斯病的筛查建议：

（1）如果夫妻双方均为德系犹太人、法裔加拿大人或移居美国路易斯安那州的法国人后裔，或有泰-萨克斯病家族史者，应提供孕前筛查。

（2）当只有夫妻一方是以上种族的一员，高风险一方可首先接受筛查，如果发现为携带者，另一方也应接受筛查。如果有泰-萨克斯病家族史，使用扩展性携带者筛查包可能不是最好的方法，除非家族性的突变类型包含在筛查包中。

（3）在德系犹太人及其他高风险人群中，分子检测（DNA 突变分析）是很有效率的，但在低风险群体中检出率则十分有限。

（4）使用生化分析检测氨基己糖酶 A 血清水平的敏感性是 98%，对低风险种族的个体应使用这种检测。对于孕妇或口服避孕药者，应采用白细胞检测。

（5）如果发现夫妻双方均为泰-萨克斯病携带者，应提供遗传咨询及产前诊断。氨基己糖酶的活性可通过绒毛或羊水样本进行测定。

■ 德系犹太人的其他隐性疾病

东欧（德系）犹太人个体中泰-萨克斯病携带率约 1/30，海绵状脑白质营养不良症携带率 1/40，家族性自主神经机能异常携带率 1/32。幸运的是，在这个群体中，这几种疾病筛查实验的检出率都在 98% 以上。因为发病率相对较高、病情重及表型可预测,美国妇产科医师学会(2017b)推荐在孕前或早孕期为德系犹太人提供这 3 种疾病的携带者筛查。这是除了囊性纤维化和脊髓性肌萎缩之外,为所有准备怀孕或已经怀孕的女性提供的携带者筛查。此外,还有一些其他常染色体隐性遗传病,建议考虑进行筛查(ACOG,2017b)。截至 2017 年,这些疾病包括布卢姆综合征、家族性高胰岛素血症、范科尼贫血、戈谢病、糖原贮积症Ⅰ型(von Gierke 病)、Joubert 综合征、枫糖尿症、黏脂贮积症Ⅳ型、尼曼-匹克病和 Usher 综合征。戈谢病与以上其他疾病不同,表型变化范围大,可儿童期发病或终生无症状。酶替代疗法是目前有效的治疗方法。

产前诊断方法及胚胎植入前检查

在产前诊断中常用的诊断操作包括羊膜腔穿刺、绒毛活检(chorionic villus sampling,CVS)及少数情况下行胎血取样,这使得越来越多的遗传异常在出生前得以诊断。对于非整倍体和涉及 5~10M 碱基以上异常的染色体疾病,染色体核型分析诊断准确率超过 99%。在胎儿结构异常的情况下,推荐将染色体微阵列分析(chromosomal microarray analysis,CMA)作为一线的遗传学检查,因为它在具有正常核型的胎儿中可检出约 6% 有临床意义的染色体异常(Callaway,2013;deWit,2014)。除非所存在的结构异常强烈提示为特定核型,例如,心内膜垫缺陷提示 21 三体,全前脑提示 13 三体。在这些情况下,染色体核型分析或加上荧光原位杂交(fluorescence in-situ hybridization,FISH)可作为初始检测项目(ACOG,2016b)。在未发现结构异常且核型正常的胎儿中,CMA 可检出额外约 1% 的染色体异常(病理性的拷贝数变异)。因此在产前诊断中进行 CMA 检查都是可行的(ACOG,2016b;Callaway,2013)。CMA 检测平台的类型及其优势和局限性见第 13 章。

但是,非整倍体筛查检测的改进,尤其是游离 DNA 筛查的广泛运用,使产前诊断操作的数量急剧下降。Larion 等(2014)报告,在 2012 年引入游离 DNA 筛查后,CVS 数量减少了 70%,羊膜腔穿刺术数量下降近 50%。这进一步放大了在采用早孕期筛查之后羊膜腔穿刺术数量的下降(Warsof,2015)。此外,因为许多疾病可通过羊水样本诊断,目前胎血取样已经很少使用,尤其用于遗传学诊断。

■ 羊膜腔穿刺

这是最常用的产前诊断操作。经腹抽取羊水通常在妊娠 15~20 周进行,但在此之后任何孕周也均可进行。羊膜腔穿刺的指征包括胎儿遗传性疾病、先天性感染、同种免疫,以及评估胎儿肺成熟度。最常用的产

前诊断检查包括 CMA(用于评估拷贝数重复或缺失)、染色体核型分析(用于检测非整倍体),以及 FISH(用于识别特定染色体或染色体区域的重复或缺失)(第 13 章)。由于羊水细胞需培养后才能获得胎儿核型,故核型分析需 7~10 天。相比之下,FISH 通常在 24~48 小时内完成。CMA 通常可用未经培养的羊水细胞直接进行检测,其周期仅为 3~5 天,如果需羊水细胞培养,其检测周期为 10~14 天(ACOG,2016b)。

操作技术

羊膜腔穿刺按无菌操作进行,在超声引导下使用 20 号或 22 号腰椎穿刺针手术(图 14-4)。标准的腰椎

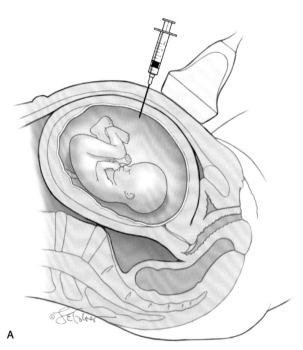

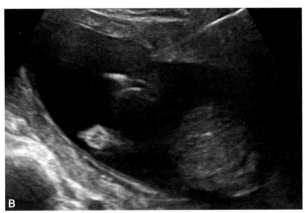

图 14-4 A. 羊膜腔穿刺。B. 超声图像的右上部显示的是羊膜腔穿刺针

(资料来源:Mastrobattista JM,Espinoza J:Invasive prenatal diagnostic procedures. In Yeomans ER,Hoffman BL,Gilstrap LC Ⅲ,et al (eds):Cunningham and Gilstrap's Operative Obstetrics,3rd ed. New York,McGraw-Hill Education,2017.)

穿刺针长 9cm,根据患者体型可能需要更长的穿刺针。超声测量皮肤至羊水池的距离可能有助于选择穿刺针。超声检查用于寻找近中线的羊水池,识别子宫大小和形状。穿刺针经皮肤垂直进入羊水池最深处,避开胎儿肢体及脐带。操作时应穿刺通过绒毛膜羊膜,而不应使绒毛膜羊膜与宫壁分离。羊膜通常在妊娠 16 周前与邻近的绒毛膜融合,羊膜腔穿刺通常推迟至绒毛膜-羊膜融合后进行。穿刺所造成的不适是轻微的,尚未发现局部麻醉对穿刺有益处(Mujezinovic,2011)。

术后应记录羊水颜色及透明度。羊水应为澄清、无色或浅黄色。如果穿刺针经过胎盘,羊水呈淡血性较常见,但持续抽吸后通常变清。胎盘位于子宫前壁者约占一半,其中穿刺针有 60% 的机会穿过胎盘(Bombard,1995)。虽然这并不增加妊娠丢失率,但也应尽可能避免经胎盘穿刺(Marthin,1997)。深褐色或绿色羊水可能提示既往曾有羊膜腔内出血。

常用分析所需要的羊水量如表 14-12 所示,最初抽吸的 1~2mL 羊水可能会受母体细胞污染,因此通常需弃去。拔针前一般需收集约 20~30mL 羊水用于胎儿 CMA 检查或核型分析。超声检查用于观察子宫穿刺部位的出血情况,术后应记录胎心搏动情况。如果患者是 Rh D 阴性血型且未致敏,术后予抗-D 免疫球蛋白治疗。

表 14-12	一部分羊水的检测项目及其通常所需的羊水量 单位:mL
检测项目	羊水量[a]
胎儿染色体核型分析	20
染色体微阵列分析	20
荧光原位杂交[b]	10
甲胎蛋白	2
巨细胞病毒、弓形虫或细小病毒的 PCR 检测	每个检测 1~2
巨细胞病毒培养	2~3
ΔOD450(胆红素分析)	2~3
基因型检查(同种免疫)	20
胎肺成熟度检测	10

[a] 每项检测所需羊水量可能根据各实验室要求而有所不同。
[b] 荧光原位杂交通常用于 21 号、18 号、13 号、X、Y 染色体检测。
PCR:聚合酶链反应。

多胎妊娠 当双羊膜囊双胎进行穿刺时,应仔细注意每个羊膜囊及分隔膜的位置。直到最近,仍会在第一个羊膜囊穿刺完成拔出穿刺针之前向其注入少量稀释的靛洋红染料,在第二个羊膜囊穿刺时,所抽出的羊水应是澄清的。由于靛洋红染料普遍缺乏,大多数经验丰富的医师对有指征的多胎妊娠进行羊膜腔穿刺时并不用染料注射。亚甲蓝是禁用的,因其与空肠闭锁及新生儿高铁血红蛋白血症有关(Cowett,1976;van der Pol,1992)。

并发症

妊娠中期羊膜腔穿刺相关的妊娠丢失率随着影像技术的改进而降低。基于单中心研究和荟萃分析数据,由经验丰富者操作时,羊膜腔穿刺术相关的妊娠丢失率约 0.1%~0.3%,约 50 例操作发生 1 例(Akolekar,2015;ACOG,2016b;Odibo,2008)。三级肥胖(体重指数>40kg/m^2)的孕妇,术后妊娠丢失率约为正常人群的 2 倍(Harper,2012)。在双胎妊娠中,Cahill 等(2009)报告羊膜腔穿刺导致的妊娠丢失率为 1.8%。

羊膜腔穿刺的指征对妊娠丢失率有一定影响,一部分的胎儿畸形、非整倍体及胎儿水肿等情况下,妊娠丢失率更高。而且,一部分的妊娠丢失是因为胎盘植入异常或胎盘早剥,子宫畸形或感染等原因。Wenstrom 等(1990)分析近 1.2 万例术后所出现的 66 例死胎病例,发现 12% 与此前存在的宫内感染有关。

羊膜腔穿刺其他的并发症包括在 1%~2% 的病例中出现羊水渗漏或短暂性的阴道出血。羊水渗漏通常发生在术后 48 小时内,胎儿存活率超过 90%(Borgida,2000)。穿刺针损伤胎儿罕见。虽然如果存在异常的胎儿其羊水细胞可能不生长,但羊水培养成功率多超过 99%(Persutte,1995)。

妊娠早期羊膜腔穿刺

妊娠 11~14 周行羊膜腔穿刺称为妊娠早期羊膜腔穿刺。技术上与传统羊膜腔穿刺相同,但由于胎膜与子宫壁没有融合可能会给羊膜囊穿刺带来更多的挑战。通常可供抽吸羊水量更少,约每孕周 1mL(Shulman,1994;Sundberg,1997)。

妊娠早期羊膜腔穿刺较其他胎儿操作手术相关并发症发生率更高。这包括马蹄内翻足畸形(摇椅足)、羊水渗漏及胎儿丢失(Canadian Early and Mid-Trimester Amniocentesis Trial,1998;Philip,2004)。考虑到这些风险,美国妇产科医师学会(2016b)推荐不应进行早孕期羊膜腔穿刺。

■ 绒毛活检

绒毛活检通常在妊娠 10~13 周进行。正如羊膜腔穿刺,所取样本送检核型分析或 CMA 检测。绒毛活检主要优势在于可在妊娠早期获得结果,为临床决策预留更多时间,如需终止妊娠也更安全。极少检查需特别指定用羊水或胎盘组织进行检测。

操作技术

绒毛可使用无菌技术经阴道或经腹获取。两种取样方法被认为是同样安全和有效的(ACOG,2016b)。经阴道 CVS 使用特制的软质聚乙烯导管,该导管包括了钝尖且有韧性的导引探条。经腹取样使用 18 号或 20 号腰椎穿刺针。无论哪种技术,都使用经腹超声引导导管或穿刺针进入早期胎盘,即叶状绒毛膜内,然后将绒毛抽吸到含有组织培养基的注射器中(图 14-5)。

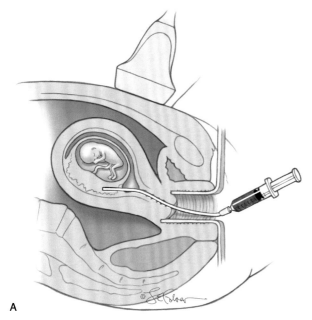

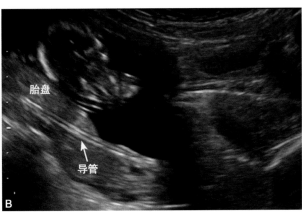

图 14-5 A.经阴道绒毛活检。B.图中显示导管(已标记)进入胎盘的过程

(资料来源:Mastrobattista JM,Espinoza J:Invasive prenatal diagnostic procedures. In Yeomans ER,Hoffman BL,Gilstrap LC Ⅲ,et al(eds):Cunningham and Gilstrap's Operative Obstetrics,3rd ed. New York,McGraw-Hill Education,2017.)

相对禁忌证包括阴道出血或点滴出血、活动性生殖道感染、子宫极度前屈或后屈、孕妇体型使超声成像不佳(体型肥胖难以显示)。如果患者是 Rh D 阴性血型且未致敏,术后给予抗-D 免疫球蛋白治疗。

并发症

CVS 术后总体妊娠丢失率高于妊娠中期羊膜腔穿刺。这主要是因为存在妊娠自然丢失的背景风险,也就是说,即使不进行胎儿操作,部分妊娠也可能在妊娠早期至中期这段时间发生丢失。手术相关的妊娠丢失率与羊膜腔穿刺相似。Caughey 等(2006)发现 CVS 术后总体丢失率约 2%,而羊膜腔穿刺则低于 1%。然而,校正后的手术相关丢失率在两种操作中均约 1/400,CVS 的手术指征也将影响妊娠丢失率。例如,伴 NT 增厚的胎儿有更高的死胎风险。最后,学习曲线也与 CVS 的手术安全性有关(Silver,1990;Wijnberger,2003)。

以往关于 CVS 的一个问题是其与短肢体缺陷及下颌骨肢体发育不良有关,如图 14-6 所示(Firth,1991,1994;Hsieh,1995),随后发现这些缺陷与在妊娠 7 周时手术有关(Holmes,1993)。当 CVS 在妊娠 10 周后进行,其肢体缺陷的发生率不超过背景人群的风险(约 1/1 000)(Evans,2005;Kuliev,1996)。

经阴道取样后阴道点滴出血常见,但一般呈自限性且与妊娠丢失无关。感染发生率小于 0.5%(ACOG,2016c)。

CVS 其中一个局限性是近 2% 的样本存在染色体嵌合现象(Malvestiti,2015)。在大多数情况下,绒毛染色体嵌合反映的是局限性胎盘嵌合,而不是在胎儿体内真的存在第二种细胞系。这已在第 13 章讨论。之后应行羊膜腔穿刺,如果结果正常,通常认为嵌合体局限于胎盘。局限性胎盘嵌合体与新生儿生长受限相关(Baffero,2012)。

■ 胎血取样

胎血取样亦被称为脐带穿刺术或是经皮脐血取样(percutaneous umbilical blood sampling,PUBS)。胎血取样最初是在胎儿同种免疫性贫血的情况下用于为宫内输血胎儿输注红细胞。评估胎儿贫血目前仍是胎血取样的最常见指征(第 16 章)。胎血取样还用于血小板同种免疫的评估和治疗,以及确认胎儿核型,尤其是在羊膜腔穿刺或 CVS 发现为染色体嵌合体的情况下。胎血核型分析可在 24~48 小时内完成。因此比羊膜腔穿刺或 CVS 7~10 天的检测周期快得多。虽然胎儿血液几乎适用于新生儿的所有血液检查,但是随着羊膜腔穿刺和 CVS 检测技术的改进,在大多数情况下,已无须行胎儿静脉穿刺(Society for Maternal-Fetal Medicine,2013)。

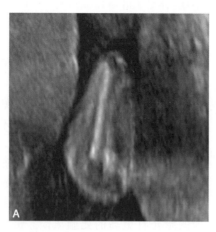
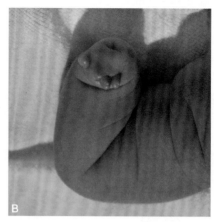

图 14-6　下颌骨肢体发育不良的特征是横切面肢体缺陷,以及舌或下颌骨缺失或发育不良。推测是由于血管中断而继发组织发育缺陷所造成。A. 妊娠 25 周,超声示累及胎儿右手的肢体缺陷畸形。B. 同一新生儿的右侧肢端照片。此例孕妇妊娠期未行绒毛活检

（资料来源:Dr. Jamie Morgan. ）

操作技术

在超声直接引导下,采用无菌技术,操作者用 22 号或 23 号腰椎穿刺针穿刺脐静脉,并将血液慢慢抽吸入肝素化注射器中(图 14-7)。穿刺针应在超声下清晰可见。与羊膜腔穿刺相似,根据患者体型可能需要较长的穿刺针。胎血取样通常在脐带胎盘插入位置附近进行,如果胎盘位于前壁,可能更有利于穿刺进入脐带。脐带游离段也可供穿刺。由于胎血取样比其他胎儿操作更耗时,故可予局部麻醉。一些中心预防性使用抗生素,尽管没有研究支持这种做法。由于可能造

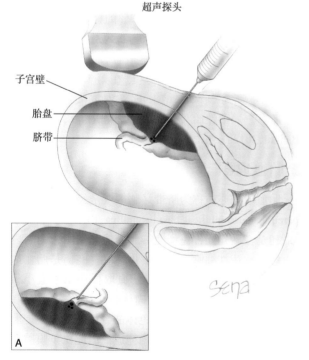

超声探头

子宫壁

胎盘

脐带

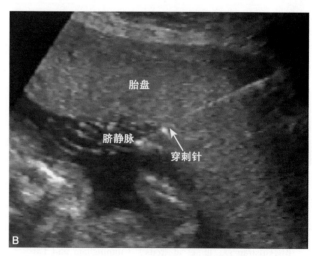

胎盘

脐静脉

穿刺针

图 14-7　胎血取样。A. 进入脐静脉的路径取决于胎盘及脐带位置。当胎盘位于前壁,穿刺针可能需经过胎盘。插图:当胎盘位于后壁,穿刺针进入脐静脉前需通过羊水,或可选择穿刺脐带游离段。B. 超声示穿刺针经前壁胎盘进入脐静脉

（资料来源:Mastrobattista JM,Espinoza J:Invasive prenatal diagnostic procedures. In Yeomans ER, Hoffman BL, Gilstrap LC Ⅲ,et al (eds):Cunningham and Gilstrap's Operative Obstetrics, 3rd ed. New York,McGraw-Hill Education,2017. ）

成血管痉挛和胎儿心动过缓,应避免穿刺脐动脉。拔出穿刺针后,应记录胎心搏动情况及观察穿刺部位出血情况。

并发症

胎血取样的手术相关胎儿丢失率约 1.4%(Ghidini,1993;Tongsong,2001)。实际丢失率取决于手术指征及胎儿状态。其他的并发症包括 20%~30% 病例存在脐血管出血,经胎盘手术约 40% 病例有胎儿-母体输血,胎儿心动过缓发生率约 5%~10%(Boupaijit,2012;Society for Maternal-Fetal Medicine,2013)。多数并发症是一过性的,可完全恢复,但一些情况下也可导致胎儿丢失。

其中一项研究纳入超过 2 000 例操作,比较在胎盘脐带插入点附近穿刺与在脐带游离段穿刺的效果,发现手术成功率、妊娠丢失、脐带出血及胎儿心动过缓的发生率无明显差异。脐带插入部位取样手术耗时较游离段取样明显缩短(5 分钟 vs. 7 分钟)。然而在脐带插入部位取样发生母血污染的概率更高(Tangshewinsirikul,2011)。

■ 植入前遗传学检查

对于接受体外受精(in vitro fertilization,IVF)的夫妇,在胚胎植入前对卵母细胞或胚胎进行遗传学检查可以为染色体组和单基因疾病提供有价值的信息。检查分为两类:植入前遗传学诊断(preimplantation genetic diagnosis,PGD)和植入前遗传学筛查(preimplantation genetic screening,PGS),两者检查指征是不同的。在考虑此类操作前,需要全面遗传学咨询,有 3 种检测方法可用于这两类检查:

(1) 极体分析是推断发育中的卵母细胞是否受母体遗传性疾病影响的一种技术。第一和第二极体通常在减数分裂 I 和 II 后从发育中的卵母细胞中产生,对它们的取样不影响胎儿发育。然而,需进行两次独立的显微操作进行取样,且无法检出父系来源的遗传异常。这项技术已经用于诊断 146 种孟德尔疾病,据报告准确率超过 99%(Kuliev,2011)。

(2) 卵裂球活检在胚胎发育第 3 天时,即在 6~8 细胞期(卵裂期)进行。此技术可评估母方及父方的基因组。通常通过透明带的一个小孔取出一个细胞(图 14-8)。运用这项技术评估非整倍体存在局限性与有丝分裂不分离有关,卵裂球的嵌合现象可能使该技术无法准确反映发育中胚胎的染色体组(American Society for Reproductive Medicine,2008)。此外,正常胚胎的移植成功率在该项操作后稍有降低。

(3) 滋养层外胚层活检是从第 5~6 天的囊胚中

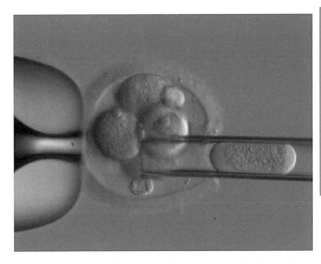

图 14-8 卵裂球活检。选择其中一个卵裂球后,将其抽吸入移液管中
(资料来源:Doody KJ:Treatment of the infertile couple. Hoffman BL,Schorge JO,Bradshaw KD,et al (eds):Williams Gynecology,3rd ed. New York,McGraw-Hill Education,2016.)

取出 5~7 个细胞。其优势在于没有从发育中的胚胎中取出细胞,所取的滋养外胚层细胞主要产生胎盘滋养细胞。不利的是,由于该技术在胚胎发育的较晚时段进行,如果不能快速地进行遗传分析,则可能需要进行胚胎冷冻保存,并在以后的 IVF 周期中进行胚胎移植。

植入前遗传学诊断

夫妇选择 IVF 的原因可能是遗传异常而非不孕。对于特定遗传性疾病或染色体平衡易位的携带者,进行 PGD 可发现卵母细胞或胚胎是否具有这种缺陷。只有无异常的胚胎可供移植。

这项技术有很多用途。可用于诊断单基因疾病,如囊性纤维化、β-地中海贫血及血友病;在 X-连锁疾病中进行性别诊断;识别不直接致病但明显增加日后罹患癌症的风险的突变,如 BRCA-1;为同胞能进行脐带血干细胞移植进行人白细胞抗原配型(de Wert,2007;Fragouli,2007;Grewal,2004;Rund,2005;Xu,2004)。

由于通常仅可获取 1~2 个细胞供分析,且需快速完成检测,因此进行 PGD 有一定的技术挑战性。该技术的风险包括对目标区域的基因片段扩增失败、获取了无核细胞及母血污染。在极少数情况下,受累胚胎被诊断为正常而供移植,而未受累胚胎被误诊为异常而被丢弃。由于存在这种可能,美国生殖医学协会(2008)鼓励进一步运用产前诊断手段(CVS 或羊膜腔穿刺)以证实 PGD 结果。

植入前遗传学筛查

这一术语用于描述在 IVF 移植之前对卵母细胞或胚胎进行的非整倍体筛查。这种筛查适用于不存在或不携带遗传性疾病的夫妇。虽然 PGS 理论上有明显的益处,但在实践中也面临着挑战。

嵌合体在卵裂期胚胎卵裂球中是常见的。然而,它可能不具有临床意义,因为它常不能反映实际的胚胎染色体组。此外,对于 35 岁及以上的女性,经 FISH 检测的 PGS 病例其妊娠率较未行 PGS 的 IVF 病例显著降低(Mastenbroek,2007,2011)。由于每个细胞核中可用 FISH 评估的染色体对数是有限的,因此近来主要着力于使用 CMA 对染色体进行全面筛查(Dahdouh,2015)。

（何志明 翻译　周祎 审校）

参考文献

C14

胎儿疾病

胎儿全身水肿是一种罕见的情况,表现为胎儿和胎盘明显水肿。由于血清渗透,胎儿重量可以增加到原来的几倍,胎盘可以增加到正常大小的 3 倍或 4 倍。以往虽然对胎儿全身水肿阐述很多,但迄今为止还没有令人满意的解释。

——J. 惠特里奇·威廉姆斯(1903)

在本书的第 1 版中,很少有关于胎儿疾病的阐述。上面描述的胎儿全身水肿疾病现在被称为胎儿水肿。胎儿水肿可能是典型的胎儿疾病,因为它可以是多种病因所致的严重疾病的表现。胎儿疾病可能是获得性的,如同种免疫,可能是遗传性的,如先天性肾上腺增生或 α-地中海贫血,也可能是散发性发育畸形,即结构畸形。本章综述了胎儿贫血、胎儿血小板减少、免疫和非免疫性胎儿水肿。胎儿结构畸形见第 10 章,基因异常见第 13 章和第 14 章,胎儿内科和外科治疗的适宜条件见第 16 章。由于先天性感染是由于母亲感染或定植造成的,因此在第 64 章和第 65 章中对此进行讨论。

胎儿贫血

胎儿贫血的原因中,最常见的是红细胞同种免疫,这是由于母体的抗体经胎盘途径进入胎儿体内破坏胎儿红细胞而引起的。同种免疫导致未成熟的胎儿和新生儿红细胞的过度增生,即胎儿成红细胞增多症,这种情况现在被称为胎儿和新生儿溶血性疾病。

此外,某些先天性感染也与胎儿贫血有关,特别是细小病毒 B19,在第 64 章中有相关介绍。在东南亚人群中,重度 α-地中海贫血是引起严重贫血和非免疫性水肿的常见原因。胎儿向母体输血有时会造成严重的胎儿贫血,后文对此有介绍。贫血的罕见原因包括红细胞生成障碍(Blackfan-Diamond 贫血和范科尼贫血)、红细胞酶病(葡萄糖-6-磷酸脱氢酶缺乏症和丙酮酸激酶缺乏症)、红细胞结构异常(遗传性球形红细胞增多症和椭圆形红细胞增生症)、骨髓增生性疾病(白血病)。贫血可以通过采集胎儿脐血来确定,见第 14 章,或通过多普勒超声评价胎儿大脑中动脉(middle cerebral artery,MCA)收缩期峰值速度。

任何原因引起的进行性胎儿贫血都会导致其心力衰竭、水肿和胎儿死亡。幸运的是,预防和治疗已经大大改善了这一类疾病的临床结局。抗 D 抗原同种免疫的预防是应用抗 D 免疫球蛋白。对胎儿贫血的鉴定和治疗分别采用 MCA 多普勒超声检查和宫内输血。严重贫血的胎儿经宫内输血治疗的存活率超过 90%,即使在胎儿水肿的情况下,存活率也接近 80%(Lindenberg,2013;Zwiers,2017)。

红细胞同种免疫

目前,国际输血学会(Storry,2014)认可了 33 种不同的血型系统和 339 种红细胞抗原,尽管其中有些血型在免疫和遗传方面十分重要,但其中许多血型非常罕见,临床意义不大。任何缺乏特定红细胞抗原的个体在暴露于该抗原时都可能产生抗体。如果接受不相容的输血,这些抗体可能对受血者有害。因此,血库会常规检查红细胞抗原。母亲妊娠期间这些抗体也对胎儿有害。如前所述,抗胎儿红细胞抗原的母体抗体可能穿过胎盘,导致胎儿红细胞溶解和贫血。

通常情况下,胎儿可从父亲遗传到至少一个母亲缺乏的红细胞抗原。因此,如果足够的胎儿红细胞进入母体的循环引起免疫反应,母亲就会被致敏。即使如此,同种免疫仍不常见,原因如下:①不相容红细胞抗原少见;②胎儿抗原或母体抗体经胎盘传递不足;③母胎 ABO 血型不合,导致胎儿红细胞在引起免疫应答前迅速清除;④致敏性不一;⑤母体对抗原免疫应答各异。

在以人群为基础的筛查研究中,妊娠期红细胞同种免疫的患病率接近 1%(Bollason,2017;Koelewijn,2008)。多数需要产前输血的严重胎儿贫血病例常见于抗 D、抗 Kell、抗 c 或抗 E 同种免疫(de Haas,2015)。

同种免疫检测

第一次前检查时,常规检查血型和抗体,间接 Coombs 试验检测孕妇血清中的未结合抗体(第 9 章)。当结果为阳性时,特异性的抗体也将被鉴定,其免疫球蛋白亚型被确定为免疫球蛋白 G(IgG)或免疫球蛋白 M(IgM),并对其效价进行量化。但由于 IgM 抗体不能穿过胎盘,往往只有 IgG 抗体会引起人们关注。表 15-1 列出了相应抗体及其引起胎儿溶血性贫血的可能性。临界滴度是可能会发生严重的胎儿贫血的阈值。每种抗体由每个实验室单独确定,其临界滴度值往往不同,通常范围在 1:8 和 1:32 之间。如果抗 D 抗体的临界滴度为 1:16,则滴度≥1:16 表明有可能出现严重的溶血性疾病。Kell 致敏是一个重要的特殊情况,后文将对此进行讨论。

表 15-1　一些红细胞抗原及其引起胎儿溶血病的关系

血型系统	抗原	发生溶血疾病的危险性
CDE(Rh)	D,c	严重疾病的风险
	E,Be^a,Ce,Cw,Cx,ce, Dw,Evans,e,G,Goa7, Hr,Hro,JAL,HOFM, LOCR,Riv,Rh29,Rh32, Rh42,Rh46,STEM,Tar	严重的疾病不常见,轻度疾病的风险
Kell	K	严重疾病的风险
	k,Kp^a,Kp^b,K11,K22	严重的疾病不常见,轻度疾病的风险
	Ku,Js^a,Js^b,Ula	
Duffy	Fy^a	严重的疾病不常见,轻度疾病的风险
	Fy^b	与胎儿溶血病无关
Kidd	Jk^a	严重的疾病不常见,轻度疾病的风险
	Jk^b,Jk^3	轻度疾病的风险
MNS	M,N,S,s,U,Mt^a,Ena, Far,Hil,Hut,Mi^a,Mit,Mut,Mur,Mv,sD,Vw	严重的疾病不常见,轻度疾病的风险
Colton	Co^a,Co^3	严重的疾病不常见,轻度疾病的风险
Diego	Di^a,Di^b,Wr^a,Wr^b	严重的疾病不常见,轻度疾病的风险
Dombrock	Do^a,Gy^a,Hy,Jo^a	轻度疾病的可能性
Gerbich	Ge^2,Ge^3,Ge^4,Ls^a	轻度疾病的可能性
Scianna	Sc2	轻度疾病的可能性
I	I,i	与胎儿溶血病无关
Lewis	Le^a,Le^b	与胎儿溶血病无关

资料来源:de Haas,2015;Moise,2008;Weinstein,1982.

CDE(Rh)血型不相容

CDE 系统包括 5 种红细胞蛋白或抗原:C、c、D、E 和 e。不存在"d"抗原,D 抗原阴性被定义为缺乏 D 抗原。虽然大多数人为 D 抗原阳性或阴性,但仍有 200 多个 D 抗原变异体存在(Daniels,2013)。Rh 以前被称为恒河猴,是由于对恒河猴红细胞表达人类血型抗原的误解。在输血医学中,"恒河猴"不再被使用(Sandler,2017)。

CDE 抗原在临床十分重要。D 抗原阴性的母体在一次接触不到 0.1mL 的胎儿红细胞后就可能被致敏(Bowman,1988)。其两个重要的基因 *RHD* 和 *RHCE* 位于第 1 号染色体的短臂上,与其他血型基因无关,共同遗传。D 抗原阳性率因种族和民族的不同而存在差异。近 85% 的非西班牙裔美国白种人为 D 抗原阳性;而美国原住民的阳性率约为 90%,非洲裔美国人和西班牙裔美国人的阳性率约为 93%,亚洲人的阳性率至少为 99%(Garratty,2004)。

妊娠合并 D 抗原同种免疫的发生率为 0.5% ~ 0.9%(Koelewijn,2008;Martin,2005)。在未注射抗 D 免疫球蛋白预防的情况下,1 例 D 抗原阴性的孕妇产下 1 例 D 抗原阳性、ABO 相容的新生儿,其发生同种免疫的可能性为 16%。2% 的孕妇在分娩时被致敏;7% 的孕妇在产后 6 个月被致敏;其余 7% 被致敏的孕妇,只有在下次怀孕后才产生可检测的抗体(Bowman,1985)。如果存在 ABO 血型不相容,在没有预防的情况下发生 D 抗原同种免疫的风险约为 2%(Bowman,2006),ABO 血型比率差异大,导致 ABO 血型不合的红细胞被破坏,从而降低了其 D 抗原致敏机会。D 抗原致敏也可能由妊娠早期并发症、产前诊断过程和产妇创伤引起(表 15-2)。

C、c、E 和 e 抗原的免疫原性低于 D 抗原,但也可引起溶血病。在筛查研究中,E、c 和 C 抗原的致敏会见于 0.3% 的孕妇,约占红细胞同种免疫病例的 30%(Howard,1998;Koelewijn,2008)。E 抗原同种免疫是最常见的,但与抗 E 或抗 C 抗原相比,抗 c 抗原同种免疫对胎儿或新生儿输血的需求更大(de Haas,2015;Hackney,2004;Koelewijn,2008)。

外祖母效应 在几乎所有的妊娠中,有少量的母血进入胎儿循环。实时聚合酶链反应证实,在早产儿和足月 D 抗原阴性新生儿外周血中母亲的 D 抗原阳性 DNA(Lazar,2006)。因此,D 抗原阴性女性胎儿暴露于母亲 D 抗原阳性红细胞中,有可能发生致敏反应。当此类人群进入成年期时,她甚至可能在第一次妊娠前或妊娠早期就产生抗 D 抗体。这一机制被称为外祖母效应或理论,因为妊娠时胎儿受到母亲抗体的危

表 15-2 诱发胎儿向母亲输血引起红细胞抗原同种免疫的因素[a]

妊娠失败
异位妊娠
自然流产
选择性流产
胎儿死亡(任何孕期)

产前操作
绒毛取样
羊膜腔穿刺
胎血取样
妊娠拔牙

其他
分娩
腹部创伤
胎盘早剥
妊娠期不明原因阴道出血
人工剥离胎盘
臀位外倒转

资料来源:American Academy of Pediatrics and American College of Obstetricians and Gynecologists,2017;American College of Obstetricians and Gynecologists,2017。

[a]对于上述每一种因素,推荐抗 D 免疫球蛋白。

害,这些抗体最初是由该胎儿外祖母的红细胞引起。

小抗原同种免疫

由于常规注射抗 D 抗原免疫球蛋白可以阻止抗 D 抗原同种免疫,因此更多的溶血性疾病是由 D 抗原以外的抗原引起(ACOG,2016;Koelewijn,2008)。这些也被称为小抗原,Kell 抗原最常见。其他有可能引起严重同种免疫的抗原包括 Duffy A 群 Fy[a],MNS 和 Kidd Jk[a](de Hass,2015;Moise,2008)。多数对小抗原敏感的病例由不相容的输血引起。如果检测到 IgG 红细胞抗体,并对其意义存在疑问,则临床医生应谨慎行事,且应对妊娠溶血性疾病进行评估。

只有少数血型抗原与胎儿溶血疾病无关。Lewis 抗体(Le[a] 和 Le[b])和 I 抗体是冷凝集素。它们主要是 IgM,在胎儿红细胞上不表达(ACOG,2016)。另一种不会引起胎儿溶血的抗体是 Duffy B 群(Fy[b])。

Kell 同种免疫 约 90% 的非西班牙裔美国白种人和 98% 的非洲裔美国人 Kell 抗原阴性。通常 Kell 类型不会在常规检查中检测。输血史很重要,因为近 90% 的 Kell 致敏病例是由输血引起的。

Kell 致敏可能发展得更快,可能比 D 抗原和其他血型抗原的致敏更严重。这是因为 Kell 抗体附着于胎儿骨髓中的红细胞前体,损害正常造血,从而引起贫血。红细胞产生越少,溶血就越轻,母亲的 Kell 抗体滴

度可能无法预测严重的贫血。有一种方法是使用更低的临界滴度（1：8）用于 Kell 致敏检测（Moise，2012年）。美国妇产科医师学会（2016）建议，抗体滴度不应用于监测经 Kell 致敏的妊娠。

ABO 血型不合

主要血型抗原 A 和 B 的不相容性是新生儿溶血病最常见的原因，但不能引起胎儿明显的溶血。约 20%的新生儿有 ABO 血型不合，但仅 5%的新生儿有临床表现。在这种情况下，贫血通常是轻微的。

ABO 血型不合与 CDE 血型不相容性有几个方面不同。首先，ABO 血型不合在头胎新生儿中常见，而对其他血型抗原的敏感则不常见。这是因为多数 O 型妇女在妊娠前因暴露于类似抗原的细菌产生了抗 A 和抗B 的凝集素。第二，在连续妊娠中，ABO 同种免疫很少会变得更严重。最后，ABO 血型不相容被认为是一种儿科疾病，很少引起产科的关注。这是因为多数抗 A 抗体和抗 B 抗体是 IgM，并且不穿过胎盘。胎儿红细胞的 A 和 B 抗原位点也比成体细胞少，所以免疫原性较低。因此，胎儿监测和早产并不表示妊娠前有 ABO 血型不相容。然而，对新生儿严密观察是必要的，因为高胆红素血症可能需要蓝光治疗或偶尔需要输血治疗（第 33 章）。

■ 同种免疫妊娠的管理

据估计，25%~30%的 D 抗原同种免疫妊娠胎儿将患有轻度至中度溶血性贫血。如果不进行治疗，多达 25%的胎儿会发生水肿（Tannirandorn，1990）。如果检测到同种免疫，并且滴度低于阈值，通常在妊娠期间每4 周重复一次滴度检测（ACOG，2016）。重要的是，如果前一次妊娠合并同种免疫，不管滴度检测如何，妊娠都被认为是有风险的。这种情况下，随后的妊娠管理应该被重视。对于任何情况的妊娠，若抗体滴度已达到阈值，重复滴度检测无益。即使滴度下降，妊娠仍有危险，仍需进一步评估。

胎儿风险的确定

高达 40%的 D 抗原阴性孕妇的胎儿是 D 抗原阴性。抗 D 抗体的存在反映了母体被致敏，但并不表明胎儿 D 抗原阳性。如果一个妇女在妊娠前已经被致敏，即使目前的胎儿是抗原阴性，她的抗体滴度在妊娠期间也可能会上升到很高的水平，这是由于"应答遗忘"。在一对非西班牙裔白种人夫妇中，女性 D 抗原阴性，男性有 85%的可能性是 D 抗原阳性。但是，在这些案例中 60%的 D 抗原位点上是杂合子。如果是杂合子，那么其孩子中有 50%将面临溶血性疾病的风险。输血史与溶血性疾病是相关的，输血后可能发生过 D

抗原以外的其他红细胞抗原的同种免疫。胎儿红细胞上不存在来源于父系的此类红细胞抗原，如果父亲不存在此类抗原，那么妊娠就没有风险了。

同种异体免疫的初步评估应从确定父系红细胞抗原开始。若亲子关系无误，只要父亲对母亲致敏的红细胞抗原呈阴性反应，怀孕就不会有风险。在一个父亲是 D 抗原阳性的抗 D 同种免疫妊娠患者中，以 DNA 为基础分析，确定父亲 D 抗原的杂合性是十分有意义的。如果父亲是杂合子，或父亲身份不明，则应向妇女提供胎儿基因型的评估。传统上，该评估是通过羊膜穿刺术和聚合酶链反应检测未培养的羊膜细胞来完成的，其阳性预测值为 100%，阴性预测值约为 97%（ACOG，2016；Van den Veyver，1996）。胎儿其他抗原的检测，如 E/e、C/c、Duffy、kell、Kidd、M/N，也可以用这种方法。不推荐进行绒毛膜取样，因为胎儿出血的风险更大，甚至随后可引起同种免疫的加剧。目前，应用母体血浆中游离于细胞外的胎儿 DNA（cell-free DNA，cfDNA）进行无创性胎儿 D 基因分型（第 13 章）。其结果的敏感性高于 99%，特异性高于 95%，阳性或阴性预测值也同样很高（de Haas，2016；Johnson，2017；Moise，2016；Vivanti，2016）。用 cfDNA 进行胎儿 D 抗原基因分型是欧洲一些地区的常规做法。D 抗原阴性孕妇有两个潜在的指征：①在发生抗 D 同种免疫的妇女中，通过检测可以识别出抗原也为阴性的胎儿，而且这种胎儿不需贫血监测。②在无抗 D 同种免疫的孕妇中，如果胎儿为 D 抗原阴性，则不给予抗 D 免疫球蛋白，对于后一种情况，美国妇产科医师学会（2017）不推荐对 D 抗原阴性妊娠进行常规 cfDNA 筛查。

同种免疫妊娠的管理应个体化，可包括母亲抗体滴度监测、胎儿 MCA 收缩期血流峰值速度的超声监测、羊水胆红素检测或胎儿血液取样。确定妊娠日期至关重要。因为胎儿贫血往往发生的越早越严重，因此胎儿贫血发生时的孕周很重要。

大脑中动脉多普勒测速　连续测定胎儿 MCA 收缩期血流峰值速度被推荐用于诊断胎儿贫血（Society for Maternal-Fetal Medicine，2015a）。贫血的胎儿优先将血液分流到大脑，以维持足够的氧合。胎儿 MCA 收缩期血流峰值速度上升是因为心输出量增加，血液黏度降低。该技术将在第 10 章中讨论，并且该技术的应用需要经过培训和有一定的经验（ACOG，2016）。

在一项具有里程碑意义的研究中，Mari 等（2000）连续测量了 111 例有贫血风险的胎儿和 265 例正常对照组胎儿的 MCA 收缩期血流峰值速度。他们发现通过 MCA 收缩期血流峰值速度超过相应孕周的 1.5 中位数倍数（multiples of the median，MoM）可以正确识别中度或重度贫血的胎儿。这种检测方法的敏感性为100%,假阳性率为12%。连续跟踪 MCA 收缩期血流峰值速度,并取值绘制曲线如图 15-1 所示。如果血流速度为 1.0~1.5MoM,并且斜率在上升,血流速度接近1.5MoM,此时,MCA 多普勒检测应增加到每周一次。如果 MCA 收缩期血流峰值速度超过 1.5MoM 并且胎龄小于 34 周或 35 周,则应考虑进行胎儿采血,如有必要需进行宫内输血(Society for Maternal-Fetal Medicine,2015)。MCA 收缩期血流峰值速度假阳性率在妊娠 34 周后显著增加,是由于正常情况下妊娠 34 周后胎儿心输出量增加(Moise,2008;Zimmerman,2002)。

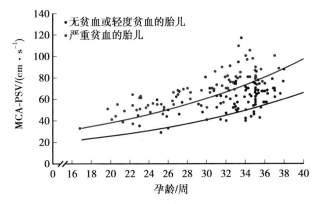

图 15-1　165 例高危胎儿大脑中动脉(MCA)收缩期血流峰值速度(PSV)的多普勒测量,蓝线显示正常妊娠收缩期血流 PSV 中位数,红线为中位数的 1.5 倍(资料来源:Oepkes D,Seaward PG,Vandenbussche et al:Doppler ultrasonography versus amniocentesis to predict fetal anemia,N Engl J Med. 2006 Jul 13;355(2):156-164。)

羊水光谱分析　该检测有其历史价值,50 多年前,Liley(1961)证明了羊水光谱分析可以测定胆红素浓度从而估计溶血严重程度。采用分光光度计测定羊水中胆红素浓度时,以 450nm 处的吸光度(ΔOD_{450})来表示。胎儿贫血的可能性是通过 ΔOD_{450} 在一个被分区的图表上绘图确定的。这些区域与胎儿血红蛋白浓度大致相关,可以表示贫血严重程度。最初 Liley 绘制的图对于妊娠 27~42 周有效,后来经 Queenan(1993)的修改,有效孕周提前到了 14 周。然而,孕中期羊水胆红素水平通常较高,限制了这项技术的可靠性。MCA 血流测速比 ΔOD_{450} 评估更准确,而且不会有因羊膜穿刺术而带来的同种免疫的风险。因此 MCA 血流测速已经取代了羊水光谱分析对胎儿的评估。

胎儿输血

MCA 收缩期血流峰值速度升高或胎儿水肿加剧即可诊断为严重的胎儿贫血。胎儿贫血受胎龄的影响很大。取胎儿血样和宫内输血一般在妊娠 34~35 周前

进行(Society for Maternal-Fetal Medicine,2015)。超声引导下脐静脉内输注是胎儿宫内输血的首选方法。在中孕早期,如果出现严重的早期溶血病,应该考虑胎儿腹腔内输血,因为此时脐静脉太细,输血针难以进入。由于胎儿水肿,虽然腹膜吸收受损,有些人仍倾向于同时采用腹腔内输注和脐静脉输注。

一般来说,只有当胎儿红细胞比容<30%时,才建议输血(Society for Maternal-Fetal Medicine,2015)。一旦水肿加剧,红细胞比容一般为 15%或更低。输注的红细胞为 O 型、D 抗原阴性、巨细胞病毒阴性,红细胞比容接近80%,以防止体积过载,辐照可防止移植物抗宿主反应和去除白细胞。胎儿胎盘体积允许快速注入大量血液。输血前,可向胎儿注射麻醉剂如维库溴铵,以减少胎儿的运动。对于没有水肿胎儿,输入的血液红细胞比容一般为 40%~50%。可通过红细胞比容每增加 10%,以估计胎儿体重(以 g 为单位)乘以 0.02 来估算输血量(Giannina,1998)。妊娠 18~24 周的严重贫血胎儿中,最初输血量较少,第二次输血在约 2 天后进行。随后根据红细胞比容情况,通常每 2~4 周进行一次输血。

严重贫血患者的 MCA 收缩期血流峰值速度阈值在初次输血后会更高(1.7MoM),而不是 1.5MoM(Society for Maternal-Fetal Medicine,2015)。可能是阈值的变化补偿了初次输血中供体细胞的作用,因为供体细胞(来自成人)的平均红细胞体积较小。其次,输血的时机取决于贫血的严重程度和输血后的红细胞比容。输血后,胎儿红细胞比容一般每天下降约 1%。在胎儿水肿的情况下,初始下降可能会更快。

结局　在经验丰富的医院,与输血操作相关的并发症显著减少,胎儿总存活率超过 95%(Zwiers,2017)。其相关并发症包括胎儿死亡约 2%,急诊剖宫产 1%,感染和胎膜早破各占 0.3%。如果胎儿在 20 周前需要输血,死胎率会超过 15%(Lindenberg,2013;Zwiers,2017)。因宫内输血对严重受损的胎儿有潜在的救治作用,故不能因这些风险而放弃输血治疗。

van Kamp(2001)报告,如果胎儿出现水肿,其存活率接近 75%~80%。然而,在输血治疗后近 2/3 的胎儿水肿消失,其中 95%以上可以存活。如果胎儿水肿持续存在,则存活率<40%。

Lindenberg(2012)回顾了 450 多例同种免疫妊娠患者宫内输血后的长期结局;同种免疫继发于抗 D 抗体、抗 Kell 抗体和抗 c 抗体分别为 80%、12%和 5%;约 1/4 受影响的胎儿发生水肿,超过一半的胎儿在新生儿时期需要换血。在参与神经发育测试的近 300 例 2~17 岁的儿童中,仅不到 5%的儿童有严重的损伤,其中包括严重发育迟缓 3%,脑瘫 2%,耳聋 1%。

■ 抗 D 同种免疫的预防

抗 D 免疫球蛋白是现代产科的重要成果之一。近 50 年来,它一直被用于预防同种异体免疫。在未获得抗 D 免疫球蛋白的国家中,高达 10% 的 D 抗原阴性妊娠会引起胎儿和新生儿复杂的溶血性疾病(Zipursky, 2015)。然而,通过免疫预防,同种免疫风险降低到了 0.2% 以下。尽管免疫球蛋白被长期广泛使用,但其作用机制仍未被完全阐明。

多达 90% 的同种免疫病例是分娩时胎母输血导致的。产后 72 小时内常规注射抗 D 免疫球蛋白治疗高危妊娠可使同种免疫率降低 90%(Bowman,1985)。此外,在妊娠 28 周注射抗 D 免疫球蛋白可使孕晚期同种免疫率从约 2% 降至 0.1%(Bowman,1988)。所以,在有使用指征时,应果断给予抗 D 免疫球蛋白,因为即使无须应用,它也不会造成伤害,但是在需要应用时不应用会产生严重的后果。

目前,抗 D 免疫球蛋白是从高滴度抗 D 免疫球蛋白抗体的人血浆中提取的。用冷乙醇分馏和超滤制备的制剂必须肌内注射,因为该制剂含有可能导致过敏反应的血浆蛋白。然而,使用离子交换层析法制备的制剂可以肌内注射或静脉注射,这对胎儿肾出血的治疗很重要,随后将进行讨论。两种制备方法都能有效去除病毒颗粒,包括肝炎和人类免疫缺陷病毒。根据制剂的不同,抗 D 免疫球蛋白的半衰期 16 ~ 24 天,这就是在孕晚期和分娩后都给予抗 D 免疫球蛋白的原因。如一个中等身材的孕妇胎儿出血量为全血减少 30mL 或红细胞减少 15mL,其标准的抗 D 免疫球蛋白的肌内注射剂量为 300μg 或 1 500IU。

在美国,对所有妊娠 28 周左右未致敏的 D 抗原阴性妇女预防性给予抗 D 免疫球蛋白,如果新生儿为 D 抗原阳性,则在分娩后进行第二次注射(ACOG,2017)。妊娠 28 周,给予抗 D 免疫球蛋白之前,建议重复进行抗体筛查,以确定已发生同种免疫的个体(American Academy of Pediatrics,2017)。分娩后,应在 72 小时内注射抗 D 免疫球蛋白。D 抗原阴性妇女娩出的新生儿中 40% 也是 D 抗原阴性,仅在确定新生儿为 D 抗原阳性后才推荐使用免疫球蛋白(ACOG,2017)。如果在分娩后忘记给予抗 D 免疫球蛋白,则应在发现遗漏后立即给予,因为在产后 28 天以前,免疫球蛋白都可能会起到某种保护作用(Bowman,2006)。除妊娠相关并发症以外,抗 D 免疫球蛋白可以应用于所有可能导致母胎出血的妊娠相关事件(表 15-2)。

抗 D 免疫球蛋白可能在母亲体内产生弱阳性:1:1 到 1:4 的间接 Coombs 效价;该现象是无害的,不应与同种免疫相混淆。此外,随着体重指数增加超过 27 ~ 40kg/m²,血清抗体水平会降低 30% ~ 60%,这可能会影响免疫球蛋白保护效果(MacKenzie,2006;Woelfer, 2004)。接受其他类型血液产品(包括血小板输注和血浆置换)的 D 抗原阴性妇女也有被致敏的风险,但可以用抗 D 免疫球蛋白进行预防。在极少数情况下,少量抗体会穿过胎盘导致脐带血和婴儿血液中的 Coombs 试验呈弱阳性。尽管如此,被动免疫并不会导致明显的胎儿或新生儿溶血。

据估计,每 1 000 例孕妇中有 2 ~ 3 例胎儿胎母输血量会超过 30mL 全血(ACOG,2017)。在这种情况下,使用单剂量抗 D 免疫球蛋白是不够的。如果额外的抗 D 免疫球蛋白被认为只适用于有危险因素的妇女,如表 15-2 所示,那么有一半需要额外免疫球蛋白的妇女可能会被忽略。基于这个原因所有的 D 抗原阴性妇女都应在分娩时接受筛查,通常先进行玫瑰花环试验,然后再进行定量检测(ACOG,2017)。

玫瑰花环试验是一种定性测试,可以确定在 D 抗原阴性妇女的血液循环中是否存在胎儿 D 抗原阳性血细胞。母血样本与抗 D 抗体混合后,抗体会包被样本中所有的 D 抗原阳性胎儿血细胞。然后加入带有 D 抗原的指示剂红细胞,指示红细胞通过抗体附着在 D 抗原阳性胎儿血细胞就会在其周围形成玫瑰花形状。因此,如果能看到玫瑰花形状,则表示样本中有胎儿的 D 抗原阳性血细胞。在 D 抗原不相容的情况下,或任何时候怀疑有胎儿向母亲大量输血,则不考虑采用玫瑰花环试验,应采用 Kleihauer-Betke(KB)试验及流式细胞术试验。这些问题将在后面讨论。

抗 D 免疫球蛋白的剂量根据胎儿向产妇输血的估计量计算。每 15mL 胎儿红细胞或 30mL 胎儿全血,可给予 300μg 抗 D 免疫球蛋白。24 小时内肌内注射抗 D 免疫球蛋白不应超过五剂。如果使用静脉制剂,每 8 小时可给予两支共 600μg 的剂量。为确定给药剂量是否足够,可进行间接 Coombs 试验。间接试验结果为阳性则提示孕妇血清中存在过量的抗 D 免疫球蛋白,证明剂量是足够的;也可以进行玫瑰花环试验评估母亲循环中的胎儿血细胞是否仍然存在。

血清学弱 D 表型

这些抗原以前被称为 Dᵘ,是美国和欧洲最常见的 D 抗原变异体。使用分子分析可将其分型分为两大类。分子弱的 D 表型抗原在红细胞表面携带完整的 D 抗原的数量减少。指定部分 D 抗原分型存在蛋白缺失和缺乏表达的异常 D 抗原相关的蛋白(Sandler,2017)。当这种区别被发现时,它就会在致敏风险和是否给予抗 D 免疫球蛋白方面产生临床意义。

传统上,血清学弱 D 阳性个体根据临床情况被认为是 D 阳性或阴性。就献血而言,他们被归类为 D 抗原阳性,而弱 D 阳性的受血者则被认为是 D 抗原阴性。在妊娠期间,弱 D 阳性也被认为是 D 抗原阴性,因此可以接受 D 免疫球蛋白避免潜在的致敏(ACOG,2017;Sandler,2015)。

许多非西班牙裔的美国白种人对弱 D 的检测呈阳性,其 D 抗原表型为 1 型、2 型或 3 型。具有这些表型的个体可以被作为 D 抗原阳性来管理。因为该类人群无同种免疫的风险,所以不需要抗 D 免疫球蛋白(Sandler,2015,2017)。相反,部分 D 抗原阳性的个体可能有 D 抗原致敏的危险,并且需要免疫球蛋白。已建议对血清学弱 D 抗原表型的孕妇进行 RHD 基因分型,但目前尚缺乏对该策略成本效益分析的方法(ACOG,2017)。如果未对血清学弱 D 表型者进行分子遗传学检测,则应给予免疫球蛋白进行免疫预防。

胎母输血

所有的孕妇都会出现少量的胎儿向母亲输血的情况,其中 2/3 可能足以引发抗原-抗体反应。如图 15-2 所示,随着妊娠期的推进胎儿向母亲输血的发生率和输入的血量也随着增加。但胎儿向母亲大量输血的情况罕见。在一组超过 3 万例妊娠的研究中,每 2 800 例分娩中有 1 例发生胎儿向母亲输血 ≥150mL(de Almeida,1994)。胎儿向母亲输血 30mL 的发生率为 3/1 000,30mL 正好是标准的 300μg 抗 D 免疫球蛋白所覆盖的胎儿血液量(Wylie,2010)。

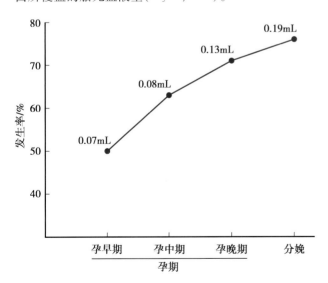

图 15-2 不同孕期胎儿向产妇输血的发生率。每个数据点的数字代表已进入母体循环的胎儿血液总量(资料来源:Choavaratana,1997.)

胎儿出血的原因见表 15-2。其诱发因素可能是胎盘前置、胎盘绒毛膜血管瘤或血管前置(Giacoia,1997;Rubod,2007)。然而,对于每一种因素诱发胎儿向母亲大量输血均非常罕见。而且,在超过 80% 的病例中,不能确定原因。胎儿向母亲大量输血时,最常见的症状是胎动减少(Bellussi,2017;Wylie,2010)。胎心率呈正弦曲线模式比较罕见,一旦发现应立即评估(第 24 章)。超声检查可能显示 MCA 收缩期血流峰值速度升高,据报告,这是最准确的预测指标(Bellussi,2017;Wylie,2010)。水肿是个不好的表现,如果怀疑有胎儿出血,并且 MCA 收缩期血流峰值速度升高或超声显示胎儿水肿,应考虑紧急输血或分娩。

母体循环中胎儿红细胞定量检测的一个局限是不能提供出血时间或是否为慢性出血(Wylie,2010)。一般来说,贫血是长期逐渐形成的,如在同种免疫中,胎儿对贫血的耐受性要好于急性贫血。慢性贫血可能不会产生胎儿心率异常,直到濒临死亡。相反,胎儿对严重的急性出血耐受性较差,并可能因脑灌注不足、缺血和脑梗死而引起胎儿神经功能的严重损害。在某些情况下,胎儿出血是在死胎评估中被发现的(第 35 章)。

■ 实验室测试

一旦确认胎母输血,应估计胎儿失血量。如果孕妇是 D 抗原阴性,胎儿失血量是计算抗 D 免疫球蛋白剂量的必要条件,并且它可能影响产科管理。

最常用的母体循环中胎儿红细胞定量试验是酸洗脱法或 KB 试验(Kleihauer,1957)。胎儿红细胞中含有血红蛋白 F,比血红蛋白 A 更能耐受酸洗脱。酸暴露后,仅有胎儿血红蛋白残留,因此染色后,胎儿红细胞呈红色,而成人红细胞呈“空影”(图 15-3)。然后对胎儿细胞进行计数,并将其表达为占成人细胞的百分比。

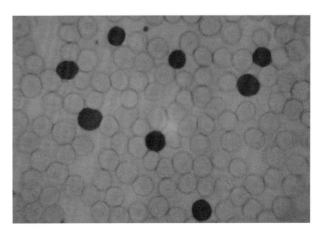

图 15-3 KB 试验显示胎儿向产妇大量输血。酸洗脱处理后,胎儿红细胞富含血红蛋白 F 染色深,而产妇红细胞仅含有很少量的血红蛋白 F 染色浅

KB 试验使用频繁。但有两种情况可能不准确：①孕妇血红蛋白病，如 β-地中海贫血，其胎儿血红蛋白水平升高；②妊娠晚期或接近妊娠晚期，胎儿已经开始产生血红蛋白 A 时。

■ 出血量化

根据 KB 试验结果计算胎母输血量，计算公式如下：

$$胎儿血容量 = \frac{MBV \times 孕妇\ Hct \times KB\ 试验中胎儿细胞百分数}{胎儿\ Hct}$$

通常妊娠晚期标准体型、正常血压的孕妇血容量（maternal blood volume，MBV）为 5 000mL。因此，一个标准体型的孕妇，其红细胞比容（hematocrit，Hct）为 35% 且其胎儿 Hct 为 50%，其 KB 试验阳性细胞数为 1.7%：

$$胎儿血容量 = \frac{5\ 000 \times 0.35 \times 0.017}{0.5} = 60mL$$

在妊娠晚期胎儿-胎盘血容量约 125mL/kg。对于 3 000g 的胎儿，其胎儿-胎盘血容量为 375mL。因此，由于胎母输血，该胎儿失血量约为 15%（60/375）胎儿-胎盘血容量。因为妊娠晚期胎儿红细胞比容为 50%，所以 60mL 的全血代表 30mL 的红细胞进入母体循环。此时，胎儿应该可以耐受这种丢失引起的血流动力学改变，但是母体将需要两个 300μg 剂量的抗 D 免疫球蛋白去阻止异源免疫。一种更精确的估计母体血容量的方法为基于孕妇身高、体重和预期的生理血容量累积的计算，参见表 41-1。

胎母输血也能用流式细胞仪量化，它使用抗血红蛋白 F 或 D 抗原的单克隆抗体，然后用荧光定量（Chambers，2012；Welsh，2016）。流式细胞仪是一种自动化测试，可以分析比 KB 试验更多的细胞。此外，它不受母体的胎儿血红蛋白水平或胎儿血红蛋白 A 水平的影响。据报告，流式细胞术比 KB 试验更灵敏、更准确，但它使用的是许多医院没有的专业技术（Chambers，2012；Corcoran，2014；Fernandes，2007）。

胎儿血小板减少症

■ 同种免疫性血小板减少症

这种情况也被称为新生儿同种免疫性血小板减少症（neonatal alloimmune thrombocytopenia，NAIT）或胎儿和新生儿同种免疫性血小板减少症（fetal and neonatal alloimmune thrombocytopenia，FNAIT）。同种免疫性血小板减少症是足月新生儿严重血小板减少的最常见原因，每 1 000 例新生儿中有 1～2 例患病（Kamphuis，2010；Pacheco，2013；Risson，2012）。FNAIT 由母体对父系遗传的胎儿血小板抗原的异源免疫引起。由此产生的母体抗血小板抗体以类似于红细胞异源免疫的方式穿过胎盘。不同于免疫性血小板减少症，FNAIT 的孕妇血小板计数是正常的。并且与抗 D 异源免疫不同，严重后遗症可能影响初次高危妊娠。

孕妇血小板异源免疫多为抗人血小板抗原-1a（human platelet antigen-1a，HPA-1a），占 80%～90%，与疾病的严重程度有关（Bussel，1997；Knight，2011；Tiller，2013）。其他类型发病率从高到低依次为 HPA-5b、HPA-1b 和 HPA-3a，其他抗原的异源免疫只占 1%。

约 85% 的非西班牙裔白种人是 HPA-1a 阳性。2% 是 HPA-1b 纯合子，因此有异源免疫的风险。此外，在怀有 HPA-1a 胎儿的 HPA-1b 纯合子孕妇中，只有 10% 会产生抗血小板抗体。约 1/3 受影响的胎儿或新生儿会发展为严重的血小板减少症，而 10%～20% 的严重血小板减少症患儿存在颅内出血（intracranial hemorrhage，ICH；Kamphuis，2010）。因此，基于人口筛查研究的数据发现，在每 2.5 万～6 万例妊娠中，有 1 例 FNAIT 相关的 ICH（Kamphuis，2010；Knight，2011）。

FANIT 可能以多种方式呈现。在一些病例中，新生儿血小板减少症可能被偶然发现或新生儿可能出现瘀斑。其他严重病例中，胎儿或新生儿可能发展为致死性的 ICH，而且常发生在出生前。在通过多国数据统计确认的 600 例妊娠合并 FNAIT 中，胎儿或新生儿 ICH 占 7%（Tiller，2013）。出血发生在 60% 的初次妊娠胎儿，并且 50% 发生在妊娠 28 周之前。1/3 的受影响的胎儿在出生后不久死亡，且 50% 的幸存者患有严重神经功能障碍。Bussel 等（1997）评估了治疗前 107 例患有 FNAIT 的胎儿的血小板计数；血小板减少症的严重程度由围产期 ICH 胎儿之前该孕妇的生育史预测，并且 98% 的病例通过这种方法确认。50% 的胎儿初始血小板计数 < 20 000/μL。而在初始血小板计数 > 80 000/μL 的胎儿中，发现在未治疗的情况下，血小板计数每周下降超过 10 000/μL。

诊断和治疗

通常新生儿患有严重的不明原因血小板减少症而产妇血小板计数正常可诊断为同种免疫性血小板减少症。偶尔也会在发现胎儿 ICH 后确诊。70%～90% 的妇女再次妊娠还会发生这种疾病，通常是严重的，且发病更早。一般情况下，胎儿采血用以检测是否为胎儿血小板减少症，以便制订治疗方案，如果胎儿血小板计数 < 50 000/μL，将给予输注血小板。然而，由于手术相

关并发症,专家建议放弃常规的胎儿血小板取样,而改用静脉输注免疫球蛋白 G(intravenous immune globulin G,IVIG)和泼尼松经验性治疗(Berkowitz,2006;Pacheco,2011)。

根据是否有免疫性血小板减少症合并围产期 ICH 妊娠史,以及发病的孕周,来制订不同的治疗方案(表15-3)。Bussel(1996)和 Berkowitz(2006)等的研究证实了这种治疗方法的疗效。在 50 例妊娠合并 FNAIT 继发胎儿血小板减少症的病例中,IVIG 使血小板计数升高约 50 000/μL,并且胎儿均未发生 ICH(Bussel,1996)。在血小板计数<20 000/μL 或有 FNAIT 相关的 ICH 妊娠史的极高危妊娠中,IVIG 联合使用糖皮质激素提高了 80% 患者的血小板计数(Berkowitz,2006)。建议足月或接近足月的患者进行剖宫产。阴道分娩一般只在胎儿血液检测显示血小板计数>100 000/μL 时才会考虑(Pacheco,2011)。

表 15-3 胎儿-新生儿同种免疫性血小板减少症(FNAIT)治疗建议

危险分组	标准	推荐的治疗方法
1	有胎儿或新生儿 ICH 病史,但未发现孕妇抗 HPA 抗体	12 周、24 周、32 周母血抗 HPA 抗体筛查及与父亲血小板交叉配型;检查结果阴性不用治疗
2	有胎儿或新生儿血小板减少症和孕妇抗 HPA 抗体阳性病史,但无 ICH	20 周:IVIG 每周 1g/kg 联合使用泼尼松 0.5mg/(kg·d) 或 IVIG 每周 2g/kg 32 周:IVIG 每周 2g/kg 联合使用泼尼松 0.5mg/(kg·d)。 持续使用直至分娩
3	有妊娠晚期胎儿或新生儿 ICH 病史,且孕妇抗 HPA 抗体阳性	12 周:IVIG 每周 1g/kg 20 周:增加 IVIG 至每周 2g/kg,或加用泼尼松 0.5mg/(kg·d) 28 周:IVIG 每周 2g/kg 联合使用泼尼松 0.5mg/(kg·d)。 持续使用直至分娩
4	有妊娠早、中期胎儿 ICH 病史,且孕妇抗 HPA 抗体阳性	12 周:IVIG 每周 2g/kg 20 周:加用泼尼松 1mg/(kg·d) 两者持续使用直至分娩

资料来源:Pacheco,2011.
HPA,人血小板抗原;ICH,颅内出血;IVIG,静脉输注免疫球蛋白 G。

其他考虑因素包括与治疗有关的风险和费用。IVIG 的副作用可能包括发热、头痛、恶心、呕吐、肌肉痛和皮疹。产妇溶血也曾有报告(Rink,2013)。对于标准体重的孕妇,IVIG 的费用可能每克超过 70 美元,或孕妇每千克体重每周输注 2g 时接近 1 万美元(Pacheco,2011)。

■ 免疫性血小板减少症

免疫性血小板减少症又称免疫性或特发性血小板减少性紫癜(idiopathic thrombocytopenic purpura,ITP),这种自身免疫性疾病的特点是抗血小板 IgG 抗体攻击血小板糖蛋白。在妊娠期,这些抗体可能通过胎盘导致胎儿血小板减少。孕妇 ITP 在第 56 章将进行介绍。胎儿血小板通常是轻度减少的,但新生儿血小板水平可能在出生后迅速下降,在 48~72 小时内降至最低点。孕妇的血小板计数、抗血小板抗体的鉴定及糖皮质激素治疗都不能有效预测胎儿或新生儿的血小板计数(Hachisuga,2014)。重要的是,胎儿血小板计数通常不影响阴道分娩,且不会增加发生 ICH 的风险。最近的400 多例妊娠合并 ITP 的回顾性分析中,未发现胎儿或新生儿 ICH,也无婴儿发生中枢神经系统异常(Wyszyn-ski,2016)。胎儿出血并发症被认为是罕见的,且不推荐进行胎儿采血(Neunert,2011)。分娩方式应基于标准产科指征。

胎儿水肿

胎儿水肿是指浆液的过度积聚。严格地说,胎儿浮肿就是胎儿水肿。以前通常是在分娩后对大量水肿的新生儿(通常是死胎)作出诊断(图 15-4)。随着超声检测的运用,水肿已成为一种产前诊断疾病。它被定义为两个或多部位积液(包括胸腔积液、心包积液或腹水)或一个部位积液伴有全身水肿。随着水肿的加重,皮肤水肿不可避免,且通常伴有胎盘肿大和羊水过多。超声定义有临床意义的水肿为皮肤厚度>5mm,如果胎盘厚度在孕中期≥4cm 或孕晚期≥6cm,则诊断为胎盘肿大(Bellini,2009;Society for Maternal-Fetal Medi-cine,2015b)。水肿可能由各种不同的病理生理原因引起,每种情况都有可能使胎儿病情加重。胎儿水肿分为两类,如果发现与红细胞异源免疫相关,则称为免疫性水肿,否则,则是非免疫性水肿。

第
五
篇

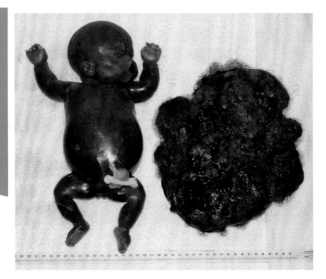

图 15-4 水肿,软化的死产婴儿和典型的肿大胎盘。
病因为细小病毒 B19 感染
(资料来源:Dr. April Bleich.)

■ 免疫性水肿

随着抗 D 免疫球蛋白的应用、MCA 多普勒用于检测严重胎儿贫血和必要时的胎儿输血,胎儿免疫性水肿的发病率显著下降。然而,仍有不到 10% 的水肿病例由红细胞异源免疫引起(Bellini,2012;Santolaya,1992)。

引起水肿的病理生理机制仍然不清楚。免疫性水肿被认为与非免疫性水肿有共同的生理异常。如图 15-5 所示,包括胶体渗透压降低,中心静脉压增加,血管通透性增强。免疫性水肿是由于母体抗体经胎盘途径转运至胎儿,并损坏胎儿红细胞引起的。由此引起的贫血刺激骨髓红系增生及脾脏和肝脏的骨髓外造血。后者可能导致门静脉高压和肝内蛋白合成受损,从而血浆渗透压降低(Nicolaides,1985)。胎儿贫血也可能导致中心静脉压升高(Weiner,1989)。最终,贫血

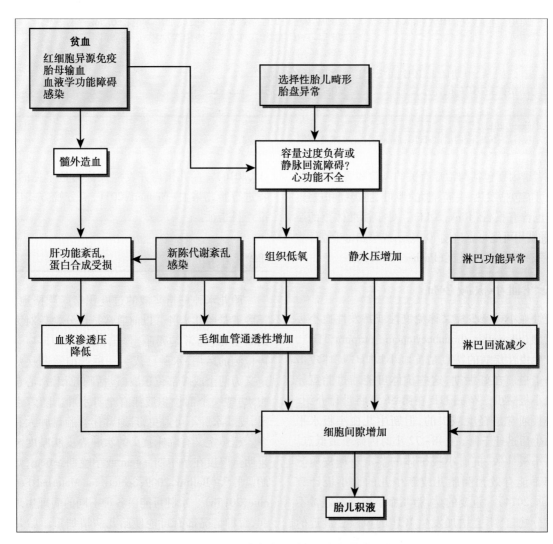

图 15-5 免疫性和非免疫性胎儿水肿的发病机制
(资料来源:Bellini,2009;Lockwood,2009.)

引起的组织缺氧可能增加毛细血管通透性，使液体聚集在胎儿胸腔、腹腔和/或皮下组织。

免疫性水肿中贫血的程度通常是严重的。在红细胞异源免疫引起的 70 例妊娠合并胎儿贫血中，Mari 等（2000）发现，所有免疫性水肿胎儿的血红蛋白值都低于 5g/dL。免疫性水肿可采取胎儿输血进行治疗。

■ 非免疫性水肿

至少有 90% 的水肿是非免疫性的（Bellini，2012；Santolaya，1992）。发病率约为每 1 500 例中孕期孕产妇中有 1 例（Heinonen，2000）。可导致非免疫性水肿的特发疾病种类较多。在表 15-4 中，通过回顾性分析超过 6 700 例妊娠合并胎儿水肿的病例，总结了各水肿类型的病因和发病率。至少 60% 的病例在产前确定了病因，而超过 80% 在产后确定了病因（Bellini，2009；Santo，2011）。目前，约 20% 的病例仍为特发性（Bellini，2015）。如图 15-5 所示，提出了几种不同的病理生理过程来解释胎儿水肿的最终共同通路。

表 15-4　非免疫性胎儿水肿的种类和病因

种类	百分比[a]
心血管异常	21
结构缺陷：Ebstein 畸形、肺动脉瓣缺如的法洛四联症、左心或右心发育不全、动脉导管早闭、动静脉畸形（Galen 静脉瘤）	
心肌疾病	
快速性心律失常	
心动过缓，可能出现在内脏异位症候群伴心内膜垫缺损或伴抗 Ro/La 抗体阳性	
染色体异常	13
特纳综合征（45,X），三倍体，21 三体、18 三体和 13 三体	
血液系统异常	10
血红蛋白病，如 γ4-地中海贫血	
红细胞酶与膜紊乱	
红细胞发育不全/特发性红细胞生成不良症	
红细胞生成减少（骨髓增生性疾病）	
胎母输血	
淋巴异常	8
先天性淋巴水囊瘤，全身淋巴管扩张，肺淋巴管扩张	
感染	7
细小病毒 B19，梅毒，巨细胞病毒，弓形虫病，风疹，肠道病毒，水痘，单纯疱疹，柯萨奇病毒，李氏杆菌病，细螺旋体病，美洲锥虫病，莱姆病	
综合征	5
先天性多关节挛缩，致死性多发翼状胬肉，先天性淋巴水肿，Ⅰ 型肌肉强直性营养不良，Neu-Laxova 综合征、努南综合征和 Pena-Shokeir 综合征	
胸部异常	5
囊性腺瘤样畸形	
肺隔离症	
膈疝	
水/乳糜胸	
先天性高位气道阻塞综合征	
胸部肿瘤	
骨骼发育不良伴极小胸	
胃肠道异常	1
胎粪性腹膜炎，消化道梗阻	
肾、尿路异常	2
肾畸形	
膀胱出口梗阻	
先天性（Finnish）肾病，巴特综合征，中胚叶肾瘤	
胎盘、双胎妊娠和脐带异常	5
胎盘绒毛膜血管瘤，双胎输血综合征，双胎反向灌注序列综合征，双胎贫血红细胞增多综合征，脐带血管血栓形成	
其他罕见疾病	5
先天性代谢缺陷：葡萄糖脑苷脂病，半乳糖唾液酸沉积症，GM$_1$ 神经节苷脂贮积症，涎酸贮积症，黏多糖贮积症，黏脂贮积病	
肿瘤：骶尾部畸胎瘤，Kassabach-Merritt 血管内皮瘤综合征	
特发性	18

资料来源：Bellini，2015.

[a]百分比反映了系统性回顾 6 775 例妊娠合并非免疫性水肿病例中各种类型的发病率。

此外,非免疫性水肿的病因由于发病孕周的早晚而有所不同。在产前被诊断的病例中,非整倍体约占15%、心血管异常占15%,感染(最常见为细小病毒B19感染)占14%(Santo,2011)。总的来说,仅40%的妊娠合并非免疫性水肿的胎儿可以顺利出生,而这些胎儿的存活率仅50%。Sohan等(2001)回顾了87例妊娠合并水肿的病例,发现在妊娠24周前被诊断的病例中,45%有染色体异常。最常见的非整倍体为45,X(特纳综合征),且其生存率<5%(第13章)。如果在早孕期发现水肿,非整倍体的风险接近50%,且多数为水囊瘤(图10-22)。

虽然非免疫性水肿的预后有待观察,但它很大程度上取决于病因。在泰国和中国南方的大数据病例中,γ4-地中海贫血是导致非免疫性水肿的主要原因,占病例的30%~50%,预后极差(Liao,2007;Ratanasiri,2009;Suwanrath-Kengpol,2005)。相反,可治疗的病因如细小病毒、乳糜胸和快速性心律失常,各约占10%,经过治疗后2/3的胎儿可存活(Sohan,2001)。

诊断评估

超声可快速发现水肿。如前所述,诊断胎儿水肿要求存在两个部位积液或一个部位积液伴全身水肿。头皮水肿可能尤为显著,或四肢和躯干水肿同样明显。积液可见于肺、心脏或腹部脏器(图15-6)。

在很多病例中,有针对性的超声和实验室评估可确定胎儿水肿的潜在原因。这些原因包括胎儿贫血、心律失常、结构异常、非整倍体、胎盘异常或单绒毛膜双胎妊娠并发症。根据具体情况,初步评估包括以下内容:

1. 同种异源免疫间接 Coombs 试验。

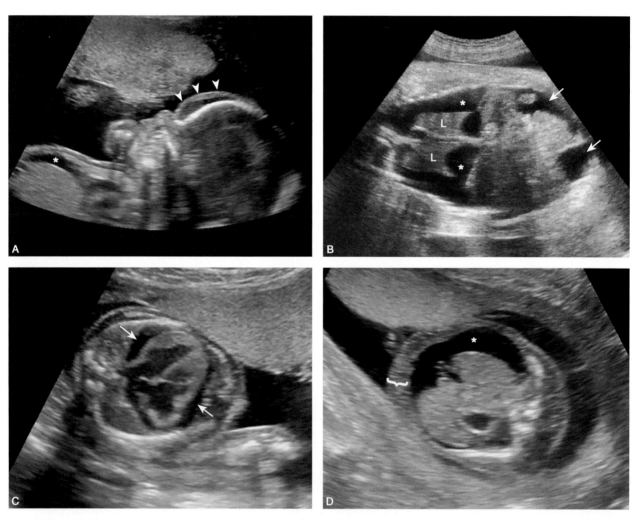

图 15-6 胎儿水肿。A. 妊娠 23 周细小病毒 B19 感染继发非免疫性水肿的胎儿头皮水肿(箭头)和腹水(＊)。B. 妊娠 34 周胎儿脑动静脉畸形(也称为 Galen 静脉瘤)继发水肿。在该冠状面图中,由于胸腔积液(＊)勾勒出了肺(L)。胎儿腹水也存在(箭),同时也有全身水肿。C. 横切面图像显示妊娠 23 周胎儿细小病毒 B19 感染引起水肿的心包积液(箭)。心脏肿大严重,心室肥厚考虑由心肌炎引起,而细小病毒感染可伴发心肌炎。D. 横切面图像显示妊娠 15 周巨大水囊瘤继发的胎儿腹水(＊)。全身水肿也可见(括弧)

2. 针对性胎儿、胎盘超声检查,包括:

- 详细地解剖学调查,以评估表 15-4 所列的结构异常。
- MCA 多普勒收缩期血流峰值速度评估胎儿贫血。
- 胎儿超声心电图 M 型评估。

3. 如第 64 章所述,羊膜腔穿刺术用于胎儿核型、细小病毒 B19、巨细胞病毒和弓形虫检测。如果有胎儿异常,应考虑染色体微阵列分析。

4. 如果怀疑胎儿贫血,KB 试验可用于胎母输血检测,最终诊断取决于临床表现和检测结果。

5. 考虑检测 α-地中海贫血和/或先天性代谢缺陷。

孤立性积液或水肿　虽然单个部位积液或仅全身水肿不能诊断积液,但如果出现这些情况,则应考虑采用上述方法进行评估,因为可能会发生水肿。例如,孤立性心包积液可能是胎儿细小病毒 B19 感染的初期表现(第 64 章)。孤立性胸腔积液可能代表乳糜胸,可进行产前诊断,如果进展为水肿,可采取胎儿治疗进行挽救(第 16 章)。孤立性腹水可能是胎儿细小病毒 B19 感染的初期表现,或可能由胃肠道异常(如胎粪性腹膜炎)引起。最后,孤立性水肿,尤其涉及上躯干或手足背,可能发生特纳综合征或努南综合征或先天性淋巴水肿综合征的表现(第 13 章)。

■ 镜像综合征

Ballantyne 发现胎儿水肿反映了母体的水肿,二者之间存在着联系。由于胎儿、母体和胎盘都出现水肿,他将这种疾病称为三重水肿。镜像综合征的发展与水肿的病因无关。镜像综合征与以下水肿相关:D 同种异体免疫,双胎输血综合征,胎盘绒毛膜血管瘤,以及胎儿先天性水囊瘤,Ebstein 畸形,骶尾部畸胎瘤,乳糜胸,膀胱出口梗阻,室上性心动过速,Galen 静脉瘤和各种先天性感染(Braun,2010)。

Braun(2010)回顾性分析了 50 多例镜像综合征的病例,发现约 90% 的孕妇患有水肿,60% 患有高血压,近 15% 患有头痛,20% 患有肝酶升高。基于这些发现,考虑镜像综合征是重度子痫前期的一种形式是合理的(Espinoza,2006;Midgley,2000)。然而,另有学者认为该综合征是一种独立的疾病过程,伴有血液稀释而不是血液浓缩(Carbillon,1997;Livingston,2007)。

有报告描述在子痫前期观察到了同样的血管生成和抗血管生成因子的不平衡,表明这是一种常见的病理生理学现象(Espinoza,2006;Goa,2013;Llurba,2012)。第 40 章详细地讲述了这些发现,包括可溶性 FMS 类酪氨酸激酶-1 浓度升高,胎盘生长因子表达水平降低,可溶性内皮生长因子-1 浓度升高。

大多数患有镜像综合征的病例,立即分娩可以缓解产妇水肿和其他症状(Braun,2010)。在胎儿贫血、室上性心动过速、胸腔积液和膀胱出口梗阻引起的孤立水肿的病例中,胎儿治疗成功后,胎儿水肿和母体镜像综合征均得到解决(Goa,2013;Livingston,2007;Llurba,2012;Midgley,2000)。宫内输血治疗细小病毒 B19 感染后血管生成失衡趋于正常的病例也有报告。第 16 章将对这些情况的胎儿治疗进行详述。鉴于与重度子痫前期相似,推迟分娩以达到胎儿治疗效果的治疗方法应谨慎考虑。如果产妇状况恶化,建议分娩。

(李志华　翻译　陈敦金　审校)

参考文献

第 16 章

胎儿治疗

　　轻度羊水过多很少需积极治疗。另一方面，当羊水明显增多，腹部膨隆且呼吸严重受限时，则表明应立即终止妊娠。在这些病例中，可经宫颈人工破膜排出羊水，从而迅速缓解症状并诱发宫缩。

　　——J. 惠特里奇·威廉姆斯（1903）

　　在本书第 1 版中并没有提出胎儿治疗的概念，即使是羊膜腔穿刺也没有介绍。除了介绍一些有助于阴道分娩的有害手术外，第 1 版中没有提及任何类型的胎儿治疗及这方面的展望。目前已改版至第 25 版，过去 30 年所发展起来的干预措施已显著地改变了某些胎儿疾病的病程。本章回顾了可通过母体用药或胎儿外科手术进行治疗的胎儿疾病。对胎儿贫血和血小板减少症的处理已在第 15 章回顾。第 64 章和第 65 章将讨论一些胎儿感染的治疗。

药物治疗

　　胎儿药物治疗是经母体给药，药物通过胎盘转运后进入胎儿体内。这种方式可用于治疗一系列严重疾病。

■ 心律失常

　　胎儿心律失常可大致分为快速性心律失常，心率>180 次/min；缓慢性心律失常，心率<110 次/min 及异位性心律失常，通常为房性期前收缩。如果可疑心律失常，则需使用 M 型超声测量心室率和心房率，并明确两者之间的关系，从而确诊心律失常的类型。

房性期前收缩

　　房性期前收缩是最常见的胎儿心律失常，其发生率为 1%～2%（Hahurij，2011；Strasburger，2010）。房性期前收缩通常为良性，是心脏传导系统未成熟的表现，多数随孕周增长或在新生儿期自行缓解。房性期前收缩如果向下传导，在使用手提多普勒或胎心听诊器听诊时，就像是额外的心搏。然而，房性期前收缩多传导受阻，听起来像心搏脱漏。

　　一般来说，房性期前收缩与严重的心脏结构异常无关，尽管有时伴发房间隔膨出瘤。如图 10-34 所示，M 型超声评估表明，心搏脱漏是房性期前收缩后出现代偿间歇的表现。房性期前收缩可在每次窦性搏动后出现，表现为一次房性期前收缩，即阻滞性房性期前收缩二联律，这导致听诊的胎儿心室率低至 60～80 次/min。与导致心动过缓的其他原因不同，阻滞性房性期前收缩二联律是良性的，不需要治疗（Strasburger，2010）。

　　约 2% 的房性期前收缩的胎儿之后被发现患有室上性心动过速（Copel，2000；Srinivasan，2008）。考虑到识别和治疗室上性快速性心律失常的重要性，房性期前收缩的胎儿应定期监测，通常每 1～2 周进行心率评估，直至异位心律缓解。一般可通过手提多普勒了解胎儿心率及节律变化，而不需要行产科超声及胎儿超声心动图检查。

快速性心律失常

　　室上性心动过速（supraventricular tachycardia，SVT）和心房扑动是两种最常见的快速性心律失常。SVT 的特征是胎儿心率突然增加至 180～300 次/min，房室传导比例为 1∶1。胎儿心率多在 200～240 次/min。SVT 可能继发于异位起搏点，或由房室旁路导致的折返性心动过速所引起。心房扑动的特点为心房率更快，一般为 300～500 次/min，同时伴有不同程度的房室传导阻滞，所以胎儿心室率可以从低于正常到接近 250 次/min 不等（图 16-1）。相比之下，胎儿窦性心动过速通常表现为心率逐渐上升，且心率仅比正常水平稍快。胎儿窦性心动过速的原因常为母体发热或甲状腺功能亢进，由胎儿贫血或感染所导致的情况少见。

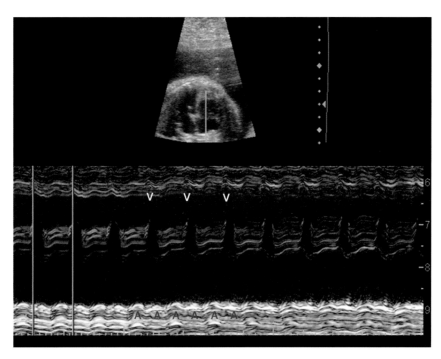

图 16-1　心房扑动。在这幅妊娠 28 周的 M 型胎儿超声心动图中，标尺对心室率进行测量，约 225 次/min。心房（A）每搏动两次，心室（V）搏动一次，图中心房率约 450 次/min，房室传导比例为 2∶1

如诊断胎儿心动过速，应判读是否为持续性心动过速，即心动过速所占的时间是否超过 50%。在初次诊断后，可能需要持续监测胎儿心率 12～24 小时，此后再定期重新评估（Srinivasan，2008）。只要胎儿定期监测未提示明显异常，非持续性或间歇性快速性心律失常一般不需要治疗。

当为持续性胎儿快速性心律失常，且心室率超过 200 次/min 时，心室充盈受损，发生胎儿水肿的风险明显增加。当出现心房扑动时，因房室收缩缺乏协调性，将进一步加剧胎儿水肿的风险。母体服用可经胎盘转运的抗心律失常药物，可使胎儿心律转复至正常节律，或降低胎心率基线以预防心力衰竭的发生。由于治疗所需的药量常为成人用药量的上限，所以治疗前和治疗过程中，母亲需行心电图检查。

最常用的抗心律失常药物包括地高辛、索他洛尔（Betapace）、氟卡尼（Tambocor）和普鲁卡因酰胺（Pronestyl）。使用何种药物取决于快速性心律失常的类型及医生对具体药物的熟悉程度及经验。传统上，地高辛是首选的治疗药物，然而当胎儿发生水肿后，它很难有效传递至胎儿体内。许多中心现在使用氟卡尼或索他洛尔作为一线治疗药物（Jaeggi，2011；Shah，2012）。在许多情况下，还需其他的药物治疗，特别在已发生胎儿水肿的情况下。SVT 通常比心房扑动更容易转复为正常心律。然而，无论是 SVT 或心房扑动，新生儿总体存活率均已超过 90%（Ekman-Joelsson，2015；Jaeggi，2011；van der Heijden，2013）。

缓慢性心律失常

胎儿出现明显心动过缓的最常见病因是先天性心脏传导阻滞。约 50% 的病例存在涉及传导系统的心脏结构异常，包括内脏异位（尤其涉及左心房异构）；心内膜垫缺损及较少见的先天性矫正型大动脉转位（Srinivasan，2008）。继发于心脏结构畸形的心脏阻滞预后极差，胎儿丢失率超过 80%（Glatz，2008；Strasburger，2010）。

在心脏结构正常的情况下，85% 的房室传导阻滞与母体抗 SSA/Ro 或抗 SSB/La 抗体经胎盘作用于胎儿有关（Buyon，2009）。这部分孕妇多有系统性红斑狼疮或其他结缔组织疾病史，或有相关潜在疾病（第 59 章）。这些抗体导致胎儿三度房室传导阻滞的概率较小，只有 2%左右，但如果以往妊娠有婴儿受累的病史，三度房室传导阻滞的风险可达 20%。在免疫因素引起的先天性心脏传导阻滞中，胎儿死亡率为 20%~30%，存活儿中 2/3 需要植入永久性起搏器，患心肌病的风险也增加（Buyon，2009）。如果合并心包积液、缓慢性心律失常或心内膜弹力纤维增生症，新生儿状况可能在出生后进行性恶化（Cuneo，2007）。

最初的研究重点放在母体皮质类固醇治疗上，该治疗可能会逆转或预防胎儿心脏传导阻滞。Friedman 等（2008，2009）针对存在抗 SSA/Ro 抗体的妊娠进行了一项多中心前瞻性研究，即 PR 间期和地塞米松研究。研究中，孕妇每天口服地塞米松 4mg 治疗胎儿心脏传导阻滞，每周行超声监测。但地塞米松治疗无法阻止二度房室传导阻滞进展为三度房室传导阻滞，而且也无法逆转三度房室传导阻滞。在极少数病例中，该治疗对逆转一度房室传导有潜在益处。然而，一度传导阻滞即使不予治疗，通常也不会进展。在后来的一项对 156 例孤立性胎儿二度或三度心脏传导阻滞病例的回顾中，地塞米松治疗同样对疾病进展、新生儿期安装起搏器或总体生存率没有影响（Izmirly，2016）。因此，在治疗胎儿心脏传导阻滞中不推荐使用地塞米松。

目前治疗的研究方向转向了使用羟氯喹（Plaquenil），一种主要治疗系统性红斑狼疮的药物（第 59 章）。一项多中心回顾研究分析了超过 250 例具有新生儿狼疮生育史的妊娠，结果提示怀孕期间给予羟氯喹治疗，可明显降低先天性心脏传导阻滞的复发风险（Izmirly，2012）。有关这方面的研究目前仍在进行中。

对于任何原因导致的胎儿持续缓慢性心律失常（胎心率低于 55 次/min），也有学者尝试通过母体服用特布他林来提高胎儿心率，曾有报告指出该疗法可逆转胎儿水肿（Cuneo，2007，2010）。

■ 先天性肾上腺皮质增生症

多种常染色体隐性遗传的酶缺乏症会引起胎儿肾上腺的皮质醇合成功能障碍，导致先天性肾上腺增生症（congenital adrenal hyperplasia，CAH）。CAH 是性发育障碍但核型正常（46，XX）女性出现雄激素过多的最常见病因，即以往所说的女性假两性畸形（第 3 章）。皮质醇缺乏会刺激垂体前叶分泌促肾上腺皮质激素，后者引起雄烯二酮和睾酮的产生过多，导致女性胎儿的男性化，后遗症可包括阴唇肥大、持久性泌尿生殖窦（尿道下裂），甚至可能会产生阴茎和阴囊。

超过 90%的 CAH 由 21-羟化酶缺乏引起，分为经典型和非经典型。经典型 CAH 整体发病率约为 1/15 000。在特定人群中发病率升高，例如，尤皮克爱斯基摩人中的发病率达 1/300（Nimkarn，2010）。在经典型 CAH 患者中，75%有发生失盐性肾上腺危象的风险，需在出生后使用盐皮质激素和糖皮质激素治疗，以预防低钠血症、脱水、低血压和心血管循环衰竭的发生。其余 25%的经典型 CAH 属于单纯男性化型，也需要补充糖皮质激素。如第 32 章所述，美国所有州均要求对新生儿进行 CAH 筛查。

30 多年来，孕妇使用地塞米松抑制胎儿雄激素过多对避免或减轻女性胎儿男性化的疗效确切，获得临床认可（David，1984；New，2012）。产前皮质类固醇治疗的成功率为 80%~85%（Miller，2013；Speiser，2010）。另一种方案是出生后行生殖器整形术，这种外科手术复杂而且有争议（Braga，2009）。

常用的预防方案是母体口服地塞米松，剂量为 $20\mu g/(kg \cdot d)$，每天总量不超过 1.5mg，每天分 3 次给药。外生殖器的关键发育时期是妊娠 7~12 周，预防女胎男性化的治疗应在妊娠 9 周前，即知道胎儿性别之前就开始用药。因为这是一种常染色体隐性遗传病，出现受累女胎的风险只有 1/8。

一般情况下，在患儿出生后夫妻双方通过检测被确诊为携带者。临床上可进行 CAH 的分子遗传学检查，可首先分析编码 21-羟化酶的 CYP21A2 基因序列（Nimkarn，2016）。如果对该基因的测序未发现异常，可考虑对该基因进行靶向的缺失/重复分析，或进一步行其他检测，如全外显子测序（第 13 章）。

产前诊断的其中一个目的是减少地塞米松在男胎及未受累女胎中的使用。目前可通过对绒毛（妊娠 10~12 周）或羊水细胞（妊娠 15 周以后）行分子遗传学检测进行产前诊断。对于 CAH，母体血清游离 DNA 检测具有替代绒毛活检及羊膜腔穿刺等侵入性检查的潜力及可能（第 13 章）。在妊娠 7 周及以后，使用胎儿游离 DNA 诊断胎儿性别的敏感性达 95%以上（Devaney，2011）。科研中，在游离 DNA 检测中使用 CYP21A2 基因侧翼的杂交探针最早可在妊娠 5^{+6} 周检出变异（New，2014）。

孕妇使用地塞米松治疗已成为一个有重大争议的话题。美国内分泌学会建议仅在有研究方案的背景下才给予地塞米松治疗（Miller，2013；Speiser，2010）。应该注意的是，如果在妊娠 9 周前不久开始服用地塞米松，则认为该治疗剂量的地塞米松并无明显的致畸性，因为主要器官的发生过程已经完成（McCullough，2010）。然而，目前关注的焦点在于过量内源性雄激素及过量外源性地塞米松对发育中大脑的影响。虽然母体使用地塞米松预防 CAH 女胎男性化的做法已使用多年,但其远期的安全数据仍相对有限。

先天性囊性腺瘤样畸形

先天性囊性腺瘤样畸形的超声表现为界限清楚的肺部肿块,可为实性的强回声团块,或为一个或多个大小不等的囊肿(图 10-24)。直径≥5mm 的囊性病变称为巨大囊肿,而微囊肿病变则呈实性改变(Adzick,1985)。先天性囊性腺瘤样畸形也称为先天性肺气道畸形,它代表一组终末细支气管恶性过度生长的疾病。关于存在巨大囊肿的先天性囊性腺瘤样畸形(congenital cystic adenomatoid malformation,CCAM)的治疗将在后文讨论。

微囊性 CCAM 偶可在妊娠 18~26 周出现快速生长,肿块增大可引起纵隔移位,从而影响心输出量和静脉回流,导致胎儿水肿(Cavoretto,2008)。在这些严重病例中,CCAM 体积比(CCAM-volume ratio,CVR)用于量化肿块大小及发生胎儿水肿的风险(Crombleholme,2002)。CVR 这一比率的计算方法为 CCAM 体积的估计值(长×宽×高×0.52)除以胎儿头围。40 例合并微囊性 CCAM 的妊娠,CVR 在妊娠 20 周时平均为 0.5,随后在 26 周达到 1.0 的峰值,在分娩前明显下降(Macardle,2016)。在 1/3 的胎儿中,肿块体积没有增大。在不合并巨大囊肿时,如 CVR>1.6,胎儿水肿的风险高达 60%。但是,如果最初的 CVR<1.6,后期 CCAM 增大导致胎儿水肿的风险不到 2%(Ehrenberg-Buchner,2013;Peranteau,2016)。重要的是,CVR 在 1.6 左右时,提示肿块已基本充满胎儿胸腔,因此很可能发生腹水或水肿。

如果 CVR>1.6 或已出现水肿征象,则应使用皮质类固醇疗法力求改善胎儿预后。给药方案:地塞米松 6.25mg 肌内注射,每 12 小时 1 次,共 4 次,或倍他米松 12.5mg 肌内注射,每 24 小时 1 次,共 2 次。在使用皮质类固醇一个疗程后,胎儿水肿缓解率约 80%,存活率超过 90%(Loh,2012;Peranteau,2016)。对于巨大 CCAM 肿物,以及单疗程皮质类固醇治疗后胎儿水肿或腹水仍持续存在甚至恶化的病例,最近有学者提议可使用多疗程(一般为两疗程)皮质类固醇治疗(Derderian,2015;Peranteau,2016)。

甲状腺疾病

胎儿甲状腺疾病较为罕见,通常因超声检查发现胎儿甲状腺肿而疑诊。如果发现甲状腺肿,应明确胎儿是否存在甲状腺功能亢进或减退,甲状腺激素水平可通过羊水或胎血测量。胎血取样技术详见第 14 章,尽管数据有限,但目前认为检测胎血的激素水平而非羊水,更有利于指导治疗(Abuhamad,1995;Ribault,2009)。治疗目的是纠正生理异常和缩小甲状腺肿体积。甲状腺肿可压迫气管和食管,导致严重羊水过多或新生儿气道梗阻。甲状腺肿引起的胎儿颈部过伸可能会造成难产。

胎儿甲状腺毒症

未经治疗的胎儿甲状腺毒症可出现甲状腺肿、心动过速、生长受限、羊水过多、骨骼成熟加速,甚至心力衰竭和胎儿水肿等症状(Huel,2009;Peleg,2002)。其原因通常是母体患有 Graves 病,其甲状腺刺激 IgG 经胎盘传递至胎儿所引起。胎血取样行相关检查可确诊(Duncombe,2001;Heckel,1997;Srisupundit,2008)。确诊胎儿甲状腺毒症后应开始母体抗甲状腺治疗,如母体在治疗过程中发展为甲状腺功能减退症,应补充左甲状腺素(Hui,2011)。

胎儿甲状腺功能减退症

在 Graves 病孕妇接受药物治疗的过程中,甲巯咪唑或丙硫氧嘧啶可通过胎盘引起胎儿甲状腺功能减退症(Bliddal,2011a)。胎儿甲状腺功能减退导致甲状腺肿发生的其他潜在原因还包括:甲状腺过氧化物酶抗体通过胎盘,胎儿甲状腺激素生成异常,以及母体过度摄入碘剂(Agrawal,2002;Overcash,2016)。

甲状腺肿性甲状腺功能减退可能导致羊水过多、颈部过度伸展,骨骼成熟迟缓。如果孕妇正在接受抗甲状腺药物治疗,一般推荐停药,同时可在羊膜腔内注入左甲状腺素。多个病例报告描述了羊膜腔内注射左甲状腺素的治疗方法。然而,临床上并未就最佳剂量和注射频率达成共识,剂量范围报告为 50~800μg 不等,用药间隔 1~4 周(Abuhamad,1995;Bliddal,2011b;Ribault,2009)。

外科治疗

胎儿外科治疗也被称为母-胎(外科)手术,对于一些在胎儿期病情可能恶化的先天异常,如延迟至新生儿期治疗可能会导致死胎或明显增加生后发病率(或不良结局),可进行胎儿外科治疗。开放性胎儿手术是一种专业性很强的宫内干预手段,在美国只有少数几个医学中心开展,且仅适用于有限的几种胎儿疾病。表 16-1 列举了胎儿外科手术指导原则。有关胎儿外科手术的安全性和有效性数据,在多种疾病中都是有限的。美国卫生保健研究和质量管理署强调,当权衡是否行胎儿外科手术时,首先应考虑手术的母胎安全性,其次才是宫内治疗的效果(Walsh,2011)。

表 16-2 列举了部分可在产前或产时进行胎儿外科

表 16-1　胎儿外科手术指导原则

胎儿疾病已行准确地产前诊断及分级(如疾病有分级)

所治疗的缺陷孤立存在,未发现合并其他严重影响生存或生活质量的畸形或遗传综合征

胎儿疾病如不干预,胎儿死亡率高或导致不可逆的器官损害,且出生后治疗手段有限

胎儿外科手术技术上可行,且多学科团队在治疗计划上意见一致

胎儿手术带来的母体风险较明确,且在可接受范围内

对胎儿父母已提供全面的咨询意见

开展临床手术前最好具备模拟胎儿疾病及手术的动物模型

表 16-2　胎儿外科治疗的适应证

开放性胎儿手术

脊髓脊膜膨出

先天性囊性腺瘤样畸形(CCAM)

肺叶外型肺隔离症

骶尾部畸胎瘤

胎儿镜手术

双胎输血综合征:激光凝固胎盘吻合血管

先天性膈疝:胎儿镜下气管阻塞(FETO)

后尿道瓣膜:膀胱镜下激光治疗

先天性高位气道阻塞:声带激光治疗

羊膜带松解术

经皮穿刺手术

分流手术

　后尿道瓣膜/膀胱流出道梗阻

　乳糜胸或肺隔离症导致的胸腔积液

　CCAM 中的巨大(优势)囊肿

射频消融

　双胎反向动脉灌注序列征

　单绒毛膜双胎伴一胎严重畸形

　绒毛膜血管瘤

胎儿心内导管手术

　主、肺动脉瓣成形术治疗主、肺动脉狭窄

　房间隔造口术治疗限制性房间隔性左心发育不良

产时子宫外治疗(EXIT)手术

先天性膈疝胎儿镜下气管阻塞(FETO)治疗后

先天性高位气道阻塞序列征(CHAOS)

严重小颌畸形

颈部或气道肿瘤

EXIT 后肿物切除术:胎儿胸廓或纵隔肿块切除术

EXIT 后体外膜肺氧合(ECMO):先天性膈疝

治疗的疾病。本部分将概述这些宫内干预手段及其适应证和并发症,以便进行患者的初步评估和咨询。胎儿外科的其他内容可参考 *Cunningham and Gilstrap's Operative Obstetrics* 第 3 版。

■ 开放性胎儿手术

开放性胎儿手术需广泛地术前咨询和多学科协作。术中母亲须接受气管内全身麻醉,以抑制子宫收缩和胎儿活动。术中使用超声引导,避开胎盘边缘切开子宫,一般取子宫下段横切口,使用装钉缝合器械封闭切缘止血。为替代羊水流失,术中使用快速输液泵将加热液体注入宫腔。轻柔摆放胎儿至合适体位,建立脉氧监测及静脉通道,以备紧急时输液、输血,然后行胎儿外科手术。手术完成后缝合子宫,并予抑制宫缩治疗。常用宫缩抑制剂包括静脉使用硫酸镁 24 小时,口服吲哚美辛 48 小时,一些中心则口服硝苯地平直至分娩(Wu,2009)。术前应预防性使用抗生素直至术后 24 小时。本次及此后妊娠分娩时均应行剖宫产。

手术风险

对于开放性胎儿手术的并发症,目前已有一定的认识及总结。Golombeck 等(2006)回顾了 87 例开放性胎儿手术的并发症:母体肺水肿占 28%,胎盘早剥占 9%,母体输血率为 13%,胎膜早破率为 52%,早产率占 33%。Wilson 等(2010)总结开放性胎儿手术后的妊娠结局,报告术后子宫破裂及子宫裂开的发生率均为 14%。表 16-3 显示了最近进行的脊髓脊膜膨出研究(Management of Myelomeningocele Study,MOMS)中并发症的情况(Adzick,2011)。其他的手术潜在风险包括母体败血症,胎儿术中/术后死亡,尤其在胎儿水肿时死胎的风险更高。

脊髓脊膜膨出手术

即使产后进行修补手术,脊髓脊膜膨出的患儿一般都会出现不同程度的瘫痪、膀胱及肠道功能障碍、发育迟缓,以及 II 型小脑扁桃体下疝畸形导致的脑干功能障碍(第 10 章)。神经管发育异常及神经组织持续暴露于羊水,被认为是造成这些损伤的重要原因(Adzick,2010;Meuli,1995,1997)。胎儿脊髓脊膜膨出是胎儿外科治疗的适应证之一(表 16-1),也是第一种进行胎儿外科治疗的非致死性出生缺陷(图 16-2)。

初步研究发现,接受产前修补的婴儿,其 II 型小脑扁桃体下疝畸形更容易逆转,且需行脑室-腹腔分流术的情况更少(Bruner,1999;Sutton,1999)。受这些结果提示,学者们进行了 MOMS 的多中心随机试验(Adzick,2011)。该试验的入组条件包括:①妊娠 19~25.9 周的单胎妊娠;②胎儿磁共振(magnetic resonance,MR)成像证实脊

表 16-3　脊髓脊膜膨出行胎儿期手术与产后手术的获益和风险比较

	胎儿手术（n=78）	产后手术（n=80）	P 值
获益（主要结果）			
围产期死亡或 12 个月前须行脑脊液分流手术[a]	68%	98%	<0.001
12 个月前须行脑脊液分流手术	40%	82%	<0.001
综合发育评分/分[a,b,c]	149±58	123±57	0.007
后脑疝（任何程度）	64%	96%	<0.001
脑干扭结（任何程度）	20%	48%	<0.001
独立行走（30 个月）	42%	21%	0.01
风险			
母亲肺水肿	6%	0	0.03
胎盘早剥	6%	0	0.03
分娩时母体输血	9%	1%	0.03
羊水过少	21%	4%	0.001
分娩孕周/周[c]	34±3	37±1	<0.001
早产			
<37 周	79%	15%	<0.001
<35 周	46%	5%	
<30 周	13%	0	

资料来源：Adzick，2011.
[a] 每个主要结果由两部分组成。其中围产儿死亡率、30 个月时的 Bayley 智力发育指数在两组间无明显差别。
[b] 综合发育得分计算自 Bayley 智力发育指数、运动功能损伤和解剖学改变等方面（30 个月）。
[c] 除该项目外，其他项目单位均为百分比。

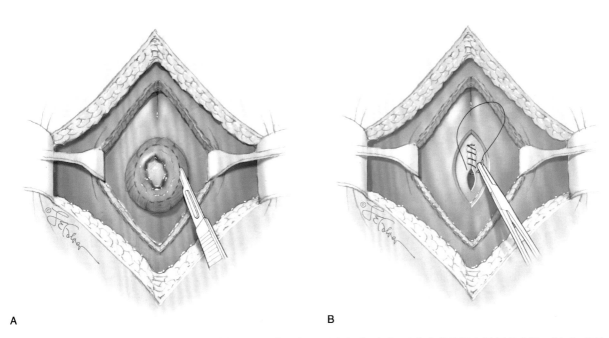

图 16-2　胎儿脊髓脊膜膨出手术。A.牵拉暴露母体腹部及子宫切缘后，切开脊髓脊膜膨出周围的皮肤。随后，从蛛网膜中锐性分离神经板。B.硬脊膜被牵拉至中线并对位缝合以覆盖神经板，在某些情况下需行补片（图中未显示）。接着缝合胎儿皮肤切口。最后，缝合子宫及关腹

（资料来源：Shamshirsaz AA，Ramin，SM，Belfort MA：Fetal therapy. In Yeomans ER，Hoffman BL，Gilstrap LC III，et al：Cunningham and Gilstrap's Operative Obstetrics，3rd ed. New York，McGraw-Hill Education，2017.）

髓脊膜膨出的上方边界位于 $T_1 \sim S_1$；③有证据提示存在后脑疝；④胎儿染色体核型正常且未发现与脊髓脊膜膨出无关的畸形。排除标准包括：有早产风险者、胎盘早剥、具有胎儿外科治疗禁忌证、体重指数 $> 35kg/m^2$。

MOMS 研究结果提示，产前手术可及早改善儿童结局（表 16-3）。进行产前手术的患儿在 30 个月前能独立行走的比例是产后治疗组的 2 倍。后脑疝明显减少，其 1 岁前须行脑室-腹腔分流术的比例亦仅为产后治疗组的一半。该研究的其中一个主要结果为综合发育评分（计算自 Bayley 智力发育指数、运动功能损伤和解剖学改变等方面），产前手术组的这一数据较对照组明显更好。

然而，当为考虑接受手术的家庭提供咨询时，应客观地解释以上研究结果。例如，尽管独立行走的比例有所提高，但大多数接受胎儿手术的患儿无法独立行走，且近 30% 的患儿根本无法行走。胎儿手术并不能降低胎儿或新生儿死亡率，也不能改善 30 个月时的 Bayley 智力发育指数评分。如表 16-3 所示，胎儿手术有一定胎盘早剥和母体肺水肿的风险。此外，近一半病例在妊娠 34 周前早产，这将显著增加新生儿呼吸窘迫综合征的风险（Adzick，2011）。MOMS 试验前所开展胎儿手术的远期随访数据在最近发表，随访时间平均为 10 年，结果提示这些儿童出现行为异常及执行功能不良的比例较正常人群明显升高（Danzer，2016）。

自 MOMS 研究结果发表以来，脊髓脊膜膨出胎儿进行手术的比例有所提高。开展这一手术治疗的医疗中心数量目前不断增加，这需要我们注重培训及经验积累的重要性。今后开展脊髓脊膜膨出胎儿手术应遵守 MOMS 的研究标准，并需要建立注册制度，从而使治疗保持相似的成功率（Cohen，2014；Vrecenak，2013）。

胸部肿块

在过去，当巨大肺隔离症或以微小囊肿为主的囊性腺瘤样畸形病例合并胎儿水肿时，除了提早终止妊娠，行开放性胎儿手术切除病变肺叶是唯一可选的治疗方法。大多数的胎儿胸部肿块较小，预后良好，而较大的肿物一般可使用皮质类固醇治疗。妊娠 32 周前出现胎儿水肿的病例，可考虑行胎儿手术。在经筛选的病例中，行开放性胎儿手术切除肺叶后，新生儿存活率接近 60%（Vrecenak，2013）。分娩时采用产时子宫外治疗处理胎儿肺部肿块将后续进行讨论。

骶尾部畸胎瘤

骶尾部畸胎瘤（sacrococcygeal teratoma，SCT）属于生殖细胞肿瘤，发病率约为 1/28 000（Derikx，2006；Swamy，2008）。超声 SCT 表现为起源于骶骨前方的实性和/或囊性肿块（图 16-3）。胎儿 MR 成像有助于评估胎儿体内部分肿瘤的发展程度。肿物可快速生长，通常向下、向外扩张（图 10-18）。羊水过多是常见表现，胎儿水肿可继发于高输出性心力衰竭，后者多由肿瘤内动静脉瘘或肿瘤内出血导致的贫血所引起。病情发展过程中，可能会出现母胎镜像综合征，并随胎儿水肿发展，母体可能出现子痫前期症状（第 15 章）。

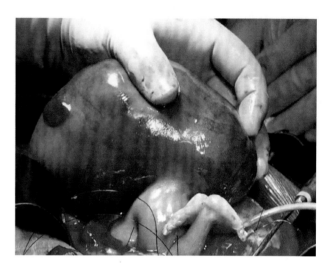

图 16-3　胎儿手术切除骶尾部畸胎瘤。切开母体腹壁及子宫后，娩出胎儿臀部暴露术野。图中为术者手持肿瘤

（资料来源：Timothy M. Crombleholme.）

产前已被诊断的 SCT，围产儿死亡率接近 40%（Hedrick，2004；Shue，2013）。导致不良预后的影响因素包括，肿瘤实性部分比例超过 50%，妊娠 24 周前畸胎瘤体积/胎儿估重>12%（Akinkuotu，2015）。如出现胎儿水肿或胎盘增厚，胎儿死亡率接近 100%（Vrecenak，2013）。费城儿童医院工作小组建议，对于 SCT，开放性胎儿手术仅适用于肿瘤完全位于体外（Ⅰ型），以及妊娠中期胎儿已出现心脏高输出状态伴早期水肿的病例（Vrecenak，2013）。在胎儿手术中，需切开子宫，然后切除畸胎瘤的体外部分，而尾骨区域及体内深部的肿瘤则原位保留，产后再行切除。肿瘤减灭术可中断肿瘤病理性盗血，有望恢复胎儿的正常生理状态。

■ 胎儿镜手术

与开放性胎儿手术一样，胎儿镜手术应在高度专业化的胎儿中心进行，目前一些手术仍属于研究性质。胎儿镜手术需要使用直径仅 1~2mm 的内镜，经母体腹壁、子宫壁及胎膜进入羊膜腔，而手术器械，如激光纤维，则通过 3~5mm 的工作管道进入。虽然胎儿镜手术的并发症率低于开放性胎儿手术，但仍不可忽略，尤其在需同时进行母体开腹手术的情况（Golombeck，

2006）。表16-2中列出了一些可通过胎儿镜手术治疗的疾病。

双胎输血综合征

适应证和治疗技术 正如第45章中所指出，胎儿镜下激光消融胎盘血管交通支是治疗严重双胎输血综合征（twin-twin transfusion syndrome, TTTS）的首选方法。该手术通常在妊娠16~26周进行，适用于Ⅱ~Ⅳ期TTTS病例。TTTS的Quintero分期系统已在第45章中描述（Quintero, 1999; Society for Maternal-Fetal Medicine, 2013）。

在手术过程中，使用胎儿镜观察两胎所属胎盘份额，并拟定血管分界（图16-4）。术中使用直径600μm的二极管激光纤维或400μm的钇铝石榴石激光纤维，在胎盘表面凝固位于血管分界上的动静脉交通支（图16-5）。该手术通常在硬膜外麻醉或局部麻醉下进行。手术结束时行羊水减量，将羊水最大深度降至5cm以下，并在羊膜腔内注入抗生素。

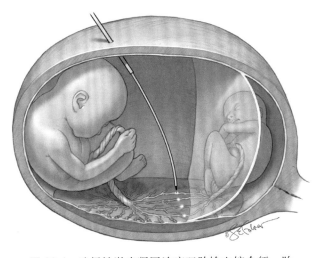

图16-4 选择性激光凝固治疗双胎输血综合征。胎儿镜被插入受血胎羊膜囊中，并放置于两胎脐带插入点之间的血管分界线上。胎盘表面的动-静脉吻合将以激光分别凝固
（资料来源：Shamshirsaz AA, Ramin, SM, Belfort MA: Fetal therapy. In Yeomans ER, Hoffman BL, Gilstrap LC III, et al: Cunningham and Gilstrap's Operative Obstetrics, 3rd ed. New York, McGraw-Hill Education, 2017.）

在选择性激光凝固术中，可沿着血管分界，选择性凝固跨过血管分界的交通支（Ville, 1995）。但约1/3的病例，术后仍有残余血管交通支，这导致TTTS复发或发展为双胎贫血-红细胞增多序列征（twin-anemia polycythemia sequence, TAPS），后者是单绒毛膜双胎之间发生胎-胎输血的另一种表现，其特点是双胎血红蛋白浓度存在巨大差异。为解决这些并发症，学者们提出了Solomon技术。在Solomon技术中，除选择性凝固

交通支外，还进一步用激光对整条血管分界线进行凝固，其凝固范围从胎盘的一端延至另一端（Slaghekke, 2014a）。多项研究结果提示，Solomon技术降低了TTTS复发及TAPS的发生率。此外，胎盘染料灌注研究也证实残余血管交通支的数目在Solomon技术中显著减少（Ruano, 2013; Slaghekke, 2014b）。

并发症 孕妇及家属应对手术的获益和潜在并发症有合理的期望。未经治疗，严重TTTS病例的围产儿死亡率为70%~100%。激光治疗后，围产儿死亡率预期降至30%~50%，远期神经功能障碍的风险为5%~20%（Society for Maternal-Fetal Medicine, 2013）。在接受激光治疗的病例中，新生儿期发现囊性脑室周围白质软化及Ⅲ~Ⅳ级的脑室内出血的比例接近10%（Lopriore, 2006）。

与手术相关的并发症包括未足月胎膜早破（约25%）、胎盘早剥（8%）、血管撕裂（3%）、激光损伤羊膜后导致的羊膜带综合征（3%），而对于TAPS，在选择性激光凝固术后并发症的发生率为16%，在Solomon技术中为3%（Habli, 2009; Robyr, 2006; Slaghekke, 2014b）。最后，大多数激光治疗后的TTTS病例在妊娠34周前分娩。

先天性膈疝

先天性膈疝（congenital diaphragmatic hernia, CDH）的发病率约为1/4 000~1/3000，总体存活率为50%~60%。约40%的CDH病例伴有其他畸形，其存活率明显降低。单纯性CDH患儿死亡的主要原因是肺发育不全和肺动脉高压。此外，预后不良的主要危险因素是肝脏疝入胸腔，至少一半CDH病例合并肝疝，其生存率较一般病例降低30%（Mullassery, 2010; Oluyomi-Obi, 2017）。

由于胎儿手术存在母胎风险，故选择产后治疗生存率低的病例进行产前干预尤为重要。合并其他结构异常者一般不进行宫内手术，而不合并肝疝者也无需进行产前干预。此外，对CDH新生儿护理技术的不断改善也可能会影响预后判断。允许性高碳酸血症、"温和通气"等技术可减少新生儿气压伤，并延后手术时间。

肺/头比（肺头比） 对于妊娠25周前诊断的左侧孤立性CDH，使用这一超声指标有助于改善预测围产儿生存率的准确性（Metkus, 1996）。肺头比（lung-to-head ratio, LHR）的计算方法为，在四腔心平面测量右肺面积，除以头围（图10-23）。研究人员发现，如果LHR>1.35，生存率达100%，而LHR<0.6，则产后无法存活。近3/4 CDH病例的LHR为0.6~1.35，这一人群的总体生存率约60%，其评估难度较高（Metkus, 1996）。

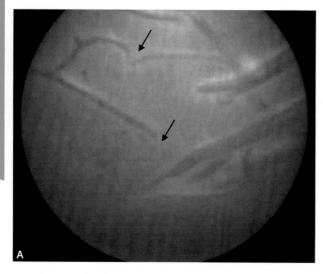
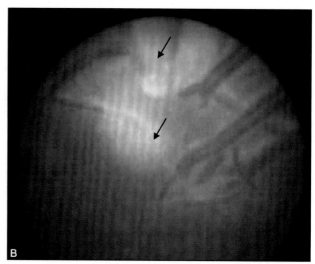

图 16-5　激光凝固治疗双胎输血综合征的胎儿镜下图片。A. 激光凝固前的胎盘血管吻合(箭头)。B. 激光凝固局部呈淡黄色-白色改变(箭头)

(资料来源:Timothy M. Crombleholme.)

截至 2017 年,正在进行的临床试验多以 LHR<1.0 或测量 LHR/预期 LHR 比值<25% 作为入组标准。测量 LHR 经超声检查获得,而预期 LHR 是从正常胎儿中建立的参考值范围(Peralta,2005)。在最近一项荟萃分析中,LHR<1 时新生儿存活的优势比仅 0.14(Oluyomi-Obi,2017)。同样,当测量 LHR/预期 LHR 比值<25% 时,存活率仅为 13%~30%。相反,当测量 LHR/预期 LHR 比值>35%,存活率达 65%~88%。

磁共振成像　目前,磁共振成像(magnetic resonance imaging,MRI)用于评估膈疝同侧及对侧肺组织的总体积,并与该孕周的参考值进行比较。Mayer 等(2011)对 19 项研究进行了荟萃分析,共包含了使用 MRI 评估的 600 多例孤立性 CDH 病例。结果发现,与新生儿存活率显著相关的因素包括膈肌缺损位置在哪一侧、胎肺总体积、测量肺体积/预期肺体积比值及胎儿肝脏的位置。

胎儿 MRI 也用于量化疝入肝脏的体积(图 10-57)。评估疝入肝脏体积有两个原因。首先,肝疝可能是目前判断孤立性 CDH 预后的最强预测因子。其次,由于胎肺比肝脏更容易受压变形,测量肝脏体积可能更为可靠。这些 MRI 参数(肺体积和肝脏疝入程度)均与新生儿存活率有较强的相关性,可能是比超声参数更有用的预测指标(Bebbington,2014;Ruano,2014;Worley,2009)。

气管堵塞　治疗严重膈疝的早期尝试是进行开放性胎儿手术将肝脏重新回纳至腹腔,但由于脐静脉扭曲而导致胎儿死亡(Harrison,1993)。胎肺可分泌液体,以及患上呼吸道阻塞的胎儿常出现肺部增生,这两

点是进行气管堵塞术的理论基础。该手术的设想是"堵塞气管使肺部发育"(Hedrick,1994)。开始的做法是使用夹子从外部阻塞气管(Harrison,1993),随后演变为使用内镜在气管内放置可拆卸的硅胶球囊堵塞气管(图 16-6)。

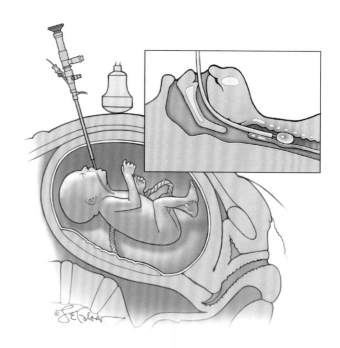

图 16-6　胎儿镜下气管堵塞。胎儿镜进入胎儿口咽并进入气管。插图:气囊充气后成功堵塞气管,然后取出胎儿镜

(资料来源:Shamshirsaz AA,Ramin,SM,Belfort MA:Fetal therapy. In Yeomans ER,Hoffman BL,Gilstrap LC III,et al:Cunningham and Gilstrap's Operative Obstetrics,3rd ed. New York,McGraw-Hill Education,2017.)

球囊技术被称为胎儿镜下气管堵塞术(fetal endo-scopic tracheal occlusion,FETO),该技术使用直径 3mm 的手术鞘和 1mm 的胎儿镜(Deprest,2011;Ruano,2012)。该手术通常在妊娠 27~30 周进行,目标是在妊娠约 34 周时通过第二次胎儿镜手术或超声引导下穿刺去除气囊(Jiménez,2017)。如果这些方法失败,则采用产时子宫外治疗方式取出球囊。

2003 年发表了一项针对孤立性 CDH 进行 FETO 的随机对照研究,研究发现肝疝及 LHR<1.4 的病例并未从 FETO 中获益(Harrison,2003)。研究中两组病例的产后 90 天生存率都出乎意外地高,接近 75%。然而,在这项研究之后,对 FETO 手术的热情仍在继续,尤其在美国以外。有学者使用较低的 LHR<1.0 及肝疝作为入组条件,结果提示 FETO 可显著改善新生儿存活率,从产后治疗的小于 25% 提高到 FETO 手术后的约 50%(Jani,2009;Ruano,2012)。最近一项包括 5 项试验共 211 例妊娠的荟萃分析发现,与产后治疗比较,接受 FETO 治疗的胎儿存活率增加 13 倍(Al-Maary,2016)。目前,在美国 FETO 仅用于临床试验研究。

内镜下脊髓脊膜膨出修补术

在 MOMS 研究结果发表后,学者们着重研究内镜下手术能否减少开放性手术带来的母体并发症。Araujo Junior 等(2016)对 456 例开放性手术及 84 例内镜手术进行了系统回顾。在内镜手术中,器械经母体腹壁、子宫壁进入宫内,并使用部分二氧化碳灌注膨胀宫腔。内镜术后子宫肌层出现裂开或薄弱的概率仅为 1%,而开放性手术为 26%。然而,内镜手术显著增加妊娠 34 周前早产的风险(80% *vs.* 45%),且围产儿死亡率也较高(14% *vs.* 5%)。

Belfort 等(2017)在 22 例胎儿脊髓脊膜膨出中使用了一种新术式,在这种术式中母体需开腹,子宫被搬至体外,然后用加热的二氧化碳注入宫腔进行内镜手术。与早期的内镜手术相比,这种术式治疗后的大多数妊娠可足月分娩,未出现围产儿死亡。此外,患儿在 1 岁之前因脑积水需行治疗的比例约为 40%,与 MOMS 试验中开放性胎儿手术的情况相近(Adzick,2011;Belfort,2017)。这方面的研究工作无疑将继续进行。

■ 经皮手术

在超声引导下使用分流管、射频消融针及血管成型术导管进行宫腔操作。手术器械经母体腹壁、子宫壁及胎膜进入羊膜腔并接触胎儿。手术风险包括母体感染、早产、胎膜早破、胎儿损伤甚至死亡。

胸腔分流术

在胎儿胸膜腔与羊膜腔之间放置分流管可用于胸腔积液引流(图 16-7)。大量的胸腔积液可引起明显的

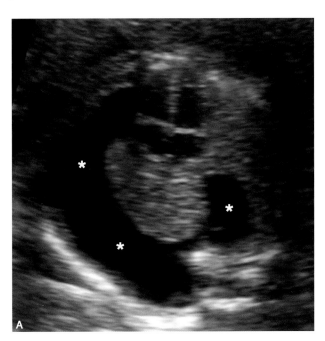
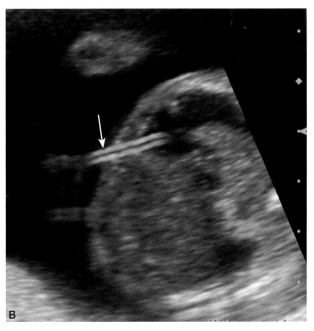

图 16-7 放置胸腔-羊膜腔分流管。A. 妊娠 18 周的胎儿,发现右侧大量胸腔积液(＊)并腹水。积液经抽吸后迅速重新积累。所抽吸的黄色液体淋巴细胞百分比为 95%,符合乳糜胸。B. 在超声引导下放置双猪尾分流管(箭头)。放置分流管后,积液和腹水消失

纵隔移位,导致肺发育不良、心力衰竭和胎儿水肿。原发性胸腔积液的最常见病因是乳糜胸(由淋巴循环阻塞引起)。胸腔积液也可能继发于先天性病毒感染或非整倍体,或可能是结构畸形的伴发表现,如肺隔离症。Yinon等(2010)报告,胎儿胸腔积液中约5%为非整倍体,10%合并其他结构畸形。

通常,首先会在超声引导下以22G穿刺针抽出胸腔积液,并进行非整倍体及感染检查,以及积液的细胞计数。积液细胞计数中淋巴细胞百分比>80%,且不合并感染时,诊断为乳糜胸。如果抽液后液体再次积聚,则考虑行分流术,在胎儿胸壁插入穿刺器及套管,通过放置双猪尾分流管引流胸腔积液。如果积液在胸腔右侧,则将分流器放置在胸腔下1/3,以使肺部最大程度扩张。如果在左侧,则将分流器放置在腋线上部,使心脏恢复正常位置(Mann,2010)。术后胎儿总体存活率为70%,合并胎儿水肿时生存率约为50%(Mann,2010;Yinon,2010)。分流管移位进入羊膜腔并不少见。如果分流管仍在原位,须在新生儿分娩时立即夹紧以避免气胸。

分流术还可应用于胎儿囊性腺瘤样畸形中优势囊肿的引流。然而,囊肿很少大到造成胎儿水肿或引起肺发育不良。分流术可以改善CCAM的存活率,对于不合并胎儿水肿者,存活率可提升至90%,而合并胎儿水肿者,存活率也超过75%(Litwinska,2017)。

泌尿道分流术

膀胱出口严重梗阻的胎儿常合并羊水量减少,往往预后不良,可考虑行膀胱-羊膜分流术(图16-8)。下尿路梗阻多为男胎,最常见的病因是后尿道瓣膜,其次是尿道闭锁和梨状腹综合征(也称为Eagle-Barrett综合征)。超声征象为膀胱和近端尿道扩张,称为"钥匙孔"征,常伴膀胱壁增厚(图10-45)。妊娠中期以前合并羊水过少常导致胎儿肺发育不良。但即使羊水量正常,新生儿肾功能也可能较差。

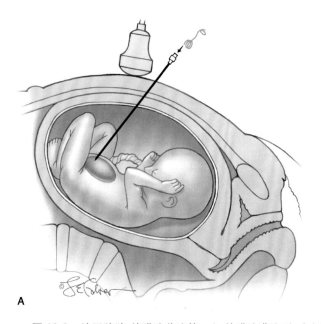

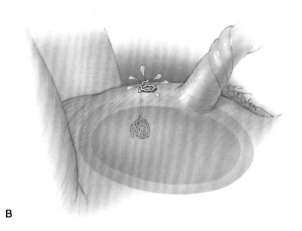

图16-8 放置膀胱-羊膜腔分流管。A.羊膜腔灌注后,在超声引导下将穿刺套管针刺入扩张的胎儿膀胱。然后将猪尾导管置入穿刺套管针。B.双猪尾分流管经穿刺套管针放置后取出套管针。分流管的远端卷曲并固定于胎儿膀胱内,而近端置于羊膜腔,从而起引流作用

(资料来源:Shamshirsaz AA,Ramin,SM,Belfort MA:Fetal therapy. In Yeomans ER,Hoffman BL,Gilstrap LC III,et al:Cunningham and Gilstrap's Operative Obstetrics,3rd ed. New York,McGraw-Hill Education,2017.)

孕期评估包括仔细检查有无其他伴发结构畸形(发生率约40%)及染色体非整倍体(约5%~8%)(Hayden,1988;Hobbins,1984;Mann,2010)。膀胱穿刺术获取的胎尿样本可用于遗传学检查。如合并其他结构异常,建议行染色体微阵列分析。在咨询中应向孕妇强调,羊水过少将限制超声检查的准确性,漏诊结构异常的风险增加。

胎儿接受分流术之前,应排除合并其他严重的结构异常、遗传综合征,以及提示预后不良的超声征象,如肾皮质囊肿等。一般仅对男胎行分流术,因为女胎所合并的潜在异常往往更为严重。超声引导下序贯膀胱抽液(膀胱穿刺术)可间隔48小时进行,主要用于评

估胎尿电解质和蛋白含量。由于肾小管对钠和氯的重吸收,胎尿正常情况下是低渗的,而在泌尿系统梗阻中出现等渗尿,提示肾小管损伤可能。序贯评估有助于判断肾功能预后,并有助于选择行分流术的合适病例(表 16-4)。

表 16-4 膀胱流出道梗阻的胎儿尿液参数分析

指标	预后好	预后差
钠	<90mmol/L	>100mmol/L
氯	<80mmol/L	>90mmol/L
钙	<7mg/dL	>8mg/dL
渗透压	<180mmol/L	>200mmol/L
β_2-微球蛋白	<6mg/L	>10mg/L
总蛋白	<20mg/dL	>40mg/dL

资料来源:Mann,2010.
注:预后判断基于妊娠 18~22 周间连续膀胱穿刺的结果,所取样本为抽吸末的尿液。

放置分流管允许胎尿从膀胱引流入羊膜腔。成功放置后常可预防胎肺发育不全,然而对保护肾功能并无确切作用。在分流前,通常采用温乳酸林格液进行羊膜腔灌注,以帮助导管放置。羊膜腔灌注也有助于超声评估胎儿解剖结构。术者在超声引导下将一小套管针及套管刺入胎儿膀胱。分流管置于膀胱较低处,以避免膀胱压力下降后出现移位。分流管采用双猪尾管,其远端放置于胎儿膀胱内,近端位于羊膜腔,达到引流的作用。

手术并发症包括分流管移位(约 40%)、尿性腹水(约 20%)及腹裂(10%)(Freedman,2000;Mann,2010)。术后发生早产较为常见,新生儿存活率为50%~90%(Biard,2005;Walsh,2011)。存活儿中有1/3需透析或肾移植,接近一半存在呼吸系统疾病(Biard,2005)。一项随机试验在31 例病例中比较了膀胱羊膜分流术与保守治疗的效果(Morris,2013),研究结果提示分流术后患儿的存活率更高,但 2 岁时进行肾功能评估,仅 2 例正常。

射频消融术

该手术通过高频交流电流使组织凝固、脱水。射频消融(radiofrequency ablation,RFA)已成为治疗双胎反向动脉灌注(twin-reversed arterial perfusion,TRAP)序列征(即无心双胎)的首选方法(第 45 章)。严重的 TRAP 序列征如未经宫内治疗,正常胎(泵血胎)的死亡率超过 50%。该手术也应用于其他单绒毛膜双胎并

发症的减胎治疗(Bebbington,2012)。

在超声引导下,术者将直径 17~19G 的射频消融针插入至无心胎体内,针尖置于脐带附着处根部。针尖附近 2cm 经凝固后,使用彩色多普勒确定无心胎血流信号消失。多个中心的报告均提示,RFA 明显改善了正常胎儿的存活率(Lee,2007;Livingston,2007)。北美胎儿治疗网络(North American Fetal Therapy Network,NAFTNet)使用 RFA 对 98 例 TRAP 序列征进行治疗,平均手术孕周为 20 周,分娩孕周的中位数为 37周,新生儿存活率为 80%,主要并发症为未足月胎膜早破和早产,约 12% 的病例在妊娠 26 周前分娩(Lee,2013)。

无心胎体积巨大是 TRAP 序列征进行 RFA 治疗的重要指征。在上述提及的 NAFTNet 研究中,无心胎中位体积是泵血胎的 90%(Lee,2013)。考虑到手术存在风险,如果评估无心胎体重低于泵血胎的 50%,可考虑密切监测下期待处理(Jelin,2010)。而且,TRAP 序列征在单羊膜囊妊娠中的发生风险更高。最近的一项研究提示,经 RFA 治疗后,单绒毛膜双羊膜囊妊娠中泵血胎存活率为 88%,而单羊膜囊妊娠仅为 67%(Sugibayashi,2016)。

胎儿心内导管手术

一部分胎儿心脏疾病可能在妊娠期恶化,如不干预,产后治疗将更加复杂,甚至失去了治疗机会。心脏流出道严重狭窄可能在宫内即引起胎儿心肌进行性受损。胎儿期干预的其中一个目标是维持心肌发育和保护心室功能(Walsh,2011)。这些创新性手术包括主动脉瓣成形术治疗严重主动脉狭窄、房间隔造口术治疗房间隔完整的左心发育不良综合征、肺动脉瓣成形术治疗室间隔完整的肺动脉闭锁。

主动脉瓣成形术是最常用的胎儿宫内心脏介入手术,占国际胎儿心脏介入注册病例的 75%(Moon-Grady,2015),主要用于治疗左心室正常大小或出现扩张的严重主动脉瓣狭窄病例,干预目的为防止其进展为左心室发育不良,为出生后行双心室修复创造条件(McElhinney,2009)。手术在超声引导下进行,将 18G 导管经子宫、胎儿胸壁置入左心室。虽然理想情况下该手术为经皮手术,但如果胎儿位置不理想,仍可能需要进行母体开腹协助手术。套管尖端应置于狭窄主动脉瓣的前方,然后将 2.5~4.5mm 的球囊导管引导至主动脉环处并进行充气扩张。约 1/3 胎儿的病例在术中出现需要干预的心动过缓,而约 20% 胎儿出现心包积血而需行抽吸(Moon-Grady,2015)。

在波士顿儿童医院的前 100 例手术中,85 例存活,存活者中 38 例经出生后手术达到双心室循环(Freud,2014)。尽管有成功案例,但宫内干预者的术后围产儿死亡率及儿童期神经发育障碍的风险,与产后治疗者无明显差别(Laraja,2017;Moon-Grady,2015)。

在房间隔完整或高度限制性房间隔的左心发育不良病例,可使用经皮球囊导管行胎儿房间隔造口术。这种疾病出生后死亡率接近 80%(Glantz,2007)。为确保造口开放,也可放置房间隔支架。在 37 例房间隔造口术中,胎儿出院存活率约为 50%(Moon-Grady,2015)。

在室间隔完整的肺动脉闭锁病例,为防止右心发育不良综合征,可行胎儿肺动脉瓣成形术。尽管手术成功率近 2/3,但与产后治疗相比,目前尚不清楚该手术能否改善胎儿预后(Arzt,2011;McElhinney,2010)。

■ 产时子宫外治疗

产时子宫外治疗(ex-utero intrapartum treatment,EXIT)中,胎儿在部分娩出后仍维持胎盘灌注,从而可于分娩结束前进行一些抢救新生儿的处理。该手术最早被用于在胎儿口咽及颈部肿瘤的病例中协助建立气道(Catalano,1992;Kelly,1990;Langer,1992)。EXIT 需多学科协作参与,包括产科医生、母胎医学专家、小儿外科医生、儿科耳鼻咽医生、儿科心脏病医生、负责母胎麻醉的医生、新生儿科医生及接受过专门培训的护理人员。EXIT 流程如表 16-5 所示。

表 16-5　产时子宫外治疗流程
详尽的术前评估:专业的超声检查,胎儿超声心动图,磁共振成像,必要时行胎儿核型分析
母体深度全身麻醉及使用宫缩抑制剂松弛子宫
使用术中超声确认胎盘边缘的位置及胎方位,并观察子宫切口附近的血管情况
在使用装钉缝合器械后,进一步临时缝合子宫切缘,以减少子宫切口出血
术中持续使用温生理液体灌注以维持宫腔内容积,有助于预防胎盘剥离
娩出胎儿头部、颈部和上半身以满足后续操作的需要
胎儿肌内注射维库溴铵、芬太尼和阿托品
为胎儿建立外周静脉通路、脉搏血氧及心脏超声监测
手术结束时,先为新生儿留置脐血管导管再断脐
根据需要使用促进子宫收缩药物

资料来源:Moldenhauer,2013.

表 16-2 中列出了 EXIT 的有关适应证。EXIT 是产时处理颈部巨大静脉-淋巴畸形的首选方案(图 16-9)。在费城儿童医院,肿物对气道造成压迫、移位、梗阻,或肿物位于口腔底部是颈部-静脉淋巴畸形进行 EXIT 的手术指征(Laje,2015)。在一项对 112 例胎儿颈部静脉-淋巴畸形的系统回顾中,仅 10% 的病例符合 EXIT 干预的标准。EXIT 的其他适应证包括严重的小颌畸形及胎儿先天性高位气道阻塞序列征(congenital high airway obstruction sequence,CHAOS),详见第 10 章(图

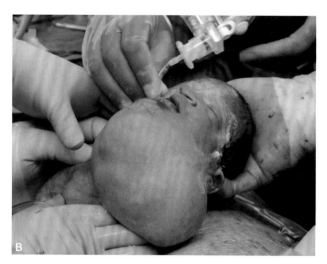

图 16-9　产时子宫外治疗处理静脉-淋巴畸形。A.胎儿头部娩出后,在维持胎盘循环状态下建立气道,该过程由包括外科医生、麻醉医生和耳鼻喉科医生等一组儿科亚学科专家在 20 分钟内协作完成。B. 经气管插管后,胎儿可完成分娩并移交至新生儿重症监护小组

(资料来源:Dr. Stacey Thomas & Dr. Patricia Santiago-Muñoz.)

10-20、图 10-26）。对小颌畸形进行 EXIT 干预的指征为胎儿下颌测量值低于第 5 百分位数，以及伴有梗阻的间接证据，如羊水过多、胃泡未显示或舌下垂等（Morris,2009b）。EXIT 的病例选择一般基于胎儿 MRI 的结果（第 10 章）。

在某些情况下，EXIT 被用于将胎儿过渡至其他手术的衔接处理。例如，胎儿巨大胸部肿物的切除可能需要在维持胎盘循环的情况下行胸廓切开术。Cass 等（2013）对 16 例体积比>1.6 或合并水肿，且均出现纵隔压迫的 CCAM 胎儿进行手术，9 例在切除肿物时进行 EXIT 干预的婴儿均存活，而只进行产后急诊手术的病例均死亡。同样地，Moldenhauer（2013）报告，22 例新生儿切除肺部肿物时行 EXIT，存活 20 例。在胎儿重度先天性膈疝病例中，EXIT 还应用于与体外膜肺氧合（extracorporeal membrane oxygenation，ECMO）的衔接，即 EXIT-to-ECMO。然而，研究数据尚未确切提示该术式能否改善围产儿的生存率（Morris,2009a；Shieh,2017；Stoffan,2012）。

EXIT 术前咨询应充分告知手术相关风险，包括胎盘早剥、宫缩乏力导致的母体出血、今后妊娠需剖宫产分娩、术后子宫破裂、裂开的风险增加、可能切除子宫及胎儿死亡或新生儿永久残疾等情况。与剖宫产术相比，EXIT 失血量更多，伤口并发症率更高，手术时间也更长（取决于 EXIT 的具体方案），一般比剖宫产术长约 40 分钟（Noah,2002）。

（何志明 翻译 周祎 审校）

参考文献

胎儿评估

乏严格的随机临床试验（ACOG，2016）。

胎动

■ 生理

非刺激性的胎儿被动活动最早开始于孕 7 周，随着孕周增加，到妊娠晚期胎儿动作开始变得复杂、精细、协调（Sajapala，2017；Vindla，1995）。孕 8 周后，每 13 分钟内就可以发生 1 次胎儿肢体活动（DeVries，1985）。孕 20~30 周时，胎儿全身的运动变得有规律，开始显示出周期性的休息和活动（Sorokin，1982）。到孕晚期，胎动继续趋向成熟，36 周左右大多数正常胎儿的行为状态已建立。Nijhuis 等（1982）描述了胎儿的 4 种行为模式：

- 1F 模式是一种静止状态，即安静睡眠，表现为窄振幅的胎心波形。
- 2F 模式包括剧烈的胎动、连续的眼运动和宽振幅的胎心率摆动。这种状态类似于新生儿的快眼动相睡眠或新生儿的活跃睡眠。
- 3F 模式包括缺乏身体运动和胎心率加速情况下的连续的眼运动，但这种模式是否存在是有争议的（Pillai，1990a）。
- 4F 模式是指胎儿有力的身体运动伴随连续的眼动和胎心率加速。这种模式对应的是新生儿的清醒状态。

胎儿大部分时间处于状态 1F 和 2F。例如，在孕 38 周，胎儿 75% 的时间都在这两种状态下。这些行为状态，特别是 1F 和 2F，分别对应慢波睡眠和快波睡眠，并已经逐渐被用于对胎儿行为进行更深程度的认识和研究。一项胎儿尿量生成的研究发现，膀胱容积在状态 1F 下是增加的（图 17-1）。在状态 2F 时，胎心率基

由于胎儿心率可反映胎儿在宫内的变化，所以这是一种很可靠的判断胎儿宫内情况的方法。一般来说，当胎儿心率低于 100 次/min 或超过 160 次/min 时，胎儿情况比较危险。

——J. 惠特里奇·威廉姆斯（1903）

100 多年前，评估胎儿情况的方法还很原始。自 20 世纪 70 年代以来，评估胎儿宫内健康的技术才取得了比较显著的进展。现在用于预测胎儿状态的手段主要集中在胎儿生物物理活动，包括胎儿心率、胎动、呼吸和羊水量。美国妇产科医师学会和美国儿科学会（2017）指出，产前监护的目的是帮助监测产前胎儿情况，预防胎儿死亡及避免不必要的干预。

对于大多数孕妇，正常的胎心监护结果用于反映胎儿情况是非常可信的，因为胎心正常的胎儿 1 周内发生死亡的概率低于 0.2%。然而，真正出现胎儿异常的概率约 10%~40%，且变异较大。目前胎儿监测的评价主要基于上述间接证据。由于伦理问题，目前尚缺

线振幅相应增加,而膀胱容积则显著减少,这是由于胎儿尿液生成减少和排泄,这种现象可以解释为快波睡眠时肾脏血流量减少。

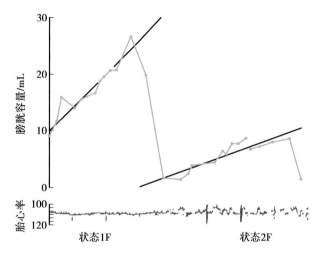

图 17-1　与行为状态 1F 或 2F 有关的胎儿膀胱容量和胎心率变异记录。状态 1F 胎心率波形宽度较窄,与安静睡眠一致。状态 2F 胎心率基线摆动较宽,与活跃睡眠一致

(资料来源:Oosterhof H,vd Stege JG,Lander M,et al: Urine production rate is related to behavioural states in the near term human fetus,Br J Obstet Gynaecol. 1993 Oct;100(10):920-922.)

决定胎儿活动的重要因素是睡眠-清醒的周期,它与母亲的睡眠-清醒状态无关。胎儿睡眠周期可为 20~75 分钟。有研究报告足月胎儿平均静止或不活跃状态时长约 23 分钟(Timor-Tritsch,1978)。Patrick 等(1982)在 31 例正常妊娠中,用实时超声监测胎儿 24 小时的全身活动,发现最长的胎儿静息时间是 75 分钟。羊水量是决定胎动的另一个重要因素。Sherer 等(1996)在对 465 例妊娠行生物物理评分时,通过超声评估胎动次数与羊水量的关系。他们观察到胎动次数随羊水量减少而减少,这一现象提示宫内空间受限可能限制了胎儿身体的运动。

Sadovsky 等(1979b)联合使用孕妇自我感觉胎动及电压传感器记录两种方法,将胎动分为弱、强及翻滚 3 种胎动,同时在妊娠后半期,选择 1 周内这些胎动按照分类予以定量,发现随着妊娠的进展,弱的胎动减少,强的胎动增多,持续数周,直至足月时减少。羊水量及子宫体积的减少可能是足月时胎动减少的原因。图 17-2 示在 127 例正常顺产妊娠后半期的胎动,用 12 小时胎动计数法记录每周平均的胎动数,孕 20 周时胎动为 200 次,孕 32 周时胎动增加到最大为 575 次,孕 40 周时平均每周胎动减少至 282 次。母亲计数胎动的正常范围是每周 50~950 次,胎动次数每

天有很大的差异,每 12 小时胎动次数最低为 4~ 10 次。

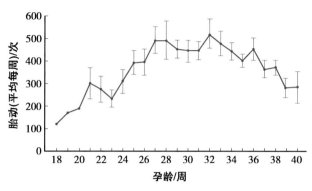

图 17-2　描绘了在 12 小时期间计数胎动的平均值(均数±标准误)

(资料来源:Sadovsky,1979a.)

■ 临床应用

胎动减少可能是胎儿死亡前的一个征兆(Sadovsky,1973),用于量化胎动的方法包括使用宫缩压力计、实时超声观察及母亲的主观感觉。

大多数研究者发现母亲自己感觉的胎动与用仪器记录的胎动之间有良好的相关性。例如,Rayburn 等(1980)发现超声监测的胎动中 80% 可由孕妇感觉到,与之相反,Johnson 等(1992)报告了孕 36 周后,孕妇只能感觉到 16% 的胎动,持续 20 秒以上的胎动比短时间的胎动更易被孕妇发现。虽然有很多胎动计数的方法,但至今尚未明确最理想的胎动数目和胎动计数时间。例如,有研究认为 2 小时内感觉到 10 次胎动是正常的(Moore,1989)。一般来讲,孕晚期孕妇会主诉胎动减少,Harrington 等(1998)报告在 6 800 例产妇中有 7% 主诉胎动减少。超声检查发现胎儿生长或多普勒血流异常者需要予以胎心监护。比较自觉胎动减少和无胎动减少的两组孕妇,妊娠结局无显著差异。Scala 等(2015)报告 36 周以后,6% 的孕妇主诉胎动减少。有两次或两次以上胎动减少者发生胎儿宫内生长受限和子宫动脉异常多普勒血流风险增加。然而,死胎率并不增加,测量心肌性能指数也不能提高诊断准确性(Ho,2017)。

Grant 等(1989)进行一项关于孕妇自觉胎动与妊娠结局的非配对研究中,对超过 6.8 万例孕 28~32 周的孕妇进行随机分组,研究组由专门的助产士指导后记录每日自觉有 10 次胎动的时间,平均每日需要 2.7 小时;对照组在每次产前检查时了解胎动的次数,若报告有胎动减少,则对胎儿宫内状况行进一步的评估。尽管胎动计数方法的不同,两组正常单胎的产前死亡

率相似,多数死胎都是在孕妇就医时已经发生。此项结论表明孕妇自觉胎动是有意义的,孕妇非正规的自觉胎动次数与正规的计数记录胎动的效果一样好。

Saastad 等(2011)将 1 076 例孕妇在孕 28 周后随机分为标准化胎动计数组和不计数两组。他们发现,胎动计数组能更多地在出生前诊断出胎儿生长受限,其 1 分钟阿普加评分 ≤ 3 分的发生率显著降低(0.4% vs. 2.3%)。另外,Warrander 等(2012)报告了有关胎动减少的孕妇的胎盘病理,胎动减少与多种胎盘病理异常(如梗死)有关。

胎儿呼吸

以往数十年中人们不清楚胎儿是否正常呼吸。Dawes 等(1972)发现胎羊气管有少量液体流出-流入,提示有胸廓运动,然而这些胸壁的运动是不连续的,因此这与出生后的胸壁运动不同。胎儿呼吸的另一有趣的特点是存在胸壁的反向运动(图 17-3),新生儿或成人的呼吸活动与之相反。对这种矛盾的呼吸运动的一种解释是胎儿可能通过咳嗽来清除呼吸道中少量吸入的羊水。虽然目前尚未完全了解胎儿呼吸反射的生理基础,然而羊水的交换对正常肺发育是必不可少的(第

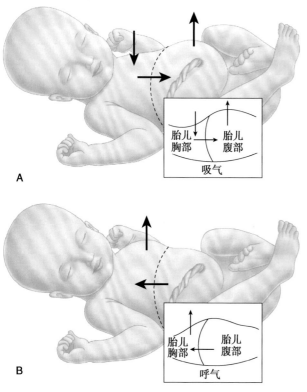

图 17-3 胎儿呼吸时矛盾的胸廓运动。吸气时(A),胸壁塌陷腹部凸出,而呼气时(B),胸壁扩张
(资料来源:Johnson,1988.)

7 章)。Dawes(1974)已证实有两种类型的呼吸运动。第一种是喘息或叹息,其发生的频率是每分钟 1~4 次。第二种是突然出现的不规律的呼吸,其速率可达每分钟 240 次,第二种快速呼吸运动伴有快速动眼活动。Badalian 等(1993)使用彩色多普勒血流和波谱分析鼻腔液体流量作为肺功能的指数,研究正常胎儿呼吸的成熟过程。他们发现在孕 33~36 周随着吸气量增加,胎儿的呼吸频率减慢,与胎肺的成熟过程相吻合。

许多研究者用超声观察胸壁运动的方法来监测胎儿的呼吸运动,并研究是否可以用来评估胎儿的健康。除低氧血症外目前还发现几种因素会影响胎儿的呼吸运动,包括低血糖、声音刺激、吸烟、羊膜腔穿刺、先兆早产、孕周和胎心率本身及分娩(分娩时正常的呼吸可停止)。

因为胎儿的呼吸运动是间歇性的,因此当胎儿呼吸消失时,不能说明胎儿生命就一定有危险。Patrick 等(1980)用 24 小时超声连续动态观察妊娠最后 10 周的胎儿呼吸方式和特点,51 例胎儿共用时 1 224 小时,图 17-4 显示近足月儿呼吸时间的百分率分布图,可见在夜间胎儿的呼吸运动明显减少,即存在有明显的昼夜差异。此外,呼吸运动在母亲进餐后增加。由于可以长达 122 分钟观察不到正常胎儿的呼吸,因此用呼吸运动评估胎儿可能需要更长的观察时间。

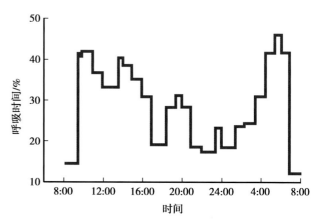

图 17-4 11 例孕 38~39 周的胎儿 1 天内呼吸时间的百分率分布图,显示早餐后胎儿呼吸运动显著增加,白天逐渐减少,在 20:00~24:00 降至最低点,在孕妇睡眠的 4:00~7:00 显著升高
(资料来源:Patrick J,Campbell K,Carmichael L,et al: Patterns of human fetal breathing during the last 10 weeks of pregnancy, Obstet Gynecol. 1980 Jul;56(1): 24-30.)

由于多种因素可以影响正常胎儿的呼吸,胎儿呼吸运动还不能作为评估胎儿宫内健康的指标,临床多应用其他评估胎儿的生物物理指标,如心率。同后文

所述,胎儿呼吸为生物物理评分的一个组成部分。

宫缩应激试验

子宫收缩时,羊膜腔内压力随之增加,当子宫肌层压力超过了肌层内血管塌陷所需的压力时,血流流向绒毛间隙减少,会有短时的氧交换不足。此时如有子宫胎盘病理变化,可导致胎心晚期减速(第 24 章)。羊水过少、脐带受压时,宫缩也会引起胎心变异减速,这种情况下通常伴有胎盘功能不全。

Ray 等(1972)将以上理论应用于 66 例有妊娠合并症的孕妇,并称之为宫缩应激试验,即静脉使用缩宫素诱导宫缩,阳性(异常)结果的标准是反复出现胎心晚期减速,在波形图上表现为宫缩波峰开始或波峰以后出现的胎心减速。这类晚期减速可能由胎盘功能不全引起。该试验一般每周重复一次,研究者认为宫缩应激试验阴性提示胎儿健康。这一试验的主要缺点是完成该试验平均需要 90 分钟。

宫缩应激试验由体外监护仪同时记录胎心率和宫缩,如 10 分钟内自发出现 3 次以上持续 40 秒以上的宫缩,则不再需要额外刺激子宫(ACOG,2016)。如 10 分钟内宫缩少于 3 次,可用缩宫素或乳头刺激诱导宫缩。如使用缩宫素,静脉输注浓度从 0.5mU/min 开始,每 20 分钟加倍直至出现满意的宫缩(Freeman,1975)。宫缩应激试验结果的诊断标准见表 17-1。

表 17-1 宫缩应激试验的诊断标准

阴性:无晚期减速或明显变异减速

阳性:50% 或以上的宫缩后出现晚期减速,即使宫缩频率< 3 次/10min

可疑阳性:间歇性晚期减速或明显变异减速

可疑过度刺激:宫缩频率高于 1 次/2min,或宫缩持续 90 秒以上时出现胎心率减速

不满意:宫缩<3 次/10min 或无法解释的图形

宫缩应激试验中通过乳头刺激能顺利诱导子宫收缩(Huddleston,1984)。一种方法是让孕妇隔衣服按摩一侧乳头 2 分钟或直到宫缩开始,能诱导出每 10 分钟内至少 3 次宫缩。如不成功,间隔 5 分钟后指导孕妇重新开始。如果仍不理想,则使用缩宫素静脉输注,其优点是可以降低费用和缩短试验时间。虽然有报告认为可能发生无法预料的子宫过度刺激而引起胎儿窘迫,但是其他研究尚未发现过度刺激乳头诱导宫缩是有害的(Frager,1987;Schellpfeffer,1985)。

无应激试验

Freeman(1975)和 Lee 等(1975)首次报告无应激试验的应用,它以胎动时胎心率加速来反映胎儿健康状况。这也涉及用多普勒探头来检测孕妇自觉胎动时的胎心率加速。19 世纪 70 年代末,无应激试验成为监测胎儿健康的主要方法。它十分易于操作,而且正常的结果可用于进一步鉴别宫缩应激试验的假阳性结果。简而言之,无应激试验主要监测胎儿情况,宫缩应激试验主要是监测子宫胎盘功能。目前,无应激试验是应用最广泛的评估胎儿健康的基本试验方法,而且它已列入生物物理评分系统。

■ 胎心率加速

正常胎心率受来自脑干中枢的交感和副交感神经的影响,受此影响,胎心率在基线基础上加快或减慢。胎心基线变异也受自主神经系统的控制(Matsuura,1996)。所以胎心加速的病理性消失可能与胎心率基线变异减少相关联(第 24 章)。这种反应消失的最常见原因是睡眠周期,但也可能是由于药物或孕妇吸烟所致的胎儿中枢抑制(Jansson,2005)。

无应激试验是建立在这样一种假说基础上的:在没有缺氧或神经系统抑制所致酸中毒的情况下,胎儿心率会在胎动时反应性短暂加速。监测期间胎动可由母亲感知并记录。如果存在缺氧,胎儿心率加速会随着病情的进展而逐渐减少(Smith,1998)。

孕周也影响胎心率的加速或反应性。Pillai 和 James(1990b)研究了正常妊娠期间胎心率加速模式的形成,伴随胎心加速的胎动的百分比和加速的幅度随孕周增加而增加(图 17-5)。Guinn 等(1998)研究了 188 例妊娠结局正常的孕妇在孕 25~28 周之间的无应激试验结果,发现在这些正常胎儿中只有 70% 的胎心率加速在正常值要求的 15 次/min 以上,按照 10 次/min 的较小幅度的标准,90% 的胎儿加速达到标准。

美国国家儿童健康及人类发展研究所胎儿监护工作组根据孕周定义正常加速(Macones,2008),孕周达到或超过 32 周的胎儿,胎心加速需要超过基线至少 15 次/min,加速持续时间至少 15 秒但少于 2 分钟;孕 32 周之前的胎儿,加速需要超过基线至少 10 次/min,加速持续时间至少 10 秒。Cousins 等(2012)在一项包括 143 例孕妇的随机试验中,比较了孕 32 周前使用上述标准即 10 次/min 和标准的 15 次/min,发现围产儿结局没有差异。

■ 正常的无应激试验

无应激试验的正常结果有许多不同的定义,它们

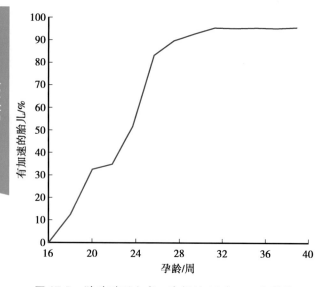

图 17-5　胎动时至少有一次超过 15 次/min 和持续 15 秒的加速的胎儿百分率

（资料来源：Pillai M，James D：The development of fetal heart rate patterns during normal pregnancy, Obstet Gynecol. 1990 Nov；76（5 Pt 1）：812-816.）

在胎心加速的次数、幅度和持续时间及试验持续时间上各不相同。目前由美国妇产科医师学会（2016）推荐的定义是试验开始后 20 分钟内至少 2 次或以上加速达 15 次/min 以上，每次持续 15 秒以上（图 17-6）。同时建议无论伴有或不伴有胎动，胎心加速都应计算在内，且在得出胎儿的反应性不足的结论之前应进行 40 分钟或更长时间的记录以排除胎儿睡眠周期。Miller 等（1996b）回顾了因只有 1 次胎心加速而认为无应激试验无反应的胎儿结局，认为有 1 次加速与 2 次加速

在提示胎儿健康状况上同样可靠。

虽然正常的胎心加速次数和幅度反映胎儿的健康状况，但"加速不足"并非总是预示胎儿窘迫。事实上，一些研究者报告认为在加速不足时，无应激试验的假阳性率超过了 90%（Devoe，1986）。由于健康胎儿可能长达 75 分钟不活动，延长无应激试验的时间可能提高了异常或无反应的阳性预测值（Brown，1981）。在这种前提下，他们认为试验持续达 80 分钟时胎儿才有反应，或试验在 120 分钟内胎儿持续无反应，提示胎儿严重窘迫。

不仅无应激试验正常结果有许多不同的定义，而且对这些结果解释的可重复性也有疑问（Hage，1985），所以尽管无应激试验非常普遍，但其结果的可靠性有待提高。

■ 异常的无应激试验

基于前文，一个异常的无应激试验并不预示胎儿窘迫，胎儿可能正处于睡眠周期内。随着胎儿状况改变，异常无应激试验可以转为正常，如图 17-7 所示。而当胎儿窘迫时，正常的无应激试验会变为异常。

有些胎心监护波形可以比较可靠地预测胎儿窘迫的可能性（图 17-8）。Devoe 等（1985）提出连续 90 分钟无反应的无应激试验中，高达 93% 与围产儿预后不良相关。Hammacher 等（1968）描述了一种他们称为"静止型基线摆动"的并认为很危险的产前胎心率图形，这种图形指胎心率基线摆动小于 5 次/min，有时表现为无胎心加速和基线变异。

Visser 等（1980）报告了一种"濒死型胎心监护图

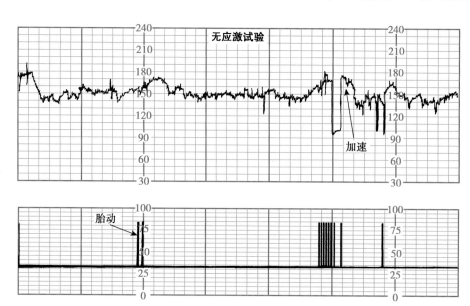

图 17-6　有反应的无应激试验。上图中，注意在胎动后胎心率增加超过 15 次/min，持续时间超过 15 秒，直线标记表示胎动（下图）

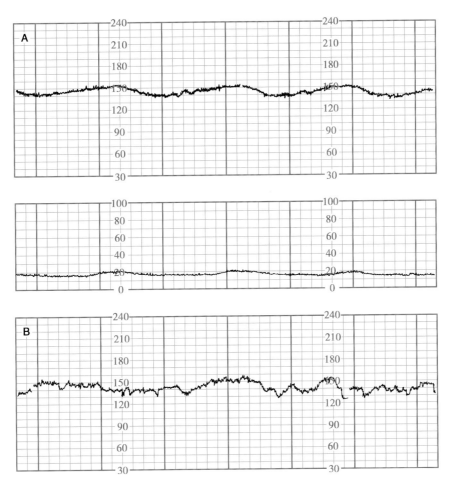

图 17-7 糖尿病酮症酸中毒妇女孕 28 周时的产前胎心率记录图线。A. 胎心率(上图第一行)和宫缩(第二行)如图所示。在母胎酸中毒期间测得的胎心率显示无加速,且变异消失及弱的自发宫缩时出现晚期减速。B. 显示纠正孕妇酸中毒后,胎心率恢复正常加速和变异

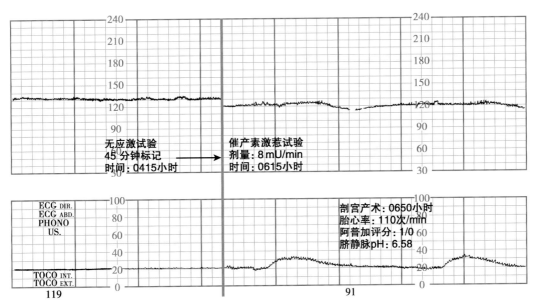

图 17-8 无反应的无应激试验(左侧)后,紧接着的宫缩应激试验显示轻度的晚期胎心减速(右侧),最后进行剖宫产术,胎儿严重酸中毒并无法复苏

形"，它包括：①基线摆动小于 5 次/min；②无胎心加速；③自发宫缩时晚期减速。这些结果与帕克兰医院的研究相似，后者发现在 80 分钟的记录期间无胎动后胎心加速反应的 27 例胎儿，与子宫胎盘病变有关（Leveno，1983）。这些病变包括胎儿生长受限（75%）、羊水过少（80%）、胎儿酸中毒（40%）、胎粪污染（30%）和胎盘梗死（93%）。

■ 试验间隔

无应激试验的间隔时间起初定为 7 天，现依据经验已将间隔缩短。按美国妇产科医师学会（2016）的建议，一些学者提倡在过期妊娠、多胎妊娠、孕前糖尿病、胎儿生长受限或妊娠高血压综合征的妇女中，试验次数应增加。一些学者认为在这些情况下，自最近一次试验起的任意时间内每周进行 2 次试验以评估胎儿安危，如果母亲或胎儿有异常情况则增加检查次数。另一些人认为早发型的严重子痫前期患者，应每天甚至更高频率进行无应激试验。

■ 无应激试验期间的减速

胎动可能引起胎心减速。Timor-Tritsch 等（1978）报告在无应激试验 1/2~2/3 的图形记录均能看到胎心减速，这取决于胎动强度。减速有如此高的发生率说明无应激试验的重要性值得怀疑。事实上，Meis 等（1986）报告，无应激试验期间胎心率变异减速不是胎儿窘迫的表现。美国妇产科医师学会（2016）认为如果变异减速没有重复出现或持续时间短（<30 秒），既不能提示胎儿宫内窘迫，也没有产科干预的必要。反之，反复变异减速（20 分钟内至少出现 3 次），即使是轻度变异减速也与胎儿窘迫引起的剖宫产率增加有关。据报告，减速持续 1 分钟以上者预后较差（Bouregeois，1984；Druzin，1981；Pazos，1982）。

Hoskins 等（1991）试图联合超声评估羊水量来精确分析有胎心率变异减速的无应激试验的意义。发现严重变异减速且合并羊水量减少者，产时胎儿宫内窘迫而行剖宫产的发生率相应增加，其中无应激试验时出现严重变异减速且羊水指数≤5cm 者，剖宫产率达 75%；而有变异减速但羊水量正常者往往也容易发生产时胎儿窘迫。对此，Grubb 和 Paul（1992）也进行了相似的报告。

■ 无应激试验假阴性结果

Smith 等（1987）详细分析了胎儿在无应激试验正常后 7 天内死亡的原因。进行无应激试验最常见的指征是过期妊娠。行无应激试验检查至死亡的间隔时间

1~7 天不等，平均为 4 天。根据尸检，最常见的胎儿死亡原因是胎粪吸入，往往与某种脐带异常有关。他们认为一次急性缺氧足以引起胎儿窒息，无应激试验不足以预防类似的急性缺氧事件，而其他生物物理指标可能起辅助作用，例如，羊水量的测定就具有一定价值。其他常见的胎儿死亡原因包括宫内感染、脐带位置异常、先天畸形和胎盘早剥。

声音刺激试验

响亮的外部声音可用于惊醒胎儿，诱发胎心率加速，这种方法称为声音刺激试验。将一种市售的声音发生器置于孕妇腹部，每 1~2 秒产生声刺激（Eller，1995），最多可以重复刺激 3 次，每次最多刺激 3 秒（ACOG，2016）。声音刺激试验阳性定义为在刺激后快速出现的良好的加速反应（Devoe，2008）。一项随机试验对 113 例孕妇进行伴或不伴声音刺激的无应激试验的研究发现，声音刺激可以将无应激试验时间从 24 分钟缩短到 15 分钟（Perez-Delboy，2002）。Turitz 等（2012）报告了类似的结果。Laventhal 等（2003）报告，可以通过振动声学刺激激发胎儿快速性心律失常。

生物物理评分

Manning 等（1980）提出，联合应用 5 个胎儿生物物理变量比单用任何 1 个变量更能准确地评估胎儿健康状况。这些检查一般耗时 30~60 分钟。表 17-2 列出了 5 个生物物理项目，包括胎心率加速、胎儿呼吸、胎动、胎儿肌张力和羊水量。每项正常为 2 分，异常为 0 分，正常胎儿满分为 10 分。母亲使用麻醉剂或镇静剂等药物会显著降低评分（Kopecky，2000）。Ozkaya 等（2012）发现如果生物物理测试在 20:00~22:00 进行，其评分会高于 8:00~10:00。

Manning 等（1987）采用表 17-3 所示的生物物理评分对超过 1.9 万例孕妇进行测试，试验的假阴性率（定义为正常解剖结构胎儿的产前死亡率）接近 1/1 000，而 97% 以上的孕妇检测结果是正常的。正常生物物理评分后发生胎儿死亡最常见的原因有胎母输血、脐带意外和胎盘早剥（Dayal，1999）。

Manning 等（1993）发表了一篇值得重视的文章，他在 493 例胎儿中经脐带穿刺测定脐静脉血 pH 前进行生物物理评分，这些胎儿中约 20% 有生长受限，其余的患同种免疫性溶血性贫血。如图 17-9 所示，生物物理评分为 0 与明显的胎儿酸中毒有关，而正常评分 8~10 分与正常 pH 有关。试验结果可疑（评分 6 分）仅可能

表 17-2　生物物理指标项目及评分

项目	2分	0分
无应激试验[a]	20~40 分钟内≥2 次,加速≥15 次/min,持续≥15 秒	20~40 分钟内 0 或 1 次加速
胎儿呼吸	30 分钟内≥1 次规律呼吸,持续≥30 秒	30 分钟内呼吸<30 秒
胎动	30 分钟≥3 次躯干或肢体运动	30 分钟内<3 次
胎儿肌张力	≥1 次胎儿肢体伸展复屈	无伸展或屈曲运动
羊水量[b]	羊水暗区垂直直径在两个互相垂直平面至少 2cm(2cm×2cm)	最大暗区垂直直径≤2cm

[a] 如 4 个超声项目全部正常可省略。
[b] 如最大羊水暗区≤2cm,无论生物物理项目评分多少,均应进一步检查。

表 17-3　生物物理评分的意义

生物物理评分	意义	推荐措施
10	胎儿正常,无缺氧	无干预指征;每周复查除外糖尿病和过期妊娠患者(每周 2 次)
8/10(正常 AFV) 8/8(未做 NST)	胎儿正常,无缺氧	无干预指征;根据规定每周复查
8/10(AFV 减少)	胎儿可能有慢性缺氧	终止妊娠
6	胎儿可能缺氧	如果羊水量异常则终止妊娠 如果妊娠>36 周羊水量正常,宫颈条件好则终止妊娠 如果复查≤6 分,则终止妊娠 如果复查>6 分,观察并且根据规定复查
4	胎儿很有可能缺氧	当日复查;如生物物理评分≤6 分,则终止妊娠
0~2	几乎肯定胎儿缺氧	终止妊娠

资料来源:Manning FA,Morrison I,Harman CR,et al:Fetal assessment based on fetal biophysical profile scoring:experience in 19 221 referred high-risk pregnancies. Ⅱ. An analysis of false-negative fetal deaths, Am J Obstet Gynecol. 1987 Oct;157(4 Pt 1):880-884.
AFV,羊水量;NST,无应激试验。

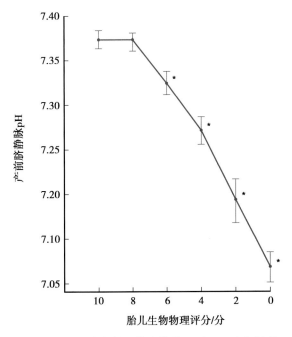

图 17-9　脐静脉穿刺平均脐静脉 pH(+2SD) 与胎儿生物物理评分类型有关

（资料来源:Manning,1993. ）

提示胎儿预后不良,当试验结果提示异常(2~4 分)甚至降至 0 分则更准确地提示胎儿预后不良。总的来说,通过评分预测脐带血 pH 的敏感性较差。

其他类似的研究也证实上述结果。Salvesen 等(1993)指出生物物理评分在预测胎儿脐静脉血 pH 方面价值有限。Weiner 等(1996)在研究了 135 个明显生长受限的胎儿后也得到了相似的结论。Kaur 等(2008)对 48 例早产体重不足 1 000g 的生长受限胎儿每天进行生物物理评分以确定最佳的分娩时间,虽然 27 例胎儿评分 8 分,13 例胎儿评分 6 分,但仍发生 6 例胎儿死亡和 21 例酸中毒。Lalor 等(2008)最近更新了 Cochrane 的综述,认为目前还没有充足的证据支持将生物物理评分用于高危妊娠的胎儿健康状况评估。

■ 修正的生物物理评分

由于生物物理评分工作强度大,且需要经过超声培训,Clark 等(1989)采用了一种简化的生物物理评分作为一线的产前筛选试验。他们在 2 628 例单胎孕妇中每周进行 2 次声音刺激的无应激试验和羊水指数检查,如合并羊水指数 ≤5cm 就认为结果异常（第 11章）。简化的生物物理评分只需 10 分钟就可以完成。由于没有出现未预料到的胎儿死亡情况，这些学者认为这种简化的生物物理评分是一种极好的产前监护方法。

Nageotte 等（1994）每两周联合应用无应激试验和超声检测羊水的方法，且认为羊水指数 ≤5cm 为结果异常。他们在 2 774 例孕妇中进行了 17 429 次修正的生物物理评分，结果发现这一试验是一种非常好的胎儿监护方法。Miller 等（1996a）对 15 400 例高危孕妇进行的 54 000 多次修正的生物物理评分发现，假阴性率为 0.8/1 000，假阳性率为 1.5%。

美国妇产科医师学会（2016）报告认为修正的生物物理评分是一种可采纳的产前胎儿监护方法。

羊水量

羊水量测量非常重要，在几乎所有评估胎儿健康状况的方法中都包括这个项目（Frøen,2008），这是因为子宫胎盘灌注减少可能导致胎儿肾血流量降低，尿量减少，最终出现羊水过少（第 11 章）。美国妇产科医师学会（2016）指出从随机试验获得的数据表明，使用最大羊水池深度而不是 AFI 来诊断羊水过少，能减少不必要的干预措施，同时也不会增加不良围产结局（Nabhan,2008;Reddy,2014）。

多普勒血流动力学

多普勒超声检测血流速度能反应下游血流阻抗（第 10 章）。对于生长受限的胎儿，胎儿脐动脉、大脑中动脉和静脉导管已经用于评估胎儿健康情况（第 44 章）。母体子宫脉多普勒超声测速也通常被用来预测胎盘功能障碍。这些检查是为了评估和选择最佳分娩时机，目的是尽量避免早产并发症及死胎（Ghidini,2007）。基于在胎盘功能不足的情况下西地那非会改善胎盘血流量的原理，多普勒超声甚至用于评估怀孕绵羊使用西地那非的有效性（Alanne,2017）。但结果并非如此，因为西地那非会对人类胎儿心血管动力学产生不利影响。

■ 多普勒血流测速

多普勒波形最先在妊娠晚期的脐动脉中进行研究，异常波形与胎盘绒毛血管形成不良有关。60%~

70% 的胎盘小动脉绒毛血管闭塞才会出现多普勒超声波形异常，如此广泛的胎盘血管病变对胎儿血液循环有着严重的影响。根据 Trudinger 等（2007）的研究，胎儿 40% 以上的心室输出量直接到达胎盘，因此胎盘血管阻塞会增加胎儿心脏后负荷并导致胎儿低氧血症。这进一步导致了胎儿心室扩张及大脑中动脉血流重新分配。最终，胎儿右心后负荷过大引起静脉导管压力增加（Baschat,2004）。临床上，静脉导管多普勒信号波形异常是胎儿慢性缺氧进一步恶化的一种晚期表现。

■ 脐动脉血流测速

脐动脉收缩期-舒张期流速比值超过对应孕周的第 95 百分位数或出现舒张期血流缺失或反流均为脐动脉血流异常（第 10 章）。舒张末期血流缺失或反流意味着脐动脉血流阻力的增加（图 44-8）。据报告这是由于胎盘绒毛血管形成不良所致，在胎儿生长受限的极端个例中可见（Todros,1999）。Zelop 等（1996）发现舒张末期血流缺失围产儿死亡率约 10%，而舒张末期血液反流围产儿死亡率接近 33%。

Spinillo 等（2005）对孕 24~35 周分娩的 266 例生长受限胎儿进行脐动脉多普勒检测，对其神经系统的发育情况随访至 2 岁，有脐动脉舒张末期血流缺失或反流的胎儿脑瘫发生率为 8%，而多普勒血流正常的胎儿脑瘫发生率仅为 1%。

目前脐动脉超声多普勒作为评估胎儿健康状况的方法，已经进行过更广泛的随机对照试验。Williams 等（2003）将 1 360 例高危妊娠孕妇随机分为无应激试验组和多普勒血流测量组，发现无应激试验组因胎儿窘迫行剖宫产的比率明显高于多普勒组（8.7% vs. 4.6%），对这一结果的一种解释是无应激试验组能更敏感地检测出处于危险中的胎儿。相反，Gonzalez 等（2007）在一个胎儿生长受限的队列研究中发现，异常脐动脉多普勒结果是围产儿预后的最佳预测手段。

美国妇产科医师学会（2016）综述了脐动脉多普勒流速测量的实用性，认为多普勒血流测速仅对怀疑宫内生长受限的胎儿有益。相似地，流速测定用于正常孕妇进行胎儿宫内窘迫筛查的价值也未被证实。

其他胎儿-母体多普勒血流指数的研究还包括胎儿大脑中动脉、静脉导管和子宫脉。美国妇产科医师学会（2016）指出，尚未证实使用多普勒检测除脐动脉以外其他血管可改善围产结局。

■ 大脑中动脉血流测速

如前述,目前并不推荐使用大脑中动脉多普勒血流测速评估胎儿是否窘迫,但是这项技术仍然受到很大关注,因为研究发现缺氧的胎儿存在血液的脑分流,可通过减少脑血管阻力增加其血流供应。生长受限胎儿中的血液脑分流已经被证实(Konje,2001)。他们报告 17 例存在这种逆流的胎儿中 8 例死亡。Ott 等(1998)随机对 665 例孕妇进行修正生物物理评分或评分加大脑中动脉和脐动脉流速测量,在两组间妊娠结局无统计学差异。

在 165 例 D 型同种免疫的胎儿中,应用大脑中动脉多普勒测量流速的方法评估是否存在严重胎儿贫血,已证实是可靠的。Oepkes 等(2006)前瞻性比较羊膜腔穿刺测定胆红素水平和多普勒测量大脑中动脉收缩期峰值流速,发现在对同种免疫胎儿的妊娠期管理中,多普勒可以安全地替代羊膜腔穿刺。如第 15 章所述,大脑中动脉流速测量可以有效地检测和处理各种原因引起的胎儿贫血(Moise,2008)。

■ 静脉导管血流测速

多普勒超声还被用于评估胎儿静脉循环。Bilardo 等(2004)前瞻性研究了 70 例孕 26~33 周生长受限的胎儿脐动脉和静脉导管多普勒结果,发现静脉导管多普勒流速测量是围产儿预后的最佳预测指标。重要的是,静脉导管缺失或反流是一种胎儿缺氧的晚期表现,因为这些胎儿已经因缺氧导致不可逆的多器官损伤。同时,分娩孕周是围产儿妊娠结局的主要决定因素,独立于静脉导管血流。具体而言,孕 26~29 周分娩的生长受限胎儿死亡率为 36%,而孕 30~33 周分娩死亡率为 5%。

Baschat 等(2007)系统研究了 604 例生长受限胎儿的脐动脉、大脑中动脉和静脉导管多普勒流速测定结果,结论和上文一致。静脉导管的缺失或反流意味着胎儿全身广泛性代谢紊乱。他们还报告孕 30 周前分娩的生长受限胎儿最终妊娠结局的决定因素。也就是说,当发现严重的静脉导管流速异常时,胎儿已经濒死,而提早分娩又会使胎儿面临因早产相关并发症而死亡的风险。Ghidini(2007)认为这些研究并不支持将静脉导管多普勒作为生长受限的常规监测手段,需要进一步研究。

■ 子宫动脉血流测速

由于滋养层细胞侵袭母体子宫螺旋血管,正常情况下,妊娠早期子宫循环血流阻力下降(第 5 章),利用多普勒测定子宫动脉流速可以了解到这个过程。子宫动脉多普勒可能是评估妊娠期子宫胎盘循环不足高风险的最有效手段(Abramowicz,2008)。多种妊娠合并症都存在持续性或进行性的高阻抗模式(Lees,2001;Yu,2005)。Smith 等(2007)随机收集 30 519 例英国孕妇,在孕 22~24 周利用多普勒检测其子宫动脉流速,随访至孕晚期发现,孕 32 周前因胎盘早剥、子痫前期或胎儿生长受限发生胎死宫内者,与中孕期高阻力的子宫动脉流速相关。有人建议将子宫动脉多普勒流速作为检测怀孕死胎风险的筛查方法(Reddy,2008)。Sciscione 和 Hayes(2009)综述了子宫动脉多普勒血流在产科研究中的应用,因为缺乏技术规范和异常结果标准,他们认为不应将子宫动脉多普勒作为标准检查用于低风险或高风险人群。

产前检查的总结

产前检查预测胎儿情况明显受到了人们的广泛关注,总结各种监测方法时,也产生了许多问题。首先,尽管监测手段不断发展,现有任何方法的准确性或有效性都不令人满意。第二,由于正常胎儿生物物理性能的变化范围大,使得如何解释测试结果充满挑战。最后,尽管监测方法越来越复杂,但异常结果几乎不可信,这促使许多临床医生使用产前检查预测胎儿的健康状况而非预测胎儿疾病。

Platt 等(1987)回顾了 1971~1985 年在洛杉矶州立医院进行的产前监测。15 年中,有超过 20 万例孕妇在该院接受治疗,其中近 1.7 万例接受了各种类型的产前监测。胎儿监护率从 20 世纪 70 年代的<1%增至 80 年代中期的 15%。他们认为与未接受产前监测的孕妇相比,接受监测的高危孕妇的胎儿死亡率显著降低。然而,该项研究并未考虑到 15 年中其他新技术对结局的影响。加纳的一项研究初步结果表明,NST 在资源匮乏的国家可能是有益的(Lawrence,2016)。在 316 例妊娠期高血压的观察性研究中,接受 NST 的女性发生死胎风险较没有接受的女性降低,分别为 3.6%和 9.2%,尽管两者差异无显著性。

然而,Thacker 和 Berkelman(1986)指出产前胎儿检查的益处尚缺乏随机对照试验证据,在总结了 600 项研究后,他们发现其中只有 4 项是随机试验,所以认为不足以证明其能获益。Enkin 等(2000)认为,"尽管它们被广泛使用,但大多数监测胎儿健康状况的方法只有实验价值,其实验价值更大于其作为临床工具的价值"。

另一个重要且未得到解决的问题是产前胎儿监护是否能及早发现胎儿缺氧,防止脑损伤的发生。Manning 等(1998)利用连续生物物理评分检测 26 290 例高危妊娠中脑瘫的发病率,与 58 657 例未进行测试的低危妊娠相比,测试组脑瘫发生率是 1.3/1 000,而未测试组发生率是 4.7/1 000。Todd 等(1992)分析了脐动脉血流或无应激试验异常的胎儿出生后 2 岁前认知发育情况与这些试验的相关性,发现只有异常的无应激试验与出生后认知结果稍降低有关。同时这些学者发现在产前监护试验诊断胎儿窘迫时,胎儿损害已经存在了。Low 等(2003)也得出了类似的结论。

美国妇产科医师学会(2016)指出,如果产前胎儿检查结果正常,可以认为 1 周内不会发生死胎,这是分析了各种产前监测发生死胎风险的数据后得出的结论(表 17-4)。必须指出,这些数据是除外致死性畸形和不可预测的产科急症如胎盘早剥或脐带因素导致的意外,何时开始产前监测是影响新生儿存活预后的最重要因素。

表 17-4　正常产前检查后 1 周内死胎率

产前检查	死胎率[a]	例数
无应激试验	1.9/1 000	5 861
宫缩应激试验	0.3/1 000	12 656
生物物理评分	0.8/1 000	44 828
修正生物物理评分	0.8/1 000	54 617

[a]致死性畸形和不可预知的胎儿死亡如胎盘早剥或脐带因素校正后的数据。

母亲疾病严重程度是影响预后的另一个原因。一般而言,高危妊娠孕妇产前监测从孕 32~34 周开始,妊娠伴严重并发症者可提前至孕 26~28 周,检查频率一般为每周一次,但是通常会更加频繁。

（胡蓉 翻译　李笑天 审校）

参考文献

早期妊娠并发症

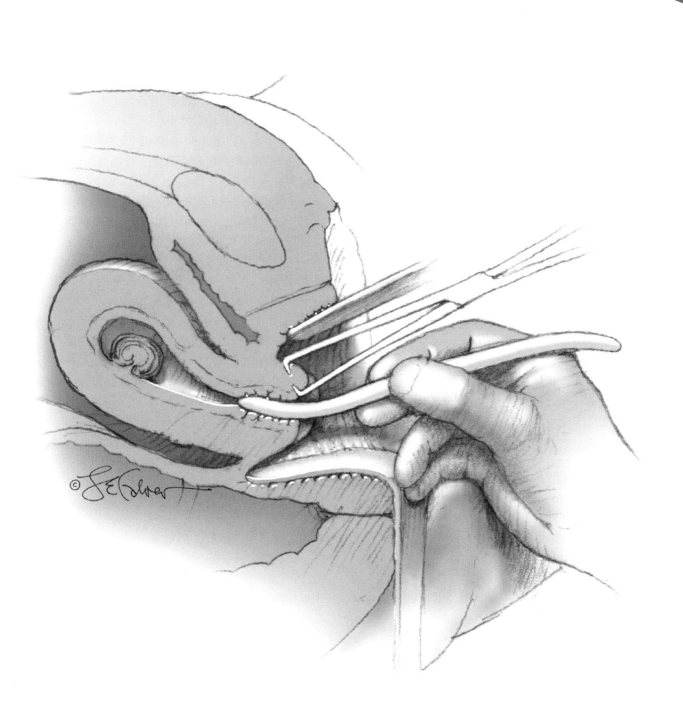

第 18 章

流产

> 在妊娠早期,胚胎死亡后妊娠组织物才自然排出。因此,确定胚胎死亡的原因就可进一步了解流产的原因。另一方面,在妊娠后期,流产胎儿出生时通常是有胎心的,这时就需要寻找其他导致胎儿排出的原因。
>
> ——J. 惠特里奇·威廉姆斯(1903)

在妊娠早期,发生流产很常见。大部分早期胚胎丢失源自基因异常或其他尚不明确的病因。因此,目前预防早期流产的可能性很小。而晚期流产或复发性流产往往存在某一种可反复致病的病因,而这些病因可能可被干预。除了这些自发性流产,也可以人为选择终止妊娠。不论自然流产还是人工流产,处理方式都包括手术或药物治疗,医护人员应该全面了解这些医疗措施及可能出现的并发症。

术语

流产是指在胎儿具备生存能力之前出现的自发或人工终止妊娠。因此,"miscarriage"和"abortion"这两个名词可以互相替代。然而,非业内人士通常用"abortion"指代人为地有计划终止妊娠,"miscarriage"更常用于自然流产。而"induced abortion(人工流产或引产)"用于在胎儿虽存活但尚不具有生存能力之前,人为地通过手术或药物终止妊娠。

各专业机构对于胎儿具备生存能力的定义有所不同,因此流产的定义也相应有差异。国家健康统计中心、美国疾病控制和预防中心、世界卫生组织定义流产为:孕 20 周之前自然或人工终止妊娠,或胎儿娩出后体重<500g。然而这些标准之间有些相互矛盾,因为孕 20 周的胎儿平均出生体重仅为 320g,直到孕 22~23 左右,胎儿平均出生体重才能达到 500g(Moore,1977)。而各个州法律条款所制定的"流产"标准更为混乱。

新技术的发展增加了一些与流产相关的专有名词。例如,精确测定血清人绒毛膜促性腺激素(hCG)可以发现早早孕。经阴道超声检查增加了发现妊娠失败的概率,但是这个诊断的参考指标各有不同:①早期妊娠但超声检查未见孕囊;②可见孕囊,但未见胚芽;③发现胚胎停育(Kolte,2015;Silver,2011)。此外,对于早期妊娠丢失这一名词的定义存在一些不一致。目前,美国妇产科医师学会(2017c)将早期妊娠丢失定义为无存活的宫内妊娠(intrauterine pregnancy,IUP),包括仅为空孕囊,或孕 13 周前孕囊中胚胎或胎儿无心跳。其他的临床诊断,自发性流产包括先兆流产、难免流产、不全流产、完全性流产和稽留流产;感染性流产用以描述各种流产合并感染的状况。反复妊娠丢失定义各异,但总体而言是指女性反复发生自然流产。

其他一些术语用以区分宫内妊娠和异位妊娠。不明部位妊娠(pregnancy of unknown location,PUL)用以描述通过 hCG 检查确诊妊娠,但超声检查未明确妊娠部位。因此,根据妊娠部位的不同,对于早期妊娠进行了 5 种分类:异位妊娠,可疑异位妊娠,PUL,可疑宫内妊娠及宫内妊娠(Barnhart,2011)。异位妊娠的诊断和处理详见第 19 章。

早孕期自然流产

■ 发病机制

超过 80% 的自然流产都发生在孕 12 周之前。早孕期胚胎或胎儿死亡后,往往妊娠组织物会自发排出。胚胎或胎儿死亡通常伴出血,血液浸润基蜕膜,导致邻近组织坏死,诱发子宫收缩从而排出宫内组织物。完整的孕囊中通常充满液体,而无胚胎性流产(anembryonic miscarriage)是指孕囊中不存在确定的胚胎组织。如果要求不是特别严格的话,也可以用枯萎卵(blighted ovum)来描述(Silver,2011)。其他则是胚胎源性流产(embryonic miscarriages)可以表现为发育异常的胚胎、胎儿、卵黄囊,偶尔也发生在胎盘。与早期流产不同,晚期流产通常胎儿在排出子宫前尚未死亡,因此要考虑其他导致流产的因素。

■ 发病率

研究的人群不同,自然流产的发生率也不同。孕 5~20 周的孕妇中,自然流产发生率为 11%~22%,孕周越早,发生率也越高(Ammon Avalos,2012)。为了研究从受孕开始不同时期的自然流产率,Wilcox 等(1988)对 221 例健康备孕女性进行研究,总共观察 707 个月经周期,自然流产率为 31%。这项研究发现约 2/3 的流产发生在早期,并且没有任何临床症状。目前,已经确定某些因素可以影响临床显性流产的发生,但不能确定是否对临床隐性流产也产生影响。

■ 胎儿因素

在所有的自然流产中,约一半是整倍体流产,也就是说带有正常染色体核型。另一半则是染色体异常。这一发现最初是通过流产组织染色体核型分析明确的,即便采用更新的细胞遗传学技术,这一比例仍未改变(Jenderny,2014)。值得注意的是,美国妇产科医师学会(2016d)不推荐对孕早期胚胎组织进行常规染色体微阵列分析。当然,如果新的细胞遗传学分析能够改变将来对流产的医疗处理方式,类似美国妇产科医师学会的组织及美国生殖医学协会(2012)会意识到它的价值。

随着孕周增加,自然流产和染色体异常的发生率随之下降(Ammon Avalos,2012;Eiben,1990)。Kajii 等

(1980)发现 75% 因为染色体异常导致的流产都发生在孕 8 周之内。而这些染色体异常中,有 95% 是因为母方配子异常,仅有 5% 是父方配子异常(Jacobs,1980)。染色体异常以三体最多见,约占 50%~60%;X 染色单体占 9%~13%;三倍体占 11%~12%(Eiben,1980;Jenderny,2014)。三体通常源于染色体不分离,13 号、16 号、18 号、21 号和 22 号染色体三体最为常见。复发性自然流产的夫妇中,有 2%~4% 存在染色体平衡异位,这种异常通常遗传自双亲。

X 染色单体(45,X)是最常见的染色单体异常,也称特纳综合征,通常会引发流产,但也有部分活产胎儿,详见第 13 章。常染色体单体比较罕见,胎儿一般都无法存活。

三倍体一般与水肿胎或胎盘水泡样变性有关(第 20 章)。合并部分性葡萄胎的胚胎往往发生早期流产,少数存活时间稍长但都有明显畸形。高龄夫妇不会增加三倍体发生的概率。四倍体胎儿绝大部分在妊娠早期流产,罕见活产报告。

■ 母体因素

染色体正常的自然流产中,母体因素的影响起一定作用。究其原因,目前知之甚少,但母体各种疾病、环境因素和发育异常都在其中发挥作用。

染色体数目正常往往比染色体数目异常导致的自然流产发生的孕周要晚。染色体数目正常的自然流产高峰时间约在孕 13 周(Kajii,1980)。另外,母亲年龄超过 35 岁之后,染色体数目正常的自然流产发生率显著增加(Stein,1980)。

感染

一些常见的病毒、细菌和寄生虫可以通过血源性传播感染胎儿胎盘单位。其他的也可能通过泌尿生殖道的感染或定植发挥作用。然而,正如第 64 章和第 65 章所述,孕期可能获得很多感染,但这些通常不会引起早期流产。

内科疾病

某些疾病与早期自然流产的高发率相关,这在相应的章节中讨论。未控制的糖尿病、肥胖、甲状腺疾病和系统性红斑狼疮都与早期自然流产密切相关。其中炎症介质是目前研究的热点(Kalagiri,2016;Sjaarda,2017)。易栓症最初被认为与不同的妊娠结局相关,但多数相关的假说已被否定(ACOG,2017e)。

肿瘤

不可否认的是,治疗剂量的放射线都可能导致流产。虽然导致流产的准确剂量还不清楚,但在第 46 章提供了建议参数。同样,化疗药物暴露在导致流产中

的作用也未明确（第 12 章）。特别令人担忧的是早期接触甲氨蝶呤后继续妊娠的妇女。还有部分癌症幸存者在接受盆腹腔放疗或化疗后，妊娠出现流产的风险更高，将在第 63 章进行讨论。

外科因素

手术导致流产的风险尚未进行深入研究。但是正如第 46 章中提到，在妊娠早期时进行简单的外科手术不太可能增加流产的风险（Mazze，1989）。有研究表明，卵巢肿瘤可以切除而不会引起流产。但有一种情况例外，即如果在孕 10 周前切除卵巢黄体或其所在的卵巢，则应补充黄体酮治疗，具体方案在第 63 章描述。

单纯的创伤很少导致早期流产，即便在帕克兰医院的创伤中心，这种情况也不常见。严重的创伤特别是腹部的创伤能够引起流产，但似乎在妊娠进展至中后期更为常见（第 47 章）。

营养

单独的某种营养元素缺乏或全部营养中度缺乏都不会增加流产的风险。即使在极端的情况下如妊娠剧吐，流产也很少发生。日常饮食质量可能发挥一定作用，妊娠妇女饮食中富含水果、蔬菜、全谷物、植物油和鱼类，流产风险可能会随之降低（Gaskins，2015）。而关于孕妇体重的问题，体重不足不会增加流产风险（Balsells，2016）。但是，正如第 48 章所述，肥胖确实会增加流产率。

社会和行为因素

某些生活方式被认为与流产风险增高相关，而这些生活方式通常又与长期使用，特别是大量使用某些合法物质有关。最常用的就是酒精，其强效的致畸作用已在第 12 章中讨论。也就是说，只有长期或大量使用才会增加流产风险（Avalos，2014；Feodor Nilsson，2014）。

约 10% 的孕妇承认吸烟（CDC，2016）。直观来看，吸烟可以导致早期流产（Pineles，2014）。第 12 章讨论了违禁药品的不良影响。

过量摄入咖啡因与流产风险增加相关，但其摄入量尚未明确界定。有报告显示，如果每天饮用 5 杯咖啡（约 500mg 咖啡因）会轻度增加流产风险（Cnattingius，2000；Klebanoff，1999）。咖啡因"中等"摄入量（每天不超过 200mg）不会增加流产风险（Savitz，2008；Weng，2008）。与此相反，在一项纳入超过 5 100 例孕妇的前瞻性队列研究显示，咖啡因与流产有关，但不存在剂量依赖关系（Hahn，2015）。目前，美国妇产科医师学会（2016e）已经得出结论，适度的咖啡因摄入不是流产高危因素，但是流产与咖啡因高摄入量相关的风险尚无法判定。

职业和环境因素

环境毒素可能与流产有关，包括双酚 A、邻苯二甲酸盐、多氯联苯和二氯二苯基三氯乙烷（Krieg，2016）。涉及职业暴露的研究很少。Lawson 等（2012）在一项关于护士健康 II 期研究的随访中报告，接触消毒剂、X 射线和抗肿瘤药物的护士流产风险轻度增加。此外，如果没有气体清除设备，每天暴露于一氧化二氮超过 3 小时的牙医助手，流产风险会增加（Boivin，1997）。

■ 父系因素

父亲年龄的增长与流产风险增加显著相关（de La Rochebrochard，2003）。在耶路撒冷围产研究中发现，父亲年龄低于 25 岁时，流产风险最低，之后父亲年龄每增加 5 岁，流产风险随之相应增加（Kleinhaus，2006）。而对于这种关联性的病因尚未得到很好的研究，但是精子染色体异常可能起一定作用（Sartorius，2010）。

■ 自然流产临床分型

先兆流产

当患者在孕 20 周前出现血性阴道排液或可见血液自闭合的宫颈口流出时，即可初步诊断为先兆流产。这种早期妊娠出血必须与种植期出血进行鉴别，种植期出血往往发生在预计的月经期前后。除此之外，约 1/4 的女性在妊娠早期可能出现持续数天或数周的阴道流血。它可能伴有耻骨上不适、轻度痉挛、盆腔压力或持续性腰背疼痛。目前为止在所有症状中，阴道流血是流产最具预测性的危险因素。

如表 18-1 所示，即使出现先兆流产，但没有发生流产，后期出现不良妊娠结局概率也会增加。其中，早产的风险最高。Weiss 等（2004）指出，如果早期阴道出血是重度而非轻度，那么后期妊娠的不良结局风险会更大。与无妊娠期出血的患者相比，初次妊娠即在孕早期出血的女性在第二次妊娠时出血的复发率更高（Lykke，2010）。

表 18-1　出现先兆流产孕妇可能增加的不良妊娠结局

母体	围产儿不良结局
前置胎盘	胎膜早破
胎盘早剥	早产
需手取胎盘	低体重新生儿
剖宫产	胎儿生长受限
	胎儿和新生儿死亡

资料来源：Lykke，2010；Saraswat，2010；Weiss，2004；Wijesiriwardana，2006.

对每一个出现阴道出血和疼痛症状的早期妊娠妇女都应进行相应的评估。主要目的是为了及时诊断异位妊娠,连续定量测定血清 β-hCG 水平和经阴道超声检查都是不可或缺的工具。因为这些检查都不可能 100% 准确地明确早期胚胎死亡或胚胎着床位置,因此通常需要反复评估。如果是宫内正常妊娠,血清 β-hCG 水平每 48 小时至少上升 53% ~ 66%(Barnhart, 2004c;Kadar,1982)。血清孕酮水平是一个不太常用的评估指标,但浓度 <5ng/mL 时提示胚胎正在死亡,浓度 >20ng/mL 时提示为健康妊娠(Daily,1994)。

经阴道超声通常用来确定妊娠部位和胎儿是否存活。如果这些都不明确,可以诊断为 PUL,对无明显临床症状的妇女需进行一系列监测。孕囊代表外体腔,充满无回声的液体,最早大约在孕 4.5 周时可以发现(图 9-3)。与此同时,β-hCG 水平通常为 1 500 ~ 2 000mIU/mL(Barnhart,1994;Timor-Tritsch,1988)。Connolly 等(2013)发现这个值最低可至 390mIU/mL。然而他们也发现,在一些最终存活的单胎宫内妊娠中,β-hCG 水平需高至 3 500mIU/mL 时才能发现孕囊。

另一项必须注意的是,孕囊可能看起来与其他宫内积液类似,即所谓的假孕囊(图 19-4)。这种假孕囊可以是异位妊娠出血聚集,如果能发现卵黄囊则容易排除该诊断。卵黄囊通常在孕 5.5 周前发现,此时孕囊平均直径约 10mm。因此,如果未能发现卵黄囊,做出宫内妊娠的诊断应谨慎(ACOG,2016h)。

对于先兆流产的处理,首要是观察。对乙酰氨基酚类的镇痛药有助于缓解痉挛引起的不适。通常建议卧床休息,但不会改善妊娠结局。确定红细胞比容和血型。如果发现明显贫血或血容量严重不足,通常是清宫的指征。如果胎儿仍然存活,也可以选择输血并进一步观察。

不全流产

流产过程中,胎盘部分或全部剥离,宫颈内口扩张,随后阴道出血。孕 10 周之前,胚胎和胎盘会一同娩出,随着孕周增加,胎儿和胎盘则分开排出。因此,妊娠组织可能完全留在宫腔内,或部分通过宫颈排出。如果组织松散地滞留于宫颈管内,可以用卵圆钳清除。相反,如果排出不全,有 3 种处理方式,包括钳刮、期待疗法或米索前列醇,即前列腺素 E_1(Kim,2017)。后两种治疗方式不推荐用于病情不稳定或宫内感染的流产妇女。

每种治疗方法都各有利弊。使用前述 3 种处理方法时,出现感染和需要输血都不常见。但是,使用米索前列醇和期待疗法时,往往会出现阴道不规则出血,有些还需要进行急诊钳刮。在随机临床试验中,期待疗法治疗自发性不全流产有 25% 左右的失败率(Nadarajah,2014;Nielsen,1999;Trinder,2006)。一些观察性研

究中,发现其失败率为 10% ~ 15%(Blohm,2003;Casikar,2012;Luise,2002)。药物治疗的失败率波动于 5% ~ 30%(Dao,2007;Shochet,2012;Trinder,2006)。在许多此类的研究中,口服米索前列醇的剂量为 600μg(ACOG,2009)。阴道给药 800μg 或口服或舌下含服 400μg 米索前列醇也可作为备选方案。最后,钳刮术有效快捷,成功率高达 95% ~ 100%,但属于侵入性手术,且并非所有女性都需要。

完全流产

当全部妊娠组织排出后,宫颈口会随之闭合。典型的病史是大量阴道出血,腹部痉挛疼痛然后组织排出。鼓励患者收集排出的组织,从血凝块和蜕膜组织中辨认出完整的妊娠组织。蜕膜组织是宫腔形状的子宫内膜层,脱落时是一个塌陷的囊状物(图 19-2)。

如果未能发现完整的孕囊排出,需要进行阴道超声检查以鉴别完全流产及先兆流产或异位妊娠。完全流产的典型特征是宫腔内无孕囊,子宫内膜轻度增厚。但是这不能排除极早期宫内妊娠的可能。Condous 等(2005)报告了 152 例诊断为完全流产的妇女,表现为大量阴道出血,宫腔内无内容物,子宫内膜厚度 <15mm。其中 6% 的女性随后发现了异位妊娠。因此,除非出现以下情况,否则无法确诊为完全流产:①看见完整的妊娠组织物;②超声检查首先发现宫内妊娠,之后检查宫腔无内容物。不确定的情况下,连续测定血清 hCG 水平有助于诊断。完全流产时,hCG 水平会迅速下降(表 18-2)。

表 18-2　发生完全流产后初始血清 β-hCG 的降低幅度

初始 β-hCG/ (mIU· mL^{-1})	降幅[a]		
	第 2 天	第 4 天	第 7 天
	预期 降幅/% (最小 降幅/%)	预期 降幅/% (最小 降幅/%)	预期 降幅/% (最小 降幅/%)
50	68(12)	78(26)	88(34)
100	68(16)	80(35)	90(47)
300	70(22)	83(45)	93(62)
500	71(24)	84(50)	94(68)
1 000	72(28)	86(55)	95(74)
2 000	74(31)	88(60)	96(79)
3 000	74(33)	88(63)	96(81)
4 000	75(34)	89(64)	97(83)
5 000	75(35)	89(66)	97(84)

资料来源:Barnhart,2004a;Chung,2006。

[a] 下降幅度是参照预期降幅的数值。圆括号中的最小降幅是 95% 置信区间的数值。如果下降幅度小于最小降幅,提示宫内或宫外滋养细胞残留。

稽留流产

稽留流产是指已死亡的妊娠组织在子宫内滞留数日或数周,但宫颈口闭合。干预之前必须明确诊断,避免影响可能仍存活的宫内妊娠。经阴道超声是主要的检查方式。

孕 5~6 周时,可以看到直径 1~2mm 的胚胎与卵黄囊相邻(Daya,1993)。如表 18-3 所示,平均孕囊直径(mean sac diameter,MSD)≥25mm 而孕囊中仍未发现胚胎提示胚胎已死亡(图 18-1)。典型的胚胎心管搏动在孕 6~6.5 周可以发现,此时头臀长(crown-rump length,CRL)为 1~5mm,MSD 为 13~18mm(Goldstein,1992;Levi,1990)。CRL≥7mm,但仍未发现心管搏动,这个阈值也用来诊断胚胎死亡(Doubilet,2013)。Preisler 等(2015)应用表 18-3 中列出的参考值,并确定了 CRL 和 MSD 的阈值。但是,对于 MSD<12mm,孕囊中未见胚胎或卵黄囊的病例,推荐 2 周后复查,仍未见胚胎心管搏动,MSD 未翻倍时才能诊断为妊娠流产。

表 18-3　早期妊娠丢失的诊断指南[a]

超声检查结果

CRL≥7mm,但没有胎心搏动

MSD≥25mm,但未见胚胎

最初超声检查发现孕囊中有卵黄囊存在,≥11 天后复查未见有胎心的胚胎存在

最初超声检查,孕囊中未见卵黄囊,≥2 周后复查未见胎心的胚胎存在

超声检查模式

经阴道超声优于经腹超声检查

M 型超声通常用于检测胎心

多普勒超声通常不能用来评估早期正常胚胎

资料来源:Doubilet,2013;Lane,2013.
[a] 资料源自超声放射学家协会、美国放射医师学会。
CRL,头臀长;MSD,平均孕囊直径。

扫描过程中,理论上暴露于脉冲多普勒下的组织温度会升高,因此仅在有另外的诊断需求时才使用该模式。M 模式应用于测量心脏运动和速率(Lane,2013)。如果确诊为宫内妊娠,并发现心管搏动,之后发生流产的概率会降低(Siddiqi,1988)。

除外表 18-3 列出的诊断参数,还有其他的超声软指标可能提示早期妊娠失败。已经明确正常妊娠时每一孕周卵黄囊直径参数(测定内环直径)。孕周<10 周时,卵黄囊直径≥6mm 时疑诊妊娠失败(Berdahl,2010;Lindsay,1992)。孕 6 周时,胎心率为 110~130 次/min,孕 8 周时增加到 160~170 次/min(Achiron,1991;Rauch,2009)。胎心率降低,特别是<85 次/min 时,提示情况不太理想(Laboda,1989;Stefos,1998)。即使已

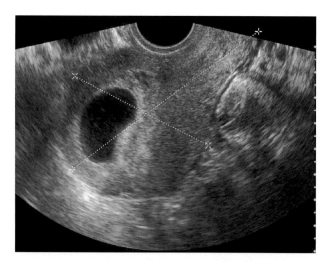

图 18-1　经阴道超声显示一个大的无回声的孕囊,提示空囊妊娠。测量矢状面的子宫长度和前后径

经出现心管搏动,MSD 较低的胚胎也可能发生流产。特别是 MSD 和 CRL 之间相差<5mm 时应特别引起注意(Bromley,1991;Dickey,1992)。最后,绒毛膜下血肿,即出血聚集在绒毛膜和子宫壁之间,通常也会伴发先兆流产。但是关于绒毛膜下血肿与最终的胚胎丢失之间的关系,目前的研究结果是相互矛盾的(Pedersen,1990;Stabile,1989;Tuuli,2011)。Bennett 等(1996)发现,流产风险与血肿大小、母亲年龄及是否在孕 8 周内出血成正相关。

确诊胚胎或胎儿死亡后,应选择手术、药物或期待治疗。与人工流产相比,非手术治疗需要权衡其非侵入性操作与出血更多、排空时间更长和成功率更低之间的利弊。期待治疗疗效不及药物或手术清宫治疗,其失败率 15%~50%(Luise,2002;Trinder,2006;Zhang,2005)。同样,从确诊妊娠失败到发生自然流产,需要数周的时间。

给予米索前列醇是另一种加速子宫排空的选择。阴道单次给药 800μg 是常用的标准方案(ACOG,2016c)。之后的 1~2 天内可以重复给药,一项大型的临床研究显示,22% 的女性需要再次给药(Zhang,2005)。总体的失败率波动于 15%~40%(Petersen,2014;Trinder,2006)。与人工流产不同,给予米非司酮不会增加流产(Stockheim,2006)。其禁忌证与人工流产/引产一节中所列禁忌证相同。

确诊完全流产通常包括:阴道大量出血、腹部痉挛疼痛、组织物随阴道出血排出;超声检查发现子宫内膜变薄;血清 hCG 水平迅速下降。但是对于需要额外治疗的子宫内膜厚度值还未能达成共识。

难免流产

0.5% 的妊娠会在胎儿可存活孕周前发生未足月

胎膜早破（preterm premature rupture of membranes，PPROM）（Hunter，2012）。这种破裂可能是自发的，或继发于一些侵入性治疗之后，例如，羊膜腔穿刺或胎儿手术。胎儿可存活孕周前自然破膜的风险有：胎膜早破病史、中孕期流产病史和吸烟（Kilpatrick，2006）。

无菌窥器检查阴道时，有多量液体涌出可以确诊。疑诊时，羊水镜检发现羊齿状结晶或 pH>7，或超声检查发现羊水过少（Sugibayashi，2013）。也可以检测第 22 章中介绍的羊水蛋白：胎盘 α 微球蛋白-1 和胰岛素生长因子结合蛋白-1（Doret，2013）。

医源性破裂病例中，通常子宫本身有较高的缺陷，也更易自愈。羊膜腔内灌注自体血小板和冷沉淀也可以形成封闭塞子，称为"羊膜补丁（amniopatch）"。该治疗作为临床试验被用于手术造成的羊水泄漏（Richter，2013）。

早孕期羊膜自发性破裂几乎总是伴发宫缩或感染，通常需要终止妊娠。一些中孕期的病例，如果不伴有腹痛、发热或出血，阴道流出的可能是先前聚集在羊膜和绒毛膜之间的液体。如果确为这种情况，推荐减少活动和密切观察。观察 48 小时之后，若无羊水继续流出、无出血、无宫缩或发热，孕妇可恢复行走，但应避免性交，限制产科阴道检查次数，甚至减少任何使骨盆壁拉伸的活动，在家休息。

然而更常见的是，在可存活孕周前发生的中孕期自发性未足月胎膜早破的胎儿，40%~50% 将在第 1 周内分娩，70%~80% 在 2~5 周之内分娩（ACOG，2016f）。平均潜伏期是 2 周（Hunter，2012；Kibel，2016）。胎儿可存活前的未足月胎膜早破可伴有明显的母体并发症，包括绒毛膜羊膜炎、子宫内膜炎、败血症、胎盘早剥和胎盘滞留（Waters，2009）。一旦出现阴道出血、腹痉挛或发热，流产通常不可避免，子宫将会排空。

如果没有这些并发症，对于知情同意的患者可以选择期待疗法（ACOG，2017f）。但因前述的各种母体风险及新生儿的不良结局，很多人会选择终止妊娠。目前关于不足孕 24 周的 PPROM 的队列研究中，仅 20% 的胎儿可以存活至平安出院（Esteves，2016；Everest，2008；Muris，2007）。幸存的新生儿中，50%~80% 还需受长期并发症的影响（Miyazaki，2012；Pristauz，2008）。第 42 章中对不同孕龄早产可能出现的妊娠结局进行了分类介绍。总之，PPROM 发生的越晚，潜伏期越长，不伴羊水过少，则预后越好。新生儿死亡主要来自肺功能障碍，伴羊水过少时，肺功能障碍发生率更高（Winn，2000）。胎儿畸形也可能是羊水不足造成的。羊水灌注治疗还仍在研究中（Roberts，2014）。

如果选择期待治疗，处理方案在第 42 章中进行了

描述。可以考虑给予抗生素治疗 7 日以延长潜伏期。其他治疗包括糖皮质激素促胎肺成熟、硫酸镁预防神经损伤、预防性使用 B 族链球菌抗生素、宫缩抑制剂和新生儿复苏治疗等。初次住院治疗后，患者可遵医嘱回家严密监测各种并发症，直至新生儿可存活，在此期间，再次入院也很常见（ACOG，2016f）。再次妊娠后，发生复发性早产的风险很大，一项队列研究提示其发生率高达 50%（Monson，2016）。

流产合并感染

随着流产合法化，从前因为非法流产导致的严重感染和孕产妇死亡现已很少见。即便如此，发生自然流产或人工流产时，病原体仍然可能侵入子宫肌层，并蔓延导致宫旁组织炎、腹膜炎和败血症。导致流产合并感染的细菌大部分是阴道正常菌群的一部分。特别令人担忧的是由 A 族化脓性链球菌引起的严重坏死性感染和中毒性休克综合征（Daif，2009）。

其他低毒性病原体所导致的罕见但严重的感染，会使得药物流产或自发性流产的病情更为复杂。已有产气荚膜杆菌引起的中毒性休克导致死亡的报告（CDC，2005）。索氏梭菌（Clostridium sordellii）也能引起类似的感染，并在流产后几天内出现症状。妇女首次出现严重的内皮损伤、毛细血管渗漏、血液浓缩、低血压和严重的白细胞增多症时可能不伴发热。这些梭菌类引起的孕产妇死亡占药物流产的 0.58/10 万（Meites，2010）。

如第 37 章所述，出现流产合并感染时，主要的治疗包括立即使用广谱抗生素。宫腔内有残留物时，行清宫术。大多数女性治疗后 1~2 天会好转，无发热时可以出院。后续不必继续口服抗生素治疗（Savaris，2011）。极少数发生严重败血症的妇女，必须给予积极的支持治疗。尽管已经刮宫，少数患者仍出现全身衰竭和广泛性腹膜炎，需引起注意。造影显示腹腔有游离气体或子宫壁内有气体需要开腹手术治疗（Eschenbach，2015）。如果子宫已经坏死，需进行子宫切除术。

抗 D 免疫球蛋白

如果不接受被动免疫治疗，自然流产后 2% Rh D 阴性的女性将会致敏。加上人工流产，这一比例会达到 5%。因此 ACOG（2017g）推荐各个不同孕周的女性都接受抗 D 免疫球蛋白 300μg 肌肉注射治疗。剂量可以相应调整，妊娠不足孕 12 周时给予 50μg 即可，超过孕 13 周时给足 300μg 剂量。手术清宫后立即肌内注射。如果选择药物流产或期待治疗，应在诊断妊娠失败的 72 小时内给药。

但是对于先兆流产，免疫球蛋白的预防性治疗因为缺乏循证医学的证据还存在争议（Hannafin，2006）。

也就是说,先兆流产和胚胎存活时肌内注射抗 D 免疫球蛋白治疗是合理的,也是我们临床上在做的。

复发性流产

复发性妊娠丢失(recurrent pregnancy loss,RPL)经典的定义是指连续发生 3 次或以上的孕 20 周前或胎儿体重低于 500g 时妊娠丢失,约占 1% 的育龄夫妇。至于流产次数的界定有两项大型研究显示,无论之前连续流产 2 次或 3 次,后续流产的风险都是相似的(Bhattacharya,2010;Brigham,1999)。美国生殖医学学会(American Society for Reproductive Medicine,2013)将 RPL 定义为经超声或组织病理学确诊 2 次或更多次的妊娠失败。原发性 RPL 指女性无活产史,多次发生流产;继发性 RPL 则指女性有过活产史,但又发生多次流产。但值得注意的是,即使在 5 次妊娠失败后,再次妊娠的成功率也超过 50%(表 18-4)。

表 18-4 依据年龄和既往流产次数预测再次妊娠的成功率

既往流产次数 流产年龄/岁	2	3	4	5
	预测再次妊娠成功率/%			
20	92	90	88	85
25	89	86	82	79
30	84	80	76	71
35	77	73	68	62
≥40	69	64	58	52

资料来源:Brigham,1999.

下面讨论 RPL 所涉及的主要病因(American Society for Reproductive Medicine,2012)。治疗已经超出了本书的范围,感兴趣的读者可以参考第 3 版 *Williams Gynecology* 第 6 章的内容(Halvorson,2016)。

■ 病因学

关于 RPL 的病因,广为接受的有 3 种:夫妇染色体异常、抗磷脂抗体综合征和子宫解剖异常。早孕期 RPL 的遗传学原因要比散发性流产要低得多(Stephenson,2002;Sullivan,2004)。

复发性流产的发生时间能够提供线索,某些女性每次流产几乎都在同一孕周发生(Heuser,2010)。遗传方面的异常能导致早期胚胎死亡,而自身免疫紊乱或子宫解剖异常更可能导致中孕期妊娠丢失(Schust,2002)。约 40% ~ 50% 的女性罹患特发性 RPL(Li,

2002;Stephenson,1996)。

■ 双亲染色体异常

虽然双亲染色体异常只占 RPL 的 2% ~ 4%,但这项检查非常重要。在所有的异常中,染色体相互易位最为常见,其次是罗伯逊易位(Fan,2016)。其发生和生殖后果已在第 13 章讨论。

染色体核型异常的夫妇,经过遗传咨询后可以选择体外受精(in vitro fertilization,IVF),然后进行植入前遗传诊断(American Society for Reproductive Medicine,2012;Society for Assisted Reproductive Technology,2008)。第 14 章已对这一技术进行介绍。染色体核型正常的 RPL 夫妇不推荐使用 PGD。

■ 解剖学因素

严重的生殖道畸形与 RPL 及其他不良妊娠结局有关(Reichman,2010)。根据 Devi WoLd 等(2006)的研究结果,曾经发生 3 次或以上流产的女性,其中 15% 有先天或获得性的子宫异常。

在获得性异常中,子宫腔粘连综合征(Asherman 综合征)通常是大面积子宫内膜破坏后形成。这些内膜损伤常继发于清宫术、宫腔镜手术或子宫加压缝合术等子宫操作之后(Conforti,2013;Rathat,2011)。通过子宫输卵管造影术或盐水灌注超声造影检查,可发现宫腔内特征性的充盈缺损。治疗方面,可以选择宫腔镜下粘连松解术,能够减少流产,增加活产率(Yu,2008)。

子宫肌瘤很常见,也可能引起流产,特别是子宫肌瘤位置靠近胎盘种植部位时。也就是说,子宫肌瘤是导致 RPL 的重要原因的证据并不十分令人信服(Saravelos,2011)。宫腔形态变形并不一定会导致不良结局(Sunkara,2010)。接受 IVF 治疗的女性,妊娠结局会受黏膜下肌瘤的影响,而浆膜下和肌壁间肌瘤则不会影响妊娠结局(Jun,2001;Ramzy,1998)。如第 63 章所述,多数人赞同切除 RPL 女性的黏膜下肌瘤。

先天性生殖道畸形通常源自米勒管发育异常。在女性中发病率约为 1/200(Nahum,1998)。由于解剖结构异常,有些会增加早期流产的风险,有些则会导致中孕期妊娠流产或早产。单角子宫、双角子宫和纵隔子宫都与前述 3 种妊娠丢失有关(Reichman,2010)。更多关于这些解剖异常和生殖影响的讨论详见第 3 章。

■ 免疫因素

患系统性红斑狼疮的女性更容易发生流产(Clowse,2008)。与其他未患该病的女性一样,这些狼疮患者中许多都携带抗磷脂抗体,这是自身免疫抗体家族中的一种,能够与磷脂结合血浆蛋白相结合。与正常对照相比,RPL 女性出现这些抗体的比例更高(Branch,2010)。如表 18-5 所列,抗磷脂抗体综合征定义为发现各种抗磷脂抗体,同时伴各种生育不良事件,静脉血栓风险增加的综合征(ACOG,2017b,i)。导致妊娠丢失的机制和相关治疗将在第 59 章进行讨论。

表 18-5 抗磷脂抗体综合征临床和实验室诊断标准[a]

临床指标:

产科:

孕10 周或 10 周之后发生 1 次或以上原因不明的胎儿形态学正常的死胎,

或

妊娠 34 周前因严重的子痫前期或胎盘功能不足导致的早产,

或

孕 10 周前发生 3 次或以上原因不明的自然流产。

血管指标:任何器官或组织发生 1 次或以上的动脉、静脉或小血管血栓栓塞

实验室指标[b]:

根据国际血栓和止血协会指南,发现狼疮抗凝因子

或

中-高滴度的抗心磷脂抗体 IgG 或 IgM,

或

抗 β2 糖蛋白抗体 IgG 或 IgM

资料来源:Branch,2010;Erkan,2011;Miyakis,2006.
[a]诊断需要具备至少一项临床标准和实验室标准。
[b]实验室指标必须至少间隔 12 周的时间,有 2 次或以上出现阳性。IgG:免疫球蛋白 G;IgM:免疫球蛋白 M。

关于同种异体免疫机制,有一种理论认为正常妊娠时,母体需要一种封闭因子,阻断母体对来自父亲的外源胚胎抗原的排斥(第 5 章)。缺乏这种封闭机制可能是 RPL 产生的机制(Berger,2010)。然而,使用父亲或第三方淋巴细胞免疫治疗或静脉用免疫球蛋白(IVIG)治疗还未证实对特发性 RPL 妇女有益(Christiansen,2015;Stephenson,2010)。

■ 内分泌因素

根据 Arredondo 和 Noble 的研究(2006),8%~12% 的复发性自然流产由内分泌因素引起。评估内分泌因素的研究结果并不一致,而且通常力度不够。其中,因为黄体不足和多囊卵巢综合征引起的孕激素缺乏,存在最多争议(Bukulmez,2004;Cocksedge,2008)。

相比之下,第 57 章介绍了因为糖尿病未能良好控制而发生流产。孕期良好地控制血糖能够减少这种妊娠丢失。

同样,明显甲状腺功能低下和严重碘缺乏对早期妊娠流产的影响是众所周知的,在第 58 章中进行讨论。通过替代治疗可以逆转这些负面影响。亚临床甲状腺功能减退症和抗甲状腺抗体对复发性流产的影响还存在争议(Garber,2012)。两个荟萃分析的结果显示这些抗体之间呈正相关,对于散发性和复发性流产都会产生更高的风险(Chen,2011;Thangaratinam,2011)。一项正在进行的随机临床研究探讨了治疗对于流产的潜在益处,将有助于指导未来对于该疾病的管理(Vissenberg,2015)。

中孕期流产

■ 发病率和病因学

中孕期流产的时间段被定义为,从早期妊娠结束至胎儿体重达到 500g 或孕 20 周这一时期。这一阶段自然流产率为 1.5%~3%,孕 16 周后,仅有 1%,明显低于早孕期(Simpson,2007;Wyatt,2005)。早期自然流产多由染色体数目异常造成,中孕期自然流产则不同,是由多种病因导致(表 18-6)。一个最常被忽视的原因为在产前筛查时发现染色体数目异常或结构缺陷而进行引产,故很多中孕期流产是医源性的。

表 18-6 一些中孕期自然流产的因素

胎儿异常

染色体异常

结构异常

子宫缺陷

先天性异常

平滑肌瘤

宫颈机能不全

胎盘因素

胎盘早剥;前置胎盘

子宫螺旋动脉转化缺陷

绒毛膜羊膜炎

母体疾病

自身免疫疾病

感染

代谢疾病

■ 处理

中孕期流产的分类与早孕期类似。管理中除宫颈机能不全的宫颈环扎术外,也与后续介绍的中孕期引

产的管理类似。

■ 宫颈机能不全

宫颈机能不全即宫颈无力,经典表现为中孕期宫颈无痛性扩张。随后,妊娠囊膨入阴道,未成熟的胎儿排出。如果未经有效治疗,之后每次妊娠都会重复发生。

虽然发生宫颈机能不全的原因尚不明确,但是与既往的宫颈损伤有关。一项在挪威开展的大型队列研究,涉及超过 15 000 例既往曾行宫颈锥切术的女性,发现这些女性在孕 24 周前发生流产的风险是对照组的 4 倍(Albrechtsen,2008)。然而,宫颈环扎术对于仅存在这种高风险而没有早产病史的女性无明显益处(Zeisler,1997)。至于其他手术,扩宫术联合吸宫术会增加 5% 宫颈损伤的可能,但无论扩宫术或清宫术都不会增加宫颈机能不全的可能性(Chasen,2005)。在其他状况下,包括胚胎/胎儿时期暴露于己烯雌酚后引发的宫颈发育异常都可能发挥一定的作用(Hoover,2011)。最后,第 21 章中讨论了宫颈成熟的变化,如改变透明质酸或胶原蛋白的含量,都可能影响宫颈成熟度(Eglinton,2011;Sundtoft,2017)。

手术指征

对于有明确中孕期无痛宫颈扩张分娩病史的女性,可以选择预防性宫颈环扎术治疗,通过手术荷包缝合加强薄弱的宫颈。然而,一些患者的病史和临床表现与经典的宫颈机能不全不太吻合,难以诊断。在一项涉及不典型病史的 1 300 例女性的随机研究中,宫颈环扎术后仅部分有效(13% vs. 17%),且可延长孕周至 33 周后(MacNaughton,1993)。似乎这些妇女中许多人反而发生了早产。

除了典型的病史,宫颈内口早期扩张的也可能是宫颈机能不全的一个指标。一项系统性评价中,基于这一指标给予患者宫颈环扎术治疗,妊娠结局明显优于期待治疗的对照组(Ehsanipoor,2015)。

经阴道超声检查是另一项有用的工具,用以测量宫颈长度和发现是否存在宫颈漏斗。后者是因为宫颈内口已经扩张,但外口仍闭合,因此胎膜膨出于宫颈管内形成。早期的临床随机对照研究表明,有这种临床表现的女性进行宫颈环扎术能够预防早产(Rust,2001;To,2004)。一项多中心随机临床研究对 302 例高危孕妇进行观察,她们的宫颈长度不足 25mm,宫颈环扎术可以延长至胎儿具备独立存活能力的孕周,但不能预防孕 34 周前的分娩(Owen,2009)。然后,Berghella 等(2011)选择了 5 项临床研究进行荟萃分析,发现高危孕妇进行宫颈环扎术可以显著降低孕 24

周、孕 28 周、孕 32 周、孕 35 周和孕 37 周之前的早产。

美国妇产科医师学会(2016b)和母胎医学会(2015)均推荐对既往有早产史的孕妇进行宫颈长度筛查。孕 16~24 周间,应每两周进行一次宫颈长度测量。如果任何一次测量宫颈长度为 25~29mm,则应考虑每周进行测量。如果宫颈长度不足 25mm,可行宫颈环扎术。但需要注意的是,如果无早产病史只是超声偶然发现宫颈缩短的孕妇,应给予黄体酮治疗而不是宫颈环扎术。

一项回顾性研究发现,双胎妊娠时孕妇宫颈长度<25mm,宫颈环扎术不能改善妊娠结局(Stoval,2013)。美国妇产科医师学会(2016b)也不推荐对双胎妊娠的孕妇行宫颈环扎术。

术前准备

宫颈环扎术的禁忌证通常包括阴道出血、频繁宫缩或胎膜破裂,这些都可能增加环扎术失败的机会。预防性宫颈环扎术最好在宫颈扩张前进行,孕 12~14 周进行手术,一方面可以早期干预,另一方面对于妊娠前 3 个月注定会发生自然流产的妇女也可以避免手术。

术前进行胎儿非整倍体和明显畸形的筛查。取宫颈分泌物进行淋病和衣原体感染的检查,如果存在感染或其他明显的宫颈感染,都应进行治疗。

当发现宫颈已经开始扩张,宫颈管部分消失或二者兼而有之时,可以进行紧急宫颈环扎术。但对于最晚可在多大孕周进行环扎术还有争议。争论的难点在于,孕周越大,进行宫颈环扎术越可能刺激子宫收缩发生早产或增加破膜。在帕克兰医院,通常认为一旦胎儿可以独立存活,也就是孕 23~24 周后,就不再推荐进行环扎术。然而,其他学者认为可以晚于这个孕周进行环扎术(Caruso,2000;Terkildsen,2003)。

在评估环扎术的结局时,理想的参照对象是有类似临床表现的女性。例如,Owen 等(2009)对择期宫颈环扎术进行研究时,发现将近 1/3 的孕妇在 35 周前分娩,几乎没有并发症。相比之下,Chasen 和 Silverman(1998)对 75 例接受紧急宫颈环扎术的妇女为期 10 年的回顾性研究发现,仅有一半人在孕 36 周后分娩。如果宫颈环扎时已经发生胎膜膨出,则仅 44% 的孕妇可以维持妊娠至 28 周。Terkildsen 等(2003)也有类似的研究结果。Caruso 等(2000)报告了 23 例在孕 17~27 周接受紧急宫颈环扎术的女性,手术时,其宫颈已经扩张,胎膜膨出,最终仅 11 例活产新生儿,因此研究者认为,此时无法预估宫颈环扎术的效果根据帕克兰医院的经验,紧急宫颈环扎术有很高的失败率,应对孕妇进行充分告知说明。

如果进行宫颈环扎术的指征不足,可以改为密切观察。每周或每 2 周进行宫颈检查,评估宫颈扩张和宫颈管消退的情况。但很不幸的是,即使做了这些预防措施,宫颈扩张和宫颈管消退进展也非常迅速(Witter,1984)。

经阴道宫颈环扎术

目前有两种常用的经阴道宫颈环扎术,最常使用的是相对简单的 McDonald 式(1963),如图 18-2 所示。复杂一些的术式,即改良 Shirodkar 式(1955),如图 18-3 所示。有宫颈机能不全病史的孕妇预防性使用任一式式进行环扎术,都能获得良好的妊娠结局(Caspi,1990;Kuhn,1977)。无论是经腹还是经阴道环扎术,都无证据显示需要在围手术期预防性使用抗生素治疗(ACOG,2016b,i)。Thomason 等(1982)也发现,围手术期使用宫缩抑制剂无法抑制大部分的分娩发动。

手术时最好使用区域麻醉。麻醉生效后,患者采用背部截石位。阴道和会阴进行术前准备,排空膀胱。由于羊膜囊的脱出暴露,一些术者不会选用有潜在刺激性的抗感染溶液,而使用温盐水(Pelosi,1990)。接下来会介绍具体的缝合步骤,但为了获得更直接和详细的说明,可以参考 Hawkins(2017)对环扎术全面的综述,其中图解了整个过程。

缝合时,可以选择 1 号或 2 号尼龙线或聚丙烯单丝缝合线或 5-mm Mersilene 带。进针位置尽可能高,使缝线位于致密的宫颈基质中。没有证据显示两条缝合线比一条更有效(Giraldo-Isaza,2013)。

宫颈已经扩张,并且变薄时进行紧急环扎术更加困难,组织撕裂和羊膜破裂的风险更大。将脱出的羊膜囊推回宫腔有助于缝合进行(Locatelli,1999)。可以选择头低脚高位或留置 Foley 导管注入 600mL 盐水充盈膀胱。但是这些操作可能导致宫颈后缩,远离术野。

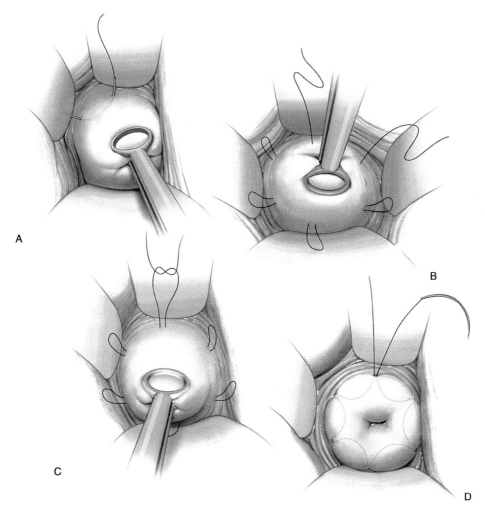

图 18-2 McDonald 法治疗宫颈机能不全的手术过程。A. 按编号顺序展示:2 号丝线缝合,进针穿过宫颈体,进针点尽量接近宫颈内口。B. 在宫颈体连续缝合,包绕宫颈内口。C. 完全包绕子宫内口。D. 收紧缝线,使宫颈管仅留 5 ~ 10mm 管腔,打结。环扎后效果很明显。但如果第一次环扎后缝线没有靠近宫颈内口,第二次缝合时进针点就要相应更高

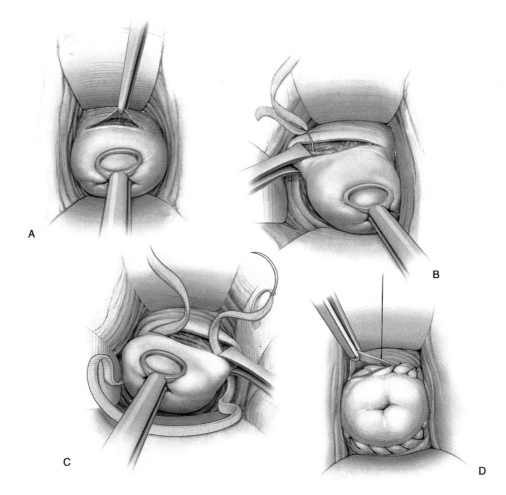

图 18-3 改良 Shirodkar 法。A. 横形切开宫颈前唇黏膜,分离并上推膀胱。B. 用 Mayo 针将 Mersiliene 带从前唇向后唇穿入。C. Mersiliene 带再从宫颈另一侧从后向前穿出,Allis 钳钳 夹宫颈,使宫颈组织收缩,Mayo 针更易于穿过。D. 确认内口管径已经缩小后,将 Mersiline 带 置于前唇,连续缝合切开的黏膜,把束带包埋在前唇内

也可以用湿润的大棉签轻轻施压推回羊膜囊,或经宫 颈放置 Foley 导管,充盈形成一个 30mL 的球囊将羊膜 囊推向头侧。随着环扎缝合线在导管周围的收紧,气 囊逐渐排空,然后取出导管。这时,用宫颈钳钳夹宫颈 的同时向外牵拉可能有助于收紧环扎缝线。一些羊膜 膨出的孕妇,可以通过经腹穿刺羊水来减压。如果需 要这样做,穿刺前应进行羊水细菌培养。

无妊娠并发症也未临产的孕妇,可在孕 37 周时拆 除缝合线。这样一方面达到预防早产的目的,一方面 避免临产时宫缩造成环扎部位的宫颈撕裂。即使进行 剖宫产,经阴道宫颈环扎的缝合线也应及时拆除,避免 远期异物并发症(Hawkins,2014)。择期剖宫产时,可 在孕 37 周时拆除缝线或推迟至分娩进行区域麻醉时 拆除。同样,分娩前临产的风险必须考虑。拆除缝线 时,特别是采用 Shirodkar 式缝合或使用 Mersilene 带缝 合的患者,有效地镇痛能使患者更为舒适,并使视野暴 露清晰。

经腹宫颈环扎术

有时也会选择在子宫峡部进行环扎,并保留至胎 儿娩出。由于缝合期间,出血和其他并发症风险显著 增加,这种方法仅对宫颈存在严重解剖异常或从前经 阴道宫颈环扎失败的患者使用。

最初必须进行开腹手术完成宫颈峡部环扎术,但 最近有报告使用腹腔镜或机器人辅助完成宫颈峡部环 扎术。手术步骤如图 18-4。Tulandi 等(2014)评估了 16 项研究,涉及 678 例次妊娠。无论使用腹腔镜或开 腹手术,妊娠前和妊娠期进行环扎效果类似。

Zaveri 等(2002)对 14 项观察性研究进行总结分 析,这些研究包含曾行经阴道宫颈环扎术预防早产失 败的患者,之后再次进行经腹宫颈环扎术后,发现孕 24 周前围产儿死亡或分娩的风险仅比重复经阴道环扎术 轻度降低(6% vs. 13%)。重要的是,3%经腹宫颈环扎 术的患者有严重的手术并发症,而经阴道手术的患者 没有。Whittle 等(2009)报告了 31 例孕 10 ~ 16 周,腹

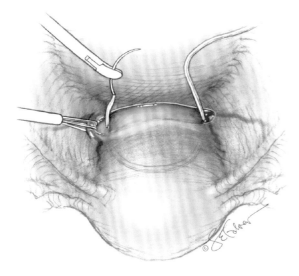

图18-4 经腹子宫峡部环扎术。切开腹膜,锐性分离膀胱子宫间隙后,上推膀胱。在子宫内口水平,子宫血管内侧的空隙中开窗。这样可以避免因为环扎过紧压迫血管。输尿管在这个空隙的侧后方,也要注意避免损伤输尿管。缝合可以从前方缝到后方,或从后方缝到前方。如图所示,打结在前方,膀胱腹膜反折用可吸收缝线连续缝合关闭

(资料来源:Hawkins JS: Lower genital tract procedures. In Yeomans ER, Hoffman BL, Gilstrap LC Ⅲ, et al:Cunningham and Gilstrap's Operative Obstetrics,3rd ed. New York,McGraw-Hill Education,2017.)

腔镜下行经腹子宫峡部环扎术的患者,其中25%的患者需要转为开腹手术,4例因为绒毛膜羊膜炎而手术失败,总体而言,胚胎存活率接近80%。

并发症

主要的并发症是胎膜破裂、早产、出血、感染或以上同时发生。这些并发症在择期宫颈环扎术不常见。Owen 等(2009)进行的多中心临床研究显示,在138例宫颈环扎术中,胎膜破裂和出血各1例。在 MacNaughton 等(1993)进行的临床研究中,超过600例孕19周前进行的宫颈环扎术中,仅1例发生胎膜破裂。按照我们的观点,一旦出现临床感染,诱发宫缩临产或宫缩加剧时,应立刻拆除缝线。同样,出现难免流产或分娩时,也应立即拆除缝线,因为宫缩时可以能导致宫体或宫颈撕裂。

宫颈环扎术后,如果超声监测发现宫颈变薄,有些人会考虑再行环扎术加固。然而,在一项回顾性研究中发现,再次环扎术加固并没有显著延长孕周(Contag,2016)。

在缝合术期间或手术后48小时内胎膜破裂,一些人认为可能是严重的胎儿或母体感染,可作为拆除缝线的指征(Kuhn,1977)。也就是说,术后管理包括观察、拆除缝线和再观察,或拆除缝线和引产(O'Connor,1999)。

人工流产/引产

人工流产/引产的定义是在胎儿可以独立存活前用药物或手术的方式终止妊娠。用以评估这些统计数据的定义包括:①流产比例,每1 000例活产胎儿中流产的数量;②流产率,每1 000例15~44岁的女性中流产的数目。总体来说,美国人工流产/引产的数量可能上报不足,因为各个医疗机构对医学上的人工流产/引产的认知不太一致。例如,Guttmacher 研究所发现2014年全美国进行了926 000例次人工流产/引产(Jones,2017)。但是美国疾病控制和预防中心的数据显示,2013年仅上报664 400例择期人工流产/引产(Jatlaoui,2016)。其中66%的孕妇妊娠不足8周,92%在孕13周前完成人工流产。活产胎儿流产比例是200/1 000,妇女流产比例是12.5/1 000。

■ 分类

治疗性流产/引产是指因为医学上的适应证需要终止妊娠。这些适应证多种多样,包含内外科各种异常,并在本章内进行讨论。在强奸或乱伦情况下怀孕,很多妇女考虑终止妊娠。目前最常见的原因就是避免有严重解剖畸形、代谢紊乱或精神异常的胎儿出生。

选择性人工流产或自愿人工流产是指根据女性的意愿进行人工流产,没有任何医疗的目的。当今社会,大多数流产是选择性的,也是最常用的医疗操作之一。

■ 美国的流产

法律影响力

美国最高法院早已就 Roe v. Wade 案的审判,确定了选择性流产/引产的合法性。最高法院规定,各州可以在何种程度对人工流产/引产进行调控,并将是否进行早孕期人工流产这一决定权留给医生,进行医学判断。在此之后,各州可以通过与孕产妇健康相关的方式方法来规范人工流产/引产。最后,在保护母亲生命或健康的前提下,引导促进对于人类生命潜能的兴趣,从而调节甚至禁止人工流产。

其他法案随后很快出台。1976年的"海德修正案"禁止使用联邦政府的资金去提供人工流产/引产服务,强奸、乱伦或危及生命的妊娠除外。1992年,最高法院复审了 Planned Parenthood v. Casey 案,维持了选择人工流产/引产的基本权利,但是规定只有在未对女性施加"不适当的负担(undue burden)"时,该

项法例的可行性才符合宪法。紧接着,各州纷纷出台咨询需求、等待期限、未成年人父母意见征询、机构设施需求和资金限制等条例。这些法规通常被称为"对流产提供者有针对性监管(targeted regulation of abortion providers,TRAP)"法。而 2007 年最高法院复审 Gonzales v. Carhart 案之后,维持了 2003 年作出的部分堕胎禁令法案,最高法院的这一决策是一项重要的限制性法令。但是从医学角度上看,这一法令是有问题的,因为根据美国妇产科医师学会(2014a),没有医学上允许的"部分堕胎"的定义。因此,2016 年,最高法院审理 Whole Woman's Health v. Hellerstedt 案时,一些 TRAP 法案被驳回。因此,法官们指出,流产相关的法律必须优先考虑赋予女性健康安全的权益,超过对必须承担的责任的考虑。

提供流产服务的可行性

美国妇产科医师学会(2014a,2017d)支持妇女在胎儿存活前拥有流产的合法权利,并倡导改善获取流产服务的途径。美国妇产科医师学会(2017a)还支持对流产技术进行培训,研究生医学教育认证委员会也要求妇产科住院医师培训中必须包含人工流产的培训。Kenneth J. Ryan 住院医师培训项目成立于 1999 年,旨在提高住院医师人工流产和避孕指导技术的培训。此外,住院医师实习期之后关于这些技术的培训,可以通过正规的 2 年计划生育奖学金项目获得。

其他的住院医师培训项目规范化较低,但可通过管理早期自然流产,以及因死胎、严重畸形和危及生命的内外科疾病而进行的终止妊娠,从而教授住院医师相关技术。

美国妇产科医师学会(2016g)也尊重提供人工流产服务的医务人员自身的需求和责任,以决定对人工流产的个人立场。如果医务人员因为个人理念拒绝人工流产,建议及时告知患者并转诊。考虑人工流产的妇女有 3 种基本的选择:①继续妊娠的风险和做父母的责任;②继续妊娠,并安排好别人领养事宜;③终止妊娠及其风险。医务人员必须对这些选择进行详细地解释说明,充分告知患者可能存在风险和责任,以便其做出理智的选择(Templeton,2011)。

早孕期流产方式

终止妊娠可以通过药物或手术等几种方法进行。如果母亲没有罹患严重的内科疾病,人工流产不需要住院(Guiahi,2012)。门诊进行手术流产时,要确保机构能紧急复苏治疗,并能立即转诊至医院(ACOG,2014b)。

■ 手术流产

术前准备

扩张宫颈后,才能经阴道进行吸宫术。因此,许多人青睐术前宫颈软化,促宫颈成熟,这样术中扩张宫颈时操作更少,也更容易扩张,疼痛减少,操作时间缩短(Kapp,2010;Webber,2015)。但因为需要进行宫颈准备,也使得手术时间推迟,并增加了潜在的副作用可能。选择性人工流产时,一些人建议仅针对术中扩张宫颈风险较大的患者(如宫颈狭窄或青少年),在早期人工流产吸宫术时进行宫颈准备(Allen,2016)。这里介绍的手术步骤适合于人工流产和之前介绍的流产后清宫术。

吸水性扩张器也叫渗透性扩张器,可用于促宫颈成熟。这种扩张器从周围的宫颈组织中吸收水分,然后膨胀,逐步扩张宫颈管。一种类型是由从海底采集的棕色昆布属海藻制成(图 18-5)。制成的扩张器也叫

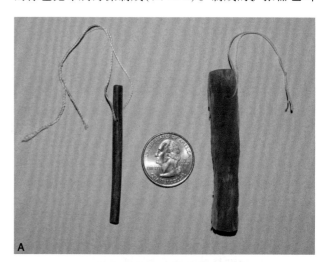

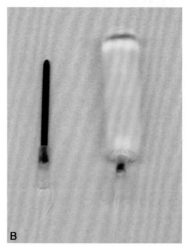

图 18-5 吸水性扩张器。分别显示了不同类型扩张器,左侧是干燥状态,右侧是吸水后的形态,正如置入宫颈管后的变化。A. 昆布条。B. Dilapan-S

宫颈昆布条,它们有不同的直径,可以置入不同类型的宫颈。另一种叫 Dilapan-S,由丙烯酸基凝胶制成。每一种吸水性扩张器,吸水后直径可以扩大到干燥状态时的 3~4 倍。但昆布条需要 12~24 小时吸水扩张,而 Dilapan-S 只需要 4~6 小时,明显更快(Fox,2014)。

使用吸水性扩张器时,插入过浅可能导致宫颈内口扩张不足或昆布条脱落,但插入过深又可能使扩张条移位至宫腔(图 18-6)。因此,置入的海绵和扩张条数量应认真计数,并记录在患者病历中。插入扩张条之后,可以在宫颈外口处填塞无菌纱布以防止扩张条自然脱落。患者可以不受限制地走动和大小便。

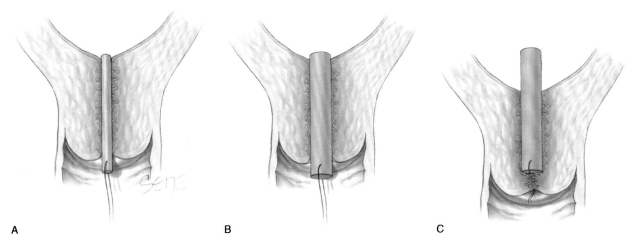

A
B
C

图 18-6　在扩宫和清宫前塞入昆布条。A.确保昆布条前端刚好越过宫颈内口。B.数小时后昆布条膨胀,吸水,宫颈逐渐被扩张,并变软。C.昆布条通过宫颈内口后不可插入过深,否则可能损伤胎膜

Schneider 等(1991)报告了 21 例最初选择使用吸水性扩张器进行流产的孕妇,但她们之后改变了决定。其中 17 例选择继续妊娠,有 14 例足月分娩,2 例早产,1 例在使用扩张器 2 周后流产。包括 3 例未经治疗的宫颈衣原体阳性的孕妇在内,均未发生感染。Siedhoff 和 Cremer(2009)报告了 4 例类似的病例,中期妊娠时选择吸水扩张器进行宫颈准备但后来放弃,其中 2 例早产,2 例足月分娩。

米索前列醇是除外吸水扩张器最常用的促宫颈成熟药物。常规用量是术前 3~4 小时舌下含服、口腔含服或阴道后穹窿放置 400μg。有证据显示,口服米索前列醇效果不太理想,并且耗时更久(Allen,2016)。另一种有效的促宫颈成熟药物是孕激素拮抗剂米非司酮,术前 24~48 小时口服给药 200mg(Ashok,2000)。因为米非司酮的价格及需要更长的术前准备时间,大多数人选择米索前列醇。

随机临床试验显示,米索前列醇促宫颈成熟的效果与吸水性扩张器类似,或者还稍好一些。但其他的参数并无显著性差别(Bartz,2013;Burnett,2005;MacIsaac,1999)。吸水性扩张器使手术时间延长,并能引起不适,而米索前列醇会导致发热、出血和胃肠道副作用。

血红蛋白和 Rh 血型都应进行检查。还应在术前筛查淋病、梅毒、HIV、乙型肝炎和衣原体感染。为了避免吸宫术或清宫术后感染,可预防性使用多西环素,术前 1 小时口服 100mg,术后口服 200mg(Achilles,2011;ACOG,2016a)。如果没有活动性感染的征兆,不需要特别针对有心脏瓣膜病的患者预防性治疗感染性心内膜炎(Nishimura,2017)。也不推荐低危孕妇进行吸宫术时预防静脉血栓治疗。在帕克兰医院,鼓励患者早期下床活动。

负压吸引术

负压吸引术是经宫颈进行的流产手术。首先扩张宫颈,然后将妊娠组织物清出。将硬质不锈钢吸管连接到电动负压设备或手持的 60mL 注射器以作为负压的来源,分别成为电动负压吸引术(electric vacuum aspiration,EVA)和手动负压吸引术(manual vacuum aspiration,MVA)。目前不推荐将锐器刮宫术用于人工流产,因为这种方法使用坚硬锐利的刮匙直接进入子宫,刮除宫腔内的妊娠组织物,出血更多,手术时间更长,患者更为疼痛(National Abortion Federation,2016;WHO,2012)。这样的操作与先负压吸引之后简单地搔刮宫腔不同。一项调查显示,约 50% 的医生选择负压吸引联合刮匙搔刮完成流产手术(O'Connell,2009)。

妇科双合诊检查子宫大小和方位之后,放入窥器,用聚维酮碘或类似的溶液消毒宫颈。用有齿宫颈钳钳夹前唇。宫颈、阴道和子宫由 Frankenhäser 神经丛支配,这些密布的神经分布于宫骶韧带和主韧带两侧的

结缔组织内。因此,进行负压吸引术时要静脉或口服镇静药或镇痛剂,有些人选择利多卡因宫颈旁或宫颈内阻滞麻醉(Allen,2009;Renner,2012)。局部阻滞麻醉,选择5mL 1%或2%的利多卡因最有效,宫颈旁4~8点位置进针,迅速注入宫骶韧带。宫颈内麻醉,分别在12点、3点、6点和9点位置注入等份的1%利多卡因5mL有相同的效果(Mankowski,2009)。当然,也可以选择全身麻醉或区域麻醉进行手术。

在其他器械插入宫腔前,应先对宫腔深度和倾斜度进行探测。如果有需要,还可以另外选择Hegar、Hank或Pratt扩宫棒扩张宫颈,然后选择合适的吸管插入宫腔。宫颈需要扩张的程度粗略估计的话,基本与孕周相同。Hegar扩宫棒的尺寸是其能扩张的直径的厘米数。Pratt和Hank扩张器的尺寸是法国单位,转换成厘米计算时需要用法国尺寸除以3。

扩张宫颈的过程中,扩宫棒穿过宫颈内口时,持扩宫棒的手的无名指和小指应置于患者会阴和臀部(图18-7)。这样操作能够最大程度减少放置扩张棒时用力过猛,避免子宫穿孔的危险。

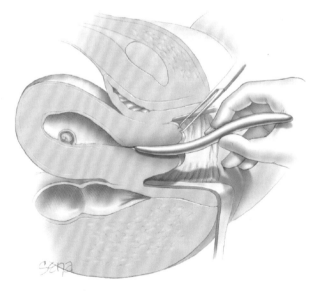

图18-7 使用Hegar扩宫棒扩张宫颈。注意持扩宫棒的手的无名指和小指应置于患者会阴和臀部,这样的姿势可以避免扩张宫颈时,因为宫颈突然松弛无名指和小指失去控制而插入子宫,是防止子宫穿孔的重要操作

扩张宫颈后,对多数早期妊娠选择8~12mm的Karman吸管较合适。吸管太小,有术后残留组织物的风险,吸管太大,容易让患者不适,并有损伤宫颈的可能。首先,将吸管缓慢向宫底移动,遇到阻力立刻停止。然后打开负压装置。向宫口方向回抽吸管,并慢慢向四周移动,直至吸刮整个宫腔(图18-8)。重复这

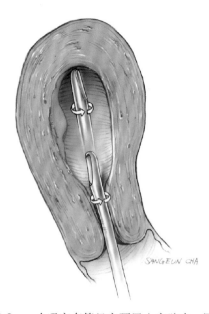

图18-8 一个吸宫套管经宫颈置入宫腔内。图中显示吸管在宫腔中旋转抽吸内容物
(资料来源:Hoffman BL,Corton MM:Surgeries for benign gynecologic disorders. In Hoffman BL, Schorge JO, Bradshaw KD, et al(eds):Williams Gynecology, 3rd ed. New York, McGraw-Hill Education,2016.)

一操作,直到无组织可以吸出。再用刮匙轻轻搔刮宫腔,清除残留的组织碎片(图18-9)。现有的证据有力地证实在进行人工流产时,MVA和EVA安全、有效,患者接受度高(Lichtenberg,2013)。

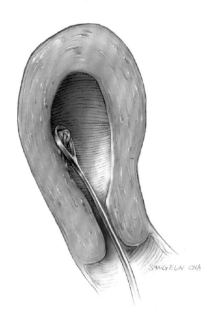

图18-9 如图18-7所示,用拇指和食指握住刮匙,放入宫腔。在整个搔刮过程中,仅这两个手指用力
(资料来源:Hoffman BL,Corton MM:Surgeries for benign gynecologic disorders. In Hoffman BL, Schorge JO, Bradshaw KD, et al(eds):Williams Gynecology, 3rd ed. New York, McGraw-Hill Education,2016.)

妊娠不足 6 周进行流产时,孕囊可能还很小,吸宫时容易漏吸。为了能够分辨出绒毛,将吸出的组织在容器中冲洗去除血块,然后放入盛有盐水的透明塑料容器中背光检查(Maclsaac,2000)。绒毛组织肉眼观柔软,蓬松呈羽毛状。也可借助放大镜、阴道镜或显微镜进行检查。妊娠 ≤ 7 周时,人工流产失败率接近 2%(Kaunitz,1985;Paul,2002)。因此,如果吸出的组织物中确实无法发现绒毛,也可以连续监测血清 hCG 水平变化(Dean,2015)。

人工流产并发症

接受人工流产的女性,并发症的发生率随着孕周增长而增加。子宫穿孔和下生殖道裂伤不常见,但只要发生可能很严重。在对早期人工流产进行的一项系统性分析中,子宫穿孔率不足 1%,宫颈或阴道裂伤的发生率类似(White,2015)。当器械置入宫腔,且没有任何阻力进入了盆腔,这时候就可能发生了穿孔。高危因素包括操作者经验不足、既往宫颈手术或宫颈结构异常、青春期、多次妊娠史及高龄妊娠(Allen,2016;Grimes,1984)。如果是用探针或小号扩张棒引起的穿孔,位置在宫底,穿孔直径很小,只要继续观察生命体征和子宫出血的情况即可,不需要特殊处理。

如果是吸管或尖锐的刮匙穿透宫体,进入腹腔,则可能造成腹腔内器官脏器损伤。这时进行剖腹探查或腹腔镜检查都是安全可靠的措施。子宫穿孔不是腹腔镜或开腹手术下完成刮宫术的禁忌证(Owen,2017)。

刮宫术后,可能会形成宫腔粘连,并且刮宫次数越多,形成宫腔粘连的风险越大。大多数的宫腔粘连比较轻,对生育的影响也不太明确(Hooker,2014)。然而,发生子宫腔粘连综合征的患者,2/3 都与早期妊娠进行刮宫术有关(Schenker,1982)。

其他早孕期人工流产的并发症包括出血、组织物残留、术后感染,这些都与手术和药物流产技术密切相关。对于人工流产引起出血的定义各有不同。计划生育协会认为,出血超过 500mL 或出血需要临床处理,都可被认为为流产引起的出血并发症(Kerns,2013)。早孕期人工流产手术中,出血的发生率 ≤ 1%(White,2015)。宫缩乏力、胎盘异常和凝血功能障碍都是导致出血的常见原因,反而手术创伤比较少见。药物流产的出血更常见。在一项研究中,对超过 42 000 例妊娠不足 63 天选择终止妊娠的芬兰妇女进行调查,发现药物流产中 15% 的患者合并出血,而手术流产中这一比例仅为 2%(Niinimäi,2009)。

合并感染是另一种风险。一项关于手术流产的综述发现,预防性用药的患者中仅有 0.5% 的累积感染率,而给予安慰剂者,则为 2.6%(Achilles,2011)。而

另一项对近 46 000 例早孕期妇女所做的研究发现,不论手术还是药物流产,术后感染率都低于 0.3%(Upadhyay,2015)。

流产不全需要再次清宫。在一项系统性回顾研究中,药物流产后需要再次清宫的比例达到 5%(Raymond,2013)。而手术流产后,这个比率不足 2%(Ireland,2015;Niinimaki,2009)。

总之,早孕期手术流产的有效率高于药物流产(96%~100% vs. 83%~98%)。虽然差异很小,但是药物流产引起的累积并发症风险也更高(Lichtenberg,2013)。但是药物流产私密性更高,相对于手术流产也不具备侵入性,这些都需要权衡。

■ 药物流产

使用的药品

停经少于 63 天,没有其他禁忌证的妇女,可以在门诊使用药物流产(ACOG,2016c)。更大的孕周也可以使用,但是成功率相对降低。

在美国,孕 8 周内的合法人工流产,有 1/3 是通过药物流产完成的(Jatlaoui,2016)。有 3 种药物可以单独或联合用于药物流产:米非司酮、甲氨蝶呤和米索前列醇。米非司酮通过拮抗孕激素对子宫的作用,增加子宫收缩力,而米索前列醇则可以直接作用于子宫肌层。这两种药物同时也可以促宫颈成熟(Mahajan,1997;Tang,2007)。甲氨蝶呤作用于滋养细胞,阻断植入。由于更有效的米非司酮广泛应用于临床,甲氨蝶呤已不太常用。

最初对药物流产进行临床试验时选用的排除指标,现在演变成为其禁忌证,包括:宫内有节育器;严重贫血、凝血功能障碍或正使用抗凝药物;长期全身糖皮质激素治疗;慢性肾衰竭;遗传性血卟啉症;严重肝、肾、肺或心血管疾病;未得到控制的高血压(Guiahi,2012)。更重要的是,米索前列醇还适用于既往有子宫手术史,早期妊娠失败的患者(Chen,2008)。

甲氨蝶呤和米索前列醇都有致畸作用。因此,一旦开始使用这些药物,患者必须承诺完成流产(Auffret,2016;Hyoun,2012;Kozma,2011)。有的妇女在使用米非司酮后转而希望继续妊娠,继续妊娠率为 10%~46%(Grossman,2015)。对 46 例曾使用米非司酮但继续妊娠的孕妇进行研究,药物相关的主要畸形发生率为 5%(Bernard,2013)。

给药

几种给药方案都是有效的,见表 18-7。米非司酮和米索前列醇联合给药效果更好,使用更广。妊娠超过 63 天的孕妇,最广泛接受的方案是药物流产开始当

日,口服米非司酮200mg,随后的24~48小时内,阴道、口腔或舌下给药米索前列醇800μg(ACOG,2016c)。稍早时期的方案是:先口服600mg米非司酮,然后在48小时内口服400μg的米索前列醇(Spitz,1998)。如果需要,米非司酮和米索前列醇可以在家自行服用(Chong,2015)。在计划生育诊所,对于早孕期药物流产的女性,从开始药物流产起,连续7天每天口服多西环素100mg(Fjerstad,2009)。随后即可遵嘱回家,并于1~2周后复诊。

表 18-7　各种药物终止妊娠的方案

早孕期

米非司酮/米索前列醇

[a]米非司酮,200~600mg 口服;24~48 小时后:

[b]米索前列醇,200~600μg 口服或 400~800μg 经阴道给药,经口腔或舌下含服

单用米索前列醇

[c]米索前列醇800μg 经阴道给药或舌下含服,3 小时 1 次,最多重复给药 3 次

甲氨蝶呤/米索前列醇

[d]甲氨蝶呤,按照 50mg/m² 体表面积计算肌内注射或口服给药;3~7 天后

[e]米索前列醇800μg 经阴道给药。如果甲氨蝶呤用药后 1 周,有必要的话可以重复给药

中孕期

米非司酮/米索前列醇

米非司酮,200mg 口服;24~48 小时后:

米索前列醇,400μg 经阴道或经口腔 3 小时给药 1 次,至多重复给药 5 次

单用米索前列醇

米索前列醇,600~800μg 经阴道给药;之后每 3 小时经阴道或经口腔给药400μg,最多重复给药 5 次

地诺前列酮(前列腺素 E₂)

每 4 小时使用阴道栓剂 20mg

高浓度催产素

500mL 生理盐水中加入 50U 催产素,3 小时内静脉输注;之后 1 小时使用利尿剂(不含催产素);然后依照此用法逐步增加催产素用量到 150U,200U,250U,最终达到500mL 生理盐水中 300U 催产素

资料来源:Pymar, 2001; Raghavan, 2009; Schaff, 2000; Shannon, 2006; von Hertzen, 2003, 2007, 2009, 2010; Winikoff, 2008.

[a]200mg *vs.* 600mg 的剂量同样有效。

[b]口服的效果不是很理想,而且呕吐和腹泻的症状更严重。舌下含服比经阴道给药副作用更重。

[c]阴道给药,间隔 3~12 小时;舌下含服,间隔 3~4 小时。

[d]不同给药途径,效果类似。

[e]第 3 天给药 *vs.* 第 5 天给药,效果类似。

使用米索前列醇之后通常在 3 小时内出现副作用症状,包括呕吐、腹泻、发热和寒战。因为药物引起的出血和痉挛性腹痛比月经时要更严重。这时可以给足够量的镇痛药,通常还包括镇静剂。如果出血量大,每小时浸透 2 张或更多卫生巾,持续超过 2 小时,患者最好与其主诊医生联系,决定是否需要就诊。

随访过程中,不需要常规进行流产后超声检查(Clark,2010)。但是推荐进行盆腔双合诊。如果确实担心流产失败或出血较多,也可以进行超声检查,并对检查结果进行恰当地解释说明,能避免不必要的手术干预。特别是出血不太多,超声也未发现孕囊残留,不需要特殊处理。即使超声检查时能发现宫腔内碎片,也不需处理(Paul,2000)。宫内残留碎片测量<15mm和<30mm 已经作为是否完全排出妊娠物的衡量指标(Nielsen,1999;Zhang,2005)。另一项研究显示,采用超声多层次扫查可以提示是否成功流产(Tzeng,2013)。最后,监测 hCG 变化也是有价值的。Barnhart等(2004b)发现,使用米索前列醇后,hCG 水平在第 3 天能比术前下降88%,第 8 天比术前下降82%,其流产成功率为95%。

中孕期引产方式

中孕期胎儿异常或死亡,危及母体健康的并发症、难免流产或选择性终止妊娠都是进行引产的指征。与早孕期相同,都可以选择药物或手术引产。但是由于胎儿已经长大,并出现骨骼组织,中孕期必须使用扩张宫颈和钳刮术(dilation and evacuation,D & E),而不是孕早期使用的负压吸引术。

在美国,D & E 是中孕期最常用的引产手段。2013年美国国内合法的引产中,超过 13 周以上的妊娠,9%采用的 D & E(Jatlaoui,2016)。不论药物或手术,中孕期引产的步骤都与早孕期的操作类似,此处主要强调一些不同之处。

■ 扩张宫颈和钳刮术

准备工作

进行 D & E 时,钳刮胎儿组织前必须进行充分地宫颈扩张处理。宫颈扩张程度随着孕周的增加而相应增大,宫颈扩张不充分会增加宫颈创伤、子宫穿孔或组织残留的风险(Peterson,1983)。因此,建议进行术前宫颈准备,主要包括吸水性扩张器或使用米索前列醇。

如果使用昆布条,最好手术前夜放置,经过整夜的准备能获得最理想的扩张效果(Fox,2014)。有时昆布条效果不太理想,可以在术前几天内连续多次放置

（Stubblefield，1982）。也可以联合使用米索前列醇或米非司酮进行宫颈准备（Ben-Ami，2015）。

Dilapan-S 也可用于宫颈准备。它适用于当天进行引产的患者，因为在 4~6 小时内，它就能达到最理想的扩张效果（Newmann，2014）。

米索前列醇也可替代吸水性扩张器进行宫颈准备。常规用法是 D & E 术前 3~4 小时经阴道或口腔给药 400μg。关于米索前列醇与吸水性扩张器的效果，随机研究结果也不同（Bartz，2013；Goldberg，2005；Sagiv，2015）。米索前列醇联合昆布条只能轻度增加扩张效果，但是明显增加副作用（Edelman，2006）。

很少有研究探讨米非司酮促宫颈成熟的作用。有一项提示，单用米非司酮效果不及吸水性扩张器（Borgatta，2012）。另有一项研究显示，先使用米非司酮，48小时后加用米索前列醇比单用米索前列醇扩张宫颈效果更好（Carbonell，2007）。最后，Goldberg 等（2015）比较了吸水性扩张器联合或不联用米非司酮的效果。他们发现，对于孕 19 周以内的孕妇，这两种手段扩张宫颈的效果无差异，但是联用米非司酮后有助于更大孕周的处理。

总之，D & E 术前进行宫颈准备，使用吸水性扩张器有效。需要当天进行手术的，单用 Dilapan-S 或米索前列醇就可得到满意的效果。联合用药对于孕周更大的患者或初始单用吸水性扩张器效果不理想的患者可能有帮助。但是联合用药更贵，副作用更多（Shaw，2016）。

对于择期引产的患者，有人会选择在引产术前给药，使胎儿死亡，避免引产出尚存活的胎儿，从而违反稍后提到的"部分堕胎禁止法案"（Diedrich，2010）。因此，在宫颈成熟前，于胎儿心内注射氯化钾，或于羊膜腔内或为胎儿注射 1mg 地高辛都是常用的方法（Sfakianaki，2014；White，2016）。

操作技术

超声辅助可以用于各种 D & E 病例，也可以选择性地用于更复杂、更难操作的 D & E 患者。术前预防性使用抗生素的步骤基本与早孕期的处理类似。为了减少术后出血，可以在 20mL 生理盐水或麻醉药物中加入 2~4U 垂体后叶加压素，经宫颈注射或作为宫颈阻滞麻醉的一部分药物（Kerns，2013；Schulz，1985）。宫颈扩张之后，首先用 11~16mm 抽吸套管吸出羊水，或切开羊膜使羊水排出。这样可以减少羊水栓塞的风险，并可使胎儿随之进入子宫下段，方便操作（Owen，2017；Prager，2009）。

超过 16 周的妊娠，胎儿很难取出，通常使用 Sopher 钳或其他破坏性器械，将胎儿分部分取出。完整钳出

胎儿后，再使用大号真空吸管，吸出胎盘和残留组织。

D & E 的主要并发症不太多，发生率 0.2%~2%（Cates，1982；Lederle，2015；Peterson，1983）。主要并发症包括子宫穿孔、宫颈裂伤、子宫出血和术后感染。罕见的并发症包括弥漫性血管内凝血或羊水栓塞（Ray，2004；York，2012）。

胎盘异常

前置胎盘或胎盘植入都会增加 D & E 的风险。一旦确诊胎盘植入，要做好切除子宫的准备（Matsuzaki，2015）。对于前置胎盘，行 D & E 时要尽快清除胎盘，但是操作者和医疗机构要进行输血的准备并有子宫切除的能力（ACOG，2017h；Perriera，2017）。也可以选择药物引产，但是需要输血的风险高于 D & E（Nakayama，2007；Ruano，2004）。尽管数据还很少，但是术前子宫动脉栓塞可以减少出血的风险（Pei，2017）。

既往剖宫产史不是 D & E 手术的禁忌证，但是对于曾有多次子宫手术史的患者，最好术前给予前列腺素（Ben-Ami，2009；Schneider，1994）。既往有一次剖宫产分娩史的孕妇，药物引产子宫破裂发生率 0.4%（Berghella，2009）。目前数据还很少，但是既往有 2 次或以上剖宫产史的患者，该比例可达 2.5%（Andrikopoulou，2016）。如果既往曾行剖宫产的患者需要药物引产，可以选择米索前列醇。因为前列腺素 E_2（PGE_2）也有类似的风险（Le Roux，2001；Reichman，2007）。

■ 其他手术选择

扩张宫颈和吸取术（dilation and extraction，D & X）与 D & E 类似，不同的是前者在胎体通过扩张的宫颈时，使用负压管吸出颅内组织。目的是减少大的器械或胎儿骨骼对子宫或宫颈的损伤。D & X 也称为完整 D & E。在美国，这个操作也叫做"部分堕胎（partial birth abortion）"。

一些希望绝育的中孕期妇女，可以考虑输卵管结扎术。如果有严重的子宫疾病，则可以切除子宫。一些中孕引产失败的患者，这两种方案都可以考虑。

■ 药物引产

非侵入性的方法主要是米非司酮和米索前列醇联合用药或米索前列醇单独给药（表 18-7）。联合用药终止妊娠时间更短（Kapp，2007；Ngoc，2011）。联合用药时，再加用吸水性宫颈扩张器，分娩时间更快（Mazouni，2009；Vincienne，2017）。米索前列醇经阴道或舌下给药，效果好于口服（Dickinson，2014）。不必预防性使用抗生素，但是整个分娩过程应该密切监控是否有感染发生（Achilles，2011）。

另一种药物 PGE₂ 与米索前列醇有类似的功效和副作用(Jain,1994;Jansen,2008)。同时给予止吐药如甲氧氯普胺(胃复安)、退热药如对乙酰氨基酚和止泻药如苯乙哌啶/阿托品(止泻宁)将有助于预防或治疗症状。地诺前列酮(欣普贝生)是美国市面可用的 PGE₂ 药物,但其价格较贵,室温下药理学稳定性差,不及米索前列醇更具吸引力。

大剂量静脉注射催产素,中孕期引产率达 80%~90%(表 18-7)。相比之下,米索前列醇引产成功率更高,分娩时间更短(Alavi,2013)。

乳酸依沙吖啶(利凡诺)使用更少,它是一种有机杀菌防腐剂,能激活子宫肌层肥大细胞释放前列腺素(Olund,1980)。与米索前列醇相比,分娩时间更长,并发症发生率更高(Boza,2008)。

■ 胎儿和胎盘评估

D&E 或药物引产从临床和心理上都适用于中孕期。因此可以根据患者的需求和临床适应证来选择方案(Burgoine,2005;Kerns,2012)。分娩后,患者可能会希望看看和抱抱婴儿,也可能完全不愿意(Sloan,2008)。

第 35 章中介绍了如何评估死胎。一种方法就是尸检,这对于中孕期流产或因为异常终止妊娠的胎儿具有价值。例如,在一项对 486 例各个年龄段中孕期流产的研究发现,胎儿畸形占 13%(Joo,2009)。另外,正常的胎儿中,1/3 在流产前已有绒毛膜羊膜炎(Allanson,2010)。而根据 Srinivas 等(2008)的报告,95% 中孕期流产的胎盘都是异常的。其他的异常有胎盘血栓形成和梗死。

无论手术或药物引产,尸检都可以提供信息,但是 D&E 后的胎儿被分成多个碎片,比完整的胎儿提供的信息要少(Gawron,2013;Lal,2014)。无论哪种方法引产后都可以取样进行核型分析(Bernick,1998)。

选择性流产的结局

在美国,合法的人工流产死亡率很低,2008~2012 年,平均 10 万次操作死亡人数<1。早期人工流产更加安全。例如,Zane 等(2015)发现,孕 8 周或以内,每 10 万次人工流产死亡 0.3 例;孕 14~17 周时,死亡 2.5

例;超过 18 周,死亡人数达 6.7 例。正如 Raymond 和 Grimes(2012)所强调的,随着妊娠周数增加,死亡率增加了 14 倍。

关于流产对妇女整体健康和随后妊娠结局的影响,能获得的资料有限。根据研究,没有证据显示流产后女性有过度的精神障碍(Biggs,2017;Munk-Olsen,2011)。虽然流产后不育或异位妊娠发病率并未增加,但是流产对之后生殖健康影响的数据还是太少。有流产后感染的患者是例外,特别是沙眼衣原体感染。有几项研究提示了再次妊娠不良结局,手术清宫后再次妊娠早产率增加 1.5 倍(Lemmers,2016;Makhlouf,2014;Saccone,2016)。这种风险与之前流产次数相关(Hardy,2013;Klemetti,2012)。无论药物或手术流产/引产,之后再次妊娠的结局类似(Männistö,2013;Virk,2007)。

流产后避孕

早期妊娠发生自然流产或选择性终止妊娠,无论药物或手术流产,最早可在流产后 8 天出现排卵,但平均恢复时间为 3 周(Lahteenmaki,1978;Stoddard,2011)。因此,除非希望立刻再次怀孕,否则应在流产后立即进行有效避孕,避免意外怀孕,2011 年美国意外怀孕率高达 45%(Finer,2016)。根据第 38 章介绍的适应证,手术或药物流产完成后的患者可以选择放置宫内节育器(Bednarek,2011;Korjamo,2017)。这时也可以用激素类避孕药(Curtis,2016)。

希望再次怀孕的女性,也不用推迟受孕。Wong 等(2015)发现,早期妊娠自然流产的女性,流产后 3 个月内再次妊娠的活产率与间隔时间更长的女性类似。用流产后 6 个月作为界限进行比较,也有相似的结果(Kangatharan,2017;Love,2010)。

(陈颖 翻译　张建平 审校)

参考文献

异位妊娠

> 未破裂的宫外妊娠一旦确诊,应立即通过剖腹手术去除。因为破裂随时有可能发生,而患者在获得手术治疗之前可能已死于出血。
>
> ——J. 惠特里奇·威廉姆斯(1903)

正常情况下,经过受精和输卵管转运,胚泡种植于宫腔的子宫内膜层。胚泡种植于除此之外的任何部位即被称为异位妊娠。在美国孕早期异位妊娠发病率为 0.5%~1.5%(Hoover,2011;Stulberg,2014),占妊娠相关死亡人数的 3%(Creanga,,2017)。幸运的是,通过尿液及血清 β-人绒毛膜促性腺激素(beta-human chorionic gonadotropin,β-hCG)检测和经阴道超声检查可以对异位妊娠进行更早期诊断,使得孕妇的存活率升高,保留生殖功能的机会亦增加。

输卵管妊娠

■ 分类

接近 95% 的异位妊娠种植于输卵管的各个部位。

这些部位参见第 2 章(图 2-14)。输卵管妊娠最常见的部位是壶腹部(70%),其次是峡部(12%)、伞部(11%)和间质部(2%)(Bouyer,2002)。其余 5% 的非输卵管异位妊娠部位为卵巢、腹腔、宫颈或之前的剖宫产瘢痕处。偶尔会有多胎妊娠出现一胎正常着床而另一胎异位妊娠共存的情况。这些异位妊娠的自然发病率接近 1/30 000(Reece,1983)。然而,使用辅助生殖技术(assisted reproductive technologies,ART)后,其发病率变为 9/10 000(Perkins,2015)。输卵管同侧或双侧多胎妊娠较为罕见(Eze,2012;Goswami,2015)。

如果 D 抗原阴性的女性发生异位妊娠,且对 D 抗原未致敏者,无论种植部位在何处,均应予 IgG 抗 D 免疫球蛋白注射(ACOG,2017)。在孕早期,50μg 或 300μg 的剂量较为合适,而 300μg 的标准剂量适用于中晚孕期(第 15 章)。

■ 危险因素

输卵管结构异常是引发输卵管异位妊娠的主要原因,其中之前接受过输卵管妊娠手术、输卵管再通手术或输卵管绝育术者风险最高。既往有异位妊娠史的患者,其再次发生异位妊娠的风险会增大至 5 倍(Bhattacharya,2012)。另一个因素是先前患有性传播疾病或其他输卵管感染,其正常的输卵管结构会发生扭曲。具体来说,患有输卵管炎的女性随后发生异位妊娠概率为 9%(Westrom,1992)。输卵管炎、阑尾炎或子宫内膜异位症后的输卵管粘连也会增加异位妊娠的可能性。还有一种情况是结节性输卵管峡部炎,即上皮细胞呈憩室样向肥厚肌层内伸展(Bolaji,2015)。最后,先天性输卵管异常容易诱发异位妊娠,尤其是继发于宫内己烯雌酚暴露的先天性输卵管异常(Hoover,2011)。

不孕症及使用 ART 与异位妊娠风险的实际增加

有关(Clayton,2006)。2001~2011年间,在美国接受ART的患者中异位妊娠发生率为1.6%(Perkins,2015)。而"非经典"着床(宫角、腹腔内、宫颈、卵巢和异位双胎妊娠)很可能是由ART引起。尽管其潜在的机制尚不明确,但吸烟也是公认的危险因素之一(Hyland,2015)。随着各种避孕工具使用后妊娠数量的减少,异位妊娠的绝对数亦降低。然而,由于一些避孕方法失败,异位妊娠的相对数量却增加了。例如,输卵管绝育术、带铜和释放孕激素的宫内节育器(intrauterine device,IUD)及仅含孕激素的避孕药(第38章)。

■ 进展与潜在结果

发生输卵管妊娠时,由于输卵管壁缺少黏膜下层,受精卵会迅速穿透上皮层,植入肌壁间,并随着滋养层细胞的快速增殖侵入相邻肌层。在发生异位妊娠时胚胎或胎儿经常缺失或发育不良。

异位妊娠的结局包括输卵管妊娠破裂、输卵管妊娠流产或输卵管妊娠胚胎停止发育并吸收。随着输卵管妊娠破裂,侵入并膨大的胚胎及其引起的出血可以撕裂输卵管内的任何部位(图19-1)。输卵管异位妊娠破裂通常是自发的,但偶尔也会由性交或阴道检查引发。

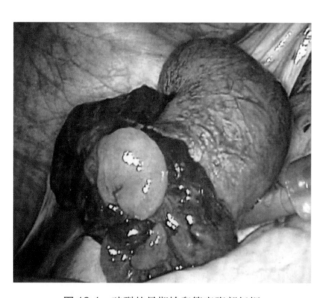

图19-1 破裂的早期输卵管壶腹部妊娠
(资料来源:Dr. Togas Tulandi.)

此外,妊娠可能发生在输卵管远端。输卵管流产率部分取决于最初的植入部位,而远端植入较为有利。随着出血停止,症状也最终消失。但只要输卵管内有妊娠产物,出血就会持续。血液从输卵管伞部缓慢流入腹腔,通常会积聚在直肠子宫陷凹内。如果输卵管伞端闭锁,血液不能流入盆腔而会积聚在输卵管内,形成输卵管血肿或输卵管周围血肿。流产胚胎植入腹膜表层、形成继发性腹腔妊娠的情况并不常见,在后续内容中会对此进一步论述。

最后,有未知数量的异位妊娠会自发停止发育并被吸收。随着高敏感β-hCG检测的出现,可以对此进行更有规律地随诊。

上述"急性"异位妊娠与"慢性"异位妊娠之间的区别如下:急性异位妊娠更为常见,其血清β-hCG水平较高并且增长迅速,需要及时就医诊断,而且有较高的输卵管破裂风险(Barnhart,2003c)。而慢性异位妊娠,因异常滋养层细胞死亡较早,其静态血清β-hCG水平表现为阴性或较低(Brennan,2000)。慢性异位妊娠通常破裂较晚,一旦发生常会形成复杂的盆腔包块,这往往也是导致诊断性手术的原因(Cole,1982;Uğur,1996)。

■ 临床表现

目前结合患者较早期的表现及更为精准的诊断技术,通常能在异位妊娠破裂之前即给予确诊。在这些病例中,异位妊娠的症状和体征往往很轻微,有时甚至没有。而患者也没有怀疑自己发生了输卵管妊娠,并以为这是正常的早期妊娠或是流产。

随着后续诊断会出现经典的三联征:月经推迟、疼痛、阴道流血或点滴出血。一旦输卵管破裂,患者通常会出现急剧、刺痛或撕裂样的严重下腹部和骨盆疼痛。腹部触诊有压痛,盆腔双合诊尤其触动宫颈时,会引起剧烈疼痛。当血液积聚在直肠子宫陷凹,可触及阴道后穹窿膨出,或在子宫一侧触及柔软的盆腔包块。由于激素刺激,子宫也可能会略微增大。当腹腔积血较多时,约50%患者可出现以颈部或肩部疼痛为特点的膈肌刺激症状,尤其在吸气时更明显。

60%~80%输卵管妊娠的患者会出现不规则阴道出血,可呈点滴状。虽然大量阴道出血提示不全流产的发生,但输卵管妊娠偶可见大量阴道出血。此外,输卵管妊娠也可导致严重的腹腔内出血。中度出血的反应包括生命体征无变化,血压轻微升高,或血管迷走神经反射引起的心动过缓和低血压。只有当出血持续并且血容量明显不足时,才会出现血压下降、脉搏加快。当血管舒缩障碍进一步发展时会引起眩晕甚至晕厥。

在大量出血后,血红蛋白或红细胞比容可能最初仅显示略微降低。因此,在急性出血后,相比初始阶段,数小时内血红蛋白或红细胞比容水平的趋势性下降,对于判断失血更有价值。约一半发生异位妊娠破裂的患者白细胞计数有不同程度升高,最高可达30 000/μL。

蜕膜是受激素影响为妊娠做准备的子宫内膜。发生异位妊娠时,子宫内膜转变为蜕膜的程度不同。因此,除了出血,还可以通过蜕膜管型诊断输卵管异位妊娠。图 19-2 为整个脱落的子宫内膜,呈现出子宫内膜腔的形态。重要的是,宫内妊娠流产时也可能产生蜕膜。因此,首先需要对相关组织进行仔细的外观评估,然后再确认组织学上的妊娠证据。如果未发现清晰的妊娠囊,或在蜕膜管型中未发现绒毛组织,那么仍应考虑异位妊娠的可能性。

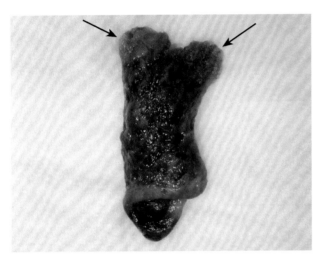

图 19-2　输卵管异位妊娠患者的子宫蜕膜管型。蜕膜管型反映了子宫内膜腔的形状,每个箭头分别标记了宫角部的蜕膜部分

■ 综合诊断

在腹痛的鉴别诊断中很多情况与妊娠有关。疼痛可能源于子宫疾病,如流产、感染、退化或增大的平滑肌瘤,或圆韧带疼痛。附件疾病可能包括异位妊娠,出血性、破裂性或扭转性卵巢包块,输卵管炎或输卵管卵巢脓肿。最后,阑尾炎、膀胱炎、肾结石和胃肠炎是引起妊娠早期下腹痛的更为常见非妇产科原因。

前面已经提到了多种识别异位妊娠的流程,大多包含下列关键部分:体格检查、经阴道超声检查(transvaginal sonography)、血清 β-hCG 水平检测(包括初始值及随后的上升或下降趋势),以及诊断性手术(包括刮宫术、腹腔镜),偶尔还会采用剖腹探查术(图 19-3)。这些流程仅适用于血流动力学稳定的患者,对于推测发生破裂的患者应立即进行外科手术治疗。对于疑似但尚未破裂的异位妊娠,所有的诊断策略都要权衡利弊。最大限度地检测异位妊娠的策略可能导致正常的宫内妊娠的终止。相反,降低正常妊娠干预,又会延误对异位妊娠的诊断。还需顾及患者对妊娠的期望程

度,这也会对利弊的权衡产生影响。

β-人绒毛膜促性腺激素

快速而准确地诊断妊娠是鉴别异位妊娠的关键。目前的妊娠诊断使用酶联免疫吸附试验(enzyme-linked immunosorbent assay,ELISA)来检测 hCG 的 β 亚单位。使用该方法,尿液检测的下限值为 20 ~ 25mIU/mL,血液检测为 ≤5mIU/mL(Greene,2015)。

妊娠检测结果为阳性但伴随出血或疼痛,通常先通过经阴道超声检查来确定妊娠部位。如果在子宫或附件中识别出卵黄囊、胚胎或胎儿,则可以确诊。然而,在许多情况下,经阴道超声检查无法确诊,不能排除输卵管妊娠的可能性。在既未发现宫内妊娠也未发现宫外妊娠的情况下,会使用术语"未知部位妊娠(pregnancy of unknown location,PUL)",直至其他临床信息能够确定妊娠部位。

检测水平高于鉴别区间　一些研究者给出了鉴别性的 β-hCG 水平区间,超过该区间且未见子宫妊娠,则表明宫内妊娠胚胎死亡或异位妊娠(Barnhart,1994)。有些研究机构将 β-hCG 鉴别阈值设定为 ≥1 500mIU/mL,而另一些机构则设定为 ≥2 000mIU/mL。Connolly 等(2013)建议使用更高的阈值。他们指出,在鉴别阈值>3 510mIU/mL 的情况下,99% 的存活的宫内妊娠可见孕囊。

如果初始 β-hCG 水平高于设定的鉴别阈值,并且经阴道超声未发现宫内妊娠的证据,则需关注是否为异位妊娠。在大多数情况下,诊断范围会缩小为宫内妊娠失败、近期完全流产或异位妊娠,而早期多胎妊娠亦有可能。如果没有明确证据表明是异位妊娠,则应进行连续的 β-hCG 水平检测,并间隔 48 小时后再次检测。这可避免不必要的甲氨蝶呤(methotrexate,MTX)使用,以免危害早期的正常多胎妊娠。刮宫术是辨别异位妊娠与宫内妊娠失败的另一种选择。重要的是,患者自身的因素也会极大地影响这些决策。

检测水平低于鉴别区间　如果初始 β-hCG 水平低于设定的鉴别阈值,则经阴道超声通常无法从技术上辨别出妊娠部位。对于未知部位妊娠,连续的 β-hCG 水平检测可以识别宫内妊娠生长或失败。如果 β-hCG 水平上升或下降超出了预期的参数范围,应增加对异位妊娠的考虑。因此,对于疑似异位妊娠,但初始 β-hCG 水平低于鉴别阈值的女性,可在 2 天后再进一步评估。检测 β-hCG 水平的变化趋势有助有辅助诊断。

据 Barnhart 等(2004b)报告:按宫内妊娠的早期正常生长,48 小时 β-hCG 最少会上升 53%,24 小时最少会上升 24%。而 Seeber 等(2006)在正常的宫内妊娠中发现了更低的 β-hCG 增高率,48 小时最少会上升

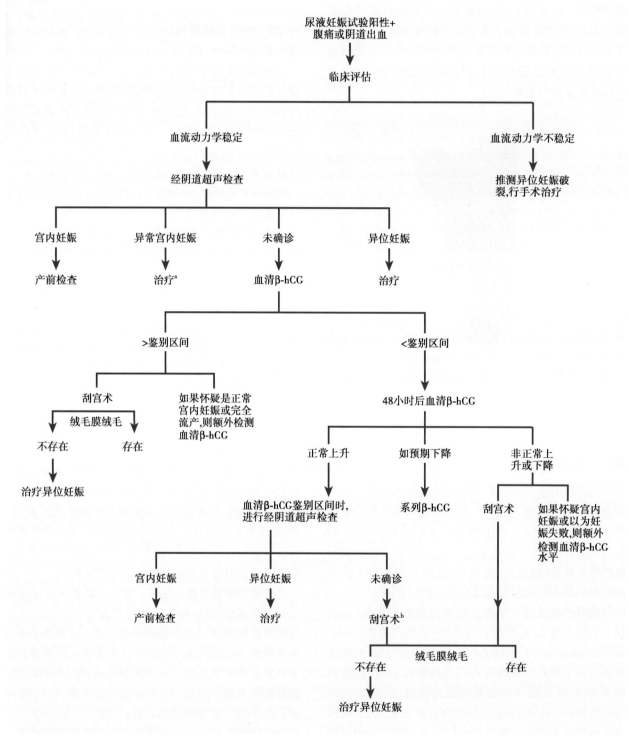

图 19-3　对疑似异位妊娠的评估流程([a] 选择期待治疗、刮宫术或药物治疗较为合适。[b] 如果怀疑是正常的宫内妊娠,可考虑重复检测 β-hCG 水平。β-hCG,β-人绒毛膜促性腺激素)

35%。多胎妊娠的预期上升比率大致相同（Chung，2006）。尽管有这些指导方针，Silva 等（2006）提示，1/3 的异位妊娠患者，48 小时 β-hCG 检测值会上升53%。他们还进一步指出，没有哪种单一变化模式可作为异位妊娠的特征，约一半的异位妊娠显示 β-hCG 水平下降，而另一半呈上升趋势。而且，β-hCG 水平下降的异位妊娠仍可能发生破裂。

宫内妊娠失败时，同样可以预估出 β-hCG 水平的模式化下降比率。自然流产后，48 小时 β-hCG 水平会下降 21%~35%，7 天后下降 68%~84%。值得注意的是，这些数值变化范围显示：如果初始 β-hCG 水平越高，则下降的百分比越大（Barnhart，2004a）。通过分析未知部位妊娠，Butts 等（2013）发现，初始 hCG 水平为 250~5 000mIU/mL 的患者，有相当大的比率于 48 小时下降 35%~50%，并于 7 天后下降 66%~87%。

如果妊娠时没有发现预期的 β-hCG 水平上升或下降，则需要借助额外的 β-hCG 水平来区分宫内妊娠胚胎死亡和异位妊娠（Zee，2014）。需要衡量再次延迟与发生破裂的风险，可以选择刮宫术，因为在正常妊娠终止时可以更快地提供诊断。刮宫前，再次经阴道超声检查可能提供有助于判断的新信息。

血清孕酮

在少数情况下，可以通过单次血清孕酮测定协助明确诊断（Stovall，1989，1992）。测定值超过 25ng/mL 可排除异位妊娠，其敏感性为 92%（Lipscomb，1999a；Pisarska，1998）。而当血清孕酮测定值<5ng/mL 时，只有 0.3% 为正常进展的宫内妊娠（Mol，1998；Verhaegen，2012）。因此，血清孕酮测定值<5ng/mL 提示宫内妊娠停育或异位妊娠。因为在大多数异位妊娠中，孕酮水平为 10~25ng/mL，所以这种方法的临床应用有限。需要注意的是，通过 ART 实现的妊娠，可能导致孕酮测定值高于通常的孕酮水平（Perkins，2000）。

经阴道超声检查

子宫内膜表现 对于疑似异位妊娠的患者，可以进行经阴道超声检查来鉴别宫内妊娠和异位妊娠。在孕 4.5~5 周可见孕囊，孕 5~6 周可见卵黄囊，孕 5.5~6 周时会首次检测到胎心搏动（图 9-3）。经腹部超声检查的阳性发现晚于上述时间。

相反，三层的子宫内膜结构可以诊断异位妊娠（图 19-4），其特异性为 94%，但敏感性仅为 38%（Hammoud，2005）。此外，Moschos 和 Twickler（2008b）对未知部位妊娠患者检查显示，正常的宫内妊娠不会出现子宫内膜厚度<8mm 的情况。

无回声积液通常可提示早期宫内孕囊，也可见于异位妊娠，包括假孕囊和蜕膜囊肿。首先，假孕囊为子

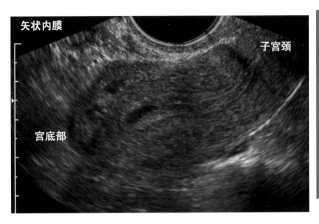

图 19-4　子宫内膜腔内假孕囊的经阴道超声检查图像。其空腔形态和中央位置有无声积液的特征。而在积液的远端，子宫内膜纹呈三层模式，常见于异位妊娠
（资料来源：Gala RB：Ectopic pregnancy. In Hoffman BL，Schorge JO，Bradshaw KD，et al：Williams Gynecology，3rd ed. New York，McGraw-Hill Education；2016. 图像提供者：Dr. Elysia Moschos. ）

宫内膜层之间的积液，并符合空腔形状（图 19-4）。如果发现假孕囊，则异位妊娠的风险增加（Hill，1990；Nyberg，1987）。其次，蜕膜囊肿是子宫内膜内但远离腺管区的无回声区，常位于子宫内膜-子宫肌层边缘。Ackerman 等（1993b）认为其为早期蜕膜崩解脱落物形成。

假孕囊和蜕膜囊肿与宫内妊娠的蜕膜内征形成了鲜明对比。与后者相比较，前两者的早期孕囊为位于子宫内膜层内、偏离中心位置的无回声囊（（Dashefsky，1988）。美国妇产科医师学会（2016）建议，在没有发现明确的卵黄囊或胚胎时，诊断宫内妊娠需谨慎。

附件表现 异位妊娠的超声诊断基于可见的与卵巢分离的附件包块（图 19-5）。如果能够观察到输卵管和卵巢，并能识别出位于子宫外的卵黄囊、胚胎或胎儿，即可确诊异位妊娠。在其他情况下，可见一围绕着无回声囊的高回声环或输卵管环（Nadim，2017）。另外，不均质附件包块通常由异位孕囊出血而引起。总体而言，约 60% 的异位妊娠表现为邻近卵巢的不均质包块；20% 表现为高回声环；13% 具有明显的含有胚芽的孕囊（Condous，2005）。重要的是，并非所有的附件包块都是异位妊娠，必须结合超声检查与其他临床表现来进行诊断。

通过经阴道彩色多普勒超声，可以观察到复杂附件包块边缘的胎盘血流，即"火焰环"。虽然这可以协助诊断，但黄体囊肿时也能观察到这一现象，如何鉴别非常具有挑战性。

腹腔积血 受腹腔积血影响的女性，通常可用超

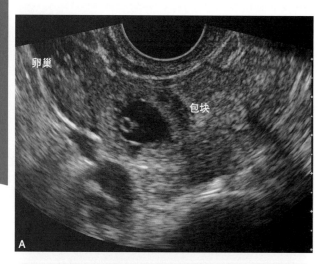

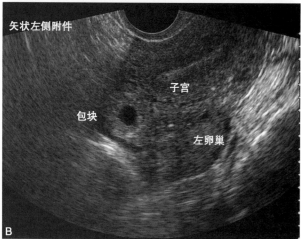

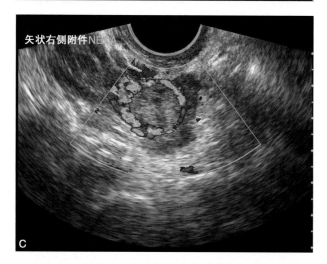

图 19-5 异位输卵管妊娠的各种经阴道超声检查表现。超声诊断时,在与卵巢分离的附件中应可见异位包块,可以表现为:卵黄囊(如此图所示)和/或胚芽,在宫外的囊内有或无心脏搏动(A);宫外的空囊,带有高回声环(B),或不均质的附件包块(C)。在图 C 中,彩色多普勒超声显示一个典型的"火焰环",它反映了异位妊娠时典型的血管增多

声检查来识别,也可以通过后穹窿穿刺进行评估(图 19-6)。通过超声可观察到无回声或低回声液体最初积聚在直肠子宫陷凹,充满盆腔后可包绕子宫周围。经阴道超声检查可发现少至 50mL 的直肠子宫陷凹积血,经腹超声可用以协助评估积血的程度。然而需要注意少量腹腔积液的存在属于正常生理现象。在腹腔内大量出血的情况下,血液会随着结肠周围的间隙流至肝脏旁的莫里森袋,而在积液量少于 400~700mL 时无法观察到莫里森袋中的游离积液(Branney,1995;Rodgerson,2001;Rose,2004)。腹腔积液结合附件包块对于异位妊娠的诊断有较高的预测价值(Nyberg,1991)。来自卵巢癌或其他癌症的腹水也有相似表现,需要注意鉴别。

后穹窿穿刺术是过去常用的一项简单技术,即用宫颈钳钳夹宫颈向外且向上牵拉,用 18 号长针穿透阴道后穹窿进入直肠子宫陷凹。如果存在积液,即可穿刺抽吸出液体,当抽吸液体失败时,可以考虑为穿刺不满意。若穿刺出含有陈旧性血块或不凝血液时可诊断腹腔积血。相反,如果血液样本凝结,可能穿刺入邻近的血管或轻度出血的异位妊娠。但是一些研究对这项有创检查的实用性提出了质疑,同时指出这项技术现已基本被经阴道超声检查取代(Glezerman,1992;Vermesh,1990)。

子宫内膜取样

发生异位妊娠时子宫内膜可呈现多种变化,但均缺乏共存的滋养层细胞。在检测样本中,42%表现为蜕膜反应,22%表现为分泌期子宫内膜,12%表现为增生期子宫内膜(Lopez,1994)。有研究者建议在给予 MTX 治疗前通过刮宫术确认不存在滋养层细胞组织(Chung,2011;Shaunik,2011)。亦有研究者发现,如果不能从组织学上排除自然流产,高达 40%的异位妊娠诊断有误。尽管如此,还需要权衡刮宫术风险与 MTX 对母体损伤之间的利弊。

有研究尝试采用 Pipelle 导管对子宫内膜进行活检,观察其是否可替代刮宫术,相对于刮宫术,其效果较差(Barnhart,2003b;Ries,2000)。通过对比,采用刮宫术所得组织的冷冻切片确定妊娠产物的准确率超过 90%(Barak,2005;Li,2014b)。

腹腔镜检查

通过腹腔镜直视输卵管和盆腔,可为大多数怀疑异位妊娠的患者提供可靠的诊断。这也是开腹手术的过渡阶段。

■ 药物治疗

方案的选择

传统的药物治疗方案会选择使用抗代谢药物

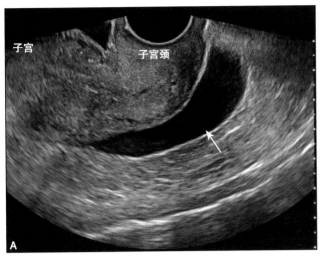
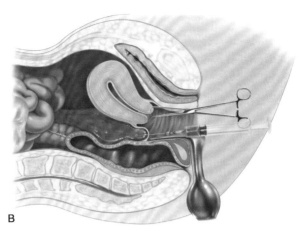

图 19-6　鉴别腹腔积血的方法。A. 对直肠子宫陷凹中的无回声积液（箭头）进行经阴道超声检查。B. 后穹窿穿刺术：用宫颈钳向上牵拉宫颈时，将 16~18 号脊髓穿刺针连接注射器，经阴道后穹窿穿刺进入直肠子宫陷凹（图 B 资料来源：Gala RB：Ectopic pregnancy. In Hoffman BL, Schorge JO, Bradshaw KD, et al：Williams Gynecology, 3rd ed. New York, McGraw-Hill Education, 2016.）

MTX。它是叶酸拮抗剂，可与二氢叶酸还原酶紧密结合，阻止二氢叶酸还原成有生理活性的四氢叶酸，从而使嘌呤与嘧啶的重新合成停止，导致 DNA、RNA 和蛋白质的合成受到抑制。因此，MTX 能有效抑制快速增殖的组织，如滋养层细胞。总体而言，用其治疗异位输卵管妊娠的成功率约为 90%。然而，其缺点是可能会损伤骨髓、胃肠道黏膜和呼吸道上皮。它对肝细胞有直接毒性可经肾脏代谢。MTX 也是一种强力的致畸剂，MTX 胚胎病的显著特征为颅面部和骨骼异常及胎儿生长受限（Nurmohamed, 2011）。此外，MTX 会代谢至母乳中，从而在新生儿体内蓄积并干扰其细胞代谢（American Academy of Pediatrics, 2001; Briggs, 2015）。基于上述发现，表 19-1 中列出了相关的禁忌证和治疗前应进行的实验室检查。

表 19-1　异位妊娠的药物治疗方案

	单次给药	多次给药
剂量	给药 1 次，必要时重复	两种药物最多给药 4 次，直到血清 β-hCG 下降 15%
用药剂量		
甲氨蝶呤	50mg/m²×BSA（第 1 天）	1mg/kg，第 1 天、第 3 天、第 5 天、第 7 天
亚叶酸钙	不应用	0.1mg/kg，第 2 天、第 4 天、第 6 天、第 8 天
血清 β-hCG 水平	第 1 天（基线），第 4 天、第 7 天	第 1 天（基线），第 3 天、第 5 天、第 7 天
额外给药的指标	如果从第 4~7 天，血清 β-hCG 下降不到 15% 每周监测下降不到 15%	如果血清 β-hCG 水平下降<15%，则额外给药；48 小时后重复检测血清 β-hCG，并与前值进行比较；最多给药 4 次
监测	一旦下降值达到 15%，则每周监测血清 β-hCG 水平，直至检测不出	
甲氨蝶呤禁忌证		
对甲氨蝶呤敏感	宫内妊娠	免疫缺陷
输卵管破裂	消化性溃疡病	肝、肾或血液功能障碍
哺乳	活动性肺病	

资料来源：American Society for Reproductive Medicine, 2013.
BSA，体表面积；β-hCG，β-人绒毛膜促性腺激素。

在预防措施中,由于 MTX 主要与白蛋白结合,利用如苯妥英、四环素、水杨酸类和磺胺类等药物替代 MTX 可以提高 MTX 血清药物浓度。此外,非甾体抗炎药如阿司匹林、丙磺舒或青霉素可能会削弱 MTX 的肾清除率(Stika,2012)。同时含有叶酸的维生素亦会降低 MTX 的疗效。

鉴于其方便及有效性,MTX 肌内注射是应用最广泛的异位妊娠药物治疗方式,可分为单次给药和多次给药的不同方案(表 19-1)。甲酰四氢叶酸是亚叶酸,具有与叶酸相同的活性,可在治疗早期给予甲酰四氢叶酸来减轻 MTX 对骨髓抑制的毒性。因此,在多次给药方案中应同时给予甲酰四氢叶酸,因其合成的嘌呤和嘧啶可以减轻或逆转 MTX 的副作用。

在比较这两种方案时,需要反复权衡利弊后决定。单次给药方案较多次给药方案更为简单、费用较低,治疗后监测亦较简单,并且不需要甲酰四氢叶酸减轻或逆转 MTX 的副作用;但部分研究报告提示多次给药方案的成功率较单次给药方案更高(Alleyassin,2006;Barnhart,2003a;Lipscomb,2005)。在帕克兰医院为 MTX 单次给药方案。

患者的选择

药物治疗的最佳适应证为:患者无症状、要求药物治疗且依从性好。可预测药物治疗成功率较高的因素包括:初始血清 β-hCG 水平较低、异位妊娠包块较小及无胎心搏动。其中,血清 β-hCG 水平是单次给药 MTX 治疗成功与否的最佳独立预测指标。据报告,治疗前初始血清 β-hCG 浓度<1 000mIU/mL 时,治疗失败率为 1.5%;初始血清 β-hCG 浓度为 1 000~2 000mIU/mL 时,治疗失败率为 5.6%;初始血清 β-hCG 浓度为 2 000~5 000mIU/mL 时,治疗失败率为 3.8%;当初始血清 β-hCG 浓度为 5 000~10 000mIU/mL 时,治疗失败率为 14.3%(Menon,2007)。但初始血清 β-hCG 浓度并不能有效确定药物治疗成功所需的给药剂量(Nowak-Markwitz,2009)。

许多早期研究将"大包块"作为药物治疗的排除标准,虽然这些数据不够精确。据 Lipscomb 等(1998)报告,当异位妊娠包块<3.5cm 时,MTX 单次给药的治疗成功率为 93%;而异位妊娠包块>3.5cm 时,治疗成功率为 87%~90%。最后,如果胎心搏动可见,治疗失败率会增加,这种情况下药物治疗的成功率为 87%。

治疗的副作用

与药物治疗副作用相关的实验室指标和临床症状变化不大,但是偶尔会发生很严重的毒性反应。Kooi 和 Kock(1992)回顾分析了 16 项研究后指出,停用 MTX 后,其副作用在 3~4 天全部消失,最常见的副作用有:肝功能受损(12%),口腔炎(6%)和胃肠炎(1%),有 1 例患者发生了骨髓抑制。但幸运的是,MTX 治疗并未减弱卵巢储备功能(Boots,2016;Uyar,2013)。此外,在针对适应证进行 MTX 治疗后的最初 6 个月内怀孕,不会使流产率上升或胎儿畸形和生长受限的比率增多(Svirsky,2009)。

重要的一点,首次接受 MTX 治疗的患者中 65%~75% 在治疗后最初几天内出现疼痛加剧。这表明异位妊娠胚囊正在从输卵管壁分离,而"分离痛"通常较轻微,可以通过镇痛药物缓解。Lipscomb 等(1999b)研究的一组接受 MTX 治疗的 258 例患者中,约 20% 出现严重疼痛需要到诊所或急诊室就诊。最后,这 53 例患者中有 10 例接受了手术探查。换言之,20% 接受 MTX 单次给药的患者会有明显的疼痛,而这其中有 20% 需要进行腹腔镜检查。

疗效的监测

如表 19-1 所示,单次给药治疗需要在首次注射后的第 4 天和第 7 天重复监测血清 β-hCG 水平。MTX 单次给药后,血清 β-hCG 水平在前 4 天内可能会上升或下降,之后逐渐下降。如果在第 4~7 天之间其下降幅度未超过 15%,则需要第二次给药。在接受单次给药治疗的患者中,有 15%~20% 需要再次给药(Cohen,2014a;Kirk,2007)。

MTX 多次给药治疗时,每隔 48 小时需测定血清 β-hCG 水平,直至下降超过 15%。如有需要,1 例患者最多可以给药 4 次(Stovall,1991)。

在任一给药方案中,一旦 β-hCG 下降水平达到目标,则每周测定 1 次血清 β-hCG,直至无法测出。首选于门诊监测,但若患者病情不稳定或依从性较差,应住院监测。Lipscomb 等(1998)使用 MTX 单次给药成功治愈 287 例异位妊娠患者,发现其血清 β-hCG 水平下降至 15mIU/mL 以下的平均时间为 34 天,最长达 109 天。

如果血清 β-hCG 水平停滞不降或上升,又或出现输卵管破裂时,判断为治疗失败。需要引起注意的是,即使血清 β-hCG 水平下降也可能发生输卵管破裂。Lipscomb 等(1998)认为平均的破裂时间为用药后 14 天,但有 1 例患者在接受 MTX 单次给药治疗后 32 天才发生输卵管破裂。

从一项荟萃分析可知,MTX 治疗的总体成功率为 89%。多次给药组的成功率为 92.7%,而单次给药组的成功率为 88.1%(Barnhart,2003a)。尽管存在差异,单次给药治疗因其简单方便而更为常用。

■ 手术治疗

有研究曾将剖腹手术与腹腔镜手术在治疗异位妊

娠方面进行了对比（Lundoff，1991；Murphy，1992；Vermesh，1989），发现应用此二者治疗后，输卵管通畅性和后续的宫内妊娠数没有明显差异。因此，除非患者血流动力学不稳定，腹腔镜是手术治疗异位妊娠的首选。随着经验的积累，从前需要剖腹手术治疗的患者，如输卵管妊娠破裂伴腹腔积血，现在也可以安全地应用腹腔镜治疗（Cohen，2013；Sagiv，2001）。也就是说，血容量低的患者在选择微创手术时，还必须考虑与腹腔镜手术气腹相关的静脉回流和心输出量降低。

手术前还需要考虑患者的生育要求。对于希望永久绝育的患者，在对受影响的输卵管进行输卵管切除术的同时，可以结扎或切除未受影响的输卵管。

异位妊娠有两种手术方法可供选择：输卵管造口术或输卵管切除术。有两项多中心、随机对照研究，将对侧输卵管正常的患者接受这两种腹腔镜手术的结果进行了比较。欧洲异位妊娠手术学组随机研究了 231 例接受输卵管切除术的患者和 215 例接受输卵管造口术的患者，发现手术后自然受孕的持续妊娠率在两组之间没有显著差异，分别为 56% 和 61%（Mol，2014）。同样，在 DEMETER 试验中 2 年后的子宫妊娠率在两组之间也没有差异，分别为 64% 和 70%（Fernandez，2013）。对于对侧输卵管出现异常的患者，输卵管造口术是保留生育能力的保守手术选择。

输卵管造口术

该手术适用于清除未破裂的小妊娠灶。在孕囊上方的输卵管系膜面做一长约 10～15mm 的线形切口。妊娠产物通常可以从切口处挤出，仔细剥除或通过高压冲洗以更彻底清除滋养细胞组织（Al-Sunaidi，2007）。小的出血部位可通过针状电极电凝止血，切口不需缝合即可自行愈合。血清 β-hCG 水平可以用来监测患者对药物和手术治疗的疗效。线形输卵管造口术后，血清 β-hCG 水平会在几天内迅速下降，然后逐步减缓，平均消退时间约为 20 天。

输卵管切开术如今已很少使用，除了缝合切口用延迟可吸收线缝合外，其与输卵管造口术本质上步骤相同。据 Tulandi 和 Guralnick（1991）报告，切口有无缝合的预后无差别，而腹腔镜缝合却会延长手术时间。

输卵管切除术

破裂和未破裂的异位妊娠都适用于输卵管切除术。为减少罕见的输卵管残端复发性妊娠，建议完全切除输卵管。通过腹腔镜技术，将受影响的输卵管提起并用无损伤抓钳固定（Thompson，2016），将双极抓钳置于子宫与输卵管连接处的输卵管上，电凝后切断输卵管。然后将双极抓钳移至输卵管系膜最近端处，同样电凝后切除电凝组织。持续这一过程，从输卵管系

膜的最近端至输卵管壶腹末端。或可以用内镜圈套器套扎输卵管以中断输卵管系膜底层的血液供应。放置两个连续的圈套器后，用剪刀在结扎线的远端将输卵管剪断。剖腹手术中的输卵管切除术详见第 39 章。

输卵管异位妊娠灶大多小而柔韧。因此，可以使用抓钳将其抓牢，然后拉至附属套管中。较大的输卵管异位妊娠灶可以置于内镜袋中，以防破裂，接着通过腹腔镜穿刺部位将其移除。重要的一点，为了去除所有的滋养细胞组织，应冲洗盆腔和腹腔并将血液和组织碎片抽吸干净。盆腹腔冲洗期时，将患者从头低臀高卧位到头高臀低卧位进行缓慢地整体移动，有助于清除游离组织和液体。而这些组织及液体应从腹腔吸尽。

持续性滋养叶细胞存在

手术后，血清 β-hCG 水平通常会迅速下降，在第 12 天时约为术前的 10%（Hajenius，1995；Vermesh，1988）。输卵管切除术后很少出现滋养叶细胞持续性存在，但输卵管造口术后其出现率为 5%～15%（Kayatas，2014；Pouly，1986；Seifer，1993）。剖腹手术与腹腔镜手术后的出现率均较低（Hajenius，1995）。其他危险因素尚有争议，但可能包括更高的血清 β-hCG 水平和较小的异位妊娠尺寸（Rabischong，2010；Seifer，1997）。出血是滋养叶细胞持续性存在所引起的最严重的并发症。

当血清 β-hCG 水平稳定（不下降）或升高时，认为滋养细胞清除不完全，但监测方法尚未统一。一种方案是在手术后第 1 天测量血清 β-hCG 水平，如果下降值小于术前值的 50%，表示有滋养细胞持续性存在的风险（Spandorfer，1997）。另一种方案是每周检测一次血清 β-hCG 水平（Mol，2008），如果血清 β-hCG 水平稳定（不下降）或升高，则需要再次进行手术或药物治疗。如没有证据表明输卵管破裂，此时的标准治疗方法为 MTX 单次给药，剂量 50mg/m² × 体表面积（body surface area，BSA）。当出现破裂和出血时则需要手术干预。

■ 药物治疗与手术治疗对比

数项随机试验比较了 MTX 治疗与腹腔镜手术治疗。一项多中心试验比较了 MTX 多次给药应用与腹腔镜输卵管造口术，发现二者在输卵管保留率和初始治疗成功率方面没有差异（Hajenius，1997）。然而，在同一研究组中，与腹腔镜输卵管造口术相比，接受全身 MTX 治疗后，与健康相关的生活质量如疼痛、术后抑郁和对于健康感知方面有明显降低（Nieuwkerk，1998）。在随机对照试验中，Fernandez 等（2013）将 MTX 多次给药治疗与输卵管造口术进行了比较，发现药物治疗和

保守手术治疗后 2 年内的宫内妊娠率相似。

将 MTX 单次给药与外科手术相比较时,所得证据相互矛盾。在两项独立的研究中,尽管两者的输卵管通畅率和随后的宫内妊娠率相似,但 MTX 单次给药的总体治疗成功率低于腹腔镜输卵管造口术(Fernandez, 1998; Sowter, 2001)。MTX 治疗的患者用药后紧接着躯体功能较佳,但在心理功能方面两者无差异。Krag Moeller 等(2009)报告的随机试验结果中,监测期的中位值为 8.6 年,经手术和 MTX 治疗的异位妊娠治疗成功率无显著差异。此外,MTX 组(73%)和外科手术组(62%)的自然受孕宫内妊娠率无差异。

基于这些研究,我们得出以下结论,血流动力学稳定、输卵管直径小、无胎心搏动、血清 β-hCG 浓度 < 5 000mIU/mL 的患者在接受药物或手术治疗的结局相似。对于输卵管包块较大、血清 β-hCG 水平较高及有胎心搏动的患者,如果知晓药物治疗成功率较低且有急诊手术风险,仍要求药物治疗,可以给予药物治疗。

■ 期待治疗

在某些病例中,对血清 β-hCG 水平稳定或下降的早期输卵管妊娠进行观察是合理的。Mavrelos 等(2013)指出,在 333 例包块大小 <3cm 且血清 β-hCG 水平 <1 500mIU/mL 的输卵管异位妊娠中,约 1/3 的患者在没有干预的情况下自然吸收。Cohen 等(2014b)同样追踪了 674 例血清 β-hCG 水平下降并且自然吸收的异位妊娠患者。这些发现也得到一些小规模的随机试验的支持(Jurkovic, 2017; van Mello, 2013)。

期待治疗对今后输卵管通畅及宫内妊娠的影响与药物及手术治疗相当。换言之,因为需要长期监测并存在输卵管破裂的严重后果,而药物和手术治疗的安全性明确,因此只有经过合理选择和评估的患者才能接受期待治疗。

间质部妊娠

■ 诊断

间质部妊娠的妊娠囊种植在输卵管潜行于子宫肌层内的近段(图 19-7)。有时可能被误称为宫角妊娠,但后者是指在子宫宫角部发生的妊娠(Moawad, 2010)。间质部妊娠的危险因素与其他输卵管异位妊娠相似,而既往的同侧输卵管切除术是其特殊的危险因素(Lau, 1999)。由于覆盖输卵管间质部的肌层具有较高的扩张性,未确诊的间质部妊娠通常在停经 8～16 周后破裂,要晚于远端的输卵管异位妊娠。由于妊娠囊种植部位接近子宫和卵巢动脉,有可能引发严重的出血,死亡率高达 2.5%(Tulandi, 2004)。

通过经阴道超声检查和血清 β-hCG 检测可以早期诊断出间质部妊娠,但诊断可能会被质疑。其超声表现可能类似于偏心种植的宫内妊娠,尤其是在米勒管发育异常的子宫内。可能有助于鉴别的标准包括:宫腔空虚,孕囊与子宫内膜分开,距离子宫腔最外侧边缘 >1cm,以及在孕囊周围有厚度小于 5mm 的子宫肌层(Timor-Tritsch, 1992)。此外,从孕囊延伸至子宫内膜腔的回声线,被称为"间质部线征",最有可能代表输卵管间质部,具有高度的敏感性和特异性(Ackerman,

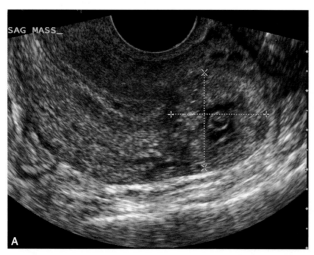

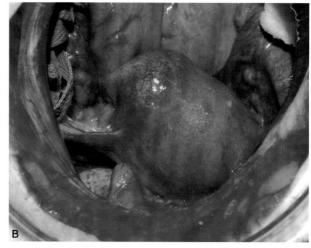

图 19-7 间质部异位妊娠。A. 经阴道超声的旁矢状图显示宫腔空虚、子宫底部的包块。B. 通过开腹手术对同一异位妊娠进行宫角切除前的术中照片。在该正面视图中,隆起的右侧间质部异位妊娠位于圆韧带的外侧和输卵管峡部的内侧

(资料来源: Drs. David Rogers & Elaine Duryea.)

1993a）。在不明确的情况下，借助三维超声检查、磁共振成像（magnetic resonance imaging，MRI）或诊断性腹腔镜检查可以帮助明确解剖结构（Parker，2012；Tanaka，2014）。在腹腔镜下可见圆韧带外侧有一膨大的隆起，其与正常的远端输卵管和卵巢并存。

■ 治疗

根据患者的血流动力学稳定性及外科医生的专业技术，可选择经腹或腹腔镜下进行宫角切除或宫角部造口（Hoffman，2016；Zuo，2012）。无论采用何种方法，术中子宫肌层注射血管升压素均可限制手术失血，术后应监测血清 β-hCG 水平，以排除滋养细胞残留。一种选择是子宫角切除术，通过楔形切除来去除孕囊和周围的子宫肌层（图 19-8）。另一种选择是，通过宫角造口术切开宫角后抽吸或用器械取出孕囊。二者均需要缝合子宫肌层。

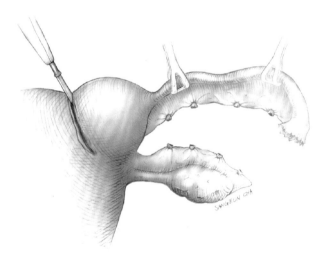

图 19-8　在宫角切除术中，将孕囊、周围子宫肌层和同侧输卵管全部切除。切口在加深时逐渐向内倾斜；在子宫肌层中形成一个楔形，然后用延迟可吸收缝线分层缝合；最后用皮下缝合术缝合浆膜层
（资料来源：Hoffman BL，Corton MM：Surgeries for benign gynecologic conditions. In Hoffman BL，Schorge JO，Bradshaw KD，et al：Williams Gynecology，3rd ed. New York，McGraw-Hill Education，2016.）

早期诊断时，可以考虑进行药物治疗。但由于发病率低，对关于 MTX 的治疗方案缺乏共识。Jermy 等（2004）的小规模研究中，使用 $50mg/m^2 \times BSA$ 的剂量进行全身性 MTX 治疗的成功率为 94%。也有人表示可直接将 MTX 注射至孕囊（Framarino-dei-Malatesta，2014）。而由于这些患者的初始血清 β-hCG 水平较高，用药后通常需要更长时间的监护。

不论是药物还是手术治疗，随后发生子宫破裂的风险和后续的妊娠情况不明。因此，这类患者需要于妊娠期仔细随访观察，必要时考虑择期剖宫取胚。

与间质部妊娠不同，宫角妊娠是指妊娠囊种植于子宫内膜腔的角落、子宫输卵管连接处及圆韧带的内侧。宫角妊娠会使圆韧带向上和向外移动，而输卵管间质部妊娠不会造成位移（Arleo，2014）。这种差别非常重要，因为宫角妊娠有时可至足月，但异常的胎盘形成会带来更大的风险和严重的后果（Jansen，1981）。

剖宫产瘢痕妊娠

■ 诊断

该名词指妊娠囊种植在既往剖宫产瘢痕部位的子宫肌层内。其发病率接近 1/2 000，并随着剖宫产率的增加而增加（Ash，2007；Rotas，2006）。剖宫产瘢痕妊娠（cesarean scar pregnancy，CSP）的发病机制与胎盘植入相似，同样也具有严重出血的风险（Timor-Tritsch，2014a，b）。目前其发病率是否因多次剖宫产而增加，又或剖宫产期间一层或两层子宫切口缝合对其是否有影响尚不明确。

剖宫产瘢痕妊娠的患者早孕反应通常出现较早，疼痛和出血亦很常见。但仍有超过 40% 的患者无症状，仅在常规超声检查中偶然发现（Rotas，2006）。从超声影像上很难区分宫颈峡部宫内妊娠与剖宫产瘢痕妊娠（Moschos，2008a；Timor-Tritsch，2016）。根据 Godin（1997）的总结，诊断必须满足 4 项超声标准，如图 19-9 所示。虽然经阴道超声检查是经典的首选影像学检测手段，但当超声检查不能明确时，可采用 MRI 协助诊断（Huang，2014；Osborn，2012）。

■ 治疗

对剖宫产瘢痕妊娠目前缺乏治疗标准，但仍有数种方法可供选择。期待治疗是其中一种选择，在一项回顾分析研究中发现期待治疗的活产率为 57%（Maheux-Lacroix，2017）。然而，出血、胎盘植入和子宫破裂是其危险因素。因此对于希望绝育的人来说，子宫切除术是一种可以接受的选择。有时不可避免地会出现不受控制的严重出血。保留生育能力的选择包括全身或局部注射 MTX，可以单独使用或与保守手术结合使用（Birch Petersen，2016；Cheung，2015）。外科手术包括可视引导下的刮宫术、宫腔镜切除术、经腹或经阴道峡部切除术。手术可以单独进行或辅以 MTX 进行治疗（Jurkovic，2016；Li，2014a；Wang，2014；Yang，2009）。手术前常采用子宫动脉栓塞术（uterine artery embolization，

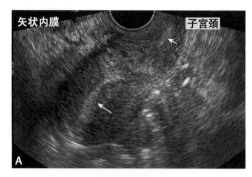

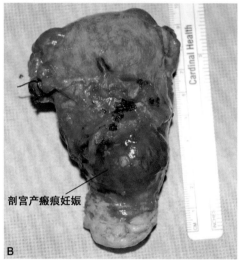

剖宫产瘢痕妊娠

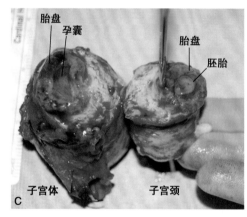

图 19-9 剖宫产瘢痕妊娠。A. 剖宫产瘢痕妊娠的矢状面子宫经阴道超声声像图。宫腔空虚,即出现明显的高回声子宫内膜线(白色长箭头)。宫颈管同样空虚(白色短箭头)。在子宫峡部的前壁可见宫内包块(红色箭头)。膀胱和孕囊之间的子宫肌层缺失或变薄(1~3mm)。B. 包含剖宫产瘢痕妊娠的子宫切除标本。C. 该子宫切除标本在子宫峡部、穿过孕囊的横断面。子宫体位于左侧,子宫颈位于右侧。金属探针穿透子宫颈管以显示此种妊娠的偏心发育。妊娠物上只覆盖有一层薄薄的子宫肌层,将其向前推向子宫壁
(资料来源:Gala RB:Ectopic pregnancy. In Hoffman BL, Schorge JO, Bradshaw KD, et al:Williams Gynecology, 3rd ed. New York, McGraw-Hill Education;2016. 图 A 照片提供者:Dr. Elysia Moschos;图 B 和图 C 照片提供者:Drs. Sunil Balgobin, Manisha Sharma, Rebecca Stone.)

UAE)以降低出血风险(Zhang, 2012;Zhuang, 2009)。放置 Foley 球囊导管是处理手术出血的另一种选择(Timor-Tritsch, 2015a)。

保守治疗后的后续妊娠结果良好,但存在胎盘植入和复发性剖宫产瘢痕妊娠的风险(Gao, 2016;Wang, 2015)。而子宫动静脉畸形是一种潜在的长期并发症(Timor-Tritsch, 2015b)。

宫颈妊娠

■ 诊断

这种罕见的异位妊娠是指种植位置为宫颈腺体,在组织学上与胎盘附着部位相对,在子宫血管入口下方或子宫前方腹膜反折处以下会发现全部或部分胎盘。在 1 例典型病例中,滋养细胞侵蚀宫颈内膜,妊娠随后在纤维宫颈壁中继续发展。高危风险因素包括辅助生殖技术和既往刮宫术史(Ginsburg, 1994;Jeng, 2007)。

90%宫颈妊娠的患者主诉有无痛性阴道出血,其中 1/3 患者会出现大出血(Ushakov, 1997)。随着妊娠进展,宫颈壁伸展变薄,伴外口部分扩张。在颈部包块上方,可触及轻度增大的子宫。可以基于阴道窥器检查、触诊和经阴道超声检查来诊断宫颈妊娠。典型的宫颈妊娠超声表现如图 19-10 所示。MRI 和三维超声也被用以确诊(Jung, 2001;Sherer, 2008)。

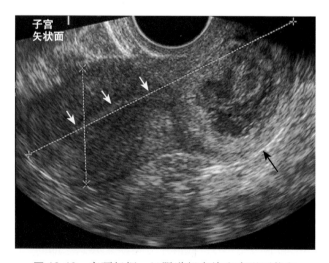

图 19-10 宫颈妊娠。经阴道超声检查表现可能包括:①沙漏形子宫和膨胀的子宫颈管;②宫颈水平处的妊娠组织(黑色箭头);③缺乏宫内妊娠组织(白色箭头);④在妊娠物和子宫内膜管之间可见宫颈管的一部分

(资料来源:Dr. Elysia Moschos.)

■ 治疗

宫颈妊娠可以采用药物或手术进行治疗。保守治疗致力于减少出血、终止妊娠并保持生育能力。包括帕克兰医院在内的很多医疗中心，对于生命体征平稳的患者，MTX 已成为一线治疗用药，并依据表 19-1 所列出的方案进行给药治疗（Verma，2011；Zakaria，2011）。可以将药物直接注射至孕囊中，可以单独进行或配合全身给药进行（Jeng，2007；Murji，2015）。还有人将 MTX 注射联合子宫动脉栓塞称为"化疗栓塞"（Xiaolin，2010）。

使用 MTX 治疗方案，91% 的患者在妊娠 12 周内达到了治疗成功并保留子宫的效果（Kung，1997）。Hung 等（1996）指出，胎龄>9 周、血清 β-hCG>10 000mIU/mL、顶臀长>10mm 及有胎心搏动的患者，接受全身 MTX 治疗的失败风险更高。因此，多通过心内注射或胸内注射氯化钾来诱发胎儿死亡。超声引导下于胎儿心脏内注射 2mL（2mEq/mL）氯化钾溶液可使得胎心停止搏动（Verma，2009）。使用单次肌内注射方案时，MTX 剂量通常为（50~75）mg/m^2×BSA。Song 等（2009）通过对 50 例病例的治疗，发现超声影像学的恢复要远远迟于血清 β-hCG 的恢复。

子宫动脉栓塞可以作为药物或外科治疗的一种辅助手段，是应对出血或术前的预防手段（Hirakawa，2009；Zakaria，2011）。出血时可在宫颈内放置 26 号 Foley 导管，球囊充气至 30mL 后放入宫颈管内行压迫止血，同时可以观察宫腔引流情况。球囊持续压迫 24~48 小时，随后几天逐渐减压（Ushakov，1997）。

虽然对许多患有宫颈妊娠的患者而言，保守治疗是可行的，但也可以选择刮宫术或子宫切除术。此外，保守治疗时如出现大出血，则可能需要进行子宫切除术。由于输尿管靠近膨胀的宫颈，需要注意子宫切除术中的泌尿道损伤。

如果计划进行宫颈管搔刮术，可通过术前子宫动脉栓塞术、宫颈内注射血管升压素或环扎宫颈内口以压迫供血血管来减少术中出血（Chen，2015；Fylstra，2014；Wang，2011）。此外，可以通过阴道在宫颈外侧 3 点和 9 点处行宫颈缝扎来阻断子宫动脉下行宫颈支以止血（Bianchi，2011）。在搔刮术后，立即将 Foley 球囊置入宫颈管内进行压迫止血，并按照前述方法进行治疗。在极少见的宫颈和宫内同时妊娠的异位双胎中，若希望保留宫内妊娠，可考虑搔刮术进行治疗（Tsakos，2015）。

腹腔妊娠

■ 诊断

这类罕见的异位妊娠是指种植在腹腔的妊娠，但不包含输卵管、卵巢或阔韧带内种植。虽然受精卵可以穿过输卵管并原发性植入腹腔，但多数腹腔妊娠是由早期输卵管破裂或流产后再植入腹腔所致。在晚期宫外妊娠中，至少有部分胎盘附着在子宫或附件上的情况并不罕见。

腹腔妊娠诊断较困难。首先，症状可能不明显或模糊不清。尽管母体血清甲胎蛋白水平可能升高，但实验室检查通常无法提供可靠的参考信息。临床上，或许能够触诊胎儿体位异常或发生宫颈移位（Zeck，2007）。超声诊断也常出现漏诊（Costa，1991）。羊水过少很常见但并没有特异性。其他参考信息包括所见胎儿与子宫分离或胎儿位于盆腔内偏心位置；胎儿与母体腹壁或膀胱之间缺乏子宫肌层；宫外胎盘组织；或有肠管围绕孕囊周围（Allibone，1981；Chukus，2015）。MRI 可以进一步提供解剖学信息以协助确诊，并为胎盘植入情况提供全面的信息（Bertrand，2009；Mittal，2012）。

■ 治疗

腹腔妊娠的治疗取决于诊断时的孕周。保守治疗会导致危险的突发性出血，会给母体带来风险。此外，据 Stevens（1993）报告，胎儿畸形和变形的比率为 20%。因此，我们通常主张一旦确诊立即终止妊娠。在孕 24 周之前，采取保守治疗是不合理的。但也有研究者表示可以进行密切监测以期待胎儿存活（Kim，2013；Marcellin，2014）。

一旦评估了胎盘植入情况，可选择与治疗胎盘粘连方法类似的方案以控制术中出血（第 41 章）。主要的手术目标包括胎儿分娩及在不引起出血的情况下仔细评估胎盘植入的情况。因解剖结构常变形、扭曲且周围血管丰富，术中应避免不必要的周围脏器探查。需要注意的是，因缺乏正常的止血机制（通过子宫肌收缩来压迫过度增生的血管），故切除胎盘可能会导致急性出血。如果胎盘可以安全剥离或附着部位已经开始出血，则立即进行剥离。如有可能，应首先结扎胎盘供血血管。

有些人认为两害相权取其轻，主张将胎盘留在原处。这减少了突发致命性出血的概率，但却以长期后遗症作为代价。如果将胎盘留在腹腔，通常会引起感染，随后形成脓肿、粘连、肠或输尿管梗阻及伤口开裂

第六篇

等并发症（Bergstrom，1998；Martin，1988）。在许多类似情况下，手术剥离不可避免。如果选择保留胎盘，可应用超声检查和血清 β-hCG 水平监测其退化情况（France，1980；Martin，1990）。彩色多普勒超声检查可用来评估血流量的变化情况。在某些情况下，通常根据胎盘大小、胎盘功能快速下降及胎盘被吸收等进行判断。但胎盘被完全吸收可能需要数年时间（Roberts，2005；Valenzano，2003）。

如果将胎盘留在原处，对于术后是否使用 MTX 亦存在争议。有人推荐应用 MTX 以加速胎盘退化，但有报告 MTX 加速胎盘坏死的同时也会引起坏死组织积聚和脓肿形成的感染（Rahman，1982）。很难想象一种抗代谢药物会对逐渐老化的器官的治疗起作用（Worley，2008）。

卵巢妊娠

受精卵异位植入卵巢的情况非常罕见，在诊断时需要满足 4 个临床标准。这些标准由 Spiegelberg（1878）概括：①同侧输卵管完整，且与卵巢分开；②异位妊娠在卵巢内；③异位妊娠通过卵巢固有韧带与子宫相连；④在胎盘组织上证实有卵巢组织。其危险因素与输卵管妊娠相似，但其与辅助生殖技术或宫内节育器应用失败之间的关系不成比例（Zhu，2014）。患者的主诉和表现与输卵管异位妊娠类似。虽然卵巢比输卵管更易适应膨大的妊娠物，但早期破裂也较为常见（Melcer，2016）。

经阴道超声检查是诊断未破裂的卵巢妊娠较常用的方法。在超声检查中可观察到内部无回声区外围绕一宽回声环，而后者又被卵巢皮质所包围（Comstock，2005）。在对 49 例患者的回顾分析中，Choi 等（2011）指出，直到手术前可能都无法确诊卵巢妊娠，因为许多患者常被考虑为输卵管异位妊娠。此外，在外科手术中，早期卵巢妊娠亦可被误认为出血性黄体。

循证治疗主要来自病例报告（Hassan，2012；Scutiero，2012）。卵巢妊娠的经典治疗方法是手术。小病灶可以通过卵巢楔形切除术或囊肿切除术来处理，而较大的病灶则需要进行卵巢切除术（Elwell，2015；Melcer，2015）。如行保守手术治疗，应于术后监测血清 β-hCG 水平以排除滋养细胞残留。

其他部位的异位妊娠

向输卵管系膜植入的妊娠可能会穿入阔韧带两叶间的间隙，从而形成韧带内妊娠或阔韧带妊娠。既往剖宫产瘢痕的裂口可能是另一妊娠通道（Rudra，2013）。这些来自病例报告的信息非常罕见。其临床表现和治疗与腹腔妊娠相似。尽管大多数情况下需要进行剖腹手术，但也有少数病例报告称通过腹腔镜手术切除了早期的小妊娠灶（Apantaku，2006；Cormio，2006）。

有病例报告叙述了胎盘异位植入难以想象的部位，包括网膜、肝脏和腹膜后腔等（Brouard，2015；Liang，2014；Watrowski，2015）。此外，除剖宫产瘢痕外，在之前接受过子宫手术或子宫内膜异位的患者中，也被发现有通过其他部位植入子宫壁的情况（Memtsa，2013；Wu，2013）。虽然对于这些异位妊娠，许多人都选择剖腹手术，但由具有专业技能的医师进行腹腔镜切除术也越来越被认可。

（张媛媛 翻译　孙丽洲 审校）

参考文献

妊娠滋养细胞疾病

　　绒毛终末支转化为清亮、透明、充满黏液的囊泡,这些囊泡大小不一,从直径数毫米到榛子大小不等。它们呈簇悬吊于绒毛干,再通过细蒂串连在一起,使绒毛呈现葡萄状外观。

——J. 惠特里奇·威廉姆斯(1903)

　　妊娠滋养细胞疾病(gestational trophoblastic disease,GTD)是一组以滋养细胞异常增殖为特征的疾病。滋养细胞分泌 hCG,检测血清 hCG 是诊断、处理及监测 GTD 的重要方法。GTD 在组织学上可分为葡萄胎(hydatidiform moles)和非葡萄胎的恶性滋养细胞肿瘤。葡萄胎组织中可见绒毛,而后者缺乏绒毛。

　　葡萄胎是极度水肿的不成熟胎盘(Benirschke,2012)。它又分为良性的完全性葡萄胎(complete hydatidiform mole)、部分性葡萄胎(partial hydatidiform mole)和恶性的侵蚀性葡萄胎(invasive mole)。侵蚀性葡萄胎浸润和破坏子宫肌层,并可以发生转移,故被认为是恶性肿瘤。

　　非葡萄胎的恶性滋养细胞肿瘤可以分为绒癌(choriocarcinoma)、胎盘部位滋养细胞肿瘤(placental site trophoblastic tumor)和上皮样滋养细胞肿瘤(epithelioid trophoblastic tumor),该分型基于滋养细胞的 3 种不同类型。

　　恶性妊娠滋养细胞疾病又称为妊娠滋养细胞肿瘤(gestational trophoblastic neoplasia,GTN)。GTN 包括侵蚀性葡萄胎、绒癌、胎盘部位滋养细胞肿瘤及上皮样滋养细胞肿瘤。GTN 也被称为恶性滋养细胞疾病(malignant gestational trophoblastic disease)和持续性妊娠滋养细胞疾病(persistent gestational trophoblastic disease)。GTN 可继发于任何形式的妊娠,可在妊娠后数周或数月出现,但大多数继发于葡萄胎。

　　每种 GTN 的组织学类型及侵袭转移的倾向均不相同,且在临床上进行组织学分型比较困难。因此,GTN 的诊断和治疗通常根据血清 hCG 水平结合临床表现而定,并不依赖组织病理结果。基于这一情况,GTN 常被归为一类疾病进行诊治。

　　在过去,GTN 转移后死亡率相当高。而现在通过化疗,大多数 GTN 都可治愈。早期的 GTN 通常可用单药化疗治愈,晚期 GTN 常使用联合化疗方案(Ngan,2015)。

葡萄胎

　　葡萄胎的典型病理表现为胎盘滋养细胞增生和绒毛间质水肿(图 20-1)。可通过病理学改变、染色体分型及是否存在胚胎组织来区分完全性葡萄胎和部分性葡萄胎。二者发生的并发症不同,清宫后发展为 GTN 的风险也不同,完全性葡萄胎发展为 GTN 的风险较高。

　　完全性葡萄胎的异常绒毛组织大体上呈现为一堆透明水泡,水泡大小不同,成簇地悬吊在细蒂上。部分性葡萄胎表现为局限的水泡状改变,并且存在一些胎儿组织。这两种类型的葡萄胎通常位于子宫腔内。也有罕见病例报告,葡萄胎发生于输卵管或其他异位妊娠的部位(Hassadia,2012;Sebire,2005)。

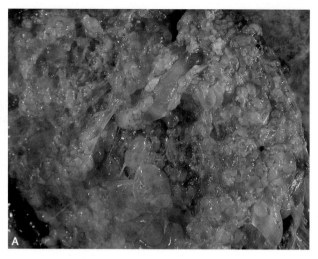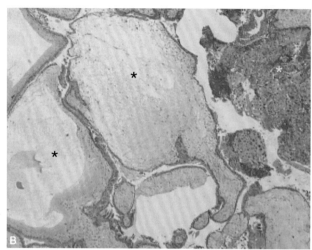

图 20-1 完全性葡萄胎。A. 大体标本:表现为大小不等的水泡;B. 低倍镜图像:绒毛广泛水肿及囊泡形成(黑星),滋养细胞增生(黄星)(图 A 资料来源:Dr. Brian Levenson。图 B 资料来源:Dr. Erika Fong.)

■ 流行病学和危险因素

葡萄胎的发生与种族相关,亚洲人、西班牙裔及美国印第安人群发生率较高(Drake,2006;Lee,2011;Smith,2006)。在美国和欧洲,1000 次妊娠中有 1~2 次葡萄胎(Eysbouts,2016;Lee,2011)。

年龄和既往葡萄胎史是葡萄胎的主要高危因素。处于生育年龄两个极端的女性易患葡萄胎,青春期和 36~40 岁之间的女性发病率比其他年龄增高 2 倍,而 40 岁以上的女性发病率增高 10 倍(Altman,2008;Sebire,2002a)。既往患完全性葡萄胎的女性再次患病的概率是 0.9%,既往患部分性葡萄胎的再发概率为 0.3%。如果既往患过 2 次完全性葡萄胎,那么患第 3 次完全性葡萄胎的概率约为 20%(Eagles,2015)。

■ 发病机制

葡萄胎常因受精卵染色体异常所致(图 20-2)。完全性葡萄胎染色体核型为二倍体,常为 46,XX,为父系来源(表 20-1)。也就是说,两条染色体均来自父亲。染色体缺失或失活的卵子与一个单倍体精子受精后,经有丝分裂自身复制为二倍体。少见的染色体核型 46,XY 或 46,XX,是由空卵和两个单倍体精子同时受精所致,即双精受精(Lawler,1991;Lipata,2010)。

部分性葡萄胎的染色体核型通常为三倍体(69,XXX;69,XXY)或更为罕见的 69,XYY,由一个正常单倍体卵子和两个正常单倍体精子受精所致。少见的情况是一个单倍体卵子和一个未行减数分裂的双倍体精子(46,XY)受精。这些三倍体受精卵有部分胚胎发育,但最终出现胎儿死亡(Joergensen,2014;Lakovschek,2011)。即使胎儿继续存活,也常伴发严重的

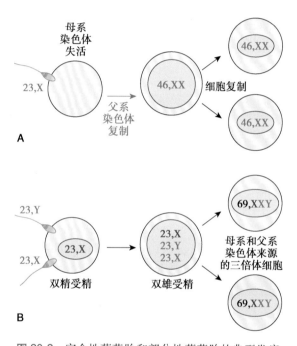

图 20-2 完全性葡萄胎和部分性葡萄胎的典型发病机制。A. 46,XX 完全性葡萄胎由一个单倍体(23,X)精子与染色体失活的单倍体(23,X)卵子受精,经自身复制为 46,XX 二倍体。B. 部分性葡萄胎可能由两个单倍体精子(23,X 或 23,Y)与染色体失活的单倍体(23,X)卵子受精,形成具有两套来自父系染色体的三倍体受精卵,被称为双雄受精

胎儿生长受限或多发性胎儿畸形。

双胎妊娠

在某些罕见的双胎妊娠中有染色体正常的胎儿和异常二倍体的完全性葡萄胎共存的情况。重要的是,这种病例要与部分性葡萄胎伴异常胎儿相鉴别。可以通过羊水穿刺和胎儿染色体检查帮助确诊。

这种罕见的双胎妊娠带来一些特别棘手的问题。

表 20-1　部分性和完全性葡萄胎特征		
特征	部分性葡萄胎	完全性葡萄胎
核型	69,XXX 或 69,XXY	46,XX
临床表现		
初步诊断	稽留流产	葡萄胎妊娠
子宫大小	小于停经月份	大于停经月份
黄素化囊肿	罕见	25%～30%
初始 hCG 水平	<100 000mIU/mL	>100 000mIU/mL
并发症[a]	罕见	不常见
继发 GTN 概率	1%～5%	15%～20%
病理特征		
胎儿组织	通常存在	无
胎膜、胎儿红细胞	通常存在	无
绒毛水肿	局灶性	弥漫性
滋养细胞增生	局灶,轻-中度	轻-重度
非典型滋养细胞	轻度	明显
P57^{KIP2} 免疫染色	阳性	阴性

[a]并发症包括贫血、甲状腺功能亢进、妊娠剧吐、子痫前期和感染。
GTN,妊娠滋养细胞肿瘤;hCG,人绒毛膜促性腺激素。

如果早期诊断,许多孕妇会选择终止妊娠。若继续妊娠,正常胎儿能否存活取决于葡萄胎的影响。最严重的产科并发症为子痫前期和大出血,都需要提前终止妊娠。Wee 和 Jauniaux(2005)分析了 174 例双胎葡萄胎妊娠的结局,其中 82 例选择终止妊娠。在继续妊娠的 92 例孕妇中,42% 发生流产或围产儿死亡;剩下的约 60% 发生早产,仅 40% 足月分娩。

如果继续妊娠,葡萄胎是否发展为 GTN 也值得关注。据文献报告,不论继续妊娠还是终止妊娠,GTN 的发生率无明显差异(Massardier,2009;Sebire,2002b)。产后监测随访与其他葡萄胎患者一致。

■ 临床表现

在过去的几十年,葡萄胎患者的临床表现发生了显著变化,这归功于产前保健的早期开展和超声检查的普及。诊断葡萄胎之前,患者通常只有 1～2 个月停经史。例如,文献报告 194 例完全性葡萄胎及 172 例部分性葡萄胎在孕 9～12 周时已行清宫(Sun,2015b)。这就意味着大部分葡萄胎妊娠在并发症出现之前就已经确诊(Kerkmeijer,2009;Mangili,2008)。

随着妊娠进展,完全性葡萄胎患者症状比部分性葡萄胎往往更为明显(Niemann,2007)。未予治疗的葡萄胎患者通常会出现子宫异常出血,出血量从点滴出血到大出血不等。阴道出血可能提示葡萄胎自然流

产,但更常见的是持续数周或数月的间断性阴道出血。到葡萄胎妊娠晚期,因大量隐性出血可导致中度缺铁性贫血。患者可有明显的恶心、呕吐。查体可发现患者子宫增大明显大于停经月份,子宫质地较软。完全性葡萄胎患者不能闻及胎心。卵巢可由于多发黄素化囊肿而增大及囊性变(图 20-3)。黄素化囊肿常见于完全性葡萄胎患者,由大量的 hCG 过度刺激卵巢所致。妊娠终止后黄素化囊肿可自行消退,期待治疗为最佳选择。大囊肿偶可发生蒂扭转、坏死和出血。在卵巢蒂扭转复位后,若无卵巢广泛坏死,可不切除卵巢。

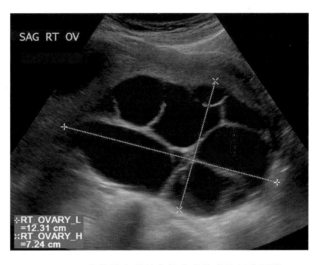

图 20-3　葡萄胎患者的卵巢黄素化囊肿超声图像

hCG 有类促甲状腺素作用,可引起血清中游离 T_4(free thyroxine,fT_4)上升及促甲状腺素(thyroid-stimulating hormone,TSH)降低。但临床症状明显的甲状腺功能亢进并不常见。根据我们的经验,其临床表现常被出血和宫内感染引起的败血症所掩盖。此外,清宫后血清游离 T_4 水平会明显下降。尽管如此,也有报告葡萄胎患者出现"甲状腺危象"(Kofinas,2015)。

在葡萄胎妊娠晚期,常可出现严重的子痫前期甚至子痫。但随着早期诊断及清宫的开展,如今子痫前期患者已很少见。如前所述,正常胎儿合并完全性葡萄胎是一个例外,如果这种双胎继续妊娠,常发生严重的子痫前期,导致提前终止妊娠。

■ 诊断

血清 β-hCG 检测

大部分女性最初是因为出现不规则阴道出血而行妊娠试验和超声检查,有些患者会有水泡状组织自行排出。

完全性葡萄胎患者血清 β-hCG 水平高于正常妊娠孕周。对于晚期葡萄胎,β-hCG 水平常达数百万。值

得关注的是,β-hCG 水平过高可导致尿妊娠试验假阴性,被称为"钩状效应(hook effect)",β-hCG 水平极度升高时,与试验所用的抗体过度结合而导致假阴性结果(Cormano,2016)。必要时,可以通过稀释血清样本来检测 β-HCG,以获得准确结果。部分性葡萄胎 β-hCG 水平也可显著升高,但多数患者的 hCG 水平与正常妊娠孕周相同。

超声检查

虽然超声检查是妊娠滋养细胞疾病的主要诊断手段,但并非所有病例一开始就能确诊。完全性葡萄胎的超声表现为宫腔内充满多个囊性暗区,呈"落雪状",宫腔内无胎儿或羊膜囊(图 20-4)。部分性葡萄胎宫腔内常见增厚的多囊性胎盘,同时伴胎儿或胎儿组织。但在妊娠早期,只有不到一半的葡萄胎患者可出现这些超声征象。文献报告,在 1 000 例葡萄胎妊娠的患者中,超声诊断的敏感性和特异性分别为 44% 和 74%(Fowler,2006)。葡萄胎在超声下可被误诊为不全流产或稽留流产,偶尔也可误诊为多胎妊娠或子宫肌瘤囊性变。

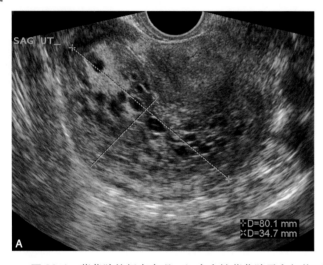
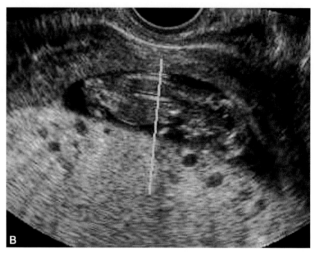

图 20-4 葡萄胎的超声表现。A.完全性葡萄胎子宫矢状面。宫腔内充满了无回声的囊泡,呈"落雪状"表现,未见胎儿和羊膜囊。B.部分性葡萄胎。在多囊的胎盘上方可见胎儿

(资料来源:Dr. Elysia Moschos.)

病理学

葡萄胎妊娠后的监测随访至关重要。必须把葡萄状组织与其他流产所致的胎盘水肿退化区分开来。组织学特征区别见表 20-1。

孕 10 周以前,可能尚未出现典型的葡萄胎样改变,因为早期绒毛还未扩大,间质尚未出现水肿和血管缺失。免疫组化检测 p57 表达及分子基因分型有助于明确组织病理学诊断(Banet,2014)。$p57^{KIP2}$ 是一种核蛋白,它的基因是父系印迹、母系表达,即仅在包含母方染色体等位基因的组织中才能表达 $p57^{KIP2}$ 的基因产物。由于完全性葡萄胎仅包含父系基因,因而 $p57^{KIP2}$ 核蛋白在完全性葡萄胎中无表达(Merchant,2005)。$p57^{KIP2}$ 核蛋白在正常胎盘、自然流产的变性水肿妊娠物及部分性葡萄胎组织中均表达显著(Castrillon,2001)。因此,$p57^{KIP2}$ 免疫染色是区分部分性和完全性葡萄胎的有效手段。部分性葡萄胎和其他非葡萄胎的水肿流产儿均表达 p57,可以用分子基因分型对二者进行鉴别。分子基因分型决定父亲来源的等位基因,因此可以区分双倍体基因组(完全性葡萄胎)、三倍体基因组(部分性葡萄胎)和正常基因组(非葡萄胎流产)。

■ 处理

得益于葡萄胎的早期诊断、及时终止妊娠及严密监测 GTN 的发生,极少有孕产妇因葡萄胎而死亡。术前应仔细评估潜在的并发症,如子痫前期、甲状腺功能亢进、贫血、妊娠剧吐所致的电解质紊乱及转移病灶(表 20-2)(Lurain,2010)。一般建议行胸片检查,胸部计算机体层成像(computed tomography,CT)和磁共振(magnetic resonance,MR)不作为常规检查项目,除非胸片发现肺部病灶或怀疑子宫外病灶时,可行 CT 和 MR 检查。

葡萄胎的终止妊娠

无论子宫大小,葡萄胎的首选治疗方法是清宫。若宫口未开,建议清宫前用吸湿性扩宫棒行宫颈扩张。与相同孕周的非葡萄胎妊娠相比,葡萄胎清宫出血较多。对于大孕周的葡萄胎清宫,术前一定要建立静脉通道,采取妥善的麻醉措施并备血。充分机械扩张宫颈,选用大号吸管吸引。根据子宫大小,常选择 10 ~

表 20-2 葡萄胎处理的建议
术前
实验室检查
血象、血清 β-hCG、肌酐、电解质、肝脏转氨酶水平、TSH、游离 T$_4$、ABO 和 Rh 血型、抗体筛查、交叉配血
胸片
海藻棒等吸湿性宫颈扩张棒
术中
大直径静脉留置针
椎管内麻醉或全身麻醉
缩宫素 20U 加入 1 000mL 乳酸林格液持续静脉输注
其他子宫收缩剂备用
麦角新碱:1 安瓿,即 0.2mg(1mL)肌内注射,必要时每 2 小时 1 次
卡前列素氨丁三醇:1 安瓿,即 250μg(1mL)肌内注射,必要时每 15~90 分钟 1 次
米索前列醇:200mg/片,1 次可用 800~1 000mg,塞肛
扩宫棒:直径 10~14mm
可考虑超声引导下清宫
术后
Rh D 阴性患者注射抗 D 免疫球蛋白
开始有效避孕[a],
追踪病检报告
血清 hCG 检测:清宫 48 小时内,每周检测一次直至阴性,每月检测 1 次,共 6 个月

[a] 监测期间不要用宫内节育器避孕。
hCG,人绒毛膜促性腺激素;T$_4$,甲状腺素;TSH,促甲状腺素。

14mm 号吸管。可在手术开始后静脉输注缩宫素以减少出血。术中推荐使用超声监测,确保清宫干净。当子宫缩小后,可用大刮匙(Sims 型)全面且轻柔地刮宫。如果清宫并使用缩宫素后仍有持续出血,可考虑使用其他促子宫收缩药物(表 20-2)。少数患者可能需要行子宫动脉栓塞术或子宫切除术(Tse,2007)。大出血及其手术治疗方法详见第 41 章。

清宫可使一部分滋养细胞进入盆腔静脉系统(Hankins,1987)。对大孕周葡萄胎进行清宫时,大量滋养细胞可能进入循环系统,引起呼吸功能不全、肺水肿甚至肺栓塞。根据我们早期的经验,这种患者的胸片异常和临床表现即使未经特殊治疗,也会很快消失。但亦有报告葡萄胎清宫引起急性肺栓塞死亡的病例(Delmis,2000)。由于滋养细胞可随血流进入肺部,有人认为滋养细胞可能在肺实质内继续生长,引起持续

性肺部病变甚至肺部恶性肿瘤,但目前尚无确切证据。

部分性葡萄胎清宫后,Rh 血型阴性的孕妇应注射抗 D 免疫球蛋白(Rhogam),因为部分性葡萄胎中的胎儿组织可能有 Rh 阳性红细胞,D 抗原可以进入母体血循环(第 15 章)。完全性葡萄胎和部分性葡萄胎需要术后病理检查确诊,所以患完全性葡萄胎的 Rh 血型阴性的孕妇也推荐注射抗 D 免疫球蛋白。

葡萄胎清宫后,预防性化疗并不能改善远期预后。况且化疗具有严重副作用,甚至导致死亡,故不常规推荐(Gueye,2014;Wang,2017)。

除了清宫,有些病例还可以选择其他治疗方案。无生育要求的完全性葡萄胎患者可选择保留卵巢的子宫切除术。在 40~49 岁的葡萄胎患者中,高达 30%~50% 的葡萄胎可发展为 GTN,子宫全切术可明显降低该风险(Bandy,1984;Elias,2010,2012)。子宫切除术时,若发现黄体囊肿可不予切除,妊娠终止后黄体囊肿会自行消退。在美国,引产或子宫切开术很少用于清除葡萄胎,这两种方法都可能增加出血或持续性妊娠滋养细胞疾病的发生(ACOG,2016;Tidy,2000)。

随访

葡萄胎清宫后应严密随访,进行生化检测,以便尽早发现滋养细胞肿瘤。通过血清 β-hCG 动态监测,可以发现持续或新发的滋养细胞增殖。hCG 是一种结构多样的糖蛋白,有不同的异构体。葡萄胎随访时,hCG 检测需包括所有异构体(Harvey,2010;Ngan,2015),这与常规妊娠检测 β-hCG 不同(de Medeiros,2009)。首次 β-hCG 检测应在清宫后 48 小时内,这可视为基线水平,随后每 1~2 周检测 1 次 β-hCG,直到 β-hCG 降至正常水平。

部分性葡萄胎清宫后,β-hCG 降至正常的中位时间为 7 周;完全性葡萄胎降至正常的中位时间为 9 周。β-hCG 降至正常后,需要每月检测 1 次 β-hCG,连续监测半年(Lurain,2010;Sebire,2007)。同时患者应严格避孕,以免妊娠引起的 β-hCG 升高影响葡萄胎的随访。大多数推荐联合激素避孕(口服避孕药)、醋酸甲羟孕酮注射或皮下埋植避孕(Dantas,2017)。后两种避孕方法对依从性差的患者更为有效。在 β-hCG 降至正常之前,不推荐使用宫内节育器,以避免侵蚀性葡萄胎的患者发生子宫穿孔。尽管不建议患者在半年随访期间怀孕,但如果受孕,其活产率和先天性畸形率与一般人群相同(Tuncer,1999a,b)。随访 6 个月后,可以停止监测,患者可以受孕。

值得注意的是,在 β-hCG 监测期内,β-hCG 升高或呈持续平台期都要考虑滋养细胞肿瘤的发生。除外妊娠后,β-hCG 升高或持续不降意味着滋养细胞的增殖,提示恶性可能。葡萄胎清除后是否发展成为 GTN 受多种因素影响,最重要的危险因素是为完全性葡萄胎

还是部分性葡萄胎。完全性葡萄胎发展为 GTN 的概率约为 15%~20%，而部分性葡萄胎约为 1%~5%。出乎意料的是早期诊断和治疗葡萄胎并不能降低 GTN 的风险（Schorge，2000；Sun，2015a）。发生 GTN 的其他危险因素包括高龄、β-hCG>100 000mIU/mL、子宫大于相应孕周、黄素化囊肿>6cm 及 β-hCG 水平下降缓慢（Berkowitz，2009；Kang，2012；Wolfberg，2005）。

妊娠滋养细胞肿瘤

GTN 包括侵蚀性葡萄胎、绒癌、胎盘部位滋养细胞肿瘤和上皮样滋养细胞肿瘤。GTN 常与妊娠同时发生或继发于妊娠，50% 继发于葡萄胎妊娠，25% 继发于流产或输卵管妊娠，25% 继发于早产或足月产（Goldstein，2012）。这 4 种 GTN 的组织学表现各异，但 GTN 的诊断可仅根据血清 β-hCG 持续升高，因为不是每个病例都可获得病理组织。继发于葡萄胎的 GTN 诊断标准见表 20-3。

表 20-3　妊娠滋养细胞肿瘤诊断标准

1. β-hCG 水平 4 次呈平台状态（±10%），指持续 3 周或更长时间，即 1 日、7 日、14 日、21 日
2. β-hCG 测定 3 次升高（>10%），指至少持续 2 周或更长时间，即 1 日、7 日、14 日
3. β-hCG 水平持续异常达 6 个月或更长
4. 病理检查确诊为绒癌

■ 临床表现

GTN 以侵蚀子宫肌层及远处转移为特征，最常见的临床表现为阴道不规则出血和子宫复旧不全。阴道出血呈持续性或间断性，有时可突然大量出血。滋养细胞增殖导致的子宫穿孔可引起腹腔内出血。有些患者表现为下生殖道转移，有些则仅表现为远处转移而未见任何子宫病灶。

■ 诊断、分期和预后评分

考虑 GTN 的可能是识别 GTN 的最重要因素。任何类型妊娠后出现持续阴道出血，都应立即检测血清 β-hCG，hCG 升高者应进行诊断性刮宫。评估子宫的大小，仔细检查下生殖道是否有紫蓝色结节转移灶（Cagayan，2010）。没有必要进行组织学诊断，活检可能导致严重出血，因而不要求活检。

一经确诊，除血清 β-hCG 的基线水平和血象，还应该检查肝肾功能，影像学检查包括经阴道超声、肺 CT 或 X 线胸片、脑部和盆腹腔 CT 或 MR 以排除远处转移。PET/CT 和脑脊液 β-hCG 检测也可用于识别远处转移，但较少应用（Lurain，2011）。

GTN 临床分期采用国际妇产科联盟（International Federation of Gynecology and Obstetrics，FIGO）分期（2009），该分期包含了修订后的 WHO 预后评分系统（1983），每个项目分别为 0~4 分，详见表 20-4。在 WHO 评分系统中，0~6 分者为低危，≥7 分者为高危。

表 20-4　妊娠滋养细胞肿瘤 FIGO 分期和预后评分系统

解剖学分期

Ⅰ期	病变局限于子宫
Ⅱ期	病变扩散，但仍局限于生殖器官（附件、阴道、阔韧带）
Ⅲ期	病变转移致肺部，有或无生殖系统病变
Ⅳ期	所有其他转移

FIGO 改良的 WHO 预后评分系统[a]

评分[b]	0	1	2	4
年龄/岁	<40	≥40	—	—
前次妊娠	葡萄胎	流产	足月产	
距前次妊娠时间/月	<4	4~6	7~12	>12
治疗前 β-hCG/(mIU·mL^{-1})	<10^3	10^3~10^4	10^4~10^5	≥10^5
最大病灶大小（包括子宫）	<3cm	3~4cm	≥5cm	—
转移部位		脾、肾脏	胃肠道	肝、脑
转移病灶数		1~4	5~8	>8
先前化疗失败药物			1	≥2

资料来源：Current FIGO staging for cancer of the vagina, fallopian tube, ovary, and gestational trophoblastic neoplasia, Int J Gynaecol Obstet 2009 Apr; 105(1):3-4.
[a] 修改自国际妇产科联盟。
[b] 低危：0~6 分；高危：≥7 分。
β-hCG，β-人绒毛膜促性腺激素。

■ 组织学分类

再次强调,GTN 的诊断依靠血清 β-hCG 持续上升,不需要组织学确诊。即使有组织学证据,临床分期也不受其影响。各型 GTN 的组织学特征不同,描述如下。

侵蚀性葡萄胎

侵蚀性葡萄胎是最常见的继发于葡萄胎的 GTN,几乎所有的侵蚀性葡萄胎都继发于完全性葡萄胎或部分性葡萄胎。侵蚀性葡萄胎以前也称绒毛膜瘤(chorioadenoma destruens),以滋养细胞及绒毛对周围组织的广泛侵蚀为特征,可侵蚀子宫肌层,有时可累及腹膜、子宫旁组织或阴道穹窿,大多数仅局部侵犯,很少发生远处转移。

绒癌

绒癌是最常见的继发于足月妊娠或流产的 GTN,仅 1/3 的绒癌继发于葡萄胎(Soper,2006)。绒癌由早期的细胞滋养层细胞和合体滋养细胞组成,无绒毛组织。快速增长的肿瘤侵犯子宫肌层及血管,造成出血、坏死,甚至可侵犯子宫浆膜层,在子宫表面形成不规则深色结节。绒癌转移较早,一般通过血行转移(图 20-5)。最常转移到肺和阴道,也可转移到外阴、肾脏、肝脏、脑、卵巢和直肠。转移灶出血使病情更为复杂(Fatema,2016;Wei,2016;Zhang,2017)。绒癌常伴发卵巢黄素化囊肿。

胎盘部位滋养细胞肿瘤

胎盘部位滋养细胞肿瘤(placental site trophoblastic tumor,PSTT)较罕见,起源于胎盘种植部位中间型滋养细胞。血清 β-hCG 仅轻度升高。然而因产生不同的 hCG 变异体,hCG 游离 β 亚单位比例明显升高可诊断 PSTT。PSTT 以局部浸润为特点,对化疗不敏感,子宫切除术是首选的治疗方案(Baergen,2006)。对于有高危因素的 I 期患者和晚期患者,也可选择辅助性多种药物联合化疗(Schmid,2009)。

上皮样滋养细胞肿瘤

上皮样滋养细胞肿瘤(epithelioid trophoblastic tumor,ETT)罕见,起源于绒毛膜型中间型滋养细胞。主要累及子宫,表现为阴道出血和 hCG 轻度上升(Scott,2012)。ETT 对化疗不敏感及耐药,子宫切除术为主要治疗方法。肿瘤转移常见,可辅助联合化疗(Davis,2015)。

■ 治疗

GTN 最好由妇瘤科医生管理,有临床数据支持 GTN 患者应到经验丰富的 GTN 中心进行治疗(Ko-

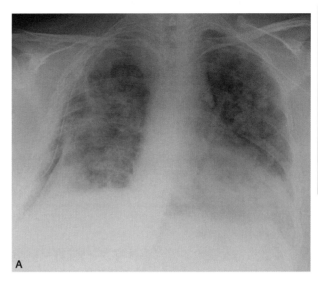

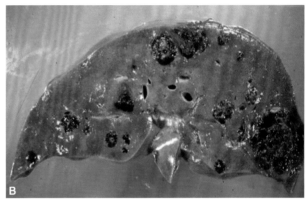

图 20-5 绒癌转移。A. 胸片显示广泛转移灶。B. 尸检标本,多发性肝转移灶出血
(资料来源:Dr. Michael Conner.)

horn,2014)。绝大多数患者预后很好,即使有远处转移也常能治愈。化疗是首选的治疗方法。为避免或减少化疗,有些医生对某些 GTN 患者进行二次清宫,但这种辅助治疗方法存在争议(Pezeshki,2004;van Trommel,2005)。有些情况下可以进行宫腔吸刮,控制阴道出血,清空残留的葡萄胎组织。在某些特殊情况下,子宫全切术可作为首选的或辅助的治疗手段(Clark,2010)。

对于无转移或低危患者,通常选用单药化疗方案(Lawrie,2016)。Abrão 等对 108 例低风险的 GTN 患者进行了分析,认为甲氨蝶呤或放线菌素 D 单药化疗与两者联合使用的效果相同。普遍认为,甲氨蝶呤毒性较放线菌素 D 小(Chan,2006;Seckl,2010)。可以重复化疗,直至血清 β-hCG 降至正常。

高危患者选用联合化疗方案,治愈率可高达 90%(Lurain,2010)。很多化疗方案在临床上取得良好效果,其中之一是 EMA-CO 方案,包含依托泊苷、甲氨蝶吟、放线菌素 D、环磷酰胺和长春新碱。某些情况下，辅助的手术治疗和放疗也可用于治疗 GTN。化疗无效的患者通常死于转移部位出血、呼吸衰竭、败血症和多器官功能衰竭。

无论高危还是低危患者，血清 β-hCG 降至正常后应继续监测血清 β-hCG 水平 1 年。在监测期间必须严格避孕，以防止化疗药物导致胎儿畸形，同时避免与妊娠引起的 β-hCG 增高相混淆（Seckl，2010；Williams，2014）。因大多数妊娠结局良好，在 1 年内怀孕的患者可以继续妊娠（Tse，2012；Woolas，1998）。但必须告知患者，如果妊娠期间肿瘤复发，有可能延误诊断（Blagden，2002；Tuncer，1999b）。

少数患者在监测期内尽管没有发现转移证据，但β-hCG 呈持续低水平升高，这种现象称为静息期 hCG（quiescent hCG），可能因滋养细胞休眠引起。建议对静息型滋养细胞严密观察，20% 的患者最终复发成为具有活性和进展性的 GTN（Ngu，2014）。

治疗后再次妊娠

既往有葡萄胎史的女性生育能力并不受影响，妊娠结局基本正常（Joneborg，2014；Matsui，2011；Sebire，2003）。如前所述，葡萄胎治疗后再次妊娠发生滋养细胞疾病的风险约 2%，孕早期推荐进行超声检查，必要时复查。

建议 GTN 患者化疗结束 12 个月后再考虑受孕。患者的生育能力、妊娠结局与正常无异，胎儿畸形率未见增加（Berkowitz，2000；Tse，2012）。但是 GTN 患者的不明原因死胎发生率（1.5%）较正常人群（0.8%）升高（Vargas，2014）。

如果患者有过葡萄胎或 GTN 治疗史，再次妊娠分娩时，应将胎盘或附属物送病理检查，并在产后 6 周检测血清 β-hCG（Lurain，2010）。

（石琨　谢小惠　翻译　郑勤田　审校）

参考文献

第七篇
产　　程

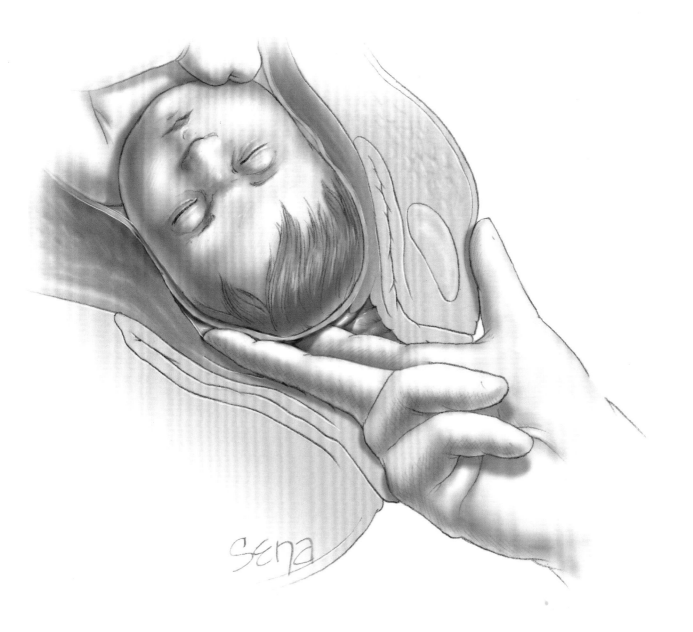

第 21 章

分娩生理

> 从远古时代开始，人们就在寻找一个答案，为什么总是在最后一次月经后 280 天左右分娩，但是时至今日，也没有一个满意的解释。
>
> ——J. 惠特里奇·威廉姆斯（1903）

第 1 版《威廉姆斯产科学》就强调了分娩生理学的重要性，甚至用一整章的篇幅来阐述。结合目前的科学水平，本书用八节内容来讨论临产和分娩的机制。但是，临产的概念已经变得宽泛，不仅仅是从第一次出现规律宫缩开始了。

临产、分娩是妊娠的最后阶段，从几个小时到十几个小时。临产的表现就是强有力的宫缩伴随着阵痛，宫口扩张，胎儿沿产道下降，但是在此之前，宫颈、子宫已经在发生着变化，为临产、分娩做准备。在正常妊娠的 36～38 周，子宫肌层还处在不敏感状态，但就在此时，宫颈已经开始发生变化。在这一段子宫静止期过后，子宫开始发生变化，包括子宫肌层变得敏感、活跃、宫颈趋于成熟、软化，并丧失原来的结构。

这个生理过程会调控分娩的发动。三个同时期的理论有助于解释分娩发动。简单来说，第一个是妊娠维持因子丧失功能；第二个是发动分娩的因子生成；第三个是胎儿成熟诱导分娩发动。目前的研究显示，将以上三个理论联合起来解释分娩发动的原因更为合适。临产，则代表了子宫、宫颈一系列生化改变的高潮，这些都是母体和胎儿通过内分泌、旁分泌传出的信号。母体或胎儿谁占主导的问题在不同物种可能存在差异。正是这些差异，使准确阐明调控分娩发动的因素变得更加复杂。当分娩发动异常时，则会出现早产、难产、过期妊娠等。其中，早产是对新生儿患病率、死亡率影响最大的。

母胎界面

■ 子宫

子宫肌层由平滑肌细胞及围绕的结缔组织构成。与骨骼肌细胞和心肌细胞不同，平滑肌细胞并没有终末分化，因此更能适应环境的变化。诸如机械性牵拉、炎症、内分泌、旁分泌信号等各种刺激因素都可以调节平滑肌细胞的表型转换，让细胞能够生长、增殖、分泌、收缩等。

除了表型的可塑性，平滑肌细胞的部分特质还有利于子宫收缩和胎儿娩出。第一，平滑肌细胞收缩时肌纤维缩短的程度要比横纹肌高一个数量级。第二，平滑肌细胞收缩时产生的力是多方向的，这与骨骼肌收缩产生的力的方向只沿着肌纤维轴不同。第三，平滑肌的组织排列方式不同于骨骼肌，它并不是一致的。在子宫肌层中，厚的和薄的肌纤维在肌束中的分布是随机的。这样丛状的分布方式更有利于肌纤维收缩并产生力量。最后，在宫底产生的多方向的力比在子宫下段产生的更强。

子宫肌壁的内层受妊娠激素的影响发生转化,形成蜕膜。富含间质细胞和母体免疫细胞的蜕膜层通过免疫调节作用抑制炎症介质的释放以维持妊娠。但是,在妊娠末期,蜕膜发生活化,导致蜕膜转而诱导炎症介质释放和消除免疫抑制,从而发动分娩。

妊娠期间,宫颈的作用包括:①作为预防生殖道感染的屏障;②抵挡胎儿重力的作用;③感受细胞外基质的变化,使组织顺应性逐渐增加。

未怀孕女性的宫颈是关闭的,而且质硬,类似于鼻软骨。而在妊娠末期,宫颈很容易就扩张了,其质感类似于嘴唇或口腔黏膜。三维超声和磁共振成像的观察结果显示,从孕早期到孕晚期,宫颈管的横断面积和宫颈间质都在增加(House,2009;Lang,2010)。宫颈间质扩张的同时,宫颈上皮也在增殖,并发挥免疫保护的作用。

■ 胎盘

除了为母胎提供物质交换的场所外,胎盘还是甾体类激素、生长因子及其他维持妊娠或诱导分娩发动的介质的重要来源。胎膜(羊膜、绒毛膜及邻近的蜕膜)作为环绕胎儿的一层重要保护屏障,在生理、免疫、代谢等方面发挥作用避免过早的分娩发动。

羊膜承担了胎膜几乎全部的张力,维持胎膜完整不破裂(第 5 章)。这一层无血管的羊膜组织可以抵御白细胞、微生物及肿瘤细胞的入侵(图 21-1)。它同时也建立起一道屏障阻止胎儿肺部、皮肤的分泌物到达母体。因此,成功避免了母体组织接触这些羊水成分,如果接触到则可能促进蜕膜过早成熟,或刺激子宫收缩,甚至引起羊水栓塞。

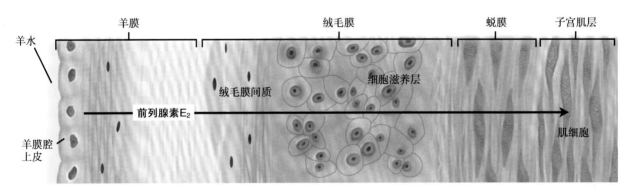

图 21-1 羊膜合成前列腺素,晚孕期由于磷脂酶 A_2、2 型前列腺素 H 合成酶(PGHS-2)活性增加,前列腺素合成也增加。妊娠过程中,羊膜合成的前列腺素向母体的转运过程受到绒毛膜中前列腺素脱氢酶(PGDH)的限制,该酶可以使前列腺素失活。临产后 PGDH 水平下降,羊膜产生的前列腺素可影响胎膜破裂和子宫收缩。临产后蜕膜活化的作用尚不明确,可能与代谢掉局部组织内孕酮和提升前列腺素受体浓度有关,可以提升子宫对前列腺素的反应性及细胞因子的产生

(资料来源:Smith R:Parturition. N Engl J Med. 2007 Jan 18;356(3):271-283.)

绒毛膜也是一层重要的保护组织,并提供免疫耐受。它也富含能抑制那些促进宫缩的物质的酶。这些具有灭活作用的酶包括前列腺素脱氢酶、缩宫素酶、脑啡肽酶(Cheung,1990;Germain,1994)。

甾体类性激素的作用

在许多物种中,甾体类性激素的作用是明确的,雌激素促进分娩发动,孕激素抑制分娩发动。孕激素撤退会直接导致分娩发动。另外,在一些生物中,给予孕激素可以抑制子宫肌层的活动,维持宫颈结构,从而延迟分娩发动(Challis,1994)。而在人体内,似乎雌孕激素都在维持妊娠过程中起重要作用。

正常妊娠时血清雌孕激素水平远远高于受体所对应的亲合力水平。因此很难分析血清中的激素浓度变化多少才可以调控妊娠。目前的证据显示,孕激素/雌激素比值增加有利于妊娠维持,而比值下降则倾向分娩发动。人类及其他物种的研究显示,应用孕激素受体拮抗剂米非司酮或奥那司酮,会激活部分或全部分娩发动的关键阀门,包括宫颈成熟、宫颈扩张及提升子宫对促宫缩介质的敏感性(Bygdeman,1994;Chwalisz,1994b;Wolf,1993)。

雌激素调控子宫稳态和宫颈机能的准确机制尚不明确。即便如此,还是发现雌激素可以提升孕激素的作用效果,从而促进子宫稳定状态。在妊娠末期,雌激素帮助介导提升子宫反应性和促进宫颈成熟。

雌孕激素在细胞核中都有对应的调控基因转录的受体,如雌激素受体 α(ERα)、雌激素受体 β(ERβ)。细胞核中的孕激素受体 A(PR-A)和孕激素受体 B(PR-B)源于同一个基因,只是转录编码不同(Patel,2015)。

前列腺素的作用

前列腺素是一类脂质分子，发挥多种类似激素的作用。在分娩发动中，前列腺素起到促进子宫收缩、松弛和炎症反应的作用。前列腺素同一个系列的八种 G 蛋白偶联受体共同作用，其中一些受体就分布在子宫肌层和宫颈上（Konopka，2015；Myatt，2004）。

前列腺素的主要生化合成途径见图 21-2。合成原料是来源于磷脂酶 A_2 或磷脂酶 C 分解细胞膜产生的花生四烯酸。花生四烯酸是前列腺素合成酶 H_1、前列腺素合成酶 H_2（PGHS-1、PGHS-2，也称为环氧合酶 1、环氧合酶 2）的底物。两种前列腺素合成酶的同工酶将花生四烯酸转化为不稳定的前列腺素 G_2，然后合成前列腺素 H_2。这些合成酶也是多种非甾体抗炎药的作用靶点。如第 42 章中所述，正因为这个作用靶点，一些非甾体抗炎药具有保胎作用，但是它们对胎儿也有其他副作用（Loudon，2003；Olson，2003，2007）。

前列腺素 H_2 在异构酶的作用下转化为活化的前列腺素，包括前列腺素 E_2（PGE_2）、$F_{2\alpha}$（$PGF2_\alpha$）和 I_2（PGI_2）。异构酶在不同组织中的表达数量不同，因此合成的前列腺素类型也不同。另一个调控前列腺素活性的途径是前列腺素的代谢分解作用，主要靶点是 15-羟基前列腺素脱氢酶（prostaglandin dehydrogenase，PG-DH）。妊娠时，子宫和宫颈中 PGDH 的表达上调，因此可以迅速分解前列腺素（Giannoulias，2002；Kishore，2014）。因此，前列腺素在组织中合成与分解的动态平衡、前列腺素受体的表达及受体信号通路的转换共同决定了子宫肌层对前列腺素的反应（Kandola，2014；Lyall，2002；Olson，2007；Smith，2001）。在妊娠阶段前列腺素可能对子宫肌层起松弛作用，而在分娩发动后起促进子宫肌层收缩的作用（Myatt，2004）。

除了子宫肌层，羊膜也合成一些生物活性肽和前列腺素，起松弛或收缩子宫的作用（图 21-1）。在妊娠晚期，羊膜合成的前列腺素增加，磷脂酶 A_2 和 PGHS-2 的活性也增强（Johnson，2002）。因此，很多假说认为是前列腺素调控了分娩发动。羊水中的前列腺素主要来源于羊膜合成，其促进胎膜破裂的作用是明确的。但是羊膜合成的前列腺素对子宫稳态和激活的作用尚未被阐述清楚。这是因为前列腺素从羊膜转运至绒毛膜进而作用于母体组织的过程受到 PGDH 抑制。

第 1 阶段：子宫静止状态和宫颈软化

如图 21-3 所示，根据妊娠期子宫肌层和宫颈的变化，可以将分娩发动的过程分为四个阶段（Casey，1993，1997；Challis，2000；Word，2007），包括：①发动前兆；②临产准备；③产程进行；④恢复期。注意不要把这四个阶段与产程相混淆，第一产程、第二产程、第三产程属于上述第 3 阶段（图 21-4）。

在植入之前，子宫肌层有一段非常有效的静息期。第 1 阶段，子宫静息期，主要的特点是子宫平滑肌无明显收缩，宫颈结构维持原状，这个阶段占妊娠总时间的 95%（图 21-5）。所有的分子行为和信号通路，无论是神经调节，还是内分泌、旁分泌、自分泌等，均一起协同维持子宫的相对不反应状态。另外，还有一套自动防故障系统作为补充，保护子宫在第 1 阶段免于受到各种物质的干扰。

在第 1 阶段，子宫肌细胞为非收缩性的表型模式，子宫肌层对自然存在的刺激因素都不做反应。与此同时，子宫的体积和容积增大，以适应胎儿的生长，并为收缩做准备。子宫肌层的这种不反应性一直持续到妊娠最后阶段。即便如此，仍然有一些不规律的宫缩，但不会引起宫颈扩张。这种假性宫缩通常在中晚孕期明显，特别是经产妇，被称为 Braxton Hicks 宫缩或假临产（第 4 章）。

第 1 阶段子宫静息状态的形成机制包括：①雌孕

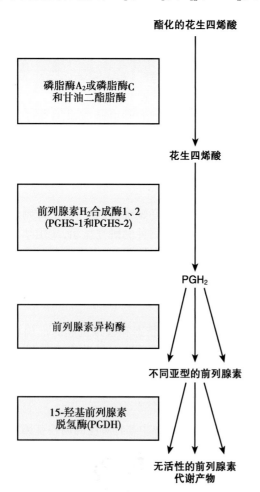

酯化的花生四烯酸

磷脂酶A_2或磷脂酶C
和甘油二酯脂酶

花生四烯酸

前列腺素H_2合成酶1、2
(PGHS-1和PGHS-2)

PGH_2

前列腺素异构酶

不同亚型的前列腺素

15-羟基前列腺素
脱氢酶(PGDH)

无活性的前列腺素
代谢产物

图 21-2 前列腺素的生物合成途径

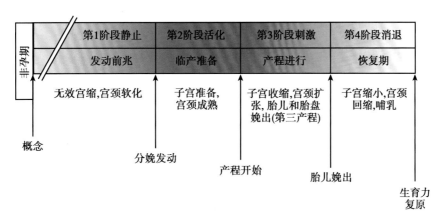

非孕期	第1阶段静止	第2阶段活化	第3阶段刺激	第4阶段消退
	发动前兆	临产准备	产程进行	恢复期
	无效宫缩,宫颈软化	子宫准备,宫颈成熟	子宫收缩,宫颈扩张,胎儿和胎盘娩出(第三产程)	子宫缩小,宫颈回缩,哺乳

概念

分娩发动

产程开始

胎儿娩出

生育力复原

图 21-3　分娩发动的四个阶段

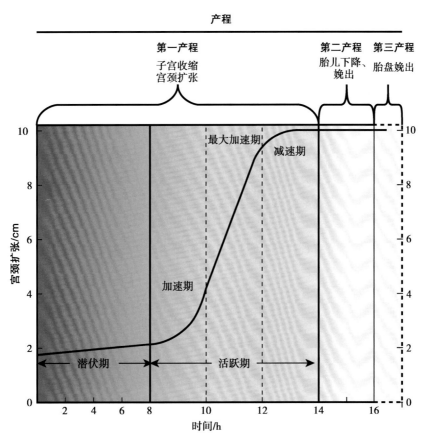

图 21-4　初产妇的产程图。曲线是基于对大样本、连续数据的分析。第一产程分为平缓的潜伏期和快速进展的活跃期。活跃期可视为三个阶段:加速期、最大加速期、减速期

(资料来源:Friedman EA:Labor:Clinical Evaluation and Management,2nd ed. New York,Appleton-Century-Crofts,1978.)

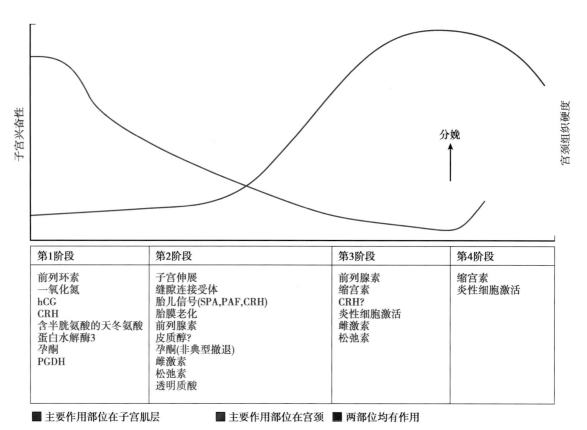

第1阶段	第2阶段	第3阶段	第4阶段
前列环素 一氧化氮 hCG CRH 含半胱氨酸的天冬氨酸 蛋白水解酶3 孕酮 PGDH	子宫伸展 缝隙连接受体 胎儿信号(SPA,PAF,CRH) 胎膜老化 前列腺素 皮质醇? 孕酮(非典型撤退) 雌激素 松弛素 透明质酸	前列腺素 缩宫素 CRH? 炎性细胞激活 雌激素 松弛素	缩宫素 炎性细胞激活

■ 主要作用部位在子宫肌层　　　■ 主要作用部位在宫颈　　　■ 两部位均有作用

图 21-5　调控人类分娩发动各阶段的关键因素。CRH,促肾上腺皮质激素释放激素;hCG,人绒毛膜促性腺激素;PAF,血小板活化因子;PGDH,前列腺素脱氢酶;SPA,表面活性蛋白 A

激素通过细胞间受体的作用;②子宫肌细胞细胞膜受体介导的环磷酸腺苷(cAMP)的增加;③环磷酸鸟苷的生成(cGMP);④其他的调控方式,如离子通道等。

■ 子宫的松弛与收缩

子宫松弛和收缩的平衡调节,取决于类固醇激素和肽类激素对关键基因转录和产生的蛋白质的调节。子宫静息的机制包括:①削弱细胞间的沟通,降低细胞间质的钙离子浓度;②对细胞膜离子通道的调节;③激活内质网应激展开蛋白;④降低对促宫缩物质的敏感性。相反,子宫收缩的机制是:①增加肌动蛋白和肌球蛋白的互相作用;②提高子宫肌层细胞的兴奋性;③促进细胞间的交流,以达到同步收缩。

肌动蛋白、肌球蛋白的相互作用

肌动蛋白、肌球蛋白是肌肉收缩的关键物质。肌动蛋白必须从球状转化为纤维状,才能引起肌肉收缩。实际上,维持肌肉松弛的一个潜在机制就是促进肌动蛋白转化为球状而不是纤维状(图 21-6)。另外,肌动蛋白的中点需要附着在细胞膜的骨架上才能伸缩。

肌动蛋白必须与肌球蛋白配合才能发挥作用,肌球蛋白由重链和轻链构成。肌动蛋白和肌球蛋白的搭配激活三磷酸腺苷酶(ATPase),水解三磷酸腺苷,产生

力。这种相互作用是由肌球蛋白的 20kDa 轻链的酶磷酸化引起的(Stull,1998)。钙离子激活肌球蛋白轻链激酶,而后激酶催化上述反应。钙离子绑定在钙调蛋白上,与肌球蛋白轻链激酶相互作用。

因此,从逻辑上分析,低钙离子浓度一般引起子宫松弛。相反,提升子宫肌细胞钙离子浓度,或使细胞外钙离子通过离子通道进入细胞内,可以促进子宫收缩(图 21-6)。电压门控的离子通道打开,外部的钙离子进入细胞内导致去极化。例如,前列腺素 $F_{2\alpha}$ 和缩宫素在产程中绑定各自的受体后即打开了钙离子通道。这些受体激活后也使细胞内质网中的钙离子释放到细胞内其他低电压处。另外,细胞膜上的非选择性阳离子通道也释放钙离子进入细胞内(Ying,2015)。钙离子浓度的上升通常是短暂的。但是通过抑制肌球蛋白磷酸酶,一种使肌球蛋白去磷酸化的酶,可以延长收缩时间(Woodcock,2004)。

膜电位的调控

如前所述,肌细胞的兴奋性部分是通过细胞膜上电化学电位梯度的变化调节。临产前,肌细胞保持相对较高的内部电负性,维持超极化膜电位会减弱平滑肌细胞的兴奋,并受离子通道的调节。

与肌层静止的重要性一致,许多钾离子通道控

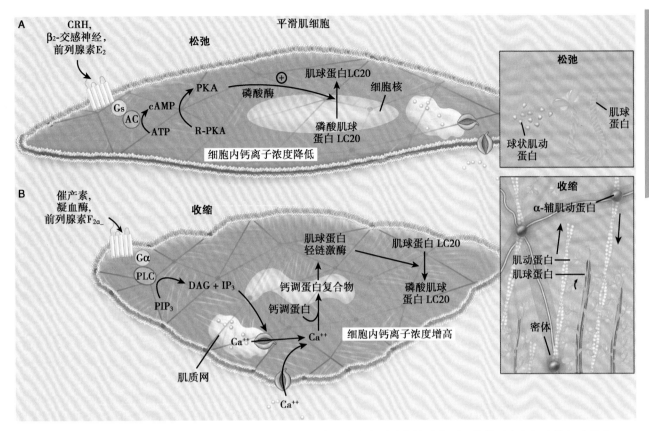

图 21-6　子宫肌细胞的松弛与收缩。A. 导致肌细胞内环磷酸腺苷水平增高的因素可以维持子宫肌细胞的松弛状态。通过激活蛋白激酶 A（PKA）来提高磷酸二酯酶的活性，同时使肌球蛋白的轻链激酶（MLCK）发生去磷酸化。其他过程使肌动蛋白维持球状而不转化为纤维状态。B. 这套程序反向运行则会导致子宫收缩。肌动蛋白转化为纤维状，钙离子进入细胞内与钙调蛋白结合形成复合体。这些复合体激活 MLCK 是肌球蛋白轻链磷酸化。这样激活 ATP 酶，是肌动蛋白纤维和肌球蛋白发生相对滑动，导致子宫收缩。AC，腺苷酸环化酶；Ca²⁺，钙离子；DAG，甘油二酯；Gs and Gα，G 受体蛋白；IP₃，三磷酸肌醇；LC20，轻链 20；PIP₃，磷脂酰肌醇 3,4,5-三磷酸盐；PLC，磷脂酶 C；R-PKA，活性蛋白激酶
（资料来源：Smith R：Parturition. N Engl J Med. 2007 Jan 18；356（3）：271-283. ）

制着膜电位。一个关键的调控点是大电导电压和钙离子激活的钾离子（BK_Ca）通道（Pérez，1993）。在正常生理状态下，BK_Ca 通道发挥双重反向调节作用，以维持子宫肌层静息和收缩的平衡。子宫肌层中存在大量 BK_Ca 通道。在妊娠的大部分时间里，BK_Ca 通道开放使细胞内的钾离子外流来维持细胞内的电负性，从而阻止电压门控的钙离子内流引起收缩。增加 BK_Ca 通道开放可以抑制子宫收缩，相反则促进子宫收缩。从早孕期 BK_Ca 通道开放而抑制子宫收缩到妊娠末期 BK_Ca 通道关闭导致子宫收缩，这其中的变化源自 BK_Ca 通道的表达和/或与其共同作用的物质的表达变化（Wakle-Prabagaran，2016）。

子宫肌细胞的缝隙连接

控制子宫收缩和松弛的细胞信号通过细胞内的链接通道可以快速互相转化。肌球蛋白间通过缝隙链接进行信息交换，也是离子等代谢偶合物的通道。跨细胞膜的通道使缝隙链接形成两个"半通道"（Saez，

2005）。连接小体由 6 个亚单位的缝隙连接蛋白组成（图 21-7）。在这些当中，缝隙连接蛋白 43 在子宫肌层中有表达，而且分娩发动时浓度增加。多个连接小体在细胞之间形成连接通道，使营养物质、代谢产物、第二信使、离子等小分子可以通过并交换。缝隙连接的数目和类型合理搭配有利于协调所有肌细胞一致收缩。

孕激素通过降低多种肌肉收缩关键蛋白的表达来抑制子宫收缩。这些收缩相关蛋白（contraction-associated proteins，CAPs）包括缩宫素受体、前列腺素 F 受体、缝隙链接蛋白 43。在妊娠末期，子宫伸展、雌激素水平升高导致 CAPs 表达增加。多种调节通路共同作用使 CAPs 的抑制解除，导致子宫收缩（Nadeem，2016；Renthal，2010；Williams，2012b）。

内质网应激反应

另一条潜在的机制是，孕酮通过支持子宫肌层的含半胱氨酸的天冬氨酸蛋白水解酶 3（一种抗收缩中

第七篇

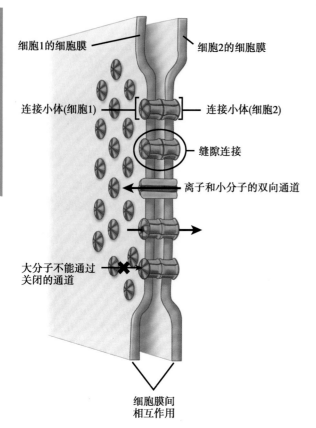

细胞1的细胞膜　　　细胞2的细胞膜

连接小体(细胞1)　　　连接小体(细胞2)

缝隙连接

离子和小分子的双向通道

大分子不能通过
关闭的通道

细胞膜间
相互作用

图 21-7　缝隙连接的蛋白亚单位称为连接小体。6个连接小体组成一个"半通道"(接合质)。两个接合质(两个细胞,一边一个)形成一个完整的缝隙连接通道。接合质和缝隙连接通道由多个连接蛋白组成。它的结构组成对于选择性地通过分子及细胞间的信息交流有重要作用

介物)来维持子宫的静息状态。这个酶可以降解肌动蛋白和缝隙连接蛋白 43 (Kyathanahalli,2015)。

在小鼠体内,子宫肌层的含半胱氨酸的天冬氨酸蛋白水解酶 3 的激活受到内质网应激反应(endoplasmic reticulum stress response,ERSR)的调节。回顾一下,内质网在细胞中的作用是协助蛋白的折叠与转运。如果功能失调,错误折叠的蛋白质就会堆积,引起内质网应激反应。ERSR 和未折叠蛋白反应是细胞在面临伸展、炎症等刺激下的一种自我保护机制,可以维持细胞稳态。延长的内质网应激反应可以促进含半胱氨酸的天冬氨酸蛋白水解酶 3 的激活以维持肌细胞的静息状态。

G 蛋白偶联受体

许多细胞表面受体直接调控肌细胞收缩。到目前为止,已经讲了调控钙离子的离子通道受体。另外,我们发现在分娩发动后有大量的 G 蛋白偶联受体被修饰。其中一些位于子宫肌层,并与 $G_{\alpha s}$ 介导的腺苷酸环化酶激活增加 cAMP 浓度有关。这些受体与合适的配

体结合后,发挥类似甾体类性激素的作用,维持子宫静息状态(Price,2000;Sanborn,1998)。例如,LH 受体和促肾上腺皮质激素释放激素受体 1(CRHR1)(图 21-8)。在子宫肌层中,G 蛋白偶联受体与 G 蛋白介导的磷脂酶 C 激活相关,并释放出花生四烯酸。G 蛋白偶联受体的配体包括神经肽、激素、内分泌素。在妊娠期,这些配体通过内分泌、自分泌的形式在子宫肌层形成高浓度发挥作用。

β-肾上腺素能受体是典型的 cAMP 介导子宫松弛的例子。β-肾上腺素能受体介导 $G_{\alpha s}$ 增加腺苷酸环化酶,提高 cAMP 水平,促进子宫肌细胞松弛。限速因素可能是受体表达的数目和腺苷酸环化酶的浓度。利托君和特布他林作用于这些受体可以预防早产(第 42 章)。

LH 和 hCG 共用同一个受体,这个 G 蛋白偶联受体存在于子宫平滑肌和血管平滑肌中(Ziecik,1992)。妊娠期子宫肌层内 LH-hCG 受体的水平高于分娩期。绒毛膜促性腺激素通过细胞膜上的 $G_{\alpha s}$ 受体激活腺苷酸环化酶,从而降低子宫收缩的频率和力度,减少具有子宫平滑肌组织特异性的细胞缝隙连接(Ambrus,1994;Eta,1994)。因此,循环中高 hCG 水平也是维持子宫静息状态的机制之一。在小鼠中,FSH 受体的变化也可调节子宫收缩活动(Stilley,2016)。

前列腺素 E_2 通过 4 个 G 蛋白偶联受体介导各种细胞效应。前列腺素受体 1~4(EP_1~EP_4)在妊娠期和分娩发动期特异性表达于子宫肌层(Astle,2005;Leonhardt,2003)。EP_2 和 EP_4 通过 $G_{\alpha s}$ 途径提升 cAMP 水平以维持子宫肌细胞静息状态,但是在分娩期转化为 $G_{\alpha}q/11$ 钙激活途径(Kandola,2014)。EP_1 和 EP_3 受体通过 $G_{\alpha}q$ 和 $G_{\alpha}i$ 途径提升细胞内的钙离子浓度引起子宫收缩。

一种结合 G 蛋白偶联受体的肽类松弛素,称为松弛素家族肽受体。配体受体结合后激活子宫平滑肌细胞内的腺苷酸环化酶,抑制细胞内钙离子的增加从而维持子宫静息状态(Downing,1993;Meera,1995)。目前发现有两种人类松弛素基因 *H1* 和 *H2*。*H1* 表达在蜕膜、滋养层、前列腺,而 *H2* 表达在黄体中。妊娠妇女体内的松弛素最初由黄体分泌。在妊娠 8~12 周达到峰值,约 1ng/mL。然后,浓度下降并持续至妊娠结束。

促肾上腺皮质激素释放激素(CRH)在胎盘和下丘脑中合成。CRH 的细胞内浓度在正常妊娠的最后 6~8 周开始上升,与启动分娩的时机相关(Smith,2007;Wadhwa,1998)。在妊娠的多数时间内,CRH 都起着维持子宫静息状态的作用,但是在分娩发动后,却促进子

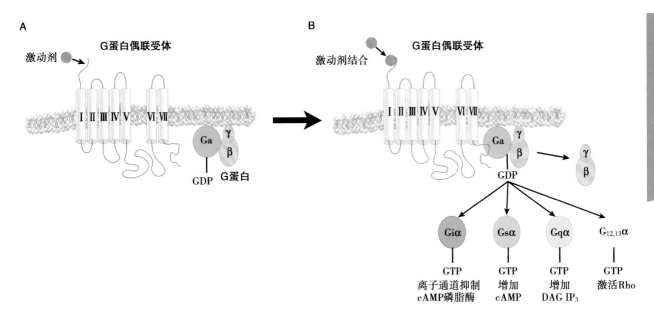

图 21-8 蛋白偶联受体信号传导通路。A. GTP 偶联的 G 蛋白受体是一种跨膜蛋白,将细胞外信号传导至细胞内。G 蛋白偶联受体的结构大致相似,均有 7 段跨膜区域。B. 受体被结合后,促进了受体与细胞膜内的 G 蛋白相互作用。这介导了 G 蛋白 α 上 GDP 与 GTP 的交换,G 蛋白 α 与 βγ 异质二聚体解除关系。GTP-α 介导的细胞内信号通过 AC 或 PLC 间接传导或是直接调控离子通道或激酶的功能。cAMP,环磷酸腺苷;DAG,甘油二酯;IP₃,三磷酸肌醇

宫收缩。研究显示,之所以会发生同一个激素导致两种相反的作用结果,是因为 CRH 通过它的受体 CRHR1 产生不同的作用。在非分娩发动期的子宫肌层内,CRH 对 CRHR1 的作用激活 Gs-腺苷酸环化酶-cAMP 信号通路,这样就抑制了三磷酸肌醇(IP₃)和(Ca²⁺)ᵢ 水平的稳定(You,2012)。但是,在分娩发动后,CRH 激活 G 蛋白偶联受体中的 Gq 和 Gi,使得 IP₃ 和(Ca²⁺)ᵢ 水平提升。

环磷酸鸟苷

如前所述,cAMP 是介导子宫肌层松弛的重要介质。但是,激活鸟苷酸环化酶可以提升细胞内的环鸟苷酸(cGMP)水平,这也可以导致子宫松弛(Word,1993)。妊娠期子宫肌层细胞内的 cGMP 水平受心房钠尿肽、脑钠肽受体、一氧化氮的刺激而升高(Telfer,2001)。所有这些因子及其受体均在妊娠的子宫中表达。

加速促宫缩物质的分解

除了妊娠本身会产生一些化合物促进子宫的不应性,在第 1 阶段里体内降解内源性促宫缩物质的酶活性也明显提高。这些酶及其作用底物包括 PGDH 和前列腺素,脑啡肽酶和内皮素,缩宫素酶和缩宫素,二胺氧化酶和组胺,儿茶酚氧位甲基转移酶和儿茶酚胺,血管紧张素酶和血管紧张肽Ⅱ,血小板活化因子(plate-let-activating factor,PAF)和 PAF 乙酰水解酶。上述的某些酶在晚孕期会减少(Germain,1994)。

■ 蜕膜

为了维持子宫静息状态,蜕膜中前列腺素,尤其是 PGF₂ₐ 的合成是被明显抑制的。几乎在整个孕期,前列腺素的合成都被抑制,而解除抑制是分娩发动的先决条件(Norwitz,2015)。

第 1 阶段中机体的免疫耐受为保护胎儿提供了环境条件。换句话说,内膜基质细胞主动阻止了胎儿抗原刺激母体产生免疫反应,其机制源于降低了吸引 T 细胞的能力,使 T 细胞吸引炎性趋化因子基因沉默(Erlebacher,2013;Nancy,2012;PrabhuDas,2015)。

■ 宫颈软化

宫颈改变一般从软化开始,就发生在第 1 阶段,表现为组织的顺应性增强,但是此时的宫颈仍然是坚固和闭合的。Hegar(1895)第一个描述了在妊娠 4~6 周可以触及子宫下段软化,曾经也通过该体征来诊断妊娠。宫颈的结构完整性对妊娠维持至足月有重要意义。宫颈提前扩张、结构失去完整性提示早产的风险。

组织血供增加、细胞肥大增生、细胞外组织结构缓慢进行性变化导致了宫颈软化(Mahendroo,2012;Myers,2015;Word,2007)。宫颈基质改变的关键是胶原蛋白(这是宫颈的主要结构蛋白)持续发生结构变化,从而改变了组织的硬度和弹性(Zhang,2012),特别是胶原蛋白三螺旋之间共价交联的数目和类型发生了变

化。因为基因表达下降及交联酶的作用,早孕期新合成的胶原蛋白之间的共价交联减少(Akins,2011;Drewes,2007;Yoshida,2014)。起分解作用的酶是赖氨酸羟化酶和赖氨酸氧化酶。这些早孕期发生的变化有助于增加宫颈组织的顺应性。

宫颈手诊评估可以作为宫颈基质改变对宫颈软化重要性的临床证据(Badir,2013;Parra-Saavedra,2011)。在罹患先天性胶原合成或组装障碍的人群中,宫颈机能不全的发病率高(Anum,2009;Hermanns-Le,2005;Rahman,2003;Wang,2006)。例如,第59章讨论的埃勒斯-当洛综合征(Ehlers-Danlos syndrome)和马方综合征(Marfan syndrome)患者。在早孕期宫颈软化、组织重塑的同时,宫颈扩张和分娩发动的基因是被抑制的(Hari Kishore,2012)。

第2阶段:分娩发动的准备

只有停止第1阶段的子宫静息状态,才能启动分娩,俗称子宫觉醒或子宫激活。分娩发动的第2阶段包含了妊娠最后几周子宫的变化。此阶段的异常可能引起早产或过期妊娠。

■ 孕激素撤退

子宫激活的关键因素见图21-5。在有孕激素撤退现象的物种中,通过给母体补充孕激素可以阻止分娩发动。但是在人类妊娠女性中,在没有孕激素撤退效应时补充孕激素是否能够预防早产或推迟分娩发动,仍然需要研究。在过去15年间,已经有一些随机对照试验证实肌内注射或阴道给予孕激素可以预防早产,详见第42章。但是在是否能预防复发性早产方面还无定论(Norman,2016)。

经典的孕激素撤退是源于孕激素分泌的减少,但并不存在于人类的分娩发动中。有研究通过使用孕激素受体拮抗剂揭示了一条孕激素失活的机制。米非司酮是一种作用于孕激素受体的经典类固醇拮抗剂。虽然米非司酮在引发流产和妊娠晚期诱导分娩发动方面作用很弱,但是对促进宫颈成熟和增加子宫对促宫缩物质的敏感性有一定作用(Berkane,2005;Chwalisz,1994a)。

孕激素撤退与拮抗的机制是当前研究的热点之一,包括:①细胞核中孕酮受体亚型 PR-A、PR-B 和 PR-C 表达的变化;②在增敏基因和抑制基因表达时,PR-A 和 PR-B 的相互作用有何不同;③在协同作用的激活或抑制物质表达变化时,孕激素受体功能的改变;④局部组织器官内类固醇代谢或孕激素拮抗剂对孕激素的作用;⑤微 RNA 对孕激素代谢酶的调控作用及转录因子对子宫静息状态的影响(Condon,2003;Mahendroo,1999;Mesiano,2002;Nadeem,2016;Renthal,2010;Williams,2012a)。以上这些观察结果证实了存在多条途径导致孕激素撤退。

■ 子宫肌层的变化

第2阶段子宫肌层的变化是为子宫收缩做准备。这一转化过程受收缩相关蛋白(CAPs)的调控(Renthal,2015)。在这些 CAPs 中,子宫肌层的缩宫素受体和缝隙连接蛋白的数量大量增多,增加了子宫兴奋性和对促宫缩物质的敏感度。

第2阶段另一个关键变化是子宫下段的形成。子宫峡部转化形成子宫下段,可以使胎头下降入盆,孕妇腹部形态会有改变并且会感觉胎儿下坠,称为胎儿下降感。也有可能子宫下段肌层不同于子宫上段肌层,因此在近足月和分娩期间起不同的作用。子宫上段肌层和下段肌层表达前列腺素受体和 CAPs 的不同支持了这个观点(Astle,2005;Blanks,2003;Sparey,1999)。近足月时,子宫下段肌层的 HoxA13 基因表达增加,而上段的 CAP 表达也增加,使子宫下段收缩(Li,2016)。

缩宫素受体

缩宫素长期作为引产药物使用,可见其在分娩发动中一定有重要作用。在第2阶段中,子宫肌层的缩宫素受体水平明显上升,而且足月产的子宫肌层缩宫素受体 mRNA 数量要比早产者多(Wathes,1999)。但是尚不清楚缩宫素是否在子宫激活的早期发挥作用,或缩宫素是否只在分娩期发挥作用。大多数调控子宫肌层缩宫素受体的研究都是在啮齿动物中实施的,破坏小鼠缩宫素受体基因并未影响分娩发动,说明至少在这个物种身上,多条机制共同确保分娩发动。

孕酮和雌二醇似乎是缩宫素受体的主要调控因子。体内实验和大鼠实验都显示雌二醇可以提升子宫肌层的缩宫素受体浓度,同时注射孕激素可以抑制这个现象(Fuchs,1983)。孕激素可以促进子宫平滑肌细胞缩宫素受体的降解,抑制细胞表面缩宫素受体的激活(Bogacki,2002)。这些研究揭示了孕激素维持子宫静息状态的机制之一为抑制子宫肌层对缩宫素的反应性。

■ 宫颈成熟

在宫缩开始之前,宫颈必须经历结构的重塑。最终宫颈在宫缩的作用下逐步软化、扩张。在第2阶段,宫颈的变化体现在结缔组织的改变,也称为宫颈成熟。在分娩前数周到数天的时间里,宫颈逐步从软化过渡到成熟。在这个变化过程中,宫颈基质中糖胺聚糖的数量发生变化。糖胺聚糖属于大分子多糖、蛋白聚糖。

调控宫颈结构重塑的激素与调控子宫的激素大致相同。但是因为细胞成分和生理需求不同,在细胞层面会有差异。例如,松弛素调控子宫处于静息状态,也通过调控细胞增殖和细胞外基质的重塑来促进宫颈成熟(Park,2005;Soh,2012)。子宫体主要是平滑肌细胞,而子宫颈中成纤维细胞的比例高于平滑肌细胞,细胞外基质也占一定比例。近期对非妊娠妇女宫颈的研究显示,宫颈平滑肌细胞的分布存在空间梯度,在宫颈内口处平滑肌细胞占约50%,而在宫颈外口处平滑肌细胞只占约10%(Vink,2016)。

宫颈结缔组织

胶原蛋白　宫颈是富于细胞外基质的组织。基质的成分包括 Ⅰ 型、Ⅲ 型和 Ⅳ 型胶原蛋白,基质细胞蛋白、糖胺聚糖、蛋白聚糖及弹力纤维。在这些成分中,胶原蛋白对维持宫颈的结构起主要作用。胶原蛋白组装时,多个胶原蛋白三螺旋在赖氨酰氧化酶的作用下共价交联形成原纤维。原纤维的尺寸、包裹方式、组织形式决定了宫颈的强度和机械特性。这些过程一定程度上被胶原结合的蛋白聚糖调控,如核心蛋白聚糖和双链蛋白聚糖,也被基质细胞蛋白调控,如血小板反应蛋白2(图 21-9)。

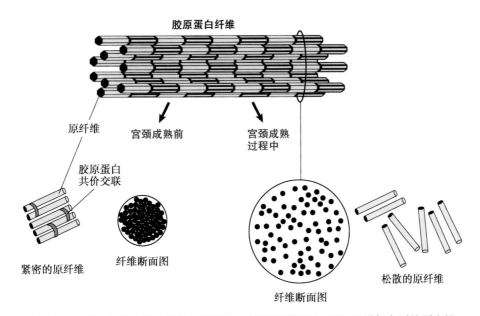

图 21-9　在第 1 阶段和第 2 阶段,胶原蛋白纤维的结构发生重塑,以增加宫颈的顺应性。一条胶原蛋白纤维由许多条原纤维构成。原纤维的尺寸和包裹方式受核心蛋白聚糖和共价交联的密度等调节。在第 1 阶段,虽然共价交联减少导致宫颈软化,但是原纤维尺寸是一致的并且组织紧密。在第 2 阶段宫颈成熟的过程中,原纤维的尺寸变得不一致,结构变得松散

妊娠期胶原蛋白较高的转化率使成熟的胶原共价纤维被替换为松散的不成熟胶原纤维。在小鼠和人类的研究中均显示,非孕期与孕期宫颈成分的变化是以增加胶原纤维替换的方式进行,而不是宫颈胶原蛋白降解(Akins,2011;Myers,2008;Read,2007;Yoshida,2014)。另一个支持点是,基因多态性或基因突变导致胶原组装改变,与宫颈机能不全的发生率增高相关(Anum,2009;Rahman,2003;Warren,2007)。

糖胺聚糖和蛋白聚糖　透明质酸是一种单独发挥作用的多糖,而多数其他的糖胺聚糖(glycosaminoglycans,GAGs)都是与蛋白质结合形成蛋白聚糖。透明质酸是一种亲水的空间填充分子,因此宫颈组织中透明质酸的作用是增加组织弹性、亲水作用、基质解体。透明质酸在透明质酸酶同工酶的作用下合成,在宫颈成熟过程中这些酶的表达增加(Akgul,2012;Straach,2005)。

虽然还不是很明确,但是蛋白聚糖的成分在宫颈成熟的过程中发生了变化。至少有三种含亮氨酸的蛋白聚糖存在于宫颈中,分别为核心蛋白聚糖、双链蛋白聚糖、纤调蛋白聚糖(Westergren-Thorsson,1998)。在其他结缔组织中,核心蛋白聚糖调节着胶原蛋白原纤维的包裹方式、顺序和强度(图 21-9)(Ameye,2002)。除了宫颈,子宫、胎膜中也存在这些蛋白聚糖。

炎症改变　在第 2 阶段中,局部免疫细胞聚集在宫颈基质中,虽然这些细胞对宫颈结构重塑的功能尚不明确。对于足月宫颈成熟前后基因表达的微阵列研究显示炎性基因的表达增加并不多。而炎性基因和免疫抑制基因在分娩后宫颈中的表达明显高于宫颈成熟

过程中的表达(Bollapragada,2009;Hassan,2006,2009)。对小鼠的研究进一步显示,白细胞迁移至宫颈基质,但是在分娩发动前并未被激活。一旦分娩发动,宫颈中的中性粒细胞、M1型巨噬细胞、组织修复M2型巨噬细胞就增加。这提示炎性细胞可能参与产后宫颈结构重塑与修复(Mahendroo,2012)。

诱导宫颈成熟

没有方法可以阻止宫颈成熟。相反,可以使用前列腺素PGE_2和$PGF_{2\alpha}$促宫颈成熟,诱导分娩发动。前列腺素可能通过改变细胞外基质的结构来促进宫颈成熟。虽然前列腺素促宫颈成熟的具体机制还不完全清楚,但在临床的应用是有效的(第26章)。

在一些其他物种中,血清中孕激素浓度下降可以诱导宫颈成熟。在人体内,应用孕激素受体拮抗剂也可以诱导宫颈成熟。

宫颈内上皮

除了宫颈基质的变化,妊娠期宫颈内上皮细胞也增殖,使得宫颈腺体也占宫颈总质量的一定比例。宫颈管上皮由复层鳞状上皮和分泌黏液的柱状上皮构成。这些上皮细胞构成了抵御微生物入侵的黏膜屏障(Akgul,2014;Blaskewicz,2011;Timmons,2007)。黏膜上皮通过toll样受体识别病原并通过抗菌肽和蛋白酶抑制剂阻止病原入侵。当病原超过上皮的防护能力时,免疫细胞会进行干预(Wira,2005)。

■ 胎儿对于分娩发动的作用

成熟胎儿会发出信号启动分娩,本身就是一件有趣又耐人寻味的事,而有关胎儿信号的证据也越来越多(Mendelson,2017)。胎儿传递的信号介质可以通过血液作用于胎盘或分泌入羊水中。

子宫伸展

胎儿的生长对处于第2阶段的子宫来说是一个重要的激活因素,子宫伸展是诱导CAPs的必要条件。也就是说,子宫伸展促进了连接蛋白-43和缩宫素受体的表达。胃泌素释放肽是一种平滑肌激动剂,也因子宫平滑肌的伸展而增多(Tattersall,2012)。

临床发现子宫伸展诱导分娩发动的线索来源于对多胎妊娠更容易早产的观察。同样,合并羊水过多的孕妇也容易早产。虽然多胎和羊水过多早产风险增加的原因还有待继续探索,但是子宫伸展的因素应该纳入考虑。

子宫伸展对调控子宫平滑肌细胞内信号传导的影响概括为:这个机械力传导的过程,可能包含细胞表面受体或离子通道的激活,通过细胞外基质的信号传导,作用于子宫平滑肌的自分泌分子释放等(Shynlova,

2007;Young,2011)。

胎儿内分泌效应

在许多物种身上都发现了胎儿具有通过内分泌信号诱导分娩发动的能力。但是,有证据显示,人体内的途径与动物不同。即便如此,人体内胎儿的下丘脑-垂体-肾上腺-胎盘轴也与正常妊娠密切相关。这条轴的提前成熟和激活也与早产相关(Challis,2000,2001)。在绵羊体内,人类胎儿肾上腺分泌的甾体类激素作用于胎盘、胎膜,最终使子宫从静息转为收缩状态。胎盘产生并分泌大量CRH或许是人类分娩发动的关键因素(图21-10)。

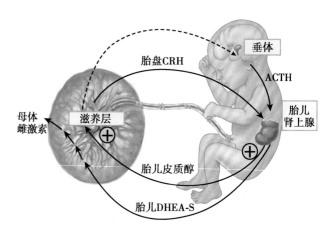

图21-10 胎盘-胎儿肾上腺内分泌效应。晚孕期胎盘促肾上腺皮质激素释放激素(CRH)刺激胎儿肾上腺分泌硫酸脱氢表雄酮(DHEA-S)和皮质醇。而皮质醇刺激胎盘产生更多的CRH,形成正反馈效应,产生更多的肾上腺激素。ACTH,促肾上腺皮质激素

胎盘内大量产生的CRH与母体或胎儿下丘脑产生的CRH相同(Grino,1987;Saijonmaa,1988)。不同于下丘脑产生CRH后会出现糖皮质激素的负反馈作用,皮质醇刺激胎盘产生更多的CRH。通过该现象就产生了一条正反馈的机制,一直持续下去,直到分娩结束。

早孕期母体细胞内的CRH水平较低,从中孕期开始到足月,其水平逐渐增高。妊娠最后12周,CRH水平以指数方式增长,在分娩发动时达到最高峰,分娩后很快下降(Frim,1988;Sasaki,1987)。羊水中的CRH浓度也在晚孕期增加。CRH是唯一有特定的血清结合蛋白的营养激素释放因子。在妊娠的多数时间里,CRH结合蛋白结合了母体血清中的大多数CRH,如此可以维持妊娠(Lowry,1993)。而到了晚孕期,母体中和羊水中的CRH结合蛋白均下降,导致可利用的CRH迅速增加并发挥作用(Perkins,1995;Petraglia,1997)。

有妊娠合并症时,胎儿可能处于应激状态,胎儿体内、羊水中、母体内的CRH浓度可能均高于正常妊娠(Berkowitz,1996;McGrath,2002)。胎盘可能是导致

CRH 增高的原因。例如,子痫前期患者胎盘 CRH 含量比正常妊娠的胎盘 CRH 含量高 4 倍(Perkins,1995)。

胎盘分泌的 CRH 对分娩发动的调控有重要作用。它可促进胎儿产生皮质醇,从而通过正反馈又促进胎盘产生 CRH。在第 2 阶段、第 3 阶段,CRH 受体的修饰协助 cAMP 转化,通过蛋白激酶 C 增加子宫平滑肌细胞内钙离子水平(You,2012)。缩宫素可减弱子宫平滑肌内由 CRH 导致的 cAMP 积累。CRH 与 $PGF_{2\alpha}$ 协同作用增加子宫平滑肌收缩力(Benedetto,1994)。最后,CRH 刺激胎儿肾上腺的 C_{19} 类固醇合成,为胎盘内芳香化反应提供底物。

部分人提出妊娠晚期 CRH 浓度的升高体现出"胎儿-胎盘时钟"效应(McLean,1995)。女性个体中 CRH 的水平各不相同,母体内 CRH 上升的比率比单独测量 CRH 对预测妊娠结局更有价值(Leung,2001;McGrath,2002)。就这一点而言,胎盘和胎儿在妊娠末期通过内分泌系统影响分娩发动的时机。

胎儿肺表面活性物质与血小板活化因子

胎肺产生的肺表面活性蛋白 A(surfactant protein A,SP-A)是胎肺成熟必需的。羊膜和蜕膜也分泌 SP-A 至羊水中,激活子宫平滑肌细胞中的信号通路(Garcia-Verdugo,2008;Lee,2010;Snegovskikh,2011)。SP-A 引起孕妇子宫收缩的准确机制尚有待研究。一种假设模式是 SP-A 作用于前列腺素,可能选择性抑制蜕膜中的前列腺素 $F_{2\alpha}$,但在足月后,SP-A 的浓度迅速下降(Chaiworapongsa,2008)。除 SP-A 外,胎儿还产生促子宫收缩物质血小板活化因子(Frenkel,1996;Toyoshima,1995),与 SP-A 一起通过母胎之间信号通路影响分娩发动(Gao,2015)。

胎膜老化

妊娠末期,胎膜细胞也生理性地发生老化(Menon,2016)。在人类胎膜和动物模型中,伸展和氧化应激使老化的胎膜发生无菌性炎症,称为老化相关分泌表现。反过来传递炎症信号,使胎膜继续退化,并激活蜕膜和子宫肌层的信号通路从而启动分娩。因此,足月后胎膜功能的重要性下降,却传导出促进分娩发动的信号。

胎儿异常与分娩发动延迟

有证据显示,妊娠期雌激素分泌减退与过期妊娠相关,此类雌激素不足的孕妇包括胎盘硫酸酯酶缺乏和胎儿无脑畸形合并胎儿肾上腺发育不良。存在这些疾病则妊娠期很长,使胎膜继续退化。

其他导致胎儿尿液生成减少或肺分泌物减少的畸形并不延长孕周,如胎儿肾缺如或肺发育不良。因此,通过母胎沟通系统旁分泌途径的胎儿信号并不启动分娩。

一些脑畸形的胎牛、胎羊或人类胎儿,往往会延迟分娩的发动。一个多世纪以前,Rea(1898)就观察到了胎儿脑畸形与过期妊娠相关。Malpas(1933)描述了 1 例无脑儿畸形的妊娠长达 374 天(53 周)。他总结了无脑畸形与过期妊娠的关系:胎儿脑-垂体-肾上腺异常导致了过期妊娠。实际上,无脑胎儿的肾上腺体积特别小,足月后也只有正常胎儿肾上腺体积的 5% ~ 10%。这是胎儿体内控制肾上腺发育和分泌 C_{19} 甾体激素的区域发育衰竭所致(第 5 章)。可见,胎儿肾上腺在分娩发动的时机调控上起重要作用。

第 3 阶段:分娩发动

这个阶段意味着分娩的开始,通常分为三个产程,图 21-4 显示了产程的情况,即产程图。第一产程开始于规律宫缩,并有足够强度,使宫颈变薄,称为宫颈消退。部分促宫缩物质对第一产程很重要(图 21-5)。通过 G 蛋白偶联受体刺激子宫平滑肌收缩。第一产程结束于宫口开全时(约 10cm),足月儿可以通过产道。因此,第一产程是宫颈的消退和扩张阶段。第二产程开始于宫口开全,结束于胎儿娩出。因此第二产程是胎儿下降和娩出的阶段。第三产程开始于胎儿娩出,结束于胎盘娩出,是胎盘剥离和娩出的阶段。

■ 第一产程:分娩开始

子宫收缩

临产后强有力的宫缩有时迅速形成。而临产亦可先从阴道排出少量黏液和血液混合物再慢慢开始。黏液栓之前在宫颈管内,现排出称为见红。见红意味着已经临产或未来的几小时到几天内将临产。

临产后子宫平滑肌收缩的特点是伴随着疼痛。原因可能包括:①收缩的肌肉组织缺氧,原理类似于心绞痛;②收缩的肌束压迫宫颈和子宫下段的神经节;③宫颈扩张过程中的拉伸;④宫底对腹膜的拉伸作用。

在这些原因中,收缩的肌束对宫颈、子宫下段神经节的压迫是一个很受关注的假说。宫颈旁的局部浸润麻醉通常可以缓解宫缩引起的疼痛(第 25 章)。宫缩通常是自然发生的,不受子宫外因素的控制。硬膜外神经阻滞镇痛并不降低宫缩的频率和强度。还有一些例子,如截瘫女性和双侧腰丛交感神经切除后的女性,宫缩依然正常,只是感觉不到疼痛。

在人类及其他一些物种中,机械性拉伸宫颈可增强子宫的活动性,这个现象称为 Ferguson 反射(Ferguson,1941)。其具体机制尚不清楚,可能与缩宫素的释放有关。宫颈变化和胎膜剥离与血液中前列腺素 $F_{2\alpha}$ 代谢产物水平上升有关。

宫缩间歇期逐渐缩短,从第一产程开始时间歇 10 分钟左右,一直到第二产程间歇 1 分钟或更短。宫缩之间的松弛期,对于胎儿的安全很重要。不间断的宫缩会导致子宫胎盘血流供应不足,造成胎儿缺氧。在第一产程的活跃期,子宫收缩的持续时间为 30~90 秒,平均 1 分钟。收缩的强度不一,但可以明显感觉到。自然临产子宫收缩产生的宫腔压力为 20~60mmHg,平均为 40mmHg(第 24 章)。

子宫上下段不同 在分娩发动的第 2 阶段,子宫的不同区域均被激活(图 21-11、图 21-12)。在破膜之前,通过腹部触诊,甚至都可以区分子宫上段和下段。宫缩时子宫上段较硬,而下段较软。这是个重要的机制,如果整个肌层,包括子宫下段和宫颈同时以同样的强度收缩,净排出胎儿的力则明显下降。因此子宫上段肌层收缩、缩进,排出胎儿。子宫下段变软,宫颈同时扩张从而形成一个大而薄的管腔以利于胎儿通过。

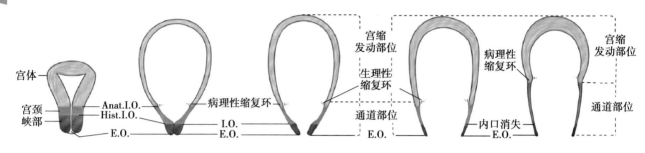

图 21-11 足月临产后子宫的变化。注意比较非妊娠期子宫和足月妊娠子宫、临产后子宫。子宫下段由峡部发育而来,生理性缩复环在子宫上段和下段交界处。病理性缩复环由生理性缩复环发展而来。Anat.I.O.,解剖学内口;E.O.,external os 宫颈外口;Hist.I.O.,组织学内口

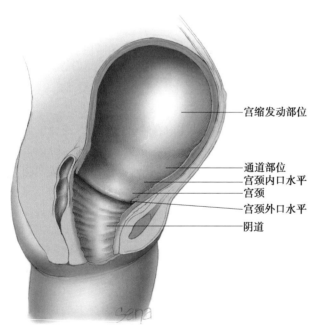

图 21-12 阴道分娩时的子宫。子宫上段缩复作用,胎儿沿着产道下降。在通过子宫下段时,子宫肌层组织已经很少了

每次收缩后,子宫上段肌层并不是回复到收缩前的状态和长度,而是相对变短一些。子宫上段向下收缩,宫腔容积逐渐减少,子宫肌层的张力持续。子宫不断收紧,促使胎儿娩出。通过缩复作用,子宫上段的空间越来越小。因为肌纤维缩短,使子宫上段在第一产程、第二产程中逐渐变厚(图 21-11)。这个过程持续,分娩结束后会出现一个明显增厚的子宫上段。

临床上,了解子宫上段缩复作用与宫腔容量减小有关很重要。当在第一产程早期,宫颈口还很小时,子宫上段缩复作用后,子宫下段需要对应性伸展,从而宫腔内容物更多地占据了子宫下段。只有当宫口开大,子宫下段扩张到最大限度后,子宫上段肌层才开始发生缩复作用。

子宫下段松弛同样存在缩复作用的效应,每一次松弛并不能回复到原来的状态,而是肌纤维缩短、增厚的渐进过程。如前所述,每次宫缩过后,子宫上段平滑肌不能回复到之前的长度,但肌张力却持续保持;而子宫下段肌纤维被拉长、变薄,最薄处只有几毫米。由于上段肌层缩短变厚,下段肌层拉长变薄,在两者之间的宫颈内口水平形成了一个环形界限,称为生理性缩复环。当发生梗阻性难产,子宫下段肌层变薄到极限时,生理性缩复环就会极其明显,形成病理性缩复环。这种异常情况也称为 Bandl 环,在第 23 章将进一步讨论。

子宫形状的变化 每一次宫缩都将圆形的子宫拉长,因此子宫横径越来越小。这个形状的变化对产程进展有重要的作用。横径的缩短可以增加垂直方向的压力,使促进胎儿娩出的轴向力增加。宫底牢固地压迫胎儿的上极,胎儿的下极向下推挤宫颈。本来是圆

形的子宫被拉长 5~10cm。随着子宫被拉长,纵行的肌纤维被拉紧。最终,子宫下段和宫颈是子宫中唯一有弹性的部分,它们围绕着胎儿的下极,被向上拉。

辅助力量

在宫口开全之后,母体的腹内压力成为促进胎儿娩出的最重要力量。腹肌的收缩和呼吸时的屏气用力形成推力。用力的方式和感觉类似于排大便,但力量要大得多。对于截瘫和硬膜外麻醉这种不能使用腹肌收缩的患者,产程会延长,表明腹肌收缩的重要性。虽然腹内压在第二产程中具有重要作用,但是在第一产程中作用很微弱。在第一产程中频繁增加腹压会耗竭母体,同时增加宫内压力对胎儿不利。

宫颈变化

在宫缩力的作用下,宫颈成熟并发生两个基本的变化,即消退和扩张。一个正常大小的胎头通过产道,要求宫颈至少扩张到接近 10cm。此时,称作宫口开全。一般宫颈消退时胎头并未下降,宫口扩张时胎头下降。

宫颈消退即是宫颈慢慢缩短消失。临床表现为宫颈管从近 3cm 消退至仅有一个圆形的、薄边缘的孔。宫颈内口的肌纤维被向上拉至子宫下段,宫颈外口的状态保持不变(图 21-13)。

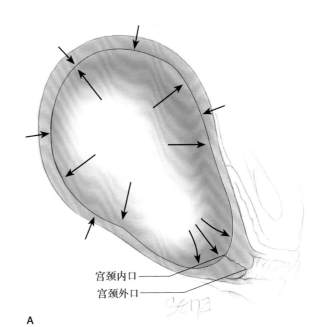

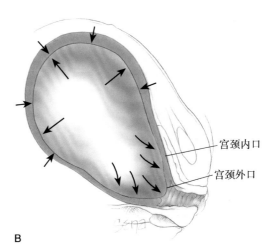

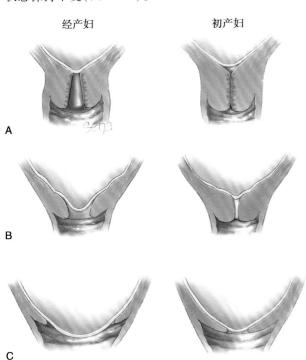

图 21-13 图示宫颈的消退和扩张。A. 临产前,与经产妇比,初产妇的宫颈管是长且关闭的状态,经产妇的宫颈内外口均有少许扩张。B. 宫颈消退开始后,经产妇的宫颈内口扩张呈漏斗形,而初产妇的宫颈漏斗形不明显。C. 初产妇的宫颈消退完全时,宫口尚未开大。经产妇宫颈消退完全时,宫口已经开大

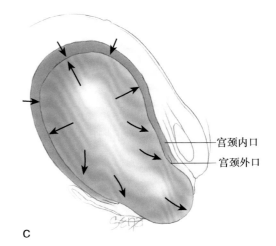

图 21-14 胎膜的静水压力作用影响宫颈消退和扩张。随着产程进展,宫颈内口、外口的位置在变化(A~C)。破膜后胎儿先露对子宫下段和宫颈形成的影响类似于此图。

宫颈消退可看作一个漏斗形成的过程,羊膜从宫颈管楔入漏斗。因为在分娩发动的准备阶段子宫肌层已经激活,有时尚未临产,宫颈已经软化。宫颈软化后,宫颈管缩短,宫颈黏液栓脱出。

因为子宫下段在宫缩时的阻力很小,因而产生了一种离心力作用于宫颈,促进宫颈扩张(图 21-14)。子宫收缩使羊膜腔内压力增加,压力作用于胎膜,像一个楔子一样扩张宫颈。宫颈消退和扩张的过程导致前羊膜囊的形成,即胎先露前方的羊水和羊膜。在破膜的情况下,胎膜不完整,压力直接通过胎先露作用于宫颈和子宫下段,效果是一样的。只要胎先露已经入盆并固定于子宫下段,那么胎膜破裂就不阻碍宫颈的扩张过程。

如图 21-4,宫颈扩张阶段可以分为潜伏期和活跃期,活跃期又分为加速期、最大加速期、减速期(Friedman,1978)。潜伏期对外界的各种刺激和变化因素更为敏感。例如,镇静剂可延长潜伏期,促宫缩可以缩短潜伏期。潜伏期与之后的产程并无太大关系,而加速期的表现通常可以预测产程的结果。宫口开全后,第一产程结束。

■ 第二产程:胎儿下降

对于多数初产妇,胎头衔接发生在临产之前。即便如此,在产程进展之前,胎头也不会下降太多。在正常产程的胎头下降模式中,胎头的状态可以绘制出一个双曲线图。产程图体现的是胎儿双顶径相对于母体坐骨棘的位置关系(第 22 章)。当宫口扩张到一定程度后才会发生快速的胎头下降(图 21-15)。胎头下降的速度在第二产程达到最快,直至胎先露到达盆底后(Friedman,1978)。在典型的初产妇中,胎先露是缓慢而稳定地下降。而经产妇,尤其是多胎经产妇,胎先露往往迅速下降。

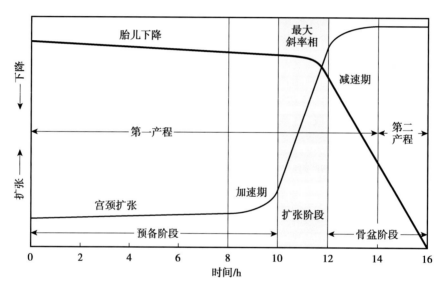

图 21-15 产程图被宫颈扩张曲线和胎头下降曲线分为了三个阶段。预备阶段包括潜伏期和加速期。宫颈扩张曲线的最大斜率范围是扩张阶段。骨盆阶段包括了减速期和第二产程,与胎头下降曲线的最大斜率同时存在
(资料来源:Friedman EA:Labor:Clinical Evaluation and Management, 2nd ed. New York, Appleton-Century-Crofts, 1978.)

■ 盆底的变化

产道由盆底肌肉群支持,并呈功能性关闭状态(第 2 章)。盆底的最重要组成部分是肛提肌及覆盖盆底上下表面的纤维肌性结缔组织。盆底结构及阴道壁的生物机械特性在分娩发动后产生了明显的变化。这都源自细胞外基质结构和成分的变化(Alperin, 2015; Rahn, 2008; Lowder, 2007)。

肛提肌作为盆膈关闭了盆腔下段的腔隙,形成了一个凹的上表面和凸的下表面。盆底后侧及两侧是梨状肌和尾骨肌。

肛提肌厚度 3~5mm 不等,其包绕直肠和阴道的边缘会略厚一些。妊娠期间肛提肌增生肥大,在处女膜水平上 2cm,从耻骨开始向后包绕阴道形成一层厚带。宫缩时,肛提肌将直肠和阴道向耻骨联合的前上方牵拉,关闭了阴道。

第一产程中,胎膜或胎先露压迫宫颈以扩张宫颈和阴道上段。肛提肌纤维被明显拉长,会阴中份变薄,从 5cm 厚度变为小于 1cm 厚度。当会阴伸展到极限,肛门就会扩张,一般肛门开大 2~3cm,可露出直肠前壁。

■ 第三产程:胎盘和胎膜娩出

第三产程开始于胎儿娩出后,包含胎盘、胎膜的剥

离和娩出过程。当胎儿娩出后,子宫立即开始围绕空出来的空间收缩。正常情况,胎儿娩出后,宫内的空间立即因为子宫收缩而消失,子宫上段收缩呈实性的球状,肌壁厚度可达数厘米,而子宫下段较薄。此时,宫底正好在脐下水平。

子宫体积骤然减小,胎盘附着的区域面积不可避免地减小(图 21-16)。附着面减小后,胎盘经过调整变厚,由于弹性不佳而变得扭曲。张力导致脆弱的蜕膜剥离。因此,胎盘剥离是相对不变的胎盘面积与缩小的着床部位面积之间的比例不平衡所致。

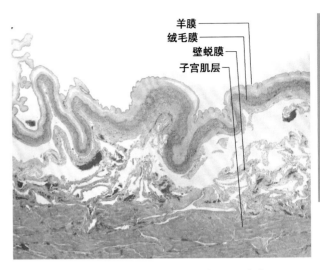

图 21-17 胎儿娩出后宫腔内褶皱的胎膜
(资料来源:Dr. Kelley S. Carrick.)

面的出血涌入胎膜囊中,而不外溢,直到胎盘排出。而另外一种胎盘排出的机制称为 Duncan 机制,胎盘剥离后,出血从胎膜与子宫壁的间隙流入阴道。这种情况下,胎盘母体面先娩出。

第 3 阶段中的促宫缩物质

■ 缩宫素

晚孕期,尤其是分娩发动的第 2 阶段,子宫肌层的缩宫素受体大量增加(Fuchs,1982;Kimura,1996)。受体的增加与子宫对缩宫素的反应性增加同时存在。而过期妊娠与缩宫素受体增加的延迟有关(Fuchs,1984)。

缩宫素,照字面意思是催产的意思,是与分娩启动有关的第一个促宫缩物质。缩宫素为九肽,在视上核和侧脑室神经元合成。它的激素原是通过后叶激素运载蛋白沿垂体后叶神经小叶的轴突进行运输,缩宫素原在转运过程中通过酶促反应合成了缩宫素(Gainer,1988;Leake,1990)。

除了诱导分娩发动的药理学作用,缩宫素还是一种天然存在于人体内的强效促宫缩物质。一些观察研究提供了理论支持:①晚孕期子宫肌层和蜕膜的缩宫素受体增加;②缩宫素作用于蜕膜组织促进前列腺素释放;③缩宫素主要在蜕膜、胚胎外的胎儿组织及胎盘合成(Chibbar,1993;Zingg,1995)。

虽然显示缩宫素在第 2 阶段起作用的证据很少,但是大量证据显示缩宫素在第二产程和产后(第 4 阶段)发挥重要的作用。特别是母体血清缩宫素水平上升的时期:①第二产程,也就是分娩的第 3 阶段末;②产后早期;③哺乳时(Nissen,1995)。

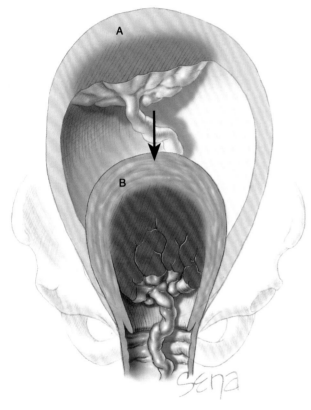

图 21-16 胎儿娩出后,胎盘附着面减小。A.胎儿娩出前的空间关系。B.胎儿娩出后的空间关系

蜕膜的松散结构有利于胎盘剥离。随着剥离的进行,剥离面和附着的蜕膜间形成血肿。通常认为血肿是胎盘剥离导致的结果而不是导致胎盘剥离的原因。因为在一些分娩中,出血量是极少的。

宫腔表面积的骤然减小,使胎膜(羊膜和壁蜕膜)形成许多褶皱(图 21-17)。胎盘完全剥离前,胎膜一般附着在原位。然后由于宫缩和娩出胎盘的牵拉作用,从子宫壁上剥离。

胎盘剥离完全后,由腹内压增加而排出。可按压宫底协助胎盘娩出,尽量不要牵拉脐带,第三产程结束。胎盘后的血肿通常随胎盘一起排出,或包含在胎膜内。该过程称为胎盘娩出的 Schultze 机制,胎盘剥离

第
七
篇

在胎儿、胎盘、胎膜都娩出后,有力而持续的子宫收缩有利于预防产后出血。而缩宫素可引起持续的子宫收缩。

■ 前列腺素

虽然前列腺素在第 2 阶段的作用尚未被阐述清楚,但在第 3 阶段作用是明确的(MacDonald,1993)。首先,羊水、母体血清、子宫中的前列腺素水平,或前列腺素代谢产物水平在分娩期是升高的。第二,子宫和宫颈有 PGE_2 和 $PGF_{2\alpha}$ 的受体表达。因此,如果这些组织暴露于前列腺素,它们会发生反应。第三,对任何孕周的妊娠妇女,从任何途径给予前列腺素制剂,均会引发流产或分娩发动。另外,对妊娠妇女给予前列腺素合成酶 2 抑制剂可延迟分娩自然发动,甚至导致过期妊娠(Loudon,2003)。最后,体外条件下的子宫平滑肌组织接受前列腺素后也会收缩,取决于前列腺素的类型和组织的生理状态。

分娩过程中,子宫肌层和蜕膜中生成的前列腺素是促进子宫收缩的机制。例如,第 2 阶段、第 3 阶段中,蜕膜中前列腺素处于大量持续的合成状态。另外足月后蜕膜中的 $PGF_{2\alpha}$ 受体水平也增高,这个改变很可能是调控子宫中前列腺素活性的步骤。

胎膜和胎盘也产生前列腺素。各孕龄阶段的羊水中均能检测到 PGE_2 和 $PGF_{2\alpha}$。随着胎儿生长,羊水中的前列腺素水平也逐渐增加。羊水中浓度的最大上升阶段出现在分娩发动开始后。在宫颈扩张、蜕膜组织暴露后,浓度进一步升高(图 21-18)。前羊水中的浓度高于后羊水,可能是为了参与启动分娩的炎性反应。细胞因子和前列腺素浓度增加共同作用降解了细胞外基质,弱化了胎膜的强度。

■ 内皮素-1

内皮素是由 21 个氨基酸组成的肽家族,可以诱导子宫强力收缩(Word,1990)。内皮素 A 受体优先表达于平滑肌,当激活时,它会导致细胞内钙水平上升。内皮素-1 产生于足月的子宫肌层,可以介导其他促宫缩物质的合成,如前列腺素、炎性介质(Momohara,2004;Sutcliffe,2009)。内皮素-1 在正常妊娠分娩发动中的作用还不清楚。

■ 血管紧张肽Ⅱ

两个 G 蛋白偶联的血管紧张肽Ⅱ受体在子宫中表达,分别为 AT1 和 AT2。在非妊娠妇女中 AT2 受体占优势,而 AT1 受体在妊娠妇女中优先表达(Cox,1993)。血管紧张肽Ⅱ作用于细胞膜受体后引起子宫收缩。在妊娠过程中,表达 AT2 受体的血管平滑肌对血管紧张

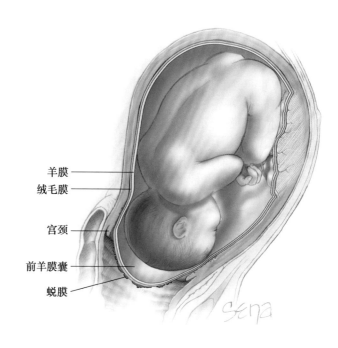

羊膜
绒毛膜
宫颈
前羊膜囊
蜕膜

图 21-18　宫颈扩张后的矢状面图,前羊膜囊及其附着的蜕膜碎片
(资料来源:MacDonald PC,Casey ML:Preterm birth. Sci Am 3:42,1996.)

肽Ⅱ的加压作用并不起反应(第 4 章)。

第 4 阶段:产后

产后 1 小时内,子宫肌层都保持持续收缩的状态。这直接压迫关闭了子宫血管,使宫腔内形成血栓,以预防产后出血。内源性机制和药物作用均可产生同样的效果(第 27 章)。

子宫复旧和宫颈修复是指重新塑形至非妊娠状态的过程。这可以保护生殖道免受微生物入侵,以及恢复子宫内膜对正常激素周期的反应。

产后早期,乳腺生成初乳和乳汁(第 36 章)。重新排卵提示已经为下次妊娠做好准备。排卵一般发生在产后 4~6 周。但是这取决于哺乳的时间长短和哺乳引发的、泌乳素介导的无排卵和闭经时间。

(马宏伟　翻译　刘兴会　审校)

参考文献

第 22 章

正常分娩

> 为适应骨盆各平面的不同形态,胎头进行适应性转动,以确保分娩顺利完成,胎儿先露部的这种适应性旋转称为分娩机制。
>
> ——J. 惠特里奇·威廉姆斯(1903)

分娩是胎儿娩出的过程,这个过程开始于子宫规律收缩,结束于胎儿、胎盘的娩出。妊娠和分娩是一个生理过程,所以对大多数女性而言应该能正常地自然分娩。

分娩机制

■ 盆底的变化

为使妊娠和分娩成功,母体盆底结构需要发生多种适应性变化。Nygaard(2015)认为阴道分娩是一个创伤性事件,Staer-Jensen 等(2015)对此进行了研究,他们分别在孕 21 周、37 周,以及产后 6 周、6 个月和 12 个月,采用经会阴超声对 300 例初产妇盆底肌进行评估测量 Valsalva 动作时,膀胱颈活动度及泌尿生殖裂孔的面积。泌尿生殖裂孔是盆底肌的一个 U 形裂隙,尿道、阴道及直肠经此通过盆底(第 2 章)。研究结果显示,与妊娠早期相比,肛提肌裂孔面积于孕 37 周和产后 6

周明显增大。而产后 6 个月时,泌尿生殖裂孔面积恢复至孕 21 周时的大小。但在产后 12 个月再测量发现没有进一步的改善。值得注意的是,泌尿生殖裂孔扩大只在经阴道分娩的产妇中观察到。

这些发现证实了产前盆底结构的变化,反映出盆底为完成阴道分娩所作的适应性改变(Nygaard,2015)。关于盆底结构的其他改变在本书第 4 章,而关于妊娠和分娩对产妇今后发生盆腔器官脱垂及尿失禁的影响见第 30 章。

■ 胎产式

胎儿与产道的位置关系对于分娩方式的选择十分重要,因此需要在临产后的第一时间就确定。这种位置关系通常用胎产式、胎先露、胎姿势和胎方位四个术语来描述。

胎体纵轴与母体纵轴之间的关系称胎产式。99%以上的足月妊娠分娩是纵产式。横产式较少见,诱发因素包括多胎、前置胎盘、羊水过多和子宫畸形等(第 23 章)。胎体纵轴和母体纵轴偶尔可能形成 45°交叉,称为斜产式。斜产式是暂时的,分娩过程中大多转为纵产式,偶可转成横产式。

■ 胎先露

最先进入或最接近骨盆入口的胎儿部位,称为先露部位,即胎先露。阴道检查时可通过与宫颈的关系了解胎先露。胎儿呈纵产式时,先露部位为头或臀,分别称头先露或臀先露。横产式则先露部位为肩,称肩先露。各种胎先露的发生率见表 22-1。

头先露

根据胎头与胎体之间的关系,可将头先露进一步分类(图 22-1)。胎头通常明显俯屈,下颏靠近胸部,此时后囟为先露部位,称为枕先露或顶先露。少数情况

第七篇

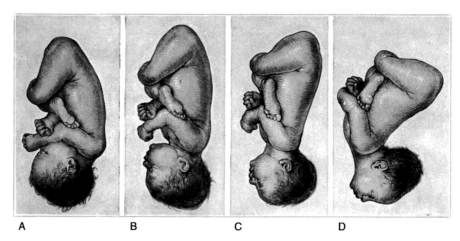

图 22-1　纵产式，头先露。顶先露（A）、前顶先露（B）、额先露（C）、面先露（D）胎儿姿势有所不同。注意胎头俯屈逐渐减少时，胎儿姿势的相应变化

表 22-1　帕克兰医院 68 097 例单胎妊娠的胎先露类型

胎先露类型	百分率	发生率
头先露	96.8	—
臀先露	2.7	1∶36
横位	0.3	1∶335
复合先露	0.1	1∶1 000
面先露	0.05	1∶2 000
额先露	0.01	1∶10 000

下，胎头可能过度仰伸，使得胎儿枕部靠向背部，胎儿面部成为最先进入产道的部位，即面先露。胎头屈伸程度也可能在这两种极端状况之间，胎头部分俯屈以前囟（大囟门）部位进入产道，称为前顶（前囟）先露；部分仰伸则为额先露。后两种先露类型通常是暂时的，分娩过程中随着胎头的屈或伸，前顶先露或额先露几乎都转变为枕先露或面先露。除枕先露，其他先露均可能导致难产，这部分内容在第 23 章讨论。

足月妊娠多为头先露，与子宫呈梨形有关。尽管足月时胎头稍大于胎臀，但胎儿的头端仅由胎头构成，足端却包括了臀部和四肢，较头端更加宽大且多变。孕 32 周之前，羊膜腔体积明显大于胎儿体积，胎儿不会受子宫壁的挤压。但随着胎儿的生长，羊水相对减少，胎儿与子宫壁更加贴近，活动空间相对变小，使得宽大多变的足端倾向选择较为宽敞的子宫底部。脑积水的胎儿臀先露发生率较高，也与上述理论一致。因为这种情况下，胎儿头端大于足端，需要更大的空间。

臀先露

臀先露的发生率随孕龄增加而逐渐下降，约占足月分娩总数的 3%。当先露为胎臀时，通常可分为以下三种类型：单臀先露（frank presentation）、完全臀先露（complete presentation）和足先露（footling presentation），详见第 28 章。臀先露的发生可能与某些情况下胎儿无法正常倒转有关，如纵隔子宫（第 3 章）、前置胎盘、异常胎姿势等。在单臀先露中，可见到由胎儿脊柱伸展所引起的胎儿活动受限。而胎盘种植于子宫下段，则可能使宫腔的正常解剖结构改变，导致臀位的发生。

■ 胎姿势

妊娠晚期胎儿在宫内呈现的一种特征性姿势，称为胎姿势（图 22-1）。通常整个胎体呈椭圆形，大致与宫腔形状一致。胎儿弯曲折叠，脊柱前弯，背部凸起，胎头俯屈，颏部贴近胸壁，大腿屈曲于腹部并曲膝。在所有的头先露中，胎儿上肢通常交叉于胸前或平伸于两侧，脐带填于四肢之间的空隙。这种特征性姿势源于胎儿的生长方式及其对宫腔的适应。

异常胎姿势的发生是由于胎头不同程度的仰伸，使枕先露渐变为面先露；胎头相对于胎儿脊柱的位置关系发生变化，胎儿脊柱相应地也从凸（俯屈）渐变为凹（仰伸）。

■ 胎方位

胎方位是指胎儿先露部指示点与产道的关系。胎儿先露部的指示点可能朝向产道的右侧或左侧，因此每种先露都有两种胎方位，即左或右。胎儿的枕骨、颏骨和骶骨分别是顶先露、面先露和臀先露的指示点（图 22-2～图 22-6）。由于先露部指示点可以在产道的左侧或右侧，所以分别称为枕左位（left occipital，LO）或枕右位（right occipital，RO）、颏左位（left mental，LM）或颏右位（right mental，RM）、骶左位（left sacral，LS）或骶右位（right sacral，RS）。

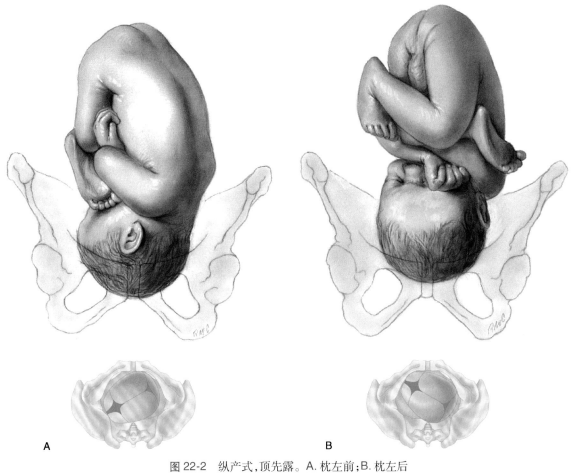

A   B

图 22-2　纵产式,顶先露。A.枕左前;B.枕左后

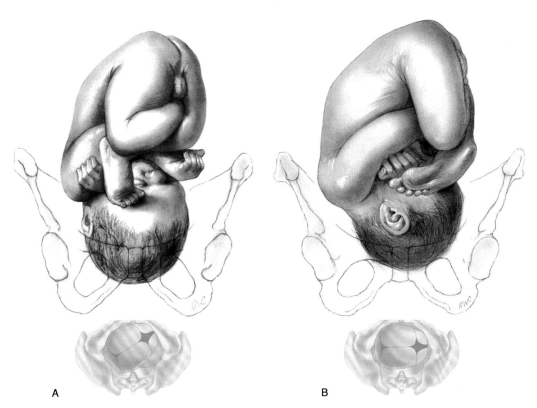

A   B

图 22-3　纵产式,顶先露。A.枕右后;B.枕右横

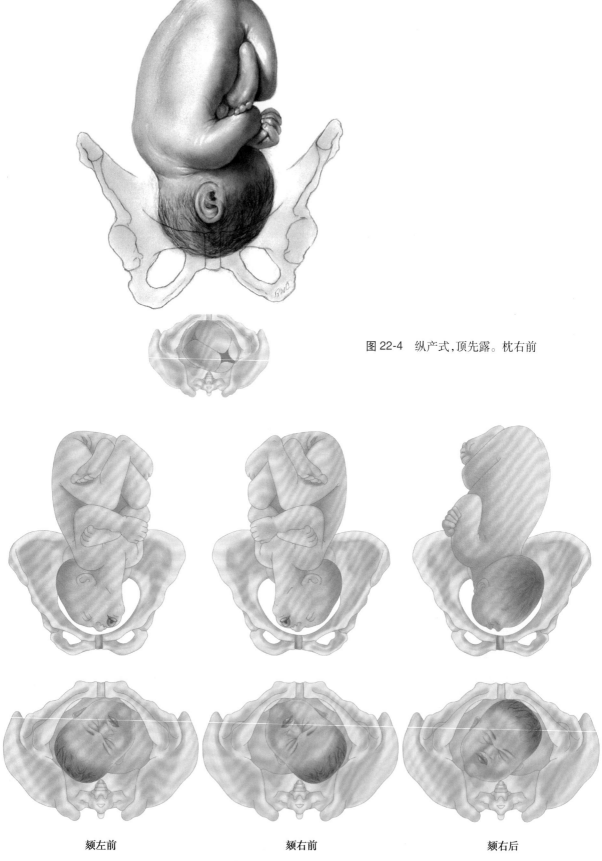

图 22-4　纵产式,顶先露。枕右前

颏左前　　　　　　　　颏右前　　　　　　　　颏右后

图 22-5　纵产式,面先露。颏左前、颏右前及颏右后

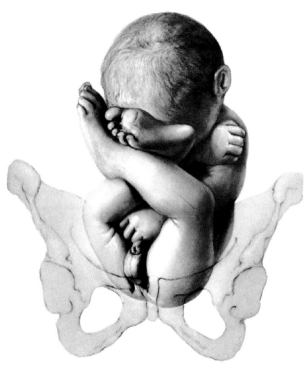

图 22-6　纵产式，臀先露。骶左后

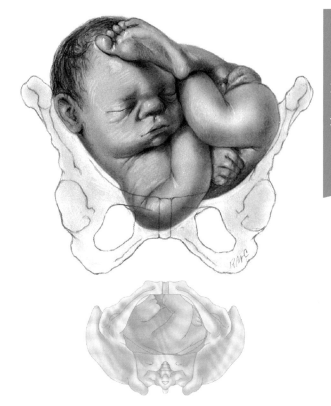

图 22-7　横产式。右肩背后位。胎肩在母体右侧，背部朝后

除左或右，先露部的指示点还与母体骨盆存在前（A）、横（T）、后（P）三种位置关系。如图 22-2~图 22-6 所示，顶先露、面先露和臀先露各有八种胎方位。以枕先露为例，胎先露和胎方位的各种变化按顺时针方向缩写为：

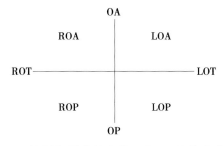

约 2/3 的顶先露为枕左位，而 1/3 为枕右位。

肩先露是以肩峰（肩胛骨）为胎儿与母体骨盆关系的指示点，图 22-7 是肩先露胎方位的一个示例。胎儿的肩峰或背部可以朝向母体骨盆的前、后或上、下，然而由于无法通过临床检查准确分辨肩先露的不同胎方位，而且这种区分也没有实用性，所以习惯上将所有横产式都简单地称为肩先露。另外一种描述方式是将横位分为背上位和背下位，这样更具有临床意义，尤其在剖宫产决定切口类型时（第 23 章）。

■ 诊断

四步触诊法

诊断胎先露和胎方位有若干种方法，系统的腹部

检查主要采用 Leopold 在 1894 年提出的四步触诊法，见图 22-8。检查时孕妇取仰卧位，显露腹部并放松。孕妇肥胖、羊水过多或胎盘附着于前壁，都将增加操作的难度。

第一步是评估宫底部。判断胎产式，确定在宫底部的胎儿部分是头端还是足端。胎臀宽大且形状不规则；胎头则硬而圆，易活动，有浮球感。

第二步是将两手分别置于腹部左右侧，轻柔深按压进行检查。硬而有抵抗的一侧为胎背；另一侧触到多个小而不规则，能活动的胎儿部位，即胎儿四肢。注意根据胎背向前、横向或向后，以确定胎方位。

第三步目的是确定胎先露。以一手拇指与其余四指分开，置于孕妇腹部下方即耻骨联合上方握住胎儿先露部，通常为胎头。若尚未衔接，胎先露部可以推动。胎头和胎臀的辨别同第一步。

第四步是帮助确定胎先露部入盆的程度。检查者面对孕妇足端，左右手指尖分别置于胎先露部的两侧，沿骨盆入口轴向下向内深按压。若胎头已经入盆，多数情况下，胎儿前肩或胎颈形成的空隙一般很容易与坚硬的胎头区分。

腹部触诊法可以在妊娠晚期和分娩时的宫缩间歇期进行。根据 Lydon-Rochelle 等（1993）的报告，经验丰富的临床医生能运用 Leopold 四步触诊法准确判断先

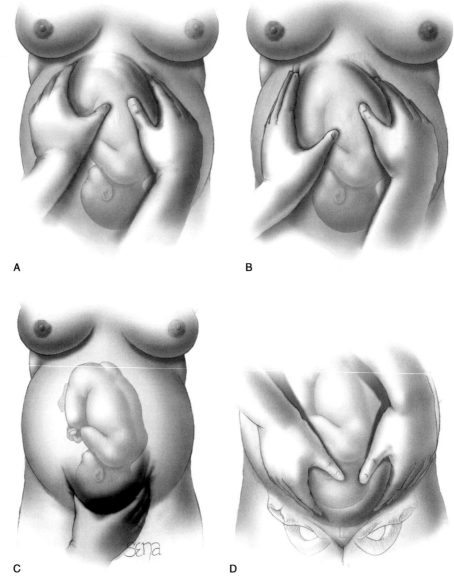

图 22-8　纵产式枕左前位的四步触诊法（A～D）

露异常、胎位不正，敏感性为 88%，特异性为 94%，阳性预测值为 74%，阴性预测值为 97%。有经验者，还可以用来估计胎儿大小（Field，1995）。但是腹部触诊的估算结果与实际出生体重往往相关性差（Fox，2009；Goetzinger，2014；Noumi，2005），尤其对于肥胖女性。

阴道检查

　　临产前通过阴道检查判断的胎先露往往不够准确，这与只能通过闭合的宫颈和子宫下段进行胎先露触诊有关。随着分娩发动，宫颈扩张，可以通过触诊胎儿各条颅缝和囟门来识别顶先露及其胎方位。另外，通过触诊面部特征或胎儿骶骨和会阴，还可以识别面先露还是臀先露。阴道检查建议遵循固定的步骤进行，包括以下四步。首先检查者将两个手指伸入阴道内，找到先露部，区分顶部、面部或臀部还是比较容易

的。第二，若为顶先露，则手指伸向阴道后方，触摸到胎头后向前滑行至耻骨联合（图 22-9）。滑动中的手指将经过矢状缝，确定其位置和方向。随后在矢状缝两端触摸到两个囟门并查明其位置。为此，检查者的手指先触诊矢状缝最前端，仔细鉴别触摸到的囟门，然后手指沿着矢状缝再滑到另一端，仔细辨认（图 22-10）。最后，进入骨盆的先露部的下降程度也可以同时确定。通过这些手法，可以识别各条颅缝和囟门及其位置关系（图 29-1）。

超声和 X 线检查

　　超声可以辅助诊断胎方位，尤其对于肥胖或腹壁较厚的孕妇。在第二产程中对胎头进行定位，与数字化 X 线检查相比，超声检查更为准确（Ramphul，2014；Wiafe，2016）。

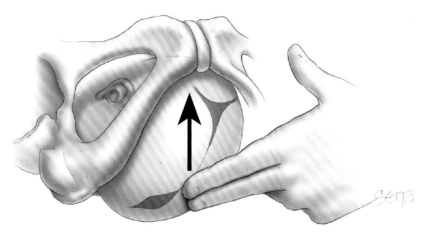

图 22-9　通过阴道检查确定胎儿矢状缝位置

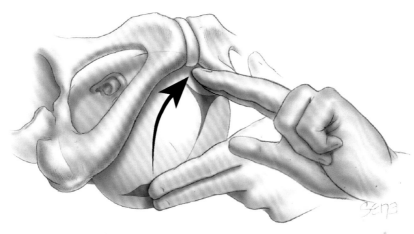

图 22-10　通过阴道检查鉴别囟门

■ 枕前位

在大多数情况下,胎头进入骨盆时矢状缝在骨盆横径上,枕左横较枕右横更常见(Caldwell,1934)。进入骨盆的同时或进入后,胎儿枕部由横位向前旋转 45°,从枕横位变为枕前位,不论是枕左前或枕右前。所有这种类型胎先露的分娩机制都具有相似性。

分娩机制是指胎先露部通过骨产道时,位置发生的一系列适应性改变。分娩过程可分解为以下几个主要动作:衔接、下降、俯屈、内旋转、仰伸、外旋转和娩出(图 22-11)。分娩是一个连续的过程,这些动作并不是独立存在的,在时间上有明显的重叠。例如,胎头衔接时,同时伴有胎头俯屈和下降。若没有贯穿始终的下降运动,其他动作将不能完成。同时子宫收缩对胎姿势的改变有重要影响,尤其在胎头下降进入骨盆后。这些变化主要包括胎体伸直、伸长、背部凸起消失、四肢更贴近母体。结果胎姿势由卵圆形变成圆筒型,实现以最小横截面通过产道。

衔接

枕先露胎儿,胎头双顶径(胎头的最大横径)进入骨盆入口平面称为衔接。胎头衔接的时间可能在妊娠最后几周,也可能直到分娩发动。很多经产妇和部分初产妇直到临产前,胎头仍可在骨盆入口上方自由活动,这种情况被称为胎头"浮"。正常大小的胎头通常不会衔接于骨盆前后径上,胎头矢状缝多在骨盆入口横径或斜径上。Segel 等(2012)分析了 5 341 名初产妇,发现不论是自然分娩还是引产,临产前胎头的衔接方式并不影响阴道分娩率。

尽管胎头趋于适应骨盆入口的横径,使矢状缝保持与横轴平行,但却不能保证其就位于耻骨联合与骶骨的正中间。矢状缝通常会偏向后靠近骶骨,或偏向前靠近耻骨联合(图 22-12),这种矢状缝未落在母体骨盆中轴线上,向骨盆前部或后部侧向偏转的情况被称为头盆不均倾。如果矢状缝向后移靠近骶岬,胎头前顶骨先入盆,检查者在骨盆前方感觉到大面积前顶骨,称之为前不均倾位。如果矢状缝向前移更靠近耻骨联合,后顶骨先入盆,阴道检查感觉到的更多是后顶骨,

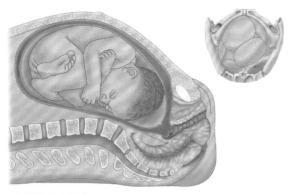

1. 衔接前胎头浮动

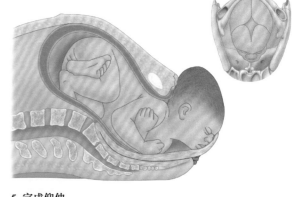

5. 完成仰伸

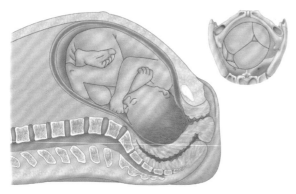

2. 衔接,下降,俯屈

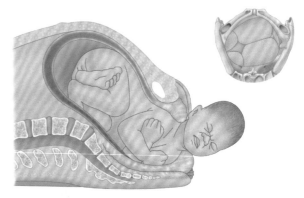

6. 复位(外旋转)

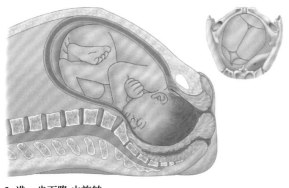

3. 进一步下降,内旋转

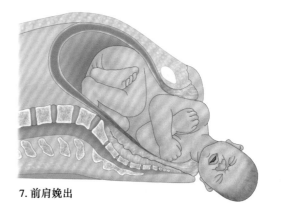

7. 前肩娩出

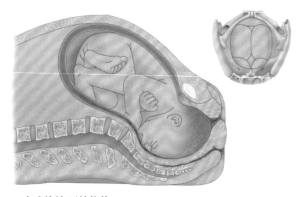

4. 完成旋转,开始仰伸

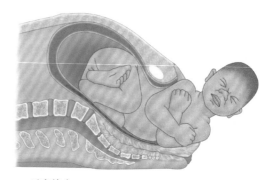

8. 后肩娩出

图 22-11　枕左前位分娩机制:分娩过程中的主要动作

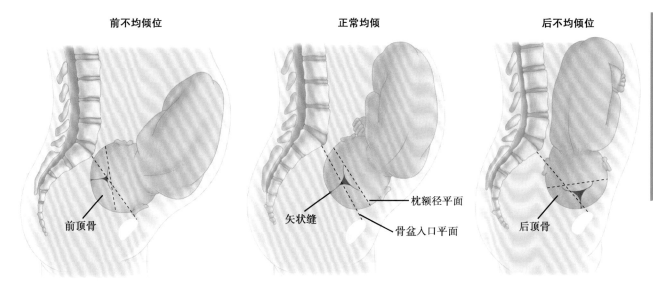

前不均倾位　　　　　　**正常均倾**　　　　　　**后不均倾位**

前顶骨　　　　　矢状缝　　枕额径平面　　后顶骨

骨盆入口平面

图 22-12　头盆均倾和头盆不均倾

则称为后不均倾位。严重的后不均倾位,很容易触摸到胎儿的后耳缘。

　　轻度的头盆不均倾可正常分娩。严重的头盆不均倾,即使骨盆大小正常,也是造成头盆不称的一个常见的原因。从后不均倾位向前不均倾位进行胎头连续地转动能帮助胎头下降。

下降

　　下降是胎儿娩出的首要条件。对于初产妇,衔接可能发生在临产前,而进一步的下降却有可能延迟到第二产程开始时才出现。在经产妇中,下降则通常与衔接一同开始。促使胎头下降的力量是以下四种中的一种或多种:①羊水的压力;②宫缩时宫底直接压迫胎臀;③产妇腹壁肌收缩时向下的力量;④胎体伸直伸长。

俯屈

　　胎头在下降过程中一旦遇到了阻力,无论是来自宫颈、骨盆壁还是骨盆底,都会进一步俯屈,使胎儿颈部更加接近胸部,明显更短的枕下前囟径取代了较长的枕额径(图 22-13)。

内旋转

　　内旋转使枕骨逐渐偏离骨盆横轴。多数情况下,胎儿枕部朝前方即耻骨联合方向旋转,少部分朝后方转向骶骨(图 22-14、图 22-15)。内旋转是完成分娩必不可少的环节,除非胎儿非常的小。

　　Calkins(1939)对 5 000 多例孕妇展开调查以确定内旋转发生的时间。他的结论是约 2/3 的内旋转在胎头到达骨盆底时已完成;另有 1/4 内旋转在到达骨盆底后不久完成;余下的 5% 未完成内旋转。若胎头在抵达骨盆底时还未完成内旋转,经产妇通常会在随后的

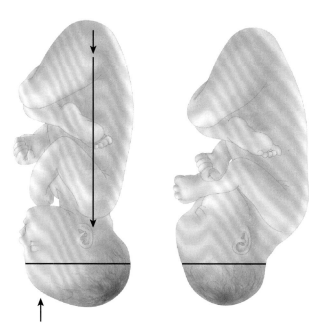

图 22-13　杠杆作用引起胎头俯屈。由枕额径变成枕下前囟径,通常可使前后径由约 12cm 减少至 9.5cm

1~2 次宫缩间完成,而初产妇则可能需要 3~5 次宫缩。

仰伸

　　完成内旋转后,极度俯屈的胎头下降到达阴道口并开始仰伸。若俯屈的胎头到达盆底却没有仰伸,而是进一步被向下推进,则会碰撞到会阴后部。当胎头被动施压于盆底组织时,两股力量开始发挥作用:一股力量源于子宫,子宫收缩力迫使胎头向下向后;另一股力量源于盆底肌和耻骨联合的阻力,迫使胎头向前。两者合成的矢量,指向阴道开口方向,推动胎头仰伸,促使胎儿枕部到达耻骨联合下缘(图 22-14)。

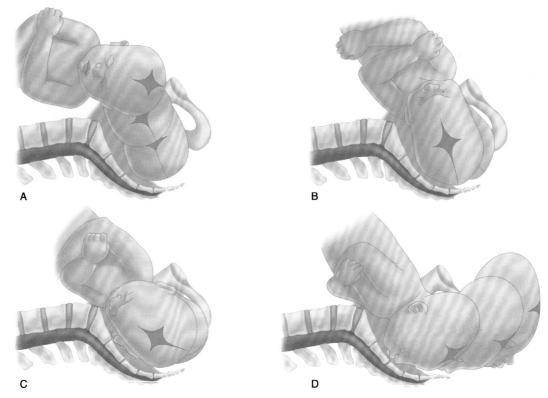

图 22-14　枕左横位的分娩机制,侧面观。A.不均倾位衔接于骨盆入口。下降过程中,矢状缝向骶骨偏移。B.向前不均倾位进行转动。C.内旋转与下降。D.进一步内部旋转和下降,伴随仰伸

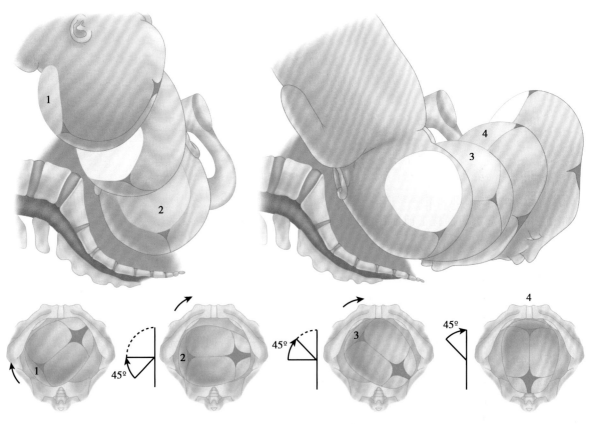

图 22-15　枕右后位的分娩机制,枕部向前旋转

随着会阴和阴道的进行性扩张开放,胎儿枕部显露出来的部分越来越多。当枕、前囟、额、鼻、口及下颏相继显露,整个头部便成功地从会阴前缘娩出。刚刚娩出的胎头朝向下方,故此时的胎儿下颏正位于产妇肛门之上。

外旋转

娩出的胎头随后将经历复位(图 22-11)。胎头复位的方向取决于胎方位,若枕部原本朝向左侧,将转向左侧的坐骨结节;若原本朝向右侧,则转向右侧坐骨结节。胎头先复位到斜位,接着完成外旋转至横位。这一动作与胎体的旋转相对应,使胎儿双肩径转成与骨盆出口前后径相一致的方向。如此则一侧胎肩在前,一侧胎肩在后,前肩位于耻骨联合后方。这种运动显然是由导致胎头内旋转的相同的骨盆因素引起的。复位外旋转同内旋转一样,也是一个被动过程。

娩出

几乎在完成外旋转的同时,前肩显露于耻骨联合下,胎儿前肩在耻骨弓下先娩出,随即后肩使会阴部扩张并娩出。胎儿双肩娩出后,余下的胎体随之很快娩出,完成分娩过程。若胎儿前肩被嵌顿在耻骨联合下方,则诊断为肩难产,将在第 27 章详述。

■ 枕后位

在大约 20% 的分娩中,胎儿以枕后位进入骨盆(Caldwell,1934)。枕右后位比枕左后位稍多见。从影像学证据来看,枕后位通常与前骨盆狭窄有关。另外也较多见于胎盘附着于子宫前壁的孕妇(Gardberg,1994a)。

大多数枕后位的分娩机制与枕横位和枕前位相同,只是内旋转时枕部应向耻骨联合旋转 135°,而不是 90° 和 45°(图 22-15)。

枕后位胎儿到达盆底后,能够迅速完成内旋转,分娩进程几乎不受影响。然而,约 5%~10% 的胎儿不能充分完成内旋转,或根本就没有发生旋转,尤其在胎儿较大的情况下(Gardberg,1994b)。子宫收缩不良、胎头俯屈不全或硬膜外镇痛,均能减少腹部肌肉的推力和放松盆底肌肉,导致胎头内旋转不完全。如果是旋转不完全,则可能造成枕横位而使产程阻滞,称持续性枕横位。如果胎头枕部未朝耻骨联合方向旋转,留在母体骨盆的后方,称为持续性枕后位。两者均可能导致难产和剖宫产。徒手协助胎头从枕后位旋转到枕前位的技术见第 29 章。

■ 胎头形状的变化

顶先露分娩时,产力会改变胎头形状。在宫口开全之前的长时间分娩过程中,胎儿头皮紧挨着宫颈口的部分变得水肿,这种头皮水肿被称为产瘤(图 22-16)。产瘤的厚度通常只有几毫米,但在产程延长时可能会显著增大,妨碍检查者对颅缝和囟门的辨别。大多数情况下,胎头下降到产道下段,遇到阴道口的阻力后才会形成产瘤。由于产瘤往往发生在胎头最低部位,检查者可以在产后通过观察产瘤的位置推断原本的胎方位。

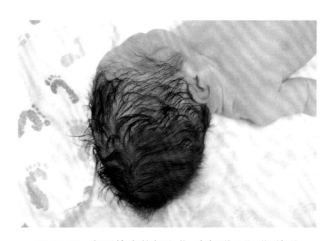

图 22-16　新近娩出的新生儿,头部明显塑形,并形成产瘤

因外部压力导致胎头形状发生改变称为塑形(图 22-16)。部分塑形发生在分娩之前,可能与 Braxton Hicks 收缩有关。大多数研究显示顶骨重叠的发生率很小,冠状缝和人字缝的"锁定"机制实际上防止了这种重叠(Carlan,1991)。胎头的塑形导致枕下前囟径缩短,而颏顶径变长,对于均小骨盆或头盆不均倾的孕产妇这些改变具有非常重要的作用,可根据塑形的程度选择经阴道分娩或剖宫产。较早的参考文献指出,严重的胎头塑形可能是胎儿颅脑损伤的原因。但由于存在多种相关因素,如产程延长合并胎儿败血症和酸中毒等,所以无法将胎头塑形与任何一种胎儿或新生儿神经系统后遗症直接联系起来。尽管一直有案例报告(Graham,2006),但大多数的塑形可以在产后 1 周内得到缓解。塑形的差异、产瘤及头皮血肿等将在 33 章进行讨论。

正常分娩特点

理解正常分娩的最大难点是确认临产的起点。严格的临产定义是:子宫收缩并伴随着显著的宫颈管消失和宫口扩张,但这种诊断是回顾性的,难以帮助临床医生客观明确地判断何时真正启动分娩。目前有几种方法可以用来标志临产的开始。一种是以引起疼痛的宫缩变得有规律的时刻为临产起点。遗憾的是,宫缩引起的疼痛不适,可能出现在妊娠的任何时期,并不一定是真正临产。假临产通常会自行停止,但也可能迅速发展为有效宫缩。

第二种方法是以进入产房的时间作为临产发动的开始。在美国,进入产房待产的要求是宫口进行性扩张并伴有引起疼痛的宫缩。胎膜完整、宫颈扩张≥3~4cm,被认为是诊断临产开始的合理标准。该标准使临产开始时间与进入产房的时间同步,排除了宫颈扩张早期诊断中存在的许多不确定因素。Laughon 等(2012)比较了 1959~1966 年与 2002~2008 年间,初产妇足月自然分娩产程持续的时间,结果显示在这 50 年中产程时间延长了近 2 小时(图 22-17)。

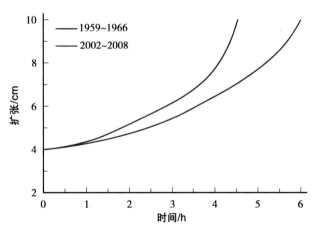

图 22-17　1959~1966 年和 2002~2008 年相比较的初产妇单胎足月妊娠自然阴道分娩平均产程曲线
(资料来源:Laughon SK, Branch W, Beaver J, et al: Changes in labor patterns over 50 years. Am J Obstet Gynecol 206:419. e1. 9,2012)

■ 第一产程

对于分娩,Friedman(1954)通过绘制曲线记录宫颈扩张随时间的变化,将分娩的动态过程转化为一个典型的 S 形模式图。这种基于统计观察的图形化方法改变了分娩管理的模式。Friedman 将产程图进一步分成了三个功能区域,并描述了每个区域应观察的生理指标(图 22-18)。预备区:尽管宫颈扩张程度小,但宫颈周围结缔组织的成分变化很大(第 21 章)。处在此区域的宫颈扩张可被镇静剂和传导阻滞镇痛抑制。扩张区:宫颈扩张速度达到最大,并且不受镇静作用的影响。骨盆区:宫颈扩张

进入减速阶段。经典的分娩机制中,有关胎先露的主要动作基本都发生在骨盆区。但在实际临床中,骨盆区的开始时间很难确定。

如图 22-18 所示,在预备区和扩张区,正常分娩的宫颈扩张模式图呈 S 形曲线,两个区域的宫颈扩张变化十分明显。潜伏期对应于预备区,而活跃期对应于扩张区。Friedman 又将活跃期细分为加速期、最大加速期和减速期(图 22-19)。

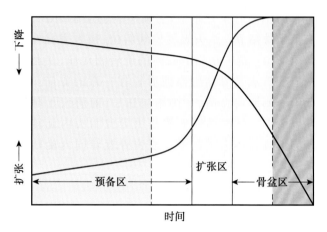

图 22-18　根据宫颈扩张曲线和胎头下降曲线,将分娩过程按功能划分为:①预备区,包括潜伏期和加速期;②扩张区,占据最大斜率阶段;③骨盆区,包括减速期和第二产程,是最大下降斜率阶段
(资料来源:Friedman EA: Labor: Clinical Evaluation and Management, 2nd ed. New York, Appleton-Century-Crofts,1978.)

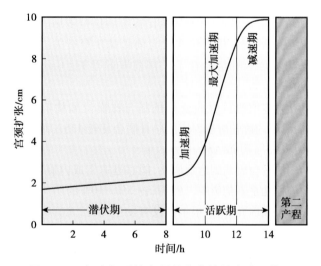

图 22-19　初产妇平均宫颈扩张曲线的合成。第一阶段分为相对平稳的潜伏期和迅速进展的活跃期。活跃期中,有三个组成部分,包括加速期、最大加速期和减速期
(资料来源:Friedman EA: Labor: Clinical Evaluation and Management, 2nd ed. New York, Appleton-Century-Crofts,1978.)

潜伏期

Friedman(1972)将潜伏期的开始定义为产妇开始感觉到规律宫缩的时间。大多数产妇宫颈扩大到 3～5cm 后，潜伏期即结束。这一临界值在临床上有实用性，越过这一界限时，提示宫颈扩张加快，进入了产程活跃期。

最近，美国妇产科医师学会和母胎医学会(2016c)重新定义了活跃期起点，将宫颈扩张到 6cm 作为潜伏期转入活跃期的标志。这些关于产程变化的详细讨论见第 23 章。

若将潜伏期包括在内，则分娩是个相当长的过程，所以潜伏期的定义对理解正常的人类分娩过程非常重要。为更好地阐明这一点，图 22-20 展示了 8 例初产妇的分娩曲线，均以入院待产的时间作为临产的开始，而不是规律宫缩开始的时间。可以看到，当定义临产开始的标准相同，个体间的分娩曲线具有显著的可比性。

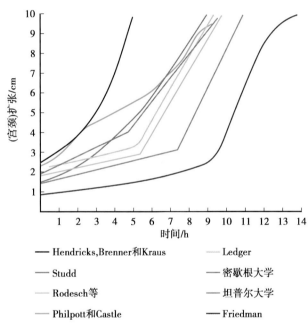

图 22-20　初产妇产程进展曲线，以入院待产时间为临产开始，并作为横坐标起始点，未观察到潜伏期

根据 Friedman 和 Sachtleben(1963)的定义，潜伏期延长是指初产妇潜伏期超过 20 小时，经产妇超过 14 小时，这些时间点与第 95 百分位数相对应。影响潜伏期的因素包括过度镇静或硬膜外镇痛，宫颈条件不良，如宫颈壁厚、颈管未消或宫口未扩张等，以及假临产。过度镇静的产妇，85% 最终仍会进入到活跃期。但另有 10% 的产妇停止了宫缩，提示为假临产。还有 5% 的产妇表现为潜伏期延长，需要催产素加速产程。由于存在 10% 的假临产，故不提倡人工破膜。Sokol 等(1977)报告，不考虑产次，潜伏期延长的发生率为

3%～4%。Friedman(1972)研究报告，潜伏期延长并没有对胎儿或产妇的发病率或死亡率造成不利影响。但是 Chelmow 等(1993)反驳了长期以来认为潜伏期延长是良性的观点。

活跃期

如图 22-20 所示，观察初产妇的产程进展具有特别的意义，因为这些分娩曲线显示，当宫颈扩张到 3～5cm 时，宫颈扩张曲线斜率均表现出显著变化(图 22-20)。因此，在子宫收缩的情况下，宫颈扩张 3～6cm 或超过 6cm 可作为进入活跃期的标志。同理分娩曲线能为临床管理产程提供有意义的指标。

再次回到 Friedman(1955)的定义，初产妇产程活跃期的平均持续时间为 4.9 小时。但 3.4 小时的标准差似乎过大，因此有报告称活跃期统计最大值为 11.7 小时。事实上，宫颈扩张速度确实在 1.2～6.8cm/h 之间。Friedman(1972)还发现，经产妇的产程进展在活跃期较快，正常最小速度为 1.5cm/h。他对活跃期进行分析的同时，还描述了胎儿下降和宫颈扩张的情况(图 22-18)。胎儿下降开始于活跃扩张期的后期，此时初产妇宫颈扩张达 7～8cm，8cm 后下降最为迅速。

Hendricks 等(1970)质疑了 Friedman 关于人类正常产程的结论。主要的分歧包括：①无潜伏期；②无减速期；③分娩时间短；④当宫口扩张大于 4cm 后，初产妇和经产妇的宫颈扩张速率相同。由于他们观察到临产前 4 周，宫颈管的消退和宫口的扩张已经开始且缓慢进展，所以对于潜伏期的概念提出了异议。他们认为潜伏期的发展实际上需要若干周时间，临产则是相对加快了宫口扩张的速度。特别是入院待产到宫口开全，初产妇平均 4.8 小时，经产妇平均 3.2 小时。

此外，还有其他学者也重新评估了 Friedman 的产程图。Zhang 等(2010)对 62 415 例足月经阴道自然分娩产妇的电子分娩记录进行了研究，报告了宫口每开大 1cm 所需要的时间中位数和第 95 百分位数。对于初产妇而言，宫口从 4cm 扩张到 5cm 的时间中位数为 1.3 小时，从 5cm 扩张到 6cm 为 0.8 小时，此后每扩张 1cm 约为 0.5 小时。因此正常产程中宫口扩张从 4cm 扩张到 5cm 可能需要超过 6 小时，从 5cm 扩张到 6cm 则可能需要超过 3 小时。经产妇宫口从 4cm 扩张到 6cm 的速率与初产妇相似，6cm 后经产妇产程进展明显加快。本研究数据为美国妇产科医师学会和母胎医学会(2016c)制定关于产程停滞剖宫产指征的新指南奠定了基础，该指南收录于美国产科护理共识文件，详见第 23 章。

帕克兰医院进行的一项研究发现硬膜外镇痛可使

Friedman 产程曲线的活跃期延长 1 小时（Alexander，2002）。这与接受硬膜外镇痛的产妇宫颈扩张速度下降有关，接受硬膜外镇痛的产妇宫颈扩张速度为 1.4cm/h，而未接受硬膜外镇痛的产妇宫颈扩张速度为 1.6cm/h。其他几份研究报告则指出，母亲肥胖将使第一产程延长 30 ~ 60 分钟（Chin，2012；Kominiarek，2011）。最后，Adams 等（2012）发现，产妇心理恐惧也可使产程延长 45 分钟左右。

据报告，活跃期异常的发生率，初产妇为 25%，经产妇为 15%（Sokol，1977）。Friedman（1972）则将活跃期存在的问题，细分为活跃期延长和活跃期停滞。异常分娩类型、诊断标准及处理原则详见第 23 章。

■ 第二产程

第二产程以宫颈完全扩张开始，以胎儿娩出结束。初产妇持续时间中位数约 50 分钟，相应的经产妇约 20 分钟，然而该时间可存在非常大的差异（Kilpatrick，1989）。有多次分娩史的经产妇，由于阴道和会阴部经历过扩张，产道宽松，宫口开全后，可能 2 ~ 3 次用力即可完成分娩。相反，如果有骨盆狭窄、胎儿巨大，或硬膜外镇痛或镇静导致产力异常等，第二产程可能延长。但孕妇体重指数增高不影响第二产程（Carlhäll，2013；Robinson，2011）。第二产程异常详见第 23 章。

■ 产程

对正常分娩持续时间的理解，往往被现代产科病房中影响分娩进行的多种可变因素所影响。Kilpatrick 和 Laros（1989）报告，未行区域阻滞麻醉的初产妇第一产程和第二产程的时间约为 9 小时，第 95 百分位数上限为 18.5 小时。相对应的经产妇大约需 6 小时，第 95 百分位数最大值为 13.5 小时。他们将临产发动定义为，产妇开始出现规律的宫缩，每 3 ~ 5 分钟 1 次，并引起宫颈变化。

20 世纪 90 年代初帕克兰医院对近 2.5 万例足月自然分娩的产妇进行研究。几乎 80% 的产妇入院时宫颈扩张 ≤5cm。无论初产妇还是经产妇，其入院时宫颈扩张程度是决定自然分娩时间长短的重要因素。所有产妇从入院到自然分娩的时间中位数为 3.5 小时，其中 95% 的产妇在 10.1 小时内分娩。这些研究结果提示，人类正常分娩的持续时间是相对短暂的。

■ 正常分娩总结

分娩的特点是在短时间内发生巨大的生物学改变。当宫颈扩张 ≥3cm 并伴有宫缩时，便可确诊为产程活跃期。一旦到达宫颈扩张的临界值，根据产次即

可预测随后 4~6 小时内的正常分娩进程。在第二产程预期进展的 1~3 小时内，需要监测胎儿的情况。最终，大多数自然分娩的产妇，不论产次，即使在没有助产的情况下，均在入院后约 10 小时内完成自然分娩。子宫收缩乏力是导致产程异常的一个常见却可纠正的原因。因此，单纯的分娩时程异常应首选干预产程，例如，使用催产素，而不是剖宫产。

正常分娩管理

对临产与分娩的管理，要求临床医生做两手准备。一方面，对大多数无并发症的产妇而言，分娩应被视作一个正常的生理过程。另一方面，产时并发症的发生往往迅速而突然，临床医生应该有所预料。因此，临床医生出需要让每个产妇及其家属感到舒心，又需要在突然发生并发症时确保产妇和新生儿的安全。美国儿科学会和美国妇产科医师学会（2017）合作更新了"围产期护理指南"，对分娩期保健提供了详细的方案，包括人员和设施的要求（表 22-2）。

表 22-2　分娩期推荐的护士/患者比例

护士/患者比例	临床状态
2：1	分娩
1：2	无并发症的待产产妇
1：1	第二产程中的产妇
1：1	有内科/产科并发症的患者
1：1	催产素诱导或加速分娩
1：1	在硬膜外镇痛起始阶段
1：1	剖宫产

一些产妇决定在医院外分娩，关于这种选择的利与弊将在第 27 章进行讨论。

■ 紧急医疗救治和现行劳工法案

美国国会于 1986 年颁布了紧急医疗救治和现行劳工法案，以确保公众即使无支付能力也能获得紧急医疗救助。所有提供紧急医疗救助并参加医疗保险的医院，都必须对来到急诊室的任何一位伴有宫缩的孕妇提供适当的初步检查。

紧急情况的定义特别提到了规律宫缩的孕妇。分娩被定义为"从产程潜伏期开始直到胎盘娩出的整个过程。规律宫缩的孕妇应是真正的临产，除非是医生在一段合理的观察期后证明的假临产"。将真临产的孕妇转诊是"不稳妥的"，应待胎儿和胎盘娩出。若患

者自己要求,或由医生证明在另一个医疗机构可以得到更好的救治,其价值超过转诊风险,这两种情况下也可以进行转诊。违反这些联邦要求的医生和医院将受到民事处罚,并被终止参与医疗保险计划。

■ 临产的识别

孕妇应在出现临产征兆时尽早就诊,不能因为担心假临产而拖延到马上要分娩。如果在产前护理过程中发现孕妇、胎儿或两者都有发生分娩期并发症的危险因素,早期介入尤为重要。

虽然有时很难区分真临产和假临产,但一般可以通过宫缩频率和强度,以及宫颈扩张来明确诊断。Pates 等(2007)给孕妇提出了一些较常用的建议,例如,在没有胎膜破裂或出血的情况下,1 小时内间隔 5 分钟 1 次宫缩,即 1 小时内超过 12 次宫缩,可确定为临产开始。帕克兰医院一项纳入 768 例孕妇的研究显示,若产程活跃期定义为宫口扩张≥4cm,则每小时有 12 次宫缩的孕妇中,24 小时内有 3/4 被诊断为进入活跃期。Bailit 等(2005)比较了 6 121 例活跃期(宫缩加宫颈扩张≥4cm)入院的产妇和 2697 例潜伏期入院产妇的妊娠结局。结果发现在潜伏期入院待产的产妇,较多地出现了活跃期停滞,需要更频繁地使用催产素来刺激分娩,且具有较高的绒毛膜羊膜炎发病率。对潜伏期孕妇过多的医源性干预,可能是导致后续分娩异常的原因之一。

若无法判定是否临产,延长观察时间是明智的。如果孕妇在孕 24 周及以上出现临产症状,被送到帕克兰医院后,将在医院的待产室或产房进行评估。所有在分流区的孕妇都由执业护士和注册助产士使用书面文件进行评估。胎膜完整、宫颈扩张小于 4cm,且无妊娠并发症的孕妇,将接受长达 2 小时的连续体外胎儿监护。因宫颈扩张或持续性宫缩而诊断的临产均被认可。经医生复查发现无宫颈改变或宫缩减轻的孕妇被诊断为假临产,可离院回家。在最近的一项研究中,共纳入 3 949 例孕妇,无妊娠并发症,孕周为 37～41^{+6} 周,均被诊断为假临产,孕妇从出院到再次就诊的平均间隔为 4.9 天(Nelson,2017)。在该研究中,足月妊娠因假临产出院,与新生儿不良结局或剖宫产率升高无关。美国妇产科医师学会(2016a)支持以医院为基础的产科分诊单位。

■ 初步评估

记录产妇血压、体温、脉搏和呼吸频率。胎儿心率评估使用便携式多普勒、超声或胎儿镜。及时回顾产检记录,确定有无并发症。产检中发现及预测到的问题,均应该着重体现在产检记录上。大多数情况下,除非出血过多,否则应进行宫颈检查。戴手套的食指和中指进入阴道,同时注意避开肛门区域。

胎膜破裂

对分娩前的孕妇应进行宣教,注意阴道流液症状并及时报告。胎膜破裂提示了三个重要意义。首先,若先露部在骨盆未固定,脐带脱垂和脐带受压的概率大大增加。其次,若妊娠接近或已经足月,临产可能很快发生。第三,若胎膜破裂后分娩延迟,随着时间间隔的延长,宫腔感染和新生儿感染的风险增加(Herbst,2007)。

无菌窥器检查,可见后穹窿羊水池,或清亮液体从宫颈口流出,可确诊为胎膜破裂。尽管有几种诊断胎膜破裂的方法被推荐,但并不完全可靠。诊断不确定时,可进行阴道液 pH 检测。阴道分泌物的 pH 通常为 4.5～5.5,而羊水的 pH>7.0。使用 pH 试纸诊断胎膜破裂,是一种简单可靠的方法,试纸被染色剂浸透后发生颜色反应,与标准颜色图对比后,即可对阴道液 pH 进行判断。pH 在 6.5 以上提示胎膜破裂。出现假阳性结果的原因包括血液、精液污染或细菌性阴道病等;而残存羊水量太少则可能导致假阴性结果。

其他鉴别羊水的方法包括阴道液涂片检查,镜下可见树枝状或羊齿状结晶则表明是羊水。羊齿状结晶的形成与羊水中氯化钠、蛋白质和碳水化合物的相对浓度有关。阴道穹窿中 α-甲胎蛋白的检测也被用于鉴别羊水(Yamada,1998)。另外,经腹羊膜腔穿刺注入染料靛洋红,可确诊胎膜破裂,但已少用。最后,可以使用快速检测法寻找特定的羊水蛋白,包括胎膜早破快速诊断系统"AmniSure"检测宫颈阴道分泌物中的胎盘 α 微球蛋白-1,以及"ROM Plus"检测胰岛素生长因子结合蛋白-1 和 α-甲胎蛋白等(Doret,2013;Igbinosa,2017)。

宫颈检查

宫颈管消失程度反映了剩余宫颈管长度。宫颈管消失 50%即宫颈长度缩短一半;宫颈管消失 100%则表示宫颈管完全展平,变得与子宫下段一样薄。

宫颈扩张程度一般以宫颈口开大的平均直径表示。检查者手指从宫颈口的一侧边缘滑行到对侧,估算平均直径并用厘米表示。当宫颈扩张达 10cm,称宫口开全,此时足月胎儿的先露部通常可以顺利地通过宫颈。

宫颈的位置以宫颈口与胎头的关系来表示,分为前位、中位或后位。除了确定宫颈位置,还需评估宫颈质地,即柔软、坚韧或介于两者之间。

胎儿的位置指胎先露在产道中与坐骨棘平面的相

对位置。坐骨棘位于骨盆入口和骨盆出口之间,当胎先露最低点到达坐骨棘水平,被特指为在"0"位置。

既往以坐骨棘为中点,其上和下的产道长轴被人为分成各 3 等分或 5 等分(每等分约 1cm)。1989 年,美国妇产科医师学会采用了 5 等分分类法,将坐骨棘以上和坐骨棘以下区域各分为 5 等分,每等分代表坐骨棘上或下 1 厘米。这样,胎先露部从骨盆入口往下到坐骨棘水平,标记为-5、-4、-3、-2、-1、0。胎先露自坐骨棘水平下降,依次通过+1、+2、+3、+4、+5 位,然后娩出。当先露部到达+5 位,在阴道口可以看到胎头。

若胎头最低点在 0 位或以下,多数情况下胎头已衔接,即双顶径已经通过骨盆入口平面。但如果胎头塑形明显和/或形成较大的产瘤,即使胎头顶点似乎已经到达 0 位,仍可能并没有发生衔接。

在美国丹佛市的 5 所教学中心,对其住院医师、护士和全体教员进行了一个问卷调查,以确定应采用何种定义来描述胎儿位置(Carollo,2004)。结果发现 4 种不同的定义都在被使用,而令人不安的是,几乎没有护理人员知道其他人是采用的和自己不同的方法定义胎儿位置。Dupuis 等(2005)对临床上胎儿位置评估的可靠性进行了研究,他们采用美国儿科学会和美国妇产科医师学会(2007)推荐的方法,即先露部位于坐骨棘上或下的厘米数。利用分娩模拟器精确地测量胎儿位置,并与临床医生阴道检查的结果相对比。报告显示临床检查的不准确率高达 1/3。

Bishop 评分表包含以下 5 项指标:宫颈扩张程度、宫颈管消失程度、宫颈软硬度、宫颈位置和先露位置。Bishop 评分通常用于预测引产的结果,见第 26 章。综上所述,这些因素共同体现了子宫颈对引产成功的主观"倾向性"。

实验室检查

当孕妇临产入院,通常需要重新检测红细胞比容和血红蛋白浓度,检测红细胞比容简单而快速。在帕克兰医院,用标准抗凝管采集血样,然后将加满血液的肝素化毛细管,放入在产房的微量红细胞比容离心机中,3 分钟内可获得红细胞比容。若红细胞比容<30%,最初的采样收集管要再送到血液实验室进行测定。另取一个试管并予以标记,允许其内的血液凝固,送输血科以备必要时用于血型检测和抗体筛查。最后还需一管用于梅毒和人类免疫缺陷病毒(HIV)血清学检测。有些医院可能所有产妇均留取清洁中段尿,检测尿蛋白和尿糖。不过在帕克兰医院,仅采集高血压孕妇的尿标本进行尿蛋白测定(表 40-1)。

未进行产检的孕妇,都应被视为梅毒、乙型肝炎和 HIV 的高危感染人群。美国儿科学会和美国妇产科医师学会(2017)建议纳入常规检查,如同血型测定和抗体筛查。某些州,如得克萨斯,已要求所有入院待产和分娩的孕妇常规进行梅毒、乙型肝炎和 HIV 的检查,即使她们在孕期产检时已做过类似检查。

■ 第一产程的管理

孕妇入院后应尽快完成剩余的全身检查项目。当所有的检查都完成后,包括记录和实验室检查,临床医生才能对是否属于正常妊娠给出准确的结论。然后基于胎儿和产妇的需要,建立一个合理的分娩监护方案。由于产程时长有显著的个体差异,所以任何对产程持续时间的精确评估都是欠考虑的。

一般来说,分娩镇痛应该取决于产妇的意愿和需求。美国妇产科医师学会(2017)指南中规定了产科麻醉护理的最优目标,详见第 25 章。在某些医院,产妇在水中度过第一产程,其利弊详见第 27 章。

产时胎儿监护

产时胎儿监护将在第 24 章详细讨论。简而言之,美国儿科学会和美国妇产科医师学会(2017)推荐,若无异常情况,第一产程至少每 30 分钟检查 1 次胎心率,第二产程则至少每 15 分钟检查 1 次,而且应在宫缩后立即进行。若使用电子胎心监护连续监测,第一产程至少每 30 分钟评估 1 次电子监护图形,第二产程至少每 15 分钟 1 次。对于高危孕妇,第一产程应每 15 分钟进行 1 次胎心听诊,第二产程则每 5 分钟 1 次;同样电子胎心监护连续监测,第一产程每 15 分钟评估 1 次,第二产程每 5 分钟评估 1 次。

产妇的监测

至少每 4 小时评估 1 次体温、脉搏和血压。如果胎膜在临产前已经破裂数小时,或有体温升高达临界值,则需要每小时检查 1 次体温。

尽管目前主要利用电子胎心监护来评估宫缩,但还是可以采用手法评估宫缩的次数和强度(第 24 章)。将手掌轻放于孕妇子宫对应的腹壁上,确定宫缩开始的时间。根据子宫的软硬程度来判断宫缩强度,在有效宫缩的顶点,手指或拇指不能轻易将子宫压陷。最后记录宫缩消失的时间。重复上述操作,以评估宫缩的频率、持续时间和强度。

在第一产程,需要进行阴道检查来监测宫颈和先露部位置的变化。胎膜破裂时,如果前次阴道检查不能肯定胎头已衔接,应立即再次行阴道检查,以排除脐带脱垂。同时即刻检查胎心率,并在下次宫缩时重检查 1 次,以帮助排除隐匿性脐带受压的情况。在帕克兰医院,通常每隔 2~3 小时进行 1 次阴道检查,以评估产程进展。有研究发现有关阴道检查次数与感染相关发病率的证据相互矛盾（Cahill，2012；Soper，1989）。

饮食

在产程活跃期和分娩中应控制饮食。一旦进入产程和使用了镇痛药，胃排空的时间将显著延长。因此摄入的食物和大多数药物停滞在胃中，不被消化吸收，反而可能引起呕吐和误吸（第 25 章）。根据美国儿科学会和美国妇产科医师学会（2017）的建议，可以允许无合并症的产妇饮用适量的透明液体，包括清水、清茶、黑咖啡、碳酸饮料、冰棒和无渣果汁等。而对于那些有明显误吸或剖宫产风险的产妇，应进一步加以限制。例如，对于计划剖宫产的患者，术前禁饮 2 小时，禁固体食物 6~8 小时（ACOG，2016b）。

静脉输液

虽然静脉输注系统通常在分娩的早期就常规建立，但对正常孕妇来说，真正需要者较少，至少在麻醉镇痛开始前如此。然而，建立静脉通路有利于产后及时给予催产素预防或治疗持续性宫缩乏力。此外产程延长的孕妇，静脉给予糖盐水 60~120mL/h，可以防止脱水和酸中毒。Shrivastava 等（2009）指出，经阴道分娩的初产妇，静脉注射糖盐水者较仅给予生理盐水者产程更短。在另一项研究中，195 例临产的孕妇静脉给予乳酸林格液或等渗氯化钠溶液，输液速率分别为 125mL/h 或 250mL/h。125mL/h 组总输入量平均为 2 008mL，产程超过 12 小时的发生率为 26%；250mL/h 组总输入量平均为 248mL，产程超过 12 小时的发生率为 13%。显然在 125mL/h 组中产程延长的孕妇更多见。Edwards 等（2014）的研究中，将无合并症的足月自然临产初产妇 311 例分为 3 组接受静脉输液：第 1 组以 125mL/h 静脉注射 5% 葡萄糖乳酸林格液（D5LR），第 2 组以 250mL/h 静脉注射 D5LR，第 3 组以 25mL/h 静脉注射 D5LR，第 1 组和第 2 组可以进食冰片糖果、冰棒和硬糖，第 3 组可以喝佳得乐饮料。第 1 组和第 2 组限制进食量，第 3 组则不限量。研究结果显示，3 种方法安全性相当，对分娩的影响亦无差异。

产妇体位

正常状况下产妇在产程中无须卧床，一把舒适的椅子可能对产妇的心理和生理都有益处。若需卧床，产妇应采用她认为最舒服的姿势，通常是侧卧位。尽量避免仰卧位，以免造成主动脉下腔静脉受压，引起潜在的子宫低灌注（第 4 章）。另外，可鼓励产妇散步。

有研究显示散步可以缩短产程，降低催产素的使用率，减少对分娩镇痛的需求，减少阴道分娩手术助产的机会（Flynn，1978；Read，1981）。Lawrence 等（2013）的 Cochrane 综述中提出，在移动或直立的位置分娩可使第一产程缩短 1 小时左右，同时降低剖宫产率和硬

膜外镇痛率。然而 Lupe 和 Gross（1986）则认为目前并无确凿的证据支持上述观点。他们认为产妇更喜欢侧卧或坐位，很少有人步行，或取蹲位，也没有人喜欢膝胸位的姿势。产妇在产程后期分娩时倾向于采用胎儿姿势，多数热衷于步行的产妇此时回到了产床上（Carlson，1986；Williams，1980）。

Bloom 等（1998 年）进行了一项随机试验，纳入 1 067 例在帕克兰医院待产的低危孕妇，研究在第一产程中步行对其分娩的影响。结果发现，步行不影响产程，既不会减少对镇痛的需要，也不会对新生儿造成伤害。基于以上研究，无并发症的产妇待产时可以自由选择卧位或在监护下行走。

人工破膜

如果胎膜是完整的，即使在正常分娩中，也有很大的可能进行人工破膜。其益处是加速产程，早期发现羊水粪染，还可以在胎儿头皮放置电极或宫腔内插入一个压力导管来进行监测。人工破膜的利弊将在第 26 章讨论。重要的是，为避免脐带脱垂，胎头必须很好地与宫颈贴合，不能在骨盆中浮动或退出骨盆。

对于破膜超过 18 小时的病例，建议使用抗生素预防 B 族链球菌感染，同时降低绒毛膜炎和子宫内膜炎的发病率（Saccone，2015）。这些将在第 64 章讨论。

膀胱功能

膀胱过度充盈会阻碍胎先露下降，继发膀胱张力减退和感染。在分娩过程中，定期检查和触诊耻骨联合上区域，判断是否膨胀。如果在耻骨联合上很容易看到或触摸到膀胱，应鼓励产妇排空膀胱。有些产妇在便盆中无法排尿，在帮助下走到厕所后却能成功排出小便。若膀胱过度膨胀，不能排尿，则需要导尿。Carley 等（2002）发现，11 332 例经阴道分娩的妇女中，51 例（1/200）合并尿潴留。多数产妇在出院前可恢复正常排尿。Musselwhite 等（2007）报告称，使用硬膜外镇痛的产妇有 4.7% 发生尿潴留。增加尿潴留发生率的危险因素包括初产、催产素诱导或加速分娩、会阴撕裂伤、器械助产、产时导尿和分娩持续时间超过 10 小时等。

■ 第二产程的管理

宫颈完全扩张标志着第二产程的开始，此时产妇通常开始向下用力。随着胎先露部下降，开始出现排便感。宫缩及伴随的产力，持续时间已达 1 分钟，间隔不超过 90 秒。如前所述，尽管第二产程的平均时间存在显著差异性，但通常初产妇持续时间中位数约 50 分钟，经产妇约 20 分钟。本章已经讨论了胎心率的监测间隔，第二产程电子胎心监护图形的分析详见第

24 章。

多数情况下,第二产程分娩时向下用力是反射性和自发的。个别孕妇不会正确地向下用力,需要指导和帮助。孕妇的腿应呈半屈曲状,以便在用力时蹬住脚蹬。当下次宫缩开始时,指导孕妇向下用力,如同使劲排便。在每次宫缩完成后,不鼓励产妇继续用力。相反,产妇及其胎儿应在此时休息及恢复。在这段屏气用力时期,宫缩时监测到的胎心率可能会有减慢,但一般在下次用力前应恢复到正常范围。是否进行第二产程向下用力训练并不影响妊娠结局(Bloom,2006;Tuuli,2012)。Bloom 等(2006)研究了在无硬膜外镇痛的情况下积极指导产妇向下用力的效果。结果显示,经过训练的产妇仅是第二产程稍短,并未获得其他方面的优势。

为了增强第二产程向下的推力,多种姿势得到推荐。Eason 等(2000)回顾了各种体位及其对会阴创伤发生率的影响。他们发现,通常所支持的直立位较卧位没有任何优势。直立姿势包括坐位、跪位、蹲位或背高 30°仰卧位。最近的一项随机试验发现,在使用区域镇痛的产妇中,平卧位与直立位相比,阴道分娩率更高,前者为 41%,后者为 35%(The Epidural and Position Trial Collaborative Group,2017)。对于没有进行硬膜外镇痛的产妇,Gupta 等(2017)比较了直立位、仰卧位或截石位及其对分娩的影响。直立位分娩间隔略短,会阴切开和阴道助产也较少,但出血量>500mL 和会阴 II 度裂伤的发生率增加。Berghella 等(2008)推测,产次、压迫主动脉腔的强度降低、胎儿位置的改善及骨盆出口直径增大可以解释这些发现。在早期的研究中发现,与仰卧位相比,蹲坐时盆腔出口面积增加了 20%~30%(Russell,1969)。最后,Babayer 等(1998)提醒,在第二产程长时间坐位或蹲位可能会导致腓总神经病变。

随着胎头下降通过骨产道,会阴开始膨胀,表面皮肤拉伸绷紧。此时,已可以在阴道口看到胎儿头皮,孕妇和胎儿已为分娩做好了准备。详见第 27 章。

分娩管理流程

有序和系统的分娩管理方法可改善产妇和围产儿结局(Althabe,2008)。都柏林的国家妇产医院、世界卫生组织和帕克兰医院等均提出了自己的分娩管理方案。

30 多年前,在都柏林,O'Driscoll 等(1984)率先提出了一个概念,即严格的、标准化的分娩管理流程减少了因难产而行剖宫产的数量。在 20 世纪 70 年代和 80 年代,他们的剖宫产率为 5%。这种方法现在被称为主动分娩管理,包括两个重要方面:人工破膜和催产素,已被广泛应用,尤其在美国以外的英语国家。根据这一流程,当痛性宫缩伴随宫颈完全消退、阴道出血或胎膜破裂时,便可以诊断为临产。有以上症状的产妇通常将在 12 小时内完成分娩。阴道检查在接下来的 3 小时内每小时进行 1 次,此后每隔 2 小时进行 1 次。当宫颈扩张<1cm/h,行人工破膜。2 小时后再次评估进展,催产素应用详见第 26 章。若入院前胎膜已破裂,观察 1 小时后产程无进展,则使用催产素。

López-Zeno 等(1992)前瞻性地将此积极的管理方式和在芝加哥西北纪念医院产程管理的"传统"方法进行了比较。他们将 705 例无并发症足月自然分娩产妇随机分配到上述两组。两者的剖宫产率分别为 10.5% 和 14.1%,前者明显低于后者,但随后的研究并不认同这一观点。Wei 等(2009)在 Cochrane 数据库回顾调查中发现,与标准管理相比,分娩的主动管理中剖宫产率仅稍有降低。Frigoletto 等(1995 年)报告了另一项随机试验,将 1934 例在布里格姆和波士顿妇女医院的初产妇纳入研究。虽然他们发现主动管理在一定程度上缩短了分娩时间,但并不影响剖宫产率。这些观察也见于其他报告(Brown,2013)。

世界卫生组织设计了一种产程图供发展中国家使用(Dujardin,1992)。根据 Orji(2008)的研究,初产妇和经产妇的产程图是相似的。产程分为潜伏期(持续时间不超过 8 小时)和活跃期。活跃期从宫口开大 3cm 开始,进展不应慢于 1cm/h。当活跃期进展缓慢时,建议在干预前等待 4 小时。产程图分析包括使用警戒线和处理线。Lavender 等(2006)根据世界卫生组织的建议,将 3 000 例初产妇随机分为 2 小时和 4 小时进行人工干预。两组剖宫产率无差异。得出的结论是,2 小时内不需要进行干预,包括人工破膜和使用催产素等。Lavender 等(2013)从 Cochrane 数据库进行回顾分析,不再推荐使用产程图进行标准分娩管理。

在帕克兰医院,产妇若进入活跃期或胎膜已破将被收治入院。临产被定义为子宫收缩时宫颈扩张 3~4cm 或更多。管理指南规定阴道检查约每 2 小时进行 1 次。若 2 小时内宫颈无扩张,怀疑是无效分娩。随后进行人工破膜,并在 2 小时后评估产程进展。对于产程进展缓慢的孕妇,放置宫内压导管以评估子宫收缩力。观察 2~3 小时后,若宫缩乏力及宫口无扩张,可使用高剂量催产素,详见第 26 章。其目的是在诊断难产前 2~4 小时内,使宫缩强度达到 200~250 Montevideo 单位。如果强烈怀疑存在低张性宫缩,可在人工破膜后放置内部监测器,并在 2 小时内再次评估宫颈改变和宫缩情况。确认宫缩乏力时,可增加催产素剂量。

当使用催产素后的子宫活性达到满意水平,宫颈扩张速率 1~2cm/h 视为产程进展。在因难产进行剖宫产之前,这可能需要 8 小时或更长时间。这种逐步管理方法所需的累积时间可使许多产妇进入有效的产程。这项管理方案已对 2 万多例低危妊娠的产妇进行了评估。重要的是,这些分娩干预和低剖宫产率并未对胎儿和新生儿造成危害。

(喻玲 翻译 丁依玲 审校)

参考文献

第 23 章

异常分娩

> 疼痛减轻，宫缩减少，但痛苦增加，随之而来的是宫颈管不再扩张或消退，继而引起分娩过程延长或停滞。
>
> ——J. 惠特里奇·威廉姆斯（1903）

"难产"一词，在第 1 版《威廉姆斯产科学》中就有所描述，并沿用至今，是指由于产程进展异常缓慢而引起的分娩困难。威廉姆斯认为难产由以下三种因素所致：①产力异常，子宫收缩乏力或不协调，导致宫颈管消退和扩张受阻，是子宫功能障碍的一种表现。②第二产程子宫自发性收缩乏力亦是导致产力异常的原因。③胎先露异常、胎位异常或胎儿发育异常。④母体骨盆异常或软产道异常，阻碍胎儿下降。简单地说，这些异常可以归纳为三个方面，其中包括产力异常、胎儿异常和产道异常。

难产

■ 概述

表 23-1 中所显示的异常分娩往往是多因素相互作用导致的不协调性子宫收缩乏力。目前，常以头盆不称和产程进展失败来表述难产。头盆不称：早在 20 世纪就被用于描述胎头径线与母体骨盆大小不一致而导致的阴道分娩障碍。但是，头盆不称作为剖宫产的主要指征最早源于佝偻病所导致的骨盆狭窄（Olah，1994年）。绝对头盆不称目前很少见，并且多数是由于胎头在骨盆内位置异常（胎头不均倾）或无效宫缩所致。一般情况下，头盆不称是一个推论性的诊断，因为大多数妇女以此为诊断进行剖宫产分娩后，再次妊娠时仍有可能经阴道分娩较大的婴儿。无论是自然临产或引产，难产越来越多地被描述为产程进展失败，包括宫颈扩张延缓或胎儿下降受阻，但二者并非特异性表现。

表 23-1　难产常见的临床表现
宫颈扩张或胎儿下降受阻：
产程延长：进展慢
产程停止：无进展
产力不足：无效推力
头盆不称
胎儿过大
骨盆腔狭窄
先露异常或胎位异常
未临产胎膜早破

■ 难产的机制

在妊娠末期，胎头要经过相对较厚的子宫下段及未扩张的宫颈管。分娩时子宫收缩力、宫颈阻力和胎先露造成的向前的压力是影响产程进展的关键因素。

然而，宫口开全后，胎头大小和位置与骨盆腔之间的关系，即头盆比，随着产程进展会更加清晰，如果头盆不称,一旦进入第二产程,就会更加明显。

子宫收缩功能异常可能源于子宫过度扩张和/或梗阻性难产。因此,难产时应警惕是否存在头盆不称。人为地将难产分为单纯子宫收缩功能异常和头盆不称两类是不正确的,因为这两种异常是紧密联系的,单纯的骨盆因素很少影响阴道分娩。由于目前临床缺乏相应的客观指标,所以无法将上述两种造成难产的因素进行区分,因此临床医生必须经试产后,决定孕妇是否可行阴道分娩。

产力异常

第二产程中,子宫收缩力是宫颈扩张和胎儿娩出的主要力量,通过自主和不自主腹壁肌肉收缩的"腹压"是重要的辅助力量。子宫收缩异常在潜伏期诊断较困难,有时仅是回顾性诊断,常见的错误是对未进入活跃期的产妇按子宫收缩乏力进行处理。

从20世纪60年代开始,子宫收缩乏力的治疗至少已经有了三个重大进展:第一,认识到产程的延长与孕产妇和围产儿的发病率和死亡率有关;第二,可使用稀释的缩宫素静脉输注治疗某些子宫收缩乏力;第三,当静脉输注缩宫素无效和使用不当时,选择剖宫产,而不进行中位产钳助产。

■ 子宫收缩力异常的类型

Reynolds等(1948)强调,正常分娩中子宫收缩的特点是具有缩复性,在宫底部子宫收缩力最强,持续时间最长(被视为起主导地位的作用力),此作用力向宫颈方向逐渐减弱。Caldeyro-Barcia等(1950)将带有压力变化器的小气球置于子宫肌层的不同水平(第24章)。他们报告了除有子宫收缩的压力梯度以外,宫底、宫体、子宫下段收缩的时间也有差异。Larks(1960)如此描述:这个刺激由一侧宫角开始,数毫秒后另外一个宫角也有刺激出现。兴奋波在宫底部相遇并向下传递。正常自发的宫缩压力常达60mmHg(Hendricks,1959)。Caldeyro-Barcia研究组还证实了引起宫颈扩张的最小子宫收缩力为15mmHg。

在这些观察研究中,可以将子宫收缩力异常分为两类。较为常见的是低张性子宫收缩乏力即协调性子宫收缩乏力,收缩无基本张力,子宫收缩有正常的极性(同步),但宫缩时略升高的张力不足以扩张宫颈。

第二种类型,即高张性子宫收缩乏力或称为不协调性子宫收缩乏力,收缩有一定的张力,但失去协调性。不协调性子宫收缩可能是由于子宫中段的收缩力高于子宫底部,或来源于两个宫角的刺激完全不协调,或两种情形同时存在。

■ 产程异常

潜伏期延长

上述子宫收缩力异常可能导致产程异常(表23-2)。首先,潜伏期延长:定义为初产妇潜伏期超过20小时,经产妇潜伏期超过14小时。一些产妇,子宫收缩乏力标志着产程异常,另一些潜伏期延长的产妇,可应用催产药物刺激子宫收缩。

表23-2 产程异常的类型、诊断标准、处理方法

产程异常的类型	诊断标准		首选的处理	特殊处理
	初产妇	经产妇		
延长问题				
潜伏期延长	>20小时	>14小时	卧床	缩宫素或紧急情况下行剖宫产术
延长问题				
活跃期宫口扩张延长	<1.2cm/h	<1.5cm/h	期待和支持	因头盆不称行剖宫产术
胎头下降延长	<1.0cm/h	<2.0cm/h		
停滞问题				
减速期延长	>3小时	>3小时	无头盆不称时静脉输注缩宫素	休息(因疲乏所致)
继发性宫口扩张停滞	>3小时	>3小时	伴头盆不称行剖宫产术	剖宫产术
胎头下降停滞	>3小时	>3小时		
下降失败	减速期或第二产程无下降			

活跃期异常

产程异常在临床上分为两种类型:进展缓慢(产程延长)或进展完全停止(产程停滞)。表 23-2 给出了产程异常更加详细的诊断标准。用宫颈的变化定义的异常情况必须在活跃期方可诊断。

近年来,异常分娩的诊断标准和处理措施发生了很大的变化。2014 年,美国妇产科医师学会和母胎医学会提出了第一个剖宫产终止妊娠的产科分娩共识。该共识在 2016 年得到重申。为回应这一共识提出的关于剖宫产术在美国过度使用的问题,即每年约 1/3 妇女行剖宫产术终止妊娠(表 31-1);基于"用于修订当代正常分娩进展定义的最新数据",共识委员会提出的新建议对异常分娩的定义做出了重要修正。

活跃期延长 产程延长的诊断不明确,可能是因为产程进展缓慢的间隔时间没有确切的定义。世界卫生组织(1994)提出用产程图进行产程管理,产程延长定义为宫颈口扩张速度<1cm/h,观察时限最低是 4 小时。这些标准改编自 Cohen 和 Friedman(1983)的报告,见表 23-2。对于这种现象,观察产程进展是合理的。如果宫腔压力不足可给予催产素加强宫缩。共识委员会(2016)认为,第一产程进展缓慢不是剖宫产术的指征。

活跃期停滞 Handa 和 Laros(1993)报告活跃期停滞(宫口扩张停滞 ≥2 小时)占足月初产妇的 5%。从 20 世纪 50 年代以来该发生率都没有变化

(Friedman,1978)。子宫收缩乏力,即子宫收缩力低于 180Montevideo 单位(图 23-1),占活跃期停滞妇女的 80%。Hauth 等(1986,1991)报告,用缩宫素进行成功引产或催产的产妇中,90%的产妇子宫收缩力可达到 200~225Montevideo 单位,40%的产妇至少可达到 300Montevideo 单位。这些结果表明,在因难产行剖宫产之前,应首先采取措施加强子宫收缩。

诊断活跃期停滞,必须满足以下条件:潜伏期已结束,宫颈扩张≥4cm,此时宫缩每 10 分钟 1 次,每次宫缩强度达 200Montevideo 单位或更高,在 2 小时内宫颈没有变化。Rouse 等(1999)最近对"2 小时规则"提出质疑,即诊断活跃期停滞至少需要 4 小时。共识委员会(2016)补充了这一标准。

产科共识委员会 共识委员会(2016)提出了四项第一产程的分娩管理建议。第一,反对在潜伏期剖宫产终止妊娠,即潜伏期延长不是剖宫产指征。该建议并不是最新提出的,最早可追溯到 Friedman(1954)。

第二,第一产程进展缓慢,但并非停滞,此种情况不作为剖宫产的指征,可通过观察、评估宫缩情况,根据需要刺激宫缩。

第三,以宫颈扩张到 6cm 作为判断产妇进入产程活跃期的阈值,即目前推荐以 6cm 而非 4cm 作为活跃期开始的标志。因此,在宫颈扩张 6cm 之前不应诊断活跃期。

第四,活跃期停滞可作为剖宫产指征。活跃期停

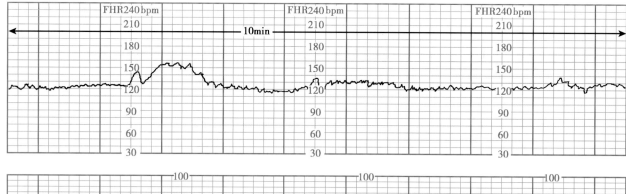

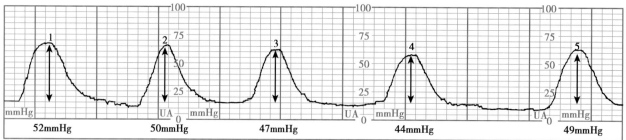

图 23-1 子宫收缩力(Montevideo 单位)的计算是 10 分钟内将每次子宫收缩时宫缩峰值压力与子宫基础压力的差值(mmHg)相加计算而得。如图所示:有 5 次收缩,压力变化分别是 52mmHg、50mmHg、47mmHg、44mmHg 和 49mmHg,宫缩总压力为 242Montevideo 单位

滞的诊断标准:当破膜且宫口扩张≥6cm 后,如宫缩正常,而宫口停止扩张≥4 小时可诊断为活跃期停滞;如宫缩欠佳,宫口停止扩张≥6 小时可诊断为活跃期停滞。

根据共识委员会(2016),"6cm 规则"源于安全分娩联合研究(Zhang,2010)。该回顾性研究源于对美国19 所医院的分娩信息采用各种统计学方法所做的大量分析(Cohen,2015b)。如图 23-2 所示,共分析了 62 415例产妇,除外剖宫产终止妊娠和新生儿窒息的病例。共识委员会(2016)明确提出,应使用安全分娩联合研究的数据作为分娩管理的依据(第 21 章),而不是Friedman 曲线,而 Friedman(1955)首次提出的分娩曲线目前仍在使用。

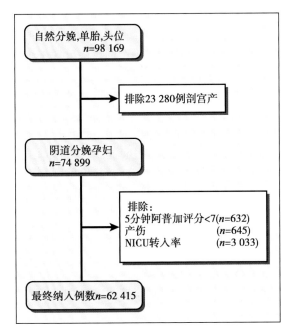

图 23-2　促进自然分娩委员会对自然分娩的队列研究。NICU,新生儿重症监护病房
(资料来源:Zhang,2010.)

共识委员会(2016)的反对者提出,安全分娩联合研究数据来源于剖宫产率为 30%的临床环境。因此,坚持新的共识可能无法降低预期的剖宫产率。同时,考虑到所有窒息的新生儿被排除在外,该研究缺乏对新生儿安全的关注。共识的支持者,Cheng 等(2010)发现第一产程延长会增加剖宫产和绒毛膜羊膜炎发生率而不增加新生儿发病率。然而,Harper 等(2014)提出孕产妇和新生儿的不良结局与第一产程的时间长短有关。在对 5 030 例产妇的研究中,按第一产程的时间长短,分为产程<第 90 百分位数组和≥第 90 百分位数组,发现不良分娩结局随着第一产程

时间的增长而增加。他们得出结论:第一产程的延长与孕产妇和新生儿的并发症有关,这些应与剖宫产分娩的风险相平衡。对新的共识委员会指导原则引起的胎儿和产妇的不良影响,Cohen 和 Friedman(2015a,b)表示赞同。

另外,新共识能否有效降低剖宫产率尚需论证。一项回顾性队列研究发现,200 例接受计划分娩的孕妇按照新产程管理,相较于原产程管理的 200 例孕妇,剖宫产率从 35%下降到 25%(Wilson-Leedy,2016)。然而,该研究无有力证据评估新生儿不良结局,但在新产程管理组中发现新生儿脐血血气分析 pH<7,碱缺失>12mmol/L 的发生率较高(Marte,2016)。在另一项新共识实施前后的队列研究中发现剖宫产率无变化。总之,宫颈停止扩张的时间长短与母儿并发症之间没有关联,但产程停滞时间越长,新生儿呼吸窘迫发病率越高(Rosenbloom,2017)。因此,新共识的风险和益处需要进一步研究。

6cm 规则的提出　以下研究可用于解释共识委员会提出的"6cm 规则"的演变过程。Zhang 等(2002)比较了 Friedman(1995)的一份报告和 1992~1996 年夏威夷 Tripler 军队医院的研究报告(表 23-3)。Friedman 的分娩曲线反映了女性自发分娩过程,不使用硬膜外分娩镇痛或催产素加强宫缩。相比之下,Tripler 队列中,约 50%的产妇使用硬膜外分娩镇痛或使用催产术加强宫缩。Tripler 组宫颈由 2cm 扩张至 9cm 随时间变化的情况如表 23-4 所示。可见,产程开始加速的临界点是宫颈扩张 6cm 时。这可以合理地解释以宫口扩张 6cm 作为活跃期标志的观点。图 23-3 是 Friedman(1955)分娩曲线和 Tripler 队列研究的比较。他们的不同之处是 Tripler 组第一产程进入活跃期的标志是距宫颈展平还差 3~4cm 时。这与安全分娩联合研究(Zhang,2010)的结果是一致的。换句话说,"6cm 规则"作为活跃期标志源于第一产程分娩曲线产程开始加速的临界点。

表 23-3　正常产程曲线的研究比较

	Friedman (n=500)	Zhang[a] (n=1162)
数据收集时间	1950 年前	1992~1996 年
硬膜外麻醉/%	8	48
催产素使用量增加/%	9	50

资料来源:Friedman,1955;Zhang,2002.
[a]Tripler 军队医院。

表 23-4　各个阶段宫口扩张速度

宫颈扩张/cm	宫颈扩张速度/(cm·h⁻¹)[a]
2	0.3(0.1,1.8)
3	0.4(0.1,1.8)
4	0.6(0.2,1.8)
5	1.2(0.3,5.0)
6	1.7(0.5,6.3)
7	2.2(0.7,7.1)
8	2.4(0.8,7.7)
9	2.4(0.7,8.3)

资料来源：Zhang，2002。
[a] 中位数(第 5 百分位数，第 95 百分位数)。

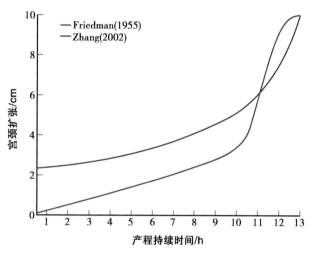

图 23-3　宫颈扩张曲线
[资料来源：Friedman(1955)，Zhang(2002).]

表 23-5　硬膜外麻醉(CSE)镇痛与哌替啶在自然分娩临产初产妇中的比较

相关项目	CSE (n=616)	哌替啶[a] (n=607)	P 值
镇痛起效时的宫颈扩张量/cm[b]	5	5	NS
镇痛后催产素使用量增加[c]	132(21%)	97(16%)	0.01
镇痛到分娩的时间/h[d]	5.0±3.3	4.0±3.1	0.000 1
剖宫产[c]	39(6%)	34(6%)	NS

资料来源：Gambling，1998。
[a] 间歇性静脉推注给药。
[b] 中位数。
[c] 数量(%)。
[d] 均值±标准差。

硬膜外分娩镇痛使自发分娩产程延长,产程图斜率变平。例如,Gambling 等(1998)比较了足月自发分娩的 1 223 例初产妇,分别给予腰硬联合麻醉分娩镇痛和静脉给予 50mg 哌替啶麻醉镇痛。在规律宫缩的情况下宫颈扩张 4cm 即可诊断为分娩活跃期。

子宫规律收缩,宫颈扩张≥4cm 时进入活跃期。如表 23-5 所示,两组孕妇宫颈扩张平均为 5cm 时进行分娩镇痛。CSE 组的缩宫素使用率显著高于对照组。同时,首次镇痛到分娩的时间延长(5 小时 vs.4 小时)。然而,剖宫产率无显著差异。

重要的是,椎管内镇痛会使活跃期进展减缓,镇痛作用不会受分娩时间延长的影响。如第 25 章所述,帕克兰医院的研究人员完成了五项随机试验,其中包括 2 703 例足月自然分娩的产妇(Sharma,2004),他们将使用椎管内镇痛和哌替啶的产妇分组,比较镇痛效果。研究结果证实椎管内镇痛显著延长了第一产程的时间(8.1 小时 vs.6.6 小时),但难产剖宫产分娩率未受影响(9.1% vs.8.1%)。

综上所述,椎管内镇痛减慢了活跃期的进展。目前一般通过经验性使用子宫收缩剂来纠正其对产程的影响。综合来看,专家共识中关于产程延长的意见是正确的。其次,专家共识(2016)建议针对宫颈扩张至 6cm 前的难产选择剖宫产。然而,共识里所有第一产程中的建议已经被实际应用于临床,但同时整体剖宫产率超过30%。例如,表 23-6 列出了 1999~2000 年期间在 13 所大学医院对 9 000 例因难产进行初次剖宫产的患者相关情况(Alexander,2003)。值得注意的是,这些患者的宫颈扩张中位数为 6cm。此外,图 23-4 描绘了 1988~2017 年期间帕克兰医院因难产剖宫产在全部

表 23-6　9 000 例产妇因难产行首次剖宫产

特征	符合特征的产妇占比	中位数(第 1 四分位数、第 3 四分位数)
初产妇	83%	—
破膜	99%	—
催产素刺激	99%	—
宫腔内测压导管	85%	—
收缩力≥200 Montevideo 单位	62%	—
活跃期(扩张＞4cm)	92%	—
宫颈扩张	—	6cm(5,8)
延长的分娩时间	—	9.3 小时(6,13)

资料来源：Alexander,2003。

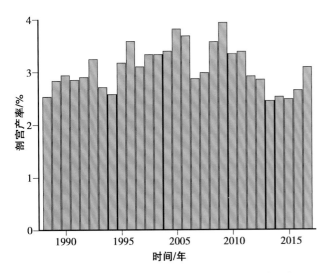

图 23-4　1988~2017 年帕克兰医院妊娠低风险孕妇因难产中转剖宫产率

分娩人数中的比率,该比率在 28 年内无显著变化。因此,专家共识(2016)提出可能无法实际减少不必要的剖宫产。所以,还需要再做进一步研究。

第二产程异常

宫颈完全扩张后胎儿会迅速下降。此外,第二产程时,胎儿为适应骨盆进行一系列的转动才能顺利通过产道(第 22 章)。因此,胎儿和骨盆不称在第二产程表现得更加明显。

与第一产程相似,为避免发生不良的孕产妇及新生儿结局,第二产程也有其时限。初产妇的第二产程的时长限于 2 小时内,应用区域镇痛时延长至 3 小时。对于经产妇,第二产程的时长限于 1 小时内,应用区域镇痛时延长至 2 小时。

Cohen(1977)在 Beth Israel 医院研究了第二产程延长对胎儿的影响,这项调查包括了产程中用电子胎心监护仪监测的 4 403 例初产妇,发现第二产程超过 2 小时的新生儿死亡率并未增加;硬膜外镇痛麻醉使大多数孕妇第二产程延长。这些数据表明区域镇痛麻醉,第二产程允许增加 1 小时。

Menticoglou 等(1995a,b)对第二产程持续时间的规定提出了质疑,主要因为缩短第二产程的时间,用产钳助产会导致新生儿严重受伤,因此,他们建议延长第二产程,以利于减少不必要的阴道手术助产。1988~1992 年间,他们对 6 041 例初产妇进行了研究,发现有 1/4 的产妇第二产程超过 2 小时,在这 1/4 的孕妇中硬膜外镇痛者占 55%。第二产程的时长最长可达 6 小时或更长,且与新生儿的结局无关。使用电子胎心监护和头皮血 pH 的测定可预测胎儿预后,这些监测可减少由于第二产程时间所限而进行的产钳助产术或吸引

术。然而他们强调第二产程 3 小时后行剖宫产术或其他手术的概率也随之增加,以至于第二产程 5 小时后顺产者可能仅 10%~15%。

专家共识(2016)提出了第二产程新的处理指南。这些建议允许初产妇第二产程时长至少达 3 小时,经产妇第二产程时长至少达 2 小时。即使如此,孕产妇和胎儿的状况也可不必担心。这就为剖宫产结束分娩前提供了更长的观察时间。也就是说,只要严密观察,也可继续延长第二产程。此外,对于第二产程延长多长时间必须剖宫产终止妊娠还未确定。

直观地说,把握第二产程时长是降低剖宫产率及确保新生儿安全的关键。而且,没有有力数据支持延长第二产程对于新生儿是安全的。但许多评估数据显示,不良的新生儿结局会出现在第二产程超过 3 小时的情况下(Allen,2009;Bleich,2012;Laughon,2014;Leveno,2016;Rosenbloom,2017)。另有数据表明,第二产程延长不同时限的产妇,其新生儿的并发症却无明显差别(Cheng,2004;Le Ray,2009;Rouse,2009)。Grobman 等(2016)认为,第二产程延长后,新生儿总体结局良好,不良结局发生率低,但包含一些严重的并发症。因此,为了充分确定新指南对新生儿安全的影响,需要进行随机对照试验。

延长的第一产程可能同时影响第二产程。Nelson 等(2013)研究了帕克兰医院 12 523 例初产妇临产分娩第一和第二产程时长之间的关系。随着第一产程持续时间的延长,第二产程也显著延长。第一产程和第二产程的第 95 百分位数分别为 15.6 小时和 2.9 小时。第一产程持续时间超过 15.6 小时(>第 95 百分位数)的女性,第二产程超过 3 小时(第 95 百分位数)分娩的概率为 16%。与此相比,第一产程持续时间<第 95 百分位数的女性第二产程延长率为 4.5%。

■ 产力

宫颈完全扩张之后,由于子宫和腹部肌肉的收缩所形成的合力推动了胎儿的下降,多数孕妇随着每次子宫收缩会不由自主的"屏气"或"用力"。有时,腹肌收缩力的减弱足以减缓甚至阻碍自然阴道分娩。大剂量的镇静剂和区域镇痛的应用可能会降低反射所诱导产生的推力,从而显著减弱腹肌收缩力。另外,腹肌收缩力可以被分娩过程中强烈的阵痛所覆盖。应用硬膜外镇痛的产妇在第二产程中的两种不同处理方法将产生相互矛盾的结局:一是宫口完全扩张后,无论产妇是否有自主感觉,宫缩时开始屏气用力,促进产程进展;二是停用镇痛药并待产妇有强烈的娩出胎儿的感觉时,开始使用腹压。Fraser 等(2000)发现延迟使用腹

压,可降低困难手术助产的发生率。然而,Manyonda 等(1990)的报告却与之相反。Hansen 等(2002)将 252 例硬膜外镇痛的产妇随机给予两种处理中的一种,研究发现尽管显著地延长了第二产程,但产妇和新生儿的结局与腹压延迟作用并无明显关系。Plunkett 等(2003)在一类似的研究中,也证实了这个结果。

■ 活跃期早期胎头位置

胎儿先露部最低点接近或达到坐骨棘水平(即 0 位)称为衔接。Friedman(1965,1976)和 Handa(1993)发现分娩发动时胎头位置较高也是难产的一个危险因素。Roshanfekr 等(1999)分析了 803 例初产妇在活跃期时的胎头位置,约 30% 的孕妇胎头在 0 位或以下,其剖宫产率为 5%,而胎头位置较高的孕妇剖宫产率为 14%。然而,难产的预后与胎头距中骨盆平面的高度的递增无相关性。重要的是,在活跃期初产妇胎头未衔接者仍有 86% 经阴道分娩。这些研究结果对经产妇尤为适用,因为胎头下降是临产后才发生的。

■ 子宫收缩力异常的危险因素

许多分娩因素与子宫收缩力异常有关。如上所述,椎管内镇痛与第一产程和第二产程延长有关,也会使胎儿下降减慢。

由于产程延长与孕妇产时感染有关,一些临床医生提出感染本身导致异常子宫收缩。Satin 等(1992)对 266 例妊娠妇女研究了绒毛膜羊膜炎对缩宫素刺激的影响。在分娩后期诊断的感染是剖宫产的指征。具体地说,在分娩后期因宫缩异常需要用缩宫素刺激宫缩的孕妇,约 40% 发生了绒毛膜羊膜炎,且最终会因难产而需要行剖宫产术。而在临产早期就被诊断为绒毛膜羊膜炎的患者,则不存在这种情况。从临床角度看,宫内感染与其是难产的原因,不如说是子宫功能异常和产程延长的结果。

未临产胎膜早破

约 8% 的足月孕妇在无自发宫缩时发生胎膜破裂。过去,对于胎膜早破后 6~12 小时仍无自发宫缩者,产科医师才开始给予分娩干预。Hannah 等(1996)和 Peleg(1999)等进行了随机调查,对 5 042 例胎膜早破孕妇诱发分娩或期待治疗的结局进行分析,并对使用静脉输注催产素或使用前列腺素 E_2 诱发分娩的疗效进行比较(每组纳入 1 200 例孕妇),他们得出的结论是静脉输注催产素进行分娩干预是首选治疗方法,因为这样可以显著减少产时、产后母体感染;但是剖宫产率无

显著差异。之后,Hannah 等(2000)指出,采取期待疗法时在家中观察和在医院观察比较,不良结局的发生率明显增加。Mozurkewich 等(2009)报告指出:与期待疗法相比,进行分娩干预治疗的孕妇绒毛膜羊膜炎、子宫内膜炎的患病率降低,出生婴儿转入新生儿重症监护病房的比率降低。在帕克兰医院,足月胎膜早破时,会立即进行分娩干预。在协调性子宫收缩乏力或宫颈成熟的患者中,应用催产素可降低潜在的宫缩过强风险。在宫颈不成熟且无宫缩或宫缩很少的患者中,可选择前列腺素 E_1(米索前列醇)促进宫颈成熟和加强宫缩。在未临产胎膜早破妇女中预防应用抗生素的益处尚不明了(Passos,2012)。然而,在胎膜破裂超过 18 小时的患者中,建议使用抗生素预防 B 族链球菌感染(第 64 章)。

急产

分娩过程可以很慢,也可以异常地迅速。急产即非常迅速的分娩,可能由于软产道的异常低阻力、子宫和腹壁的异常强烈收缩、孕妇对分娩疼痛不敏感,不知不觉中就分娩了。

急产是指胎儿娩出的整个产程不超过 3 小时。按照这个定义,Martin(2015)报告了 2013 年美国共出生 25 260 例新生儿,其中急产的发生率为 3%。尽管有如此高的发生率,但是与急产有关的不良影响较少。

对产妇来说,如果分娩期间宫颈充分扩张、阴道已适度伸展、会阴处于松弛状态,急产很少伴有母体严重的并发症。相反,如果子宫强烈收缩并伴有长而硬的宫颈、不顺畅的产道则极有可能导致子宫破裂或广泛地子宫颈、阴道、外阴或会阴部裂伤(Sheiner,2004)。后一种情况下有可能发生罕见的羊水栓塞(第 41 章)。急产后常会发生子宫收缩乏力,在分娩前子宫异常强烈收缩力可能在分娩后张力迅速减弱。在 Mahon(1994)的关于 99 例急产病例报告中发现,这种急产在经产妇比较常见,子宫收缩的间隔不到 2 分钟,且与胎盘早剥的发生、胎粪污染、产后出血、可卡因滥用和低阿普加评分密切相关。

对于新生儿来说,急产导致的围产期不良结局增多可能有以下几种原因:强烈地子宫收缩、舒张期太短,影响了子宫血流量和胎儿供氧;而胎头娩出产道时受到阻力可以引起其颅脑创伤,但较少见。Acker 等(1988)报告,臂丛神经麻痹可见于 1/3 急产病例(第 28 章)。另外,急产新生儿出生时来不及接生,新生儿可能会掉在地上并受伤,或出生时未进行有效地抢救、复苏。

治疗:少见的强直性子宫收缩不能被镇痛剂明显缓解,而且在这种情况下用抑制宫缩的药物如硫酸镁、特布他林并没有效果。但是全身麻醉药的使用通常能有效减少子宫收缩,如异氟醚。必须要强调的是必须停止使用催产素。

头盆不称

■ 骨盆测量

任何骨盆径线的狭窄都可引起骨盆容量缩小,引起难产。骨盆入口、中骨盆或骨盆出口都可能发生狭窄,三者同时狭窄可造成均小骨盆。正常的骨盆尺寸详见第 2 章。

骨盆入口狭窄

通过临床测量,确定胎头必须通过的骨盆最短前后直径非常重要。在分娩前,胎儿双顶径平均为 9.5~9.8cm,因此当骨盆前后径小于 10cm 时,胎儿很难通过骨盆入口,甚至不可能。Menger(1948)和 Kaltreider(1952)利用 X 线测量骨盆径线,显示当骨盆入口前后径小于 10cm 或横径小于 12cm 时难产的发生率升高。正如人们预料,与一个径线狭窄时相比,两个径线均狭窄时难产的发生率更高。出现以上任何情况均应考虑骨盆入口狭窄。

骨盆入口的前后径一般通过徒手测量对角线而确定,对角线较骨盆入口前后径约长 1.5cm,因此,骨盆入口狭窄通常指对角径小于 11.5cm(第 2 章)。

体型小的孕妇通常为相对较小的骨盆,但是也很可能为相对较小的新生儿,Thoms(1937)研究了 362 例未婚产妇,发现小骨盆的妇女其后代的平均出生体重较中型或大型骨盆的妇女低 280g。

正常情况下,胎膜未破裂时,前羊膜囊的压迫作用使宫颈扩张;破膜后胎儿的先露部位直接压迫宫颈,可加速产程进展。当骨盆入口平面狭窄时,胎头迟迟不入盆,迫使宫颈扩张的前向性宫缩力直接作用于前羊膜囊,易发生胎膜早期自发性破裂。

胎膜破裂后,胎头无法压迫宫颈和子宫下段,有效宫缩减少,宫颈扩张速度减慢或停滞。Cibils 和 Hendricks(1965)认为,胎儿能否适应骨产道对子宫有效收缩力的产生十分重要。胎儿越适应骨产道,子宫收缩力就越好。因此,试产时通过观察宫颈的扩张情况,即可预测骨盆入口平面狭窄孕妇的分娩结局。

骨盆入口平面狭窄是导致分娩过程中胎位异常的重要因素。一般情况下初产妇在临产前胎先露已衔接,当骨盆入口平面狭窄时,即使已经临产,但胎先露仍未入盆,可触及胎头高浮于骨盆入口平面或位于一侧髂窝,易发生胎位异常。面先露或肩先露的发生增加 3 倍,脐带脱垂的发生率增加 4~6 倍。

中骨盆平面狭窄

中骨盆狭窄比骨盆入口平面狭窄更常见,常造成胎头转动受阻,从而增加高位产钳助产率或剖宫产率。

中骨盆前后径从耻骨联合下缘开始,通过坐骨棘到达 $S_{4~5}$。横径即坐骨棘间径,将中骨盆分为前部和后部(图 2-16)。前部是以耻骨联合下缘及两侧坐骨耻骨支的降支为界,后部是以骶骨的背侧及两侧骶棘韧带的外侧为界,形成坐骨小切迹的下界。

中骨盆平均测量如下:横径(坐骨棘间径)10.5cm;前后径(耻骨联合下缘到 $S_{4~5}$)11.5cm;后矢状径(两坐骨棘横径连线中点到骶骨)5cm。尽管中骨盆狭窄不能像骨盆入口平面狭窄被精确地测量,但当坐骨棘间径与后矢状径间距之和(正常为:10.5cm+5cm=15.5cm)≤13.5cm 时,则提示中骨盆平面狭窄。这一概念由 Chen 和 Huang(1982)提出,用于评估中骨盆狭窄界限。当坐骨棘间径<10cm 时为可疑中骨盆狭窄,<8cm 时则可确诊。

虽然徒手测量中骨盆各径线并不精确,但是如果有骶椎突出、骨盆侧壁内聚、骶骨坐骨切迹狭窄,就可以间接推测存在中骨盆狭窄。此外,Eller 和 Mengert(1947)指出坐骨结节和坐骨棘间径之间密切相关,即如果坐骨结节间径狭窄时,足以预测坐骨棘间径狭窄。但如果坐骨结节间径正常,并不能排除坐骨棘间径是否狭窄。

骨盆出口狭窄

骨盆出口狭窄通常被定义为坐骨结节间径≤8cm。骨盆出口可大致被看作两个以坐骨结节间径为共同底边的三角形。前三角形的两边是耻骨降支,顶点是耻骨联合下缘,后三角两边无骨性界限,其顶点是第 5 骶椎末端,并非尾椎末端。坐骨结节间径缩小使前三角变窄,进而不可避免地迫使胎头向后。Floberg 等(1987)曾报告:在 1 400 多例足月初产妇中,发现 1%存在骨盆出口狭窄。造成难产的原因与其说是骨盆出口狭窄造成的,不如说与中骨盆狭窄有关。骨盆出口狭窄几乎都同时伴中骨盆狭窄。

虽然胎头与骨盆出口不相称,并不足以引起严重难产,但二者不称可能在会阴撕裂中起重要作用。随着耻骨弓狭窄程度的增加,胎儿枕部不能直接经耻骨联合下娩出,迫使其进一步向下压迫耻坐骨降支,这样会使会阴部进一步扩张,会阴撕裂伤的危险性增加。

■ 骨盆骨折

Vallier(2012)回顾性分析了妊娠合并骨盆骨折的

病例,发现在引起骨盆骨折的众多原因中,车祸最常见。此外,他们指出骨折方式如轻微错位和保留植入物不是剖宫产的绝对指征。但骨折后的愈合需要8~12周,在围分娩期新发生的骨折则需要剖宫产终止妊娠(Amorosa,2013)。对于曾有骨盆骨折病史的患者,需要仔细回顾骨折初期的X线片,并在妊娠后进行影像学的骨盆测量。

骨盆大小的评估

在第2章中详细描述了在分娩过程中使用数字化技术测量骨盆大小的临床评估。影像学评估盆腔容积的价值也得到了验证。首先,仅用X线进行骨盆测量时,对于头位分娩孕妇,由于胎头的遮挡,无法对阴道分娩的成功性进行预后评估(Mengert,1948)。类似地,一项系统的回顾性研究发现,没有足够的证据支持X线骨盆测量能很好地评估头位分娩者的预后(Pattinson,2017)。

与常规X线骨盆测量法相比,计算机断层扫描(computed tomography,CT)骨盆测量技术具有更高的精度和更便捷的操作性。这两种检测方法的成本相当,辐射暴露都很少(第46章)。根据所使用的机器和技术的不同,CT使胎儿接受的辐射剂量为$(0.25 \sim 1.5) \times 10^{-2}$Gy(Moore,1989)。

MRI骨盆测量的优点包括无辐射,骨盆测量精确,完整的胎儿成像及具有评估因软产道发生难产的潜力(McCarthy,1986;Stark,1985)。Zaretsky等(2005)使用MRI测量骨盆腔大小和胎头大小,力求判断哪些孕妇可能会因为难产而行剖宫产的风险。尽管一些测量指标与难产造成的剖宫产存在显著关联性,但这种预测值仍不高。这种类似的报告亦不少见(Sporri,1997)。

胎儿大小的评估

使用单一胎儿径线的增大来解释难产的发生并不十分合理。尽管当代测量技术不断发展,但仍然不能仅仅靠单一胎儿径线的大小来预测是否会发生头盆不称。在许多头盆不称的病例中,胎儿大小完全在正常值范围内。如图23-5所示:因产钳助产失败而行剖宫产分娩的新生儿中,2/3体重<3 700g。因此,胎儿偏大同时伴随其他因素会促使难产的发生,如胎位不正,包括头盆倾斜不均、枕后位、面先露和额先露等。

通过临床及影像学手段对胎头进行测量,并不能很好地预测头盆不称。Muller(1885)和Hillis(1930)描述了一种预测头盆不称的临床方法:用手指通过孕妇腹壁握住胎儿的额部和枕部,同时在骨盆入口的纵轴方向自上而下持续加压,如果不存在头盆不称,胎头会

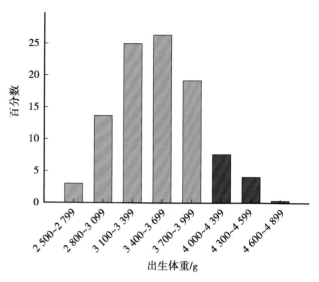

图23-5 1989~1999年在帕克兰医院因产钳助产失败而行剖宫产分娩的362例新生儿的出生体重分布。仅12%(n=44)的新生儿体重>4 000g(深蓝色)

很容易进入骨盆,从而可对经阴道分娩的成功性进行预测。Thorp等(1993)对Muller-Hillis法进行了前瞻性评价,认为胎头能否进入骨盆与难产的发生无相关性。

由于存在视差问题,临床一般不采用普通的放射技术测量胎头径线。超声可以测量胎儿双顶径和头围的大小,并有人尝试将所测结果用于预测难产。Thurnau等(1991)试图使用"头盆不称指数"识别产程并发症。但这种预测头盆不称的方法敏感性很低(Ferguson,1998;Korhonen,2015)。我们认为目前还无满意的方法能够准确预测由于胎头过大而引起的头盆不称。

面先露

面先露时,胎头过度仰伸,枕部和胎背接触,从而使下巴(颏)处于先露位置(图23-6)。面先露时,根据胎儿面部和母体耻骨联合的位置关系,可分为颏前位或颏后位。尽管许多颏后位是持续性的,但即使在分娩后期也多能自发地转为颏前位(Duff,1981)。如果颏后位没有转为颏前位,胎儿额头(前囟)会被压向产妇耻骨联合。这种胎位妨碍了胎头在分娩过程中为适应产道而进行的必要屈曲动作。因此,除极早早产儿外,颏后位是无法经阴道分娩的。

面先露是通过阴道检查和触诊到的面部特征进行诊断的。一些臀位可能被误认为是面先露。当触到的是肛门,可能被误认为是胎嘴,触到两侧的坐骨结节可能被认为是突出的颧骨。数字化检查技术的差异在第28章中描述。影像学上,如果骨盆入口或其下方显示具有面部骨骼特征的仰伸头部,则可协助诊断。

Cruikshank和White(1973)报告的面先露的发生

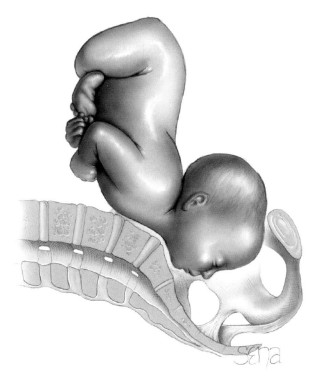

图 23-6　面先露,枕部位于头部杠杆的长轴端,下颏在后方。除非下颏向前方旋转,否则不可能经阴道分娩

率为 1/600,即 0.17%。如表 22-1 所示,在帕克兰医院分娩的 7 万多例单胎中,约 1/2 000 是面先露。

病因学

　　造成面先露的原因是多方面的,主要是促使胎头仰伸或影响胎头俯屈的因素。早产儿由于胎头较小,通常以面先露衔接,随后可旋转为枕先露(Shaffer,2006)。特殊情况下,颈部过大或脐带绕颈可使胎头过度仰伸,造成面先露。Bashiri 等(2008)报告称胎儿畸形和羊水过多是面先露或额先露的危险因素,其中包含了无脑畸形的胎儿。

　　骨盆狭窄或胎儿过大时更易发生胎头极度仰伸。Hellman 等(1950)对 141 例面先露的研究中,发现约 40% 孕妇存在骨盆入口狭窄。临床发现先露异常时,必须考虑到骨盆狭窄的可能。

　　产次过多亦是面先露的一个危险因素(Fuchs,1985)。经产妇腹部悬垂使胎背向前方或侧方下垂,胎儿枕部也处于同一方向。这样可导致胎儿颈椎和胸椎过度伸展。

分娩机制

　　胎头在骨盆入口平面以上时,面先露很少被察觉。通常首先为额先露,在胎头下降过程中发生仰伸而转变为面先露。这些病例的分娩机制包括下降、内旋转和屈曲的主要运动,以及仰伸和外旋转的辅助运动(图23-7)。下降过程的引发因素与枕先露一样,胎头向胎

背方向贴近导致过度仰伸,从而形成一个含两条臂的杠杆,长臂从枕骨髁伸展向枕骨。当遇到阻力时,胎儿枕部被推向胎背方向,导致颏下降。

　　胎儿面先露时发生内旋转的作用是将颏部转到耻骨联合下方。只有这样,胎儿颈部才能转向耻骨联合后方。如颏部直接向后旋转,相对较短的颈部则不能越过长约 12cm 的骶骨岬。此外,胎儿额部(前囟)抵住耻骨弓。这种姿势使胎儿不能进行必要的俯屈动作以适应产道。因此,颏后位时除非胎儿双肩同时进入骨盆,否则胎头不可能娩出,而要使胎儿双肩同时进入骨盆只有在非常小的胎儿才有可能。相同的内旋转机制还有顶先露。

　　向前旋转和下降后,胎儿嘴和颏部到达母体外阴位置,颏部抵住耻骨联合,胎头通过俯屈娩出。然后鼻、眼、额部(前囟)及枕部依次通过会阴前缘。胎头娩出后,胎儿枕部位于近母体肛门处。然后颏部外旋转回到其原来的位置,双肩像头先露那样娩出。

　　水肿有时会使胎儿面部严重变形。同时,胎儿骨骼也发生明显变化,使枕颏径变长。

处理

　　骨盆正常且产程进展有效时,通常能成功经阴道分娩。为避免损伤胎儿面部及眼部,最好使用外部设备对胎心进行监测。当骨盆入口有一定程度的狭窄时,足月大小的胎儿面先露较常见,这是剖宫产指征。试图徒手将面先露转为顶先露,徒手或用产钳将持续性颏后位转为颏前位,行内倒转和牵引术是很危险的,不建议采用。颏前位可以进行低位或出口产钳分娩,详见第 29 章。

■ 额先露

　　这种先露方式极为少见,胎头的眼眶隆起缘与前囟之间的部位在骨盆入口处,可诊断为额先露。如图23-8 所示,胎儿头部姿势位于枕部完全俯屈(枕先露)和面部仰伸(面先露)时的中间位置。额先露持续存在的情况下,除非胎头过小或骨盆非常大,否则胎头不能衔接和进行分娩。

　　持续性额先露的病因与面先露相同。额先露通常位置不固定,通常会转变为面先露或枕先露(Cruikshank,1973)。腹部触诊时可容易地触摸到胎儿颈部和枕部,从而识别额先露,但通常还应进行阴道检查。囟门形状和大小、眉弓、眼和鼻根均可以通过阴道检查感觉到,但胎嘴和颏部不能扪及。

　　胎儿很小而骨盆很大时,分娩通常较为容易;但当胎儿很大时,分娩则很困难。这是因为只有胎头发生明显变形,使枕颏径缩短,或俯屈成枕先露或仰伸为面

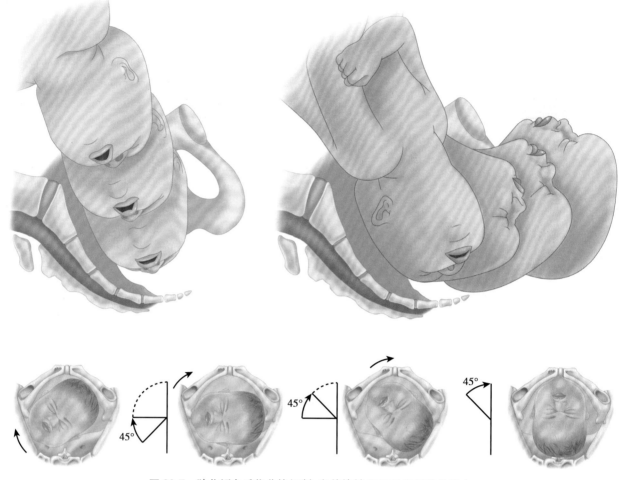

图 23-7　胎儿颏右后位分娩机制,向前旋转 135° 后以颏前位娩出

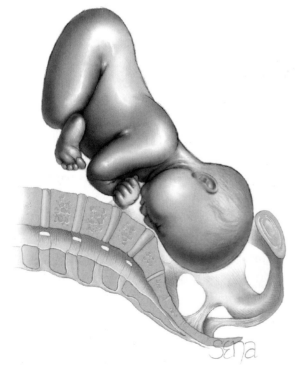

图 23-8　额后位先露

先露时,胎头才可能衔接入盆。持续性额先露如经阴道分娩,均会造成胎头变形,有时变形非常严重,使胎儿前额上方出现产瘤,前额变得突出并呈方形,而枕颏径缩短。

出现额先露,分娩方式取决于最终的先露状态。如果额先露持续存在,经阴道分娩的可能性很小,除非胎儿过小或产道非常宽。额先露的处理原则可参照面先露。

■ 横位

横位是指胎体长轴和母体长轴近乎垂直的一种胎方位。当两个长轴所形成的夹角是锐角时,即为斜产式。斜产式通常只是暂时的,因为分娩时通常为纵位或横位,斜位在英国被称为“不稳定的胎位”。

横位时,胎肩通常位于骨盆入口上方。胎头抵于母体一侧髂窝,胎臀位于另一侧髂窝。此时即为肩先露,由肩胛骨与母体的位置关系确定是肩左位或肩右位。无论肩左位还是肩右位,胎背都有可能朝前或朝后、朝上或朝下,通常将各种肩先露以背前或背后来区

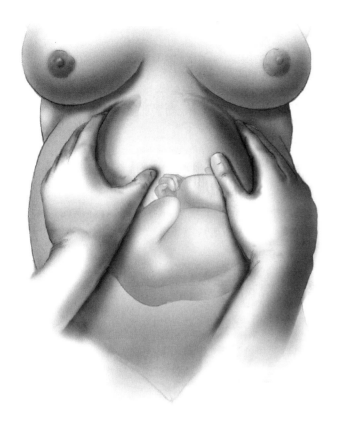

图 23-9　Leopold 横位触诊法,肩右前位

分(图 23-9)。

横产式往往仅依靠腹部检查就能准确诊断。其表现为母体腹部异常增宽,而子宫底仅稍高于脐,明显小于实际孕周大小。在宫底部不能触及胎头或胎臀,而在母体髂窝处触及胎头,在另一侧触及胎臀。胎背的位置非常易于识别。当胎背位于前方时,平坦较硬的背部横跨腹前方。胎背位于后方时,孕妇腹部可扪及不规则重叠的胎儿小肢体。

在分娩初期,阴道检查过程中如能触及胎儿胸部,便可感觉到排列成行的肋骨。随宫口进一步扩张,可辨别出胎儿胸廓对侧的肩胛骨和锁骨。腋窝位置相对应的母体侧为胎儿肩部所处的方向。

在梅奥诊所和爱荷华大学医院(Cruikshank,1973;Johnson,1964),单胎横位发生率为 1/322(0.3%)。此发生率和帕克兰医院统计的单胎横位发生率(1/335)非常接近。

病因学

横位的常见原因包括多产导致腹壁异常松弛、早产、前置胎盘、子宫解剖异常、羊水过多、骨盆狭窄。

与初产妇相比,分娩 4 次以上的经产妇横位发生率增加 10 倍。腹壁松弛下垂使子宫向前倾,致胎体纵轴偏离母体纵轴,形成斜位或横位。前置胎盘及骨盆

狭窄造成横位的机制类似。分娩过程中,纵产式偶尔也可转变为斜位或横位。

分娩机制

持续性横位的足月儿不能经阴道分娩。胎膜破裂后,宫缩加强使胎肩被挤入骨盆,肩先露不能有效衔接,胎儿上肢容易脱垂(图 23-10)。随产程进展及宫缩进一步加强,胎肩紧压在骨盆上方,子宫强烈收缩,而胎儿无法娩出,子宫上段逐渐变厚,子宫下段变薄变长,子宫上下段之间出现病理性缩复环,随时可发生子宫破裂。即使无子宫破裂,母体发病率也会升高,因横位通常与前置胎盘、脐带脱垂发生率及剖宫产率增高有关。

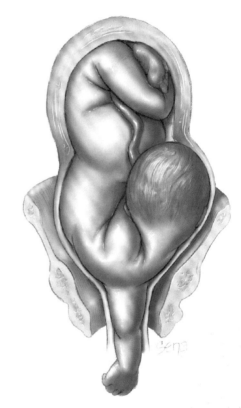

图 23-10　忽略性肩先露。在菲薄的子宫下段上方,肌壁增厚形成病理性缩复环。子宫收缩所产生的力指向病理性缩复环水平或之上。这使得缩复环下方的子宫下段进一步拉伸,并可能发生破裂

如果胎儿较小(<800g),同时产妇骨盆较大,即使存在持续性横位,胎儿也可能经阴道分娩。胎头被挤压顶向胎儿腹部,胎肩下方的胸壁成为先露。随后,胎头和胸壁同时通过产道,直至娩出。分娩过程中胎体发生的折叠弯曲,有时被称作"胎体层叠"。

处理

原则上,横位是剖宫产的指征。在临产早期或临产前胎膜完整时,无其他剖宫产指征,可试行外转胎位

术。若徒手转胎位法使胎头进入骨盆，应保持此胎位，经过若干次宫缩后，使胎头固定入骨盆。

横位剖宫产时，子宫下段不能触及胎头或胎臀，选择子宫下段横切口较难娩出胎儿，尤其胎背处于前位时，因此，可行子宫体部纵切口。

复合先露

在复合先露中，胎儿肢体下降与胎先露处于同一水平，并同时先露于骨盆腔内（图 23-11）。Goplerud 和 Eastman（1953）研究显示头与手或上肢复合先露的发生率为 1/700，较少见的是一个或两个下肢与头或一只手与臀复合先露。帕克兰医院统计结果显示超过 7 万例的单胎分娩中，复合先露仅 68 例，发生率为 1/1 000。包括早产在内的多种原因致使胎头不能完全充填骨盆入口，进而引起复合先露。

通常情况下，随先露一并下降的部分胎儿肢体多不影响正常分娩。胎儿上肢与胎头复合先露时应密切观察，以确定随着胎头下降，上肢有无从产道缩回。如果未能缩回并阻碍胎头下降，则应向上轻推脱出的上肢，将其回纳，同时经腹壁下压胎头，迫使胎头下降。

一般情况下，复合先露合并早产、脐带脱垂、产伤时可致围产儿病死率增加，但严重的前臂损伤较为罕见（Kwok，2015；Tebes，1999）。

难产相关的并发症

母体并发症

当产程延长时，难产可引发许多常见的母体并发症。由于产程延长，产前绒毛膜羊膜炎及产后盆腔感染的概率增加，宫缩乏力所致产后出血的发生率增加，转剖宫产后，因胎头位置低，胎头娩出时子宫切口裂伤率增加。

难产的另一种并发症是子宫破裂。产程延长时，子宫下段异常菲薄会增加子宫破裂风险，尤其是多产及有剖宫产史的产妇。产程中宫缩逐渐加强，胎儿没有相应衔接或下降，子宫下段进一步拉伸通常会出现病理性缩复环（图 23-10），若不及时处理，随时可发生子宫破裂。

病理性缩复环是指梗阻性难产时，子宫上下段肌壁厚薄相差悬殊，形成环形凹陷，为子宫破裂的先兆，如今已经很少见。双胎妊娠时，当第一个胎儿娩出后，病理性缩复环会进一步发展，使子宫收缩成沙漏状，在有效全身麻醉下，待病理性缩复环松弛后，可继续分娩，必要时即刻行剖宫产以改善第二个新生儿的预后（第 45 章）。

难产时，先露部位长时间紧紧压迫在骨盆入口处。胎先露与骨盆壁之间的组织受压过度，由于循环障碍，可发生坏死，分娩后数日很可能发生膀胱阴道、膀胱宫颈或直肠阴道瘘。大多数因受压部位缺血坏死的产妇合并第二产程延长。如今，该并发症在发达国家已较为罕见。

孕期及分娩时的盆底损伤越来越受到大家的关注。分娩时，盆底受到来自胎先露的直接压迫，以及产妇向下的产力压迫盆底组织，在这种双重作用下，盆底组织拉伸，使得肌肉、神经及筋膜组织功能及解剖结构

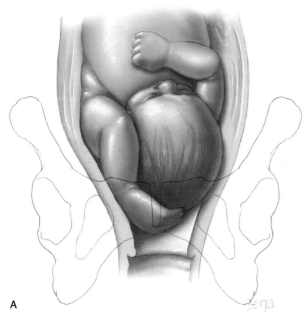
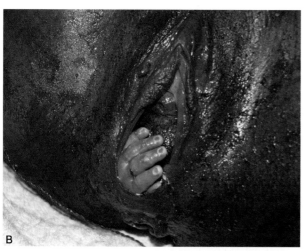

图 23-11 复合先露。A. 胎儿左手位于顶骨之前。随产程进展，胎儿及手臂可能会从产道缩回，而胎头以正常速度下降。B. 孕 34 周的早产儿，复合先露，以手先露为主

（资料来源：Dr. Elizabeth Mosier.）

发生改变。越来越多的证据表明,分娩致使盆底组织受压,会导致大小便失禁及盆腔脏器脱垂。这部分内容将在第 30 章中进行讨论。

母体的下肢神经损伤继发于第二产程延长。Wong等(2003)回顾性分析了分娩对产妇下肢神经系统的损伤机制,认为其主要原因是在第二产程延长时,下肢的不当姿势使腓神经受压所致。此种损伤及其他一些损伤的具体内容详见第 36 章。幸运的是,这些损伤多为一过性,对于大部分女性来说,产后 6 个月这些症状都会逐渐消失。

■ 围产儿并发症

与母体相似,产程延长可使围产儿败血症的发病率增加。另外在机械性损伤中,由于操作不当或外伤所造成的围产儿的损伤更常见,如图 22-16 所示,包括神经损伤、骨折和头颅血肿,具体内容详见第 33 章。其中难产时所形成的产瘤(Buchmann,2008),必须与头颅血肿区分。

（刘灵　陈娟　王媛　翻译　崔世红　审校）

参考文献

第 24 章

产时评估

> 为了研究分娩时子宫腔的压力,将连接压力计的橡胶袋置于宫腔。通过这种方式发现,子宫收缩间歇期的宫腔压力为 20mmHg,其中 5mmHg 来自子宫壁的张力,15mmHg 来自宫腔内容物的压迫。然而,宫缩期的宫腔压力可达 80~250mmHg。
> ——J. 惠特里奇·威廉姆斯(1903)

产时胎儿监测在本书第 1 版中几乎没有提及。在那之后很久,人们采用胎儿镜来定期听诊胎儿心率。上述做法在 20 世纪 60 年代末和 70 年代初由于胎儿电子监测的发展而黯然失色(Hon,1958)。人们希望在评估影响胎儿的病理生理改变时,连续的胎心率监护具有潜在的诊断意义。

电子胎心监护最早主要应用于有合并症或并发症的妊娠,但逐渐被用于绝大多数妊娠。现在,美国 85% 以上的活产新生儿均进行了电子胎心监护(Ananth,2013)。

电子胎心监护

■ 电子胎心率内(直接)监护

可通过一个双极螺旋电极直接与胎儿连接而测定胎心率(图 24-1)。金属丝电极刺入胎儿头皮,第二个电极是电极板上的金属翼。胎儿心脏的电信号(P 波、QRS 复合波及 T 波)被放大,并被输入心率仪中计算胎心率。R 波的峰电压是胎儿心电图检测中最可靠的部分。

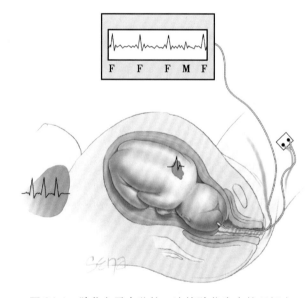

图 24-1　胎儿电子内监护。连接胎儿头皮的双极电极检测胎儿 QRS 波(F)的示意图,同时显示检测到的母体心率及相应的电信号(M)

图 24-2 为使用头皮电极监测胎心率的一个示例。胎心每跳动 1 次,就会产生一新的 R 波,R 波间期以毫秒为单位的时间间隔(t)被输入心率仪中。如图 24-2 所示,房性期前收缩被计算为胎心加速,因为其间隔(t_2)要短于之前的间隔(t_1)。连续计算胎心率 R 波间隔的现象被称为"心搏变异"。

然而,通过胎儿头皮电极检测到的心脏电子信号还包含了由母体所产生的成分,并且通过胎儿头

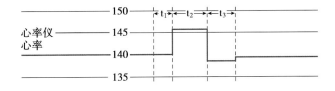

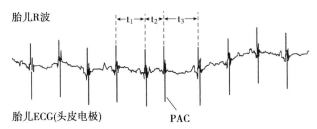

图 24-2 用头皮电极行计算机连续胎心监测胎儿心电信号的示意图。心率仪利用相连的两个 R 波间的时间间隔(t_1、t_2、t_3)的毫秒数计算瞬时胎心率(ECG,心电图;PAC,房性期前收缩)

皮电极记录时母体心电图(electrocardiogram,ECG)信号幅度已被消减。可检测到活胎的低弱的母体 ECG 信号,但其被胎儿的 ECG 信号掩盖。若胎儿死亡,此稍弱的母亲信号将会被放大,并表现为"胎心率"(Freeman,2003)。图 24-3 显示了同时记录母体胸壁 ECG 信号与胎儿头皮电极 ECG 信号。该胎儿有房性期前收缩,因而心率仪需快速变化来捕捉心率的变化,从而在标准胎儿监护记录上表现为"尖波"。值得注意的是,若胎儿死亡,母体 R 波仍然可以作为下一个最佳信号被头皮电极检测到,并被心率仪计数(图 24-4)。

■ 电子胎心率外(间接)监护

使用体外检测器监测胎心及宫缩可避免破膜及宫腔内操作,但不能像体内监护一样提供准确的胎心测定或宫缩压力量化测定(Nunes,2014)。对于某些女性,如肥胖者,体外胎心监测可能较为困难(Brocato,2017)。

胎心率是通过母体的腹壁应用超声多普勒原理检测。当遇到运动的胎心瓣膜及收缩期搏出的血流时,超声波被反射而发生频移(第 10 章)。仪器包括一个能发射超声波的转换器及一个能检测反射声波频率改变的传感器。转换器置于母体腹壁上胎心最为清晰的位置,因为空气传导超声的能力差,所以必须应用耦合剂并用腰带固定转换器,正确定位有助于区分母体主

动脉的搏动和胎心活动(Neilson,2008)。

超声多普勒信号经电子化处理后打印在床旁的监护描记纸上。活动的胎心瓣膜反射的超声信号通过微处理器与前一次输入的信号进行比较分析,在胎心率有规律而"噪声"是随机、无规律的前提下,此过程被称为"自相关"。打印胎心率前,从根本上讲,必须有数次胎心活动被微处理器识别为电子设备上可接收的信号。通过这样的电子编辑很大程度上改善了体外胎心率监护的质量。当前胎儿监护仪的其他特征包括:可监测双胎、监测母体心率、显示胎儿心电图及记录母体脉搏血氧饱和度。许多胎儿监护仪能够与档案存储系统连接,从而避免粘贴实际的描记纸张。

如今,技术的进步使得远程中央监控胎心率成为可能。从理论上讲,同时监测多名孕妇的目的是希望改善新生儿预后。目前只有一项关于中央胎心监控的研究报告。Anderson 等(2011)对远程胎心监控的判读能力进行了研究,12 个人员分别在 1 个、2 个和 4 个显示屏上分析胎心监控,判读准确性随着显示屏数目增加而降低;结果表明,随着显示器数量的增加,检测的准确率下降。

■ 胎心率模式

胎心率模式的解读因缺乏统一的定义与命名而存在一定的问题。例如,Blackwell 等(2011)邀请 3 位母胎医学专家独立解释 154 份胎心描记。对于预后极差的胎心率描记,专家们解释的一致性很差,对于预后不太严重的胎心率描记,则一致性尚可。

国际儿童健康和人类发展研究中心(The National Institute of Child Health and Human Development,NICHD)的研究计划工作组(1997)将此领域的专家集中在一起,制定了产时胎心率描记的规范并明确定义。该工作组在 2008 年重新召集。本章节使用的定义即由 2008 年制定且被美国妇产科医师学会(2017a)所采用(表 24-1)。首先,认识到对电子胎心率监护数据的解释是建立在记录仪所描记的胎心率的基础上,并且选择纵向(胎心率间距)和横向(打印纸速)的比例会直接影响胎心率描记的图形。NICHD 研究计划工作组推荐的比例是:纵向每厘米 30 次/min,范围从 30~240 次/min,走纸速度为 3cm/min。在 3cm/min 的走纸速度时基线较平直,在 1cm/min 的低走纸速度时,可能会错误地显示胎心率的变异,因此如果比例应用不合适,胎心率描记会失真。

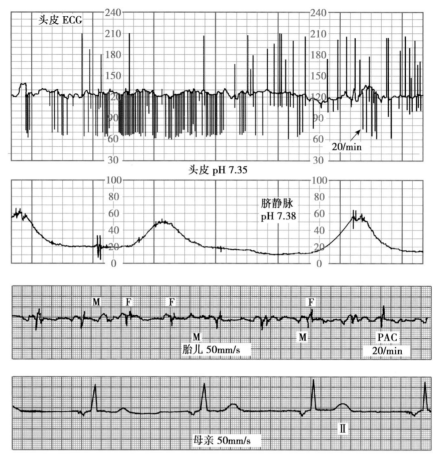

图 24-3　最上面的图显示使用头皮电极所描记的标准胎儿胎心监护图。其中的尖波由房性期前收缩所致。第二幅图显示伴随的宫缩。最下面的两幅图显示从胎儿头皮及母亲胸壁电极描记的心电波（ECG，心电图；F，胎儿；M，母亲；PAC，房性期前收缩）

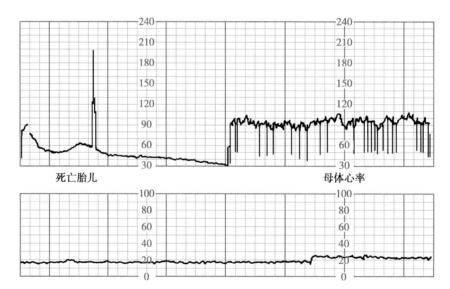

图 24-4　胎盘早剥。上图显示胎儿濒死期头皮电极检测到的胎心率。胎儿死亡后，检测及记录到母体的心电图复合波。下图显示缺乏宫缩

表 24-1 电子胎心监护的定义

模式	定义
基线	• 10 分钟内平均胎心率波动小于 5 次/min,除外: — 周期性或一过性变化 — 显著的胎心率变异周期 — 基线节段偏离>25 次/min • 基线变异性:任意 10 分钟内观察基线至少持续 2 分钟,否则该时间段的基线是不确定的。这种情况下,可以参考前一个 10 分钟窗口来确定基线 • 正常胎心率基线:110~160 次/min • 心动过速:胎心率基线>160 次/min • 心动过缓:胎心率基线<110 次/min
基线变异	• 基线波动:胎心率的振幅和频率不规则 • 变异指波峰到波谷胎心率的振幅改变 — 消失型:振幅波动消失 — 小变异:振幅波动≤5 次/min — 中等变异(正常):振幅波动 6~25 次/min — 显著变异:振幅波动>25 次/min
加速	• 胎心率基线突然显著提高(基线到波峰时间<30 秒) • 孕 32 周后,胎心率加速在基线水平上≥15 次/min,持续时间≥15 秒但<2 分钟 • 孕 32 周前,胎心率加速在基线水平上≥10 次/min,持续时间≥10 秒但<2 分钟 • 胎心率延长加速持续≥2 分钟,但<10 分钟 • 如果胎心率加速持续≥10 分钟,则考虑胎心率基线的变化
早期减速	• 伴随子宫收缩,胎心率明显、对称、缓慢地下降,再恢复至基线 • 缓慢下降定义为开始到波谷时间≥30 秒 • 胎心率的下降是从开始到波谷 • 减速的波谷与宫缩的波峰同时发生 • 大多数情况下,减速的开始、波谷、结束分别对应于宫缩的开始、波峰、结束
晚期减速	• 伴随子宫收缩,胎心率明显、对称、缓慢地下降,再恢复至基线 • 缓慢下降定义为开始到波谷时间≥30 秒 • 胎心率的下降时间是从开始到波谷 • 胎心率下降有延迟,减速的波谷在宫缩的波峰之后出现 • 大多数情况下,减速的发生、波谷和恢复分别延后于宫缩的开始、波峰及结束
变异减速	• 胎心率突然显著下降 • 减速开始到波谷<30 秒 • 胎心率的下降时间是从开始到波谷 • 胎心率下降≥15 次/min,持续时间≥15 秒,但<2 分钟 • 当胎心率变异减速与宫缩相关时,它的开始、深度和持续时间通常随连续的子宫收缩而变化
延长减速	• 胎心率显著降低至基线以下 • 胎心率减速≥15 次/min,从开始到恢复至基线持续时间>2 分钟,但<10 分钟 • 如果减速持续≥10 分钟,则为基线改变
正弦波	• 胎心率基线显著、平滑、正弦波样波动,循环频率 3~5 次/min,持续时间≥20 分钟

资料来源:Macones,2008.

■ 基线胎心活动

基线胎心活动是指区别于子宫收缩相关的周期性加速或减速的特征性的图形。描述基线胎心活动的特征包括心率、心率变异、胎心律不齐及特异性的正弦样或跳跃样胎心率。

心率

随着胎儿成熟，胎心率减慢。出生后这种变化仍将持续，至 8 岁时平均心率为 85 次/min（Tintinalli，2016）。Pillai 和 James（1990）前瞻性地研究了 43 例正常孕妇的胎心率特点，发现基线胎心率从妊娠 16 周至妊娠足月平均减少了 24 次/min，约每周减少 1 次/min。据此推测胎心率正常的缓慢递减过程与副交感神经（迷走神经）对心脏控制的成熟度有关（Renou，1969）。

基线胎心率是指持续 10 分钟、增幅约 5 次/min 的记录片段中胎心率的平均值。在任意 10 分钟胎心率记录片段中，最短的可判断的基线胎心率持续时间必须超过 2 分钟。如果胎心率基线低于 110 次/min，定义为心动过缓。如果胎心率基线高于 160 次/min，定义为心动过速。平均胎心率被认为是起搏细胞受加速或减速因素影响后张力平衡的结果。基于此概念，加速受交感神经系统影响，而减速受副交感神经系统中迷走神经的影响（Dawes，1985）。心率还受动脉化学感受器的控制，如缺氧与高碳酸血症均可调节心率。严重、长期的缺氧可导致血清乳酸水平升高及严重的代谢性酸中毒，进而出现持续心率减慢（Thakor，2009）。

心动过缓　一般认为孕晚期正常的胎心率基线范围为 120～160 次/min。但实际上，胎心率为 100～119 次/min，如无其他伴随变化，通常被认为对胎儿无害。这种可能正常降低的胎心率被认为是枕后位或枕横位导致胎头受压所致，尤其在第二产程中多见（Young，1976）。2% 的被监护孕妇可能出现胎儿轻度心动过缓，平均持续时间约 50 分钟。Freeman 等（2003）认为胎心率为 80～120 次/min，且变异性良好的心动过缓是安全的。一般认为胎心率低于 80 次/min 是不安全的。

胎心率降低的原因包括先天性心脏传导阻滞及严重的胎儿状况不良（Jaeggi，2008；Larma，2007）。图 24-5 所示为一胎儿因胎盘早剥死亡，可见心动过缓表现。母体全身麻醉下行大脑动脉瘤修补术或开胸心肺旁路交通手术体温降低时也可发生胎儿心动过缓。曾有报告，在母亲重症肾盂肾炎和低体温时发生持续胎儿心动过缓的情况（Hankins，1997）。此种类型的心动过缓即使持续数小时也不会对胎儿产生危害。

心动过速　胎儿心动过速定义为基线胎心率超过 160 次/min。尽管任何原因致母体发热均可引起基线

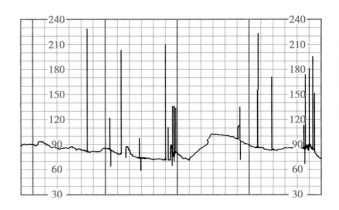

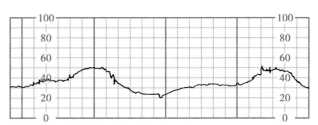

图 24-5　头皮电极检测到的胎儿心动过缓，母体并发胎盘早剥，继发胎儿死亡（上图）。下图显示伴随的子宫收缩情况

胎心率升高，但最常见的原因仍是绒毛膜羊膜炎。此类感染可在母体发热之前出现胎儿心动过速的表现（Gilstrap，1987）。由母体感染所致的胎儿心动过速通常与胎儿异常无关，除非存在胎心周期性改变或胎儿败血症。

胎儿心动过速的其他原因包括胎儿窘迫、心律失常及母亲使用副交感药物（如阿托品）或拟交感药物（如特布他林）。胎儿窘迫时，迅速行解救措施可使胎儿恢复，如纠正因硬膜外麻醉导致的母亲低血压。识别与胎心过速有关的胎儿窘迫的关键是识别是否合并胎心减速。

基线漂移　基线胎心率不稳定，通常在 120～160 次/min 之间"漂移"（Freeman，2003）。这种表现极少见，提示胎儿神经系统异常，也可能是死亡前的表现。相反，正常基线的变化在分娩中很常见，并不能用于预测胎儿患病率（Yang，2017）。

心率变异

基线胎心率变异是反映心血管功能的重要指标，其很大程度上受自主神经系统的调节（Kozuma，1997），也就是，交感和副交感的交替作用调控窦房结的节律，从而产生胎心率基线的瞬时和周期性振幅。胎心率的此类变化被定义为基线变异。变异可进一步分为短期和长期变异。短期变异指每次胎心跳动（或 R 波）至下次心跳的瞬时胎心率改变。此变异是对相邻两次心脏收缩时间间隔的估测（图 24-6）。只有使用胎儿头皮

电极直接测定心电周期,才能最可靠地表现出此变异。长期变异是指 1 分钟内胎心率的变化使基线呈现的波形表现(图 24-7)。此波正常的频率为 3 ~ 5 次/min(Freeman,2003)。

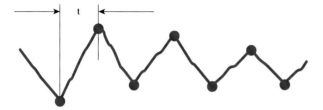

图 24-6 胎儿头皮电极检测到的胎心率短期变异示意图。t,胎儿连续 R 波间的时间间隔
(资料来源:Klavan M,Laver AT,Boscola MA:Clinical concepts of fetal heart rate monitoring. Waltham,Hewlett-ackard,1977.)

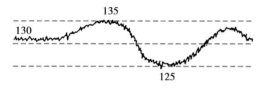

图 24-7 胎心率长期变异示意图,波动在 125 ~ 135 次/min 之间
(资料来源:Klavan M,Laver AT,Boscola MA:Clinical concepts of fetal heart rate monitoring. Waltham,Hewlett-Packard,1977.)

值得注意的是,由于技术与缩放比例的因素,对短期和长期变异进行精确地定量分析存在着不少困难。因此,多数临床解释是以目测为基础,对基线的柔顺度及平坦性进行主观判断。根据 Freeman 等(2003)的研究,目前尚无证据表明短期与长期变异之间的差异有任何临床相关性。同样地,NICHD 研究计划工作组(1997)也不推荐区分短期与长期变异,因为在临床实践中所有变异会被目测为一个整体。NICHD 研究计划工作组定义基线变异是指每分钟基线有 2 个周期以上的波动,并建议量化变异的标准,如图 24-8 所示。正常的心率变异振幅范围为 6~25 次/min。

变异性增加 一些生理及病理过程影响或干扰心率的变异性,在胎儿呼吸或运动时胎心率变异性增加(Dawes,1981;Van Geijn,1980)。Pillai 和 James(1990)报告,基线变异性随着孕龄的增加而增加。孕龄小于 30 周时,胎心率基线特征在休息和活动时类似;30 周后,胎儿安静时基线变异减少,而胎儿活动时,变异则增加。当胎心率增加时,从生理角度来说胎心基线是较为固定的(变异减少)。而在胎心率较低时,基线的不稳定性或变异性增加。推测这一现象是由于胎

心率增加时,心率的间隔缩短,导致心血管生理性的波动减少。

变异性降低 胎心率变异降低的常见原因是分娩过程中麻醉药物的使用(第 25 章)。大量中枢神经系统抑制性药物的使用,包括镇静麻醉药、苯巴比妥类、吩噻嗪类、镇静剂及全身麻醉剂,均可导致一过性的胎心率变异性降低。皮质激素也可以抑制胎心率变异性。一般静脉给予哌替啶 5~10 分钟后,可见胎心率变异性的降低,该效应可持续 60 分钟或更久(Hill,2013;Petrie,1993)。静脉给予布托啡诺可减弱胎心率变异性(Schucker,1996)。长期服用丁丙诺啡可抑制胎儿心率和胎动(Jansson,2017)。

在美国被广泛应用于保胎及高血压处理的硫酸镁,与胎心率变异性降低有关。一项包括近 250 例足月孕产妇的研究发现,使用硫酸镁引起了胎心率变异性降低,但并未导致不良新生儿结局(Duffy,2012)。其他人也得到了类似的结论(Hallak,1999;Lin,1988)。硫酸镁用于早产保胎时也降低了胎心率变异性(Nensi,2014;Verdurmen,2017)。

胎心率变异性降低可能提示胎儿情况严重不良。Paul 等(1975)报告,胎心率变异消失伴减速与胎儿酸中毒有关。胎心率基线波动 ≤5 次/min 定义为变异降低(图 24-8),重度母体酸中毒时同样可导致胎心率变异性降低,如糖尿病酮症酸中毒的孕妇。

根据 Dawes(1985)的观点,变异性消失很可能是代谢性酸中毒致胎儿脑干或心脏本身受抑制的结果。因此,当胎心率变异性消失提示胎儿状况不良时,更可能是反应胎儿酸中毒,而非低氧血症。有意思的是,在低氧血症出现的初期,胎儿轻度低氧血症可致变异性增加(Murosuki,1977)。

普遍认为胎心率基线变异性降低是胎儿状况不良唯一可靠的征象。Smith 等(1988)对生长受限胎儿产前胎心率变异进行计算机分析发现,基线变异性减少(≤4.2 次/min)持续 1 小时,则可作出发生酸血症及胎儿濒死的诊断。但 Samueloff 等(1994)评估了 2 200 例孕妇分娩过程中的持续胎心率变异性作为胎儿结局预测指标的作用,发现心率变异性本身并不能作为评估胎儿健康状态的唯一指标;他们还推断变异性良好不应认为是胎儿健康状态良好的可靠指标。Blackwell 等(2011)发现即使是专家也无法对心率变异是否缺失或微小(≤5 次/min)达成一致。

总之,胎心率变异性受多种病理、生理机制的影响。依据临床情况的不同,变异有截然不同的含意。如变异性减弱而胎心率无减速,胎儿缺氧可能性小(Davidson,1992)。如胎心率基线持续平直、缺乏变异

第七篇

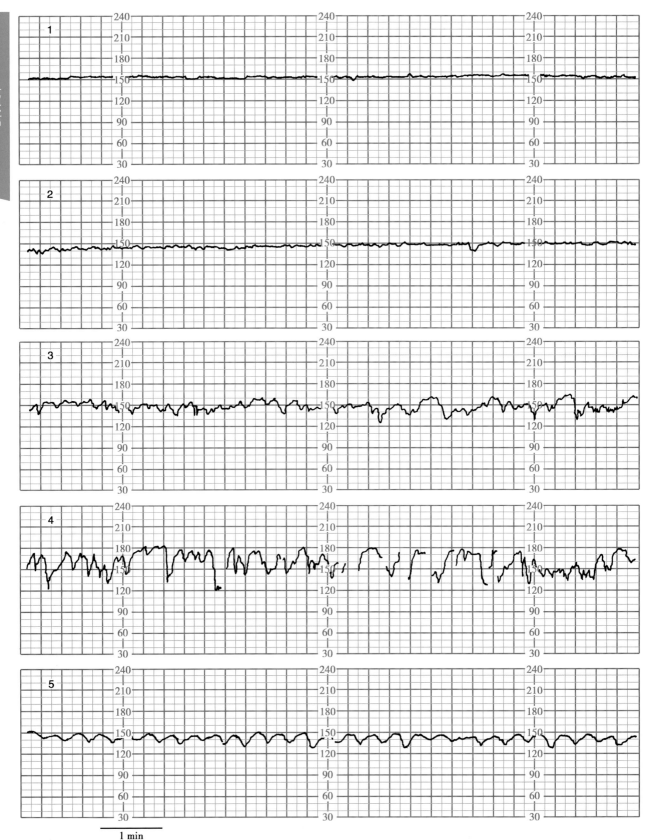

图 24-8　胎心率基线变异分为以下五级。**1 级**:无法检测到变异,变异缺失;**2 级**:微小变异,≤5 次/min;**3 级**:中度(正常)变异,6~25 次/min;**4 级**:显著变异,>25 次/min;**5 级**:正弦波。正弦波与变异的不同之处在于它是光滑、正弦波形、有规则的波动,它不属于胎心率变异的范畴

　　(资料来源:National Institute of Child Health and Human Development Research Planning Workshop,1997.)

性,但基线在正常范围内且无减速,可能提示胎儿受到神经系统的损害(Freeman,2003)。

心律失常

使用电子胎心监护首次发现胎儿心律不齐时,多数情况为心动过缓、心动过速及突发的基线尖峰(图24-9)。事实上,只有使用头皮电极才能证实心律不齐的存在。胎儿监护仪将头皮电极的信号经过转换后输入心电图仪,由于只有一个信号,极大地限制了对心率及心律失常的分析解释。

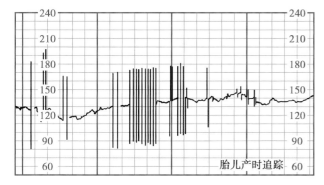

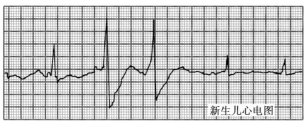

图24-9　足月胎心率内监护显示因不稳定期前收缩重叠于胎儿心电图上偶然突发的胎心率尖峰。自然分娩的正常新生儿,在新生儿观察室的心律正常

Southall 等(1980)研究了 934 例正常妊娠 30~40周时的产前胎心率及心律失常情况,其中 3%的胎儿出现了心律不齐、心率低于 100 次/min 的心动过缓或超过 180 次/min 的心动过速。分娩时发现的大多数室上性心律失常是无意义的,除非同时合并有以水肿为证据的心力衰竭。尽管一些室上性心律失常与心脏结构异常相关,但多数在产后立即消失(Api,2008)。间歇性心动过缓通常是由于先天性心脏传导阻滞所致。房室传导阻滞最常见的是完全性房室传导阻滞,通常与母亲结缔组织疾病相关(第 59 章)。胎儿心律失常的产前评估见第 16 章。

分娩时大多数不合并胎儿水肿的心律失常是无意义的,但可干扰对产时胎心率结果的解读。超声评估胎儿解剖结构及超声心动图检查可能有一定帮助。通常情况下,如无胎儿水肿,新生儿的预后并不会因妊娠干预而得到改善。在帕克兰医院,产时胎儿心律不齐,尤其当羊水清亮时,通常作保守处理。

正弦波心律

典型的正弦波图形如图 24-8 第 5 幅所示,可见于胎儿颅内出血、严重胎儿缺氧和严重胎儿贫血。严重胎儿贫血可能起因于 Rh-D 同种免疫、胎母输血、双胎输血综合征、胎儿细小病毒感染、前置血管破裂出血。临床无意义的正弦波心律可见于使用哌替啶、吗啡、阿法罗定和布托啡诺之后(Angel,1984;Egley,1991;Epstein,1982)。图 24-10 所示母体使用哌替啶后所导致的正弦样波。镇静麻醉药所致正弦波图形的一个重要特征是每分钟少于 6 个周期的正弦波频率。另外还可见于绒毛膜羊膜炎、胎儿窘迫与脐带闭锁(Murphy,1991)。Young 等(1980a)和 Johnson 等(1981)认为产时胎儿正弦波并不总是与胎儿不良状况相关。Modanlou 和 Freeman(1982)通过深入总结,建议严格采用如下定义胎儿正弦波心律:

1. 基础心率稳定于 120~160 次/min,有规律地摆动;

2. 摆动幅度 5~15 次/min(大于此范围者极为罕见);

3. 长期变异频率为 2~5 个周期/min;

4. 短期变异固定或平直;

5. 在基线上方或下方作正弦波样摆动;

6. 加速消失。

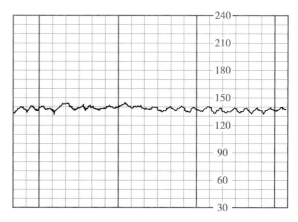

图 24-10　正弦胎心率,与母体静脉使用哌替啶有关,正弦波周期为 6 次/min

尽管选择这些标准定义的胎儿正弦波心律一般预示不良的状态,但仍无法区分阿法罗定所致的正弦波心律。其他一些学者建议将正弦波心律进行分型,即轻度(摆动振幅 5~15 次/min)、中度(6~24 次/min)、重度(≥25 次/min),以量化胎儿的危险程度(Murphy,1991;Neesham,1993)。

一些学者将产时胎心率基线的正弦样变异伴周期性加速称为假正弦波。Murphy 等(1991)报告 15%的产时监护可见假正弦波。轻度假正弦波与哌替啶及硬膜外麻醉的应用有关。中度假正弦波与胎儿吮吸或因脐带受压产生的胎儿一过性低氧血症有关。Egley 等（1991）报告，在最长达 90 分钟的临床病例观察中，4%的正常分娩胎儿可有一过性的正弦波心律。

正弦波心律产生的病理生理机制不清，部分原因在于它定义的多样性。为众人所公认的是产前胎心率基线正弦样波动预示着胎儿严重贫血。但是，仅少数抗 Rh-D 同种免疫的胎儿有类似表现（Nicolaides，1989）。此外，有报告认为胎儿输血后，正弦波心律可出现或消失（Del Valle，1992；Lowe，1984）。Ikeda 等（1999）通过胎羊的研究认为胎儿正弦波心律与动脉血压的波形有关，反映了控制循环的压力-化学感受器的反馈机制的波动。

■ 周期性胎心率变化

周期性胎心率是指与宫缩有关的基线偏移。加速是指胎心率加快高于基线，减速是指胎心率减慢低于基线。美国最常用的命名是基于胎心率减速与宫缩的时间关系制定的，因此根据胎心率减速发作与宫缩的关系分为早期、晚期和变异减速。这些减速波形对于胎心率模式的识别同样重要。早期和晚期减速的胎心率变化的斜率是逐渐变化的，呈均匀或对称的波形；变异减速的胎心率变化的斜率是突发、不稳定的，呈锯齿状波形。NICHD 研究计划工作组提议任意 20 分钟内 50% 以上的宫缩伴发减速被定义为频发减速（1997）。

另一用于描述胎心率减速的方法是建立在被认为最有可能产生该波形的病理生理事件上，现已较少使用。在此方法中，早期减速可能提示胎头受压，晚期减速可能提示子宫-胎盘功能不良，变异减速则可能提示脐带受压。

加速

加速是指胎心率从基线水平突然明显上升，定义为 30 秒内从开始加速到达到峰值（ACOG，2017a）。妊娠 32 周及之后加速需满足峰值高于基线≥15 次/min，从开始升高到恢复到基线水平持续时间≥15 秒且用时 <2 分钟（表 24-1）。妊娠 32 周前，加速只需满足峰值高于基线 ≥ 10 次/min，持续时间 ≥ 10 秒且用时 <2 分钟。

按照 Freeman 等（2003）的研究，加速常见于产前、分娩早期，且与变异减速有关。产时加速可能的机制为胎动、宫缩刺激、脐带受压及骨盆检查对胎儿的刺激。胎儿头皮血取样及声音刺激均可刺激胎心率的加速。产时加速很常见，提示胎儿无酸中毒。

在生理机制上，胎心率加速与胎心率变异类似，均反映与胎儿活动相关的心血管神经激素调控机制的完整性。Krebs 等（1982）分析了近 2 000 份电子胎心监护图，发现 99.8% 的胎儿在产时偶有加速。最初和/或最后 30 分钟内发生的加速反映胎儿状态良好。但产时如无胎心率加速，也不能提示异常情况存在，除非合并有其他异常变化。胎儿如对刺激无反应，且合并其他不良表现时，提示存在酸中毒的风险约 50%（Clark，1984；Smith，1986）。

早期减速

胎心率的早期减速是指随着宫缩强度的变化，胎心率缓慢下降再回到基线的过程（图 24-11）。Freeman 等（2003）发现早期减速失常见于产程活跃期宫颈扩张 4~7cm。经研究发现，减速程度与宫缩的强度成比例，很少低于 100~110 次/min 或较基线低 20~30 次/min。此类减速在产程活跃期常见，与心动过速、变异性消失或其他胎心率改变无关。重要的是，早期减速与胎儿低氧血症、酸中毒或低阿普加评分无关。

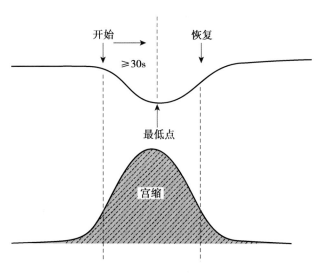

图 24-11 胎心率早期减速的特征，包括胎心率缓慢降低，减速的开始及恢复与宫缩同步。减速开始 30 秒以上才出现波谷

胎头受压可能刺激硬脑膜，导致迷走神经兴奋，使得心率减慢（Paul，1964）。Ball 和 Parer（1992）总结认为胎头受压不仅可导致如图 24-11 所示的心率减速，还可出现如图 24-12 所示的表现，这些减速在第二产程经常发生。实际上，他们观察到胎头受压可能是许多变异减速的原因，而并非传统认为的脐带受压。

晚期减速

胎心率对宫缩的反应可作为反映子宫灌注不足或胎盘功能减退的一个指标。晚期减速指胎心率平滑、缓慢、对称性下降，宫缩高峰时或之后开始，宫缩停止

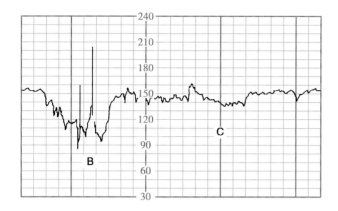

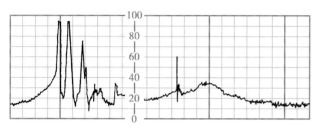

图 24-12　第二产程中因胎头受压导致的两种不同的胎心率波形（上图）。母亲屏气向下用力（下图）与宫缩的波峰对应。胎心率减速（C）与图 24-11 所示的因头部受压出现的波形一致。然而，因为它的锯齿样形状，减速（B）的表现"可变"，可能提示脐带受压

后才回到基线。这种减速从开始到波谷不超过 30 秒。多数情况下，减速的起始、波谷及恢复分别发生于相应宫缩的起始、波峰及结束之后（图 24-13）。晚期减速的幅度很少超过基线 30~40 次/min，一般不超过 10~20 次/min。通常，晚期减速不伴加速。Myers 等（1973）通过降低母猴主动脉压，降低了子宫胎盘的灌注，发现从宫缩开始至减速开始的时间间隔（滞后期）与胎儿的基础氧供有直接关系。他们证实滞后期的长短可预测胎儿动脉氧分压（PO_2），但不能预测胎儿 pH。宫缩前胎

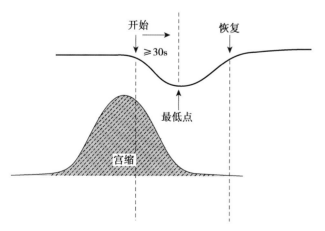

图 24-13　胎心率晚期减速的特征，包括胎心率缓慢降低，减速的波谷与恢复发生在宫缩结束后。减速开始 30 秒以上才出现波谷

儿 PO_2 越低，发生晚期减速的滞后期越短。滞后期反映了胎儿 PO_2 降至刺激动脉化学感受器的阈值所需的时间，可启动减速。

Murara 等（1982）也发现，晚期减速是子宫胎盘血供不足致缺氧进而影响胎心率的最初表现；从进行性缺氧到胎猴死亡前的 2~13 天内，出现酸中毒前，胎猴心率必定有晚期减速的表现；当酸中毒出现时，胎心率基线变异消失。

一般来说，任何导致母体低血压、子宫过度收缩或胎盘功能不足的过程均可诱导晚期减速。最常见的两个原因包括硬膜外麻醉所致的低血压和催产素导致的子宫收缩过强。母体疾病如高血压、糖尿病及胶原血管病均可引起慢性胎盘功能不足，胎盘早剥可导致急性晚期减速。

变异减速

产时最常见的减速类型是变异减速，由脐带受压引起。在一项对 7 000 多例胎心监护图形进行分析的研究发现，当宫颈扩张至 5cm 时，40% 的胎儿出现了变异减速，在第一产程末则达 83%（Melchior，1985）。胎心率变异减速被定义为与宫缩同时开始、30 秒内达到波谷的急剧的胎心率下降，持续时间必须为 15~120 秒，振幅变化必须 ≥15 次/min。减速的发作时间通常会随连续的宫缩而变化（图 24-14）。

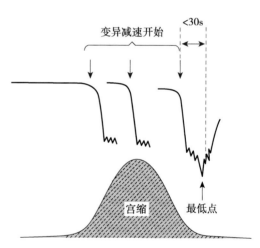

图 24-14　胎心率变异减速的特征，包括胎心率突然下降，开始时间随宫缩变化。下降幅度 ≥15 次/min，持续 15 秒以上，波谷出现于减速开始后的 30 秒内，持续时间少于 2 分钟

Hon（1959）测试了脐带受压对胎心率的影响（图 24-15），当实验动物的脐带完全闭塞时，胎心率出现了急剧、锯齿样的减速（图 24-16），同时伴有胎儿主动脉压的升高。Itskovitz 等（1983）对胎羊的观察发现，只有脐血流减少 50% 以上才会发生变异减速。

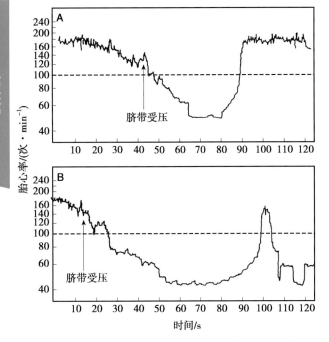

图 24-15 脐带压迫 25 秒(A)后效应与压迫 40 秒(B)的效应

（资料来源：Hon EH：The fetal heart rate patterns preceding death in utero, Am J Obstet Gynecol. 1959 Jul；78 (1)：47-56.）

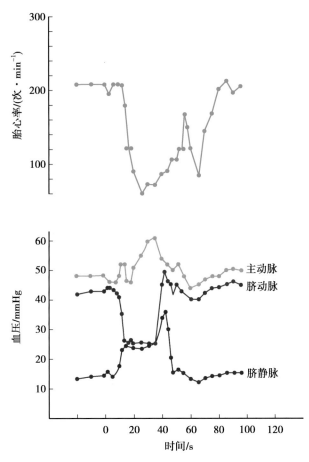

图 24-16 胎绵羊的脐带完全闭塞(箭头)，伴胎羊主动脉压增高。此图还显示了脐血管压力的改变

（资料来源：Künzel W：Fetal heart rate alterations in partial and total cord occlusion. In Künzel W (ed)：Fetal Heart Rate Monitoring：Clinical Practice and Pathophysiology. Berlin，Springer，1985.）

图 24-17 显示了两种类型的变异减速。图 24-17A 所示的变异减速与实验动物完全性脐带闭塞所见极为相似（图 24-16），但图 24-17B 所示的减速图形不同，在减速的前、后均出现了加速"肩峰"。Lee 等（1975）推测变异减速的这种表现由脐带闭塞的程度不同所致。基于此假设，如仅阻塞脐静脉，胎儿血液回流减少，进而触发压力感受器介导的加速。随后由于脐动脉阻塞使脐带完全闭塞，造成胎儿全身性的高血压，由此激发压力感受器介导的减速。推测随后的加速"肩峰"是该过程的逆转（图 24-18）。

Ball 和 Parer（1992）得出结论：变异减速是由迷走神经介导的，迷走反射可能是对化学感受器和/或压力感受器的反应。脐带部分或完全阻塞导致后负荷增加（压力感受器）及胎儿动脉血氧含量降低（化学感受器）。两者均可刺激迷走反射，导致变异减速。在胎猴，压力感受器反射在脐带闭塞后的开始 15～20 秒起作用，约 30 秒时 PO_2 下降可刺激化学感受器（Mueller-Heubach，1982）。

因此，变异减速代表由于脐血流受干扰造成血压或血氧改变而产生的胎心率反射。在孕期，可能多数胎儿都经历过因脐带受压而产生的短暂、复发的低氧血症。这一脐带阻塞发生的频率及必然性无疑为胎儿提供了一种生理机制式的适应方式。处理多种胎心率

减速时，最令产科医师感到困惑的是，何时判断变异减速是病理性的。美国妇产科医师学会（2017a）认为，反复发作的变异减速，如果胎心率变异为轻中度，胎儿不一定为异常，但是反复发作的变异减速合并胎心率变异缺失是异常情况。

其他胎心率类型与脐带受压有关。跳跃样基线心率（图 24-19）首先被认为与产时脐带并发症有关（Hammacher，1968）。它由快速、反复、成对发生的加速与减速组成，形成了幅度相对较大的胎心率基线摆动。Leveno 等（1984）也观察到了脐带闭塞与跳跃样心率的关系，如无其他阳性胎心率发现，则不能说明胎儿状况不良。λ 型指胎心率加速后紧接一变异减速，减速结束后不再伴加速的图形。λ 型通常在产程早期可见，认为无不利影响（Freeman，2003）。λ 型可能由脐带轻度受压或牵拉引起。尖峰指变异减速后紧接一加速的图形，这种图形的临床意义存在争议（Westgate，2001）。

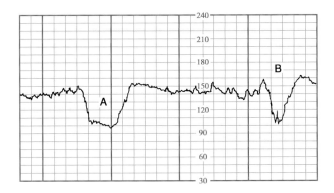

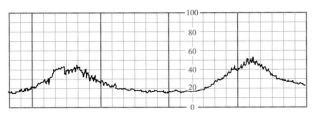

图 24-17 胎心率变异减速。与图 A 中的减速相比，图 B 的减速伴有加速"肩峰"

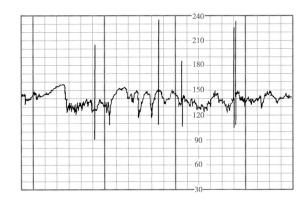

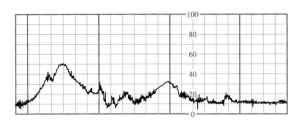

图 24-19 跳跃样胎心率基线，显示快速、反复发生、成对的加速与减速

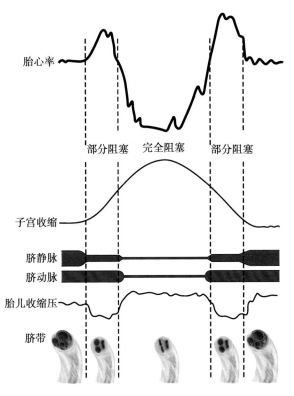

图 24-18 脐带部分或全部阻塞引起的胎心率效应示意图。子宫收缩早期产生的压力主要压迫管壁较薄的脐静脉。胎儿心输出量的减少首先引起胎心率代偿性加速。当脐带受压进一步加剧，脐动脉也被压迫，导致胎儿收缩压升高，迷走神经调节使胎心率减速。子宫收缩缓解，脐动脉压力先缓解，升高的胎儿收缩压降低，胎心率减速恢复。最后胎心率的加速是脐静脉持续受压的结果。随着子宫收缩与脐带受压结束，胎心率恢复到基线
（资料来源：Lee CV，DiLaretto PC，Lane JM：A study of fetal heart rate acceleration patterns，Obstet Gynecol. 1975 Feb；45（2）：142-146. ）

延长减速

延长减速如图 24-20 所示，定义为胎心率从减速开始到恢复至基线持续时间在 2 分钟以上，但小于 10 分钟的一种孤立的减速，胎心率降幅≥15 次/min。延长减速的解释较为困难，因在众多不同的临床条件下均可发生。一些较为常见的原因包括宫颈检查、子宫过度刺激、脐带缠绕及母体仰卧位低血压。

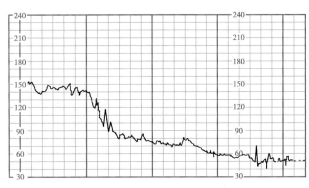

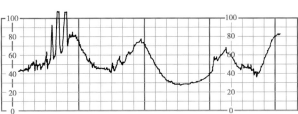

图 24-20 子宫过度刺激导致胎心率延长减速。图中显示了约 3 分钟的波形，但子宫高张力缓解后胎心率恢复正常，随后胎儿经阴道分娩

硬膜外、脊髓或宫颈旁麻醉可诱导胎心率延长减速的发生（Eberle,1998）。Hill 等（2003）观察到在帕克兰医院采用硬膜外麻醉的孕妇,1% 的产妇产程中出现了延长减速。延长减速的其他原因包括任何原因导致的母体低灌注或低氧血症、胎盘早剥、脐带打结或脱垂、母体子痫或癫痫导致的抽搐发作、胎儿头皮电极的应用、急产及母体行瓦尔萨尔瓦动作（valsalva maneuver）。例如,Ambia 等（2017 年）描述了子痫发作后持续 2~10 分钟的延长减速。

如果初始的损伤因素没有即刻复发,则良好的胎盘功能是胎儿复苏的关键。自限性的延长减速后可出现变异的消失、心动过速,甚至一段时间的晚期减速,所有这些异常在胎儿恢复后均可消失。Freeman 等（2003）强调延长减速期间胎儿可能会死亡。因此,必须极为谨慎地处理延长减速。对孤立的延长减速的处理是基于床旁临床判断。由于这些减速的不可预测性,临床判断难免不尽人意。

■ 第二产程胎心率类型

胎心减速在第二产程普遍存在。一项研究发现,在 7 000 多例分娩中,第二产程中仅 1.4% 的孕妇未出现胎心减速（Melchior,1985）。脐带受压与胎头受压被认为是第二产程中发生胎心减速及心动过缓的原因。曾有报告认为,经阴道分娩胎儿娩出前 10 分钟内会发生严重、持久的胎心减速（Boehm,1975）,另一篇报告

提到第二产程发生的类似的延长减速,导致 1 例死胎和 1 例新生儿死亡（Herbert,1981）。这些经验均证实第二产程中胎心率的不可预测性。

Spong 等（1988）分析了 250 例第二产程胎心率变异减速的特征后,发现随着胎心率<70 次/min 的减速次数增加,5 分钟阿普加评分降低。Picquard 等（1998）发现胎儿心率变异性消失及胎心率基线<90 次/min 可提示胎儿酸血症。Krebs 等（1981）也发现持续或进行性心动过缓及心动过速均与低阿普加评分有关。Gull 等（1996）观察到胎心率急剧降低至 100 次/min 以下,伴心率变异性消失达 4 分钟以上时,提示胎儿酸血症。因此,胎心率基线异常（心动过缓或心动过速）和/或心率变异性消失,且伴第二产程的减速,与胎儿状况不良的风险增加有关（图 24-21）。

■ 低危妊娠入室胎心监护的应用

一般来说,低危妊娠妇女入院后只需在产时进行短时间的胎心监护。一项研究随机分配了 3 752 例自发临产入院的低危妊娠妇女,一组用多普勒行胎心率听诊,另一组连续胎心监护 20 分钟（Mires,2001）。他们发现应用入室胎心监护并不能改善新生儿预后,却增加了干预,包括手术分娩。另一个类似的研究中,超过一半的孕妇进行了入室胎心电子监护,对新生儿结局得出相似结果（Impey,2003）。Devane 等（2017）回顾文献后指出,低危妊娠妇女入室后行胎心电子监护增

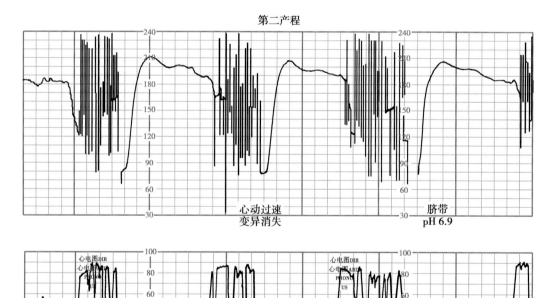

图 24-21　第二产程中脐带受压导致胎心率减速,伴心动过速与变异性消失。脐动脉血 pH 为 6.9

加剖宫产分娩。美国择期剖宫产率增加可能与此有关。临床医生和医疗机构必须评估后决定低危妊娠妇女入室后是否需要进行胎心监护。

■ 计算机化解读

解读胎儿心率图形主观性很强，因此通过计算机辅助，提高识别异常图形的精确度，似乎具有很好的前景。INFANT 工作组（2017）开展了基于计算机的决策支持软件是否能降低不良新生儿结局的研究。在这项试验中，随机分配 23 515 例女性接受计算机辅助解读，与 23 055 例使用传统方法解读的妇女相比，计算机并不能帮助改善围产期结局，不良结局包括死胎、早期新生儿死亡和新生儿脑病，两组的剖宫产率也相似。此外，对幸存儿童的一部分进行为期 2 年的随访发现，他们的神经发育并无差异。

其他产时评估技术

■ 胎儿头皮血取样

根据美国妇产科医师学会（2017a）的观点，胎儿头皮毛细血管血的 pH 测定有助于发现严重窘迫的胎儿。然而，他们也强调头皮血 pH 无法预测新生儿的预后。同时他们指出该方法现已很少使用，很多美国医院已不开展。

胎膜破裂后，将一个带光源的内镜通过扩张的宫颈插入并紧紧地压在胎儿头皮处（图 24-22）。皮肤用棉球擦净，表面涂一层硅胶，以延缓胎儿血液的凝集，用一长柄的专用刀切开皮肤深达 2mm。当表面有血滴形成时，立即收集到肝素化的毛细玻璃管中，迅速测定血 pH。

胎儿头皮毛细血管血 pH 通常低于脐静脉血，而与脐动脉血相似。如 pH≥7.25，应继续观察产程；如 pH 为 7.20~7.25，应 30 分钟内复查（Zalar，1979）；如 pH<7.20，应立刻重复采集血样，并将孕妇送入手术室准备手术。如确定为低 pH，即刻结束分娩；否则，可继续试产，并定期重复头皮血样测定。

据报告头皮血 pH 测定的唯一好处是可减少因胎儿窘迫行剖宫产的比率（Yong，1980b）。但 Goodwin 等（1994）发现，头皮血 pH 检测率从 20 世纪 80 年代中期的约 1.8% 降低至 1992 年的 0.03%。头皮血采样率的下降与胎儿宫内窘迫的剖宫产率升高并不相关。因此认为胎儿头皮血 pH 的测定不是必须的。

Kruger 等（1999）建议用胎儿头皮血乳酸盐浓度测定来替代 pH。Wiberg-Itzel 等（2008）随机测定了 1 496

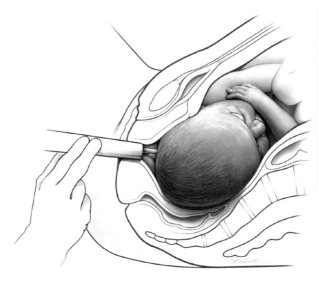

图 24-22 用羊膜镜行胎儿头皮取血术。内镜末端置于距胎儿头顶约 2cm 处，图示一次性刀片切开前放于胎儿头皮处

例胎儿的头皮血 pH 与 1 496 例胎儿的头皮血乳酸盐浓度，发现两种方法预测胎儿酸血症的效果相同。乳酸盐测定的优点是所需血量少，与头皮血 pH 测定比，取样失败率更低。

■ 头皮刺激

Clark 等（1984）推荐用头皮刺激方法来取代头皮血取样。这种假设源自采集头皮血时，当用 Allis 钳钳夹头皮时如果胎心率出现加速反应，提示 pH 正常；若诱发胎心率加速失败，也不一定提示存在胎儿酸中毒。Elimian 等（1997）报告对 58 例胎儿用手指轻微刺激头皮 15 秒后胎心率加速>10 次/min 时，头皮血 pH≥7.20。然而，心率无加速的胎儿中仅 30% 的头皮血 pH >7.20。Tahir Mahmood 等（2017）经过前瞻性队列研究后得出结论，胎儿头皮刺激是一种取代头皮血 pH 测定的可靠方法。

■ 声振刺激

胎心率对声振刺激可产生加速反应，已推荐使用该方法取代头皮血取样（Edersheim，1987）。该技术将电子人工喉装置放于母体腹部上方 1cm 或直接与母亲腹壁接触（第 17 章）。如声振刺激 15 秒后胎心率加速≥15 次/min、持续时间≥15 秒，伴持续胎动，则视为正常（Sherer，1994）。

Lin 等（2001）前瞻性地研究了 113 例临产且伴中、重度变异或晚期减速的孕妇的声振刺激试验。他们认为该技术是预测存在变异减速的胎儿有无酸中毒的有效手段，但对晚期减速胎儿酸中毒的预测能力有限。

一些学者认为第二产程的声振刺激试验无法预测新生儿的结局或改进产时管理(Anyaegbunam,1994)。

Skupski 等(2002)对1966～2000年发表的有关产时胎儿刺激试验的报告进行了荟萃分析。他们分析了四种类型的胎儿刺激,包括头皮针刺测 pH、Allis 钳钳夹胎儿头皮、声振刺激及手指抚触胎儿头皮,发现四种方法结果相似。研究者认为产时刺激试验对于排除胎儿酸血症是有用的,但也提出这些方法并"不完美"。

■ 胎儿脉搏血氧测定

使用与成人脉搏血氧测定类似的技术,已发明了一种可在破膜后测定胎儿血氧饱和度的仪器。将一垫片状的传感器通过宫颈插入并贴于胎儿面部。这种经宫颈的仪器被用于50%~88%的产程中,其血氧饱和度测定的可靠性达70%~95%(Yam,2000)。多数学者认为正常胎儿血氧饱和度的下限为30%(Gorenberg,2003;Stiller,2002)。然而,如图 24-23 所示,脐动脉血的胎儿血氧饱和度正常变异很大。Bloom 等(1999)报告发现53%的胎儿在产程中出现了一过性的血氧饱和度<30%,但结局正常,提示氧饱和度一过性下降可能是正常的。然而,血氧饱和度<30%持续2分钟以上提示胎儿状况不良的潜在风险增加。

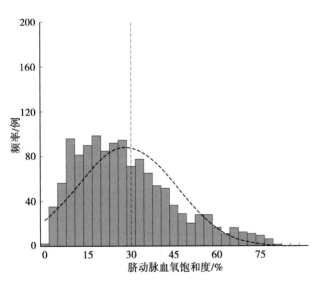

图 24-23 1 281 例健康新生儿脐动脉血氧饱和度的频率分布示意图。虚线提示正常分布
(资料来源:Arikan GM,Scholz HS,Petru E,et al:Cord blood oxygen saturation in vigorous infants at birth:what is normal? BJOG. 2000 Aug;107(8):987-994.)

Garite 等(2000)随机研究了1 010例出现预定义的胎心率异常的足月妊娠妇女,将其分为单独传统胎儿监护组及传统监护加持续血氧饱和度监测组。胎儿血氧饱和度监测组中,胎儿窘迫的剖宫产率从10.2%

显著降低至4.5%,而难产导致的剖宫产率从9%显著升高到19%。胎儿脉搏血氧测定对新生儿不造成有利或有害的影响。基于这些研究,2000年 FDA 同意 Nell-cor N-400 胎儿血氧饱和度测定系统投入市场。

随后,又有3个随机试验比较了胎儿脉搏血氧测定和胎心率标准监测方法。3个试验中的两组新生儿结局相似,East 等(2006)使用胎儿脉搏血氧测定减少了因胎心率图形欠佳而进行的剖宫产。然而,Bloom 等(2006)和 Klauser 等(2005)发现剖宫产率在两组间无差异。基于上述结果,2005年美国生产商停止了胎儿血氧测定系统的销售。

■ 胎儿心电监护仪

随着胎儿缺氧加重,胎儿心电图会出现改变,表现为低氧血症的成熟胎儿出现 ST 段抬高,伴随 T 波高度的逐渐增加,这种升高可用 T:QRS 比来表示(图 24-24)。T:QRS 比的增加可能反映了胎儿心脏适应低氧的能力,它于神经损伤前出现。若低氧进一步加剧,ST 段负向偏离会增加,从而表现出双相波形(图 24-25)。ST 段改变可能出现于胎儿窘迫的晚期。因此,有种假说认为 ST 段改变反映了心肌缺氧。

基于上述发现,一些学者评估了将心电图参数作为传统胎心监护的补充检查方法的价值。这项技术要求胎儿心率监护,需要特殊的仪器生成胎儿心电图。2005年,生产商 Neoventa 医疗公司生产的 ST 分析系统获得了 FDA 的批准,命名为 STAN 系统。

一些试验研究了监测胎儿 ST 段改变的意义。在一项包括2 400例妊娠的随机对照研究中,与单独应用传统监护手段相比,监测胎儿 ST 段新生儿结局并无改善(Westgate,1993)。然而,ST 段分析组因胎儿窘迫实施的剖宫产率降低。Amer-Wåhlin 等(2001,2007)发现传统胎心监护联合 ST 段分析能显著减少因胎儿窘迫实施的剖宫产率并降低脐动脉血代谢性酸中毒。

随后,Doria 等(2007)介绍了 STAN 系统的使用经验,认为 STAN 监护并未降低手术分娩率或新生儿脑病的发生率。一项荟萃分析纳入5个随机试验共15 352例患者发现,ST 段分析不能降低剖宫产率和胎儿出生时代谢性酸中毒的发生率(Becker,2012)。

最后,NICHD 研究计划工作组的一项试验,随机分配5 532例妊娠妇女参加 ST 段分析组(开放组),5 576例加入标准产时处理组(盲法组),主要结局是7个胎儿窘迫相关的事件至少出现一项(Belfort,2015)。在开放组中,依照预先拟定的 ST 段分析准则指导临床处理,规定在下列情况只要无 ST 段事件发生则应禁止干预,继续期待治疗,包括:心率变异减小时间至少持续

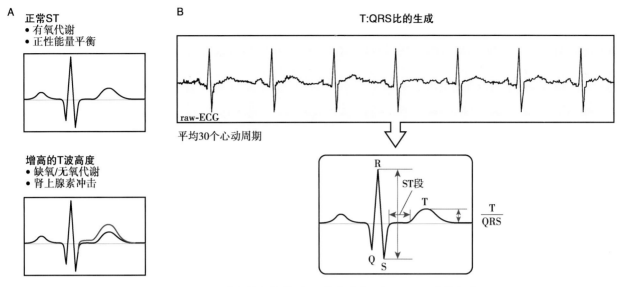

图 24-24 A. 正常与缺氧情况下 ST 段的改变。B. T：QRS 比的生成
（资料来源：Devoe L：ECG analysis：the next generation in electronic fetal monitoring？Contemporary Ob/Gyn，September 15，2006.）

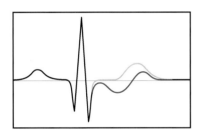

图 24-25 双相 ST 段波形伴有进行性胎儿缺氧
（资料来源：Devoe L：ECG analysis：the next generation in electronic fetal monitoring？Contemporary Ob/Gyn，September 15，2006.）

60 分钟；变异减速持续 ≥60 秒或降至 ≥60 次/min；反复的迟发减速；延长减速>2 分钟。标准处理组不遵守这些原则。值得注意的是，开放组根据 STAN 准则建议继续试产过程中 55 例被终止妊娠，占 287 例因胎儿窘迫行剖宫产术的 20%，显然，参加研究的医生未遵守公开组的规定，可能研究者认为按照常规标准，这些胎儿心率图形提示胎儿无反应。

这项研究认为 STAN 对新生儿结局及剖宫产率没有影响（Belfort，2015）。Neilson 等（2015）发表的综述得出相似结论。基于上述结果，ST 段分析已经在美国停止使用，但欧洲仍应用这项技术。

■ 产时多普勒血流测速

作为传统胎儿监护的另一种辅助方法，脐动脉多普勒分析已经被研究，见第 10 章。异常的多普勒波形可能提示病理性的脐带-胎盘血管阻力。Farrell 等（1999）发表综述认为，产时应用该技术对不良围产儿结局的预测力差。

胎儿窘迫

用专业术语胎儿窘迫描述临床状况过于宽泛和含糊（ACOG，2004）。由于根据胎心率图形诊断胎儿窘迫存在不确定性，使得"可靠"或"不可靠"这样的描述增多。"可靠的"是指通过该心率图形能重新认定胎儿是健康的，而"不可靠"是指无法消除疑虑。这些心率图形在分娩过程中是动态变化的，以至于它们能从"可靠"迅速转为"不可靠"，反之亦然。必须认识到，这些评估完全是主观性的临床判断，难免会有缺陷。

依靠胎心率图形诊断胎儿窘迫之所以如此困难，是因为这些图形更多时候反映的是胎儿的生理状态，而非病理状态。胎心率的生理调节取决于血流及氧供，包含大量相互关联的机制。而且这些调控机制的灵活性受之前胎儿氧供状态的影响，如慢性胎盘功能不全。重要的是，胎儿受制于脐带，其血供常受到威胁。此外，正常分娩是一个酸中毒逐渐加重的过程（Rogers，1998）。因此，正常的分娩就是胎儿反复缺氧，最终有时导致严重酸中毒的过程。

■ 诊断

根据胎心率图形定义胎儿窘迫并不精确且存在争议。专家们在解释胎心率图形时意见常不一致。Ayres-de-Campos 等（1999）研究了不同观察者对胎心率波形的看法，发现意见一致或不一致与该波形是正常、可疑还是病理性有关。专家对 62% 的正常波形、42% 的可疑波形、25% 的病理波形的看法是一致的。Keith 等（1995）请 17 名专家至少间隔 1 个月评估两次同样的 50 例胎心监护图形，约 20% 的专家改变了自己最初的判断，约 25% 的专家不同意其他专家的判断。

NICHD（1997）连续于 1995 年和 1996 年召开了研讨会，发表了有关胎心率图形解释的建议。如表 24-1 所示，随后召开的研讨会再次评估这些建议并定义专业术语（Macones，2008）。最主要的成果是建立了胎儿心率三级体系（表 24-2）。美国妇产科医师学会（2017b）推荐使用这种分级方法。

表 24-2　描述胎心的 3 级分类体系

Ⅰ类：正常

包含以下所有内容：

- 基线心率：110~160 次/min
- 胎心率基线变异：中等
- 晚期或变异减速：无
- 早期减速：有或无
- 加速：有或无

Ⅱ类：不确定

包括所有不能归为Ⅰ类或Ⅲ类的胎心监护，Ⅱ类可能代表临床医疗中遇到的相当一部分比例，包括下列任何一种：

基线心率

- 心动过缓但不伴基线变异消失
- 心动过速

基线变异

- 微小的基线变异
- 基线变异消失，但不伴反复的减速
- 基线变异增大

加速

- 刺激胎儿后缺乏诱发的加速

周期性或偶发的减速

- 反复的变异减速，伴微小或中等基线变异
- 延长减速 ≥2 分钟，但 <10 分钟
- 反复的晚期减速，伴中等基线变异
- 变异减速伴其他特征，如缓慢恢复到基线，"尖峰"或"双肩峰"

Ⅲ类：异常

包括下列任何一种：

- 缺乏胎心率基线变异和以下任一种：
  - 反复的晚期减速
  - 反复的变异减速
  - 心动过缓
- 正弦波

资料来源：Macones GA，Hankins GD，Spong CY，et al：The 2008 National Institute of Child Health and Human Development workshop report on electronic fetal monitoring：update on definitions，interpretation，and research guidelines，Obstet Gynecol. 2008 Sep；112（3）：661-666.

最近一些研究评估了该分级体系。Jackson 等（2011）分析了 48 444 例临产孕妇，发现 99.5% 的图形中观察到Ⅰ类监护（正常胎心率），84.1% 含Ⅱ类监护（胎儿心率存在疑问），0.1%（54 例孕妇）含Ⅲ类监护。84% 的孕妇在产时同时出现几类监护。Cahill 等（2012）回顾性研究了在分娩前 30 分钟内，脐带血酸血症（pH≤7.10）与胎儿心率的特点，发现三种监护与脐带血酸血症均无显著性相关。美国妇产科医师学会和美国儿科学会（ACOG & AAP，2014）认为，如果 5 分钟阿普加评分 >7 分或动脉血 pH 正常，Ⅰ类或Ⅱ类监护与急性缺血缺氧无关。

Sholapurkar（2012）对三级体系存疑，因为大多数异常的胎心率图形落入意义不确定的Ⅱ类，认为这是由于大多数胎心减速被误以为因脐带受压导致的变异减速。由 Clark 牵头的 19 名专家小组（2013）观察到超过 80% 的胎儿心率表现为Ⅱ类图形，针对此类情况他们提出了相应的处理方法，但该方法尚未经临床验证。

Parer 和 King（2010）比较了美国与其他国家的胎儿监护分类和处理指南，其中包括英国皇家妇产科医师协会、加拿大妇产科医师协会，澳大利亚和新西兰皇家妇产科医师协会、日本妇产科学会。上述指南评论 NICHD 三级体系存在不足，因为Ⅱ类作为尚不确定的胎心图形，包含大量不同类型的曲线，不利于制定处理方法。

Parer 和 Ikeda（2007）建立了一个包含产时胎心率图形解释和处理方案的五级体系，并用颜色编码。接下来有两个研究比较了五级和三级体系。Bannerman 等（2011）发现两个体系对正常及异常胎心的解释非常相似。Coletta 等（2012）认为五级体系比三级体系敏感性高。Elliot 等（2010）试图使用计算机软件按照五级体系分析 2 472 例胎心监护记录，但并不成功。

虽然连续电子胎心监护已应用 50 年，但很显然胎儿心率图形的解释及处理尚未达成共识（Parer，2011）。

■ 羊水胎粪污染

产科医师很早就已认识到用产时发现胎粪来预测胎儿窘迫或窒息是有问题的。事实上，尽管 12%~22% 的分娩合并胎粪污染，其中只有少数与新生儿死亡相关。在帕克兰医院的一项调查中，胎粪污染被认为是"低风险"的产科危险，因为由胎粪导致的围产儿死亡率仅为 1/1 000（Nathan，1994）。

有关胎粪排出的三种理论，也许能部分解释胎粪污染与新生儿死亡之间微弱的联系。首先，病理学解释是胎粪排出由缺氧造成，因此胎粪是胎儿状况不良的信号（Walker，1953）。第二种解释是宫内胎粪排出

代表在神经控制下胎儿胃肠道已正常发育成熟（Mathews，1979）。第三种解释是常见但短暂的脐带受压引起迷走神经兴奋，导致肠管蠕动增加和胎粪排出（Hon，1961）。

Ramin 等（1996）研究了帕克兰医院近 8 000 例羊水中含有胎粪的分娩病例，发现胎粪吸入综合征与胎儿出生时的酸中毒密切相关。其他与吸入显著相关的因素包括剖宫产、产钳助产、产时胎心率异常、低阿普加评分及产房内需辅助通气。通过脐血血气分析胎儿酸中毒的类型发现，与胎粪吸入综合征相关的胎儿受损是急性过程，因为多数酸中毒的胎儿 PCO_2 异常升高而不是单纯代谢性酸中毒。

Dawes 等（1972）观察到高碳酸血症可以引起胎羊喘息，进而增加羊水的吸入。Jovanovic 和 Nguyen（1989）观察到只有窒息的动物会吸入胎粪至肺内引起胎粪吸入综合征。

Ramin 等（1996）推测胎粪吸入综合征的病理生理，是因为高碳酸血症刺激胎儿呼吸引起胎粪吸入肺泡，酸中毒介导肺泡细胞损伤后出现肺实质损伤，但实际并不仅限于此。在该病理生理过程中，羊水中的胎粪是胎儿生存环境的危险因子，而不是胎儿已受损的标志。这种病理生理解释并不全面，它无法解释大约一半在出生时无酸血症的胎粪吸入综合征。

根据上述内容可知，分娩时羊水中胎粪的高发生率通常代表胎儿排泄胃肠道内容物，是一种正常的生理现象。尽管如此，当胎儿出现酸血症时，这些胎粪就变成环境中的危险因子。重要的是，胎儿酸血症发生迅速，因此胎粪吸入难以预测与预防。而且，Greenwood 等（2003）认为羊水清亮也不是理想的预测指标。一项对 8 394 例羊水清亮的妇女的前瞻性研究发现，羊水清亮也不是胎儿健康的可靠标志。

越来越多的证据表明许多胎粪吸入综合征的新生儿在出生前已经历了慢性缺氧（Ghidini，2001）。Blackwell 等（2001）发现 60% 诊断为胎粪吸入综合征的新生儿，其脐动脉 pH≥7.20，提示胎粪吸入综合征与分娩时新生儿的状态无关。相似的，慢性缺氧的标志，如胎儿促红细胞生成素水平升高及新生儿有核红细胞计数增加，提示慢性缺氧与许多胎粪吸入综合征的发生有关（Dollberg，2001；Jazayeri，2000）。

既往羊水胎粪污染的新生儿常规产科处理一般包括吸引清理咽口咽部及鼻咽部，2005 年大篇幅修订了相关指南。目前，美国妇产科医师学会（2017c）推荐，羊水胎粪污染的新生儿无论是否反应良好，不再需要常规产时吸引。只有气道梗阻的患儿需要吸引。另外建议配备有资质的团队参与抢救（第 32 章）。

■ 处理

对胎心率显著变异基本处理原则包括尽可能地纠正胎儿的潜在危险因素。推荐的处理措施列于表 24-3。移动产妇使其侧卧位，给予面罩吸氧。纠正因区域麻醉引起的母体低血压及停用催产素有助于提高子宫胎盘灌注。阴道检查以除外脐带脱垂或急产。Simpson 和 James（2005）对 52 例孕妇使用胎儿氧饱和度传感仪来评估 3 种方法的作用，包括静脉水化即静脉输入 500~1 000mL 的乳酸林格液，输入时间大于 20 分钟；改仰卧位为侧卧位；10L/min 流量持续面罩给氧；结果发现每种方法均能显著增加胎儿氧饱和度。

表 24-3　Ⅰ类或Ⅱ类监护的复苏方法

胎心率异常类型[a]	处理措施[b]
反复的晚期减速 延长减速或心动过缓 胎心变异减小或消失	侧卧位；给予氧气；静脉输注；降低宫缩频率
宫缩过频伴Ⅱ类或Ⅲ类监护	停用催产素和前列腺素类药物； 宫缩抑制剂：特步他林、硫酸镁
反复的变异减速 延长减速或心动过缓	孕妇改变体位；羊膜腔内灌注；如果发生脐带脱垂，上推先露部同时准备尽快手术

[a] 同时寻找疑似病因也是处理异常胎心监护的重要步骤。
[b] 建议同时采取多种干预措施，可能比单一或逐一实施更有效。

子宫收缩抑制剂

硫酸特布他林静脉或皮下注射松弛子宫是处理分娩时胎心率异常的一种临时方法。单次 250µg 静脉注射或皮下注射用于抑制宫缩，改善胎儿氧供。Cook 和 Spinnato（1994）介绍了 10 年间对 368 例孕妇应用特布他林宫缩抑制剂进行胎儿复苏的经验。尽管所有胎儿均以剖宫产的方式娩出，但这种复苏改善了胎儿头皮血的 pH。这些研究者总结认为虽然样本量小且很少随机，但绝大多数胎心率异常的病例对特布他林的反应良好。据报告，小剂量（60~180µg）静脉应用硝酸甘油也有益处（Mercier，1997）。Bullens 等（2015）通过回顾文献，认为宫缩抑制剂也有益处。但是，美国妇产科医师学会（2017b）指出，目前证据不足以推荐对胎心无反应患者使用宫缩抑制剂。

羊膜腔灌注

Miyazaki 和 Taylor（1983）对分娩时因脐带受压引起变异减速或延长减速的孕妇使用宫腔内压力导管注

入生理盐水,发现这种治疗措施可改善研究中半数妇女的胎心率波形。随后,Miyazaki 和 Nevarez(1985)研究了 96 例存在脐带受压的已临产初产妇,发现通过随机分配经羊膜腔输液治疗的妇女因胎儿窘迫而行剖宫产的风险较低。基于这些早期的研究报告,经阴道羊膜腔灌注治疗已扩展至以下三个临床领域(Dad,2016):①变异或延长减速的治疗;②羊水过少妇女的预防性治疗,如胎膜破裂时间较长;③试图稀释或冲洗黏稠的胎粪(第 33 章)。

目前已有许多不同的羊膜腔灌注方法,大多数包括注入温生理盐水 500~800mL 后,以约 3mL/min 的速度持续注入(Owen,1990;Pressman,1996)。另一个研究中,Rinehart 等(2000)随机灌入 500mL 室温生理盐水或灌入 500mL 生理盐水后再以 3mL/min 的速度持续注入。该研究纳入了 65 例有变异减速的妇女,发现两种方法并无优劣。Wenstrom 等(1995)调查了羊膜腔灌注在美国教学医院的应用情况。186 个产科中心中,96% 的机构使用了这种方法。在这些机构分娩的妇女中,约 3%~4% 接受了羊膜腔灌注。羊膜腔灌注的潜在并发症如表 24-4 所示。

表 24-4	调查 186 个产科中心羊膜腔灌注相关的并发症
并发症	产科中心个数(百分比/%)
子宫张力过高	27(14)
胎心率异常	17(9)
绒毛膜羊膜炎	7(4)
脐带脱垂	5(2)
子宫破裂	4(2)
母体心肺功能受损	3(2)
胎盘早剥	2(1)
孕妇死亡	2(1)

资料来源:Wenstrom,1995.

针对变异减速,Hofmeyr 和 Lawrie(2012)回顾性分析了羊膜腔灌注改善脐带受压引起的胎心率变化的效果。结论发现羊膜腔灌注能降低变异减速的发生,改善新生儿的结局,并减少因胎儿窘迫所致的剖宫产率。美国妇产科医师学会(2016)推荐无论是否存在胎粪污染,对持续的变异减速可以考虑羊膜腔灌注治疗。

对羊水过少者行羊膜腔内预防性灌注的目的是为了避免产时脐带阻塞造成胎心率改变。Negeotte 等(1991)发现这种羊膜腔灌注可显著减少分娩时变异减速发生的频率及严重程度,但并不能改善剖宫产率或足月儿预后。Macri 等(1992)研究 170 例足月及过期

妊娠合并有胎粪过稠及羊水过少者发现,随机进行预防性羊膜腔灌注可显著降低因胎儿窘迫行剖宫产及胎粪吸入综合征的概率。相比之下,Ogundipe 等(1994)将 116 例羊水指数 <5cm 的足月妊娠者随机分成羊膜腔内预防性灌注组和标准的产科监护组,发现两组总体剖宫产率、胎儿窘迫发生率及脐动脉血气分析并无显著差别。

有关羊水胎粪污染,Pierce 等(2000)总结了 13 个前瞻性试验的研究结果,共 1 924 例中到重度羊水胎粪污染的妇女接受了产时羊膜腔灌注。羊膜腔灌注妇女分娩的新生儿其声带下胎粪污染及胎粪吸入综合征的概率较未行羊膜腔灌注者显著降低,同时剖宫产率也较低。Rathore 等(2002)也报告了相似的结果。

相反,有些学者并不支持对羊水胎粪污染者行羊膜腔灌注。例如,Usta 等(1995)在一项随机试验中发现,羊膜腔灌注在半数中到重度胎粪污染的孕妇中不可行,新生儿结局也并无改善。Spong 等(1994)也认为尽管预防性羊膜腔灌注可稀释胎粪,但不能改善围生儿结局。最近,Fraser 等(2005)随机对 1 998 例分娩时羊水重度粪染的妇女行羊膜腔灌注,但未发现益处。基于这些研究结果,美国妇产科医师学会(2016)并不推荐羊膜腔灌注稀释胎粪污染的羊水。

■ 胎心率波形与脑损伤

法医学最早尝试研究胎心率波形与婴儿脑损伤的关系。Phelan 和 Ahn(1994)报告了 48 例出生后发现有神经损伤的胎儿,其中 70% 的胎儿入院时胎心率已持续无反应,认为胎儿在入院前就已有神经损伤。他们回顾性分析了 209 例神经损伤婴儿的胎心率波形,认为没有一种特异的波形与神经损伤相关(Ahn,1996)。Graham 等(2006)回顾了 1966~2006 年全球发表的文献发现,胎心率监护不能预防围产儿脑损伤。

动物实验已经研究了胎心率波形与围产儿脑损伤的关系。Myers(1972)描述了完全及部分窒息对恒河猴产生的影响,发现脐血流完全阻塞后猴猴发生完全窒息和延长减速(图 24-26);氧供及脐血流完全阻断 8 分钟后,胎猴的动脉血 pH 才降至 7.0;延长减速至少持续 10 分钟的活产胎猴出生后并发了脑损伤。

Myers(1972)通过阻断母体主动脉血流,建立恒河猴部分缺氧模型。该模型的子宫-胎盘低灌注,导致了晚期减速。研究发现,晚期减速持续数小时并不会损伤胎猴大脑,除非 pH<7.0。其后,Adamsons 和 Myers(1977)报告认为,晚期减速是部分缺氧的标志,远早于脑损伤的发生。

动物实验发现,由于脐血流受阻引起的产程中最

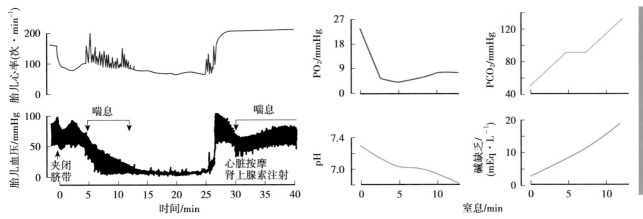

图 24-26　恒河猴脐血流全部阻断后出现延长减速及血压和生化改变
（资料来源：Myers，1972.）

常见的胎心率波形，需要持续相当长的时间才能显著影响动物胎儿。Clapp 等（1988）对胎羊每隔 3 分钟部分阻断脐血流 1 分钟。Rocha 等（2004）每 30 分钟完全阻断脐血流 90 秒，每天 3~5 小时，持续 4 天，发现并未导致脑细胞坏死性损伤。这些实验结果提示，脐血流阻断的危害性取决于血管闭塞的程度（部分还是全部）、每次闭塞的持续时间及频率。

以往的研究高估了产时事件对随后神经障碍的影响，详见第 33 章。很明显，如发生脑损伤，胎儿必须经历很长一段时间的缺氧。而且，缺氧必须造成严重的、几乎是致死性的代谢性酸中毒。美国妇产科医师学会（2014）推荐以下几种情况应进行脐动脉血气分析，包括因胎儿状况不良行剖宫产、5 分钟阿普加评分低、严重胎儿生长受限、胎心率波形异常、母体甲状腺疾病及多胎妊娠（第 32 章）。

缺血缺氧性脑病（hypoxic-ischemic encephalopathy，HIE）新生儿的预后很差，引发了旨在减少此类损伤的研究。自 20 世纪 90 年代晚期开始的动物实验表明，降低大脑温度可能减少脑损伤（Gunn，1997，2000；Nedelcu，2000；Tooley，2003；Wagner，2002），受此启发，一些研究发现对 HIE 新生儿进行大脑降温能减少后续脑瘫的发生率，第 33 章会详细阐述上述内容。

■ 电子胎心监护的益处

人们期望通过电子胎心监护改善围产儿结局，故存在很多错误的假设。其一是认为胎儿窘迫是个缓慢发展的事件，胎心监护能早期发现窘迫的胎儿。另一个错误是认为所有的胎儿损害都发生在医院内。过去的 20 年内，已确认大多数胎儿损伤发生在到达分娩机构之前。术语"胎心监护"暗示这种非生物性技术在某种意义上是"监护者"。于是形成了以下假设：若发生死产或新生儿损伤，监测胎儿状况的仪器一定能提供

某些线索。所有这些假设导致更大的期望，认为所有新生儿死亡或损伤均可预防。

20 世纪 70 年代末，技术评定委员会、美国国会、CDC 对电子监护的效率、安全性及费用提出了质疑。Banta 和 Thacker（2002）回顾了 25 年来有关电子胎心监护优劣的争议。最近，Alfirevic 等（2017）回顾了 13 篇随机对照研究共 37 000 例孕妇发现，电子胎心监护与降低新生儿惊厥有关，但是会增加剖宫产及手术助产率。更重要的是，围产期胎儿死亡率和脑瘫率并未下降。Grimes 和 Peipert（2010）在 *Obstetrics & Gynecology* 上发表了关于电子胎心监护的评论，指出虽然在每年 400 万例分娩孕妇中 85% 使用胎心监护，但是作为一种公共健康筛查项目，其作用是失败的。他们认为电子胎心监护对胎儿死亡和脑瘫的阳性预测值接近零，提示"几乎每个阳性结果都是错误的"。

在美国至少有两项研究试图了解电子胎心监护的流行病学特点。Chen 等（2011）回顾了 2004 年超过 17 万例单胎妊娠，其中 89% 使用了电子胎心监护。他们发现胎心监护提高了手术助产率并降低了新生儿早期死亡率，但这种获益与孕周有关，早产儿受益最多。其后，Ananth 等（2013）发表了类似的但是更大规模人群的报告。他们研究了美国 1990~2004 年分娩的接近 580 万例非畸形单胎活产儿，发现延长应用胎心监护的时间与新生儿死亡率降低有关，尤其对于早产儿。Resnik（2013）在随后的评论中警告，流行病学发现胎心监测和新生儿死亡减少之间存在联系，但这并不是因果关系。他建议鉴于研究的局限性，读者应对 Ananth 的研究结果持怀疑态度。

1982 年 7 月，在帕克兰医院开始了一项研究，每月交替实施全面胎心监护与选择性胎心监护，以明确是否所有的孕妇分娩时都需要胎心监测（Leveno，1986）。当时常用的措施是选择性胎心监护。在 3 年的调查时

间里,超过 17 000 例胎儿接受了产时全面监护,与相同数量的选择性监护队列相比,围产期结局未发现任何显著差异。全面监护组以胎儿窘迫为指征的剖宫产率小幅升高,但具有显著性差异。因此,帕克兰医院认为增加电子胎心监护的应用并不改善围产期结局,反而增加了胎儿窘迫的剖宫产率。最近一项 Cochrane 数据库回顾性研究发现,间断听诊较连续胎心监护更能提高剖宫产率(Martis,2017)。

■ 目前的推荐方法

最常见的产时胎心率监测方法包括使用胎儿听诊器听诊、多普勒超声仪或持续电子监护胎心率及宫缩。尚无科学的证据表明何种方法最好,以及怎样的胎儿监护频率与持续时间能达到最佳的结果。表 24-5 列出了目前美国儿科学会及美国妇产科医师学会所推荐的方法(2017)。对低危和高危妊娠,均可采用间断听诊或持续电子胎心监护的方法。但是,对于无合并症的妊娠,建议延长听诊胎心的时间间隔。如用听诊法,建议宫缩后进行并持续听诊 60 秒,同时建议 1 名孕妇配备 1 名护士。美国妇产科医师学会(2017b)认为已有的数据无法判定电子监测优于间歇性听诊。在帕克兰医院,高危妊娠均使用持续电子监护,而低危妊娠两种方法都可以采用,视具体情况决定,包括孕妇希望能自由走动的意愿。

表 24-5 产时胎心率监护方法指南

监护	低危妊娠	高危妊娠
可接受的方法		
间断听诊	是	是[a]
连续电子监护(内或外)	是	是[b]
监护间隔		
第一产程(活跃期)	30 分钟	15 分钟[a,b]
第二产程	15 分钟	5 分钟[a,c]

资料来源:American Academy of Pediatrics, the American College of Obstetricians and Gynecologists, 2017.
[a]最好在 1 次宫缩前、宫缩期间、宫缩后。
[b]包括至少每 15 分钟评估和记录图形。
[c]至少每 5 分钟评估图形。

产时子宫收缩力的监测

通过电子监测分析子宫的活动有助于了解子宫收缩方式与分娩结局之间的关系。然而,子宫收缩力促进分娩的效率差异很大。因此仅根据监护结果判断是否正式临产时必须十分慎重。

宫腔压力内监测是指在宫缩期或宫缩间歇期测量羊水压力。过去通过一个充满水的塑料导管,将其远端置于胎先露的上方进行测量(图 24-27)。导管与处于宫腔内导管远端水平的压力感受器连接,液体系统的压力变化通过电信号放大,记录结果显示在胎心率输出纸上。目前已有顶端含压力传感器的导管,不再需要向导管内注水。

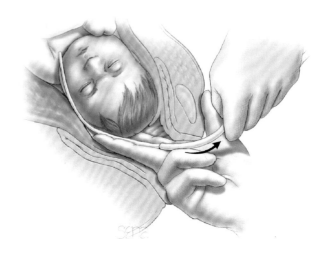

图 24-27 放置宫腔内压力导管以监测宫缩与宫内压。导管(内有导丝)插入产道置于胎儿头部一侧。继续轻柔地将导管插入宫腔,抽出导丝

宫腔压力外监测是指子宫的收缩可以被置于靠近宫底的位移传感器所监测,传感器的按钮扣于腹壁。当子宫收缩时,按钮随子宫收缩的力量而移动。这种移动被转化为可测量的电信号,用来表示子宫收缩的相对强度,普遍认为内监测比外监测测量的强度更准确。Bakker 等(2010)随机分配 1 456 例孕妇,采用内监测和外监测测量宫缩,发现两种方法的手术分娩率和新生儿结局相似。

■ 子宫活动的方式

Caldeyro-Barcia 和 Poseiro(1960)是研究妊娠期子宫自发宫缩的先驱。通常可用羊膜腔内压力导管来测量宫缩情况。而在他们研究的早期,有四个放置在子宫肌内的微球囊同时记录宫腔压力。他们还引入了"Montevideo 单位"的概念来定义子宫活动(第 23 章)。在这种定义下,子宫活动是以毫米汞柱(mmHg)为单位的收缩强度(超过基线的子宫压力)与 10 分钟内收缩次数的乘积来表示。例如,每 10 分钟 3 次宫缩,每次宫缩压力为 50mmHg,相当于 150Montevideo 单位。

在妊娠前 30 周,子宫活动比较较少。子宫收缩压很少超过 20mmHg,这与第一个描述宫缩压力的 John Braxton Hicks 的结果一致。妊娠 30 周后,子宫活动逐

渐增加,值得注意的是,Braxton Hicks 宫缩的强度及频率亦有所增加。孕期最后几周子宫活动进一步增强。在这个阶段,宫颈成熟(第 21 章)。

根据 Caldeyro-Barcia 和 Poserio(1960)的研究结果,临产通常自宫缩强度达到 80~120Montevideo 单位时开始,也就是每 10 分钟 3 次宫缩,每次宫缩压力 40mmHg。重要的是,临产是一个逐渐过渡的过程,并没有严格的界限。

第一产程中,子宫收缩强度逐渐增加,由产程开始时的 25mmHg 增加到结束时的 50mmHg。同时,频率从每 10 分钟 3 次增加到 5 次,子宫张力基线由 8mmHg 增加到 12mmHg。第二产程中,由于孕妇腹肌向下用力,子宫收缩强度进一步增加。实际上,典型的收缩强度是 80~100mmHg,频率为每 10 分钟 5~6 次。Hauth 等(1986)研究了 109 例接受催产素引产或加速产程的足月孕妇的宫缩强度,大部分孕妇达到 200~225Montevideo 单位,40% 在宫缩压力达到 300Montevideo 单位以上能够分娩。作者提出在因难产准备行剖宫产术前,应了解子宫收缩强度是否达到了应有的强度(第 23 章)。

有趣的是,从活跃期早期直到第二产程,子宫收缩的持续时间(60~80 秒)并没有增加(Bakker,2007;Pontonnier,1975)。可能稳定的宫缩持续时间有助于胎儿的气体交换。子宫收缩时宫腔内压力增加,绒毛间隙分离,导致宫缩时功能性的胎儿"呼吸暂停"相对稳定地限制在 60~80 秒。

根据 Caldeyro-Barcia 和 Poserio(1960)的经验,只有当宫缩强度超过 10mmHg 时,临床上才可以触摸到宫缩。宫缩强度达 40mmHg 时,子宫壁可被手指按压。当强度更高时,子宫壁变得非常坚硬而不易被按压。宫缩强度超过 15mmHg 时,可引起痛感,也许因为这是子宫下段与宫颈扩张所需的最小强度。后来发现 Braxton Hicks 宫缩超过 15mmHg 时,孕妇会感觉到不舒服,因为通常认为子宫、宫颈及产道的扩张会引起不适。

Hendricks(1968)认为"临床医生对于子宫的要求太高"。他们希望子宫在孕期保持很好地放松,在分娩过程中有效、间断地收缩,产后几小时内又能保持持续收缩的状态。图 24-28 显示了分娩过程中正常子宫活

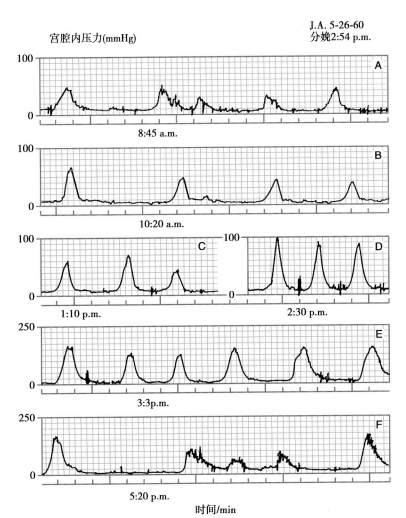

图 24-28 单一导管测得的宫内压。A. 产前;B. 产程早期;C. 产程活跃期;D. 产程晚期;E. 产后半小时子宫的自发活动;F. 产后 2.5 小时子宫的自发活动
(资料来源:Hendricks CH:Uterine contractility changes in the early puerperium, Clin Obstet Gynecol. 1968 Mar;11(1):125-144)

动的一个例子。从临产前到产程后期,子宫的活动性逐渐增加。有趣的是,产后的宫缩与导致分娩的宫缩是完全一致的。因此,分娩前收缩不好的子宫容易发生宫缩乏力及产后出血。

■ 宫缩的起始与传播

分娩时子宫的正常收缩波起始于一侧输卵管的近子宫端,这些部位被称作"起搏点"(图 24-29)。右侧起搏点通常较左侧占优势,会发出大多数的宫缩波。宫缩波以 2cm/s 的速度由起搏点向子宫扩散,15 秒内使整个子宫达到去极化。这种去极化波向下蔓延到宫颈。宫缩强度在宫底最强,至子宫下段逐渐减弱。该现象也印证了子宫肌层厚度从宫底到宫颈变薄的事实。也许这种压力的下降梯度引导了胎儿向宫颈下降并使宫颈管消失。重要的是,子宫各部位的收缩是同步的,而且几乎同时达到压力峰值,形成如图 24-29 所示的曲线波形。Young 和 Zhang(2004)已证实每次宫缩的开始都是由组织水平的生物电触发的。

起搏点理论还可以解释相邻成对的收缩压力为何不同,如图 24-28 所示的 A 和 B 两条线。这样成对的收缩压力被 Caldeyro-Barcia 和 Poserio(1960)定义为"不协调"。一个收缩波由一侧宫角的起搏点发起,但它不能使整个子宫同时去极化,于是对侧起搏点发起另一个收缩波。大小收缩波交替出现是产程早期的典型表现。实际上,在上述子宫活动下产程可以继续进展,但速度稍慢一些。他们还发现,如果规律宫缩的张力低即强度<25mmHg 或频率小于每 10 分钟 2 次,则产程进展缓慢。

■ 子宫收缩术语

美国妇产科医师学会推荐了描述和量化子宫收缩的术语(2017b)。正常的子宫活动被定义为 10 分钟内≤5 次收缩,平均观察时间为 30 分钟一个周期。宫缩过频指 10 分钟内收缩超过 5 次,同样是观察 30 分钟。

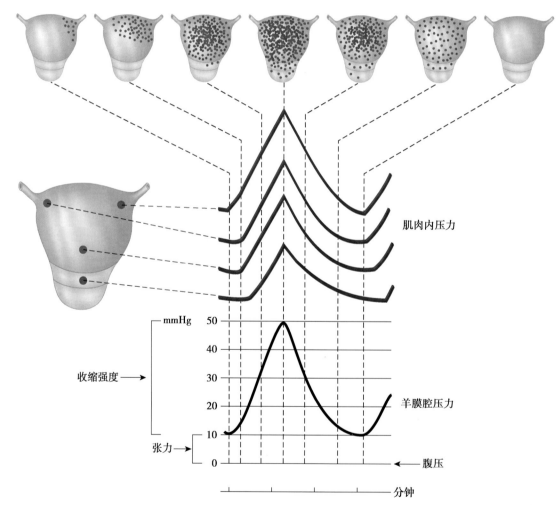

图 24-29　正常分娩收缩波示意图。左侧巨大子宫显示四点,由微气球记录这四个部位的子宫肌内压。四个相应的压力记录通过阴影显示在彼此顶部的较小子宫上

(资料来源:Caldeyro-Barcia R,Poseiro JJ:Physiology of the uterine contraction. Clin Obstet Gynecol 1960 3:386.)

宫缩过频可用于自然临产或引产。子宫过度刺激(hy-perstimulation)一词不再使用。

Stewart 等(2012)前瞻性地研究了 584 例使用米索前列醇引产、出现宫缩过频的病例,发现无论是 10 分钟还是 30 分钟内宫缩次数过频,均与不良新生儿结局无关。然而,在 10 分钟内出现 6 次或更多次宫缩与胎心减速显著相关。

■ 电子胎儿监护并发症

与评估胎儿心率的电极和测量宫缩的导管有关的并发症并不常见,但有时后果严重。测量宫内压力的导管可能会撕裂胎盘中的血管。在插入导管时,可能发生胎盘损伤和子宫穿孔造成出血、胎盘早剥、严重的合并症和出现假阳性记录,影响后续处理。有报告称曾发生过由于压力导管缠绕脐带出现脐带严重受压事件。胎心率电极对胎儿头皮或臀部的损伤一般不严重。但是如果损伤了其他部位,如面先露时眼睛受损,则后果很严重。

宫内监测会增加胎儿和母亲感染风险(Faro,1990)。有报告称电极造成的头皮伤口可能出现感染,继发颅骨骨髓炎(Brook,2005;Eggink,2004;McGregor,1989)。美国儿科学会及美国妇产科医师学会(2017)建议孕产妇患传染性疾病包括人类免疫缺陷病毒、单纯疱疹病毒和乙型及丙型肝炎病毒,是内监测的相对禁忌证。

(胡蓉 翻译　李笑天 审校)

参考文献

第 25 章

产科镇痛和麻醉

> 1847 年，氯仿发现者 Jams Y. Simpson 将之代替了乙醚，并首次引入了产科麻醉。产科手术时麻醉的益处毋庸置疑，但能否常规应用于正常分娩存在争议。
>
> ——J. 惠特里奇·威廉姆斯（1903）

正如威廉姆斯所述，麻醉普遍应用于产科，但产科麻醉面临着特殊的挑战。通常临产毫无先兆，有时麻醉需要立即完成。妊娠期间胃排空延迟，呕吐及胃内容物误吸是产科麻醉的潜在威胁。另外还需要考虑妊娠期特有的生理变化，尤其是合并一些妊娠并发症时，如子痫前期、胎盘早剥、败血症等增加了麻醉难度。研究表明，1995～2005 年美国由麻醉引起的孕产妇死亡占所有麻醉相关死亡病例的 3.6%（Li，2009）。Creanga 等（2017）分析了 2011～2013 年美国 2 009 例死亡孕妇，发现 3 例孕妇死亡（0.2%）与麻醉并发症有关。如表 25-1 所示 1979～2002 年间麻醉相关的产妇死亡率下降了近 60%，目前每百万活产中约有 5 例孕妇归因于麻醉并发症。

全身麻醉有关的死亡约 2/3 是由插管失败或剖宫产过程中出现异常情况引起的。区域阻滞麻醉相关死亡的原因中，高位脊椎麻醉或硬膜外麻醉占 26%，呼吸衰竭占 19%，药物反应占 19%。全身麻醉病死率的增加备受关注，因此目前全身麻醉仅用于高危患者或紧急情况，即 15 分钟内需紧急手术者（Bloom，2005）。

表 25-1	1979～2002 年间剖宫产麻醉相关的病死率和率比[a]		
	病死率[a]		
年份	全身麻醉	区域阻滞麻醉	率比
1979～1984	20.0	8.6	2.3（95% CI 1.9～2.9）
1985～1990	32.3	1.9	16.7（95% CI 12.9～21.8）
1991～1996	16.8	2.5	6.7（95% CI 3.0～14.9）
1997～2002	6.5	3.8	1.7（95% CI 0～4.6）

资料来源：Hawkins，2011.
[a] 每百万全身麻醉或区域阻滞麻醉的死亡人数。
CI：置信区间。

区域阻滞麻醉的广泛应用（Hawkins，2011）及院内 24 小时麻醉的广泛开展显著降低了孕产妇死亡率。随着区域阻滞麻醉的广泛应用，出现了与麻醉技术有关并发症的报告。与 1990 年前的数据相比，1990 年涉及区域阻滞的产科麻醉的法律索赔明显增加（Davies，2009）。最近一项对 466 442 例产科出院患者的分析中，区域阻滞麻醉相关的并发症占麻醉不良事件的 81%（Guglielminotti，2015）。

最新研究表明，短时间的全身麻醉和镇静对子代以后的行为和学习不会产生不良影响，见第 46 章。2016 年 FDA 提出，妊娠晚期反复或长期使用全身麻醉和镇静药物可能会影响胎儿大脑的发育，其中的药物包括全身麻醉过程中使用的吸入剂,以及劳拉西泮、氯胺酮、丙泊酚和咪达唑仑。值得注意的是,美国妇产科医师学会(2016a)和产科麻醉围产学会(2017)对这一观点发表了声明,认为目前证据不足以支持这个观点。

基本原则

■ 产科麻醉服务

美国妇产科医师学会(2017a)指出,孕妇要求减轻分娩疼痛应具备充足的医学指征。表 25-2 中所示的任何危险因素均应请麻醉科人员会诊协商制订联合管理计划,该计划应包括减少紧急麻醉的策略。

表25-2 应进行会诊的孕妇危险因素
体重指数>30kg/m²
颈部粗短或骨关节发育畸形
阻塞性病变:水肿、解剖异常、创伤
牙列异常,下颌骨小或张口困难
甲状腺肿大或其他颈部肿瘤
重度子痫前期
出血性疾病
可能导致手术分娩的产科并发症
孕产妇并发症,如心肺疾病
既往麻醉并发症史

美国妇产科医师学会(2017a)和美国麻醉医师学会(2016)已经制定了优化产科麻醉服务的目标,其中包括:

1. 配备合格的具有职业资格认证的麻醉师,以便在紧急状况下提供适宜的麻醉,以及在产科急症时监测孕妇的重要生命体征。

2. 配备优秀的麻醉人员,以便在决定进行剖宫产后的 30 分钟内开始施行手术。

3. 配备的麻醉人员能够迅速为瘢痕子宫阴道试产进入活跃期的孕妇提供急诊剖宫产手术的麻醉(第 31 章)。

4. 任命 1 名合格的麻醉师,负责所有麻醉相关药物的管理。

5. 配备具有产科资质的医师,在麻醉过程中进行经阴道或剖宫产分娩。

6. 在分娩室内配备与手术室同等的医疗器械、设备及相关辅助人员。

7. 除手术人员外,还应配备能够立即施行新生儿复苏的相关人员(第 32 章)。

为了实现上述目标,必须具备 24 小时在院麻醉制度。这对规模较小的产科机构非常具有挑战性,事实上,在所有提供产科服务的医院中,几乎有 1/3 是年分娩数量小于 500 例的"较小的产科机构"。在这些机构提供 24 小时产科麻醉制所产生的经济负担可能会导致财政赤字(Bell,2000)。因此,一些第三方支付机构拒绝为无特殊医学指征的硬膜外麻醉费用报销,但美国妇产科医师学会和美国麻醉医师学会共同驳斥了这一观点。

产科医生应当熟练掌握局部与会阴部麻醉方法,以在特定情况下实施麻醉镇痛。

■ 镇痛原则

Hawkins(2010)强调分娩疼痛是对可变刺激的强烈个体反应,且其发生机制是可以解释的(图 25-1)。这种个体反应受情感、动机、认知、社会和文化环境的影响。分娩疼痛是由子宫收缩和宫颈扩张引起的,自内脏交感神经传至 $T_{10} \sim L_1$ 脊髓神经。分娩期会阴部伸展疼痛通过阴部神经和骶神经 $S_{2\sim4}$ 上传。在分娩过程中,大脑对疼痛和焦虑的皮质反应复杂,受母体对分娩的期望、年龄、受教育程度、情感支持及其他因素的影响。恐惧和分娩过程中变换各种姿势会加重这种疼痛。女性对分娩疼痛的体验存在个体差异,这会影响孕妇对分娩疼痛的判断。

孕妇对分娩疼痛的生理反应影响母儿结局和分娩过程,例如,过度换气导致低碳酸血症,新陈代谢率过快增加了耗氧量,心脏输出量和血管阻力的增加使孕妇血压升高。疼痛、压力和焦虑诱发应激激素的释放,如皮质醇和内啡肽。交感神经系统对疼痛的反应导致循环血中儿茶酚胺显著升高,这对子宫收缩和子宫胎盘血流产生不利影响,有效的镇痛可以减弱或消除这些反应。

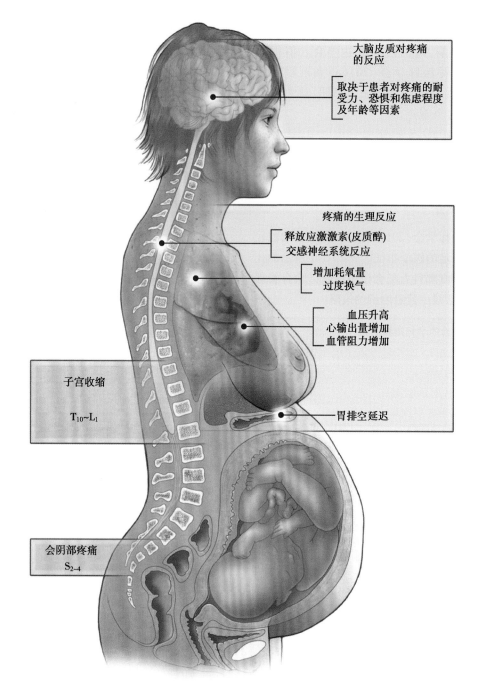

大脑皮质对疼痛的反应

取决于患者对疼痛的耐受力、恐惧和焦虑程度及年龄等因素

疼痛的生理反应

释放应激素(皮质醇)
交感神经系统反应

增加耗氧量
过度换气

血压升高
心输出量增加
血管阻力增加

子宫收缩

$T_{10} \sim L_1$

胃排空延迟

会阴部疼痛

$S_{2 \sim 4}$

图 25-1　分娩过程中疼痛的来源和母体的生理反应

（资料来源：Hawkins JL：Epidural analgesia for labor and delivery, N Engl J Med. 2010 Apr 22;362(16):1503-1510.）

分娩镇痛与镇静

　　对于子宫收缩或宫颈扩张引起的不适，应采取措施缓解疼痛。如果存在神经阻滞麻醉禁忌证或患者拒绝使用，可以使用表 25-3 中的一种麻醉药加一种镇静止吐药，如异丙嗪（非那根）。如镇痛与镇静药物使用恰当，产妇可以在宫缩间歇期得到充分休息，仅在宫缩最强时感觉不适。

■ 注射用药

哌替啶和异丙嗪

　　哌替啶 50~100mg 加异丙嗪 25mg，每隔 2~4 小时肌内注射 1 次，每隔 1~2 小时静脉注射哌替啶 25~50mg 使麻醉起效更快。通常经静脉给药可立即起效，而肌内注射常在 30~45 分钟后才能达到最大镇痛效果。哌替啶可以迅速通过胎盘，它在新生儿体内的半

表 25-3　肠外分娩镇痛药物

药物	剂量	用药频率	起效时间	新生儿体内半衰期
哌替啶	25~50mg(i.v.)	每1~2h	5min(i.v.)	18~20h
	50~100mg(i.m.)	每2~4h	30~45min(i.m.)	60h
芬太尼	50~100μg(i.v.)	每1h	1min	5h
吗啡	2~5mg(i.m.)	每4h	5min(i.v.)	7h
			30~40min(i.m.)	

i.v.,静脉注射;i.m.,肌内注射。

衰期很长(ACOG,2017a),药物在母亲体内达到最大镇痛效果后会对胎儿呼吸产生抑制作用。

根据 Bricker 和 Lavender(2002)的研究,哌替啶是目前全球应用最广泛的阿片类产时镇痛药。在帕克兰医院进行的一项随机对照研究表明,患者自控哌替啶静脉镇痛是一种经济且合理、有效的产时镇痛方法(Sharma,1997)。自控静脉麻醉组的孕妇采用哌替啶50mg加异丙嗪25mg作为初始剂量,如有需要可每隔10分钟通过静脉泵给予哌替啶15mg直至分娩。应用此方法,3%的新生儿需在产房内使用纳洛酮阻断药物对新生儿的镇静效果。哌替啶及其代谢产物去甲哌替啶均为亲脂类,易通过胎盘。与硬膜外麻醉相比,哌替啶镇痛与新生儿低阿普加评分相关(Sharma,2004)。去甲哌替啶是一种很强的呼吸抑制剂,且它的半衰期比哌替啶长,这可能是哌替啶对胎儿产生副作用的原因之一。

布托啡诺

布托啡诺是一种合成的阿片类受体激动剂,静脉使用1~2mg的布托啡诺可达到与40~60mg哌替啶相似的效果。布托啡诺主要副作用包括嗜睡、头晕及烦躁不安。据报告,该药物出现新生儿呼吸抑制的风险要低于哌替啶。布托啡诺与哌替啶具有拮抗作用,两种药物不能同时使用。布托啡诺与短暂的胎心正弦波有关(Hatjis,1986)。

纳布啡

纳布啡是另一种合成的阿片类受体激动剂。可肌内注射、静脉注射,也可皮下注射。通常使用的剂量为10~20mg,不论哪种给药途径均每4~6小时给药1次。小剂量的纳布啡还可用于治疗与轴索阿片类药物相关的皮肤瘙痒症。

芬太尼

芬太尼是一种速效强效合成阿片类药物,其静脉给药量为50~100μg/h。芬太尼的主要缺点是作用时间较短,因此需要频繁给药或使用患者自控的静脉输液泵。

瑞芬太尼

瑞芬太尼是一种起效非常迅速的合成阿片类药物,它可快速水解,半衰期仅3.5分钟(Ohashi,2016)。它非常容易穿过胎盘,但在胎儿体内可迅速代谢或重新分布(Kan,1998)。通过研究各种剂量及给药方式,发现快速灌注迎合了子宫周期性收缩的模式。另外,据报告输液灌注可导致母体呼吸暂停(Waring,2007),鉴于上述风险,仅在经过培训和严格把控的情况下,才能使用该药物。

肠外镇静药物的有效性与安全性

Hawkins 等(1997)曾报告,129例麻醉相关孕产妇死亡病例中,4例与肠道外镇静有关:其中1例死于误吸,2例死于通气不足,另外1例死于用药过量。如上所述,分娩过程中使用镇静药物还可引起新生儿呼吸抑制。麻醉药物拮抗剂纳洛酮可竞争性地与中枢神经系统的阿片受体结合,从而有效缓解阿片类药物引起的呼吸抑制。滥用毒品者的戒断症状可能更为严重,因此,麻醉药成瘾母亲的新生儿禁止使用纳洛酮。

■ 笑气镇痛

吸入笑气(N_2O)可快速起效和失效,在节律性宫缩期间起到镇痛效果。孕妇自控吸入50%笑气与50%氧气的混合气体进行分娩镇痛,一些装置是将两种气体预先混匀(安桃乐阵痛),另一些装置则是将两种气体分装在两个容器中,需要时由混合器将其按比例混匀(硝基氧)。当患者吸气时,单向活瓣开启,气体通过呼吸回路吸入。分娩时间歇性吸入笑气对母体和新生儿是安全的,但镇痛效果不如硬膜外麻醉(Barbieri,2014;Likis,2014)。通常情况下笑气仅用于延长神经镇痛的时间。在宫缩开始前30s吸入笑气可使镇痛效果达到最好,但这样母体得不到充分休息。笑气同样可导致恶心和呕吐。在无明确禁忌证的情况下,应评估使用的情况及危险因素(King,2014)。

局部麻醉

近年来各种神经阻滞麻醉被应用于分娩镇痛,其中包括阴部神经、宫颈旁神经及轴索神经阻滞,如脊椎麻醉、硬膜外麻醉及腰硬联合麻醉。

■ 麻醉药

表 25-4 总结了临床常用的神经阻滞麻醉药物及其常规用药剂量、浓度和作用时间。每种药物的用药剂量变化很大,依据不同的神经阻滞要求及产妇体格情况而定。增加药物剂量或浓度可缩短起效时间、延长持续时间并加强镇痛效果,但必须在严密监测下缓慢增加剂量,并仔细监测早期中毒征象。应用麻醉药物时应密切观察药物副作用,并确保能够及时对症处理。

严重的中毒反应多见于麻醉药物误入血管。局部麻醉药物的全身毒性反应主要表现为中枢神经系统和心血管系统。基于这个原因,当建立了硬膜外麻醉通道,可先加入稀释的肾上腺素进行试验,如果在给药后立即出现母体血压或心率显著增加,则提示麻醉穿刺导管误入血管,此时应停止注射并快速重置导管。局部麻醉药物有多种浓度和剂量的包装,这就增加了剂量使用错误的可能性,因此在使用前应详细了解。

表 25-4 产科常用局部麻醉药物

麻醉药物[a]	常用浓度/%	常用体积/mL	起效速度	平均持续时间/min	最大剂量/mg	临床应用
酯类[b]						
2-氯普鲁卡因	2	10~20	快	30~60	800	局部或阴部神经阻滞
	3	10~20		30~60		剖宫产硬膜外麻醉
酰胺类[b]						
丁哌卡因	0.062 5~0.125	10~15	慢	60~90	175	经阴道分娩硬膜外麻醉
	0.75	1.5~2		60~120		剖宫产脊椎麻醉
利多卡因	1~1.5	10~20	快	30~60	300	局部麻醉或阴部神经阻滞麻醉
	1.5~2	5~20		60~90		剖宫产或经阴道分娩硬膜外麻醉
	5	1.5~2		45~60		宫颈扩张术、刮宫术或输卵管结扎脊椎麻醉
罗哌卡因	0.08~0.2	5~10	慢	60~90	200	经阴道分娩硬膜外麻醉
	0.5~1	10~30		90~150	250	剖宫产硬膜外麻醉

资料来源:Liu SS,Lin Y;Local anesthetics. In Barash P,Cullen B,Stoeling R,et al(eds):Clinical Anesthesia,6th ed. Philadelphia,Lippincott Williams & Wilkins,2009.

[a] 无肾上腺素。

[b] 酯类可被血浆胆碱酯酶和酰胺类通过肝清除而水解。

■ 中枢神经系统毒性

中枢神经系统毒性症状早期表现为中枢神经系统兴奋症状,但随着血药浓度的增加,开始出现抑制反应,其症状包括轻度头痛、眩晕、耳鸣、金属味觉、口舌发麻。患者可能出现行为异常、言语不清、肌肉自发性收缩和兴奋,最终出现全身性惊厥,继而意识丧失。

■ 心血管毒性

心血管系统毒性表现常晚于中枢神经系统毒性反应,且一般发生在血药浓度更高时,所以几乎很少出现。丁哌卡因是一个例外,其中枢神经系统中毒与心血管中毒相关血药浓度几乎相同(Mulroy,2002)。由于具有全身中毒风险,FDA 规定禁止将 0.75%丁哌卡因用于硬膜外麻醉。与中枢神经系统毒性相似,心血管系统的毒性作用也表现为先兴奋后抑制。相应地,首先出现血压升高和心动过速,继而很快出现低血压、心律失常、子宫胎盘灌注不良。

■ 局部麻醉药物全身毒性反应的处理

大剂量的局部麻醉药物可导致惊厥和严重室性心律失常,分娩过程中应准备浓度为 20%脂肪乳剂(英脱利匹特注射液），一旦出现局部麻醉药物全身毒性反应快速静脉给药（Neal，2012）。预防误吸和低氧血症的关键是控制惊厥和保护气道。苯二氮䓬类药物如咪达唑仑或劳拉西泮可用于控制惊厥，尤其脂肪乳剂无效时。硫酸镁也可控制抽搐（第 40 章）。母体缺氧可导致胎儿心率异常，出现晚期减速或心动过缓，通常情况下采取恰当的处理措施，胎儿心率可恢复正常。因此待母体惊厥症状缓解后再分娩对胎儿及母体都是最好的。

使用脂肪乳剂妥善处理后，局部麻醉药物的全身毒性反应得到改善，患者生命体征可恢复正常。严密监测患者反应，采取侧卧位以免主动脉、下腔静脉受压并给予持续支持治疗，可使用缩血管药维持血压。如果在心脏骤停后的 5 分钟内母体基本生命体征没有恢复，需考虑进行紧急剖宫产（第 47 章）。发生惊厥后，一旦母体心输出量恢复正常，胎儿在宫内也会很快复苏。

■ 阴部神经阻滞

阴道分娩时的疼痛源于对下生殖道的刺激。疼痛主要经由会阴部神经传导，其神经末梢支配会阴、肛门、外阴及阴蒂的感觉。会阴部神经附着在坐骨棘的韧带，走行于骶髂韧带的下方。会阴部神经的感觉纤维从 $S_{2\sim4}$ 神经的腹侧分支发出。阴部神经阻滞是一种相对安全、简单的经阴道分娩镇痛方法。如图 25-2 所示，管状针套引导长 15cm 的 22 号针头到达阴部神经

所在部位进行传导阻滞麻醉。针套的末端对准坐骨棘尖端下方的阴道黏膜，从针套顶端推出针头 1~1.5cm，刺入局部黏膜并注入 1% 的利多卡因溶液 1mL 或相当量的其他局部麻醉药物形成皮丘（表 25-4）。为防止麻醉药物误入血管，每次注药之前应常规回抽，无血液后方可注射。继续进针到达骶棘韧带，此处注射 3mL 利多卡因，因韧带下方组织疏松，针头穿过骶棘韧带时会有明显落空感，此处再注入 3mL 利多卡因溶液。然后将针头撤回入针套内，放置于坐骨棘上方，局部黏膜下再注射 3mL 利多卡因。对侧同法。

此法麻醉后 3~4 分钟内，针刺阴道下段和双侧外阴后方无痛觉，则表明麻醉成功。如果在阴部神经阻滞起效前分娩，且具备会阴侧切指征，可直接在会阴侧切的部位注入 1% 利多卡因溶液 5~10mL，浸润麻醉局部阴唇系带、会阴及邻近阴道。会阴侧切口缝合时，阴部阻滞麻醉通常已经起效。

分娩过程中如果需大量的产科操作，需要完全暴露宫颈、阴道上段和进行宫腔探查，单纯阴部神经阻滞的镇痛效果往往是不满意的。

阴部神经阻滞麻醉很少出现并发症。如前所述误将局部麻醉药物注入血管可引起严重的全身中毒症状。如果孕妇凝血功能紊乱，局部穿刺的部位易形成血肿（Lee，2004）。穿刺部位继发严重感染很少见，但感染可蔓延至髋关节后方，进入臀部肌群或腰大肌后间隙（Svancarek，1977）。

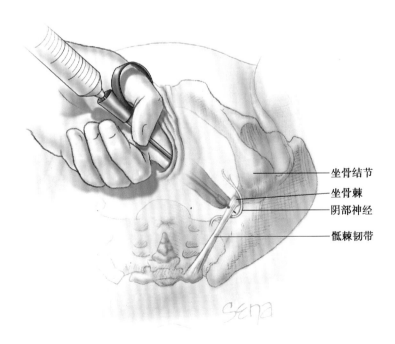

坐骨结节
坐骨棘
阴部神经
骶棘韧带

图 25-2　阴部神经局部浸润。经阴道途径，显示从针套顶端推出针头，经骶棘韧带到达阴部神经

■ 宫颈旁阻滞

宫颈旁阻滞方法常在第一产程提供满意的麻醉效果。由于没有阻滞阴部神经,在分娩过程中还需应用其他镇痛方法。宫颈旁阻滞一般是将 1%~2% 利多卡因 5~10mL 或 3% 氯普鲁卡因溶液注入宫颈 3 点或 9 点的位置。由于这些麻醉药物的有效作用时间相对较短,因此宫颈旁阻滞方法需要在分娩过程中重复使用。在进行宫颈旁阻滞的孕产妇中,令人担忧的副作用是胎心率减慢,发生率约 15%(Rosen,2002)。胎心率减慢通常在 10 分钟内发生,可持续超过 30 分钟。多普勒超声研究表明,在进行宫颈旁阻滞麻醉后,子宫动脉搏动指数增加。这些观察结果支持药源性血管痉挛引起胎心率减慢的假说(Manninen,2000)。基于这些原因,当存在潜在胎儿风险时,禁用宫颈旁阻滞麻醉。

轴索镇痛

硬膜外、脊髓或脊髓-硬膜外联合麻醉技术是最常用的缓解分娩疼痛的方法。2008 年美国约 70% 分娩女性应用硬膜外麻醉镇痛,成功率达 98.8%。Osterman 等(2011)的研究结果显示,轴索镇痛更常用于经阴道分娩过程中的手术助产,其中包括 84% 产钳助产和 77% 的胎头吸引术。

■ 脊髓(蛛网膜下腔)阻滞

可单独给予麻醉药进行脊髓阻滞,也可硬膜外置管进行脊髓-硬膜外联合麻醉,另外也可以连续给药进行麻醉。蛛网膜下腔内注射局部麻醉药物进行产时镇痛已有较长的历史。其优点包括起效快、操作时间短、成功率高。妊娠期间蛛网膜下腔容积变小(可能是由于椎管内静脉丛充血扩张导致),因此使用与非妊娠期相同剂量的麻醉药物会产生更强的阻滞效果。

阴道分娩

第一产程需要的麻醉平面为 T_{10},相当于平脐水平。第二产程和手术助产时需要的麻醉平面为 S_{2-4},此平面可充分缓解分娩时会阴部牵拉及手术操作带来的疼痛。麻醉方式包括持续硬膜外麻醉、脊髓-硬膜外联合麻醉、持续脊髓麻醉或其他的神经阻滞镇痛,如阴部神经阻滞或宫颈旁神经阻滞。局部麻醉药物使皮肤痛觉消失,与神经阿片类药物结合使用,作用机制由给药途径及药物的脂溶性决定。麻醉药物进入脊髓脉管系统,作用于脊髓后角,通过脑脊液到达脑干从而起到镇痛作用。高脂溶性阿片类药物如芬太尼或舒芬太尼起效快,但是,由于这类麻醉药物被脂质膜和硬膜外脉管系统吸收,它们

的作用时间较短。相反,水溶性的麻醉药物如吗啡可提供较长时间的镇痛作用(Lavoie,2013)。联合用药的主要优点是起效快、减少寒战及运动阻滞的发生。常见的副作用包括瘙痒和尿潴留。静脉注射 2.5~5mg 纳布啡可治疗瘙痒症,而且不消减麻醉镇痛效果。

剖宫产

剖宫产时麻醉平面需达到 T_4 水平。根据母亲体重的变化,给予 10~12mg 丁哌卡因或 50~75mg 利多卡因高比重液,加用阿片类药物可加快麻醉药物起效速度、减少寒战发生,使转移痛及恶心、呕吐程度最小化。不含防腐剂的吗啡(硫酸吗啡,商品名为 Duramorph 或 Astramorph)0.1~0.3mg 鞘内给药或 2~4mg 硬膜外给药可提供 24 小时的术后镇痛效果。

并发症

低血压 表 25-5 列举了一些常见的轴索镇痛麻醉的并发症,需要注意的是,肥胖妇女通气较差,因此临床上需要密切监测(Vricella,2011)。

表 25-5　局部麻醉并发症
并发症
常见并发症
低血压
发烧
脊髓麻醉(蛛网膜下腔)后头痛
突破性头痛
罕见并发症
蛛网膜下腔、硬膜下、血管内误入局部麻醉药物
神经损伤

使用局部麻醉药物后,母体可很快出现低血压。这是由于药物抑制交感神经引起血管扩张,同时子宫压迫大血管导致静脉回流受阻。当孕妇取仰卧位时,即使未出现肱动脉血压降低,胎盘血流可能也已显著减少。治疗措施包括采取左侧卧位减轻子宫压迫,静脉输液及静脉给予麻黄碱或肾上腺素。

麻黄碱是一类拟交感神经药物,可与 α、β 受体结合,同时间接促进去甲肾上腺素的释放。麻黄碱通过加快心率、增加心输出量及外周血管阻力升高血压。动物实验研究表明,相较于 α_1 受体激动剂,麻黄碱能更好地保持妊娠期子宫胎盘血供。基于这个原因,产科常将其作为首选的血管加压剂。去氧肾上腺素是一种单纯的 α 受体激动剂,单纯通过促进血管收缩升高血压。Lee 等(2002a)对 7 个随机试验进行荟萃分析,结果提示麻黄碱与去氧肾上腺素的安全性相近。通过对 14 项研究报告的系统性回顾研究,Lee 等(2002b)提

出了择期剖宫产的孕妇是否应常规预防性给予麻黄碱的疑问。Ngan Kee 等(2004)的研究中,预防性注射去氧肾上腺素或麻黄碱,前者未发生胎儿酸中毒的情况。

麻醉平面过高或全脊髓麻醉 通常给药剂量过大或麻醉药误入硬膜下或蛛网膜下隙是导致麻醉平面过高或全脊髓麻醉的主要原因。硬膜下注射即使应用小剂量的麻醉药也可能出现麻醉平面过高或低于麻醉平面,而蛛网膜下注射可能发生全脊髓麻醉,表现为低血压和呼吸暂停,必须立即处理以防心搏骤停。对于尚未分娩的妇女可采用:①将子宫推向一侧以减轻对主动脉、下腔静脉的压迫;②开放气道,首选气管插管;③静脉输液并给予血管加压药以升高血压。如需进行胸外按压,则将患者左侧卧位以使子宫左移。

脊髓麻醉(蛛网膜下腔)后头痛 脑脊液从脑膜穿刺处漏出可引起脊髓麻醉后头痛或称脊髓性头痛。据推测,当孕妇取坐位或站立位时,脑脊液减少会造成对疼痛敏感的中枢神经系统的牵拉。另一发病机制是脑脊液减少引起的代偿性大脑血管舒张,此为 Monro-Kellie 学说(Mokri,2001)。

为减少这一并发症的发生,可采用小号穿刺针并尽量避免多次穿刺。在一项前瞻性、随机对照实验中,Vallejo 等(2000)比较了使用五种不同型号的穿刺针头后发生脊髓麻醉的情况,发现 Sprotte 和 Whitacre 型针头产生脊髓麻醉后头痛的风险最小。Sprigge 和 Harper(2008)进行的最新研究表明,5 000 多例接受脊髓麻醉的妇女中,脊椎麻醉后头痛的发生率为仅 1%。因为硬脑膜没有被刺穿,所以硬膜外麻醉后头痛的发生率低。硬膜外麻醉中无意针破硬脑膜的发生率约 0.2%(Introna,2012;Katircioglu,2008)。目前并无有力证据支持脊椎麻醉后的产妇绝对平卧数小时能防止脊髓麻醉后头痛的发生。

一旦出现穿刺后头痛应积极处理,应延长住院天数和急诊随诊。保守性治疗如静脉补液及卧床休息多数情况下无效。如果无有效的治疗,穿刺后头痛可转变为慢性头痛(Webb,2012)。

硬膜外腔注入自体静脉血对严重头痛患者最为有效。无菌静脉穿刺抽取产妇自体血液 10~20mL 注入硬膜外腔。血液进入硬膜外腔后形成凝固物阻止脑脊液进一步外漏,头痛症状可立即得到缓解,且较少发生并发症。硬膜外腔注入自体静脉血的成功率为 61%~73%(Paech,2011)。目前预防性于硬膜外腔注入自体静脉血存在争议,有学者提出该方法并不能预防性治疗头痛(Scavone,2004,2015)。

如果头痛缺乏特异性或硬膜外腔注入自体静脉血治疗后仍持续不能缓解,应考虑其他诊断。例如,Ch-isholm 和 Campbell(2001)描述了 1 例上矢状窦血栓形成患者,表现为特异性的体位性头痛。Smarkusky 等(2006)描述了 1 例颅腔积气患者,表现为立即出现的头痛。另外,脊髓麻醉还可造成颅内出血、椎管内及蛛网膜下血肿(Dawley,2009;Liu,2008)。

抽搐 少数情况下,脊髓穿刺后出现头痛的同时会伴发暂时性的失明和抽搐。Shearer 等(1995)研究在帕克兰医院接受阻滞麻醉的 19 000 例患者,其中 8 例出现了上述表现。据推测这可能与脑脊液压力降低有关,可立即治疗抽搐发作并给予硬膜外腔注入自体静脉血治疗。

膀胱功能障碍 脊椎麻醉后会出现膀胱感觉功能的减退及产后数小时内膀胱排空障碍。因此,尿潴留是一种常见的产后并发症,尤其多见于大量静脉输液的患者。Millet 等(2012)随机研究了 146 例脊髓麻醉后间断或持续置尿管的患者,发现间断尿管置入与菌尿症的发生有很大关系。也就是说,对于无合并症的经阴道分娩患者不建议产后留置导尿管。

蛛网膜炎和脑膜炎 目前已经不再使用乙醇、福尔马林及其他有毒物质作为局部麻醉药物溶剂,麻醉器械也多采用一次性用品。由于以上这些措施及严格的无菌操作,目前脑膜炎和蛛网膜炎已经很罕见(CDC,2010)。

脊髓麻醉禁忌证

表 25-6 列出了阻滞麻醉的绝对禁忌证。合并有母体有效循环血容量不足、低血压等产科并发症患者(如严重的产后出血)不宜采用脊髓神经阻滞镇痛(Kennedy,1968)。凝血功能异常或止血功能障碍也属于脊髓麻醉的禁忌证。虽然目前没有相关随机试验研究指导分娩时的抗凝治疗,但普遍的看法是当分娩开始时,就应停止皮下注射普通肝素或低分子肝素治疗(Krivak,2007)。穿刺部位存在蜂窝织炎等感染者也应避免蛛网膜下腔麻醉。神经系统疾病也通常被认定为脊髓麻醉的禁忌证,因为麻醉药物可能导致神经系统疾病的恶化。其他母体疾病如主动脉瓣狭窄或肺动脉高压也被认为是脊髓麻醉的相对禁忌证(第 49 章)。

表 25-6 阻滞麻醉的绝对禁忌证

难治性的母体低血压
母体凝血功能障碍
血小板减少症(各种原因)
母体在 12 小时内应用过每日治疗剂量的低分子肝素
未治疗的菌血症
穿刺部位皮肤感染
占位性病变导致的颅内压增高

第七篇

重度子痫前期是另一产科常见并发症,采用脊髓麻醉时易发生严重低血压。Wallace 等(1995)随机研究了 80 例在帕克兰医院进行剖宫产的重度子痫前期患者,结果表明采用全身麻醉、硬膜外麻醉或腰硬联合麻醉,母婴预后无明显差异。但 30% 接受硬膜外麻醉者和 22% 接受腰硬联合麻醉者发生了低血压,动脉压平均降低 15%~25%。

■ 硬膜外麻醉

硬膜外麻醉是向硬膜外腔注入局部麻醉药物,可缓解经阴道分娩及剖宫产导致的疼痛(图 25-3)。硬膜外腔为一潜在腔隙,内含疏松结缔组织、脂肪、淋巴及腔内静脉丛。妊娠期间由于腔内静脉丛充盈,腔隙容积略缩小。产科麻醉穿刺通常经腰椎间隙进入。虽然可以选择 1 次注射,但通常在穿刺后于硬膜外腔内留置导管,以备经导管重复给药或经输液泵控制连续给药。美国妇产科医师学会(2017)得出结论,在医生适当的监护下,受过专门训练的助产士应该能够调整剂量并终止麻醉。

■ 连续腰部硬膜外腔阻滞

经阴道分娩时若要达到完全镇痛的效果,需阻滞 $T_{10} \sim S_5$ 平面(图 25-1)。剖宫产时,需阻滞 $T_4 \sim S_1$ 平面。硬膜外腔药物的分布取决于导管末端的位置,应用麻醉药物的剂量、浓度、容积和产妇体位,如头高位、水平位或头低位(Setayesh,2001)。受个人解剖结构差异及组织粘连的影响,以及产程中导管末端的位置移动等因素,无法预知是否能达到满意的麻醉效果。

操作方法

表 25-7 列举了硬膜外麻醉的详细操作步骤和方

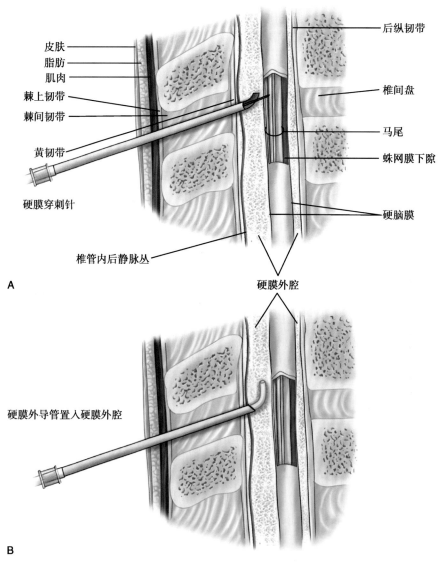

图 25-3 神经轴索镇痛。A. 腰硬联合麻醉;B. 硬膜外麻醉

法。在推注治疗量的局部麻醉药物之前,先给予试验剂量,并监测患者是否出现药物误入血管引起的中毒症状,或误入硬膜下或蛛网膜下腔导致麻醉平面过高或全脊髓麻醉表现。判定无这些症状后,再给予全量的麻醉药物。此后通过间歇性给予相同剂量的麻醉药物或经输液泵控制持续给药以维持镇痛效果(Halpern,2009)。目前用于硬膜外麻醉的泵可按设置的模式不间断给药,这样降低了麻醉药物所需的浓度、下肢运动阻滞的程度及阴道分娩的剖宫产率(Capogna,2011)。使用小剂量的短效麻醉药物芬太尼或瑞芬太尼能够改善麻醉效果,减少药物用量,同时可避免对运动神经的阻滞(Chestnut,1988)。与脊髓麻醉相同,麻醉过程必须有专业人员严密监测,包括麻醉平面。需强调的是,在进行硬膜外麻醉时,应准备必需的复苏设备及药物。

表 25-7　分娩时硬膜外麻醉方法

取得患者知情同意并与产科医生交换意见
监测指标包括:
　给药后 15 分钟内每 1~2 分钟测量 1 次血压
　诱导麻醉过程中持续监测孕妇心率
　持续胎心率监护
　与孕妇保持语言交流
　500~1 000mL 乳酸林格液静脉水化
产妇侧卧位或坐位
通过阻力消失的方法判断是否进入硬膜外间隙
带螺纹的硬膜外导管进入硬膜外腔约 3~5cm
在宫缩间歇期仔细回抽无血后注入试验剂量,1.5% 的利多卡因 3mL 加 1:200 000 肾上腺素溶液或 0.25% 丁哌卡因 3mL 加 1:200 000 肾上腺素溶液。以防将静脉给予麻醉药物所致心率加快与分娩痛所致的心率加快相混淆
如果试验剂量未出现中毒反应,注入 0.25% 的丁哌卡因 5~10mL 以达到 T_{10} 的麻醉平面
15~20 分钟后利用针刺或冷刺激法来测试麻醉效果。如果无明显的麻醉效果,则重新调整导管位置。如果两侧麻醉平面不对称,则将导管抽出 0.5~1cm 后再次给予 0.25% 丁哌卡因 3~5mL 溶液。如果麻醉效果仍不满意,则重新放置导管
孕妇取侧卧位或半侧卧位以避免对主动脉腔静脉的压迫
随后,每 5~15 分钟监测并记录孕妇血压,持续胎心率监护
至少每小时监测镇痛水平及运动神经阻滞情况

资料来源:Glosten B:Local anesthetic techniques. In Chestnut DH (ed):Obstetric Anesthesia:Principles and Practice,2nd ed. St Louis,Mosby,1999.

并发症

麻醉平面过高或全脊髓麻醉　硬膜外麻醉的并发症与脊髓麻醉相似(表 25-5)。穿刺过程中不小心刺破硬脑膜进入蛛网膜下腔可导致全脊髓麻醉。Sprigge 和 Harper(2008)对 18 000 多例接受硬膜外麻醉的妇女进行观察发现,全脊髓麻醉的发生率为 0.91%。一旦发生,应立即采取相关措施进行处理。其余并发症是硬膜外麻醉独有的。

镇痛无效　使用目前常用的持续硬膜外滴注方案,如 0.125% 丁哌卡因和 2μg/mL 芬太尼,90% 的妇女可以达到满意的镇痛效果(Sharma,1997)。另外一些妇女则认为硬膜外麻醉并不能完全缓解分娩疼痛。Hess 等(2001)对约 2 000 例孕产妇进行的研究结果表明,在分娩过程中约 12% 的产妇仍感到有 3 次以上疼痛或紧张情绪。出现这种突发性疼痛事件的高危因素包括初产妇和胎儿体重过大。Dresner 等(2006)研究认为随着孕产妇体重指数的增加,硬膜外麻醉的失败率也相应增大。如果在硬膜外麻醉作用消失后才再次进行镇痛,其效果可能会延迟、不完全,或二者同时存在。

在进行剖宫产手术时,单纯硬膜外麻醉有时无法达到完全镇痛的效果。先前母胎医学(Maternal Fetal Medicine Units,MFMU)协作网调查研究显示,最初接受单纯硬膜外麻醉镇痛进行剖宫产手术的妇女中,有 4% 由于麻醉效果不满意要求进行全身麻醉(Bloom,2005)。有时硬膜外尤其腰椎硬膜外麻醉难以达到满意的会阴部镇痛效果。此时可考虑同时应用会阴阻滞技术或全身性药物止痛,偶尔需联合全身麻醉。

低血压　硬膜外麻醉药物可阻断交感神经通路,引起低血压及心输出量降低。尽管采取预防措施,低血压仍是最常见的并发症,其中 1/3 的妇女由于情况严重需采取相应的处理措施(Sharma,1997)。Miller 等(2013)研究表明,入院时脉压>45mmHg 的患者低血压发生率 6%,与此相比脉压<45mmHg 的低血压发生率更高,约 20%。正常妊娠女性硬膜外麻醉过程中低血压发生率与脊柱麻醉类似,通过快速补充 500~1 000mL 晶体液即可改善,侧卧位可降低低血压的发生率。

发热　自 Fusi 等(1989)观察到硬膜外麻醉的孕妇在分娩时平均体温升高后,许多随机回顾性队列研究证实部分硬膜外麻醉的妇女会出现产时发热。由于有许多难以控制的危险因素,如产程时长、破膜时间及阴道检查的次数等,很多临床研究的结果说服力有限。排除这些危险因素后,Lieberman 和 O'Donoghue(2002)研究认为,进行硬膜外麻醉分娩时产妇出现发热的概率较正常增加 10%~15%。

目前关于产妇发热的理论主要包括母胎感染学说和体温调节异常学说。Dashe 等(1999)通过对胎盘进行组织病理学分析发现,硬膜外麻醉妇女出现的产时发热仅在胎盘炎症时发生,表明发热是由于感染引起

的。其他假说包括下丘脑体温调节中枢调定点改变学说,外周温度感受器向中枢神经系统传导温度刺激的选择性阻滞学说,以及产热、散热失衡学说。Sharma(2014)随机抽取 400 例进行硬膜外麻醉的初产妇,预防性给予 2g 头孢西丁与安慰剂对照,研究发现硬膜外麻醉相关的发热是由于感染引起的,预防性使用抗生素可以显著降低发热率。约 40% 的产妇在分娩时出现发热,体温>38℃,表明感染并不是发热的唯一原因。

背部疼痛 尽管有报告认为硬膜外阻滞麻醉与继发性背部疼痛有关,但也有报告持相反意见。在一项前瞻性队列研究中,Butler 和 Fuller(1998)发现硬膜外麻醉后出现后背疼痛较为常见,但多为暂时性。Lieberman 和 O'Donoghue(2002)进行的系统性回顾分析认为,现有资料并不支持硬膜外阻滞麻醉与新出现的、持续性的后背疼痛有关。

复杂并发症 脊椎麻醉或硬膜外麻醉很少因放置硬膜外导管引起并发症(Grant,2007)。硬膜外脓肿很少见(Darouiche,2006)。偶尔会发生硬膜外导管折断(Noblett,2007)。

对产程影响

大多数研究,包括在帕克兰医院进行的五项随机研究结果综合分析表明,硬膜外麻醉可引起产程延长,并增加了催产素的使用(表 25-8)。Alexander 等(2002)研究了硬膜外麻醉镇痛对于第 22 章中所描述 Friedman(1955)产程曲线的影响。与 Friedman 的原标准相比,硬膜外麻醉可导致产程活跃期平均延长 1 小时。如表 25-8 所示,硬膜外麻醉镇痛患者由于第二产程延长,阴道器械助产概率增加,但对新生儿无不良影响。

表 25-8	2 703 例随机采取硬膜外麻醉或静脉给予哌替啶进行分娩镇痛的初产妇		
产程进展[a]	硬膜外麻醉 (n=1 339)	静脉给予哌替啶 (n=1 364)	P 值
分娩结局			
第一产程/h[b]	8.1±5	7.5±5	0.011
第二产程/min	60±56	37±57	<0.001
镇痛后使用催产素	641(48)	546(40)	<0.001
分娩方式			
自然经阴道分娩	1 027(77)	1 122(82)	<0.001
产钳助产	172(13)	101(7)	<0.001
剖宫产	140(10.5)	141(10.3)	0.92

资料来源:Sharma SK, McIntire DD, Wiley J, et al: Labor analgesia and cesarean delivery. An individual patient meta-analysis of nulliparous women, Anesthesiology. 2004 Jan;100(1):142-148.
[a] 资料按照中位数或平均数±标准差表示。
[b] 第一产程:镇痛后宫口开全时间。

硬膜外麻醉与第二产程延长和阴道器械助产之间的这种联系归因于麻醉引起的运动阻滞和导致母体代谢受损。Craig 等(2015)在第二产程时,将 310 例硬膜外麻醉的初产妇随机分为使用丁哌卡因和芬太尼组或单一使用芬太尼组。硬膜外丁哌卡因镇痛在第二产程确实引起运动阻滞,但第二产程并未延长。

胎心率 Hill 等(2003)观察了利用 0.25% 丁哌卡因进行硬膜外麻醉对胎心率的影响,与静脉给予哌替啶相比,前者未出现明显的毒性反应。但实际上静脉给予哌替啶镇痛者胎心变异和胎心加速的发生率较少(第 24 章)。Reynolds 等(2002)进行的系统性回顾分析研究认为,硬膜外麻醉对新生儿酸碱平衡状态的影响较哌替啶大。

剖宫产 以往另一具有争议的问题是,硬膜外麻醉是否增加了剖宫产的风险。由于以前使用的未稀释麻醉药物可使孕妇的运动神经功能受到阻滞,所以硬膜外麻醉似乎增加了剖宫产率。当麻醉技术改进后,许多研究者认为利用稀释的麻醉药物进行镇痛并未增加剖宫产率。帕克兰医院就此及其相关问题进行了多项研究。研究者将 1995~2002 年间 2 703 例足月自然分娩的初产妇随机分为五组,比较硬膜外麻醉和静脉使用哌替啶对剖宫产率的影响。研究结果见图 25-4,表明硬膜外麻醉并未使剖宫产率显著增加。

硬膜外麻醉镇痛的时机

多项回顾性研究表明,在产程早期给予硬膜外麻醉增加了剖宫产的风险(Lieberman,1996;Rogers,1999;Seyb,1999)。这些分析结果促使研究者进行了至少五项随机对照研究,结果证实硬膜外麻醉的时机对剖宫产、阴道器械助产及胎位异常的概率并无影响(Chestnut,1994a,b;Ohel,2006;Wong,2005,2009)。因此,规定在宫口开大到一特定程度后再进行硬膜外麻醉是不合适的,而应着重于缓解产妇的分娩疼痛。

安全性

Crawford(1985)报告了从英国伯明翰妇产科医院获得的丰富经验,证实了硬膜外麻醉的相对安全性。早前进行的 MFMU 协作网调查结果表明,在近 2 万例接受硬膜外麻醉的妇女中,未发生麻醉相关的孕产妇死亡(Bloom,2005)。Ruppen 等(2006)对 27 项研究中 140 万例妇女进行了系统性回顾研究,报告硬膜外深部感染的预期风险为 1:145 000,硬膜外血肿的预期风险为 1:168 000,神经系统永久性损伤的风险为 1:240 000。

第 25 章

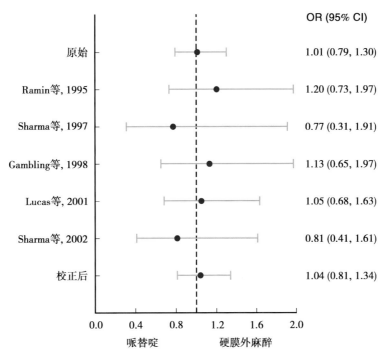

	OR (95% CI)
原始	1.01 (0.79, 1.30)
Ramin等, 1995	1.20 (0.73, 1.97)
Sharma等, 1997	0.77 (0.31, 1.91)
Gambling等, 1998	1.13 (0.65, 1.97)
Lucas等, 2001	1.05 (0.68, 1.63)
Sharma等, 2002	0.81 (0.41, 1.61)
校正后	1.04 (0.81, 1.34)

哌替啶　　硬膜外麻醉

图 25-4　五项比较硬膜外麻醉和静脉使用哌替啶进行镇痛后产妇剖宫产率研究结果。表格展示了每项研究结果的优势比（ORs）和 95% 置信区间（CIs），以及总体原始和校正后的 ORs 及 95% CIs。OR 值小于 1，表明硬膜外麻醉优于静脉哌替啶麻醉
（资料来源：Sharma SK，McIntire DD，Wiley J，et al：Labor analgesia and cesarean delivery. An individual patient meta-analysis of nulliparous women，Anesthesiology. 2004 Jan；100（1）：142-148. ）

禁忌证

血小板减少症　硬膜外麻醉的禁忌证与脊椎麻醉相似（表 25-6）。虽然血小板数目的减少具有风险，但美国麻醉医师学会产科麻醉组（2016）进行的研究并未发现血小板减少到何种程度会发生硬膜外麻醉出血。硬膜外血肿极少见，据估计继发于血肿的神经损伤发病率约 1/15 万（Grant，2007）。美国妇产科医师学会（2016b）总结指出血小板计数在 80 000～10 000/μL 的妇女可进行阻滞麻醉，且需要满足以下条件，包括血小板计数稳定、无后天或先天性凝血疾病、血小板功能正常、无抗血小板特异性药物和凝血指标异常。血小板计数为 50 000～80 000/μL 应根据个体情况利弊选择（van Veen，2010）。25 号针行单次脊椎麻醉比 17 号或 18 号硬膜外麻醉或腰硬联合麻醉创伤小，因此对于此范围血小板的患者来说可能是安全的。

抗凝治疗　接受抗凝治疗的妇女在进行阻滞麻醉时，发生脊髓内血肿和脊髓压迫的风险增加（第 52章）。包括以下几种情况：

1. 正在接受普通肝素治疗的妇女，如果其活化部分凝血活酶时间正常，可进行阻滞麻醉。

2. 正在接受预防剂量普通肝素或小剂量阿司匹林的妇女，不增加麻醉风险，可进行阻滞麻醉。

3. 每天接受小剂量低分子肝素治疗的妇女，在停药 12 小时后才可进行阻滞麻醉。

4. 移除硬膜外导管后至少 2 小时内禁止给予低分子肝素。

5. 目前尚缺乏对于每日接受 2 次低分子肝素治疗患者进行阻滞麻醉安全性的研究，没有研究证实在停药 24 小时后进行阻滞麻醉是安全的。

重度子痫前期-子痫　重度子痫前期患者进行硬膜外麻醉的风险包括：低血压及为了纠正低血压给予升压剂后所致的高血压。此外，大量输注晶体液具有引起肺水肿的潜在风险。但相比之下，全身麻醉风险更大，是由于上呼吸道水肿，气管插管可能难以进行；另外，全身麻醉可引起严重的突发高血压，导致肺水肿、脑水肿或颅内出血。

由于麻醉技术的改进，稀释的局部麻醉剂的使用，大多数产科医师和麻醉医师认为对于合并重度子痫前期的妇女应选择硬膜外麻醉。在经过特殊培训的麻醉

第七篇

师和产科医师严密监护下,硬膜外麻醉可安全使用于子痫前期-子痫患者(Lucas,2001)。

重度子痫前期妇女的有效循环血容量较正常妊娠妇女明显减少(Zeeman,2009)。相反,由于内皮细胞活化引起毛细血管渗漏,机体总的水分含量增加(第40章)。这种机体水分分布失衡表现为特征性的病理性外周水肿、蛋白尿、腹水和肺总水量增加。基于这些原因,急于进行的容量置换增加了患者肺水肿的风险,尤其在产后72小时内。Hogg 等(1999)报告如果预先不限制输液量,3.5%重度子痫前期的孕产妇会出现肺水肿。有计划地进行预水化,控制晶体入量在 500 ~ 1 000mL 可减少或避免肺水肿的发生。Lucas 等(2001)报告晶体量限制在 500mL 的妇女,均未出现肺水肿。另外,给予稀释的局部麻醉药物可减慢麻醉平面上升速度,进而减少由于硬膜外麻醉引起突发性血管扩张的发生。这样既维持了血压,又避免了大量晶体液的输注。

■ 腰硬联合麻醉

近来腰硬联合麻醉技术应用越来越广泛,无论经阴道分娩或剖宫产,均可提供快速有效的分娩镇痛。首先穿刺进入硬膜外隙,接着用脊椎麻醉穿刺针经硬膜外穿刺针管腔进入蛛网膜下腔,即所谓"针内针"技术(图 25-3)。向蛛网膜下腔内注入少量阿片类药物,有时联合使用局部麻醉剂。然后退出脊椎麻醉穿刺针,经硬膜外穿刺针于硬膜外腔内留置导管。蛛网膜下腔内注射阿片类药物具有快速而持久的镇痛效果,但对运动神经无阻滞作用。硬膜外隙内置管可在麻醉过程中重复给药。Miro 等(2008)对 6 497 例产妇进行了硬膜外麻醉和腰硬联合麻醉的比较,发现两种麻醉技术的镇痛效果和并发症无差别。但是,Abrao 等(2009)进行的一项随机对照研究发现,腰硬联合麻醉出现胎心率异常的风险较单独硬膜外麻醉大,推测可能与子宫张力过高有关。Beamon 等(2014)报告了类似结果。

■ 持续性脊髓镇痛

持续性脊髓麻醉有助于缓解分娩疼痛。Arkoosh 等(2008)将 429 例产妇随机分为持续性脊髓麻醉和常规硬膜外麻醉,两者在并发症发生率上无差别。Tao 等(2015)对 113 例产妇使用稀释的丁哌卡因进行镇痛,发现无周围神经损伤的病例,头痛的发生率为 2.6%。持续性脊髓镇痛在分娩中的应用还有待研究。

剖宫产局部浸润麻醉

有时在紧急状况下,局部浸润麻醉可用于增强或补充阻滞麻醉的麻醉效果。或在缺少其他麻醉支持的情况下,为抢救胎儿而在局部浸润麻醉条件下行剖宫产术(Young,2012)。

一种方法是沿切口线行浸润麻醉,包括皮肤、皮下组织、肌肉、腹直肌鞘,直至打开腹膜。5%利多卡因加入1:200 000 肾上腺素稀释成 70mL。因皮下脂肪组织内神经分布相对较少,所以应减少脂肪中用药以控制总麻醉药量。

另一种方法是针对腹壁的主要神经分支进行区域阻滞,包括第 10 肋间神经、第 11 肋间神经、12 肋间神经,髂腹股沟神经和生殖股神经(Nandagopal,2001)。如图 25-5 所示,前一组神经点位于肋缘与髂嵴连线的腋中线上,后一组神经位于腹股沟管外环处,仅在上述四个部位分别进行穿刺(左、右两侧)。行肋间神经阻滞时,注射针水平刺入腹横筋膜下,避免将麻醉药物注入皮下脂肪组织,仅需 0.5%利多卡因溶液约 5~8mL,

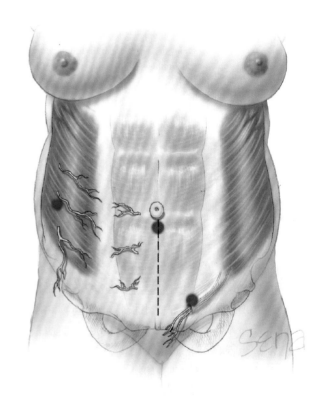

图 25-5 剖宫产时进行局部阻滞麻醉。第一个进针点位于腋中线上的肋缘与髂嵴连线中点,以阻滞第10肋间神经、第11肋间神经、第12肋间神经。第二个穿刺点在腹股沟管外环,以阻滞髂腹股沟神经和生殖股神经。在躯体两侧分别进行浸润麻醉。最后覆盖切口周围进行浸润麻醉

再于刺入部位以 45°向头侧和尾侧重复上述注射步骤。对侧同样操作。髂腹股沟神经和生殖股神经部位浸润麻醉时,从耻骨结节外侧 2~3cm 以 45°穿刺进针。最后覆盖切口周围进行浸润麻醉。

全身麻醉

为保证全身麻醉的安全性,需专业训练的团队及特殊的器械包括人工气道、可视喉镜和纤维气管插镜。气管内插管失败是全身麻醉孕产妇死亡的常见原因之一,发生率约 1/400(Kinsella,2015)。在气管插管失败的情况下,继续使用声门上气道装置(如喉罩气道)进行外科手术成为趋势(Mushambi,2015)。由于全身麻醉发病率和死亡率相对增高,除非存在禁忌证,首选的分娩镇痛方法为区域阻滞麻醉。事实上,MFMU 协作网调查工作表明,在 54 000 多例的调查对象中,超过 93% 产妇尝试采用区域阻滞麻醉(Bloom,2005;Brookfield,2013)。据报告非白种人女性使用全身麻醉的发生率较高(Butwick,2014)。

■ 患者术前准备

在进行麻醉诱导以前,应采取以下几项措施以降低麻醉并发症对母婴的危害。

1. 诱导全身麻醉前使用抗酸药物比其他任何降低产科麻醉死亡率的措施都更有效。美国麻醉医师学会产科麻醉组(2016)推荐使用非颗粒性抑酸剂、H_2 受体拮抗剂或甲氧氯普胺。很多年以来,我们都建议在计划诱导全身麻醉或阻滞麻醉前数分钟常规给予 30mL 枸橼酸钠和枸橼酸混合物。如果给药后 1 小时手术仍未结束,应再次给药。

2. 母亲采取仰卧位时,子宫会压迫下腔静脉和腹主动脉。因此在全身麻醉期间采取侧卧位对新生儿的影响较持续性仰卧位小。

3. 由于妊娠期间肺功能性储备量的降低,在对孕妇施行麻醉时会较非妊娠妇女更快出现低氧血症,且显著肥胖者症状更为严重(McClelland,2009)。为了最大限度地减少在给予肌松药和进行气管插管期间低氧血症的出现,增加肺氧气含量显得尤为重要。通常在进行气管插管前 2~3 分钟通过面罩给予 100% 氧气。如果孕妇情况较为危急,通过密闭的呼吸通路给予 4 倍于肺活量的 100% 氧气可达到相似的效果(Norris,1985)。

■ 麻醉诱导和插管

几乎所有产妇体型均较大,应快速顺序诱导麻醉。也就是说,气管插管过程中由助手按压环状软骨时,同时给予静脉麻醉和快速起效的肌肉松弛剂。

静脉注射用的丙泊酚或依托咪酯可提供平稳、快速的诱导而被广泛应用。丙泊酚具有快速起效和苏醒的作用,并且可降低恶心和呕吐的发生率。由于硫喷妥纳已不再使用,故丙泊酚成为可安全使用的全身麻醉诱导剂的主要药物。依托咪酯和胺碘酮为血流动力学不稳定的产妇的诱导剂,但高血压患者禁用胺碘酮。琥珀酰胆碱是一种起效快速的短效肌松药,常用于产科,可提供强效的肌肉松弛来帮助气管插管,也能在插管失败时迅速恢复自主呼吸。罗库溴铵是在使用琥珀酰胆碱为禁忌或不可用时的一种替代的肌松药,它的持续时间比琥珀酰胆碱长,除非它的作用被 FDA 最新批准的特异性结合剂舒更葡糖(Bridion)所拮抗。为了降低胎儿呼吸抑制的发生率,常在诱导麻醉时避免使用中效或长效的阿片类药物。直接喉镜的强烈刺激可能使某些产妇的血压增高和出现心动过速。瑞芬太尼是一种超短小麻醉药,剖宫中诱导使用,具有良好的母体血流动力学和良好的新生儿结局。

在麻醉诱导和气管插管过程中,由 1 位有经验的助手采用 Sellick 手法压迫环状软骨,以关闭食管。在麻醉诱导时,避免使用加压喉罩,以降低胃内压升高的风险。在手术开始前,必须先确认气管插管成功,或根据母儿状况,在有效气道建立后开始手术。

■ 插管失败

虽然气管插管失败并不常见,但它却是孕妇麻醉致死的主要原因之一。详细了解患者既往气管插管失败的病史,并熟知颈部、颌面部、咽部、喉部的解剖结构有助于预防插管失败。即使先前评估气道无异常,产时出现呼吸道水肿也可能导致插管困难。病理性肥胖也是导致插管困难或失败的主要原因之一。美国麻醉医师学会产科麻醉组(2016)强调进行详细术前准备的重要性,包括各种相关专业设备、不同型号的喉镜、喉面罩通气道、光导纤维支气管镜、经气管通气设备及自由使用的经口清醒插管技术。

处理

麻醉时一项重要原则是明确气管插管成功和进行有效通气后再开始手术。如果插管困难或失败,即使存在胎心率异常,急于开始剖宫产手术只能导致更严重的并发症。通常在气管插管失败时,应保持孕产妇清醒再采取其他技术,如清醒插管或区域阻滞麻醉。

一旦插管失败,应立即给予面罩吸氧,并压迫环状软骨以减少误吸。然后在面罩吸氧或妇女清醒状态下进行手术。如果产妇已经被麻醉,而通过经口气管内插管、喉罩或使用光纤喉镜引导插管仍未能重新建立通气道,存在生命威胁时,为重新恢复通气,可行经皮环甲膜穿刺,然后开始通气。目前推荐对插管失败后相关应对措施进行训练以应对此类紧急状况。

■ 气体麻醉

一旦气管内插管成功,通常在吸入气体中加入卤代烷气体进行吸入麻醉,常混有氧气和笑气。目前在美国最常用的吸入性麻醉药物包括地氟烷和七氟烷,两者在血液和脂肪中的溶解度都很低,与传统的气体如异氟醚相比更快起效和清除。除了可以消除记忆外,当吸入高浓度的吸入性麻醉剂时,会产生明显的松弛子宫的效果。因此可用于双胎时第二胎内倒转术、臀位矫正术,以及子宫内翻复位等情况。除非产妇已处于全身麻醉,这种情况下静脉注射硝酸甘油是首选。

■ 拔管

产妇意识恢复,可以配合医生的要求,且通过自主呼吸能够维持满意的血氧饱和度时方可安全地拔管。在拔管前应首先使用鼻胃管排空胃内容物。由于诱导麻醉技术的改进,拔管的危险性相对增高。美国密歇根州1985~2003年15例麻醉相关孕产妇死亡病例均不是死于诱导麻醉,仅5例是在开始准备拔管、拔管或恢复期间由于发生通气不畅或气道阻塞而死亡(Mhyre,2007)。

■ 误吸

大量吸入胃酸后引起的吸入性肺炎,导致肺功能不全。吸入性肺炎曾经是产科麻醉中最常见的致死原因,因此应引起重视。为了有效减少误吸的发生,应常规给予抗酸药物,气管插管时压迫环状软骨以关闭食管,尽量选择阻滞麻醉。

禁食

美国麻醉医师学会产科麻醉组(2016)和美国妇产科医师学会(2017b)认为尚缺乏资料以明确产程中禁食多长时间可以排空胃内液体,预防误吸的发生。目前推荐在产程中无并发症的妇女可以适量饮用无渣液体,如水、茶、黑咖啡、碳酸饮料或不含果肉的果汁(第

22章),同时尽量避免摄入固体食物。对于选择性剖宫产或进行输卵管结扎的孕妇,术前应禁食6~8小时。

O'Sullivan等(2009)随机研究了2 426例低风险的初产妇,研究中的孕妇只喝水和吃冰块或吃少许面包、饼干、蔬菜及喝水果、酸奶、汤和果汁。每组中剖宫产率约为30%。尽管1/3的孕妇在分娩过程中发生了呕吐,但未发生误吸。在研究中分娩镇痛应用的是硬膜外麻醉,但未提及剖宫产的具体麻醉方式。神经轴索镇痛的应用大大降低了吸入性肺炎的发生率。由于误吸的发生率较低,此研究并没有评估分娩过程中进食的安全性(Sperling,2016)。

病理生理学

1952年,Teabeaut通过实验证实当吸入pH小于2.5的液体可导致严重的化学性肺炎。随后的研究证实分娩期近一半妇女的胃酸pH小于2.5(Taylor,1966)。吸入物质通常经右主支气管这一最直接通道到达肺脏,因此吸入性肺炎最常累及右肺下叶,严重者可广泛累及双侧肺实质。

有的妇女在误吸后即刻出现呼吸窘迫症状,有的则在数小时后出现,这取决于吸入物质的种类和严重程度。吸入大量固体物质可出现明显的气道阻塞症状。而吸入非酸性小颗粒物质则可导致小叶性肺不张,并最终引起支气管肺炎。

当吸入强酸性液体时,可导致血氧饱和度降低,并伴有呼吸加快、支气管痉挛、肺内干啰音、湿啰音、肺不张、发绀、心率加快及血压降低。损伤部位肺毛细血管渗出,含有大量红细胞且富含蛋白质的渗出液进入肺间质和肺泡,导致肺顺应性降低,血液淤积和严重低氧血症,但不一定出现影像学改变。虽然通常累及右侧肺叶,但可能会出现各种变化,因此仅靠胸片不能排除误吸的可能。

治疗

近年来,治疗误吸的方式有了很大的改变,表明既往的治疗方法并不成功。怀疑误吸内容物者需要严密监护,以确定是否存在肺脏损伤。通过脉动式氧合测量器监测血氧饱和度及呼吸频率是最敏感的方法,可及时发现肺损伤。

一旦发生误吸,应立即清洁口腔,吸出咽部和气管内的残留物质。生理盐水灌洗可能加重酸性物质在肺内播散,因此不推荐使用。如果吸入大颗粒物质,建议使用支气管镜以缓解气道阻塞。目前尚无临床或实验室证据说明糖皮质激素或预防性的应用抗生素有效(Marik,2001)。如果出现感染,给予积极有效的治疗。

如果出现呼吸衰竭,使用机械通气给予生命支持。

产后镇痛

　　术后疼痛管理的目的包括提高患者舒适性、最大程度减少副作用、协助术后功能恢复锻炼和缩短住院时间(Lavoie,2013)。一项回顾性研究表明,96% 的女性产后短时间内即出现疼痛感(Eisenach,2008)。剖宫产术后疼痛感持续 1~2 年的发生率约为 20%(Hannah,2004;Kaina,2010)。美国麻醉医师学会(2016)建议术后使用神经阿片类药物镇痛。在美国,尽管大多数情况下剖宫产是在轴索镇痛下进行的;某些情况下会考虑外周神经阻滞麻醉,如腹横肌神经阻滞(McDonnell,2007)。这包括全身麻醉、未接受神经阿片类药物镇痛或神经阻滞麻醉后仍感觉疼痛持续存在的孕妇。操作通常在超声引导下进行,将局部麻醉药物注入到腹内斜肌和腹横肌之间的腹横肌横切面。此处神经支配 $T_6 \sim L_1$ 腹前壁的皮肤感觉。包括 31 个对照试验的荟萃分析显示,超声引导下腹横肌神经阻滞,明显降低了腹部手术后 6 小时内阿片类药物的使用率(Baeriswyl,2015)。

(王琳琳　高娜　翻译　马玉燕　审校)

参考文献

第 26 章

引产/催产

特殊情况下,如果必须进行引产,特制扩宫棒或小型橡胶水囊可作为有效的子宫刺激物,使宫颈完全扩张。

——J. 惠特里奇·威廉姆斯(1903)

在威廉姆斯撰写本书第 1 版时,尚无有效的引产方式。当时所采用的增强产力的方法对引产基本无效,唯有徒手扩张宫颈法有效。现如今有众多通过增强产力而促进引产的药物,但"扩宫棒"类的机械手段又重新被重视。

引产是指无论破膜与否,在自然临产前,采用人为的方法诱发宫缩。当宫口未开且尚未成熟时,通常会使用前列腺素促进宫颈成熟、宫口扩张。当宫颈扩张不良或胎头下降缓慢时一般考虑为宫缩乏力,即威廉姆斯(1903)所述的惰性子宫,可通过加强宫缩,即增加自发性宫缩的频率和强度促进分娩。

在美国,引产率从 1991 年的 9.5% 上升到 2015 年的 23.8%,增长了 2.5 倍(Martin,2017)。各医院的引产率和方法存在差异。在帕克兰医院,约 35% 的分娩通过人工诱导或增强。相比之下,在阿拉巴马大学伯明翰医院,通过以上方式的引产率约为 20%,另有 35% 的产妇应用缩宫素加强宫缩,共 55%。本章主要针对引产和加强宫缩的适应证、引产前促宫颈成熟的各种技术展开讨论。

引产

■ 适应证

当立即终止妊娠对母儿的益处超过继续妊娠时,应采取措施进行引产。最常见的适应证包括胎膜早破、妊娠高血压、羊水过少、轻度胎儿状况不良、过期妊娠及各种母体疾病,如慢性高血压和糖尿病(ACOG,2016)。

引产和加强宫缩的禁忌证与阴道分娩相同,此类禁忌证与既往子宫切口类型、骨盆解剖结构异常、胎盘植入有关,也包括生殖器疱疹感染活动期及宫颈癌等不常见的状况。胎儿因素包括巨大儿、严重的脑积水、胎位异常或严重胎儿状况不良等。

■ 引产技术

缩宫素在临床上用于引产或加强宫缩已数十年。此外其他有效的方法包括采用前列腺素类药物(如米索前列醇和地诺前列酮)和机械方法,包括人工剥膜、人工破膜、羊膜外盐水输注、宫颈球囊放置术、宫颈吸湿扩张器等。重要的是每个独立的产科机构都应该制订符合自身情况的催产及加强宫缩用药方案(American Academy of Pediatrics,2017)。

■ 风险

与引产相关的母体并发症包括剖宫产、绒毛膜羊膜炎、子宫破裂和子宫收缩乏力引起的出血等。其中剖宫产的风险升高了 2~3 倍(Hoffman,2003;Maslow,2000;Smith,2003),且该风险在初产妇中更高(Luthy,2004;Wolfe,2014;Yeast,1999)。但也有研究质疑了这一观点(Macones,2009;Melamed,2016;Miller,2015;Saccone,2015)。Darney 等(2012)发现孕 39 周时引产的产妇,其中转剖宫产的风险低于期待治疗。Little 和 Caughey(2015)也发现引产产妇的剖宫产率低于期待治疗的自然临产产妇。目前,母胎医学(Maternal-Fetal Medicine Units,MFMU)协作网在进行一项主题为"引产与期待治疗"的临床随机试验(简称 ARRIVE),但结果尚未发表(National Institutes of Health,2015)。

人工破膜通常用于宫缩乏力患者,目的是加强宫缩。人工破膜的产妇发生绒毛膜羊膜炎的风险高于自然临产的产妇(ACOG,2016)。

既往有子宫手术史的产妇,分娩过程中发生子宫破裂可危及母儿生命(第 31 章)。MFMU 协作网报告称缩宫素使瘢痕子宫发生破裂的风险增加了 3 倍,而使用前列腺素类药物发生子宫破裂的风险更高(Landon,2004)。美国妇产科医师学会(2017b)建议既往有子宫手术史的产妇不宜使用前列腺素进行促宫颈成熟或引产。

子宫收缩乏力和与之导致的产后出血在接受引产或增强产力的妇女中更为常见(第 41 章)。难治性产后出血是围产期子宫切除的常见适应证,尤其是在剖宫产时。一项帕克兰医院的研究发现,553 例围生期紧急子宫切除的产妇中 17% 与引产相关(Hernandez,2013)。从 1994~2007 年,美国产后子宫切除率上升了 15%(Bateman,2012),子宫切除率的升高很大程度上是由于引产和剖宫产率的增加所致。另一研究发现,选择性引产也使子宫切除率升高了 3 倍(Bailit,2010)。

■ 择期引产

近来,选择性引产越发普遍。Clark 等(2009)研究了 14 955 例足月分娩孕妇,其中 32% 孕妇是社会因素的择期分娩,19% 为产科因素的选择性引产。

美国妇产科医师学会(2016)并不推荐常规选择性引产,有必要进行选择性引产的产妇包括合并急产高危因素、居住地远离医院或社会心理因素。由于引产的不良结局的风险更大,我们认为常规进行选择性引产并不合理。多项研究(Chiossi,2013;Clark,2009;Salemi,2016;Tita,2009)表明孕 39 周前选择性引产与新生儿不良结局明显相关。足月选择性引产的产妇应充分告知其风险并签署知情同意书,遵循 2016 年美国妇产科医师学会引产指南,详见第 31 章。

Fisch 等(2009)和 Oshiro 等(2013)均发布了不建议选择性引产的指南,之后选择性分娩率显著下降。得克萨斯州医疗补助计划从 2011 年起拒绝承担孕 39 周前的选择性引产费用,使早期足月产比例下降了

14%,同时新生儿出生体重有了显著升高(Dahlen,2017)。俄勒冈州的一项政府出台的相关政策也降低了早期足月产的发生率,但母婴结局无改善(Snowden,2016)。

■ 影响引产的因素

多个因素可以影响引产的成功率,有利因素包括年轻女性、经产妇、产妇体重指数 $<30kg/m^2$、宫颈已成熟、胎儿出生体重 $<3\,500g$ 等(Gibson,2015;Roland,2017;Sievert,2017)。很多情况下,引产失败是由于子宫未做好分娩的准备,如"宫颈未成熟"。事实上,安全分娩联盟(Consortium on Safe Labor,CSL)调查发现,经产妇的选择性引产成功率为 97%,初产妇为 76%,宫颈越成熟则引产成功率越高(Laughon,2012)。

中转剖宫产的风险与引产持续时间有关,特别是宫颈未成熟时(Spong,2012)。研究发现产程进展至活跃期和宫口开全的时间与产妇体重指数成反比(Kominiarek,2011)。对糖尿病孕妇的研究也得出了相似的结论(Hawkins,2017)。Simon 和 Grobman(2005)发现,将潜伏期界定为 18 小时,大多数产妇能够引产成功,且不会增加孕产妇和新生儿不良结局风险。Rouse 等(2000)建议在胎膜破裂后至少使用缩宫素 12 小时,Kawakita 等(2016)建议经产妇破膜后缩宫素使用时间不超过 15 小时。

引产前促宫颈成熟

如前所述,宫颈条件对引产是否成功至关重要。然而,对宫颈成熟度的评价是非常主观的(Feltovich,2017)。促宫颈成熟的方法包括药物法和非药物法。

与单用缩宫素引产相比,一些方法可能更有优势(表 26-1)。其中一些方法也确实能够成功引产。然而,没有一种引产方式能够降低剖宫产率或减少母儿发病率。

■ 宫颈成熟度

Bishop 在 1964 年公布了一种预测引产结局的量化方法,如表 26-2 所示。随着宫颈成熟度或 Bishop 评分下降,引产成功率也降低。宫颈评分为 9 分时,引产的成功率极高。当 Bishop 评分小于或等于 4 分时,提示宫颈不成熟,需先促宫颈成熟。

表 26-1　常用的促宫颈成熟和/或引产的药物

方式	剂型	剂量	效果
药物性			
前列腺素 E$_2$	地诺前列酮凝胶（阴道用）	宫颈 0.5mg，每 6 小时重复给药，最多用 3 次	1. 与单用缩宫素相比，明显缩短从引产到分娩时间
	地诺前列酮栓 10mg（宫颈给药）	阴道后穹窿，10mg	1. 栓剂比凝胶效果更好 2. 从最后 1 次阴道用药到应用缩宫素间隔 6~12 小时
前列腺素 E$_1$[a]	米索前列醇 100μg 或 200μg[b]	阴道用 25μg，每 3~6 小时可重复用药 口服 50~100μg，每 3~6 小时可重复用药	1. 30~60 分钟内会有宫缩 2. 在足月胎膜早破和宫颈成熟时，引产成功率和缩宫素类似 3. 阴道用药量>25μg 时可有子宫强直收缩
机械性			
宫颈放置 Foley 导管	30mL 水囊		1. 快速增加宫颈评分 2. 80mL 水囊更有效 3. 与缩宫素连用优于单用前列腺素阴道制剂 4. 用 EASI 可明显降低感染率
吸湿性宫颈扩张器	昆布属，水凝胶		1. 快速提高宫颈评分 2. 与缩宫素连用不会缩短 I-D 时间 3. 不舒适，需要借助窥器和特定体位

[a] 适应证外用药。
[b] 药物必须分成 25μg 或 50μg 的剂量，但药物是均匀释放的。
EASI，每小时注入 30~40mL 生理盐水；I-D，从引产到分娩的时间。

表 26-2　判定宫颈成熟的 Bishop 评分

得分	宫口开大/cm	宫颈管消退/%	先露位置(−3~+2)	宫颈性质	宫口位置
0	未开	0~30	−3	硬	后
1	1~2	40~50	−2	中	中
2	3~4	60~70	−1	软	前
3	≥5	≥80	+1,+2	—	—

资料来源：Bishop，1964.

Laughon 等（2011）通过对 5 610 例孕 37~41 周的单胎初产妇进行回归分析，以简化 Bishop 评分。该研究发现宫口开大程度、先露位置和宫颈管消退程度与阴道分娩能否成功显著相关。因此，与原始 Bishop 评分相比，仅包含这三个参数的简化 Bishop 评分具有相似甚至更高的预测价值。当忽略研究的连贯性和研究地点时，其他研究者也有类似的发现（Ivars，2016；Raghuraman，2016）。

有研究认为经阴道超声评估宫颈长度是唯一可替代 Bishop 评分的生物物理标记（Feltovich，2017）。由于不同研究的标准存在异质性，一项关于宫颈长度预测引产成功率的荟萃分析（Hatfield，2007）并未得出一个量化性的临床参考标准。另一项荟萃分析显示，通过超声测量宫颈长度和形状来预测引产成功率的敏感性和特异性均较低，且预测效果有限（Verhoeven，2013）。

■ 药物性方法

不幸的是，产妇通常有引产适应证，但宫颈尚未成熟。可以采用药物促宫颈成熟进而刺激宫缩，从而帮助随后引产成功。最常用于促宫颈成熟和引产的方法包括几种前列腺素类似物的应用。

前列腺素 E$_2$

地诺前列酮是前列腺素 E$_2$（prostaglandin E$_2$，

PGE$_2$)的合成类似物。常用的有 3 种剂型:凝胶、阴道控释片和 20mg 栓剂(表 26-1)。凝胶和阴道控释片仅用于在分娩前促宫颈成熟。20mg 栓剂不适用于促宫颈成熟,只适用于孕 12~20 周的终止妊娠,以及孕 28 周前胎死宫内的引产。

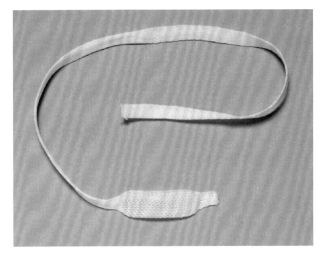

图 26-1　一个地诺前列酮阴道栓剂中含有 10mg 的有效成分,在置入的最初 10 小时内每小时大约释放 0.3mg

局部应用凝胶型 PGE$_2$ 又称 Prepidil,每支预充注射器含 2.5mL 凝胶(地诺前列酮 0.5mg)。使用时孕妇取仰卧位,将注射器前端的导管放入宫颈管内,在低于宫颈内口的位置注药,操作完毕后至少平卧 30 分钟。可每 6 小时重复给药 1 次,24 小时内最多给药 3 次。

普贝生(含 10mg 地诺前列酮),经阴道给药可用于促宫颈成熟。该药为阴道控释片,每小时缓慢释放前列腺素 0.3mg,外观为包被于聚酯网袋一端的扁平长方形聚合物(图 26-1),必要时可随时将其从阴道内取出。使用方法:将 1 片横放在阴道后穹窿处,可少量使用润滑剂,但使用过多会妨碍药物释放,放置后孕妇需卧床休息 2 小时以上,在临产前或放置 12 小时后应用缩宫素之前 30 分钟将其取出。

大多数关于地诺前列酮功效的荟萃分析显示,该药可缩短 24 小时内分娩的时间,但剖宫产率并未降低。Thomas 等(2014)应用 Cochrane 系统评价的方法对 70 项试验进行研究,共纳入 11 487 例受试者,分别给予阴道前列腺素、安慰剂或仅观察。他们发现使用前列腺素后 24 小时内阴道分娩率更高,同时反应性胎心率变化增加了 3 倍,但剖宫产率无显著性下降。另一项关于宫颈管应用地诺前列酮凝胶的 Cochrane 系统评价也发现了类似的结果(Boulvain,2008),与安慰剂组或观察组相比,胎膜未破且宫颈不成熟的受试组剖

宫产的风险显著降低。另一项研究通过非盲随机试验比较 Foley 尿管和阴道应用 PGE$_2$ 凝胶引产两种方案(Jozwiak,2011,2013,2014),发现剖宫产率并无差异,与荟萃分析结果一致。

副作用　阴道应用 PGE$_2$ 后发生宫缩过频的概率为 1%~5%(Hawkins,2012)。不同的研究对宫缩过频的定义不同,但大多使用美国妇产科医师学会(2017a)提出的定义:

(1)宫缩过频为每 10 分钟大于 5 次宫缩,应结合胎心反应性是否存在异常进行综合评判。

(2)不建议使用子宫高度紧张、过度刺激和过度收缩等术语。

已自然临产者使用前列腺素制剂可能会引起宫缩过频相关的胎儿窘迫,因此不推荐此类用法。如果放置 PGE$_2$ 栓(普贝生)后出现宫缩过频,取出该药会有效缓解其症状。而阴道灌洗不能有效缓解凝胶制剂引起的宫缩过频。

患有青光眼、哮喘或胎膜已破的产妇建议谨慎使用 PGE$_2$ 栓。然而,一项纳入 189 例哮喘产妇的研究发现地诺前列酮与哮喘的恶化无关(Towers,2004)。药品说明书中其他禁忌证包括:地诺前列酮过敏史、可疑胎儿窘迫或头盆不称、不明原因的阴道出血、正在静脉滴注缩宫素、6 次及以上足月产史者、有阴道分娩禁忌证、缩宫素禁忌证或可能因子宫收缩时间延长而受到威胁的产妇(如有剖宫产或子宫手术史者)。

给药　PGE$_2$ 制剂应仅在分娩时或临近分娩时应用。由于存在宫缩过频风险,应监测子宫收缩和胎心率(ACOG,2016)。宫缩发动后通常在 1 小时内起效,并在前 4 小时内达药效峰值。建议使用 PGE$_2$ 凝胶进行促宫颈成熟 6~12 小时后或取出 PGE$_2$ 栓 30 分钟后才可使用缩宫素引产。

前列腺素 E$_1$

米索前列醇,即喜克溃(Cytotec),是前列腺素 E$_1$ 的合成物,最早用 100μg 或 200μg 预防消化性溃疡。也可口服或阴道给药,用于促进宫颈成熟。因使用方便、可常温保存,被广泛使用于引产,但标签外使用仍存在争议(Wagner,2005;Weeks,2005)。G. D. Searle 制药公司曾提醒医生米索前列醇未被批准用于引产或流产。由于该药的有效性和安全性已被证实,美国妇产科医师学会 2016 年仍推荐使用。目前帕克兰医院促宫颈成熟时首选米索前列醇。在一项纳入 234 例使用米索前列醇产妇的研究发现,哮喘急性发作与米索前列醇无关,其风险<2%(Rooney Thompson,2015)。

阴道给药　阴道放置米索前列醇片促宫颈成熟和引产的效果与 PGE$_2$ 相同甚至更好。对 121 项研究的

荟萃分析也证实了这一观点(Hofmeyr,2010)。与缩宫素及阴道内或宫颈管应用地诺前列酮相比,米索前列醇增加了 24 小时内的阴道分娩率。该研究发现,虽然子宫收缩过频的风险升高,但并未影响剖宫产率。此外,与地诺前列酮相比,米索前列醇降低了缩宫素引产率,但也增加了羊水胎粪污染的风险。高剂量米索前列醇可减少缩宫素的用量,但子宫收缩过频的风险也更高。美国妇产科医师学会(2016)建议阴道用 25μg 剂量,即 100μg 片剂的 1/4。

Wing 等(2013)报告了将 200μg 前列腺素 E1 聚合物阴道给药,其疗效与 10mg 地诺前列酮进行比较,初步发现其疗效较为肯定。

口服给药 米索前列醇片口服给药也可用于引产。纳入 76 项研究的 Cochrane 荟萃分析发现,与安慰剂相比,口服米索前列醇可显著提高 24 小时内阴道分娩率,同时减少缩宫素的使用并降低剖宫产率。对比口服米索前列醇、静脉输注催产素及阴道用地诺前列酮,研究发现米索前列醇能够明显降低剖宫产率。米索前列醇口服给药和阴道给药的效果相似,但口服给药的阿普加评分较高且产后出血较少(Alfirevic,2014)。Thorbiörnson 等(2017)也发现口服米索前列醇的剖宫产率要比阴道给药地诺前列酮低。

■ 一氧化氮供体

研究者们试图寻找能够刺激局部一氧化氮(nitric oxide,NO)生成的临床因子(Chanrachakul,2000)。首先,NO 可能介导了宫颈的成熟(第 3 章)。其次,子宫收缩开始时,宫颈组织产生的 NO 代谢物水平增高。再者,在过期妊娠中 NO 的含量很低(Väisänen-Tommiska,2003,2004)。

Bullarbo 等(2007)最近总结了 NO 供体单硝酸异山梨酯和硝酸甘油的应用原理和促宫颈成熟的临床应用。单硝酸异山梨酯不仅能促进宫颈环氧合酶-2 的生成,它还能模拟自然宫颈成熟方式,使宫颈超微结构重排,从而达到促宫颈成熟的目的((Ekerhovd,2002,2003)。但临床研究发现,NO 促宫颈成熟的效果弱于前列腺素类(PGE2 或米索前列醇)。在一项荟萃分析中发现,与给予安慰剂、阴道内或宫颈管内应用前列腺素、阴道应用米索前列醇及宫颈内导管的患者相比,给予 NO 供体的患者剖宫产率并未降低(Ghosh,2016),但也未出现头痛、恶心和呕吐增加的情况。

■ 非药物性方法

非药物性方法包括经宫颈放置 Foley 导管、吸湿性宫颈扩张器和胎膜剥离。在一项荟萃分析中,Jozwiak

等(2012)指出,与前列腺素相比,使用非药物性方法尽管不会降低剖宫产率,但降低了宫缩过强的风险。将非药物性方法与催产素进行比较发现,采用非药物性方法的剖宫产率较低。将非药物性方法与地诺前列酮进行比较的研究发现,非药物性方法能增加 24 小时内的分娩率。在另一项荟萃分析中发现,置入 Foley 导管与阴道内注射地诺前列酮相比,两者的剖宫产率相似,但使用导管时子宫快速收缩的频率较低(Jozwiak,2013)。

经宫颈球囊扩张法

这些技术通常仅在宫颈不成熟时使用,因为当宫口开大时,导管容易脱出,这一方法适用于胎膜完整或破膜的孕妇。大多数情况下,Foley 导管可经宫颈内口置入,通过将导管贴在大腿内侧从而产生向下张力的原理设置(Mei-Dan,2014)。这种通过羊膜腔外生理盐水输入装置的改进方法是通过导管将生理盐水输注到宫颈内口和胎膜之间的空隙(图 26-2)。Karjane 等(2006)研究发现,通过球囊注入盐水,与不注入盐水相比,绒毛膜羊膜炎的发生率分别为 6% 和 16%。同样,在一项荟萃分析中发现,经宫颈置入球囊不会增加母体或胎儿感染率(McMaster,2015)。

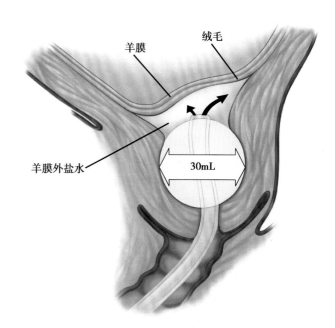

羊膜

绒毛

羊膜外盐水

30mL

图 26-2 将 26F Foley 导管球囊置入宫颈内口,向球囊内注入 30mL 生理盐水,轻拉球囊,使其紧贴宫颈内口,将其末端固定在大腿内侧,室温条件下将生理盐水以 30~40mL/h 的速度输入导管端口

综上所述,与前列腺素相比,宫颈导管置入不会降低剖宫产率。在 PROBAAT 试验(-I、-P、-M 和 II)中,用 Foley 导管促宫颈成熟与阴道用地诺前列酮凝胶、阴道

用地诺前列酮及阴道用或口服米索前列醇相比,非药物性方法和应用前列腺素药物的效果相似。此外,在使用非药物性方法的试验组中,心脏结构改变的病例较少见(Jozwiak,2011,2013,2014;Ten Eikelder,2016),并且其他研究也有类似报告,且 Foley 尿管不会降低剖宫产率。Schoen 等(2017)观察到 Foley 导管和催产素相比,联合使用催产素和宫颈 Foley 导管置入,能缩短缩宫素的给药时间,但剖宫产率没有变化。Connolly 等(2016)研究发现在诱导成熟的胎膜完整的孕妇中也出现了类似结果。Amorosa 等(2017)发现,对于胎膜破裂的孕妇而言,宫腔导管置入与催产素相比没有任何益处。其他合并使用米索前列醇的研究表明,在不影响剖宫产率的情况下,分娩时间明显缩短(Carbone,2013;Levine,2016)。此外,增加张力似乎不会增强导管功效。Fruhman 等(2017)对 140 例孕妇置入 Foley 导管,将其随机分配到有张力组或无张力组,在 24 小时和整个观察期内发现两组阴道分娩率无显著差异。

吸湿性宫颈扩张器

吸湿性宫颈扩张器是使用吸湿性渗透原理,机械性地完成宫颈扩张,如早孕终止中所述(第 18 章)。这种扩张器是否会引起感染尚未得到证实,但临床观察发现,其应用是相当安全的。安放过程需要孕妇取膀胱截石位,利用阴道窥器暴露宫颈。20 世纪 90 年代的几项研究比较了吸湿式宫颈扩张器和前列腺素对引产的效果,发现这种机械技术几乎无任何好处,最近的研究也证实了这一结论(Maer,2017)。

引产和增强宫缩的方法

最初用于引产的方法有羊膜切开术、前列腺素和催产素单独或联合使用。因为引产前子宫颈的成熟度通常会影响引产效果,所以当时这些药物引产效果的研究结果常令人困惑。前列腺素用于引产通常被认为是试验性的,因为它能使子宫发生强直性收缩。

■ 前列腺素 E₁

米索前列醇阴道放置或口服,均可用于促宫颈成熟或引产。对于胎膜早破或宫颈已成熟的妇女,口服 100μg 或阴道放置 25μg 米索前列醇用于引产的效果与缩宫素静脉给药的效果相当。研究显示,口服米索前列醇的效果可能更优于阴道放置(Alfirevic,2014;Hofmeyr,2010;Lo,2003)。但使用米索前列醇发生子宫收缩过强的概率较高,特别是较高剂量的应用。由于 PGE₁ 引产诱导宫缩效果较差,通常需要随后的缩宫素协助诱导,增强宫缩。因此,通过权衡药物的风险、价格及使用的方便性,认为米索前列醇和缩宫素均是引产的理想用药。在帕克兰医院,给予初始剂量 100μg 的米索前列醇口服,若引产效果欠佳,可在 6 小时后重复给药 1 次,若 6 小时后出现心动过速,可开始使用缩宫素静脉输注。此法亦可用于子宫收缩乏力。Döbert 等(2017)对阴道放置米索前列醇的应用进行了临床性研究,亦得到了相似的结果。

在一项关于米索前列醇用于引产的随机对照试验中,口服 75μg 米索前列醇,间隔 4 小时重复给药 1 次,最多给药 2 次,被证明是安全有效的(Bleich,2011)。以上 75μg 米索前列醇的剂量是根据先前的一项剂量相关研究确定的(Villano,2011)。尽管使用米索前列醇可能会增加子宫收缩过强的发生率,但应用缩宫素或米索前列醇,胎儿宫内窘迫或剖宫产的发生率,二者无显著性差异。

■ 缩宫素

大多情况下,促宫颈成熟及引产是一个统一体,通常宫颈成熟也就意味着分娩的发动。然而,如果宫颈成熟而分娩未发动,可采用输液泵将稀释后的缩宫素泵入体内进行引产和催产。它在引产中的应用是积极管理分娩的关键组成部分,见第 22 章。美国妇产科医师学会(2016)建议缩宫素的使用原则为:在使用缩宫素的同时,应监测胎心率和宫缩。宫缩的测定可以通过手触或使用电子监护仪。

缩宫素静脉给药技术

引产或催产的目的是为了让子宫有足够的收缩力,使得宫颈管消失、宫口扩张及胎儿下降,同时避免胎儿不良状况的出现。一般来说,当宫缩每 10 分钟超过 5 次或 15 分钟超过 7 次或持续存在胎心率异常,应立即停用缩宫素。绝大多数情况下,停用缩宫素可降低子宫收缩频率。当停用缩宫素后,因其半衰期为 3~5 分钟,所以血药浓度迅速下降。Seitchik 等(1984)发现子宫在开始输注缩宫素后 3~5 分钟内收缩,并且缩宫素在输注 40 分钟内达到血浆稳态。但这一反应差别很大,它取决于先前存在的子宫活动性、宫颈成熟度、孕周及个体生理状况。Caldeyro-Barcia 和 Poseiro(1960)指出,子宫在孕 20~30 周后对缩宫素的敏感性提高,在孕晚期敏感性增高更明显(第 24 章)。

缩宫素用量 1mL 安瓿瓶中含 10U 缩宫素,将其加入 1 000mL 晶体液中用输液泵泵入。常用剂量为 10U 或 20U,即 10 000mU 或 20 000mU,1 个或 2 个 1mL 小瓶缩宫素,加入 1 000mL 的乳酸盐林格溶液中。这种混合液体中每毫升含缩宫素 10~20mU,静脉穿刺点应为全身大静脉的次级分支,以避免体内的血药浓度分布不均。

缩宫素用于促进分娩通常是有效的。在一项大型 Cochrane 荟萃分析中,使用缩宫素在 24 小时内阴道试产的失败率为 8%,而不使用缩宫素组的试产失败率为 54%(Alfirevic,2009),该研究分析比较了不同剂量的缩宫素使用方案。

缩宫素方案 目前,美国妇产科医师学会(2016)给出了缩宫素的用药指南(表 26-3)。起初,美国仅使用小剂量的缩宫素。在 1984 年,O'Driscoll 等(1984)制订了使用高剂量缩宫素以及积极管理的草案,即缩宫素开始使用剂量为 6mU/min,之后以 6mU/min 的剂量递增。到 20 世纪 90 年代,有多个临床试验对比了高剂量(即 4～6mU/min)和低剂量(0.5～1.5mU/min)缩宫素用于引产和催产的效果。

表 26-3 低剂量和高剂量缩宫素用于引产的使用方案

用法	起始剂量/ (mU· min⁻¹)	间隔时间/ min	增量/ (mU·min⁻¹)
低剂量	0.5～1.5	15～40	1
	2	15	4、8、12、16、20、25、30
高剂量	4	15	4
	4.5	15～30	4.5
	6	20～40[a]	6[b]

资料来源:Merrill,1999;Satin,1992,1994;Xenakis,1995.
[a]子宫过度刺激更易发生在间隔时间较短时。
[b]当出现子宫过度刺激和缩宫素滴注停用后,重新开始用药时使用原剂量的 1/2,增量为 3mU/min。

在帕克兰医院,Satin 等(1992)比较了初始剂量分别为 6mU/min 和 1mU/min 缩宫素的引产效果,且每 20 分钟递增 1 次。接受 6mU/min 缩宫素引产的 1 112 例孕妇,从入院到分娩的时间缩短,引产失败率较低,且没有出现新生儿败血症。另一项研究表明,在 1 676 例使用缩宫素催产的孕妇中,接受高剂量(6mU/min)的孕妇引产时间明显缩短、产钳助产率降低、难产所致的剖宫产率降低、产时绒毛膜羊膜炎或新生儿败血症的发生率也明显降低。按照以上方案,当出现子宫过度刺激时,立即停用缩宫素,当有指征时再次以停用剂量的 1/2 开始使用,之后缩宫素的递增剂量以常规未引起子宫过度刺激的 6mU/min 下降到 3mU/min,对新生儿没有产生不良影响。

Xenakis 等(1995)探究了缩宫素递增剂量为 4mU/min 的优势。在另一项研究中,816 例孕妇被随机分为两组,一组缩宫素递增剂量为 1.5mU/min,另一组递增剂量为 4.5mU/min,结果表明以 4.5mU/min 剂量递增的孕妇,进入活跃期的时间和分娩的时间明显缩短,以 4.5mU/min 剂量递增的初产妇因难产行剖宫产的发生率为 6%,明显低于另一组的 12%。因此,不难看出使用高剂量的缩宫素(4.5～6mU/min)要优于低剂量(0.5～1.5mU/min)。

从 1990 年开始,帕克兰医院采用缩宫素的初始剂量为 6mU/min,并以此剂量递增,沿用至今。而在其他分娩机构,缩宫素的初始剂量为 2mU/min,以此剂量递增的用法也得以应用,这两种用法都用于引产和催产。虽然 Cochrane 荟萃分析比较了高剂量与低剂量方案的疗效,但没有报告高剂量的益处,因为荟萃分析包括被认为是具有高潜在偏倚的研究。因此,作者认为这些低质量的研究可能会影响分析结果(Budden,2014)。

缩宫素递增的间隔时间 在许多医疗机构,缩宫素的递增时间从 15 分钟至 40 分钟不等(表 26-3)。Satin 等(1994)选择以 6mU/min 为静脉输注缩宫素的开始剂量,研究缩宫素递增的不同间隔时间,其中一组间隔时间为 20 分钟,一组为 40 分钟,结果表明 20 分钟间隔组因难产而行剖宫产的发生率为 8%,明显低于 40 分钟间隔组的 12%,但子宫过度刺激的发生率较高。

另一些学者报告了更短的缩宫素的递增时间。Frigoletto 等(1995)和 Xenakis 等(1995)以 4mU/min 为开始剂量,并于 15 分钟后以此剂量递增。Merrill 和 Zlatnik(1999)以 4.5mU/min 为起始剂量,并于 30 分钟后以此量递增。López-Zeno 等(1992)以 6mU/min 为开始剂量,并于 15 分钟后以此量递增。因此,使用缩宫素的众多方案不尽相同,但帕克兰医院和伯明翰的阿拉巴马大学医院在缩宫素的使用上却趋于一致:

1)帕克兰医院的缩宫素初始使用剂量为 6mU/min,此后每 40 分钟以此量递增 1 次,根据子宫收缩的情况可以适当调整剂量。

2)伯明翰的阿拉巴马大学医院的缩宫素初始剂量为 2mU/min,并在需要时以 15 分钟为间隔递增 1 次,达到 4、8、12、16、20、25mU/min 等剂量,最大剂量为 30mU/min。因此,尽管两个医疗机构使用的初始剂量各不相同,但 45 分钟后的缩宫素使用量均为 12mU/min。

缩宫素最大使用剂量 不同的孕妇,使用缩宫素达到有效宫缩的最大剂量是不一样的。Wen 等(2001)对 1 151 例初产妇研究发现,当缩宫素的使用量 ≥ 36mU/min 时,阴道分娩的成功率降低;而当用量达 72mU/min 时,有一半的孕妇可以通过阴道分娩。因此,如果未能达到有效宫缩（<200Montevideo 单位），胎儿情况良好而产程停滞时,缩宫素的使用量大于 48mU/min 不会增加胎儿风险。

缩宫素使用的利与弊

静脉滴注缩宫素用于引产的患者,即使是经产妇发生子宫破裂的可能性也非常小,但瘢痕子宫除外。Flannelly 等（1993）随访了 27 829 例初产妇,无论是否使用缩宫素,均未发生子宫破裂。对 48 718 例经产妇的研究发现,发生开放性子宫破裂者有 8 例,但仅有 1 例与缩宫素使用相关。来自丹麦的一项基于人群的回顾性研究称,无剖宫产史患者的子宫破裂率为每 10 万例妇女中有 3.3 例,其中多胎的风险最高（Thisted,2015）。在帕克兰医院的研究表明,缩宫素诱导和增强与子宫破裂有关（Happe,2017）。8 年期间约 95 000 例分娩中,有 15 例女性发生原发性子宫破裂,其中 14 例与缩宫素使用有关。在这些女性中,有一半在缩宫素增强之前服用了前列腺素类药物。

缩宫素的氨基酸排列顺序与垂体后叶加压素相仿,因此它具有抗利尿作用,当使用量达到或超过 20mU/min 时,肾脏的利尿功能降低。随着缩宫素的输入,带入体内的液体量增加,容易造成水中毒,发生昏迷、惊厥,甚至死亡。总之,若在较短时间内输入较高剂量的缩宫素时,最好加大缩宫素的使用浓度,而不是将大量的稀释性缩宫素液输入体内。另外,在配置缩宫素时最好使用生理盐水或乳酸盐林格溶液。

子宫收缩力

自然分娩的孕妇其子宫收缩力在 90~390Montevideo 单位（第 24 章）。Caldeyro-Barcia 等（1950）和 Seitchik 等（1984）发现经阴道自然分娩的子宫收缩力平均值在 140~150Montevideo 单位。

当发生活跃期停滞,而无缩宫素使用禁忌时,必须根据子宫收缩力的安全上限来做决定。Hauth 等（1986）描述了一个在活跃期停滞的妇女使用缩宫素催产的安全有效的方案,该方案能使 90% 以上孕妇的子宫收缩力平均达 200~225Montevideo 单位。他们随后证明,使用缩宫素后即使产程仍然停滞的孕妇也能产生 200Montevideo 单位以上的收缩力;并且,即使产程没有进展,通过剖宫产终止妊娠的患者,也并未出现不良妊娠结局。但还没有可以证明缩宫素对于瘢痕子宫、双胎妊娠或子宫张力过大的孕妇的安全性和有效性的相关数据。

活跃期停滞

活跃期停滞是指进入活跃期后,收缩压超过 200Montevideo 单位,宫颈不再扩张达 2 小时以上。许多学者想对活跃期停滞下一个准确的定义,使其更贴近临床（Spong,2012）。Arulkumaran 等（1987）将这一定义延长为 4 小时,研究结果显示对有足够的子宫收缩力,宫颈缓慢扩张至少 1cm/h 以上的孕妇,其剖宫产的发生率为 1.3%;而对产程停滞的孕妇,继续试产 4 小时后,最终有一半转为剖宫产。

Rouse 等（1999）对 542 例无妊娠合并症的活跃期停滞的孕妇进行前瞻性研究,试验设定给予至少 200Montevideo 单位的子宫收缩力,且持续 4 小时以上;如果达不到 200Montevideo 单位,则持续的时间增加到 6 小时。结果表明,有 92% 的孕妇成功经阴道分娩。正如在第 23 章所述,这些研究都支持活跃期停滞的定义应为 4 小时（Rouse,2001）。

Zhang 等（2002）通过对 1 329 例初产妇宫口从 4cm 到开全的观察发现,阴道分娩的妇女中,在宫口未开到 7cm 之前,2 小时产程无进展并不少见。Alexander 等（2002）认为,与 Friedman（1955）定义的活跃期比较,硬膜外麻醉能使活跃期延长 1 小时。在产程管理中注意到这些变化,尤其是对于初产妇,能明显降低剖宫产率。

随着研究数据的增多,研究者越来越质疑 Friedman 等在 20 世纪 60 年代建立的活跃期停滞的阈值。安全分娩联盟的研究者报告指出,半数分娩诱导后难产的病例发生在宫口扩张 6cm 之前（Boyle,2013;Zhang,2010c）。即使对于自然分娩的女性,研究人员也发现,活跃期一般发生在宫口扩张 6cm 时,且在 4~6cm 之后宫口扩张进展缓慢（Zhang,2010a）。此外,他们还报告,当宫口扩张小于 6cm 时,诊断活跃期停滞的阈值为 2 小时可能太短（Zhang,2010b）。该内容已在第 23 章中详细讨论。然而,重要的是,这些来自围产期合作项目的数据研究仅为单胎足月妊娠,包括自然分娩、阴道分娩和正常围产结局。通过排除异常结局、剖宫产和活跃期停滞时宫口扩张超过 6cm 的产妇,上述研究试图重新定义产程图,但因其选择偏倚限制了在临床的应用（Cohen,2015a,b）。

■ 人工破膜用于引产或催产

临床上常利用人工破膜来加速产程。如表 26-4 显示,当宫口扩张 5cm 时,行人工破膜能使自然产程加快 1~1.5 小时。更重要的是,缩宫素的使用率及剖宫产率并没有增加。虽然人工破膜使因脐带轻中度受压导致的胎心波形异常增加,但不会增加胎儿窘迫致剖宫产的发生率,并且也不会增加围产儿不良结局的发生率。

表 26-4　在足月早期自然分娩中选择性人工破膜的随机对照临床研究

研究	例数	人工破膜的结局					
		评价宫口 扩张/cm	平均缩短 产程/min	缩宫素 需要量	剖宫 产率	胎心率 异常	对新生儿 影响
Fraser 等(1993)	925	<5	125	无	无[a]	无	无
Garita 等(1993)	459	5.5	81	减少	无	增加[b]	无
UK 人工破膜研 究(1994)	1 463	5.1	60	无	无	NA	无

[a]对总剖宫率无影响,因胎儿窘迫行剖宫产者明显增加。
[b]轻到中度的脐带受压导致的胎心率异常增加。
NA:未评价。

人工破膜又称手术引产,已被广泛地用于引产中。经人工破膜后,大多孕妇都能经阴道分娩。但单纯性使用人工破膜的方法进行引产,最主要的缺点是无法预测分娩发动的时间,有时等待时间较长。Bakos 和 Bäckström(1987)在一个随机试验中,比较了单用缩宫素引产、单用人工破膜及二者联合使用引产的效果,结果提示单用人工破膜或联合使用的引产效果优于单用缩宫素。Mercer 等(1995)将 209 例均使用缩宫素引产的孕妇随机分为两组,一组于宫口扩张 1~2cm 时人工破膜,一组于宫口扩张 5cm 以上才行人工破膜,结果发现,早破膜组妇女的产程较晚破膜组缩短 4 小时,但是早破膜组绒毛膜羊膜炎的发生率增高。

当产程进展异常缓慢时,通常采取的措施是人工破膜。Rouse 等(1994)发现,活跃期停滞的妇女,使用人工破膜联合缩宫素催产比单用缩宫素者产程平均缩短 44 分钟。虽然人工破膜不会影响分娩过程,但会显著增加绒毛膜羊膜炎的发生率。

无论何种适应证,人工破膜都与脐带脱垂的风险有关。在操作过程中,为降低脐带脱垂的风险,注意避免强行推动胎头。在宫底部和/或耻骨联合上方按压能降低脐带脱垂的风险。一些临床医生偏向在宫缩时破膜。如果胎先露没有很好地衔接,可以用环钳夹住

26 号针头在阴道镜的引导下直视破膜,以便让羊水缓慢流出,避免发生脐带脱垂。然而,很多时候胎膜撕裂,羊水快速流失,会对胎心率造成影响。所以,在破膜前应对胎心率进行评估,破膜后立刻监测胎心。

■ 胎膜剥离术用于引产

胎膜剥离术已被广泛地用于引产。一些研究表明,胎膜剥离是安全的,可以降低过期妊娠发生率而不会增加后续胎膜早破、感染和产后出血的发生率。一项大型荟萃分析结果提示,其可以减少 41 周后仍未分娩的孕妇,但不会提高感染风险。同时得出结论,每 8 例孕妇中就有 1 例需要进行胎膜剥离以避免引产。人工破膜的缺点是孕妇不适感和相关的出血(Boulvain, 2005)。

（刘灵　陈娟　王媛　翻译　崔世红　审校）

参考文献

C26

分　娩

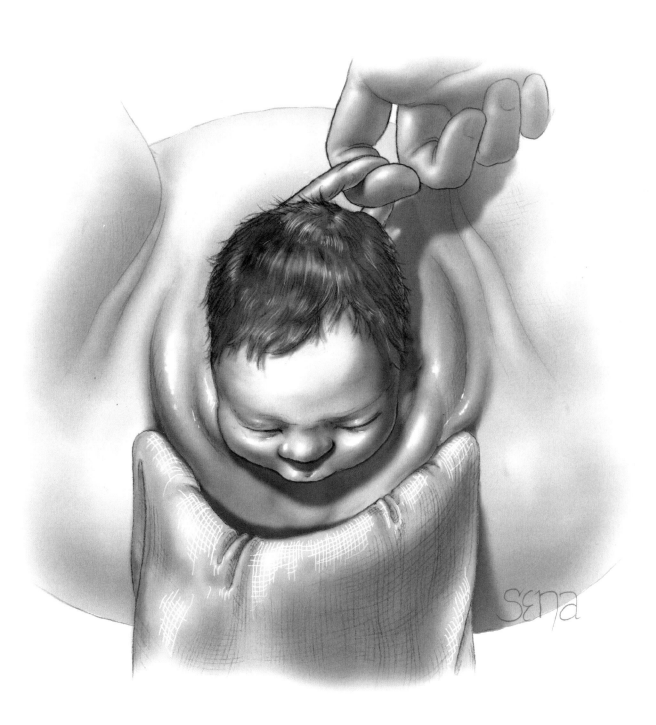

第 27 章

阴道分娩

> 当胎头拨露时,接产者就应该准备好控制分娩的进程。接产者需要用手保护会阴,防止胎头过快娩出。因为在多数情况下,会阴的弹性还不足,而一次阵痛可能就足以使胎头娩出,从而造成会阴撕裂。
>
> ——J. 惠特里奇·威廉姆斯(1903)

正如威廉姆斯所描述,完美的阴道分娩应该是通过控制第二产程,达到胎儿正常娩出,且母亲伤害最小。虽然有各种情况会导致剖宫产,但阴道分娩仍是主要的分娩途径。在所有的分娩方式中,自然发作的经阴道分娩有最少的母体分娩并发症,尤其与剖宫产相比,详见第 30 章描述。虽然部分母胎合并症会导致阴道手术产,详见第 29 章,但分娩通常是自然发生的。先露异常的胎儿及多胎妊娠,在特殊技术的辅助下也可经阴道分娩,将在第 28 章和第 45 章详述。

分娩准备

第二产程末期,会阴体开始伸展,会阴皮肤弹性增加,胎头得以从阴唇之间娩出。在此期间需适时地鼓励孕妇在胎头下降的时候增加腹压。此时,应该完善分娩的准备工作。如果膀胱充盈,需行导尿。持续的胎心率监护也是必要的。例如,在合并脐带绕颈时,胎头下降可能会导致脐带被拉紧,从而出现胎心率重度变异减速。

在第二产程中,孕妇的分娩体位是多样的。但多数情况下,膀胱截石位最常用,也最实用。如果要更好地暴露会阴,可以使用腿架或脚蹬。Corton 等(2012)研究发现无论是否使用腿架或脚蹬,会阴裂伤的发生率无差异。摆体位的时候,双腿不要过于分开,也不要一条腿高、一条腿低。安置腿架的时候,腘窝区的支撑需让孕妇感到舒适,支撑腘窝的近端及脚跟的远端即可。不要捆绑双腿,以便在肩难产发生时能即时屈腿。第二产程时,孕妇的腿部可能发生痉挛,缓解痉挛的方式为变换姿势或腿部按摩。

分娩的准备工作还包括会阴部位的消毒;必要时也可以常规铺巾,只露出会阴部位。外科洗手,穿手术衣,戴无菌手套,戴面罩及眼罩,这些措施既可以保护接产医生或助产士免于接触感染性的体液,也可以减少孕产妇的感染。

枕前位

■ 胎头娩出

当胎头压迫会阴体扩张时,胎儿枕骨的位置通常都是可以扪及的。但是,在某些情况下,产道对胎头的塑形妨碍了早期准确地判断胎方位。这种情况下,需要反复地仔细评估,如第 22 章所述。多数情况下,胎方位都是正枕前位或略向两侧倾斜。但持续性枕后位约占 5%。

每次宫缩时,下降的胎头都会扩张外阴阴道的开口,使其从卵圆形大小直到形成一个圆形开口(图 27-1)。当胎头的最大径线达到会阴体,胎头被会阴包绕,称为胎头着冠。此时会阴变薄,并可能自发地撕裂。肛门也极度拉伸,甚至可以通过肛门看见直肠前壁。

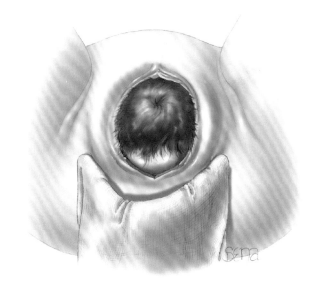

图 27-1 胎头着冠时保护会阴

不推荐常规行会阴切开术,在有特殊指征时可选择性地行会阴切开术,以达到扩大会阴开口的目的。产前或产时进行会阴体按摩,可以增加会阴的伸展性,扩张产道出口,可能会减少会阴裂伤。方法是涂抹润滑剂后,可用双手在中线两旁握住会阴,用拇指和另外四指进行按摩。反复由内向外、由中间向两侧按摩。但是随机对照研究显示这项技术并不能有效预防会阴裂伤(Beckmann,2013;Meidan,2008;Stamp,2001)。产前在阴道内使用 Epi-No 球囊也是基于同样的道理,但是研究仍然显示这种方法不能有效预防会阴裂伤和肛提肌损伤(Brito,2015;Kamisan Atan,2016)。

胎头下降扩张会阴、阴道,当外阴开口直径超过 5cm 时,可以戴手套,用手托住会阴(图 27-2)。另一只手用于引导和控制胎头以最小径线和尽可能慢的速度娩出,避免过快娩出。减慢胎头娩出的速度可以减少会阴裂伤(Laine,2008)。总的来说,相比于"无保护分娩",保护会阴可以减少肛门括约肌的损伤(Bulchandani,2015;McCandlish,1998)。

如果分娩准备不充分或需要快速娩出胎儿,可使用改良的 Ritgen 急救法或行会阴切开。行改良的 Ritgen 急救法的方法为:用覆盖无菌巾的一只手隔着会阴体在尾椎骨前方压住胎儿面颊,同时另一只手向胎儿

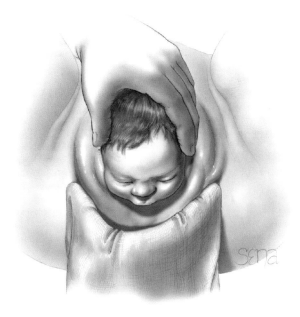

图 27-2 胎头娩出。胎儿口部跨于会阴体

枕骨后方向施压(图 27-3)。此方法最早于 1855 年记载,用于控制胎头娩出(Cunningham,2008)。也可以用于帮助胎头仰伸,从而使胎头以最小径线娩出。Jönsson 等(2008)比较了 Ritgen 急救法和普通会阴保护法在 1 623 例女性中的应用效果,发现会阴Ⅲ度、Ⅳ度裂伤的发生率相似。

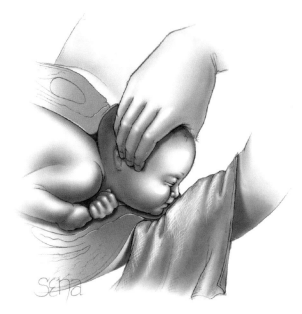

图 27-3 改良的 Ritgen 急救法。用覆盖无菌巾的一只手压住胎儿面颊,另一只手向枕后部施压

■ 胎肩娩出

胎头娩出后立即用手指触摸胎儿颈部,判断是否

有脐带绕颈,如果有,是一圈还是多圈。脐带绕颈的发生率随孕周的增加而增加,足月后可达 25%(Larson,1997;Ogueh,2006)。如果通过触摸感觉到颈部有脐带盘绕,若足够宽松,可使其从胎头部滑出。如果缠绕过紧,可用两把脐带钳夹住脐带,于两把钳子中间切断脐带。脐带缠绕过紧虽然占所有分娩的 6%,但是与无脐带绕颈的分娩相比,新生儿结局并无差异(Henry,2013)。

分娩后胎头复位,胎儿面部接近产妇肛门。枕部迅速转向母体一侧的大腿,胎头变为枕横位。外旋转意味着胎儿两侧肩峰间径,即两侧胎肩之间的距离,已到达骨盆前后径。

通常来说,外旋转过后胎肩就已出现在阴道口,并自然娩出。如果延迟,向外拖出胎肩可以协助娩出。双手抓住胎头两侧,向下缓慢用力,直到胎儿前肩达到耻骨弓下方(图 27-4)。接着向上方用力,直至后肩娩出。胎肩娩出过程中应避免突发或过猛的用力,以防胎儿臂丛神经损伤。

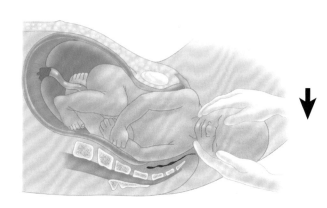

A

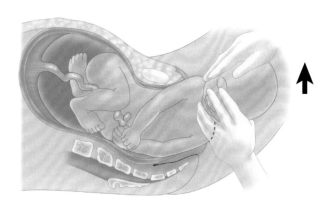

B

图 27-4　胎肩娩出。A.缓慢向下牵引以娩出前肩。B.缓慢向上牵引以娩出后肩

肩以下的胎儿肢体可在胎肩娩出后顺利自然娩出。如果分娩过程延长,可适当向外牵引胎头和压迫宫底,以加快分娩速度。但是不要用手指勾住胎儿腋窝向外牵拉,否则会损伤上肢神经,导致暂时或永久的上肢瘫痪。整个胎儿娩出后,羊水流出,混杂少量血液,但不会全是血性羊水。

过去,常规在胎儿娩出后立即用球形吸引器吸出胎儿鼻咽部的黏液。但目前发现,吸引胎儿鼻咽部会导致胎儿心动过缓(Gungor,2006)。美国心脏协会新生儿复苏指南建议避免出生后立即吸引鼻咽部,甚至在有胎粪的情况下避免吸引(第 33 章)。在合并羊水粪染时,不管对于有生机儿还是无生机儿,都不推荐常规气管插管吸引胎粪、黏液。黏液吸引只在新生儿有明显自主呼吸障碍或需要正压通气时使用(Wyckoff,2015)。吸引操作的工具一般为球形吸引器或吸引导管,如果存在气道阻塞的情况,需要在气管插管下进行吸引。

■ 断脐

在距离胎儿腹部 6~8cm 处用两把脐带钳钳夹脐带,在两把钳子中间切断脐带。然后在距胎儿腹部 2~3cm 处再钳夹脐带。

对于足月新生儿,断脐时间点的选择尚存在争议。延迟脐带结扎可以给新生儿输入更多的血液。延迟结扎脐带 1 分钟可以增加新生儿体内的铁储量、血容量,降低新生儿贫血的发生率(Andersson,2011;Yao,1974)。这对于缺铁的人群有重要意义(Kc,2017;World Health Organization,2014)。

相反地,血红蛋白浓度增高也增加新生儿高胆红素血症的发生率,延长新生儿黄疸的光疗时间(McDonald,2013)。延迟结扎脐带也可能耽搁新生儿复苏的时间。即便如此,有学者正在研究分娩时床旁进行新生儿复苏以便于延迟结扎脐带的可行性(Katheria,2017;Winter 2017)。幸运的是,相比于传统的早期脐带结扎,延迟脐带结扎并不降低新生儿阿普加评分、脐血 pH,也不增加红细胞增多导致的新生儿呼吸窘迫发生率。对于产妇来说,两种脐带结扎方式与产后出血的发生率并无明显关系(Andersson,2013)。挤压脐带,即接产者用手沿脐带向新生儿方向推挤脐血,但关于挤压脐带的文献资料非常有限。目前研究显示该方法是安全的,在需要快速结扎脐带时应用对新生儿有益(Upadhyay,2013)。

对于早产儿,延迟脐带结扎有益处,包括增加早产儿血容量,减少输血的概率,降低脑室内出血和坏死性小肠结肠炎的风险(Backes,2014;Rabe,2012)。对于需要立即进行复苏的新生儿,挤压脐带有助于快速输入脐血(Al-Wassia, 2015; Katheria, 2015; Patel, 2014)。但是,由于挤压脐带可导致新生儿血容量迅速增加,美国心脏协会目前并不推荐对小于 29 周的早产儿常规实施该方法(Wyckoff, 2015)。

美国妇产科医师学会(2017a)认为,有足够的证据对足月儿和早产儿延迟至少 30~60 秒结扎脐带。美国儿科学会(2017a)也赞同这个观点。美国心脏协会的指南则强调延迟脐带结扎对不需要立即进行复苏的足月儿和早产儿有价值(Wyckoff, 2015)。

■ 持续性枕横位

如果不合并骨盆结构异常或不均倾位,则枕横位通常只是一过性的。因此,除非宫缩强度不足,否则枕横位通常会自动转为枕前位。如果因为产力不足而无法转为枕前位,通常会以一些方式协助结束阴道分娩。最常用的是手转胎头成枕前位,其次是转为枕后位。Le Ray 等(2007)研究显示,如果其中任何一种方法成功,剖宫产率仅为 4%,相反,若不能成功的手转胎位,剖宫产率可高达 60%。一些学者建议在持续性枕横位时使用 Kielland 产钳帮助转胎位,详见第 29 章。Kielland 产钳可将胎头由枕横位转为枕前位,亦可使用 Kielland 产钳助产结束分娩,或使用 Simpson 产钳、Tucker-McLane 产钳等助产结束分娩。

在某些情况下,骨盆的形状容易导致持续性枕横位,并且不容易纠正。例如,扁平型骨盆前后径短,而男型骨盆的轮廓呈心型。骨盆的空间不足而导致不能从枕横位转为枕前位或枕后位(图 2-17)。鉴于以上原因,使用产钳时不可过度用力。

持续性枕后位

约 2%~10% 的足月头位单胎以枕后位娩出(Cheng, 2010)。以枕后位分娩的胎儿通常是因为产程早期胎位旋转不良,未转为枕前位。预测因素包括硬膜外镇痛、初产妇、巨大儿及既往的枕后位分娩史(Cheng, 2006a; Gardberg, 2004; Lieberman, 2005)。扁平型骨盆和耻骨下角过窄也是枕后位的预测因素(Barth, 2015; Ghi, 2016)。

■ 发病率

持续性枕后位的产妇发生第二产程延长、剖宫产、阴道手术产的概率更高。枕后位阴道分娩的产妇,其产后出血和会阴Ⅲ度、Ⅳ度裂伤的风险亦增加

(Senécal, 2005)。

枕后位分娩的新生儿,其并发症也较枕前位分娩的新生儿增加。Cheng(2006b)等比较了 2 591 例持续性枕后位孕妇与 28 801 例枕前位分娩孕妇,发现枕后位的几乎所有分娩并发症发生率都较枕前位高。这些持续性枕后位孕妇中仅 46% 自然分娩,而以其余方式分娩的孕妇占总剖宫产的 9%。新生儿短期不良结局也增加,包括脐血酸中毒、产伤、阿普加评分<7 分、新生儿 ICU 入住增加等。Ponkey(2003)和 Fitzpatrick(2001)也报告了相似的研究结果。

预防持续性枕后位及其并发症的方法包括:首先,通过肛查判断胎方位是不够准确的,经腹部超声检查可以提高判断准确性(Dupuis, 2005; Zahalka, 2005)。将超声探头平行于胎头到阴阜连线放置。在超声图像上,胎儿眼眶连线与鼻骨垂直,反之,则胎儿枕骨朝向孕妇骶骨下段。这些信息可以提供第二产程延长的原因或可能有助于指导转胎位的方式。不论产前还是产时变换孕妇体位,都不能减少持续性枕后位的发生(Desbriere, 2013; Kariminia, 2004; Le Ray, 2016)。

■ 分娩

枕后位胎儿可能自然娩出,也可能需要阴道手术助产。经产妇会阴松弛,如果骨盆也够宽大,则很可能快速自然分娩。相反,如果会阴体伸展性不佳,则第二产程可能明显延长。宫缩时枕后位胎头较枕前位对会阴体的作用力强,因此发生会阴Ⅳ度、Ⅳ度裂伤的风险也增加(Groutz, 2011; Melamed, 2013)。

某些情况下,如果枕后位不能自然经阴道分娩,则需要一些辅助措施。如第 29 章中所述的手转胎位。转胎位成功的概率为 47%~90%。如果能转为枕前位,则剖宫产、会阴裂伤及产后出血的发生率均会下降(Le Ray, 2005; Sen, 2013; Shaffer, 2006, 2011)。但是,手转胎位与宫颈裂伤的发生相关,因此操作后必须仔细检查宫颈。

对于持续性枕后位需要迅速分娩的情况,可以使用产钳或胎头吸引器,通常需要会阴切开。如果胎头入盆,宫口开全,骨盆空间足够,接产者技术熟练,则可以使用产钳助产。详见第 29 章。

少数情况下,看似胎头已达到阴道口,其实是产瘤形成并凸出来了。胎头并不一定已经入盆,换句话说,胎儿双顶径尚未通过骨盆入口平面。这种情况的特征是胎头下降速度很慢,产程很长。在耻骨联合上方仍

细触诊可以扪及未入盆的胎头。这种情况下需要急诊剖宫产结束分娩。

在帕克兰医院，自然分娩或手转胎位是处理持续性枕后位的常用方法。如果有必要，也可手转胎头至枕前位后产钳助产，或直接枕后位产钳助产。如果这两种方法都不能做到，则选择剖宫产。

肩难产

阴道分娩时，胎头完全娩出后，剩余的胎儿躯体可能不能迅速娩出。胎儿前肩可能楔入耻骨联合后方而不能通过常规的向下牵引和产妇增加腹压娩出。此时脐带被压迫于产道，因此肩难产属于紧急情况。除向下牵引胎头、胎颈，还有一些方法可以帮助娩出胎肩。肩难产的处置需要团队协作，且要有高效的沟通和领导能力。

目前还没有关于肩难产的统一的、详细的定义。有些定义侧重于是否需要额外的方法帮助胎肩娩出，有些侧重于胎头娩出后至胎肩娩出的时间间隔长短（Beall，1998）。Spong 等（1995）曾经报告，正常阴道分娩的胎头-胎肩娩出间隔时间平均 24 秒，而肩难产时为 79 秒。这些研究者定义胎头-胎肩娩出间隔时间>60 秒为肩难产。但是目前，肩难产的诊断主要还是依靠临床观察，常规向下牵引胎头娩出胎肩无效。

因为定义不同，肩难产的发生率也各有差异。一篇最近的综述报告平均发生率为 1%（Ouzounian，2016）。近年来胎儿体重增加，肩难产的发生率也有所增加（MacKenzie，2007；Øverland，2014）。越来越多的医务人员能识别并记录肩难产，也会导致发病率增加（Kim，2016）。

■ 母胎结局

肩难产对胎儿的危害远大于对产妇的危害。对产妇的影响主要是严重的会阴裂伤和由子宫收缩乏力、产道裂伤导致的产后出血（Gauthaman，2016；Rahman，2009）。而对于胎儿，则是严重的神经、肌肉、骨骼损伤及窒息（第 33 章）。一篇统计了 1 177 例肩难产的综述显示，臂丛损伤的发生率为 11%，锁骨、肱骨骨折的发生率为 2%（Chauhan，2014）。MacKenzie 等（2007）回顾了 514 例肩难产，发现 7%的新生儿有酸中毒，1.5%的新生儿需要心肺复苏或发展为缺血缺氧脑病。另一篇 200 例肩难产的文献报告显示，如果肩难

产在 5 分钟内结束分娩，严重酸中毒和缺血缺氧脑病的发生率都仅为 0.5%，若超过 5 分钟，发生率将增加到 6%和 24%（Leung，2011a）。

■ 肩难产的预测和预防

巨大儿、母亲肥胖、第二产程延长及既往肩难产病史是主要危险因素（Mehta，2004；Overland，2009；Schummers，2015）。虽然这些因素与肩难产发生相关，但对于个体而言，在分娩前进行预测是不实际的。美国妇产科医师学会（2017c）提出：

1. 多数肩难产不能被准确预测和预防。

2. 不推荐对可疑巨大儿的孕妇进行选择性催引产或选择性剖宫产。

3. 对非妊娠合并糖尿病、胎儿估重>5 000g 及妊娠合并糖尿病、胎儿估重>4 500g 的孕妇，建议择期剖宫产终止妊娠。

出生体重

随着胎儿出生体重增加，肩难产的发生率也相应增加（Acker，1985；Øverland，2012；Stotland，2004）。孕妇肥胖、过期妊娠、经产和妊娠合并糖尿病与出生体重增加相关（Jolly，2003；Koyanagi，2013）。妊娠合并糖尿病同时伴有巨大儿，会增加肩难产的发生率（Langer，1991；Nesbitt，1998）。这是因为相比于同等体重无糖尿病孕妇的胎儿，合并糖尿病孕妇的胎儿有更宽的肩膀，更大的胸围，更长的头-肩、头-胸距离（McFarland，1998；Modanlou，1982）。即便如此，将这些特异性指标转化为超声测量指标后，也难以预测肩难产（Burkhardt，2014）。

预防性催引产会导致很多矛盾的结果。一项研究中，800 例孕妇被随机分为 37～39 周催引产和自然发作两个组。接受干预组难产发生率降低了 2/3，干预组和对照组均未发生新生儿臂丛神经损伤。虽然还无准确的数据，但还应权衡新生儿并发症后决定是否实施催引产。另外，也要考虑到产前预测胎儿体重准确性差的因素（Hoopmann，2010；Malin，2016；Noumi，2005）。相反，一项更早的随机对照研究显示，在 38 周提前催引产并没有降低肩难产的发生率（Gonen，1997）。

如前所述，剖宫产是可能预防肩难产的措施。即便如此，Rouse 和 Owen（1999）的研究显示对于巨大儿进行预防性的剖宫产，每 1 000 例仅能预防 1 例永久性的新生儿臂丛损伤。

既往肩难产

孕妇再次发生肩难产的风险为 1%～13%（Bingham，2010；Moore，2008；Ouzounian，2013）。对多数既往发生过肩难产的孕妇，还是可以试产的。美国妇产科医师学会（2017c）建议，对于既往有肩难产史的孕妇，需要综合评估此次妊娠的胎儿估重、孕周、糖耐量情况、前次胎儿伤情及此次剖宫产风险。结合孕妇意见，选择剖宫产或阴道试产。

■ 处理

正因为不能准确预测肩难产，因此熟练、有效的处理技术显得尤为重要。因为肩难产时脐带被持续压迫，处理的目标之一就是缩短胎头-胎肩娩出时间。这与第二个目标相一致，即避免进一步操作造成母胎损伤。因此建议胎头娩出后就进行适当的牵引并指导产妇增加腹压。有足够的分娩镇痛当然是最理想的。部分临床工作者主张尽量大地会阴切开，以保证有足够的操作空间。但是会阴切开本身并不减低新生儿臂丛神经损伤的概率，反而增加Ⅲ度、Ⅳ度会阴裂伤的发生率（Gurewitsch，2004；Paris，2011；Sagi-Dain，2015）。也许在有必要时选择性会阴切开更合适。

胎头娩出后适度牵引，有多种方法可以帮助松解卡在耻骨联合后方的胎儿前肩。在 *Cunningham and Gilstrap's Operative Obstetrics* 第 3 版中对这些方法进行了详细讲解（Cunningham，2017）。操作中，向下牵引胎头的同时，需要助手在产妇耻骨上方适度施加压力，助手用掌根部从耻骨联合后上方推挤胎儿前肩。

McRoberts 急救法一般是首选的处理方法。首先将产妇的大腿屈向腹部，然后在耻骨上方压迫胎肩（图27-5）。Gherman 等（2000）用 X 线透视法分析了 McRoberts 急救法。他们发现这个过程使骶骨伸直、曲度变小，耻骨联合转向母体头侧，同时骨盆倾斜度变小。虽然骨盆径线并没有增加，但是耻骨向头侧的转动释放了胎儿。Gonik 等（1989）用实验手段客观测试了 McRoberts 急救法，发现此法减小了娩出胎肩所需的力度。如果 McRoberts 急救法不成功，多数时候会选择松动胎儿后肩或将胎儿双侧肩峰径旋转至与骨盆斜径重合。

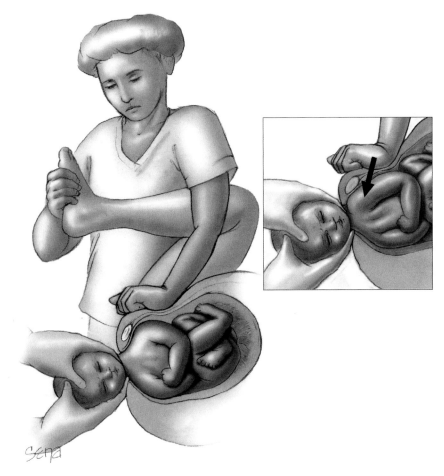

图 27-5　McRoberts 急救法。将产妇的大腿屈向腹部，助手在耻骨上方压迫胎肩（箭头）

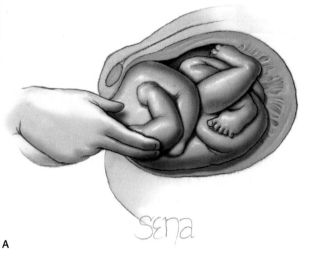

A

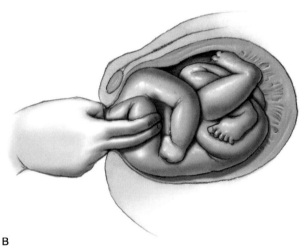

B

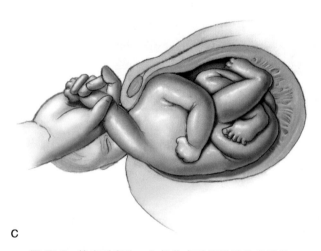

C

图 27-6　娩出后肩法。A.操作者手指沿胎儿后臂肱骨伸入阴道。B.固定并从胸前牵出后臂,保持胎儿肘关节屈曲状态。C.握住胎手,沿着面部伸展手臂。后臂完全从阴道娩出

实施娩出后肩法时,需要助产士小心地从胎儿胸前牵拉并娩出后臂(图 27-6)。如果可能的话,操作者的手指最好平行于胎儿肱骨的长轴,以降低骨折的风险。然后肩胛转向骨盆斜径,使前肩自然娩出。

对于旋肩法时,Woods(1943)报告逐渐螺旋式旋转后肩 180°,即可松解嵌顿的前肩。因此旋肩法也常被称为 Woods 旋肩法(图 27-7)。Rubin(1964)推荐了两种方法。第一是在产妇腹部用力时从一侧往另一侧摇晃胎肩。如果不成功,则从阴道入手触及前肩或后肩,从后方向胎儿胸前推挤肩部。这个方法通常用于双侧肩峰径缩小,解除前肩嵌顿(图 27-8)。

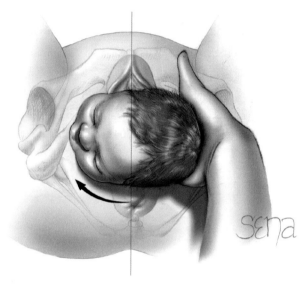

图 27-7　Woods 法。将手置于胎儿后肩的后侧,螺旋式旋转胎肩直至前肩解除嵌顿

若上述方法 1 次不成功,可以再次尝试。其他方法包括手-膝位法,也叫 Gaskin 法,产妇采取"四肢着地"的体位。此时向下牵引胎头娩出后肩(Bruner,1998)。这种方法的难点在于分娩镇痛状态下不易保持体位,而且从仰卧位变为手-膝体位可能耽误抢救时间。

某些情况下,无法牵出胎儿后臂。Cluver 和 Hofmeyr(2009)描述了腋窝吊带牵引法协助娩出胎儿后臂。用一根吸引导管穿过腋下,两端在胎肩前方扣在一起,形成一个环。向上向外牵拉环以娩出后肩。在 19 例肩难产病例的尝试中,此法成功了 18 例,但是新生儿有 3 例肱骨骨折,1 例永久臂丛神经损伤和 4 例暂时臂丛神经损伤(Cluver,2015)。

用拇指按压前肩的锁骨使其骨折,也可以帮助娩出嵌顿在耻骨后的胎肩。但在临床实践中,对于巨大儿,切断锁骨很困难。如果成功实施锁骨切断术,新生儿骨折损伤会很快愈合,与肩难产引起臂丛神经损伤、瘫痪、甚至新生儿死亡比较,锁骨骨折的伤害微不足道。

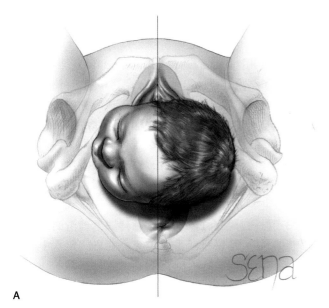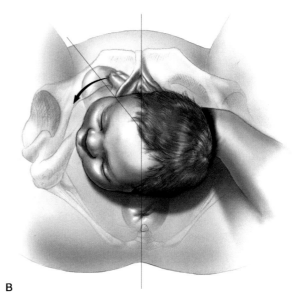

图 27-8　第二种 Rubin 法。A. 双侧肩峰径与骨盆前后径重合。B. 扪及最容易触及的一侧胎肩（图示为前肩），从后方往胎儿胸前推挤肩部（箭头方向）。一般会缩小双侧肩峰径线，从而解除前肩嵌顿

Zavanelli 法是将胎头复位，推回盆腔后实施剖宫产（Sandberg，1985）。将特布他林 0.25mg 皮下注射，用以抑制宫缩。第一步是将胎头旋转至枕前位或枕后位。操作者仰伸胎头，缓慢将其推回阴道，随后实施剖宫产。Sandberg（1999）总结了 103 个这样的案例。头位肩难产中使用 Zavanelli 法的成功率为 91%，臀位分娩后出头困难的病例都成功复位了。但即使最终成功实施胎头复位，也经常会发生胎儿损伤，损伤原因也包括在此之前使用的处理措施（Sandberg，2007）。

耻骨联合切开术是切开耻骨联合处的软骨和韧带，以打开耻骨联合，详见第 28 章。此法也可成功处理肩难产（Goodwin，1997；Hartfield，1986），但可能损伤产妇的膀胱、尿道。锁骨切断术则是使用剪刀或其他锐器切断胎儿锁骨，一般用于死胎的娩出（Schramm，1983）。

肩难产应急演练

Hernandez 和 Wendel（1990）建议通过肩难产应急演练来提升肩难产的处理能力：

1. 呼救。动员产科医生、助产士、麻醉医生、儿科医生到场。排空膀胱，缓慢牵引胎头。

2. 会阴切开术，以提供后骨盆的操作空间。

3. 压迫耻骨上方，简单而有效。接产者向下方牵引胎头的同时，1 名助手压迫耻骨上方。

4. McRoberts 急救法需要 2 名助手各扶产妇一条腿，使其向腹部屈曲。

上述的方法可以解决绝大多数的肩难产。

如果仍不能解决，可以使用并重复以下的方法。

5. 牵出后臂，娩出后肩。但是不容易成功。

6. 可采用 Woods 旋肩法。

7. 尝试 Rubin 法。

美国妇产科医师学会（2017c）总结到，没有一种方法明显优于其他方法或可明显减少新生儿损伤。McRoberts 急救法被认为是需要首先采取的方法。Hoffman 等（2011）回顾了超过 2 000 例分娩孕妇发现，娩出后肩法的成功率为 84%，而新生儿损伤的发生率与其他方法相似。相比之下，另外一项对 205 例胎儿的回顾性研究发现，娩出后肩法比旋肩法导致更高的新生儿损伤率（Leung，2011b）。Spain 等（2015）则发现肩难产持续时间越长，新生儿损伤越大。

重要的是，从一种方法换为另一种方法，需要有组织有条理。如前所述，迫切解除肩难产的同时也要考虑到操作可能导致的损伤。Lerner 等（2011）评估了 127 例肩难产发现，所有的无后遗症新生儿都是 4 分钟以内娩出的。相反的，多数窒息新生儿，占 57%，娩出时间 >4 分钟。3 分钟后，新生儿窒息的比例快速上升。

肩难产处理的训练和操作流程制定需要依靠模拟实战的培训教育。这有助于提高操作技能和完善处置流程（Buerkle，2012；Crofts，2008；Grobman，2011），同时也可改善新生儿结局（Crofts，2016；Fransen，2017；Kim，2016；Walsh，2011）。美国妇产科医师学会（2012）为指导记录肩难产的处理过程，制定了一个患者安全清单。

特殊人群

■ 家庭分娩

2014 年,美国所有分娩中,有 0.7% 是计划内的家庭分娩,0.2% 是非计划的家庭分娩(MacDorman,2016)。挪威调查了 15 年的非计划家庭分娩发现,1.1%(69/6 027)的人群发生了围产儿死亡;这样高发生率的原因在于感染、早产、胎盘早剥(Gunnarsson,2017);经产妇和离医院距离远是家庭分娩的主要危险因素(Gunnarsson,2014)。在美国,青少年孕产妇、未产检、少数族裔、低教育程度是非计划性家庭分娩的主要危险因素(Declercq,2010)。

而另一方面,在美国选择计划内家庭分娩的人群主要是白种人、不吸烟者、自费者、受过大学教育者,以及经产妇(MacDorman,2016)。对于低危妊娠,家庭分娩的好处包括更少的医疗干预措施,如催产、会阴切开、阴道手术产、剖宫产等(Bolten,2016;Cheyney,2014)。目前缺乏关于计划内家庭分娩安全性的随机对照数据,大量来自不同医疗系统的观察性研究数据难以归纳总结。如一些发达国家筛选了自己的家庭分娩队列,把只有通过有经验助产士接产的才纳入当地医疗数据系统(Birthplace in England Collaborative Group,2011;de Jonge,2015;Hutton,2016)。这些尚不能与美国的数据统一整合。

总的来说,在美国家庭分娩的风险还是较小,但是仍高于院内分娩。有助产士参与的家庭分娩,新生儿死亡率是 1.3‰,但也几乎 4 倍于同样情况下的院内分娩。主要的新生儿死因是妊娠和分娩意外事件、先天性畸形及感染。而在新生儿损伤的事件中,相比院内分娩,家庭分娩的新生儿癫痫发作和神经功能障碍的发生率增加(Grünebaum,2013,2014,2017;Snowden,2015;Wasden,2016)。重要的是,家庭分娩对部分产妇还有潜在风险,如合并瘢痕子宫、臀先露或多胎妊娠的产妇(Cheyney,2014;Cox,2015)。美国妇产科医师学会(2017b)认为这些是家庭分娩的禁忌证,在合规的医院分娩才是最安全的,但也要尊重患者的自主选择。

■ 水中分娩

一些孕妇选择在第一产程的部分时间泡在水缸里,以达到分娩镇痛的目的。针对这种方法,一篇 Cochrane 综述总结到,相比于传统的待产方式,水中待产的麻醉镇痛使用率更低,且不会增加母胎并发症(Cluett,2009)。

对于分娩过程,水中分娩的新生儿损伤率较高,并无明显的好处。有溺水的个案报告案例(Pinette,2004)。水中分娩脐带撕伤的风险为 3‰,主要源于快速将新生儿抱出水的动作(Schafer,2014)。一些个案也报告了严重感染的事件,并强调严格消毒的重要性。即便如此,在多数大样本研究对比水中分娩与传统分娩的报告中,母胎感染率并无明显增加(Bovbjerg,2016;Burns,2012;Thoeni,2005)。大体上,一些回顾性研究会评估短期结局指标及孤立性并发症,但是还无确凿的证据证明对于低危妊娠人群,水中分娩造成的新生儿损伤更大(Davies,2015;Taylor,2016)。美国妇产科医师学会(2016a)考虑到缺乏确凿的证据及潜在的风险,建议目前采取传统分娩方式比水中分娩更合适。

■ 女性生殖器切除术后

此处是指非医疗需要的外阴、阴道切除术。在美国,对小于 18 岁的少女进行非医疗需要的生殖器手术属于犯罪。即便如此,非洲、中东、亚洲许多国家还是对少女进行生殖器切除。全世界约 2 亿例女性进行了生殖器切除,而 2012 年美国约 513 000 例女孩有可能遭受这样的伤害(Goldberg,2016;UNICEF,2016)。文化的敏感性不可避免,因为很多女性接受了她们可能会被攻击或致残的说法(ACOG,2014)。

世界卫生组织(2008)将生殖器切除分为 4 类(表 27-1),手术的远期并发症和瘢痕形成会引起不孕、疼痛、性生活质量下降及泌尿生殖系统感染等(Almroth,2005;Andersson,2012;Nour,2015)。通常第三类手术后有严重症状的女性都需要接受矫正手术。尤其是切开外阴中间瘢痕,重新开放阴道口,称为"会阴瘢痕切开"。

表 27-1	世界卫生组织关于女性生殖器切除的分类
Ⅰ 类	阴蒂部分或全部切除
Ⅱ 类	阴蒂及小阴唇部分或全部切除,伴或不伴大阴唇切除
Ⅲ 类	大、小阴唇部分或全部切除,创面融合,最终阴道缩窄、阴道口闭锁,伴或不伴阴蒂切除
Ⅳ 类	针刺、钻穿、切割、刮削、烧灼或其他类型的生殖器破坏

女性生殖器切除也与部分母胎并发症相关。世界卫生组织(2006,2008)指出,围产儿死亡率上升了 10‰~20‰,与产程延长、剖宫产、产后出血相关(Berg,2014;Chibber,2011;Wuest,2009)。重要的是,女性

生殖器切除会长期影响女性心理健康。

对于这类特殊女性,在产前或产程中进行会阴瘢痕切开可以预防产科并发症(图27-9)(Esu,2017)。如果不切开,阴道分娩的产妇肛门括约肌损伤率将增加(Berggren,2013;Rodriguez,2016)。从实际经验来看,多数情况下在产程中会阴瘢痕切开均可以成功进行阴道分娩,很少有并发症。

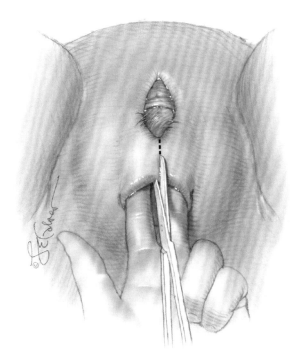

图27-9 会阴瘢痕切开。首先沿计划切开的部位注射利多卡因。胎头着冠后,一只手的两根手指插入胎头与阴唇融合瘢痕之间作为保护,剪刀沿中线剪开。分娩后快速缝合切缘以止血
(资料来源:Hawkins JS: Lower genital tract procedures. In Yeomans ER, Hoffman BL, Gilstrap LC III, et al (eds):Cunningham and Gilstrap's Operative Obstetrics, 3rd ed. New York, McGraw-Hill Education, 2017.)

■ **盆底重建术后**

在经产妇中,这类手术有上升趋势,因此当这些妇女妊娠后将会产生不同的结局。理论上阴道分娩后会出现症状复发,但支持这一观点的高质量研究却非常有限。对于有压力性尿失禁手术史的妇女,选择性剖宫产术对产后尿失禁的预防作用略强(Pollard,2012;Pradhan,2013)。另一种情况,大多数有过尿失禁矫正手术的妇女可以顺产,而没有症状复发。而且,剖宫产也并不是总能起到保护作用。显然,症状复发和需要阴道助产时,则应衡量剖宫产的风险(Groenen,2008)。

有肛门失禁或盆腔器官脱垂手术史者,有关分娩结局的研究较少,这些病例需要个体化处理。

■ **异常胎儿**

罕见情况下,由于胎儿脑积水、畸形或增大的膀胱、腹水、器官肿大致其腹部巨大,分娩可能受到阻碍(Costa,2012;Sikka,2011)。轻度脑积水,如果双顶径小于10cm,头围小于36cm,可以经阴道分娩(Anteby,2003)。

少数情况下,如死胎或明确有胎儿畸形的产妇,阴道分娩需要慎重,可以缩小胎头、胎儿腹部体积后经阴道分娩。产程中可以在超声监测下行头颅穿刺术吸出脑脊液。如前所述,骨切断术可以缩小双侧肩峰径。对于臀位脑积水的死胎,可以在胎头入盆后经耻骨上行头颅穿刺术。目前,这项操作在发展中国家使用较多。

第三产程

■ **胎盘娩出**

第三产程开始于胎儿娩出后,结束于胎盘娩出。目标是完整娩出胎盘,避免子宫内翻和产后出血。后两者属于严重的分娩期并发症,需要紧急处理,详见第41章。

胎儿娩出后应立即检查宫底高度和子宫收缩情况。如果子宫收缩好,无异常出血,则观察、等待胎盘自然剥离。不需要按摩子宫或按压宫底,但是需要多触诊宫底,以判断未出现子宫收缩乏力及胎盘剥离导致宫腔积血。不可通过牵拉脐带剥离胎盘,以免出现子宫内翻。胎盘剥离征象包括阴道少量血液流出,触诊子宫呈球形,脐带延长。最后,剥离的胎盘下降到子宫下段和阴道,此时将子宫向上顶起。

这些征象在胎儿娩出后数分钟内出现,中位时间4~12分钟(Combs,1991;Frolova,2016;Shinar,2016b)。一旦胎盘从子宫壁剥离,嘱产妇用力,增加腹压以娩出胎盘。如果使用分娩镇痛,产妇可能无法用力。确认子宫收缩良好后,将脐带拉紧,但不是用力牵拉脐带。一只手按压宫底帮助胎盘娩出(图27-10),同时,掌根部向下按压宫底与耻骨联合之间的子宫下段,有助于防止子宫内翻。当胎盘娩出至阴道口时,可以停止按压子宫。然后小心地移走胎盘,避免撕破胎膜或残留胎膜。如果胎膜粘连,有一些撕破,用卵圆钳夹住胎膜然后小心移除(图27-11)。

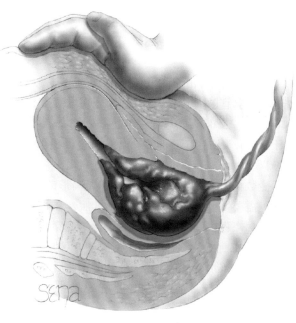

图 27-10 胎盘娩出。注意避免用手将宫底从产道压出,当胎盘剥离宫壁排入阴道后,手可感知宫底上升,而脐带没有回缩。产妇可向下用力以协助胎盘娩出。当胎盘到达阴道口时,向上牵拉脐带,顺势取出胎盘

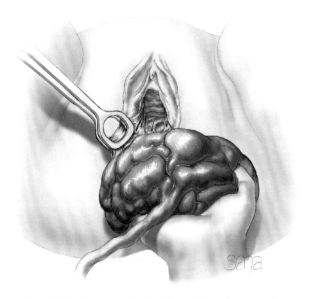

图 27-11 用卵圆钳夹出部分粘连于宫壁内的胎膜

■ 第三产程的处理

第三产程的处理模式可以概括为期待处理模式或积极处理模式。期待处理模式的内容包括等待胎盘自然剥离的征象,然后让胎盘自然娩出或通过刺激乳头或依靠重力娩出(World Health Organization,2012)。相反,积极的第三产程处理包括早期断脐、控制性脐带牵拉和早期预防性使用缩宫素。此三联法的目的是减少产后出血的发生(Begley,2015;Jangsten,2011;Westhoff,2013)。

如前所述,延迟脐带结扎并不增加产后出血的发生率,因此三联法中的早期脐带结扎并不很重要。类似的,脐带牵拉的作用也很微弱(Deneux-Tharaux,2013;Du,2014;Gülmezoglu,2012)。部分人建议胎盘娩出后按摩子宫来预防产后出血。我们虽然支持按摩子宫,但还是要强调循证证据不足(Abdel-Aleem,2010)。

因此,宫缩剂对于减少产后出血量具有重要作用。宫缩剂的选择包括缩宫素(催产素)、米索前列醇(Cytotec)、卡前列素,以及麦角新碱、甲基麦角新碱。另外,缩宫素和麦角新碱的混合制剂(Syntometrine)也在除美国外的地区使用。在其他国家,一种称为卡贝缩宫素的长效缩宫素类似物也用于预防剖宫产后的产后出血(Attilakos,2010;Su,2012)。虽然有这么多药物,但世界卫生组织(2012)还是建议缩宫素为一线用药,在没有缩宫素时使用麦角类药物或米索前列醇。

胎盘娩出前或娩出后给予宫缩剂并不影响产后出血、胎盘残留的发生率,也不影响第三产程的时长(Soltani,2010)。如果在胎盘娩出前给药,同时又存在产前未诊断出的双胎,则将影响后娩出的胎儿。因此需要触诊腹部,以确认没有未娩出的胎儿。应注意的是,在当今超声技术普及的情况下,漏诊多胎妊娠的情况已十分罕见。

高剂量缩宫素

合成催产素由垂体前叶产生。进入循环后 1 分钟起效,半衰期 3~5 分钟。当大剂量给药时,缩宫素可能引起血压降低。Secher 等(1978)报告了 1 例静脉内直接给予缩宫素 10U 后出现短暂性的低血压,并伴有心输出量增加的案例。Svanström 等(2008)也印证了这些发现。这些血流动力学的变化对于产后出血导致低血容量的产妇或合并某些心脏病的产妇是很危险的。因此,缩宫素的给药方式应该是液体稀释后持续静脉输液或肌内注射。

如果将缩宫素稀释于无电解质的葡萄糖溶液并持续大量输注,则缩宫素的抗利尿作用可能会导致水中毒(Whalley,1963)。因此,如果需要持续输入大剂量的缩宫素,应该提高缩宫素溶液的浓度并慢速输入,而不是大量快速输入低浓度的缩宫素溶液。

虽然缩宫素常规被用于预防产后出血,但不论是剖宫产还是阴道分娩,尚没有一个预防性剂量标准。我们的用法是 20U 缩宫素(2mL)加入 1L 液体中泵入。在胎盘娩出后开始输入,速度 10~20mL/min,也就是

200~400mU/min,持续数分钟,直到子宫收缩好,阴道出血少。然后速度降至 1~2mL/min,直到产妇安全回到产后病房,之后一般就停止输注了。对于没有建立静脉通道的产妇,一般给予肌内注射 10U 缩宫素。

其他宫缩剂

麦角新碱和甲基麦角新碱对于子宫收缩有相同的效果,但美国目前只生产甲基麦角新碱。这些麦角类生物碱制剂相比于缩宫素,对于产后出血并不一定有更好的效果。反而安全性和耐受性不如缩宫素(Liabsuetrakul,2011)。因此,麦角类生物碱制剂属于产后出血的二线用药。如果需要使用,建议 0.2mg 的甲基麦角新碱缓慢静脉注射,时间不少于 60 秒,以避免血压突然升高(Novartis,2012)。对于高血压孕妇禁用。

米索前列醇属于前列腺素 E_1 类似物,研究显示其预防产后出血的作用弱于缩宫素(Tunçalp,2012)。但是在资源匮乏的地区或缺乏缩宫素的情况下,米索前列醇也可用于预防产后出血,用法是 600μg 顿服(Mobeen,2011;World Health Organization,2012)。需要注意的是,缩宫素是预防产后出血的首选药物,但麦角类生物碱和前列腺素制剂在治疗产后出血中也有重要作用,详见第 41 章。

■ 手取胎盘

约 2% 的单胎分娩中,胎盘不能顺利娩出(Cheung,2011)。一般有三种原因:胎盘粘连,子宫收缩力不足以使胎盘完全剥离;子宫下段缩窄,胎盘嵌顿于子宫下段;病理附着的胎盘。导致胎盘滞留的危险因素包括死胎、既往剖宫产、既往胎盘滞留及早产(Belachew,2014;Coviello,2015;Endler,2014;Nikolajsen,2013)。一项包含了 46 000 例分娩的研究显示,妊娠 20 周时分娩,90% 的胎盘会在 180 分钟内自然娩出;妊娠 30 周时分娩,90% 的胎盘会在 21 分钟内自然娩出;妊娠 40 周时分娩,90% 的胎盘会在 14 分钟内自然娩出(Dombrowski,1995)。

胎盘滞留可能并发产后出血,而且产后出血的风险随第三产程时间延长而增加。因此,一些学者建议在尚未发生出血时,可以等待 30 分钟,一些人则建议只等待 15 分钟(Cummings,2016;Deneux-Tharaux,2009;Shinar,2016a)。世界卫生组织(2012)则建议 60 分钟。需要注意的是,如果等待过程中发生了活动性出血,而胎盘还不能通过常规的处理自然娩出,则需要手取胎盘(图 27-12)。操作时,部分操作者会单剂量静脉注射抗生素,但有回顾性研究显示该方法并无明显作用(Chibueze,2015)。虽然美国妇产科医师学会(2016c)既不支持也不反对使用抗生素,但世界卫生组织(2012)还是建议预防性使用抗生素。在帕克兰医院,对于没有正在使用抗生素的产妇,手取胎盘时会给予单剂量抗生素。

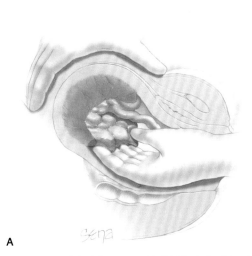
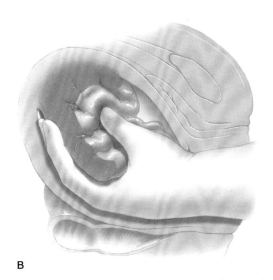

A   B

图 27-12 手取胎盘。A. 一只手抓住宫底,另一只手深入宫腔内,以手指沿边缘剥除胎盘。B. 当胎盘剥离后,抓住并牵出胎盘

产后及时处理

胎盘娩出后的 1 小时极其重要。这段时间里,需要修补会阴裂伤。虽然使用了子宫收缩药预防出血,但仍然可能因为子宫收缩乏力而出现产后出血。还可能发生血肿。因此,需要经常检查子宫张力和会阴情况。美国儿科学会和美国妇产科医师学会(2017b)均建议产后 2 小时内,每 15 分钟记录 1 次产妇的生命体征。同时,检查娩出的胎盘、胎膜、脐带是否完整,是否有异常(第 6 章)。

第八篇

■ 产道裂伤

下生殖道裂伤包括宫颈、阴道、会阴裂伤。关于宫颈和阴道的裂伤,在第 41 章详描述。阴道分娩后常出现会阴裂伤,以Ⅰ度、Ⅱ度裂伤常见。根据伤口的深度,会阴裂伤分为四种程度,见图 27-13。其中Ⅲ度裂伤累及肛门括约肌,又被分为三个亚型:

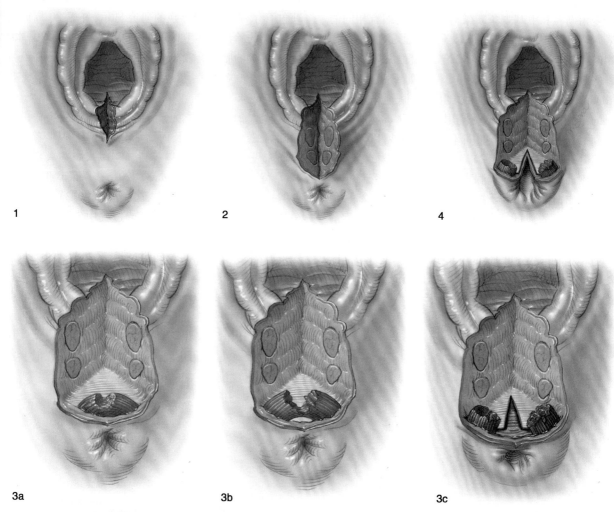

图 27-13　1 为Ⅰ度裂伤,仅累及阴道黏膜及会阴皮肤。2 为Ⅱ度裂伤,累及会阴球海绵体肌、会阴浅横肌等会阴体肌肉,但未损伤肛门括约肌。3a 为Ⅲ度裂伤,<50% 的肛门外括约肌撕伤。3b 为>50% 的肛门外括约肌撕伤,但是肛门内括约肌完整。3c 为肛门内外括约肌均撕伤。4 为Ⅳ度裂伤,会阴体,整个肛门括约肌复合体和肛门直肠黏膜撕裂(资料来源:Kenton K,Mueller M:Episiotomy and obstetric anal sphincter lacerations. In Yeomans ER,Hoffman BL,Gilstrap LC Ⅲ,et al (eds):Cunningham and Gilstrap's Operative Obstetrics,3rd ed. New York,McGraw-Hill Education,2017.)

3a:<50% 的肛门外括约肌撕伤;

3b:>50% 的肛门外括约肌撕伤;

3c:肛门内外括约肌均撕伤。

Ⅲ度、Ⅳ度会阴裂伤被称为产科肛门括约肌损伤(obstetrical anal sphincter injuries,OASIS),发生率为 0.5%~5%(Blondel,2016;Friedman,2015)。复杂性会阴裂伤的危险因素包括初产妇、会阴正中切开、持续性枕后位、阴道手术产、亚洲人种、会阴体短及胎儿体重增加(Ampt,2013;Dua,2009;Gurol-Urganci,2013;Landy,2011)。会阴中侧切开术很大程度上能保护会阴,但也不是绝对的(Jangö,2014;Räisänen,2011;

Shmueli,2016)。

随着会阴裂伤严重程度增加,发病率也上升。与轻度裂伤相比,累及肛门括约肌的裂伤会导致更多的出血量和更严重的产后疼痛。伤口裂开和感染的风险也增加(Goldaber,1993;Lewicky-Gaupp,2015)。Stock 等(2013)统计了 909 例 OASIS,其中 7% 出现并发症。远期来看,肛门括约肌损伤的产妇发生大便失禁的概率较未发生 OASIS 的阴道分娩产妇高 2 倍(Evers,2012;Gyhagen,2014)。关于远期性生活质量下降的数据还较少,但是部分研究显示发生率增加(Mous,2008;Otero,2006;Salim,2014;Sundquist,2012)。

识别损伤并正确分度对于修补裂伤很重要。随着临床经验增加,OASIS 的诊断率也增加(Andrews,2006)。研究显示,肛内超声对明确诊断有帮助,因为临床初产妇的隐性裂伤占 6%~12%(Corton, 2013; Faltin, 2005; Ozyurt, 2015)。即便如此,还没有数据支持常规进行肛内超声检查括约肌完整性,美国妇产科医师学会(2016b)也未常规推荐此方法(Walsh, 2015)。

既往曾发生 OASIS 的经产妇较未发生 OASIS 的经产妇再发生严重裂伤的风险高(Baghestan, 2012; Edozien, 2014; Elfaghi, 2004)。但与一般人群中的初产妇相比,风险相仿,且发生率较低(Basham, 2013; Boggs, 2014; Priddis, 2013)。巨大儿和阴道手术产是这个产妇队列里重要的危险因素,并且会影响今后的妊娠分娩。更具体地说,患者可以选择剖宫产来避免再次发生 OASIS。对于既往曾经产后肛门失禁,需要手术治疗的 OASIS 并发症,或 OASIS 导致心理创伤的孕妇,此次妊娠选择剖宫产是个最合适的建议(ACOG,2016b)。但是,还需权衡剖宫产的风险,详见第 30 章。

■ 会阴切开

类型

会阴切开术,即是切开女性外生殖器。与自然裂伤不同,会阴切开术带有目的性和指向性。episiotomy 与 perineotomy 是会阴切开术的两种表达,意思相同。产科教科书与指南共识对会阴切开术的描述差别很大。Kalis 等(2012)提出了一个分类方法,我们也赞同提出一套标准化的术语。

会阴正中切开和会阴中侧切开是两种主要的切开方式,只是切口角度不同。切开的组织和缝合的方法均类似于 II 度裂伤。会阴正中切开从阴唇系带下刀,沿中线切开会阴体,达到肛门外括约肌外缘。切开长度取决于会阴体长度和厚度,一般 2~3cm。会阴中侧切开是从阴唇系带中间开始,向左/右旁开 60°切开(图27-14)。这个角度是考虑到了胎头着冠后会阴体变形的情况,最终产生一个与中线成 45°的切口以进行缝合(El-Din, 2014; Kalis, 2011)。会阴侧切则是从中点旁1~2cm 开始,向左/右坐骨结节方向切开。

施术前需要给予硬膜外麻醉或双侧神经阻滞麻醉,或 1%利多卡因的局部麻醉。部分人用 2.5%利多卡因凝胶(EMLA cream)代替注射液,但是需要在胎儿娩出前 1 小时开始用药,实际操作性比较低(Franchi,2009; Kargar, 2016)。

如果过早切开会阴,则伤口出血会比临分娩前切开会阴多。如果切开过晚,则达不到预防裂伤的目的。一般而言,胎头着冠后可切开会阴。如果需要产钳助产,多数人会在上好叶片后切开会阴。

很少有数据直接对比正中切开和中侧切开。如前

所述,会阴正中切开与肛门括约肌的撕伤相关(Coats,1980; de Leeuw, 2001)。两者所导致的短期疼痛和性生活质量下降的发生率相似(Fodstad, 2013, 2014;Sartore, 2004)。

目前很少有文献对比会阴侧切与中侧切开、正中切开。一项随机对照研究比较了初产妇的会阴侧切和中侧切开术,发现在疼痛评分、性生活满意度、会阴损伤、OASIS 方面并无明显差异(Karbanova, 2014a, b;Necesalova, 2016)。作者发现,中侧切开术需要的缝合时间更短。因此,为减少 OASIS,在三种切开会阴的方式中,中侧切开术应是首选。

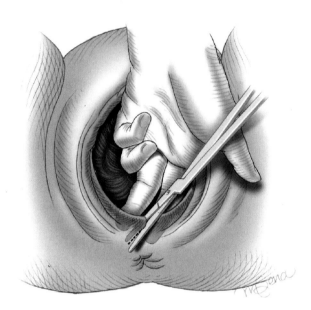

图 27-14 胎头着冠时行会阴中侧切开。一只手的手指插入会阴与胎头之间。从中线开始,旁开 60°,向坐骨结节方向切开
(资料来源:Kenton K, Mueller M:Episiotomy and obstetric anal sphincter lacerations. In Yeomans ER, Hoffman BL, Gilstrap LC III, et al (eds):Cunningham and Gilstrap's Operative Obstetrics, 3rd ed. New York, McGraw-Hill Education, 2017.)

指征

过去曾经常规切开会阴以避免不规则的撕裂伤,以及减少手术后疼痛和肛门括约肌损伤率。但是,一项 Cochrane 荟萃分析显示,经随机对照试验证明,在自然分娩中进行有严格指征的、选择性的会阴切开术比常规会阴切开术更能有效预防重度会阴/阴道裂伤(Jiang, 2017)。但该项研究并没有区别正中切开和中侧切开术。

美国妇产科医师学会(2016b)也建议以有严格指征的会阴切开术替代常规会阴切开。我们也持有同样的观点。因此,会阴切开的指征包括:肩难产、臀位分娩、巨大儿、阴道手术产、持续性枕后位、会阴体短,以及其他不切开就可能导致严重会阴裂伤的情况。应以

手术者的评估和经验常识为原则。

　　基于以上观点,会阴切开率已经下降。Oliphant 等(2010)利用美国医院出院调查数据分析了 1979~2006 年的美国会阴切开率。经过年龄调整后,他们发现会阴切开率下降了 75%。数据显示,2012 年美国仅 12% 的阴道分娩进行了会阴切开(Friedman,2015)。

■ 会阴裂伤修补

　　一般而言,胎盘娩出后才进行会阴裂伤的修补。这是为了让接产者重点观察胎盘剥离征象并娩出胎盘。此外,缝合会阴的过程不会被胎盘娩出所干扰、打断,尤其在需要徒手取胎盘时。缺点是会阴伤口会持续出血,但可以通过纱布压迫止血。

　　为了更好地修复会阴,需要了解会阴的解剖结构,详见第 2 章。未进行分娩镇痛的产妇在缝合会阴时会感觉很痛,因此足够的镇痛是必要的。局部注射利多卡因,或局部麻醉联合双侧会阴神经阻滞麻醉。对于已经进行硬膜外麻醉的产妇,则需要增加药量。

　　对于 I 度裂伤,并不是必须进行缝合,缝合的目的在于止血或恢复结构。很少有数据可以指导如何选择缝线,一般细针线、可吸收缝线合粘胶都可以使用。

　　II 度裂伤的修补与会阴正中切开、中侧切开的缝合类似。也就是缝合阴道黏膜,重新对合会阴球海绵体肌、会阴浅横肌(图 27-15、图 27-16)。多数文献推荐

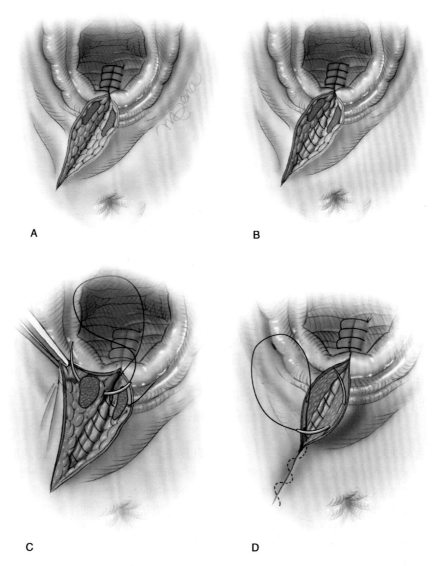

图 27-15　会阴中侧切开后的缝合。A. 连续扣锁缝合阴道黏膜及深部组织,此时再看切开的角度已经接近 45°。B. 连续缝合会阴深部组织。小切口的会阴切开则不需要缝合这一层。C. 连续单针缝合会阴球海绵体肌和会阴浅横肌。D. 皮内缝合会阴皮肤

(资料来源:Kenton K,Mueller M:Episiotomy and obstetric anal sphincter lacerations. In Yeomans ER,Hoffman BL,Gilstrap LC Ⅲ,et al(eds):Cunningham and Gilstrap's Operative Obstetrics,3rd ed. New York,McGraw-Hill Education,2017.)

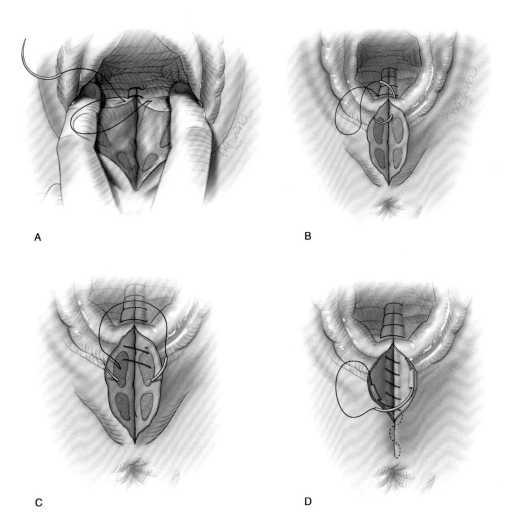

A

B

C

D

图 27-16　会阴正中切开的缝合。A. 从伤口顶端进第一针定位,2-0 线连续扣锁缝合阴道黏膜和深部
组织,重新对合处女膜缘。B. 改变进针的方向,从阴道过渡到缝合会阴。C. 连续缝合,保持相同针距,
重新对合会阴浅横肌与会阴球海绵体肌。这可以帮助重建会阴体的支持结构。D. 从下往上连续缝合
皮下层,最后一针缝至处女膜环
(资料来源:Kenton K, Mueller M:Episiotomy and obstetric anal sphincter lacerations. In Yeomans ER, Hoff-
man BL, Gilstrap LC Ⅲ, et al(eds):Cunningham and Gilstrap's Operative Obstetrics, 3rd ed. New York,
McGraw-Hill Education, 2017.)

连续缝合,相比间断缝合,前者速度更快、异物更少、疼痛更少(Grant, 2001;Kettle, 2012;Kindberg, 2008;Valenzuela, 2009)。使用钝针更合适,可以减少针刺伤(El-Refaie, 2012;Mornar, 2008)。一般使用 2-0 的可吸收外科缝线 polyglactin 910 (Vicryl)或铬肠线。前者的优点是可减少术后疼痛和伤口裂开的发生(Jallad, 2016;Kettle, 2010)。如果使用传统 polyglactin 910,可能会因为疼痛或性交不满意而需要拆线。如果使用快速吸收的 polyglactin 910(Vicryl Rapide)则可以克服以上缺点(Bharathi,2013;Kettle, 2002;Leroux, 2006)。

对于修补Ⅲ度会阴裂伤,有两种方法可以修补肛门外括约肌。第一种是端-端吻合,也是我们推荐的,如图 27-17。肛门括约肌的断端通常是回缩的,需要把断端分离并牵拉至中线。肛门括约肌缝合后的牢固程度主要取决于缝合周围结缔组织,而不是肌肉本身。因此,连续与间断相结合的缝合方法,可以将括约肌纤维和周围结缔组织包裹在一起,增加强度。很少有循证证据指导哪种材料的缝线缝合括约肌最合适,但是延迟吸收的缝线可以在康复期提供持续的拉力。Jallad 等(2016)的研究也支持这个观点,他的研究显示 OASIS 使用铬肠线修补后伤口裂开的发生率更高。

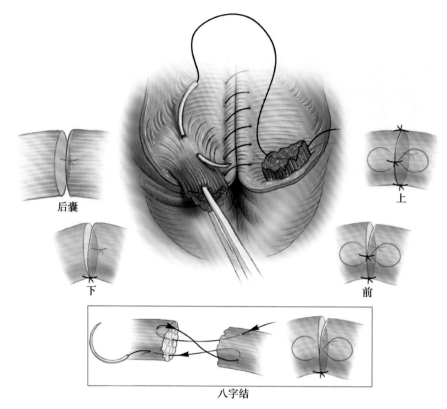

后囊

上

下

前

八字结

图 27-17　端-端对合肛门外括约肌,缝线穿过肛门外括约肌,周围一圈结缔组织的 3 点、6 点、9 点、12 点方向使用 2-0 或 3-0 的 polyglactin 910 延迟吸收缝线间断缝合 4~6 针。首先,辨别并找出断裂的肛门外括约肌及周围结缔组织。第一针从后方进针以维持术野暴露,另一针从 6 点位置下方进针。通过像"8"字一样的缝合重新对合上括约肌。最后,缝合关闭括约肌周围的筋膜

(资料来源:Kenton K, Mueller M:Episiotomy and obstetric anal sphincter lacerations. In Yeomans ER, Hoffman BL, Gilstrap LC III, et al (eds):Cunningham and Gilstrap's Operative Obstetrics, 3rd ed. New York, McGraw-Hill Education, 2017.)

　　另一种方法称为部分重叠法,将两头的肛门括约肌断端牵拉至中线,部分重叠后缝合。这种方法只适合 3c 类的会阴裂伤,即肛门内外括约肌都损伤的情况。在括约肌断端进行两排褥式缝合,重建肛门括约肌环。两种方法的远期结构和功能结局指标相似(Farrell, 2012;Fernando, 2013;Fitzpatrick, 2000)。正如 3c 类裂伤,先修复肛门内括约肌再修复肛门外括约肌,描述如下。

　　对于Ⅳ度裂伤的修补,首先要对合撕裂的直肠黏膜(图 27-18)。在距离裂口顶端 1cm 内,采取针距 0.5cm 缝合直肠黏膜,注意不要缝入肠腔内。可使用 4-0 的 polyglactin 910 延迟吸收缝线或铬肠线。有些学者建议再加固缝合一层浆膜(Hale, 2007)。如果无法加固缝合浆膜层,则接着对合肛门内括约肌,缝合加固,采用 3-0 或 4-0 的缝线连续缝合(图 27-18B)。缝合完毕后一定要清点缝针和纱布并记录。

　　美国妇产科医师学会(2016c)建议缝合时使用单剂量抗生素以减少裂伤所致的感染。有循证证据支持该操作(Buppasiri, 2014;Duggal, 2008;Lewicky-Gaupp, 2015;Stock, 2013)。可以使用单剂量二代头孢菌素,对于过敏者可使用克林霉素。对于 OASIS 患者,术后需使用 1 周软化大便的药物,避免灌肠和肛门塞药。

　　遗憾的是,即使是正确、完整地缝合会阴,也不是每例患者都能恢复正常的功能。部分女性会因为支配盆底的神经损伤而发生持续的大便失禁(Roberts, 1990)。

■ 会阴裂伤的护理

　　一开始的局部冰敷可以减轻肿胀和缓解疼痛(de Souza Bosco Paiva, 2016)。接下来几天,温水坐浴有助于提升舒适度并保持卫生。大小便后用温水冲洗有利于清洁。一项随机对照试验显示,使用 5% 的利多卡因凝胶并不能有效缓解会阴裂伤后的疼痛(Minassian, 2002)。口服可待因、非甾体抗炎药等可以缓解疼痛。

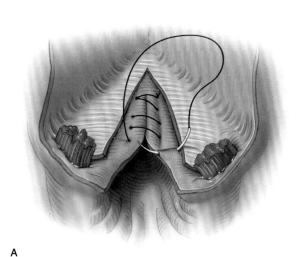
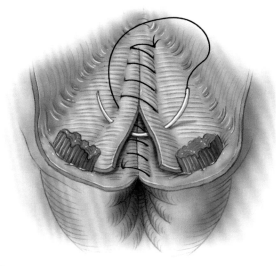

A   B

图 27-18　A. 从裂口顶端开始使用 3-0 或 4-0 铬肠线或 polyglactin 910 延迟吸收缝线连续缝合直肠黏膜层。缝针从黏膜下层穿过，边距 0.5cm。B. 3-0 延迟吸收缝线连续缝合加固第二层。这样可以对合撕裂的肛门内括约肌边缘，此时的内括约肌表现为黏膜层与外括约肌之间的白色纤维结构。很多情况下，内括约肌向两侧回缩，需要找到并缝合（资料来源：Kenton K，Mueller M：Episiotomy and obstetric anal sphincter lacerations. In Yeomans ER，Hoffman BL，Gilstrap LC Ⅲ，et al（eds）：Cunningham and Gilstrap's Operative Obstetrics，3rd ed. New York，McGraw-Hill Education，2017.）

如果疼痛严重或持续，则不排除发生外阴、阴道、坐骨直肠窝血肿或蜂窝组织炎，需要仔细体格检查排除。并发症的处理详见第 31 章和第 47 章。除疼痛，会阴伤口恢复过程中也可能发生尿潴留（Mulder，2012，2016）。处理详见第 36 章。

对于Ⅱ度裂伤或有肛门括约肌撕伤的患者，产后 6 周复查之前，都需要禁止性生活。与无会阴裂伤的产妇相比，存在裂伤的产妇产后性生活的时间往往会推迟 3～6 个月，但不超过 1 年（McDonald，2015；Rådestad，2008；Signorello，2001）。

（马宏伟　翻译　刘兴会　审校）

参考文献

第 28 章

臀位分娩

> 臀位助产成功的要素是宫颈完全容受和扩张,并且没有其他严重的机械阻力。部分病例即使宫颈扩张不充分也可能施行臀位助产,但产后可能出现严重的宫颈裂伤。
>
> ——J. 惠特里奇·威廉姆斯(1903)

近足月时,胎儿通常自动转为头位。相反,如果胎儿臀部或腿部先于头部进入骨盆,则表现为臀位。这个胎式在足月前较常见,因为在怀孕早期胎儿胎头与胎体体积比较相似。足月后,臀位在单胎中约占 3% ~ 5%(Cammu, 2014;Lyons, 2015;Macharey, 2017)。

臀位的分类

根据胎儿下肢与臀部的关系,臀位分为单纯臀先露、完全臀先露和不完全臀先露。单纯臀先露表现为胎儿双髋关节屈曲,双膝关节伸直,胎足靠近胎头,以臀部为先露(图 28-1)。完全臀先露表现为胎儿双髋关节屈曲,单膝或双膝屈曲(图 28-2)。不完全臀先露表现为一侧或双侧髋关节伸直,以一足或双足、一膝或双膝、一膝一足为先露(图 28-3)。足先露属于不完全臀

先露,以一足或双足为先露。

在约5%的足月臀先露中,胎儿颈部会过度仰伸,似"占星者"(Cimmino,1975)。这种姿势可能与之前未被发现的胎儿异常或子宫畸形有关(Phelan,1983)。此类胎儿颈部过度仰伸的姿势,阴道分娩时可能导致胎儿脊髓颈段的损伤。如果足月后出现,可作为剖宫产手术指征(Westgren,1981)。有报告,这种胎儿在剖宫产后出现意外的脊髓损伤,即颈部屈曲本身可能与脊髓损伤有关(Hernandez-Marti,1984)。在横产式中胎儿也有类似的颈部过度仰伸的表现,被称为"飞行胎儿"。

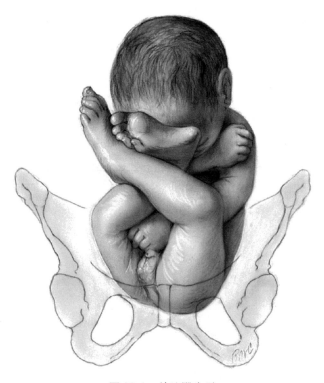

图 28-1 单纯臀先露

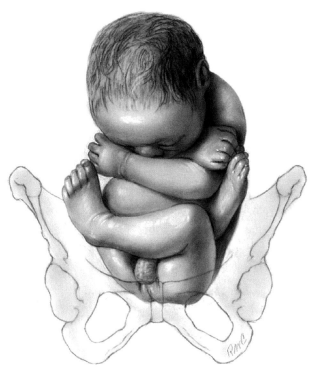

图 28-2 完全臀先露

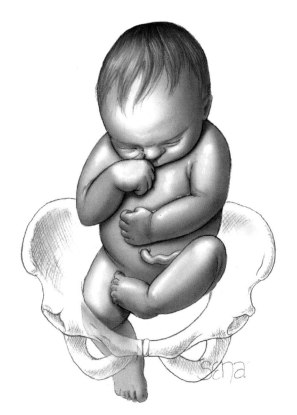

图 28-3 不完全臀先露

臀先露的诊断

■ 臀位的危险因素

了解临床征象有助于对臀位的早期诊断。除孕周过早外,危险因素包括羊水量、多胎妊娠、脑积水、无脑儿、结构性子宫异常、前置胎盘、盆腔肿瘤,以及既往臀位分娩史。一项研究发现,在一次臀位分娩后,第二次妊娠仍为臀位的概率为10%,随后的第三次妊娠仍为臀位的概率为28%(Ford,2010)。

■ 臀位的检查

在第22章中已阐述了如何应用四步触诊法明确胎先露。第一步,宫底部可扪及圆而硬的胎头;第二步,可区分胎背及肢体;第三步,如果未衔接,胎臀在骨盆入口处尚可推动;第四步,如果已经衔接,可触及胎臀固定在耻骨联合下方(Lydon-Rochelle,1993;Nassar,2006)。如果查体怀疑臀先露及其他非胎头先露,则应进一步行彩超检查。

在阴道检查时,单纯臀先露可触及胎儿的坐骨结节、骶骨和肛门,但不会触及胎足。随着胎儿继续下降,外生殖器可逐渐显露。产程延长时,胎臀可能明显水肿,导致与面先露鉴别困难。此时,肛门可被误认为胎嘴,坐骨结节被误认为颧骨。用手指仔细检查可予以区别,若是肛门,手指能感觉到肛门括约肌的阻力,坐骨结节与肛门位于一条直线,取出手指可见指套有胎粪污染。若为胎儿嘴部,通过口腔后能感觉到更坚硬、更直的下巴,而颧骨与胎儿嘴部位置构成三角形。完全臀先露时,可触及胎足位于胎臀旁。足先露时,一足或双足低于胎臀的位置。

触诊胎儿骶骨及其棘突以确定胎方位。与头先露类似,臀先露的胎方位指的是胎儿骶骨与母体骨盆的关系。臀先露可以依据胎儿骶骨与母亲骨盆的关系分为骶左前、骶右前、骶左后、骶右后和骶横位。

分娩方式

决定分娩方式的因素很多,包括胎儿情况(孕龄、体重)、母体骨盆径线、妊娠并发症、患者和家属意愿、医务人员的经验、医院的应急能力等。

与足月儿相比,臀位早产儿因体型小、发育不成熟而存在明显的并发症。例如,后出头困难、出生创伤和围产儿死亡率可能更高。因此,需要单独讨论足月臀位胎儿和早产臀位胎儿的分娩方式。

■ 足月臀位胎儿

目前关于臀位足月胎儿阴道分娩的产科处理受到足月臀位分娩研究队列数据的影响(Hannah,2000)。这项研究包括随机分配的 1 041 例计划剖宫产和 1 042 例计划阴道分娩孕妇。在计划阴道分娩组中,57%最终完成阴道分娩。计划剖宫产分娩组比计划阴道分娩组胎儿围产期死亡率较低(3/1 000 *vs.* 13/1 000),新生儿严重合并症比例较低(1.4% *vs.* 3.8%);两组产妇短期并发症发生率相似。

对这项研究持反对态度者强调,只有不到 10%的入组孕妇接受放射性骨盆测量。而且,包括严重合并症在内的大部分新生儿并未提示远期预后不佳(Whyte,2004)。

在这项研究之后,世界卫生组织发布了支持臀位剖宫产分娩的数据(Lumbiganon,2010)。根据对 9 个参与调查的亚洲国家 10 万多例分娩结局的分析,发现足月臀位计划剖宫产与阴道分娩相比围产期结局明显改善。其他研究也评估了剖宫产新生儿的结局,同时也发现新生儿的发病率和死亡率降低(Hartnack Tharin,2011;Lyons,2015;Rietberg,2005;Vistad,2015)。Berhan 和 Haileamlak(2016)通过荟萃分析计算出胎儿围产期死亡率的绝对风险为 0.3%,胎儿出生创伤或发生神经疾病的绝对风险为 0.7%。

相反,其他研究支持阴道分娩作为一种合适的选择(Hofmeyr,2015a)。胎先露与分娩方式研究发现,分娩方式与校正围产儿死亡率及并发症发生率无关(Goffinet,2006)。这项法国前瞻性观察研究涉及 8 000 例足月臀位单胎孕妇。采用严格的标准选择其中 2 526 例用于计划阴道分娩,其中 71%最终完成阴道分娩。来自法国 Lille Breech 研究组的数据显示,应用严格的胎儿生物测定和母体骨盆测量参数后,经阴道分娩的足月臀位单胎没有出现并发症增多的情况(Michel,2011)。其他一些小规模的研究支持这些发现,但指南仍是选择分娩方式过程中的重要参考。

Eide 等(2005)提出了足月臀位阴道分娩的长期研究证据。他们分析了 8 000 多例经臀位分娩的男性智力测试分数,发现阴道分娩和剖宫产分娩的男性智力表现无差异。此外,Term Breech 试验两年的随访显示,阴道分娩和剖宫产分娩两组之间围产儿死亡和神经发育迟缓的风险相似(Whyte,2004)。

尽管争议双方都有证据,至少在美国,臀位计划阴道分娩的试产率持续下降。正如预测,能够提供臀位胎儿安全阴道分娩的专业人士数量在继续减少(Chinnock,2007)。此外,对于医疗诉讼法律问题,使得臀位阴道分娩的技能培训开展的越来越少,有的机构开始购买设备为住院医生提供培训(Deering,2006;Maslovitz,2007)。

■ 早产合并臀位胎儿

与足月臀位胎儿相反,尚无关于早产臀位胎儿分娩的随机试验。即便有,也是零星的或合并于早产妊娠时长的研究中。尽管如此,对于臀位早产的胎儿,与阴道分娩相比,计划剖宫产更具优势。Reddy 等(2012)报告的数据来自妊娠 24~32 周分娩胎儿。对于处于该孕龄的臀位胎儿,尝试阴道分娩的成功率很低,而且与计划剖宫产相比,完成阴道分娩的新生儿死亡率更高。其他调查也报告了类似的发现(Bergenhenegouwen,2014;Demirci,2012;Muhuri,2006)。

对于妊娠 23~28 周的较低孕龄的早产儿,数据更加矛盾,一些研究表明计划剖宫产未提高早产儿存活率(Bergenhenegouwen,2015;Kayem,2015;Thomas,2016)。对于妊娠 20~25^{+6} 周的可存活流产儿,围产医学讨论共识为"现有数据并不始终支持常规剖宫产以降低围产期死亡率或改善早期早产儿的神经学结局"(Raju,2014)。随后美国妇产科医师学会和母胎医学会(2017)发布联合声明建议:妊娠 23 周之后的可存活流产儿可考虑剖宫产分娩,对妊娠 25 周之后的可存活胎儿推荐剖宫产分娩。

对于更成熟的臀位早产胎儿,即在妊娠 32~37 周,对分娩方式研究的数据同样很少。Bergenhenegouwen 等(2015)研究了 6 800 例妊娠 32~37 周臀位分娩,发现计划性剖宫产与阴道分娩在围产儿死亡率方面无差异,但计划性剖宫产复合死亡率和严重并发症较少。在妊娠晚期早产组(妊娠 32~37 周)中,胎儿体重比胎龄更为重要。加拿大妇产科医师协会的母胎医学会指出,当估计胎儿体重超过 2 500 g 时,臀位阴道分娩是可行的(Kotaska,2009)。第 45 章将会对双胎中第二胎为非头先露时的分娩进行单独讨论。

在美国,对于计划复苏的早产臀位儿,几乎均选择剖宫产。

■ 分娩并发症

臀位分娩增加产妇和围产期并发症发生率。对于母亲,无论是剖宫产或阴道分娩都可能造成产道撕裂。剖宫产中,产钳使用或因胎头塑形不良可造成子宫下段过度拉伸、子宫切口延长。阴道分娩中,尤其合并子宫下段菲薄时,胎头通过未充分扩张的宫颈时或使用产钳,可能造成阴道壁及宫颈撕裂,甚至子宫破裂。这些操作也可能造成会阴切口延裂,造成会阴深层撕裂,增加感染风险。在阴道分娩期间用于诱导子宫松弛的麻醉剂可能导致子宫收缩乏力,进而导致产后出血。孕产妇死亡是罕见的,但计划剖宫产用于臀位分娩的孕产妇死亡率似乎更高,为 0.47/1 000 (Schutte,2007)。最后,臀位阴道分娩与一般剖宫产的风险比较将在第 30 章探讨。臀位阴道分娩相关的风险与一般剖宫产分娩风险相似。剖宫产远期风险包括与再次子宫切开或剖宫产后阴道分娩相关的风险详见第 31 章。

对于臀先露胎儿来说,早产及其并发症通常共存。先天畸形的发生率也更高(Cammu, 2014; Mostello,2014)。与头先露相比,臀先露发生脐带脱垂更常见(Behbehani, 2016; Obeidat, 2010)。产伤可包括肱骨、锁骨和股骨骨折(Canpolat, 2010; Matsubara, 2008)。在某些情况下,牵引可造成肩胛骨、肱骨或股骨骨骺分离(Lamrani, 2011)。产伤在阴道分娩中更为常见,但剖宫产分娩也可能存在。

罕见的创伤性损伤可能涉及软组织,如臂丛损伤和麻痹(Foad, 2008)。脊髓可能受到损伤甚至横断,或椎骨骨折,尤其在用力较大时(Vialle, 2007)。胸锁乳突肌血肿在分娩后偶尔发生,但通常自发消失。臀位分娩还可能发生生殖器损伤(Saroha, 2015)。

一些围产儿结局可能是臀位胎儿的原因而不是分娩所造成的。例如,臀位胎儿髋关节发育不良与头位胎儿相比更常见,并且不受分娩方式的影响(de Hundt,2012; Fox, 2010; Ortiz-Neira, 2012)。

■ 影像学检查

大多数胎儿,尤其早产儿,胎头通常大于胎臀。此外,与头先露不同,臀先露在分娩过程中胎头不会发生明显变形。因此,如考虑阴道分娩,应评估胎儿大小、臀先露类型及颈部弯曲程度,还应通过超声或骨盆测量明确骨盆各径线,避免头盆不称时胎头娩出困难。

超声检查评估胎儿作为围产保健的一部分,已被广泛使用。超声可以迅速确定胎儿畸形,如脑积水或无脑儿。这将确定许多不适合阴道分娩的胎儿,也有助于确保对于无存活机会的异常胎儿,在紧急情况下不对其进行剖宫产。

对于阴道分娩,胎儿头部不应该仰伸,头部屈曲通常也可以通过超声来确定(Fontenot, 1997; Rojansky,1994)。如果超声诊断不明确,则简单的双视图 X 射线成像有助于确定胎儿头部倾斜度。超声发现胎臀位于颈后,最好以剖宫产终止妊娠以避免新生儿损伤(Sherer,1989)。

超声检查胎儿体重的准确性不受臀位的影响(Mc-Namara, 2012)。尽管存在差异,许多方案使用胎儿体

重<2 500g 和>3 800~4 000g 或生长受限的证据作为计划阴道分娩的排除标准(Azria, 2012; Kotaska, 2009)。类似地,双顶径(BPD)>90 ~ 100mm 也为排除标准(Giuliani, 2002; Roman, 2008)。

阴道分娩前应评估母体骨盆,CT、MRI 或 X 射线平片都适用。在这些骨盆测量模式之间缺乏比较,但是由于 CT 的准确性高、低辐射剂量和广泛可用性而受到青睐(Thomas, 1998)。在帕克兰医院,尽可能使用 CT 来评估骨盆的各个径线(第 2 章)。尽管存在差异,但建议采用特定的测量值来判断进行阴道计划分娩:入口前后径≥10.5cm,入口横径≥12.0cm,以及中骨盆棘间距≥10.0cm(Azria, 2012; Vendittelli, 2006)。有人建议进行母胎生物测定互相关联。适用值包括:入口横径减去胎儿 BPD≥15mm;入口横径减去 BPD≥25mm;中骨盆棘间距离减去 BPD≥0(Michel, 2011)。通过 MRI,Hoffmann 等(2016)发现,如果坐骨棘间径超过 11cm 时,阴道分娩成功率为 79%。

■ 分娩方式选择总结

目前,美国妇产科医师学会(2016b)建议"关于分娩方式的决定应该取决于卫生保健提供者的经验"和"足月臀位单胎可在医院相应指南指导下有计划地实施"。这些指导方案已得到其他产科组织的回应(Kotaska, 2009; Royal College of Obstetricians and Gynaecologists, 2006)。应与产妇充分讨论风险,权衡利弊。最好在入院前完成分娩方式选择。尽可能考虑可能发生的并发症,必要时考虑剖宫产分娩。剖宫产指征见表28-1。对于任何臀位阴道分娩,为了获得良好的分娩结局,产道必须足够大,以允许胎儿无创伤地通过;子宫颈必须完全扩张;如果以上条件不满足,或怀疑胎儿窘迫,剖宫产几乎总是更合适的分娩方式。

表 28-1　臀位剖宫产指征

医疗机构缺乏阴道助产经验
产妇要求剖宫产
估计胎儿体重:>3 800~4 000g
可能存活的早产儿,无论分娩是否已经启动
严重的胎儿宫内生长受限
胎儿畸形不适合阴道分娩
既往围产儿死亡或新生儿损伤
不完全臀位或足先露
胎头过度仰伸
骨盆形态异常或测量小于正常径线
既往剖宫产史

产程及分娩处理

■ 自然分娩

臀先露与头先露的产程和分娩机制是有区别的。首先,臀位分娩一般进展较慢,与产程进展相符的宫颈容受和扩张是骨盆具有足够空间的重要标志(Lennox,1998)。臀位阴道分娩可以通过以下三种方法之一完成:臀位自然分娩(spontaneous breech delivery),除新生儿支持外,胎儿娩出完全不进行任何牵引或外界操作;部分性臀位助产(partial breech extraction),胎儿自发娩出到脐部,但身体的其余部分通过牵引和辅助操作再加母体的一部分产力娩出;完全臀位牵引(total breech extraction)时,整个胎儿身体由医务人员辅助娩出。

■ 引产和催产

对臀先露实施引产或催产尚有争议。相关研究数据有限,且很多为回顾性研究。Burgos 等(2017)报告了臀位助产与臀位自然分娩有相似的阴道分娩成功率。然而,臀位引产的新生儿 ICU 入住率有所增加。也有学者发现臀位引产与臀位自然分娩的围产期结局和中转剖宫产率并无差异(Jarniat,2017;Marzouk,2011)。有研究报告臀位引产的中转剖宫产率增高,但新生儿结局无差异(Macharey,2016)。

多项研究发现,臀位阴道分娩成功的重要因素是产程进展顺利,因此在一些相关指南中提出避免使用催产,有的指南提出催产仅用于子宫收缩乏力(Alarab,2004;Kotaska,2009)。在帕克兰医院,对于臀位有生机儿,产科医生可尝试使用人工破膜引产,但偏向选择剖宫产,以替代药物引产或催产。

■ 产程的处理

孕妇进入产房后,开始监测胎心及宫缩,并需要以下人员迅速到场:①有臀先露接产经验的人员;②接产助手;③能确保充分镇痛及麻醉的麻醉医师;④能进行新生儿复苏的人员。另外,给孕妇建立静脉通道,以便紧急麻醉诱导,或因产道撕裂/宫缩乏力引起产后出血时对患者进行液体复苏。

入室时,应评估胎膜是否已破及产程的进展。需要了解宫颈扩张情况、容受度及先露部的情况。如果产程进展迅速,放射性骨盆测量可能不安全,因为胎儿可能在放射科分娩。但不能因为未完成放射性骨盆测量,就决定行剖宫产,可选择超声完成测量,而产程持续进展本身是骨盆条件良好的最佳证据(Biswas,1993)。最终,剖宫产或阴道分娩的选择是基于之前讨论的因素和表 28-1 列出的剖宫产指征。

产程中因脐带脱垂风险,最好进行一对一的护理,产科医生必须能随时到位。高危儿的监护指南可参见第 24 章。第一产程中需至少每 15 分钟记录一次胎心,大多数医生偏向持续电子胎心监护。头皮电极可以安全地贴在胎儿臀部,但避免接触到生殖器。如果出现不满意的胎心监护结果,必须决定是否需剖宫产。

自然破膜或人工破膜后,脐带脱垂的风险增加,尤其在胎儿较小或不是单纯臀先露时发生率更高,因此破膜后应立即行阴道检查,并特别注意破膜后 5~10 分钟的胎心变化。

对于臀位分娩的产妇,一些人提倡连续硬膜外镇痛。这可能增加催产需求和延长第二产程(Chadha,1992;Confino,1985)。镇痛的优点在于更好地缓解疼痛和增加盆腔松弛,便于助产操作。应权衡上述利弊。进行臀助产或 Piper 产钳助产时,应在会阴切开时给予充分麻醉。一氧化氮混合氧气吸入可以进一步减轻疼痛。如果需要全身麻醉,诱导必须迅速。

■ 臀位自然分娩

类似于头位分娩,臀位胎儿的自然分娩需要遵循一定的分娩机制。首先,臀位胎儿的衔接及下降通常从胎儿股骨大粗隆间径与骨盆入口斜径衔接开始。胎儿前髋通常比后髋下降得快,当受到盆底阻力时,行 45° 内旋转,使前髋直达耻骨弓,并使胎儿股骨大粗隆间径与母体骨盆出口的前后径一致。如果是后方的下肢脱垂,则后方的下肢旋转到耻骨联合后方。

旋转后,胎臀继续下降,会阴受压扩张,此时前髋在外阴处可见。随后,胎体侧屈,后髋从会阴前缘娩出,之后胎体伸直,前髋从耻骨弓下娩出(图 28-4)。下肢或足自然或协助娩出。

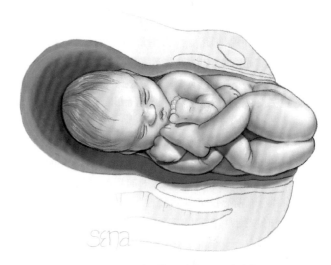

图 28-4 腿直/单纯臀位经阴道分娩

当胎臀及下肢娩出后,会有轻度的外旋转,使胎背转向前,同时胎儿双肩旋转衔接于骨盆入口斜径上。然后胎肩迅速下降并内旋转,使双肩径线与骨盆的前后径一致。随着胎肩娩出,屈向胸部的胎头立即进入盆腔,衔接于入口斜径,并发生旋转,胎颈的后部位于耻骨联合下方。随后,胎头附屈娩出。

臀位入盆也可能与骨盆的横径衔接,此时骶骨指向前或后。骶横位衔接的分娩机制只是在内旋转上有所不同,通常旋转90°而不是45°。有时,胎背旋转至后方而不是前方,这种情况极少发生且需避免。虽然此时可以使颈部和面部先通过耻骨联合,继而娩出胎头,但轻微牵拉胎体就可能导致胎头仰伸,使胎头通过骨盆的径线增加,胎头娩出更加困难。

■ 部分性臀位助产

在臀位自然分娩时,较大的相对不可压缩的部分一般自然娩出较困难,需要经验丰富的医务人员帮助胎儿顺着适合的径线娩出。Yeomans(2017)在第3版 *Cunningham and Gilstrap's Operative Obstetrics* 有经典阐述。

除非会阴极为松弛,原则上所有的臀先露阴道分娩都应实施会阴切开术。会阴切开术对任何一种类型的臀位分娩都是一种极为重要的辅助手段。正如第27章所述,会阴侧切术可能是降低肛门括约肌撕裂风险的手段。一般来说,胎体能自然娩出至脐部,并将脐带一同带入至骨盆。因此,一旦臀部超过阴道外口,腹部、胸部、手臂和头部必须立即自发地或由医务人员娩出。

后髋通常在会阴6点的位置娩出,此时产力较强可使黏稠的胎粪被排出(图28-4)。接着前臀娩出,然后外旋转使骶骨指向前方。臀部娩出后,应鼓励母亲用力,直至胎儿下降使胎儿大腿显露。操作者将手指平行于胎儿股骨长轴放置,并向上、向侧方用力使胎儿大腿外展(图28-5)。

胎儿双腿娩出后,接产者扶住胎儿骨盆两侧。拇指置于骶骨,其余四指放于髂前上棘处,双手环抱骨盆,防止胎儿腹部软组织受伤(图28-6)。向下牵引,配合产妇屏气用力,以完成分娩。

成功臀位分娩的一个主要原则是采用稳定、温和向下的牵引,直到肩胛骨下半部娩出。当一个腋窝可见时,才能尝试娩出胎肩和手臂。先娩出哪一侧的胎肩无多大区别,胎肩及手臂娩出有两种方法。在第一种方法中,于肩胛骨可见的情况下,躯干以顺时针或逆时针方向旋转,使前肩和手臂显现(图28-7)。在手臂的娩出过程中,操作者手指和手平行于肱骨固定,防止肱骨骨折。然后,胎儿的身体向相反方向旋转180°,以将另一胎肩和手臂置于分娩位置。

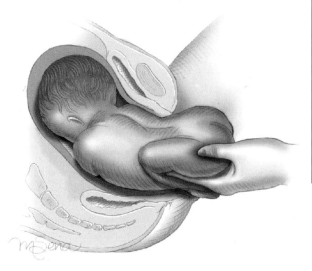

图28-5 娩出左腿,医务人员左手的两个手指放置于股骨下且平行于股骨。然后大腿轻微外展,来自腘窝处指尖的压力引起胎儿膝关节屈曲从而可触及胎足。抓住胎足,轻轻地将整个胎腿带出阴道外。右腿也可如此进行(资料来源:Yeomans ER:Vaginal breech delivery. In Yeomans ER, Hoffman BL, Gilstrap LC Ⅲ, et al (eds):Cunningham and Gilstrap's Operative Obstetrics, 3rd ed. New York, McGraw-Hill Education, 2017.)

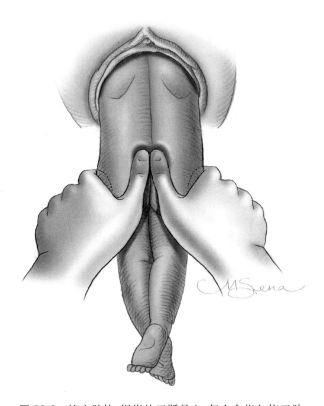

图28-6 娩出胎体,拇指放于骶骨上,每个食指包绕于胎儿髂嵴的顶部。轻轻向下牵引,直到肩胛骨清晰可见(资料来源:Yeomans ER:Vaginal breech delivery. In Yeomans ER, Hoffman BL, Gilstrap LC Ⅲ, et al (eds):Cunningham and Gilstrap's Operative Obstetrics, 3rd ed. New York, McGraw-Hill Education, 2017.)

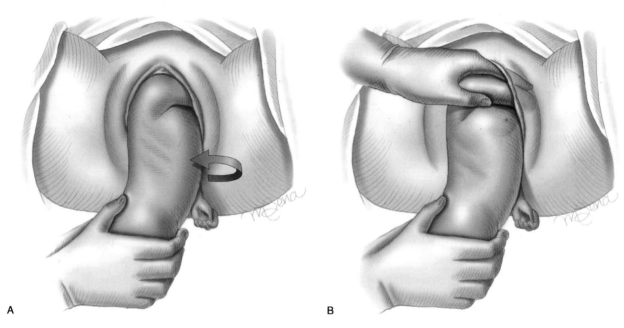

图 28-7 A. 在前肩娩出后,胎儿身体的 180°旋转将骶骨带到右骶横位。B. 医务人员将手指延右肩伸入阴道内平行握住肱骨,牵引右臂划过胸部娩出

(资料来源:Yeomans ER:Vaginal breech delivery. In Yeomans ER, Hoffman BL, Gilstrap LC Ⅲ, et al (eds):Cunningham and Gilstrap's Operative Obstetrics, 3rd ed. New York, McGraw-Hill Education, 2017.)

如果躯干旋转不成功,则采用第二种方法。这种方法中应先娩出后肩。一只手抓住胎足,从母亲的大腿内侧向上拉(图 28-8)。手从胎肩上方进入,手指与肱骨长轴平行排列,胎儿手臂向上扫过。胎儿后肩部、手臂和手依次滑过会阴边缘。然后,通过下压胎儿的身体,前肩出现在耻骨弓下,手臂和手通常自动娩出。在双肩娩出后,胎儿的背部常自发旋转至耻骨联合下方,胎头娩出可随之完成。

颈项侧手臂

在分娩时,胎儿单臂或双臂绕到其颈后,可能在骨盆入口处发生嵌顿,分娩可能会更困难。可以旋转胎体 180°,旋转过程中产道的摩擦阻力能够使胎儿肘部向胎脸方向移动(图 28-9)。如果是右侧颈背臂,身体应逆时针旋转,使胎儿向母体右侧旋转。左侧颈背臂则应顺时针方向旋转。如果旋转胎儿不能使颈项侧手臂松解,把胎儿向上推可能有帮助。如果仍不能旋转,则可用手指钩住颈项侧手臂,上提使其越过胎肩后下降,并沿着胎儿腹侧钩出。这种情况下,肱骨或锁骨的骨折很常见。

胎头的娩出

Mauriceau 手法 胎儿头部通常用产钳或几种手法中的一种来助产。用这些技术中的任何一种,都应避免胎儿颈部过度仰伸。

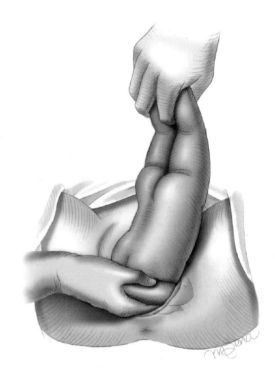

图 28-8 少见的情况下需要先娩出后臂。此时,应将胎儿下半身抬高至产妇腹股沟上方,助产者手指在后肩下方,对齐肱骨方向伸入

(资料来源:Yeomans ER: Vaginal breech delivery. In Yeomans ER, Hoffman BL, Gilstrap LC Ⅲ, et al (eds):Cunningham and Gilstrap's Operative Obstetrics, 3rd ed. New York, McGraw-Hill Education, 2017.)

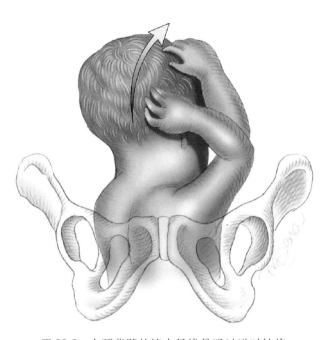

图 28-9　右颈背臂的缩小径线是通过逆时针旋转胎儿身体180°完成的,即使胎儿背部向母体右侧旋转。产道施加的摩擦力会使肘部朝向面部(资料来源:Yeomans ER:Vaginal breech delivery. In Yeomans ER, Hoffman BL, Gilstrap LC Ⅲ, et al (eds):Cunningham and Gilstrap's Operative Obstetrics, 3rd ed. New York, McGraw-Hill Education, 2017.)

Mauriceau 手法:操作者一手的食指及中指放于胎儿的上颌处使胎头俯屈,此时胎体置于术者该侧的手掌及前臂上(图 28-10)。胎儿双腿骑跨在前臂上。术者另一只手的两个手指钩住胎儿颈部,手抓住胎儿肩部,并向下牵引,直至枕骨下部在耻骨联合处显露。同时,由助手轻柔地在耻骨联合上加压来帮助胎头屈曲。再将胎体轻柔地向母体腹部方向上抬,接着口、鼻、眉及枕骨均顺序自会阴娩出。使用此手法时,操作者同时使用双手协同施加持续向下的、轻柔的牵引力,于胎儿颈部和颌面部用力应均匀以避免颈部过度伸展。

产钳助产分娩胎头　可用特殊的产钳助产娩出胎头。如图 28-11 所示的 Piper 产钳或 Laufe-Piper 产钳,可选择性地或在 Mauriceau 手法不能顺利分娩时使用。只有适当牵引后,以及耻骨上加压使得胎头已经衔接时才能放置钳叶。用手术巾裹住胎儿,悬吊胎体使双上肢及脐带避开。

因为产钳是从会阴水平向上的,所以有些人选择以单膝跪姿放置钳叶。Piper 产钳在柄部有一个向下的弯曲以适应胎儿身体,但缺少盆曲。这种形状使产钳头曲可以直接沿着母体阴道及胎儿顶骨放置。操作者左手持左叶产钳放于母体左侧,右手置入胎头及母体左侧阴道壁之间以引导阴道钳叶绕过胎儿顶骨伸入。对侧产钳依照镜像方法放置。

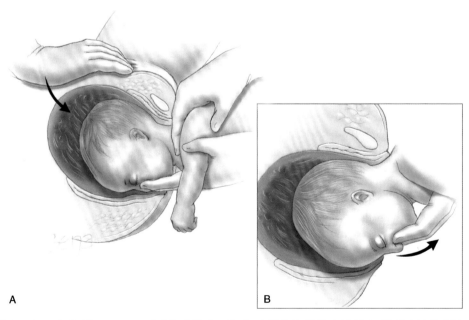

A　　　　B

图 28-10　A. 使用 Mauriceau 手法娩出胎头。注意:在胎儿头部娩出过程中,助手应持续在耻骨上施压以维持胎头俯屈。B.操作者同时应对上颌骨施加向上、向外的力

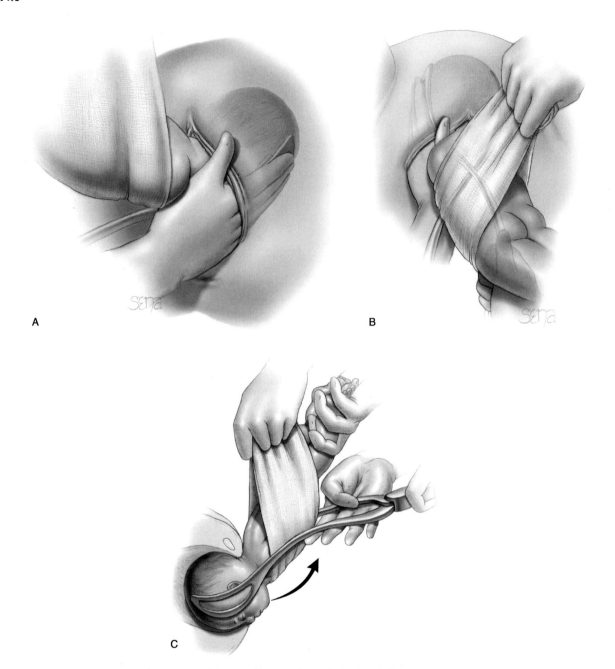

图 28-11　用于后出头分娩的 Piper 产钳。A. 使用温暖的毛巾将胎儿身体抬高,然后将产钳的左叶置于胎儿头部。B. 继续上抬胎体,放置产钳右叶。C. 产钳扣锁后娩出头部,注意箭头所示的运动方向

　　一旦放置到位,产钳铰接,胎儿身体横跨产钳柄。轻轻向外拉动产钳,同时轻轻抬起手柄以娩出胎头。这会使胎儿脸部于会阴向上翻出,而枕骨则保持在耻骨下方,直到头部娩出至胎眉。应使胎儿头部和身体一致地移动,以尽量减少其颈部过度仰伸。

　　改良 Prague 手法　很罕见的情况下,胎儿背部不能转至前方。这种情况下,可以用改良的 Prague 手法,也就是术者的两个手指在下方抓住胎儿的肩部,另一只手抓住胎儿双足向母体腹部牵引(图 28-12)。

　　胎头嵌顿　该急症一般见于不完全扩张的子宫颈或头盆不称。首先,尤其是较小的早产儿,没有充

分扩张的宫颈套于胎儿颈部,使胎头娩出困难。这种情况应假定为脐带完全闭塞,需要尽快处理。轻柔牵拉胎儿躯体,宫颈有时可受力滑过枕骨。如果这样不行,必要时,可在宫颈上做 Duhrssen 切口,如图 28-13 所示。使用卤代药物或静脉注射硝酸甘油全身麻醉是辅助子宫下段松弛的另一种选择。作为最后的手段,将胎儿推回阴道和子宫行急诊剖宫产来挽救臀先露胎头嵌顿胎儿。Zavanelli 手法一般用于分娩肩难产胎儿(Sandberg,1988)。也有通过此法分娩的后出头嵌顿胎儿的案例(Sandberg,1999; Steyn,1994)。

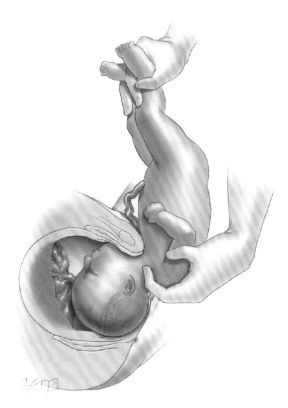

图 28-12　臀位后出头,胎儿背部不能转向前方,用改良 Prague 法分娩

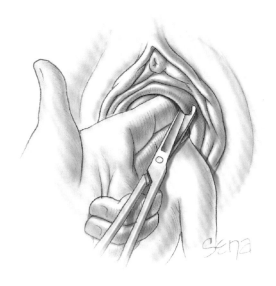

图 28-13　在 2 点、10 点方向行 Duhrssen 切口,少数情况下需要在 6 点处做第三处切口。以尽量减少子宫动脉的宫颈侧支出血。分娩后,切口如第 41 章所述进行修复

在头盆不称所致后出头嵌顿时,可选择使用 Zavaneli 手法或耻骨联合切开术(Sunday-Adeoye,2004;Wery,2013)。局部麻醉下耻骨联合切开术将耻骨联合处软骨及其大部分韧带切开,使耻骨联合扩大到 2.5cm(Basak,2011)。这项技术在美国应用较少,主要原因为缺乏医师培训和潜在的严重的母体骨盆或泌尿道损伤。也就是说,在剖宫产无法实施的情况下,耻骨联合切开术是一个拯救母亲和胎儿生命的应急方案。

■ 完全臀牵引术

完全臀先露或不完全臀先露

在对完全臀先露或不完全臀先露实施完全臀牵引术时,操作者将手伸入阴道握住胎儿双足的踝关节,食指放于两足中间,用轻柔的力量向外牵引使之娩出阴道(图 28-14)。当双腿娩出阴道口后,继续向下轻柔地牵引,接产者的握持点逐步上移,先小腿后大腿。当胎臀出现在外阴口,轻轻牵引直至髋部娩出,然后拇指放于骶骨,其余手指置于臀部,胎臀娩出后的剩余步骤同"部分性臀位助产"所述。

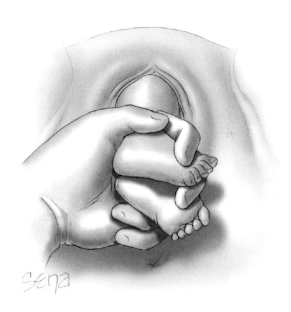

图 28-14　完全臀先露行臀牵引:开始于胎足和踝关节的牵引

如果仅能抓到一只胎足,则牵引胎足至阴道,操作者用相对应的手握住胎足,即右手握右足,左手握左足(Yeomans,2017)。另一只手沿着胎足向上,按指示定位另一只胎足的位置。如果另一只胎足侧的髋关节伸展,通常很容易抓住并娩出。如果臀部弯曲,膝盖伸展,一根手指钩入腹股沟,牵引将导致胎儿的下半部下降,直到胎足可以触及。对于完全臀先露、不完全臀先

露或足先露,剖宫产术中都可利用子宫切口行完全臀牵引术。

单纯臀先露

通过放在双侧腹股沟手指的适度牵引及较大的会阴切开,单纯臀先露的牵引术即可完成,胎臀娩出后的剩余步骤如"部分性臀位助产"所述。这一助产手法也同样适用于单纯性臀位行剖宫产。

很罕见的情况下,对单纯臀先露需要转化为足先露才可使阴道分娩顺利完成,是 1889 年 Pinard 提出的,故称 Pinard 法。此操作在破膜后的短时间内,宫内还有羊水时进行会比较顺利;羊水量少时,子宫收缩压迫胎儿,操作会很困难。这种情况下,可能需要药物松弛子宫,如全身麻醉,静脉使用硫酸镁、硝酸甘油或 β-受体激动剂。接产者的两根手指沿着胎儿下肢到达胎膝,在胎儿大腿内侧施力使胎腿外旋,同时对腘窝施力使膝关节自然屈曲,操作者手背感觉到胎足时,牵拉胎足使其进入阴道。

外倒转术

外倒转术(external cephalic version,ECV)是指通过徒手操作改变胎先露的过程,可以变换纵产式的胎先露,也可将斜位或横位的胎儿转为纵产式。外转胎位术只通过腹壁操作,内转胎位术则在宫腔内完成。后者主要用于双胎阴道分娩中第二个胎儿的娩出(第 45 章)。

■ 手术指征

ECV 降低了非头位分娩的发生率(Hofmeyr,2015b)。美国妇产科医师学会(2016a,b)建议对于近足月的臀位胎儿可尝试行 ECV。成功率约为 60%(de Hundt,2014)。横位时成功率更高。

一般来说,ECV 在妊娠满 37 周实施。在此之前,大部分臀位胎儿会自动转为头位。如果 ECV 进行得太早,会增加后期转回臀位的可能(Bogner,2012)。而且,如果转胎位过程中需要立即行剖宫产,该孕周胎儿医源性早产的并发症一般不是很严重。

ECV 的绝对禁忌证不多。如果不能进行阴道分娩,禁行 ECV,如前置胎盘及多胎妊娠。相对禁忌证包括早产、羊水过少、胎膜破裂、已知脐带绕颈、结构性子宫异常、胎儿生长受限、既往胎盘早剥等(Rosman,2013)。有些医生将既往剖宫产史列为禁忌证,一些小样本的研究提示,ECV 不会造成子宫破裂(Burgos,

2014;Keepanasseril,2017;Weill,2017)。在帕克兰医院,不对有剖宫产史的妇女行 ECV。尚需大样本研究评估。

有几个因素可以提高 ECV 的成功率,包括经产妇、先露部分未衔接、非前置胎盘、非肥胖患者和充足的羊水(Kok,2009,2011;Velzel,2015)。为了检验羊水对成功率的影响,Burgos 等(2014)术前予静脉输注 2L 的液体。虽然增加了羊水量,但并未增加 ECV 的成功率。

■ 并发症

术前应充分告知产妇,内容包括发生率低但确实存在的胎盘早剥、早产、胎儿状况不佳风险。子宫破裂、胎母输血、同种异体免疫、羊水栓塞及死亡是很少发生的严重并发症。也就是说,胎儿死亡很少,严重的并发症发生率通常很低,紧急剖宫产率为 0.5% 或更低(Grootscholten,2008;Rodgers,2017)。甚至在 ECV 成功后,一些报告表明剖宫产率并没有降低至普通头先露水平。特别值得注意的是,ECV 成功的案例中通常会出现难产、胎先露异常、胎心监护无反应的情况(Chan,2004;de Hundt,2014;Vézina,2004)。

■ 操作技术

ECV 应在能快速行急诊剖宫产术的地方实行(ACOG,2016a)。由于 ECV 过程中可能转剖宫产,产妇需留置静脉通道,术前禁食 6 小时以上。术前应行超声检查,明确不是头先露,羊水量充足,排除明显的胎儿畸形,确定胎盘的位置及胎儿脊柱的朝向。实行外监护观察胎心率反应。对于 Rh-D 阴性血型的妇女给予注射抗 D 免疫球蛋白。可采用宫缩抑制剂或局部麻醉。

产妇取左侧卧位以增加子宫胎盘灌注,头低足位有助于臀部抬高。在手术过程中,倾向于超声检测胎儿运动。涂抹足量的超声凝胶可以更好地观察胎儿运动,也可以减少皮肤摩擦的疼痛(Vallikkannu,2014)。

首先采用"前滚式"转动胎儿。如图 28-15 所示,1~2 人参与操作,一手握住胎儿头部,另一手将胎臀从母体骨盆中抬起,推向一侧,然后向宫底方向推动,另一手配合同时推动胎头,轻轻向骨盆入口引导。如果"前滚式"失败,可以尝试"后翻式"转动胎儿。一旦孕妇痛苦难忍,胎心率持续不稳或经过多次尝试仍不成功,应停止操作。失败不是绝对的,Ben-Meir 等(2007)报告在 226 例 ECV 失败的患者中有 7% 自发倒转成功(初产妇 2%,经产妇 13%)。

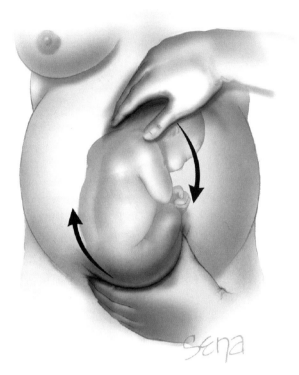

图28-15　外倒转术。尝试"前滚式"转动胎儿,顺时针压力施加在胎儿两极

ECV后应进行无应激试验,直到获得正常结果为止。如果妊娠39周前完成了ECV,则建议等待自然分娩和胎儿成熟。在一些研究中,ECV后直接引产可能导致较高的中转剖宫产率(Burgos,2015;Kuppens,2013)。

■ 宫缩抑制剂

目前临床数据支持使用宫缩抑制剂松弛子宫后进行ECV(ACOG,2016a)。大多数数据支持使用β-受体激动剂特布他林和利托君(Cluver,2015)。Fernandes等(1996)发现使用利托君后ECV的成功率为52%,不使用利托君成功率只有27%。帕克兰医院的方案是,术前皮下注射250μg特布他林,孕妇心动过速的副作用出现后表明药物已起作用,可开始ECV。数据是有限的,在某些情况下不支持其他种类的药物来替代,包括钙通道阻滞剂,如硝苯地平、一氧化氮供体、硝酸甘油,催产素受体拮抗剂阿托西班和另一种β受体激动剂沙丁胺醇(Burgos,2010;Hilton,2009;Kok,2008;Vani,2009;Velzel,2017;Wilcox,2011)。

■ 镇痛

有报告称硬膜外麻醉联合宫缩抑制剂较单纯使用宫缩抑制剂能增加ECV的成功率(Goetzinger,2011;Magro-Malosso,2016)。此外,局部镇痛的并发症包括胎儿心率异常、紧急剖宫产或胎盘早剥的发生率并不高。椎管内和硬膜外麻醉的随机试验都显示可增加ECV的成功率(Khaw,2015;Weiniger,2010)。目前,最佳技术和最佳药物尚不清楚。相反,从有限的数据来看,静脉镇静似乎不能提高ECV成功率(Burgos,2016;Khaw,2015)。

■ 艾灸

这是一种传统的中药技术,燃烧香烟形状的地青蒿,也被称为艾蒿,或在日本称为艾。将艾条直接贴在BL67穴位处的皮肤上或加热穴位处的针灸针,可以增加胎儿运动和促进自发性臀部倒转(Ewies,2002)。艾灸通常在妊娠33~36周进行,如果不成功,可以进行ECV试验。但该方法的随机对照研究结果存在矛盾(Bue,2016;Coulon,2014;Coyle,2012;Sananes,2016;Vas,2013)。

(华人意 翻译　程蔚蔚 审校)

参考文献

第 29 章

阴道器械助产

产钳的主要作用是在宫缩时帮助胎头通过产道。在很多情况下,特别是对于枕后位,产钳还可作为帮助胎头旋转的工具以完成顺利分娩。

——J. 惠特里奇·威廉姆斯(1903)

器械助产是在阴道分娩过程中采用产钳或胎头吸引技术帮助产妇完成分娩。将器械置于胎儿头部,在宫缩及产妇用力时向外帮助胎儿娩出。以上两种器械最主要的作用是牵引。另外,产钳还可以在枕后位及枕横位时帮助旋转胎头。

美国国家人口统计报告中的出生证明显示,2014年,产钳及胎头吸引助产率占阴道分娩总数的 3.2%。相比较 1990 年的 9.0%(Hamilton,2015),这一数字有所下降。在两种器械的选择方面,临床上胎头吸引使用最广泛,与产钳使用的比例为 5∶1(Merriam,2017)。总的来说,器械助产的成功率很高。2006 年,产钳和胎头吸引的失败率分别为 0.4% 和 0.8%(Osterman,2009)。

适应证

如果母婴安全受到威胁,有产钳或胎头吸引助产的适应证,在有保障的操作及安全的前提下,尽快结束分娩则可提高母婴安全,阴道助产的胎儿指征包括胎盘早剥、胎心异常等(Schuit,2012)。过去,产钳被用来保护早产儿的胎头不受产道过分挤压。然而,临床统计学发现,对于体重 500~1 500g 的早产儿,产钳助产与阴道自然分娩的新生儿结局无明显差异(Fairweather,1981;Schwartz,1983)。

母体方面的适应证包括心脏病、肺损伤、产时感染、某些神经系统疾病,产妇精疲力竭或第二产程延长是最常见的器械助产指征。胎儿适应证包括脐带脱垂、胎盘早剥、胎心异常。然而,所有妇女阴道助产的最长时限并没有确定(ACOG,2016)。

器械助产通常使用低位或出口产钳/胎头吸引。另外,器械助产只能在出现明确的临床指征时使用,不作为常规性使用。在这种情况下,器械助产是一种简单安全的助产方式,除了偶尔会出现产道损伤(Yancey,1999)。

分类及适用条件

手术阴道助产的分类见表 29-1,强调了两个重要的评估母婴安全的标志:位置和旋转程度。首先是位置,测量标准应使用厘米(-5~+5cm)为单位。产钳可以分为出口、低位和中位产钳。胎头未衔接时使用的高位产钳在现代产科中不再使用。

胎先露最低点位于坐骨棘连线水平标记为 0 位。产钳操作分为出口、低位及中位产钳。在 0 位以上的产钳称为高位产钳,目前临床已不再使用。

当胎先露位置及胎方位确定之后,需要对产妇产钳适应证进行评估(图 29-1)。对于胎头吸引术,胎儿需在妊娠 34 周以上,近期没有进行过胎儿头皮血采样。胎头吸引术前必须确定胎先露位置,胎儿头部解剖见图 29-1。当胎方位不清时,超声检查可有助于识别胎儿眼眶和鼻骨,进而辅助定位(Malvisi,2014)。

表 29-1　器械助产按照胎头高低及胎方位的分类及适用条件[a]

操作类型	满足条件
出口产钳	在阴道口,不分开阴唇就可看见头皮
	胎儿颅骨达到盆底
	胎头位于会阴或会阴上
	胎位为枕前位或枕后位,或枕右前或枕右后或枕左前或枕左后且旋转≤45°
低位产钳(2 种类型)	胎头最低点位置≥+2cm,未达骨盆底,且:
	a. 旋转≤45°
	b. 旋转> 45°
中位产钳	胎头最低点位置 0~+2cm

适用条件		
胎头衔接	有经验的操作者	无胎儿凝血障碍
顶先露[b,c]	胎膜已破	无胎儿成骨障碍
清楚了解胎方位	宫颈完全扩张	产妇愿意接受手术阴道分娩
不存在头盆不称	充分麻醉	充分术前告知
估计胎儿体重适当	产妇膀胱排空	

[a] 胎头吸引术的分类方法与产钳相同,只是胎头吸引术用于牵引而不能旋转。
[b] 不同于胎头吸引术,产钳有时可以用于颏前位的面先露阴道分娩助产。
[c] Piper 产钳可用于臀位的后出头分娩助产。

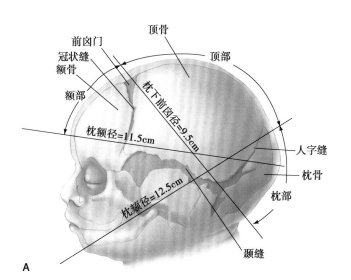

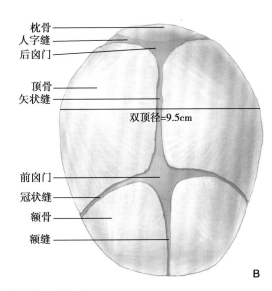

图 29-1　胎儿头颅解剖(A,B),各个囟门、结构及径线

在低位及中位产钳中可使用局部麻醉或全身麻醉,局部组织封闭麻醉适用于出口产钳。在本书第 25 章中已经说明,局部麻醉不增加手术阴道分娩的风险(Halpen,2004;Marucci,2007;Wassen,2014)。

术前排空膀胱有助于增加骨盆内手术空间及减少术后膀胱麻痹的发生率。尿潴留和膀胱功能障碍是产钳及胎头吸引术后的短期并发症(Mulder,2012;Pifarotti,2014)。值得注意的是,会阴切开术和硬膜外镇痛也是尿潴留的危险因素。尿潴留和膀胱功能障碍的症状是短暂的,可以通过放置 24~48 小时的 Foley 尿管引流来解决。

并发症

手术阴道分娩会增加母婴并发症的发生率,总的来说并发症的发生率与手术难度有关。

■ 母亲并发症

总的来说,使用产钳助产的孕妇中,胎头位置越高,旋转的角度越大,母体及胎儿损伤的发生率越高。母体并发症的发生率不能与阴道自然分娩者相比,而应与剖宫产者相比较。例如,产后损伤或宫内感染在剖宫产后较常见(Bailit,2016;Halscott,2015)。另外,在一项集中了 10 万例分娩病例的研究中,Spiliopoulos 等(2011)报告称与阴道分娩相比,剖宫产出现并发症需要子宫切除的风险更高。

产道裂伤

正是这些手术助产的指征增加了会阴切开术和会阴撕裂的可能性(de Leeuw,2008)。产钳及胎头吸引术增加Ⅲ度或Ⅳ度会阴撕裂的发生率(Gurol-Urganci,2013;Hirayama,2012;Landy,2011;Pergialiotis,2014)。产钳后产伤的发生率高于胎头吸引,尤其在合并正中会阴切开术时(Kudish,2006;O'Mahony,2010)。Hagadorn-Freathy 等(1991)报告Ⅲ度或Ⅳ度会阴切开和阴道撕裂的发生率,出口产钳为 13%,旋转小于 45°的低位产钳为 22%,旋转大于 45°的低位产钳为 44%,中位产钳为 37%。

为了降低Ⅲ度和Ⅳ度会阴撕裂的发生率,并与减少常规会阴切开术使用的总体目标相一致,许多学者提倡会阴切开术只用于采用手术阴道分娩患者。如果需要会阴切开术,则会阴内侧切开术可以起到预防会阴裂伤的作用(de Leeuw,2008;de Vogel,2012;Hirsch,2008)。在操作时早些撤钳和在娩出胎儿肢体时母体停止应用腹压也可以起到保护作用。最后,产伤在枕后位产钳使用中更常见(Damron,2004)。因此,徒手或使用产钳复位旋转胎头至枕前位,然后牵引分娩可以降低下生殖道损伤的发生率(Bradley,2013)。

盆底功能障碍

盆底功能障碍包括尿失禁、肛门失禁和盆腔器官脱垂。手术阴道分娩可能增加以上每一种功能障碍的风险。发生机制包括结构适应性改变和/或继发于分娩过程中压力过大而导致的盆底失神经。

手术阴道分娩是尿失禁的危险因素(Gyhagen,2013;Rortveit,2003)。但是在与单纯阴道分娩进行比较后,许多学者认为手术阴道分娩不增加尿失禁的风

险(Grtland,2016;Leijonhufvud,2011;MacArthur,2016;Tähtinen,2016)。

肛门失禁与手术阴道分娩的证据是矛盾的。一些研究表明,高位会阴切开术引起的肛门括约肌撕裂,是引起肛门失禁的主要病因,与分娩方式无关(Bols,2010;Evers,2012;Nygaard,1997)。相反,有的研究者直接将这一并发症与手术阴道分娩联系在一起(Dolan,2010;MacArthur,2013)。但是,这些研究可能并不矛盾,主要因手术分娩与高位会阴切开术发生率增加有关。重要的是,有研究和评论并未发现剖宫产对肛门失禁的预防作用(Nelson,2010)。最后,将盆腔器官脱垂与手术分娩联系起来的研究也得出了不同的结果(Gyhagen,2013;Handa,2012;Volløyhaug,2015)。

■ 围产儿并发症

急性围产儿损伤

手术阴道分娩的急性胎儿损伤发生率高于剖宫产及自然阴道分娩,两种手术方式无差异。它们更常见于胎头吸引术,并且与此相关的损伤包括胎头血肿、帽状腱膜下出血、视网膜出血,以及继发于这些出血的新生儿黄疸、肩难产、锁骨骨折、头皮撕裂。头皮下肿及帽状腱膜下出血均为第 33 章描述的颅外病变。产钳分娩对面神经损伤、臂丛损伤、颅骨凹陷骨折和角膜磨耗的发生率较高(ACOG,2015;Demissie,2004;Dupuis,2005)。对于颅内出血,一些研究认为胎头吸引的发生率更高,而另一些研究则发现两种方法无明显差异(Towner,1999;Wen,2001;Werner,2011)。

手术阴道分娩与剖宫产比较,剖宫产后新生儿颅外血肿、颅骨骨折、面神经或臂丛损伤、视网膜出血、面部或头皮撕裂发生率较低,肩难产风险消除。然而重要的是,胎儿酸中毒的发生率在手术阴道分娩中并没有增加(Contag,2010;Walsh,2013)。胎儿颅内出血的发生率在产钳、胎头吸引及剖宫产中无明显差异(Towner,1999)。但是以上这些并发症的发生率在阴道自然分娩及分娩发动前剖宫产的病例中有所降低。学者们认为,造成胎儿颅内血肿的主要因素是阴道分娩。Werner 等(2011)统计了 15 万例单胎分娩,指出使用产钳分娩后的新生儿神经系统并发症发生率低于胎头吸引及剖宫产。然而与剖宫产相比,手术阴道分娩的新生儿硬膜下血肿发生率增加。

产钳胎头旋转及第二产程剖宫产母婴并发症相似(Aiken,2015;Bahl,2013;Stock,2013)。例如,在另一个大样本临床研究中,Tempest 等(2013)发现经历了 Kielland 产钳转位、胎头吸引转位的胎方位异常胎儿与急诊剖宫产后胎儿并发症的发生率相似。

关于比较中位产钳及剖宫产的新生儿并发症发生率研究数据陈旧,且相互矛盾。Towner 等(1999)的研究报告了产前分娩和剖宫产新生儿颅内出血的风险相似。Bashore 等(1990)观察比较两组新生儿阿普加评分、脐血 pH、新生儿重症监护病房入院率和出生创伤。另一项研究中,Robertson 等(1990)发现产钳分娩组并发症的发生率增加。Hagadorn-Freathy 等(1991)发现在中位产钳组中新生儿面神经麻痹的发生率为 9%。在最近的一份报告中,Ducarme 等(2015)发现低位及中位产钳助产新生儿的并发症发生率大致相同。

急性损伤的发病机制

手术阴道分娩后的新生儿损伤通常可以用受压力过大来解释。以头颅血肿或食管血肿为例,胎头吸引及吸引过程中旋转胎头可能发生血管破裂。外界压力过大,颅骨骨折及血管破裂可能引起出血。对于面神经麻痹,产钳可能直接压迫面神经,胎头吸引所造成的面神经麻痹可能与牵引的角度有关。在胎头吸引时,这个角度产生矢量力,通过该矢量力将前胎肩拉入耻骨联合(Caughey,2005)。为了解释臂丛神经损伤,Towner 和 Ciotti(2007)提出当胎头下降时,在产道处,胎肩可以停留在骨盆入口上方。因此,类似于在耻骨联合处的肩难产,这种"骨盆入口处的肩难产"通过牵引力克服,但同时该牵引力可扩展至臂丛。

婴儿远期并发症

有关手术分娩儿童长期神经发育结局的证据是可信的。一项早期的研究中,Seidman 等(1991)评估了52 000 例 17 岁被征为以色列国防军的女性,发现无论以何种分娩方式,出生后患儿生理或认知损害的发生率相似。Wesley 等(1992)发现自然分娩、产钳或胎头吸引后的 5 岁以下儿童智力评分相似。Murphy 等(2004)在对 21 000 例成人进行研究后发现,癫痫的发生与产钳使用无关。在流行病学研究中,O'Callaghan 等(2011)发现脑瘫与手术阴道分娩无关。最后,Bahl 等(2007)提出神经发育性疾病的发生率与成功分娩的产钳使用者、产钳使用失败者和接受剖宫产者相似。

有关中位产钳助产分娩的数据在很大程度上是可信的。Broman 等(1975)报告,使用中位产钳分娩的婴儿在 4 岁时比自然分娩的婴儿智力分数稍高。使用相同的数据库,Friedman 等(1977,1984)研究 7 岁以后的儿童智力,发现使用中位产钳助产出生的儿童智力明显低于使用出口产钳者。在同一数据库中的另一份报告中,Dierker 等(1986)比较了用中位产钳助产分娩和剖宫产后分娩儿童的长期结果,且该研究具有完整的对照组。这些研究者报告中位产钳助产分娩与神经发

育障碍无关。最后,Nilsen(1984)选取了年龄为 18 岁男性,以出生方式进行分组,结果发现 Kieland 产钳助产分娩组智力明显高于自然分娩、胎头吸引及剖宫产组。

阴道器械助产

如果预估阴道手术助产分娩困难,则应试着进行阴道器械助产。可将孕妇移动到手术室进行尝试,如果产钳或胎头吸引失败可立即剖宫产;如果不能顺利放置产钳,则应停止手术,采取胎头吸引或剖宫产。如果胎儿不随牵引下降,应放弃阴道试产,转为剖宫产分娩。

注意以上几点后,如果胎心率正常,则尝试阴道分娩后的剖宫产与新生儿的不良结局无关(Alexander,2009)。类似的研究评估了 122 例女性,中位产钳或胎头吸引失败后行剖宫产(Lowe,1987)。研究人员发现,手术指征相同的 42 例未经阴道试产的母婴结局无明显差异。相反,在 61 例未计划使用胎头吸引或产钳失败的产妇中,没有事先准备立即剖宫产者,新生儿发病率较高。手术失败的相关因素有:持续枕后位和出生体重>4 000g(Ben-Haroush,2007;Velhoeven,2016)。然而,Palatnik 等(2016)发现危险因素预测较差。一般来说,为了避免产钳或胎头吸引带来的并发症,美国妇产科医师学会(2015)提醒,这些试验应该只有临床评估成功时才可尝试。我们也强调进行适当地训练。

一般助产分娩首先选择产钳,其次为胎头吸引。可能是因为产钳的成功率高于胎头吸引。手术操作可能引起新生儿昏迷。这种做法显著增加了胎儿创伤的风险(Dupuis,2005;Gardella,2001;Murphy,2011)。由于这些不良后果,美国妇产科医师学会(2015)建议不要使用器械,除非有一个"令人信服和合理的理由"。

培训

由于阴道手术产的使用率下降,医生这方面的培训机会也随之减少(Fitzwater,2015;Kyser,2014)。在许多培训项目中产钳的培训机会减少,且出口产钳的机会更少。2015 年,毕业后医学教育委员会报告中只有 5 个产钳分娩,16 个胎头吸引。

因为传统的动手训练已经改变,住院医师培训计划应该对现有的熟练操作员通过仿真模型和实际操作来教授这些技术(Skinner,2017;Spone,2012)。并且,模拟训练的有效性已经有报告(Dupuis,2006,2009;

第八篇

Leslie，2005）。一个项目中，实施包括人体模型和骨盆模型的正规教育计划后，手术分娩的母婴并发症发病率显著降低（Cheong，2004）。在另一个培训项目中，产钳分娩在 2 年内上升了 59%，原因是有经验的上级医师积极指导住院医师进行手术阴道分娩（Solt，2011）。

产钳助产

■ 产钳的构造

产钳的大小和形状多种多样，但基本上都由两个交叉的叶组成。根据所应用在母体骨盆的位置被指定为左或右叶（图 29-2）。每叶包括 4 部分：叶部、胫、锁扣和柄（图 29-3）。叶部有两个弯曲：头弯和盆弯。头弯适合胎头的形状，盆弯适合产道的曲度。有些产钳在叶部表面内侧有开口或凹陷，分别称为开窗或假开窗。真正开窗可减少产钳旋转时头部滑动的程度，但会增加钳叶和阴道壁之间的摩擦。假开窗产钳在产妇侧是光滑的，凹陷在胎儿面。其目的是减少胎儿头部滑动，但与纯开窗钳叶相比，可以提高产钳使用和取出的方便性和安全性。总的来说，开窗的产钳用于胎儿头部规则或用于旋转胎头。然而，大多数情况下，如此细微的差别可以忽略不计。叶片连接到柄，它可以是平行的或重叠的。所有产钳都有扣锁，有助于连接左右分支并稳定器械。它们可以位于柄的末端最靠近把手（英式锁），也可在柄的末端（枢轴锁）或沿着柄（滑动锁）。虽然在设计上有所不同，但当挤压时，手柄会对胎儿头部产生压缩力。因此，需要考虑的因素包括牵引力和压缩力。

■ 产钳的放置和使用

根据胎头的位置放置产钳。如果头部处于枕前位，则右手的两个或更多个手指滑入阴道口的左后部，然后进入胎头侧面的阴道。左手像持笔一样用拇指和另外两指握着左叶的柄，将叶的尖端轻柔地插入阴道内胎头与右手手掌之间，右手作为引导（图 29-4）。钳柄和钳叶开始是竖直的，但当匙部与胎头相适应时，向下压柄，最后处于水平位置。撤出引导手指，助手扶着钳柄（图 29-5）。为了便于右钳叶的放置，左手的两个或更多个手指放入阴道的右后部以作为右钳叶的引导。右手持右叶产钳，插入阴道。放置每一把钳叶时，拇指位于钳叶后方，起到指示作用（图 29-6）。当胎儿处于左枕前或右枕前位时，先逐个放置钳叶下端，后两片钳叶可铰合。撤出引导手指，钳叶置于水平位置，扣住锁扣。如果需要的话，可以轻柔地逐个移动钳叶，以使两叶能容易扣住。

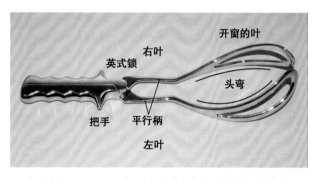

图 29-2　Simpson 产钳有开窗钳叶、平行柄和英式锁。头弯可容纳胎儿头部

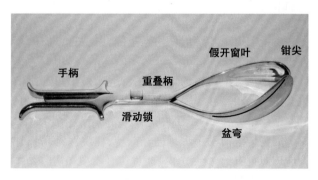

图 29-3　Luikart 产钳有假开窗叶片、重叠柄、滑动锁、舌槽柄

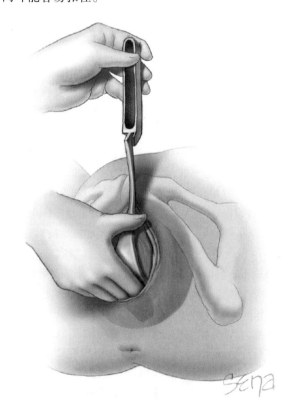

图 29-4　对于枕前位或左枕前位，产钳的左手柄被握于左手。钳叶被滑入到胎儿的头部和手术者右手手指之间的骨盆左侧

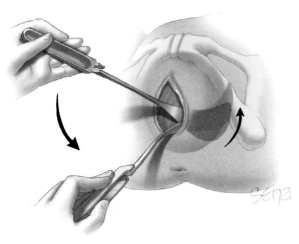

图 29-5　钳叶的滑入曲线。重要的是,右手的拇指在放置过程中引导钳叶,如图 29-6 所示

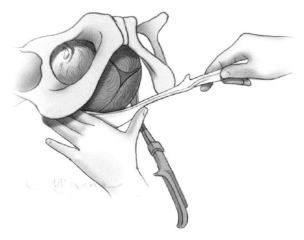

图 29-6　在施加第二钳叶时,主要由拇指操作
（资料来源：Yeomans ER：Operative vaginal delivery. In Yeomans ER, Hoffman BL, Gilstrap LC Ⅲ, et al（eds）：Cunningham and Gilstrap's Operative Obstetrics, 3rd ed. New York, McGraw-Hill Education, 2017. ）

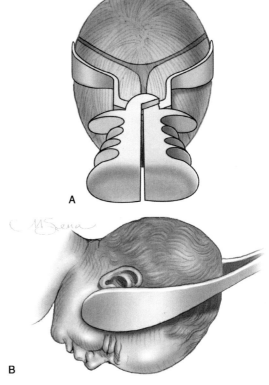

图 29-7　A. 产钳是对称放置和铰接的。B. 胎方位是枕前位
（资料来源：Yeomans ER：Operative vaginal delivery. In Yeomans ER, Hoffman BL, Gilstrap LC Ⅲ, et al（eds）：Cunningham and Gilstrap's Operative Obstetrics, 3rd ed. New York, McGraw-Hill Education, 2017. ）

产钳的头弯的构造与胎头的侧面紧密地契合（图 29-7）。牵拉前检查产钳放置位置。只有当产钳的长轴与胎儿头枕颏径一致时,产钳才能放置于相对胎头的理想位置（图 29-1）。如此,大部分的钳叶位于胎儿面部两侧。对于枕前位,钳叶的凹弓朝向矢状缝;对于枕后位,钳叶的凹弓朝向面中线。

钳叶放置位置不理想会增加术后并发症的发生率（Ramphul,2015）。在枕前位时,两片钳叶应与矢状缝等距,钳叶与其相邻的人字缝等距。在枕后位时,各钳叶与面部眉毛中线等距。枕后位助产产钳的钳叶相对于矢状缝和冠状缝对称放置。以这种方式放置产钳,可使产钳不易滑脱,且最利于牵引。对于大多数产钳,如果将一把钳叶放于胎儿额头,另一把钳叶放于胎儿枕骨,那么器械就不能相铰锁,或即使铰锁成功,施加牵引力时,产钳也会滑脱（图 29-8）。

当双侧钳叶都位于恰当的位置时,钳柄应该可以很容易相铰锁,并锁定,也可纠正胎头不均倾（如果存在）。可以通过沿产钳长轴牵拉或推动钳叶来调整胎头不均倾,直到手指护板对齐。如有必要,先将胎头转向枕前位（图 29-9）。

如果能够肯定钳叶已经放置到位,可以开始轻柔、间歇、水平地牵拉,直到会阴开始膨隆。当胎头位于 0～+2 位置（胎头位置以 0～+5 来标记）,牵引胎头方向向下,几乎朝向地面方向。随着头部下降,牵引力的矢量不断变化（图 29-10）。比尔轴牵引装置可以作为一种教学工具安装到大多数产钳的手指护板上。这种装置包含一个箭头和指示线。当箭头直接指向指示线时,牵引方向的阻力最小。在牵引时,由于外阴被胎头扩张,如果有需要,可先进行会阴切开术。之后可以施加水平牵引力,然后手柄逐渐抬高,之后娩出胎头。在娩出胎头时,尽可能模拟自然分娩及旋转机制。

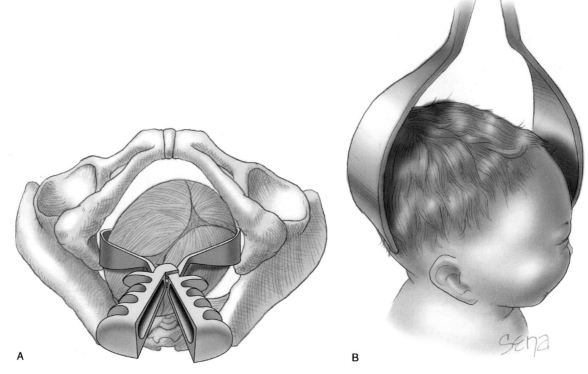

A   B

图 29-8　A. 产钳应用不当。一个在枕骨上方,另一个在眉间。产钳不能上锁。B. 由于位置不正确,叶片往往会随着牵引而滑落

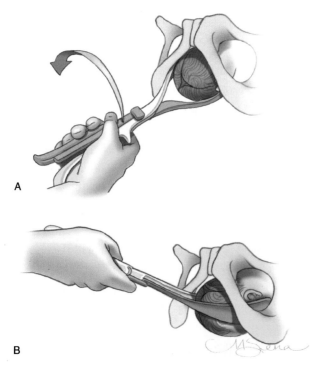

A

B

图 29-9　A. 左枕前位时,沿尖头方向将胎头转至枕前位(B)
(资料来源:Yeomans ER:Operative vaginal delivery. In Yeomans ER, Hoffman BL, Gilstrap LC Ⅲ, et al(eds): Cunningham and Gilstrap's Operative Obstetrics, 3rd ed. New York, McGraw-Hill Education, 2017.)

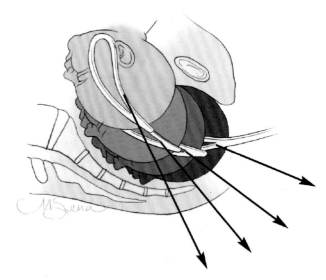

图 29-10　用低位产钳表示头部的轻柔牵引方向(箭头)。向量随胎儿下降而变化

　　产钳对胎儿颅骨产生的力是产钳牵引力和压力及母体组织产生的摩擦力的共同作用。不能精确计算产钳对特定个体所产生的力。因此,牵引应该是间歇的,允许胎头在宫缩间歇回缩,类似自然分娩。除非在紧急情况下,例如,严重的胎儿心动过缓,产钳牵引应足够缓慢、谨慎和温和,以防止胎儿头部过度受压。尽可

能在宫缩时进行牵引,叠加母亲的产力可加快胎儿娩出。

当阴道口已被胎头完全扩张,而且会阴处可见到额部后,可以用多种方法结束分娩。有的产科医生将产钳保留原位,认为可以保持对胎头的控制。钳叶的厚度可以增加对阴道口的扩张作用,但因此也增加了撕裂和需做较大的会阴切开的可能(图 29-11)。但是过早取出产钳,胎头可能回缩,必要时可以用改良 Ritgen 操作结束分娩。

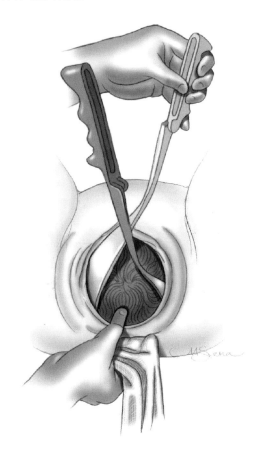

图 29-11 以原放置顺序相反的方向取出产钳。右手手指用消毒毛巾覆盖,支撑会阴。拇指直接放置在胎头部,以防止突然滑出

(资料来源:Yeomans ER:Operative vaginal delivery. In Yeomans ER,Hoffman BL,Gilstrap LC Ⅲ,et al(eds):Cunningham and Gilstrap's Operative Obstetrics,3rd ed. New York,McGraw-Hill Education,2017.)

■ 枕后位产钳

当后囟指向骶髂关节时,胎头通常不能正常俯曲。枕后位通常会出现第二产程延长的情况,有时必须助产。胎儿可以经枕后位自然娩出,可以通过徒手或器械旋转至枕前位,或经过产钳或胎头吸引由枕后位娩出。

徒手旋转胎头时,将一只手张开插入阴道。手掌跨过胎儿头部的矢状缝,拇指与其余四指分别位于在胎儿脸的两侧。如果胎位为右枕前位,则顺时针旋转以使其处于右枕前位或枕前位(图 29-12)。左枕后位时,旋转是逆时针方向的。在子宫收缩时完成三个动作。第一,胎儿头部屈曲,以提供较小的径线进行旋转和随后的下降。第二,胎儿头部轻微移动至母体骨盆的水平,从而有足够的空间完成旋转。同时,也可以将另一只手放于产妇腹部向外侧拉胎背向内旋转。Le Ray 等(2007,2013)报告人工旋转胎位的成功率超过 90%。Barth(2015)对产钳技术做了详细的综述。

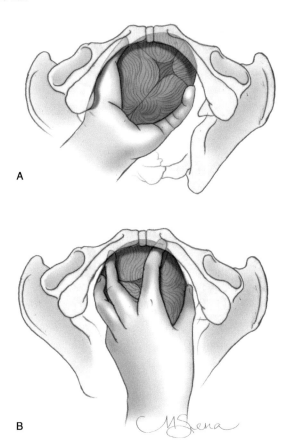

图 29-12 A. 使用左手手动旋转胎头,手掌朝上,从右枕前位旋转。B. 在顺时针旋转时,头部弯曲并定位,以达到枕前位

(资料来源:Yeomans ER:Operative vaginal delivery. In Yeomans ER,Hoffman BL,Gilstrap LC Ⅲ,et al(eds):Cunningham and Gilstrap's Operative Obstetrics,3rd ed. New York,McGraw-Hill Education,2017.)

对经产妇较容易徒手旋转胎头。如果不能成功旋转胎位,则应用产钳将胎儿通过枕后位娩出是一个可选择的安全手段。在许多情况下,持续的枕后位和难以完成旋转的原因是产妇为类人猿骨盆。这种类型骨盆不利于胎头旋转,且使得胎头以枕后位分娩(图 2-17,第 2 章)。用产钳从枕后位牵拉,向下和向外牵引,直到鼻根处于耻骨联合下(图 29-13)。然后缓慢上抬手柄,直到枕骨娩出会阴体前缘后向下推产钳,鼻、面部、下巴相继娩出。

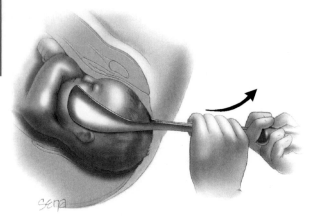

图 29-13 胎儿以枕后位产钳娩出。头部通过耻骨联合

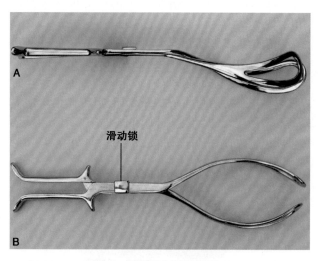

图 29-14 Kielland 产钳。产钳的特点是尽可能减小进入骨盆内的弯曲度(A),产钳侧面有铰锁扣(B),质量较轻

枕后位分娩需要较大的外阴空间,可能需要扩大的会阴切开术。枕后位分娩与枕前位相比,会阴裂伤和广泛会阴切开术的发生率较高(de Leeuw,2008;Pearl,1993)。另外,从枕后位分娩的新生儿臂丛神经损伤和面神经麻痹的发生率分别为 1% 和 2%,高于枕前位分娩。胎位旋转至枕前位分娩可减少阴道分娩相关并发症(Bradley,2013)。

对于从枕后位到枕前位的产钳旋转,首选 Kielland 产钳,因为其几乎无盆弯(图 29-14)。Cunningham and Gilstrap's Operative Obstetrics 第 3 版对 Kielland 产钳有详细介绍(Yeomans,2017)。

■ 枕横位产钳

当胎方位为枕横位时,分娩前需要进行胎头旋转。有经验的操作者成功率较高且并发症较少(Burke,2012;Stock,2013)。无论是普通的 Simpson 产钳还是特殊可用来旋转胎位的 Kielland 产钳均可被用于枕横位的产钳分娩。Kielland 产钳手柄上有一个把手,正对枕骨。胎头的位置必须平坐骨棘水平,或低于坐骨棘的水平,尤其在胎位不正的情况下。

Kielland 描述了应用产钳的两种方法。在我们的示例中,描述了具有左枕前位的产钳放置。先将右叶滑入后骨盆(图 29-15)。然后将钳叶围绕脸部曲线至前部位置。手柄在整个放置过程中保持靠近母体左侧臀部,以便钳叶顺利滑入。左叶直接向后滑入后扣合。

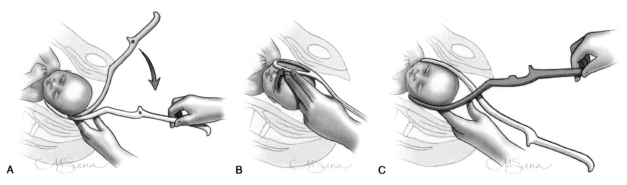

图 29-15 A. 将 Kielland 产钳的右叶置入左枕横位产妇阴道。该钳柄上的旋钮(蓝色)最终会面对枕骨。B. 右叶游走到最后的位置。C. 滑入左叶直接插入骶骨的中空后接合滑动锁

(资料来源:Yeomans ER:Operative vaginal delivery. In Yeomans ER, Hoffman BL, Gilstrap LC Ⅲ, et al (eds):Cunningham and Gilstrap's Operative Obstetrics, 3rd ed. New York, McGraw-Hill Education, 2017.)

检查产钳放置无误后,Kielland 产钳的手柄被稍拉向产妇的右侧,以增加胎儿头部的屈曲并产生较小的直径用于旋转。左手的第一个和第二个手指放于手柄上,手掌紧握钳柄。手掌面向母体左侧。同时,操作者右手的前两个手指置于人字缝线上。然后将胎儿头部定位约 1cm。为了在逆时针方向旋转,左手的手腕旋转,手掌向上。同时,右手的两个手指压在右侧顶骨的边缘,与肩胛骨缝线相邻。这可确保胎儿头部跟随钳叶旋转,不打滑。

第二种产钳的放置方法是首先将前叶头弯朝上放入,在耻骨联合下滑动。当前叶置入子宫下段达足够深度后,旋转 180°,以使头弯的曲线适应胎头。

无论应用哪种方法,胎头旋转完成后,操作者都可以从两种可接受的方法中进行选择产钳助产。例如,操作人员可使用传统描述的双手抓握在 Kielland 产钳上施加牵引力。当后囟门通过耻骨联合下时,把手可提升至水平位。抬高该水平上方的手柄可能由于盆腔反向曲线而导致阴道撕裂(Dennen,1955)。另外,Kielland 产钳可以在旋转后取出,再用传统的产钳代替。采用这种方法时,首先应在切换器械之前使用适度牵引来固定头部。

■ 面先露

在面先露颏前位时,也可以用产钳助产。钳叶沿枕颏径置于面部两侧,盆弯朝向颈部。向下牵引,直至颏部露出在耻骨联合下。然后向上牵引,面部逐渐娩出,鼻、眼、额、枕依次在会阴的前缘娩出。产钳不应该用于颏后位,因为这种情况下,不可能阴道分娩。

胎头吸引术

■ 真空吸引器设计

通过真空吸引,在放置于胎儿头皮上的吸引杯内产生牵引力,有助于胎儿的娩出。在美国,吸引胎儿头皮进行牵拉分娩的设备称为真空吸引器,而欧洲称为 Ventouse(来自法语,意为软杯)(图 29-16)。与产钳相比,真空吸引器益处包括:对胎儿头部定位要求降低,并可避免阴道内占用空间的钳叶,从而减轻对母亲的创伤。

真空装置包括杯、轴、手柄和真空发生器。真空杯可以是金属或硬/软塑料,它们的形状、大小和可重复使用性也不同。真空杯有两种类型,在美国,金属杯通常被非金属杯吸引器取代。非金属杯有两种。软塑料杯是一个柔韧的钟形圆顶,而硬塑料杯有一个坚固的

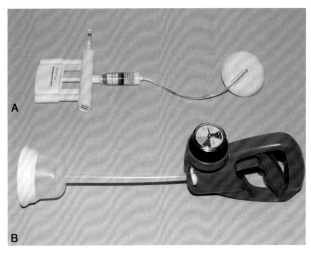

图 29-16　胎吸系统。A. Kiwi OmniCup 包括手持式真空产生泵,该泵通过柔性管连接到钢性塑料蘑菇杯上。B. Mityvac Mystic Ⅱ Mity 钟形杯有一个软钟杯,由一个半钢性轴连接到一个手持式真空发生泵

扁平蘑菇形杯和围绕杯缘的圆形脊(表 29-2)。相比之下,硬塑料蘑菇杯可产生更大的牵引力(Hofmeyr,1990;Muise,1993)。对于枕后位或不均倾,真空杯还可置于胎儿不规则处。然而,扁平的真空杯更易发生胎儿头皮撕裂。因此,许多制造商建议在正枕前位时使用软杯。

表 29-2　胎头吸引装置的种类	
真空杯种类	**生产厂家**
软塑料钟型杯	
GentleVac	OB Scientific
Kiwi ProCup	Clinical Innovations
库伯胎头吸引器	CooperSurgical
Pearl Edge 软钟型杯真空助产系统	CooperSurgical
Secure Cup	美国犹他医疗
Soft Touch	美国犹他医疗
Tender Touch	美国犹他医疗
Tender Touch Ultra	美国犹他医疗
Velvet Touch[a]	美国犹他医疗
Reusable vacuum delivery cup[a]	CooperSurgical
硬塑料蘑菇杯	
Flex Cup	美国犹他医疗
Mityvac M-Style	CooperSurgical
Super M-Style	CooperSurgical
Mityvac M-Select[b]	CooperSurgical
Kiwi OmniCup[b]	Clinical Innovations
Kiwi Omni-MT	Clinical Innovations
Kiwi Omni-C Cup[c]	Clinical Innovations

[a] 可重复使用胎吸杯。
[b] 适用于枕后位和不均倾。
[c] 适用于剖宫产胎头娩出。

一些研究人员将分娩预后与各种硬性杯和软杯进行比较。金属杯可提供更高的成功率,但头皮损伤率更大,包括头颅血肿(O'Mahony,2010)。在另一项研究中,Kuit等(1993)提出软杯的唯一优点是头皮损伤发生率较低。他们报告了金属杯和软杯均存在14%的会阴切开切口延长发生率。在一篇综述中,Vacca(2002)得出结论,使用软杯头皮撕裂伤较少,但软杯和硬杯发生头皮血肿和晶状体下出血的概率相似。重要的是,无论使用何种材料,过强的真空吸力会对头皮产生撕拉(Duchon,1998)。

除真空杯外,连接杯和手柄的轴可以是柔性或半柔性的。管状柔性轴可用于枕后位或衔接不良的胎位,以允许更好地放置杯座。最后,真空发生器可以由操作者手持和驱动,或可以由助手保持和操作。

■ 操作技术

于适当的位置放置吸引杯,是胎头吸引助产成功的关键,且降低了胎儿头皮损伤率,并减少了会阴创伤(Baskett,2008)。适当的位置使牵引力最大化,最大程度地减少了吸引杯分离,使胎儿头部弯曲但避免扭转,并为骨盆出口提供最小的头部直径。

屈曲点应在矢状缝后囟前3cm,前囟后6cm处。因为吸引杯直径为5~6cm,当正确放置时,吸引杯缘距离前囟3cm(图29-17)。应避免将吸引杯置于胎儿颅骨靠近前囟的地方,因为除非胎儿很小,否则在牵引过程中会导致脊柱过度伸展,增加胎头通过产道时的径线。如果放置位置相对矢状缝不对称,可能会增加新生儿不均倾。对于枕前位,吸引杯的放置过程比较简单。但枕后位、不均倾等会增加放置难度。

母体软组织卡压,会使软组织撕裂并且吸引杯脱落。因此,应在真空加压之前和之后及牵引之前再次触诊整个吸引杯边缘以排除组织嵌入。建议逐步施加真空,每2分钟增加0.2kg/cm²的吸力产生真空,直到负压达到0.8kg/cm²(表29-3)。另有研究发现,负压在<2分钟内增加到0.8kg/cm²,胎头吸引成功率或母婴预后方面无显著差异(Suwannachat,2011,2012)。

表 29-3	真空压力转换表			
mmHg	cmHg	inchesHg	lb/in²	kg/cm²
100	10	3.9	1.9	0.13
200	20	7.9	3.9	0.27
300	30	11.8	5.8	0.41
500	50	19.7	9.7	0.68
600	60	23.6	11.6	0.82

胎头吸引牵引角度类似于产钳分娩(图29-10)。牵拉是间歇性的,与母亲的产力相配合。避免用手扭转吸引杯,否则可能导致胎儿头部血肿和胎儿头皮撕裂。枕前位倾斜位置不是通过旋转校正的,而是完全由向下向外牵引进行校正。在牵拉过程中,操作者应将手置于阴道内,拇指放在吸引杯上,一个或多个手指放在胎儿头皮上以判断胎头下降,调节牵引角度。此外,可以评估吸引杯边缘与头皮的关系,以帮助检测吸引杯是否脱离。

在宫缩间歇,一些医生会降低抽吸压力以降低头皮损伤的发生率,而另一些医生会维持抽吸压力,以帮助胎儿快速分娩。这两种方式对于母婴结局无差异(Bofill,1997)。一旦娩出头部,应解除真空压力,取出吸引杯。

胎头吸引应该被视为一种阴道试产的工具。如果尝试过后没有明显的胎头下降,则应考虑其他分娩方式。总的来说,每次牵引尝试应都伴有胎头的下降。目前尚无相关数据及文献表明牵引多少次能确保胎头娩出,但总的来说需要在产妇及胎儿可以忍受的范围内。有的制造商会对他们的产品进行使用指导(Clinical Innovations,2016;CooperSurgical,2011)。

在胎头吸引助产过程中,由于技术原因或放置点不佳而造成的滑脱不应等同于在精确放置吸引杯和最佳真空维护的理想条件下的移位。这种类型的病例可再次尝试放置吸引杯或尝试使用产钳(Ezenagu,

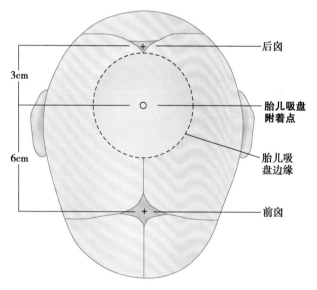

图29-17 可见正确的吸引杯在胎儿吸盘附着点。沿矢状缝线,该点距后囟3cm,距前囟6cm

1999；Williams，1991）。最不理想的情况是在正确放置吸引杯，正确使用牵引力后牵引仍没有进展或多次发生滑脱。与产钳试产相同，如果多次尝试仍不能取得进展，产科医生应及时放弃胎头吸引（ACOG，2015）。

（华人意 翻译　程蔚蔚 审校）

参考文献

第30章

剖宫产与围分娩期子宫切除术

美国剖宫产术现状 ………………………… 482
剖宫产风险 ………………………………… 483
患者准备 …………………………………… 484
剖宫产技术 ………………………………… 486
围产期子宫切除术 ………………………… 494
术后护理 …………………………………… 500

> 用手术刀沿中线纵行切开子宫前壁几厘米，然后用剪刀迅速将切口扩大至 16cm 或 18cm 长，随后破膜，抓住胎儿一只脚并快速将其牵出。
>
> ——J. 惠特里奇·威廉姆斯（1903）

从上述描述中显示，剖宫产技术在过去一个世纪以来历经了演变，例如，经典剖宫产已被子宫下段横切口剖宫产取代，许多手术步骤都建立在循证医学基础上，将在本章中陈述。

剖宫产分娩定义为切开腹壁（开腹）和子宫壁（子宫切开术）娩出胎儿的方式。该定义不包括子宫破裂或腹腔妊娠时从腹腔娩出胎儿。此外，对刚死亡或即将死亡的孕妇实施的子宫切开术称为死亡后或围死亡期剖宫产分娩（postmortem or perimortem cesarean delivery）。

在某些情况下，腹式子宫切除术是在分娩后进行：在剖宫产的同时施行子宫切除术为剖宫产子宫切除术（cesarean hysterectomy）；在阴道分娩后短时间内进行的子宫切除术为产后子宫切除术（postpartum hysterectomy）；两者统称为围产期子宫切除术（peripartum hysterectomy）。子宫切除术多数是子宫全切术，但也可以选择子宫次全切除术，通常不切除双侧附件。在大多数情况下行简单或 I 型子宫切除术。然而，对患有浸润性宫颈癌的妇女需行根治性子宫切除术（radical hysterectomy），即切除全子宫、宫旁组织及近端阴道以完成边缘阴性的肿瘤切除。此外，对于胎盘植入累及盆腔侧壁的患者，可能需要类似的根治性宫旁组织切除。

美国剖宫产术现状

1970～2009 年，美国的剖宫产率从 4.5% 上升至 32.9%，之后呈现略微下降的趋势，至 2015 年达到了 32%（Martin，2017）。剖宫产指征如表 30-1 所示。85% 以上的剖宫产原因依次为：前次剖宫产史、难产、胎儿有危险及胎先露异常。后三种是首次剖宫产的主要适应证（Barber，2011；Boyle，2013）。

剖宫产率居高不下的原因至今不明，但可能原因如下：

1. 女性生育孩子数量减少，大部分为初产妇，因此增加了剖宫产的风险。

2. 平均生育年龄呈上升趋势，高龄产妇，尤其是初产妇，发生剖宫产的风险增高。

3. 胎儿电子监护已经得到广泛的应用。与间歇性胎心率听诊相比，胎心电子监护与剖宫产率的增加有关。其实真正因"胎儿窘迫"行剖宫产者只占少数，更多是因为顾虑胎心监护异常或可疑异常而放宽了剖宫产指征。

4. 大多数胎先露为臀位者以剖宫产结束分娩。

5. 阴道助产率下降。

6. 引产率持续性上升，尤其在初产妇人群中，增加了剖宫产风险。

7. 肥胖的发生率急剧上升，增加了剖宫产风险。

8. 子痫前期患者的剖宫产率上升，而这部分患者引产的比例却在下降。

表 30-1　剖宫产指征
母体因素
前次剖宫产史
胎盘异常
孕妇要求
前次古典式剖宫产
子宫瘢痕类型不明
子宫切口裂开
前次贯通全层的子宫肌瘤切除术
软产道严重畸形
浸润性子宫颈癌
子宫颈切除术后
永久性宫颈环扎术
盆底重建术后
会阴严重外伤史
盆腔畸形
HSV 或 HIV 感染
心肺疾病
脑动脉瘤或脑动静脉畸形
需要同时进行腹腔手术
围死亡期剖宫产
母胎因素
头盆不称
阴道助产失败
前置胎盘或胎盘早剥
胎儿因素
胎心监护可疑异常
先露异常
巨大儿
先天异常
脐血流多普勒异常
血小板减少
前次新生儿产伤

HIV,人类免疫缺陷病毒;HSV,单纯疱疹病毒。

9. 剖宫产后阴道分娩率下降,自 1996 年最高的 28% 下降至 2014 年的 11%(Hamilton,2015)。

10. 孕妇要求、对阴道分娩相关的盆底损伤的顾虑及为降低胎儿损伤风险等诸多原因导致了择期剖宫产率增加。

11. 辅助生殖技术的广泛应用与不断增加的剖宫产率密切相关(Reddy,2007)。

12. 自然分娩或阴道助产中发生胎儿受损引发的医疗纠纷持续影响着目前的剖宫产率。

剖宫产风险

向患者准确告知孕产妇和新生儿在剖宫术中面临的利弊问题是不可或缺的。广义上讲,剖宫产与自然阴道分娩相比,无论是对本次还是之后的妊娠,母体的手术风险都是增加的,但会阴损伤和近期盆底功能障碍发生率较低,这需要进行二者间的权衡。对新生儿,剖宫产虽然降低了产伤和死胎的风险,但增加了呼吸窘迫的发生率。

■ 孕妇死亡率和并发症发生率

对孕妇而言,在美国单纯由剖宫产导致的孕产妇死亡非常罕见。尽管如此,大量的数据证明了剖宫产的死亡风险。Clark 等(2008)在一篇对近 150 万例妊娠妇女的回顾性研究中发现,剖宫产分娩的产妇死亡率为 2.2/10 万,阴道分娩的产妇死亡率为 0.2/10 万。Guise 等(2010)在 203 项的荟萃分析中,报告了择期重复剖宫产的产妇死亡率为 13/10 万,剖宫产后阴道试产(trial of labor after prior cesarean, TOLAC)的产妇死亡率为 4/10 万。

此外,剖宫产后产妇并发症的发生率也较阴道分娩高。Villar 等(2007)报告了剖宫术后并发症发生率与阴道分娩相比增加了 2 倍。其中最主要的并发症为产褥感染、产后出血及血栓栓塞。此外,剖宫产术中发生麻醉意外的风险,甚至发生死亡的风险也较阴道分娩高(Cheesman,2009;Hawkins,2011)。剖宫产损伤相邻器官的风险将在后面讨论。

有剖宫产史的产妇往往会选择再次剖宫产终止妊娠,再次剖宫产时上述风险更高(Cahill,2006;Marshall,2011;Sliver,2006)。

相较于阴道分娩,剖宫产的优势是降低了尿失禁和盆腔器官脱垂的可能性(Glazener,2013;Gyhagen,2013a, b;Handa,2011;Leijonhufvud,2011)。肛门失禁似乎不受分娩方式的影响(Fritel,2007;Nelson,2010)。剖宫产的保护性优势在一定程度上随着时间的推移仍然存在,但并非绝对性的。此外,纵向研究表明,剖宫产中对盆底功能的保护优势会随年龄增长而逐渐消失(Dolan,2010;MacArthur,2011,2013;Nelson,2010)。为解决这个问题,美国国立卫生研究院(2006)组织了针对孕妇要求剖宫产的研讨会,认为剖宫产后发生压力性尿失禁的可能性低于阴道分娩。然而,这种保护作用究竟能持续多久尚不清楚,尤其在年龄较大和经产妇人群中。专题小组专家认为阴道分娩引起其他盆底疾病的证据是微弱的,因此没有证据支持哪种分娩方式更有利。

■ 新生儿并发症

剖宫产发生产伤的风险较低(Linder,2013;Moczygemba,2010)。Alexander 等(2006)发现剖宫产发生胎

儿损伤的概率为 1%。最常见的是皮肤破损,其他包括头皮血肿、锁骨骨折、臂丛神经损伤、颅骨骨折和面神经麻痹。阴道分娩失败中转剖宫产的损伤发生率最高,而择期剖宫产的损伤发生率最低(0.5%)。Worley 等(2009)发现在帕克兰医院分娩的产妇中,约 1/3 是足月自然临产,其中 96% 为经阴道分娩且无新生儿不良结局。

一些证据显示,经剖宫产分娩的孩子哮喘和过敏的发生率较高。在几项初步研究中,在剖宫产术前 1 小时用棉签采集母亲阴道菌群后擦拭新生儿口腔以期改善新生儿微生态环境。然而,美国妇产科医师学会(ACOG,2017e)因为数据不足和担心潜在传播有害生物的风险,并没有鼓励这种做法。

孕妇要求剖宫产

一些产妇要求行择期剖宫产术。但有关孕妇要求剖宫产(cesarean delivery on maternal request,CDMR)真实发生率的研究数据却很少。在美国,其发生率约为 1%~8%(Barber,2011;Declercq,2005;Gossman,2006;Menacker,2006)

其原因包括保护盆底、方便、害怕分娩及减少胎儿受损的风险,但有待进一步的数据说明。一项纳入了 66 000 多例中国产妇的研究中比较了阴道分娩和剖宫产的结局(Liu,2015)。两组中产妇发生近期严重并发症的概率和新生儿死亡率相似。对新生儿而言,两组中产伤、感染和缺氧缺血性脑病的发生率都很低,但在剖宫产中更低。CMDR 中新生儿呼吸窘迫综合征的发生率较高。有项小型研究(Larsson,2011)同样支持以上结论。

围绕 CDMR 的争论包括医疗问题、产妇知情选择权及自主权。美国国立卫生研究院专家组(2006)表示,CMDR 的母儿结局证据不足,无法提出建议。尽管如此,该小组还是给出了一些结论并得到了美国妇产科医师学会的支持(2017a)。也就是说,除非已确认胎儿肺成熟,否则不应在妊娠 39 周前进行 CMDR。由于有胎盘植入和剖宫产切除子宫的风险,有生育多孩要求的妇女最好应避免剖宫产。最后,不应把不能实施有效的分娩镇痛当做 CMDR 的理由。

患者准备

分娩可行性

目前没有国家层面认可的医疗标准规定剖宫产从决定到开始手术的时间间隔。过去建议从决定手术到手术开始的间隔为 30 分钟。Bloom 等(2001)研究发现,在 7 450 例剖宫产患者中,69% 从决定到手术的间隔超过了 30 分钟。在另一项研究中,Bloom 等(2006)评估了急诊剖宫产的情况,发现决定到手术间隔的时间小于 30 分钟与新生儿结局无关。一项系统性回顾也证实了该观点(Tolcher,2014)。尽管如此,当胎儿状况急剧恶化时,应尽快行剖宫产。因此,有意延迟决定-手术时间是不合适的。美国儿科学会和美国妇产科医师学会(2017)建议,产科应有能立即实施剖宫产的设施和条件,以此兼顾产妇和胎儿的风险及获益。

知情同意

知情同意是一个过程,而不仅仅是一份医疗文件(ACOG,2015)。医患沟通在于增强患者对诊断的认知,共同讨论内科与手术治疗的选择、操作达到的目标和局限性及手术风险。对有剖宫产史的妇女,对合适人选可推荐 TOLAC。对有终身绝育或宫内放置节育环愿望的产妇,可同时完成相关知情同意事宜。

对知情的患者,可能会谢绝医生推荐的某一特定干预,但必须尊重其自主性。然而,临床医生应将与患者就干预措施的价值和拒绝的后果沟通的过程和所给予的解释记录下来,并注明患者拒绝的原因。

对耶和华的见证者们(美国一个教派),最好在妊娠早期就应开始针对血液制品进行知情讨论。患者间对血液制品的接受度差异很大,利用术前核查清单写明她们能接受哪些血液制品(Hubbard,2015;Husarova,2016),以便做到最佳的准备。一般而言,要避免主要的血液成分:红细胞、白细胞、血小板和血浆,但可接受某些凝血因子或细胞组分(Lawson,2015)。手术前后,如有必要可以使用铁剂、叶酸和促红细胞生成素,尽量提升血红蛋白水平。围手术期限制静脉穿刺,宜使用小儿采血管。术中干预包括:改善子宫收缩乏力来减少失血;使用局部止血剂、氨甲环酸和去氨加压素促进凝血;红细胞回收或自体血回输;控制性低血压麻醉、子宫动脉栓塞、血管球囊阻断和临时压迫主动脉控制活动性出血(Belfort,2011;Mason,2015)。

剖宫产时机

在孕 39 足周前胎儿发育未成熟时即行择期剖宫产引起的不良结局应引起关注(Clark,2009;Tita,2009)。为避免这些不良结局,美国儿科学会和美国妇产科医师学会指出需在择期剖宫产前确定胎儿发育成熟(第 31 章)。为协助剖宫产按计划进行,美国妇产科医师学会(2011,2014b)创建了术前安全核查清单,要求术前完成填写。

■ 术前准备

如果已拟行剖宫产,术前一晚可适当使用镇静剂。一般情况下,在胎儿娩出前不需使用其他镇静剂或麻醉剂。一项小型随机试验发现术前灌肠没有任何益处(Lurie, 2012)。术前至少6~8小时禁食固体食物。无并发症的患者可在术前2小时饮用无渣流质(American Society of Anesthesiologists, 2016)。这与促进术后恢复(Enhanced Recovery after surgery, ERAS)方案是一致的,该方案力求维持体液平衡,提倡在择期手术前2小时饮用无渣碳水化合物饮料并在术后早期进食(Ljungqvist, 2017)。尽管有很多支持ERAS的证据,但针对剖宫产者却很少(Wrench, 2015)。

计划再次剖宫产的孕妇通常在手术当天入院,由产科和麻醉小组进行评估。完善红细胞比容和Coombs试验,如果后者阳性,必须确保配伍合适的血型。

剖宫产首选区域麻醉(第25章)。在区域麻醉或全身麻醉诱导前立即使用抗酸药,如口服"柠檬酸钠(Bicitra)"30mL,可降低胃酸吸入引起的肺损伤的风险。如果需卧位,应采取左侧卧位,利于静脉回流,避免低血压。对无并发症的产妇在择期剖宫产前行胎儿监护的价值缺乏相关数据证实。我们会在术前进行5min的胎心监护,或至少术前应在手术室记录胎心率。

在进一步的准备工作中,手术部位的备皮并不能降低手术部位感染率(Kowalski, 2016)。然而,如果毛发遮住手术切口,手术当天应剃除,这样可降低手术部位感染率(Tanner, 2011)。术前用化学方法备皮与直接剃除毛发相比,手术部位感染发生率近似(Lefebvre, 2015)。电刀放置在手术切口附近,通常位于大腿外侧。帕克兰医院一般会留置尿管,使膀胱远离子宫切口,避免局部镇痛引起的尿潴留,术后还可准确测量尿量。一些小样本研究表明,对血流动力学稳定的妇女,可以拔出留置的尿管,以减少泌尿系统感染(Abdel-Aleem, 2014; Li, 2011; Nasr, 2009)。

产妇发生静脉血栓栓塞的风险增加,尤其在剖宫产术后,风险几乎增加了1倍((James, 2006)。因此,对于所有未预防血栓的妇女,美国妇产科医师学会(2017d)建议在剖宫产前使用双下肢气压治疗,一旦下床活动即可停止。不同学术机构间的建议不尽相同,美国胸科医师学院建议,在剖宫产术后无并发症的情况下,妇女才能早期下床活动(Bates, 2012)。对于已经在接受治疗或有高危因素的妇女,建议加强血栓预防措施。最后,英国皇家妇产科医师学院(2015)是最为保守的,他们建议对大部分患者进行药物预防。以上不同方法和建议都将在第52章中讨论并在表52-6中进行展示。

一些计划性剖宫产的产妇同时合并某些疾病,需要在等待手术期间进行特殊管理,包括使用胰岛素的妊娠糖尿病、凝血功能障碍或血栓性疾病、长期使用皮质类固醇,以及严重的气道反应性疾病,将在这些主题相关的各章中讨论术前准备。

■ 预防感染

抗生素预防性应用

剖宫产被认为是污染性手术,术后发热发生率较高。许多研究表明,在剖宫产术中使用单联抗生素可显著减少感染发生率(Smaill, 2014)。该措施无论是在择期剖宫产还是非计划剖宫产中都有效,但对后者的效果更好(ACOG, 2016)。根据药敏试验,多数建议静脉注射β-内酰胺类抗生素(头孢菌素或广谱青霉素)。给予头孢唑林1g是卫生经济学较佳的选择。若失血量>1 500mL或手术时间超过3小时,则需考虑增加抗生素剂量。对体型肥胖的产妇使用抗生素剂量存在争议(Ahmadzia, 2015; Maggio, 2015; Swank, 2015; Young, 2015)。最近一项药代动力学分析显示抗生素2g用于1.5小时内的剖宫产可保证组织中足够的药物浓度。若手术时间较长,对肥胖产妇可考虑追加抗生素剂量(Grupper, 2017)。

越来越多的证据支持使用广谱抗生素(Andrews, 2003; Tita, 2008)。一项大型随机试验对术前或破膜的产妇增加使用阿奇霉素500mg静脉给药预防感染(Tita, 2016)进行研究,发现伤口感染率和子宫内膜炎的发生率都较单独使用广谱抗生素的对照组更低。

对于有耐甲氧西林金黄色葡萄球菌(methicillin-resistant Staphylococcus aureus, MRSA)感染病史的孕妇可在术前增加使用单剂量的万古霉素预防感染。尽管其抗菌作用有限,但仍可考虑对已知的MRSA定植者于剖宫产术前给药(ACOG, 2016)。

有血管性水肿、呼吸窘迫或荨麻疹等严重的青霉素或头孢类过敏病史的产妇可静脉给予600mg克林霉素和同体重相关剂量的氨基糖苷类预防感染。对肥胖患者,克林霉素剂量需增至900mg。

术前给予抗生素较胎儿娩出断脐后给药降低术后感染风险的效果更佳,且无不良新生儿结局(Mackeen, 2014b; Sullivan, 2007; Witt, 2011)。择期手术最好在术前60分钟内进行预防性给药,紧急剖宫产应尽快给予抗生素预防感染。

术前用氯己定或碘附消毒腹部皮肤是预防伤口感染的有效措施(Hadiati, 2014; Ngai, 2015; Springel,

2017），不过我们更倾向于使用氯己定（Menderes，2012；Tuuli，2016a）。此外，一些小型随机试验（Haas，2014；Caissutti，2017）提示术前用碘附消毒阴道可降低生殖官感染率。有些还降低了子宫炎发病率，尤其对已破膜或产程进入活跃期的产妇，但不能降低伤口感染率（Haas，2010；Memon，2011；Yildirim，2012）。也有推荐术前清洗阴道预防感染，但我们通常不这样做。

抗生素预防感染性心内膜炎并不适用于大多数心脏病，除非是发绀性心脏病或有假体瓣膜（ACOG，2016）。常规预防剖宫产感染的方案也可预防感染性心内膜炎（第49章）。

其他预防

糖尿病患者控制血糖可降低伤口感染率（第57章）。吸烟，尤其合并肥胖，是另一个感染的危险因素（Alanis，2010；Avila，2012；Shree，2016）。术中保持正常体温可降低手术伤口的感染率（Kurz，1996；The Joint Commission，2016）。尽管缺乏相关研究，但这一原则从理论上可推广至剖宫产术（Carpenter，2012）。此外，围手术期高浓度吸氧不会降低伤口感染率（Duggal，2013；Klingel，2013）。

■ 手术安全

美国医疗机构评鉴联合会（2013）制定了一个有关手术安全的策略：整个团队必须在剖宫产术前确认所有相关资料，如患者信息、治疗过程等，并严格按时完成。术前谈话内容涉及医疗团队的介绍、抗生素的使用、治疗时长，以及可能发生的并发症。此外，如需使用特殊物品，应在术前向患者说明。

术前和术后需核对针、纱布、器械等数量。如果术前和术后的数量不相符，则需行X线扫描确认是否有物品遗漏在腹腔内（ACOG，2014a）。

剖宫产技术

尽管有某些微小差别，全球的剖宫产技术都基本相似。大多数手术步骤都建立在循证医学证据基础之上（Dahlke，2013）。与所有外科手术一样，深入理解相关解剖结构是必不可少的（第2章）。

■ 开腹手术

在产科，剖宫产术通常选用下腹正中切口或耻骨联合上方横切口。通过Pfannenstiel切口或Maylard切口可进入腹腔，但前者更常见。

横切口遵循腹部的皮肤张力，故与纵切口相比，Pfannenstiel切口更美观，发生切口疝的概率也更低。然而，在需要较大的手术空间且需要进入上腹部时，不宜选择横切口。此外，腹直肌和腹外斜肌腱膜在切开时会形成腔隙，化脓性液体可聚集于此。因此，为降低感染风险，有些人愿意选择纵切口。对紧急剖宫产，采用纵切口往往能更快进入腹腔（Wylie，2010）。最后，横切口更易损伤相关血管神经，如髂腹股沟和髂腹下神经及浅表的和腹壁下血管。理论上，横切口发生出血、切口血肿、神经损伤的可能性较纵切口高。但对肥胖患者而言，哪种切口更佳尚不明确（Smid，2016）。正如在第48章中讨论的，对肥胖患者，我们还是倾向于选择脐下纵切口。

Maylard切口与Pfannenstiel切口的主要不同之处在于腹直肌是否被横切以扩大手术空间。Maylard切口的技术难度更大，它需要切断肌肉，分离和结扎位于腹直肌两侧的腹壁下动脉。

一旦进入腹腔，可用金属牵拉器暴露术野。一些小型随机试验评估使用塑料牵拉器（Alexis-O）后的术后感染情况，结果显示并不总是有益的（Hinkson，2016；Scolari Childress，2016；Theodoridis，2011）。

横切口

Pfannenstiel切口，即通过较低的弧形横向切口切开皮肤和皮下组织。皮肤切口选在耻骨联合上3cm，横向切开12~15cm。

锐性分离皮下组织直至筋膜层。通常可在皮肤和筋膜之间，距中线几厘米的地方识别腹壁浅动脉。如果损伤了该动脉，可用3-0线结扎或电凝止血。

从中线切开筋膜，腹壁前筋膜通常包括两层，即腹外斜肌腱膜和联合腱膜，后者由腹内斜肌和腹横肌组成。理想情况下，在横向延伸筋膜切口时可分别打开这两层。腹壁下动脉通常位于腹直肌外侧缘，且在腹内斜肌和腹横肌组成的融合腱膜之下。因此，进一步横向延伸筋膜切口可能会切断腹壁下动脉。正因如此，当需要横向延伸切口时，需确定这些血管的位置并进行灼烧或结扎预防出血。

一旦切开筋膜，用Kocher钳钳夹下部筋膜，并由助手钝性或锐性分离筋膜鞘与腹直肌下缘至耻骨联合上缘。然后，钳夹上部筋膜，分离筋膜与腹直肌。钳夹、切断、结扎或电灼筋膜和肌肉间的血管。为降低感染和出血的发生率，必须细致地止血。向头侧和两侧分离筋膜形成一个半径约8cm的半球形的区域，但其实际大小应视胎儿的大小而定。按照先上缘后下缘的顺序,在中线处钝性或锐性分离腹直肌和锥状肌,暴露腹膜和腹横筋膜。

钝性分离腹横筋膜和腹膜前脂肪暴露下方的腹膜。小心打开切口上端附近的腹膜,用两把止血钳上提腹膜,钳间距离约 2cm,可降低损伤膀胱的风险。检查和触摸两钳之间的腹膜以确保邻近无大网膜、肠管或膀胱组织,然后切开腹膜,腹膜切口上延至高于筋膜分离处,下延至略高于膀胱的腹膜反折处。重要的是,有腹腔手术史,包括剖宫产的妇女,其大网膜或肠管可能会黏附在腹膜上。梗阻性难产的妇女,膀胱可能会被推向头侧,几乎高达平脐水平。

纵切口

该切口始于耻骨联合上 2～3cm。切口应足够长,以确保胎儿能够娩出,通常 12～15cm。用冷刀或电刀锐性切开皮下组织以暴露腹直肌前鞘。为避免损伤膀胱,在上半部分的腹白线处切开一小口,将食指和中指放在筋膜下,然后用剪刀剪开筋膜层。最后,同横切口的步骤一样,在中线处锐性分离腹直肌和锥状肌进入腹膜层。

■ 子宫切开术

最常见的是 1921 年由 Kerr 描述的子宫下段横切口,有时也可用 Krönig 在 1912 年描述的下段纵切口。

而所谓的古典式切口是指从子宫下段直达子宫主动收缩的宫体部的纵切口。最后,有胎盘植入的病例可能会选用在子宫底甚至更靠后的切口。

子宫下段横切口剖宫产

大多数剖宫产术都更倾向于选择子宫下段横切口。与古典式切口相比,子宫下段横切口更容易修补,切口处出血少且肠管或网膜也不易与肌层切口粘连,此外,由于切口部位的肌层收缩性较弱,再次妊娠发生破裂的风险较低。

在切开子宫前,手术医生要触诊宫底确定子宫旋转的程度。子宫旋转会使一侧圆韧带靠近前方接近中线。在这种情况下,可以用手重新调整子宫位置确保子宫切口位于中央位置,这可避免切口撕裂延及邻近的子宫动脉。可用湿润的纱布挡住凸出的肠管,使之远离术野。

在中线部位用血管钳钳夹膀胱上缘覆盖子宫下段的腹膜反折处,用剪刀横向剪开(图 30-1)。从中线沿着这个切口在脏腹膜及子宫下段肌层间向两侧依次剪开腹膜反折处,长度接近整个子宫下段。当分离的脏腹膜接近两侧缘时,剪刀尖端可轻微朝向头侧(图 30-2)。上提脏腹膜下缘,轻轻地钝性或锐性贴着子宫肌层下推膀胱(图 30-3),使膀胱远离子宫切口,从而避免在胎儿娩出时无意中撕裂膀胱。

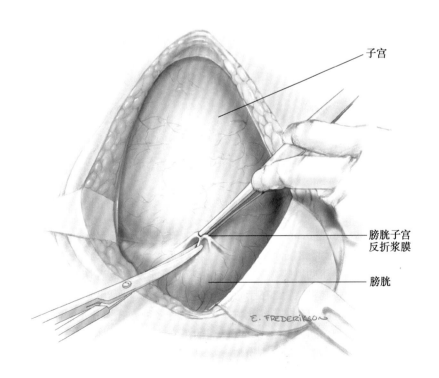

子宫

膀胱子宫反折浆膜

膀胱

图 30-1　用血管钳提拉疏松的子宫膀胱腹膜反折处并用 Metzenbaum 剪剪开

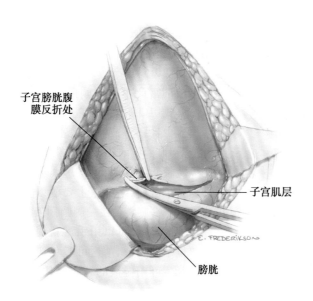

子宫膀胱腹膜反折处

子宫肌层

膀胱

图 30-2　提拉膀胱腹膜上缘疏松浆膜层,向两侧剪开

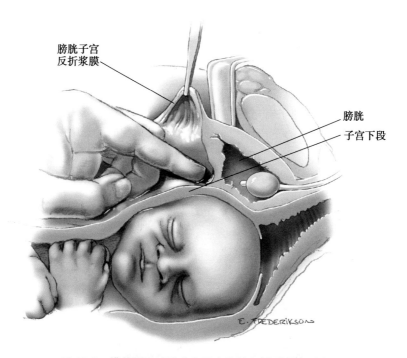

膀胱子宫反折浆膜

膀胱

子宫下段

图 30-3　横截面示钝性分离子宫膀胱以暴露子宫下段

在一般情况下,膀胱下推不应超过 5cm。但是,在拟行或预期可能行剖宫产子宫切除术时建议向下扩大分离,利于全子宫切除时降低损伤膀胱的风险。

也有一些术者并不常规下推膀胱,其优点在于可以缩短切皮至娩出胎儿的时间。但是,目前支持此方法的研究比较有限(O'Neill, 2014; Tuuli, 2012)。

子宫切口　通过切开子宫下段可进入宫腔。切口的位置可以手指触摸找到较硬的子宫上段肌层与较柔韧的子宫下段交界处,膀胱腹膜反折处切口也可作为指示点,通常选择附近位置切开子宫。

对宫口开大或开全的产妇,子宫切口位置宜偏高,否则会增加切口向两侧子宫动脉方向延裂的风险。此外,还可能发生最后切开的是子宫颈或阴道而不是子宫下段的风险,而切到宫颈会破坏术后宫颈解剖结构。

有多种方式切开子宫。首先都是用手术刀在暴露的子宫下段中线部位横向切开 1~2cm(图 30-4),宜反复浅一点划开子宫,以免损伤胎儿。由于子宫肌层较薄,指尖可以钝性进入宫腔。一旦切开子宫,手指向两侧、略向上施压延长子宫切口(图 30-5)。一些证据也支持沿子宫下段切口横向而非用手指上下方向延长子宫切口（Cromi，2008；Xodo，2016）。

　　或者，如果子宫下段较厚且硬，横向切开子宫下段至两侧时稍向上延长切口。重要的是，当使用剪刀时，另一只手的食指和中指应垫于子宫肌层下方与胎儿上方避免损伤胎儿。与锐性切开相比，钝性扩开子宫切口更能避免发生切口意外延长，缩短手术时间，减少失血量。但是，二者的感染率和输血风险无差异（Asıcıoglu，2014；Saad，2014）。

　　子宫切口应足够大以利于娩出胎儿而不至于撕裂子宫外侧缘的血管。如果胎盘在切口处，则必须将其分离或切开，这可能会影响胎盘供血给胎儿，故在这种情况下应迅速将胎儿娩出。

　　有时子宫下段横切口的分娩空间不够。在这种情况下，将子宫切口的一侧角向头侧延伸到子宫肌层的收缩部分形成"J"形切口。如果双侧都这样切开，则形成"U"形切口。有些术者倾向于从中线延伸切口形成"T"形切口。但是，这三种切口都增加了术中失血量（Boyle，1996；Patterson，2002）。此外，由于这些切口都延伸至子宫收缩部（宫体），再次妊娠试产发生子宫破裂的可能性会更大。

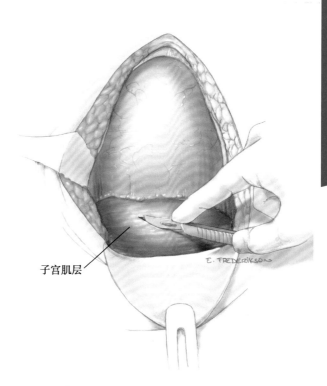

子宫肌层

图 30-4　小心切开子宫肌层避免损伤胎头

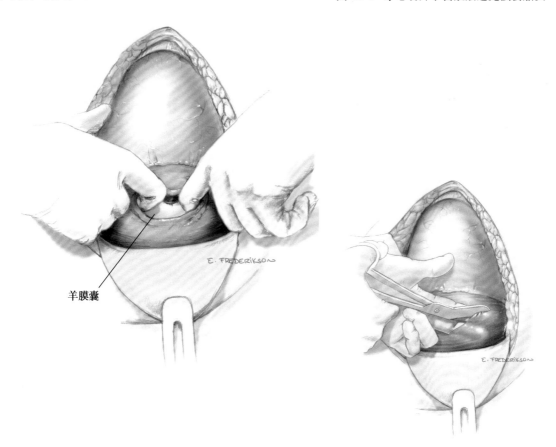

羊膜囊

图 30-5　进入子宫腔后，用手指或组织剪向切口两侧延伸

胎儿娩出 头先露时,术者以一只手滑入耻骨联合与胎头之间的宫腔,用手指和手掌轻轻上托胎头通过切口。一旦胎头进入切口,适当推压宫底有助于胎儿娩出(图 30-6)。

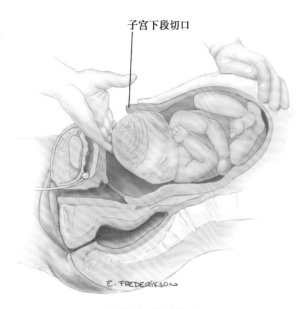

子宫下段切口

图 30-6 胎头娩出

头盆不称经历长时间产程后,胎头可能会紧紧地嵌顿于产道内,解除嵌顿的胎头增加了子宫切口延裂、失血和胎儿颅骨骨折的风险。在这种情况下,有三种方案可将胎儿娩出。第一,上推胎头,助手从阴道内用手上推胎头有助于胎头移位,从耻骨联合上方娩出。如果有可能上推胎头的话,患者双腿呈蛙腿姿势(屈曲)有助于阴道操作。

第二,作为一种替选方案,抓住胎儿双腿将其牵出切口外,胎儿就像臀牵引一样娩出。仅几项小型的随机试验、回顾性及队列研究支持该方法(Berhan,2014;Jeve,2016;Nooh,2017)。作子宫下段纵切口可为这种分娩方式提供更大的空间。如果已行一个子宫下段横切口,则可继续延长成"J""U"或"T"形切口。

第三,使用"胎儿枕"。这是一种可扩展的阴道内球囊,充气时可上推胎头。该球囊目前可在美国以外使用,但其有效性证据有限(Safa,2016;Seal,2016)。

相反,未经试产的妇女,胎头可能没有变形,缺乏胎头的指示点,在未经试产、子宫下段相对较厚的情况下将圆圆的胎头娩出可能会较困难。在这种情况下,可用产钳或负压吸引器协助胎头娩出(图 30-7)。

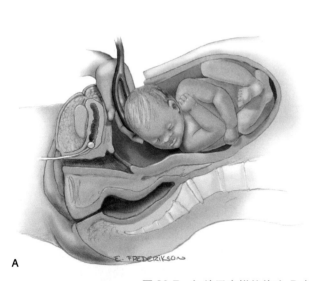

A

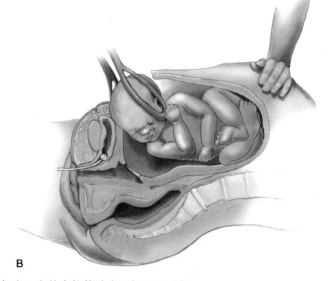

B

图 30-7 A.放置产钳的前叶;B.轻轻向上向外牵拉使胎头上托通过子宫

胎头娩出后,用手指绕颈检查是否有脐绕颈 1 圈或多圈。如果有脐绕颈,将脐带滑出头部。将头旋转至枕横位,垂直于胎儿双肩方向,再双手握住胎头两侧,轻微向下牵引,直到前肩从子宫切口娩出(图 30-8),然后向上用力,娩出后肩。在分娩过程中,避免突然施力或暴力损伤胎儿臂丛神经。在持续温和向外的牵引力下,其余胎体很容易随之娩出。轻压宫底可能有助于该过程。

除一些特例外,当前美国心脏学会对新生儿复苏的建议是,即使有胎粪,也避免在出生后立即吸痰(Wyckoff,2015)。此问题和延迟断脐已在第 27 章进行了全面地讨论。钳夹脐带后,将新生儿交予团队成员,并根据需要进行复苏。

研究发现,在区域神经阻滞麻醉下择期剖宫产与阴道自然分娩两组间新生儿是否需要复苏并无显著差异(Atherton,2006;Gordon,2005;Jacob,1997)。美国儿

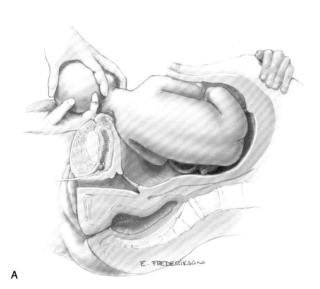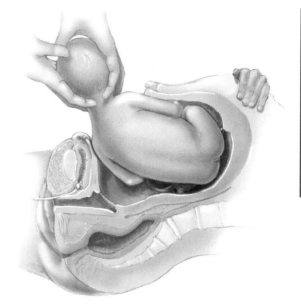

A　　　　　　　　　　　　　　　　　　　　　　**B**

图 30-8　胎儿钳间（A）和胎儿后肩（B）娩出

科学会和美国妇产科医师学会（2017）建议"一个熟悉复苏的人员应在手术分娩室待命"。在帕克兰医院，无并发症的择期剖宫产由儿科护士陪同分娩。值得注意的是，如果预计胎儿风险较高，应由熟悉复苏的人员陪同分娩（Wyckoff，2015）。

为促进母乳喂养，美国妇产科医师学会（2017b）建议新生儿在分娩室即与母亲皮肤接触。虽然目前相关研究大都来自阴道分娩，但只有少样本的研究支持剖宫产也进行母婴皮肤接触，我们是这样实践的（Moore，2016；Stevens，2014）。

分娩后，于 1 000mL 晶体液中加入 20U 缩宫素以 10mL/min 速度静脉滴注，有些人选择更高浓度的缩宫素滴注。鉴于缩宫素会引起低血压，应避免未经稀释即滴注（Roach，2013）。一旦子宫收缩良好，滴注速度即可减慢。另一种选择是滴注卡贝缩宫素（一种未在美国应用的长效缩宫素），它是预防出血的良好药物，但较昂贵（Jin，2016）。麦角新碱是二线用药，可引起高血压。前列腺素 $F_{2\alpha}$ 15-甲基衍生物，是另一种用于治疗子宫收缩乏力的二线药物。部分研究发现米索前列醇与缩宫素作用相似（Chaudhuri，2014；Conde-Agudelo，2013）。最后，还有人建议使用缩宫素方案再额外给予氨甲环酸可减少失血量（Simonazzi，2016；Wang，2015），但尚不清楚其对抗纤维蛋白溶解作用和手术产妇的血栓发生率的影响，在广泛使用前仍需进一步研究。这些药物将在第 41 章中详细讨论。

胎盘娩出　对任何活动性出血，都应检查子宫切口，并迅速用鼠齿钳或卵圆钳夹住出血点。一些手术医生愿意徒手剥离胎盘，但是牵拉脐带有助于胎盘自然娩出并可降低手术失血量和感染风险（Anorlu，2008；Baksu，2005）。当胎儿娩出后应立即按摩宫底加速胎盘剥离娩出（图 30-9）。

在胎盘娩出后应立即大体检查胎盘，负压吸引宫腔内血液和羊水，或用纱布擦拭宫腔清除胎膜、胎脂和凝血块。过去，通常以戴双层手套的手指或卵圆钳从子宫切口伸入扩张的宫颈口，但这种做法并未降低宫腔积血引发的感染率，故不推荐（Kirscht，2017；Liabsuetrakul，2011）。

缝合子宫　胎盘娩出后，可将子宫从腹部切口托出于腹腔外，用浸润的纱布覆盖宫底。我们支持这一做法，因为这样可以迅速确认松弛、收缩差的子宫并进行子宫按摩。此外，尤其当切口有横向撕裂时，切口和出血点更容易在直视下缝合止血。充分暴露双附件有助于进行输卵管绝育术。有些临床医生更愿意在腹腔内缝合子宫。这两种方法的术后发热率、疼痛感和失血量并没有显著差异（Walsh，2009；Zaphiratos，2015）。

缝合子宫切口前，可单独结扎或连续缝合已经钳夹的大血管。如果计划放置宫内节育器，可在缝合子宫前放置（第 38 章）。钳夹子宫切口的一个侧角固定利于操作，继之以 0 或 1 号可吸收线单层或双层连续缝合子宫切口（图 30-10）。多数选择铬制肠线，但有些术者更愿意用合成的延迟可吸收缝合线 910（薇乔线）。单层或双层缝合对再次妊娠发生不良结局（如子宫切口破裂）的概率无明显区别（CORONIS Collaborative Group，2016）。单层缝合更快一些，且不会增加感染率和输血率（CAESAR Study Collaborative Group，2010；Dodd，2014；Roberge，2014）。但是，多数研究发现，缝合的层数并未显著影响再次妊娠并发症的发生率（Chapman，1997；CORONIS Collaborative Group，2016；Durnwald，2003；Roberge，2011）。

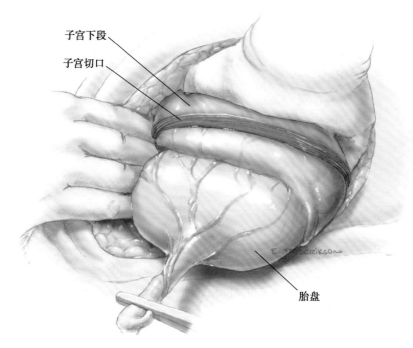

图 30-9 随着子宫的收缩,胎盘从子宫切口膨出,一手轻轻按摩宫底帮助胎盘剥离

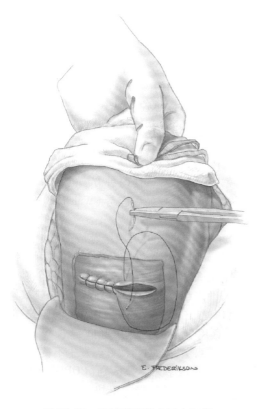

图 30-10 连续锁边缝合子宫切缘

在帕克兰医院,我们用铬制肠线单层缝合子宫。第一针缝合线应刚好越过子宫切口的一个侧角,贯穿子宫肌层全层的锁边缝合可以达到更好的止血效果。

如果在单层缝合后不满意或仍有出血时,则需再次缝合。可再缝合一层或在出血部位行"8"字缝合或褥式缝合达到止血目的。

传统手术中,子宫下段腹膜反折以"2-0"铬肠线连续缝合。但多个随机试验表明,省略这一步骤并未引起术后并发症(Grundsell,1998;Irion,1996;Nagele,1996)。如欲同时行输卵管绝育术见第 39 章所述。

粘连

剖宫产术后,通常在子宫膀胱陷凹处或前腹壁与子宫间会形成粘连。此外,随着妊娠次数的增加,发生粘连的概率及粘连严重程度会不断上升(Morales,2007;Tulandi,2009)。粘连可显著延长切皮-分娩时间和手术总时间(Rossouw,2013;Sikirica,2012)。尽管不常发生,但粘连会增加膀胱和肠道损伤的发生率(Rahman,2009;Silver,2006)。

直观上讲,通过对组织的细致处理、充分止血、尽可能减少组织缺血、感染和异物反应可减少瘢痕形成。目前,多数研究表明缝合腹膜在近期和长期结局中并无益处(CAESAR Study Collaborative Group,2010;CORONIS Collaborative Group,2013,2016;Kapustian,2012)。同样的,大多数研究表明在子宫切口部位放置防粘连膜并无益处(Edwards,2014;Kiefer,2016)。

关腹

移除腹腔内的纱布,轻柔吸除结肠旁沟和穹窿部的血液和羊水。一些手术医生愿用盐水灌洗结肠旁沟和穹窿部,尤其当有感染或胎粪时。然而,若常规对低风险产妇也进行腹腔灌洗则可能会引起产妇术中呕吐,却未降低术后感染率(Eke,2016;Viney,2012)。

清点确认纱布和器械如数后逐层关腹。腹直肌会自然复位,若腹直肌分离明显,可用 0 或 1 号铬肠线进行"8"字缝合 1~2 针。用延迟吸收缝合线对腹直肌筋膜连续非锁边缝合。对于感染风险较高的患者,理论上应选择单丝缝合线而非编织材料线。

如果皮下组织厚度小于 2cm,通常不需要缝合。然而,如果皮下组织较厚,还是建议缝合以尽量减少凝血块和血肿形成,后者可能引起伤口感染或裂开(Bohman,1992;Chelmow,2004)。最近的一项荟萃分析发现缝合皮下组织发生凝血块和伤口并发症的概率较低,但并未影响到血肿发生率和伤口感染率(Pergialiotis,2017)。给予皮下引流也不能显著预防伤口并发症(Hellums,2007;Ramsey,2005)。

使用 4-0 延迟吸收缝线进行皮内缝合,也可用黏合剂或用皮钉钉合。三种方法的外观效果和感染率相似,皮内缝合用时更长,但皮钉钉合发生伤口裂开的概率更高(Basha,2010;Figueroa,2013;Mackeen,2014a,2015)。聚卡普隆(单丝缝线)或薇乔线都可选用(Tuuli,2016b)。Pfannenstiel 切口使用 2-辛基氰基丙烯酸酯黏合剂(多抹棒)的结果与缝线一致(Daykan,2017;Siddiqui,2013)。用薄的无菌敷料覆盖腹部伤口即可。对病理性肥胖妇女,为防止凝血块及之后的感染,在封闭的皮肤切口上预防性使用负压引流似乎不会降低伤口并发症的发生率(Hussamy,2018;Smid,2017)。

Joel-Cohen 术式和 Misgav Ladach 术式

上文描述的 Pfannenstiel-Kerr 术式已经应用了几十年。最近,又新增加了 Joel-Cohen 术式和 Misgav Ladach 术式(Holmgren,1999)。这些与传统的 Pfannenstiel-Kerr 术式的区别主要在于它的皮肤切口位置,且更倾向使用钝性分离。

Joel-Cohen 术式是指在髂前上棘水平下方 3cm 处横向作 10cm 的皮肤切口(Oloffson,2015)。接着在中线处将皮下组织层切开 2~3cm,不继续横向延伸,直接沿该切口深入至筋膜层。在筋膜上做一个小的横切口,用弯剪分别向两侧横向剪开筋膜。然后,将双手食指一起插入腹直肌和筋膜下方,一个手指向产妇头侧牵拉,另一个手指向下牵拉,分开腹部并进一步打开筋膜切口。之后,双手指钩住每侧腹壁横向拉开肌肉。然后再直接进入腹膜,腹腔就从头至尾地打开了。Misgav Ladach 术式的不同之处在于用钝性分离进入腹膜(Holmgren,1999)。

Joel-Cohen 的改良技术有很多。如果是紧急剖宫产,我们在下腹部切开皮肤。为了加快速度,直接用食指钩住筋膜切口的侧角并横向拉开扩大筋膜切口(Hofmeyr,2009;Oloffson,2015)。接着将食指插入腹直肌间并于上下方向延伸切口。然后,用手指钝性分离腹膜,并再次上下用力撕开腹膜。最后,进入腹腔,双手抓住腹壁全层并横向牵拉以进一步扩大手术野。

这些术式都是为了缩短手术时间,减少术中失血并减轻术后疼痛(Mathai,2013)。然而,对患有腹直肌纤维组织炎和腹膜粘连的女性,这些术式较为困难(Bolze,2013)。

古典式切口

指征 这种切口位于主动收缩的子宫上段,但再次妊娠容易发生子宫破裂,故通常情况下应避免。采用此切口的部分原因是子宫下段暴露困难或难以安全地进入子宫下段。比如,前次术后膀胱紧密粘连于子宫下段;肌瘤占据子宫下段;子宫颈被癌症浸润;孕妇过度肥胖造成术中难以安全进入子宫下段。当前置胎盘附着于前壁,尤其是植入性前置胎盘时,也可选用古典式切口。在极端情况下,古典式切口可以选择宫体甚至更高偏后的位置以避免损伤胎盘,此时头先露的胎儿则以类似臀牵引的方式娩出(第 28 章)。

有胎儿指征时也可选择该切口。横位巨大儿,特别是在胎膜已破、胎肩嵌顿于产道内时,通常需要行古典式切口。胎背朝下的横位胎儿通过子宫横切口娩出可能会十分困难。有时,当胎儿非常小且为臀位时,可能首选古典式切口(Osmundson,2013)。因为在这种情况下,子宫下段形成不良不能为臀位分娩提供足够的空间。较少见的是,胎膜破裂后子宫底收缩将较小的胎头嵌住。最后,如果是多胎,古典式切口也许能提供适当的空间娩出胎位不正或早产的胎儿(Osmundson,2015)。

子宫切口与缝合 子宫纵切口应尽可能低地切开子宫肌层,其位置最好选在子宫下段(图 30-11)。如果因粘连、术野暴露不佳、肿瘤或胎盘穿透性植入妨碍下推膀胱腹膜反折处,则切口选在膀胱水平以上。一旦切开进入宫腔,用线剪将切口向头侧延长直至足够胎儿娩出。使用剪刀时,另一只手的手指放在子宫肌层和胎儿之间以防损伤胎儿。打开子宫肌层后,通常遇到肌层里许多大血管大量出血。接下来胎儿和胎盘的娩出同子宫下段横切口的方式一致。

缝合子宫时,可用 0 或 1 号铬肠线连续缝合切口深肌层(图 30-12)。然后用类似缝线连续缝合浅肌层。为达到良好的切缘对合并防止子宫肌层切割伤,在每针缝合和收紧缝线时让助手从切口两侧向中线推挤加压。

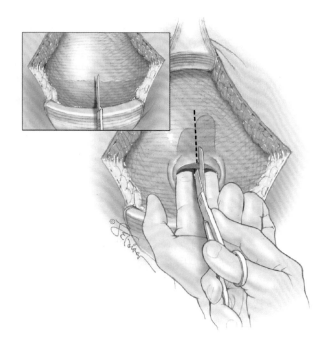

图 30-11 先在子宫下段行一小的纵切口。将一只手的手指放在子宫肌层和胎儿之间以避免损伤胎儿。根据分娩的需要，用剪刀朝母亲头侧延伸切口
（资料来源：Johnson DD：Cesarean delivery. In Yeomans ER, Hoffman BL, Gilstrap LC Ⅲ, et al (eds)：Cunningham and Gilstrap's Operative Obstetrics, 3rd ed. New York, McGraw-Hill Education, 2017.）

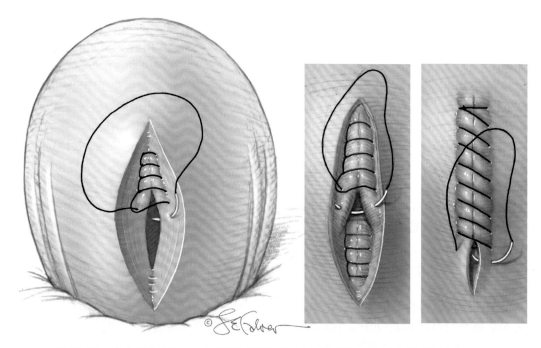

图 30-12 缝合古典式切口。连续缝合深肌层（左）和浅肌层（右），再关闭浆膜层（右）
（资料来源：Johnson DD：Cesarean delivery. In Yeomans ER, Hoffman BL, Gilstrap LC III, et al (eds)：Cunningham and Gilstrap's Operative Obstetrics, 3rd ed. New York, McGraw-Hill Education, 2017.）

围产期子宫切除术

■ 指征

多数剖宫产子宫切除术是为了控制顽固性子宫

收缩乏力或胎盘异常导致的大出血（Bateman, 2012；Hernandez, 2012；Owolabi, 2013）。通常在剖宫产术中或术后进行，但也可在阴道分娩后进行。如果连同所有分娩方式，美国的围产期子宫切除率接近 1/1 000，并在过去的几十年中急速上升（Bateman, 2012；Govindappagari, 2016）。在过去的 25 年

中,帕克兰医院的围产期子宫切除率为 1.7‰(Hernandez,2012)。围产期剖宫产切除率的上升与剖宫产和瘢痕子宫妊娠的并发症相关(Bateman,2012;Bodelon,2009;Flood,2009;Orbach,2011)。其中,约 1/2~2/3 是全子宫切除,其余为子宫次全切除(Rossi,2010;Shellhaas,2009)。

围产期子宫切除术的主要并发症是失血量增加及泌尿道损伤,因为子宫切除术的原因是剖宫产大出血,而子宫切除术本身也增加了失血量,因此剖宫产子宫切除术的失血量通常很大。尽管许多出血都无法预料,但可在产前确定胎盘是否植入。胎盘植入的术前准备将在第 41 章中进行讨论。母胎医学会(2010)和美国妇产科医师学会(2017c)也概述了该内容。

择期或紧急剖宫产术是影响并发症发生的一个重要因素。择期剖宫产发生失血、输血和泌尿道损伤的概率低于急诊剖宫产(Briery,2007;Glaze,2008)。

■ 子宫切除术

须遵循标准的操作技术进行子宫次全切或全切术,术中需要充分暴露手术野,但没有必要放置如 Balfour 一样的自动拉钩。最好由助手使用 Richardson 或 Deaver 手持拉钩向头侧牵拉以充分暴露子宫。可能的话,下推膀胱腹膜反折处达宫颈水平以进行子宫全切术。如果拟行子宫切除术或切除子宫可能性很大,则应在手术一开始就下推膀胱腹膜反折处,之后下推可能会因出血致术野不清或下推膀胱腹膜反折时引起大出血。

胎儿娩出后,通常需要娩出胎盘。对胎盘植入已经计划同时行子宫切除术者可保留胎盘原位进行手术。如果子宫切口出血明显,可以缝合或用鼠齿钳或卵圆钳钳夹止血;如果出血不明显,则不需要任何操作。

钳夹接近子宫处的圆韧带,从中剪断(图 30-13),用 0 或 1 号铬肠线或延迟吸收缝线结扎断端。向下打开阔韧带前叶与先前腹膜膀胱反折处切口汇合。在阔韧带后叶靠近子宫,紧贴输卵管、子宫卵巢韧带和卵巢血管的下方钝性或锐性打孔(图 30-14),然后在紧靠子宫处双重钳夹子宫卵巢韧带及输卵管并切断(图 30-15),双重缝扎远端,内侧钳夹保留并在之后随整个子宫一起切除。沿阔韧带后叶向下分离至骶韧带(图 30-16),然后根据需要进一步下推或必要时锐性分离膀胱腹膜反折处。如果膀胱腹膜反折处可能因以前的子宫切口异常粘连,必要时小心锐性剪开(图 30-17)。

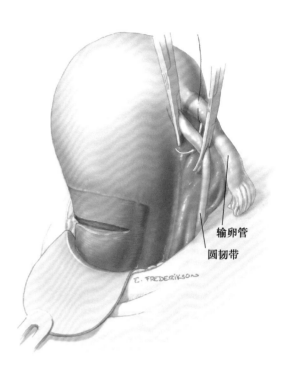

输卵管
圆韧带

图 30-13　钳夹、双重结扎两侧圆韧带并剪断

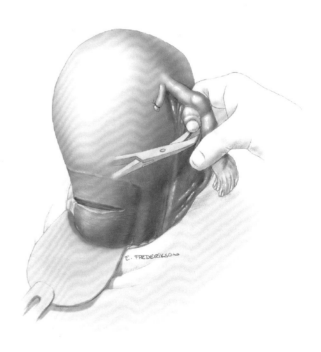

图 30-14　在阔韧带后叶靠近子宫,紧贴输卵管、子宫卵巢韧带和卵巢血管的下方打孔

第 30 章

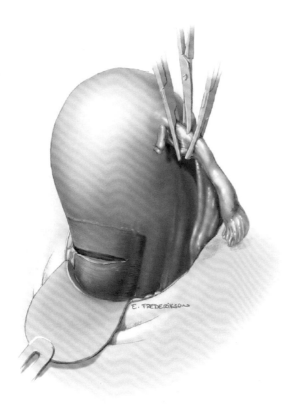

图 30-15 钳夹并切断子宫卵巢韧带及输卵管,远端双重缝扎

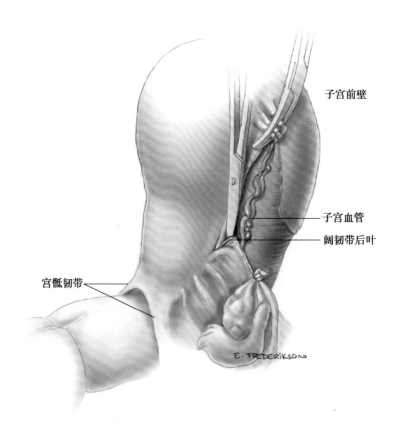

子宫前壁

子宫血管

阔韧带后叶

宫骶韧带

图 30-16 向下靠近宫骶韧带处分离阔韧带后叶

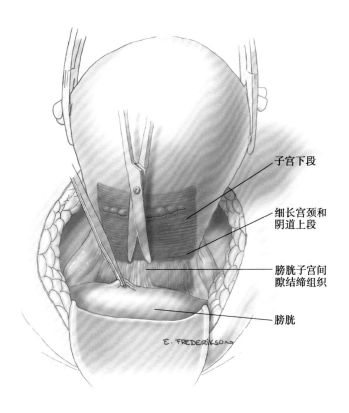

子宫下段

细长宫颈和
阴道上段

膀胱子宫间
隙结缔组织

膀胱

图 30-17　从子宫下段锐性分离膀胱

　　从以下步骤就要特别小心以避免损伤从子宫动脉
下方穿过的输尿管。为此,助手需持续牵拉子宫使其
远离结扎的子宫血管。确认两侧子宫动静脉的上行
支,贴近子宫钳夹这些血管。为安全起见,有些术者愿
意双重钳夹,如图 30-18 所示。最靠近子宫的钳夹可防
止子宫后部出血,并留至之后与子宫一同移出。子宫
血管是分支状的,钳夹并剪断子宫血管,双重缝合结扎
侧方组织。缝扎完一侧的子宫血管后,再同理处理对
侧的圆韧带、附件及子宫血管。

　　在剖宫产大出血行子宫切除时,迅速双重钳夹并
剪断钳间的血管有利于先止血,随后再结扎所有的血
管断端。

子宫全切术

　　即使行计划性子宫全切术,我们发现许多病例,在
切除子宫体后用 Ochsner 钳或 Kocher 钳钳夹宫颈残端
并止血比较容易完成手术操作,此时也可以放置自动
拉钩。切除子宫颈时必须充分下推膀胱,利于在膀胱
下推至耻骨联合下方时也下推输尿管,并防止在切除
宫颈和关闭阴道残端时撕裂或误缝膀胱。

　　以 Heaney 弯钳或直钳钳夹主韧带、宫骶韧带及这些
韧带所含的诸多大血管(图 30-19)。钳夹的位置应尽可
能贴近宫颈侧,注意每一次钳夹的组织不宜过多。在两
钳之间切开组织,缝合结扎远端组织。重复这些步骤直
至到达两侧穹窿水平。这样,当宫颈从主韧带分离出来
时,同时钳夹子宫血管降支,剪断并进行结扎。

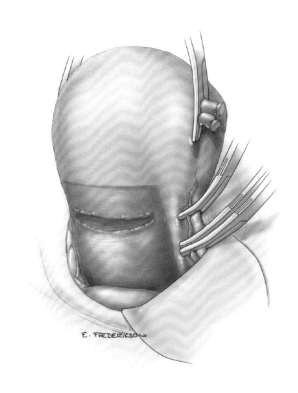

**图 30-18　双重钳夹子宫血管,最内侧的第三把中弯
钳可防止"子宫后部出血",一旦剪开这些血管,双重
结扎外侧的血管蒂以确保止血**

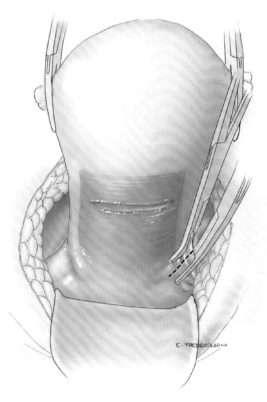

图 30-19　钳夹主韧带,剪断并结扎

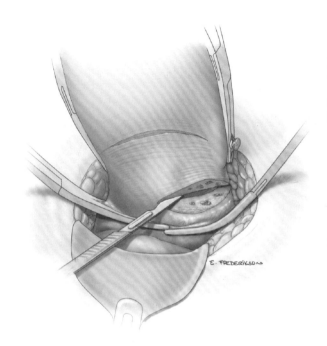

图 30-20　用弯钳分别钳夹住两侧子宫颈水平下方阴道侧穹窿,在弯钳上方切开阴道

如果宫颈管消失,宫口开大变软,可能难以靠触摸识别宫颈-阴道交界处,此时可通过子宫中线前方行一纵向切口,或通过原来的子宫切口,也可在结扎子宫血管水平做一个切口,手指直接进入切口下方确定扩张的宫颈游离缘和阴道前穹窿并更换污染的手套。如果是计划性剖宫产子宫切除术,还有一种确认宫颈缘的有效方法是在子宫切除术前经阴道放置金属皮肤夹或在宫颈边缘 12 点、3 点、6 点和 9 点位置缝上鲜艳的缝线作为标识。

用弯钳分别紧贴两侧宫颈水平下方的阴道侧穹窿并进行钳夹,在弯钳上方切开阴道(图 30-20)。检查宫颈确保彻底切除宫颈部分。移除弯钳后,贯穿缝合关闭阴道残端。可以再次间断缝合对合断端的中间部位。将两侧的阴道穹窿固定在宫骶韧带以减缓之后的阴道脱垂。此外,一些医生喜欢用间断“8”字或连续缝合关闭阴道前后壁(图 30-21)。

要仔细检查所有部位有无出血。一种方法是从两侧输卵管和卵巢韧带残端,直到阴道穹窿和膀胱进行全面检查,仔细结扎出血部位避免损伤输尿管。最后,如前所述,逐层关腹。

子宫次全切除术

进行子宫次全切除术时,须紧靠子宫动脉结扎水平上切除子宫体。宫颈断端用铬肠线连续或间断缝合

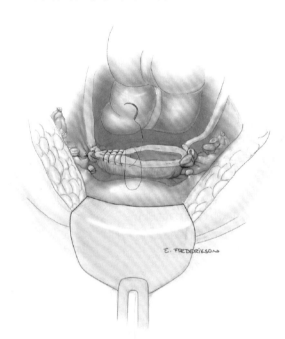

图 30-21　阴道壁断端以连续锁边缝合

关闭。通常子宫次全切除即可达到止血目的。该手术适用于广泛粘连,有较大可能损伤尿路或需较短手术时间的妇女。

卵巢输卵管切除术

鉴于因附件大血管与子宫紧密相连,需要切除一侧或两侧附件才能止血。Briery 等(2007)报告有 1/4 的妇女实施了单侧或双侧卵巢切除术。故此,拟行子

宫切除术的术前谈话中应涉及此问题。

泌尿道或肠道损伤

在剖宫产中,很少会损伤尿道或肠道。膀胱损伤率约 2‰,而输尿管的损伤率为 0.3‰(Güngördük,2010;Oliphant,2014;Rajasekar,1997),肠道损伤率为 1‰(Silver,2006)。

膀胱损伤

在子宫膀胱间隙进行钝性或锐性下推分离膀胱时或进入腹腔及切开子宫时,最易损伤膀胱(Phipps,2005;Rahman,2009)。高危因素包括前次剖宫产史、急诊剖宫产、合并粘连性疾病、剖宫产子宫切除术、病理性胎盘植入,以及相对于第一产程的第二产程剖宫产更容易发生膀胱损伤(Alexander,2007;Silver,2006;Yossepowitch,2004)。

膀胱损伤通常在手术中即确定。最初可看到清澈的液体溢出或看到 Foley 球。如果怀疑膀胱受损,可以通过 Foley 导尿管向膀胱逆行注入婴儿配方奶或亚甲蓝溶液。不透明乳液或亚甲蓝溢出有助于确定损伤处及边界。其中,95% 为膀胱顶损伤,其余为膀胱三角损伤(Phipps,2005)。

在进行膀胱损伤修补前,需检查输尿管,可通过膀胱裂口直接检查每侧输尿管口尿液流出情况。如果是膀胱顶损伤,可通过腹膜外或耻骨后膀胱裂口直接诊断;如果是膀胱三角损伤,可通过静脉注射 50mg 亚甲蓝辅助诊断。

一旦证实输尿管通畅,可用 3-0 延迟或可吸收缝线分 2 层或 3 层缝合膀胱(图 30-22)。第一层将黏膜包埋入膀胱,然后用标记液充盈膀胱以证实修复的完整性,溢尿处可再间断加强缝合,然后对合缝合膀胱肌层。术后需要膀胱持续引流 7～14 天利于愈合,减少瘘道形成的风险。在引流期间不需预防尿路感染。而且,对单纯的膀胱损伤在导尿管移除前不需常规行膀胱尿道造影术(Davis,1999)。

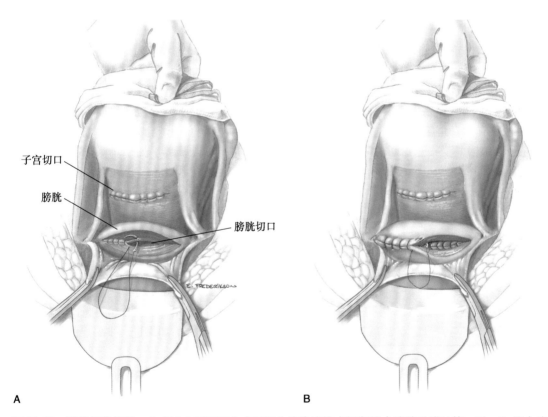

A　　　　　　　　　　　　　　　　　**B**

图 30-22　膀胱损伤修补。A. 用 3-0 延迟吸收或可吸收缝线连续或间断缝合膀胱黏膜的第一层。B. 缝合膀胱肌层的第二层或第三层加强切口的关闭

在膀胱三角区或邻近部位如有较大裂伤需特别留意。可咨询专科医生,备好输尿管支架。在这种情况下,直接检查两侧输尿管口并记录尿液流出情况。如果无尿液流出,则通过膀胱裂口放置输尿管支架以确认是否通畅。一旦确认,修补时不能阻断输尿管口,需保留支架以确保输尿管通畅。

未修补的膀胱裂伤可表现为血尿、少尿、腹痛、肠梗阻、腹水、腹膜炎、发热、尿性囊肿或瘘管。可通过膀胱逆行造影和腹部增强 CT 进行诊断(Tarney,2013)。膀胱镜也是一种选择,但需要在手术室操作。一旦确

诊,需及时修补(Balgobin,2017)。

输尿管损伤

输尿管损伤大多发生在子宫切口延裂达阔韧带或阴道进行缝合修补时(Eisenkop,1982)。如果怀疑输尿管受损,可静脉给予亚甲蓝。若看到染料渗入盆腔,则表明输尿管横断伤。接着,观察每侧输尿管口染料喷出情况以排除输尿管扭转或被缝扎。还可通过膀胱裂口或行诊断性膀胱切开放置膀胱镜进一步检查。如果输尿管口染料不流出或流出不畅,则需咨询专科医生。首先放置输尿管导管识别潜在的梗阻部位并指引输尿管松解术。拆除缝合线可以解除扭结或结扎的输尿管。检查有无因钳夹输尿管导致的损伤,确保这些重要组织。放置支架可以避免输尿管狭窄,Foley 导管留置 7~10 天,14 天后在膀胱镜下取出输尿管导管。如果是较轻微的损伤,则预防性放置输尿管支架,移除支架前不需要行静脉肾盂造影。

误夹输尿管导致的血运障碍、热损伤或离断伤需要较广泛的修补术。如果在外观正常的输尿管处能够行无张力输尿管膀胱再植术,则优先考虑输尿管膀胱造口术。如输尿管损伤较长,则可能需要行输尿管-输尿管吻合术,腰大肌悬吊再吻合术,或膀胱翻瓣吻合术。详见相关专著(Balgobin,2017)。

未能识别出的输尿管损伤表现类似膀胱损伤,但输尿管损伤可能伴有肋脊角压痛。首选 CT 尿路造影进行诊断(Sharp,2016)。受损至诊断的时间会影响修补,早期识别者多可立即修补。

肠道损伤

浆膜撕裂会使肠壁变薄。如果术后出现肠梗阻,这些薄弱处便可能会穿孔,导致腹膜炎。如果浆膜面撕裂处较少,可用精细的可吸收或不可吸收缝线进行缝合(Davis,1999)。如果撕裂明显,则需请普外科或妇科肿瘤医生会诊协助修补。

术后护理

■ 容量评估

剖宫产术中和术后静脉补液的需求因人而异。静脉输液包括乳酸钠林格注射液或 5% 葡萄糖的晶体溶液。通常情况下,在手术过程中至少输入 2L 液体。无并发症的剖宫产的失血量约为 1 000mL。正常体型的女性红细胞比容 ≥30%,通常孕期血容量和细胞外液扩充正常的产妇能够耐受高达 2 000mL 的失血量。未重视手术操作过程中的阴道出血、子宫缝合后宫腔内的隐性出血会低估失血量。

尽管差异很大,择期剖宫产子宫切除术平均失血量为 1 500mL(Pritchard,1965)。大多数围产期子宫切除术是非计划的,在这些情况下失血量会更大。因此,在整个手术中及手术后,均要密切监测生命体征、尿量及红细胞比容。

■ 术后复苏室

术后须立即监测阴道出血量至少 1 小时。多次触摸宫底确保子宫收缩良好。遗憾的是,当传导镇痛减弱或产妇从全身麻醉中苏醒时,腹部触诊可能会引起疼痛。患者自控镇痛泵(patient-controlled analgesia,PCA)可有效镇痛。一旦区域镇痛作用开始消退或产妇完全苏醒,出血量少、生命体征平稳、尿量正常即可将产妇送回病房。

■ 出院前院内护理

镇痛、生命体征、静脉补液

有几种方案适用于术后镇痛。PCA 方案:根据需要每 6 分钟间歇性静脉泵入 1mg 吗啡,最大剂量为 4 小时内给予 30mg。可额外给予 2mg 加强剂量,但最多 2 次。或者,每 3~4 小时肌内注射 50~75mg 哌替啶,或每 3~4 小时肌内注射 10~15mg 吗啡。Yost 等(2004)对这些方案的研究发现,吗啡较哌替啶有更好的镇痛效果,并有较高的母乳哺乳率和母婴同室率,手术当日就可进行母乳喂养。如果母亲选择不哺乳,使用乳房托但不要过度压迫乳房会减少不适感。

在产妇返回病房后应每小时评估 1 次,连续 4 小时。此后每 4 小时评估 1 次。鼓励深呼吸和咳嗽防止肺不张。监测生命体征、子宫收缩、尿量和出血量。术后第 1 天常规查血常规。如果出现异常失血或有低血压、心动过速、少尿或其他提示血容量不足的体征,要尽早查血常规。如果红细胞比容较术前显著降低,则需复查并寻找原因。如果红细胞比容稳定,医生可允许产妇下床活动;如果进一步失血的可能性小,补充铁剂优于输血。

产妇在分娩后即开始排出妊娠期获得的生理性扩充的体液。因此,术后维持静脉补液直至可口服摄入时即可。但是,如果尿量低于 30mL/h,应立即对产妇重新评估。少尿的原因可以是未识别出的失血,以及输注的缩宫素产生的抗利尿作用。

非计划性剖宫产的产妇可能会有细胞外液间隙(即组织间液)病理性滞留,或因重度子痫前期、脓毒症、呕吐、产程延长未摄入充足的液体或失血多引起的细胞外液减少。有这些情况的产妇需在复苏室中观察直至稳定。

膀胱和肠道功能

Foley 导尿管通常在术后 12 小时拔出，或在手术次日早晨拔除较为方便。剖宫产术后尿潴留的发生率约为 3%~7%（第 36 章）。产程无进展及术后使用麻醉药物与之相关（Chai，2008；Kandadai，2014；Liang，2007）。

在无并发症的病例中，患者可在术后数小时内进食液体或固体食物（Guo，2015），如果能耐受，可以加量。几乎所有腹腔手术后都存在一定程度的动力型肠梗阻，但在大多数剖宫产手术后这种情况可以忽略不计。术后肠梗阻症状包括腹胀、腹痛和不能通气、通便。如果存在持续性恶心、呕吐或胃肠蠕动延迟，放射检查可能有助于排除肠梗阻。检查首选腹部 X 线平片，然而，该检查对小肠梗阻仅可诊断 50%~60% 的病例（Maglinte，1997）。因此，在疑似肠梗阻的情况下，X 线检查可作为鉴别诊断的最佳工具。值得注意的是，产后增大的子宫可压迫乙状结肠并影响肠道通气。因此，研究提示远端结肠梗阻可能会与真正的暂时性肠梗阻混淆（Kammen，2000）。相比之下，CT 静脉增强可以提高诊断小肠梗阻的准确性。当考虑小肠梗阻时，可同时口服对比剂（Katz，2013）。最后，不常见但未识别的肠道损伤可能表现为原因不明的发热和肠道功能不良。此时，CT 最有可能诊断潜在病因。

治疗肠梗阻需静脉补液补偿摄入不足和呕吐损失的液体量。纠正电解质紊乱以改善平滑肌活动并避免肠壁水肿。如果出现持续性呕吐或严重腹胀时需进行胃肠减压。

为预防术后肠梗阻，术中应尽量减少肠道操作，避免过度静脉输液或严重的血容量不足，并限制手术时间（Bragg，2015）。术后，嚼口香糖可使剖宫产术后肠道功能恢复提早近 7 小时（Zhu，2014）。据相关研究发现，术后应立即或 12 小时后开始嚼口香糖，持续 15~60 分钟，每天至少重复 3 次（Pereira Gomes Morais，2016）。

下床活动和伤口护理

如前所述，与阴道分娩的妇女相比，剖宫产妇女患静脉血栓栓塞的风险是增加的。早期下床活动可降低血栓栓塞的风险。刚开始应在协助下开始步行到浴室。鼓励短时行走、定时下床活动，这样给予的镇痛剂可将不适感降到最低。

虽然没有循证医学证据支持，但我们在术后 24 小时即取掉切口敷料并每天检查切口。一项小型随机研究显示，术后 6 小时取掉切口敷料对切口愈合无差异（Peleg，2016）。产后第 3 天，淋浴对切口无害。在沐浴前，可用塑料胶布盖住切口保持干燥。皮钉通常在术后第 4 天拆除。取下皮钉后，可根据需要贴胶带 1 周加强皮肤边缘对合整齐。如果担心切口表皮裂开，皮钉可保持 7~10 天后再拆除。

■ 出院

无并发症的剖宫产，可在术后 3~4 天出院（Buie，2010）。研究表明，对选择适合的产妇和新生儿适当提前出院是可行的（Bayoumi，2016；Tan，2012）。理想的方案包括较早一点对新生儿黄疸重新评估。

在术后第 1 周内，活动应限于自理生活和在他人帮助下照看婴儿。当疼痛不影响快速刹车能力及未使用麻醉类药物时，可以恢复驾驶。剖宫产术后的妇女，产后 6 周恢复性生活的比例为 44%，3 个月后恢复为 81%，1 年为 97%（McDonald，2013）。产褥期后，性功能在顺产和剖宫产的妇女中无差异（Chang，2015；Fehniger，2013；Rogers，2014）。产褥期后可以返回工作。产褥期通常界定为 6 周，但许多妇女使用"家庭和医疗休假法"允许高达 12 周产假并哺育新生儿。

（朱天颖 翻译　马润玫 审校）

参考文献

C30

前次剖宫产后分娩

剖宫产后再次妊娠是有一定风险的。已有关于剖宫产后再次妊娠发生子宫破裂的报告。此外,剖宫产后会造成子宫和腹壁之间的粘连,不利于再次妊娠。

——J. 惠特里奇·威廉姆斯(1903)

从上述可知,我们早期就认识到了既往有剖宫产史再次妊娠的问题。在现代产科学中,很少有哪个议题像既往有剖宫产史妇女再次妊娠的管理这样有争议。事实上,经常引用 1916 年 Cragin 的一句话来说明子宫破裂的危险:"一次剖宫产,永远剖宫产"。Cragin 宣言后的 100 年,这个问题仍未解决。

百年争论

20 世纪初期,剖宫产已经相对安全。但是,当既往剖宫产史的女性再次妊娠时,她们则开始面临子宫破裂的风险。尽管如此,子宫破裂的阴霾没有使大家总是选择重复剖宫产术。Eastman(1950)报告了约翰霍普金斯医院剖宫产后阴道分娩率为 30%,子宫破裂发生率为 2%,与 10% 的产妇死亡率相关。在 20 世纪 60年代,观察性研究表明阴道分娩是一种合理的选择(Pauerstein,1966,1969)。与此相关的是,20 世纪 60 年代,总剖宫产率仅在 5%。之后,随着首次剖宫产率的上升,重复剖宫产率也随之上升(Rosenstein,2013)。

20 世纪 80 年代,美国国立卫生研究院(National Institutes of Health,NIH)共识发展会议(1981)的召开,质疑了常规重复剖宫产的必要性。在美国妇产科医师学会(1988,1994)的支持和鼓励下,开始逐渐尝试进行剖宫产后阴道分娩(vaginal birth after cesarean,VBAC),并一举成功,VBAC 率从 1980 年的 3.4% 上升到 1996 年的 28.3%。美国总剖宫产率也因之下降,如图 31-1 所示。

随着阴道分娩率的增加,有关子宫破裂及围产期并发症和死亡率的报告也有所增加(McMahon,1996;Sachs,1999)。这些并发症浇灭了剖宫产后阴道试产(trial of labor after cesarean section,TOLAC)的热情,美国妇产科医师学会(1998)也开始敦促,阴道试产应只在配备适当、医生可实施急救的机构中进行。此后不到 1 年,美国妇产科医师学会(1999)将"可实施急救"改为"即刻急救"。许多人认为,从"可实施"到"即刻"一词的变化在很大程度上导致了全国 VBAC 率长达 10年的下降。如图 31-1(Cheng,2014;Leeman,2013)所示。

Uddin 等(2013)报告了既往有 1 次剖宫产史进行 TOLAC 的比例。该比例在 1995 年达到顶峰,当时几乎有一半以上的妇女选择 TOLAC。之后,尝试 TOLAC 的女性比例逐渐下降,在 2006 年降至最低,仅 16%,到 2009 年又增加到 20%~25%。调查人员的进一步报告指出,2000 年 VBAC 率达到峰值,近 70% 的女性 VBAC 成功,但在 2008 年 VBAC 率又降至 38%(图 31-2)。

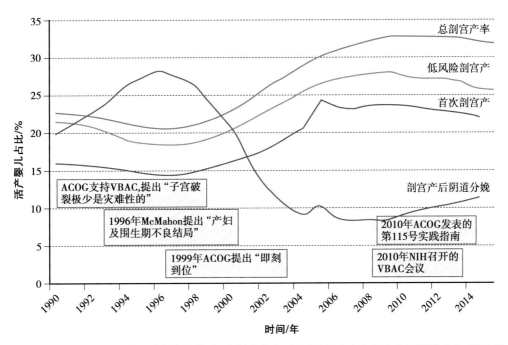

图 31-1　1989~2015 年,美国总剖宫产率、初次剖宫产率、低风险剖宫产和剖宫产后阴道分娩(VBAC)率。矩形内表示同这些比率相关的同期事件。ACOG,美国妇产科医师学会;NIH,美国国立卫生研究院

(资料来源:Hamilton, 2015, 2016; National Institutes of Health;NIH Consensus Development Conference, 2010.)

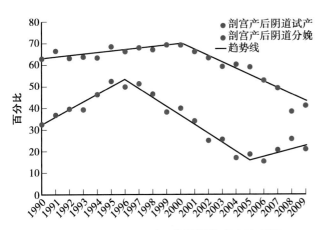

图 31-2　1990~2009 年,美国既往有 1 次剖宫产史进行阴道试产的百分比和阴道分娩的百分比

(资料来源:Uddin SFG, Simon AE. Rates and success rates of trial of labor after cesarean delivery in the United States, 1990—2009. Matern Child Health J 17:1309,2013.)

事实上,其他一些相关因素,无论是医学性还是非医学性,无疑都会导致 VBAC 率的下降。由于其复杂性和重要性,尤尼斯·肯尼迪·施莱佛国家儿童健康与人类发展研究所和医学应用研究办公室召集了 NIH 共识发展会议专家组(2010)来研究 VBAC 问题。小组对重复剖宫产与阴道分娩益处及风险进行了现状总结。该报告结果被各专业组织的专业推荐所引用。重要的是,来自加利福尼亚州的数据表明,自 2010 年 NIH 共识发展会议以来,VBAC 率并没有明显增加(Barger,2013)。

影响因素

对既往有剖宫产史且计划再次妊娠的妇女应提供孕前咨询,并在妊娠早期再次咨询。重要的是,任何决定都会因孕期出现的紧急情况而不断发生改变。假设没有第三条路可走,则有两个基本选择。第一,TOLAC 提供了实现 VBAC 成功的可能。如果在试产期间需改行剖宫产,则称为"试产失败"。第二是选择性重复剖宫产(elective repeat cesarean delivery, ERCD),包括择期重复剖宫产术及自然临产或其他指征的急诊重复剖宫产术。

最终决定应权衡影响 TOLAC 成功的临床因素及 TOLAC 的益处和相关风险。正如所料,TOLAC 率因医疗机构和实施者而异。表 31-1 列出了影响 TOLAC 成功的因素。最后,经济、人员配置和法律因素可能影响 TOLAC 的决定。

表 31-1　既往有剖宫产史再次妊娠阴道试产的影响因素

低风险	有利因素	不利因素	高风险[a]
子宫下段横切口	教学医院	单亲母亲	古典式或 T 切口
有阴道分娩史	白种人	高龄产妇	子宫破裂史
恰当咨询	自然临产	巨大儿	患者拒绝
充足的医务人员和医疗设施	先前胎位异常	肥胖	子宫底部手术
	既往剖宫产皆为子宫下段横切口（剖宫产次数≤2 次）	臀位	阴道分娩禁忌证：如前置胎盘
	再次妊娠无剖宫产指征	多胎妊娠	医疗条件不够充足
	本次未足月	子痫前期	
		孕周>40 周	
		子宫下段纵切口	
		子宫切口类型不明	
		引产	
		并发基础疾病	
		重复瘢痕子宫	
		受教育时间<12 年	
		分娩间隔时间短	
		纠纷顾虑	

[a] 大多数认为该项为绝对禁忌证。

分娩风险

由于有证据表明子宫破裂的风险可能高于预期，美国妇产科医师学会（1988，1998，1999，2017a）发布最新的实践指南在支持 VBAC 的同时也持更为谨慎的态度。但问题是无论选择哪种分娩方式都会对母儿有一定的风险和益处，但结局并不总是一致的。

■ 母体风险

TOLAC 显著增加子宫破裂率和相关并发症的发生率。子宫破裂通常分为：①完全破裂，子宫壁全层裂开；②不完全破裂，子宫肌层破裂但浆膜完整。不完全破裂也常称为子宫肌层裂开。进行 TOLAC 时，最令人担忧的是发生子宫破裂。尽管如此，有些人认为发生子宫破裂的绝对风险很低，故做决策时应将子宫破裂的担忧降至最低。Guise 等（2010）的一项系统评价得出结论，与选择再次剖宫产的患者相比，接受 TOLAC 的孕妇发生子宫破裂的风险显著升高，其绝对风险为 0.47%，相对风险为 20.7%。

母胎医学联盟网络在 19 个学术中心进行了一项前瞻性研究（Landon，2004）。研究将近 18 000 例阴道试产妇女与 15 000 多例再次剖宫产的妇女进行比较。与未报告子宫破裂的重复剖宫产患者相比，TOLAC 发生子宫破裂的绝对风险为 0.7%（表 31-2）。大多数研究表明，这两组之间的孕产妇死亡率无显著差异（Landon，2004；Mozurkewich，2000）。但是，Guise（2010）通过对上述系统性综述发现，与再次剖宫产相比，进行 TOLAC 的产妇死亡风险显著降低。在一项加拿大的回顾性队列分析中，再次选择剖宫产的产妇死亡率为 5.6/10 万，而进行 TO-LAC 的产妇死亡率为 1.6/10 万（Wen，2005）。

产妇并发症的估计也存在争论。Guise（2010）的综述发现子宫切除术或输血的风险无显著差异。但是，另一项荟萃分析显示进行 TOLAC 的产妇与再次剖宫产的产妇相比，前者需要输血或子宫切除的可能性大约只是后者的一半（Mozurkewich，2000）。与此相反，母胎医学协作网研究发现行 TOLAC 的产妇输血及感染的风险显著增加（Landon，2004）。在其他研究中也发现了这种差异。值得注意的是，与阴道分娩成功者相比，阴道试产失败者这些主要并发症的风险增加了 5 倍（Babbar，2013；Rossi，2008）。

表 31-2　国家儿童健康和人类发展研究所母胎医学协作网收录的既往有剖宫产史妇女的并发症

并发症	阴道试产组 n=17 898(百分率/%)	重复择期剖宫产组 n=15 801(百分率/%)	OR 值 (95%置信区间)	P 值
子宫破裂	124(0.7)	0	NA	<0.001
子宫裂开	119(0.7)	76(0.5)	1.38(1.04~1.85)	0.03
子宫切除	41(0.2)	47(0.3)	0.77(0.51~1.17)	0.22
血栓栓塞性疾病	7(0.04)	10(0.1)	0.62(0.24~1.62)	0.32
输血	304(1.7)	158(1.0)	1.71(1.41~2.08)	<0.001
子宫感染	517(2.9)	285(1.8)	1.62(1.40~1.87)	<0.001
产妇死亡	3(0.02)	7(0.04)	0.38(0.10~1.46)	0.21
产前死胎[a]				
37~38 周	18(0.4)	8(0.1)	2.93(1.27~6.75)	0.008
≥39 周	16(0.2)	5(0.1)	2.70(0.99~7.38)	0.07
产时死胎[a]	2	0	NA	NS
足月新生儿缺血缺氧性脑病[a]	12(0.08)	0	NA	<0.001
足月新生儿死亡[a]	13(0.08)	7(0.05)	1.82(0.73~4.57)	0.19

资料来源：Landon，2004.
[a] 分母为阴道试产组 15 338 例及重复择期剖宫产组 15 014 例。
NA，无数据获得。NS，无显著差异。

■ 胎儿及新生儿风险

与择期重复剖宫产相比，TOLAC 与围产期死亡率显著相关。TOLAC 围产儿死亡率为 0.13%，而再次剖宫产为 0.05%，新生儿死亡率分别为 0.11% 和 0.06%（Guise，2010）。在另一项针对近 25 000 例既往有 1 次剖宫产的妇女研究中，有 15 515 例进行了 TOLAC，其中，发生与阴道分娩相关的围产儿死亡风险为 1.3/1 000。尽管这一绝对风险很低，但却是 9 014 例再次择期剖宫产者围产儿死亡率的 11 倍（Smith，2002）。

与重复剖宫产者相比，与剖宫产术后阴道分娩相关的围产儿似乎发生缺血缺氧性脑病（hypoxic ischemic encephalopathy，HIE）的风险更高。母胎医学协作网报告 HIE 的发生率为每 10 万例 TOLAC 中发生 46 例，而重复剖宫产组中发生 0 例（Landon，2004）。

在系统评价中，重复剖宫产与阴道试产相比，前者发生新生儿暂时性呼吸急促的绝对风险略高于后者（4.2% vs. 3.6%）（Guise，2010）。但是，阴道试产组新生儿使用新生儿包和面罩吸氧率高于重复剖宫产组（5.4% vs. 2.5%）。最后，两组的新生儿 5 分钟阿普加评分和转入新生儿重症监护病房率无显著差异。重复剖宫产组的新生儿更易发生产伤。

阴道试产指征

可指导临床选择适合 TOLAC 者的高质量数据寥寥无几。Gregory 等（2008）的一项基于人群的队列研究纳入了 41 450 例在加利福尼亚州医院分娩的妇女，结果显示，当没有产妇、胎儿或胎盘并发症时，TOLAC 的成功率为 74%。目前已有一些数理模型可帮助预测阴道试产的成功率，但没有一种显示出可证实合理的预后价值（Grobman，2007b，2008，2009；Macones，2006；Metz，2013；Srinivas，2007）。但是，预测阴道试产失败的模型可以预测子宫破裂或裂开（Stanhope，2013）。尽管这些研究的准确度存在局限性，但很多关键因素与评估妇女阴道试产有关，并将在下一章节中进行详细描述。目前美国妇产科医师学会（2017a）的建议是，大多数只有 1 次子宫下段横切口者是阴道试产的人选，如果合适，就应告知患者阴道试产和再次剖宫产两种方案。也可以考虑将有 2 次子宫下段横切口的妇女列入阴道试产的人选，尽管我们并没有这样做。

■ 前次子宫切口

前次子宫切口类型

前次剖宫产的类型和次数是可否推荐 TOLAC 的

首要因素。有 1 次子宫下段横切口手术史者行 TOLAC 发生子宫破裂的风险最低(表 31-3)。前次子宫纵切口延伸至宫底发生子宫破裂的风险最高,如图 31-3 所示。重要的是,一些既往古典式切口再次妊娠的子宫尚未临产即可发生破裂,甚至可能发生在足月前数周。一项针对 157 例妇女(既往有经典剖宫产史)的研究发现临产前发生完全性子宫破裂 1 例,而子宫瘢痕裂开占 9%(Chauhan,2002)。

表 31-3 前次剖宫产切口类型与子宫破裂预期风险

前次切口类型	预期子宫破裂发生率/%
古典式切口	2~9
T 形切口	4~9
子宫下段纵切口	1~7
1 次子宫下段横切口	0.2~0.9
多次子宫下段横切口	0.9~1.8
既往未足月剖宫产	增加
既往子宫破裂位置	
子宫下段破裂	2~6
子宫体部破裂	9~32

资料来源:American College of Obstetricians and Gynecologists, 2017a;Cahill, 2010b;Chauhan, 2002;Landon, 2006;Macones, 2005a,b;Martin, 1997;Miller, 1994;Sciscione, 2008;Society for Maternal-Fetal Medicine, 2012;Tahseen, 2010.

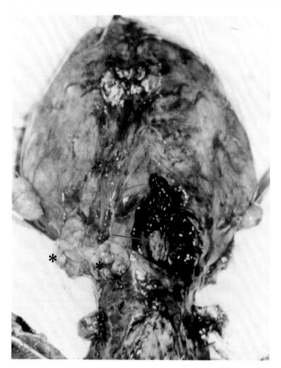

图 31-3 在重复剖宫产时确诊的子宫纵切口裂开(箭头)。左侧的两个黑色星号表示一些密集黏附的网膜

前次子宫纵切口延伸到宫底者子宫破裂的发生率目前尚不清楚。Martin(1997)和 Shipp(1999)等报告子宫下段纵切口与子宫下段横切口相比,子宫破裂风险并无增加。美国妇产科医师学会(2017a)得出的结论是,尽管证据有限,子宫下段纵切口未延伸到宫底的妇女仍可以是 TOLAC 的人选,而前次古典式剖宫产或 T 形子宫切口则是阴道试产的禁忌。

尽管采用古典式切口的指征很少,但在孕 24~25[+6] 周接受剖宫产的妇女中有 53% 采取该种切口(Osmundson,2013)。孕 28 周后,该比例降至 35%,并在 32 周后降至<10%。非头先露也增加了古典式子宫切口的可能性。在这些情况下,如伴有子宫下段形成不良的未足月臀位,纵切口几乎总是延至宫体。前次未足月臀位剖宫产与足月臀位相比子宫破裂的风险增加约 2 倍(Sciscione,2008)。发生此情况的部分原因是未足月剖宫产子宫下段纵切口向宫体延伸的可能性更大。Lannon 等(2015)比较了 456 例前次未足月剖宫产与 10 000 多例前次足月剖宫产的 TOLAC 妇女,显示前者子宫破裂率为 1.8%,而后者仅为 0.4%。在前次未足月剖宫产组发生的子宫破裂中,有一半前次手术为子宫下段横切口。但 Harper 等(2009)没有证实这些发现。

对于曾有剖宫产史且合并畸形子宫的妇女需要特别注意。早期报告认为子宫畸形剖宫产史妇女再次妊娠发生子宫破裂的风险大于既往 1 次子宫下段横切口史及正常形态的子宫(Ravasia,1999)。但是,在一项对 103 例患有米勒管畸形女性的研究中,没有发生子宫破裂的病例(Erez,2007)。

鉴于既往不同类型子宫切口相关的子宫破裂的风险范围值较为宽泛,因而一直以来美国妇产科医师学会多数专家把前次子宫切口类型作为 TOLAC 最重要的影响因素也就不足为奇了(Coleman,2005)。

前次子宫切口缝合

正如第 30 章所述,子宫下段横切口可单层缝合,也可双层缝合。Roberge 等(2014)的荟萃分析比较了单层与双层缝合及锁边与非锁边缝合子宫的结局。发现子宫裂开率或子宫破裂率无显著差异。但是,之后的超声测量发现,单层锁边缝合第一层与子宫肌层厚度变薄相关。此外,Bennich 等(2016)报告,在产后几个月行盐水增强超声检查时,发现双层缝合并未增加子宫肌层厚度。在帕克兰医院,常规采用单层连续锁边缝合子宫下段。

既往剖宫产次数

至少有 3 项研究报告,既往 2 次子宫下段横切口者 TOLAC 发生子宫破裂的风险是既往 1 次子宫下段横切口的 2 倍或 3 倍(Macones,2005a;Miller,1994;

Tahseen，2010）。但是，Landon 等（2006）对母胎医学协作网数据库的分析并未证实这一点。相反，他们把 975 例既往多次剖宫产的女性与 16 915 例既往 1 次剖宫产女性相比，发生子宫破裂的概率分别为 0.9% 和 0.7%，并无显著差异。但正如之前所讨论的，其他的严重围产期并发症发生率随着既往剖宫产次数的增加而增加（Marshall，2011）。

前次切口影像

超声测量前次剖宫产子宫切口已被用于预测子宫破裂的可能性。非妊娠子宫有大的缺陷提示之后妊娠发生子宫破裂的风险较大（Osser，2011）。Naji 等（2013a，b）发现，随着妊娠的进展，子宫肌层厚度逐渐变薄，子宫破裂与子宫瘢痕部位肌层较薄相关。一项系统评价研究在孕晚期采用超声评估既往有子宫下段横切口剖宫产妇女（Jastrow，2010a），发现子宫下段的厚度是前次剖宫产妇女子宫瘢痕缺损的强预测因素。他们将子宫下段厚度定义为母亲膀胱至羊水间肌层的最小值，但未找到推荐 TOLAC 的理想阈值。该研究小组之后纳入 1 856 例既往有 1 次子宫下段横切口剖宫产且有 VBAC 意愿的妇女，在孕 34~39 周超声测量子宫下段肌层厚度（Jastrow，2016）。根据测量的分段值，他们将这些孕妇分为 TOLAC 期间子宫破裂的 3 个风险级别：高风险为子宫下段肌层厚度<2.0mm；临界风险的子宫下段肌层厚度为 2.0~2.4mm；低风险为子宫下段肌层厚度≥2.5mm。TOLAC 在这三个类别中的比例分别为 9%、42% 和 61%。结果 984 例 TOLAC 产妇均未发生子宫破裂。总体而言，该研究数据有限，目前此评估并不是我们日常实践的一部分。

■ 既往子宫破裂史

既往有子宫破裂史的妇女再次妊娠发生子宫破裂的风险增加。如表 31-3 所示，既往有子宫下段破裂史的妇女再次妊娠时子宫再次破裂的风险高达 6%。如果先前子宫破裂累及宫体部，则再次发生子宫破裂的风险为 9%~32%（Reyes-Ceja，1969；Ritchie，1971）。Fox 等（2014）报告了 14 例既往子宫破裂和 30 例既往子宫肌层裂开的妇女，在她们之后的 60 次妊娠中，如果给予规范管理，再次剖宫产终止妊娠前均未发生子宫破裂或发生严重并发症。

■ 妊娠间隔时间

磁共振成像研究表明，子宫复旧和解剖结构的完全恢复可能需要至少 6 个月（Dicle，1997）。为了进一步探讨此问题，Shipp 等（2001）研究了 2 409 例既往有 1 次剖宫产史的妇女再次妊娠间隔时间与 TOLAC 子宫破裂的关系，其中 29 例发生子宫破裂，占 1.4%。分娩间隔时间≤18 个月再次妊娠阴道试产时发生有症状的子宫破裂风险较分娩间隔时间>18 个月增加 3 倍。同样，Stamilio 等（2007）观察到分娩间隔时间<6 个月较≥6 个月 TOLAC 子宫破裂风险增加 3 倍。

■ 既往阴道分娩史

既往阴道分娩史无论发生在剖宫产之前或是之后都可以显著改善再次妊娠阴道分娩（无论自然临产还是分娩诱导）结局（Aviram，2017；Grinstead，2004；Hendler，2004；Mercer，2008）。既往阴道分娩史也可以降低之后 TOLAC 子宫破裂的风险及产妇其他并发症（Cahill，2006；Hochler，2014；Zelop，1999）。

■ 既往剖宫产手术指征

剖宫产后再次妊娠的妇女，若无先前剖宫产指征如臀位，则具有接近最高 90% 的 VBAC 成功率（Wing，1999）。前次因"胎儿窘迫"行剖宫产者此次 VBAC 成功率约为 80%，而前次因"产程停滞"行剖宫产者，VBAC 成功率约为 60%（Bujold，2001；Peaceman，2006）。前次在第二产程行剖宫产与再次妊娠第二产程发生子宫破裂相关（Jastrow，2013）。

■ 胎儿体重和位置

大多数研究表明，胎儿体重的增加与 VBAC 成功率呈负相关，但尚未发现子宫破裂的风险与胎儿体重相关。Zelop 等（2001）研究了近 2 750 例行 TOLAC 孕妇的结局，发现随着胎儿体重的增加，子宫破裂的发生率亦增加（尽管未达到显著性差异）。胎儿体重<4 000g，子宫破裂发生率为 1.0%；胎儿体重>4 000g，发生率为 1.6%；胎儿体重>4 250g，发生率为 2.4%。同样，Jastrow 等（2010b）在一项回顾性报告中对 2 586 例既往有 1 次子宫下段横切口剖宫产史的妇女进行研究，结果显示，胎儿出生体重越大，发生阴道试产失败、子宫破裂、肩难产和会阴裂伤的风险越高。与之相反，Baron 等（2013）并未发现胎儿出生体重>4 000g 子宫破裂的发生率增加。对于未足月妊娠，TOLAC 的成功率更高，发生子宫破裂率更低（Durnwald，2006；Quiñones，2005）。

既往剖宫产史的妇女再妊娠臀位行外倒转术（external cephalic version，ECV）的支持数据有限且都源自小型研究（Burgos，2014；Weill，2017）。而且，有剖宫产史者 ECV 成功率和不良结局发生率与无剖宫产史者相当。但美国妇产科医师学会（2016）认为瘢痕子宫臀位外倒转缺乏系统性数据。在帕克兰医院，不会对既往有剖宫产的患者进行 ECV。

■ 多胎妊娠

双胎妊娠似乎并不增加子宫破裂的风险。Ford 等（2006）对 1 850 例双胎妊娠的女性进行了分析,结果显示 VBAC 成功率为 45%,子宫破裂率为 0.9%。Cahill（2005）和 Varner（2007）等的研究结果与之类似,子宫破裂率为 0.7%~1.1%,VBAC 率为 75%~85%。据美国妇产科医师学会（2017a）报告,既往为子宫下段横切口剖宫产者,再次为双胎妊娠的妇女可以安全施行 TOLAC。

■ 产妇肥胖

多项研究均报告了孕前体重指数（body mass index,BMI）与 VBAC 成功率呈负相关。Hibbard 等（2006）报告了以下数据:BMI 正常者 VBAC 成功率为 85%;BMI 为 25~30kg/m^2 者,VBAC 成功率为 78%;BMI 为 30~40kg/m^2 者,VBAC 成功率为 70%;BMI ≥ 40kg/m^2 者,VBAC 成功率降至 61%。Juhasz 等（2005）的研究与之相似。

■ 胎儿死亡

大多数既往有剖宫产史,此次妊娠胎死宫内的患者更倾向阴道分娩。虽然不用考虑胎儿因素,但现有数据表明母亲的风险有所增加。在母胎医学协作网数据库近 46 000 例既往剖宫产患者中,209 例系此次平均孕周为 32.8 周胎死宫内（Ramirez,2010）,其中 158 例妇女进行 TOLAC,成功率为 87%。在全部 TOLAC 组中,子宫破裂率为 2.4%。有 116 例瘢痕子宫妇女胎死宫内施行引产,其中 5 例发生子宫破裂（3.4%）。

临产和分娩时需考虑的问题

■ 时机

美国妇产科医师学会和母胎医学会（2017b）建议对既往有剖宫产史再次妊娠者推迟至孕 39 足周后分娩,除非有医学指征需要提前终止妊娠。如图 31-4 所示,在孕 39 足周之前择期剖宫产分娩的新生儿不良结局明显上升（Chiossi,2013;Clark,2009）。因此,如果拟行重复剖宫产,必须确保胎儿成熟。

美国儿科学会和美国妇产科医师学会（2017）制定的指南提出择期剖宫产的时机。如果符合以下其中一条标准,可确定胎儿成熟:

1. 在妊娠 20 周之前超声测量确定的胎龄,支持目前孕龄已经 ≥39 周。

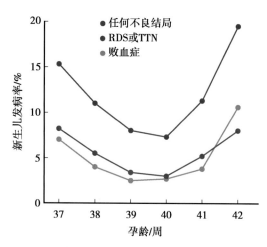

图 31-4 13 258 次选择性重复剖宫产分娩的新生儿发病率。任何不良后果包括死亡。败血症包括疑似和证实的。RDS,呼吸窘迫综合征;TTN,新生儿短暂呼吸急促（资料来源:Tita AT, Landon MB, Spong CY, et al. Timing of elective repeat cesarean delivery at term and neonatal outcomes. N Engl J Med 360(2):111, 2009.）

2. 多普勒超声仪能够监听到胎心已达 30 周。

3. 血清或尿 β-hCG 试验阳性已经 ≥36 周。

■ 产时监护

由于 TOLAC 有发生子宫破裂的风险,美国儿科医师学会和美国妇产科医师学会（2017）建议,TOLAC 只能在医务人员可立即实施急救,且医疗设备完善的机构中进行。而且,这些医疗机构应该拥有管理子宫破裂的预案和资源。一些人认为这些规定妨碍了产妇自由选择分娩方式。例如,在早期对俄亥俄州的医院的调查中,15% Ⅰ级符合,63% Ⅱ级符合,100% Ⅲ级符合要求（Lavin,2002）。此外,产科麻醉调查报告称,由于人手不足,年分娩量 ≥1 500 次的医院只允许 88% 的瘢痕子宫进行 TOLAC;年分娩量在 500~1 499 次的允许 59% 进行 TOLAC,而年分娩量 <500 次的仅允许 43% 进行 TOLAC（Traynor,2016）。在某些情况下,女性选择在分娩中心或家中进行 TOLAC（Shields,2017）。

■ 促宫颈成熟和催产

引产会增加 TOLAC 的失败率。然而,除了前列腺素 E₁ 米索前列醇（禁忌使用）（ACOG,2017a）,既往剖宫产史者阴道试产过程中进行引产或加速产程（催产）与发生子宫破裂风险的关系尚不清楚。尽管大多数机构都并非特别保守,但我们并没有在帕克兰医院对进行 TOLAC 的女性使用药物引产或加速产程。我们只采用破膜进行分娩诱导。此外,应避免对既往子宫切口类型未知、宫颈条件差或孕周 >40 周的产妇进行引产或加速产程的干预。

缩宫素

TOLAC 时采用缩宫素引产或加速产程与子宫破裂发生率增加相关(Zelop,1999)。Landon 等(2004)报告单独用缩宫素引产与自然临产相比子宫破裂发生率较高,前者为 1.1%,后者为 0.4%。加速产程与子宫破裂相关,发生率为 0.9%。既往无阴道分娩史的患者,TOLAC 时与缩宫素诱导分娩相关的子宫破裂发生率为 1.8%,与自发临产相比风险增加了 4 倍(Grobman,2007a)。与之相反,在一项病例对照研究发现引产与子宫破裂的风险无关(Harper,2012a)。Cahill(2008)和 Goetzl(2001)等报告了缩宫素剂量与子宫破裂相关。

前列腺素

多种前列腺素制剂已普遍应用于促宫颈成熟或分娩诱导中,讨论详见第 26 章。由于现有数据混杂,将前列腺素应用于既往有剖宫产史再次妊娠的患者的安全性尚不清楚。

Wing 等(1998)报告了一项关于既往有剖宫产史妇女使用米索前列醇(PGE$_1$)或缩宫素的对比性研究,在最初给予米索前列醇的 17 例产妇中有 2 例发生子宫破裂后终止了该项研究。还有一些其他研究也证实了这一点,大多数人认为米索前列醇在 TOLAC 中是禁用的(ACOG,2017a)。

其他前列腺素制剂用于引产的研究结果并不一致。Ravasia 等(2000)比较了 172 例使用前列腺素 E$_2$ 凝胶与 1 544 例自然临产的妇女子宫破裂的发生率。前者子宫破裂发生率显著高于后者(2.9% *vs.* 0.9%)。Lydon-Rochelle 等(2001)的研究结果类似。然而,在之前引用的母胎医学协作网研究发现,当任何一种前列腺素与缩宫素联合使用时,子宫破裂的发生率为 1.4%(Landon,2004),但在 227 例仅用前列腺素制剂的亚组中并未发生子宫破裂。经阴道用前列腺素的研究也有类似结果,均与子宫破裂无关(Macones,2005b)。后来相继 Kayani 等(2005)发现,与自然临产相比,使用前列腺素之后又用缩宫素发生子宫破裂的风险增加了 3 倍。

机械方法

有关对既往有剖宫产史的产妇使用经宫颈 Foley 尿管促宫颈成熟引产的研究比较有限(Ben-Aroya,2002;Jozwiak,2014)。一项回顾性研究对 2 479 例既往有剖宫产史的产妇使用经宫颈 Foley 尿管,引产发生子宫破裂的风险(1.6%)并未明显高于自然临产组(1.1%)或破膜组或不使用缩宫素组(1.2%)(Bujold,2004)。但是,Hoffman(2004)研究了 138 例 Foley 尿管引产与 536 例自然临产的 TOLAC 患者,前者发生子宫破裂的风险较后者显著升高(6.5% *vs.* 1.9%)。

■ 硬膜外镇痛

阴道试产中施行硬膜外麻醉镇痛可能掩盖子宫破裂疼痛的症状,但这种担忧迄今为止并未得到证实。只有不到 10% 发生子宫破裂的产妇表现为疼痛及出血,而子宫破裂最可能的征象是胎心减速(Kieser,2002)。Cahill 等(2010a)证实,频繁地硬膜外给药与子宫破裂发生率增加有关。实施硬膜外麻醉与其他麻醉方式相比,VBAC 成功率相似,在有些病例中甚至更高(Aviram,2017;Shmudi,2017)。也许相关的是,约 1/4 的 VBAC 都是通过产钳或胎头负压吸引娩出胎儿(Inbar,2017)。美国儿科学会和美国妇产科医师学会(2017)认为在 TOLAC 过程中使用硬膜外镇痛是安全的。

■ 子宫瘢痕的探查

一些临床医生在 VBAC 后常规将手置于扩张的子宫颈并沿子宫下段进入宫腔探查以明确子宫瘢痕是否完整。然而,有些医生认为常规宫腔探查是不必要的。在对 3 469 例 VBAC 的产妇的纵向研究中,7 例发生子宫不完全破裂,1 例发生子宫完全破裂,子宫破裂的总体发生率为 0.23%(Silberstein,1998)。该研究认为,只需在有症状的患者中可以经宫腔探查。

目前,对 VBAC 后无症状的产妇常规进行子宫瘢痕探查的益处尚不清楚。但是,如果遇到大出血,则有必要进行手术修补裂口。我们的经验是常规探查前次子宫切口的位置,任何剖腹探查和修补的决定都应考虑子宫破裂的程度、是否已贯通腹腔及是否有活动性出血。

子宫破裂

■ 诊断

在 TOLAC 过程中发生子宫破裂与正常分娩一样,并无特别预兆(Graseck,2012;Harper,2012b;Sondgeroth,2017)。除非已考虑到子宫破裂的可能性,否则在发展为低血容量性休克之前,子宫破裂的临床症状和体征可以千差万别。例如,由于子宫破裂引起的腹腔积血可导致膈肌刺激症状,表现为胸痛,可能直接误导医生诊断为肺栓塞或羊水栓塞而非子宫破裂。如图 31-5 所示,子宫破裂最常见的征象是胎心监护异常,如变异减速,也可发展为晚期减速、胎儿心动过缓。在 TOLAC 期间发生 36 例子宫破裂的病例中,24 例胎儿有征象,8 例产妇有征象,3 例产妇和胎儿都有征象(Holmgren,2012)。极少产妇在子宫破裂后出现宫缩停止,故监测宫腔压力无法有效诊断(Rodriguez,1989)。

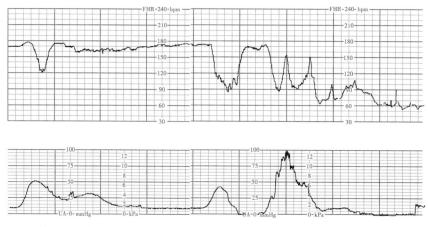

图 31-5　第二产程中产妇用力时发生子宫破裂的胎心率变化。子宫破裂刺激了产妇反射性用力,之后子宫张力消失,胎心率减速进一步加剧

某些产妇子宫破裂的表现与胎盘早剥相同。然而,大部分产妇只有很轻微的疼痛或压痛。此外,大部分临产妇女为减轻不适使用了止痛药或硬膜外麻醉镇痛,导致疼痛和压痛可能都不明显。临床上常因胎儿窘迫,偶尔会因产妇隐性出血引起低血容量,才发现子宫破裂。

临产后胎儿先露部已随产程进入骨盆,子宫破裂后盆腔检查可能发现胎头消失。如果胎儿部分或全部从子宫破裂口排出,腹部触诊或阴道检查可能有助于识别已从骨盆入口外移的胎先露部分,有时可在胎儿旁触及收缩变硬的子宫。超声检查会有所帮助。

■ 决定至分娩的时间

随着子宫破裂和胎儿排出到腹腔,胎儿完全未受损伤而存活的概率极低,有报告称胎儿的死亡率为50%~75%。胎儿状况取决于胎盘附着于子宫壁部位的完整程度,尽管可能瞬息万变。子宫破裂后,胎儿能够存活的唯一机会是即刻分娩,通常通过开腹手术完成,否则低氧血症无法避免。如果子宫破裂后胎盘立即全部剥离,则胎儿经抢救存活而神经系统未受损的可能性极低。因此,即使在最好的抢救条件下,一些胎儿的结局也会受影响。犹他州的经验具有指导意义(Holmgren,2012)。在 35 例发生子宫破裂的患者中,有 17 例决定至分娩的时间间隔<18 分钟,且这些新生儿均未出现神经系统不良结局。有 18 例决定至分娩时间> 18 分钟,其中 3 例在子宫破裂后 31、40 和 42 分钟分娩,皆发生远期神经功能损伤。35 例中均无新生儿死亡,8% 发生严重的新生儿神经系统损伤。

在一项瑞典出生登记的分析研究中,Kaczmarczyk 等(2007)报告子宫破裂者新生儿死亡率为 5%。在早期母胎医学协作网的研究中,114 例子宫破裂的病例中

7 例(约 6%)与阴道试产相关且并发新生儿 HIE(Spong,2007)。

子宫破裂致产妇死亡并不常见。1991~2001 年在加拿大分娩的 250 万例妇女中,有 1 898 例发生子宫破裂,其中 4 例(0.2%)导致产妇死亡(Wen,2005)。然而,在世界其他地区,与子宫破裂相关的产妇死亡率却高得多。来自印度农村的一项报告显示,子宫破裂相关的产妇死亡率为 30%(Chatterjee,2007)。

■ 处理

在 TOLAC 过程中发生子宫完全破裂可能需要行子宫切除术。然而,在特殊情况下,可以实施保留子宫的破裂口修补术。Sheth(1968)描述了 66 例行子宫破裂口修补术的结局,41 例行子宫修补术的同时未行输卵管绝育术,其中有 13 例之后共妊娠 21 次,子宫破裂再发者为 4 例,约 20%。Usta 等(2007)的研究结果相似。然而,在另一项研究中显示子宫裂开的女性再次妊娠发生子宫破裂可能性不太大(Baron,2014)。

重复剖宫产

由于对 TOLAC 的顾虑,美国大多数女性都会选择重复剖宫产。这种选择会导致一些显著的母体并发症,而且并发症的发生率会随着重复剖宫产次数的增加而增加。既往有 1 次子宫下段横切口剖宫产的妇女选择重复剖宫产的常见并发症发生率见表 31-2。值得注意的是,在帕克兰医院,在行剖宫产+子宫切除术的 1/2 患者是既往有 1 次或多次剖宫产的妇女(Hernandez,2013)。

母胎医学协作网讨论了在 30 132 例有 1~6 次重复剖宫产史的妇女中并发症增加的问题(Silver,2006)。一些更常见或严重并发症的发生率如图 31-6 所示。此

外,在肠管及膀胱的损伤率、转入 ICU 率、使用呼吸机率、手术时间、住院时间及产妇死亡率方面均呈显著增

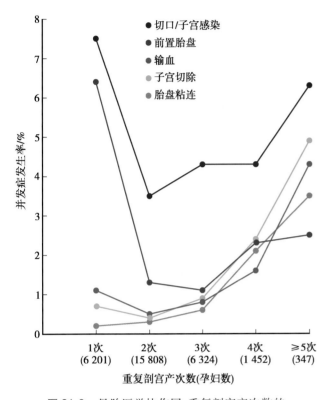

图 31-6　母胎医学协作网:重复剖宫产次数的增加与产妇并发症发生率的关系
(资料来源:Silver RM, Landon MB, Rouse DJ, et al. Maternal morbidity associated with multiple repeat cesarean deliveries. Obstet Gynecol 207:1226, 2006.)

加的趋势。其他研究也报告了类似的结果(Nisenblat, 2006;Usta,2005)。更难以量化的是腹膜粘连疾病引起的肠梗阻和盆腔疼痛的风险,这两种疾病随着剖宫产次数的增加而增加(Andolf,2010;Mankuta,2013)。

来自英国产科监测系统的 Cook 等(2013)描述了多于 5 次剖宫产史的妇女的不良预后,这些妇女的并发症发生率明显增高,如大出血发生率增加 18 倍,内脏损伤发生率增加 17 倍,转入 ICU 率增加 15 倍,孕周<37 周分娩率增加 6 倍。18% 的前置胎盘或胎盘粘连综合征发生这些并发症(第 41 章)。

剖宫产后阴道分娩

对于医患而言,不幸的是,尚未见大型随机试验比较有意行 TOLAC 或 ERCD 孕妇的妊娠结局。迄今为止,多数研究比较的均为实际的分娩方式而非有意的分娩方式。因此,我们同意 Scott(2011)关于"常识"方法的观点。如果患者及其家属有意向,可以鼓励他们积极参与医生的知情同意讨论。咨询应包括既往子宫切口的记录,TOLAC 或 ERCD 的风险、益处及成功率,并且涉及再次妊娠的风险问题。理想情况下,应从孕前就开始咨询,并贯穿整个妊娠期,有余地的选择直至分娩。对某些有特定风险因素但仍有 TOLAC 意愿的妇女,美国妇产科医师学会(2017a)建议增加签署额外的同意书,Bonanno 等(2011)提供了这样一个模板。专业指南的简要概括见表 31-4,而更保守的指南见表 31-5。

表 31-4　尝试剖宫产后阴道分娩的部分专业建议

	咨询	设施	其他
美国妇产科医师学会(2017a)	对既往有 1 次子宫下段横切口或考虑既往有 2 次子宫下段横切口的大多数妇女提供咨询	可立即安全地行紧急剖宫产;当不能行紧急剖宫产时患者可以接受增加的风险	非禁忌:双胎妊娠,巨大儿,既往子宫下段纵切口或未知类型的切口
加拿大妇产科医师学会(2005)	对既往有 1 次子宫下段横切口或既往大于 1 次剖宫产且已有 VBAC 成功经历但风险较高的妇女提供咨询	应在可以于 30 分钟内行剖宫产的医院分娩	使用缩宫素或 Foley 导管诱导分娩是安全的,但不应使用前列腺素;巨大儿、糖尿病、早产、双胎妊娠都不是禁忌证
英国皇家妇产科医师学会(2007)	对既往有 1 次子宫下段横切口的妇女提供 VBAC 选择,医患共同决策	有持续监护的设备;紧急剖宫产的能力	应警惕双胎妊娠和巨大儿

VBAC,剖宫产后阴道分娩。

表 31-5　剖宫产后阴道试产的安全指南

根据 ACOG 实践指南	随着妊娠进展,再次考虑风险
教育和咨询	注意:1. 既往超过 1 次子宫下段横切口,未知的切口类型,双胎妊娠,巨大儿
孕前	
提供 ACOG 宣传手册	
产前早期护理	**产程和分娩**
制定初步计划	谨慎诱导分娩:宫颈条件差、胎头位置高
至少每 3 个月复诊	考虑人工破膜
愿意更改决定	禁止使用前列腺素
提供医疗设备	慎用缩宫素,知道何时停用
风险评估	清楚产程异常情况
回顾既往手术记录	警惕胎儿电子监护异常情况
回顾相对禁忌和绝对禁忌	知道何时放弃阴道试产

ACOG,美国妇产科医师学会。

（朱天颖　翻译　　马润玫　审校）

参考文献

第九篇
新 生 儿

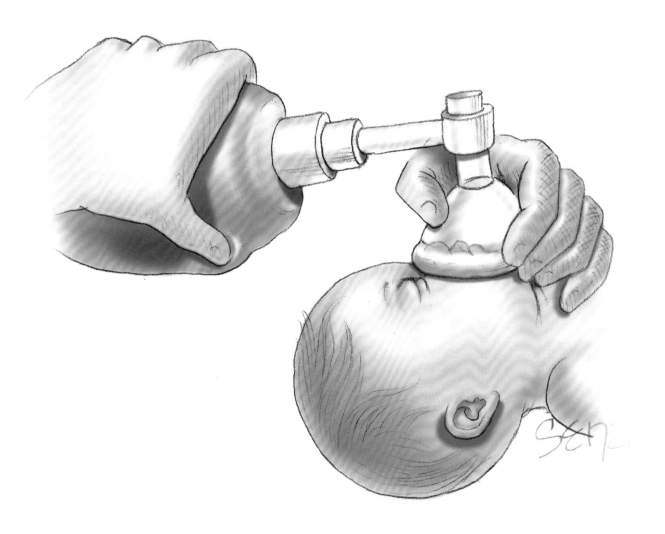

514

第 32 章

新生儿

> 正常情况下,刚从阴道娩出的新生儿几乎立即都会啼哭。该行为提示主动呼吸的建立,并伴随着循环系统的适应性改变。
>
> ——J. 惠特里奇·威廉姆斯(1903)

在大多数分娩中,新生儿是健康和有活力的,但有时需要特别地照护。因此,美国儿科学会和美国妇产科医师学会(2017b)推荐每一个新生儿出生时都应该至少有一个熟练掌握新生儿复苏技术的医护人员在场,其唯一责任就是对这个刚出生的新生儿进行管理。这个人通常是儿科医生、儿科护士、麻醉师、麻醉护士或受过专门训练的护士。然而,在他们缺席的情况下,新生儿复苏的责任则由产科医护人员承担。因此,产科医生应掌握新生儿出生时的护理措施。

参加分娩的人员数量和资质将根据预期的风险、胎儿数目和医院的设置而有所不同。高风险的分娩中应该配备一个合格的复苏团队,在需要复苏时立即到位(Wyckoff,2015)。这支队伍应做到随叫随到,而不是在家里或在距离医院较远的地区待命。此外,建议通过经常性的模拟复苏实践对可能被召集参加分娩的所有人员进行团队培训(Perlman,2015)。

呼吸启动

新生儿出生后必须立即完成从胎盘进行气体交换到从肺进行气体交换的转换过程。肺的血管阻力必须下降,肺灌注必须迅速上升,独特的胎儿血管分流系统必须关闭,才可以分离体循环和肺循环(Rudolph,1979)。这些血管分流系统包括动脉导管和卵圆孔,详细描述见第 7 章。肺通气不仅是肺气体交换的关键,最近的研究表明,它对启动出生时心血管变化是非常重要的(Hooper,2016)。

在子宫内,胎儿的肺脏充满羊水。出生后,肺脏中的液体必须尽快被清除才可呼吸空气。这种清除通过几种形式进行,清除的快慢可能与胎龄和分娩方式有关。首先,分娩后期胎儿肾上腺素大量释放,通过激活钠通道,刺激肺泡上皮细胞停止分泌肺液并开始再吸收(te Pas,2008)。这种机制的作用可能不是主要的,因为即使阻断了钠通道的受体,也只是发生了肺液的分泌速度降低和清除量的减少,而并非完全阻断了其分泌(O'Brodovich,1990)。

作为第二种机制,机械挤压有助于分娩中肺液的清除。早期研究描述当胎儿通过产道时胸部和腹部受挤压导致肺液排出(Karlberg,1962;Saunders,1978)。通过这种机制,当胎儿气道暴露于较低的外界压力时,一些肺液会从鼻子和嘴巴喷出,通过这种方式排出的肺液量高达 1/3。当然,这种作用也有可能是子宫收缩引起胎儿胸部受压并导致胸膜腔内压增高引起。这种分娩初期子宫挤压清除肺液理论比"阴道挤压"理论多见(Lines,1997;te Pas,2008;Vyas,1981)。

在第三种机制中,大部分肺液是出生后被清除的(Hooper,2016)。在动物实验中,多数肺通气发生在生后 3~5 次呼吸的吸气过程中,但是,在呼吸运动之间没有肺液清除(Hooper,2007)。在吸气过程中,肺动脉压力梯度促进肺液进入肺间质组织。在这里,肺液通过肺循环和淋巴循环逐渐被清除。同时有这种可能,当肺间质组织压力上升到一定程度时,可以在呼气期间使肺液重新返回到气道,而通过呼吸作用被排出,除非呼气末正压能够对抗肺液返回(Sew,2009a,b)。这可能是导致新生儿短暂性呼吸增快的一个重要因素。

当肺液被空气代替时,肺脉管系统的压力显著降低。继而,肺血流阻力降低,肺动脉压力下降,动脉导管通常会关闭。

空气首次进入充满肺液的肺泡时,需要较高的胸腔内负压。正常情况下,从生后第 1 次呼吸开始,肺中残留的空气逐渐增加,经过连续呼吸,肺开放压力逐渐降低。正常成熟儿,大约到第 5 次呼吸时,每次呼吸的压力容积即达到成人水平。自此,新生儿呼吸模式从胎儿期浅而周期性的呼吸转变为深而规律的呼吸(第 17 章)。

作为最后一种机制,由 II 型肺泡细胞合成的肺表面活性物质可以降低肺泡表面张力和防止肺泡萎陷,来维持肺膨胀。肺表面活性物质缺乏常见于早产儿,可导致呼吸窘迫综合征的发生(第 34 章)。

在子宫内,脐静脉回流是左心室前负荷的主要来源。特别是当胎儿肺血由于肺血管阻力高而流速非常低时,无法提供足够的静脉回流来维持左心室输出(Hooper,2015)。

夹闭脐带可以降低左心室前负荷,从而减少心输出量,直到肺通气肺血流量增加。心脏输出减少将表现为心动过缓。若脐带夹闭延迟直到肺通气后,这种循环的转变会更顺利,心脏输出也不会下降(Bhatt,2013)。这种解释已引起医护人员对延迟脐带结扎的兴趣,尤其是这种操作可在成功的肺膨胀后进行。相关的随机试验目前正在进行中。

分娩时处理

国际复苏联络委员会(International Liaison Committee on Resuscitation,ILCOR)更新了其关于新生儿产房护理和复苏的科学综述(Perlman,2015)。美国儿科学会及美国心脏协会采用 ILCOR 的科学综述制定了北美新生儿复苏指南(Wyckoff,2015)。

■ 出生时即刻处理

分娩前后,应仔细考虑以下因素以判断新生儿是否健康,具体包括:①母亲的健康状态;②产前并发症,包括可疑的胎儿畸形;③胎龄;④产程中并发症;⑤产程持续时间和胎膜破裂时间;⑥麻醉的类型和时间;⑦产程中出现的任何困难;⑧分娩时给予的药物和剂量、给药途径和给药时间。

当存在危险因素时,分娩过程中应有新生儿复苏团队的配合。这个团队装备齐全,人员充足,并有周详

的应急预案以稳定新生儿。新生儿复苏人员会问四个问题:胎龄、羊水颜色、胎儿数量和额外的胎儿风险。下述情况提示可能有风险,如早产、低氧血症或任何原因的酸中毒、脓毒症综合征、母亲近期服药史和中枢神经系统发育异常。与呼吸道相关的高危因素包括肺发育异常、上呼吸道梗阻、气胸和胎粪吸入。

■ 脐带结扎

理想情况下,产科和儿科团队应共同讨论脐带如何结扎。延迟脐带结扎可促进胎盘向新生儿输血。对于足月儿,延迟脐带结扎 30~60 秒可以提高出生时的血红蛋白水平,改善婴儿期的铁储备,以及在 4 岁时神经发育(Katheria,2017);它唯一的不良后果是高胆红素血症,会导致更高的光疗率(ACOG,2017a),详见第 33 章。对于早产儿,延迟脐带结扎降低了输血、脑室内出血和坏死性小肠结肠炎的发生率。

对于出生时不需要复苏的早产儿和足月儿应该采取延迟脐带结扎(American Academy of Pediatric,2017a;ACOG,2017a;Perlman,2015)。如果新生儿需要复苏,则不能延迟脐带结扎。此外,如果存在胎盘早剥、脐带脱垂及前置胎盘或前置血管出血的情况,也不应该延迟脐带结扎。

■ 新生儿复苏

约 10% 的新生儿出生时需要一些帮助才能正常呼吸,仅有 1% 需要更多的复苏技术。研究发现,在家分娩的新生儿比在医院出生的新生儿死亡风险高近 2~3 倍(ACOG,2017d)。

无论出生前后,当发生缺氧时,新生儿会依次表现出缺氧的症状直至呼吸暂停(图 32-1)。当机体出现缺氧及二氧化碳(CO_2)升高后,首先引起短暂的呼吸增快,若缺氧无改善,则出现呼吸停止,新生儿则进入原

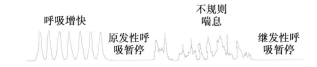

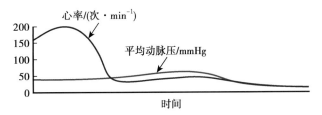

图 32-1　新生儿原发性和继发性呼吸暂停的生理改变(资料来源:Kattwinkel J:Textbook of Neonatal Resuscitation, 6th ed. Elk Grove Village, American Academy of Pediatrics and American Heart Association, 2010.)

发性呼吸暂停阶段,表现为心率下降和肌张力降低。此阶段若给予简单的刺激治疗,通常可逆转,但若持续缺氧,则进入继发性呼吸暂停阶段。在此阶段,新生儿心率进一步降低,血压降低,肌张力降低,对刺激没有反应,也不能自行恢复呼吸动作,若不立即进行人工正压通气则可能导致死亡。

因原发性呼吸暂停和继发性呼吸暂停在临床上不易区分。因此,一旦出现呼吸暂停,应视为继发性呼吸暂停,必须立即进行新生儿复苏。此外,如果对呼吸暂停的新生儿进行刺激后没有迅速好转,应立即进行人工正压通气。

■ 复苏方案

初步评估

出生后或在脐带延迟结扎期间应立即对新生儿肌张力、呼吸和心率进行评估(图 32-2)。大多数足月新生儿出生后 10~30 秒即很有活力(Ersdal,2012)。对于这些新生儿,初始的保暖步骤可以在母亲胸部或腹部完成。新生儿与母亲直接皮肤接触,迅速擦干身体并用温暖的毛巾包裹以帮助维持体温(36.5~37.5℃)。大声啼哭有活力的新生儿不需要常规口鼻吸引(Carrasco,1997;Gungor,2006)。相反,对于呼吸暂停或分泌物多的新生儿,用吸耳球经口鼻吸引清除分泌物是最好的处理办法。其他常规护理步骤包括擦干、轻轻按摩后背刺激和在过渡期的密切连续观察。

如果新生儿没有活力或是早产儿,出生后应立即放在预热好的辐射保暖台上并开始初步复苏,应移除最初包裹的湿毛巾以保证新生儿身体干燥,因为寒冷刺激与多种新生儿疾病发病率及死亡率相关。早产儿的抵抗力更差尤其容易受到外界伤害,维持其体温正常的特殊步骤包括:温暖的产房(>25℃),用塑料或羊毛帽覆盖新生儿头部,塑料薄膜包裹新生儿头部以下躯体,加热床垫,暖湿化空气等许多措施(Perlman,2015)。

在辐射保暖台上,将新生儿头部置于轻度仰伸位,最大限度地打开气道。如果新生儿有呼吸暂停或大量分泌物时,需用吸耳球或吸痰管先后清理口咽和鼻部的分泌物。无论新生儿有无活力,不再推荐羊水胎粪污染时常规气管内吸引胎粪(ACOG,2017b;Perlman,2015)。如果怀疑气道梗阻,应该给予气管插管和气道吸引。

初步复苏步骤完成后,如果出现呼吸暂停、喘息样呼吸或心率低于 100 次/min,应立即开始用空气人工正压通气(图 32-3)。要求在生后"黄金一分钟"内实施有效的正压通气。

面罩正压通气

面罩正压通气呼吸频率推荐为 40~60 次/min。正压通气要在脉搏血氧饱和度仪的监测指导下进行。足月儿开始用空气进行复苏,早产儿开始给予 21%~40% 浓度的氧,用空氧混合仪根据血氧饱和度调整给氧浓度,使氧饱和度达到目标值。面罩通气期间,可把呼气末二氧化碳监测仪置于正压通气装置和面罩之间来判断是否进行了有效的气体交换(Weiner,2016)。

如果 5~10 次正压通气后心率仍≤100 次/min,说明通气不够,需要做矫正通气步骤。这个步骤为便于记忆,称之为 MR. SOPA(表 32-1)。两个最常见原因是面罩密封不好和体位不正(Schmolzer,2011)。如果矫正通气步骤未能改善心率,则需要行气管插管或放置喉罩气道。

气管插管

如果面罩正压通气无效或需要长时间维持正压通气,应进行气管插管。插管时选用带直镜片的喉镜(早产儿选用 0 号,足月儿选用 1 号)。轻压环状软骨有助于更好地暴露声门以利于气管插管。心率的迅速增加和呼气末二氧化碳监测是确定气管导管位于气管而非食管的主要方法。同时也可以通过以下方法判断插管位置是否正确:观察双侧胸廓动度是否对称,听诊双侧呼吸音特别是双侧腋下是否一致,胃部听诊应听不到呼吸音或气过水声。

一旦成功插管并固定位置后,该导管仅在疑似气道阻塞时用于吸引分泌物。除此以外,当连接了合适的正压通气装置之后,它还可用于正压通气。正压通气以 40~60 次/min 的频率和一定的压力进行,以维持稳定的心率。对于足月儿,初始通气压力 30~40cmH$_2$O,通常可以使肺膨胀但不会引起气压伤。一旦肺部出现膨胀,通常需要较小的压力(20~25cmH$_2$O)。对于早产儿,初始通气压力常为 20~25cmH$_2$O。心率增加和脉搏血氧饱和度升高提示复苏有效。

胸部按压

通常来说,有效地正压通气就可以使产房里新生儿得到有效复苏。如果在正压通气的情况下,甚至包括气管插管正压通气的情况下,心率仍<60 次/min,则需要开始胸部按压。一旦气管导管已经固定,胸部按压的操作应在床头处进行而非床的一侧,以便留下空间供其他抢救人员建立脐静脉通路。当胸部按压开始后,氧浓度需增加到 100%。拇指按压法即双手环抱胸部,用两个拇指按压胸骨下 1/3。按压深度约为胸廓前后径的 1/3,产生可触及的脉搏为有效。与其他按压方法相比,拇指法能产生更高的收缩压和冠状动脉灌注压,操作者不易疲劳,按压位置易于固定,不易造成机体损伤(Kapadia,2012)。

第 32 章

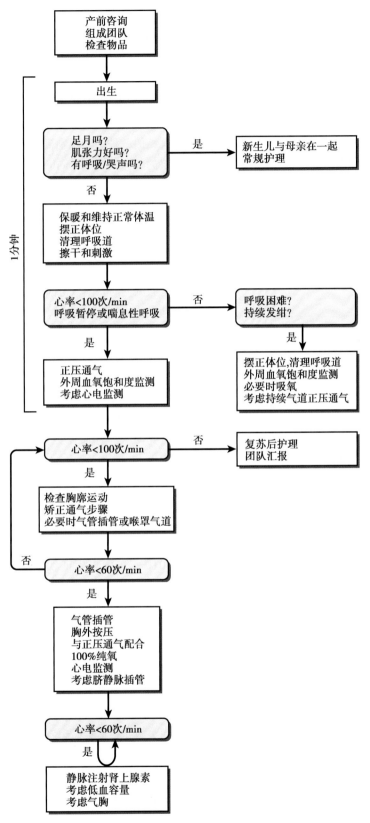

图 32-2　基于国际复苏联络委员会(ILCOR)科学综述的新生儿复苏流程图,美国儿科学会及美国心脏协会推荐

(资料来源:Perlman, 2015; Wyckoff, 2015.)

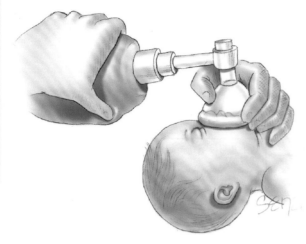

图 32-3　正确使用皮囊-面罩正压通气。新生儿头应置于"鼻吸气"位，鼻尖指向天花板。避免颈部过度仰伸

表 32-1　矫正通气步骤

M:调整面罩	确定面罩与面部封闭良好
R:重新摆正体位	确保将头调到"鼻吸气"体位
S:吸引口鼻	检查并吸引口鼻分泌物
O:轻微张口	口腔轻微张开,下颌略向前抬
P:增加压力	逐渐增加压力直到每次呼吸都能看到胸廓运动
A:改变气道	上述步骤完成但胸廓仍无起伏,考虑行气管插管或喉罩气道

资料来源:Weiner,2016.

推荐按压和通气比例为 3∶1,即每分钟进行 90 次胸外按压和 30 次正压人工通气,每分钟约 120 个动作。持续进行胸部按压配合人工正压通气直到心率>60 次/min。

肾上腺素

静脉注射肾上腺素指征是:通过充分地人工正压通气和胸部按压后,心率仍然 ≤60 次/min。推荐静脉剂量为:0.01~0.03mg/kg。如果静脉通路没有建立起来,可以先通过气管导管给药,但效果可能欠佳(Kapadia,2017)。气管导管给药的剂量需加大到 0.05~0.1mg/kg。

停止复苏

国际复苏联络委员会提出:如果持续正确复苏 10 分钟后仍然没有生命迹象,此时可停止复苏。值得注意的是,决定继续或停止复苏工作必须个体化操作

(Perlman,2015)。

新生儿状态评估

■ 阿普加评分

阿普加(Apgar)评分系统是 Apgar 医生在 1953 年总结的一种用于识别需要复苏的新生儿和评估复苏效果的临床工具(American Academy of Pediatric,2017)。如表 32-2 所示,包括 5 项容易识别和掌握的指标(心率、呼吸、肌张力、对刺激的反应和皮肤颜色),每项指标为 0~2 分。分娩后 1 分钟和 5 分钟对新生儿上述指标进行评估,得到各项指标分数并汇总,可以得到生后 1 分钟和 5 分钟阿普加评分。如果得分<7 分,需要在抢救的同时每隔 5 分钟进行 1 次评估,直到生后 20 分钟或停止复苏工作。

Casey 等(2001b)收集帕克兰医院出生的 15 万例新生儿并评估 5 分钟阿普加评分对生后 28 天内新生儿存活率的预测价值。他们发现:在足月儿中,5 分钟阿普加评分为 7~10 分的死亡率约 1/5 000,而评分 ≤3 分的死亡率高达 1/4;在早产儿中也有相似结果。这些研究提示阿普加评分至今仍对新生儿存活率有预测意义。

有人用阿普加评分定义窒息损伤和预测神经系统损伤后果,这显然违背了阿普加评分初衷(第 33 章)。鉴于窒息性损伤和低阿普加评分都不常见,因此它们之间的相关性难以用可靠性来衡量。如 2010 年美国出生证明记录中 5 分钟阿普加评分<7 分的发生率仅为 1.8%(Martin,2012);类似的,Thorngren-Jerneck(2001)开展的 1 项以人群为基础的研究发现,瑞典 1988~1997 年出生的超过 100 万例足月新生儿 5 分钟阿普加 ≤3 分的发生率仅为 2/10 00 活产儿。

既往有多个学术组织仅根据低阿普加评分就建立错误的新生儿窒息定义,这促使美国妇产科医师学会和美国儿科学会(2017f)共同签署了 1 项关于"阿普加评分的使用和误用"的联合声明。阿普加评分的特定要素部分依赖于新生儿生理成熟度,故健康的早产儿可因为早产不成熟而表现为低评分。阿普加评分的其他影响因素包括胎儿畸形、母亲使用药物和感染。因此,单独使用阿普加评分来诊断窒息是不合适的,并且单独使用阿普加评分不能推论缺氧是脑性瘫痪的原因,如第 33 章所述。

表 32-2　20 分钟阿普加评分系统

体征	0 分	1 分	2 分	1 分钟	5 分钟	10 分钟	15 分钟	20 分钟
颜色	青紫或苍白	四肢青紫	全身粉红色					
心率	无	<100 次/min	>100 次/min					
反射	无反应	皱眉	哭声有力					
肌张力	松弛	四肢一些屈曲	活动					
呼吸	无	哭声弱,通气不足	好,有哭声					
			总计					
	评估				复苏			
			分钟	1	5	10	15	20
			氧气					
			PPV/CPAP					
			ETT					
			胸部按压					
			肾上腺素					

资料来源:Weiner,2016.
CPAP,持续气道正压通气;ETT,气管导管;PPV,正压通气。

■ 脐带血酸碱分析

采集脐带血进行酸碱分析可评估新生儿代谢状态。脐带血的采集方法是分娩后立即在脐带的新生儿端和胎盘端各用两把止血钳夹住,两端之间脐带长约 10~20cm。在近端止血钳和远端止血钳之间分别切断即可离断脐带(Blickstein,2007)。

用 1~2 mL 含冻干肝素或用 1 000U/mL 肝素冲洗过的注射器抽取脐带动脉血,将针头盖上针栓后置于冰上转送到实验室。标本应尽量及时转运,但即使在室温下保存 60 分钟,血 pH 和 PCO_2 改变仍不明显(Lynn,2007)。有研究表明,只要正确收集标本,即使分娩后 60 小时后进行分析,仍可预测出生时酸碱状态(Chauhan,1994)。酸碱检测可因为分析设备不同而存在显著差异(Mokarami,2012)。

■ 胎儿酸碱生理

胎儿产生碳酸和有机酸。CO_2 氧化代谢形成碳酸(H_2CO_3)。一般情况下,胎儿通过胎盘循环快速清除 CO_2,从而防止碳酸堆积。如果 CO_2 清除减少,则有机酸水平上升。当胎儿血液中碳酸蓄积而其他有机酸不增加,如在胎盘交换功能受损时出现的情况,被称为呼吸性酸血症。

有机酸主要包括乳酸和羟基丁酸。胎盘交换功能持续受损及无氧酵解可引起有机酸水平增加。这些有机酸在胎儿血液中缓慢地被清除。当有机酸堆积,而碳酸并没有同时增加,则发生代谢性酸血症。HCO_3^- 是有机酸的缓冲剂,当代谢性酸血症发生发展时,HCO_3^- 水平将下降来缓冲有机酸的增加。当 H_2CO_3 增加而有机酸增加更多时,表现出 HCO_3^- 降低,即为混合性呼吸-代谢性酸血症。

在胎儿期,呼吸性和代谢性酸血症及最后组织酸中毒,均表明病情持续恶化,这与成人的病理生理不同。成人引起酸血症常有比较明确的病因,如肺部疾病导致呼吸性酸血症,糖尿病引起代谢性酸血症。在胎儿期,胎盘充当了肺和部分肾脏的功能,胎盘子宫灌注减少是胎儿发生酸血症的一个主要原因。胎盘子宫灌注不足引起 CO_2 滞留(呼吸性酸血症),如果时间延长并加重,可引起混合性或代谢性酸血症。

若母亲 pH 和血气正常,胎儿血液实际 pH 取决于碳酸和有机酸的比例及 HCO_3^- 的数量,后者是血液中主要的缓冲系统,可以用 Henderson-Hasselbalch 方程式来阐述:

$$pH = pK + \log \frac{[\,base\,]}{[\,acid\,]} \text{ or}, pH = pK + \log \frac{HCO_3^-}{H_2CO_3}$$

临床上 HCO_3^- 代表代谢成分,以 mEq/L 为单位;H_2CO_3 浓度代表呼吸成分,用 PCO_2(单位为 mmHg)来

第九篇

表示。因此：

$$pH = pK + \log \frac{代谢(HCO_3^- \ mEq/L)}{呼吸(PCO_2 mmHg)}$$

根据方程式得到的结果即为 pH。然而，pH 是一个对数术语，不能提供酸堆积的线性测量结果。氢离子浓度改变可引起 pH 降低。如 pH 从 7.0 下降到 6.9 时氢离子浓度的改变是 pH 从 7.3 下降到 7.2 的 2 倍。δ 碱可对代谢酸进行更为线性的测量（Armstrong，2007）。δ 碱是通过测定 HCO₃⁻ 缓冲容量的改变计算出的一个数值。下面是计算碱剩余（base excess，BE）的

公式：

$$BE = 0.027\,86 \times pCO_2 \times 10^{(pH-6.1)} \times 13.77 \times pH - 124.58$$

图 32-4 是从仅知道的 2 个参数推算出的列线图。例如，代谢性酸血症时，为了缓冲有机酸而维持正常 pH，HCO₃⁻ 被消耗，浓度降低。当 HCO₃⁻ 降低到正常水平以下，则发生碱缺乏（base deficit，BD）。而当 HCO₃⁻ 值高于正常水平，则发生 BE。重要的是，与 BD 轻微改变和 HCO₃⁻ 水平接近正常的混合性呼吸-代谢性酸血症相比，伴有较大 BD 值和低 HCO₃⁻（如仅有 12mmol/L）常与胎儿窘迫有关。

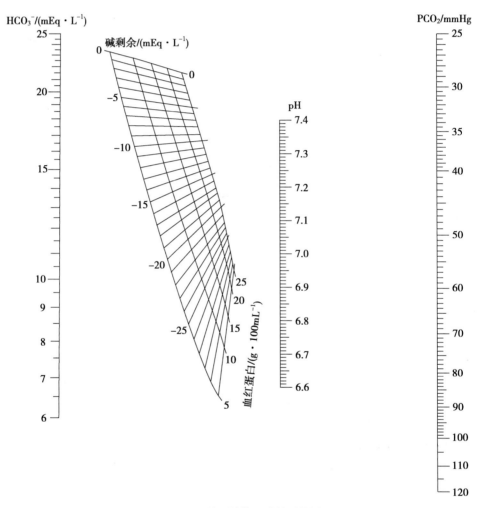

图 32-4　基于计算 δ 碱的列线图

（资料来源：Siggaard-Anderson O：Blood acid-base alignment nomogram，Scand J Clin Lab Invest. 1963；15：211-217. ）

■ 酸血症临床表现

在正常分娩过程中胎儿氧合和 pH 逐渐下降。足月新生儿分娩时的正常脐血 pH 和血气指标见表 32-3。早产儿的数值和足月儿类似（Dickinson，1992；Ramin，

1989；Riley，1993）。有数据表明，新生儿 pH 正常值的低限波动于 7.04～7.10（Thorp，1996）。因此，可以用这些值对新生儿酸血症进行定义。大部分胎儿能够耐受产时的酸血症，即使 pH 低至 7.0 也不会发生神经系统损伤（Freeman，1988；Gilstrap，1989）。有学者对帕克

兰医院 pH<7.0 的新生儿进行研究,发现这部分新生儿死亡率达 8%,需收入重症监护室达 39%,需气管插管达 14%,出现惊厥达 13%(Goldaber,1991)。另外牛津大学一项对超过 51 000 例 pH<7.0 的新生儿研究发现这些患儿脑病发生率达 3%(Yeh,2012)。出生时脐动脉血 pH<7.0 的新生儿,即使 5 分钟阿普加评分正常,其相关疾病的发病率仍明显增加,这些疾病包括呼吸窘迫、需入住新生儿重症监护室和败血症(Sabol,2016)。生后酸血症的恢复快慢与预后直接相关(Casey,2001a)。

表 32-3　足月新生儿分娩时的正常脐血 pH 和血气指标

数值	Ramin, 1989[a] 顺产 $n=1\ 292$[c]	Riley, 1993[b] 顺产 $n=3\ 522$[c]	Kotaska, 2010[b] 顺产 $n=303$[d]	Kotaska, 2010[e] 剖宫产 $n=189$[d]
脐动脉血				
pH	7.28(0.07)	7.27(0.069)	7.26(7.01~7.39)	7.3(7.05~7.39)
PCO_2/mmHg	49.9(14.2)	50.3(11.1)	51(30.9~85.8)	54(37.5~79.5)
HCO_3^-/(mEq·L⁻¹)	23.1(2.8)	22.0(3.6)	—	—
碱剩余/(mEq·L⁻¹)	−3.6(2.8)	−2.7(2.8)	—	—
脐静脉血				
pH	—	7.34(0.063)	7.31(7.06~7.44)	7.34(7.10~7.42)
PCO_2/mmHg		40.7(7.9)	41(24.9~70.9)	44(29.1~70.2)
HCO_3^-/(mEq·L⁻¹)		21.4(2.5)	—	—
碱剩余/(mEq·L⁻¹)	—	−2.4(2)	—	—

资料来源:Centers for Disease Control and Prevention,2012;Watson,2006.
[a] 选择性简单顺产新生儿。
[b] 非选择性顺产新生儿。
[c] 数据显示为平均值。
[d] 数据显示为第 2.5 百分位数或第 97.5 百分位数的范围。
[e] 剖宫产。

呼吸性酸中毒

CO_2 潴留和呼吸性酸血症是由急性胎盘血气交换中断引起。脐带暂时受压是最常见的产前原因。一般而言,呼吸性酸血症对胎儿并无危害(Low,1994)。

可通过计算了解酸中毒的呼吸成分(PCO_2)对 pH 的影响程度。首先,从脐血血气 PCO_2 值中减去正常新生儿 PCO_2 水平高限(50mmHg)得到额外的 PCO_2。每额外增加 10mmHg PCO_2 可降低 pH 0.08(Eisenberg,1987)。因此,在混合性呼吸-代谢酸血症中,良性的因呼吸因素导致的酸中毒成分可以被计算出来。例如,一孕妇发生急性脐带脱垂,20 分钟后通过急诊剖宫产手术娩出胎儿。胎儿脐动脉血气 pH 为 6.95,PCO_2 为 90mmHg。为了解脐带受压和 CO_2 交换受阻对 pH 的影响程度,应用上面提到的 PCO_2 和 pH 的关系进行计算:

90mmHg−50mmHg=40mmHg(额外 CO_2),

纠正后 pH:(40÷10)×0.08=0.32;
6.95+0.32=7.27。

因此,脐带脱垂前 pH 约为 7.27,在正常范围,目前低 pH 改变是呼吸性酸中毒所致。

代谢性酸中毒

胎儿持续缺氧达到一定时间和程度时,需进行无氧代谢为细胞提供能量,因此发生代谢性酸中毒。Low 等在 1997 年将碱缺失>12mmol/L 定义为胎儿酸中毒,>16mmol/L 定义为重度胎儿酸中毒。对帕克兰医院出生的 15 万例新生儿血气分析结果进行分析,将脐带血气界值偏离均数 2 个标准差定义为代谢性酸中毒(Casey,2001b),即脐动脉血 pH<7.00 时,伴 $PCO_2<76.3$mmHg(高值提示呼吸因素)、$HCO_3^-<17.7$mmol/L,碱缺失≥10.3mEq/L。美国妇产科医师学会(2014)从缺氧和脑瘫关系角度出发,在大量专著中均将代谢性酸中毒定义为脐动脉血 pH<7.0,碱缺失≥12mmol/L。

代谢性酸中毒常伴有多器官功能障碍,但缺氧引起严重代谢性酸中毒导致的神经系统损伤（缺氧缺血性脑病）的情况并不常见（第33章）。实际上胎儿若无酸中毒，则不能判断其近期经受过缺氧损伤。即使足月儿存在严重的代谢性酸中毒，对继发神经系统损伤的预测性也较差（King，1998；Socol，1994）。在出生体重<1 000g的超低出生体重儿中，其酸碱状态与颅内出血和长期神经系统后遗症的联系相对更为密切（Lavrijsen，2005；Salhab，2005；Victory，2003）。

在上述研究中，Casey 等（2001b）对足月儿和早产儿代谢性酸中毒、低阿普加评分和新生儿死亡之间的关系也进行了研究。与5分钟阿普加评分≥7分的新生儿相比，有代谢性酸中毒及5分钟阿普加评分≤3分的足月儿死亡率增加了3 200倍。

■ 脐带血气分析推荐意见

一些医学中心对所有新生儿均在出生时进行脐带血气分析（Casey，2001b；Sabol，2016）。对广泛开展脐带血气测定的成本效益分析研究，揭示了收益及潜在的节约成本（White，2010，2016）。以下情况进行脐带血气分析似乎是合理的：因胎儿窘迫进行的剖宫产、异常胎儿心率监护、5分钟阿普加评分低、分娩期发热。多胎妊娠和严重的胎儿生长受限不推荐常规进行血气分析。

尽管脐带血气测定对近期或远期不良神经系统结局的预测性差，但血气结果为出生时胎儿的代谢状态提供了客观证据。

预防性护理

■ 预防眼部感染

新生儿眼炎是一种黏液脓性结膜炎。某种形式的结膜炎影响到1%～12%的新生儿，其中淋球菌和衣原体感染最常见（Zuppa，2011）。

过去，出生时感染淋球菌所引起的眼炎是导致新生儿失明的最常见原因。在使用1%硝酸银滴眼液后，淋球菌感染引起的失明明显减少。其他抗菌药物也相继被证实有效。在美国大部分州，对所有新生儿淋球菌眼炎的预防是强制性的（American Academy of Pediatric，2017b）。预防治疗包括出生即应用1次1%硝酸银滴眼液或0.5%红霉素眼膏。在北美，以前使用过的1%四环素眼膏预防治疗方式不再推荐（Mabry-Hernandez，2010；Moore，2015）。

患淋病且未治疗的母亲所生新生儿可能存在淋球菌眼炎，应给予新生儿1次头孢曲松钠治疗，剂量为100mg/kg，可肌内注射或静脉注射。治疗之前应进行淋球菌和衣原体培养以明确病原菌。

完整的新生儿衣原体结膜炎的预防方法比较复杂。理想情况下，产前筛查和治疗沙眼衣原体可减少结膜感染（Hammerschlag，2011）。活动性衣原体感染母亲阴道分娩的婴儿中12%～25%可发生结膜炎（Teoh，2003）。预防性局部眼部治疗不能可靠地降低衣原体结膜炎发病率。肯尼亚的一项研究发现，在预防衣原体结膜炎方面，2.5%聚乙烯酮碘溶液优于1%硝酸银滴眼液或0.5%红霉素眼膏（Isenberg，1995）。伊朗的另一项研究发现，聚维酮碘溶液滴眼预防结膜炎的有效性是红霉素的2倍，这两种药物的预防失败率分别为9%和18%（Ali，2007）。

新生儿生后直至3个月的结膜炎应该首先考虑衣原体感染（Moore，2015）。小儿衣原体感染的治疗方法是口服阿奇霉素5天或口服红霉素14天。

■ 乙型肝炎病毒免疫

对所有出生体重>2 000g且一般情况稳定的新生儿，标准做法是出院前常规接种无硫柳汞乙型肝炎疫苗（American Academy of Pediatric，2017b）。若母亲乙型肝炎病毒表面抗原阳性，应对新生儿使用乙型肝炎病毒免疫球蛋白进行被动免疫（第55章）。一些人提倡在妊娠期间使用抗病毒核苷或核苷酸类似物治疗高危或甚至所有血清阳性妇女，以减少胎儿传播（Dusheiko，2012；Tran，2012）。

■ 寨卡病毒

这种病毒主要由蚊虫叮咬传播。大多数感染者无症状，但可能导致严重的先天性缺陷（第64章）。对于此种病毒的筛查应首先询问患者最近有无前往流行地区。对于有风险的妇女，应该完善血清学筛选。所有在妊娠期间有寨卡病毒感染实验室证据的母亲所分娩的新生儿都应该接受全面检查，包括神经系统检查评估，头部超声，出院前听力筛查和寨卡病毒实验室检测（Reynolds，2017）。

■ 维生素K

补充维生K可以预防维生素K缺乏引起的出血性疾病（第33章）。推荐出生后1小时内给新生儿肌内注射1次0.5～1mg的维生素K（American Academy of Pediatric，2017b）。

■ 新生儿筛查

目前，针对29种新生儿先天性疾病有许多大规模筛查试验可供选择。如表 32-4 所示,许多疾病都是根据各州法律进行强制性筛查的(ACOG, 2017c)。多数州要求针对所有主要先天性疾病要求必须进行筛查。美国母亲和儿童健康局网站罗列了一些补充情况,即次要筛查目标。除法律规定的主要疾病外,一些州还要求对次要筛查目标中一些疾病进行筛查。每位医生应熟悉自己所在州的具体要求。

表 32-4　新生儿筛查主要疾病

乙酰肉碱异常[a]		氨基酸代谢	血红蛋白病	其他
有机酸代谢	脂肪酸代谢			
异戊酸血症	中链-酰基 CoA 脱氢酶	苯丙酮尿症	SS 病	先天性甲状腺功能减低症
戊二酸血症 I 型	超长链-酰基 CoA 脱氢酶	枫糖尿症	S-β 地中海贫血	生物素酶
3-羟基-3-甲基戊二酰辅酶 A 裂解酶	长链-3-OH-酰基 CoA 脱氢酶	同型胱氨酸尿症	镰状细胞病	先天性肾上腺皮质增生症
多种羧化酶	三功能蛋白酶	瓜氨酸血症		半乳糖血症
甲基丙二酸变位酶	肉毒碱吸收	精氨酸琥珀酸		听力损害
3-甲基巴豆酰辅酶 A 羧化酶		酪氨酸血症 I 型		囊性纤维化病
甲基丙二酸血症(钴胺素 A,B)				严重先天性心脏病[b]
丙酸血症				严重联合免疫缺陷[b]
β-酮硫解酶				

资料来源:Centers for Disease Control and Prevention, 2012; Watson, 2006.
[a] 串联质谱仪检测。
[b] 2006 年后补充。

常规新生儿护理

■ 胎龄评估

分娩后不久即可进行新生儿胎龄评估。胎龄和出生体重的关系可用来评估婴儿发生并发症的风险。例如,小于胎龄儿或大于胎龄儿发生低血糖和红细胞增多症的危险性均增高,因此,应检测其血糖和红细胞比容。

■ 皮肤和脐带护理

胎儿娩出后,在保持新生儿温暖的同时,应轻柔地擦去皮肤上多余的胎脂、血液和胎粪。残留的胎脂易被吸收,一般 24 小时之内被完全吸收。体温稳定后才能进行新生儿洗浴。

在脐带的护理中应该注意无菌操作原则。美国儿科学会认为保持脐带干燥就足够了(Stewart, 2016)。随着脐带胶质水分丢失,出生后脐带残端很快发生干性坏疽。24 小时内湿润的青白色脐带残端变得干燥发黑。几天到几周内,残端脱落,留下小的肉芽状伤口,愈合后形成脐。脐带脱落通常发生在出生后前 2 周内,也可早至 3 天,晚至 45 天才脱落(Novack, 1988)。若暴露于空气中,脐带残端干燥得更快,更容易脱落。因此,不推荐使用敷料遮盖脐残端。

在卫生资源匮乏的国家,合理的做法是在脐带局部预防性应用抗菌药物(Salam, 2014)。三联染料比肥皂水在预防脐部细菌定植和渗出物形成方面更有效(Janssen, 2003)。在尼泊尔的一项研究中发现,清洗脐带残端时,4% 氯己定和肥皂水相比,严重脐炎发生率降低 75%(Mullany, 2006)。同样,0.1% 的氯己定优于干燥脐带护理(Kapellen, 2009)。世界卫生组织(2014)建议用氯己定(洗必泰)清洁脐带。

尽管有预防措施,但严重的脐部感染仍有发生。在德国的一项研究中,纳入了超过 750 例无菌脐带护理新生儿,脐部感染的发生率为 1.3%(Kapellen, 2009)。最可能的病原体为金黄色葡萄球菌、大肠杆菌和 B 族溶血性链球菌。蜂窝织炎和脐带残端分泌物有助于临床诊断脐部感染。脐部周围轻微发红和脐带脱落后部分残端出血也较常见,但有些新生儿无明显临床症状。

■ 喂养及体重丢失

在美国,2016 年,81% 的新生儿最初是母乳喂养,52% 在 6 个月时仍然是母乳喂养,31% 在 1 岁时还是母乳喂养(CDC,2016)。根据美国妇产科医师学会建议(2017e),出生至 6 个月纯母乳喂养是首选。在许多医院,母乳喂养始于产房。大多数足月新生儿每天喂养 8~12 次,每次喂养约 15 分钟。早产或生长受限的新生儿则需要缩短喂养时间间隔。母乳喂养将在第 36 章中进一步讨论。

生后最初 3~4 天,多数新生儿进食很少,因而体重逐渐下降,直到建立起母乳喂养或其他母乳替代品喂养。早产儿体重下降相对更明显,恢复到出生体重时间也较长。无其他疾病的小于胎龄儿体重恢复比早产儿快。只要有适当的营养供给,足月儿的出生体重通常会在 10 天内恢复。

■ 粪便和尿液

生后第 2~3 天,结肠中含有松软的墨绿色胎便。胎便组成成分包括:肠道脱落的上皮细胞、黏液,以及与羊水一起被吞入的上皮细胞和胎毛(胎儿头发)。胎便颜色来源于胆汁色素。在胎儿期或生后几个小时内,肠道为无菌状态,但出生后细菌很快在肠道定植。

90% 新生儿在生后 24 小时内排胎便,其余大部分在生后 36 小时内排胎便。通常情况下,出生后很快就排尿,部分新生儿到第 2 天才排尿。胎粪和尿液排出提示消化道和泌尿道通畅。若不能排便或排尿,则提示先天性缺陷,如先天性无肛或尿道瓣膜。生后第 3~4 天,进食奶汁消化后,胎便转为类似花生酱的淡黄色均匀粪便。

■ 新生儿黄疸

约 1/3 新生儿生后第 2~5 天可出现生理性黄疸。考虑到大多数医院有提前出院的政策,这一点显得尤为重要。目前采用的黄疸干预指南包括:标准光疗设备、胆红素监测及针对不同胎龄、不同日龄和危险因素的治疗建议(Bhutani,2011;Maisels,2009)。高胆红素血症在第 33 章中进一步讨论。

■ 包皮环切手术

适应证

新生儿包皮环切术在美国争议了至少有 30 年。

即便如此,现代科学证据提示包皮环切术仍是有益处的,包括能预防包茎、嵌顿包茎和龟头包皮炎,另外包皮环切术也能降低阴茎癌及性伴侣宫颈癌的发生率。美国儿科学会疾病研究工作组曾经于 1999 年得出结论,认为现有的证据不足以推荐常规的新生儿包皮环切术,但这一结论似乎不足以影响此手术在本国的推广。具体来说,CDC 在 2011 年发现,新生儿包皮环切率从 1999 年到 2010 年的 12 年间仅从 60% 下降到 55%。

其他研究也支持包皮环切对健康有益。在人类免疫缺陷病毒(HIV)流行的非洲地区,成年男性进行包皮环切术可降低 50% HIV 感染的风险(Bailey,2007;Gray,2007)。行包皮环切术的成年男性 HIV、HPV 和单纯疱疹病毒感染发生率均下降(Tobian,2009)。在其后政策声明中,美国儿科学会包皮环切术特别工作小组(2012)得出结论,新生儿包皮环切的健康益处大于风险。因此,人们选择进行新生儿包皮环切术是合法的,但特别工作小组并没有建议对所有新生儿进行包皮环切。

外科技术

新生儿包皮环切术只能在健康新生儿中开展。禁忌证包括生殖道畸形如尿道下裂及有出血性疾病家族史的婴儿(除非新生儿已被排除存在凝血问题)。

特别工作小组(2012)建议采用程序性镇痛技术。目前有多种镇痛技术,包括局部使用利多卡因软膏、局部浸润镇痛、阴茎背神经阻滞或环状阻滞法(Arnett,1990;Stang,1988)。与局部使用镇痛剂相比,阴茎背神经阻断术或环状阻滞镇痛技术更优(Hardwick-Smith,1998;Lander,1997;Taddio,1997)。使用蘸有糖水的安慰奶嘴也可缓解疼痛(Kaufman,2002)。

正确消毒阴茎后,进行环状阻滞镇痛。首先在一侧阴茎根部注射 1% 利多卡因形成皮丘,然后用针 180° 环绕阴茎根部注射,形成一个镇痛圈。利多卡因最大剂量为 1.0mL。禁止血管活性药物如肾上腺素等和表面镇痛剂一起使用。

最常用设备如图 32-5 所示,包括 Gomco 夹、Mogen 夹及 Plastibell 装置。Kaufman 等 2002 年报告,Mogen 技术比 Gomco 技术手术时间短,副作用也较少。无论使用哪种方法,其目标均为切除环绕的多余皮肤和里面的包皮上皮细胞,从而使阴茎头充分暴露,防止包皮过长。技术步骤包括:①精确估计需要切除的外部皮肤范围;②扩张包皮口,暴露阴茎头并确保阴茎头无异常;③将内部包皮上皮细胞从阴茎头上皮细胞游离;④在切断包皮之前,将手术设备留置在原位一定时间帮助止血(Lerman,2001)。

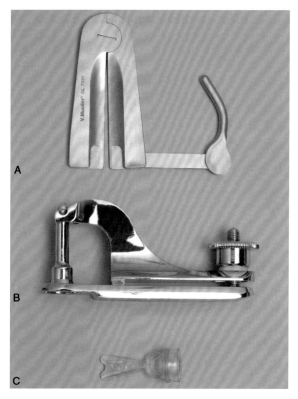

图 32-5 3 种用于包皮环切的工具。A. Mogen 夹,臂最多张开 3mm;B. 安装好的 Gomco 夹;C. Plastibell 装置

出血、感染和血肿形的风险很低（Christakis, 2000）。比较少见的并发症也有报告,如末端龟头被切断、HIV 感染和其他性传播疾病感染、尿道口狭窄、阴茎损伤、电凝阴茎损伤、表皮包涵囊肿和尿道皮肤瘘及利多卡因和肾上腺素一起不当使用引起的局部缺血（Amukele, 2003; Neulander, 1996; Nicoll, 1997; Pippi-Salle, 2013; Upadhyay, 1998）。

■ 母婴同室及出院

新生儿与母亲同处一室,而不是放到中心护理病房,这种护理模式叫做母婴同室。这样做部分原因是让人类生产过程中所有阶段尽可能趋向自然状态,而且可以尽早培养良好的母婴感情。24 小时后母亲常可下床活动,可以照顾自己和她的孩子。母婴同室明显提高了母亲返家后照顾新生儿的能力。

通常,新生儿和母亲一起出院。多数情况下,母亲住院时间决定新生儿住院时间。20 世纪 70 年代到 90 年代中期,母亲产后平均住院时间逐渐缩短,很多母亲在生后 48 小时内出院。世界卫生组织（2014）指出母亲至少应该住院 24 小时。尽管大部分新生儿 48 小时内能够随母亲安全地出院,但并不能一概而论。例如,Liu 等（2000）引用加拿大健康信息研究所的数据,对 210 多万例新生儿的再入院率进行调查。当住院天数从 1990 年的 4.2 天减少到 1997 年的 2.7 天时,新生儿再入院率从 27/1 000 上升到 38/1 000。大部分再入院原因为脱水和黄疸。Malkin 等（2000）研究华盛顿州新生儿出院数据,发现生后 30 小时内出院的新生儿,其 28 天内死亡率增加了 4 倍,1 年之内死亡率增加了 2 倍。对晚期早产儿出院的安全性应给予充分考虑和关注（Whyte, 2012）。

通过对母亲和新生儿住院时间缩短的详细审查,美国 1996 年颁布了母婴健康保护法,禁止保险公司将其住院天数限制在顺产 2 天、剖宫产 4 天以内。Datar 和 Sood（2006）对加利福尼亚州 662 000 例新生儿进行分析发现,实施母婴健康保护法后第 1 年、第 2 年、第 3 年,新生儿再入院率分别下降了 9%、12%和 20%。

（刘振球 翻译 韦红 审校）

参考文献

足月新生儿疾病与产伤

> 少数新生儿出生时会出现颅骨骨折。这一情况通常是由于分娩时用力过度所致,偶尔也会出现自发性骨折。
>
> ——J. 惠特里奇·威廉姆斯(1903)

足月新生儿易发生各种疾病和意外伤害,威廉姆斯在本书第 1 版中仅提及了其中的极少部分病症。在许多情况下,新生儿的各种临床表现是胎儿期已发生的病理情况的延续。一个常见的例子就是分娩期败血症可导致新生儿反应差和酸中毒。由于早产儿和足月儿许多疾病的临床表现有所不同,本章仅讨论常见于足月儿的疾病,早产儿常见疾病见第 34 章,由母体疾病所直接引起的新生儿异常将在其他相关章节进行讨论。

呼吸窘迫

胎儿一娩出,需要立即转换为空气中呼吸(第 32 章)。新生儿吸气时肺部迅速充满空气,肺液被迅速清除,同时 II 型肺泡细胞合成的肺表面活性物质防止呼气时肺泡塌陷。以上机制不能正常进行时,将导致呼吸功能不全,表现为低氧血症、代偿性呼吸增快、鼻翼扇动、吸气性三凹征和呻吟(Reuter, 2014)。早产儿的

呼吸功能不全常由于肺发育不成熟和肺表面活性物质不足所致,即呼吸窘迫综合征(respiratory distress syndrome, RDS),该病的其他亚型可见于患严重疾病的儿童和成人(第 47 章)。所有类型的 RDS 均是由于不同原因破坏肺泡上皮细胞,导致肺表面活性物质合成不足。当胎儿逐渐接近足月儿时,肺表面活性物质不足,这一新生儿呼吸窘迫的常见原因,也逐渐消失。足月儿发生新生儿呼吸窘迫的常见原因是新生儿一过性呼吸增快、RDS、胎粪吸入综合征、肺炎、持续性肺动脉高压和缺血缺氧性脑病(hypoxic-ischemic encephalopathy, HIE)(Lin, 2015)。

■ 新生儿呼吸窘迫综合征

北京一项纳入 125 例足月儿 RDS 的研究显示,该疾病最常见的原因是败血症(50%)、剖宫产(27%)、重度窒息(10%)和胎粪吸入(7%)(Liu, 2010)。值得注意的是,尽管足月儿 RDS 的发生率较早产儿低,但足月儿肺表面活性物质缺乏所致 RDS 并不罕见(Berthelot-Ricou, 2012)。孕母绒毛膜羊膜炎、男性和白种人是 RDS 的独立危险因素(Anadkat, 2012; Higgins, 2016)。同时,肺表面活性物质的合成基因突变可能加重肺表面活性物质的不足(Wambach, 2012)。不论何种原因导致了肺表面活性物质缺乏,足月儿的肺部病理生理改变、临床表现和治疗均与早产儿相似。治疗包括机械通气和肺表面活性物质替代治疗(第 34 章)。有证据表明产前糖皮质激素治疗可以促进 34~37 周近足月儿肺表面活性物质的合成(Gyamfi-Bannerman, 2016),但帕克兰医院并不推荐产前预防性应用糖皮质激素,因其可能导致新生儿低血糖,且远期副作用尚不明确。然而数据表明,如果新生儿低血糖处理及时,并不会导致严重后果(McKinlay, 2015)。足月儿 RDS 的预后取决于病因、严重程度和治疗反应。

■ 胎粪吸入综合征

胎粪的代谢途径和羊水污染的相关生理学在第 24 章讨论。在某些情况下,临产时或产时吸入被胎粪污染的羊水可导致急性呼吸道的阻塞、化学性肺炎、肺表面活性物质功能异常或失活及肺动脉高压(Lee, 2016; Lindenskov, 2015),更为严重的情况下,因严重低氧血症可导致新生儿死亡和长期的神经系统后遗症。

鉴于孕足月的产妇羊水污染的发生率很高(10%~20%),我们有理由认为胎粪吸入也相对常见,庆幸的是,由严重胎粪吸入导致的明显呼吸衰竭是很少见的。胎粪吸入综合征的发生率尚不明确。Singh 等(2009)报告 1.8% 的自然分娩伴随有胎粪吸入综合征。法国一项纳入近 133 000 例足月新生儿的研究表明,严重胎粪吸入综合征的发病率是 0.07%,在孕 37~43 周内出生发病率呈逐渐递增趋势(Fischer, 2012),死亡率则取决于其严重程度。

胎粪吸入综合征的发病率常与羊水污染的程度相关。在大多数情况下,羊水量足够稀释胎粪,以保证胎儿正常生理代谢废物的清除,但是胎粪吸入综合征仍可见于羊水轻度污染者。许多胎粪吸入综合征发生于正常的自然分娩,然而有些胎粪吸入综合征则合并有异常的产科因素,如过期产和胎儿宫内生长受限。羊水量少、分娩时脐带受压或子宫胎盘功能不足等情况,常加剧羊水污染程度,因此,这些胎儿发生胎粪吸入综合征的风险最高。

预防

之前认为,新生儿吸入羊水是由于胎儿缺氧引起的,而胎儿心率监护异常可用于筛查分娩时的高危新生儿。口咽部分泌物吸引作为另一种保护措施,曾被作为是标准化护理之一,然而之后因为没有证据证明其可以减少吸入综合征的发生率或严重程度而被废弃了(Davis, 1985; Wiswell, 1990)。同时有研究报告,胎粪吸入综合征导致的肺动脉高压,以出生前就出现的主动脉肌化为特征。这些研究结果使得某些人认为仅慢性窒息的胎儿会发生胎粪吸入综合征(Katz, 1992),然而,目前并未发现急性窒息的指标(如脐带血酸中毒等)与胎粪吸入综合征的联系(Bloom, 1996; Richey, 1995)。但是有研究报告重度胎粪污染的羊水是新生儿酸中毒的独立危险因素。

为解决关于口咽部吸引的争议,一项 11 个多中心参与的随机研究,比较了进行口咽部吸引和未进行口咽部吸引的两组新生儿(Vain, 2004),结果发现两组新生儿胎粪吸入综合征的发生率相等,均为 4%。因此,美国心脏协会的委员会更新了相应的指南(Wyckoff,

2015)。美国妇产科医师学会和世界卫生组织正式宣布:不推荐分娩时新生儿口咽部或鼻咽部吸引这一常规操作。对于反应好的新生儿,不需要任何治疗;对于反应差的新生儿,干预措施包括通气和吸氧、气管插管等支持治疗。

分娩时羊膜腔内灌注,已在羊水量减少和有频发变异性胎心减速的产妇中成功实施(第 24 章)。之前这被认为是对已发生羊水胎粪污染的新生儿的预防性保护措施之一,但它并没有降低胎粪吸入综合征的发生率,因为胎儿通常在分娩前就已经吸入了胎粪(Bryne, 1987; Wenstrom, 1995)。一项对近 2 000 例孕 36 周以上且有重度羊水粪染的产妇进行了研究(Fraser, 2005),结果显示,进行羊膜腔灌注组和未进行羊膜腔灌注组的新生儿围生期死亡率无差异,均为 0.05%;中度和重度胎粪吸入综合征的发生率同样无显著差异(4.4% vs. 3.1%);最后,两组的剖宫产率也是相似的(32% vs. 29%)。目前,美国妇产科医师学会(2016a)不推荐通过羊膜腔灌注来减少胎粪吸入综合征的发生。

治疗

通气支持和气管插管在必要时可以实施。部分胎粪吸入综合征有肺表面活性物质缺乏,因此,肺表面活性物质的替代治疗是有益的(Natarajan, 2016a)。同时,吸入糖皮质激素可能会减轻疾病的严重程度(Garg, 2016)。体外膜肺氧合(extracorporeal membrane oxygenation, ECOM)可用于最大通气支持后氧合仍差的新生儿(Hirakawa, 2017)。他们对以往的临床试验进行回顾性分析发现,肺表面活性物质的替代治疗可减少需要使用 ECOM 的情况,但是并不能降低死亡率。不同医院需要使用 ECOM 的胎粪吸入综合征患儿的比例各有不同。Singh 等(2009)研究发现,7 518 例胎粪吸入综合征的足月新生儿中有 1.4% 需要 ECOM 治疗,有 5% 死亡。Ramachandrappa 等(2011)报告患胎粪吸入综合征的近足月儿比足月儿死亡率更高。最后,用肺表面活性物质进行肺泡灌洗也是一种安全有效的治疗方式(Choi, 2013)。

新生儿脑病与脑性瘫痪

很少有事情比"脑损伤"更能引起父母和产科医生的担忧,因为"脑损伤"会立即引起关于脑性瘫痪和智力残疾的忧虑。尽管大多数脑功能紊乱或脑损伤并不严重,但历史却使人们保持了更为悲观的看法。1903年,威廉姆斯在本书第 1 版中,仅讨论了源于产伤的脑损伤,之后的版本指出新生儿窒息是脑性瘫痪的另一个重要原因,两者均与产时事件相关。尽管近年来由产伤导致的脑损伤并不常见,人们仍怀着这一错误的观念,即产时事件导致了新生儿大多数的神经系统残疾。这是 20 世纪 70 年代剖宫产率开始上升的主要原因。但不幸的是,因为大多数情况下脑性瘫痪发生于分娩之前,剖宫产对减少脑性瘫痪的发生作用不大(O'Callaghan,2013)。

这些认识促使人们更加科学地探究胎儿脑功能障碍的原因,包括脑性瘫痪的原因。Nelson 和 Ellenberg(1984,1985,1986a)在这方面进行了开创性的观察研究。研究者证明了神经系统的功能障碍是一个多因素共同影响的结果,包括基因性、生理性、环境和产科因素。重要的是,这些研究显示极少数神经系统功能障碍与产时事件有关,这一问题随之引起了国际性的关注。2000 年美国妇产科医师学会分派了一个工作小组专门研究新生儿脑病和脑性瘫痪的发展规律。这个多专业联合的工作小组通过回顾现有数据,制定了多个新生儿脑功能障碍的定义和标准。他们的研究结果由美国儿科学会和美国妇产科医师学会共同颁布(2003)。

10 年后,工作小组更新了研究发现(ACOG,2014c),相对其他的新生儿脑病,对新生儿 HIE 的病因探究过程,有了更多的限定条件。他们推荐应多方面评估每个患儿,同时强调没有任何一个评估方法是绝对可靠的,因此,也没有任何一个方法可以 100% 找到新生儿脑病的确切原因。

■ 新生儿脑病

2014 工作小组将新生儿脑病定义为:35 周及以上新生儿生后几天出现神经系统功能障碍的综合征,表现为意识水平低于正常或惊厥,常伴有呼吸的发动和维持困难、肌张力低下和反射迟钝。其在每 1 000 例活产足月儿中的发生率为 0.27%~1.1%,在早产儿中发生率更高(Ensing,2013;Plevani,2013;Takenouchi,2012;Wu,2011)。虽然 2014 工作小组总结了新生儿脑病和脑性瘫痪的诸多病因,但是主要集中于 HIE 和其他与产时事件有关的脑病。为识别出患儿,有必要进行一个全面的评估,包括母亲疾病史、既往异常产科病史、此次分娩有关因素、胎盘病理检查和新生儿表现,并应通过实验室和神经系统影像学检查进行补充。

新生儿脑病被定义为 3 个层次:轻度新生儿脑病表现为惊醒、易烦躁、焦虑不安、肌张力增高和降低;中度新生儿脑病表现为嗜睡、严重肌张力增高和偶发惊厥;重度新生儿脑病表现为昏迷、多发惊厥和反复呼吸暂停。

在新生儿脑病的几种形式中,仅痉挛性四肢瘫痪可以源于急性围产期缺血。其他形式如偏轻瘫和偏瘫、痉挛性双侧瘫痪和共济失调,是不太可能来源于产时事件。单纯的运动障碍和共济失调,特别是伴随学习障碍的脑功能障碍经常由遗传因素引起。

缺氧缺血性脑病的诊断标准

2014 工作小组积极修改了 2003 年版对急性产时事件引起脑性瘫痪的定义,修改要点和注意事项见表 33-1。

表 33-1	急性围产期或产时事件引起脑性瘫痪的诊断要素
新生儿表现	
新生儿阿普加评分:<5 分(生后 5 分钟和 10 分钟)	
分娩时胎儿脐动脉血气有代谢性酸中毒的证据(pH<7.0 和/或碱缺失≥12mmol/L)	
有神经系统影像学证据支持急性脑损伤:与 HIE 相符的 MRI 或 MRS 影像学表现	
与 HIE 相符的多系统受累表现	
促成因素的类型和时间段	
分娩前或分娩期间存在发生缺氧事件的先兆	
胎心监护图形符合急性围产期或产时事件	

资料来源:ACOG,2014b。
HIE,缺氧缺血性脑病;MRI,磁共振成像;MRS,磁共振波谱成像。

首先,5 分钟和 10 分钟的阿普加评分越低,神经系统损伤的风险就越高。低阿普加评分有许多原因,其中大多数新生儿不会发生脑性瘫痪。5 分钟阿普加评分≥7 分时,围产期 HIE 不会发生脑性瘫痪。

脐带血酸碱测定可作为 HIE 的次要诊断标准。低 pH 和碱缺失水平升高会增加 HIE 造成新生儿脑性瘫痪的可能性;pH 越低、碱缺失水平越高,则风险越大。但是大多数酸中毒新生儿神经系统正常(Wayock,2013)。脐动脉血 pH≥7.2 时几乎不可能发生 HIE。

MRI 和 MRS 是观察 HIE 相关表现的最佳物理方法。工作小组提出颅脑超声和 CT 对足月新生儿缺乏敏感性。但生后 24 小时以后的颅脑影像学正常可以有效地排除由于缺氧缺血造成的脑病。生后 24~96 小时的 MRI 对确定围产期颅脑损伤的时间更敏感,而 7~21 天的 MRI 是描述颅脑损伤范围的最佳方法。

最后,HIE 伴有多系统受累,包括肾脏、胃肠道、肝脏或心脏损害、血液系统异常或以上合并存在。神经损害的程度并不一定与其他系统损害有关联。

工作小组同时发现了某些急性围产期事件的促成因素。其中,先兆事件指可能引起灾难性后果的产科事件,如子宫破裂、严重的胎盘早剥、脐带脱垂和羊水栓塞等。Martinez-Biarge 等（2012）对 58 000 例分娩过程进行统计，发现有 192 例出现上述先兆事件，其中 6% 的新生儿在分娩过程中或生后不久死亡，10% 发生了新生儿脑病。其他新生儿酸中毒的危险因素包括优先或紧急剖宫产、母亲年龄≥35 岁、重度羊水胎粪污染、绒毛膜羊膜炎和全身麻醉（Ahlin，2016；Johnson，2014；Nelson，2014）。

2014 工作小组同时强调，要鉴别异常的胎心监护是原发还是继发于其他病因。胎心监护图形为 1 或 2 类，并且具备 5 分钟阿普加评分≥7 分或正常的脐带血血气（±1SD）之一者，是不符合急性 HIE 事件的（Graham，2014）。胎心监护图形一旦出现持续性的变异减少或消失并且缺乏胎心加速表现，持续时间≥60 秒，即使没有胎心减速，也提示胎儿已经缺乏对缺氧的代偿能力（第 24 章）。工作小组推荐如果检查结果提示不能确定胎儿健康，则应对孕妇进行生产方式和生产时机进一步评估。

预防

大多数预防新生儿脑病的措施已在早产儿章节中叙述（第 24 章）。其中，生后亚低温治疗可以预防足月儿死亡和减轻中重度神经系统残疾（Garfinkle，2015；Nelson，2014；Shankaran，2012）。通对 MRI 结果进行分析证实：亚低温治疗可使脑部病变扩散变慢、梗死灶变少（Bednarek，2012；Natarajan，2016b）。大多数随机试验发现 36 周及以上的新生儿，亚低温治疗可以改善预后（Azzopardi，2014；Guillet，2012；Jacobs，2011）。一项纳入 1 200 多例新生儿的荟萃分析发现亚低温可以改善患儿生存率和神经系统发育。临床试验提示，促红细胞生成素作为预防性治疗时有相反的结果

（Fauchère，2015；Malla，2017）。一项多中心研究的初步数据显示孕妇别嘌醇预防治疗可以一定程度上减轻缺氧缺血造成的脑部损伤（Kaandorp，2013）。

■ 脑性瘫痪

脑性瘫痪指起源于大脑，因脑发育异常或损伤，生后早期出现非进行性的，以慢性运动及姿势异常为特征的一组综合征（Nelson，2003）。根据神经功能异常的类型，分为痉挛性、运动障碍性和共济失调性；根据受累肢体的数量及分布分为四肢瘫痪、双肢瘫痪、偏瘫和单瘫。主要的类型和发生情况如下：痉挛性四肢瘫痪最常见，常伴有精神发育迟滞和惊厥性疾病；双肢瘫痪是早产儿或低出生体重儿常见类型；偏瘫；舞蹈徐动症；混合性。虽然癫痫和精神发育迟滞常伴脑性瘫痪，但若无脑性瘫痪，癫痫和精神发育迟滞与围产期窒息无关。

发生率和流行病学相关性

据 Nelson 等（2015）报告，美国儿童脑性瘫痪患病率为 2/1 000。值得强调的是，该患病率是针对所有儿童，包括早产儿。由于早产儿近年来生存率显著提高，尽管剖宫产率提高，但脑性瘫痪的总体患病率基本保持不变（图 33-1）。对 90 万例挪威足月儿的随访研究发现，脑性瘫痪的发生率是 1/1 000，而 23～27 周早产儿则是 91/1 000（Moster，2008）。澳大利亚也报告了相似的研究结果（Smithers-Sheedy，2016）。在一定数量的脑性瘫痪患儿中足月儿占一半，但早产儿占所有出生婴儿的比例远不及足月儿。需再次强调的是，大多数对脑性瘫痪患儿的数据统计并未区分足月儿和早产儿。

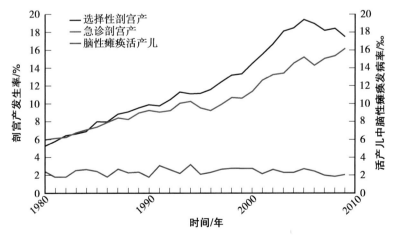

图 33-1　选择性剖宫产和急诊剖宫产与脑性瘫痪活产儿的关系
（资料来源：Nelson KB，Blair E：Prenatal factors in singletons with cerebral palsy born at or near term，N Engl J Med. 2015 Sep 3；373（10）：946-953.）

之前提到过，Nelson 和 Ellenberg（1984，1985，1986a）对脑性瘫痪进行了开创性的观察性研究。他们的初始研究源于"围产期协作项目"对 54 000 例新生儿随访至 7 岁的数据。研究发现与脑性瘫痪最相关的危险因素是：①基因异常的证据，如母亲智力低下或胎儿先天性畸形；②出生体重<2 000g；③32 周前出生；④围产期感染。他们同时发现产科并发症并不具备很高的预测性，仅 5% 的患儿有围产期窒息的证据。该研究首次充分证明，多数导致患儿脑性瘫痪的原因是未知的，而且重要的是，仅小部分由新生儿 HIE 所致。同样重要的是，并无单一预见性的措施能够避免大部分脑性瘫痪。

此后大量研究证实了他们的研究结果并发现了许多其他的危险因素（表 33-2）。正如预期，早产仍然是

表 33-2 脑性瘫痪产前和产时危险因素

危险因素	风险比	95%CI
羊水过多	6.9	1.0~49.3
胎盘早剥	7.6	2.7~21.1
两次妊娠间隔时间 <3 个月或>3 年	3.7	1.0~4.4
自发性早产	3.4	1.7~6.7
孕 23~27 周早产	78.9	56.5~110
臀位、面先露或横位	3.8	1.6~9.1
严重出生缺陷	5.6	8.1~30.0
非严重出生缺陷	6.1	3.1~11.8
5 分钟后开始哭	9.0	4.3~18.8
肥胖	1.2~2	1.1~2.8
胎盘重量低	3.6	1.5~8.4
胎盘梗死	2.5	1.2~5.3
绒毛膜羊膜炎		
临床诊断	2.4	1.5~3.8
组织学诊断	1.8	1.2~2.9
其他[a]	—	—

资料来源：From Ahlin, 2013；Blair, 2011；McIntyre, 2013；Moster, 2008；Nelson, 2015；O'Callaghan, 2011；Shatrov, 2010；Takenouchi, 2012；Torfs, 1990；Villamor, 2017；Wu, 2012.
[a] 包括呼吸窘迫综合征、胎粪吸入、急诊剖宫产或手术阴道分娩、低血糖、妊娠期高血压、低血压、高龄产妇、遗传因素、双胎、血栓形成状态、夜间分娩、癫痫发作、胎儿生长受限、男性、初产妇。
CI，置信区间。

最重要的独立危险因素（Nelson, 2015；Thorngren-Jerneck, 2006），小于胎龄儿的风险也较高。Stoknes 等（2012）发现生长受限的新生儿中，超过 90% 的脑性瘫痪是由于产前因素。许多胎盘和新生儿危险因素是与神经系统发育异常相关的（Ahlin, 2013；Avagliano, 2010；Blair, 2011；Redline, 2008）。胎盘因素在第 6 章进行讨论，其中一个例子就是绒毛膜羊膜炎有更高的风险（Gilbert, 2010；Shatrov, 2010）。一个新生儿因素的例子就是动脉性缺血性卒与遗传性胎儿血栓形成倾向有关（Harteman, 2013；Kirton, 2011）。此外，有单独的先天性心脏损伤的患儿发生小头畸形的风险会升高，可能是因为胎儿期慢性低氧血症（Barbu, 2009）。脑性瘫痪的其他混杂病因包括胎儿贫血、胎-胎输血综合征、宫内输血和胎儿酒精中毒综合征（De Jong, 2012；Lindenburg, 2013；O'Leary, 2012；Rossi, 2011；Spruijt, 2012）。

据美国围产期组织的研究，产时低氧血症仅与少数脑性瘫痪有关联。但是由于研究是在 20 世纪 60 年代实施的，归类病因的标准与现在不一致。HIE 造成的神经系统功能障碍后遗症在本章后续讨论。2003 年工作小组使用了更符合同时期结果的标准，发现仅 1.6/1 000 的脑性瘫痪是单纯由于产时低氧血症。西澳大利亚一项 1975~1980 年的研究也支持这一结果（Stanely, 1991）。其他研究也得出仅极少数脑性瘫痪是由于产时事件，因而是可以预防的（Phelan, 1996；Strijbis, 2006）。

产时胎心监护

尽管人们试图证实，连续产时电子胎心监护可以有效预防围产期不良结局，但是目前的证据并不支持其能够预测或减少脑性瘫痪的风险（Clark, 2003；Thacker, 1995）。重要的是，没有特定的胎心监护图形能够预测脑性瘫痪。此外，目前没有发现临床医师对异常图形的应对措施和神经系统结局有关联。使用计算机辅助分析胎心监护也并未提高预测的效能（Alfirevic, 2017；INFANT Collaborative Group, 2017）。实际上，即使最终发生脑性瘫痪，异常的胎心监护图形也可能是之前就已经存在的神经系统异常的表现（Phelan, 1994）。基于以上研究，美国妇产科医师学会（2017a, d）得出结论：电子胎心监护不能降低远期神经系统损害的发生率，这在第 24 章有详细讨论。

阿普加评分

通常，1 分钟和 5 分钟阿普加评分不能很好地预测长期神经系统的损害（ACOG, 2017e）。然而，当 5 分钟阿普加评分≤3 分时，新生儿死亡或神经系统后遗症的风险明显增加（Dijxhoorn, 1986；Nelson, 1984）。瑞典的

一项研究表明,在出生时 5 分钟阿普加评分≤3 分的儿童中,有 5%之后都需要特殊教育(Stuart,2011)。在挪威的一项超过 235 000 例新生儿的研究中,低阿普加评分的发生率为 0.1%,在这些低阿普加患儿中,约 1/4 死亡,幸存者中 10%发展为脑性瘫痪(Moster,2001)。

持续超过 5 分钟的极低阿普加评分与神经系统疾病致死的风险密切相关(Grünebaum,2013)。这当然不是绝对的,2003 年研究小组指出 10 分钟阿普加评分为 0~3 分的新生儿出现脑性瘫痪的风险为 10%。15 分钟评分 ≤2 分,死亡率为 53%,脑性瘫痪发生率为 36%。20 分钟评分≤2 分,死亡率为 60%,脑性瘫痪发生率为 57%。表 33-3 为挪威研究中这些 5 分钟低阿普加评分新生儿的一些结局。10 分钟阿普加评分为 0 分的幸存者甚至会出现更坏的结局。在一项针对 94 例 10 分钟 阿普加评分为 0 分的新生儿的回顾性研究中,78 例患儿死亡,所有存活者均留有长期后遗症(Harrington,2007)。

表 33-3 根据 5 分钟阿普加评分比较体重>2 500g 挪威新生儿的死亡率和发病率

结局	阿普加评分 0~3 分/%	阿普加评分 7~10 分/%	相对危险度 (95%CI)
数量	292	233 500	
死亡率			
新生儿	16.5	0.05	386(270~552)
婴儿	19.2	0.3	76(56~103)
1~8 岁	3	0.2	18(8~39)
发病率			
脑性瘫痪	6.8	0.09	81(48~128)
精神发育迟滞	1.3	0.1	9(3~29)
其他神经系统异常	4.2	0.5	9(5~17)
无神经系统异常	3.4	2.0	2(0.8~5.5)

资料来源:Moster,2001.
CI,置信区间。

脐带血血气

正如本章所述,代谢性酸中毒的客观证据,即脐动脉血 pH<7.0 和碱剩余 ≥12mmol/L,是脑病和脑性瘫痪的危险因素。这种风险产生于酸中毒的进一步恶化。Malin 等(2010)回顾了 51 项研究发现,脐动脉血低 pH 与新生儿脑病和脑性瘫痪的高风险密切相关。但是单独使用脐动脉血气并不能准确预测神经系统的长期后遗症(Dijxhoorn,1986;Yeh,2012)。

几个研究的数据证实 pH<7.0 是临床明显酸血症的阈值(Gilstrap,1989;Goldaber,1991)。当脐动脉血 pH≤7.0 时,新生儿的死亡率逐步上升。Casey 等(2001)报告,当脐血 pH≤6.8 时,新生儿死亡率上升 1 400 倍。当脐血 pH≤7.0 且 5 分钟阿普加评分为 0~3 分时,新生儿死亡的危险性增加到 3 200 倍。

牛津大学的研究表明,当 pH <7.1 时,神经系统的不良结局为 0.36%,当 pH <7.0 时为 3%(Yeh,2012)。如前所述,新生儿并发症的发生率随出生时酸中毒的加重而升高。瑞典的一项研究发现,脐血乳酸水平在预测神经系统疾病方面要优于碱剩余(Wiberg,2010)。

有核红细胞和淋巴细胞

由于缺氧或出血,未成熟的红细胞和淋巴细胞都会进入新生儿的血液循环。在过去的 20 年里,这些细胞的量化被认为是缺氧的一种测量方法,但大多数研究都未能证实这个假设(Boskabadi,2017;Silva,2006;Walsh,2011,2013)。

■ 脑病和脑性瘫痪的神经影像学研究

各种各样的神经影像学技术使我们能够深入理解围产期 HIE 及晚期脑性瘫痪的病因学和病情演变。重要的是,其结果高度依赖于胎龄,其他因素包括损伤的严重程度、持续时间,以及脑血管灌注不足的恢复。早产儿大脑对缺血的反应与足月新生儿的反应完全不同。因此,采用神经影像学研究确定损伤的具体时间并不是一个现实的目标。此外,新生儿脑病的程度,即轻度、中度或重度,与磁共振成像(MRI)的结果无关(Walsh,2017)。

新生儿期神经影像学检查

2014 年的研究工作组得出结论,关于影像学技术的早期应用提供了以下信息:

1. 超声检查在出生当天通常是正常的。丘脑和基底节的回声在损伤后约 24 小时开始逐渐增强,在 2~3 天内进展,持续 5~7 天。

2. CT 扫描在足月新生儿出生的第 1 天通常是正常的,丘脑和基底节的密度在损伤后约 24 小时开始降低并持续 5~7 天。

3. MRI 会在生后第一天发现一些异常。在生后 24 小时内,MRI 会显示水分子的扩散受限,约第 5 天达高峰,2 周内消失。在发病不足 24 小时到几天的时间里,采用 T_1 和 T_2 加权成像会发现一些可变的异常情况。一项包含 175 例新生儿急性脑病的研究表明,MRI 发现有基底节损伤可以准确预测患儿 2 岁时会出现运动障碍(Martinez-Biarge,2012)。

2014 年的研究小组得出结论,对于足月新生儿来说,影像学检查有助于判断损伤时间,但只能提供一个无法绝对准确的时间窗口，有研究表明其最佳时间是3~10天（Lee，2017）。

脑性瘫痪患儿的神经影像学检查

对诊断为脑性瘫痪的儿童进行影像学检查通常会有异常的发现。Wu等（2006）对273例36周后出生的最后诊断为脑性瘫痪的患儿进行CT扫描或MR检查的研究，结果表明，1/3头颅影像学检查正常，22%有局灶性动脉梗死，14%有脑结构畸形，12%有脑室周围白质损伤。另一项包含351例脑性瘫痪患儿的研究中，88% MR检查结果异常，约一半的患儿出生时接近足月（Bax，2006）。澳大利亚一项研究也有类似的发现（Robinson，2008）。

CT和MR影像学技术也可用于年长儿，有助于确定胎儿或围产期脑损伤的时间。如Wiklund等（1991a，b）研究了5~16岁患偏瘫的83例出生时未足月的儿童，接近75%患儿有异常CT结果。研究者认为，超过半数的异常CT结果提示损伤发生在出生之前，约20%提示损伤发生在围产期。Robinson等（2008）利用MR检查开展了一项类似的研究，他们报告了84%痉挛型四肢瘫痪儿童的病理结果。记住，这是2014年研究小组得出的与新生儿脑病相关的神经病变。

■ 智力低下和惊厥性疾病

智力低下是指通常伴有脑性瘫痪的一系列残疾和惊厥性疾病。但是，当这些症状单独出现时，很少由围产期缺氧引起（Nelson，1984，1986a，b）。严重智力低下患病率为3/1 000活产儿，其最常见的原因有染色体异常、基因突变和其他先天畸形。最后，早产也是一个常见的原因（Moster，2008）。

惊厥性疾病发生的主要高危因素有胎儿畸形（颅脑和非颅脑结构畸形）、家族惊厥史和新生儿惊厥史（Nelson，1986b）。新生儿脑病会导致一小部分惊厥性疾病。新生儿研究协作网和其他一些研究得出结论：逐渐加重的脑病与惊厥性疾病高度相关（Glass，2011；Kwon，2011）。

孤独症谱系障碍

根据CDC数据统计，8岁儿童孤独症谱系障碍的发生率为14.6/1 000（Christensen，2016）。虽然可能与母亲的代谢状况有关，但没有一项令人信服的研究能将其与围产期事件联系起来（Krakowiak，2012）。

新生儿戒断综合征

这是一种药物戒断综合征，最常见的原因是在子宫内暴露于母体阿片类物质，也可暴露于乙醇或苯二氮䓬类药物的复杂环境。这种综合征的特征是肌张力增高、自主神经症状、过敏、吸吮反射差和惊厥发作（Finnegan，1975）。在过去的10年时间里，戒断综合征的发病率上升了6~7倍，这与第1章中描述的阿片类药物使用的增加相一致。Tolia等（2015）报告称，2013年的新生儿重症监护室天数中有4%归因于这类新生儿。

这些新生儿通常在密切的监护下接受药物治疗，除了吗啡和美沙酮，其他的治疗方法可能包括苯巴比妥、苯二氮平和可乐定（Tolia，2015）。最近，有报告称，与吗啡相比，丁丙诺啡能缩短住院时间（Kraft，2017）。对于最有效的疗法缺乏共识。美国妇产科医师学会和美国成瘾医学协会（2017f）率先开展了对使用阿片类药物的孕妇进行筛查、干预和治疗（第12章）。

血液系统疾病

产科医师应该熟悉一些与红细胞、血小板和凝血功能相关的新生儿疾病。与新生儿出生后不久出现的大多数其他症状相同，这些血液疾病中有许多是在胎儿期表现出来，并在新生儿期持续存在。

■ 贫血

孕35周以后，平均脐血血红蛋白浓度约17g/dL，若低于14g/dL为异常。美国妇产科医师学会（2017b）建议所有健康新生儿的脐带钳夹时间延迟30~60s。一项针对近4 000例分娩的回顾性研究发现，延迟脐带钳夹的新生儿血红蛋白浓度平均增加了1.5g/dL（McDonald，2013）。同时，需要光疗的高胆红素血症发生率增加了2倍。

胎儿贫血由多种原因引起（Colombatti，2016；Yaish，2017）。有关胎儿贫血的内容已在第15章进行详细地讨论。如果在分娩过程中胎盘被切开或撕裂、胎儿血管穿孔或撕裂、分娩前出现母婴出血，或在脐带结扎前将胎儿位置高于胎盘水平一段时间，就会出现低血容量所致的急性贫血。颅内或颅外损伤或胎儿腹腔内脏器损伤也可引起急性出血性贫血（Akin，2011；McAdams，2017）。

■ 红细胞增多症和高黏血症

新生儿红细胞增多症和高黏血症的病因包括宫内慢性缺氧、胎-胎输血综合征、胎盘和胎儿生长受限、母亲糖尿病所致的巨大儿和分娩时输血。当红细胞比容>65%，红细胞黏度明显升高，可引起多血症、发绀和神经系统异常。由于胎儿红细胞寿命较短,红细胞增多症通常伴高胆红素血症。其他研究还发现伴有血小板减少、红细胞碎片化和低血糖。Cui 等(2017)报告了 1 例合并红细胞增多症的单侧黄斑出血新生儿,其血小板计数为 1 000 000/μL。部分换血对某些新生儿可能是必要的。

高胆红素血症

即使是足月胎儿,肝脏的成熟度也是不完全的。因此,一些间接胆红素(与白蛋白结合或处于游离状态)会通过胎盘转移到母亲的肝脏进行结合,然后被清除(第 7 章)。如果分娩前间接胆红素没能被及时清除,分娩后胎儿失去了母亲的保护,胆红素的清除完全取决于新生儿的肝功能,因此会出现不同程度的高胆红素血症。足月成熟新生儿,血清胆红素水平通常经过 3~4 天上升到 10mg/dL,然后出现快速下降。在一项大样本研究中,1%~2%胎龄≥35 周新生儿血清胆红素水平可>20mg/dL(Eggert,2006)。葡萄糖-6-磷酸酶缺乏会加重高胆红素血症(Chang,2017)。约 15%的足月新生儿由于胆红素水平增高引起临床可见的皮肤变化而诊断为黄疸(Burke,2009)。在早产儿中,胆红素升高更明显且持续时间更长。

急性胆红素脑病和核黄疸

新生儿血清胆红素水平过高可能具有神经毒性(Dijk,2012;Watchko,2013)。其发病机制复杂,神经毒性有两种表现形式。急性胆红素脑病发生在生后的最初几天,其特征包括肌张力降低、喂养困难、嗜睡和脑干听觉诱发电位异常(Kaplan,2011)。早期识别和治疗可以减轻神经毒性的进展。慢性神经毒性表现称为核黄疸,在急性胆红素脑病的基础上,胆红素在大脑基底节和海马沉积,这些区域出现黄染导致神经元出现严重变性坏死。存活的新生儿可出现强直痉挛、肌肉不协调运动和不同程度的精神发育迟滞(Frank,2017)。虽然间接胆红素水平>18~20mg/d 与核黄疸发生呈明显正相关,但胆红素浓度低时同样也可能发生核黄疸,特别是在极早早产儿中(Sgro,2011)。持续溶血也是发生核黄疸的一个危险因素(El Houchi,2017;Vandborg,2012)。

预防和治疗

各种形式的光疗疗法用于预防和治疗新生儿高胆红素血症(Ree,2017)。这些灯光发出光谱为 460~490nm 的光线可以增加胆红素氧化,以提高其肾脏清除率和降低血清水平。在资源匮乏的国家,过滤掉紫外线的阳光已用于治疗新生儿高胆红素血症(Slusher,2015)。光线穿透皮肤从而增加局部血流,进一步加强

胆红素氧化作用。其存在的问题是光疗设备没有实现标准化(Bhutani,2011)。光疗的另一个优点是不需要交叉输血,对早产儿和足月儿的研究都证实了光疗的有效性(Watchko,2013)。新生儿研究协作网的一项研究表明,对低出生体重儿进行光疗可以降低神经系统的发育损害(Newman,2006)。加拿大在实施 2007 年的指南后也报告了类似的结果(Sgro,2016)。

美国儿科学会和美国妇产科医师学会在 2017 年强调,对足月新生儿的高胆红素血症做到早发现,及时光疗,可预防胆红素脑病。尽管采取了这些措施,胆红素脑病仍然存在,在一定程度上与患儿过早出院有关(Gazzin,2011;Kaplan,2011;Sgro,2011)。Burke 等(2009)报告在 1988 年因核黄疸住院治疗的活产足月儿为 5.1/10 万。然而,从那以后,这一比例下降到了(0.4~2.7)/10 万(Watchko,2013)。其原因主要为法律规定应尽量减少产后住院的时间,这将在第 36 章进一步讨论。

新生儿出血性疾病

新生儿出血性疾病表现为出生后任何时间自发性内出血或外出血。大部分出血性疾病由维生素 K 依赖性凝血因子(包括因子 V、因子 Ⅶ、因子 Ⅸ、因子 X、凝血素、蛋白 C 和蛋白 S)水平异常降低引起(Zipursky,1999)。母亲服用抗惊厥药物,其新生儿出血风险更高,因为这些药物会抑制母亲肝脏中这些凝血因子的合成。典型新生儿出血症在生后第 2~5 天出现,常见于出生时未接受维生素 K 治疗的婴儿(Busfield,2013)。晚发性新生儿出血症,可在出生后第 2~12 周发生。患儿一般为纯母乳喂养,因为母乳中维生素 K 水平极低而发生出血。其他与维生素 K 无关的原因包括血友病、先天性梅毒、败血症、血小板减少性紫癜、红细胞增多症和颅内出血。美国儿科学会和美国妇产科医师学会 2017 年推荐,分娩时肌内注射 0.5~1mg 维生素 K₁(植物甲萘醌)可预防发生出血性疾病,口服无效。母亲服用维生素 K₁ 也只有极少量能通过胎盘传给胎儿(Sankar,2016)。

血小板减少症

很多原因可引起新生儿血小板减少,包括免疫异常、感染、药物、遗传和先天性综合征等(ACOG,2016b)。多数情况下,血小板减少症是胎儿疾病的延伸,如感染了细小病毒 B19、巨细胞病毒和弓形虫,以及将在第 64 章、第 65 章讨论的其他疾病。有报告称,母体接受抗反转录病毒治疗人类免疫缺陷病毒(HIV)感染会引起新生儿血小板减少症(Smith,2016)。收住

新生儿重症监护室的新生儿,尤其合并有败血症,会加速其血小板的消耗(Eissa,2013)。

免疫性血小板减少

在患有自身免疫性疾病(如系统性红斑狼疮或免疫性血小板减少)的女性中,母体抗血小板 IgG 抗体会转移到胎儿体内加速其血小板的破坏。大多数病例的病情较轻,血小板水平通常在生后 48~72 小时下降到最低点。母体使用皮质激素一般对胎儿血小板无影响。在分娩的过程中血小板通常能够防止胎儿出血的发生,没有必要进行胎儿血小板检查(第 56 章)。

同种免疫性血小板减少症

同种免疫性血小板减少症,又称新生儿同种免疫血小板减少症,是由于母体和胎儿血小板抗原不一致所致。如果母体的同种异体免疫反应受到刺激,经过胎盘的抗血小板 IgG 抗体可引起严重的胎儿血小板减少和出血(Winkelhorst,2017),详细讨论见第 15 章。

子痫前期综合征

患有严重子痫前期的母亲,其血小板的功能可能受到严重影响。即便如此,胎儿和新生儿的血小板减少症很少由子痫前期综合征引起,即使母亲有严重的血小板减少。帕克兰医院开展的一项包含孕妇及其新生儿的大样本研究结果,消除了之前新生儿血小板减少症与子痫前期有关的报告(Pritchard,1987)。相反,新生儿血小板减少症与早产和许多其他并发症有关(第 34 章)。

新生儿产伤

产伤可能使得不同类型的分娩复杂化。因此,尽管有些产伤更可能与手术分娩时使用产钳或胎头吸引器等器械助产有关,其余则与其他不复杂的阴道分娩或剖宫产有关。本节中只介绍一些常见的产伤,特殊的产伤在与其有关的产科并发症里进行描述。

■ 发生率

有三项基于人群的产伤研究,共纳入了超过 800 万例足月新生儿,结果表明产伤的总体发生率为(20~26)/1 000(Baskett, 2007；Linder, 2012；Moczygemba, 2010)。来自 Nova Scotia 的数据显示,产伤发生率为 19.5/1 000(表 33-4),其中只有 1.6/1 000 为严重损伤,常与失败的器械助产有关,在未临产的剖宫产中发生率最低。因此,大多数产伤都是轻微的,轻微产伤的发生率为 18/1 000。

表 33-4 分娩时严重和轻微创伤的发生率——Nova Scotia, 1988~2001

分娩类型(创伤发生率/1 000⁻¹)	例数	分娩时创伤/1 000⁻¹	
		严重[a]	轻微[b]
自发性(14)	88 324	1.2	13
器械助产			
胎头吸引器(71)	3 175	3.7	67
产钳(58)	10 478	5.2	53
助产失败			
胎头吸引器(105)	609	8.3	100
产钳(56)	714	7.0	50
剖宫产(8.6)	16 132	0.3	8.3
临产(12)	10 731	0.4	11.9
未临产(1.2)	5 401	0.2	1.1
所有(19.5)	119 432	1.6	18

资料来源:Baskett,2007.
[a] 严重损伤,凹陷性颅骨骨折,颅内出血,臂丛神经损伤或合并伤。
[b] 轻微损伤,线性颅骨骨折,其他骨折,面神经瘫痪,头颅血肿或合并伤。

Alexander 等(2006)在母胎医学协作网纳入的 37 110 例剖宫产中,报告了 400 例产伤,胎儿损伤率为 11/1 000,大部分为皮肤撕裂伤(7/1 000)。400 例中比较严重的产伤包括 88 例头颅血肿,11 例锁骨骨折,11 例面神经麻痹,9 例臂丛神经麻痹,6 例颅骨骨折。

■ 头部损伤

临产中或分娩时,胎儿或新生儿可发生一些创伤性头部损伤,可发生在明显可见的身体外部(如颅骨或下颌骨骨折),也可以发生在隐蔽的颅内。由于胎头具有较大可塑性,可以承受一定强度的塑形。罕见情况下,严重塑形时可引起桥静脉从大脑皮层到矢状窦发生撕裂,或盖仑静脉在直窦连接处破裂,或小脑幕本身撕裂引起出血。颅骨受压后可引起小脑幕伸展,盖仑静脉及其分支撕裂。因此,在明显损伤的阴道分娩后可能会发生颅内、硬膜下甚至硬膜外出血(Scheibl, 2012),并且出血也可能是无症状的。与此相反,产钳引起的帽状腱膜下出血可能危及生命(Doumouchtsis, 2008；Swanson, 2012)。在罕见的严重头部外伤病例中,胎儿脑组织可引起肺或心脏栓塞(Cox, 2009)。

颅内出血

新生儿颅内出血多与孕周有关,特别是缺氧和缺血引起的早产儿颅内出血。然而，在足月儿中，创伤仍是最常见的原因，见表 33-5。有一些新生儿颅内出血并没有发现明确的病因，而且在许多病例中颅内出血是无症状的。相关报告的发生率各不相同，但在手术分娩时发生率最高，包括阴道分娩和剖宫产。在 Moczygemba 等（2010）的研究中，超过 800 万例的单胎分娩中，颅内出血总的发生率约为 0.2/1 000，吸引器助产约 1：385，产钳助产约 1：515，剖宫产约 1：1 210，也有报告吸引器助产其发生率接近 1%（Simonson，2007）。在另一项研究中，Werner 等（2011）报告了超过 12 万例单胎手术分娩初产妇，颅内出血的发生率约 0.12%（约 1/750）。

表 33-5　新生儿颅内出血主要类型

类型	病因及神经发病机制	临床结局
硬膜下出血	外伤性天幕、镰状或静脉（窦）撕裂伤致血肿	少见但有潜在危险；症状发病取决于血肿扩张程度，但通常生后 24 小时内发病，表现为激惹、嗜睡与脑干压迫
原发性蛛网膜下腔出血	极可能由外伤或缺氧引起。需排除与硬膜下、脑室内、脑内（AVM，动脉瘤）有关的 SAH 或小脑出血	常见，但几乎总是良性的
小脑内出血	创伤和缺氧，早产儿多见	少见，但后果严重
脑室内出血	创伤和缺氧（25% 无明显原因）通常来自脉络丛的出血	少见，但后果严重；症状与硬膜下出血相似
其他	外伤合并硬膜外或脑出血 出血性梗死或动脉或静脉血栓形成 凝血功能异常：血小板减少或遗传性血液系统疾病 血管畸形：动脉瘤或动静脉畸形	取决于具体病因

资料来源：Volpe，1995。
AVM，动静脉畸形；SAH，蛛网膜下腔出血。

根据美国妇产科医师学会（2015）的研究，分娩创伤引起的颅内出血的发生率已经通过消除阴道分娩的困难而大大降低。这一点在 Kielland 产钳助产的报告中得到了证实（Burke，2012）。

颅内出血的预后取决于出血部位和程度（表 33-5）。例如，硬膜下出血和蛛网膜下腔出血很少导致神经系统异常，而大血肿则很严重。任何脑室内出血或小脑出血通常会导致严重的永久性损伤或死亡。脑室周围出血很少会导致早产儿常见的后遗症（第 34 章）。

创伤性硬膜下出血或广泛幕下出血在出生时即有神经系统异常表现（Volpe，1995）。严重受累新生儿有昏迷、颈强直和角弓反张等表现，可在几分钟到几小时内进行性恶化。一些新生儿出生时表现为抑制，直到生后 12 小时才有改善，但随之出现嗜睡、反应差、哭声弱、苍白、喂奶困难、呼吸困难、发绀、呕吐和抽搐的表现。

自发性颅内出血在健康足月新生儿中也有报告（Rutherford，2012；Shah，2016）。在一项前瞻性 MRI 研究中，Whitby 等（2004）发现 6% 自然分娩新生儿和 28% 产钳助产新生儿均有硬膜下出血，但所有患儿均无明显临床表现，到出生后 4 周时血肿全部吸收。

颅外血肿

颅外血肿为血液聚集在颅骨外，分为头颅血肿或帽状腱膜下出血（图 33-2）。从外到内，头皮依次由皮肤、皮下组织、帽状腱膜、腱膜下间隙和颅骨骨膜组成。帽状腱膜是一种十分致密的纤维，其下的间隙含有疏松纤维蜂窝组织。穿过帽状腱膜间隙的是大且无瓣膜的导静脉，将颅内硬脑膜窦与头皮浅静脉相连。帽状腱膜和腱膜下间隙横跨枕骨、顶骨和额骨。相比之下，骨膜覆盖每一个单个颅骨，但是不会跨过骨缝。

头颅血肿为颅骨骨膜下血肿。它们是在分娩过程中产生的剪切力撕裂导静脉和板障静脉。幸运的是，粘连紧密的骨膜阻碍血肿的迅速扩大，限制了血肿的大小。血肿范围可以超过一个或两个顶骨，由于骨膜限制，边界清楚，可与产瘤相鉴别，如图 33-2 所示。头颅血肿可能在分娩数小时后才会出现，只有当出血达到一定量导致骨膜升高，才易被发现，常有一个逐渐增大的过程，持续数周甚至数月，严重者可能导致贫血。

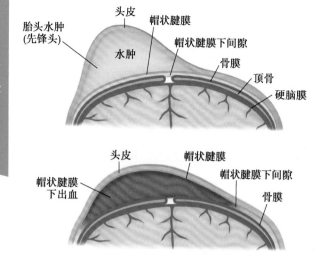

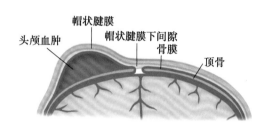

图 33-2 新生儿颅外病变的示意图包括胎头水肿、帽状腱膜下出血和头颅血肿

与之相反，先锋头（头皮水肿或产瘤）是由于头皮覆盖骨膜的软组织水肿所致，在出生时最大，随后迅速变小，通常在几个小时或几天内消失。头颅血肿偶尔也会由于感染形成脓肿（Kersten，2008）。

加拿大新斯科舍省的研究中，头颅血肿发生率为1.6%（Baskett，2007）。头颅血肿常因临产或分娩时头颅骨膜受损引起，若无产伤则很少发生。913 例足月吸引器助产的新生儿，分娩时约 11% 发生头颅血肿（Simonson，2007）。在前面提到的一项关于剖宫产结局研究中，Alexander 等（2006）发现头颅血肿发生率为0.3%。出血可发生在单侧或双侧顶骨，当血液到达骨膜界限时可扪及血肿边缘。也有其他报告的发病率较低，但与产钳助产分娩相比，吸引器助产分娩时头颅血肿更常见（0.8‰ vs. 2.7‰）（Werner，2011）。

帽状腱膜下出血是由于导静脉撕裂，引起腱膜和颅骨骨膜之间的出血（Shah，2016）。主要见于器械助产中，但自然阴道分娩病例中也有报告（Liu，2017）。由于其内部有疏松结缔组织和较大面积，大量的血液可容纳在这个潜在的间隙中，并且可从颈部延伸到眶部，进一步横向延伸到耳上方的颞筋膜（Modanlou，2016）。帽状腱膜下出血可能导致低血压，死亡率12% ~ 18%（Chang，2007；Kilani，2006）。

颅骨骨折

颅骨骨折虽然罕见但却十分令人担忧，因为它可能合并了严重的颅内出血。Volpe（1995）将颅骨骨折分为三个类型：线性骨折、凹陷性骨折和分离性骨折。法国一项关于 1990 ~ 2000 年近 200 万例分娩的研究中，颅骨骨折的发生率是 3.7/10 万，其中 75% 与器械助产阴道分娩有关（Dupuis，2005），偶尔可见自然分娩或剖宫产（图 33-3）。颅骨后方的骨折多发生在头部挤入骨盆时。在这种情况下，至少有三种可能的原因：①新生儿颅骨在骶岬处受压；②剖宫产用手抬起头部时；③阴道分娩时助产士施加外力导致。虽然这些骨折能够自愈，但仍需要采用手术减压治疗（Basaldela，2011）。

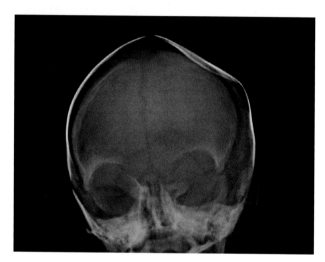

图 33-3 剖宫产娩出后很快出现明显凹陷性颅骨骨折表现。产程进展快，胎头入盆深，助产士通过阴道向上手动推压胎头从而使胎头娩出
（资料来源：Dr. Kimberly M. Spoonts.）

■ 脊髓损伤

脊髓过度伸展和相关的出血和水肿比较罕见。通常是由于脊柱的过度纵向或横向牵引或分娩过程中的扭转引起。在某些情况下，可导致椎骨骨折或脱臼。Menticoglou 等（1995）报告了 15 例患有这种高位颈脊髓损伤的新生儿，并发现所有的损伤都与产钳旋转有关。脊髓损伤也可发生在臀位分娩。Ross（2006）报告了 $C_{5 \sim 6}$ 椎体脱臼与肩难产时使用 Zavanelli 手法有关（第 27 章）。

■ 周围神经损伤

创伤性神经损伤是很严重和痛苦的，且为永久性。损伤可累及单个神经，也可累及神经根、神经丛或躯干（Vulpe，1995）。

臂丛神经损伤

臂丛神经损伤较为常见,发生率约为(1~3)/1 000足月新生儿(Bast,2007;Lunqvist,2012;Wall,2014)。Moczygemba等(2010)的研究报告显示,阴道分娩和剖宫产中臂丛神经损伤的发生率分别为 1.5/1 000 和0.17/1 000。帕克兰医院出生的 366 408 例新生儿,其发生率为 3.5/1 000(Wall,2014)。臂位分娩和肩难产是本类创伤的危险因素。然而,严重的多发性神经损伤也可能没有明确的危险因素(Torki,2012)。

臂丛神经损伤指损伤臂丛 $C_{5\sim8}$ 和 T_1 神经根。由于出血和水肿,轴突功能可能暂时受损,但恢复的机会较大。然而,由于撕脱伤引起的损伤,预后较差。90%的 $C_{5\sim6}$ 神经根损伤病例可能导致 Erb 或 Duchenne 麻痹(Vulpe,1995)。臂位分娩的损伤通常是这种类型,而更广泛的损伤见于更复杂的头部分娩(Ubachs,1995)。$C_{5\sim6}$ 神经根连接形成神经丛上干,损伤导致三角肌、冈下肌和前臂屈肌麻痹。受损前臂保持伸位、内旋,肘部伸展,腕部和手指屈曲,手指功能通常保留。因为常使用外侧头牵引协助正常顶先露胎儿肩部的娩出,Erb 麻痹也可出现在进展顺利的分娩中。

损伤供应下丛的 $C_8 \sim T_1$ 神经根会引起 Klumpke 麻痹,出现手瘫痪。臂丛神经根全部受累引起双臂和双手瘫痪。这种严重损伤的受累侧可因颈部交感干神经纤维受损,出现霍纳综合征,表现为上睑下垂,瞳孔缩小。

由于它的重要性,美国妇产科医师学会(2014a)成立了一个工作小组来审查现有的研究。最终得出结论,肩难产不能完全准确预测,但在大多数情况下,不发生轴突死亡,预后良好。Lindqvist 等(2012)报告,86%的 $C_{5\sim6}$ 损伤的儿童完全康复,这是最常见的创伤形式;38%的 $C_{5\sim7}$ 损伤的儿童完全康复。然而,那些 $C_{5\sim8} \sim T_1$ 全节段损伤的人则常伴有终身残疾。相关的锁骨折有一定的保护作用(Wall,2014)。如果存在持续性瘫痪,手术探查和可能的手术修复也许可以改善神经功能(Malessy,2009)。

面神经麻痹

从茎突乳突孔穿出的面神经受压损伤发生面神经麻痹(图 33-4)。足月儿发病率为(0.2~7.5)/1 000,可能由于诊断标准不一致发病率差异较大(Al Tawil,2010;Moczygemba,2010)。面瘫可能在产后就有表现,也可能在出生后不久才发生。

面神经麻痹在正常经阴道自然分娩中常见。但是,有研究报告了 4 例剖宫产后出现的面神经麻痹(Alexander,2006;Al Tawil,2010)。面部神经损伤可能更常见低位产钳助产(Levine,1984)。当产钳被倾斜放

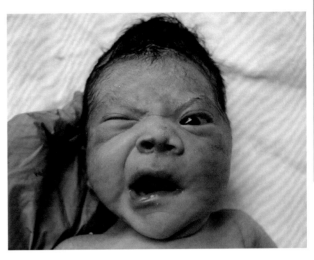

图 33-4 左侧面神经损伤。这种情况约在出生后 2 天内恢复

于胎头时,产钳后叶施加的压力可引起面神经损伤。若患儿面部有产钳压痕则可提示损伤原因。一般几天内可自行恢复。然而,也可造成永久性瘫痪(Al Tawil,2010)。

■ 骨折

大多数长骨骨折都是在难产情况下发生的,然而,情况并非总是如此。对于所有难产的新生儿,至少需要触诊锁骨和长骨。如果触诊发现骨擦感或畸形,应进一步行影像学检查。

锁骨骨折是常见的、不可预测的且不可避免的正常分娩并发症,发生率约(5~10)/1 000(Linder,2012;Moczygemba,2010)。除女性外,没有特定的危险因素包括出生体重和分娩方式。在肩难产时,锁骨骨折可防止臂丛神经损伤(Wall,2014)。

肱骨骨折并不常见,70% 发生在顺利的分娩中(Turpenny,1993),其他则与头位分娩时肩难产和臂位分娩时手臂伸展有关。肱骨骨折通常是青枝骨折,也可以是完全性骨折和远端肱骨骺骨折(Tharakan,2016)。

股骨骨折很少见,通常见于臂位经阴道分娩,偶尔也会见于剖宫产。有报告剖宫产后出现了双侧股骨骨折(Cebesoy,2009)。现在大多数臂位胎儿都是经剖宫产娩出,所以股骨骨折也会见于这种分娩方式(Alexander,2006;Cebesoy,2009)。

Vasconcelos 等(2009)进行了回顾性分析,下颌骨骨折罕见。臂位分娩或 Zavanelli 手术后胎儿颈椎脱位的罕见病例也曾有报告(Ross,2006)。最后,肋骨骨折偶尔也可出现(Khan,2016)。

■ 肌肉损伤

生产过程中特别是臀位分娩中，胸锁乳突肌的肌肉或肌鞘被撕裂引起血肿，逐渐发生瘢痕收缩。正常生长过程中颈部变长，受损肌肉弹性差，不能与正常对侧肌肉按同样速度伸长，头部逐渐转向受损侧，形成斜颈。

■ 软组织损伤

胎儿任何器官都可能因阴道分娩或剖宫产受伤，其中包括肝包膜下血肿、腹股沟血肿和阴囊血肿。腹股沟区域的瘀斑被称为 Stabler 征，阴囊血肿被称为 Bryant 征（Heyman, 2011；Saroha, 2015）。分娩前、中、后均可出现胸腺外伤性出血，导致胸腺增生或囊肿形成（Eifinger, 2007；Saksenberg, 2001）。第Ⅵ对脑神经损伤引起的外直肌眼肌麻痹也有报告（Galbraith, 1994）。

■ 先天性畸形损伤

一些损伤可以造成宫内的形态学缺陷，如羊膜系带综合征，第 6 章讨论了系带发生的机制。游离的羊膜可形成一个局灶性的环，环绕肢体或手指，最终可能导致变形或截肢，偶尔在宫内可以发现被截断的肢体。一个类似的异常是先天性肢体缺如，与孕 9 周前进行的绒毛膜绒毛取样相关（第 14 章）。

当正常发育的胎儿结构受到宫内机械因素的影响而变形时，会出现各种先天性姿势异常。原因包括慢性羊水过少、宫腔变小、宫腔形态异常，以及多胎所致的胎儿活动受限。先天性姿势异常包括马蹄足内翻、脊柱侧凸和髋关节脱位（Miller, 1981）。马蹄足内翻和其他位置足异常与孕 11～13 周时进行早期羊膜腔穿刺术引起的羊膜破裂有关（第 14 章）。

（刘振球 翻译 韦红 审校）

参考文献

第 34 章

早产儿

> 新生儿的预后取决于发育程度及导致早产的疾病。一般来说，如果在 32 周前出生，新生儿存活的可能性很小。
>
> ——J. 惠特里奇·威廉姆斯（1903）

在这本教科书第 1 版的年代，早产经常伴随着新生儿死亡。随着现代医学技术的进步，早产儿生存的极限可达 22~24 周。尽管如此，早产儿仍易发生各种严重的早期和晚期并发症（表 34-1）。先天性畸形在早产儿中较为普遍，然而先天性畸形很少纳入早产死亡率和并发症的分析。

表 34-1　早产并发症

呼吸窘迫综合征（respiratory distress syndrome，RDS）
肺透明膜病（hyaline membrane disease，HMD）
支气管肺发育不良（bronchopulmonary dysplasia，BPD）
气胸（pneumothorax）
肺炎/败血症（pneumonia/sepsis）
动脉导管未闭（patent ductus arteriosus，PDA）
坏死性小肠结肠炎（necrotizing enterocolitis，NEC）
早产儿视网膜病（retinopathy of prematurity，ROP）
脑室内出血（intraventricular hemorrhage，IVH）
脑室旁白质软化（periventricular leukomalacia，PVL）
脑性瘫痪（cerebral palsy，CP）

早产并发症可以从新生儿总体结局的角度来分析。2009 年，美国死亡婴儿中 2/3 是妊娠 37 周前的早产儿，而早产儿仅占新生儿出生率的 12%（Mathews，2013）。庆幸的是，过去 10 年间，早产率从 2007 年的 12% 下降到 2014 年的 10%，部分原因是青少年分娩减少（Ferré，2016）。

呼吸窘迫综合征

呼吸窘迫综合征（respiratory distress syndrome，RDS）是早产的严重并发症之一，并可导致其他并发症的发生。RDS 是由于肺发育不成熟而不能维持正常的氧合。缺氧是引起神经系统损伤的潜在原因，如脑性瘫痪。此外，RDS 治疗中可发生高氧（hyperoxia）的副作用，导致支气管肺发育不良（bronchopulmonary dysplasia，BPD）、肺动脉高压、坏死性小肠结肠炎、脑室旁白质软化和早产儿视网膜病。

■ 病因及发病机制

胎儿娩出后为了立刻进行气血交换，肺需要清除肺液，同时快速充气。肺动脉血流量必须显著增加。一部分肺液在经阴道分娩时因胸腔受压而排出，而大部分肺液通过肺淋巴管吸收，其复杂机制详见第 32 章。Ⅱ 型肺泡细胞合成足够的肺表面活性物质是稳定肺泡膨胀的关键。肺表面活性物质能够降低肺泡表面张力，从而防止呼气时肺泡萎陷（第 7 章）。如果肺表面活性物质分泌不足，远端支气管和肺泡形成透明膜，从而发生 RDS。RDS 通常见于早产儿，但足月儿也可发生，尤其是合并败血症或胎粪吸入的患儿。炎症和/或胎粪可能灭活肺表面活性物质（第 33 章）。

肺表面活性物质不足、肺泡不稳定及呼气末压力不足导致肺泡塌陷、缺氧，全身性低血压造成肺泡细胞营养性损害,持续存在的胎儿循环导致肺动脉高压和右向左分流,最后,肺泡细胞出现缺血性坏死。当给予氧疗时,肺血管床舒张,右向左的分流逆转。含蛋白质的液体漏到肺泡管中,管腔表面细胞脱失。富含纤维的蛋白质和细胞碎片形成透明膜,并沉积在扩张肺泡的内面和终末细支气管中。透明膜下方的上皮细胞发生坏死。尸检时肺组织用苏木精-伊红染色,这些透明膜呈不定形和嗜酸性,像透明软骨。因此,RDS 也称为透明膜病。

■ 临床表现

典型的 RDS 表现为气促、三凹征、呼气时鼻翼扇动和呼气性呻吟。呼吸性呻吟是试图保持呼气末正压,以防止肺泡塌陷。肺外分流导致缺氧、代谢性酸中毒和呼吸性酸中毒。可出现外周循环不良和全身性低血压。胸片显示弥漫性网状颗粒样浸润和气管支气管充气影(支气管充气征)。

败血症、肺炎、胎粪吸入、气胸、持续胎儿循环、心力衰竭、胸廓畸形如膈疝都可引起呼吸窘迫(第 33 章)。表面活性蛋白和磷脂转运蛋白(ABCA3)的常见突变也可导致 RDS(Beers, 2017; Tredano, 2003; Wert, 2009)。

■ 治疗

新生儿重症监护是影响新生儿生存的重要因素。虽然缺氧时应该给予氧疗,但过度氧疗会造成肺泡上皮细胞、视网膜和其他未成熟组织的损伤。机械通气技术的发展提高了新生儿的存活率。例如,持续气道正压(continuous positive airway pressure, CPAP)可以避免不稳定肺泡的塌陷,避免高浓度氧疗,减少氧中毒的发生。为尽量减少气管插管间歇正压通气,对 CPAP 进行了精心设计的多中心研究(Morley, 2008; SUPPORT Study Group, 2010b)。对于大多数极早产儿,尽早使用 CPAP 及选择性应用肺表面活性物质,比立即气管插管并给予肺表面活性物质更为有益(American Academy of Pediatrics, 2014)。

机械通气能改善存活率,但也是引起早产儿慢性肺疾病 BPD 的重要因素。进行机械通气时,通气的压力和容量不当均可对新生儿肺组织造成损害。此外,高氧状态产生的活性氧及感染可触发炎症反应。受累的新生儿肺泡和肺血管的发育受阻,导致低氧、高碳酸血症和慢性氧依赖(Davidson, 2017; Kair, 2012)。

高频振荡通气(high-frequency oscillatory ventilation)预防通气性损伤的优缺点尚难定论,不同的研究得出的结论不同(Cools, 2015)。

以前曾用糖皮质激素治疗呼吸机依赖的新生儿,以预防 BPD。目前,美国儿科学会不推荐常规应用糖皮质激素,因为激素暴露的新生儿以后发生运动和认知功能障碍的风险较高,在学校表现差,而益处有限(Doyle, 2014a, b; Watterberg, 2010)。

预防 BPD 的其他方法有吸入一氧化氮。早期动物实验发现吸入一氧化氮可显著改善肺功能(McCurnin, 2005),但临床试验并没有得到一致的结果。国际健康委员会共识及美国儿科学会(2014)均认为,目前尚无证据证明一氧化氮可用于防治 BPD(Cole, 2011)。

咖啡因已经广泛用于治疗早产儿呼吸暂停,它也有扩张支气管的作用。一项大型随机对照试验显示,与安慰剂对比,咖啡因能降低 BPD 的发生率,改善神经发育结局,其安全性良好的证据已达 11 年(Schmidt, 2006, 2012, 2017)。目前,咖啡因广泛用于治疗出生体重≤1 250g 的新生儿。

维生素 A 是一种抗氧化剂,用于维持正常肺发育和呼吸道上皮细胞的完整性。早产儿出生时维生素 A 水平低,与 BPD 的风险增高相关。随机试验显示,补充维生素 A 可适度降低极低体重儿的 BPD 发病率(Darlow, 2016)。

肺表面活性物质的预防和挽救性治疗

通过气管导管补充外源性肺表面活性物质可预防 RDS。外源性肺表面活性物质包括生物合成和动物来源。动物来源的活性物质有来自牛的 Survanta、牛犊的 Infasurf 和猪的 Curosurf。合成的表面活性物质有第一代的 Exosurf 和第二代的 Surfaxin R,其临床效果相当,但都不如动物来源的表面活性物质(Moya, 2007)。在一项 Cochrane 荟萃分析中,Ardell 等(2015)发现生物合成的肺表面活性物质缺乏重要的表面蛋白,因此,其治疗效果不如动物源性肺表面活性物质。目前尚缺乏有效的生物合成的肺表面活性物质。

肺表面活性物质治疗 RDS 已有几十年的历史,它降低了 RDS 死亡率和气胸发生率,改善了无 BPD 患儿的生存率(Polin, 2014),其安全性和有效性都已经得到证实。肺表面活性物质已用于早产儿、高危新生儿的预防性治疗和确诊为 RDS 患儿的挽救性治疗中。如果产前使用类固醇皮质激素及生后给予肺表面活性物质作为预防性治疗,可进一步降低 RDS 的总死亡率。然而随机试验表明,对于产前使用类固醇皮质激素及出生后在产房立即给予 CPAP 的新生儿,预防性应用肺表面活性物质不再有益,相反死亡和发生 BPD 的风险增高(Rojas-Reyes, 2012; Sardesai, 2017)。目前正在探索使用低侵入性方式给予肺表面活性物质,用于有自主呼吸的早产儿的挽救性治疗。低侵入性途径包括在咽部应用肺表面活性物质、肺表面活性物质雾化吸入、通过喉罩给药或在气管内置入一条细导管给药（Kribs，2016）。

■ 预防

产前给予类固醇皮质激素

美国国立卫生研究院（NIH）（1994，2000）已经得出结论，产前给予单疗程类固醇皮质激素治疗可以降低24~34周早产儿 RDS 和脑室内出血的发生率。美国妇产科医师学会认为，处于这个孕周的孕妇如有早产风险，都应考虑激素治疗。妊娠23周开始，孕妇如有可能在7天内分娩，也要考虑应用激素治疗（第42章）。最近发现，有晚期早产风险（妊娠34~36周）的孕妇产前应用类固醇皮质激素可显著降低新生儿呼吸系统的并发症（Gyamfi-Bannerman，2016）。

羊膜腔穿刺术评估胎儿肺成熟度

有些情况下胎龄难以确定，了解胎肺是否成熟可能影响分娩计划。例如，既往有古典式剖宫产史的孕妇计划再次行剖宫产，但孕周不能肯定。现有几种羊水分析试验可帮助确认胎儿肺成熟度，羊水可通过超声引导下羊膜腔穿刺而获取。帕克兰医院有时仍做这种检查，但是美国妇产科医师学会（2017a，b）不建议对这些孕妇常规进行羊膜腔穿刺，而是推荐根据最佳临床指标估计胎龄，在估计的"妊娠41周"进行晚期分娩（第10章）。

如果选择羊膜腔穿刺术，羊水采集方法详见妊娠中期羊膜腔穿刺术（第14章）。羊水穿刺导致紧急分娩的并发症罕见（Zalud，2008）。新生儿 RDS 的发生率取决于检测方法和胎龄，Varner 等（2013）对这些检测做过综述。需要注意的是，给予类固醇皮质激素诱导肺成熟对某些检测有影响。

在生物化学检测中，卵磷脂/鞘磷脂（lecithin/sphingomyelin，L/S）比值一直被视为金标准。二棕榈酰磷脂酰胆碱（dipalmitoylphosphatidylcholine，DPPC），即卵磷脂和鞘磷脂，是肺表面活性物质的成分。妊娠34周前，两者在羊水中的浓度相似。妊娠32~34周时，卵磷脂浓度相对鞘磷脂开始升高（图34-1）。如果 L/S>2，新生儿发生 RDS 的风险很低（Gluck，1971）。研究发现糖尿病孕妇所生的新生儿即使 L/S>2，仍可能发生 RDS。有人推荐检测糖尿病孕妇羊水中的磷脂酰甘油浓度，它是表面活性物质的另一种磷脂。目前尚不清楚是糖尿病本身还是血糖控制水平引起了磷脂检测的假阳性结果（（De Luca，2009）。

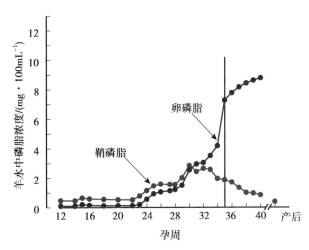

图34-1　正常妊娠羊水中卵磷脂和鞘磷脂的平均浓度变化

（资料来源：Gluck L，Kulovich MV. Lecithin-sphingomyelin ratios in amniotic fluid in normal and abnormal pregnancy，Am J Obstet Gynecol. 1973 Feb 15；115（4）：539-546. ）

在生物物理学检测中，荧光偏振试验是在未离心的羊水中自动分析表面活性物质/白蛋白比值，能在1小时内出结果。TDx-FLM 等同于或优于 L/S 比值、泡沫稳定性指数或磷脂酰甘油等检测方法，也适合糖尿病孕妇的检测（Karcher，2005；Varner，2013），阈值随孕周而有所不同（Bennasar，2009）。很多医院已将改良的 TDx-FLM Ⅱ 作为肺成熟度的主要检测方法。泡沫稳定性或振荡试验依赖于羊水中表面活性物质的作用，当羊水与乙醇适当混合时，在气-液界面产生稳定的泡沫（Clements，1972）。但这个试验存在一些问题，轻微污染可引起错误结果，且时常出现假阴性结果。其他检测方法如 Lumadex-FSI 检测、荧光偏振（显微黏度测定法）和羊水在650nm 波长下的吸光度，都有不同程度的应用。

羊水板层小体计数是快速、简单和精确的胎肺成熟度评估方法，其效果与 TDx-FLM 和 L/S 比值方法相当（Karcher，2005；Varner，2013）。

坏死性小肠结肠炎

新生儿肠道疾病的临床表现包括腹胀、呕吐、麻痹性肠梗阻、胆汁性胃内容物和血便。影像学检查可见肠壁积气，肠壁气体来源于侵入肠壁的细菌。其他经典的影像学表现包括门脉积气和气腹。肠穿孔可能导致肠切除。坏死性小肠结肠炎（necrotizing enterocolitis，NEC）主要见于低出生体重儿，也偶发于足月儿。

病因多种多样,可能包括围产期低血压、缺氧、败血症、脐动静脉置管、换血治疗、输血,以及牛奶和/或高渗液喂养(Neu,2010)。从 NEC 的病理生理学分析,本病是多因素共同作用的结果,遗传易感性、肠道不成熟、微血管张力失衡、肠道内异常微生物定植、肠道喂养,以及肠黏膜高度免疫反应性都可能起作用(Caplan,2017;Neu,2010)。

内科治疗包括胃肠减压、禁食、广谱抗生素应用和肠外营养。当发生肠穿孔或临床状况继续恶化时需要手术干预。手术方式包括放置腹腔引流管和剖腹探查切除病变的肠管或肠造口术(Neu,2010)。

早产儿视网膜病

在 20 世纪 50 年代前,本病又称晶体后纤维增生症,曾是美国失明的最常见病因。自从发现早产儿视网膜病与高氧有关之后,该病发生率有明显下降。但随着极早产儿存活率的升高,其发生率又开始呈上升趋势。

正常情况下,胎儿视网膜从视神经开始进行离心性血管化,大约从妊娠第 4 个月开始,一直持续到出生后不久。在血管化过程中,过量氧供导致严重的视网膜血管收缩、内皮损伤和血管闭塞。随后视网膜出现异常新生血管,这些新生血管穿透视网膜并延伸到玻璃体。这些新生血管容易发生蛋白质漏出或破裂出血,黏连形成可导致视网膜剥离。血管内皮生长因子(vascular endothelial growth factor,VEGF)在正常血管生成中起着重要作用,早产儿视网膜病(retinopathy of prematurity,ROP)发生时,VEGF 水平上调(Sharma,2017)。这一认识为抗 VEGF 治疗开辟了新途径。

目前尚不清楚引起 ROP 的确切氧浓度。与宫内氧供相比,胎儿出生后即使没有给予高浓度氧,也暴露于"相对的"高氧环境。新生儿研究网络对 1 316 例 24~27 周的早产儿进行了一项随机试验,目的是探索不引起 ROP 的氧饱和度阈值,且不增加其他并发症(SUPPORT Study Group,2010a)。两组患儿氧饱和度目标范围设定为 85%~89% 和 91%~95%。这两种氧饱和度值在 NICU 较常使用。较低氧饱和度组出院前死亡率显著高于较高氧饱和度组(20% vs.16%)。然而,该组存活者发生严重 ROP 的比率显著减低(8.6% vs.17.9%)。

脑部疾病

早产儿脑损伤引起的神经解剖后遗症往往与足月

儿不同(第 33 章)。神经影像学检查显示,早产儿脑损伤包括脑室内出血、小脑出血、脑室周围出血性梗死、囊性脑室周围白质软化和弥漫性白质损伤。所有这些脑损伤都与不良神经发育结局密切相关(Kwon,2014)。

颅脑超声仍然是常见脑部异常和急性脑损伤的首选检查方法。超声检查便利可靠,可发现常见的颅脑异常并监测脑的发育。由于脑内囊性病变的发生需要 2~5 周的演变,此期间可以进行系列颅脑超声检查。暂时性脑部异常预后较好,持续及进展性脑损伤预后较差。仍有 4%~10% 的无明确脑损伤的早产儿可能发生脑性瘫痪(cerebral palsy,CP)。也就是说,90%~96% 的 CP 早产儿都有超声可见的脑部病变。

■ 颅内出血

新生儿颅内出血主要有五种类型(Volpe,2008)。原发性蛛网膜下腔出血多见于早产儿,预后相对较好。小脑出血也多见于早产儿,可造成严重的后遗症。脑室内出血(intraventricular hemorrhage,IVH)相对常见,几乎仅限于早产儿,也可造成严重的后遗症。硬膜下出血多见于足月儿,病情有时很严重。多发脑实质内出血也多见于足月儿,严重程度不等。

■ 脑室周围-脑室内出血

早产儿的生发基质毛细血管床较为脆弱,由多种原因导致。首先,室管膜下生发层基质区域血管缺乏足够的支持。第二,该区域的静脉解剖结构可引起淤血和充血,血管内压升高时血管容易破裂。第三,早产儿血管自主调节受损(Matsuda,2006;Verhagen,2014)。

如果生发基质的脆弱毛细血管床破裂,血液渗入周围组织并可能延伸到脑室和脑实质。这种出血类型最常见于早产儿,尤其是胎龄<32 周的早产儿,也可见于晚期早产儿甚至足月新生儿。大多数出血发生在生后 72 小时内,也有延迟至生后 24 天的(Whitelaw,2011)。脑室周围-脑室内出血多在出生 3 天内发生,因此经常错误地将其归因于产时事件。IVH 可以在分娩前就已经发生,这点非常重要(Achiron,1993;Nores,1996)。

IVH 的发病机制中有很多因素,包括缺氧缺血、二氧化碳潴留、解剖因素、血压不稳定及遗传因素等(Mc-Crea,2008;Ment,2016)。此外,早产往往与感染有关,而感染容易导致内皮激活、血小板黏附和血栓形成(Redline,2008)。呼吸窘迫和机械通气也是常见的相关因素(Sarkar,2009)。

几乎 50% 的 IVH 无明显临床表现。大多数小的生发基质出血和局限于脑室的出血可自行消失，而不造成功能损害。但是，几乎一半的患儿的确有神经损伤体征(Patra，2006)。广泛脑室周围/脑室内出血的存活者存在严重神经发育障碍(Mukerji，2015)。病变范围大会导致脑积水或囊样退行性变，称为脑室周围白质软化(periventricular leukomalacia，PVL)，PVL 在此后讨论。重要的是，PVL 范围与 CP 的风险相关(Bassan，2006)。

发病率与严重性

脑室内出血的发病率取决于出生时胎龄。根据新生儿研究网络的资料，约 65% 的胎龄 <28 周的新生儿有不同程度的 IVH 或 PVL(Stoll，2010)。胎龄 23 周的早产儿的脑室内出血发病率为 60%，而胎龄 28 周者发病率仅为 23%。重要的是，胎龄 23 周的早产儿的 IV 度脑室内出血发病率为 21%，而胎龄 28 周早产儿仅为 3%。

影像学检查可以判断脑室内出血的严重性。Papile 等(1978)设计了可量化损伤程度的分度方案，这是最常用的评估预后的方法。

- I 度：局限于生发基质的出血。
- II 度：脑室内出血。
- III 度：出血伴脑室扩大。
- IV 度：脑实质广泛出血。

产前给予类固醇皮质激素

在产前至少 24 小时给予皮质类固醇，可预防或减少 IVH 发生并降低其严重程度(Wei，2016)。NIH 共识会议(1994)声明，该治疗可降低胎龄 24～32 周早产儿死亡率，RDS 和 IVH 发病率。NIH 第二个共识声明(2000)不推荐重复疗程使用皮质类固醇(第 42 章)。

母胎医学协作网随后也有报告，重复疗程皮质类固醇的应用与某些早产儿结局改善相关，但也与出生体重下降及胎儿生长受限风险增加有关(Wapner，2006)。队列研究显示，重复使用类固醇组和单疗程类固醇组在生后 2～3 岁时体格或神经认知测量无显著性差异(Wapner，2007)。然而令人担忧的是，重复使用类固醇组患儿发生 CP 的相对危险度升高了 5.7 倍。

同时，Crowther 等(2007)报告了澳大利亚的随访 2 年的协作试验结果。在 1 100 多例新生儿中，重复疗程类固醇组和单疗程组 CP 发病率几乎相同(4.2% vs. 4.8%)。最近也有研究指出，如果胎龄 <28 周的早产儿完成倍他米松治疗已超过 10 天，分娩后严重 IVH 发病率升高(Liebowitz，2016)。

对于孕 24^{+0}～33^{+6} 周有早产风险的孕妇，美国妇产科医师学会(2016a)的最新建议是给予单疗程类固醇皮质激素。学会进一步指出，如果完成初次皮质类固醇治疗已超过 14 天，有紧急早产风险的孕妇可以接受第二个疗程的皮质类固醇作为"挽救性"治疗。孕 23^{+0}～23^{+6} 周，可以考虑使用皮质类固醇治疗，但孕 23 周前不推荐使用(ACOG，2017c)。

其他预防策略

产前使用硫酸镁不能降低新生儿 IVH 发病率，但能防止神经发育障碍(Crowther，2007；Doyle，2009)。美国妇产科医师学会(2016b)推荐在某些情形下使用硫酸镁(第 42 章)。产前使用维生素 K 和苯巴比妥及生后使用苯巴比妥，能否降低 IVH 发病率尚未得到证实(Crowther，2010a，b；Smit，2013)。维生素 E 能降低 IVH 发病率，但发生败血症的风险增加(Brion，2003)。一项荟萃分析显示，生后使用吲哚美辛可以降低 IVH 发病率，但死亡率或神经发育障碍并无改善(Fowlie，2010)。

剖宫产与阴道分娩相比能否降低 IVH 发病率仍存在争议。一项荟萃分析显示，剖宫产并未明显减低极低出生体重儿的严重 IVH 发病率，但总的 IVH 发病率有所下降(Barzilay，2016)。也有研究认为，延迟脐带结扎可以降低早产儿发生 IVH 的风险(Rabe，2012)。

■ 脑室旁白质软化

本病的病理学变化是指在出血或缺血性梗死后脑深部白质形成囊性区域。组织缺血导致局部脑组织坏死。由于脑组织不能再生，而且早产儿仅有极少量的胶质增生，这些不可逆损伤区域在神经影像学上显示为隐性囊肿。一般来说，囊肿形成至少需要 2 周，但在损伤发生 4 个月后仍然可以发生。因此，出生时存在这种表现有助于判断损伤发生的时间。

脑性瘫痪

脑性瘫痪(CP)是指以慢性运动或姿势异常为特征的一组症候群，这些异常源于大脑，在生命早期出现，属于非进行性脑部疾病(Nelson，2003)。CP 常伴随癫痫和智力发育迟滞。早产儿与足月儿的 CP 病因有所不同(第 33 章)。

CP 根据神经功能障碍类型，分为痉挛、运动障碍和共济失调；再依据受累肢体的数量及分布，分为四肢瘫、双瘫、偏瘫或单瘫。Freeman(1988)和 Rosen(1992)等将 CP 的主要类型和占比总结如下：

- 痉挛性四肢瘫：与发育迟缓和惊厥发作密切相关，

占 20%。

- 双侧瘫：早产及低出生体重儿常见，占 30%。
- 偏瘫：占 30%。
- 手足徐动样舞蹈征类型：占 15%。
- 混合类型。

发生率

据 CDC 统计（2016），美国 CP 发病率约 3‰。某些国家由于极早产儿存活率提高，而神经系统预后并未明显改善，CP 发病率有所上升（O'Callaghan，2011）。例如，Moste 等（2008）对 90 万例挪威新生儿进行了长期随访，发现无先天畸形的足月儿 CP 发病率为 0.1%，而胎龄 23~27 周早产儿 CP 发病率为 9.1%。

风险因素

脑室内出血

各种临床和病理资料将 CP 与严重 IVH（Ⅲ 或 Ⅳ度）和 PVL 联系起来。一项针对近 1 500 例胎龄 ≤28 周早产儿的研究发现，合并 Ⅲ度或 Ⅳ度脑室内出血组的 CP 发病率是无脑室内出血组的 5 倍（Bolisetty，2014）。

缺血

早产儿最易发生脑缺血和 PVL。胎龄 32 周前，脑血管解剖由两个系统组成。一个是穿过皮层的脑室大脑皮层系统；另一个是脑室后系统，其向下进入脑室，然后又弯曲流出（Weindling，1995）。这两个血管系统之间没有交通支吻合。因此，这两个系统之间的区域，即锥体束通过侧脑室附近的区域，形成易受缺血影响的分水岭（watershed area）。胎龄 32 周前供血不足首先影响分水岭区域。椎体束损伤可能引起痉挛性双侧瘫。胎龄 32 周后由于血流转向皮层，缺氧损伤主要造成皮层区域损伤。

围产期感染/炎症

PVL 与感染及炎性反应有关。Zupan 等（1996）观察了 753 例胎龄 24~32 周新生儿，该组的 PVL 发病率为 9%。胎龄<28 周、分娩前数天至数周有炎症反应，以及以上两种情况并存者，发生 PVL 的风险最高。另一项研究显示，PVL 与破膜时间延长、绒毛膜羊膜炎和新生儿低血压相关（Perlman，1996）。Bailis 等（2008）报告慢性胎盘炎症与 PVL 相关，而急性胎盘炎症与 PVL 无关。

胎儿感染可能是早产与 CP 之间的一个关键因素（Burd，2012；Leviton，2010）。如第 42 章所述，绒毛膜羊膜炎是自发性早产的一个主要原因。产前生殖道感染引起肿瘤坏死因子和 IL-1、IL-6 和 IL-8 等细胞因子

的增高（图 34-2），可刺激前列腺素产生，从而导致早产。早产儿脑血管易发生破裂和损伤，刺激早产发生的这些细胞因子也会对少突胶质细胞和髓鞘有直接的毒性作用。血管破裂、组织缺氧和细胞因子介导的损伤导致大量神经元坏死。谷氨酰胺释放，激活细胞膜受体，使钙离子进入神经细胞。细胞内高浓度钙离子对脑白质有毒性作用，谷氨酰胺对少突胶质细胞可能也有直接毒性作用（Khwaja，2008）。

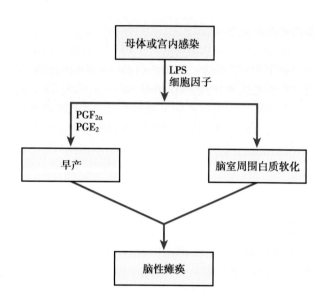

图 34-2　母体或宫内感染与早产或脑室周围白质软化之间的假说路径。早产或脑室周围白质软化都可能导致脑性瘫痪

许多研究显示感染和细胞因子对未成熟大脑可直接造成损伤（Chau，2014；Yoon，1997a）。在死于 PVL 的新生儿大脑中，最常检测到的细胞因子是肿瘤坏死因子和 IL-6（Yoon，1997b）。因此，即使未发现明确的病原体，细胞因子也与白质损害有密切关系（Yoon，2000）。

Andrews 等（2008）的数据对绒毛膜羊膜炎与神经发育不良结局的增加提出了质疑。在这项出生胎龄 23~32 周的队列研究中，他们评估了有关宫内炎症的多个指标和直接标记物，其中包括临床表现、细胞因子水平、组织学发现和微生物培养结果，所有新生儿接受了全面的神经心理学测试。最后结论是，无论各项炎性指标如何，CP 发病率和/或智商评分<70 分占比都无区别。因此，研究人员支持目前的做法，即在没有明显宫内感染的情况下应尽量延迟分娩，避免早产。需要注意的是，临床诊断绒毛膜羊膜炎的早产孕妇不能延迟分娩。在 3 094 例胎龄低于 33 周的单胎中，15% 的患者出现绒毛膜羊膜炎的临床证据（Soraisham，2009）。

与无宫内感染组相比,合并宫内感染组的新生儿早发型败血症和 IVH 发病率均显著升高(4.8% *vs.* 0.9%,22% *vs.* 12%)。

■ 预防——神经保护

产前使用硫酸镁和皮质类固醇的益处已在前面叙述。目前尚未发现其他特异性治疗可以减少或预防早产儿脑损伤。刺激红细胞生成的药物(erythropoiesis stimulating agents,ESAs),如促红细胞生成素(erythropoietin)和达贝泊汀(darbepoetin),可能具有神经保护作用。除了刺激红细胞生成外,动物实验显示 ESAs 对发育中的大脑具有保护作用(Wassink,2017)。初步的临床研究效果较好,大规模的临床试验正在进行(Beirer,2014)。

（赵小朋　翻译　郑勤田　审校）

参考文献

C34

第 35 章

死胎

> 在孕晚期,胎动的消失通常可以提示患者胎儿有死亡的可能。当听不到胎心或感觉不到胎动时,死胎的诊断只有在重复检查确认后才能确定。
>
> ——J. 惠特里奇·威廉姆斯(1903)

在威廉姆斯生活的时代,死胎的发生会让患者及产科医生都觉得非常沮丧。如今,可以通过超声检查对胎儿情况进行快速确认,这为引产和分娩提供了便利。然而,从流行病学角度来看,由于对死胎定义的不统一,对死胎的统计一直都存在困难。因此,目前应着重于统一死胎的定义,并分析导致死胎的不同原因,为临床实践及公共卫生政策的制定提供依据。与此同时,美国及美国以外的国家都在开展死胎的相关研究及预防工作。*Lancet* 杂志发表的一组包含六个部分的系列文章在部分程度上刺激了全球公共卫生的发展。在认识到每年约有 265 万例死胎,而且 98% 的死胎发生于中低收入国家之后,这一系列文章被认为是行动的号召(The *Lancet*'s Stillbirth Series Steering Committee,2011a~f)。遗憾的是,正如随后 *Lancet* 杂志发表的研究进展报告所述,死胎率改善的进展很缓慢,这些文件也强调了专门的领导、慎重评估干预措施、调查研究知识缺口的重要性(The *Lancet*'s Ending Preventable Stillbirths Series Study Group, 2016a~e)。

据报告,美国每年有 100 万个妊娠丢失,大部分发生于孕 20 周之前。国家重要数据系统中的死胎率通常是指孕 20 周后的胎儿死亡。使用此定义,2013 年美国的胎儿死亡数轻微地超过了婴幼儿死亡数(图 35-1)。如图 35-2 所示,胎儿死亡率在孕早期及孕晚期最高,这与病因相关。

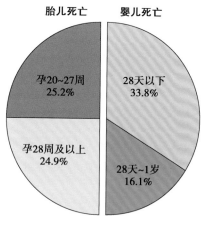

图 35-1　美国 2013 年孕 20 周及以后的死胎及婴幼儿死亡百分比
(资料来源:MacDorman MF, Reddy UM, Silver RM: Trends in stillbirth by gestational age in the United States, 2006-2012, Obstet Gynecol. 2015 Dec; 126(6): 1146-1150.)

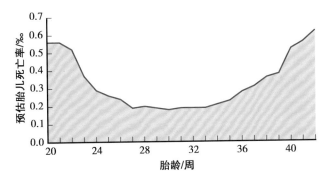

图 35-2　美国 2013 年依据孕周计算,每 1 000 个新生儿的预估胎儿死亡率
(资料来源:MacDorman MF, Reddy UM, Silver RM: Trends in stillbirth by gestational age in the United States, 2006-2012, Obstet Gynecol. 2015 Dec; 126(6): 1146-1150.)

死胎的定义

　　基于世界卫生组织推荐的死胎定义,CDC 用于卫生统计所使用的死胎是指在非引产终止妊娠的情况下,不论妊娠时间长短,胎儿在排出母体之前出现的死亡。同时指出,要在胎儿娩出后进一步确诊,包括出生时没有呼吸和/或没有任何生命迹象(心跳、脐带搏动、明确的随意肌运动),但需要将心跳与短暂的心脏收缩、呼吸与短暂的呼吸运动或喘息加以区别。

　　在美国,胎儿死亡的呈报制度由各州决定,因此,死胎标准有显著差异(第 1 章)。大部分州规定,孕周≥20 周或体重≥350g(相当于孕 20 周)的胎儿死亡需要上报。然而,在美国,也有另外地区要求记录所有孕周的胎儿死亡,其中一个州将死胎孕周规定为 16 周,有两个州要求记录出生体重为 500g(相当孕 22 周)的胎儿死亡。现有证据表明,并非所有上报的胎儿死亡都有详细记录(MarDorman,2015),特别是发生于更早孕期时。

　　由于死胎定义不一,死胎上报资料不完整,各国之间死胎发生率的比较受到限制;据统计,全球只有少于 5% 的新生儿死亡有正式文件(The *Lancet*'s Ending Preventable Stillbirths Series Study Group, 2016d)。依据不同国家死胎定义(将出生体重及孕周进行对比分析),得到的结果也不相同。例如,在美国,如果死胎被定义为出生体重≥500g,与使用孕 22 周相比,死胎率将减少 40%(Blencowe,2016)。为了解决命名差异,部分学者建议改变目前的定义(Joseph,2015)。

　　总的来说,自 2006 年以来,美国的死胎率保持相对不变,而婴儿死亡率下降 11%,目前两者基本相等(MacDorman,2015)。如果将死胎分成三个时期,即早期(孕<20 周),中期(孕 20~27 周),晚期(孕≥28 周)进行分析,2013 年孕 20~27 周的死胎率较前下降 3%;2006~2012 年间,该阶段的死胎率基本不变;自 2006 年来,晚期死胎率基本不变(图 35-3)。

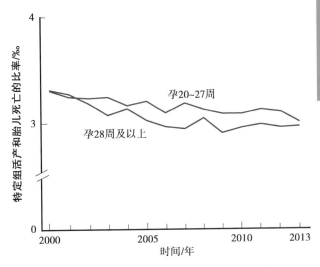

图 35-3　2000~2013 年美国死胎率(根据孕周)
(资料来源:MacDorman MF, Reddy UM, Silver RM: Trends in stillbirth by gestational age in the United States, 2006-2012, Obstet Gynecol. 2015 Dec; 126(6): 1146-1150.)

死胎的原因

　　国家儿童与人类发展研究所(National Institute of Child Health and Human Development,NICHD)创建了死胎合作研究网,用以确定美国死胎在种族及地理多样性方面的原因。利用该网络,死胎合作研究小组分析了 2006~2008 年间美国 5 个州的 59 所三级医疗机构及社区医院孕 20 周及以后的死胎原因。标准化的评估包括:尸检、胎盘组织学、母体或胎儿血液/组织检测,包括胎儿核型分析。共对 500 例妇女的 512 例死胎进行了评估,在这些妊娠丢失中,83% 发生于分娩前。死胎原因可分为八类,见表 35-1。这些类别可再被分为有已知、可能或未知。例如,如果胎儿患有致死性异常的糖尿病胚胎病变,或母亲患有糖尿病酮症酸中毒,糖尿病则被认为是一种已知的死胎原因。如果母亲血糖控制欠佳而且出现胎儿生长发育异常,糖尿病则被视为一种可能的原因。总的来说,76% 的死胎中能发现这些有已知或可能的原因。

　　由于各种原因,这一项基于人群的死胎队列的网络研究开创了美国先例,该研究中的所有项目都进行了系统、完全评估。除胎盘异常外,每类病因都尽可能简单化。胎盘异常包括"子宫胎盘异常",以及一些尚不明确的胎盘异常;除此以外,死胎的主要病因是产科因素,包括流产、多胎妊娠并发症、自然流产或胎膜早破。重要的是,该研究指出系统评估只可能确定约 3/4 的死胎原因。与之前的分析相比,死胎发生率相当高,因此更强调孕期仔细检查的重要性。

表 35-1　死胎合作研究网中 512 例死胎原因

病因	百分比	举例说明
产科并发症	29	孕 20~24 周出现胎盘早剥、胎膜早破
胎盘异常	24	子宫胎盘异常、母体血管疾病
胎儿畸形	14	主要结构异常和/或基因异常
感染	13	包括胎儿或胎盘
脐带异常	10	脱垂、狭窄、血栓形成
高血压疾病	9	子痫前期、慢性高血压
内科并发症	8	糖尿病、抗磷脂抗体综合征
原因不明	24	无法解释

资料来源:Stillbirth Collaborative Research Network Writing Group, 2011b.
注:百分比是四舍五入的,总数超过 100%,因为一些死胎有不止一个原因。总体而言,在 76% 的死胎中找到了原因。

高危因素

许多因素与死胎风险增加相关,包括高龄、非裔美籍人种、吸烟、非法成瘾物质滥用,合并内科疾病如糖尿病或慢性高血压、辅助生殖技术妊娠、初产、肥胖、既往有不良妊娠结局病史如早产或胎儿生长受限(Reddy,2010;Varner,2014)。

两项大型研究对是否能在确定妊娠前或确定妊娠后短期内筛查死胎高危因素进行评估。首先,Reddy 等(2010)分析了 NICHD 关于安全分娩的数据,包括 2002~2008 年在美国 19 所医院分娩的 206 969 例孕妇的妊娠结局;依据孕周分析死胎分布,发现死胎常发生于妊娠晚期;研究者的进一步分析结果显示,该研究发现的死胎高危因素并不支持对全人口进行常规的产前监测。

对于死胎高危因素的分析包括在之前提到的死胎合作研究网的研究项目中;根据妊娠早期确定的某些高危因素可以对死胎有效预测;研究发现,妊娠早期确定的因素在死胎高危因素中仅占少许比例。除了由于早产或胎儿生长受限所导致的死胎或妊娠丢失的病史以外,其他危险因素的预测价值极其有限(Stillbirth Collaborative Research Network Writing Group,2011a)。Sharma 等(2006)强调,既往死胎史可以作为再次发生

死胎高危因素。需要注意的是,有死胎史的孕妇再次发生死胎的风险增加 5 倍。另一报告指出,既往的早产、胎儿生长受限、子痫前期,以及胎盘早剥病史,与再次出现死胎密切相关(Rasmussen,2009)。表 35-2 列出了根据母体因素评估的死胎风险。

表 35-2　母亲高危因素及死胎风险

高危因素	预估的死胎率 (每 1 000 例出生)	比值比[a]
所有妊娠	6.4	1.0
低危妊娠	4.0~5.5	0.86
高血压疾病		
慢性高血压	6~25	1.5~2.7
妊娠高血压综合征		
轻度子痫	9~51	1.2~4.0
重度子痫	12~29	1.8~4.4
糖尿病		
仅饮食控制	6~10	1.2~2.2
胰岛素+饮食	6~35	1.7~7.0
系统性红斑狼疮	40~150	6~20
肾脏疾病	15~200	2.2~30
甲状腺疾病	12~20	2.2~3.0
血栓形成倾向	18~40	2.8~5.0
妊娠期胆汁淤积症	12~30	1.8~4.4
吸烟>10 支	10~15	1.7~3.0
肥胖		
BMI 25~29.9kg/m²	12~15	1.9~2.7
BMI>30kg/m²	13~18	2.1~2.8
教育程度(<12 年 vs. >12 年)	10~13	1.6~2.0
既往有 IUGR(<10%)	12~30	2~4.6
既往死胎	9~20	1.4~3.2
多胎妊娠		
双胎	12	1.0~2.8
三胎	34	2.8~3.7
母亲年龄		
35~39 岁	11~14	1.8~2.2
≥40 岁	11~21	1.8~3.3
黑种人与其他人种妇女比较	12~14	2.0~2.2

资料来源:Fretts, 2005.
[a] 存在的因素与不存在的风险因素的比值比。
BMI,体重指数;IUGR,宫内生长迟缓。

死胎的评估

确定死胎原因有助于孕产妇及早采取应对措施并减轻心理负担,也可以提供关于再发死胎风险的精准咨询,也可进行相应干预,达到降低死胎发生率的目的(ACOG,2016a)。对遗传性疾病识别,也可以为家庭其他成员提供有用的信息。

■ 临床检查

死胎评估的重要检测手段包括尸检、染色体分析、胎盘、脐带及胎膜的检查(Pinar,2014)。Page 等(2017)认为,胎盘病理及胎儿尸检对判断死因最为可靠。图 35-4 显示美国妇产科医师学会(2016a)的检测流程图,值得注意的是,病历中记录检查结果及相关病史应尽可能详细,留取相应照片并保留。如果父母拒绝尸检,可在产后进行 MR 或超声检查以获取解剖信息(McPherson,2017;Shruthi;2017)。

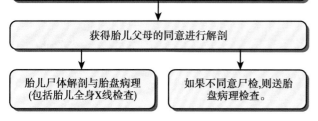

图 35-4　胎儿及胎盘评估流程图
(资料来源:ACOG Practice Bulletin No. 102:management of stillbirth, Obstet Gynecol. 2009 Mar;113(3):748-761.)

■ 实验室检查

通过尸检和染色体检查发现,高达 35% 的死胎具有结构异常(Faye-Petersen,1999);约 20% 具有生理缺陷或骨骼异常,8% 有染色体异常(Pauli,1994;Saller,1995);在没有结构异常的死胎中,约 5% 有染色体异常(Korteweg,2008)。尽管美国妇产科医师学会(2016a)曾建议对所有死胎都进行染色体核型分析,但随着高分辨率全基因测序技术的进步,如染色体微阵列分析(chromosomal microarray analysis,CMA),目前已取代了对死胎进行标准染色体核型分析(第 13 章)。CMA 不需要分离细胞,并且在死胎分析中更为有用(Reddy,2012)。美国妇产科医师学会及母胎医学会均认可 CMA 在死胎分析中的作用。

胎儿标本获取,包括胎儿组织或体液,必须征得患者同意。美国妇产科医师学会指出,任何种类的胎儿或胎盘组织或羊水都可以进行 CMA 基因检测,但是要避免母体组织或血液的污染。如果胎儿血液标本无法从脐带或心脏穿刺取得,学会推荐可使用以下样本:①在未固定标本中脐带插入的胎盘部位取一大小约 1cm×1cm 的胎盘组织块;②长约 1.5cm 的脐带;③胎儿组织块,如肋骨或膝盖骨。这些组织在放入乳酸盐林格液或无菌细胞遗传媒介中前要使用无菌生理盐水清洗去除血液,尤其需要注意的是,放入福尔马林溶液或酒精中会破坏活细胞。如果常规核型分析是唯一可用的检测方法,而且胎儿死亡刚刚发生,则可通过羊膜腔穿刺抽取羊水进行检查,因为与分娩之后获取的胎儿组织相比,这种以无菌方式获得的细胞更容易生长而且结果也更为准确。母体血液样本可用于 Kleihauer-Betke 试验,必要时需要做抗磷脂抗体和狼疮抗凝物检测;也可用血清葡萄糖测量以排除糖尿病(Silver,2013)。

对于有明显的胎儿生长受限、家族或个人的血栓形成史或严重胎盘病理学改变的案例,检测 V 因子点突变、凝血酶原基因突变、抗凝血酶水平、蛋白 C 和 S 的活性可对以后的妊娠管理提供相应的信息(ACOG,2016a)。对胎盘病理相关解释包括来源于母体血管阻塞引起的症候群见第 6 章。尽管有学者推荐将遗传血栓倾向作为常规评价指标,但考虑卫生经济学,没有证据支持在所有人群中进行筛查可以获益。Silver 等(2016)发现,大多数母体及胎儿的易栓症与死胎无关,因此不推荐将其作为常规检查项目。

■ 尸体解剖

对死胎进行尸体检查可以获得有价值的信息,应鼓励其父母支持全面的胎儿尸体解剖。Pinar 等(2012)描述了死胎合作研究网的尸检步骤:死胎的大体外观检查与照片、X 射线成像、MR 成像、细菌培养,以及选择性使用染色体与组织病理学检查相结合的方法,有助于明确死胎原因。

完整的尸体解剖更能提供有价值的信息。威尔士的一项 400 例连续死胎分析表明,尸检可以排除 13% 的死胎可能病因,并且为 26% 的死胎提供新信息(Cartlige,1995)。其他研究员发现,尸检结果信息可以用于对 25%~50% 的再发风险评估及产前咨询(Faye-Petersen,1999;Silver,2007)。例如,Miller 等(2016)研究结果提示,胎盘检查、结合尸体解剖结果改变了 45% 病例随后的医疗管理方法。

根据 Goldenberg 等(2013)的研究结果提示,大部分医院没有对死胎进行再评估;而在其他中心,每个月由产科医生、母胎医学专家、新生儿科专家、临床遗传学专家、围产期病理学家组成的死胎防治专业委员会,通过回顾孕产妇病史和尸体解剖结果,尽可能查找相关死胎原因、可能复发风险,以及可能提供的治疗,为避免再发生死胎提供咨询。

心理方面

对于孕妇及家人,由于没有见到期待中的新生命诞生,心理创伤起始于死胎诊断之初,以及引产、分娩之后 24 小时内,此时往往难以沟通,心理障碍发生率升高(Radestad,1996;Siassakos,2017)。Kingdon 等(2015)指出,降低心理障碍发生率,恰当处理死胎,对父母心理健康的恢复很重要。正如第 61 章所述,经历死胎或早期流产的妇女患抑郁症的风险增加,应当密切关注这类人群(Nelson,2013)。

Nuzum 等(2014)报告,很少有产科服务者接受正式的丧婴护理培训。在帕克兰医院,这类护理包括提供时间与婴儿最后告别、制作纪念品、拍摄照片、牧师咨询服务、丧亲之痛的信息支助。这项护理由隶属于分娩团队的专门护理团队来进行。

既往死胎

表 35-3 列出了有既往死胎史妇女的相关信息。需要指出的是,这些推荐主要基于一些有限的或结论不一致的科学依据,或依据专家意见。然而,少有研究关注这些受影响妇女的管理。对于可改变的死胎高危因素,如高血压或糖尿病,则可以提出具体的预防措施。肥胖已被认为是死胎及其他产科并发症的高危因素之一,孕前减肥则是非常明智的选择。理论上讲,既往曾因胎盘血管问题即胎盘功能不足而出现死胎的妇女,再次妊娠出现不良结局的风险增高(Monari,2016)。Reddy(2007)指出,由于半数的死胎与胎儿生长受限有关,因此推荐孕中期行胎儿结构的超声检查,孕 28 周后连续监测胎儿生长发育情况。孕期补充维生素 C 或 E 并不能降低死胎风险(Rumbold,2015a,b)。

表 35-3 死胎之后再次妊娠的处理

孕前或孕后首次就诊
详细记录病史,包括产科病史
回顾性评估前次死胎情况
评估再次出现死胎的风险
讨论再次发生产科并发症的风险
戒烟
肥胖妇女在孕前控制体重
如果存在家族性遗传疾病则进行遗传咨询
筛查糖尿病
筛查易栓症:监测抗磷脂抗体(仅在有病史的患者进行)
支持和安慰

孕早期
预约超声检查
早期筛查:妊娠相关血浆蛋白 A、人绒毛膜促性腺激素、颈项透明层[a]
支持和安慰

孕中期
孕 18~20 周胎儿超声结构检查
母亲血清检查(四联筛查)或单纯甲胎蛋白监测(若已进行早期筛查)
孕 22~24 周进行子宫动脉多普勒超声检测[a]
支持和安慰

孕晚期
孕 28 周开始进行胎儿生长受限的超声检测
孕 28 周后数胎动
孕 32 周或前次死胎发生孕周前 1~2 周开始进行出生前胎儿监护
支持和安慰

分娩
孕 39 周进行引产
羊膜腔穿刺证实胎儿肺发育成熟后可在孕 39 周前分娩

资料来源:Reddy,2007.
[a] 对风险进行修正,处理方式不变。

Weeks 等(1995)对有既往死胎史的 300 例孕妇进行胎儿生物物理评估。其中有 1 例再次出现死胎,在孕 32 周前仅有 3 例出现异常的测定结果。显然,没有证据表明前次死胎孕周与异常测定结果的发生率或时间有关,也未表明其与本次妊娠胎儿危险有关。研究者还表明,对于既往有死胎史的孕妇,应该在孕 32 周或之后进行产前监测。但美国妇产科医师学会(2016a)对这一观点提出质疑,指出这将增加医源性早产的发生率。尽管胎动计数作为常规使用方法(如第 17 章所述),但是鲜有数据指出将其用于既往有死胎病史孕妇的临床监测(Mangesi,2015)。

对有死胎史孕妇推荐于孕 39 周分娩,可选择引产,对于有引产禁忌者则选择剖宫产。尽管对于高龄妇女来讲,引产风险相对增大,但选择这一时期能使死胎率最小化(Page,2013)。

死胎率的变化

在 2000~2006 年的持续下降之后,美国死胎率从 2006 年起保持相对稳定(MacDorman,2015)。国家保健卫生战略项目对这些死胎率的解释引发了较大的争论。其中之一为致力于避免孕 39 周前非医学指征的分娩,以及后续对足月死胎率的影响。这种做法对新生儿结局的改善见第 26 章。为了分析这一"39 周分娩原则"的实现是否改变足月死胎率,Nicholson 等(2016)分析了来自 45 个州及哥伦比亚特区 2007~2013 年间的数据,孕 39 周前分娩的比例逐渐下降,但是足月死胎率却逐渐上升。这提示"39 周分娩原则"可能会造成一些意想不到的伤害。MacDorman 等(2015)同时也分析了美国 2006~2012 年间不同孕周死胎率的趋势。他们使用了"传统死胎率"的概念,这一死胎率的分母是在规定孕周内的活产数与死胎数之和。研究发现,孕 24~27 周、孕 34~36 周,以及 38 周的死胎率增加。而预测的死胎率则无明显差异。预测的死胎率是用分母由孕 21~42 周的孕妇人数组成计算。死胎率的差异主要是由于早产儿的下降。

总之,"39 周分娩原则"的执行减少了在孕 39 周前选择性分娩的数量,尽管一个意想不到的后果可能是死胎的增加,尤其对于有并发症的孕妇。Little 等(2015)强调,为避免死胎,有合并症的孕妇在孕 39 周前引产非常重要。这些专家对 2005~2011 年早期足月分娩(孕 37~38^{+6} 周)进行回顾性多态性分析发现,这一时期内早期足月分娩的数量减少,但是足月死胎率无显著改变。然而,足月、单胎糖尿病孕妇的死胎率增加 25%,这与临床医生对高危产妇早期足月分娩政策的误用有关。毋庸置疑的是,在全州或全国范围内对高危或低危产妇进行死胎率的监测都非常有必要。

(陈娟娟 翻译 陈敦金 审校)

参考文献

第十篇
产 褥 期

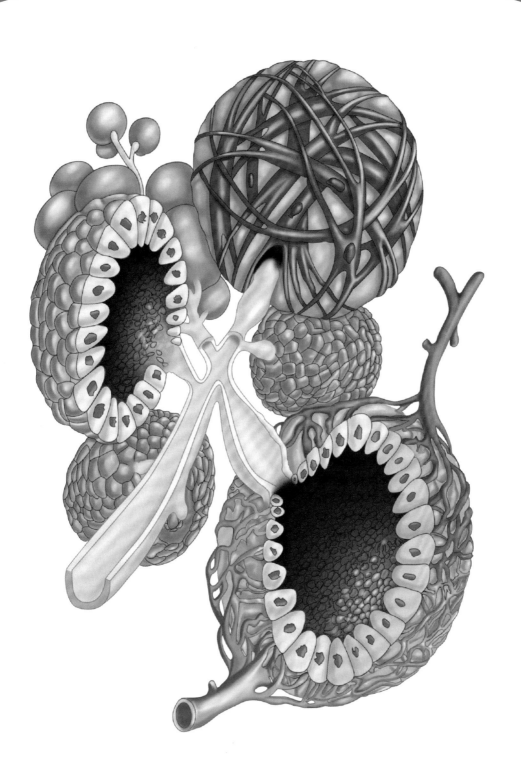

第 36 章

产褥期

虽然产褥期产妇各组织器官发生一系列显著且快速的组织代谢变化，近乎病理状态，但是这种变化并非疾病状态，所以认为是一个生理过程。

——J. 惠特里奇·威廉姆斯（1903）

产褥期一词来源于拉丁语-puer，child+parus，目前定义为分娩后至产妇因妊娠而引发母体解剖和生理变化恢复至非妊娠状态的时期。这段时期持续的时间没有明确界限，一般认为是在产后 4~6 周左右。与妊娠期比较，虽然产褥期并发症的发生率明显降低，但如威廉姆斯所述（1903），此时期的明显变化可使产妇产生许多困扰或担忧。美国疾病控制和预防中心（Centers for Disease Control and Prevention，CDC）源引 Kanotra 团队（2007）对产后 2~9 个月产妇所面临困扰的研究，建立了妊娠风险评估与监测系统（The Pregnancy Risk Assessment Surveillance System，PRAMS），罗列了产妇们最关心的问题（表 36-1），其中 1/3 的新妈妈需要社会支持，而有 1/4 的产妇为母乳喂养而担忧。

表 36-1 妊娠风险评估与监测系统[a] 产后 2~9 个月产妇所关注的问题

关注的问题	百分比
需要社会支持	32
母乳喂养相关知识	24
新生儿护理宣教不足	21
产后抑郁的相关支持	10
对需要延长住院时间的认识	8
产后妊娠保险覆盖的需要	6

资料来源：Kanotra S, D'Angelo D, Phares TM, et al: Challenges faced by new mothers in the early postpartum period: an analysis of comment data from the 2000 Pregnancy Risk Assessment Monitoring System (PRAMS) survey. Matern Child Health J 11(6):549, 2007.
[a] CDC，2016。

生殖道复旧

■ 产道复旧

产道在产后不久就开始恢复到非妊娠状态。阴道和阴道口逐渐缩小，但很少恢复至孕前的大小。产后第 3 周，阴道开始重新出现皱襞，但没有孕前明显。处女膜因分娩时撕裂而取代为残留的处女膜痕。阴道黏膜上皮处于低雌激素水平状态，直到产后 4~6 周才开始增生。通常这一时间与卵巢重新开始分泌雌激素的时间一致。分娩时会阴撕裂或拉伸导致阴道口松弛。不可避免地损伤盆底组织，甚至出现分娩诱发的尿失禁及盆腔脏器脱垂。

■ 子宫复旧

妊娠时盆腔血管显著扩张和重塑，致使子宫血流量大幅增加以维持妊娠的需要。分娩后,血管腔缩复至接近妊娠前状态。产褥期子宫大血管发生透明样变,逐渐吸收并被较小血管替代。然而,少数残留的大血管可保留数年。

分娩时,扩张的宫颈边缘即宫颈外口可发生撕裂。产后扩张的宫颈口恢复缓慢,产后 2~3 日宫颈口仍可容纳两指。产后 1 周,宫颈口变窄,宫颈变厚,宫颈管发生重塑。产后宫颈外口形状无法完全恢复至妊娠前状态,分娩时宫颈左右两侧撕裂,裂伤愈合后致宫颈外口稍增宽,外口撕裂处的凹陷将永久存在。宫颈这些改变是已产型宫颈的特征(图 36-1)。宫颈上皮细胞也发生很大程度的复旧,实际这种复旧变化是有益的,因为几乎半数产妇在分娩后宫颈高级别上皮内瘤变可发生逆转现象(Ahdoot, 1998; Kaneshiro, 2005)。

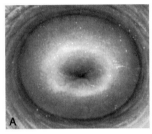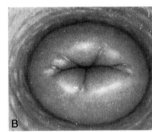

图 36-1　宫颈口外观:初产妇(A)和经产妇(B)

分娩后,由于子宫收缩,宫底降至脐下,子宫肌层主要由绒毛膜和其内侧的蜕膜所覆盖。扩张、拉长的子宫下段也发生缩复,但不像子宫体明显而有力。产后的几周(在之后的几周里),子宫下段由一个可容纳胎头通过的产道变为几乎看不清的子宫峡部(子宫体与宫颈内口之间的部分)。分娩后子宫前后壁即紧贴,前后壁厚度均为 4~5cm(Buhimschi, 2003)。分娩结束时(此时)的子宫重约 1 000g。

分娩后 2 天子宫即开始发生复旧改变,子宫肌层复旧是解构和破坏的过程(Williams, 1931)。子宫肌细胞数量无明显变化,但肌细胞体积却明显缩小。正如 Hytten(1995)所述,有关产后子宫重量变化的研究有限。据最佳估计,产后 1 周子宫重约 500g,产后 2 周子宫重约 300g,产后 4 周左右子宫基本完成复旧过程,重约 100g。每次分娩后,子宫通常都会比前一次妊娠前稍大。

超声表现

产后 1 周由于子宫复旧作用,子宫体积迅速减小(图 36-2)。超声检查显示产后 8 周子宫及内膜恢复至孕前大小(Bae, 2012; Steinkeler, 2012)。Tekay 和 Jouppila(1993)研究分析 42 例正常产妇,发现 78% 产妇在产后 2 周、52% 产妇在产后 3 周、30% 产妇在产后 4

周、10% 产妇在产后 5 周存在宫腔积液。Belachew 等(2012)应用三维彩超观察产后不同时间宫腔内容物占比情况:产后第 1 天为 1/3,产后第 7 天为 95%,产后第 14 天为 87%,产后第 28 天为 28%,到产后第 56 天均未见宫腔内容物。Sohn 等(1988)应用多普勒超声观察发现产后 5 天内子宫动脉血流阻力不断增加。Weintraub 等(2013)认为子痫前期患者产后子宫复旧可能存在差别,因为这些产妇更容易检测到子宫动脉舒张早期切迹。

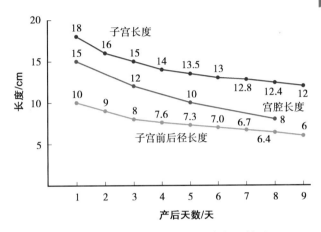

图 36-2　产后 9 天超声检测子宫复旧情况
(资料来源:Hytten F:The Clinical Physiology of the Puerperium. London, Farrand Press, 1995.)

蜕膜与子宫内膜再生

胎盘、胎膜的剥离发生在蜕膜海绵层,而蜕膜基底层并未剥离。胎盘娩出后,剩余的蜕膜厚度发生明显的变化,边缘呈现不规则锯齿状,并且血液浸润,尤其是胎盘附着部位更为明显。分娩后 2~3 天,残留的蜕膜分化为 2 层,浅层蜕膜坏死脱落,形成恶露的一部分。邻近子宫肌层的基底层蜕膜保留完整,是子宫内膜再生的来源。

除外胎盘附着部位,子宫内膜再生迅速。大约 1 周内,子宫内膜表面即被上皮细胞覆盖。Sharman(1953)研究证实分娩后 16 天所采子宫内膜活检标本均显示完全修复。组织学子宫内膜炎是正常修复过程的一部分。而且,近一半的产妇在产后 5~15 天内可出现急性输卵管炎的显微炎症变化,但并非感染(Andrews, 1951)。

临床表现

宫缩痛　子宫复旧引起一系列的临床表现。初产妇分娩后子宫持续收缩。而经产妇产后子宫呈阵发性强直收缩,导致宫缩痛,类似产程中的阵痛,但程度较轻。经产妇宫缩痛较初产妇频繁,随产次增加而加重,哺乳时加重,可能与哺乳时吸吮乳头反射性引起催产素释放有关（Holdcroft, 2003）。通常产后第 3 天宫缩痛强度减轻。临床上可见产后宫内感染时存在持续严重的宫缩痛。

恶露 产褥早期，蜕膜组织脱落致阴道分泌物的量发生变化，含有血液、坏死蜕膜组织、上皮细胞及细菌等，即恶露。产后最初几天，恶露含有大量血液而呈红色，称为红色恶露。3~4 天后，恶露的颜色逐渐变淡，称为浆液性恶露。约 10 天后，由于恶露主要为白细胞和少量液体，恶露呈白色或淡黄色，称为白色恶露。产后恶露排出持续时间在 24~36 天不等（Fletcher, 2012）。由于正常恶露中本身混有白细胞成分，无证据支持也不推荐检查恶露清洁度以判断是否发生子宫内膜炎。

■ 胎盘附着部位复旧

胎盘附着部位的子宫内膜修复需要 6 周。分娩后，胎盘附着部位立即缩小至约手掌大小。分娩后几个小时内，胎盘附着部位血管即形成大量血栓并最终发生机化。直至产后第二周末，该部位缩小至直径 3~4cm 范围。

胎盘附着部位子宫内膜复旧不是简单的原位吸收，实际上是附着部位子宫内膜的剥脱过程，很大程度上是由于新的内膜增生从而替代了着床部位组织（Williams, 1931）。剥脱过程包括子宫内膜从胎盘附着边缘向周围及肌层方向生长，以及胎盘分离后子宫内膜组织从基底蜕膜深处的腺体和基质开始的发育。Anderson 和 Davis（1968）的结论是胎盘附着部位剥脱是由于浅表组织梗死和坏死剥离，是一个重塑过程。

子宫复旧不全

某些情况下，由于感染、残留胎盘组织或其他原因可导致子宫复旧受阻。表现为恶露排出时间延长和不规则或过量子宫出血。通过双合诊检查可发现子宫比预期更大且质地较软。对于不规则或过量子宫出血，彩超检查可有助于排除是否存在胎盘残留或少见的血管畸形（Iraha, 2017）。部分子宫复旧不全患者多被推荐每 3~4 小时口服麦角新碱 0.2mg，持续 24~48 小时，但其疗效并不确切。若存在感染，抗感染治疗可取得很好的疗效。Wager 等（1980）研究报告 1/3 产褥期子宫炎由沙眼衣原体感染所致。产后轻度感染患者，无论何种细菌感染，经验性使用阿奇霉素或多西环素治疗常可迅速治愈。建议持续口服用药 7~10 天，包括多西环素 100mg，每日 2 次；或阿奇霉素 500mg，每日 2 次；或氨苄西林-克拉维酸 875mg，每日 2 次。重度子宫炎患者按照表 37-2 推荐静脉使用广谱抗生素治疗。

造成子宫复旧不全的另一个原因是子宫胎盘动脉重塑不良（Andrew, 1989; Kavalar, 2012）。这些复旧不良的血管缺乏内皮层且充满血栓。血管壁可见滋养细胞，这提示子宫细胞和滋养细胞之间存在异常的交互反应。

晚期产后出血

晚期产后出血指产后 24 小时到 12 周发生的子宫出血。临床上约 1% 产妇于产后 1~2 周内发生子宫出血，大部分是因为胎盘附着部位子宫复旧不全所导致。小部分可由残留的胎盘组织或子宫假性动脉瘤引起。通常残留的胎盘组织会随着纤维素沉积、坏死，并最终形成胎盘息肉。一旦胎盘息肉从子宫肌层剥离，可导致子宫活动性出血。此外，一些凝血异常疾病如血管性血友病及其他遗传性凝血病也会导致晚期产后出血，详见第 56 章（Lipe, 2011）。

临床经验表明，晚期产后出血患者因胎盘残留的情况较少，因此不建议进行例行刮宫（Lee, 1981）。另外刮宫可能破坏正在修复的内膜组织而加重出血。因此，若产妇病情稳定，彩超检查显示无宫腔内容物，可给予缩宫素、甲基麦角新碱或前列腺素类似物，剂量见表 20-2。若可疑宫腔感染应使用抗生素治疗；若彩超检查显示有较多的宫腔内容物，可考虑轻柔吸刮术；否则，刮宫只适用于持续晚期产后出血或药物治疗无效复发的患者。

泌尿道

正常妊娠引起的肾小球高滤过持续到产褥期，至产后 2 周恢复至孕前基础水平（Hladunewich, 2004）。产后 2~8 周孕期扩张的肾盂及输尿管恢复至孕前状态。由于集合系统扩张、尿潴留和膀胱损伤易导致细菌感染，需要注意产褥期泌尿系感染症状。

Funnell 等（1954）在产后立即使用膀胱镜检查，发现产妇存在不同程度的膀胱黏膜出血及水肿。正常阴道分娩难免伴有或多或少的膀胱损伤，膀胱损伤程度与产程的时长密切相关。产后由于膀胱容量增加，膀胱对压力反应相对不敏感，因此常出现膀胱过度扩张、排尿不尽及尿潴留（Buchanan, 2014; Mulder, 2014）。此外，产后部分急性尿潴留与麻醉镇痛有关（Kandadai, 2014），处理措施见本章膀胱功能相应内容。

产褥期发生尿失禁并不常见。有研究报告分娩对排尿及盆底功能存在远期影响，因此分娩对尿失禁和盆底功能的影响引起愈来愈多关注。相关内容详见第 30 章。

腹膜和腹壁

妊娠引起的阔韧带和圆韧带的牵拉和松弛状态需要相当长的时间才能恢复。由于妊娠导致皮肤内弹性纤维断裂和被妊娠子宫持续拉伸，产后腹壁变得柔软而松弛。若腹壁特别松弛或下垂明显，使用普通腹带往往可以得到满意的效果，也可考虑短期使用束腹带。这些结构变化需要几个星期才能恢复正常，而运动有助于恢复，阴道分娩后随时都可以开始。剖宫产术后筋膜愈合和腹痛缓解往往需要6周。腹壁妊娠纹将变成银白色陈旧妊娠纹（第4章）。除了妊娠纹外，腹壁其他方面往往能够恢复到妊娠前状态。然而，若存在较明显的腹直肌分离，可能出现腹壁持续松弛状态，即腹直肌分离症。

血液和血容量

■ 血液及凝血的变化

产时及产后可发生白细胞及血小板显著增多。白细胞计数有时可多达30 000/μL，主要是中性粒细胞增多，淋巴细胞相对减少及嗜酸性粒细胞绝对减少。正常情况下，产后最初几天的血红蛋白浓度及红细胞比容波动不大。通常在产后第一天检查血常规，如有指征则可提前检查。如果血红蛋白及红细胞比容明显降低，提示有大量产后出血。

到妊娠末期，实验室凝血指标正常值范围会发生改变（Kenny，2014）。这些变化详见第4章和附录。这些变化大部分可持续到产褥期。例如，产后第1周内，血浆纤维蛋白原水平显著升高，因此细胞沉积速率也明显升高。产褥期这种高凝状态，可能导致产后12周内深静脉血栓及肺栓塞（Kamel，2014）。见图36-3，详细内容见第52章。

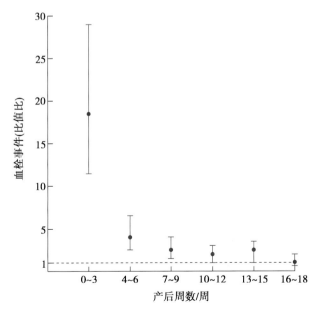

图36-3　产后发生深静脉血栓及肺栓塞风险
（资料来源：Kamel H，Navi B，Sriram N，et al：Risk of a Thrombotic Event after the 6-week postpartum period. N Engl J Med 370：1307，2014.）

■ 妊娠相关高血容量

发生产后出血时，妊娠期增加的血容量将迅速减少，产后产妇血容量可立即恢复至孕前水平（第41章）。若分娩时出血不多，大部分产妇血容量将在产后1周恢复到孕前水平。通常产后24~48小时产妇心输出量仍继续增加，产后10天降至孕前水平（Robson，1987）。心率也随之发生相应变化，血压也恢复至孕前水平，图36-4。产后2天全身血管阻力维持在妊娠期较低水平状态，然后血管阻力逐渐增加至孕前水平（Hibbard，2014）。另外，Morris等（2015）发现动脉硬化僵硬程度降低，且一直持续至下次妊娠。研究认为妊娠对母体心血管重塑发挥了有益作用，这可能也是再次妊娠时子痫前期发病风险降低的机制。

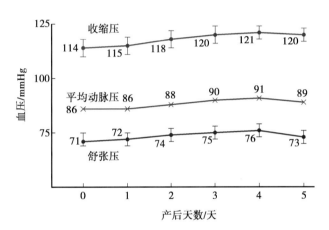

图36-4　产褥早期，血压就开始稍上升直至孕前状态

■ 产后多尿

正常妊娠伴随细胞外水钠潴留明显增加，产后多尿是这一过程的生理逆转。Chesley等（1959）研究发现钠离子间隙在产后1周内减少约2L。与产褥期高血容量的减少相符。子痫前期患者，无论是产前的水钠潴留还是产后利尿作用都比正常妊娠患者明显增加（第40章）。

产后体重除外因子宫排空及正常血液丢失而降低5~6kg，通常通过产后利尿作用可进一步减轻2~3kg。由妊娠本身所导致的孕期体重增加，在产后第2周末体重下降速度达到最大值。由此可见，产褥期与孕前相比，产妇体重增加均转化为脂肪储备。根据Schauberger等（1992）报告，妇女在分娩6个月后的体重恢复至接近孕前所记录的水平，但平均仍增加约1.4kg。

哺乳与母乳喂养

■ 乳房解剖与乳汁成分

每个发育成熟的乳房由 15~20 个呈放射状排列的腺叶组成,每个小叶间被不同量脂肪分隔。每个腺叶由若干个腺小叶组成,每个腺小叶依次由许多腺泡组成。每个腺泡都有小乳管与其他乳管相连汇集成每个腺叶间的较大乳管,见图 36-5。多个小叶间乳管汇集成一个腺叶输乳管,以乳头为中心呈放射状排列。由腺泡上皮合成、分泌各种乳汁成分。

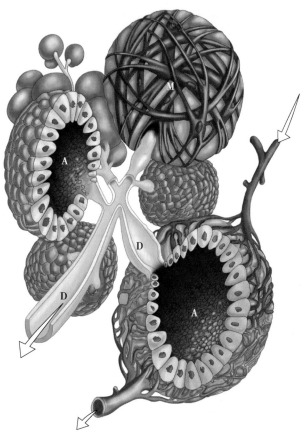

图 36-5 乳腺腺泡及其导管示意图。位于末端腺泡最外侧的为肌上皮纤维(M);乳汁从腺组织排出进入腺泡腔(A),通过肌上皮纤维收缩排入乳房导管系统(D),最后汇集到乳头排空。右上方箭头所指为动脉血液供应,下方箭头所指为静脉血流方向

产后乳房开始分泌初乳,初乳是一种深柠檬黄的液体,常在产后第 2 天从乳头分泌。与成熟乳相比,初乳中含有丰富的免疫物质,许多矿物质和氨基酸(Ballard,2013),且含有较多的蛋白质,大部分是球蛋白,较少的糖和脂肪。初乳分泌持续 5 天~2 周,在 4~6 周内逐渐从"过度乳"转化为成熟乳。初乳中含有的免疫球

蛋白 A(immunoglobulin A,IgA)可保护新生儿抵抗肠道病原菌。初乳和乳汁中还含有其他有助于增强免疫抵抗力的成分,包括补体、巨噬细胞、淋巴细胞、乳铁蛋白、乳酸过氧化物和溶菌体。

成熟乳是一种成分复杂且具有多种生物活性的液体,其成分包括脂肪、蛋白质、碳水化合物、生物活性因子、矿物质、维生素、激素及许多细胞成分,见表 36-2。人乳的浓度和成分即使在单次哺乳过程都会发生变化,还受到母体饮食,新生儿年龄、健康和需求的影响。哺乳期女性每天可生成约 600mL 乳汁,且母体妊娠期体重的增加很少影响乳汁的质和量。乳汁和血浆等渗,乳糖占渗透压的一半。乳汁中的必需氨基酸全部来源于血液,非必需氨基酸部分来源于血液或在乳腺合成。多数乳汁蛋白是特有的,包括 α-乳清蛋白、β-乳球蛋白和酪蛋白。葡萄糖在腺泡中合成脂肪酸,呈顶端分泌。母乳中含有各种维生素,但含量不同,几乎没有维生素 K,所以新生儿需要肌内注射补充维生素 K(第 33 章)。乳汁中维生素 D 含量很低,为 22IU/mL,美国儿科学会建议新生儿补充维生素 D(Wagner,2008)。

表 36-2 人乳汁营养成分表	
成分	含量
脂肪	
总量	4.2g/100mL
脂肪酸	微量
多不饱和脂肪酸	0.6g/100mL
胆固醇	0.016g/100mL
蛋白质	
总量	1.1g/100mL
酪蛋白	0.3g/100mL
α-乳白蛋白	0.3g/100mL
乳铁蛋白	0.2g/100mL
碳水化合物	
乳糖	7g/100mL
低聚糖	0.5g/100mL

乳清是含有大量白介素-6 的乳状浆液(Saito,1991)。人乳中乳清与酪蛋白的比例为 60:40,有利于乳汁的吸收。催乳素可以促进乳汁的合成与分泌。乳汁中可以检测到表皮生长因子(epidermal growth factor,EGF),由于不会被胃蛋白水解酶破坏,可被吸收并促进新生儿肠黏膜的生长发育(McCleary,1991)。母乳中的其他重要成分包括乳铁蛋白、褪黑素、低聚糖和必需脂肪酸。

■ 泌乳内分泌变化

泌乳过程的内分泌及神经调节机制非常复杂。孕激素、雌激素和胎盘催乳素,还有催乳素、肾上腺皮质激素和胰岛素协同刺激泌乳器官的生长和发育(Stuebe,2014)。产后母体血清孕激素及雌激素水平骤然下降,孕酮解除对 α-乳清蛋白的抑制作用,α-乳清蛋白合成增加激活乳糖合酶活性从而使乳糖合成增多。此外,孕激素撤退也增强催乳素对 α-乳清蛋白合成的刺激作用。乳腺上皮细胞中钙敏感受体(calcium-sensing receptors,CaSR)的激活可下调甲状旁腺激素相关蛋白(parathyroid hormone-related protein,PTHrP),促进钙离子转运增加母乳中钙含量(Vanhouten,2013)。乳腺上皮细胞还产生血清素,对保持泌乳有重要作用。

泌乳量及泌乳持续时间很大程度上可通过反复哺乳刺激及乳房排空进行调节。催乳素是维持泌乳的基本激素,如垂体大部分坏死的希恩综合征患者就不能泌乳(第 58 章)。尽管产后血浆催乳素水平下降,低于妊娠期水平,但每次哺乳时都会诱发升高(Pang,2007)。可能的机制是,婴儿每次吸吮刺激乳头抑制下丘脑多巴胺(催乳素抑制因子)的释放,从而使催乳素分泌增加,促进泌乳。

垂体后叶以脉冲形式分泌缩宫素,进而促使腺泡和乳腺小管的肌上皮收缩引起乳房泌乳(图 36-5)。吸吮乳头可反射性地引起垂体后叶脉冲式释放缩宫素,从而促进乳汁排出,此过程又称为喷乳反射。婴儿的啼哭可激活反射,而母亲受到惊吓或压力时可抑制反射(Stuebe,2014)。

■ 母乳喂养的免疫作用

母乳中含有多种保护性免疫物质,包括分泌型 IgA 和生长因子。母乳中含有针对母体环境抗原如抗大肠杆菌所产生的抗体(Iyengar,2012)。根据 CDC(Perrine,2015)的研究,母乳喂养能够减少婴儿耳道、呼吸道和胃肠道感染的发生率;降低坏死性小肠结肠炎和婴儿猝死综合征的发生。

母乳中淋巴细胞在新生儿免疫功能中的作用备受关注。乳汁中含有 T 淋巴细胞和 B 淋巴细胞,但是与血液中的 T 淋巴细胞不同。母乳中的 T 淋巴细胞几乎由存在特异性膜抗原的 T 淋巴细胞组成。这些记忆 T 淋巴细胞是新生儿受益于母体免疫记忆的一种途径。

■ 哺乳

母乳是新生儿理想的食物,能够提供符合生长发育所需的营养物质、免疫因子及抗菌物质。母乳还含有促进细胞生长分化的生物信号因子。母乳喂养的益处见表 36-3。母乳喂养对母儿均有远期益处。例如,排除混杂因素后,进行母乳喂养的妇女发生乳腺和生殖系统肿瘤的风险降低,而且子代成年后智商更高(Jong,2012;Kramer,2008)。母乳喂养与产后体重下降有关(Baker,2008)。此外,母乳喂养者婴儿猝死综合征的风险明显下降。Bartek 等(2013)研究显示,据估算,若母乳喂养率达90%,且持续母乳喂养 12 个月,则每年可节省超过 30 亿美元额外用于治疗母儿患病的花费。基于以上原因,美国儿科学会(2017)和美国妇产科医师学会(2016a,2017b)支持世界卫生组织(World Health Organization,WHO)(2011)关于纯母乳喂养至少 6 个月的建议。

表 36-3 母乳喂养的优点
营养丰富,易于吸收
免疫保护,增加抵抗力
促进大脑发育
增进感情交流
社会效应
经济节约、方便
清洁环保
优化生长发育
降低急慢性疾病患病风险

资料来源:American Academy of Pediatrics and the American College of Obstetricians and Gynecologists;Guidelines for Perinatal Care, 8th ed, Elk Grove Village, American Academy of Pediatric,2017.

美国公共卫生署署长(2011)罗列了一些母乳喂养的困难,并提出实际解决方法。向父亲及家属宣教可以提高母乳喂养率(Pisacane,2005;Wolfberg,2004)。此外,"爱婴医院倡议"是一项全球性计划,旨在提高纯母乳喂养率并延长哺乳时间。该项计划基于 WHO 成功促进母乳喂养的十项措施(表 36-4)。全球约 20 000 所医院被评为"爱婴医院",然而,美国仅有 10%～15%医院获得此项称号(CDC,2014;Perrine,2015)。Forrester-Knauss 等(2013)调查显示在瑞士实施"爱婴医院倡议"的 9 年期间,纯母乳喂养率成功增加。美国一项大规模的基于人口的研究显示,出院时只有不到 2/3 的足月新生儿是纯母乳喂养(McDonald,2012)。

表36-4　成功促进母乳喂养十项措施

1. 制定书面母乳喂养政策,并常规地传达到所有卫生保健人员

2. 对所有保健人员进行必要的技术培训,确保他们能实施这一政策

3. 要把母乳喂养的相关好处及处理方法告诉所有的孕妇

4. 帮助产妇在产后1小时内开始母乳喂养

5. 指导母亲正确哺乳方式,以及在需与其婴儿分开的情况下如何保持泌乳

6. 提倡纯母乳喂养,除非有医学指征,否则在任何情况下都不提供母乳替代品、奶瓶、奶嘴等

7. 实行母婴同室,让母亲与婴儿一天24小时在一起

8. 鼓励按需哺乳

9. 不要给哺乳期的新生儿使用人工奶嘴

10. 促进母乳喂养支持组织的建立,并将出院母亲转给这些组织

资料来源:Protecting, promoting and supporting breast-feeding: the special role of maternity services. Geneva, World Health Organization, 1989.

有各种不同资源可提供给哺乳妇女,包括美国儿科学会和国际母乳协会(La Leche League International, LLLI)提供的在线信息。

■ 乳房的护理

除了清洁乳头和注意皮肤皲裂外,无需过多护理。乳头皲裂会导致哺乳过程疼痛,对乳汁成分产生不利影响。此外,皲裂的乳头也是化脓性细菌感染的路径。由于母乳干燥后容易积聚并刺激乳头,所以在哺乳前后用清水和温和的肥皂水清洗乳晕是有帮助的。当乳头受到刺激或皲裂时,有建议外用羊毛脂涂抹并使用乳头罩24小时或更长时间。虽然缺乏具体的证据支持这种做法,但通过上述处理后乳头疼痛通常在10天内消退(Dennis,2014)。如果皲裂严重,应避免患侧哺乳,定期排空乳房,直到皲裂愈合。哺乳姿势不当可能会导致乳头皲裂。例如,新生儿可能只含住乳头,在吸吮时,乳头会被挤压到硬腭。正确的姿势应该是,乳头和乳晕都被含住,从而有利于吸吮力均匀分布。此外,由于乳头更接近软腭,硬腭挤压乳腺导管有利于乳汁排空。

■ 母乳喂养禁忌

哺乳禁忌证包括:产妇吸毒、酗酒;新生儿患半乳糖血症;HIV感染;未治疗的活动性肺结核;服用某些药物;或正在进行乳腺癌治疗(American Academy of Pediatric,2017;Faupel-Badger,2013)。一段时间以来,已经认识到母乳喂养是HIV感染传播的一种途径,所以在发达国家,新生儿可以通过其他方式获得足够的营养,HIV感染产妇禁止母乳喂养。其他病毒感染不是母乳喂养的禁忌。例如,母体巨细胞病毒感染,乳汁中存在病毒和抗体。尽管乙型肝炎病毒可以分泌至乳汁中,如果新生儿已经注射乙型肝炎免疫球蛋白,则不是母乳喂养禁忌证。母体丙型肝炎病毒感染也不是母乳喂养禁忌证,因为没有证据表明母乳喂养是丙型肝炎病毒感染的传播途径(Society for Maternal-Fetal Medicine,2017)。感染活动性单纯疱疹病毒的产妇,若没有乳头皲裂也可进行哺乳,但要特别注意哺乳前洗手。

■ 分泌至乳汁中的药物

母亲服用药物,大部分可以分泌至乳汁中,但是婴儿通过哺乳摄入的量通常很少。影响药物排泄的因素很多,包括药物血浆浓度、蛋白结合量、血浆及乳汁的pH、电离程度、脂质溶解度及分子量(Rowe,2013)。乳汁中药物浓度与母体血浆中药物浓度的比值即 M/P。理想情况下,为了达到新生儿最低药物暴露,应倾向选择半衰期短、口服吸收差及脂溶性差的药物。如果每日需要多次服药,应在每次哺乳后尽早服药,每日单剂量药物用药时间一般可以在婴儿最长睡眠时间前即睡前服用(Spencer,2002)。

哺乳期只有少数几种药物绝对禁止使用(Berlin,2013;Bertino,2012)。细胞毒性药物可能会干扰细胞代谢和潜在导致免疫抑制作用或中性粒细胞减少,影响生长,理论上增加儿童时期患癌症的风险,如环磷酰胺、环孢素、多柔比星及甲氨蝶呤。哺乳期,如果使用某种药物治疗存在一定影响,应该权衡治疗的重要性,并确定是否存有可以替代的更为安全的药物,并尽量在每次哺乳结束后用药,确保新生儿暴露于尽可能少的药物剂量(ACOG,2017)。最后,大麻和酒精也应避免摄入(ACOG,2017a)。一些特殊用药的药物监测数据可通过美国国立卫生研究院(National Institutes of Health,NIH)的网站 LactMed 获得。

铜、镓、铟、碘、钠及镉的放射性同位素可快速出现在乳汁中。建议哺乳期需要使用放射性同位素诊断疾病时,应咨询核医学专家(第46章),目的是使放射性同位素在母乳中排泄时间最短。使用放射性同位素前,母亲应抽吸足量母乳并储存于冰箱以备喂养婴儿。治疗后,应持续抽吸乳汁保持乳房泌乳,但是在放射性同位素存在的时间,应该丢弃所有乳汁。根据使用的

同位素不同,隔离时间为 15 小时~2 周。值得注意的是放射性碘元素将浓缩并持续存在于甲状腺,其特殊性将在第 63 章相应的内容中阐述。

■ 乳房肿胀

无母乳喂养的妇女常会感到乳房肿胀、溢乳及疼痛,这些症状在产后 3~5 天尤为明显(Spitz,1998)。约半数以上妇女需要服用止痛药物缓解,多达 10% 的患者将出现 14 天以上持续严重的疼痛。

任何具体的治疗措施均缺乏有效的证据支持(Mangesi,2016)。可使用合适的胸罩、胸夹或运动胸罩来支撑乳房。可通过冷敷或口服止痛药物治疗 12~24 小时以缓解不适。一般不建议使用药物或激素来抑制泌乳。

乳房肿胀引发的发热是产后常见症状。Almeida 和 Kitay(1986)的一项研究发现 13% 的产妇因乳房肿胀而出现发热(37.8~39℃),但是发热通常持续在 4~16 小时。如果产妇坚持母乳喂养,乳房肿胀和发热的发生率及程度均明显减少。当然必须排除其他原因引起的发热,特别是感染原因。其中乳腺炎为乳腺组织感染,在哺乳期妇女中比较常见,将在第 37 章阐述。

■ 哺乳的其他相关问题

乳头内陷,乳腺管直接开口于乳晕中心形成凹陷。这种乳头塌陷会导致哺乳困难,如果内陷不明显,可以通过吸奶器吸出母乳。若是乳头内陷较为严重,应该在妊娠最后几个月每天用手指牵拉乳头。

额外乳房为多乳房畸形,额外乳头为多乳头畸形,可沿原始胚胎乳腺嵴发育,也称乳线,该线从腋窝延伸到双侧腹股沟。在有些妇女的阴阜或外阴也可发现副乳腺组织(Wagner,2013)。人群中副乳发生率为 0.22%~6%(Loukas,2007)。若是副乳太小常被误认为是色素痣,若副乳没有乳头常被误认为淋巴结或脂肪瘤。多乳房畸形对产妇无明显影响,尽管偶尔在孕期或产后副乳肿胀会导致不适应和担心。

乳腺囊肿是乳腺导管被浓缩的分泌物阻塞形成的囊肿。而乳汁集聚量通常是有限的,但超量时则可形成具有波动感的肿块即乳腺囊肿,可引起压迫症状及脓肿。囊肿可以自愈或需要抽吸。

泌乳量因人而异,且差异显著,与产妇健康状态无关,而是取决于乳腺发育情况。完全不分泌乳汁的无乳症情况很少见,有时会有乳汁分泌过量,即多乳症。

医院护理

分娩后 2 小时,每 15 分钟监测 1 次血压和脉搏,根据病情需要可增加监测频数。产后第 1 个 8 小时,每 4 小时测量 1 次体温,随后至少每 8 小时测量 1 次体温(American Academy of Pediatric,2017)。监测阴道出血量并触诊宫底,确定子宫收缩良好。当发现宫缩乏力时,可经腹按摩子宫至持续子宫收缩,有时候需要使用子宫收缩药物。当血液积聚宫腔时则没有外出血,在分娩后第 1 个小时通过检查宫底可发现子宫变宽大。由于分娩时及产后即刻可能发生产后出血,即便是正常产妇产后也应严密监测宫缩情况至少 1 小时。产后出血相关内容在第 41 章阐述。如果产程中使用区域或全身麻醉,产妇应在配备适当设备及医务人员的复苏室观察。

产妇分娩后数小时即可下床活动。为了防止产妇突然晕厥,至少在其第 1 次下床时应有护理人员在场。尽早下床活动具有的诸多优点已被证实,包括减少膀胱并发症及习惯性便秘的发生,降低产褥期静脉血栓栓塞发生率。正如前文所阐述的,深静脉血栓和肺栓塞在产褥期常见(图 36-3)。帕克兰医院的一项调查研究发现,阴道分娩后静脉血栓栓塞的发生率为 0.008%,剖宫产为 0.04%,较低的发生率是因为产后及早下床活动。血栓栓塞的危险因素及其他减少血栓栓塞发生率的措施将在第 52 章阐述。

对于经阴道分娩的妇女产后没有饮食限制,无并发症的产妇在产后 2 小时即可以进食。由于哺乳需要,孕期热量和蛋白质的摄入量应该高于国家食品与营养研究委员会推荐的水平(第 9 章)。如果没有母乳喂养,饮食要求与非妊娠妇女一样。建议产后口服铁剂至少 3 个月,并且在产后首次复诊时检查评估红细胞比容。

正如前文所述,胎盘娩出后产妇血清雌激素水平明显下降。与更年期女性相类似,产妇可能会出现潮热表现,以夜间明显。需要注意监测体温情况,与感染导致的发热鉴别。

对于原来有偏头痛的妇女,产后雌激素撤退可能会诱发头痛。重要的是要鉴别偏头痛与脊椎穿刺后头痛或高血压并发症。偏头痛的治疗因疼痛严重程度而异。轻度头痛使用镇痛药如布洛芬或对乙酰氨基酚可能有效,或也可使用 Midrin(一种拟交感神经药)、氯醛比林(一种温和的镇静剂)。其中,对乙酰氨基酚不影响母乳喂养。严重头痛可使用口服或全身麻醉药品。曲坦类药物,如舒马曲坦,可以通过促进颅内血管收缩而有效缓解头痛。

■ 会阴护理

指导产妇自前往后清洁会阴体,即外阴至肛门部位。如果有会阴撕裂或切开时,产后前 24 小时局部冷敷可以减轻水肿和不适。大多数产妇也可通过定期使用局部麻醉剂减轻症状。如果出现严重的会阴、阴道或直肠疼痛,应引起注意并仔细检查和指诊。症状严重通常提示有问题,如常见产后第 1 天左右的血肿,产后第 3 天或第 4 天的感染(第 37 章、第 41 章)。分娩后大约 24 小时开始,温水浴可以减少局部不适。无并发症的产妇可以进行盆浴。会阴切口通常在产后第 3 周内愈合而且几乎无症状。

伴随分娩,很少见子宫颈甚至部分子宫体自阴道口脱出,但通常伴有不同程度的阴道前后壁脱垂,症状包括阴道口或外阴肿物,下坠感,排尿困难或压力性尿失禁。随着产后子宫复旧及重量减轻,脱垂症状可以明显改善。使用合适的子宫托并置于阴道恰当的位置,可以暂时性治疗明显脱垂患者。

足月时痔疮静脉经常充血,产后常促使痔疮静脉形成血栓,并加重痔疮。治疗方法包括局部使用麻醉剂、温水浸泡和粪便软化剂保持排便通畅。临床上也常使用含有皮质类固醇、收敛剂或苯肾上腺素的非处方外用制剂,但与保守治疗相比,没有随机研究证据支持其疗效。

■ 膀胱功能

大多数分娩机构,产程中和分娩后 1 小时左右会给产妇输液。一定量的催产素具有抗利尿作用,产后常会静脉输注催产素,静脉输液可使膀胱迅速充盈。此外,由于局部麻醉或传导阻滞、膀胱创伤、会阴切开术或撕裂伤,或经阴道助产,导致膀胱的敏感性下降和排空能力减弱。因此,产褥早期常见尿潴留和膀胱过度充盈。一项使用膀胱扫描仪检查 5 500 例产妇的结果显示,膀胱过度充盈的发生率约 5.1%(Buchanan, 2014)。另一项 Musselwhite 等(2007)研究显示硬膜外麻醉镇痛产妇尿潴留的发生率 4.7%。导致产后尿潴留风险增加的因素有初产妇、剖宫产、会阴裂伤、催产素引产或催产、阴道助产、产时尿管留置、产程大于 10 小时。

为预防膀胱过度充盈,要注意观察保证膀胱不要过度充盈且每次排尿时充分排空膀胱。膀胱充盈时可以在耻骨联合上方触及充盈涨大的膀胱,或在腹部触及因膀胱充盈而升高至脐平的底部。有研究显示可以在产后使用超声自动扫描系统检测膀胱容量和产后尿潴留(Buchanan, 2014;Van Os, 2006)。

如果 1 例产妇在分娩后 4 小时内未排尿,可能存在排尿困难。若产妇一开始就有排尿困难,可能存在其他原因。全面检查会阴及生殖道有无血肿。膀胱过

度充盈,应留置尿管直至消除引起尿潴留原因。即使没有明确的诱因,最好留置尿管至少 24 小时,这样既可以预防复发,也可以恢复膀胱的张力和敏感性。

拔除尿管后,行排尿试验显示排尿功能。如果尿管拔除 4 小时后仍不能排尿,需导尿并测残余尿量。如果残余尿量超过 200mL,提示膀胱功能不良,再留置尿管 24 小时。虽然这种情况很罕见,但如果第 2 次排尿试验仍提示存在排尿困难,可以选择留置尿管后出院,1 周后门诊随访测定排尿试验。也可以指导患者间歇性自行导尿(Mulder, 2017)。

排尿试验检测残余尿少于 200mL,可以拔除尿管,并按照前文所述的监测观察膀胱功能。Harris 等(1977)报告 40% 的这类妇女患有菌尿,因此,在尿管拔除后给予单剂量或短疗程的针对尿道病原菌的抗生素药物治疗是合理的。

■ 疼痛、情绪与认知

剖宫产并发的不适及其原因在第 30 章阐述。阴道分娩后的前几天,产妇可能因为多种原因感到不适,包括产后宫缩痛、会阴侧切及撕裂伤口疼痛、乳房胀痛及硬脊膜穿刺后头痛。产后前几天每隔 4 小时使用缓和的止痛药,如可卡因、阿司匹林、对乙酰氨基酚等,最好联合用药。

常规筛查产妇抑郁症十分重要(ACOG, 2016b)。产后几天产妇表现出一定程度的抑郁情绪很普遍。产后抑郁症可能是几个因素共同作用的结果,包括:妊娠和分娩过程中所经历的兴奋和恐惧之后的情绪低落,产褥早期的各种不适,睡眠不足引起的疲劳,担忧不能给予婴儿恰当的照顾及体型变化等。对大部分产妇的治疗包括有效预测,早期识别和安抚。尽管这些情绪有些可能会持续 10 天以上,但是大部分存在自限性,一般 2~3 天内可自愈。若这种情绪持续存在或进行加重,根据症状应评估为重度抑郁症(第 61 章)。有自杀或杀婴的念头的患者需要紧急治疗。因为产后抑郁症妇女再次妊娠至少有 1/4 会复发,有学者建议在妊娠后期或产后立即开始给予药物预防性治疗。

此外,部分妇女产后激素变化可能会影响大脑功能。Bannbers 等(2013)比较产后妇女执行控制能力情况,结果显示产后受试者的执行控制和认知能力下降。

■ 神经肌肉骨骼问题

产科神经病变

腰骶神经丛分支在分娩过程中受压,可能表现为强烈的神经痛或痉挛疼痛,当胎头降至骨盆,疼痛会延伸至一侧或两侧大腿。如果神经损伤,分娩后可能会

持续疼痛并伴一定程度的感觉丧失或肌肉麻痹。有些患者产后发生足下垂，可能继发于腰骶丛、坐骨神经或腓总神经水平的损伤（Bunch，2014）。腰骶丛横贯骨盆边缘，可被胎头或产钳压迫。当产妇大腿放置于脚架，尤其在第二产程延长时，腓总神经可能受到压迫。

产科神经病变不常见，Wong 等（2003）评估 6 000多例产妇情况，发现约 1% 的产妇确诊为神经损伤，其中股骨外侧皮神经病变最常见（24%），其次是股神经病变（14%），1/3 神经损伤的患者合并运动障碍。其危险因素有初产妇、第二产程延长及长时间保持半坐位姿势。症状持续时间 2 周~18 个月，平均 2 个月。

剖宫产引起的神经损伤包括髂腹下神经和髂腹股沟神经（Rahn，2010），详见第 2 章。

■ 骨骼肌肉损伤

无论是正常分娩还是难产均可发生的肌腱或肌肉拉伸或撕裂，可能引起产后骨盆、臀部肌肉或下肢疼痛。盆腔磁共振成像（magnetic resonance imaging，MRI）常可提供许多有助于诊断的信息（Miller，2015）。如图 36-6 显示的是 1 例梨状肌血肿的 MRI 表现。大部分通过抗炎及物理治疗可以恢复，很少会发生化脓性感染，如髂腰肌脓肿（Nelson，2010；Young，2010）。

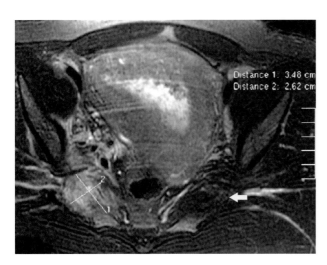

图 36-6　梨状肌血肿的 MRI。右侧梨状肌处较大不均匀包块即为血肿（黄色光标），与左侧正常梨状肌比较（黄色箭头）

产程中发生的耻骨联合或骶髂软骨联合分离会导致产妇出现疼痛及明显的运动障碍（图 36-7）。据估计其发生率为 1/30 000 ~ 1/600（Reis，1932；Taylor，1986）。根据经验，有症状的骨关节联合分离不常见。通常在分娩过程中表现为急性疼痛，但也可在产前或产后 48 小时才出现（Snow，1997）。对于临床疑似病例，通常选择盆腔 X 片检查。骨关节联合正常距离为

0.4~0.5cm，距离>1cm 诊断为骨关节联合分离。治疗方法一般为保守治疗：保持侧卧位休息及合适的骨盆绷带固定（Lasbleiz，2017）。对于某些骨关节联合分离超过 4cm 的患者偶尔需要手术治疗（Kharrazi，1997）。由于再次妊娠骨关节联合分离复发的风险很高，Culligan 等（2002）建议可考虑剖宫产。

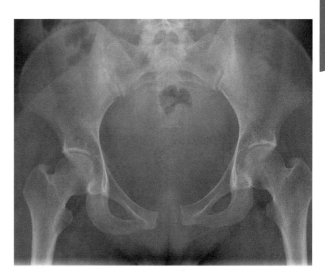

图 36-7　经阴道分娩 2 840g 新生儿的产妇，在产后第 1 天发现耻骨联合分离。患者耻骨联合上方疼痛，伴行走疼痛。首先注意到的是患者行走的步态异常，检查发现仰卧时抬腿困难。患者接受了物理治疗和止痛剂治疗。使用骨盆绷带固定，卧床休息，轮椅代替行走。产后第 5 天迅速康复出院

在罕见的病例中，即使正常分娩也有可能发生骶骨或耻骨支骨折（Alonso-Burgos，2007；Speziali，2015）。正如第 58 章所述，这种情况可能与肝素或皮质类固醇长期使用导致的骨质疏松症有关（Cunningham，2005）。罕见但严重的病例是化脓性骨髓炎——耻骨炎，可造成严重后果。Lawford 等（2010）曾报告 1 例导致外阴严重水肿的病例。

■ 免疫预防接种

没有免疫接触的 Rh-D 阴性妇女，如果其新生儿是 Rh-D 阳性，产后立即注射 300µg 抗 D 免疫球蛋白（第 15 章）。对风疹或麻疹病毒感染没有免疫力的妇女，出院前应接种相关疫苗（Swamy，2015）。未接种破伤风/白喉或流感疫苗者应接种相关疫苗（ACOG，2017c）。Morgan 等（2015）通过电子病例报警系统数据研究显示，帕克兰医院上报白喉、破伤风感染的发生率最低，归功于该医院 97% 的破伤风/白喉免疫接种率。免疫预防接种在第 19 章阐述。

■ 出院

阴道分娩后如没有并发症，住院时间很少超过 48

小时。出院前,应指导产妇关于产褥期可能出现的正常生理变化,包括恶露的性状,多尿引起体重下降及泌乳相关知识等。此外还应指导关于发热、阴道出血过多或下肢疼痛、肿胀或无力等知识。出现持续性头痛、呼吸急促或胸痛应立即就诊。

在美国,分娩后的住院时间长短由联邦法律规定(第 32 章)。目前标准是阴道分娩后如没有并发症住院时间为 48 小时,剖宫产后如没有并发症住院时间为 96 小时(American Academy of Pediatric, 2017;Blumenfield, 2015)。如果产妇提出要求并符合条件,可提前出院。

■ 避孕

住院期间,努力提供各种计划生育宣教。各种避孕方式见第 31 章阐述。绝育手术见第 32 章阐述。

产妇若不哺乳,通常会在 6~8 周之内转经。但是有时临床上很难确定分娩后第一个月经周期的具体日期。少数产妇会在分娩后不久出现间歇性地少量至中等量阴道出血。产后排卵的时间为产后 5~11 周,平均 7 周左右(Perez, 1972)。有报告在分娩后 28 天内就可能出现排卵(Hytten, 1995)。因此有可能在产褥期(产后 6 周)内受孕。产褥期性生活频繁却不想受孕的妇女应该采取避孕措施。Kelly 等(2005)报告,产后第 3 个月,58%青年女性恢复了性生活,但其中只有 80%女性采取了避孕措施。因此,许多人推荐产后可使用长效口服避孕药(Baldwin, 2013)。

有母乳喂养的妇女比无哺乳者排卵比例少得多,但存在明显的个体差异。排卵的时间取决于个体生物特异性和母乳喂养的强度。哺乳的妇女转经最早可在分娩后第 2 个月,最迟在分娩后第 18 个月。Campbell 和 Gray(1993)分析了 92 例哺乳妇女每日尿样以确定排卵时间。如图 36-8 所示,母乳喂养通常会推迟恢复排卵的时间,尽管如前所述,母乳喂养并不总是阻碍排卵。研究还发现其他结果:

1. 恢复排卵常以恢复正常月经为标志。

2. 每天 7 次、每次 15 分钟母乳喂养将推迟恢复排卵的时间。

3. 无转经排卵。

4. 无排卵阴道出血。

5. 母乳喂养的妇女每年怀孕的概率约为 4%。

对母乳喂养的妇女而言,采用纯孕激素药物,如黄体酮、甲羟孕酮或黄体酮植入物,不会影响乳汁的质量或数量。也可选择阴道内放置的孕酮缓释环(Carr, 2016)。可在产褥期任何时候开始实施。雌激素-孕酮避孕可能会减少母乳的数量,但在适当情况下,它们也

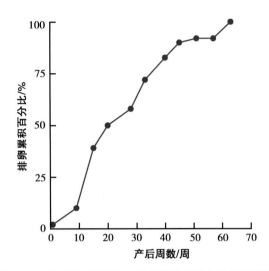

图 36-8 在分娩后的前 70 周内持续哺乳女性监测到排卵的累积比例
(资料来源:Campbell OM, Gray RH:Characteristics and determinants of postpartum ovarian function in women in the United States. Am J Obstet Gynecol 169:55, 1993.)

可以用于母乳喂养的妇女。这些激素类避孕方式在第 38 章阐述。

家庭护理

■ 性生活

没有恢复性生活的相关循证医学指南,实践应是个体化的(Minig, 2009)。一般产后 2 周,如个人有意愿和需求可恢复性生活。Barrett 等(2000)报告,484 例初产妇中几乎 90% 在 6 个月内恢复性生活。尽管其中 65% 妇女出现相关问题,但只有 15% 妇女向医疗机构咨询过这些问题。

过早性生活会引起不适,即使没有主诉,可能与会阴切口或严重撕裂伤口有关。一项研究显示没有会阴切开,仅会阴Ⅰ度或Ⅱ度裂伤的妇女,只有 0.4% 有性交困难(Ventolini, 2014)。相反,初产妇会阴切开术后,67% 妇女在 3 个月时有性功能障碍,31% 妇女在 6 个月时有性功能障碍,15% 妇女在 12 个月时有性功能障碍(Chayachinda, 2015)。也常见剖宫产后出现性交困难(McDonald, 2015)。

产后至恢复排卵前,雌激素处于低水平状态,因此外阴阴道上皮菲薄,性生活润滑性差。产后数月持续低雌激素状态的母乳喂养的妇女,此问题可能更严重(Palmer, 2003)。在治疗方面,每天少量雌激素软膏涂抹外阴持续数周。另外,性交时还可使用阴道润滑剂。

同样外阴阴道上皮的变薄会导致排尿困难。如果排除膀胱炎,也可局部使用雌激素软膏。

■ 晚期产妇并发症

总之,分娩后几个月内,妇女普遍存在或轻或重的患病情况。英国一项研究随访 1 249 例产妇到产后 18 个月,发现有 3% 产妇在分娩后 8 周内需要再次住院(Glazener,1995;Thompson,2002)。据报告,在产后前 8 周有 87% 产妇有轻度健康问题(表 36-5)。此外,近 3/4 妇女在长达 18 个月时间仍有各种问题。医务人员在患者康复过程中应该意识到这些潜在问题。

表 36-5 产后 8 周产妇患病率的百分比

发病	百分比[a]
疲劳	59
哺乳问题	36
贫血	25
腰背痛	24
痔疮	23
头痛	22
抑郁	21
便秘	20
缝线断裂术口愈合不良	16
阴道分泌物异常	15

资料来源:Glazener CM,Abdalla M,Stroud P,et al:Postnatal maternal morbidity:extent,causes,prevention and treatment. BJOG 102:282,1995.
[a]87% 的女性,至少存在其中一种以上的症状。

■ 产后随访

出院后,阴道分娩如未出现并发症,产妇可以恢复大部分活动,包括洗澡、开车和日常家务。Jimenez 和 Newton(1979)列举不同国家、不同地区的 202 个社会群体不同文化背景信息。分娩后,大多数社会没有限制工作活动,大约有一半的人期望在 2 周内恢复全职工作。Wallace 等(2013)报告 80% 在孕期工作的妇女在产后 1 年内就恢复工作。尽管如此,Tulman 和 Fawcett(1988)报告只有一半的产妇在产后 6 周内恢复平常的工作强度。与剖宫产相比,阴道分娩妇女的这种可能性是剖宫产者 2 倍。理想的情况是,由母亲照顾和养育婴儿,并得到父亲的充分帮助。

美国儿科学会和美国妇产科医师学会(2017)联合推荐产后 4~6 周进行随访。已经证明这样做非常有效,不仅可以识别产褥晚期的各种异常情况,还可指导采取避孕措施。

(张勤建 翻译　颜建英 审校)

参考文献

产褥期并发症

让人印象深刻的是患者许多产褥期的问题都与产褥期发热有关，很多情况显然是由于产科医生或助产士忽视了无菌观念和操作造成的。

——J. 惠特里奇·威廉姆斯（1903）

虽然产后容易并发几种潜在的严重并发症，但是盆腔感染仍是导致产妇发病率和死亡率的最重要原因。其他感染还包括乳腺炎和乳房脓肿。此外，产褥期并发症包括许多孕期即可发生的疾病。例如，第 52 章所阐述的，产褥期 6 周内静脉血栓的发生率与产前整个妊娠 40 周相当。其他产褥期问题及护理见第 36 章阐述。

产褥期盆腔感染

传统意义上，产褥期感染是指分娩后生殖道的细菌感染。直到 20 世纪，产褥感染、子痫前期与产科出血仍是孕产妇死亡的三个主要原因。幸运的是，由于有效的抗生素使用，由感染导致的孕产妇死亡已不常见。Creanga 等（2017）分析孕产妇死亡监测系统，结果显示 2011~2013 年间美国共有 2 009 例与妊娠相关的孕产妇死亡，感染导致的死亡占 12.7%，是第二大死因。北卡罗来纳 1991~1999 年一项类似的人口分析中，Berg 等（2005）研究报告 40% 与感染相关的孕产妇死亡是可以避免的。

■ 产褥热

产褥热指产褥期体温 $\geq 38.0℃$（100.4℉），可由感染或非感染因素引起。大多数产后持续发热由生殖道感染引起。基于以上定义，Filker 和 Monif（1979）研究发现在阴道分娩后前 24 小时内发热的产妇中仅有约 20% 最终诊断为盆腔感染。与之相对，剖宫产者可达 70%。值得注意的是，产后前 24 小时内发生的弛张热（$\geq 39℃$）可能与 A 型链球菌感染引起的中毒性盆腔炎相关。

产褥热的其他原因包括乳房肿胀、泌尿道感染、会阴撕裂伤口感染、会阴切口或腹部切口感染，以及剖宫产后呼吸系统并发症（Maharaj，2007）。正如第 36 章所述，约 15% 无母乳喂养的妇女会因涨奶导致乳房肿胀而发生产褥热，而哺乳产妇的产褥热发生率更低。发生在产后前几天的"泌乳热"体温很少超过 39℃，且通常持续时间不超过 24 小时。由于产后常会出现多尿，产后尿路感染并不常见。急性肾盂肾炎有多种临床表现，发热可能是首发症状，随后出现肾区叩痛、恶心及呕吐。剖宫产后因肺换气不足引起肺不张，最好的预防方法是术后定时咳嗽及深呼吸。肺不张相关的发热是因正常菌群在远端繁殖并形成黏液栓导致堵塞。

■ 子宫感染

产后子宫感染或产褥期脓毒血症又分别称为子宫内膜炎、子宫肌炎及子宫旁结缔组织炎等。因感染不仅涉及蜕膜组织，还包括子宫肌组织和宫旁组织，临床常将子宫炎统称为盆腔蜂窝织炎。

易感因素

分娩方式是发生子宫感染的最重要的独立危险因素（Burrows，2004；Koroukian，2004）。在法国孕产妇死亡保密调查中,Deneux-Tharaux 等(2006)报告,与阴道分娩相比,剖宫产感染的相关死亡率增加近 25 倍。计划性初次剖宫产者因伤口并发症和子宫内膜炎再入院率明显高于计划性阴道分娩者(Declercq,2007)。

在帕克兰医院分娩的妇女,子宫炎的发生率 1%~2%。对有感染高危因素,如胎膜早破、产程长及多次宫颈检查者,阴道分娩后子宫炎发生率为 5%~6%。如果存在产时绒毛膜羊膜炎,持续至产后子宫感染的风险将增至 13%(Maberry,1991)。这些数据与母胎医学(Maternal Fetal Medicine Units,MFMU)协作网队列研究中的 115 000 多例妇女的数据相似,盆腔感染总发生率约 5%(Grobman,2015)。

由于剖宫产时切开子宫,术后患病率较高,建议围术期给予单剂量抗生素预防感染(ACOG,2016b)。过去的 30 年,预防性使用抗生素较其他任何干预措施能更有效地降低剖宫产术后感染的发生率及其严重程度。这种预防措施将产褥期盆腔感染风险降低 65%~75%(Smaill,2010)。

这种风险的降低程度可以从预防性使用抗生素之前报告的数据中得到证实。Cunningham 等(1978)报告在帕克兰医院剖宫产的妇女总体感染率为 50%。引起术后感染的重要危险因素包括产程延长、胎膜早破、多次宫颈检查及胎儿内监护。如果存在这些危险因素,但围术期又没有预防性使用抗生素的妇女,其剖宫产后严重盆腔感染率达 90%(DePalma,1982)。

一般认为盆腔感染更常见于社会经济地位较低的妇女(Maharaj,2007)。在欠发达国家,除个别患者外,贫血或营养不良容易导致感染。下生殖道定植菌,如 B 族链球菌、沙眼衣原体、人型支原体、解脲支原体及阴道加德纳菌,与产后感染风险增加有关(Andrews,1995;Jacobsson,2002;Watts,1990)。其他与感染风险增加的相关因素包括全身麻醉、多胎妊娠的剖宫产、年轻的初产妇、引产及产程时间延长、肥胖及羊水胎粪污染(Acosta,2012;Leth,2011;Siriwachirachai,2014;Tsai,2011)。

微生物学

大多数女性盆腔感染是由生殖道定植菌群引起。在过去 25 年,已有 A 族乙型溶血性链球菌(β-hemolytic streptococcus)引起中毒性休克综合征和致命性感染的报告(Castagnola,2008;Nathan,1994)。未足月胎膜早破是这些感染的主要危险因素(Anteby,1999)。Crum 等(2002)和 Udagawa 等(1999)分析报告,妇女在分娩前、分娩期间或分娩后 12 小时内感染 A 族链球菌,孕产妇死亡率接近 90%,胎儿死亡率>50%。在过去 10 年,社区获得性耐甲氧西林葡萄球菌引起的皮肤

和软组织感染已成为普遍现象(第 64 章)。虽然该菌株并不是产褥期子宫炎的常见病原菌,但与腹壁切口感染有关(Anderson,2007;Patel,2007)。Rotas 等(2007)报告 1 例产妇因社区获得性耐甲氧西林葡萄球菌感染引起的会阴切口处蜂窝织炎,并经血源播散致坏死性肺炎。

常见病原体 女性生殖道感染的常见病菌见表 37-1。通常由多种微生物协同作用引起这些感染。促使发病的其他因素包括血肿和组织坏死。虽然这些细菌常驻于宫颈和阴道,但是在羊膜囊破裂之前,子宫腔多是无菌的。随着产程进展、分娩及有关操作,羊水及子宫会受到需氧菌及厌氧菌污染。羊膜腔细胞因子和 C 反应蛋白也是感染的标志物(Combs,2013;Marchocki,2013)。在预防性使用抗生素之前,Gilstrap 和 Cunningham(1979)研究发现产程中胎膜破裂超过 6 小时,剖宫产时采集培养羊水,显示所有羊水均有细菌生长,且每份标本平均可检出 2.5 个菌属,厌氧菌和需氧菌、单独厌氧菌、单独需氧菌的检出率分别为 63%、30% 和 7%。厌氧菌中消化链球菌和肠球菌占 45%,类杆菌 9% 而梭状芽孢杆菌 3%。需氧菌中肠球菌占 14%,B 族链球菌占 8%,而大肠埃希菌占 9%。Sherman 等(1999)随后研究发现,剖宫产时分离出的细菌与术后 3 天内子宫炎患者的致病菌有关。子宫炎患者血培养细菌常是 B 族链球菌、大肠杆菌和肠球菌(Cape,2013;O'Higgins,2014)。虽然梭状芽孢杆菌多引起重症感染,但梭菌属很少引起产褥期感染(Chong,2016)。

表 37-1 女性生殖道感染的常见病原菌

需氧菌
革兰氏阳性菌:A 族、B 族和 D 族链球菌,肠球菌,金黄色葡萄球菌,表皮葡萄球菌
革兰氏阴性菌:大肠杆菌,克雷伯菌,变形杆菌
革兰氏染色不定菌:阴道加德纳菌
其他
支原体和衣原体,淋病奈瑟菌
厌氧菌
球菌:消化链球菌和消化脓球菌
其他:梭状芽孢杆菌、棱形杆菌和动弯杆菌

其他微生物在产褥感染病原学中的作用尚不清楚。Chaim 等(2003)观察发现,宫颈定植解脲支原体严重时,可能引发子宫炎。为了增加这些观察的证据,Tita 等(2016)研究结果显示,与单独使用 β-内酰胺类

药物者比较,预防性使用基于阿奇霉素的广谱抗生素者剖宫产后感染发生率将从12%降低至6%。衣原体感染与迟发性、无痛性子宫炎相关(Ismail,1985)。最后,Jacobsson等(2002)研究报告一组瑞典女性早孕期合并有细菌性阴道病的产褥感染发生风险将增加3倍(第65章)。

细菌培养 治疗前常规行生殖道微生物培养临床意义有限且增加费用。同样,常规血液培养很少会改变治疗方案。有关围术期预防感染的措施应用之前的两项早期研究中,帕克兰医院剖宫产后患子宫炎的妇女血培养阳性率为13%,而在洛杉矶社区医院阳性率为24%(Cunningham,1978;DiZerega,1979)。之后芬兰的一项研究中,Kankuri等(2003)发现,近800例产褥期脓毒血症患者中,仅5%菌血症。产后发热患者在高热时采血培养是合理的,高热可能与A族链球菌感染引起的毒性反应有关。

发病机制与临床过程

阴道分娩后的产褥感染主要指胎盘附着处,蜕膜及邻近的肌层或宫颈阴道裂伤处的感染。剖宫产后的子宫感染源于手术切口的感染。宫颈和阴道内定植菌在产程中可进入羊水,产后这些细菌侵入失去活性的子宫组织。宫旁蜂窝织炎继发于盆腔后腹膜纤维结缔组织感染。尽早治疗,感染可局限于宫旁和阴道旁组织,否则感染可能扩散入盆腔。

发热是诊断产后子宫炎的最重要依据。临床上,发热程度与感染和脓毒血症严重程度一致。体温通常为38~39℃,发热伴寒战表明存在菌血症或内毒素血症。产妇常诉腹痛,腹部和双合诊检查宫旁有压痛。白细胞增加至15 000~30 000/μL,但分娩本身也会引起白细胞计数增加(Hartmann,2000)。虽然感染后恶露会有恶臭,但许多无感染的产妇恶露本身也有异味,反之亦然。有些感染,尤其是A族乙型溶血性链球菌,一般恶露少且无异味(Anderson,2014)。

治疗

阴道分娩后发生的轻度子宫炎,可口服或肌内注射抗生素治疗(Meaney-Delman,2015)。而中度至重度感染则需要静脉使用广谱抗生素治疗。近90%产妇在使用上述几种方案之一后48~72小时病情会有所改善。如果治疗一段时间后仍有持续发热,就必须仔细寻找难治性盆腔感染的原因,包括宫旁组织炎(宫旁严重的蜂窝织炎);腹部切口或盆腔脓肿或血肿感染及盆腔脓毒性血栓性静脉炎。根据经验,持续发热很少是由细菌耐药或药物副作用引起。产妇体温恢复正常至少24小时后方可出院,出院后不需继续口服抗生素治疗(French,2004;Mackeen,2015)。

抗生素的选择 虽然是经验性治疗,剖宫产后初始使用的抗生素通常均是针对产褥感染常见的病原菌(表37-1)。90%阴道分娩后的妇女对氨苄西林联合庆大霉素治疗有效。不同的是,剖宫产后的感染治疗应包括抗厌氧菌(表37-2)。

表 37-2 剖宫产术后盆腔感染的抗生素治疗方案

方案	评价
克林霉素+庆大霉素	金标准,有效率为90%~97%,每日单次的庆大霉素给药是合理的
	联合
	当有脓毒症症状或疑有肠球菌感染时加用氨苄西林
克林霉素+氨曲南	肾功能不全时替换庆大霉素
广谱青霉素	哌拉西林、哌拉西林他唑巴坦、氨苄西林/舒巴坦,替卡西林/克拉维酸
头孢菌素	头孢替坦、头孢西丁、头孢噻肟
万古霉素	怀疑金黄色葡萄球菌感染时添加
甲硝唑+氨苄西林+庆大霉素	甲硝唑可覆盖大部分厌氧菌
碳青霉烯类	亚胺培南/西司他丁、美罗培南、厄他培南,用于特殊指征下的保证用药

1979年,DiZerega等比较克林霉素联合庆大霉素和青霉素联合庆大霉素治疗剖宫产术后盆腔感染,使用克林霉素-庆大霉素的产妇95%有效。该治疗方案至今仍被大多数人认为是衡量其他抗生素治疗方案是否有效的参照标准(French,2004;Mackeen,2015)。由于尽管使用克林霉素-庆大霉素后,肠球菌培养仍可能持续呈阳性,有些患者在治疗初始阶段或治疗48~72小时无效后需加用氨苄西林(Brumfield,2000)。

许多权威人士建议用药期间需定期监测血清庆大霉素水平。但是在帕克兰医院,如果女性肾功能正常,则不做常规监测。每日单次或多次给予庆大霉素均能到达足够的血药浓度,且两种方法的治愈率相近(Livingston,2003)。由于庆大霉素的潜在肾毒性和耳毒性,在肾小球滤过减少的情况下,有些学者建议使用克林霉素联合二代头孢菌素治疗。也有学者推荐克林霉素联合氨曲南,氨曲南是一种单环β-内酰胺类抗菌药,其作用类似于氨基糖苷类。

β-内酰胺类抗生素的抗菌谱包括抗多种厌氧菌。例如,一些头孢类抗生素,如头孢西丁、头孢替坦、头孢噻肟、头孢曲松,以及广谱青霉素类,如哌拉西林、替卡西林和甲氧西林。β-内酰胺类抗生素本身非常安全,除了过敏反应外无其他主要毒性。β-内酰胺酶抑制剂克拉维酸、舒巴坦、三唑巴坦与氨苄西林、阿莫西林、替卡西林、哌拉西林联合应用可拓宽其抗菌谱。在体外,甲硝唑对于大多数厌氧菌有极强的抗菌力,与氨苄西林和氨基糖苷联合使用,可覆盖大部分导致严重盆腔感染的病原菌。甲硝唑也用于治疗艰难梭菌感染引起的结肠炎。

亚胺培南及类似抗生素属碳青霉烯类,抗菌谱广,可有效对抗子宫炎相关的大多数病原菌。亚胺培南与西司他丁联合使用,可抑制其肾脏代谢。虽然厄他培南治疗子宫炎有效(Brown,2012),但从临床和经济角度考虑,这些药物仅用于其他非产科因素引起的严重感染。

万古霉素是抗革兰氏阳性细菌的糖肽抗菌剂。万古霉素用于替代 β-内酰胺类抗生素治疗对青霉素存在Ⅰ型变态反应的患者;此外,还用于治疗疑似金黄色葡萄球菌引起的感染和难辨梭状芽孢杆菌所致的伪膜性肠炎(第54章)。

围术期预防性抗生素的使用

产科围术期预防性使用抗生素很常见。即便如此,尚无严格的研究以评估阴道助产或徒手剥离胎盘围术期是否应该预防性使用抗生素(Chongsomchai,2014;Liabsuetrakul,2017)。但是,如前所述,剖宫产时预防性使用抗生素能显著降低术后盆腔和手术切口感染的发生率。许多研究表明,预防性使用抗生素使盆腔感染的发生率降低 70%~80%(Chelmow,2001;Dinsmoor,2009;Smaill,2014),无论是择期剖宫产还是急诊剖宫产,预防性使用抗生素均能降低腹部切口感染的发生率。

理想的方案是预防用单剂量 2g 的氨苄西林或第一代头孢菌素,其疗效和广谱抗生素或多剂量疗程的疗效一样(ACOG,2016)。对于肥胖妇女,有证据支持剂量为 3g 的头孢唑啉能够达到最佳组织浓度(Swank,2015)。阿奇霉素联合标准单剂量预防性抗生素可进一步降低剖宫产术后子宫炎的发生率(Sutton,2015;Ward,2016)。如前所述,Tit 等(2016)研究显示,头孢唑啉联合阿奇霉素预防感染后,术后子宫感染率从 12% 降低到 6%。如果感染耐甲氧西林金黄色葡萄球菌,除给予头孢类抗生素外,还应给予万古霉素(第64章)。

切皮前预防性使用抗生素与断脐后用药比较是否能进一步降低感染率仍存在争议(Baaqeel,2013;Macones,2012;Sun,2013)。美国妇产科医师学会(2016b)已经得出结论:证据支持分娩前预防性使用抗生素。在预防手术部位感染方面,腹部皮肤术前使用氯己定-酒精消毒优于碘酒(Tuuli,2016)。术前用聚维酮碘冲洗或应用甲硝唑凝胶进行阴道清洗更有益(Haas,2014;Reid,2011;Yildirim,2012)。

其他预防措施　有几项研究探讨了产前宫颈阴道分泌物培养的意义。这些培养结果是为了确定并消除病原菌,以减少早产、绒毛膜羊膜炎和产褥感染的发生率。可是,没有证据支持产前治疗无症状阴道感染可以预防这些并发症。Carey 等(2000)报告对无症状的细菌性阴道病的治疗无益处。Klebanoff 等(2001)报告,治疗中孕期无症状的滴虫性阴道炎,其产后感染率与安慰剂治疗的妇女相似。

研究发现,剖宫产过程中的多种手术操作可影响产褥感染发生率。例如,与徒手剥离胎盘相比,胎盘自行剥离感染的风险将降低,而胎盘娩出后手术人员更换手套并无此效果(Atkinson,1996)。将子宫置于腹腔外缝合子宫切口可能会降低发热的发生率(Jacobs-Jokhan,2004)。产后机械性扩张子宫下段和宫颈对预防产褥感染无效(Liabsuetrakul,2011)。子宫切口单层缝合与双层缝合相比,感染的发生率无差别(Hauth,1992)。同样,腹膜关闭与否的感染率无差别(Bamigboye,2014;Tulandi,2003)。值得注意的是,对于肥胖女性,皮下组织的缝合并不能降低切口感染的发生率,但可降低切口裂开的发生率(Chelmow,2004)。同样,与针线缝合皮肤比较,用吻合器缝合者非感染性切口裂开率较高(Mackeen,2012;Tuuli,2011)。

■ 子宫及盆腔感染的并发症

超过 90% 产妇子宫炎经治疗 48~72 小时后都有效,其他少部分妇女可能发生某些并发症,包括伤口感染,复杂的盆腔感染,如盆腔蜂窝织炎或盆腔脓肿,以及脓毒性盆腔血栓性静脉炎(Jaiyeoba,2012)。与产褥感染其他方面一致,围术期预防性使用抗生素能显著降低这些并发症的发生率及严重程度。

■ 腹部切口感染

切口感染是子宫炎经治疗后仍持续性发热的常见原因。切口感染的危险因素包括肥胖、糖尿病、皮质类固醇治疗、免疫抑制、贫血、高血压及因止血不充分而形成的血肿。预防性使用抗生素后,根据危险因素剖宫产后腹部伤口感染的发生率为 2% ~ 10%（Andrews，2003；Chaim，2000）。根据帕克兰医院的经验，发病率接近 2%。

剖宫产后出现的切口脓肿通常会引起持续发热或术后第 4 天开始出现发热。许多患者表现为抗生素治疗后仍持续发热，伴随切口红肿和化脓。虽然切口感染的病原菌与剖宫产时采集羊水培养的病原菌多数一样，但院内获得性病原菌感染也可能是原因之一（Owen，1994）。

治疗方法包括抗生素使用、外科引流和清除坏死组织。需要在椎管内麻醉或全身麻醉下进行操作。仔细检查筋膜，记录筋膜是否完整。之后每天 2 次伤口局部护理，每次换药前，根据伤口大小和位置决定麻醉镇痛方式，酌情选择口服、肌注或静脉给予常规剂量药物。也可局部给予利多卡因。清除坏死组织后伤口用湿纱布重新包扎。通常在第 4~6 天伤口会长出新鲜肉芽组织，就可以考虑行切口二期缝合（Wechter，2005）。如图 37-1 所示，缝合时采用聚丙烯或尼龙缝线，从距离切口边缘 2 ~3cm 处进针，缝针兜底从距另一边缘外 3cm 出针，连续缝合使整个切口闭合。大多数患者，二期缝合术后第 10 天可以拆线。

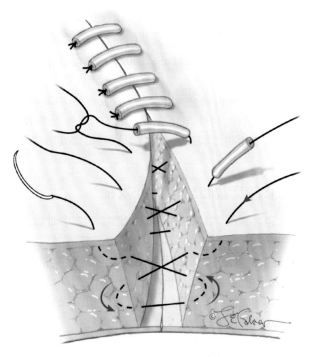

图 37-1 腹部切口二期缝合技术

（资料来源：Worley KC：Postoperative complications. In Yeomans ER, Hoffman BL, Gilstrap LC III, et al（eds）：Cunningham and Gilstrap's Operative Obstetrics, 3rd ed. New York，McGraw Hill Education, 2017.）

真空辅助伤口闭合

该技术的目的是通过负压使伤口创面贴合从而促进伤口愈合，又被称为真空辅助闭合（vacuum-assisted closure，VAC）、局部负压（topical negative pressure，TNP）和负压伤口治疗（negative pressure wound therapy，NPWT）。尽管缺乏正式的证据支持其疗效，但几种设备已在临床应用并被广泛接受（Echebiri，2015；Rouse，2015；Swift，2015）。这些设备通常用于"开腹手术切口"，偶尔也用于产科。在产科，真空辅助闭合主要用于裂开并感染的腹部切口，也可用于会阴切口伴感染、血肿或脓肿时（Aviki，2015）。负压治疗也可用于预防闭合切口的感染。

很少有随机试验比较真空辅助伤口闭合与传统的伤口换药的临床效果（Semsarzadeh，2015）。同样，尽管应用真空辅助伤口闭合技术后伤口治疗时间大大缩短，但还没有充分研究其成本效益（Lewis，2014）。由于缺乏数据，Moues 等（2011）建议需谨慎选择此技术用于治疗裂开的腹部切口。有些学者认为，真空辅助伤口闭合是开放性腹部切口暂时闭合最有效的方法（Bruhin，2014；Quyn，2012）。

切口裂开

切口哆开或裂开是指切口筋膜层的分离。这是一种严重并发症，需要在手术室行切口二期缝合。McNeeley 等（1998）报告，近 9 000 例剖宫产的妇女中约每 300 例就有 1 例发生筋膜层裂开。除外切口感染，肥胖可能也是一个危险因素（Subramaniam，2014）。多数在术后第 5 天发生切口裂开，伴有血性浆液流出，对 27 例切口筋膜裂开患者的研究显示，2/3 与筋膜感染及组织坏死有关。

■ 坏死性筋膜炎

这种少见但严重的伤口感染死亡率很高。在产科，它可以发生于剖宫产术后的腹部切口，也可以发生于会阴切口或会阴裂伤伤口。顾名思义，这种情况常伴有严重组织坏死。Owen 和 Andrew（1994）总结了筋膜炎的危险因素，其中糖尿病、肥胖和高血压较常见。与盆腔感染一样，这些感染通常由多种病原菌引起，其中包括阴道正常菌群。然而，某些患者的感染也可以由单一致命病原菌引起，如 A 族乙型溶血性链球菌（Anderson，2014；Rimawi，2012）。有时，坏死性感染可由极少见的病原菌引起（Chong，2016；Swartz，2004）。

Goepfert 等（1997）回顾分析坏死性筋膜炎的诊治经验：5 000 例剖宫产者中有 9 例并发坏死性筋膜炎，发生率为 1.8 ‰，其中 2 例死亡。另一项研究中，

Schorge 等(1998)报告 5 例剖宫产后继发坏死性筋膜炎患者情况,均无危险因素,也无死亡患者。

感染可能累及皮肤、浅表和深部皮下组织,以及任一盆腹腔筋膜层(图 37-2)。某些病例,肌肉也受到感染,发生肌筋膜炎。虽然有些强毒性的感染,如由 A 族乙型溶血性链球菌引起的感染,在产后早期即可发生,但是这些坏死性感染大多数直到分娩后 3～5 天才引起症状。由于临床表现各不同,通常较难区分相对常见的轻微浅表伤口感染与严重的深部筋膜感染。对高度怀疑但无法确诊的患者,手术探查有时可以挽救生命(Goh,2014),所以建议及早行手术探查。当然,若未及时发现,肌筋膜炎可能会发展为败血症(第 47 章)。

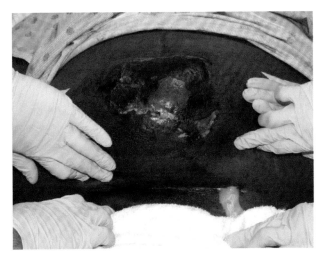

图 37-2　累及腹壁和 Pfannenstiel 切口的坏死性筋膜炎:皮肤迅速变黑并出现坏疽,脓液从左侧切口渗出。广泛清创和支持性治疗是挽救生命的方法

早期诊断、外科清创、抗生素和重症监护对于成功治疗坏死性软组织感染至关重要(Gallup,2002;Goh,2014)。外科手术包括广泛清除所有感染组织,直至露出出血的新鲜组织。这可能包括腹部或外阴广泛清创——切除腹部、大腿或臀部的筋膜。如果不进行手术治疗,很可能导致死亡,即使进行广泛地清创手术,死亡率也接近 25%。因大范围的病灶切除,最终有可能需要用生物合成网片来闭合筋膜切口(Gallup,2002;McNeeley,1998)。

■ 附件脓肿与腹膜炎

产褥期卵巢脓肿很少见。推测细菌通过卵泡排卵孔侵入引起脓肿(Wetchler,1985)。卵巢脓肿通常是单侧的,患者在分娩后 1～2 周出现典型症状。脓肿易破裂,可能导致严重的腹膜炎。

剖宫产后不常发生腹膜炎。腹膜炎通常继发于子宫炎,尤其是子宫切口坏死和裂开的患者。当然也可能因附件脓肿破裂或术中肠损伤引起。

腹膜炎在阴道分娩中很少见,多数是由强毒性的 A 族乙型溶血性链球菌或类似菌株引起。重要的是,因妊娠使腹壁松弛,产褥期腹膜炎的板状腹体征可能不明显。疼痛可能很严重,但通常腹膜炎的首发症状是麻痹性肠梗阻。进一步可能出现明显的肠扩张,但在无并发症的剖宫产并不常见。如果感染源于无损伤的子宫然后扩散至腹膜,通常使用抗生素治疗就可以。相反,由子宫切口坏死或肠穿孔引起的腹膜炎,则需立即给予外科干预。

■ 子宫旁的蜂窝织炎

一些剖宫产后的子宫炎患者,可发生严重的宫旁蜂窝织炎,即在阔韧带前后叶形成一个病灶区(图 37-3)。静脉使用抗生素治疗后,发热仍持续超过 72 小时,应考虑宫旁蜂窝织炎可能(Brown,1999;DePalma,1982)。

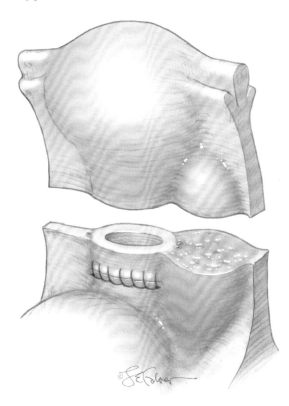

图 37-3　左侧子宫旁蜂窝织炎:蜂窝织炎引起子宫切口附近宫旁组织的硬结
(资料来源:Worley KC:Postoperative complications. In Yeomans ER, Hoffman BL, Gilstrap LC III, et al (eds):Cunningham and Gilstrap's Operative Obstetrics, 3rd ed. New York,McGraw Hill Education, 2017.)

蜂窝织炎多是单侧的,且常局限于阔韧带基底部的宫旁组织。如果炎症反应增强,蜂窝织炎可沿着组织间隙蔓延,最常见的是沿阔韧带扩散延伸到骨盆侧壁。偶尔向后扩散累及直肠阴道隔,在宫颈后方形成一个质硬的肿块。大部分蜂窝织炎患者在连续使用广谱抗生素治疗后,临床症状可得到改善。典型的病例,发热在5~7天内消退,但有些患者发热持续更长时间。肿块的吸收可能需要数天到数周。

部分患者,严重的子宫切口蜂窝织炎可能最终引起坏死及切口裂开(Treszezamsky,2011)。如图37-4所示,挤压脓性分泌物导致腹腔内脓肿形成和腹膜炎。如怀疑子宫切口坏死是由肠梗阻和腹膜炎引起,应准备外科治疗。多数情况下,需行子宫切除和外科清创术,而且由于宫颈及子宫下段严重的炎症反应,并延伸到骨盆侧壁,可以预测手术十分困难。由于附件极少受累,常可以保留一侧或双侧卵巢。通常出血量较多,需要输血。

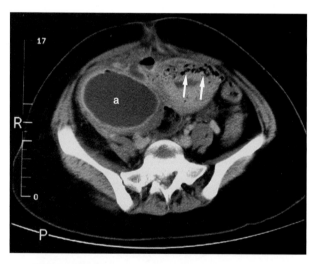

图37-4 盆腔CT显示子宫坏死伴有肌层间气体形成(箭头),同时右侧宫旁可见一个巨大的脓肿(a)

影像学检查

可以采用计算机体层成像(computed tomography,CT)或磁共振(magnetic resonance,MR)成像评估持续性产褥感染。Brown等(1991)分析了74例抗生素治疗5天无效的盆腔感染患者的CT检查情况,发现75%患者至少均有一项腹部影像学异常表现,且大部分为非手术改变的影像学表现。多数病例,影像学检查后可以避免外科手术探查。如图37-4所示,有时通过CT检查可以确诊子宫切口裂开,需结合临床解读影像检查表现,因为有时即使是明显的子宫切口裂开的影像学表现也会被误诊为正常剖宫产后切口水肿(Twickler,1991)。图37-5显示是腹腔内瘘的坏死性子宫切除术切口。

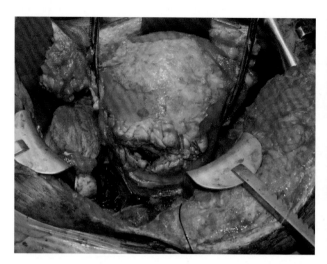

图37-5 剖宫产子宫切口感染坏死。严重的子宫切口蜂窝织炎导致子宫切口裂开,宫腔内容物渗漏到腹膜腔。彻底清创需要切除包括全子宫在内的所有坏死组织

宫旁蜂窝织炎偶尔会化脓,形成有波动感的阔韧带肿物,并可在腹股沟韧带上方扪及。如图37-4所示,可在前方切开引流,也可以在CT引导下穿刺引流。有时可以经阴道后穹窿向后切开脓肿较易引流。腰大肌脓肿比较少见,尽管有抗生素治疗,但仍可能需经皮穿刺引流才能进行有效治疗(Shahabi,2002;Swanson,2008)。

■ 脓毒性盆腔血栓性静脉炎

在抗生素使用以前,脓毒性盆腔血栓性静脉炎是一种常见并发症,且常发生脓栓。然而,随着抗生素的应用,感染引起的死亡率和需外科治疗率均降低。如图37-6所示,脓毒性静脉炎可以通过静脉途径扩散,并引起血栓形成,同时常伴发淋巴管炎。因为卵巢静脉引流子宫上段血流,即胎盘附着部位血流,卵巢静脉常容易受累。根据Witlin和Sibai(1995)及Brown等(1999)的经验,产褥期脓毒性盆腔血栓性静脉炎可能累及一侧或两侧卵巢静脉丛。1/4患者脓栓可延伸到下腔静脉,偶尔可累及肾静脉。

脓毒性静脉炎的发病率各报告均不同。Brown等(1999)调查分析了帕克兰医院5年间分娩的45 000例产妇,阴道分娩后的脓毒性盆腔血栓性静脉炎的发生率为1/9 000,而剖宫产后的发生率为1/800。总的发生率为1/3 000,与Dunnihoo等(1991)报告的1/2 000相近。剖宫产妇女的大样本数据研究显示,其发生率为1/1 000~1/400(Dotters-Katz,2017;Rouse,2004)。绒毛膜羊膜炎、子宫内膜炎和伤口并发症是其危险因素。

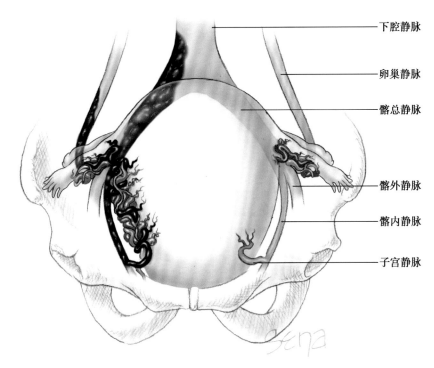

图 37-6　脓毒性盆腔血栓性静脉炎:子宫感染和宫旁蜂窝织炎可扩散至任一盆腔静脉和下腔静脉,右髂总静脉内脓毒性血栓由子宫静脉及髂内静脉延伸而来,并可进入下腔静脉。卵巢静脉化脓性血栓形成,并向下腔静脉延伸

下腔静脉

卵巢静脉

髂总静脉

髂外静脉

髂内静脉

子宫静脉

抗生素治疗可改善脓毒性盆腔血栓性静脉炎症状,但仍可能存在持续发热。虽然患者有时可有一侧或两侧下腹痛,但除寒战外常无其他症状。如图 37-7 所示,盆腔 CT 或 MR 检查可以确诊(Klima,2008)。Brown 等(1999)研究发现,69 例子宫炎患者给予合理的抗生素治疗 5 天后,对仍有发热的患者行 CT 或 MR 检查,结果发现 20%的患者存在脓毒性盆腔血栓性静脉炎。

过去认为静脉注射肝素可用于治疗脓毒血栓性静脉炎,现已经不推荐使用(Brown,1986;Witlin,1995)。尽管 Garcia(2006)及 Klima 和 Snyder(2008)提倡给予肝素,但现不推荐抗凝治疗。Brown 等(1999)随机研究分析了 14 例盆腔脓毒性血栓性静脉炎患者,发现抗生素联合肝素治疗不能促进治愈或改善预后。当然,没有证据支持脓毒性血栓静脉炎需要长期抗凝治疗。

■ 会阴感染

由于会阴侧切术较过去减少,现会阴切口感染已不常见(ACOG,2016a)。其原因在第 27 章已深入阐述。Owen 和 Hauth(1990)既往的一项研究表明,20 000 例阴道分娩的产妇中发生感染的只有 10 例发生会阴

切口感染或裂开,但仍需要注意会阴切口裂开的问题。Ramin 等(1992)报告,在帕克兰医院,会阴切口裂开的发生率为 0.5%,其中 80%存在感染。Uygur 等(2004)报告,会阴切口裂开的发生率为 1%,其中 2/3 是由感染引起。目前尚无证据表明会阴切口裂开与缝合不当有关。

产时如发生肛门括约肌裂伤,继发感染率较高,并受产后抗菌治疗的影响(Buppasiri,2014;Stock,2013)。Lewicky-Gaupp 等(2015)报告感染发生率为 20%,而Ⅳ度会阴裂伤感染可能更严重。Goldaber 等(1993)报告了 390 例Ⅳ度会阴裂伤的患病率 5.4%,其中 2.8%并发会阴伤口感染和裂开,1.8%只是伤口裂开,0.8%仅伤口感染。尽管会阴切口感染很少发生危及生命的脓毒性休克,但一定程度仍有可能发生。如前文所述,有时也会发展为坏死性筋膜炎。

发病机制及临床过程

会阴切口裂开主要与感染有关。其他因素包括凝血机制障碍、吸烟及人乳头瘤病毒感染(Ramin,1994)。常见的临床症状有局部疼痛和排尿困难,伴或不伴尿潴留。Ramin 等(1992)分析了 34 例会阴切口裂开产妇的最常见临床表现,其中以疼痛(65%)、脓性分泌物(65%)及发热(44%)为主。个别严重病例表现为整个外阴水肿、溃烂且被覆脓性分泌物。

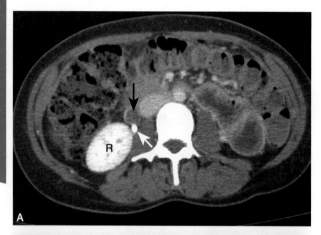

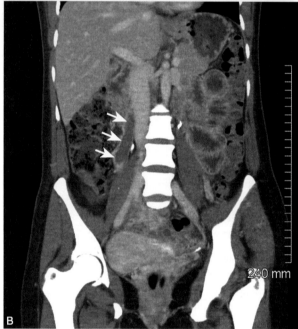

图 37-7 脓毒性卵巢静脉血栓形成:CT 增强扫描。A.增大的右侧卵巢静脉内充满低密度的血栓(黑色箭头)。图示输尿管作为对照(白色箭头)。R,右肾下极。B.冠状位显示右侧卵巢增大的静脉内充满低密度血栓(箭头)

(资料来源:Worley KC:Postoperative complications. In Yeomans ER, Hoffman BL, Gilstrap LC III, et al (eds):Cunningham and Gilstrap's Operative Obstetrics, 3rd ed. New York,McGraw Hill Education,2017.)

阴道裂伤可直接导致阴道感染或由会阴感染蔓延,出现上皮红肿,而后坏死和脱落。感染蔓延至宫旁可能导致淋巴管炎。宫颈裂伤很常见,但很少有明显的感染,可能表现为子宫炎。累及阔韧带基底部的深部撕裂伤可能感染且并发淋巴管炎、宫旁组织炎及菌血症。

治疗 会阴切口感染的治疗和其他外科伤口感染类似,应建立良好引流,对大多数病例,应拆除缝合线

并清创。对有蜂窝织炎但无化脓的患者,恰当的措施是严密观察和广谱抗生素治疗。对于切口裂开的患者,应持续局部伤口护理和静脉抗生素治疗。

感染会阴切口早期缝合 Hauth 等(1986)最早主张感染消退后早期缝合会阴切口,其他研究证实了其有效性。Hankins 等(1990)报告了 31 例行早期缝合的妇女,这些病例从切口裂开至缝合的时间平均为 6 天,除 2 例外,其他患者均愈合良好。这 2 例失败患者均发展为针孔大小的直肠阴道瘘,用直肠小补片治疗成功。由于外阴切口裂开多因感染引起,Ramin 等(1992)报告 34 例会阴切口感染并裂开的产妇,其中有32 例成功进行早期缝合(94%),Uygur 等(2004)也报告相似的成功率。很少的情况下可能需行肠道改道术才能治愈(Rose,2005)。

早期缝合术前,必须做好充分的术前准备,如表 37-3。适当清创,保证伤口无感染。一旦伤口表面没有感染和渗出,被覆粉色的肉芽组织时,即可行二期缝合术。必须充分分离组织,特别是辨认和分离肛门括约肌。二期缝合与第一次缝合一样要逐层缝合(第 27章)。术后护理包括伤口局部护理、少渣饮食、大便软化剂和禁止各种阴道或直肠操作,直至伤口愈合。

表 37-3 会阴切口裂开早期修补的术前准备
敞开伤口,拆除缝合线,开始静脉使用抗生素
伤口的护理
每天坐浴数次或水疗
充分止痛或麻醉(局部麻醉),前几次的清创可能需要全身麻醉
聚维酮碘伤口消毒,1 天 2 次
清除坏死组织
当伤口表面有新鲜肉芽组织生长时可二期缝合伤口
会阴行Ⅳ度裂伤伤口修补,术前应进行肠道准备

■ 中毒性休克综合征

这种急性发热性疾病伴有多系统器官功能严重障碍,病死率高达 10% ~ 15%。常见临床表现有高热、头痛、精神紊乱、全身遍布红斑疹、皮下水肿、恶心、呕吐、水样便及明显的血液浓缩。伴随循环衰竭,可依次出现肝、肾功能衰竭及弥散性血管内凝血等。康复过程中,皮疹区域会发生脱皮。几乎所有患者都可分离出金黄色葡萄球菌。特别是葡萄球菌外毒素,又称为中毒性休克综合征内毒素-1(toxic shock syndrome toxin-1, TSST-1),引起严重的内皮损伤,导致临床表现。正如

Que（2005）和 Heying 等（2007）描述，极少量的 TSST-1 即可激活 5%~30% T 淋巴细胞，从而引起"细胞因子风暴"。

在 20 世纪 90 年代，就已有 A 族乙型溶血性链球菌感染病例的个案报告（Anderson，2014）。有些重度定植或感染复杂病例中，链球菌释放的致热外毒素可引发中毒性休克综合征。血清 M1 和 M3 型外毒素毒性特别强（Beres，2004；Okumura，2004）。Robbie 等（2000）曾报告，妇女有梭状芽孢杆菌定植也表现为几乎相同的中毒性休克症状。

因此，一些中毒性休克综合征患者，感染症状并不明显，感染源可能是黏膜表面定植菌。至少 10%~20% 的孕妇阴道内有金黄色葡萄球菌定植。无症状的妇女中有 3%~10% 阴道可培养出产气荚膜梭菌和芽孢杆菌（Chong，2016）。因此，当产妇阴道内细菌过度繁殖时，产后可出现该综合征（Chen，2006；Guerinot，1982）。

延误诊断和治疗可能与产妇死亡率有关（Schummer，2002）。Crum 等（2002）报告了 1 例产前发生中毒性休克综合征导致新生儿死亡的病例。对中毒性休克综合征的治疗主要是支持治疗的同时行血管内皮损伤修复治疗。抗生素治疗应覆盖葡萄球菌和链球菌。如有盆腔感染证据，抗生素治疗应是针对多种病原菌。感染的妇女，可能还需要广泛清创，甚至可能需要子宫切除术。因为引起中毒性休克综合征的毒素毒性极强，死亡率相对较高（Hotchkiss，2003）。

乳腺感染

孕妇产前极少并发乳腺感染，但据估计有 1/3 以上哺乳期妇女会发生乳腺炎（Barbosa-Cesnik，2003）。根据我们的经验及 Lee 等（2010）研究结果，除乳房肿胀外，乳腺炎发病率更低，大约 3%。目前没有证据支持预防乳腺感染相关措施（Crepinsek，2012）。乳腺炎危险因素包括：乳房护理困难、乳头皲裂和口服抗生素治疗（Branch-Elliman，2012；Mediano，2014）。化脓性乳腺炎很少在产后 1 周内出现，一般发生于产后 3~4 周。乳腺感染通常是单侧，随着炎症的进展肿胀逐渐加重，症状包括畏冷或寒战，随后出现高热和心动过速，剧痛，乳房红肿、变硬（图 37-8）。约 10% 乳腺炎可发展为脓肿。触及波动感可能困难，而超声检查可诊断。

■ 病因

金黄色葡萄球菌，特别是耐甲氧西林金黄色葡萄球

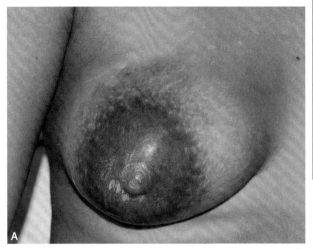
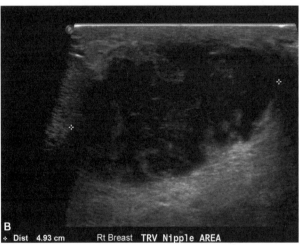

图 37-8　产褥期乳腺炎伴乳腺脓肿。A. 右乳感染部位皮肤硬结、红斑。B. 5cm 脓肿的超声声像（资料来源：Dr. Emily Adhikari.）

菌，是乳腺感染中最常见的细菌。Matheson 等（1988）报告 40% 乳腺炎妇女是因金黄色葡萄球菌感染。其他常见的病原菌有凝固酶阴性葡萄球菌及草绿色链球菌。乳腺炎直接病原菌几乎均来自婴儿鼻腔或咽喉，细菌通过乳头附近小的裂缝或小破损进入乳房。乳汁中常可培养出病原菌。有报告金黄色葡萄球菌引起的乳腺炎可以导致中毒性休克综合征（Demey，1989；Fujiwara，2001）。

有时，化脓性乳腺炎可在哺乳妇女中流行传播，其暴发常与耐药葡萄球菌新菌株出现同时发生。最近一个例子是社区获得性耐甲氧西林金黄色葡萄球菌的出现，迅速成为某些地区最常见的葡萄球菌（Berens，2010；Klevens，2007）。Laibl 等（2005）报告，2000~2004 年帕克兰医院从孕妇或产褥期乳腺炎患者中分离得到耐甲氧西林金黄色葡萄球菌的比例占 1/4。当带菌的护理人员接触新生儿，新生儿亦成为医院获得性

耐抗生素甲氧西林金黄色葡萄球菌带菌者,从而引发母亲患乳腺炎(CDC,2006)。Stafford 等(2008)发现耐甲氧西林金黄色葡萄球菌相关的乳腺炎,反复脓肿发生率高。

治疗

如果在化脓前恰当治疗乳腺炎,感染通常可在 48 小时之内消退。如前所述,金黄色葡萄球菌感染更易形成脓肿(Matheson,1988)。通常建议治疗前,用拭子采集患侧乳房的乳汁行病原菌培养。鉴别病原菌及药敏,可为医院感染监测项目提供必要的信息(Lee,2010)。

目前尚无最有效治疗方法的报告(Jahanfar,2013)。因此,抗生素选择常受当前机构治疗葡萄球菌感染的经验影响。根据经验用药,开始口服双氯西林,500mg,每天 4 次。青霉素过敏者口服红霉素。如果是耐青霉素酶葡萄球菌或等待培养结果前可疑为耐药菌株感染,则应使用万古霉素、克林霉素,或甲氧苄啶-磺胺甲噁唑(Sheffield,2013)。尽管治疗后临床效果明显,但仍建议治疗持续 10~14 天。

Marshall 等(1975)证明了继续哺乳的重要性。其报告的 65 例乳腺炎中,仅 3 例出现乳腺脓肿,而这 3 例均来自 15 例停止哺乳的产妇中。只需要充分排空乳房就能达到治疗乳腺炎的效果(Thomsen,1984)。有时新生儿不愿吸吮患侧乳房。这可能与乳汁变味无关,而是由于乳房肿胀和水肿,乳晕形成硬结致吸吮困难。吸奶器抽吸可能有助于缓解。在双侧乳房哺乳时,最好先让婴儿吸吮健侧乳房。这样在转患侧吸吮前就有时间可抽吸患侧放乳。

在资源匮乏的国家,感染人类免疫缺陷病毒(human immunodeficiency virus,HIV)不是母乳喂养禁忌。但是患乳腺炎或乳房脓肿时,建议停止患侧乳房哺乳。因为患侧乳汁中 HIV 的 RNA 拷贝水平增加。随着症状缓解,HIV 病毒 RNA 水平可回复到基础状态。

乳房脓肿

一项基于近 150 万例瑞典妇女的人口研究发现,乳腺脓肿的发生率是 0.1%(Kvist,2005)。当乳腺炎治疗 48~72 小时后仍无退热或可触及肿块时应考虑是否并发脓肿。乳腺超声检查可协助诊断。乳腺脓肿可以很大,有 1 例患者引流了 2L 脓液的报告(Martic,2012)。传统脓肿治疗方法为手术引流,通常需要全身麻醉。为达到美容效果,切口方向应与皮肤纹理一致(Stehman,1990)。早期患者,选取波动感最明显部分上方的单个切口就足够了。但是多发性脓肿需选取几个切口并清除小腔。形成的腔室应用纱布疏松填塞,24 小时后应更换为较小的纱布。

局部麻醉超声引导下细针脓肿抽吸术是近年使用创伤更小的治疗方法,成功率可达 80%~90%(Geiss,2014;Schwarz,2001)。在一项随机对照试验中,Naeem 等(2012)比较了手术引流和抽吸,结果显示抽吸伤口愈合更快,在第 8 周就愈合,愈合率分别为 77% 和 93%。

（张勤建 翻译 颜建英 审校）

参考文献

第 38 章

避孕

> 从现有证据看,性交频繁的妇女,其输卵管好似纳精囊,精子总是在那里等待与卵子相遇,因此受精通常发生在输卵管中,极少发生在子宫。
>
> ——J. 惠特里奇·威廉姆斯(1903)

在美国,由于避孕失败或未使用避孕措施,每年几乎有一半的妊娠是意外妊娠(Finer, 2016)。2011 ~ 2013 年,美国约有 7% 无妊娠意向的性活跃育龄妇女未使用任何避孕措施(Daniels, 2015)。

目前,有很多有效的避孕方法可供选择(表 38-1)。第 1 年内熟练使用(正确且全程使用)和典型使用(不正确或非全程使用)这些避孕方法的估计失败率差别很大。为了反映避孕方法的有效性,WHO 按疗效等级将其进行划分(表 38-1)。埋植剂和宫内节育器是第一级避孕方法,有效降低了意外妊娠率,被认为是长效可逆避孕工具(long-acting reversible contraception, LARC)。美国妇产科医师学会(2017c)同意 WHO 的分级方法,建议有性生活的育龄期男性和妇女咨询所有的避孕方法,并且鼓励使用高效的 LARC 避孕。

表 38-1 美国妇女使用避孕方法第 1 年的失败率

单位:%

方法[a]	熟练使用	典型使用
第一级:最有效		
宫内节育器:		
左炔诺孕酮系统	0.2	0.2
T380A 含铜 IUD	0.6	0.8
左炔诺孕酮埋植剂	0.05	0.05
女性绝育	0.5	0.5
男性绝育	0.1	0.15
第二级:非常有效		
复方口服避孕药	0.3	9
阴道环	0.3	9
贴片	0.3	9
DMPA	0.2	6
单纯孕激素避孕药	0.3	9
第三级:有效		
避孕套		
男用	2	18
女用	5	21
含杀精剂的隔膜	6	12
易受孕期知晓法		24
标准日法	5	
二日法	4	
排卵日法	3	
症状体温法	0.4	
第四级:最不有效		
杀精剂	18	28
避孕海绵		
经产妇女	20	24

表 38-1 美国妇女使用避孕方法第 1 年的失败率(续)

单位:%

方法[a]	熟练使用	典型使用
未生育妇女	9	12
无 WHO 分类		
体外射精	4	22
未避孕	85	85

资料来源:Trussell, 2011a.
[a] 根据避孕效果对避孕方法进行分级。
IUD,宫内节育器;DMPA,长效醋酸甲羟孕酮;WHO,世界卫生组织。

任何一种避孕方法都有副作用,但是避孕的风险通常比妊娠小。然而一些疾病或药物可以增加某些避孕方法的风险。WHO(2015)为不同健康情况的妇女使用所有高效、可逆的避孕方法制定并更新了循证指南,称为医疗资格标准(Medical Eligibility Criteria, MEC)。个别国家随后对这些指南进行了修改。2016年,CDC 更新了美国医疗资格标准(United States Medical Eligibility Criteria, US MEC)。这些文件可以在 CDC 官网查阅。

在 US MEC 中,可逆的避孕方法按相似程度分为6组:联合激素避孕药(combination hormonal contraceptives, CHCs)、单纯孕激素避孕药(progestin-only pills, POPs)、长效醋酸甲羟孕酮(depot medroxyprogesterone acetate, DMPA)、埋植剂、左炔诺孕酮宫内释放系统(levonorgestrel-releasing intrauterine system, LNG-IUS)和含铜宫内节育器(copper intrauterine devices, Cu-IUDs)。针对于特定的健康状况,每种方法分为 1~4 分(表 38-2),体现了具有该健康条件的妇女使用不同避孕方法的安全性:①不限制使用方法;②方法带来的获益大于风险;③方法带来的风险大于获益;④方法具有不可接受的高风险。

表 38-2 各种避孕方法的禁忌证和注意事项

情况	CHC[a]	POP	DMPA	埋植剂	LNG-IUS	Cu-IUD
产后<21 天/<30 天	4/3					
21~42 天	2/3[b]					
妊娠后感染					4	4
吸烟和年龄≥35 岁	3/4[c]					
乳腺癌活动期	4	4	4	4	4	
乳腺癌康复≥5 年	3	3	3	3	3	
多种心血管高危因素	3/4[d]		3			
控制好的或轻度 CHTN	3					
收缩压≥160 或舒张压≥100mmHg	4		3			
血管疾病	4		3			
复杂心脏瓣膜病	4					
围产期心肌病	3/4[d]					
急性 VTE[e] 或有 VTE 病史	3/4[d]					
血栓形成倾向	4					
手术长时间制动	4					
多发性硬化制动	3					
糖尿病>20 年或血管疾病	3/4[d]		3			
糖尿病伴终末器官疾病	3/4[d]		3			
吸收障碍型减肥手术	3[f]	3				
炎性肠病	2/3[d]					

表 38-2 各种避孕方法的禁忌证和注意事项(续)

情况	CHC[a]	POP	DMPA	埋植剂	LNG-IUS	Cu-IUD
肝硬化(严重失代偿)	4	3	3	3	3	
肝脏肿瘤[g]	4	3	3	3	3	
症状性胆囊疾病	3					
CHC 相关性胆汁淤积	3					
淋病、衣原体感染风险					3	3
子宫腔扭曲					4	4
妊娠滋养细胞疾病随访期					4	4
福沙那韦	3					
酶诱导性抗痉挛药[h]	3	3				
拉莫三嗪	3					
利福平/利福布汀	3	3				

情况	S/C[i]	S/C	S/C	S/C	S/C	S/C
发作 ISHD 或有 ISHD 病史	4	2/3	3	2/3	2/3	
卒中	4	2/3	3	2/3		
先兆性偏头痛	4	2/3	2/3	2/3	2/3	
不明原因的阴道出血[j]			3	3	4/2	4/2
未经治疗的宫颈癌					4/2	4/2
糖尿病随访期					4/2	4/2
盆腔炎或宫颈炎					4/2	4/2
类风湿性关节炎			2/3[k]			
急性病毒性肝炎	4/2					
结核性盆腔炎					4/3	4/3
SLE 和 APAs 阳性或不确定	4	3	3	3	3	
SLE 和重度血小板减少症			3			3/2
复杂的实体器官移植	4				3/2	3/2

资料来源:Curtis,2016b;Merck,2015;Teva Women's Health,2014.

注:1,不限制使用方法;2,方法带来的获益大于风险;3,方法带来的风险大于获益;4,方法具有不可接受的高风险。此表中,空白处表示1或2。

[a] 联合激素避孕(Combination hormone contraception, CHC)组包括药片、阴道环和贴片。

[b] 增加类别评分的相关风险包括:年龄超过 35 岁,分娩时输血、BMI≥30、产后出血、剖宫产、吸烟、子痫前期。

[c] 在这一年龄组中,吸烟≥15 支/d 将危险等级增加到 4。

[d] 风险类别评分受相关危险因素和疾病严重程度的影响。

[e] 包括浅表血栓形成。

[f] 仅限口服制剂,阴道环和贴片评分1分。

[g] 包括良性肝腺瘤、肝细胞癌和激素相关性肝局灶性结节增生。

[h] 包括苯妥英钠、巴比妥类、卡马西平、奥卡西平和普米通。

[i] S/C:Start/Continue。S/C 列中第一个 US MEC 评分是指是否可以在受影响的患者中开始使用该方法。第二个 US MEC 评分是指对于在使用特定方法期间首次发生该病的患者,继续该方法的风险。

[j] 评估前。

[k] 长期使用皮质类固醇和有骨折风险的妇女。

CHTN,慢性高血压;ISHD,缺血性心脏病;SLE,系统性红斑狼疮;APA,抗磷脂抗体;Cu-IUD,含铜宫内节育器;DMPA,长效醋酸甲羟孕酮;LNG-IUS,左炔诺孕酮宫内释放系统;POP,单纯孕激素避孕药;VTE,静脉血栓栓塞。

根据潜在的疾病或患者的意愿,男性或妇女绝育可能是首选的永久性避孕方法(ACOG,2017b),将在第39章详细讨论。

宫内节育器

在全球范围内,14%的育龄妇女使用宫内避孕,而在美国,10%的避孕妇女使用这种方法(Buhling,2014;Daniels,2015)。目前批准在美国使用的5种宫内节育器(intrauterine devices,IUDs)均具有化学活性,并持续释放铜或左炔诺孕酮,这些IUD都有一个"T"型的聚乙烯支架,与钡剂混合,使其不透放射线。曼月乐(Mirena)和Liletta的长、宽均为32mm,在"T"型支架的垂直茎上都装有一个含52mg左炔诺孕酮的释放型圆柱形容器(图38-1)。两根棕褐色(曼月乐)或蓝色(Liletta)尾丝连着垂直茎的底部,用于最终取出节育器。Skyla在一些国家被称为Jaydess,含有13.5mg的左炔诺孕酮。它的尺寸更小,为28mm×30mm,更适合未经产的子宫(Gemzell-Danielsson,2012)。Kyleena具有与Skyla相同的尺寸,含有19.5mg左炔诺孕酮。Skyla的两根尾丝是棕褐色的,Kyleena的两根尾丝是蓝色的。Skyla和Kyleena可以通过位于茎、臂交界处附近的银环在视觉上和超声上与曼月乐和Liletta区别开来。目前,曼月乐和Kyleena被批准放置5年,而Skyla和Liletta被批准放置3年。

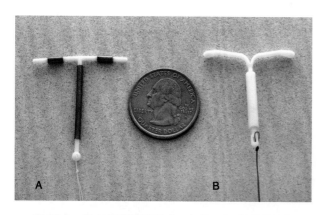

图38-1 宫内节育器(IUDs)。A. ParaGard T380A 含铜 IUD;B.曼月乐左炔诺孕酮宫内释放系统(资料来源:Stuart GS:Contraception and sterilization. In Hoffman BL, Schorge JO, Bradshaw KD, et al:Williams Gynecology, 3rd ed. New York, McGraw-Hill Education, 2016.)

T380A IUD,商品名为ParaGard,由铜丝缠绕,两根尾丝自基底部伸展出来,尾丝最初是蓝色,现在是白色。目前已被批准可放置10年(Teva Women's Health, 2014)。

除了这5种目前市售的IUDs,妇女可能体内保留有已停产的品牌。Lippes Loop有两个"S"形状,一个堆叠在另一个上。Dalkon Shield是一个螃蟹形状,而Copper 7是一个"7"的形状。Progestasert是一种早期"T"型孕激素释放IUD。目前,各种金属圆环在亚洲很常见。

■ 避孕机制

IUDs的避孕效果好,失败率远低于1%,总体上与输卵管绝育相似(Thonneau, 2008;Trussell, 2011b)。这些IUD的作用机制尚未明确,但有助于阻止受精。

对于LNG-IUS,长期释放孕激素导致子宫内膜萎缩,阻碍受精卵正常着床(Silverberg, 1986)。此外,孕激素可以通过产生黏稠的宫颈黏液阻止精子穿入(Apter, 2014;Moraes, 2016)。Cu-IUD可引起强烈的局部子宫内膜炎症反应,炎症细胞和炎症因子分布于宫腔和输卵管,导致精子和卵子存活率下降(Ortiz, 2007)。炎性反应对胚泡也有伤害作用,同样干扰受孕,而且Cu-IUD使用者的宫颈黏液中铜含量升高,可以降低精子活力(Jecht, 1973)。由于LNG-IUS与排卵抑制不同步,而且Cu-IUD没有抑制排卵的功能,因此上述效应被认为是IUD的主要避孕机制(Nilsson, 1984)。

■ 副作用

异位妊娠

使用IUD的禁忌证很少(表38-2)。过去认为IUD会增加异位妊娠的风险,但这一观点目前已被纠正,使用IUD避孕的妇女发生异位妊娠的比例比未避孕妇女低一半(WHO, 1985, 1987)。由于IUD在干扰宫内胚胎着床方面更为有效,因此,如果IUD避孕失败,宫内妊娠的可能性小,而异位妊娠的比例会明显增加。

脱落

放置后1个月内最常见的就是IUD从宫内脱落。因此,在放置IUD约1个月后(通常在月经结束后)对妇女进行检查,确定突出宫颈的尾丝位置。此后,妇女应该在每个月月经结束后自查尾丝位置,来确定IUD是否安全。不考虑IUD的类型,其3年脱落率约10%,小于25岁脱落率更高。

如果看不到尾丝,IUD可能已经脱落、穿出子宫或发生异位。有时尾丝也可能留在宫颈管或宫腔内,而 IUD 的位置是正常的。为了确定 IUD 脱落，在排除妊娠后，可以用细胞学检测刷子在宫颈管内旋转以缠绕尾丝并将其轻轻地带入阴道。如果不成功，可以用 Randall 取器钳或节育器钩轻探宫腔，将尾丝或节育器勾出来。

除非已经看到脱落的 IUD，否则不要随意假设 IUD 已经脱落。因此，当看不见尾丝并且轻探宫腔感觉不到节育器时，应用经阴道超声检查来确定节育器是否在子宫内。虽然传统超声在大多数情况下能清晰显示 IUD 的位置，但三维超声能提供更好的可视效果，尤其对于 LNG-IUS（Moschos，2011）。如果上述结果发现是阴性或不确定时，可以行腹部和盆腔 X 线摄片，也可选择 CT 或 MRI（Boortz，2012）。在 1.5 和 3 特斯拉（T）下对 IUD 位置进行 MRI 是安全的（Ciet，2015）。

穿孔

当探查子宫或放置 IUD 时使用的工具长度比双合诊预测的子宫长度更长时，子宫就有可能穿孔。穿孔概率为 1/1 000，风险因素包括产褥期或哺乳期置入、操作者缺乏经验和极度屈曲的子宫（（Harrison-Woolrych，2003；Heinemann，2015）。尽管节育器可能自行穿出子宫壁，但大多数子宫穿孔是在节育器置入时或使用之初发生的。

急性穿孔最常见的部位是子宫底，由于穿刺孔周围的子宫肌层收缩，因此该部位出血通常是最少的。如果取出后没有发现活动性或持续性出血，那么可以继续观察。急性侧壁穿孔可能撕裂子宫动脉，这种情况很少见，需要腹腔镜或开腹手术控制急性出血。虽然没有充分的证据，但我们认为单剂量的广谱抗生素可以减轻穿孔引起的感染。

对于慢性穿孔，IUD 可以不同程度地穿透子宫肌层。患者可能无症状，但是腹痛、子宫出血或尾丝不见可能提示有穿孔（Kaislasuo，2013）。通常，位于宫腔内的 IUD 通过宫腔镜取出，然而，当节育器几乎或完全穿透子宫肌层时，使用腹腔镜取出更容易。值得注意的是，穿出子宫的 Cu-IUD 经常会引起强烈的局部炎症反应和粘连（Kho，2014），可能需要进行开腹手术，并进行肠道准备。据报告，在远离 IUD 放置的地方也有可能出现乙状结肠穿孔、膀胱穿孔和小肠梗阻的情况（Sano，2017；Xu，2015；Zeino，2011）。

月经改变

使用 IUD 可能会引起痛经和阴道不规则出血（Aoun，2014；Grunloh，2013）。非甾体抗炎药（nonsteroidal antiinflammatory drugs，NSAIDs）或氨甲环酸（一种抗纤溶性药物）可以在一定程度上缓解这些症状（Godfrey，2013；Madden，2012；Sørdal，2013）。使用 Cu-IUD 会造成月经量增多，严重时可能引起缺铁性贫血，需要口服铁盐补铁。使用 LNG-IUS 可能引起长达 6 个月的不规则点滴出血，甚至发展成进行性闭经，据报告，有 30% 的妇女在 2 年后闭经，60% 的妇女在 12 年后闭经（Ronnerdag，1999），而这常伴随痛经的改善。

感染

在放置 IUD 后的最初几个月，上生殖道感染的风险最大（Farley，1992；Turok，2016）。病原体包括淋球菌、沙眼衣原体和阴道菌群。在放置 IUD 前或放置 IUD 时，应对有性传播疾病风险的妇女进行筛查（CDC，2015；Sufrin，2012）。具体来讲，对于无症状妇女，无需等待性传播疾病筛查或巴氏涂片的结果，就可以直接放置 IUD（Birgisson，2015）。如果检查结果显示有上述病原体存在，同时患者无任何症状，那么 IUD 可以继续留在子宫内，同时按照第 65 章的治疗方案进行治疗。需要注意的是，不推荐在放置 IUD 前预防性使用抗生素（Grimes，2012；Walsh，1998），美国心脏协会也不推荐对有细菌性心内膜炎的妇女预防性用药（Nishimura，2014）。

对于性传播感染低风险的 IUD 使用者，放置 1 个月后，感染风险不会增加。不孕率似乎也不会增加（Hubacher，2001）。美国妇产科医师学会（2015c，2016a）建议，包括青少年在内的性传播疾病风险低的女性适合使用 IUD 避孕。IUD 对感染人类免疫缺陷病毒（HIV）和免疫抑制的妇女同样安全、有效（CDC，2015；Tepper，2016a）。

如果确实发生了感染，可能需要采取多种形式并且使用广谱抗生素才能控制感染。无脓肿的盆腔炎性疾病（pelvic inflammatory disease，PID）根据感染的严重程度不同，可以选择在门诊或住院部进行治疗。理论上来讲，IUD 继续留在宫腔内可能加重感染或延长治疗时间。尽管一些证据支持轻度或中度 PID 患者住院治疗期间可以继续保留 IUD，但是也可以取出（CDC，2015；Tepper，2013）。如果感染在 48~72 小时内未得到改善，则需取出 IUD。输卵管卵巢脓肿需要使用静脉注射广谱抗生素积极抗感染治疗，同时取出 IUD。感染性流产需要立即刮宫，并且使用抗生素。

以色列放线菌是一种生长缓慢、厌氧的革兰氏阳性阴道定植菌，极少引起化脓性感染。研究发现，这种细菌在 IUD 使用者的阴道菌群或巴氏涂片中很常见（Curtis，1981；Kim，2014）。目前，对于携带放线菌的无症状的妇女,可以继续保留 IUD,并且不需要抗生素治疗(ACOG,2017c;Lippes,1999;Westhoff,2007a)。然而,对于携带放线菌的有感染迹象或症状的妇女,需要取出 IUD 并使用抗生素治疗。早期感染的表现包括发热、体重减轻、腹痛、子宫异常出血或流产。放线菌对抗革兰氏阳性菌的抗生素敏感,特别是青霉素类。

带器妊娠

对于带器妊娠的妇女,应除外异位妊娠的可能性。当确定宫内妊娠并通过宫颈看到尾丝时,应钳住尾丝轻轻牵引取出 IUD,这样可以减少相应的并发症,如流产、绒毛膜羊膜炎和早产的发生(Fulkerson Schaeffer,2017;Kim,2010)。一项队列研究发现,如果节育器继续留置于子宫内,流产率为 54%,早产率为 17%。然而,如果及时取出 Cu-IUD,流产率和早产率将分别下降至 25% 和 4%(Tatum,1976)。目前尚缺乏关于 LNG-IUS 的研究数据,大部分实践经验都是从 Cu-IUD 得出来的。

如果没有看到尾丝,尝试定位和取出节育器可能会引起流产。一些病例报告和小型系列报告建议可以使用超声检查或宫腔镜检查来辅助取出难度较高的节育器的定位或取出(Pérez-Medina,2014;Schiesser,2004)。在胎儿具备生存能力后,对于尾丝可见并可触及的节育器,目前还不确定是取出还是继续留置更有利。带器妊娠不会增加胎儿的畸形率(Tatum,1976;Vessey,1979)。

妊娠中期因 IUD 导致的流产极可能发生败血症(Vessey,1974),这种败血症经常是暴发性而且致命的。带器妊娠的孕妇一旦确定有盆腔感染,必须开始广谱抗生素治疗并立即行刮宫术。考虑到上述风险,如果不能在孕早期取出节育器,孕妇可以选择早期终止妊娠。对于带器分娩的妇女,应在分娩时采取适当的措施取出 IUD。

■ 放置 IUD

放置时间

为了减少节育器脱落和穿孔的风险,传统上放置 IUD 要等子宫完全复旧,即至少在分娩后 6 周进行。在帕克兰医院分娩的妇女于产后 3 周开始复查子宫大小,通常在产后 6 周放置 IUD,如果子宫提早复旧,则可以提前放置。

目前,有学者主张在自然流产、手术流产或分娩后且没有明显感染的情况下,直接放置 IUD,此外,在米非司酮和完全药物流产 1 周后也可以直接放置(Sääv,2012;Shimoni,2011),但是节育器脱落风险会稍微增加(Whitaker,2017)。对照研究表明,直接放置组中最终接受并保留 IUD 的妇女例数要多于传统放置组,后者中一些妇女并未返院放置节育器(Bednarek,2011;Chen,2010)。

直接放置 IUD 时,放置方法取决于子宫的大小。早孕期大小的子宫可以按照制造商的使用标准放置,超过孕 3 个月大小的子宫可以使用带有超声引导的圈钳放置(Drey,2009;Fox,2011)。

在阴道分娩或剖宫产分娩后,可以直接用手、放置器或圈钳放置 IUD(Levi,2015;Xu,1996)。无论采用哪种方法,放置前都不需要将 IUD 的臂折叠到放置器中。在剖宫产手术期间,可以用手或放置器将节育器置于宫底,另一只手托住宫底另一侧以加强底部压力,使子宫更加稳定,然后将尾丝轻轻导向宫颈。当阴道分娩后直接使用器械放置节育器时,医生首先要在胎盘分娩后及会阴修复前对外阴进行再次消毒并更换手套,然后用一把圈钳夹住柔软的宫颈前唇,另一把圈钳夹住 IUD 的杆,引导它通过子宫腔到达子宫底部。当阴道分娩后直接徒手放置节育器时,术者将 IUD 固定于食指和中指之间,然后送至宫底部。在上述情况下,通过按压腹部对宫底施压均有助于指导定位(Stuart,2017;The ACQUIRE Project,2008)。

对于与妊娠不相关的 IUD 放置,通常是在月经干净后,此时宫颈更软且稍微扩张,放置 IUD 更加容易,同时也有助于排除早孕的可能。但是,放置时间并不局限于此,对于明确自己没有妊娠或想避孕的妇女,随时可以放置节育器。

放置方法

在放置节育器前,需要注意是否有禁忌证,询问患者情况并签署知情同意书。口服含或不含可待因的 NSAIDs 可以减轻节育器放置后引起的子宫痛性痉挛(Ngo,2015)。但是,NSAIDs、米索前列醇,甚至是宫颈旁阻滞,并不能持续缓解放置节育器过程中引起的不适(Bednarek,2015;Hubacher,2006;Mody,2012;Pergialiotis,2014)。在利多卡因局部麻醉产品中,2% 的凝胶是无效的,但一种新的凝胶和喷雾都有较好的效果(Aksoy,2016;Lopez,2015b;Tornblom-Paulander,2015)。通过双合诊判断子宫的位置和大小,子宫异常可能会成为放置节育器的禁忌证,所以要对异常情况进行评估。黏液脓性宫颈炎或严重的阴道炎需要在放置 IUD 前进行适当的治疗。

用消毒剂清洁宫颈表面,使用无菌器械和无菌 IUD。宫颈钳夹持宫颈上唇,轻轻牵拉宫颈,尽量拉直子宫腔和宫颈,然后用超声探测宫腔的方向和深度。放置 ParaGard 和曼月乐的具体步骤如图 38-2 和图 38-3 所示。

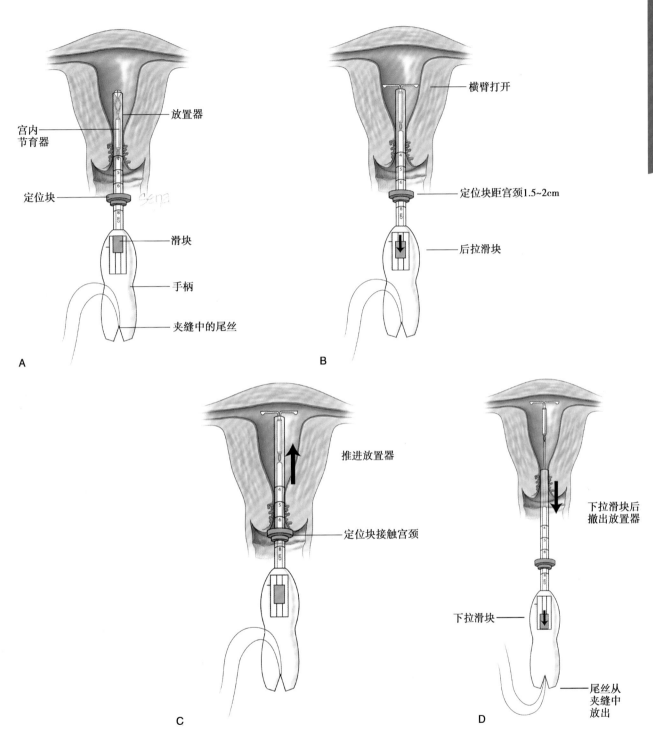

图 38-2 曼月乐放置过程。首先,放开尾丝,确定滑块在滑槽的最上端,握住放置器手柄,检查横臂是否处于水平位置,转动放置器,以使放置管的刻度朝上。A. 握住位于最远端的滑块,拉动尾丝,收拢双臂,将尾丝牢固地夹在放置器手柄末端的夹缝处,调整定位块到所测量的宫腔深度位置。用食指或拇指在最远端处固定住滑块,小心移动放置器通过宫颈口进入宫腔直到定位块距宫颈 1.5~2cm 处,以便给横臂足够的空间打开。B. 平稳地握住放置器,向后拉滑块直到其到达标记处以打开曼月乐的横臂。等待 5~10 秒,以便横臂打开。C. 轻轻向内推动放置器直到定位块接触到宫颈,曼月乐现在应该位于宫底处。D. 牢牢握住放置器,并完全地拉下滑块以放出曼月乐,尾丝将自动放出。旋转撤出放置器,剪断尾丝

第十篇

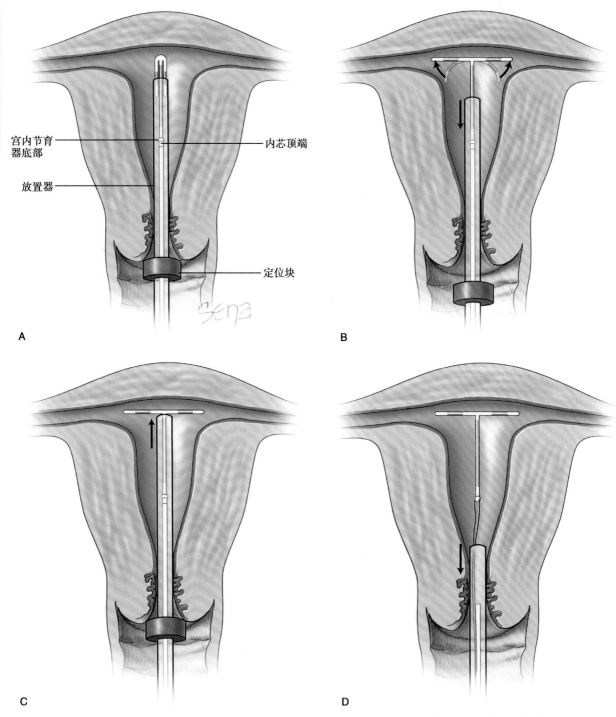

宫内节育器底部

放置器

内芯顶端

定位块

A

B

C

D

图 38-3 ParaGard T380A 放置过程。放置 IUD 前,应用子宫探针准确测量宫腔深度。蓝色塑料定位块反映所测量的宫腔长度,检查横臂是否与定位块处于同一平面。将 IUD 横臂折叠插入放置管内(两横臂折叠插入时间不得超过 5 分钟)。A. 握住放置管,将 IUD 沿宫颈外口送入宫腔至宫底,当定位块接触到宫颈时停止推动。B. 固定内芯,后退放置管不超过 1cm,使 IUD 的横臂脱出套管。C. 再将放置管上推 IUD 并稍待片刻,使 IUD 处在宫腔底部。D. 先取出内芯,然后小心取出放置管。完成放置之后,在宫颈口应该只可以看到尾丝,将尾丝在宫颈口外保留 3~4cm,剪去多余尾丝(资料来源:Stuart GS:Contraception and sterilization. In Hoffman BL, Schorge JO, Bradshaw KD, et al:Williams Gynecology, 3rd ed. New York, McGraw-Hill Education, 2016.)

节育器放置完成后,在宫颈口处只能看到尾丝,在距宫口 3~4cm 处剪断尾丝并记录其长度。如果怀疑节育器位置不当,应确认其位置,必要时进行超声检查。如果节育器没有完全位于子宫内,需要取出并更换一个新的节育器,不可以重新放置已脱落或部分脱落的节育器。

孕酮皮下埋植剂

■ 依托孕烯皮下埋植剂

孕酮皮下埋植剂是一种缓释系统的避孕剂,含有孕激素的薄而柔软的圆柱形容器被植入皮下。Nexplanon 是一种单杆埋植剂,含有 68mg 依托孕烯,表面被乙烯醋酸乙烯共聚物覆盖。埋植剂被植入上臂内侧肱二头肌沟槽处,距肘部 8~10cm,与手臂长轴平行。该埋植剂可避孕 3 年,失效后取出,然后在同一位置或在另一手臂的对应位置更换新的埋植剂(Merck,2016a)。

Nexplanon 是不透射线的,它的放置装置旨在协助皮下定位并避免放置更深,取代了可透射线的 Implanon 埋植剂。可以使用 10~15MHz 的线性阵列换能器通过超声检查识别错位的 Implanon(Shulman,2006),有时可能需要 MRI 提供更多的信息(Correia,2012)。这两种埋植剂形状相似,药理作用相同,是高效的避孕工具,下文将介绍单纯孕激素产品的作用机制(Croxatto,1998;Mommers,2012)。Implanon 使用安全,并且一直得到 FDA 的批准,但是它不再由制造商销售。

■ 左炔诺孕酮埋植剂

第一种孕激素埋植剂中含有左炔诺孕酮(levonorgestrel,LNG),目前在美国以外的国家仍在使用。Jadelle 埋植剂最初被命名为 Norplant-2,通过在皮下放置两根硅胶棒,可在 5 年内持续释放 LNG 以达到避孕效果。5 年之后,如果还有避孕需求,可取出旧的硅胶棒并且在同一位置放置新的硅胶棒(Bayer Group,2015)。Jadelle 已获得 FDA 批准,但并未在美国上市或销售。Sino-implam Ⅱ 是一种双杆体系,具有与 Jadelle 相同含量(150mg)的 LNG 和作用机制,使用年限 4 年。Sino-implant Ⅱ 在中国生产,并且已获准在亚非 20 个国家使用(FHI 360,2012)。

与依托孕烯埋植剂一样,上述体系被植入在上臂内侧距肘部 8cm 的皮下,两者取出步骤相似。埋植剂的放置技术不尽相同,应参考制造商的说明。两种埋植剂的避孕效果都非常好(Sivin,1998;Steiner,2010)。

Norplant 体系是最早的皮下埋植剂,通过放置于皮下的 6 根硅胶棒提供 LNG。制造商在 2002 年停止销售该体系。

目前,很少有数据将 LNG 埋植剂和依托孕烯埋植剂进行比较。一项研究表明,使用 2.5 年后二者的疗效和停用率相似(Bahamondes,2015)。

■ 副作用

使用单纯孕激素避孕经常引起不规则子宫出血,详见本章单纯孕激素避孕部分。皮下埋植剂的副作用主要在于埋植剂异位。首先,可能会由于埋植剂或针插入太深或在探查丢失的埋植剂过程中损伤前臂内侧皮神经的分支。临床上,使用者常会出现前臂前内侧区域麻木和感觉异常(Wechselberger,2006)。其次,临床上也有触及不到埋植剂的情况发生,需要放射成像才能定位。有临床研究曾将在乳腺肿瘤手术中使用的钩线标记方法作为标记深层埋植剂的一种辅助手段,避免取出时找不到埋植剂(Nouri,2013)。如果成像未能成功定位,那么测定血液中依托孕烯的浓度有助于确认埋植剂在原位,这种方法必须与制造商协调。

■ 放置埋植剂

时间

对于目前未使用激素避孕的妇女,可以在月经开始的 5 日内放置依托孕烯埋植剂。对于释放 LNG 的埋植剂,如果在月经周期开始的 7 日内放置,则可在 24 小时内发挥避孕作用(Sivin,1997;Steiner,2010)。对于目前使用激素避孕的妇女,可以在服用复方口服避孕药(combination oral contraceptive,COC)第一片安慰剂当天放置埋植剂,也可以在下次注射醋酸甲羟孕酮避孕针时放置,或在服用最后一片单纯孕激素药(POP)的 24 小时内放置(Merck,2016a)。当妇女确定她们没有妊娠时,可以在月经周期的其他时间放置,7 日后才会发挥避孕作用,但 7 日内仍有可能妊娠。对于分娩后或流产后的妇女,可以在出院前放置皮下埋植剂避孕(Sothornwit,2017)。

Nexplanon 放置术

患者平卧,左上臂、前臂和手伸展在床上,内侧朝上,肘部弯曲。用无菌笔标记靠近肘部内侧髁 8~10cm 的放置部位,勾画出长约 4cm 的最终路径。使用无菌技术放置 Nexplanon,手术区域无菌,沿标记的放置路径皮下注射 1% 利多卡因。然后如图 38-4 所示放置埋植剂。放置后,患者和术者都要扪及并确认 4cm 长的埋植剂在位。为减少放置位点的瘀伤,可将加压绷带绑在手臂上,并于第 2 日取下。

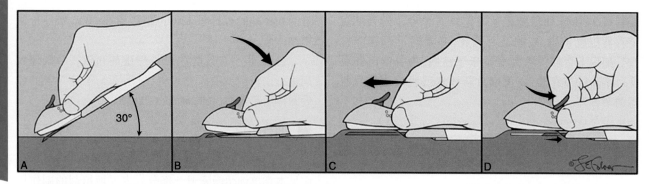

图 38-4　Nexlanon 放置过程。用无菌笔标记靠近肘部内侧髁 8～10cm 的植入部位，并沿上臂长轴勾画出长约 4cm 的埋植剂最终路径。手术区域是无菌的，沿标记的放置路径在皮下注射 1% 利多卡因。A. 手持埋植剂，取下针帽，可通过针孔看到埋植剂，针头与皮肤呈 30° 斜刺进针至皮下。B. 当针尖斜面完全进入皮下时，迅速将针头放置水平，并平行推进针头。C. 当针头在皮下水平推进时，皮肤表面会鼓起一个小包。D. 当针头完全进入皮下时，向后拉埋植剂顶端的控制杆，这样就可以取出针头并且植入埋植剂。操作完成后，患者和术者都要扪及并确认 4cm 长的埋植剂在位

取出埋植剂时，首先用消毒液消毒取出部位，然后用手指压住埋植剂的近端以使其远端凸向皮肤，在凸起部位注射局部麻醉药，接着沿上臂长轴方向切开长约 2mm 的切口。当看到埋植剂远端时，用止血钳夹住并取出。如果埋植剂与周围组织有粘连，可以用止血钳尖端轻轻分离粘连。

单纯孕激素避孕

■ 作用机制和副作用

单纯孕激素避孕制剂包括皮下埋植剂、注射剂和药片。这类制剂主要的避孕机制在于孕激素可以抑制黄体生成素（LH）生成，进而阻止排卵。此外，还可以引起宫颈黏液黏稠度增加，阻止精子穿透，孕激素可以使子宫内膜萎缩，不利于受精卵着床。停止单纯孕激素制剂避孕后，生育能力迅速恢复。但是 DMPA 例外（Mansour，2011）。

不规则或重度子宫出血是单纯孕激素避孕的常见副作用，经常导致患者中途停止使用。轻者点滴出血，不用处理。流血偏多者，可以通过使用 COC 1～2 个周期，或雌激素 1～3 周，或通过联合短期服用 NSAIDs 来治疗（Abdel-Aleem，2013）。幸运的是，长期使用单纯孕激素避孕后，会引起子宫内膜萎缩，导致持久性闭经。对于咨询充分的患者来说，这通常是一种优势。

大多数单纯孕激素避孕不会显著影响脂质代谢、血糖水平、止血因子、肝功能、甲状腺功能或血压（Dorflinger，2002）。然而，使用 DMPA 可以引起低密度脂蛋白（LDL）升高和高密度脂蛋白（HDL）降低，可能不太适合有心脏病或血管疾病风险的妇女（Kongsayreepong，1993）。

单纯孕激素避孕不会影响乳汁分泌量，是哺乳期妇女的最佳选择。生殖道、肝脏或乳腺肿瘤的风险不会增加（Samson，2016；Wilailak，2012；WHO，1991a，b，1992）；除长效孕激素制剂外，体重增加和骨折也很少见（Lopez，2012a，2013a）。功能性卵巢囊肿在使用单纯孕激素制剂避孕的妇女中发生率更高，但是一般情况下无需处理（European Society of Human Reproduction and Embryology，2001；Hidalgo，2006；Nahum，2015）。目前尚不清楚发生抑郁症与使用 DMPA 或 POP 之间的关系（Civic，2000；Pagano，2016；Svendal，2012；Westhoff，1995）。抑郁症妇女可以选择这些方法避孕，但开始避孕后需要定期监测。

■ 禁忌证

单纯孕激素避孕适用于大多数妇女，但是表 38-2 中列出的高危情况有可能是使用的禁忌证和注意事项。目前，乳腺癌和妊娠是绝对禁忌证。在少数情况下，制造商列出的限制使用条件与 US MEC 不同。首先，制造商说明书将血栓形成或血栓栓塞性疾病作为禁忌证（Merck，2016a；Pfizer，2015a，b），然而，US MEC 将在此情况下使用孕激素避孕归为第 2 类，即获益超过风险。此外，证据并未将单纯孕激素避孕与血栓栓塞、卒中或心血管疾病联系起来（Mancha，2012；Tepper，2016b；WHO，1998）。其次，对于许多孕激素制剂，制造商也将异位妊娠史作为禁忌证。这继发于孕激素减弱了输卵管的活动，从而延迟受精卵向宫腔运输。也就是说，有效的避孕措施可以总体降低妊娠率。因此，在有异位妊娠史的情况下，US MEC 将孕激素注射剂和皮下埋植剂归为第 1 类（即不限制使用方法），而将单纯孕激素药归为第 2 类。

激素避孕

激素避孕是一种高效的避孕方法,包括雌激素和孕激素联合或单独使用孕激素。单纯孕激素注射剂和药片避孕效果好,但由于缺乏患者依从性,所以被归为第二级避孕方法。雌、孕激素联合制剂,通常被称为联合激素避孕(combination hormonal contraception, CHC),也被归为第二级避孕方法。目前常用的有避孕药、阴道避孕环和避孕贴片。

■ 联合激素避孕的作用机制

联合激素避孕的作用是多方面的,雌、孕激素负反馈抑制下丘脑释放促性腺激素释放因子,从而抑制垂体分泌卵泡刺激素(FSH)和黄体生成素(LH),进而影响排卵。CHC的孕激素成分通过抑制LH释放从而干预排卵,可以引起宫颈黏液黏稠度增加,阻止精子穿透,同时,孕激素可以使子宫内膜萎缩,不利于受精卵着床。雌激素通过抑制FSH释放来阻断排卵。为了加强周期控制,雌激素可稳定子宫内膜,防止使用期间阴道出血(又称突破性出血)。避孕效果好,而且高度可逆(Mansour, 2011)。

■ 复方口服避孕药

组成成分

COC是美国最常用的可逆性避孕方法。2006～2010年的一项调查显示,16%的美国避孕妇女正在使用COC(Daniels,2015)。COC以各种雌、孕激素组合进行销售。大多数都可以作为仿制药,而且FDA(2016)证实了COC仿制药的生物等效性,美国妇产科医师学会(2015a)支持使用品牌药和仿制药。

在药理学上,炔雌醇是美国COC制剂中最常用的雌激素,较少使用炔雌醇甲醚或戊酸雌二醇。雌激素的副作用主要包括乳房胀痛、体重增加、恶心和头痛。

COC还含有与孕酮、睾酮或螺内酯结构相似的孕激素,因此,可以与孕酮、雄激素、糖皮质激素和盐皮质激素受体结合。该配体-受体亲合力可以解释许多与药物相关的副作用,而且经常被用来进行不同孕激素间的比较。

COC含有的大多数孕激素与雄激素活性有关,可能会产生雄激素副作用,如痤疮和HDL、LDL水平异常。为了降低COC的副作用,已经合成了抗雄激素效应的孕激素,包括地诺孕素和醋酸诺美孕酮,后者在美国境外被批准使用。尽管存在这些药理学差异,但在临床上不同孕激素间的差异并不明显(Lawrie, 2011; Moreau, 2007)。

屈螺酮是一种孕激素,在结构上与螺内酯相似。含有屈螺酮的COC引起的利尿作用与25mg螺内酯相当(Seeger, 2007)。屈螺酮具有抗雄激素活性、抗醛固酮作用和抗盐皮质激素的特性,理论上可导致钾潴留和高钾血症(Krattenmacher, 2000)。因此,在患有肾或肾上腺功能不全、肝功能障碍的妇女中避免使用屈螺酮。此外,对于长期接受可引起钾潴留药物治疗的患者,建议在服用后第1个月检测血钾水平。可引起钾潴留的药物包括NSAIDs、血管紧张素转换酶(ACE)抑制药、血管紧张素Ⅱ受体拮抗药、肝素、醛固酮拮抗剂和保钾利尿剂(Bayer HealthCare Pharmaceuticals, 2015)。

随着COC不断发展,其雌、孕激素的含量显著下降且不良反应减少。目前,在以不影响避孕效能和避免严重的突破性出血的前提下,最大限度地减少了雌、孕激素的用量。因此,建议每天使用炔雌醇10～50μg,大多数为35μg或更少。

在一些COC中,无效安慰剂已经被含有铁的片剂所取代,其名称后缀都加有"Fe"。此外,Beyaz在其活性制剂和安慰剂药片中都含有一种叶酸,名为左甲基四氢叶酸钙。

单相COC的孕激素剂量在月经周期中是固定的。然而,在一些情况下,孕激素剂量经常变化,并且依据月经周期内剂量变化的次数来定义双相、三相或四相避孕药。在一些制剂中,雌激素剂量也是变化的。通常,在不影响避孕效能和周期控制的前提下,应最大限度地减少每次周期中相型避孕药的孕激素用量,然而,其理论优势尚未得到临床证实(Moreau, 2007)。从单相到三相剂型的避孕药对维持月经周期的效果也不尽相同(van Vliet, 2011a,b,c)。

使用方法

连服COC 21～81日,随后连服安慰剂4～7日,服用安慰剂这段时间称为"无药间隔",在此期间会出现撤退性出血。

减少雌激素剂量可以减轻COC的副作用,但有可能发生卵泡发育和排卵。为了解决这个问题,一些COC将活性制剂的使用时间延长至24日,这些24/4方案与高雌激素剂量21/7方案效果相似(Anttila, 2011; Marr, 2012)。

延长活性制剂的使用时间旨在减少撤退性出血的次数,与传统的使用方法具有相似的功效和安全性(Edelman, 2014)。这些制剂将周期延长到13周,即连服激素12周,无药间隔1周内出现撤退性出血。Amethyst这一产品可每年365日连续提供激素避孕药。这种延长周期或全年使用的避孕药特别适合月经症状明显的妇女（Mendoza，2014）。

一般情况下，建议妇女在月经周期的第 1 日开始服用 COC，不需要补充其他避孕措施。"星期日启动"的避孕方案是指妇女在月经开始后的第 1 个星期日服用 COC，并且需要补充其他避孕措施 1 周来预防妊娠。如果月经在星期日开始，那么就在当日服药，并且不需要补充其他避孕措施。"快速启动"的避孕方案是指可以在任何一日服用 COC 而不用考虑月经周期时间，并且需要补充其他避孕措施 1 周来预防妊娠（Westhoff，2002，2007b）。如果妇女在开始"快速启动"避孕时不知道自己已妊娠，服用的 COC 不会对胎儿生长发育造成影响。当连服 COC 后没有出现撤退性出血，则需行妊娠试验明确是否妊娠。阴道避孕环和避孕贴片也可以在任何一日开始使用（Murthy，2005；Schafer，2006）。

为了获得最佳的避孕效果，最好每日在同一时间服药。如果漏服 1 片，应尽早补服，按该日的原定剂量按时服用，并继续每日口服 COC。如果漏服 2 片或更多，补服后要同时加用其他避孕措施 1 周（Curtis，2016a）。如果无药间隔期间未出现撤退性出血，应继续服用 COC，但要注意排除妊娠的可能。

刚开始服药期间可能会出现点滴或不规则阴道出血，但这并不表示避孕失败，通常在 1~3 个周期内随着服药时间延长而逐渐减少直至停止。如果在连服避孕药期间出血较多，可以同时加服雌激素减少出血，如果在无药间隔期出血偏多，可以加服孕激素减少出血（Nelson，2011）。

■ 副作用

药效改变

有些药物会降低 COC 的有效性，最好选择其他的避孕方法。然而，如果在这些情况下选择同时服用 COC，则需使用含有少量雌激素的避孕药，建议使用含 30μg 炔雌醇的 COC。同样，有些 COC 也会干扰某些药物的作用（表 38-2）。

肥胖妇女使用 COC 是有效的（Lopez，2016）。一些研究表明肥胖妇女的激素生物利用度降低，但整体疗效仍然很高（Nakajima，2016；Westhoff，2010；Yamazaki，2015）。对于使用避孕贴片避孕的妇女，研究证实肥胖可能会改变药代动力学并降低疗效。

代谢改变

COC 可以改变脂质合成，提高血清甘油三酯、总胆固醇、HDL 和极低密度脂蛋白（VLDL）水平，雌激素会使 LDL 降低。口服避孕药不会导致动脉粥样硬化，其对脂代谢的影响在临床上微乎其微（Wallach，2000）。

对于血脂异常的妇女，有限的数据显示 COC 会增加心肌梗死的风险，极小地增加静脉血栓栓塞或卒中的风险（Dragoman，2016）。因此对存在发生血管疾病潜在因素的妇女，建议采用其他避孕方法。

COC 对蛋白质代谢有影响，可以促使肝脏产生更多的球蛋白。纤维蛋白原和许多凝血因子水平与雌激素剂量成正比，并可能导致血栓形成。COC 也会增加血管紧张素原的产生，并通过肾素转化为血管紧张素 I，可能与随后讨论的"避孕药引起高血压"有关。COC 可以升高性激素结合球蛋白（sex hormone-binding globulin，SHBG）水平，从而降低睾酮浓度并减少雄激素效应。

低剂量避孕药对无糖尿病的妇女的糖代谢影响很小（Lopez，2014），同时，也不会增加患糖尿病的风险（Kim，2002）。对于患有糖尿病的妇女，COC 适用于患病时间少于 20 年且无相关血管疾病、肾病、视网膜病或神经病变的非吸烟者（Curtis，2016b）。

在其他代谢改变中，甲状腺结合球蛋白和促甲状腺激素（thyroid-stimulating hormone，TSH）水平升高，但血浆游离甲状腺素（free plasma thyroxine，FT_4）不变（Raps，2014）。研究并未发现服用 COC 与体重增加之间的关系（Gallo，2014）。

心血管效应

尽管 COC 会增加血管紧张素原（肾素底物）水平，但使用低剂量 COC 的妇女很少发生临床上显著的高血压（Chasan-Taber，1996）。通常建议患者在开始服用 COC 8~12 周后返院评估血压和其他症状。

有妊娠高血压病史的妇女可以继续服用 COC 避孕。在高血压控制良好的患者中，使用 COC 的妇女发生卒中、急性心肌梗死和外周动脉疾病的风险比未使用者高，US MEC 将在此情况下使用 COC 归为第 3 类（Curtis，2016b）。严重的高血压（特别是影响到终末器官的高血压）患者，禁止使用 COC。

对于不吸烟的 35 岁以下的妇女发生卒中的风险极低（WHO，1996）。COC 与缺血性卒中的风险增加有关（Chan，2004；Lidegaard，2012）。对于患有高血压、吸烟、有视觉异常先兆或其他局灶性神经系统改变的偏头痛妇女，使用 COC 会使其患病率显著增加（MacClellan，2007；Tepper，2016c）。目前尚不清楚无先兆偏头痛患者发生卒中的风险（MacClellan，2007；Tepper，2016c），年轻且血压正常的非吸烟妇女可以考虑服用 COC。不建议有卒中史的妇女使用 COC，以避免再次发生卒中。

既往有心肌梗死的妇女不建议使用 COC。对于有多种心血管危险因素的妇女，包括吸烟、高血压、老年和糖尿病,发生心肌梗死的风险超过了使用 COC 所带来的获益。然而,对于没有这些高危因素的妇女,口服低剂量避孕药不会增加心肌梗死的风险(Margolis,2007;WHO,1997)。

使用 COC 的妇女深静脉血栓形成和肺栓塞的风险增加(Stadel,1981),这种风险与雌激素剂量有关,使用 35μg 炔雌醇会降低上述风险。每年每 10 万例妇女中有 4～5 例发生静脉血栓栓塞(venous thromboembolism,VTE),使用 COC 的妇女 VTE 发病率增加 3～5 倍(Shaw,2013;van Hylckama Vlieg,2009)。肥胖会增加 VTE 发病风险,而使用 COC 会使风险更高(Horton,2016;Suchon,2016),因此,对于肥胖妇女,US MEC 将 COC 归为第 2 类。年龄超过 35 岁的吸烟妇女 VTE 发病风险显著增加,不建议使用 COC。有血栓形成倾向的妇女是发生 VTE 的高危人群(ESHRE Capri Workshop Group,2013)。术前 1 个月使用 COC 会使术后发生 VTE 的风险加倍(Robinson,1991),因此,美国妇产科医师学会(2016d)建议评估 VTE 发病风险及术后制动程度与术前 4～6 周为了预防术后血栓形成而不服用 COC 可能发生意外妊娠的风险。产褥早期 VTE 发病风险增加,因此在分娩后的前 4 周内不建议产妇使用 COC。

COC 中的某些孕激素与血栓栓塞有关,两项研究显示含有屈螺酮的 COC 发生 VTE 的风险较高。目前已对 COC 的功效和 VTE 的发病风险进行了相关评估(FDA,2012;Jick,2011;Parkin,2011),去氧孕烯和孕二烯酮也会增加 VTE 的发病风险(Stegeman,2013;Vinogradova,2015)。

肿瘤

目前,大多数研究表明 COC 总体上还没有致癌性(Cibula,2010)。许多研究显示,COC 对卵巢癌和子宫内膜癌均有保护作用(Collaborative Group on Epidemiological Studies of Ovarian Cancer,2008;Tsilidis,2011)。然而,COC 会增加宫颈发育不良和宫颈癌的发生率,停止使用后这种情况会逆转,在随访 10 年或更长的时间后发现,风险可降至与未使用者相当(International Collaboration of Epidemiological Studies of Cervical Cancer,2007)。目前还不清楚 COC 是否会增加乳腺癌的发生率。大多数研究发现,使用 COC 不会或轻微增加乳腺癌的发生风险,停药后随着时间延长风险逐渐下降(Collaborative Group on Hormonal Factors in Breast Cancer,1996;Hannaford,2007;Marchbanks,2002)。

尽管过去认为 COC 与肝脏局灶性结节性增生和良性肝腺瘤的发生有关,但最近的大型研究并不支持这一观点(Heinemann,1998)。目前尚无证据支持 COC

会增加肝细胞癌的发生(Maheshwari,2007)。COC 可能可以用于肝脏局灶性结节性增生的患者,但对于良性肝腺瘤和肝细胞癌患者不建议使用(Kapp,2009b)。服用 COC 的妇女中直肠癌发病率似乎也有所下降(Bosetti,2009;Luan,2015)。

其他作用

COC 很少引起胆汁淤积和胆汁淤积性黄疸,停药后这些症状会消失。有活动性肝炎的妇女不建议使用 COC,但是对于服药期间肝病发作的妇女,可以继续服药。患有肝病的妇女可以选择单纯孕激素避孕药,肝病治愈后可以选择 COC 避孕。轻度代偿性肝硬化患者可以使用 COC 或单纯孕激素避孕药,但是严重失代偿性肝硬化患者禁止使用所有激素避孕方法(Kapp,2009a)。

色素沉着于面部和前额的黄褐斑更有可能发生在妊娠期间(第 4 章),低剂量雌激素制剂较少引起黄褐斑。尽管低剂量 COC 曾用于治疗功能性卵巢囊肿,但目前研究表明其与治疗或预防卵巢囊肿无关(European Society of Human Reproduction and Embryology,2001;Grimes,2014)。

COC 除有避孕作用,还有其他的有益效应(ACOG,2016c)。因此,即使对于没有避孕需求的妇女,也可以利用其有益效应治疗疾病。COC 可以缓解痛经、减少经量、改善痤疮和多毛。有研究显示,对于患有经前焦虑症(premenstrual dysphoric disorder,PMDD)的妇女,使用含屈螺酮的 COC,如 Yaz,可以缓解症状(Lopez,2012b;Pearlstein,2005;Yonkers,2005)。

■ 避孕贴片

Ortho Evra 贴片含有炔雌醇和诺孕曲明,它的内层含有黏合剂和激素,外层防水,因此,妇女可以在盆浴、淋浴、游泳池、桑拿浴室和漩涡浴缸中使用贴片,而不会降低避孕功效。贴片可以贴于臀部、上臂外侧、下腹部或上身躯干,但是不要贴于乳房。由于激素在贴片内,所以当皮肤黏贴不当时会影响激素的吸收和功效。因此,如果贴片的黏附性很差,需要用胶带加固时,应及时更换贴片。

贴片的使用与 COC 相同,每周 1 片,连用 3 周,停用 1 周时出现撤退性出血。1 个贴片的使用时间不超过 7 日,但保持有效范围内的激素水平可长达 9 日,为延迟更换贴片提供了 2 日的时间窗(Abrams,2001)。

避孕贴片和阴道避孕环引起的代谢改变、副作用和功效与 COC 相似。然而,一些研究(不是所有研究)表明,相比 COC,贴片更可能会增加血栓栓塞的风险(Cole,2007;Jick,2010;Lidegaard,2011)。FDA(2015b)批准在避孕贴片的说明书上标明使用贴片发生 VTE 的风险比 COC 高,相对风险为 1.2~2.2。肥胖(90kg 或以上)可能会增加贴片避孕失败的风险(Janssen Pharmaceuticals, 2015;Zieman, 2002)。对于刚开始使用贴片避孕的妇女,黏贴部位局部反应和乳房胀痛很常见(Urdl, 2005)。

■ 阴道避孕环

阴道避孕环是一种有弹性的阴道内环,是 CHC 的另一种方法。该阴道避孕环由乙炔乙酸乙烯酯构成,直径 54mm,管断面直径 4mm(图 38-5)。放置时,阴道避孕环被压缩然后置入阴道内,其核心会释放炔雌醇和依托孕烯,并被阴道上皮吸收。使用前,环要在冷藏状态下保存,一旦开始使用,有效期为 4 个月。月经开始后的 5 日内放置阴道避孕环,连用 3 周,取出 1 周时出现撤退性出血。如果第 4 周未及时取出,仍有避孕作用(Merck, 2016b)。

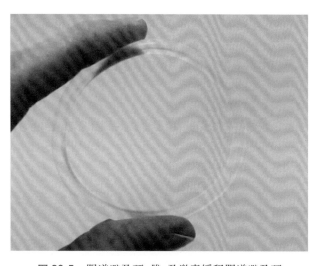

图 38-5 阴道避孕环:雌、孕激素缓释阴道避孕环

尽管使用阴道避孕环会增加阴道炎、环脱落和白带增多的发生率,但患者对此方法很满意(Lopez, 2013b;Oddsson, 2005)。一些研究尚未发现阴道避孕环对下生殖道或子宫内膜有不良影响(Lete, 2013;Veres, 2004)。阴道避孕环可以与阴道药物或卫生棉同时使用(Haring, 2003;Verhoeven, 2004a,b)。约 70% 的伴侣在性交时感受到异物感(Dieben, 2002),如对性生活有影响,可在性交时将环取出,但应在 3 小时内重新放置以保持避孕效果。

■ 孕激素注射剂

目前常用的两种孕激素注射剂及其用法包括:每 3 个月肌内注射长效醋酸甲羟孕酮(DMPA)150mg 或每

2 个月肌内注射炔诺酮庚酸盐 200mg。其中,DMPA 在美国有售。于三角肌或臀肌处注射 DMPA,注射后不要轻揉,以确保药物缓慢释放。此外,也可以选择将 depo-subQ provera 104 每 3 个月皮下注射到股前区或腹部的皮下组织。

与其他单纯孕激素制剂相同,DMPA 也是通过抑制排卵、增加宫颈黏液黏稠度和使子宫内膜萎缩不适于受精卵着床来避孕。通常在月经开始后的前 5 日内注射 DMPA,24 小时内血浆药物浓度可达到避孕效果,不需要补充其他避孕方法。此外,有限的研究数据支持"快速启动"方法,即不考虑月经周期时间在任何一日注射 DMPA。研究者建议在"快速启动"前确保妊娠试验阴性,注射后 7 日内需补充其他避孕措施,3~6 周后行第二次妊娠试验排除早孕的可能(Rickert, 2007;Sneed, 2005)。使用 DMPA 期间发生意外妊娠不会对胎儿生长发育造成影响(Katz, 1985)。两次注射 DMPA 的间隔时间超过 13 周(肌内注射)或 14 周(皮下注射)时,建议再次注射时排除妊娠的可能(Pfizer, 2015a,b)。

副作用

孕激素注射剂的 3 个月给药方案使用便利,避孕效果与 COC 相当甚至更好,并且不影响哺乳。长期使用注射剂避孕的妇女很少发生缺铁性贫血,因为使用注射剂 1 年后闭经发生率高达 50%,5 年后高达 80%。

与其他单纯孕激素制剂类似,使用注射剂经常会出现月经不规则出血,并且约 1/4 的妇女在第 1 年因此停用 DMPA(Cromer, 1994)。此外,停用 DMPA 后长期无排卵,导致生育恢复延迟,约 1/4 的患者在 1 年后才可恢复正常月经(Gardner, 1970)。因此,DMPA 并不适合计划短暂避孕的妇女。

同其他孕激素一样,DMPA 与健康妇女发生心血管事件或卒中无关。然而,对于患有严重高血压的患者,使用 DMPA 会增加卒中的风险(WHO, 1998)。此外,US MEC 的作者也表达了对有血管疾病或心血管疾病多种风险的妇女使用 DMPA 后会降低雌激素效应和 HDL 水平的担忧。

DMPA 可能会导致体重增加,肌内注射型和皮下注射型对于体重的影响相当(Bahamondes, 2001;Vickery, 2013;Westhoff, 2007c)。长期使用 DMPA 会导致骨密度减少(Petitti, 2000;Scholes, 1999)。2004 年,FDA 在 DMPA 的说明书上警告此副作用与正在生长发育的青少年和围绝经期妇女最为相关,因为绝经期间骨质丢失会增加。世界卫生组织(1998)和美国妇产科医师学会(2016b)认为,高危人群也可以使用 DMPA,而且,应在长期使用 DMPA 期间重新评估整体风险和获益。停用 DMPA 后似乎可逆转骨质丢失，但目前研究发现停用 18～24 个月后骨质丢失仍未完全逆转（Clark，2006；Scholes，2002）。

■ 单纯孕激素避孕药

迷你药片是单纯孕激素避孕药，需每天服用，目前尚未普及，仅 0.4% 的美国育龄妇女使用（Hall，2012）。与 COC 不同，单纯孕激素避孕药不能可靠地抑制排卵，宫颈黏液黏稠度增加和子宫内膜萎缩可能是其主要的避孕机制。由于宫颈黏液性状改变持续时间不超过 24 小时，因此每日应在同一时间服用单纯孕激素避孕药以达到最好的避孕效果。如果延迟服用超过 4 小时，则必须在随后的 48 小时内补充其他避孕措施。乳腺癌患者和妊娠妇女禁用单纯孕激素避孕药，表 38-2 列出了其他注意事项。

屏障方法

■ 男用避孕套

多年来，男用和女用避孕套、阴道隔膜及定期禁欲已被用于避孕，效果不一（表 38-2）。合理使用避孕套能够提供有效的，但不是绝对的保护，可预防包括 HIV 感染在内的各种性传播疾病（Eaton，2014）。自从男用避孕套添加了储存精子的末端和杀精剂后，其有效性大大增加。这些杀精剂和润滑剂应是水溶性的，油性产品会破坏乳胶避孕套和隔膜。

有些人对乳胶极其敏感，可以使用羊肠制成的避孕套，但却不能有效预防性传播疾病的感染。幸运的是，目前已成功研制出由聚氨酯或人工合成橡胶制成的非过敏性避孕套。聚氨酯避孕套能有效预防性传播疾病感染，但比乳胶避孕套的破损率和滑脱率更高（Gallo，2012a）。

■ 女用避孕套

美国唯一市售的女用避孕套是 FC2 女用避孕套，这是一种合成丁腈护套，两端均有可弯曲的聚氨酯圈，开放的圈在阴道外，闭合的内圈在阴道内，整个类似于隔膜（图 38-6）。女用避孕套可与水溶性或油性润滑剂一起使用，男性避孕套不可以同时使用，因为同时使用可能会产生摩擦进而导致避孕套滑动、撕裂和移位。使用后，扭转女用避孕套的外圈密封避孕套，以免精液溢出。此外，女用避孕套可以预防一些性传播疾病感染（Minnis，2005）。

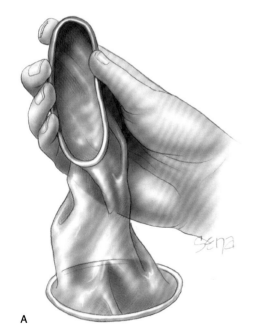
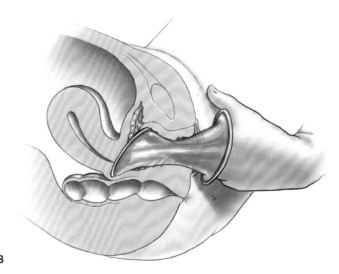

图 38-6　FC2 女用避孕套置入和定位。A. 紧握住内圈放入，护套的放入类似于隔膜。B. 食指套入将内圈推进

■ 隔膜合并杀精剂

阴道隔膜由不同直径大小的圆形橡胶顶和相应圆周长度的金属弹簧组成。隔膜联合杀精剂或凝胶使用，十分有效。杀精剂可涂于隔膜的中心和边缘等大面积区域。将隔膜放入阴道，这样宫颈、阴道穹窿、阴道前壁及阴道其余部分可与阴茎有效地分隔开。同时，隔膜中央涂抹的杀精剂也能保护宫颈。放置正确

的话,隔膜的一边应位于阴道后穹窿,对边应在耻骨联合内侧后方,非常接近尿道下方(图38-7)。如果隔膜太小,无法放置;如果膈膜太大,强行放入会引起不适。膀胱膨出或子宫脱垂可能会引起放置后不稳定而脱落。由于隔膜的大小和弹簧曲度因人而异,所以隔膜属处方类药品。

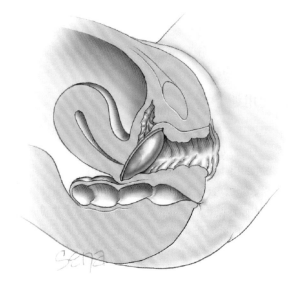

图 38-7　放置隔膜后会形成自然屏障将阴道和宫颈分开

应在性交前数小时放置隔膜和杀精剂。如果超过6 小时,隔膜继续放置,但需再次放入杀精剂,以获得最大程度的保护。每下一次性交前也应重放杀精剂。性交后6 小时内不能取出隔膜。已有相关报告使用后出现中毒性休克症状,因此6 小时后必须取出隔膜,或至少在次日早晨取出,可将类似事件发生率减到最小。

■ 宫颈帽

FemCap 是目前美国唯一市售的宫颈帽,由硅胶制成,形状类似水手帽,穹顶完全覆盖宫颈,向外延展的边缘可以贴合阴道上壁。目前可用的规格主要有三种:22mm、26mm、30mm。放置前用杀精剂涂抹,性交后宫颈帽应保留在原位至少6 小时,最多保留不超过48 小时。即使选择了尺寸合适的宫颈帽并正确使用,其受孕概率仍然高于阴道隔膜(Gallo,2012b;Mauck,1999)。

易受孕期知晓法

计划生育方法旨在试图确定每个周期易受孕时间并且避免在这期间性交,有效避孕率低,详见表38-1。

这些易受孕期知晓法(fertility awareness-based,FAB)包括标准日法、体温法、宫颈黏液法和症状体温法。一些智能手机的应用程序可辅助实施这些方法(Fehring,2013)。

标准日法:在月经周期的第 8~19 日避免无保护性交。该方法要求妇女必须有规律的月经周期,一般为26~32 日。可以通过日历或 Cycle-Beads 来记录。

体温法:排卵前基础体温持续上升 0.4℉(1℉ = 17.22℃)。为保证这种方法最有效,妇女必须从经期的第 1 日到体温升高后的 3 日内都不性交。

宫颈黏液法:又称为二日法或比林斯法,是根据月经周期中的不同时期,宫颈黏液分泌的性状不同所引起的阴道感觉"干燥"还是"湿润"来调整性生活,达到避孕的目的。比林斯法是从经期开始直到出现湿滑的黏液后 4 日都需要禁欲。二日法是在无宫颈黏液分泌的当日或前一日性交是安全的。

症状体温法:这种方法结合使用了宫颈黏液变化(易孕早期)、基础体温变化(易孕末期)和估计排卵日等多种方法,所以学习和掌握比较复杂,并且不能有效地提高避孕效果。

杀精剂

这类避孕药物市场上制剂多样,如霜、凝胶、栓剂、薄膜和气溶胶泡沫。大多数制剂不需要处方也能买到,避孕效果欠佳(表 38-1),不会导致畸形发生(Briggs,2015)。

杀精剂的典型作用机制是提供阻止精子穿透的物理屏障并且起到一种化学杀精作用,活性杀精成分是壬苯醇醚-9 或辛苯聚醇-9。目前使用的杀精剂不能预防性传播疾病的感染。为了取得最好的避孕效果,杀精剂应在性交前置入阴道深部接触宫颈。其最佳起效时间不超过 1 小时,因此再次性交前必须重新放置药物。性交后至少 6 小时内避免冲洗阴道。

■ 避孕海绵

避孕海绵是尺寸均一的避孕工具,不需要处方也可以买到。避孕海绵由壬苯醇醚-9 聚氨酯制成,呈圆饼状,厚 2.5cm,宽 5.5cm,一面凹陷可盖住宫颈口,一面有光滑的环状带子(图 38-8)。在性交前 24 小时内置入避孕海绵,无论性交频次,均能达到避孕效果,性交后至少在原位保留 6 个小时。主要通过杀精成分壬苯醇醚-9 杀死精子或影响精子活动及其屏障作用阻止精子进入宫腔,从而达到避孕的目的。

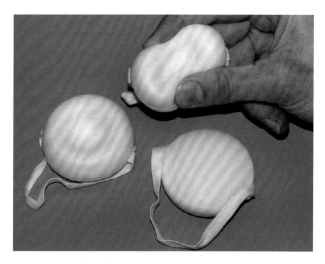

图 38-8　避孕海绵。将避孕海绵用水沾湿并轻轻挤压以产生轻微的泡沫。放置时浅凹处直接盖住宫颈口，在阴道内的环状带子可以用手指勾住以便取出避孕海绵。

避孕海绵较阴道隔膜或避孕套更方便使用，但避孕效果不及后两者。这种方法通常会因妊娠、疼痛、不适感或阴道炎症而终止使用（Beckman，1989）。虽然有相关报告使用避孕海绵的患者发生中毒休克综合征，但此种情况非常罕见，并且有证据支持避孕海绵可以限制葡萄球菌外毒素的产生（Remington，1987）。尽管如此，仍然不建议在经期或产褥期使用避孕海绵。

紧急避孕

在无保护的性交后，许多妇女提出避孕的需求，正确使用紧急避孕（emergency contraception，EC）方法可以降低意外妊娠的可能性。目前 EC 方案主要包括 COC、单纯孕激素制剂、抗孕激素制剂和 Cu-IUD（表 38-3）。Cu-IUD 紧急避孕效果最佳，醋酸乌利司他是最有效的口服方案（ACOG，2017a）。患者可以登录紧急避孕网站获取关于紧急避孕的信息。

表 38-3　紧急避孕方案

方法	组成成分	每次服药片数	服药次数[a]
单纯孕激素制剂			
Plan B One-Step	150mg LNG	1	1
Next Choice One Dose			
孕激素受体调节剂			
Ella	30mg 醋酸乌利司他	1	1
复方口服避孕药[b,c]			
Ogestrel	0.05mg EE+0.5mg 甲基炔诺酮	2	2
Cryselle，Low-Ogestrel	0.03mg EE+0.3mg 甲基炔诺酮	4	2
Enpresse（橘黄色），Trivora（粉色）	0.03mg EE+0.125mg LNG	4	2
Levora，Seasonale	0.03mg EE+0.15mg LNG	4	2
Aviane，LoSeasonique（桔黄色）	0.02mg EE+0.1mg LNG	5	2
含铜宫内节育器			
Paragard T 380A			

[a] 间隔 12 小时服药。
[b] 可以使用与表中成分相同的其他复方口服避孕药品牌。
[c] 每次服用口服避孕药前服用止吐剂可以缓解呕吐。
EE，炔雌醇；LNG，左炔诺孕酮。

■ 激素类紧急避孕药

除了对其中特殊成分过敏者禁用，US MEC 中没有任何条件禁止使用激素类紧急避孕药。对于单纯孕激素用药方案，过去建议单次服用左炔诺孕酮 1.5mg（Arowojolu，2002），现改为性交后间隔 12 小时口服

0.75mg(Ngai,2005)。口服紧急避孕药的理想时间是在无保护性交后 72 小时内服用,但可以延长至 120 小时。对于所有育龄期妇女单剂量用药方案无需处方就可以获得(FDA,2013,2015a)。

目前一种用于紧急避孕的孕激素受体调节剂是醋酸乌利司他,商品名为 Ella,用药方案为在无保护性交后 120 小时内单次服用 30mg(Brache,2010;Watson,2010)。

Yuzpe 法是一种年代较久的紧急避孕方案,含有雌、孕激素,配方的每次剂量为 100μg 炔雌醇和 0.5mg 左炔诺孕酮。如表 38-3 所示,可能需要 2 片或以上才能达到足够剂量。首次剂量在无保护性交后 72 小时内服用但可以延长至 120 小时,12 小时后再服第 2 次剂量。

激素类紧急避孕药的主要机制是抑制或延迟排卵。在口服制剂中,避孕失败率最低的是 ulipr180(1%~2%),最高的是 Yuzpe 法(2%~3.5%)(Cleland,2014)。如果紧急避孕失败或错过服药时间发生意外妊娠,激素类紧急避孕药不会导致胎儿先天畸形或妊娠并发症的发生(Jatlaoui,2016;Levy,2014)。

激素类紧急避孕药的主要副作用是恶心和呕吐(ACOG,2015b;Gemzell-Danielsson,2013)。因此,每次服用口服避孕药前至少 1 小时服用止吐剂(Rodriguez,2013),如果服用止吐剂 2 小时内仍有呕吐,则需再次服药。

■ 含铜宫内节育器

Cu-IUD 是最有效的紧急避孕方法,并提供有效避孕 10 年(Cheng,2012)。在无保护性交后 5 日内放置,避孕失败率接近仅 0.1%(Cleland,2012;Wu,2010)。

产后避孕

进行母乳喂养的妇女,产后 10 周内发生排卵的可能性不大。然而,对于那些只在日间哺乳的妇女,母乳喂养不是可靠的计划生育方法。因为排卵恢复可能先于月经恢复,所以待月经恢复再采取避孕措施是有妊娠风险的。产后月经恢复后必须采取避孕措施,除非有再次妊娠的需求。

虽然产后初期血栓风险仍然很高,但是表 38-2 中列出的所有方法似乎都适合于产后初期进行母乳喂养的妇女。使用激素制剂避孕的妇女,乳汁中甾体激素含量极少,对婴儿生长发育无不良影响(Phillips,2015;WHO,1988)。尽管缺乏强有力的证据支持,一些早期研究表明产后 6 周内使用 COC 会降低婴儿体重增加或乳汁分泌量(Lopez,2015c;Tepper,2016a)。

(盛超 翻译 王志坚 审校)

参考文献

C38

第 39 章

绝育术

> 为了达到女性永久绝育的目的,我们可以将子宫角处楔形切开并重新缝合。
> ——J. 惠特里奇·威廉姆斯(1903)

绝育术是一项被千百万女性和男性所选择的避孕手段。在需要采取避孕措施的女性中,约 1/3 的女性通过其自身或其配偶接受绝育手术来达到避孕目的(Daniels,2015)。绝育术是在当事人要求下实施,且当事人充分了解绝育的永久性及术后生育能力恢复的困难性。拟行绝育术的患者在术前必须接受避孕咨询,充分了解其他可选避孕措施(ACOG,2017a,c)。

女性绝育术包括对输卵管进行闭塞、切除或输卵管分离等操作。在美国,约 7% 的女性会在剖宫产术中或分娩后早期接受产褥期绝育手术(Moniz,2017)。在非产褥期时段进行的绝育术,也被称为择期绝育术。

产褥期输卵管绝育术

■ 手术时机

在产后的数日内,宫底部位于脐水平。因而,输卵管直接位于腹壁下方。同时,松弛的腹壁有利于重新固定宫角位置,以便于切口选择。因此,产褥期绝育术在技术上较为简单,且不会延长住院时间。

产褥期输卵管绝育术通常由外科团队于分娩后第一天早晨进行。该时机有利于缩短住院时间,降低术后出血的风险,同时还给医务人员相当的时间来确认此次分娩的新生儿的健康状态。某些医疗机构则在分娩后,分娩麻醉作用尚在,立即对有绝育需求的患者进行手术。这种模式,将这些产后手术指定为紧急手术,可减少绝育术的困难,其适用于分娩量较大,会把有限的手术室优先提供给分娩期手术操作的机构(ACOG,2016;Potter,2013)。

■ 手术方法

女性输卵管绝育术式多样,其要点均为切除或毁损输卵管的中段。两侧的输卵管断端在术后形成纤维瘢痕或由新生的腹膜所包裹。最常用的手术方式包括 Parkland 术式、Pomeroy 或改良的 Pomeroy 术式等(ACOG,2017a)。Filshie 回形针法也有少数人采用(Madari,2011)。Irving 和 Uchida 术式,以及 Kroener 伞端切除法则因其需要切除更多组织及较高的失败率而应用渐少。无论在产褥期或非产褥期,在没有子宫疾病或其他盆腔疾病的情况下,以绝育为目的的子宫切除术都是不可取的。因为与输卵管绝育术相比,子宫切除术后发生并发症的概率显著上升。

现有研究表明,盆腔浆液性癌,特别是卵巢癌可能源自输卵管组织。因此,妇科肿瘤学会和美国妇产科医师学会均推荐在必要的时候可以切除输卵管以降低肿瘤发生风险。对于卵巢癌中危组女性,在腹部手术或盆腔手术如子宫切除时,或输卵管结扎时,可建议患者切除输卵管以降低未来患癌风险。

产后第一天进行的绝育手术通常选用脊髓镇痛麻醉。如果手术时间更早,可直接应用分娩镇痛时的硬膜外麻醉导管用于绝育手术镇痛。需要注意的是,对于子痫前期、HELLP综合征(溶血、肝酶升高、血小板减少)、妊娠期血小板降低的患者,术前应确认血小板计数大于$100×10^9$/L(第25章)。考虑到妊娠相关的呼吸功能下降,通常不考虑全身麻醉(Bucklin,2003)。充盈的膀胱底可接近脐部水平。因此,术前应排空膀胱以避免手术误损伤。

脐下小切口是理想的绝育术切口。首先,在大多数产妇,产后早期宫底及双侧宫角均位于脐下水平。其次,脐周腹壁组织薄弱,不需分离大量的皮下组织即可到达腹直肌前鞘白线筋膜。再次,脐下切口位于利于充分缝合的腹直肌前鞘,可最大程度地降低切口疝的发生。最后,利用脐下缘皮肤的自然皱褶还可掩盖切口瘢痕而具美容效果。对于正常体重的女性,2~4cm的横行或纵行的脐下切口可以为手术提供足够的空间。肥胖的女性则可能需要延长切口至4~6cm。

切开皮肤后,可应用Allis钳钳夹并钝性分离皮下组织达腹白线。这一步骤也可使用两把组织小拉钩完成。尽量分离腹白线切口上方脂肪组织,避免缝合切口时混杂脂肪组织而影响切口愈合。

根据皮肤切口的方向,筋膜可采用相同的横向或纵向切口。一旦到达腹白线,以两把Allis钳提起前鞘组织,在两把钳子之间切开前鞘组织。通常情况下,与筋膜组织相融合的腹膜会被同时切开,进入腹腔。如未切开,应以两把止血钳提拉腹膜并锐性切开。有的术者喜欢以手指钝性分离腹膜进入腹腔。如前鞘切口过小,可以用组织剪延长扩大切口。

对于输卵管绝育手术来说,充分暴露切口是至关重要的,组织拉钩或阑尾拉钩均可用来显露手术视野。对于肥胖的女性,则需要更长的切口和更长而窄的拉钩。如果肠管或大网膜组织遮挡手术野,可调整患者体位至Trendelenburg体位(垂头仰卧位,或头低足高位),使肠管和网膜组织向头侧上移。也可以用手指将湿的无菌纱布向上方排垫肠管。纱布的末端应固定一把止血钳,以防止纱布遗漏残留于腹腔。有时可以将整个手术台向对侧倾斜,有利于暴露正在操作的输卵管。

以输卵管钳提起输卵管中部,辨识输卵管伞端,避免将圆韧带误认为输卵管。误扎圆韧带是输卵管绝育手术失败的常见原因,因此在结扎之前辨识输卵管伞端是非常必要的。如在操作过程中输卵管滑入腹腔,再次提拉暴露时应重复此步骤(图39-1、图39-2)。

输卵管切除术步骤见图39-3。输卵管切除术通常需要切开脐部,获得更大的手术切口,以充分暴露输卵管系膜。如拟切除输卵管全长,输卵管系膜需与输卵管彻底游离。

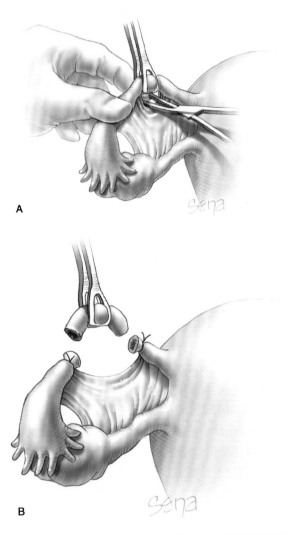

A

B

图39-1 Parkland术式。A.用一小血管钳穿过邻近输卵管系膜的无血管区,钳口张开分离输卵管与系膜约2.5cm,0号铬线分别结扎游离输卵管的近端与远端;B.切除2.0cm游离输卵管后止血检查。该术式避免两侧断端之间近距离接触的可能,与Pomeroy术式十分相似

(资料来源:Hoffman BL,Corton MM:Surgeries for benign gynecologic conditions. In Hoffman BL,Schorge JO, Bradshaw KD,et al:Williams Gynecology,3rd ed. New York,McGraw-Hill Education,2016.)

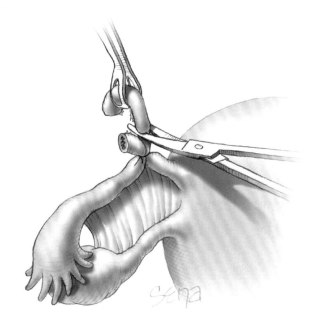

图 39-2　Pomeroy 术式。使用普通肠线进行结扎输卵管中段由提拉而形成的环状部分,以保证当结扎线迅速吸收后,切开的两断端可自然分离(资料来源:Hoffman BL, Corton MM:Surgeries for benign gynecologic conditions. In Hoffman BL,Schorge JO, Bradshaw KD, et al:Williams Gynecology, 3rd ed. New York,McGraw-Hill Education, 2016.)

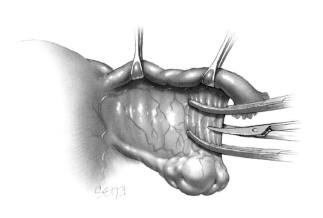

A

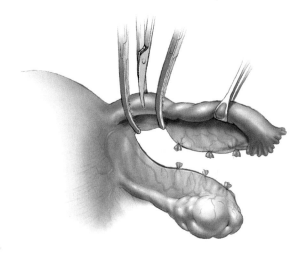

B

图 39-3　A. 输卵管切除术,依次钳夹、切断、结扎输卵管系膜。B. 到达宫角后,垂直钳夹输卵管及其系膜

(资料来源:Stuart GS:Puerperal sterilization. In Yeomans ER, Hoffman BL, Gilstrap, III, et al (eds):Cunningham and Gilstrap's Operative Obstetrics, 3rd ed. New York, McGraw-Hill, 2017.)

两项小型队列研究报告,较之输卵管结扎,阴道分娩后输卵管切除的手术时间更长,出血量也更多(Powell, 2017;Shinar, 2017)。而剖宫产时行输卵管切除术并没增加出血量(Powell, 2017;Shinar, 2017)。

术后可予进食。输卵管绝育术术后肠梗阻极其少见;如有应考虑肠损伤。大多数女性术后无并发症,术后第 1 天即可出院。

非产褥期输卵管绝育术

常用的技术包括:①经腹输卵管绝育术或切除术

(如前所述);②经腹腔镜以套环、夹闭器等装置夹闭输卵管,经宫腔镜向输卵管近端置入微种植体节育器;③经腹腔镜行输卵管电凝闭术。具体内容详见相关专著(Thompson, 2016)。

在美国,经腹腔镜的输卵管绝育术应用范围最广。这一操作常可通过一个可以开展全身麻醉的门诊手术来完成。大多数接受手术的患者可在数小时内出院。取耻骨弓上方约 3cm 切口的开放式手术开展也很广泛,尤其是在医疗资源相对匮乏的地区。无论哪种方式,术后的并发症都是少见的。另外,也可行阴式手术,即切开阴道后穹窿进入腹腔进行输卵管操作,但应

第十篇

用较少。

远期并发症

■ 避孕失败

通常来说，绝育术后发生妊娠是极其罕见的。一项协作研究（Collaborative Review of Sterilization, CREST）纳入了1978~1986年期间接受输卵管绝育术的10 863例女性，发现在各种不同术式的输卵管绝育术后，累积绝育失败率为18.5‰，研究还发现在产褥期进行绝育术失败率更低，5年失败率为5‰，12年累积失败率为7‰（Peterson，1996）。

产褥期绝育术失败的原因通常有两个方面。第一，外科操作因素，包括误将圆韧带识别为输卵管，或术中仅切断了部分输卵管管腔。因此，对切除的输卵管标本行病理检查确认是必要的预防措施；第二，输卵管两侧断端发生自然的再融合和再通。

在输卵管绝育术失败后发生的妊娠中，约30%为异位妊娠。在产后立即行绝育术并发生后续妊娠的患者中，异位妊娠的概率为20%（Peterson，1996，1997）。因此，对于接受了输卵管绝育术的患者，任何妊娠的征象必须予以重视，并排除异位妊娠。

■ 其他

总的来说，输卵管绝育术后发生卵巢癌的风险呈下降趋势，发生乳腺癌的风险则不受影响（Gaudet，2013；Pearce，2015）。术后发生输卵管炎的风险并不增高（Levgur，2000）。输卵管绝育术与月经过多及经期出血并没有相关性（DeStefano，1985；Peterson，2000；Shy，1992）。

输卵管绝育术后非客观反应主要包括术后发生的心理后遗效应也有相应研究。CREST研究发现，80%女性的输卵管绝育术对性欲和性行为满意度并无影响；在其余20%的女性中，10%~15%的女性发生的变化是正面、积极的。

部分女性在接受输卵管绝育术后会产生后悔的想法，尤其是一些手术时较年轻的患者更为明显（Curtis，2006；Kelekçi，2005）。Jamieson（2002）在CREST研究中报告，约7%的接受输卵管绝育术的女性在术后的5年中会产生后悔心理。心理上的后悔反应并不仅仅发生在接受绝育术的女性。在男方接受输精管绝育术的配偶中，6.1%的女性会产生后悔心理。

■ 输卵管再通术

术前应充分告知接受绝育术的女性，在输卵管绝育术后，无论进行输卵管再通术等外科操作，还是借助于辅助生殖技术，均不能保证生育能力的完整恢复。这些逆转生育能力的方法均较为昂贵，且存在一定技术难度，不能保证绝对的成功率。一般来说，输卵管再通术的有利因素包括：年龄小于35岁；残存输卵管长度大于7cm；距绝育手术时间短；峡部端端吻合等。有报告，经腹行输卵管再通术的术后活产率约为44%~88%（Deffieux，2011；Malacova，2015）。异位妊娠发生率为2%~10%（American Society for Reproductive Medicine，2015）。应用Essure绝育器进行绝育的女性，再通术后活产率仅为27%（Monteith，2014）。

经宫颈途径的输卵管绝育术

经宫腔镜向输卵管近端置入绝育装置可以梗阻输卵管而达到绝育目的。Essure微种植体节育器是一个带有弹性的微型螺丝圈，长4cm，其结构由一个聚酯纤维包裹的不锈钢内圈和一个可膨胀的镍钛合金外圈组成（图39-4）。放置于输卵管近端后，Essure的外圈与内圈均发生膨胀，引发局部组织的炎症反应，继而向种植体内生长，最终将输卵管管腔完全封闭。该装置需在宫腔镜操作下放置，操作需要在镇静和/或宫颈旁阻滞麻醉下进行。并不是所有的女性都适合放置Essure。有部分女性在麻醉清醒后表示难以忍受种植体带来的副作用。在第1次操作时，约81%~98%的女性能够顺利进行双侧放置（la Chapelle，2015）。

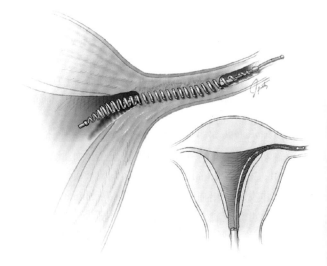

图39-4　通过宫腔镜放置Essure微种植体后输卵管组织向种植体内生长

（资料来源：Thompson M，Kho K：Minimally invasive surgery. In Hoffman BL，Schorge JO，Bradshaw KD，et al（eds）：Williams Gynecology，3rd ed. New York，McGraw-Hill，2016.）

Essure 节育器的常见副作用包括:异常子宫出血;节育器移位导致的子宫穿孔或输卵管穿孔;过敏反应,尤其是对镍成分过敏等(Al-Safi,2013;Mao,2015)。有的病例甚至需要进行腹部手术以移除节育器(Casey,2016;Lazorwitz,2017)。为了提供更充分的风险与收益信息,FDA 已经草拟了警示及患者知情列表便于咨询。

由于 Essure 植入无法确保 100% 的梗阻效率,因此需在术后 3 个月进行造影检查来确认植入效果(Bayer Healthcare,2002)。Essure 有效梗阻率约为 98%~99%(Chudnoff,2015;Munro,2014)。实际上,经宫颈途径的输卵管绝育术后发生的妊娠案例更多为植入前即已发生的妊娠,其原因在于对该技术流程的理解不充分。尽管目前报告的案例较少,但研究认为,放置 Essure 本身并不增加带器妊娠的风险(Arora,2014;Veersema,2014)。

Adiana 也是一种输卵管近端植入性节育器,同样可以刺激输卵管内膜组织向其内部柱状硅树脂结构中生长,该装置现已停产(Hologic,2012)。也就是说,这些植入性节育器安放操作均发生在过去。当然,这种绝育方式本身是有效的。

米帕林丸(quinacrine pellets)可以导致输卵管入口处组织硬化进而达到绝育目的,该产品目前尚未进入美国市场。米帕林丸的放置工具与宫内节育器结构相似,被放置到宫底的药剂逐渐向输卵管入口处迁移。尽管曾有争议认为该药剂可导致肿瘤发生,但该风险并未被现有研究所证实(Sokal,2010a,b)。并且,该产品的技术改良仍在进行,以进一步增加绝育的有效率。在一项较早的队列研究中发现,米帕林丸的 10 年妊娠率为 12%(Sokal,2008)。有报告其改良产品的 2 年避孕失败概率约为 1.2%(Lippes,2015)。

输精管结扎术

目前,每年美国男性接受输精管结扎术案例约为 50 万例(Barone,2006;Eisenberg,2010)。约 5% 的女性通过男方输精管结扎达到绝育目的(Daniels,2015)。输精管结扎术的绝育原理在于切断输精管管腔以阻止精子由睾丸排出。无手术刀式输精管结扎术(no-scalpel vasectomy,NSV)是一种微创技术,通过一特制器械,将输精管及其上方皮肤一起提起,用另一器械刺穿皮肤并钝性分离出输精管(Rogers,2013)。NSV 皮肤创面直径小于 1cm,符合美国泌尿协会定义的微创性输精管结扎手术范畴(图 39-5)(Rogers,2013)。与常规切口输精管结扎术相比,NSV 技术创伤更小,术后并发症更少,有效率相同(Cook,2014)。

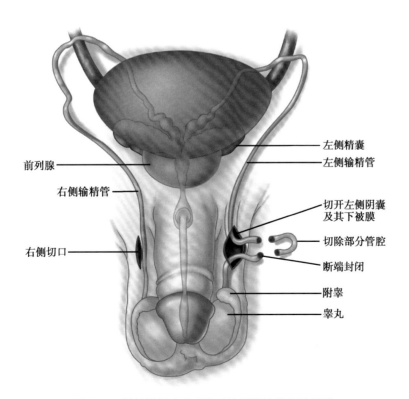

图 39-5 男性泌尿生殖系统及输精管结扎术示意图

前列腺
右侧输精管
右侧切口

左侧精囊
左侧输精管
切开左侧阴囊及其下被膜
切除部分管腔
断端封闭
附睾
睾丸

与输卵管绝育术相比,输精管绝育术创伤更小,仅需局部麻醉即可完成,因而更为安全(ACOG,2017a)。Hendrix 等(1999)在一项对两种绝育方式的回顾分析中发现,输卵管绝育术术后并发症发生率、绝育失败率、时间成本分别是输精管绝育术的 20 倍、10~37 倍和 3 倍。

输精管结扎术的缺点在于,手术不能立即产生绝育效果。输精管内存留术前 3 个月生成的精子,这些精子通常需要 20 次射精方能排空。美国泌尿协会推荐术后 8~16 周进行精液检查已确认绝育术的效果(Sharlip,2012)。在此期间泌尿道仍有残留的精子,因此需要同时采用其他的避孕方法。

输精管结扎术后 1 年期间,绝育失败率约为 9.4‰,术后 2~5 年失败率约为 11.4%(Jamieson,2004)。其原因主要在于术后早期进行未避孕性交、输精管未完全离断或发生再通(Awsare,2005;Deneux-Tharaux,2004)。

除患者的后悔心理之外,长期的不良反应少见。

最常见的副作用为慢性阴囊疼痛,发生率约 15%(Leslie,2007;Manikandan,2004)。有证据表明输精管结扎术后,动脉粥样硬化形成、免疫复合体介导的疾病、睾丸癌、前列腺癌等疾病风险下降(Bernal-Delgado,1998;Giovannucci,1992;Goldacre,1983;Møller,1994)。

应用显微外科技术,输精管的复通手术成功率较高。通常实际的复通效率与结扎术后时间、男性精子质量,以及复通采用的具体手术方式等因素有关(American Society for Reproductive Medicine,2008)。

（韩健 翻译　王丹 审校）

参考文献

C39

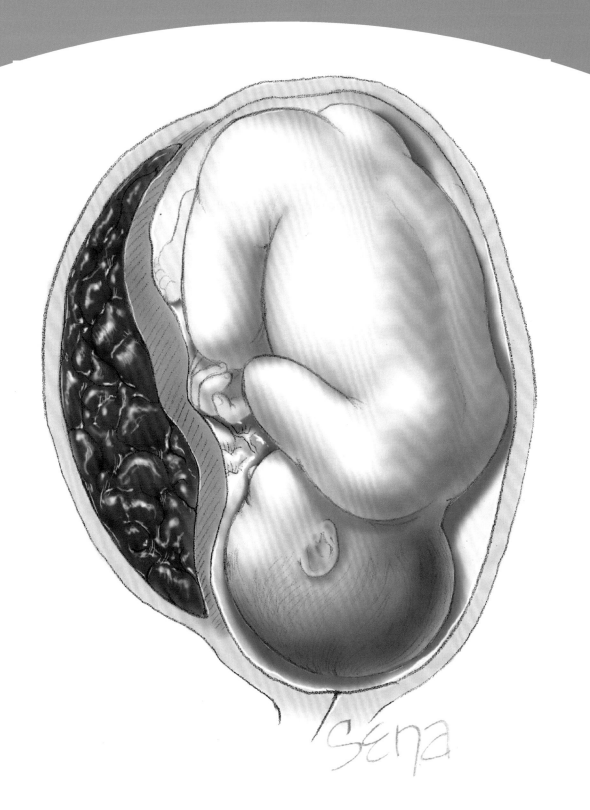

第 40 章

高血压疾病

> 子痫抽搐发生前有时毫无征兆,在那些看起来非常健康的妇女出现,就像"晴天霹雳"一样。然而,在发生子痫之前,大多数患者已或长或短地出现妊娠"毒血症"的先兆症状,其中较常见的是水肿、头痛和上腹痛,视力障碍亦可发生。
>
> ——J. 惠特里奇·威廉姆斯(1903)

在本教科书第 1 版的时代,人们认为在大多数情况下,子痫继发于"毒血症"。当时高血压的重要影响尚未被发现,多年后,人们认识到子痫前期是一种综合征,高血压只是其中的一个重要方面。然而,妊娠引起或加重高血压的机制仍未得到阐明。事实上,高血压疾病仍然是产科领域最重要和最有趣的"谜团"之一。妊娠期高血压的发病率约为 5%~10%,与出血和感染共同构成"产科死亡三角",大大增加了孕产妇并发症和死亡率。在妊娠高血压疾病中,"子痫前期综合征"最为危险,无论是单独发生还是继发于慢性高血压。

妊娠期新发的高血压,即妊娠期高血压,半数以上随后会出现子痫前期的症状和体征,子痫前期在孕产妇中的总体发生率约为 4%~5%(Martin,2012)。

世界卫生组织(WHO)系统地回顾了全世界孕产妇的死亡率,在发达国家有 16% 的孕产妇死于高血压疾病(Khan,2006)。2011~2013 年,美国有 2 009 例孕产妇死亡,其中有 7.4% 死于子痫前期或子痫(Creanga,2017)。在法国,2003~2007 年间,该比率与之相似,约为 10%(Sueedo,2013)。值得重视的是,半数以上的高血压相关死亡被认为是可预防的(Berg,2005)。

命名和诊断

为更新和编纂妊娠高血压疾病的命名和分类,美国妇产科医师学会工作组(ACOG,2013)为临床实践提供了循证医学的建议。保留了先前的基本分类并描述了四种类型的高血压疾病:

1. 子痫前期和子痫。
2. 任何原因引起的慢性高血压。
3. 慢性高血压并发子痫前期。
4. 妊娠期高血压,即没有出现子痫前期确切证据,且在产后 12 周高血压消失。

重要的是,这种分类方法将子痫前期与其他高血压疾病区分开来,因为它可能更为凶险。

■ 高血压疾病的诊断

当血压测量方法恰当,收缩压超过 140mmHg 或舒张压超过 90mmHg 时,即被诊断为高血压。舒张压的测量以消音点(Korotkoff phase V)为准。过去曾把收缩压较孕中期基础血压上升 30mmHg 或舒张压上升 15mmHg 作为妊娠期高血压的诊断标准,即使此时血压的绝对值低于 140/90mmHg。如今,血压增加的变化不再用于高血压的诊断,但建议对这些孕妇进行更密切地观察,因为子痫可发生在血压从未超过 140/90mmHg 的孕妇(Alexander,2006)。此外,平均动脉压的突然升高,即使是在正常范围("δ高血压")也可能意味着子痫前期(Macdonald-Wallis,2012;Zeeman,2007)。

■ "δ高血压"的概念

自 1950 年代以来,收缩压和舒张压 140/90mmHg 被人为地定为非妊娠"高血压"的标准。然而,这个标准只是保险公司用来筛选中年男性的高血压。而对于特定人群(如年轻、健康、孕妇),将正常血压定义在一个上限和下限范围内更切合实际。图 40-1 为孕妇随机平均动脉血压读数的示意图。这两个孕妇的数据曲线显示,在妊娠 32 周前,她们的血压测量值都在第 25 百分位数附近。此后,患者 B 的血压开始上升,足月时她的血压实际上更高,然而,仍然<140/90mmHg,因此她被认为是"正常血压"。我们用"δ高血压"来描述这种血压的急剧上升。这些孕妇中的一些人病情继续进展,出现子痫前期的表现,有些甚至发展为子痫或HELLP 综合征(溶血、肝酶升高、血小板减少),但血压仍在正常范围。

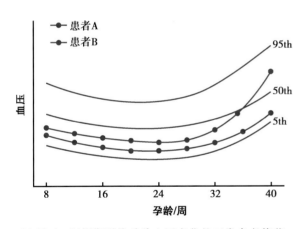

图 40-1　妊娠期平均动脉血压变化的正常参考值范围。患者 A(蓝色)在整个孕期的平均血压接近第 20 百分位数。患者 B(红色)也有类似的模式,平均血压在第 25 百分位数,直到大约 36 周时,她的血压开始上升;至足月时,她的血压更高了,达到第 75 百分位数,但她仍然被认为是"正常血压"

■ 妊娠期高血压

妊娠妇女在孕 20 周后首次出现血压达到或超过 140/90mmHg 作为妊娠期高血压的诊断标准,但蛋白尿为阴性。此类患者中约半数会发展为子痫前期综合征。因此,当血压明显升高,仅因蛋白尿尚未出现而忽视这种变化,对母亲和胎儿都很危险。正如 Chesley

(1985)所强调的,10%的子痫抽搐发生在明显的尿蛋白出现之前。如果孕妇未出现子痫前期的证据,并且产后 12 周血压恢复正常,妊娠高血压最终被有些学者重新归类为短暂性高血压。

■ 子痫前期

子痫前期最好描述为妊娠期特发的几乎会影响到每一个器官系统的综合征。此外,它预示着在以后的生活中,心血管疾病的发病率更高。虽然子痫前期远远不仅是单纯的妊娠期高血压伴随蛋白尿,但蛋白尿的出现仍然是一个重要的诊断标准。它是一个客观的标记物,反映了子痫前期全身内皮系统渗漏的特征性改变。一些子痫前期的孕妇既没有明显的蛋白尿也没有胎儿生长受限(Sibai,2009)。因此,工作组(2013)提出了其他诊断标准,如表 40-1 所示。多器官受累的证据包括血小板减少、肾功能障碍、肝细胞坏死、中枢神经系统功能紊乱或肺水肿。

表 40-1	妊娠高血压综合征的分类与诊断
情况	必备条件
妊娠期高血压	妊娠 20 周后首次血压≥140/90mmHg
子痫前期:高血压并	
蛋白尿	• ≥300mg/24h,或 • 尿蛋白/肌酐比值≥0.3,或 • 或随机尿中持续蛋白定量 1+[a]
	或
血小板减少	• 血小板计数<100 000/μL
肾功能障碍	• 肌酐>1.1mg/dL 或基线值 2 倍[b]
肝脏受累	• 血清转氨酶[c]≥正常值 2 倍
脑部症状	• 头痛、视觉异常、抽搐
肺水肿	—

资料来源:American College of Obstetricians and Gynecologists,Task Force on Hypertension in Pregnancy:Hypertension in pregnancy. Report of the American College of Obstetricians and Gynecologists' Task Force on Hypertension in Pregnancy,Obstet Gynecol. 2013 Nov;122(5):1122-31.
[a] 建议仅当唯一可用的情况下测试。
[b] 既往没有肾脏疾病。
[c] AST(天冬氨酸转氨酶)或 ALT(丙氨酸转氨酶)。

■ 子痫前期严重程度指标

表 40-1 中列出的指标也被用于子痫前期严重程度的分类。尽管许多人采用二分法将其分为"轻度"和

"重度",但工作组(2013)不建议采用"轻度子痫前期"的诊断。这就有个问题,因有"重度"子痫前期的标准,那么默认的分类要么隐含,要么明确地就有"轻度""较轻"或"非严重"者(Alexander,2003;Lindheimer,2008b)。对于"中度"子痫前期,还没有一个公认的诊断标准——这是难以定义的第三类。出于以上因素,我们使用表40-2中列出的标准,将子痫前期分为"重度"与"非重度"。

表 40-2　妊娠高血压疾病严重程度的指标[a]

异常	非重度[b]	重度
舒张压	<110mmHg	≥110mmHg
收缩压	<160mmHg	≥160mmHg
蛋白尿[c]	有或无	有或无
头痛	无	有
视觉异常	无	有
上腹痛	无	有
少尿	无	有
抽搐(子痫)	无	有
血肌酐	正常	升高
血小板减少(<100 000/μL)	无	有
血清转氨酶升高	轻微	显著
胎儿生长受限	无	有
肺水肿	无	有
妊娠孕周	晚	早

[a] 比较表40-1条件。
[b] 包括没有明确定义的"轻度"和"中度"高血压。
[c] 大多数无视蛋白尿的程度进行分类非重度和重度。

　　某些症状被视为病情凶险的征兆,头痛或视力障碍(如盲点)可发生在子痫之前。子痫是指其他原因不能解释的孕产妇抽搐。子痫可发生于产前、产程中或产后,抽搐是全身性的。约10%的子痫发生于分娩48小时之后(Sibai,2005;Zwart,2008)。另一症状是上腹部或右上腹部疼痛,常伴随肝细胞坏死,缺血和水肿,可导致肝被膜(Glisson膜)的牵拉。这一特征性疼痛常伴血清转氨酶水平的升高。除此之外,血小板减少也是子痫前期病情加重的特征性变化。这意味着血小板的活化和聚集及微血管病性溶血。其他提示重度子痫前期的因素包括肾脏或心脏受累、显著的胎儿生长受限,以及疾病发生时间较早。

　　这些症状和体征越严重,就越不能拖延,也越有可能需要终止妊娠。需要警惕的是,区分非重度和重度

妊娠高血压或子痫前期可能具有误导性,因为有些看似轻微的疾病会迅速进展恶化。

■ 慢性高血压并发子痫前期

　　所有的慢性高血压的孕妇,无论是何种病因,都容易并发子痫前期。原有的慢性高血压是指孕妇在妊娠前和/或者妊娠20周以前血压超过140/90mmHg。对于中孕期以后才首次就诊的孕妇,会使高血压疾病的诊断和处理产生困难。这是因为正常血压和慢性高血压的孕妇,在中孕期和晚孕早期,通常都会出现血压的下降(图40-1)。因此,先前未被诊断的慢性血管性疾病的孕妇,在妊娠20周前首次检查时血压常在正常范围。然而在晚孕期,血压恢复至原来的高血压水平,可能难以判断高血压是慢性的还是由妊娠引起的。即使细致检查也未必能发现既往已存在的终末器官损伤的证据,因为许多孕妇病情较轻,并没有出现心室肥大、视网膜血管病变或肾功能障碍。

　　部分慢性高血压的孕妇通常在妊娠24周后出现血压异常升高。如果出现新发高血压或原有高血压恶化,伴有新发的蛋白尿,或表40-1中列出的其他异常表现,均可诊断为慢性高血压并发子痫前期,其在发生时间上通常早于"单纯"子痫前期,也更加严重,更容易出现胎儿生长受限。表40-2中列出的标准也同样适用于慢性高血压并发子痫前期严重程度的描述。

发病率和风险因素

　　年轻产妇和初产妇更容易罹患子痫前期,而年龄较大的孕妇发生慢性高血压并发子痫前期的风险更高。发病率受人种和种族的影响显著——这与遗传倾向有关。在一项由母胎医学(Maternal Fetal Medicine Units,MFMU)协作网进行的网络研究中,子痫前期的发病率白种人为5%,西班牙裔为9%,非裔美国人为11%(Myatt,2012a,b)。此外,黑种人女性发病率更高(Shahul,2015)。Staff等(2015)回顾分析了一些全球性研究项目,初产妇子痫前期的发病率为3%~10%。经产妇的发病率为1.4%~4%(Fisher,2015)。

　　Bartsch等(2016)基于超过2 500多万例妊娠的数据计算了一些临床因素的相对风险,如表40-3所示,其他因素还包括代谢综合征和高同型半胱氨酸血症(Karumanchi,2016a;Masoudian,2016;Scholten,2013)。怀有男性胎儿的母亲患病风险略微升高(Jaskolka,2017)。虽然怀孕期间吸烟可以导致各种不良妊娠结局,但吸烟却能降低孕期高血压的风险(Bainbridge,

2005；Kraus，2014）。另外一些危险因素包括人类免疫缺陷病毒（HIV）血清学阳性和睡眠呼吸障碍（Facco，2017；Sansone，2016）。

表 40-3　子痫前期临床选定的危险因素

危险因素	妊娠次数/百万	合并未调整的相对风险（95%CI）
系统性红斑狼疮	2.43	2.5（1.0~6.3）
初产妇	2.98	2.1（1.9~2.4）
年龄>35	5.24	1.2（1.1~1.3）
死胎史	0.063	2.4（1.7~3.4）
慢性肾脏病	0.97	1.8（1.5~2.1）
辅助生殖技术	1.46	1.8（1.6~2.1）
体重指数 BMI>30kg/m²	5.92	2.8（2.6~3.1）
多胎	7.31	2.9（2.6~3.1）
胎盘早剥史	0.29	2.0（1.4~2.7）
糖尿病	2.55	3.7（3.1~4.3）
子痫前期史	3.72	8.4（7.1~9.9）
慢性高血压	6.59	5.1（4.0~6.5）
抗磷脂抗体	0.22	2.8（1.8~4.3）

资料来源：Bartsch，2016.

子痫的发病率在医疗保健更加完善的地区已经有所下降。在 1998 年，美国子痫的发生率约为 1/3 250 例次（Ventura，2000）。除冰岛的子痫发病率极低，在其他资源充足的国家，子痫的平均发生率约为 1/（2 000~3 000 例次）（Andersgaard，2006；Jaatinen，2016；O'Connor，2013；RCOG，2006；Zwart，2008）。

发病机制

任何关于子痫前期发病机制的理论都必须能够满意地解释为何妊娠高血压疾病更易发生于具有以下特征的孕妇：

- 初次暴露于绒毛膜绒毛。
- 暴露于过多的绒毛膜绒毛，如双胎或葡萄胎。
- 既往存在与内皮细胞活化和炎症有关的基础疾病，如糖尿病、肥胖、心血管或肾脏疾病、免疫失调或遗传影响。
- 在妊娠期具有高血压的易患遗传倾向。

胎儿并非发生子痫前期的必要条件。尽管绒毛对于子痫前期的发生是必不可少的，却并不一定位于子宫内。如腹腔妊娠也可发生子痫前期（Worley，2008）。

无论病因为何，全身血管内皮损伤、继发血管痉挛、血浆渗漏、缺血和血栓性结果是导致子痫前期级联事件的病理变化。

■ 子痫前期的表型表达

子痫前期在临床表现上有很大差异。但是，基于是否存在血管内滋养细胞重建子宫螺旋小动脉缺陷，至少可以将其分为两种主要亚型。这一概念提出了子痫前期发病的"二阶段紊乱"假说。Redman 等（2015a）认为，第一阶段始于滋养细胞重铸血管内皮障碍，继而导致第二阶段的临床症状。重要的是，第二阶段也可以受到母体既往基础疾病的影响，这些疾病也表现为内皮细胞活化或炎症反应（如前所述）。然而，这种分期是人为的，子痫前期实际上是一个临床表现逐步恶化的疾病谱，这种理解似乎更合逻辑。此外，越来越多的证据表明子痫前期存在许多"亚型"，这将在随后进行讨论。子痫前期之间有许多差异，如母体和胎儿特征的差异、胎盘异常的差异及早发与晚发型子痫前期之间的差异（Phillips，2010；Valensise，2008；van der Merwe，2010）。

■ 病因学

人们提出很多种发病机制来解释子痫前期的病因。目前被认为比较重要的有：

1. 滋养细胞浸润过浅，即胎盘浅着床。
2. 母亲、父亲（胎盘性）和胎儿组织之间免疫耐受不良。
3. 母亲对正常妊娠心血管或炎症性改变的不适应。
4. 遗传性因素，包括遗传易感性基因和表观遗传的影响。

滋养细胞侵袭异常

如第 5 章中所述，胚胎正常着床的特点是子宫底蜕膜内螺旋小动脉的广泛重塑（图 40-2）。侵入子宫螺旋动脉内的滋养细胞取代血管内皮和肌层，使血管直径扩大（Zhou，1997）。而静脉仅被滋养细胞浅表浸润。

在部分子痫前期病例中，滋养细胞侵袭不全。此时，仅蜕膜血管，而非子宫肌层血管，被滋养细胞侵袭。深部的子宫肌层小动脉没有失去内皮细胞和肌层弹性组织，其平均外径仅有正常胎盘血管的一半（Fisher，2015）。总体而言，滋养细胞侵袭螺旋动脉缺陷的程度与妊娠高血压疾病严重程度相关（Madazli，2000）。值得注意的是，这种情况在早发型子痫前期病例中更为普遍（Khodzhaeva，2016）。McMahon 等（2014）发现，可溶性抗血管生成生长因子水平较低可能与这种血管重

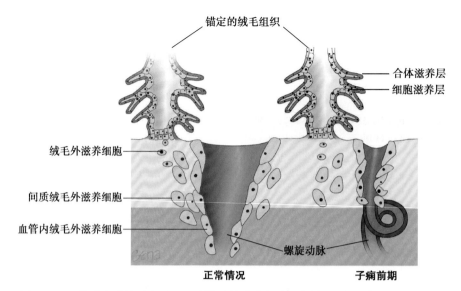

图 40-2　正常胎盘种植示意图。显示绒毛外滋养细胞从锚定的绒毛增生。这些滋养细胞侵入蜕膜，延伸到螺旋小动脉的壁上，取代内皮和肌壁，形成扩张的低阻力血管。在子痫前期中，缺陷植入的特点是绒毛外滋养细胞不完全侵袭螺旋小动脉壁，产生了一种高阻力的小内径血管

铸障碍相关。

胎盘电镜研究结果显示，子痫前期的早期变化包括内皮细胞损伤、血浆成分渗漏至血管壁、肌内膜细胞增生，以及血管中层坏死（De Wolf，1980）。Hertig（1945）将肌内膜细胞和巨噬细胞中的脂质聚积称为粥样硬化。在妊娠 34 周前诊断为子痫前期孕妇胎盘中，这些异常发现更为常见（Nelson，2014b）。胎盘急性血管粥样硬化的孕妇，在以后发生动脉粥样硬化和心血管疾病的风险可能更高（Staff，2015）。在妊娠期间，异常狭窄的螺旋小动脉管腔可能减少胎盘血流量。胎盘灌注减少和缺氧环境最终导致胎盘碎片或微粒的释放。

此时，这些变化引发全身炎症反应，这是子痫前期的第二阶段（Lee，2012；Redman，2012）。胎盘形成的缺陷可能进一步导致易感妇女发展为妊娠高血压、子痫前期、早产、胎儿生长受限和/或胎盘早剥（Brosens，2011，Labarrere，2017，Nelson，2014b）。

免疫因素

母体对于父系来源的胎盘和胎儿抗原的免疫耐受在第 5 章已经讨论过。这种免疫耐受的缺失，是子痫前期发病机制的另一种理论（Erlebacher，2013）。当然，母体-胎盘界面的组织学改变提示了急性排斥反应的存在。

也有些数据支持子痫前期是一种免疫失调的推论。例如，在结合于胎盘抗原位点的封闭抗体形成受阻的情况下，子痫前期的风险显著增加。在这种情况下，初次妊娠罹患子痫前期的风险更高。免疫耐受失

调也可以解释父系来源抗原负荷增加时，即两套父系来源染色体——"双倍剂量"，子痫前期患病风险增高。例如，患葡萄胎的孕妇早发型子痫前期的发病率增高。胎儿为 13 三体综合征的孕妇子痫前期的发病率为 30%~40%。这些孕妇血清抗血管生成因子的水平升高，可溶性 fms-样酪氨酸激酶 1（sFlt-1）为其中之一，其基因位于 13 号染色体（Bdolah，2006）。相反，既往曾暴露于父系来源抗原的孕妇，如和同一个丈夫曾有妊娠史，对子痫前期就会有"免疫力"。而在有流产史的孕妇中，这种现象则没那么明显（Strickland，1986）。曾多次妊娠的孕妇，当与新配偶再次妊娠时，罹患子痫前期的风险也会增加（Mostello，2002）。

Redman 等（2015a）综述了免疫适应不良在子痫前期病理生理中可能的作用机制。在最终发生子痫前期的孕妇中，早期绒毛外滋养细胞表达的具有免疫抑制效应的非经典人类白细胞抗原 G 的数量减少。黑种人女性更常见的是 1597ΔC 基因等位基因，可促进子痫前期的发生（Loisel，2013）。这些改变可能导致子痫前期第一阶段的胎盘血管形成缺陷。如在第 4 章所述，在正常妊娠时，T 辅助（Th）淋巴细胞的产生使得与 1 型有关的 2 型淋巴细胞效能增加，称为 2 型偏倚（Redman，2012，2015a）。Th_2 细胞促进体液免疫，而 Th_1 细胞刺激炎症细胞因子分泌。在最终发展为子痫前期的孕妇中，Th_1 细胞活性在中孕早期开始增强。

内皮细胞激活

炎症反应被认为是第 1 阶段的延续改变。在胎盘缺血或其他诱发因素的作用下，胎盘因子释放，并产生

一系列级联事件（Davidge，2015）。因此，抗血管生成和代谢因子等炎症白细胞介质被认为引发了全身内皮细胞损伤，也称之为内皮细胞活化或功能障碍。

内皮细胞功能障碍可能是由于母体循环中白细胞的极度激活状态所致（Faas，2000；Gervasi，2001）。简单地说，细胞因子，如肿瘤坏死因子-α（TNF-α）和白细胞介素（IL）可能会导致子痫前期的系统性氧化应激。其特征是活性氧和自由基导致自增殖的脂质过氧化物形成（Manten，2005）。这些过氧化物反过来产生剧毒的自由基，损伤全身血管内皮细胞，影响一氧化氮的产生，并干扰前列腺素的平衡。氧化应激的其他效应包括：胎盘血管粥样硬化中出现的脂质巨噬泡沫细胞，全身微血管性凝血导致的血小板减少，以及毛细血管通透性增加导致的水肿和蛋白尿。

遗传因素

子痫前期是一种多因素、多基因的疾病。瑞典一项对120万例孕产妇的研究发现，妊娠高血压及子痫前期具有遗传倾向（Nilsson，2004）。Ward 和 Taylor（2015）提出子痫前期患者的女儿有20%~40%也会罹患子痫前期；其姐妹的发病率为11%~37%，如果是双胞胎姐妹，发病率可达22%~47%。非洲裔美国妇女子痫前期发病率很高，由此可见种族因素也很重要。拉丁美洲妇女的发病率较低，可能是由于美国印第安人和白种人基因的相互作用所致（Shahabi，2013）。

子痫前期的遗传易感性可能源于几百个母系和父系遗传基因的交互作用，这些基因控制着各个器官系统中无数的酶和代谢功能（Triche，2014）。血浆中的因子可能诱导一些子痫前期相关基因的表达（Mackenzie，2012）。因此，任何子痫前期患者的临床表现都是一个频谱。相似基因型的表型会有所不同，这取决于与环境因素之间的交互作用（Yang，2013）。

研究发现的可能与子痫前期相关的基因已达数百种（Buurma，2013；Sakowicz，2016；Ward，2015），表 40-4 中列出了与该病有显著关联的基因。然而，由于子痫前期复杂的表型表达，因此很难断定哪一个是明确的候选致病基因。事实上，Majander 等（2013）已发现子痫前期的易感性与胎儿18号染色体的基因有关。

发病机制

血管痉挛

子痫前期的血管痉挛的概念已经提出了一个世纪（Volhard，1918）。全身性血管内皮细胞激活引起血管痉挛，导致血管阻力增加和随后的高血压。与此同时，内皮细胞受损导致间质渗漏，血小板和纤维蛋白原沉积于血管内皮下，血管内皮连接蛋白也被破坏，阻力动

脉的内皮下区域发生超微结构改变（Suzuki，2003；Wang，2002），更大的静脉回路也同样受累。

表 40-4 可能与子痫前期相关的基因（多态性）功能影响

基因（多态性）	功能影响
MTHFR（C677T）	亚甲基四氢叶酸还原酶
F5（Leiden）	V_{Leiden} 因子
AGT（M235T）	血管紧张素原
HLA（Various）	人类白细胞抗原
NOS3（Glu 298Asp）	内皮一氧化氮
F2（G20210A）	凝血酶原（因子Ⅱ）
ACE（I/D^{at}Intron 16）	血管紧张素转化酶
CTLA4	细胞毒性T淋巴细胞相关蛋白
LPL	脂蛋白脂酶
SERPINE1	丝氨酸肽酶抑制剂
GNA promoter	减少甲基化

资料来源：Buurma，2013；Staines-Urias，2012；Triche，2014；Ward，2014；Ye，2016.

由于血管痉挛和间质渗漏引起血流分布不均，血流量减少，周围组织可出现缺血坏死、出血，以及子痫前期所特有的终末器官功能损伤。其中一个重要临床表现就是重度子痫前期孕妇血容量明显减少（Zeeman，2009）。

内皮细胞损伤

目前认为，全身内皮细胞损伤是子痫前期的核心发病机制（Davice，2015）。基于此，可能来源于胎盘组织的蛋白因子分泌进入母体血液循环，引起全身血管内皮的激活和功能障碍。子痫前期临床表现被认为是广泛的内皮细胞功能损伤的结果。

完整的内皮细胞具有抗凝血特性。内皮细胞还通过释放一氧化氮，钝化血管平滑肌对血管收缩剂的反应。受损或激活的内皮细胞产生的一氧化氮减少，并可分泌促凝血物质及血管升压素增敏物质。明确的血管内皮细胞激活的证据包括：肾小球毛细血管内皮细胞形态的特征性改变、毛细血管通透性增加、血液中与内皮细胞激活相关的物质浓度升高。子痫前期孕妇血浆中的多种因子很有可能共同作用产生了这些一系列血管活性效应（Myers，2007；Walsh，2009）。

升压反应增加

正如第4章所述，正常孕妇对注射血管升压素的耐受性增强（Abdul-Karim，1961）。然而，早发型子痫前期的孕妇在注射去甲肾上腺素和血管紧张素Ⅱ后血管

收缩效应增强（Raab，1956；Talledo，1968）。此外，对血管紧张素Ⅱ的高反应性预示着妊娠高血压疾病的发生倾向（Gant，1974）。矛盾的是，足月前子痫前期患者血清血管紧张素Ⅱ的浓度反而较低（Chase，2017）。

目前认为子痫前期病理生理的中心环节与一些前列腺素类物质有关。具体来说，正常妊娠中的升压反应减弱，至少部分原因是血管内皮细胞前列腺素合成介导的血管反应性降低。例如，子痫前期孕妇的内皮细胞前列环素（PGI$_2$）合成的水平比正常孕妇低，这可能是由磷脂酶 A$_2$ 介导的（Davidge，2015）。与此同时，血小板分泌的血栓素 A$_2$ 增加，前列环素/血栓素 A$_2$ 比值降低，从而导致对血管紧张素Ⅱ的敏感性增加，并最终导致血管收缩（Spitz，1988）。在后来发展为子痫前期的孕妇中，这些变化早在妊娠 22 周就可明显表现出来（Chavarria，2003）。

一氧化氮是内皮细胞由 L-精氨酸合成的一种强效血管扩张剂。抑制一氧化氮合成会提高平均动脉压，降低心率，并逆转妊娠引起的对血管升压素的耐受效应。一氧化氮可能是维持人类正常妊娠胎儿胎盘灌注血管低阻力状态的化合物。（Myatt，1992；Weiner，1992）。一氧化氮在子痫前期中的作用机制仍不明朗。子痫前期可能与内皮一氧化氮合酶表达下降，导致一氧化氮活性降低有关（Davidge，2015）。

内皮素是由 21 个氨基酸组成的多肽，是一种强效血管收缩剂。内皮素-1（ET-1）是其主要亚型，由人类内皮细胞合成（Karumanchi，2016b）。正常孕妇的血浆 ET-1 水平增加，但子痫前期孕妇的 ET-1 水平更高（Ajne，2003）。根据 Taylor 和 Roberts（1999）的研究，胎盘不是 ET-1 浓度增加的来源，ET-1 的增加可能是由于全身血管内皮的活化。有趣的是，用硫酸镁治疗子痫前期的孕妇，ET-1 水平可降低（Sagsoz，2003）。在动物实验中，西地那非可降低 ET-1 水平（Gillis，2016）。

血管生成和抗血管生成的蛋白质

从受孕后 21 天开始，胎盘血管生成加快。参与胎盘血管发育的促血管生成物质和抗血管生成物质的种类很多，其中对血管内皮生长因子（VEGF）和血管生成素家族的研究最多。血管生成失衡是指产生了过量的抗血管生成因子，这些因子被认为是由子宫胎盘界面缺氧加剧引起。子痫前期妇女滋养细胞过度产生了至少两种进入母体循环的抗血管生成肽：可溶性 fms-样酪氨酸激酶 1（sFlt-1）及可溶性内皮糖蛋白（sEng）（Karumanchi，2016a）。

sFlt-1 是 VEGF 的一种受体。如图 40-3 所示，母体的 sFlt-1 水平增加，使循环游离的胎盘生长因子（PlGF）和 VEGF 失活并降低其浓度，导致血管内皮功能障碍（Maynard，2003）。重要的是，在子痫前期出现明显表现的数月之前，孕妇血清 sFlt-1 水平就开始升高（图 40-4）。妊娠中期高水平的 sFlt-1 与子痫前期的风险倍增相关（Haggerty，2012）。在早发子痫前期，这种与正常妊娠水平的差异似乎出现的更早（Vatten，2012）。这些因素也在合并胎儿生长受限的妊娠中发挥作用（Herraiz，2012）。

第二个抗血管生成肽为可溶性内皮糖蛋白（sEng），它可抑制多种转化生长因子 β（TGF-β）亚型与内皮受体结合（图 40-3）。内皮素是这些受体之一。与内皮素结合减少，可减弱内皮细胞一氧化氮依赖性的血管舒张。在子痫前期临床表现出现之前数月，血清 sEng 也开始升高（Haggerty，2012）（图 40-4）。有趣的是，二甲双胍可减少人体组织分泌抗血管生成因子（Brownfoot，2016）。

一项系统综述显示，晚孕期 sFlt-1 水平增加和 PlGF 浓度下降，与孕 25 周后发生的子痫前期相关（Widmer，

正常情况

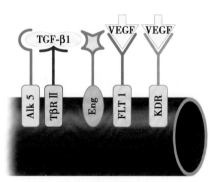

血管内皮舒张功能正常

子痫前期

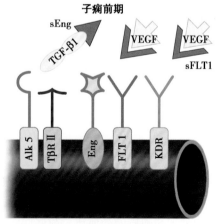

血管内皮舒张功能障碍

图 40-3　可溶性 fms-样酪氨酸激酶 1（sFlt-1）和可溶性内皮糖蛋白（sEng）受体阻断示意图

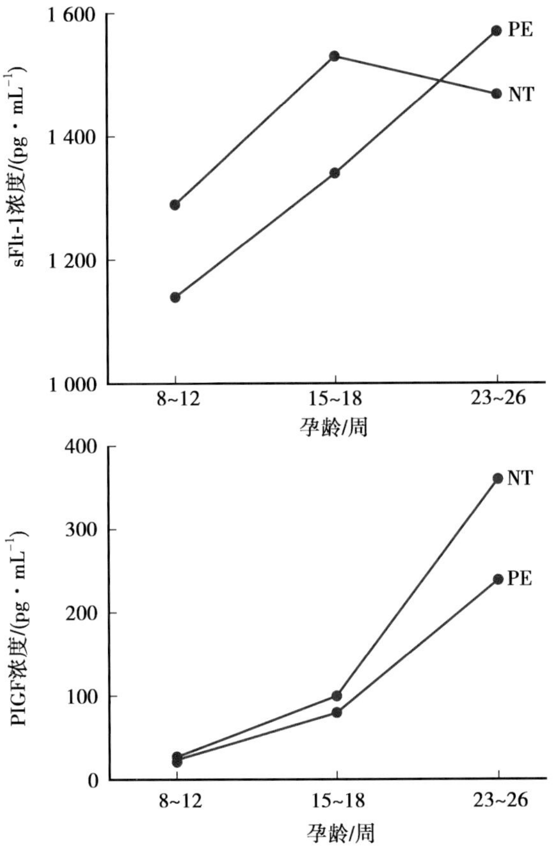

图 40-4 妊娠期间血压正常（NT）和子痫前期（PE）妇女的血管生成和抗血管生成因子在 23～26 周显著异常。sFlt，可溶性 fms-样酪氨酸激酶 1；PlGF，胎盘生长因子

（资料来源：Myatt，2013.）

2007）。随后，Haggerty 等（2012）报告 sFlt-1 和 sEng 的表达增加 1 倍，子痫前期风险分别增加 39% 和 74%。胎盘的抗血管生成蛋白质产生过多的原因仍然是个谜，它们的分泌存在种族差异（Yang，2016）。在子痫前期的胎儿血液循环或羊水中，可溶性形式的抗血管生成蛋白质的浓度并不高，并且分娩后在母体血液中的浓度逐渐降低（Staff，2007）。临床研究目的是利用抗血管生成蛋白来预测和诊断子痫前期。一份初步研究报告中描述了治疗性分离 sFlt-1，以降低其血清水平（Thadhani，2016）。

病理生理变化

子痫前期在妊娠早期表现为隐匿性的病理生理变化，随孕期逐步发展，最终出现临床表现。除非尽快分娩，否则这些病理变化会导致多个器官不同程度受累，有的难以察觉，有的可产生致命性损伤，并危及母胎生命。如前所述，这些病变由内皮功能障碍、血管痉挛和局部缺血所致。虽然子痫前期的许多产妇结局通常是用单个器官系统来描述，但往往涉及多器官系统或有临床重叠表现。

■ 心血管系统

心血管系统功能紊乱常见于子痫前期，并与以下三者有关：①高血压引起的心脏后负荷增加；②心脏前负荷，因妊娠期病理性减少的血容量而降低，或因静脉注射晶体溶液或胶体溶液而增加；③内皮细胞激活使血管通透性增加，从而使血管内液渗漏至组织间隙，尤其是肺。

■ 血流动力学变化和心功能

妊娠相关高血压疾病的心血管异常程度基于几个因素，包括子痫前期的严重程度、高血压的严重程度、患有慢性疾病及各类疾病的临床病程分期。某些孕妇的这些病变会先于高血压出现（De Paco，2008；Easterling，1990；Khalil，2012；Melchiorre，2013）。然而，随着临床子痫前期的发作，心排血量下降，至少部分原因是周围阻力增加。在评估子痫前期心功能时，应考虑超声心动图测量心肌功能，并根据临床表现评估心室功能。

心肌功能

一系列的超声心动图研究结果显示，40%～45% 子痫前期的患者会出现舒张功能障碍（Guirguis，2015；Melchiorre，2012）。由于这种功能障碍，心室不能正常放松，也不能正常充盈。在这些女性中，有些人在分娩后 4 年仍存在功能差异（Evans，2011；Orabona，2017）。舒张功能障碍源于心室重构，由于子痫前期后负荷增加，心室重构被认为是维持正常收缩力的适应性反应。高水平的抗血管生成蛋白可能是原因之一（Shahul，2016）。另一方面，健康的孕妇并无这些临床变化。但当存在潜在的心室功能障碍时，如慢性高血压导致的向心性心室肥厚，可进一步引起舒张功能障碍及心源性肺水肿（Wardhana，2017）。这些将在第 47 章和第 49 章进一步阐述。

心室功能

尽管大多数子痫前期患者舒张功能出现障碍，但心功能正常（Hibbard，2015）。在一些子痫前期患者中，心肌肌钙蛋白水平略有升高，在重度子痫前期患者中，氨基末端脑钠尿肽前体（amino-terminal pro-brain natriuretic peptide，Nt pro-BNP）水平升高（Pergialiotis，2016；Zachary，2017）。值得注意的是，无论是正常孕妇还是患有子痫前期的孕妇，她们的心室功能都处于正常或轻度亢进状态，如图 40-5 所示。两组孕妇的心输出量都与左心室充盈压相适合。充盈压力取决于静脉内液体容量。因此,容量过多导致明显的心室功能高动力状态。同时伴有肺毛细血管楔压增高,尽管心室功能正常,也可能导致肺水肿;这是因为低血清白蛋白浓度导致胶体渗透压下降,从而引起肺泡内皮-上皮渗漏。总之,患有重度子痫前期的妇女如果输液过多,会引起左心室充盈压大幅升高,使原本正常的心输出量变成高动力状态。

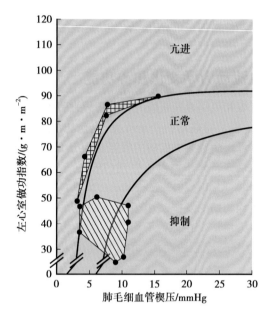

图 40-5　正常孕妇(条纹区)和子痫孕妇(格子区)的心室功能绘制在 Braunwald 心室功能曲线上
(资料来源:正常值来自 Clark,1989. 子痫数据来自 Hankins,1984.)

■ 血容量

子痫的标志性变化为血液浓缩。Zeeman 等(2009)对这一概念进行了精确的量化,他们扩展了 Pritchard 等(1984)先前的观察结果,发现子痫患者中,正常应该出现的血容量增加明显减少(图 40-6)。正常体型的女性血容量约 3 000mL,在正常妊娠晚期最后几周的血容量约为 4 500mL。在子痫患者中,孕晚期本该增加的1 500mL 血容量大部分或全部丢失。这种血液浓缩现象是由于内皮细胞活化后全身血管痉挛和血浆渗入组织间隙所致。子痫前期患者的血液浓缩通常并不明显,但这因病情的严重程度而异。

这些变化具有实质性的临床后果。重要的是,严重血液浓缩的孕妇对分娩时失血非常敏感,即使在失血量正常的情况下。分娩后直至内皮组织完全修复前,血管痉挛和血浆渗透可能还会持续一段时间。同时,血管收缩减轻,血容量增加,红细胞比容下降。重

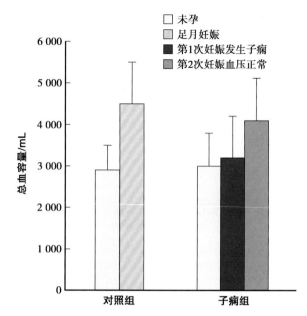

图 40-6　血压正常妇女与子痫患者的总血容量比较。垂直延伸部分是距离平均值的 1 个标准差。在子痫前期患者中,有些患者第 2 次怀孕的血压正常,与第 2 次怀孕相比,其本次血容量的增加量很少
(资料来源:Zeeman,2009.)

要的是,红细胞比容快速下降多数是分娩失血的结果。而贫血也可能源于红细胞的破坏。

■ 母体血小板减少

所有妊娠期高血压疾病的患者,都需常规检测血小板计数。100 多年前就已经有关于子痫时血小板浓度下降的记载。血小板减少的发生率和严重程度取决于子痫前期症状的严重程度与持续时间(Heilmann,2007;Hupuzi,2007)。明显的血小板减少即血小板计数<100 000/μL,表明病情严重(表 40-2)。总之,血小板计数越少,母亲和胎儿的并发症发生率及死亡率就越高(Leduc,1992)。通常情况下,建议终止妊娠,否则血小板减少会持续加重。分娩后的 1~2 天内,血小板计数可能会持续下降,之后一般会在 3~5 天内逐渐升高至正常。后面的章节将会提到,如果伴有 HELLP 综合征,分娩后血小板计数会持续下降。如果血小板计数在分娩48~72 小时后才降至最低,那么子痫前期可能会被误诊为血栓性微血管病(第 56 章)。

子痫前期可导致多种形式的血小板病变。最近Kenny 等(2015)报告了各种病变,包括血小板激活伴随血小板 α-脱颗粒增加,产生 β-血小板球蛋白、因子 4及血小板清除加快。矛盾的是,很多研究发现,与正常妊娠时特征性的血小板聚集性升高相比,体外血小板聚集性是降低的。这可能是由于体内激活后,血小板"耗竭"的缘故。虽然原因不明,但免疫过程或血小板

沉积在内皮损伤部位可能与发病相关。血小板结合免疫球蛋白和循环中血小板结合免疫球蛋白数量增加，提示血小板表面发生病变。

研究发现，子痫前期产妇的胎儿和新生儿并未出现血小板减少，即使母体患有严重的血小板减少（Kenny，2015；Pritchard，1987）。因此，高血压孕妇的血小板减少，并不是剖宫产的胎儿指征。

■ 溶血

重度子痫前期通常合并溶血，可通过血清乳酸脱氢酶水平升高和结合珠蛋白水平降低来检测。其他征象包括外周血出现裂红细胞增多症、球形红细胞增多症和网状细胞增多症（Cunningham，1985；Pritchard，1954，1976）。这些紊乱的部分原因是由血小板黏附和纤维蛋白沉积引起的内皮细胞破坏，从而引起的微血管病性溶血。Cunningham等（1995）推断血清脂质变化是导致红细胞形态学变化的原因。相关的是，在子痫前期孕妇的红细胞内可发现长链脂肪酸含量降低（Mackay，2012）。

重度子痫患者除了出现溶血和血小板减少外，通常还出现血清肝酶升高，这是肝细胞坏死的标志（Chesley，1987）。Weinstein（1982）将这种情况称为HELLP综合征，如今这一名称已被广泛使用。HELLP综合征的这些特点被用于区分重度和非重度子痫前期（表40-2）。更多详述见其他相关内容。

■ 凝血变化

血管内凝血功能的细微变化和红细胞破坏常见于子痫前期尤其是子痫患者（Cunningham，2015；Kenny，2015）。这些变化包括凝血因子Ⅷ消耗增加，纤维蛋白肽A和B及D-二聚体增高，调节蛋白包括抗凝血酶Ⅲ、蛋白C和S水平降低。通常凝血功能改变是轻微的，很少有临床意义（Kenny，2015；Pritchard，1984）。除非并发胎盘早剥，血浆纤维蛋白原水平与正常妊娠的水平并无显著区别。纤维蛋白降解产物，如D-二聚体有轻度升高。随着子痫前期病情加重，血栓弹力图的阳性结果也会增加（Pisani-Conway，2013）。在管理妊娠期高血压疾病时，并不需要常规检测凝血功能，包括凝血酶原时间、活化部分凝血激酶时间和血浆纤维蛋白原水平。

■ 内分泌和激素变化

正常妊娠时血浆中肾素、血管紧张素Ⅱ、血管紧张素1~7、醛固酮、去氧皮质酮和心房钠尿肽（ANP）的水平显著升高。ANP在血容量增加心房壁舒张时释放，能反映心肌收缩力（第4章）。血浆ANP水平在妊娠时升高，在子痫前期时分泌会显著升高（Luft，2009）。它的前体，即心房钠尿肽前体，在子痫前期时也会升高（Sugulle，2012）。血管升压素水平在非妊娠期、正常妊娠期和子痫前期的妇女中水平相似，尽管在后两者中代谢清除会升高（Dürr，1999）。

■ 液体和电解质变化

通常情况下，重度子痫前期妇女的细胞外液容量（表现为水肿）要明显多于正常妊娠妇女。如前所述，导致病理性体液潴留的机制是内皮细胞损伤（Davidge，2015）。除了全身水肿和蛋白尿外，这些孕妇的血浆渗透压降低，导致滤过失衡，使血管内液体进入血管周围的间隙。子痫前期和正常孕妇的电解质浓度没有明显差异。

子痫抽搐发作后，由于乳酸性酸中毒和二氧化碳代偿性呼吸损失，血清pH值和碳酸氢盐浓度降低。酸中毒的严重程度与乳酸产生量（代谢性酸中毒）及CO_2的呼出速率（呼吸性酸中毒）有关。

■ 肾脏

正常妊娠时，肾血流量和肾小球滤过率显著升高（第4章）。子痫前期患者可能会出现几种可逆的解剖学和病理生理学改变。具有临床意义的是肾灌注和肾小球滤过率降低。这些指标水平明显低于正常非妊娠妇女的现象并不常见，如果出现则提示病情严重。

多数肾小球滤过率降低是因为肾小球入球小动脉阻力增加，有时比正常可高达5倍（Conrad，2015；Cornelis，2011）。同时伴有以肾小球内皮增生，阻断滤过屏障为特征的形态学改变。肾小球滤过率降低引起血清肌酐浓度升高至正常未孕水平，即1mg/mL，有时更高（Lindheimer，2008a）。通常在产后10天或更久后肌酐水平才会恢复正常（Cornelis，2011；Spaan，2012a）。

大多数子痫前期患者的尿钠浓度升高。尿渗透压、尿/血浆肌酐比值升高，钠的排泄分数降低，这些都提示肾前性功能紊乱。静脉补充晶体增加左心室充盈压，尽管使少尿暂时缓解，但快速输液会引发显著肺水肿。对于少尿的子痫前期患者不适于大量静脉输液疗法，除非少尿是由出血或液体丢失（因呕吐或发热导致）引起。

子痫前期患者的血浆尿酸浓度通常升高，这种升高归结于肾小球滤过率的降低和肾小管重吸收的增加（Chesley，1945）。同时，子痫前期患者由于肾小管重吸收增加，使尿液中钙排泄减少（Toufield，1987）。

蛋白尿

如表40-1所示，蛋白尿的检测有利于子痫前期的诊断。蛋白尿异常的诊断标准是>300mg/24h;尿蛋白/肌酐比值≥0.3;或随机尿中持续蛋白定量 30mg/dL(1+定性)。尽管大多数人认为更严重的或肾性蛋白尿是病情加重的迹象,但事实似乎并非如此(Airoldi,2007)。当然,这个观点并不被 2013 年的美国妇产科医师学会工作组认可。

另一个问题是,尿蛋白或尿白蛋白异常的最佳诊断方法仍无法确定。24 小时尿蛋白定量,统一的标准值是>300mg/24h(ACOG,2013)。12 小时尿蛋白达到165mg 也有相同的意义(Stout,2015;Tun,2012)。

尿蛋白/肌酐比值的检测可能会取代 24 小时尿蛋白定量(Kyle,2008;Morris,2012)。Chen 等(2008)发现,清洁中段尿和导尿留取的尿液标本的相关性更好。在最近的一个系统性回顾研究中发现,随机的尿蛋白/肌酐比值若低于 130～150mg/g,即 0.13～0.15,则表明超过 300mg/d 的蛋白尿的发生率很低(Papanna,2008)。该比值<0.08 或>1.19 的阴性或阳性预测值分别是 86%和 96%(Stout,2013)。然而,中位数(300mg/g 或 0.3)的敏感性和特异性较差。因此多数人认为,达到中位数后,应该用 24 小时尿蛋白定量确诊。

尿液试剂盒的检测依赖于尿液浓度,具有假阳性和假阴性率较高的缺陷。因此,从排泄<300mg/d 的妇女的浓缩尿液样本中,可能得到 1+到 2+的结果。

重要的是,蛋白尿可能发生较晚,一些孕妇在分娩后或子痫发作后才出现。例如,10%～15% HELLP 综合征的妇女无蛋白尿(Sibai,2004)。有报告,17%患有子痫的妇女在子痫发作之前没有蛋白尿(Zwart,2008)。

解剖学变化

Sheehan 和 Lynch(1973)对患有子痫的妇女进行尸

检时,通过光学和电子显微镜经常能发现肾脏的明显变化。肾小球增大 20%,“无血”状态、毛细血管袢不同程度的扩张或缩窄。内皮细胞肿胀称为肾小球毛细血管内皮增生(Spargo,1959)。内皮细胞肿胀常堵塞或部分堵塞毛细血管腔(图 40-7)(Hecht,2017),可见均匀的内皮下沉积的蛋白质和纤维样物质。

内皮细胞肿胀的原因可能是游离血管生成蛋白与循环中相容的抗血管生成蛋白受体相结合,导致血管生成蛋白显著减少(图 40-3)。血管生成蛋白对维持足细胞正常功能至关重要,其失活会导致足细胞功能失调,内皮细胞肿胀(Conrad,2015;Karumanchi,2009)。同时,排泄肾小球毛细血管内皮足细胞增加是子痫的特征性病理改变(Wagner,2012;White,2014)。

急性肾损伤

虽然急性肾损伤程度较轻,但临床上明显的急性肾小管坏死几乎总是由于出血和低血容量、低血压共存造成的(第 41 章)。通常是由严重产科出血,特别是胎盘早剥,没有适当补充血容量所致。Drakeley 等(2002)报告 72 例子痫前期和肾衰竭的孕妇中,半数患有 HELLP 综合征,1/3 有胎盘早剥。在一个 183 例HELLP 综合征的综述中,5%的妇女有肾损伤(Haddad,2000)。在肾损伤患者中,有一半发生胎盘早剥,大多数发生产后出血。然而,不可逆肾皮质坏死很少发生(第 53 章)。

■ 肝脏

子痫患者肝损伤的特征是肝小叶周边的门静脉周围出血(Hecht,2017)。但很少发生如图 40-8 中所示的广泛损伤。Sheehan 和 Lynch(1973)发现,死于子痫的

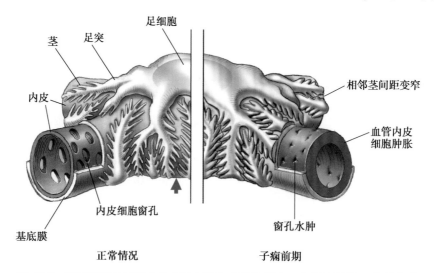

图 40-7 该示意图显示肾小球毛细血管内皮细胞增生。左侧显示的正常肾小球的毛细血管有宽的内皮细胞窗孔,足细胞发出的茎间距很大(箭头)。右图为子痫前期引起的肾小球改变,血管内皮细胞肿胀,窗孔变窄,相邻茎间距变窄

妇女中几乎半数都有某种程度的肝脏梗死和出血。这些发现与20世纪60年代有关血清肝转氨酶水平升高的报告相符。与Pritchard等（1954）更早的发现一致的是，子痫并发溶血和血小板减少。这种溶血、肝细胞坏死和血小板减少的症状后来被称为HELLP综合征。

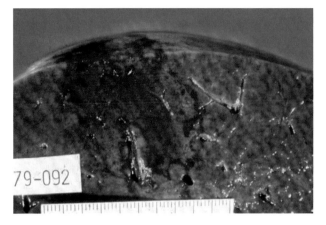

图40-8　肝脏标本：来自死于吸入性肺炎的子痫前期患者。镜下可见门静脉周围出血性坏死
（资料来源：Cunningham FG：Liver disease complicating pregnancy。Williams Obstetrics, 19th ed.（Suppl 1），Norwalk, Appleton & Lange, 1993.）

在临床上，子痫前期的肝损伤至少有三种表现。首先，疼痛被认为是严重疾病的征兆。典型的表现是右上、中上腹部中度到重度的疼痛、触痛。多数情况下，血清天冬氨酸转氨酶（AST）或丙氨酸转氨酶（ALT）会升高。然而有时肝脏梗死组织面积很广泛，却没出现典型的临床表现（Nelson, 2017）。据我们的经验，产时出血引起的低血压可能会加重肝脏梗死，引发肝衰竭，也称之为休克肝（Alexander, 2009；Yoshihara, 2016）。

其次，血清AST和ALT水平的升高是重度子痫前期的标志。其数值很少超过500U/L，但也有数值超过2 000U/L的报告（第55章）。一般来说，血清肝酶水平与血小板水平呈负相关，两者通常会在分娩后3日内恢复正常。

第三，出血性肝梗死可能导致肝血肿，随后扩展形成包膜下血肿，并有破裂的危险。CT和MRI对诊断有很大的帮助（图40-9）。未破裂血肿比临床预计更常见，多见于合并HELLP综合征的患者。

虽然曾认为需要通过手术来处理血肿，但目前肝血肿的治疗通常只是持续观察，除非出血继续发展。在某些情况下，及时手术治疗或血管造影栓塞可以挽救生命。在对180例肝血肿或破裂的回顾中，94%孕妇患有HELLP综合征，90%发生包膜破裂（Vigil-De Gracia, 2012）。孕产妇死亡率可达22%，围产期死亡率可

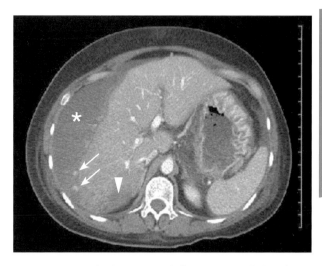

图40-9　患有严重HELLP综合征和右上腹疼痛的产妇的腹部CT成像。大的被膜下血肿（星号）与肝内梗死和血肿（三角形）汇合，血肿界面处可见大量火焰状出血（小箭头）

达31%。在极少数情况下，肝移植是必要的（Hunter, 1995；Wicke, 2004）。

妊娠急性脂肪肝有时与子痫前期很难鉴别（Nelson, 2013；Sibai, 2007）。它也在妊娠晚期发病，通常伴有高血压、血清转氨酶和肌酐水平升高，以及血小板减少。然而，急性脂肪肝的特征是明显的肝功能损害，表55-1显示了这些临床差异。

最后，还没有令人信服的数据支持子痫前期存在胰腺受损（Sheehan, 1973）。因此，偶尔并发出血性胰腺炎的病例应该与子痫前期无直接关系（Lynch, 2015；Swank, 2012）。根据帕克兰医院的经验，子痫前期患者中淀粉酶水平很少升高（Nelson, 2014a）。

HELLP综合征

HELLP综合征尚无严格的统一的定义，因此其发病率因不同的报告者而异。一项纳入183例诊断为HELLP综合征患者的研究显示，不良结局占40%，其中2例患者死亡（Haddad, 2000）。子痫、胎盘早剥、急性肾损伤、肺水肿等并发症发生率分别为6%、10%、5%和10%。其他严重并发症包括脑卒中、肝包膜下血肿、凝血功能障碍、急性呼吸窘迫综合征和败血症。

子痫前期孕妇如合并HELLP综合征，将导致更严重的不良结局（Kozic, 2011；Martin, 2012, 2013）。在一项对693例HELLP综合征妇女的回顾性研究中发现，10%的患者并发子痫（Keiser, 2011）。Sep等（2009）也指出"子痫前期合并HELLP综合征"的患者要比"单纯子痫前期"的患者风险更高，两者子痫发病率分别为15%和4%，早产发病率分别为93%和78%，围产儿死亡率分别为9%和4%。临床结局的显著差异表明

HELLP 综合征具有其独特的发病机制（Reimer，2013；Vaught，2016）。

脑

重度子痫前期患者常自觉头痛及视物模糊，如伴抽搐发作则诊断为子痫。最早的关于脑部受累的描述来自尸体解剖，CT、MRI 技术及多普勒的运用，为脑损伤提供了更深入的认识。

神经解剖学损伤

早期解剖研究发现，脑部损伤病理改变仅出现在 1/3 的子痫前期死亡病例（图 40-10），而肺水肿才是该疾病最常见的死因，脑损伤只是巧合。虽高达 60% 的子痫患者合并颅内出血病灶，但仅一半的患者有生命危险（Melrose，1984；Richards，1988；Sheelan，1973）。尸检发现，子痫前期的其他主要损伤为皮质及皮质下点状出血（图 40-11）。典型的微血管损伤包括动脉壁纤维素样坏死、血管周围小梗死及出血，其他主要损伤包括皮质下水肿、全脑多处非出血性"软化"、白质出血（Hecht，2017），以及基底神经节或脑桥出血，甚至并发脑室内出血。

脑血管病理生理学

临床、病理学、神经影像学等研究提出了子痫患者脑部病变的两种学说，二者均认为"内皮细胞功能失调"是子痫前期病理机制的核心。第一种学说提出，急性重度高血压可引起脑血管过度调节，进而导致血管痉挛（Trommer，1988），脑血流量降低会引起缺血、细胞毒性水肿，最终造成脑梗死，但无客观依据来支持这一

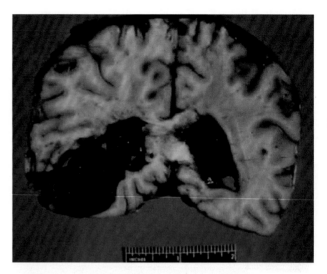

图 40-10　患有子痫的初产妇发生了致命性高血压脑出血

假说。

另一学说则认为血压骤然升高，超出脑血管自我调节能力（Hauser，1998；Schwartz，2000），出现区域性的血管被动舒张或收缩，以动脉边缘带尤为明显。在毛细血管水平，末梢毛细血管压力改变引起流体静压增高、过度灌注，血浆及红细胞通过内皮细胞紧密连接空隙外渗，形成血管源性水肿。中枢神经系统淋巴脉管的最新研究结果也证实了这一学说的可靠性（Louveau，2015）。

以上两种学说的结合更好地阐述了子痫前期的发病机制。在低于引起血管源性脑水肿的血压时，子痫

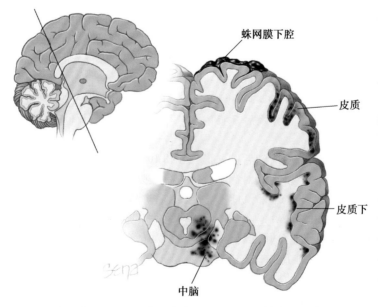

图 40-11　子痫患者的脑出血和瘀斑部位。插图显示了构成主图像的大脑的平面
（资料来源：Sheehan，1973.）

前期患者已出现内皮间隙渗漏,同时伴随脑血管上限自我调节功能的丧失(Fugate,2015;Zeeman,2009)。在影像学研究中,这种损伤表现为可逆性后部脑病综合征(posterior reversible encephalopathy syndrome,PRES)(图40-12)(Fugate,2015;Hinchey,1996)。此综合征主要累及后脑-枕叶和顶叶皮质,但至少有1/3的病例累及其他脑区(Edlow,2013;Zeeman,2004a)。

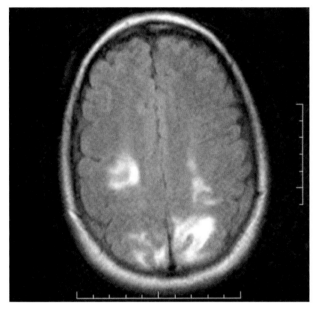

图40-12　子痫初产妇的头颅磁共振成像。多叶 T_2-FLAIR 高信号病变明显。FLAIR,液体衰减反转恢复
(资料来源:Dr. Gerda Zeeman)

脑血流

脑血流具有自动调节能力,即使脑灌注压改变,脑血流量亦能维持相对稳定。值得注意的是,大脑灌注压是由平均动脉压和颅内压的压差所决定的。在非孕个体,这一自我调控机制可以保护大脑免受平均动脉压升高至160mmHg所导致的高灌注的损伤。这样的血压(160mmHg)要远远高于所有的少见的患有子痫女性的血压。因此认为,妊娠期脑血管自主调节功能的改变可以解释子痫抽搐发作的原因。Cipolla 等(2007,2009,2015)的研究表明,在啮齿类动物中,妊娠期血管自我调节能力保持不变。但其他研究者发现子痫前期孕妇的血管自主调节功能受损(Janzarik,2014;van Veen,2013)。

Zeeman 等(2003)提出正常人群妊娠晚期脑血流量较非孕期降低约20%,而孕早、中期脑血流量与非孕期无显著差异。该研究组还发现,重度子痫前期患者孕晚期的脑血流量明显高于正常血压孕妇(Zeeman,2004b)。这些研究表明,脑灌注压升高可使毛细血管内液经损伤的内皮向间质渗漏,进而导致子痫发生。而间质渗漏也是子痫前期特征性血管周围水肿的

原因。

神经系统临床表现

有些神经系统症状是子痫前期特有的,一旦出现则提示病情严重,应及早重视。

首先,头痛和视觉障碍由脑血管高灌注引起,对枕叶的影响尤为显著。有研究表明,在子痫发作前,75%的妇女有头痛症状,20%~30%会有视觉改变(Sibai,2005;Zwart,2008)。头痛程度轻重不一,发作形式亦有间歇性或持续性。临床证实,传统的止痛剂对这种头痛无效,但通常对硫酸镁治疗有效。

抽搐是子痫的诊断标准之一,它是由兴奋性神经递质大量释放,特别是谷氨酸盐;大量网络神经元去极化及动作电位暴发所致(Meldrum,2002)。临床和实验室证据表明,持续痉挛将导致严重的脑损伤和迟发性脑功能障碍。

失明很少单独出现,但有15%的孕妇在子痫发作时伴发失明(Cunningham,1995),且分娩后失明至少持续1周(Chamber,2004)。后文会讨论失明的两种类型。

广泛性脑水肿可引起精神状态改变,轻度者表现为意识错乱,严重者出现昏迷,部分病例甚至出现致死性小脑幕切迹疝。

最后,通过对子痫孕妇5~10年的随访发现,子痫可导致一定程度的认知水平下降,后续将进行进一步探讨。

神经影像学研究

CT 成像发现,子痫孕妇脑皮质灰白交界处,尤其在顶枕叶上,常有局部低密度病灶,颞叶、下颞叶、基底神经节和丘脑亦会出现该病灶(Brown,1988),而这些低密度区域是因点状出血和局部水肿所致。枕叶水肿及广泛性脑水肿将造成失明、嗜睡、意识错乱(Cunningham,2000),后者亦可导致脑室受压甚至闭塞,最终发展为致命的急性小脑幕切迹疝。

MR 成像亦可协助研究子痫患者。通常在顶叶和枕叶的皮质下和皮质区出现 T_2WI 高信号病灶,称为PRES(图40-12),该病灶提示局部脑水肿,亦常累及基底神经节、脑干和小脑(Brewer,2013;Zeeman,2004a)。尽管子痫妇女的PRES病灶很常见,但在子痫前期孕妇中发病率约 20%(Mayama,2016),且常见于重症和伴有神经系统症状的患者。尽管这种病变可逆,但仍有1/4的高信号区表现为脑梗死,并将持续存在(Loureiro,2003;Zeeman,2004a)。

视觉障碍与失明

重度子痫前期和子痫患者常发生视野缺损、视力模糊和复视,经硫酸镁解痉和/或药物降血压治疗后可

有改善。失明并不常见，且常可逆，可能由以下三个部位的潜在病灶引起，分别为枕叶的视觉皮质、外侧膝状体和视网膜，其中，视网膜病变包括缺血、梗死和视网膜脱落（Handor，2014；Roos，2012）。

枕叶性失明又称黑矇症。影像学检查常可发现大面积枕叶血管性水肿。帕克兰医院的 15 例失明孕妇，在持续 4 小时~8 天后，所有患者视力均恢复正常（Cunningham，1995）。即使大面积脑梗死，亦很少引起完全或部分视力丧失。

失明多因浆液性视网膜脱落引起，少数可由视网膜梗死引起，称为 *Purtscher* 视网膜病变（图 40-13）。浆液性视网膜脱落通常是一侧，且很少导致视力完全丧失。子痫前期患者常发生无症状的浆液性视网膜脱落（Saito，1998），且子痫前期患者的失明常会恢复，但由视网膜动脉阻塞所致的失明，视力则无法恢复（Lara-Torre，2002；Moseman，2002；Roos，2012）。

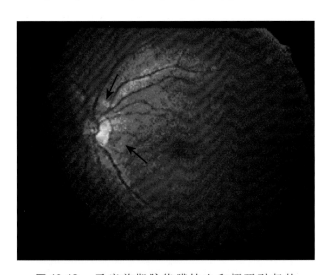

图 40-13　子痫前期脉络膜缺血和梗死引起的 Purtscher 视网膜病变（远达性视网膜病变）；眼底镜检显示视网膜散在的淡黄色不透明病变（箭头）
（资料来源：Lam DS，Chan. Images in clinical medicine. Choroidal ischemia in preeclampsia. N Engl J Med 344（10）：739，2001. ）

脑水肿

处理广泛性脑水肿非常棘手。帕克兰医院在 13 年内治疗的 175 例子痫患者中，诊断为有症状的脑水肿患者共 10 例（Cunningham，2000）。其主要症状时轻时重，包括昏睡、意识混乱、视物模糊、行动迟缓和昏迷。CT 及 MRI 发现的病灶受累严重与否与患者的精神异常的程度密切相关，同时，血压骤升或显著增高容易导致这些患者广泛血管性脑水肿程度迅速恶化，因此，这些患者需严格控制血压。在 10 例有广泛性脑水肿的孕妇中，3 例昏迷，影像报告提示脑疝，其中 1 例死亡。甘露醇或地塞米松或可用于这些患者的治疗。

■ 子宫胎盘灌注

子痫前期患者围产期发病率及死亡率升高的主要原因为子宫胎盘灌注降低（Harmon，2015），此外，在前文已经阐述该疾病血管内滋养细胞侵袭缺陷机制。因此，测量子宫、绒毛间和胎盘血流数据将为进一步研究子痫前期发病机制提供有效依据。但因无法直接接触胎盘、胎盘静脉血流复杂，且放射性同位素检查或介入技术均不适用于孕妇，故测量人母体胎盘血流并非易事。

通过测量子宫动脉血流速度可估算子宫胎盘血流阻力（第 17 章）。通过比较动脉收缩/舒张期的速度波形可以估计血管阻力。胎盘形成时，子宫动脉血流阻力明显下降，而胎盘形成异常时，将持续存在异常高阻力状态（Everett，2012；Ghidini，2008；Napolitano，2012）。曾通过测量子宫和脐动脉收缩期/舒张期血流峰值流速来评估子痫前期风险，但仅部分患者该阻力值增加（Fleischer，1986；Trudinger，1990）。

另一预测子痫前期的方法为多普勒波形，即子宫动脉的"切迹"，其与子痫前期或胎儿生长受限相关（Groom，2009）。但 Myatt 等（2012a）在 MFMU 协作网研究中发现，子宫动脉切迹仅对早发重度子痫前期有较高的预测价值。

另外，Matijevic（1999）测量了子宫螺旋动脉阻力，发现外周血管比中央血管阻力大，呈"环形"分布。与血压正常组相比，子痫前期组的子宫螺旋动脉阻力升高。Ong 等（2003）也曾用 MRI 等技术测量子痫前期、胎儿生长受限者体外子宫肌层动脉的胎盘灌注量，发现这两类患者子宫肌层动脉均出现内皮依赖性血管舒张反应。另外，其他妊娠相关疾病也会合并血管阻力升高（Urban，2007）。胎儿生长受限为其中之一，将在第 44 章阐述。

de Almeida Pimenta 等（2014）使用三维多普勒直方图评估胎盘血管的分布状况，并测量了胎盘血管指数。在妊娠期高血压疾病患者中，这一指数降低 11.1%，而对照组降低 15.2%。

出现以上测量指标异常的孕妇中，仅有少数发展为子痫前期。孕晚期子痫前期患者中，只有 1/3 病情严重者出现异常的子宫动脉血流速率（Li，2005）。而另一项对 50 例 HELLP 综合征患者的研究发现，只有 1/3 出现子宫动脉波形异常（Bush，2001）。因此，波形异常的程度与胎儿受累的严重程度相关（Ghidini，2008；Groom，2009）。

预测

多种生物学标记物可用于预测子痫前期。尽管妊娠大多数标记物在妊娠前半期测量,但有些子痫前期的严重程度的预测指标在孕晚期获得(Chaiworapongsa,2013;Lai,2013;Mosimann,2013),另一些指标可用于预测复发性子痫前期的风险(Demers,2014;Eichelberger,2015)。表 40-5 中已列出部分生物学标记物,但没有哪种预测方法是万能的。

所有预测子痫前期的指标敏感性及阳性预测值很低(Conde-Agudelo,2015;Odibo,2013),但目前仍无可靠、有效和经济的筛选方法。其他的一些联合试验,虽有待进一步验证,但前景可观(Gallo,2016;Olsen,2012)。

表 40-5　子痫前期发生的预测试验

相关的测试	实例
胎盘灌注/血管阻力	翻滚试验、等长握力或冷加压试验、有氧运动升压反应、血管紧张素Ⅱ输注、孕中期平均动脉压、血小板联合血管紧张素Ⅱ、肾素、24 小时动态血压监测、子宫动脉或胎儿经颅多普勒测速
胎儿-胎盘单位内分泌功能障碍	人绒毛膜促性腺激素,甲胎蛋白,雌三醇,妊娠相关蛋白 A,抑制素 A,激活素 A,胎盘蛋白 13,降钙素原,促肾上腺皮质激素释放激素,A 去整合素,ADAM 金属肽酶结构域 12,神经激肽 B
肾功能障碍	血清尿酸、微量白蛋白尿、尿钙或激肽释放酶、微量转铁蛋白尿、N-乙酰-β-氨基葡萄糖苷酶、胱抑素 C、尿足细胞测定、足细胞标志蛋白
内皮功能障碍/氧化应激	血小板计数和活化、纤维连接蛋白、内皮黏附分子、前列腺素、前列环素、基质金属蛋白酶-9、血栓素、C 反应蛋白、细胞因子、内皮素、神经激肽 B、同型半胱氨酸、血脂、胰岛素抵抗、抵抗素、抗磷脂抗体、纤溶酶原激活物抑制剂、瘦素、P 选择素、血管生成和抗血管生成因子,、如胎盘生长因子、血管内皮细胞生长因子、可溶性 fms-样酪氨酸激酶 1、内皮糖蛋白
其他	抗凝血酶-Ⅲ、心钠素、β2-微球蛋白、结合珠蛋白、转铁蛋白、铁蛋白、25-羟基维生素 D、遗传标记、胎儿游离 DNA、血清和尿液蛋白质组学和代谢组学标记、肝氨基转移酶

资料来源:Conde-Agudelo,2015;Duckworth,2016.

■ 血管阻力试验/胎盘灌注

多数试验烦冗费时,且不完全准确。以下三种试验可用于评估刺激对血压升高的影响。其一是评估孕 28~32 周的孕妇左侧卧位后再翻身保持仰卧位时引起的高血压反应,通过该"翻身"试验,血压升高预示阳性反应。其二,与握球原理相同的静力训练。其三,血管紧张素Ⅱ注射试验,通过逐步增加静脉注射剂量,使高血压反应量化。最新的荟萃分析发现,这三种试验的敏感性为 55%~70%,特异性约为 85%(Conde-Agudelo,2015)。

另外,可使用多普勒超声测量子宫动脉流速,以反映螺旋动脉滋养层是否存在侵袭异常,进而导致胎盘灌注减少及子宫动脉血流阻力增加。妊娠早中期,经多普勒超声发现子宫动脉流速增加,该检查结果可用于预测子痫前期(Dar,2010;Groom,2009)。此外,血流阻力增加将产生异常波形,即扩大的舒张期切迹,该指标可用于预测胎儿生长受限的发生,但对子痫前期无诊断价值(ACOG,2015)。一些血流速度的波形亦试用于子痫前期的预测,但目前没有一种适用于临床(Conde-Agudelo,2015;Kleinrouweler,2012;Myatt,2012a)。

■ 胎儿胎盘单位内分泌失调

如表 40-5 所示,一些血清学指标可用于预测子痫前期,且新的生化指标不断增加。但目前没有一种能有效预测高血压疾病的发生风险。

■ 肾功能失调相关试验

高尿酸血症的发生是由于肾小球滤过率降低、肾小管重吸收增强而分泌减少,导致尿酸清除率降低。Cnossen 等(2006)发现该方法预测子痫前期的敏感性仅 0~55%,特异性为 77%~95%。

孤立的妊娠蛋白尿是子痫前期的高危因素之一(Jayaballa,2015;Morgan,2016;Yamada,2016)。微量白蛋白尿作为子痫前期预测指标,其敏感性为 7%~90%,特异性为 29%~97%(Conde-Agudelo,2015)。

■ 内皮功能失调和氧化应激相关试验

子痫前期的主要发病机制包括内皮细胞激活及炎症反应。子痫前期患者部分血液标志物(表 40-5)升高,其中部分对该疾病具有预测价值。

纤连蛋白为高分子量糖蛋白，由内皮细胞分泌，内皮细胞受损时，由细胞外基质分泌。但一项系统性回顾发现，细胞及总纤连蛋白水平均不能预测子痫前期（Leeflang，2007）。

血小板减少及功能异常是子痫前期患者的重要表现。研究发现，这类患者的血小板被激活，进而导致血小板破坏增多、浓度下降，且由于幼稚血小板增多，使血小板体积增大（Kenny，2015）。此外，尽管部分子痫前期患者凝血标志物呈激活状态，但与对照组无明显差异。

氧化应激的标志物也有望预测子痫前期。也就是说，相关的较高水平的脂质过氧化物加上抗氧化活性的降低提高了这种可能性。其他标记物包括铁、转铁蛋白和铁蛋白；抵抗素；高同型半胱氨酸血症；血脂，包括甘油三酯、游离脂肪酸和脂蛋白；以及抗氧化剂，如抗坏血酸和维生素 E（Christiansen，2015；Conde-Agudelo，2015；D'Anna，2004；Mackay，2012；Mignini，2005），然而，这些都没有被发现具有预测性。

最后，抗血管生成因子的不平衡与子痫前期发病有关。如子痫前期发病前，血清 VEGF 及 PlGF 水平下降。与此同时（图 40-4），某些抗血管生成因子如 sFlt-1 和 sEng 水平升高（Karumanchi，2016a；Maynard，2008）。这些因子对于预测重度子痫前期的敏感性为 30%～50%，特异性约 90%（Conde-Agudelo，2015），上述指标预测早发子痫前期准确率更高（Redman，2015b；Tsiakkas，2016）。在近孕 37 周的孕妇中，sFlt-1/PlGF 比值或可用于预测子痫前期（Baltajian，2016；Zeisler，2016a，b）。上述标志物在预测子痫前期方面，尤其是在孕晚期（Duckworth，2016；Gallo，2016）前景可观。它们还可预测狼疮及合并抗磷脂抗体孕妇的不良妊娠结局（Kim，2016）。

■ 其他标记物

如第 13 章所述，在子痫前期患者血浆中检测出细胞游离 DNA（cfDNA）。由此推测，子痫前期时细胞滋养细胞凋亡加快，释放 cfDNA（DiFederico，1999）。但一项 MFMU 协作网研究发现，总 cfDNA 水平与子痫前期无相关性（Silver，2017）。

蛋白质组学、代谢组学及转录组技术可用于研究血清和尿蛋白及细胞代谢物，这些将为子痫前期的预测开辟新的道路。初步研究表明这些预测可能会有价值（Bahado-Singh，2013；Carty，2011；Ma，2014；Myers，2013）。

预防

已对很多用于预防或改善子痫前期严重程度的策略的有效性进行了评估（部分见表 40-6）。总体而言，目前这些预测方法的可重复性低、可信度欠佳。

表 40-6　在随机试验中评价的几种预防子痫前期的方法

饮食控制	低盐饮食，补充钙或鱼油
运动	体力活动、伸展
心血管药物	利尿剂、抗高血压药物
抗氧化剂	维生素 C，维生素 E，维生素 D
抗血栓药物	小剂量阿司匹林，阿司匹林/双嘧达莫，阿司匹林+肝素，阿司匹林+酮色林

资料来源：Staff，2015.

■ 膳食和生活方式改变

临床上曾广泛应用"食疗"治疗子痫前期（Chesley，1978），低盐饮食即为最早用于预防子痫前期的手段之一（De Snoo，1937），同时，临床上也常应用不恰当的利尿疗法。最近一次随机试验证实，低盐饮食无益于预防子痫前期（Knuist，1998）。

孕期规律锻炼或可降低患子痫前期的风险（Barakat，2016；Morris，2017）。一项系统回顾性研究发现，运动确实可降低患子痫前期的风险（Kasawara，2012）。但缺乏大量随机对照研究，因此后续还需更多研究来证实这一点（Staff，2015）

Abenhaim 等（2008）进行了一项回顾性队列研究。研究对象为 677 例因先兆早产住院的非高血压孕妇，与正常活动的非高血压孕妇相比，卧床休息可显著降低子痫前期的风险。两项小规模的随机试验发现，血压正常的孕妇每日在家中预防性卧床休息 4～6 小时，可显著降低子痫前期的发病率（Meher，2006）。

几项关于补钙的研究表明（包括美国国家儿童健康与人类发展研究所）发起的一项超过 4 500 例初产妇的试验（Levine，1997），补钙不能预防子痫前期或妊娠期高血压。但一项荟萃分析表明，高风险女性增加钙摄入量降低了子痫前期的风险（Patrelli，2012）。由此可见，除非缺钙，否则补钙没有任何益处（Sanchez-Ramos，2017；Staff，2015）。

斯堪的纳维亚人和因纽特人饮食中丰富的鱼类含有大量具有心脏保护功效的脂肪酸。补充此类脂肪酸可预防炎症介导的动脉粥样硬化，或可用于预防子痫前期，但临床多次随机对照试验均未发现其预防功效（Makrides，2006；Olafsdottir，2006；Zhou，2012）。

■ 抗高血压药

临床医生曾误认为低盐饮食可预防子痫前期，因此,1957 年利尿剂氯噻嗪用于治疗子痫前期(Finnerty,1958;Flowers,1962)。一项荟萃分析(包括超过 7 000 例孕妇的 9 次随机对照试验)表明,利尿剂降低了水肿和高血压的发病率,但无益于预防子痫前期(Churchill,2007)。此外,由于慢性高血压的孕妇患子痫前期的风险明显增加,一些随机试验亦用于评估多种抗高血压药物对于预防慢性高血压并发子痫前期的效果(第 50 章)。但 Staff 等(2015)对这些试验严谨地分析后发现上述方法并无益处。

■ 抗氧化剂

数据表明,子痫前期的主要发病机制之一为氧化剂及抗氧化剂活性失衡,而天然抗氧化剂(维生素 C、维生素 D、维生素 E)或可减少该氧化反应。几项针对具有子痫前期高危因素的女性补充抗氧化维生素的随机研究(Poston,2006;Rumbold,2006;Villar,2009)及由 MFMU 协作网进行的针对近 10 000 例低风险首次妊娠孕妇使用抗氧化剂联合子痫前期预测试验(Roberts,2010)均表明,维生素 C 和 E 并不能降低子痫前期的发病率。

他汀类药物或可用于预防子痫前期,因它们可刺激血红素氧合酶-1 的表达,从而抑制 sFlt-1 的释放。动物试验据初步表明,他汀类药物可预防妊娠期高血压疾病(Lewis,2017)。MFMU 协作网拟进行一项随机试验,以评估普伐他汀的治疗效果(Costantine,2013,2016)。

通过降低线粒体电子传递链活动,二甲双胍可以抑制低氧诱导因子 1。它降低了 sFlt-1 和 sEng 的活性,因此二甲双胍可能可以预防子痫前期的发生(Brownfoot,2016),但是缺乏临床研究。

■ 抗血栓药物

如前所述,子痫前期的病变特征是血管痉挛、内皮细胞功能障碍、炎症及血小板和凝血-止血系统的激活,同时可能并发胎盘梗死和螺旋动脉血栓形成(Nelson,2014b)。因此,抗血栓药物被认为可以降低子痫前期的发生率。

有数项随机试验研究了预防性使用低分子肝素的治疗效果。Rodger 等(2016)对 963 例女性的数据进行了荟萃分析,结果提示在接受肝素或安慰剂的妇女中,复发子痫前期、胎盘早剥或胎儿生长受限的风险无明显差异。

每天口服 50~150mg 阿司匹林,可在不影响血管前列环素合成情况下有效抑制血小板血栓素 A_2 合成(Wallenburg,1986),但也有临床试验证明其实际效用

不高。来自 MFMU 协作网的随机试验发现,阿司匹林治疗不能显著降低不良结局的发生(Caritis,1998)。巴黎合作小组(The Paris Collaborative Group)完成了一项预防子痫前期的药效和安全性的荟萃分析(Askie,2007),他们对 32 217 例妇女进行了共 31 次随机对照试验,发现这些易患子痫前期的妇女在接受抗血小板药物治疗后,患子痫前期、并发子痫前期、早产及任何不良结局的风险降低了 10%。其他荟萃分析发现低剂量的阿司匹林在预防重度子痫前期方面有着边际效益(Roberge,2012;Villa,2013)。最近,针对子痫前期患者早产复发的预防,一项随机对照试验纳入了 1 600 多例高危患者,实验组从孕 11~14 周开始至孕 36 周一直服用低剂量的阿司匹林,结果显示,实验组的早产复发率显著降低(1.6% $vs.$ 4.3%)(Rolnik,2017)。

Roberge 等(2017)在最近的荟萃分析中发现,孕 16 周前开始服用阿司匹林可显著降低约 60% 患子痫前期和胎儿生长受限的风险,且效果与剂量相关。而 Meher 等(2017)进行了一个独立参与者数据的荟萃分析,则指出不论在孕 16 周之前或之后进行治疗,都只能降低约 10% 的患病风险。与此同时,美国疾病预防服务工作组建议对患有子痫前期的高危孕妇采取预防性的低剂量阿司匹林治疗(Henderson,2014)。因此,美国妇产科医师学会(2016b)建议高危孕妇在孕 12~28 周间服用低剂量的阿司匹林,以预防子痫前期的发生。其中包括有子痫前期病史和双胎、慢性高血压、显性糖尿病、肾脏疾病和自身免疫性疾病的孕妇。这同时也衍生出一个问题:是否所有孕妇都应该服用阿司匹林(Mone,2017),我们的回答是"不"。

低剂量阿司匹林联合肝素可以缓解红斑狼疮患者的血栓性后遗症(第 59 章)。而在严重的子痫前期,胎盘血栓性病变的发生率也很高,因此有试验评估了这种疗法对曾有子痫前期的妇女的效果。在两项随机试验中,给予早发子痫前期史的孕妇阿司匹林治疗或依诺肝素 + 阿司匹林治疗方案(Groom,2017;Haddad,2016),其中 Sergis 等(2006)指出在有重度子痫前期史的孕妇中,使用依诺肝素+阿司匹林治疗比只服用低剂量阿司匹林治疗的妊娠结局更好。de Vries 等(2012)也报告了类似的发现。

子痫前期

妊娠期高血压疾病的治疗需综合考虑疾病严重程度、是否存在子痫前期及孕周。子痫前期不易确诊,因此,美国妇产科医师学会工作组(2013)推荐对"可疑"子痫前期的患者都应增加产前检查的频率。收缩压和

舒张压的升高可以是正常的生理变化,也可以是病理过程进展的标志。加强监督有利于尽快发现血压的不利变化、异常的关键性实验室指标及临床症状、体征的进展(Macdonald-Wallis,2015)。

妊娠合并子痫前期的基本处理目标是:

1. 在对母体和胎儿伤害最小的前提下终止妊娠。
2. 娩出以后能健康成长的婴儿。
3. 彻底恢复母体健康。

对于很多子痫前期的病例,尤其接近或达到预产期的妇女,适时引产可以同时达到上述 3 个目的。成功治疗的一个最重要临床要素就是精确评估胎龄。

■ 子痫前期的早期诊断

一般情况下,增加妊娠晚期产前检查可以提高子痫前期的检出率。对没有明显高血压但常规产前检查怀疑患有早发子痫前期的孕妇,应加强监护。帕克兰医院有一应用多年的方法,对于新出现的舒张压介于 81~89mmHg 或体重异常快速增加的孕妇(超过每周 0.91kg),复诊时限最长不超过 7 天,并持续进行门诊监护;如出现明显的高血压、蛋白尿、头痛、视物模糊或伴随发生的上腹部不适则入院治疗。明显的新发高血压(舒张压≥90mmHg 或收缩压≥140mmHg)应收入院评判血压升高是否由子痫前期引起,并评估疾病的严重性。

■ 评估病情

入院后,应进行系统检查,包括:

- 仔细查体,每天注意临床体征进展,包括头痛、视觉异常、上腹痛和体重增加过快。
- 称体重,每天 1 次。
- 测定尿蛋白定量或尿蛋白/肌酐比值,在入院时及之后至少每 2 天 1 次。
- 用合适的袖带测血压,除非之前已经测出血压增高,否则每 4 小时 1 次,除外午夜到清晨(24:00~6:00)。
- 测定血浆或血清肌酐、肝酶、包括血小板计数的血象。测定的间隔根据高血压的严重程度决定。也有推荐测定血尿酸、乳酸脱氢酶及凝血功能,但一些研究对这些实验指标的价值提出了质疑(Conde-Agudelo,2015;Thangaratinam,2006)。
- 临床或超声评估胎儿大小、宫内状况及羊水量。

患者可适当减少白天的体力活动,但根据 2013 工作组的结论,不需绝对卧床休息。饮食中应保证充足的蛋白质和热量,不必限制或增加钠和液体的摄取。

这些评估的目的是早期识别子痫前期病情及症状的恶化,制订出包括终止妊娠时机在内的治疗计划。幸运的是,许多病例病情较轻且接近预产期,可保守治疗直到自然临产或宫颈条件适合引产,但在终止妊娠前患者的症状和体征很难完全缓解。如果经过以上检查,孕妇诊断为重度子痫前期(诊断标准见表 40-2),应予进一步处理,见随后描述。

■ 终止妊娠的考虑

终止妊娠是治愈子痫前期的唯一方法。头痛、视觉异常、上腹痛及少尿是子痫的前兆表现。重度子痫前期的治疗同子痫,且产后需预防抽搐,并予降压治疗。治疗的主要目的是预防抽搐、颅内出血及其他重要器官的损伤,并保证新生儿的健康。

即使宫颈条件不理想时也如此(Tajik,2012),通常用前列腺素或渗透性扩张棒来促宫颈成熟后引产(第 26 章)。

宫颈条件不理想时,考虑到子痫前期病情严重可能需要紧急处理或新生儿重症监护协助的需要,部分医生提倡剖宫产。Alexander 等(1999)回顾了帕克兰医院重度子痫前期患者分娩的 278 例体重在 750~1 500g 的单胎活婴,其中有半数孕妇引产,余者未试产直接行剖宫产。引产组有 1/3 引产成功,没有对极低出生体重儿造成伤害。Alanis 等(2008)和 Roland 等(2017)也报告了相似的结果。引产成功率低或引产失败者,应行剖宫产。

对于接近预产期,宫颈质软、部分消退的孕妇,引产的风险比子痫前期疾病本身(即使病情很轻)对母胎的危险要小(Tajik,2012)。Koopmans 等(2009)对 756 例子痫前期孕妇的随机试验研究支持满 37 周后终止妊娠。

当胎儿未足月时,我们考虑适当延长孕周,旨在降低因胎儿未成熟导致的新生儿死亡或严重并发症的风险。当然,此方案只适用于轻症的病例,尤其当胎儿还不成熟时,应该对其宫内情况和胎盘功能进行评估。美国妇产科医师学会(2016a)推荐更加频繁地使用 NST 或 BPP 用以评估胎儿宫内状况。也可以采用一些方法来检测胎儿的肺成熟度(第 34 章)。Zeisler 等(2016a,b)报告,当 sFlt-1/PIGF<38 时,短期内不会发生子痫前期,但检测方法尚处于研究阶段。同时,Baltajian(2016)报告,sFlt-1/PIGF 越高,发生不良结局的风险越高。

晚期早产儿分娩时机的决定因素目前仍未明确。Barton 等(2011)研究发现对于 38 周之前仅有轻度血压升高、无蛋白尿的孕妇,医源性终止妊娠可能提高新生儿发病率。荷兰一项对 4 316 例孕 34~36^{+6} 周出生新生儿的研究也明确描述了新生儿发病率(Langenveld,2011)。另一项荷兰的研究(HYPITAT-Ⅱ)将孕 34~37 周非严重高血压孕妇随机分为立即分娩组和期待治疗组(Broekhuijsen,2015),立即分娩组能降低孕妇不良结局发生风险(1.1% *vs.* 3.1%),但增加了新生儿呼吸窘迫综合征发生的风险(5.7% *vs.* 1.7%)。

住院与院外治疗的比较

不管是否确诊为子痫前期,轻中度高血压的孕妇都需要持续性监测。监测期间,最起码直观上适当减少全天的体力活动是有益的,但工作组(2013)不推荐绝对卧床休息。因为这对状况良好的孕妇造成了严重限制,也使其更易发生血栓栓塞(Knight,2007)。为减少活动,一些研究列出了住院治疗和门诊治疗的益处。

20世纪70年代提出延长妊娠期高血压孕妇住院治疗的观念。Peggy Whalley医生于1973年在帕克兰医院建立了高危妊娠监护病房,收治以高血压疾病为主的孕产妇,Hauth等(1976)和Gilstrap等(1978)报告了此监护病房最初的工作结果。其中大部分住院孕妇的高血压都有改善或消失,但并非"治愈",近90%孕妇在分娩前或分娩中高血压复发。至2016年,有超过10 000例早发轻中度高血压的初产妇在高危妊娠监护病房中被成功治疗。在花费(非收费)方面,因为设备简单,治疗及护理工作量少,除了铁剂和叶酸补充外无其他药物治疗,只给予必要的实验室检查,故高危妊娠监护病房与早产儿的重症监护病房相比,花费要少得多。更重要的是,这些患者均未出现血栓栓塞疾病。

多数临床医生认为如果高血压在几天内缓解,就不必住院治疗,且在美国这种情况第三方付款人可以拒绝为医疗付款。因此,只要病情没有恶化,无可疑的胎儿危险,多数轻中度高血压孕妇都选择在家接受随访及治疗。建议每天多数时间采取坐位,并详细告诉孕妇哪些症状应及时报告。自测血压、监测尿蛋白或由1例访视护士经常进行评估可提高监测效果。

Barton等(2002)采用家庭保健方法治疗了1 182例轻度高血压的初产妇(20%有蛋白尿)。她们的入选孕周为32~33周,分娩孕周为36~37周。其中约20%发展为重度子痫前期,约3%发生HELLP综合征,2例孕妇发生子痫。妊娠结局大多良好,约20%有胎儿生长受限,围产死亡率为4.2/1 000。

一些研究曾比较住院治疗与家庭健康护理或日间病房的治疗效果。在帕克兰医院的一项初步研究中,Horsager等(1995)将72例孕27~37周新发高血压的初产妇随机分为住院治疗组和门诊治疗组。比较两组的围产期结局,唯一的显著差异是门诊治疗组的重度子痫前期发生率明显高于住院治疗组(42% *vs.* 25%)。Crowther等(1992)将218例无蛋白尿的轻度妊娠期高血压孕妇评估后平均分为住院治疗组及门诊治疗组。如表40-7所示,前者的平均住院时间是22.2天,而家庭健康护理组的平均住院时间是6.5天。门诊治疗组34周前和37周前的早产率增加了2倍,但是两组的母婴结局相似。

表 40-7　轻度妊娠期高血压或子痫前期妇女住院与常规治疗的随机对照研究

分组研究	入院时					分娩时				围产儿结局		
	样本数	初产/%	慢性高血压/%	孕周	尿蛋白/%	孕周	<37周/%	<34周/%	平均住院天数	出生体重/g	小于胎龄儿/%	围产儿死亡/%
Crowther (1992)	218[a]											
住院治疗	110	13	14	35.3	0	38.3	12	1.8	22.2	3 080	14	0
门诊治疗	108	13	17	34.6	0	38.2	22	3.7	6.5	3 060	14	0
Tuffnell (1992)	54											
日间病房	24	57	23	36	0	39.8	—	—	1.1	3 320		
常规门诊	30	54	21	36.5	21	39	—	—	5.1	3 340		
Turnbull (2004)	374[b]											
住院治疗	125	63	0	35.9	22	39	—	—	8.5	3 330	3.8	0
日间病房	249	62	0	36.2	22	39.7	—	—	7.2	3 300	2.3	0

[a]研究入组时除外有蛋白尿患者。
[b]包括孕妇伴蛋白尿≤1+。

另一种在欧洲国家常见的治疗方式是日间护理病房(Milne,2009)。Tuffnell 等(1992)将 54 例孕 26 周后的高血压孕妇随机分为日间护理病房和常规门诊治疗组(表 40-7)。常规门诊治疗组发展为子痫前期的概率和引产率都明显增加。Turnbull 等(2004)观察了 395 例随机分为日间护理病房组和住院治疗组的孕妇。这些孕妇几乎 95% 有轻中度高血压,288 例孕妇无蛋白尿,86 例尿蛋白≥1+,无新生儿死亡,无孕妇出现子痫或 HELLP 综合征。两种治疗方式的花费相近,日间护理病房的总体满意度更高。

综上分析,住院治疗或严密地门诊治疗对有新发轻度高血压及非重度子痫前期的孕妇来说都是合适的。这些研究大多是在学术中心由专一的治疗团队实行。也就是说,成功治疗的关键是密切监测、患者充分重视及家庭支持。

■ 延迟分娩

至 20 世纪 90 年代早期,对于重度子痫前期通常选择终止妊娠而不延迟。然而,对于未足月的重度子痫前期患者,目前倡导"保守"或"期待"治疗,其目的是在不影响母亲的安全下改善新生儿预后。此保守治疗的内容包括住院后每日加强母胎监护。

未足月重度子痫前期的期待治疗

理论上,降压治疗在重度子痫前期患者胎儿具备

■ 轻中度高血压的降压治疗

对于轻中度高血压可予降压,以延长妊娠、改善围产结局。对于慢性高血压合并妊娠的治疗将在第 50 章具体讨论。

早期轻度子痫前期的药物治疗结果不尽人意(表 40-8)。Sibai 等(1987a)报告了治疗组给予拉贝洛尔后平均血压明显降低,但两组之间平均妊娠维持时间、分娩孕周或新生儿出生体重并无明显差异。两组的剖宫产率和需要特殊监护的新生儿数量也相似。与对照组相比,用药组胎儿生长受限的发生率翻倍(19% vs.9%)。表 40-8 列出的另外 3 项研究比较了拉贝洛尔、钙通道阻滞剂(硝苯地平和依拉地平)与安慰剂的治疗效果。除了发生重度高血压比例减少,未显示其他益处(Magee,2015)。Abalos 等(2014)总结分析了对

表 40-8 早期轻度妊娠高血压抗高血压治疗的随机安慰剂对照试验

研究	研究药物数量	妊娠延长天数	严重高血压[a]/%	剖宫产/%	胎盘早剥/%	平均出生体重/g	生长受限/%	新生儿死亡数
Sibai(1987a)[a]	拉贝洛尔(100)	21.3	5	36	2	2 205	19[c]	1
200 例住院	安慰剂(100)	20.1	15[c]	32	0	2 260	9	0
Sibai(1992)[b]	硝苯地平(100)	22.3	9	43	3	2 405	8	0
200 例门诊	安慰剂(100)	22.5	18[c]	35	2	2 510	4	0
Pickles(1992)	拉贝洛尔(70)	26.6	9	24	NS	NS	NS	NS
144 例门诊	安慰剂(74)	23.1	10	26	NS	NS	NS	NS
Wide-Swensson(1995)	依拉地平(54)	23.1	22	26	NS	NS	NS	0
111 例门诊	安慰剂(57)	29.8	29	19	NS	NS	NS	0

[a] 所有均为子痫前期患者。
[b] 包括产后高血压。
[c] 当研究药物和安慰剂比较,$P<0.05$
NS,未说明。

于轻中度妊娠期高血压孕妇积极抗高血压治疗与不治疗或给予安慰剂的 49 项随机试验,得出了相似的结论。

存活能力之前具有潜在的价值,因其潜在的危险性目前仍存在争议。在早期的研究中,Sibai 和 Memphis(1985)曾试图为 60 例在孕 18~27 周诊断为重度子痫前期、胎儿不成熟的孕妇延长妊娠时间。结果是灾难性的,总围产儿死亡率高达 87%。尽管无孕产妇死亡,但其中 13 例出现胎盘早剥,10 例出现子痫,3 例出现肾衰竭,2 例出现高血压脑病,1 例出现脑内出血,1 例有肝血肿破裂。

基于以上的研究,Memphis 研究组(Sibai,1994)随后重新制订标准,针对孕 28~32 周的 95 例重度子痫前期的妇女进行了随机对照试验来对比期待治疗与积极治疗的效果。试验中排除了 HELLP 综合征患

者。积极治疗包括给予糖皮质激素促胎肺成熟随后在 48 小时内终止妊娠。期待治疗包括卧床休息及拉贝洛尔或硝苯地平口服降压治疗。结果发现期待治疗组妊娠时间平均延长了 15.4 天,同时新生儿预后全面改善。

基于上述研究,期待治疗得到了广泛认同。但值得注意的是,HELLP 综合征和胎儿生长受限的孕妇通常被排除在期待治疗范围之外。在随后的研究中,Memphis 研究组比较了孕 24~36 周出现重度子痫前期的 133 例合并 HELLP 综合征的患者和 136 例未合并 HELLP 综合征的患者的结局(Abramovici,1999)。所有孕妇被分为 3 组:第 1 组为完全性 HELLP 综合征患者,第 2 组为有其中一项或两项实验室指标异常的部分型 HELLP 综合征患者,第 3 组是无 HELLP 综合征的重度子痫前期患者。各组的围产预后相似,而延期分娩并未改善预后。尽管如此,该研究的结论还是认为部分型 HELLP 综合征患者和未合并 HELLP 综合征的单纯

重度子痫前期患者都可以行期待治疗,且合并胎儿生长受限的患者通常需提前终止妊娠(McKinney,2016)。

Sibai 和 Barton(2007b)回顾了关于孕 24~34 周重度子痫前期保守治疗的报告。共有超过 1 200 例孕妇被纳入研究,尽管妊娠时间平均可延长 5~10 天,但其母体发病率仍然令人担忧。如表 40-9 所列,严重的并发症包括胎盘早剥、HELLP 综合征、肺水肿、肾衰竭和子痫。更可怕的是,胎儿生长受限发生率高达 94%(Ganzevoort,2005a,b),且围产儿死亡率平均为 90/1 000。Haddad 等(2007)和 Shear 等(2005)均指出这些生长受限胎儿的围产期死亡率很高,但母亲结局无明显差异。Vigil-De Gracia 等(2013)报告了 1 例 MEX-PRE Latin 多中心研究,纳入 267 例孕 28~32 周重度子痫前期患者,随机分为立即终止妊娠和期待治疗组,两组的围产儿死亡率均接近 9%,而期待治疗组并未明显改善新生儿发病率,反而导致胎儿生长受限(22% vs. 9%)及胎盘早剥(7.6% vs. 1.5%)的发生率升高。

表 40-9　2005 年以来孕 24~34 周重度子痫前期的期待治疗孕妇和围产儿结局报告

研究	例数	延长天数	母体结局/%				围产儿结局/%		
			胎盘早剥	HELLP	肺水肿	AKI	子痫	FGR	PMR
Oettle(2005)	131[a]	11.6	23	4.6	0.8	2.3	2.3	NS	13.8
Shear(2005)	155	5.3	5.8	27	3.9	NS	1.9	62	3.9
Ganzevoort(2005a,b)	216	11	1.8	18	3.6	NS	1.8	94	18
Bombrys(2009)	66	5	11	8	9	3	0	27	1.5
Abdel-Hady(2010)	211	12	3.3	7.6	0.9	6.6	0.9	NS	48
Vigil-De Gracia(2013)	131	10.3	7.6	14	1.5	4.5	0.8	22	8.7
范围	910	5~12	1.8~23	4.6~27	0.9~3.9	2.3~6.6	0.9~18	27~94	1.5~48

[a] 包括 1 例母体死亡。
AKI,急性肾损伤;FGR,胎儿生长受限;HELLP,溶血、肝酶升高、小板减少;NS,未说明;PMR,围产儿死亡率。

妊娠中期重度子痫前期的期待治疗

仅有少量研究关注孕 28 周前发生的重度子痫前期的保守治疗。Bombrys 等(2008)在最近的综述中报告了 8 项相关研究,其中包括近 200 例孕 26 周前发病的重度子痫前期患者。母体并发症多发,且在孕 23 周前分娩的新生儿无一存活。因此,对于这些孕妇,工作组(2013)建议及时终止妊娠。而对孕周稍大的孕妇,孕 23 周围产儿存活率约 18%,但长期围产期发病率仍未知;孕 24~26 周围产儿存活率达 60%,孕 26 周平均约 90%,因此其诊疗方向仍不明确。

自 2005 年以来,Abdel-Hady 等(2010)、Belghiti 等(2011)、Bombrys 等(2008)、Budden 等(2006)及 Gau-

gler-Senden 等(2006)发表了至少 5 项对孕中期发病的重度子痫前期患者进行期待治疗的观察研究结果。60% 出现母体并发症,1 例孕产妇死亡。围产儿死亡率为 650/1 000。因母体严重并发症发生率高达 50%,故很少有同期对比期待治疗和早期终止妊娠围产儿预后的研究。我们不推荐这种治疗方案。

糖皮质激素促胎肺成熟

对远未足月的严重高血压孕妇,应用糖皮质激素可以促进胎儿肺成熟。糖皮质激素不会加重孕妇的高血压,且新生儿呼吸窘迫明显减少,新生儿的存活率也提高了。Amorim 等(1999)将 218 例孕 26~34 周的重度子痫前期孕妇随机分为倍他米松治疗组和安慰剂对

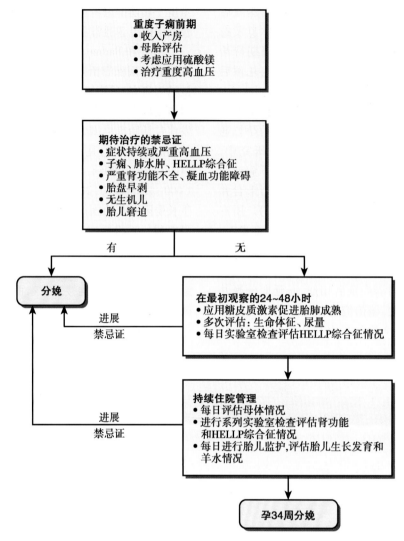

图 40-14 孕周<34 周的严重子痫前期临床管理治疗
（资料来源：the Society for Maternal-Fetal Medicine, 2011. ）

照组，发现倍他米松治疗组的新生儿并发症较安慰剂对照组明显下降，这些并发症包括呼吸窘迫、脑室内出血和新生儿死亡。然而非常不幸的是，治疗组有 18 例死胎和 2 例孕妇死亡。鉴于这些严重的后果，我们不建议延长这些孕妇的孕周（Alexander, 2015；Bloom, 2003）。

期待治疗的建议

整体上看，没有研究表明对孕 24～32 周的重度子痫前期患者进行期待治疗的益处大于孕妇风险。尽管存在风险，母胎医学会（SMFM, 2011）仍然提出有选择性地对孕 34 周前的重度子痫前期孕妇进行期待治疗是合理的（图 40-14）。美国妇产科医师学会工作组（2013）也支持这项建议。选择期待治疗的孕妇需要住院监测母胎安全，并在出现病情恶化或母胎安全受到威胁时尽快分娩（表 40-10）。虽然大部分孕妇尝试阴道分娩，但是孕周越小，剖宫产可能性就越大。

表 40-10 孕周<34 周的分娩指征
单剂糖皮质激素促肺成熟和母体稳定后立即分娩
未能控制的重度高血压
子痫
肺水肿
胎盘早剥
弥散性血管内凝血
胎儿处危险状态
胎儿死亡
肺成熟的糖皮质激素治疗：若允许，延迟 48 小时分娩
胎膜早破或临产
血小板减少<$10^5/\mu L$
肝转氨酶水平是正常上限值的 2 倍
胎儿生长受限
羊水过少
脐动脉舒张末期血流逆转
肾功能不全恶化

资料来源：the Society for Maternal-Fetal Medicine, 2011, and the Task Force of the American College of Obstetriciansand Gynecologists, 2013.

我们的观点更为保守。毋庸置疑,重度子痫前期终止妊娠最重要的考量是孕妇的安全。实际上,延长这些患者孕周可能对孕妇有严重的不良影响(表 40-9)。考虑到孕周平均延长 1 周缺乏证据支持显著改善围产儿预后,观察孕妇的临床症状及指标更具有实际意义。如果进行期待治疗,要严格注意终止妊娠的指征(表 40-10)。

■ 糖皮质激素改善 HELLP 综合征

至少有 3 个随机试验评价了糖皮质激素对 HELLP 综合征实验室异常指标的改善。Fonseca 等(2005)将 132 例 HELLP 综合征患者随机分为地塞米松治疗组和安慰剂对照组。评价结局包括住院时间、实验室指标恢复至正常的时间、临床表现恢复及并发症(包括急性肾衰竭、肺水肿、子痫和孕妇死亡)。两组之间无任何指标有显著差异。Katz 等(2008)进行了类似的盲法研究,将 105 例患有 HELLP 综合征的产妇随机分为地塞米松治疗组和安慰剂对照组。他们与 Fonseca 等分析方法类似,研究发现地塞米松治疗没有益处(图 40-15)。Pourrat 等(2016)进行的另一项盲法研究给予血小板计数为 50 000 ~ 150 000/μL 的子痫前期患者甲泼尼龙治疗或安慰剂,发现糖皮质激素治疗组没有益处。因此,工作组(2013)不推荐糖皮质激素治疗 HELLP 综合征所致的血小板减少。

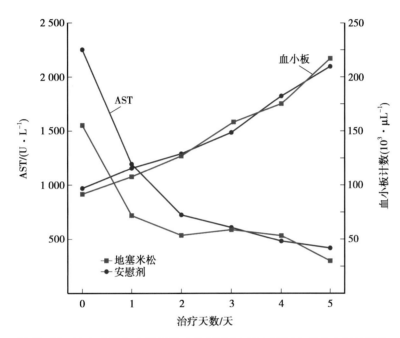

图 40-15　地塞米松和安慰剂治疗的 HELLP 综合征妇女的血小板计数和血清天冬氨酸转氨酶(AST)水平恢复时间
(资料来源:Katz,2008.)

■ 实验性治疗

一些初步研究尝试降低抗血管生成因子的血清水平或减灭其活性,其中一些治疗包括通过治疗性的分离技术降低 sFlt-1 水平(Thadhani,2016)。Cleary 等(2014)将普伐他汀用于子痫前期预防,亦有将磷酸二酯酶抑制剂西地那非用于促进血管舒张(Trapani,2016;Vigil-De Gracia,2016)。Sibai 等(2017)在近期的试验中将 120 例早发子痫前期患者随机分为输注重组抗凝血酶及生理盐水对照组,发现两组干预至分娩的时间相同。

子痫

子痫前期并发的全身性强直-阵挛性抽搐增加了孕妇和胎儿的危险。Mattar 和 Sibai(2000)早期的研究描述了 1997~1998 年 399 例发生子痫孕妇的预后,孕妇主要的并发症包括:胎盘早剥(10%)、神经功能缺损(7%)、吸入性肺炎(7%)、肺水肿(5%)、心肺骤停(4%)、急性肾衰竭(4%);此外,孕妇死亡率 1%。Andersgaard 等(2006)及 Knight 等(2007)后续的报告也同样描述了过高的子痫母体死亡率及并发症发生率,包括 HELLP 综合征、肺栓塞及卒中。Zwart 等(2008)报告荷兰 222 例发生子痫的孕妇有 3 例死亡。爱尔兰和澳大利亚的数据相似(O'Connor,2013;Thornton,2013)。因此,患有子痫的孕妇死亡率是这些国家的孕产妇总体死亡率的 1 000 倍。

绝大部分子痫抽搐发生在子痫前期。孕晚期发作的子痫最为常见,而且随着预产期临近,发作更为频繁。近年来,产后子痫的发生率下降。这种现象和产前保健访视、早期发现子痫前期、预防性使用硫酸镁有关(Chames,2002)。重要的是,分娩48小时后发生的抽搐及局灶性神经功能损伤、长时间昏迷或非典型子痫的患者,应考虑子痫以外的其他诊断(Sibai,2012)。

■ 子痫的临床表现

子痫抽搐可能发作剧烈。在抽搐时,必须注意保护患者,尤其应注意气道通畅。肌肉的强烈运动可能导致孕妇跌至床下。若不加以保护,患者常会在突然闭口时咬住舌头(图40-16)。肌肉收缩舒张可持续1分钟,然后,肌肉的运动逐渐变小、频率减低,最后停止。

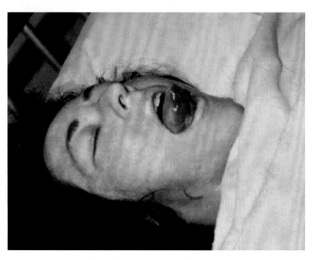

图 40-16　子痫惊厥时咬伤引起的舌血肿。血小板减少可能是导致出血的原因

抽搐过后,患者常处于发作后状态。在一些病例中,患者开始出现昏迷,持续时间不等。当抽搐不太频繁时,患者每次发作后常有一定程度的意识恢复。这时半清醒状态的患者可能有易激惹表现。非常严重的病例可能在抽搐发作间期昏迷,直至死亡。在一些非常罕见的病例中,患者可能一次抽搐后昏迷,不再醒来。然而,通常子痫患者死亡前多有频繁的抽搐发作。最后,在极少数情况下,患者抽搐连续发作,处于抽搐持续状态,需深度镇静甚至全身麻醉来避免缺氧性脑病。

子痫抽搐后,呼吸频率通常加快,由于高碳酸血症、乳酸血症和一过性的低氧血症,呼吸频率可达50次/min以上。严重病例可有发绀。而高热是病情严重的征象,可能是脑出血的结果。

如前所述,患者常有蛋白尿,但不是必然发生。患者可能有明显的少尿、偶有无尿,可能出现血红蛋白尿,但血红蛋白血症少见。孕妇通常有明显的面部和四肢水肿,但也可无严重的水肿(图40-17)。

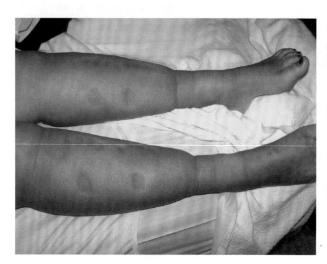

图 40-17　子痫前期的年轻初产妇的严重水肿

产后尿量增加是重度子痫前期患者病情改善的早期表现。如果有肾功能损害,应连续监测血清肌酐的水平。蛋白尿和水肿通常在产后1周内消失。产后数天至2周内,大多数病例血压恢复正常(Berks,2009)。后续章节会讨论到,产后高血压持续时间越长,血压水平越高,患者有慢性血管病变的可能性越大(Podymow,2010)。

产前子痫抽搐后短时间内可能自然临产,产程进展可能很迅速。如果在分娩过程中抽搐发作,宫缩可能变频、变强,产程缩短。因为抽搐造成母体低氧血症、乳酸血症,抽搐后可能出现胎心减速(图40-18),但胎心率通常在2~10分钟内恢复(Ambia,2018)。如果持续超过10分钟,应该考虑其他原因,如胎盘早剥或急产。

子痫抽搐后,患者可能短时间或数小时后发生水肿。通常是由于抽搐同时呕吐,吸入胃内容物造成吸入性肺炎。一些病例的肺水肿是严重高血压使后负荷增加造成的心力衰竭所致。过量静脉补液会使肺水肿和高血压进一步恶化(Dennis,2012b)。心力衰竭造成的肺水肿在病态肥胖的患者和既往存在且未被重视的慢性高血压患者中更常见。

有时,孕妇在抽搐发作时或发作后短时间内猝死。这种情况最常见原因是大面积脑出血(图40-10)。非致命的脑出血可能造成偏瘫。脑出血多发生于慢性高血压高龄孕产妇。

约10%的孕妇抽搐后可能发生一定程度的失明。前文已讨论过失明或视力下降的原因。没有抽搐发作的重度子痫前期患者,常由于视网膜脱离导致失明(Vigil-De Gracia,2011)。而子痫患者的失明原因恰恰

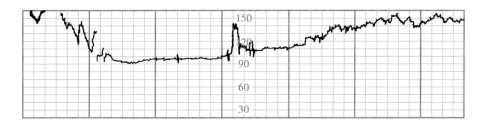

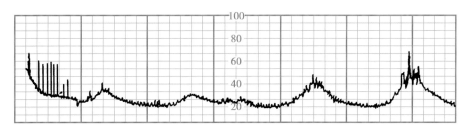

图 40-18　胎心监护显示在产程中子痫发作,随后出现胎心率过缓。发作后大约 5 分钟,胎心率过缓和变异性恢复

相反,最常见的原因是枕叶水肿(Cunningham,1995)。不管是脑或视网膜的病变,视力预后均良好,通常在产后 1~2 周内完全恢复。

约 5% 的患者在抽搐后发生实质性意识改变,包括抽搐后的持续性昏迷。这是由广泛的脑水肿所致,若发生小脑幕切迹疝则可导致死亡。

少数情况下,子痫后患者常出现精神异常,甚至躁狂。通常持续数天至 2 周,如果孕前无精神疾病,则预后良好。这种情况与在第 61 章中详细讨论的产后精神病相似。在帕克兰医院治疗的子痫后精神病患者中,抗精神病药物被证实是有效的。

通常情况下,子痫通常被过度诊断,而非漏诊。在孕晚期和产褥期发生的癫痫、脑炎、脑膜炎、脑肿瘤、脑囊虫病、羊水栓塞、硬脊膜穿刺后头痛、脑动脉瘤破裂可能与子痫情况类似。但在排除其他原因以前,孕妇的任何抽搐都应该考虑为子痫。

■ 子痫的处理

硫酸镁对预防子痫前期患者发生抽搐和终止子痫抽搐发作很有效。如 Chesley(1978)的综述引用了 Pritchard 等(1955,1975)在帕克兰医院和他自己所在医院的观察数据,当时,美国大多数的治疗方案都遵循相似的理念,这一理念在今日仍然适用,总结如下:

1. 先给予静脉负荷剂量的硫酸镁控制抽搐,再给予硫酸镁持续输注。

2. 当血压高到危险程度时,应间歇给予降压药物来控制血压。

3. 避免使用利尿剂,除非有明显的肺水肿;限制静脉液体入量,除非有大量液体丢失;不用高渗药物。

4. 终止妊娠以达到"治愈"。

■ 硫酸镁控制抽搐

注射硫酸镁可以有效对抗抽搐,并避免产生中枢神经系统抑制。给药途径有持续静脉滴注或间断肌内注射(表 40-11)。重度子痫前期的用法同子痫。因为阵痛和分娩更容易诱发抽搐,子痫前期和子痫的妇女通常于分娩时给予硫酸镁直到产后 24 小时。

表 40-11　硫酸镁治疗重度子痫前期和子痫的剂量
持续静脉滴注
将 4~6g 硫酸镁稀释到 100mL 液体 15~20 分钟静脉滴注完毕在 100mL 静脉维持输液中 2g/h 开始。有些人建议 1g/h 监测镁中毒: 　定期测膝腱反射   　每 4~6 小时监测并调整血清镁离子浓度维持在 4.8~   　　8.4mg/dL(4~7mEq/L)   　测定血清肌酐≥1.0mg/dL 时的血清镁水平   　硫酸镁在分娩后 24 小时停止使用
间歇肌内注射
将 4g 硫酸镁配成 20% 浓度,静脉推注速度不超过 1g/min 接着迅速将 10g 硫酸镁(50% 浓度)于两侧臀部外上象限深部肌内注射各 5g 每侧臀部用 1 根 7.62cm(3inch)长的 20G 针。(同时加 1.0mL 2% 利多卡因可将不适降至最低。)如果抽搐在 15 分钟后持续存在,放弃肌内注射改另外再加 2g 硫酸镁(20% 浓度)缓慢静脉注射,静脉注射速度不超过 1g/min。如果女性体型较大,则可缓慢给药最多 4g。   此后每 4 小时将 5g 硫酸镁(50% 浓度)于两侧臀部外上象限深部肌肉交替注射,但要保证:膝腱反射存在,呼吸无抑制,4 小时尿量超过 100mL。   硫酸镁在分娩后 24 小时停止使用

在美国,普遍通过静脉途径给予硫酸镁。值得关注的是,虽然硫酸镁造价并不昂贵,但在发展中国家却不是处处都能轻易获得。即使能提供硫酸镁注射液,也可能因为输液技术的缺乏而不能应用。因此,不应忽视硫酸镁通过肌内注射和静脉途径一样有效(Salinger,2013)。在印度的两项研究中,Chowdhury 等(2009)及 Jana 等(2013)报告,对子痫患者的两种途径给药同样能预防抽搐复发及孕产妇死亡。这些观察结果与帕克兰医院的早期观察结果一致(Pritchard,1975,1984)。

硫酸镁不用于治疗高血压,它的主要作用是在大脑皮质引起特异的抗惊厥作用。一般初次应用4g负荷剂量的硫酸镁后,孕妇就会停止抽搐,对时空的认知一般在1~2小时内恢复。

硫酸镁的剂量用法见表40-11,用药后的血浆镁离子浓度见图40-19。当给予硫酸镁控制子痫抽搐时,约10%~15%的孕妇可能会再次抽搐。在这种情况下,另外再加2g硫酸镁(20%浓度)缓慢静脉注射。对体重轻的患者,2g剂量可加用一次;对体重偏重的患者,可重复两次剂量。帕克兰医院的245例子痫患者中仅5例需要加用其他药物来控制抽搐(Pritchard,1984),常用巴比妥类药物缓慢静脉注射。可以单一小剂量给予咪达唑仑或劳拉西泮,但要避免长期使用。因为长期使用与吸入性肺炎导致的死亡率升高有关(Royal College of Obstetricians and Gynaecologists,2006)。

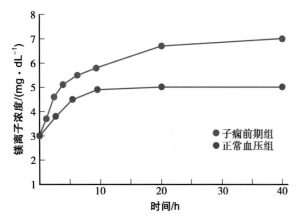

图40-19　正常血压和子痫前期妇女在4g负荷剂量硫酸镁和2g/h输注后的血清镁离子浓度
(资料来源:Brookfield,2016.)

通常,硫酸镁治疗要持续到分娩后24小时。对产后发生的子痫,硫酸镁要用至发生抽搐后的24小时。一些研究发现,治疗时间缩短至12小时者,并未发生子痫抽搐(Anjum,2016;Ehrenberg,2006;Kas-

hanian,2016)。近期,Ludmir 等(2017)报告了产后停用硫酸镁的益处。不过,这些研究规模很小,故这种短期使用方法在被常规应用之前还需要更进一步的研究。

药理学和毒理学

美国药典标准的硫酸镁为 $MgSO_4 \cdot 7H_2O$,1g含8.12mEq(毫当量)的镁。胃肠外途径使用的硫酸镁几乎全部由肾脏清除排出,当肾小球滤过率正常或仅轻度下降时,镁离子中毒并不常见。充足的尿量通常与保持的肾小球滤过率有关。也就是说,镁离子排出不依赖于尿量,单位时间的尿量本身并不能评估肾功能。因此,必须测量血清肌酐清除率以发现肾小球滤过率的下降。

血浆镁离子浓度在2.0~3.5mmol/L(4.8~8.4mg/dL或4~7mEq/L)时,子痫抽搐几乎可以被预防或终止。但Okusanya 等(2016)在一篇硫酸镁药代动力学的综述中报告了大多数的治疗方案中血清镁离子浓度都低于此数值,尤其当输液速度为1g/h时(Yefet,2017)。而患者肥胖的普遍存在影响了这些观测结果(Cunningham,2016)。Tudela 等(2013)报告了帕克兰医院肥胖患者应用硫酸镁治疗的观察结果,其中60%的患者体重指数(BMI)超过$30kg/m^2$,在2g/h的速度静脉滴注4小时后,硫酸镁的浓度仍未达治疗剂量。因此,肥胖孕妇需要3g/h的滴注量来维持镁离子的有效血浆浓度。即便如此,大部分情况下并不推荐常规监测镁浓度(ACOG,2013;Royal College of Obstetricians and Gynaecologists,2006)。

当血浆镁浓度达到10mEq/L(约12mg/dL)时,可能是由于箭毒样的反应出现膝腱反射消失。此征象出现时应警惕可能发生镁中毒。当血浆镁离子水平超过10mEq/L时,呼吸受到抑制;达到或超过12mEq/L时,呼吸麻痹,随后呼吸消失(Somjen,1966)。用1g葡萄糖酸钙或氯化钙静脉注射治疗,同时停用硫酸镁,可以逆转轻度到中度的呼吸抑制。应随时备用其中任何一种药物。不幸的是,中毒浓度如果处于稳态,经静脉给予钙的效果持续时间很短。严重呼吸抑制和呼吸暂停时,立即气管插管和机械通气可以挽救患者生命。高浓度的镁对心肌的直接毒性作用并不常见(McCubbin,1981;Morisaki,2000)。

因为硫酸镁几乎全由肾脏排出,所以当应用前述剂量而肾小球滤过功能大幅降低时,血浆镁离子浓度就会过高。在肾功能未知的情况下,硫酸镁初始4g负荷量可以安全应用。不要错误地认为肾功能下降就需要降低负荷剂量,维持标准负荷剂量很重要。因为在体内分布之后,负荷剂量可以达到需要的治疗浓度,静脉维持量可以维持稳态血药浓度。因此,肾小球滤过率下降时仅需改变静脉维持硫酸镁的输注速度。测血肌酐可以评估肾功能,一旦血肌酐高于 1.0mg/mL 时,就应根据血浆镁离子的水平调整输注速度。

Cotton 等(1986b)报告了静脉注射 4g 硫酸镁,15 分钟后平均动脉压轻度下降,但心脏指数上升 13%。镁离子降低了全身血管的阻力和平均动脉压,同时增加了心排出量,且伴有短暂的恶心和面部潮红的表现,尽管持续静脉滴注硫酸镁,但其心血管的效果仅持续 15 分钟后就消失了。

Thurnau 等(1987)研究显示,硫酸镁治疗后脑脊液中镁离子浓度仅有轻度增高,但此增高具有意义,脑脊液中镁离子浓度与血浆镁离子浓度成正比。

其他影响

在一些动物模型中,硫酸镁有抗惊厥和神经保护作用。作用机制包括:①抑制突触前谷氨酸神经递质的释放;②阻断谷氨酸的 N-甲基-D-天冬氨酸受体;③增强腺苷活性;④提高线粒体对钙离子的缓冲作用;⑤阻止钙离子通过电压门控通道进入细胞内(Arango,2008;Wang,2012)。

镁离子浓度相对较高时,离体和在体实验中子宫肌肉的收缩都被抑制。在给予负荷剂量当时及之后的短时间内,肌肉活性会有一过性的降低,但还无证据表明,按上述方法给药所达到的镁离子血浆浓度可以抑制子宫收缩(Leveno,1998;Szal,1999;Witlin,1997)。给予标准剂量硫酸镁不会增加产时出血量(Graham,2016)。硫酸镁抑制子宫收缩的机制是剂量依赖性的,至少需要 8~10mEq/L 的血浆镁离子浓度才能抑制子宫收缩(Watt-Morse,1995)。

胎儿和新生儿影响

胃肠外给予硫酸镁可立即通过胎盘,使胎儿血浆浓度达到平衡,但羊水中浓度却不高(Hallak,1993)。羊水中的镁离子浓度在孕妇持续静脉滴注硫酸镁时会

升高(Gortzak-Uzen,2005)。硫酸镁对胎心监护类型,尤其是基线的变异性有轻微却重要的影响(Hallak,1999)。Duffy 等(2012)报告了正常范围内的胎心基线下降,变异幅度减小,以及偶发的延长减速,但没有出现不良结局。

总的来说,孕妇应用镁治疗对围产儿是安全的(Drassinower,2015)。Johnson 等(2012)进行的一项 MFMU 协作网研究分析了 1 500 例孕期应用硫酸镁的早产儿,发现新生儿复苏需求率和脐血镁离子水平没有相关性。尽管如此,仍有一些与之相关的新生儿不良事件。Abbassi-Ghanavati 等(2012)报告了帕克兰医院孕期曾使用硫酸镁的 6 654 例新生儿,他们大多为足月分娩,其中有 6% 发生肌张力减低。此外,有镁暴露的新生儿 1 分钟及 5 分钟阿普加评分更低、气管插管率更高,且新生儿转入特护病房率更高。研究指出,只有分娩时存在严重高镁血症时,才会发生新生儿抑制。

观察研究表明硫酸镁对极低出生体重儿脑瘫具有保护性作用(Nelson,1995;Schendel,1996)。至少 5 项随机性研究也提出了硫酸镁对早产儿的脑保护作用。这些发现在第 42 章中具体讨论。Nguyen 等(2013)将硫酸镁的脑保护可能性拓展到足月儿,但其数据尚不足以支持结论。

最后,在早产临产病例中,硫酸镁作为宫缩抑制剂被应用数天(第 42 章)。这种应用可能与新生儿骨质减少有关(ACOG,2016c)。

母体安全性及有效性

多个国家的子痫试验协作组(1995)将 1 687 例子痫孕妇随机分入 3 个抗抽搐治疗组:硫酸镁治疗组、地西泮治疗组及苯妥英钠治疗组(表 40-12)。总体来说,硫酸镁治疗组抽搐的再发危险为 9.7%,显著低于苯妥英钠治疗组(28%)及地西泮治疗组(17%)。更重要的是,硫酸镁治疗组孕妇的死亡率也较其他治疗组显著降低(3.2% vs. 5.2%)。

表 40-12　硫酸镁、苯妥英钠、地西泮预防复发性子痫发作的随机对照试验

	硫酸镁	苯妥英钠	地西泮
再次抽搐[a]	60/453(13%)	126/452(28%)	—
	22/388(5.6%)	—	66/389(17%)
母体死亡[b]	10/388(2.6%)	20/387(5.2%)	—
	17/453(3.8%)	—	24/452(5.3%)

资料来源:Eclampsia Trial Collaborative Group,1995.
[a] 所有比较 P<0.01。
[b] 单个比较无意义,组合比较 P<0.05。

Smith 等(2013)总结了超过 9 500 例应用硫酸镁治疗的孕妇,发生膝腱反射消失和呼吸抑制的比率分别为 1.6% 及 1.3%,有 0.2% 患者需要葡萄糖酸钙治疗,仅 1 例孕妇死于硫酸镁中毒。帕克兰医院有类似经验,在过去 60 多年里,因硫酸镁过量死亡的也只有 1 例(Pritchard,1984)。

处理

■ 重度高血压的处理

危重高血压可引起脑出血、高血压脑病,也可诱发子痫前期患者发生子痫。其他并发症包括胎盘早剥和高血压性后负荷增加而导致的充血性心力衰竭。

由于以上不良结果,国家高血压教育项目工作组(NHBPEP,2000)和 2013 工作组特别强调降压治疗效果应使收缩压降至 160mmHg 以下、舒张压降至 110mmHg 以下。此外,Martin 等(2005,2016)的观察提出了控制收缩压的重要性,他们描述了 28 例发生卒中的重度子痫前期患者,其中大部分(93%)发生了出血性卒中,且发生卒中前收缩压都高于 160mmHg;相对而言,这些患者中只有 20% 的舒张压超过 110mmHg。

其他研究表明,至少半数子痫前期相关的严重出血性卒中发生在慢性高血压患者中(Cunningham,2005)。慢性持续性高血压会导致大脑中动脉纹状分支的深穿通动脉出现 Charcot-Bouchard 动脉瘤。这些动脉供应基底节、豆状核、丘脑,以及邻近的深部白质、脑桥及深部小脑。突发的高血压易使这些小动脉的动脉瘤薄弱处发生破裂。

有几种药物可用于快速降低妊娠期高血压孕妇的严重高血压。应用最广的 3 种药物是肼屈嗪、拉贝洛尔和硝苯地平。多年前,注射用肼屈嗪是这 3 种药物中唯一应用于临床的。但当注射用拉贝洛尔问世后,发现其在产科的临床治疗中同样有效。紧接着口服硝苯地平也被广泛采用。美国妇产科医师学会(2017a)推荐以上 3 种药物作为治疗重度妊娠期高血压的一线用药。

肼屈嗪

在美国,肼屈嗪仍是最常用的治疗重度妊娠期高血压的药物。其用法是静脉给 5~10mg 初始剂量,每 15~20 分钟给 10mg 直到血压控制满意。即使临床会给第 3 次剂量,美国妇产科医师学会(2017a)建议如果给第 2 次剂量后仍持续有重度高血压,则换用拉贝洛尔治疗。降压靶目标是产前或分娩中收缩压降至 160mmHg 以下,舒张压降至 90~100mmHg。过低的舒张压影响胎盘灌注。这种肼屈嗪的治疗方法已被证明对预防脑出血有效。肼屈嗪治疗可在 10 分钟内起效。尽管每 15~20 分钟重复给药在理论上可引起低血压,但我们在 5~10mg 增加剂量时并未遇到此类情况。

在帕克兰医院,5%~10% 患高血压的孕妇在分娩中需要静脉给予降压药物。我们最常使用的是肼屈嗪,用法如前所述。不限制总入量,也很少需要加用第 2 种降压药物,该医院在过去 50 年已给至少 6 000 例患者使用该药。虽然肼屈嗪在欧洲并不流行,但据英国皇家妇产科学院的推荐(2006),该药在某些医疗中心也在使用。

血压明显升高时,医务人员可能倾向于增加肼屈嗪的初始剂量,但应该避免使用这种用药方法。血压升高程度不能预测降压药物的反应,即使给予 5~10mg 肼屈嗪,其反应也难以预测。正是如此,我们都是先给予 5mg 的初始计量。超过 5mg 初始剂量可能出现的不良反应见图 40-20。这例孕妇罹患慢性高血压并发重

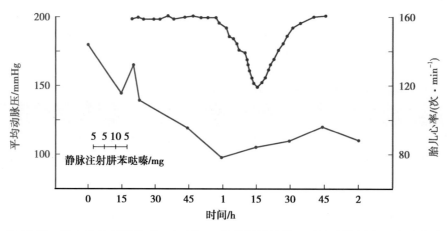

图 40-20 按 5 分钟间隔给药,而不是 15 分钟间隔给药。平均动脉压在 1 小时内从 180mmHg 下降到 90mmHg,并与胎儿心动过缓有关。快速输注晶体液使平均动脉压提高到 115mmHg,胎心恢复正常

度子痫前期,因为肼屈嗪静脉注射过频,血压 1 小时内就由(240~270)/(130~150) mmHg 骤然降到 110/80mmHg。子宫胎盘灌注不足导致典型的胎心减速,直至快速输注晶体液升压后胎心减速才得以恢复。胎儿对子宫灌注不足的反应有时难与胎盘早剥相鉴别,可能导致不必要的紧急剖宫产,进而增加患者风险。

拉贝洛尔

拉贝洛尔是一种 α 和非选择性 β 受体阻滞剂,是有效的静脉用抗高血压药物。相比较肼屈嗪,它的副作用少,临床医生更愿意使用。在帕克兰医院,静脉用初始剂量 10mg,如果血压在 10 分钟时不能降到合适的水平,给 20mg,下一个 10 分钟的补充剂量是 40mg,根据需要可以再给 40mg,若仍不能达到有效的反应,再给 80mg。Sibai(2003)推荐:若需要每 10~15 分钟给 20~40mg,每治疗周期的最大剂量为 220mg。美国妇产科医师学会(2017a)推荐初始静脉注射 20mg,若 10 分钟内无效,接着给予 40mg,之后每 10 分钟给药 80mg,如果仍持续高血压,那么给予肼屈嗪。

对肼屈嗪与拉贝洛尔两种药物的对照研究显示了相似的疗效(Umans,2015)。在一项研究中,Mabie 等(1987)发现拉贝洛尔降低血压更迅速,同时心动过速不良反应出现少,但肼屈嗪降低平均动脉压到安全水平更有效。另一项研究报告两组母儿预后相似(Vigil-De Gracia,2007)。肼屈嗪引起母亲心动过速、心悸较明显,而拉贝洛尔更多引起母亲低血压、心动过缓。Cahill 等(2013)报告这两种药物均与降低胎心加速频率有关。有哮喘的孕妇禁用拉贝洛尔。

硝苯地平

这种口服钙通道阻滞剂能有效控制急性妊娠高血压,受到临床欢迎。美国妇产科医师学会(2017a)、国家高血压教育项目工作组(2000)和英国皇家妇产科学院(2006)推荐口服硝苯地平 10mg,20~30 分钟后重复给药 10~20mg。如果降压效果不满意,可应用拉贝洛尔。不推荐使用舌下含服硝苯地平。舌下含服吸收过快,广泛的药物效应容易带来风险。Scardo 等(1999)、Shekhar 等(2016)和 Vermillion 等(1999)在随机对照研究中比较了硝苯地平和拉贝洛尔,发现没有哪一种药更优越,但硝苯地平降压作用更快。除此之外,硝苯地平并不增加镁离子效应(Magee,2015)。

其他降压药物

有些药物也已经过临床试验,但未得到广泛应用(Umans,2015),这些降压药物包括:维拉帕米、硝酸甘油、硝普钠、酮色林、尼卡地平及尼莫地平(Belfort,1990,2003;Bolte,2001;Cornette,2016)。此外还有一些尚在试验阶段的抗高血压药物,可能对治疗子痫前期

有用(Lam,2013)。

利尿剂

强效的袢利尿剂可进一步损害胎盘灌注。即刻效应包括血容量降低,而子痫前期患者的血容量和正常孕妇相比本身就已减少。因此,分娩前不用利尿剂降压(Zeeman,2009;Zondervan,1988)。对产前患者,呋塞米及相似的利尿药物仅限于治疗肺水肿。

■ 液体治疗

乳酸盐林格溶液常规以 60~125mL/h 的速度输注,除非有大量液体丢失,如呕吐、腹泻、出汗或常见的分娩时的大量失血。重度子痫前期时少尿很常见。因母体的血容量较正常妊娠可能减少,所以,更应积极地补充液体。典型子痫患者的细胞外液在血管内、外分布不平衡,细胞外液通常过多,所以液体治疗应谨慎。大量补液导致细胞外液分布不均,可明显增加肺水肿和脑水肿的风险(Dennis,2012a;Sciscione,2003;Zinaman,1985)。因此,对存在无尿的子痫前期患者以少量递增的补液形式可维持每小时尿量大于 30mL。同样,因出血、呕吐导致的液体丢失,发热导致的血管内容量减少也可以采用逐步递增补液方式。在采取椎管内镇痛的分娩镇痛中,要缓慢分级输入晶体液(第 25 章)。

肺水肿

重度子痫前期伴发肺水肿者多见于产后(Cunningham,1986,2012;Zinaman,1985)。子痫患者怀疑有肺水肿时,如有胃内容物吸入应排除是否为抽搐、麻醉或过度镇静所致。重度子痫前期患者出现肺水肿有 3 个常见原因:肺毛细血管渗透性水肿、心源性水肿或两者皆有。

一些重度子痫前期患者会有渗透性水肿导致的轻度肺淤血,尤其在补充大量液体后。这是由于正常的妊娠生理性改变在子痫前期时明显加重。更重要的是,由于血浆白蛋白降低,血浆胶体渗透压在正常足月妊娠时明显下降,子痫前期时下降更多(Zinaman,1985)。在子痫前期患者中会发现血管外胶体渗透压和毛细血管通透性的增加(Brown,1989;Øian,1986)。

侵入性血流动力学监测

如图 40-5 所示,通过肺动脉漂浮导管这一侵入性监测手段,我们逐渐认识了重度子痫前期-子痫患者心血管和血流动力学的病理生理学变化。子痫前期患者需要侵入性监测的两个指征是少尿和肺水肿(Clark,2010)。矛盾的是,积极治疗前者往往导致后者的发生。工作组(2013)的建议中反对常规侵入性监测。仅在下列情况下才进行侵入性血流动力学监测:重度子痫前期患者合并严重的心脏疾病和/或肾脏疾病,难治

性高血压、少尿、肺水肿。

■ 扩容治疗

子痫前期常伴随血液浓缩,有研究者尝试注射各种液体来扩容,包括淀粉聚合物或浓缩白蛋白,或二者合用(Ganzevoort,2004)。早期观察性研究发现扩容治疗后出现了严重并发症,尤其是肺水肿(Benedetti,1985;López-Llera,1982;Sibai,1987b)。

Ganzevoort 等(2005a,b)报告了阿姆斯特丹随机对照研究,这项设计良好的研究用来评估扩容治疗风险及效果。研究对象为 216 例孕 24~34 周的重度子痫前期孕妇(包括合并有 HELLP 综合征、子痫、胎儿生长受限)。随机分入扩容组的患者,给予 1 天 2 次、每次 6% 的羟乙基淀粉 250mL,超过 4 小时静脉滴注。表 40-13 列出了扩容组和对照组的孕妇围产结局。两组间预后指标无显著差异。值得注意的是,"期待"治疗带来了严重的母体并发症和显著增加的围产死亡率(表 40-9)。

表 40-13 216 例孕 24~34 周重度子痫前期患者血浆扩容与盐水输注后关于孕妇和围产结局的随机对照研究

结局	对照组[a] (n=105)	干预组[a] (n=111)
母体结局/%		
子痫	1.9	1.8
HELLP	19.0	17.0
肺水肿	2.9	4.5
胎盘早剥	3.8	1.0
围产儿结局		
死胎/%	7	12
妊娠延长时间(平均)	11.6 天	6.7 天
分娩孕周(平均)	26.7 周	26.3 周
出生体重(平均)	625g	640g
活产/%	93	88
妊娠延长时间(平均)	10.5 天	7.4 天
分娩孕周(平均)	31.6 周	31.4 周
呼吸窘迫综合征/%	30	35
新生儿死亡/%	7.6	8.1
围产儿死亡率	142/1 000	207/1 000

资料来源:Ganzevoort,2005a,b。
[a] 所有比较 P>0.05。
HELLP,溶血、肝酶升高、血小板减少。

■ 神经系统并发症的预防——预防抽搐

很多随机对照试验,对伴或不伴蛋白尿的妊娠期高血压患者进行预防抽搐治疗的有效性进行了验证。大部分试验中,将硫酸镁和另一种抗抽搐药或安慰剂对比。所有研究均报告了硫酸镁预防子痫作用优于对照组。表 40-14 总结了 4 项较大规模的研究。Lucas 等(1995)报告了在帕克兰医院对于妊娠期高血压及子痫前期病例硫酸镁预防子痫发作优于苯妥英钠。Belfort 等(2003)研究了 1 650 例重度子痫前期患者,将硫酸镁和尼莫地平预防子痫的效果进行比较,后者是具有特定扩张脑血管效果的钙通道阻滞剂。结果发现尼莫地平治疗组子痫的发生率是硫酸镁治疗组的 3 倍(2.6% vs. 0.8%)。

最大的对照研究是 Magpie 试验合作组(Magpie Trial Collaboration Group)的"硫酸镁预防子痫"研究(2002)。对来自 33 个国家的超过 10 000 例重度子痫前期患者随机给予硫酸镁或安慰剂治疗。硫酸镁治疗组比安慰剂治疗组子痫的发生率降低了 58%。安慰剂组发生子痫的患者给予硫酸镁治疗。Smyth 等(2009)对硫酸镁治疗组的新生儿进行了随访。约 18 个月时,母亲接受硫酸镁和未接受硫酸镁治疗的儿童行为无差异。

应该给予哪些人硫酸镁治疗?

病情严重的患者使用硫酸镁可以一定程度上减少抽搐的发生。但病情的严重性很难量化,因此很难决定哪些个体能从神经系统损伤预防治疗中获益最多。工作组(2013)推荐对子痫及重度子痫前期的孕妇应给予硫酸镁预防治疗。但前面部分提到,"重度"的诊断标准不完全一致(表 40-2)。工作组(2013)建议"轻度"子痫前期患者不需要使用硫酸镁预防神经系统损伤。但困难的是判断这些"非重度"妊娠期高血压或子痫前期患者是否应该接受硫酸镁治疗预防神经系统损伤(Alexander,2006)。

在很多其他国家,由于对 Magpie 试验合作组(2002)研究结果的宣传,硫酸镁现在也被推荐用于重度子痫前期患者的治疗。然而,在一些研究中,对于硫酸镁是否仍应该用于子痫抽搐的患者仍存在争议。我们认为子痫抽搐是危险的,在最近的研究报告中,孕产妇的死亡率仍高达 5%。而且,围产死亡率也大幅增高(Abd El Aal,2012;Knight,2007;Ndaboine,2012;Schutte,2008;von Dadelszen,2012)。此外,子痫可能产生远期神经心理及视力相关的后遗症,让我们认识到子痫抽搐并非"良性"。

表 40-14　硫酸镁、安慰剂及其他抗惊厥药物在妊娠期高血压患者的随机对照试验

研究/内容	子痫数/总治疗数/%		比较[a]
	硫酸镁	对照	
Lucas 等（1995）		苯妥英钠	
妊娠期高血压[b]	0/1 049（0）	10/1 089（0.9）	P<0.001
Coetzee 等（1998）		安慰剂	
重度子痫前期	1/345（0.3）	11/340（3.2）	RR=0.09（0.1~0.69）
Magpie Trial（2002）[c]		安慰剂	
重度子痫前期	40/5 055（0.8）	96/5 055（1.9）	RR=0.42（0.26~0.60）
Belfort 等（2003）		尼莫地平	
重度子痫前期	7/831（0.8）	21/819（2.6）	RR=0.33（0.14~0.77）

[a]所有比较均有显著性差异（P<0.05）。
[b]包括有和没有蛋白尿的妇女和所有严重程度的子痫前期妇女。
[c]Magpie 试验合作组（2002）。
RR，相对风险。

选择性与普遍性应用硫酸镁治疗的对比

基于前述原因，对于"非重度"妊娠期高血压患者是否应给予硫酸镁预防治疗尚不明确。帕克兰医院修订的硫酸镁预防治疗方案可能会解答这些问题。在此之前，Lucas 等（1995）发现轻度子痫前期患者在不给予硫酸镁治疗时，发生子痫的风险约为 1/100。2000 年之前，所有妊娠期高血压患者预防性肌内注射硫酸镁。2000 年之后，制定了硫酸镁静脉给药的标准方案（Alexander，2006）。同时，我们将对所有妊娠期高血压的孕妇给予硫酸镁预防抽搐的方案，修订为仅对符合我们标准的严重妊娠期高血压患者预防性使用硫酸镁。表 40-15 列出了病情严重的标准，包括导尿下获得尿标本的尿蛋白 2+ 及以上。

表 40-15　选择性与普遍性硫酸镁预防法：帕克兰医院定义重度妊娠期高血压或子痫前期的标准

在患有新发蛋白尿高血压的妇女中，至少需要下列标准之一：

收缩压≥160mmHg 或舒张压≥110mmHg
尿蛋白≥2+（在导尿下获得的尿标本）
血肌酐>1.1mg/dL
血小板计数<100 000/μL
天冬氨酸转氨酶升高到正常上限值的 2 倍以上
持续的头痛或盲点
持续中上腹或右上腹痛

资料来源：National High Blood PressureEducation Program Working Group，2000；American College of Obstetricians and Gynecologists，2012；Alexander，2006。

改变用药方案之后，四年半内 6 431 例妊娠期高血压患者中有 60% 给予硫酸镁预防治疗，在其余 40% 未给予治疗的非重度高血压患者中，27 例发生子痫抽搐（1/92）。3 935 例按标准诊断为重度子痫的患者接受了硫酸镁治疗，抽搐率仅为 1/358。

为评估并发症发生率，Alexander 等（2006）比较了 87 例子痫患者和 6 431 例未发生子痫的重度高血压患者的预后。尽管大部分母亲的预后是相似的，有近 1/4 子痫患者经历急诊剖宫产并需全身麻醉。值得高度关注的是，子痫患者喉气管水肿，插管失败、胃酸吸入和死亡的风险更高。新生儿预后也值得关注，因为子痫患者新生儿并发症的复合发病率较非子痫的重度患者增加了 10 倍（12% vs. 1%）。这些不良结局包括：脐动脉 pH<7.0，5 分钟的阿普加评分<4 分及足月新生儿非预期性转入重症监护室。

因此，如果使用帕克兰医院的标准处理非重度妊娠期高血压，可以预计未进行硫酸镁预防治疗的妇女中约 1/100 会出现子痫抽搐，这些子痫患者中 1/4 需行急诊剖宫产，随之而来会面临全身麻醉导致的母亲及新生儿围产期发病率和死亡率。由此，对于非重度妊娠高血压患者是否给予硫酸镁预防治疗的考量，在于权衡是否值得为避免 1 例患者的抽搐而给予其他 99 例患者不必要的治疗。工作组（2013）给出的建议是"yes"。然而，在帕克兰医院，只对符合重度标准的患者预防使用硫酸镁。

■ 镇痛和麻醉

在过去的 20 年，认为对子痫前期患者使用传导镇痛效果理想。这种方法最初带来的问题是由于交感神经阻滞使这些血容量扩增不足的孕妇出现低血压和子宫胎盘灌注减少。Hogg 等(1999)和 Wallace 等(1995)报告用稀释的麻醉药进行缓慢地硬膜外镇痛诱导可以减轻阻滞水肿,这就克服了需要快速输注大量晶体或胶体液来纠正母体因神经阻滞而引起的低血压。第 25章详细描述了这些技术。此外,气管插管可能导致突发的严重高血压,后者可能会导致肺水肿、脑水肿或颅内出血,硬膜外阻滞避免了全身麻醉的这种刺激。此外,气管插管的操作可能非常难,子痫前期会使气道水肿,插管操作很危险(ACOG,2017b)。

至少已有 3 项随机对照研究评估了这些镇痛和麻醉方法。Wallace 等(1995)将没有给予硬膜外镇痛的 80 例需要行剖宫产的重度子痫前期患者随机分为全身麻醉组、硬膜外麻醉组或腰硬联合麻醉组。其术前平均血压约 170/110mmHg,尿蛋白皆为阳性。3 组的母胎结局均相似。研究者对区域镇痛引起的母体低血压进行了合理的静脉液体管理。同样,在全身麻醉组,经过适当的处理,没有出现母体严重的高血压。这 3 种麻醉方法均未发生严重的母儿并发症。结论是只要采取措施确保安全,在重度子痫前期患者中应用全身麻醉、硬膜外麻醉和腰硬联合麻醉都是可行的。

Dyer 等(2003)进行随机对照研究比较了 70 例重度子痫前期患者剖宫产分娩时行椎管内麻醉或全身麻醉的母胎结局,得出了相似的结论。第 3 项研究是 Head 等(2002)进行的,将 116 例重度子痫前期患者随机分为分娩时硬膜外镇痛组和由患者自己控制的静脉哌替啶镇痛组。硬膜外镇痛组有更多患者(9%)需要给予麻黄碱纠正低血压。与预期相符,硬膜外麻醉缓解疼痛的作用更好,但两组母儿并发症相似。每组都有 1 例患者出现肺水肿。值得注意的是,分娩时应用硬膜外镇痛不应视为对子痫前期的治疗(Lucas,2001;Ray,2017)。

对行区域镇痛的重度子痫前期患者实施正确的补液是治疗的关键。Newsome 等(1986)提出硬膜外阻滞的重度子痫前期患者在大量晶体液输注后肺毛细血管楔压升高。很明显,这些孕妇中过量的液体补充使肺水肿发生的风险增加,尤其在产后最初 72 小时内(Clark,1985;Cotton,1986a)。当出现肺水肿时应考虑到发生脑水肿的可能。此外,Heller 等(1983)研究显示,在重度子痫前期患者中出现喉头水肿的患者多数与静脉补液过量有关。

■ 分娩时失血

如表 40-7 所列,血液浓缩或相较于正常妊娠的血容量增加不足是重度子痫前期及子痫已知的病理生理特点(Zeeman,2009)。重度子痫前期及子痫的妇女,由于缺少正常妊娠时的血容量增加,比血压正常者更不能耐受哪怕是正常量的失血。产后血压迅速下降,通常意味着过度失血,而不是痉挛血管的扩张和血管内皮损伤的缓解所致,认识这一点非常重要。分娩后出现少尿,要密切评估红细胞比容,这有助于发现过量失血。此时,恰当地处理是补充晶体液及输血治疗。

■ 产后持续高血压

尽管严重的产后高血压通常发生在高血压孕妇分娩之后,严重的产后高血压患者中有 8% 是在产后出现新发的高血压(Goel,2015)。如果产后控制严重高血压有困难,或已反复静脉给予肼屈嗪或拉贝洛尔,可以考虑给予口服降压药物方案。例如,拉贝洛尔或另一种 β 受体阻滞剂、硝苯地平或另一种钙通道阻滞剂(Sharma,2017)。经过该治疗后,患者再次入院率降低(Hirshberg,2016)。加重持续性或顽固性高血压的原因可能是组织间液重分布进入血管内,或患者已有潜在的慢性高血压,更常见的是两种原因同时存在(Sibai,2012;Tan,2002)。长期而非间断给予非甾体抗炎药即布洛芬治疗,可能使子痫前期患者产后高血压恶化(Vigil-De Gracia,2017;Viteri,2017)。在慢性高血压、左心室肥大的患者中,严重的产后高血压可能会引起心源性肺水肿(Cunningham,1986,2012;Sibai,1987a)。

呋塞米

由于持续的严重高血压与利尿的发生和持续时间长短、细胞外液的动员有关,因此认为呋塞米增强的利尿作用可能有利于加速血压控制。Ascarelli 等(2005)进行了一项相关的随机对照研究。在出现自发的利尿作用之后,将 264 例产后的子痫前期患者随机分为每天口服 20mg 呋塞米组和非治疗组。病情较轻的患者中,两组血压控制水平相似。但在 2 天后,重度子痫前期患者经利尿剂治疗后的平均收缩压更低(142mmHg vs. 153mmHg),在剩余的住院时间里对抗高血压药物的需求更少(14% vs. 26%)。Veena 等(2017)进行了一项随试验,使用硝苯地平加呋塞米或单独硝苯地平治疗严重产后子痫前期患者,发现预防性使用呋塞米能显著降低对额外抗高血压药物的需求（26% *vs.* 8%）。

我们有一个简单的方法估计是否存在过多的细胞外/组织间液，比较产后体重和最后一次记录的产前体重，可以是最后一次产检或是分娩前所测体重。通常根据新生儿出生体重、羊水量、胎盘重量及失血量，分娩后母亲体重下降很快，至少 4.5~7kg。由于多种干预措施，特别是在产时硬膜外镇痛或阴道手术助产、剖宫产过程中静脉输注晶体液，重度子痫前期患者产后体重常较产前最后一次测量值增加。如果这种体重增加与严重的产后持续性高血压有关，那么静脉注射呋塞米利尿通常有助于控制血压。

■ 血浆置换

少数女性有一种不典型的重度子痫前期-子痫持续状态，不因分娩的结束而好转。Martin 等（1995）报告了在过去 10 年分娩的 18 例类似患者。他们提倡对这些妇女进行单次或多次血浆置换，某些病例需用 3L 血浆（来自 36~45 例献血者），一共置换 3 次才能起效。Forster 等（2002）和 Obeidat 等（2002）报告了对 HELLP 综合征的产后患者行血浆置换。然而，在所有这些病例中，HELLP 综合征和血栓性血小板减少性紫癜，以及溶血尿毒综合征的鉴别十分困难（Tsai，2016）。

帕克兰医院至 2017 年近 45 万例妊娠中有超过 5 万例妊娠高血压，极少数有持续性产后高血压、血小板减少和肾功能障碍的患者被诊断为血栓性微血管病（Dashe，1998）。Martin 等（2008）和 George 等（2013）对这些患者进行回顾性总结，提出 ADAMTS-13 酶活性检测快速诊断试验可能对鉴别大部分这类疾病有帮助。

可逆性脑血管收缩综合征

另一类导致产后持续性高血压的原因是产后血管病，其表现为"电击样"头痛、抽搐和中枢神经系统症状。可逆性脑血管收缩综合征以脑动脉弥漫性节段收缩为特征，可能导致缺血性与出血性脑卒中。这种综合征的诱因包括妊娠，尤其是子痫前期（Ducros，2012）。这种疾病在女性中更常见，在一些病例中，严重的血管收缩可导致脑缺血和脑梗死。目前还没有合适的治疗方法（Edlow，2013）。

远期影响

■ 后续妊娠

某些患者胎盘螺旋动脉重铸的缺陷被认为是导致至少一种表型的子痫前期的原因。尤其胎盘浅着床与子痫前期、胎盘早剥、胎儿生长受限和早产有关（Wikstrom，2011）。在这种"症候群"中，血压异常可能预示着后续可能出现早产和胎儿生长受限。即使在后来的非高血压妊娠中，前次妊娠有未足月子痫前期病史的孕妇发生早产和分娩生长受限新生儿的风险增加（Bramham，2011；Connealy，2014；Palatnik，2016）。

此外，无论是妊娠期高血压还是子痫前期患者，在后续妊娠中发生高血压的风险都增高（Lykke，2009b）。一般来说，在先前妊娠中子痫前期诊断得越早，后续妊娠中复发的可能性就越大。有代谢综合征的女性子痫前期复发风险更高（Stekkinger，2015）。Sibai 等（1986，1991）发现孕 30 周前诊断为子痫前期的初产妇在以后的妊娠中复发率高达 40%。Bramham 等（2011）进行一项前瞻性研究，观察 500 例前次在孕 37 周因子痫前期分娩的患者，再次妊娠复发率高达 23%。

正如预期，HELLP 综合征的妇女后续妊娠的再发风险很高。在两项研究中，复发风险分别为 5% 及 26%，真实的复发率可能介于这两个极端值之间（Habli，2009；Sibai，1995）。即使后续妊娠患者没有复发 HELLP 综合征，早产、胎儿生长受限、胎盘早剥、剖宫产的发生率也是增高的（Habli，2009；Hnat，2002）。

■ 远期发病率和死亡率

已有证据表明曾患子痫前期是心血管疾病远期发病和死亡风险增加的一个标志（表 40-16）。因此，妊娠期发生高血压的妇女应在产后数月进行评估，并告知其远期风险。MHBPEP 工作组（2000）的观点是妊娠期高血压应在分娩后的 12 周内消退，超过此时间的持续性高血压被认为是慢性高血压（第 50 章）。Magpie 试验随访合作组（2007）报告 3 375 例子痫前期妇女中 20% 在产后平均 26 个月时有高血压。值得强调的是，即使短时期内高血压没有持续，已有可信的证据表明子痫前期妇女远期心血管疾病的患病率显著增加。

■ 心脑血管疾病发病率

任何类型的妊娠期高血压都是之后心血管疾病发病和死亡风险增高的标志（ACOG，2013；Bellamy，2007）。冰岛的一项病例对照研究中，Arnadottir 等（2005）报告曾患妊娠期高血压的妇女相较血压正常的对照组妇女，缺血性心脏病的发病率明显增加（24% *vs.* 15%），脑卒中的发病率也增加（9.5% *vs.* 6.5%）。

Valensise 等（2016）在瑞典进行的一项对超过 40 万例女性的研究发现，有复发性子痫前期的患者存在心脏收缩功能不良，且缺血性心脏病发病率升高。舒张功能不良更加常见（Bokslag，2017）。子痫前期也是冠状动脉钙化和特发性心肌病的危险因素（Behrens，2016；White，2016）。

表 40-16　子痫前期综合征妇女的远期预后
心血管
慢性高血压
缺血性心脏病
动脉粥样硬化
冠状动脉钙化
心肌病
血栓栓塞症
神经血管
脑卒中
视网膜脱离
糖尿病视网膜病变
代谢
2 型糖尿病
代谢综合征
血脂障碍
肥胖
肾脏
肾小球功能障碍
蛋白尿
中枢神经系统
脑白质病变
认知障碍
视网膜病变

Lykke 等（2009a）引用了对丹麦超过 78 万例有登记的初产妇的研究结果。在平均随访约 15 年后，妊娠期高血压的妇女慢性高血压的发病率显著增加 5 倍，曾患轻度子痫前期的妇女发病率增加 3.5 倍，重度子痫前期的妇女增加 6 倍。在出现 2 次妊娠期高血压后，慢性高血压的发病率增加 6 倍。而且，妊娠期高血压疾病的患者 2 型糖尿病的发病风险也增高（Rice，2016）。子痫前期是晚期糖尿病视网膜病变和视网膜脱离的危险因素（Auger，2017；Beharier，2016）。

如一些研究所强调，其他影响因素的协同作用或共患疾病，与这些妊娠高血压的远期不良预后有关（Gastrich，2012；Harskamp，2007；Hermes，2012；Spaan，

2012b）。这些疾病包括了代谢综合征、糖尿病、肥胖、脂质代谢障碍和动脉粥样硬化（Kajantie，2017；Orabona，2016；Stekkinger，2015）。

早产儿在以后的生活中会有更大的心室质量指数（Lewandowski，2013）。曾患子痫前期和后来发展为慢性高血压的女性在高血压发病之前心室质量指数已有增加（Ghossein-Doha，2013）。此外，这些女性中至少有一部分，在她们自己出生时就开始出现高血压心血管疾病的病理变化。这类情况与早产和胎儿生长异常有关。

■ 肾脏预后

子痫前期也是出现继发性肾病的一个标志。几乎 15% 曾患子痫前期的女性有肾功能障碍（Lopes van Balen，2017）。Vikse 等（2008）进行了一项对挪威出生人群与终末期肾病关系的 40 年的研究。他们发现尽管肾衰竭的绝对风险很小，但子痫前期仍使患病风险增加了 4 倍，而有复发性子痫前期的妇女风险更高。这些数据应得到重视，因为有 15%~20% 子痫前期妇女通过肾活检证实存在慢性肾病（Chesley，1978）。另一项长期的随访队列研究中，Spaan 等（2009）比较了曾患有子痫前期的妇女和分娩时血压正常的队列。分娩后 20 年，子痫前期组较血压正常组慢性高血压的发病率显著升高（55% vs. 7%）。这组患者外周血管和肾血管的阻力也增加，肾血流下降。但这项研究不足以得出因果关系的结论。

■ 中枢神经系统预后

直到最近，人们认为子痫发作没有明显的远期后遗症。然而，事实并非如此（Theilen，2016）。回顾前文，已讨论过子痫患者有多灶性的血管周围水肿，约 1/4 有局灶性脑梗死（Zeeman，2004a）。

在对重度子痫前期和子痫的女性进行的几项长期随访研究中，子痫抽搐时出现的脑白质损伤将长期存在（Aukes，2007，2009，2012）。尤为重要的是，在发病平均 7 年后进行头颅磁共振成像，40% 既往子痫的妇女有更多、更大的聚集性脑白质病灶，而血压正常对照组仅为 17%。随后这些研究人员也在没有发生抽搐的子痫前期患者中观察到脑白质病变（Aukes，2012）。Siepmann 等（2017）也发现了既往子痫前期患者存在颞叶白质变化和皮质体积减小。有一些研究旨在评估其临床相关性，Postma 等（2014）研究报告了既往子痫的患者认知能力受损。Wiegman 等（2012）称，与对照组相比，既往子痫发作的患者在大约 10 年后视

觉质量较对照组降低。这与 Auger 等（2017）所报告的视网膜病变风险增加相一致。由于在患者发生子痫前期或子痫前未进行过任何基线研究，这些研究者提出，子痫发作与这些白质病变是否存在因果关系还尚不清楚。

（陈扬　于欢　王伽略　杨孜　翻译　杨孜　审校）

参考文献

第 41 章

产科出血

分娩前后大出血是常见的产科并发症,严重时甚至危及孕产妇生命安全。

——J. 惠特里奇·威廉姆斯(1903)

威廉姆斯所在的年代,产科出血、妊娠期高血压和感染是孕产妇死亡的重要原因,也是孕产妇入住重症监护病房的主要原因(Chantry,2015;Crozier,2011;De-Greve,2016;Guntupalli,2015)。根据 2006~2013 年美国 5 367 例孕产妇死亡记录,出血(11.4%)是最直接的原因(Creanga,2015,2017)。还有关于 1 102 例孕产妇死亡的统计提示 16% 由出血所致(Kuriya,2016)。在发展中国家,情况更加严重,出血是孕产妇死亡的最主要原因(Goffman, 2016;Oladapo2016;Thomas, 2016)。尽管美国由于出血导致的产妇死亡率显著下降,但总体来讲,由于出血造成的孕产妇死亡似乎很难降到最低。

总论

■ 正常凝血机制

为了更好地掌握产科出血的病理生理和处理原则,应首先明确正常分娩后的生理性凝血机制。近足月时,胎盘中的血液通过平均 120 条螺旋动脉以约 600mL/min 的速度流经绒毛间隙(Pates,2010),以确保胎盘充分地血液灌注。在妊娠早期子宫螺旋动脉经滋养细胞重塑,平滑肌层消退,管腔变大,形成高容低阻的胎盘血管系统。胎儿娩出后随着胎盘的剥离,胎盘种植部位的血管被撕脱断裂而发生出血,止血过程首先通过子宫肌收缩来实现。大量血管因子宫收缩而被压闭,继而发生凝血和血管闭塞。

如果分娩后子宫肌收缩强烈,胎盘剥离部位不可能发生致命性出血。产后止血并不要求凝血系统完全正常,但在子宫、阴道或会阴出现裂伤时,正常凝血功能对产后止血非常重要。子宫收缩乏力时即使凝血功能正常,也可能发生致命性产后出血。

■ 定义和发生率

传统的产后出血定义为第三产程完成后出血量≥500mL。这一定义有明显问题,仔细评估阴道分娩出血量后,会发现几乎一半产妇的真实出血量超过 500mL(Pritchard,1962)。如图 41-1 所示,大约 5% 的阴道分娩出血超过 1 000mL。根据美国妇产科医师学会(ACOG)(2017d)的定义,产后出血指产后出血量超过 1 000mL,伴有低血容量的症状和体征。有近 1/3 的剖宫产妇女失血量超过 1 000mL。研究显示估计失血量通常只有实际失血量的一半左右。当估计失血量超过"平均"值时,产科医生需注意可能已发生过量出血。对失血的

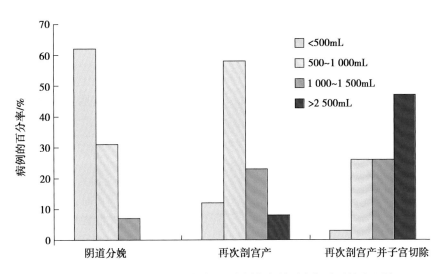

图 41-1　阴道分娩、再次剖宫产、再次剖宫产并子宫切除时的失血量
（资料来源：Pritchard，1962.）

量化能否提高诊断的准确性仍存争议（Hamm，2017；Toledo，2007）。

正常孕妇妊娠期间血容量通常会增加一半（30%~60%）。体格正常的孕妇血容量平均增加 1 500~2 000mL（Pritchard，1965）。血容量的计算方法如表 41-1 所示。如果分娩时出血量小于妊娠期间的增加量，孕妇分娩时可以耐受，不会引起产后红细胞比容明显降低。在产后最初几天的红细胞比容可保持不变。在随后的数周，伴随血浆容量的复旧，红细胞比容升高。如果产后

红细胞比容低于入院时，失血量可通过下述方法估算：红细胞比容每降低 3 个百分点等于丢失 500mL 血液，再加上妊娠增加的血容量，即为总失血量。

失血量的估算有几种方法。Sosa 等（2009）使用特殊的集血器收集分娩时的出血量，10.8% 阴道分娩产妇出血量超过 500mL，1.9% 出血量>1 000mL。与图 41-1 的结果相比，这些估计可能偏低。Tita 等（2012）将产后红细胞比容下降 6% 定义为阴道分娩显著失血。这对于身材一般的产妇，意味着失血量超过 1 000mL。他们的结论在 1/4 的产妇中得到了印证，与图 41-1 一致。

用于估计产后出血发生率的另一指标是输血率。在 Tita 的研究中，超过 6% 的阴道分娩产妇接受了输血治疗。帕克兰医院一项针对超过 6.6 万例产妇的研究显示，2.3% 的患者因血容量不足予以输血治疗（Hernandez，2012），一半产妇为剖宫产。接受输血的产妇平均失血量约为 3 500mL。Green 等（2016）报告，在 10 万例分娩中因产后出血需要大输血的占 23 例。

从上述内容可以看出，多达 1/4 的阴道分娩有显著失血，剖宫产产妇的出血量和产后出血发生率则更高。并且出血发生率的报告低于真实情况。例如，根据 National Hospital Discharge Summary 的数据，美国两个时期的产后出血发生率仅为 2.0% 和 2.6%（Berg，2009）。其他相关报告的数据与之相仿（Kramer，2013；Mehrabadi，2013；Patterson，2014）。

■ 风险因素

表 41-2 列出了增加出血风险的高危因素，可发生在妊娠期、分娩到产褥期中的任何时段。图 41-2 为部分产科出血造成孕产妇死亡数据。

表 41-1　母体血容量的计算

非妊娠期血容量[a]：

$$\frac{[身高（英尺）\times 50]+[体重（磅）\times 25]}{2}=血容量（mL）$$

妊娠期血容量：

比非妊娠时血容量增加 30%~60%

随妊娠进展，约在孕 34 周达高峰

通常红细胞比容大于正常范围低值（~30），小于正常范围高值（~40）

多胎妊娠平均血容量增加 40%~80%

子痫前期患者的平均血容量增加较少——容量变化与严重程度相反

严重出血的产后血容量：

通过补液迅速恢复至非妊娠期血容量

妊娠高血容量不能在产后恢复

资料来源：Hernandez，2012.

[a]该公式是通过 ⁵¹Cr 标记的红细胞测量 100 多例妇女的血容量和失血量得出。我国若使用此算法，需要将单位换算为英尺和磅：1 英尺＝30.48cm，计算时可用产妇"身高（cm）/30.48"获得身高（英尺）；1 磅＝0.454 千克（kg），计算时可用产妇"体重（kg）/0.45"获得体重（磅）。

表 41-2　产科出血：原因、诱因及高风险孕产妇

胎盘异常	宫缩乏力
前置胎盘	子宫过度膨胀
胎盘早剥	巨大儿
胎盘植入	多胎妊娠
异位妊娠	羊水过多
葡萄胎	宫腔积血
产道损伤	引产
会阴切开和裂伤	麻醉或镇痛
产钳或胎头吸引器使用	吸入性麻醉
剖宫产或子宫切除术	诱导麻醉伴低血压
子宫破裂	**异常分娩**
瘢痕子宫	急产
多次分娩史	产程延长
子宫过强收缩	加强宫缩
梗阻性分娩，宫腔内操作	绒毛膜羊膜炎
中位产钳	既往宫缩乏力史
臀牵引	产次：初产，多次分娩史
产科因素	**凝血功能不良，以及其他不**
肥胖	**良因素**
既往产后出血史	大量输血
早产	胎盘早剥
败血症	败血症
子痫前期/子痫	重度子痫前期
易感患者	急性脂肪肝
慢性肾功能不全	抗凝治疗
身材矮小	先天性凝血功能异常
	羊水栓塞
	死胎长期滞留
	高渗盐水引产

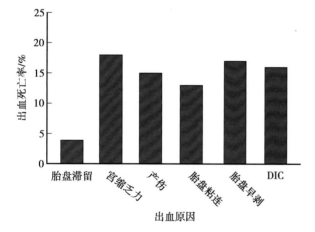

图 41-2　各种原因的产科出血对产妇死亡的影响。因为分类方案不同，百分比为近似值。DIC，弥散性血管内凝血

（资料来源：Al-Zirqi，2008；Berg，2010；Greanga，2015；Zwart，2008.）

■ 发生时间

产前出血

产科出血在传统上分为产前出血和产后出血，产前出血主要包括前置胎盘或胎盘早剥；产后出血通常由子宫收缩乏力或软产道裂伤所致。根据病因和孕龄对产科出血进行分类实际上更加合理。

妊娠不同时期的出血原因不同。妊娠早期出血多与流产或异位妊娠相关，在第 18 章和第 19 章有详细介绍。处理产前出血时，应充分考虑胎儿情况，快速评估产妇出血对胎儿的影响。

临产后，由于宫颈管的消退和扩张过程中存在小血管破裂，常发生少量的阴道出血，称为"见红"。宫颈以上部位的子宫出血必须引起重视。这种出血可能是由于附着于宫颈内口部位的前置胎盘剥离所致，也可能源于胎盘早剥或子宫破裂。此外，在前置胎盘时宫颈部位静脉曲张也可能会发生出血（O'Brien，2013）。还有少数病例为脐带帆状附着伴血管前置，胎膜破裂时发生脐带血管破裂出血，结果导致严重的胎儿失血（Swank，2016）。

临近分娩的很多孕妇出血原因并不明确。大多数情况下，出血可能是由于轻微的胎盘边缘剥离所致。尽管这种出血很快停止，超声检查也排除了前置胎盘，但仍会增加不良结局的风险。

妊娠中期出血也与妊娠不良结局有关。加拿大围产期网络统计了 806 例孕 22～28 周出血的病例（Sabourin，2012）。其中胎盘早剥（32%）、胎盘前置（21%）和宫颈出血（6.6%）是最常见的病因，1/3 的病例未找到明确原因，在这组病例中，44% 的孕妇在 29 周前分娩。在苏格兰，对超过 6.8 万例的孕妇随访发现，孕中期及以后出血发生率为 11%（Bhandari，2014），这些孕妇发生早产、引产和产后出血的风险明显升高。

产后出血

多数情况下，产后出血的原因可以很快确定。常见原因有子宫收缩乏力，软产道裂伤，或二者兼有。产后出血的临床表现通常很明显，但发生宫腔、阴道内积血和子宫破裂合并腹腔内或腹膜后出血的情况不易识别。另外还应考虑到外阴或阴道血肿。检查软产道及子宫收缩情况进行初步评估，了解有无子宫收缩乏力和软产道裂伤。如果双合诊时发现子宫质地软，在按摩子宫时见阴道出血或血凝块，即可诊断子宫收缩乏力。

子宫收缩良好但仍持续出血，应考虑软产道裂伤。出血呈鲜红色提示动脉出血。为了确认裂伤部位，应仔细检查阴道、子宫颈和子宫。有时出血可能由子宫收缩乏力和裂伤共同引起，尤其在产钳或胎头吸引器

助产分娩后。如果没有软产道裂伤，且子宫收缩良好，但宫颈以上部位持续出血，应用手探查宫腔，明确有无子宫破裂（Kaplanoglu，2016）。在内倒转、臀位助产或瘢痕子宫阴道分娩后应常规予以检查。

晚期产后出血定义为分娩 24 小时后的出血。发生率最高 1%，有时病情严重。相关内容在第 37 章讨论（ACOG，2017d）。

■ 失血量估计

如前所述，通过视觉判断出血量相当不准确，特别是在出血过多的情况下判断误差更大。产后出血发生时通常表现为持续不断出血，而非突然大量出血。子宫收缩乏力引起的持续出血如未控制，可导致严重血容量不足。外阴侧切和软产道裂伤导致的出血量不会太多，但不间断少量失血也会导致血容量迅速下降。有时胎盘剥离后，血液未经阴道流出而聚集于宫腔内，甚至可积存超过 1 000mL。对肥胖患者，医务人员偶尔会将腹部脂肪当作产后子宫予以按摩。

以上因素都可能导致对出血量的估计不足。出血量对患者的影响在很大程度上取决于孕前血容量和妊娠期血容量增加的程度。由于上述原因，有时直到出血量严重增多导致血容量显著不足时才会被发现。其危险性在于，直到大量严重失血时，患者脉率和血压才会出现明显的变化。血压正常的女性在失血后可能出现反应性血压升高。子痫前期患者失血后虽血容量不足，但可表现为"血压正常"。

有些产妇对出血非常敏感，例如，体型瘦小和并发重度子痫前期或子痫的孕妇，因为这些患者妊娠期血容量增加不足。Zeeman 等（2009）报告，子痫孕妇血容量较非孕期仅增加 10%（第 40 章）。慢性肾功能不全孕妇血容量增加受限，增量较正常孕妇明显减少（第 53 章）。当怀疑这些高危孕产妇大出血或低血容量时，应立即输注晶体液和血液进行复苏。

子宫收缩乏力

■ 第三产程管理

产科出血最常见的原因是产后子宫收缩乏力。正常情况下，强烈的子宫收缩可压迫胎盘剥离部位而达到止血。随着胎盘剥离，会发生不可避免的出血。胎盘剥离出血可分为两种方式：胎盘剥离后，出血立即从阴道流出称为 Duncan 式胎盘剥离出血；胎盘剥离后，血液隐匿在胎盘和胎膜后，直至随胎盘娩出，此为 Schultze 式胎盘剥离出血。在出现胎盘剥离的迹象之后，如果子宫没有强烈收缩，应该按摩子宫。外露脐带不断延长提示胎盘剥离。但需注意，牵拉脐带娩出胎盘时勿施暴力，尤其当子宫松弛时，可能会发生子宫内翻。

如果新生儿娩出后出现大量出血，而胎盘未完全剥离，则需要手取胎盘（Cummings，2016；Frolova，2016）。充分镇痛并行无菌操作。如图 41-3 所示，一手在腹壁固定宫底，另一只手沿着脐带通过阴道进入子宫腔，触到胎盘后定位其边缘，用手掌边缘沿胎盘和宫

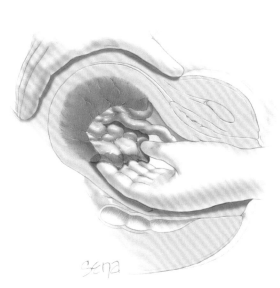

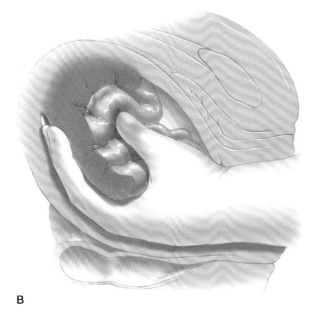

A   B

图 41-3　手取胎盘。A. 一只手握住宫底，另一只手插入子宫腔，手指一边深入，一边剥离胎盘，从胎盘一侧扫到另一侧。B. 胎盘剥离后，握住并取出胎盘

壁之间进入,将胎盘从宫壁附着部位剥离。根据需要使用卵圆钳清除残留的胎膜。可用纱布包裹手部,擦拭宫腔。清宫后推荐预防性使用氨苄西林或头孢唑林等抗菌药物(WHO,2015)。

在胎盘娩出后,按压宫底以确认子宫收缩是否良好。宫底部按摩可以预防子宫收缩乏力性出血(Hofmeyr,2013)。同时可使用20U的缩宫素加入1 000mL的晶体液静脉滴注,速度10mL/min(每分钟200mU的缩宫素)。高浓度缩宫素并不增加止血效果。禁止使用未经稀释的缩宫素,否则可导致严重低血压和心律失常。

■ 风险因素

已知的高危因素可预测分娩后子宫收缩乏力,但仍有高达一半的剖宫产后子宫收缩乏力并无危险因素(Rouse,2006)。表41-2中列举了各种导致子宫收缩乏力的因素,这些因素对产后出血的影响程度报告各异,其中初产和多产都是高危因素(Driessen,2011)。研究报告,初产妇产后出血发生率为0.3%,妊娠4次及以上者为1.9%,妊娠7次或以上者为2.7%(Babinszki,1999)等。子宫过度膨胀易导致产后子宫收缩乏力,如巨大儿、多胎妊娠及羊水过多。产程异常、前列腺素或缩宫素催、引产都可能导致产后子宫收缩乏力(Driessen,2011)。第三产程延长增加产后出血风险(Frolova,2016),另外既往产后出血者再次妊娠的产后出血风险增加。

■ 评估与管理

对于产后即刻发生的出血,应该仔细检查有无软产道裂伤。常规检查胎盘是否完整以排除胎盘残留。如果发现胎盘部分缺失,应探查宫腔,清除宫腔内残留组织。需注意副胎盘残留可导致产后出血(第6章)。在检查软产道裂伤和宫缩乏力等原因的过程中,应进行子宫按摩,给予宫缩剂。

宫缩剂

有几种药物可促使产后子宫强力收缩(第27章)。有些宫缩剂不仅常规用于预防产后出血,也用于治疗子宫收缩乏力性产后出血。许多研究将宫缩剂预防和治疗产后出血的效果混在一起分析,这给宫缩剂的评估带来了问题。缩宫素已经使用了70多年,在大多数情况下,胎盘娩出后即通过静脉或肌内注射给药。目前尚未证明哪种给药途径效果更优(Dagdeviren,2016)。缩宫素或其他宫缩剂的预防性应用可避免大多数产后子宫收缩乏力。

麦角碱用于治疗子宫收缩乏力已经有几个世纪。

如果已使用了缩宫素和其他预防措施,但子宫收缩乏力仍未改善,麦角制剂可作为二线治疗用药。麦角制剂包括甲基麦角新碱和麦角新碱,目前美国仅生产甲基麦角新碱。这些药物可以迅速刺激子宫强烈收缩,并可持续作用45分钟(Schimmer,2011)。常用方案为肌内注射0.2mg,必要时麦角新碱可每隔2~4小时使用1次。但需警惕静脉注射麦角新碱可能导致严重高血压,特别是对子痫前期妇女要谨慎使用。对正在应用蛋白酶抑制剂治疗HIV感染的产妇给予麦角新碱也可能发生严重高血压。麦角制剂存在上述副作用,但其促进子宫收缩的效果是否优于缩宫素尚无定论。

当一种药物治疗效果不佳时,可联合使用其他类型的药物。有研究对比了麦角新碱加缩宫素与单用麦角新碱预防产后出血的效果(Koen,2016)。联合治疗方案对输血的需求明显降低,有类似研究再次证实了该观点(Şentürk,2016)。

在过去40年中,常用的其他二线药物包括前列腺素E或前列腺素F。卡前列素氨丁三醇被证实可以用于宫缩乏力,最初的推荐剂量为250μg(0.25mg)肌内注射,必要时可间隔15~90min重复使用,最多给予8次。观察数据表明成功率为88%(Oleen,1990)。约20%的女性使用卡前列素有副作用,包括腹泻、高血压、恶心、发热、皮疹和心动过速。其药理作用是气道和肺血管收缩,因此哮喘和疑似羊水栓塞的患者不建议使用卡前列素氨丁三醇。在帕克兰医院曾发生过几例用卡前列素氨丁三醇后发生严重高血压的情况。据报告,卡前列素氨丁三醇还可引起动脉血氧饱和度平均下降10%(Hankins,1988),其相对禁忌证包括肾脏、肝脏和心脏疾病(ACOG,2017d)。

前列腺素E也可以预防或治疗宫缩乏力,地诺前列酮(前列腺素E₂)可用于说明书以外的治疗,20mg栓剂直肠或阴道每2小时给药1次。常见副作用为腹泻,可能与直肠给药途径有关,而大量的阴道出血可能会影响经阴道用药的效果。大量出血导致的低血压为使用禁忌。静脉注射硫前列酮可在欧洲使用,美国无此药物(Schmitz,2011)。

米索前列醇是合成前列腺素E₁同系物,也可用于预防和治疗宫缩乏力(Abdel-Aleem,2001;Ugwu,2016)。大多数研究认为其具有预防产后出血的作用,但也有不同的结论。在最近的Cochrane综述中,Mousa等(2014)指出米索前列醇不比标准的缩宫素和麦角新碱更具优势。Derman等(2006)对比了产后口服600μg米索前列醇与安慰剂组的出血情况,使用米索前列醇后,产后出血率从12%降至6%,严重出血率从1.2%降至0.2%。但在另一项研究中,Gerstenfel和Wing

（2001）报告 400μg 米索前列醇直肠给药相对缩宫素静脉滴注无显著优势。Villar 等（2002）报告，第三产程使用缩宫素和麦角新碱在预防产后出血方面比米索前列醇更有效（第 27 章）。如使用米索前列醇用于治疗宫缩乏力，ACOG（2017d）推荐使用剂量为 600~1 000μg，直肠、口服或舌下给药均可。

缩宫素治疗无效的出血

如果在实施了宫缩乏力的初步处理措施后，出血仍持续存在，则应立即并同时采取以下措施：

1. 双手压迫子宫，该操作简单且可控制大部分持续出血（图 41-4）。该方法不是简单的宫底按摩，而是用置于腹部的手压迫子宫后壁，另一只手握拳通过阴道按压子宫前壁，将子宫夹在两手之间。

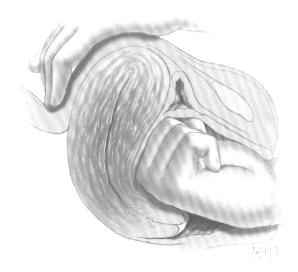

图 41-4 双手压迫子宫治疗宫缩乏力：一手置于腹部子宫后壁，一手握拳置于前穹窿压迫子宫前壁，双手压迫子宫。该法也可用于子宫按摩

2. 立即组织产科急救团队到产房，备好全血或浓缩红细胞。

3. 紧急请麻醉团队帮助。

4. 为安全起见至少建立两条大的静脉通道，以便输注血液制品的同时给予晶体和缩宫素。留置 Foley 导管监测尿量。

5. 快速静脉滴注晶体液开始容量复苏。

6. 在镇静、镇痛或麻醉下，彻底暴露，再次检查，确认宫腔内有无胎盘残留和子宫异常，包括有无子宫撕裂伤或子宫破裂。

7. 再次彻底检查宫颈和阴道，寻找可能没有注意到的问题。

8. 如果情况仍不稳定，或有持续性出血，应进行输血。

如果宫缩乏力已排除，低血容量已被纠正，但出血还在继续，可根据具体情况，如产次、未来生育要求和医务人员的操作经验等采取进一步措施。

球囊压迫止血 通过宫腔压迫填塞进行难治性宫缩乏力的处理。需要考虑隐匿性出血和感染风险（Gilstrap，2017）。近来采用的球囊压迫止血的方法可解决部分出血问题（Sentilhes，2016；Zelop，2011）。可将带有 24F 至 30F 导管的 30mL 的球囊置入子宫腔，充入盐水。开放的顶端可持续引流宫腔血液。我们曾遇到过当注入液体超过 50mL 时球囊发生破裂的情况，因此，可使用 34F 的 60mL 球囊。如果出血减少，通常在 12~24 小时后拔除导管。类似的填塞装置包括 Segstaken-Blakemore 止血系统、Rusch 球囊、ebb 球囊和避孕套自制球囊（Antony，2017；Georgiou，2009）。

目前已不断开发出用于宫缩乏力和其他原因出血的宫腔压迫装置。将 Bakri 球囊或 BT-Cath 放置入宫腔，充盈球囊可适应宫腔形态，并达到止血目的（图 41-5）。放置球囊需要 2~3 人操作，首先在手术过程中进行腹部超声检查，接着将球囊放入宫腔并固定，充盈球囊，迅速注入至少 150mL 液体，随后继续灌注，总量可达 300~500mL，以控制出血。通常可在约 12 小时后去除球囊（Einerson，2017）。

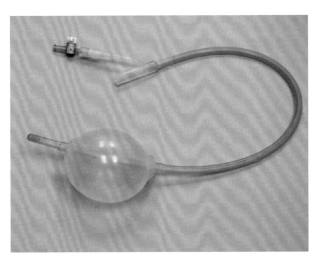

图 41-5 用于治疗产后出血的宫腔内 Bakri 球囊

前瞻性研究中，近 150 例女性因产后出血而使用了宫腔球囊（Grönvall2013；Kaya，2016；Vintejoux，2015）。约 1/4 的病例由宫缩乏力造成。总体成功率约 85%。部分患者联合应用球囊填塞和子宫压迫缝合止血（Diemert，2012；Yoong，2012）。失败病例需要使用外科方法止血，包括子宫切除术。

外科止血

外科止血方法包括子宫压迫缝合、盆腔血管结扎、血管造影栓塞和子宫切除术。

子宫内翻

产后子宫内翻是经典的产科严重情况。如未及时识别并妥善处理,子宫内翻往往导致严重出血。子宫内翻的危险因素包括:①胎盘附着于宫底部;②子宫收缩乏力;③胎盘剥离前强行牵拉脐带;④胎盘植入性疾病。

子宫内翻的发生和严重程度取决于上述因素。内翻的程度如图41-6所示。最严重的情况是完全内翻,子宫从产道内翻脱出(图41-7)。

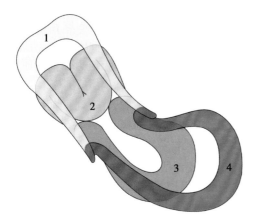

图41-6 不同程度的子宫内翻

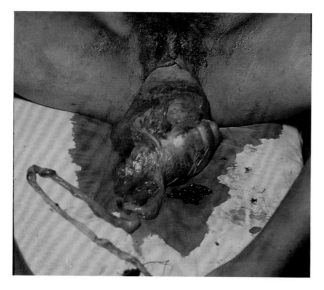

图41-7 在家中分娩的产妇死亡,原因为宫底部胎盘植入及子宫内翻

子宫内翻的发生率为 1/(2 000~20 000)(Coad,2017;Ogah,2011;Rana,2009;Witteveen,2013)。尽管在帕克兰医院不推荐在胎盘剥离前,通过脐带牵拉娩出胎盘,但仍然发现子宫内翻的发生率达 1/2 000。目前尚不清楚在胎盘剥离征象出现后,进行脐带牵拉积极处理第三产程是否增加了子宫内翻发生的可能性(De-neux-Tharaux,2013;Gülmezoglu,2012;Prick,2013)。

■ 识别和处理

对子宫内翻的迅速识别有助于使子宫迅速复位,并可取得良好结局(Furukawa,2015b)。如果未能及时识别子宫内翻,在持续性出血情况下,医护人员应仔细地检查产道。虽然完全内翻通常很容易识别,但部分内翻的子宫可被误认为子宫肌瘤,超声有助于鉴别(Pan,2015;Smulian,2013)。严重病例可发生危及生命的严重出血,约 1/4 的患者需要输血治疗(Coad,2017)。

一旦发现任何程度的子宫内翻,须立即采取如下步骤:

1. 立即请求产科和麻醉医生支援。
2. 充分备血(血制品送至产房以备用)。
3. 对产妇进行紧急全身麻醉评估,建立大的静脉通道,输注晶体以补充血容量,并要求血液制品迅速送到。
4. 如果内翻的子宫尚未完全收缩,胎盘已剥离,立即还纳内翻的子宫较为简单,应立即用手掌和手指沿阴道长轴方向上推回宫底(图41-8)。可用两个手指伸开,把宫底的中心向上推。注意用力适当以免指尖穿透子宫。

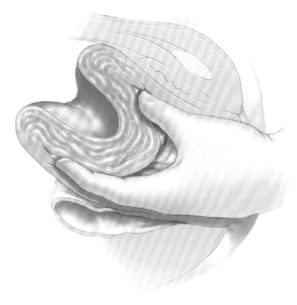

图41-8 不完全性子宫内翻,经阴道轻柔向上推动内翻宫底时,腹部可触诊到漏斗形凹陷的子宫

5. 若合并胎盘粘连,应将胎盘和子宫一起复原。建立静脉通道给予宫缩抑制剂,如特布他林、利托君、硫酸镁或硝酸甘油,使子宫放松复位(You,2006)。如果不能充分放松,应快速给予卤代类麻醉剂。等待子

宫复位,再小心剥离胎盘。

6. 如果不能将子宫和附着的胎盘复位,可用手剥离胎盘,然后用拳头、手掌或手指通过扩张的宫颈稳定施压于内翻的宫底,如第 4 步所述还纳子宫。

7. 一旦子宫恢复正常形态,应停止给予宫缩抑制剂。开始给予输注缩宫素及其他促宫缩药物。操作者应将宫底固定保持正常的解剖位置,同时应用双手压迫来控制进一步出血,直到子宫完全收缩(图 41-4)。操作者应继续行阴道检查防止子宫再度经阴道翻出。Bakri 球囊可用于维持重新复位的子宫(Haeri,2015;Ida,2015)。

■ 外科处理

子宫内翻通过上述处理多能将子宫还纳到正常位置,但偶尔会有失败,其中一个原因为张力性缩复环出现,子宫不能通过阴道操作还纳。这种情况下需紧急剖腹探查。如图 41-9 所示,术中发现的解剖结构可能会令人困惑不解。在给予宫缩抑制剂之后,从下向上推纳子宫,同时在腹腔内向上提拉子宫,通过联合用力的方法使子宫重新复位。可用无创夹钳钳夹圆韧带,并向上牵引以助子宫复位,即 Huntington 操作方法。某些情况下,在内翻的宫底缝合牵引线或用组织钳钳夹宫底可能有助于复位。如果收缩环仍然阻止子宫复位,则可自缩复环后壁切开松解,即 Haultain 切开,宫底暴露后可以复位(Sangwan,2009)。子宫复位后停止应用宫缩抑制剂,给予缩宫素等促宫缩药物,缝合子宫切口。这种后切开缝合术对以后的妊娠和分娩有何影响,目前尚不清楚。在 Cunningham 和 Gilstrap 的《产科

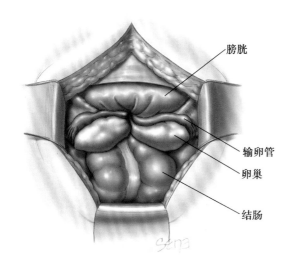

图 41-9　剖腹探查时所见的完全性子宫内翻和盆腔脏器

手术学》第 3 版(Zahn,2017)对此问题有进一步说明和讨论。

有些情况下,子宫复位后会马上发生再次内翻。可通过子宫压迫缝合防止内翻再发(Matsubara,2009;Mondal,2012)。有时在分娩后几周,也可发生产褥期子宫内翻。

产道损伤

分娩常会导致产道损伤,损伤部位包括子宫、宫颈、阴道和会阴。分娩时损伤程度轻重不一,轻微者仅黏膜撕裂,严重者可发生致命的出血、血肿和裂伤。

■ 外阴和阴道裂伤

据 ACOG(2016b)报告,多达 80% 的产妇在阴道分娩时阴道下段发生不同程度的损伤。可发生在生殖道的近端,也可延及远端。

尿道口附近的阴道前壁小撕裂较为常见。这种裂伤通常浅表,很少出血,但出血较多时需要缝合止血。严重损伤需要广泛修复,并可能出现短期排尿困难,需留置尿管。

较深的会阴裂伤通常伴有不同程度的阴道下 1/3 损伤。有些甚至延伸累及肛门括约肌并伴不同程度的阴道壁损伤。这些会阴裂伤的修复详见第 27 章。

累及阴道中段和上 1/3 的裂伤通常伴有会阴或子宫颈损伤。需彻底检查避免疏漏。向上延伸的裂伤通常呈纵向。这种裂伤可发生在自然分娩,也多见于阴道手术助产。

累及深层组织的损伤常有明显出血,需缝合止血。深层裂伤的修补需在有效镇痛或麻醉下进行,可更好地暴露创面,由熟练的助手配合,并应输血、输液补充血容量。

处理严重的阴道或宫颈裂伤时,应该仔细排查有无腹膜后血肿或腹腔内出血的可能。此外,要行宫腔探查以排除子宫撕裂或破裂(Conrad,2015)。如果高度怀疑腹腔内出血或子宫破裂,应行剖腹探查(Rafi,2010)。血管栓塞可用于严重的腹膜后血肿的处理(详见后述)。

■ 宫颈裂伤

如果对宫颈进行仔细检查,约半数以上的阴道分娩存在宫颈浅表裂伤,绝大多数小于 0.5cm,此类裂伤不需要修复。深度的撕裂不多见,易被忽视,发生率的报告差异较大。根据安全分娩数据库的结果,严重宫颈裂伤的发生率在初产妇为 1%,经产妇为 0.5%

图中标注:膀胱　输卵管　卵巢　结肠

（Landy，2011）。对超过 8.1 万例以色列产妇的研究结果发现，宫颈裂伤总体发病率仅为 0.16%（Melamed，2009）。宫颈裂伤可能与胎头吸引等阴道助产有关（Fong，2014）。

宫颈裂伤通常不会造成严重问题，但有时裂伤可延伸至阴道。极少数情况下发生阴道穹窿严重撕裂，导致宫颈完全或部分与阴道分离，这种损伤称为阴道破裂。另一种罕见的损伤是子宫颈的整个阴道部环状或圆形脱离。这些损伤可继发于宫口未开全时实施产钳助产。还有些情况，宫颈从子宫下段撕裂，并累及子宫动脉及其主要分支，甚至延伸至腹腔。严重的撕裂通常表现为腹腔内出血或血肿。在上述引用的以色列研究中，近 11% 的宫颈裂伤需要输血（Melamed，2009）。

分娩时，宫颈前唇受压于胎头和耻骨联合之间，因而发生宫颈前唇水肿，这种情况通常影响不大。极少数情况下，会导致宫颈前唇缺血坏死，并自子宫颈脱离。

与外阴阴道撕裂伤一样，充分暴露可以更全面检查宫颈撕裂状况，必要时可在手术室进行。一个助手下推宫底，操作者用卵圆钳牵拉宫颈。另一助手用阴道拉钩予以暴露，使用吸引器清除积血，保持视野清晰。

一般来说，1~2cm 的宫颈裂伤不必处理，除非有活动性出血。这样的伤口恢复快，愈合后形成不规则或星状的经产妇宫颈口外观。

深部宫颈撕裂通常需要手术修复。当裂伤局限于子宫颈或延伸到阴道穹窿时，彻底暴露创面后进行缝合可达到修复和止血目的（图 41-10）。阴道撕裂伤或会阴切开后的创面可用纱布压迫止血。出血通常来自伤口的顶端，第一针应超越裂伤顶端。使用 2-0 铬制或可吸收缝线进行间断或连续缝合。如果存在持续子宫出血，需采用后续介绍的方法进行止血。

■ 产后血肿

分类和风险

产后血肿按解剖部位可分为外阴、外阴阴道、阴道旁和腹膜后血肿。外阴血肿可能累及前庭球茎或阴部动脉的分支，包括直肠后、会阴横动脉及阴唇后动脉（图 41-11）。阴道旁血肿可能与子宫动脉降支有关。在某些情况下，血肿在筋膜上方形成。血肿在形成早期，表现为圆形隆起突向阴道上端，并有可能封闭阴道腔。持续出血可以向腹膜后发展，在腹股沟韧带上方形成可触及的包块。在某些情况下，血肿可能延伸至升结肠后方，甚至扩展到肝脏后方（Rafi，2010）。

产后血肿发生于阴道或会阴撕裂时，也见于外阴

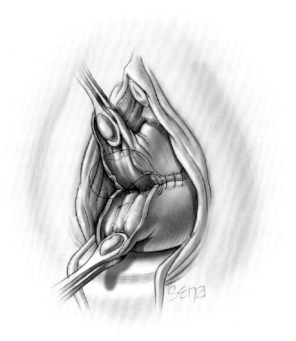

图 41-10 适当暴露手术视野，行子宫颈裂伤修补。从裂伤前端开始，用可吸收线进行连续缝合

切开术和阴道手术助产术（Iskender，2016）。即使无明显撕裂，血管过度拉伸，也可发生破裂出血，导致血肿（Nelson，2012），如产钳助产时发生的血肿。有时血肿形成与凝血功能异常相关。

诊断

会阴部、外阴和阴道旁血肿可迅速形成，疼痛明显，可出现皮肤瘀斑（图 41-12）。血肿大小不等，发展迅速可累及阴道。阴道旁血肿早期易被忽视，出现局部疼痛或排尿困难等症状时应立即进行检查。血肿诊断有时会延误，有些大血肿导致血容量不足时才被发现。盆腔血肿可向上延伸至阔韧带之间，腹部触诊或贫血进一步加重时才被发现。超声或 CT 检查有助于评估血肿部位及范围（Cichowski，2017；Kawamura，2014；Takeda，2014）。

临床过程与管理

小血肿通常被包裹，范围局限。巨大血肿可造成周围组织坏死而破裂，有时可伴大量出血。也可以大血块和陈旧血液的形式排出。累及阴道旁并延伸到肛提肌上方的腹膜后出血，失血量大，甚至致命。在帕克兰医院，曾有产后 2 周才发生的血肿病例报告（Cunningham，2017a）。

根据外阴阴道血肿大小、位置、持续时间和扩展累及情况进行处理。如果出血停止，小到中等大小的血肿可保守处理直到被吸收。但如果疼痛严重或血肿继续扩大，可考虑手术探查。巨大血肿的失血量往往超

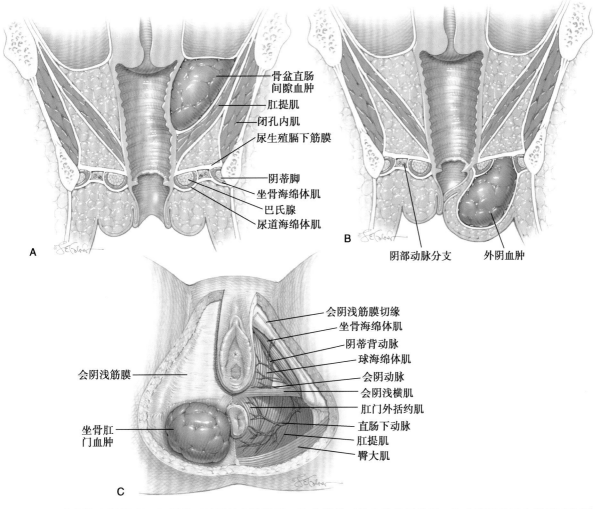

图 41-11 产褥期血肿类型。A. 冠状面显示的血肿类型。B. 会阴前三角血肿的冠状图。C. 会阴图显示会阴后三角解剖及坐骨窝血肿

（资料来源：Yeomans ER，Hoffman BL，Gilstrap LC Ⅲ，et al（eds）：Cunningham and Gilstrap's Operative Obstetrics，3rd edition. New York，McGraw-Hill Education，2017a。）

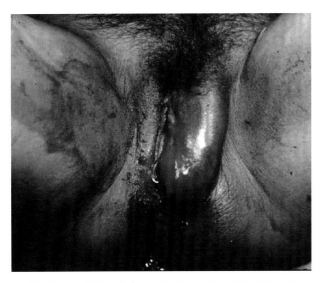

图 41-12 该患者为妊娠期急性脂肪肝继发消耗性凝血障碍，自分娩后阴道裂伤形成左侧会阴前三角血肿

过临床估计，常伴血容量不足，通常需要输血和手术止血。

处理血肿时，应在隆起部位切开使血液及血块排出，结扎出血点，褥式缝合关闭死腔。如在血肿引流后找不到明确的出血点，可将死腔缝合关闭，然后行阴道填塞压迫 12～24 小时。巨大血肿处理困难，有一部分血肿可通过外阴或阴道切口进行清除和引流，如果持续出血，则需要进行剖腹探查或行介入栓塞治疗。

血管造影介入栓塞已成为处理产后血肿的常用措施。尤其对骨盆直肠间隙血肿或腹膜后血肿更为适用。介入栓塞主要适用于外科手术止血失败或外科手术止血困难的血肿（Distefano，2013；Lee，2012；Poujade，2012）。Bakri 球囊用于宫颈旁血肿的治疗也有报告（Gizzo，2013；Grönvall，2013）。超声引导下复发性骨盆直肠间隙血肿的引流也有报告（Mukhopadhyay，2015）。

■ 子宫破裂

诱因

子宫破裂可能危及生命。子宫破裂分为原发性和继发性，原发性子宫破裂指无瘢痕的子宫破裂，继发性子宫破裂指子宫曾有手术切口、损伤或肌层异常。子宫破裂的相关病因见表 41-3。子宫破裂的原因在过去50 年中发生了显著变化。1960 年以前，由于剖宫产率低、经产或多产女性多，子宫破裂以原发性为主。1990

年以后，随着剖宫产率不断升高，剖宫产瘢痕破裂成为子宫破裂的主要原因（Gibbins, 2015; Mone, 2016）。然而，随着既往剖宫产女性愿意再次妊娠的比例下降，两种破裂类型的发病趋势再次发生了变化。一项研究纳入超过 1 500 万例女性，其中有 3 942 例子宫破裂。该研究显示，约一半子宫破裂患者既往有剖宫产史（Yao, 2017）。在 2009～2016 年间，帕克兰医院发生了 40 例子宫破裂，其中有 15 例（37%）为原发性，25 例（63%）为继发性（Happe, 2017）。

表 41-3　子宫破裂原因

既往子宫损伤或异常病史	本次妊娠合并子宫损伤或异常情况
子宫肌层手术：	**分娩前：**
剖宫产术或子宫切开术	自发强直性子宫收缩
子宫破裂修复史	加强宫缩处理：缩宫素或前列腺素
子宫肌瘤切除术切口深达子宫内膜	羊膜腔内灌注生理盐水或前列腺素
宫角部切除或输卵管间质部切除术	宫腔内压力导管导致的子宫穿孔
子宫成形术	锐器挫伤
伴发的子宫损伤：	外倒转术
人工流产时器械、刮匙等损伤	子宫过度扩张：羊水过多或多胎妊娠
锐器或钝挫伤，如车祸、子弹、刀	**产时：**
既往存在隐匿的子宫破裂	内倒转术（双胎第二胎儿）
先天性异常：	难度较大的产钳助产
子宫发育不良的妊娠	急产
结缔组织缺损，如马方综合征或	臀牵引
Ehlers-Danlos 综合征	胎儿畸形造成子宫下段过度扩张
	分娩过程中宫腔内压力过大
	人工剥离胎盘困难
	获得性：
	胎盘植入
	妊娠滋养细胞疾病
	子宫腺肌病
	后屈子宫嵌顿

子宫破裂的其他危险因素包括既往有子宫肌层受损或手术史，如诊刮术、子宫穿孔、子宫内膜去除术、子宫肌瘤切除术或宫腔镜检查（Kieser, 2002; Pelosi, 1997）。Prreco 等（2009）发现，在 21 例无剖宫产史的子宫破裂中，有 7 例曾有其他子宫手术史。

在发达国家，子宫破裂的发生率为 1/4 800（Getahun, 2012）。在挪威，40 年间子宫破裂的发生率增至 1/1 560（Al-Zirqi, 2016），而原发性子宫破裂的发生率已增至 1/（10 000～15 000）（Porreco, 2009）。如前所述，原因之一是经产妇或多产妇的减少。另一原因是过度或不当使用缩宫素进行催产、引产的减少。

Maggio 等（2014）报告 Montevideo 单位计算宫腔压力与继发性子宫破裂无关。此外，在最近三项缩宫素对子宫破裂影响的研究中，未发现高剂量和低剂量缩宫素有显著差异（Budden, 2014）。在分娩过程中，序贯使用前列腺素和缩宫素增加子宫破裂发生率（Al-Zirqi, 2017）。帕克兰医院也有报告前列腺素 E_1 催产、引产导致原发子宫破裂。

腹部闭合性损伤可导致子宫破裂。虽妊娠期子宫具有惊人的抗张力作用，但对遭受创伤的孕妇仍应仔细观察有无子宫破裂的症状和体征（第 47 章）。一项关于 13 例子宫破裂的研究中，创伤导致的子宫破裂占

3例(Miller,1996)。导致创伤性子宫破裂的其他少见原因还有内倒转术、难度大的产钳助产、臀位分娩或胎儿异常增大,如脑积水。

子宫破裂的罕见原因还包括子宫畸形或多胎妊娠(Bankada,2015;Tarney,2013;Tola,2014)。有时,遗传性子宫肌层局部薄弱,包括解剖学异常、平滑肌瘤、子宫腺肌病、绒毛膜癌、结缔组织缺陷,如Ehlers-Danlos综合征也可以导致子宫破裂(Arici,2013;Nikolaou,2013;Noh,2013;Ramskill,2014;Sun,2016)。

发病机制

在分娩过程中,子宫破裂主要发生在子宫下段的薄弱处。当裂伤达到宫颈附近时,经常会横向或斜形延伸。当裂伤到达宫旁阔韧带附近时,裂伤通常呈纵向。尽管裂伤主要位于子宫下段,但它可以向上累及子宫体部或向下延伸经宫颈至阴道(图41-13)。有时还会导致膀胱裂伤。如果裂口过大,子宫内容物会进入腹腔,先露部位衔接后部分胎儿可被挤出宫腔。胎儿预后在很大程度上取决于胎盘剥离程度和母体出血量是否导致休克。如子宫浆膜完整,出血可积存于阔韧带内,导致严重的腹膜后血肿。

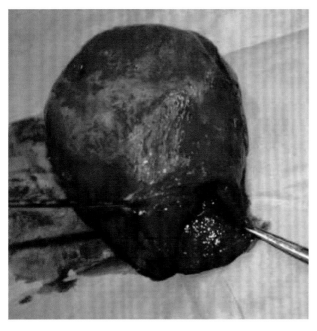

图41-13 子宫次全切除术标本,自然分娩时发生子宫破裂,在子宫下段左外侧缘可见纵向撕裂

既往无瘢痕的子宫阴道分娩时,也会在子宫一侧发生纵向不完全的子宫撕裂,是造成大出血的主要原因(Conrad,2015)。阴道检查通常难以发现这种撕裂。对子宫收缩良好但仍存在顽固性出血的患者行子宫切除术时才可发现。这种类型的撕裂可导致严重出血,钳夹双侧子宫动脉后才能控制出血。

处理与结局

第31章详细讨论了子宫破裂的各种临床表现及其处理。CDC统计孕产妇死亡数据显示,子宫破裂约占出血所致死亡的10%(Creanga,2015,2017)。必要时需行子宫切除术,才能控制出血。围产儿死亡率和并发症发生率也很高,包括严重的神经损伤(Gibbins,2015;Porreco,2009)。产妇肥胖合并子宫破裂与新生儿不良结局具有相关性(Yao,2017)。

胎盘早剥

■ 发病机制

胎盘早剥的拉丁语"*abruptio placentae*"定义为胎盘部分或全部从子宫壁剥离。从字面意思来讲,是指"胎盘撕裂",这是大多数胎盘早剥病例的临床特征,是一种突发情况。更为准确的定义为,正常部位的胎盘在胎儿娩出前剥离,不包括前置胎盘的剥离。

胎盘早剥(placental abruption)最初始于底蜕膜出血。附着于子宫肌层的蜕膜剥离后形成血肿,进一步扩大,最终导致邻近胎盘的剥离。滋养细胞侵蚀不足进而引起动脉粥样硬化可能与子痫前期合并胎盘早剥相关(Brosens,2011)。炎症与感染也可以促使胎盘早剥的发生(Mhatre,2016;Nath,2007)。组织学研究无法确定胎盘早剥发生的具体时间(Chen,2017)。

早剥可能始于蜕膜螺旋动脉破裂,然后扩大成胎盘后血肿。胎盘早剥早期可能没有临床表现。无论部分性还是完全性胎盘早剥,患者均可出现持续阴道流血(图41-14)。出血通常位于胎盘和子宫之间,血液可通过宫颈流出阴道外,即显性出血(external hemorrhage)。胎盘隐性剥离时,血液存积于胎盘和子宫壁之间,即隐匿性出血(concealed hemorrhage),不易及时察觉诊断,对母婴造成更大的危害。伴随着隐匿性出血的增多,DIC的发生率也升高。这是因为胎盘后血凝块增加了胎盘后间隙内压力,迫使更多的胎盘促凝物质进入母体循环。

在非创伤性胎盘早剥导致的胎盘后血肿中,血液大部分来源于母体。出血源于母体蜕膜分离,胎盘绒毛完整。对帕克兰医院78例非创伤性胎盘早剥分析发现,仅20%发生胎母输血,所有病例的胎儿失血量均小于10mL(Stettler,1992)。Atkinson等(2015)对68例胎盘早剥进行了分析,仅在4%的孕妇外周血中检测到胎儿细胞。

如果在刚娩出的胎盘母体面发现血凝块压迹,应高度怀疑胎盘早剥的发生。压迹通常仅数厘米大小,

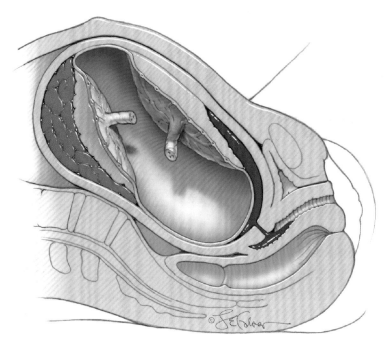

图 41-14　胎盘早剥示意图。左侧为胎盘早剥伴隐匿性出血；右侧为胎盘部分剥离，血液或血块冲开胎盘边缘及胎膜，经宫颈管流出至阴道

为陈旧血凝块附着。刚发生的胎盘早剥尚不能引起胎盘解剖学上的改变。帕克兰医院的经验与 Benirschke 等（2012）相似，胎盘后血肿形成的准确时间亦难确定。如图 41-15 所示，胎盘表面可见一大的陈旧血凝块，胎盘受压，早剥可能已发生数小时。

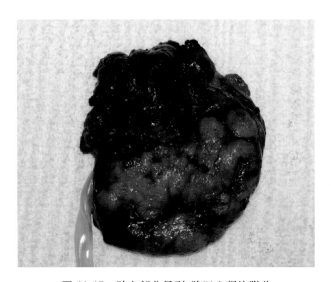

图 41-15　胎盘部分早剥，陈旧血凝块附着

目前对胎盘早剥严重程度的定义仍存争议。胎儿死亡意味着胎盘早剥情况非常严重，有时胎儿即使存活也可能发生严重的母胎并发症。Ananth 等（2016）建议重型胎盘早剥的诊断应包括以下至少一点：①母体严重并发症，如 DIC、休克、输血、子宫切除、肾衰竭或死亡；②胎儿并发症，如胎儿窘迫、生长受限或死亡；③新生儿结局包括死亡、早产或生长受限。

外伤性胎盘早剥

外伤（通常为车祸和暴力伤害）可引起胎盘早剥，其发生率的报告各异。Kettel 等（1988）和 Stafford 等（1988）强调，即使轻微的创伤也可引起胎盘早剥。这种创伤性早剥所致的临床表现与自发性胎盘早剥有所不同。例如，自发性早剥很少出现胎母输血，但在创伤性早剥中胎母输血很常见。创伤常导致胎盘的撕裂伤（第 47 章）。Pearlman（1990）报告 1/3 创伤性胎盘早剥的胎儿出血平均约 12mL。帕克兰医院对 8 例创伤性胎盘早剥进行了分析，发现有 3 例胎母输血达 80～100mL（Stettler，1992）。有些外伤病例无明显胎盘早剥征象，但出现胎心监护异常，如出现正弦波。第 47 章详细地介绍了外伤性胎盘早剥。

慢性胎盘早剥

某些病例在妊娠早期就发生了慢性胎盘早剥。Dugoff 等（2004）观察发现母体血清非整倍体标记物异常升高与早期胎盘早剥有关。也有报告称，妊娠中期的出血与妊娠晚期的胎盘早剥密切相关（Ananth，2006；Weiss，2004）。部分慢性剥离的病例后续会发生羊水过少，称为慢性胎盘早剥-羊水过少综合征（chronicabruption-oligohydramnios sequence，CAOS）（Elliott，1998）。即使在妊娠晚期，胎盘后出血及血肿在未分娩时也不能完全被发现。血清甲胎蛋白或胎盘特异性RNA 水平异常升高可作为发生胎盘早剥的标志物

（Miura，2016；Ngai，2012）。

■ 发生率

胎盘早剥的发病率因诊断标准的不同而有差异。其平均发病率为（0.5~1）/200 次分娩。根据 2006~2012 年近 2 800 万例新生儿的数据研究，胎盘早剥的发病率接近 1%（Ananth，2016）。Ruiter 等（2015）对荷兰超过 157 万例分娩进行研究发现，胎盘早剥发病率为 0.22%（1/450）。在 2000~2015 年间，帕克兰医院分娩超过 25 万例，胎盘早剥的平均发病率为 0.35%（1/290）（图 41-16）。

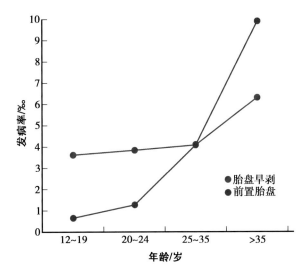

图 41-16 帕克兰医院 2000~2015 年之间胎盘早剥和前置胎盘的发生率

在帕克兰医院，胎盘早剥发病率的增高主要与黑种人女性的发病率增高有关（Ananth，2005，2016），但重型胎盘早剥的发病率有所下降。早发型子痫前期得到良好管理和控制可能是重型胎盘早剥发生率下降的原因（第 40 章）。胎盘早剥严重时可致胎儿死亡，1956~1967 年间，其发病率为 0.24%（1/420）（Pritchard，1967）。随着产前管理和紧急转运条件的改善及经产妇数量的下降，胎盘剥离导致的胎儿死亡率下降，截至 1989 年降至 0.12%，2015 年下降至 0.05%（1/2 060）。

■ 围产儿并发症与死亡率

围产儿的结局与孕周密切相关。在孕晚期，胎盘早剥的发生率增加。如图 41-17 所示，在帕克兰医院有超过一半以上的胎盘早剥发生在≥37 周。胎盘早剥发生时间越早，围产儿的病死率越高（Furukawa，2015a）。严重的胎儿先天畸形与胎盘早剥也有较高的相关性（RiiHeSuki，2013）。

虽然胎儿死亡率总体有所下降，但随着其他因素

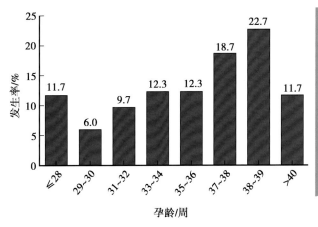

图 41-17 帕克兰医院不同孕龄胎盘早剥发生率

所致胎儿死亡的下降，胎盘早剥导致的死胎已逐渐突出。例如，自 1990 年以来，帕克兰医院所有孕晚期死胎中，10%~12%是胎盘早剥所致。也有其他关于胎盘早剥引起的围产儿较高死亡率的报告。Salihu 等（2005）分析了 1995~1998 年间超过 1 500 万例单胎妊娠分娩资料，与胎盘早剥相关的围产儿死亡率为 119/1 000，而产科总围产儿死亡率为 8/1 000。

胎盘早剥引起的新生儿死亡也比较常见。在帕克兰医院，15%的胎盘早剥活产儿出现新生儿死亡。存活新生儿在围产期并发症较多，且多为严重疾病（Addela，1984）。Matsuda 等（2003，2013）研究表明，20%的存活儿患有脑瘫。这些观察结果与帕克兰医院的情况相似。值得注意的是，20%的胎盘早剥活产儿有严重的酸中度，其诊断标准为脐动脉血 pH<7.0 或碱缺失≥12mmol/L。研究发现酸中毒与脑瘫相关（Downes，2017）。Ananth 等（2017）持不同观点，认为神经发育不良主要是早产所致。

■ 诱因

人口因素

胎盘早剥的危险因素有很多，表 41-4 列出了几种诱发因素。产妇高龄是易感因素之一，也有研究结论相反（Okby，2017；Pritchard，1991）。种族也是重要因素之一。帕克兰医院统计的近 36.6 万次分娩中，致胎儿死亡的胎盘早剥发病率在黑种人和白种人女性中最高（1/200），亚洲女性较低（1/300），拉丁美洲女性最低（1/350）（Pritchard，1991）。一项挪威的人口统计发现，胎盘早剥发病具有家族性（Rasmussen，2009）。如果产妇有严重的胎盘早剥病史，那么其姐妹发生胎盘早剥的风险将增加 1 倍。

妊娠相关的高血压

某些类型的高血压是胎盘早剥最常见的原因，包

括妊娠期高血压、子痫前期、慢性高血压或慢性高血压合并子痫前期。Pritchard 等（1991）报告，在 408 例胎盘早剥伴死胎的患者中，半数在低血容量纠正后出现高血压。其余患者中的一半（即 408 例中的 1/4）患有慢性高血压。母胎医学（Maternal-Fetal Medicine Units，MFMU）协作网研究发现，1.5% 的慢性高血压孕妇会发生胎盘早剥（Sibai，1998）。正如第 50 章所述，帕克兰医院慢性高血压孕妇胎盘早剥的发生率接近 1%，比总体发病率（0.3%）增高了 3 倍（Morgan，2016）。

表 41-4 胎盘早剥的影响因素

影响因素	相对危险度
胎盘早剥史	10~188
高龄和多次孕产史	1.3~2.3
子痫前期	2.1~4.0
慢性高血压	1.8~3.0
绒毛膜羊膜炎	3.0
未足月胎膜早破	2.4~4.9
多胎妊娠	2~8
低出生体重	14.0
羊水过多	2~8
吸烟	1.4~1.9
单脐动脉	3.4
可卡因的使用	NA
子宫平滑肌瘤	NA

资料来源：Ananth，1999a，b，2004，2007；Aviram，2015；Gutvirtz，2016；Morgan，2016；Nath，2007，2008；Ruiter，2015。
NA，无法获得数据。

慢性高血压合并子痫前期或胎儿生长受限时，孕妇发生胎盘早剥风险更高（Ananth，2007），但高血压的严重程度与胎盘早剥的发病率无明显相关性（Morgan，2016；Zetterstrom，2005）。无论女性既往是否患有慢性高血压，如发生过胎盘早剥，远期发生心血管病死亡的风险会明显增高（DeRoo，2016；Pariente，2013）。Magpie 研究提示，子痫前期患者无论是否有慢性高血压，给予硫酸镁治疗可以降低胎盘早剥的风险（Altman，2002）。

未足月胎膜早破

未足月胎膜早破发生胎盘早剥的风险明显增加（ACOG，2016a；Hackney，2016）。Major 等（1995）报告，756 例孕 20~36 周胎膜早破的患者中有 5% 发生胎盘早剥。17% 的胎膜早破可以预防（Kibel，2016）。合并感染时胎膜早破的风险会进一步增加（Ananth，2004）。

炎症、感染及早产可能是导致胎盘早剥的主要原因（Nath，2007，2008）。Aviram 等（2015）发现，妊娠 ≥34 周女性若合并羊水过多，发生胎盘早剥的风险增加 8 倍。子宫破裂时宫腔内压力骤降也可引发胎盘早剥。

胎盘早剥史

胎盘早剥有许多慢性诱发因素，这些患者复发率高。Pritchard 等（1970）报告该类患者的复发率为 12%，复发者中一半发生胎儿死亡。Furuhashi 等（2002）报告的复发率为 22%，其中一半再发胎盘早剥时间比前次早 1~3 周。在前文提到的荷兰研究中，Ruiter 等（2015）报告了 5.8% 的复发风险。另一方面，Tikkanen 等（2006）发现，在 114 例发生胎盘早剥的女性中，9% 曾有过胎盘早剥史。第三种观点来源于 Rasmussen 和 Irgens（2009）的一项基于 76.7 万例妊娠的研究，他们发现，发生过轻度胎盘早剥的女性，其复发风险增加 6.5 倍；严重胎盘早剥患者的复发风险增加 11.5 倍。如果有既往有 2 次胎盘早剥病史，发生第 3 次胎盘早剥的风险增加 50 倍。

因为早剥随时可能再次发生，所以妊娠足月前应对胎盘早剥较困难。在复发病例中，胎儿安全至关重要，但产前检查通常难以预测早剥的发生。由于胎盘早剥易复发于妊娠晚期，Ruiter 等（2015）建议在 37 周内引产。在帕克兰医院，如果没有其他的合并症，建议在 38 周进行引产。

其他因素

吸烟会增加胎盘早剥的风险（Misra，1999；Naeye，1980）。对 160 万例妊娠女性的荟萃分析发现吸烟会使胎盘早剥风险增加 2 倍（Ananth，1999b）。如果吸烟患者同时有慢性高血压、子痫前期或两者都有，则其风险增加 5~8 倍。其他研究也得出了类似结论（Hogberg，2007；Kaminsky，2007）。产前使用维生素 C 和 E 对吸烟者发生胎盘早剥有保护作用（Ababovii，2015）。

可卡因滥用与胎盘早剥的发生亦相关（Addis，2001；Cracman，2014）。Bingol 等（1987）报告了 50 例怀孕期间滥用可卡因的妇女，其中 8 例因胎盘早剥发生死胎。

子宫平滑肌瘤的患者易发生胎盘早剥，尤其肌瘤位于胎盘附着部位的黏膜下方时。Ezzedine 和 Norwitz（2016）最近对此问题进行了分析。

孤立发生的单脐动脉患者发生胎盘早剥的风险增加 3.4 倍（Gutviz，2016）。辅助生殖技术的双胎妊娠风险亦增加（Okby，2017）。亚临床甲状腺功能减退或抗甲状腺抗体水平过高使胎盘早剥的风险增加 2~3 倍（Abbassi-Ghanavati，2010；Casey，2014；Maraka，2016）。

有血栓形成倾向的妇女在妊娠期发生血栓栓塞症

的风险增加,但与胎盘早剥的关系尚不明确(ACOG,2017a,b)。狼疮抗凝物与胎盘母源性梗死相关,但与典型的胎盘早剥关系不大。尚无证据支持血栓形成倾向与胎盘早剥相关。

■ 临床表现与诊断

大多数胎盘早剥患者有突发腹痛、阴道出血和子宫压痛。Hurd 等(1983)进行了一项前瞻性研究,发现 78% 的胎盘早剥患者有阴道出血,66% 存在子宫压痛或背痛,60% 有胎儿窘迫。其他表现还有子宫收缩过频和持续宫腔压力升高。而这些孕妇中有 1/5 被诊断为早产,直到发生了胎儿窘迫或胎死宫内才明确为胎盘早剥。

胎盘早剥的症状和体征轻重各异。某些患者显性出血明显,但胎盘剥离并不严重,没有危及胎儿生命。一些患者虽无明显出血,但胎盘已大部分剥离并导致胎儿死亡——隐匿性剥离。在帕克兰医院曾有 1 例以鼻出血为主诉的经产妇,无明显腹痛、子宫压痛或阴道出血,但是胎儿已死亡,且出血不凝,血浆纤维蛋白原水平为 25mg/dL。分娩后发现胎盘已完全剥离。

鉴别诊断

重度胎盘早剥明确诊断容易,轻度而常见的胎盘早剥却不易辨别。因此,需要进行排除性诊断。目前没有可靠的实验室检查或其他诊断方法可准确地识别轻度胎盘早剥。由于胎盘组织和新鲜凝血块影像学特点相似,所以超声检查作用有限。Glantz 和 Purnle(2002)通过对 149 例疑似胎盘早剥进行超声检查,发现超声诊断的敏感性只有 24%。需要注意,超声检查阴性并不能排除胎盘早剥。磁共振(MR)成像对胎盘早剥诊断非常敏感,如果胎盘早剥的诊断可能改变治疗方案,应考虑进行 MR 检查(Maseli,2011)。

胎盘早剥时,常发生一定程度的血管内凝血。血清 D-二聚体水平升高有提示作用,但尚未得到充分验证。初步数据显示,血清甲胎蛋白水平>280μg/L 的阳性预测值为 97%(Ngai,2012)。

对于有阴道出血和活胎的孕妇,需要通过临床和超声评估以排除前置胎盘和其他引起阴道出血原因。人们一向认为无痛性阴道出血提示前置胎盘,而伴有腹痛的阴道出血提示胎盘早剥。但鉴别诊断往往并不简单,前置胎盘孕妇临产时可出现类似胎盘早剥的腹痛。另外,胎盘早剥引起的腹痛也可能与正常分娩相似,也可能无腹痛,尤其是子宫后壁胎盘。有时阴道出血的原因直到分娩后仍无法明确。

低血容量性休克

胎盘早剥属于产科危重症之一,可能并发大量、凶猛的产后出血。母体大量失血可引起低血容量性休克。Pritchard 和 Brekken(1967)分析了帕克兰医院 141 例导致胎儿死亡的重型胎盘早剥,发现这些患者血容量至少丢失了一半。隐匿性胎盘早剥可伴发大出血和休克,必须迅速输液、输血纠正低血压,复苏步骤后续介绍。

消耗性凝血障碍

胎盘早剥和羊水栓塞等产科急症使医务人员初步认识了去纤维蛋白综合征(defibrination syndrome)。这种综合征目前被称为消耗性凝血功能障碍(consumptive coagulopathy)或弥散性血管内凝血(disseminated intravascular coagulation,DIC),后续有更详细的介绍。这种促凝物质消耗的主要机制是血管内凝血的激活。胎盘早剥不仅是产科最常见的 DIC 原因,也可能是所有医学领域最常见的 DIC 的原因(Cunningham,2015)。

血管内凝血的一个重要过程是纤溶酶原激活成纤溶酶,纤溶酶溶解微血栓以维持微循环通畅。严重胎盘早剥危及胎儿生命时,母体血清中会出现纤维蛋白原降解产物和 D-二聚体病理性升高(Erez,2015)。但其定量水平在临床上并无明确意义。1/3 危及胎儿生命的胎盘早剥其母体血浆纤维蛋白原水平<150mg/dL。该水平的高低取决于发生胎盘早剥前血浆纤维蛋白原浓度。妊娠过程中,母体高水平的纤维蛋白原可能具有“保护性”(Cunningham,2015;Wang,2016)。临床上,严重的低纤维蛋白原水平可能会引起严重出血。严重的低纤维蛋白原症可能会同时伴发中重度血小板减少,且在反复输血后更加常见。

隐匿性胎盘早剥者宫腔内压力明显升高,迫使更多的凝血活酶从胎盘植入部位进入母体循环,更容易发生消耗性凝血障碍。部分胎盘早剥且胎儿存活者发生严重凝血功能障碍的情况比较少见。严重凝血功能障碍一旦出现,胎盘早剥的症状也亦明显。

库弗莱尔子宫

早在 20 世纪初,Couvelaire 将剖宫产时发现大量血液渗入肌层和浆膜下(图 41-18)的子宫命名为子宫胎盘卒中(uteroplacental apoplexy),也称为库弗莱尔子宫(Couvelaire uterus)。肌层内出血一般不会引起子宫收缩乏力,不能单独作为子宫切除术的指征。血液渗出也可见于输卵管浆膜下、阔韧带两叶之间、卵巢实质和腹腔内。

终末器官损伤

急性肾损伤(acute kidney injury,AKI)是由多种原因导致的急性肾功能不全(第 53 章)。严重的胎盘早剥伴低血容量休克是其发生原因之一。胎盘剥离会合并严重的 DIC,如果能够早期足量地输血和补液支持,

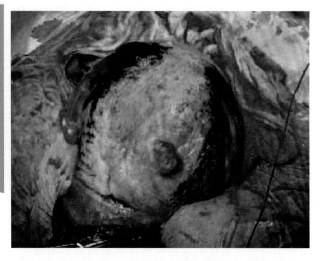

图 41-18 剖宫产术中发现库弗莱尔子宫:胎盘完全剥离,血液明显浸润子宫肌层到达浆膜,特别是在宫角部。子宫下段前表面有时可见浆膜下小肌瘤
(资料来源:Dr. Angela FieldsWalker.)

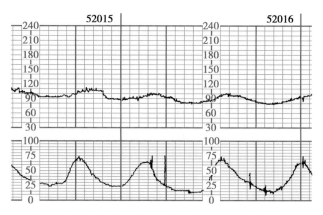

图 41-19 胎盘早剥伴胎儿情况不良。上图:胎儿心率显示基础心率:心动过缓并伴有反复晚期减速;下图:子宫肌张力亢进,基线压力为 20~25mmHg,频繁收缩时达到约 75mmHg

通常可以有效地预防肾功能障碍。胎盘早剥与子痫前期并存时通常会增加肾损伤风险(Alexander, 2015; Drakeley,2002)。大多数急性肾损伤是可逆的,一般不需要透析,远期预后良好(Arazi,2015)。在妊娠期发生的急性不可逆性的皮质坏死可能与胎盘早剥有关(Gopalakrishnan,2015)。

严重的产时或产后出血偶伴有垂体功能衰竭——席汉综合征(Sheehan syndrome)。详见第 58 章。其发病机制尚不清楚。通常情况下即使发生了大出血,产后也罕有内分泌异常(Matsuwaki,2014;Robalo, 2012)。

■ 处理

胎盘早剥的治疗应根据临床状况、孕周和出血量的多少来决定。对于胎儿存活,且不能立即阴道分娩的产妇,应该考虑紧急剖宫产终止妊娠。如图 41-19 所示,有些病例会出现明显的胎儿窘迫。在评估胎儿状况时,必须用超声确认胎儿心脏搏动,有时胎儿已死,电极可传导孕妇心率,导致误诊。如果胎儿已经死亡,或认为即使娩出也不能挽救胎儿,这种情况下最好采用阴道分娩。无论哪种情况,都应积极地输血补液,迅速复苏,纠正因胎盘后出血和外出血导致的血容量不足。这些措施对挽救产妇非常重要,而且可增加胎儿存活的希望。如果胎盘早剥的诊断不能明确,胎儿存活无受累迹象,此时应严密观察,如有异常再及时干预。Colón 等(2016)的一项随机试验发现,在妊娠 24~34 周时,对早产伴"不严重"胎盘早剥的孕妇进行硫酸镁抑制宫缩治疗并没有任何益处。

剖宫产

剖宫产可迅速改善胎儿窘迫,迅速处理是影响围产结局的重要因素。Kayani 等(2003)研究了 33 例胎盘早剥伴胎儿心动过缓的新生儿预后,22 例新生儿神经系统发育完好,其中 15 例在 20 分钟内结束分娩。然而,在 11 例患有脑瘫或死亡的胎儿中,8 例分娩间隔超过 20 分钟。

剖宫产最主要的一个危险因素是严重的消耗性凝血障碍。应充足备血和成分输血,并评估凝血功能,特别是纤维蛋白原水平。

阴道分娩

如果胎儿已经死亡,通常应首选阴道分娩。胎盘剥离部位的止血主要取决于子宫肌的收缩,而不是凝血因素。因此,阴道分娩后,子宫收缩剂和子宫按摩可用于加强子宫肌收缩。子宫肌纤维压迫胎盘附着部位的血管,即使有凝血功能障碍也能迅速止血。

有些情况下即使死胎,阴道分娩也不可取。例如,出血迅速及大量输血难以控制者,或存在阴道分娩的禁忌证(表 30-1)。

有些严重胎盘早剥的患者产程进展很快,因为子宫通常呈持续性高张状态,高张力子宫会加剧胎儿损伤。有些患者羊膜腔内基础压力可达 50mmHg 或更高,随着宫缩,压力甚至超过 100mmHg。但总体来说,胎盘早剥患者的第一产程和第二产程似乎并未缩短(Downes,2016)。

早期人工破膜是处理胎盘早剥的常用方法。人工破膜后可加强对螺旋动脉的压迫,减少了剥离部位的出血并减少凝血酶原激酶进入到母体循环。尽管支持这一理论的证据很少,但是破膜可加速分娩进程。然而,如果胎儿较小,完整的胎膜张力可更有效地促进宫颈扩张。如果宫缩强度不够,可给予标准剂量的缩宫素。并无证据表明缩宫素会增加促凝物质进入到母体循环而加重凝血功能障碍（Clark，1995；Pritchard，1967）。对于子宫肌张力过高的胎盘早剥，不推荐使用米索前列醇，因其可过度刺激子宫收缩。

既往认为胎盘早剥患者的阴道分娩应有时间限制。但经验表明，产妇的结局主要取决于是否积极地进行输血和补液治疗，而不是分娩时间的长短。Pritchard 和 Brekken（1967）帕克兰医院的观察结果与 Brame 等（1968）弗吉尼亚大学的观察结果相似。严重胎盘早剥者如能在分娩前 18 小时或更早接受输血，妊娠结局与耗时较短的产妇相似。

未足月妊娠的期待处理

如果可能的话，延迟分娩对未成熟儿有较大好处。Bond 等（1989）对妊娠 35 周前的 43 例胎盘早剥女性进行期待治疗，其中 31 例接受了宫缩抑制剂治疗。所有 43 例孕妇分娩的平均间隔约 12 天。剖宫产占 75%，无死胎。如前所述，胎盘早剥者可出现慢性胎盘早剥-羊水过少综合征。Elliott 等（1998）报告了 4 例在孕 20 周前发生胎盘早剥的病例，后续发展为羊水过少，平均 28 周分娩。Sabourin 等（2012）报告 256 例妊娠 28 周前发生胎盘早剥的病例，平均孕周延长 1.6 周，65% 的孕妇在妊娠 29 周前终止妊娠，其中一半进行了紧急剖宫产手术。

遗憾的是，即使有连续胎心监护也不能保证普遍良好的结局。有时胎心监护正常的孕妇随后可突发胎盘早剥和胎儿窘迫。如果胎盘完全剥离，胎儿在娩出前就会死亡。有些学者认为可疑胎盘早剥但胎儿无明显损害者，可使用宫缩抑制剂。对有早产倾向的孕妇进行队列研究发现，使用宫缩抑制剂可改善妊娠结局（Bond，1989；Combs，1992；Sholl，1987）。在另一项研究中，Towers（1999）分析了 131 例在孕 36 周前诊断为胎盘早剥的病例，其中 95 例给予了硫酸镁、特布他林或两者兼用，无论是否使用宫缩抑制剂，两组围产期胎儿的死亡率均为 5%。随机对照试验报告了相似的结果（Colón，2016）。我们认为对可疑胎盘早剥患者不宜使用宫缩抑制剂。

前置胎盘

拉丁语中 *previa* 为前方之意，即指胎盘位于胎儿之前。在产科，前置胎盘（placenta previa）指胎盘位于子宫下段，覆盖或非常靠近子宫颈内口。由于在妊娠期间胎盘位置会发生变化，名词使用有时较为混乱。

■ 胎盘移行

应用产科超声可以动态观察胎盘位置。胎盘移行

（*placental migration*）是指位于宫颈内口的胎盘发生明显移位（King，1973）。事实上，胎盘本身是不会移动的。胎盘发生明显移行的机制尚不明确。移行这个说法并不恰当，因为绒毛已在宫颈内口处定植并侵袭蜕膜。

首先，低置胎盘的移行可能与二维超声准确性较差相关。其次，随着妊娠的进展，子宫体部与下段的增长速度不一致。子宫体部血流丰富，可能促使胎盘滋养细胞趋向宫底部生长即营养趋向性生长（trophotropism）。那些发生移行的胎盘可能就是胎盘滋养细胞没有真正种植在宫颈内口处。如果有剖宫产手术瘢痕史，低置胎盘或前置胎盘很少发生"移行"。

Sanderson 和 Milton（1991）对 4 300 例妊娠中期孕妇进行研究分析，发现 12% 存在胎盘低置，但后续胎盘并没有发生宫颈内口覆盖，即无持续胎盘前置，最终也不会出现出血。妊娠中期覆盖宫颈内口的胎盘，在分娩时约 40% 仍然保持原状。有些在晚孕早期阶段胎盘接近但未覆盖宫颈内口，到足月时并不表现为前置胎盘（Heller，2014；Parrott，2015）。Bohre 等（2012）的研究显示妊娠中期的低置胎盘与产前出血及分娩时出血量增加有关。

图 41-20 显示，如果在孕 28 周以前超声诊断为前置胎盘，这种状态可能持续存在。对于双胎妊娠，孕 23 周时如超声明确为胎盘前置状态，其持续存在的发生率更高（Kohari，2012）。Stafford 等（2010）发现前置胎盘伴宫颈管长度<30mm 将增加出血、子宫激惹及早产的风险，而 Trudell 等（2013）对此持不同意见。Friszer

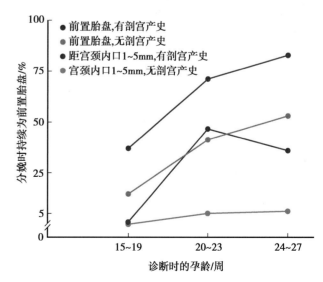

图 41-20　前置胎盘或距离宫颈内口 1~5mm 的低置胎盘在分娩时为前置胎盘的可能性，其结果用三个时期的超声数据展示

（资料来源：Oyelese，2006.）

等（2013）发现，宫颈长度<25mm 的前置胎盘患者因出血而住院，在随后 7 天内分娩的机会更大，而 Trudell（2013）并没有证实这一结论。

■ 分类

前置胎盘的术语不断更新，美国国立卫生研究院（National Institutes ofHealth，NIH）发起的胎儿影像学组推荐以下分类：

- 前置胎盘：胎盘完全或部分覆盖宫颈内口（图 41-21、图 41-22）。过去将前置胎盘分为完全性前置胎盘和部分性前置胎盘。

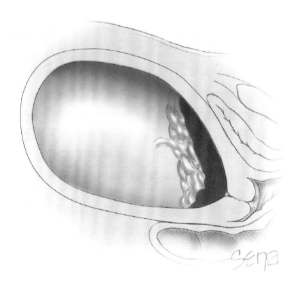

图 41-21　宫颈口扩张可引起前置胎盘出血

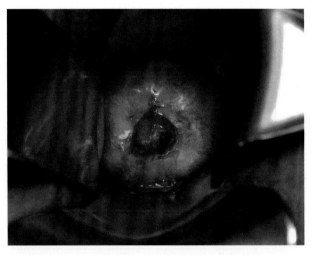

图 41-22　阴道窥器检查可见胎盘从宫颈口露出
（资料来源：Dr. Maureen E. Flowers. ）

- 低置胎盘：胎盘位于子宫下段，胎盘边缘距离宫颈内口 2cm 以内。边缘性前置胎盘（marginal previa）是既往使用的术语，是指胎盘的边缘恰达宫颈

内口。

显然，前置胎盘分类依赖于检查时的宫颈口扩张程度（Dashe，2013；Reddy，2014）。例如，宫颈口扩张 2cm 的低置胎盘，在宫颈口扩张到 4cm 后，可因胎盘边缘暴露而成为部分性前置胎盘。再如，完全性前置胎盘在宫颈口扩张到 4cm 时，可呈现为部分性前置胎盘，这是由于宫颈口扩张超出了胎盘边缘。需注意，在宫颈口扩张时，通过手指触诊来确定胎盘边缘和宫颈内口的位置关系，会导致严重的出血！

无论是完全性还是部分性前置胎盘，在子宫下段形成和宫颈口扩张的过程中，不可避免地会产生不同程度的胎盘剥离，并伴随出血，在病理上如同胎盘早剥，但通常不使用胎盘早剥进行定义。

还有一种与之有关但并不常见的情况——前置血管（vasa previa），胎儿血管穿过胎膜，位于宫颈内口上方。母胎医学会（Society for Maternal-Fetal Medicine，SMFM）（2015）最近对前置血管进行了综述，在本书第 6 章有详细讨论。

■ 发病率和相关因素

人口因素

前置胎盘的发病率在过去的 30 年间呈上升趋势。报告的发病率平均为 0.3%（1/400～1/300）。帕克兰医院 1988～2003 年间约有 25 万例分娩，前置胎盘发病率为 2.6‰；2004～2015 年间上升至 3.8‰。奥地利、芬兰和以色列报告的前置胎盘发病率相似（Kollmann，2016；Räisänen，2014；Rosenberg，2011）。

某些人口因素可能会导致前置胎盘风险增加。首先，高龄孕产妇增加了前置胎盘风险（Biro，2012；Roberts，2012）。一项包括 3.6 万例女性孕早期和孕中期的风险评估研究发现，35 岁以下女性的前置胎盘发病率为 0.5%，而 35 岁及以上的女性为 1.1%（Cleary-Goldman，2005）。在帕克兰医院，前置胎盘发病率在 19 岁及以下的女性为 0.65‰，35 岁以上的女性约为 10‰（图 41-16）。

多产也增加了前置胎盘的风险（Räisänen，2014）。高龄和多产相互影响。Babinszki 等（1999）报告，相比较低产次的女性，有 5 次及以上分娩史的女性前置胎盘发病率增高到 2.2%。妊娠间隔并不影响前置胎盘发生率（Fox，2015）。

吸烟至少将前置胎盘的风险增加了 2 倍（Usta，2005）。这可能与一氧化碳低氧血症引起代偿性胎盘肥大，覆盖面积增加有关。吸烟也可能与蜕膜血管病变有关。最后，子宫平滑肌瘤也是前置胎盘的危险因素（Jenabi，2017）。

临床因素

某些病史增加前置胎盘风险。既往剖宫产史者，再次妊娠后发生胎盘问题的风险更大，如前置胎盘、胎盘早剥或胎盘植入（Gibbins，2018；Klar，2014）。前置胎盘发生率随既往剖宫产次数的增加而显著增高。如果前次剖宫产原因为早产，则发病率会进一步增高（Downes，2015）。在 MFMU 协作网的一项针对 30 132 例剖宫产病例的研究中，仅有 1 次剖宫产史者再次妊娠前置胎盘发病率为 1.3%，但如果有 6 次及以上剖宫产史，发病率升至 3.4%（Silver，2006）。一项回顾性队列研究纳入近 40 万例连续 2 次单胎的女性，第 1 次剖宫产者在第 2 次妊娠时前置胎盘的风险增加了 1.6 倍（Gurol-Urganci，2011）。该研究主持人进行了六项类似队列研究，结果报告前置胎盘的风险增加 1.5 倍。有 4 次及以上剖宫产手术史者，前置胎盘的风险增加了 8 倍以上（Gesteland，2004；Gilliam，2002）。

重要的是，瘢痕子宫合并前置胎盘的孕妇可能发生胎盘粘连或植入，在剖宫产时子宫切除的可能性增加（Wei，2014）。一项研究报告 6% 的前置胎盘首次剖宫产者需同时进行子宫切除术。而有剖宫产史的前置胎盘患者，子宫切除发生率为 25%（Frederiksen，1999）。

如在产前监测发现母体血清甲胎蛋白（maternal serum alpha-fetoprotein，MSAFP）水平不明原因异常升高，前置胎盘和其他异常的风险增加。前置胎盘患者在孕 16 周 MSAFP 水平≥2.0 中位倍数（multiples of the median，MoM）时，妊娠晚期出血和早产的风险更高（第 14 章）。

最后，辅助生殖技术（assisted reproductive technology，ART）增加了前置胎盘风险。这可能与多种因素有关。例如，高龄孕产妇占 ART 患者的主要部分（Luke，2017）。另外，多胎妊娠与体外受精和前置胎盘有显著相关性。然而，即使调整了这些重叠影响因素，ART 仍与前置胎盘发病率升高相关（Romundstad，2006）。

■ 临床表现

前置胎盘最典型症状是无痛性阴道出血，通常发生在孕中期末或孕晚期，但也可以在中孕前即开始。某些晚期流产可能是胎盘附着异常所致。前置胎盘出血通常是无先兆、无痛或无宫缩的出血。这种所谓的前哨性出血（sentinel bleed）很少为致命性大出血，可自行停止，但可能反复发生。然而，约 10% 的前置胎盘患者，特别是胎盘靠近但未覆盖宫颈内口者，直到临产才发生出血。这种情况出血可多可少，临床表现与胎盘早剥类似。

由于胎盘覆盖宫颈内口，子宫下段的形成和内口

的扩张不可避免地导致胎盘附着处剥离。子宫下段肌纤维收缩力差，无法压迫撕裂的血管，故子宫下段胎盘附着部位的出血可持续到胎盘娩出后。出血也可能与脆弱的宫颈或子宫下段的裂伤有关，尤其在胎盘粘连需行手取胎盘时更易发生。

胎盘植入（morbidly adherent placentas）是与前置胎盘相关的常见且严重的并发症，将会在下一节讲述。胎盘植入的发生在某种程度上与子宫下段蜕膜发育不良相关。Biswas 等（1999）对 50 例前置胎盘及 50 例对照组的产妇在剖宫产术时进行了胎盘活检。一半的前置胎盘标本显示螺旋小动脉内有滋养细胞侵蚀，而非血管内皮滋养细胞，在正常胎盘中只有 20% 出现此改变。Frederiksen 等（1999）报告 514 例前置胎盘中胎盘异常附着比例约 7%。当前置胎盘覆盖于前次剖宫产切口瘢痕处时，发生胎盘植入的风险明显增高。

凝血功能障碍（coagulation defects）很少发生，即使前置胎盘发生广泛剥离（Cunningham，2015）。前置胎盘剥离发生时，产生的凝血活酶很容易由阴道排出，鲜有进入母体循环，因此不易导致血管内凝血。局部子宫肌层静脉缺乏可能也起到了保护作用。

■ 诊断

妊娠中晚期出现阴道出血，应考虑前置胎盘或胎盘早剥。加拿大围产网（Canadian Perinatal Network）研究提示，妊娠 22～28 周阴道出血中前置胎盘占 21%（Sabourin，2012）。在超声检查前不应轻易排除前置胎盘。如果无法进行超声检查，除非计划分娩，否则不建议宫颈指检。只有在手术室已全面准备，能即刻剖宫产时才可进行宫颈指检，以触摸胎盘位置。因为即使最轻柔的宫颈指检也可引起凶险的出血。由于超声检查已广泛普及，现已不需要在手术室行宫颈指检来确立前置胎盘的诊断。

超声可以快速和准确地确定胎盘位置（American Institute of Ultrasound in Medicine，2013）。经腹超声为通常使用的检查方法。如果胎盘明显覆盖宫颈或远离子宫下段，超声检查具有极佳的敏感性和阴性预测值（Olive，2006；Quant，2014）。肥胖孕妇的子宫下段超声检查存在局限性。另外，充盈的膀胱可以拉长子宫颈并压迫子宫下段，易造成胎盘覆盖子宫颈的假象。如果胎盘定位存疑，可选择经阴道超声检查，此为最准确的评估方法（图 41-23），即使在阴道出血情况下使用也很安全。

诊断的准确性取决于所选用的超声技术。一项综合研究显示，经阴道超声可明确所有病例的宫颈内口，

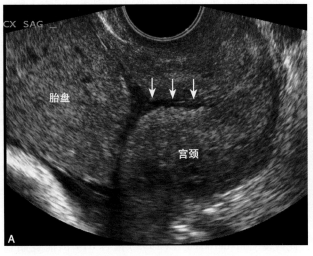 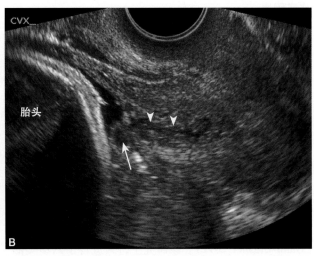

图 41-23　前置胎盘。A.经阴道超声,妊娠 34 周,前壁胎盘完全覆盖宫颈内口(箭头)。B.经阴道超声,妊娠 34 周,后壁胎盘下缘刚好达到宫颈内口水平(箭头)

(资料来源:Cunningham FG;Placenta previa and morbidly adherent placenta. In Yeomans ER,Hoffman BL,Gilstrap LC Ⅲ,et al(eds):Cunningham and Gilstrap's Operative Obstetrics,3rd edition. New York,McGraw-Hill Education,2017b.)

但经腹超声仅有 30% 可见宫颈内口(Farine,1988)。根据胎儿影像学组报告,如果胎盘边缘距宫颈内口边缘小于 2cm 而未覆盖内口,定义为低置胎盘(Reddy,2014)。在无其他异常的情况下,不必仅为随诊胎盘位置而多次重复地进行超声检查。在帕克兰医院,如果在妊娠 18~22 周发现前置胎盘,有剖宫产史者在妊娠 28 周再次进行超声评估,而无剖宫产史者在妊娠 32 周评估。除非前置胎盘持续存在至妊娠 28 周后或出现出血、宫缩等临床症状,否则不必限制活动。妊娠 32 周时,如果胎盘边缘距离宫颈内口仍小于 2cm,需在妊娠 36 周时再次经阴道超声检查。

MR 也可用于评估胎盘异常。尽管如此,MR 短期内不能取代超声成为常规检查。MR 用于评估胎盘植入的相关内容将在下一节讨论。

■ 处理

前置胎盘的患者应根据临床情况进行个体化处理。最重要的 3 个因素是胎龄及胎盘成熟度、是否临产和出血严重程度。一项对 214 例前置胎盘患者的研究发现 43% 的前置胎盘患者需急诊终止妊娠,其中一半为早产(Ruiter,2015)。如胎儿未成熟且活动性出血已缓解,可在产科病房内密切观察。给予宫缩抑制剂的相关报告很少。虽然缺乏随机试验,Bose 等(2011)建议,如果使用宫缩抑制剂,使用时间限制为 48 小时以内。帕克兰医院则明确建议不要使用宫缩抑制剂。

若胎儿正常,出血停止 2 天后,孕妇通常可以出院回家,并嘱禁止性生活、阴道塞物及重体力活动。更重要的是,孕妇及其家人必须正确认识到复发性出血的可能性并做好能即刻送往医院的准备。在某些情况下住院待产是理想的方法。

前置胎盘孕妇的急诊终止妊娠率为 25%~40%(Gibbins,2018;Kassir,2017)。在适当选择的病例中,前置胎盘的院内治疗并不比院外治疗有更多优势(Neilson,2003)。一项随机研究报告,53 例孕妇在妊娠 24~36 周时出现前置胎盘出血,住院或门诊管理的母亲及胎儿的发病率没有差异(Wing,1996)。在所有研究的孕妇中,60% 发生复发性出血,一半最终需要行紧急剖宫产。

对于近足月和未出血的前置胎盘患者,应行择期剖宫产终止妊娠。终止妊娠时机需考虑胎儿成熟度及产前出血情况。NIH 建议在妊娠 36~37 周择期分娩(Spong,2011)。母胎医学会(SMFM,2017)建议在妊娠 34~37 周之间分娩。帕克兰医院通常于 38 周行择期剖宫产。对于疑似胎盘植入者,NIH 建议在 34~35 周终止妊娠。我们通常在 36 周终止妊娠。

■ 终止妊娠

剖宫产适用于所有前置胎盘患者。大多数外科医生建议采用腹部纵切口,以便处理大出血或行子宫切除术。如前所述,因阴道出血多,超过一半的孕妇需紧急剖宫产分娩,约 1/4 需要输血(Boyle,2009;Sabourin,2012)。虽然通常可以采用子宫下段横切口,但如果胎盘位于子宫前壁,下段切开可损伤胎盘导致胎儿出血。在这种情况下,应迅速娩出胎儿(Silver,2015a)。必要时也可选择纵向子宫切口。无论何种情况,即使切口达胎盘,也很少危及母儿。

胎盘剥离后,剥离部位可能由于子宫下段收缩不良而出血。如果通过有效的促宫缩和压迫仍不能止血者,可以用 0 号合成线缝合。Cho 等(1991)报告了用 0 号合成线以 1cm 的间隔环形间断缝合子宫下段的出血部分,成功控制出血。也有报告 0 号合成线贯穿子宫前后壁压迫缝合成功控制出血(Kayem,2011;Penotti,2012)。

还有单独使用 Bakri 或 Foley 球囊或配合压迫缝合成功止血的报告(Albayrak,2011;Diemert,2012;Kumru,2013)。Law 等(2010)成功使用了止血凝胶。其他外科止血方法还有双侧子宫或髂内动脉结扎,详见本章后续内容。此外,盆腔动脉栓塞也可止血。

■ 子宫切除

如果保守治疗失败并且出血迅速,需行子宫切除术。目前在帕克兰医院和其他机构,前置胎盘,特别是合并胎盘植入是围产期子宫切除术最常见的指征(Jakobsson,2015;Wong,2011)。据报告,当没有合并胎盘粘连、植入或穿透时,子宫切除术发生率仅 2%(Gibbins,2018)。

在不考虑合并胎盘粘连、植入或穿透的情况下,不可能准确地估计前置胎盘者的子宫切除率。同样,对于前置胎盘位于既往剖宫产子宫前壁切口部位者,常伴有胎盘粘连、植入等异常情况,子宫切除术风险增加。英国一项对 318 例围产期子宫切除术的研究显示,40% 子宫切除原因为胎盘异常附着(Knight,2007)。北欧产科监测系统的 211 例子宫切除术也报告了类似结果(Jakobsson,2015)。在帕克兰医院,44% 的剖宫产子宫切除是因为前置胎盘出血或胎盘植入(Wortman,2015)。第 30 章详细介绍了围产期子宫切除术。

■ 母胎预后

前置胎盘伴发胎盘粘连、植入显著增加孕产妇并发症和死亡率。患有前置胎盘孕产妇的死亡率升高约 3 倍(Gibbins,2018;Oyelese,2006)。2006 ~ 2013 年间美国 5 367 例孕产妇死亡研究报告中,仅前置胎盘患者就占出血死亡人数的近 3%(Creanga,2015,2017)。

安全分娩联合会的报告强调了前置胎盘围产儿并发症在不断增长(Lai,2012)。早产仍然是围产儿死亡的主要原因(Nørgaard,2012)。1997 年美国的前置胎盘分娩中,新生儿死亡率比正常妊娠者高 3 倍,主要原因为早产(Salihu,2003)。Ananth 等(2003)报告,即使足月分娩,前置胎盘妊娠新生儿死亡的风险也相应增加。这部分与胎儿先天畸形发生率有关,胎儿先天畸形发生率在前置胎盘妊娠中要高出 2 ~ 3 倍(Crane,1999)。

在核实孕周后,胎儿生长受限与前置胎盘的相关性很小。Ananth 等(2001)在一项超过 50 万例单胎分娩的人群中发现,多数与前置胎盘相关的低出生体重儿由早产所致。Harper 等(2010)对近 5.8 万例进行分析,报告了类似结果。有两项研究显示,前置胎盘孕妇发生胎儿生长受限的风险更大(Räisänen,2014;Weiner,2016)。

胎盘植入

■ 发病机制

胎盘植入(morbidly adherent placenta)用于描述胎盘粘连、植入或穿透子宫壁。我们也将这些异常情况统称为胎盘植入性疾病,Accrete 一词源来自拉丁语 ac 加 crescere,意为黏附于或附着于(Benirschke,2012)。

在胎盘植入性疾病中,由于蜕膜基底层部分或全部缺失及纤维蛋白层发育不良,胎盘可能异常附着于子宫肌层,在显微镜下,胎盘绒毛附着于子宫平滑肌细胞而不是蜕膜层。胎盘粘连植入导致分娩后胎盘不能正常地剥离。在不同的女性,着床部位的表面积和滋养层浸润深度可以不同,但只要胎盘附着异常都可能导致严重出血。

现有证据表明,胎盘植入性疾病不仅是由于解剖层缺陷引起(Duzyj,2017;Tantbirojn,2008)。细胞滋养细胞可通过调控血管生成等因素来控制向蜕膜的侵袭(Duzyj,2015;Goh,2016;Wehrum,2011)。胎盘植入性疾病的组织标本显示为"过度侵袭"(Pri-Paz,2012)。前次妊娠中胎盘基底板附着于子宫肌纤维是胎盘植入的预测标记(Linn,2015;Miller,2016)。这意味着大多数患者存在"子宫内膜结构性缺陷"。既往手术引起的子宫创伤,可能是滋养细胞过度侵袭的风险因素(Garmi,2012;Gill,2015;Jauniaux,2017)。

剖宫产瘢痕妊娠(CSP)与胎盘植入的发生、发展密切相关,这也更加证实了胎盘植入与子宫创伤的关系。越来越多的证据表明,CSP 与胎盘植入性疾病相关,CSP 是胎盘植入性疾病的早期表现,两者具有相同的组织病理学特点(Happe,2018;Timor-Tritsch,2014)。据报告,CSP 的发病率约为 1/2 000(Berhie,2015;Rotas,2006)。早期子宫破裂和出血在 CSP 中并不少见,患者常选择终止妊娠来避免这些情况的发生(Michaels,2015;Timor-Tritsch,2015)。

■ 分类

胎盘植入通常根据滋养细胞浸润的深度进行分类（图 41-24、图 41-25）。胎盘绒毛附着达肌层称为胎盘粘连，侵入肌层称为胎盘植入，穿透肌层或穿透浆膜层称为穿透性胎盘植入（Bailit，2015；Silver，2015a）。临床上，这三种情况的比例分别约为 80 : 15 : 5（Wong，2008）。所有胎盘小叶都异常粘连为全部胎盘粘连，单个胎盘小叶或部分胎盘异常附着为局灶性胎盘粘连。病理诊断需从胎盘和子宫肌层标本两方面进行分析方可确诊（Benirschke，2012）。

■ 发病率

大约 100 年前，胎盘植入性疾病的发病率为 1/20 000（McKeogh，1951）。直到 1971 年，Hellman 和 Pritchard

在第 14 版《威廉姆斯产科学》中介绍了胎盘植入的病例报告。随后，其发病率随着剖宫产率升高而显著增加。20 世纪 80 年代发病率为 1/2 500，但在 MFMU 协作网基于 115 502 例孕妇的报告中提出发病率为 1/731（Bailit，2015）。加拿大一项对超过 57 万次分娩的研究发现，发病率为 1/700（Mehrabadi，2015）。在全国住院患者样本中，发病率为 1/270（0. 37%）（Mogos，2016）。

胎盘植入性疾病发病率持续上升，成为产科最令人生畏的疾病之一。一篇关于 2006～2013 年间美国 5 367 例与妊娠相关的孕产妇死亡的综述报告中，13% 是由于胎盘植入性疾病引起的出血导致（Creanga，2015，2017）。此外，它还是产科出血和围产期紧急子宫切除的主要原因（Awan，2011；Eller，2011；Rossi，2010）。美国妇产科医师学会（2017c）和母胎医学会（2010）率先提出解决和优化管理方案。

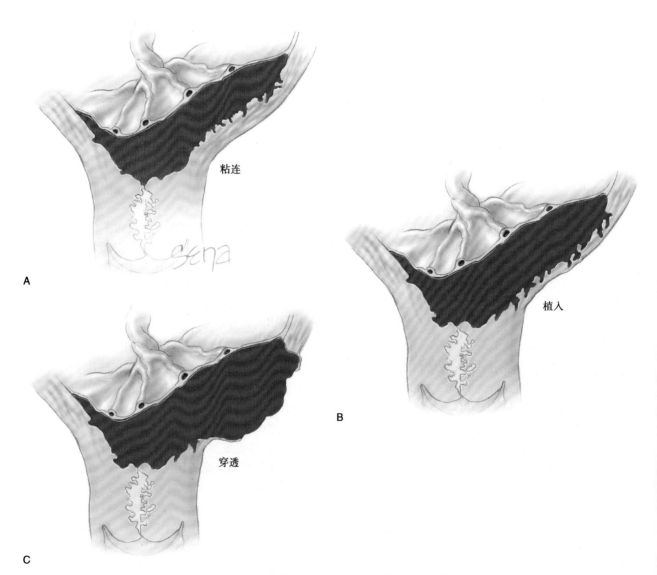

图 41-24　胎盘植入。A. 胎盘粘连；B. 植入性胎盘；C. 穿透性胎盘植入

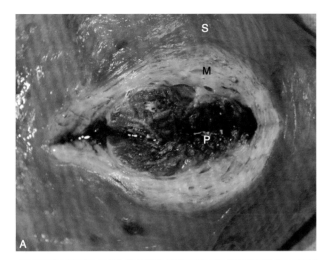

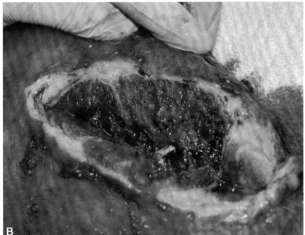

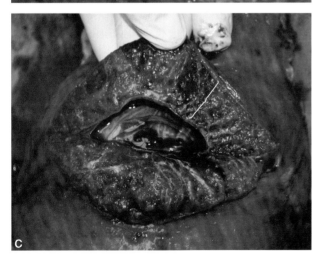

图 41-25　胎盘不同程度浸润子宫肌层,形成胎盘植入性疾病。切口从浆膜面开始穿过胎盘达到宫腔。A. 该病例子宫肌层(M)显示出胎盘侵蚀程度较轻(P)。S,子宫浆膜。B. 该病例可见更大程度的肌层侵蚀。C. 该病例的胎盘(括号范围)侵蚀达医生手触及的浆膜边缘,子宫肌层已经完全缺失

（资料来源:Cunningham,2017b.)

既往发生过胎盘植入,再发风险增高。前次胎盘植入但避免了子宫切除的女性估计有 20% 的复发率(Cunningham,2016;Roeca,2017)。并且有证据表明,这些女性再次妊娠时患前置胎盘、子宫破裂和行子宫切除术的发生率更高(Eshkoli,2013)。

■ 高危因素

胎盘植入的高危因素与前置胎盘相似。最重要的两个高危因素是既往前置胎盘史和剖宫产史,两者并存风险更高(Klar,2014)。既往剖宫产术采用古典式切口再次妊娠发生胎盘植入风险较高(Gyamf-Bannerman,2012)。事实上,几乎半数有剖宫产术史妇女在显微镜下可观察到胎盘附着于子宫平滑肌的情况(Hardardottir,1996;Miller,2016)。如果合并前置胎盘,胎盘植入的风险更高(图 41-26),前置胎盘伴胎盘植入性疾病的发生率显著增加。

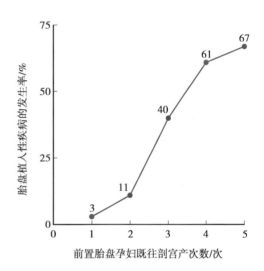

图 41-26　胎盘植入性疾病的发病率与既往 1~5 次剖宫产合并前置胎盘的相关性
（资料来源:Silver,2006.)

其他类型的子宫肌层损伤如清宫术后或子宫内膜切除术后会导致蜕膜缺陷(Benirschke,2012;Gill,2015)。即使没有子宫切开手术史,前置胎盘本身也会增加胎盘植入性疾病的发病率,其发病率为 10%。胎盘植入性疾病患者宫颈管长度缩短并不增加早产风险(Rac,2017)。

随着广泛使用母体血清甲胎蛋白(MSAFP)和人绒毛膜促性腺激素(hCG)筛查神经管缺陷和非整倍体,我们发现了另一个胎盘植入性疾病的预测指标。一项对 9 300 多例妊娠 14~22 周的女性进行筛查研究发现,MSAFP 水平超过 2.5 倍中位数者,发生胎盘植入性疾病的风险增加 8 倍,而母亲血清游离 β-hCG 水平超过 2.5 倍中位数者风险则增加 4 倍(Hung,1999)

■ 临床表现及诊断

孕早期和孕中期的胎盘植入性疾病常因合并前置胎盘发生出血。医生会因患者出血而加强评估和管理。部分胎盘植入患者并不合并前置胎盘,影像学方法有时无法早期识别胎盘植入,直到分娩时方能确定。

理想情况下,超声检查可在产前确诊胎盘植入(Chantraine,2013;Jauniaux,2016;Reddy,2014;Tam-Tam,2012)。Happe 等(2018)发现,孕早期的子宫肌层最薄处的厚度测量值可用于预测围产期因胎盘植入性疾病而行子宫切除术的可能性。其他评价因素还包括胎盘和子宫之间正常的低回声区缺失、胎盘腔隙血流和胎盘凸向膀胱后壁(图 41-27)。Warshak 等(2006)报告按以上标准诊断胎盘植入,其敏感性为 77%;特异性为 96%;阳性预测值为 98%。ACOG(2017c)等引用了类似的评价数据(Chalubinski,2013;Elhawary,2013;Maher,2013)。

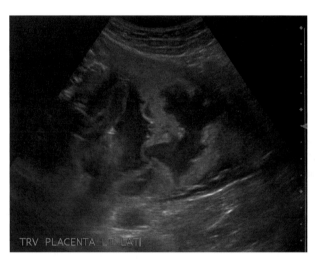

图 41-27 穿透性胎盘植入的经腹超声图像显示多个和大量的胎盘"湖泊"或"腔隙"
(资料来源:Cunningham,2017b。)

尽管有诸多的超声特点,仍有报告超声检查评估并非那么精确(Jauniaux,2016;Primo,2014)。Bowman 等(2014)描述超声检查的敏感性仅为 54%;特异性为 88%;阳性预测值为 82%;阴性预测值为 65% 及准确率为 65%。胎盘的位置影响超声结果的准确性。有研究报告子宫前壁胎盘植入的检出率为 90%,而后壁胎盘的检出率仅为 50%(Pilloni,2016)。Nageotte(2014)得出的结论是,胎盘植入的超声结果应结合临床和术中所见进行综合评估。

使用三维(3-D)超声和能量多普勒超声检查可以得到更好的结果(Collins,2015;Doyle,2015)。我们也

发现彩色多普勒血流显像的使用可以高度预测胎盘对子宫肌层的侵入(图 41-28)。如果子宫浆膜-膀胱壁界面与胎盘后血管之间的距离小于 1mm 且存在大的胎盘内空隙(Rac,2015a;Twickler,2000),则怀疑存在胎盘植入。同样,Cali 等(2013)报告,子宫浆膜-膀胱壁界面血管丰富对穿透性胎盘植入具有最高的阳性和阴性预测值。

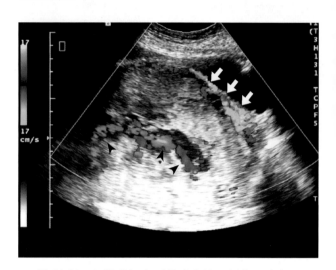

图 41-28 经阴道超声下的胎盘植入图像。胎盘后血管(白色箭)侵入子宫肌层,膀胱-浆膜交界不清。异常的胎盘内静脉湖(黑色箭头)

磁共振成像可用于描述解剖结构并识别胎盘对邻近器官的累及程度,包括输尿管(Chalubinski,2013;Reddy,2014)。虽然妊娠期间通常不使用钆剂增强,但对比剂的确可以增强图像效果(Millischer,2017)。Lax 等(2007)描述了 3 种磁共振成像结果提示胎盘植入:子宫凸向膀胱,胎盘内信号强度不均匀,T_2 加权成像可见胎盘内条索影。如果超声检查结果不确定或后壁前置胎盘,建议使用磁共振成像(ACOG,2017c;Silver,2015a)。

■ 处理

理想情况下,一旦产前怀疑胎盘植入,即应进行术前评估(Fitzpatrick,2014;Sentilhes,2013)。重大决策包括分娩时机和术前准备。细节包括手术、麻醉、重症监护和充足备血。产科、妇科肿瘤医生及外科、泌尿外科和介入放射科多学科诊治(Brennan,2015;Shamshirsaz,2015)。ACOG(2017c)和 SMFM(2010)建议该类患者在三级医疗机构进行计划分娩。医疗机构内应有专业团队并随时待命(Al-Khan,2014;Erfani,2017a;Smulian,2017;Walker,2013)。

Silver 等(2015b)提出关于转诊至具有胎盘植入治疗资质的医疗中心的评价标准(表 41-5)。对拒绝输血

和血制品的患者处理较为困难(Barth,2011)。如果可能的话,患者应在资源充足和团队最强的医疗机构择期分娩。即便如此,仍有 1/3 的病例发生急诊情况,故应制订应急处理方案(Pettit,2017)。

表 41-5　考虑转诊至具有胎盘植入性疾病治疗资质的医疗中心分娩的标准

超声图像怀疑胎盘植入
前置胎盘合并超声异常
既往至少 3 次剖宫产史,此次为前置胎盘
既往为古典剖宫产切口,胎盘附着于前壁
子宫内膜切除史或盆腔放疗史
无法充分评估或排除胎盘植入
任何其他怀疑胎盘植入的原因

资料来源:Silver,2015b.

分娩时机

分娩时机的选择应权衡胎儿不成熟的风险和紧急剖宫产对产妇造成的严重不良后果(Stephenson,2016)。ACOG(2017c)建议分娩时机个体化。一项决策分析研究认为,妊娠 34 周后不需要检测胎儿肺成熟度即可行择期手术(Robinson,2010)。SMFM(2017)建议在妊娠 34~37 周分娩。最近的两项调查发现,大多数医生会期待至妊娠 36 周后实施计划分娩(Esakoff,2012;Wright,2013)。在帕克兰医院,通常在妊娠 36 周后安排手术,同时做好急诊手术的准备(Rac,2015b)。Perlman 等(2017)推荐根据具体的风险标准个性化处理。

有时直到剖宫产手术时才发现胎盘植入。对于穿透性胎盘植入,如果没有足够的医疗资源、患者生命体征平稳且无活动性出血,暂时不娩出胎儿,关闭腹部切口,将患者转移到三级医疗机构。

术前预防性导管置入

胎盘植入可能累及一侧或双侧输尿管,术前输尿管导管置入有助于解剖结构识别和损伤修复。有些专家建议术前预置输尿管导管(Eller,2011;SMFM,2010;Tam Tam,2012)

有些临床医生推荐使用动脉内球囊预置以减少术中失血,提高手术视野清晰度。术前将导管置入髂内动脉,胎儿娩出后,立即将球囊膨胀阻断动脉以减少盆腔血流(Ballas,2012;Desai,2012),或通过导管栓塞出血动脉。也有人认为,这些方法作用有限,且有严重风险(Salim,2015;Sentilhes,2009)。并发症包括髂总动脉和左髂动脉血栓形成(Bishop,2011)。目前,ACOG(2017c)对动脉导管的使用没有明确建议,持既不推荐也不反对的态度。ACOG 对髂内动脉结扎也持同样观

点,髂内动脉结扎术的益处尚未证实(Eller,2011;Po,2012)。

剖宫产术和子宫切除术

终止妊娠前,应预估子宫切除的风险。部分性胎盘植入可在胎盘剥离后进行缝合止血。穿透性胎盘植入常需子宫切除。由于胎儿娩出前胎盘侵入的范围无法确定,需提前充分了解解剖步骤,以减少子宫切开后的出血。我们通常在切开子宫前尝试下推膀胱(Cunningham,2017b)。从圆韧带处开始,分离腹膜反折两侧并向下推。如果可能,暴露胎盘与膀胱间隙及膀胱后壁,充分游离胎盘植入的整个部位。之后,采用古典剖宫产切口或宫底部横切口以避开胎盘(Kotsuji,2013)。

胎儿娩出后,首先评估胎盘侵入的程度而不要尝试立即人工剥离胎盘。英国的一份研究报告显示,在子宫切除术前尝试进行部分或全部人工剥离胎盘可增加 2 倍的失血量(Fitzpatrick,2014)。一般来说,如有明显胎盘植入或穿透,最佳的治疗方法是将胎盘原位保留,行子宫切除术(Eller,2011)。因为胎盘广泛深植入时,徒手剥离胎盘前,很少发生出血。应在进行全面评估后开始手术,如胎盘自发剥离合并出血则需要紧急子宫切除术。对于出血,治疗的成功取决于快速充足的输血、输液及其他止血措施,如子宫动脉或髂内动脉结扎、动脉球囊栓塞或栓塞术。

Baylor 医学院介绍了一种改良的根治性子宫切除术,用于治疗胎盘植入(Shamshirsaz,2015)。有关该手术的介绍请参阅相关专著(Yeomans,2017)。在帕克兰医院,有些病例进行了根治性子宫切除术以去除所有植入的胎盘组织。

保守治疗

有时可剪短脐带,缝合子宫切口,将胎盘留在原位而不行子宫切除术。此方法适用于剖宫产术前未诊断胎盘植入,缝合子宫切口后出血停止的患者。术后患者需被转移到高级别的医疗中心进行密切监测。另外也适用于有强烈生育要求的患者,需要与患者进行沟通,使患者理解所有风险。

Perez-Delboy(2014)和 Fox 等(2015)对保守治疗进行了回顾性分析。部分病例胎盘自行吸收需要 1~12 个月,平均 6 个月。但可能发生许多并发症,如败血症、弥散性血管内凝血、肺栓塞和动静脉畸形(Fox,2015;Judy,2015;Roach,2015)。

保守治疗的部分患者在产后数天至数周进行了子宫切除。部分病例为计划性切除,部分病例因出血或感染而进行子宫切除。延后手术的术中出血量可能会减少(Al-Khan,2014;Sentilhes,2009)。在一项研究中,

有21%的患者最终仍需行子宫切除术(Bretelle,2007)。也有其他研究报告,高达60%的人最终仍需行急诊子宫切除术(Clausen,2013;Pather,2014)。目前缺乏使用甲氨蝶呤辅助治疗的证据。最后,对于胎盘原位保留的女性,连续血清 β-hCG 测量不能提供有效信息,建议进行连续超声检查或磁共振检查(Timmermans,2007;Worley,2008)。

目前,我们和 ACOG(2017c)的意见一致,均不建议将胎盘原位保留。特殊病例除外,如需要紧急转诊到高级别医疗中心接受治疗。

■ 妊娠结局

胎盘植入性疾病对母胎都可能造成致命后果。尽管胎盘植入深度不能反映围产期结局,但它对母体至关重要(Seet,2012)。三级医院胎盘植入患者结局见表 41-6。尽管结局尚好,但仍有一些并发症,包括出血、尿路损伤、转入重症监护室和二次手术。有些病例未在三级医疗机构接受治疗,或未进行产前诊断,或两者兼有。这些病例的并发症较高,且有 1 例产妇死亡。

表 41-6 三级医疗中心产前诊断为胎盘植入的产妇结局

结局[a]	San Diego[b] $n=62$	Utah[c] $n=60$	Toronto[d] $n=33$	New Jersey[e] $n=42$	Houston[f] $n=107$
孕周/周	33.9±1.1	34(17~41)	~32(19~39)	~34.6(25~40)	~33(29~35)
手术时长/min	194±1.6	未作说明	107(68~334)	未作说明	287(74~608)
输血率	~75%	70%	未作说明	未作说明	~65%
红细胞/单位	4.7±2.2	≥4(30%)	3.5(0~20)	0~11	3(0~6)
新鲜冰冻血浆/单位	4.1±2.3	未作说明	未作说明	0~6	1(0~2.5)
手术结果					
膀胱损伤	23%	37%	30%	17%	35%
输尿管损伤	8%	7%	0	未作说明	2%
术后					
送往 ICU	72%	30%	15%	21%	100%
术后住院时长/天	7.4±1.8	3~13	2~13	4~13	2~12

[a]结局等于均数±1 倍标准差;中位数(值域)。
[b]资料来源:Warshak,2010.
[c]资料来源:Eller,2011.
[d]资料来源:Walker,2013.
[e]资料来源:Al-Khan,2014.
[f]资料来源:Erfani,2017b;Shamshirsaz,2015.

产科凝血功能异常

消耗性凝血障碍、低纤维蛋白原综合征或弥散性血管内凝血(DIC)术语通常互换使用,但这些术语有重要区别。任何疾病引起循环系统促凝血物质的消耗,将会导致消耗性凝血障碍。大出血可引起促凝血物质大量丢失而导致稀释性凝血障碍。消耗性凝血障碍源于广泛地血管内凝血激活,从而破坏生理性止血机制。当凝血与抗凝血机制的平衡被打破,可出现纤维蛋白广泛沉积,最终导致多器官功能衰竭(Levi,2013)。

■ 妊娠期弥散性血管内凝血

由于许多定义和严重程度不同,妊娠期消耗性凝血障碍的准确发病率难以统计,约 0.03%~0.35%(Erez,2014;Rattray,2012)。例如,在几乎所有胎盘早剥和羊水栓塞的病例中都出现了明显的凝血功能障碍。其他情况包括败血症、血栓性微血管病、急性肾损伤、急性脂肪肝、重度子痫前期和溶血、肝酶升高和血小板减少(HELLP)综合征(Cunningham,2015),这些疾病也存在一定程度的凝血激活,但往往对此认识不足。各种产科疾病在 DIC 发生中的占比也因人群而异(Erez,

2015)

发生严重的消耗性凝血障碍时,围产期并发症和死亡率增加。在一项 49 例 DIC(病因如上述情况)的研究中,59% 接受输血,18% 接受子宫切除术,6% 接受透析,3 例产妇死亡(Rattray,2012)。围产期死亡率高达 30%。Callaghan 等(2012)回顾性分析了全国住院患者临床数据,发现 1998~2009 年 DIC 发病率呈上升趋势。2010~2011 年,DIC 是第二常见的严重孕产妇并发症(Creanga,2014)。值得注意的是,DIC 与近 1/4 的孕产妇死亡有关。消耗性凝血障碍作为孕产妇死亡的唯一原因并不常见,仅占美国妊娠相关死亡的 0.2%(Creanga,2015)。

■ 妊娠期凝血状态的变化

正常妊娠期,凝血和纤溶平衡发生变化,形成妊娠期特有的高凝状态。凝血因子 Ⅰ(纤维蛋白原)、凝血因子Ⅶ、凝血因子Ⅷ、凝血因子Ⅸ和凝血因子 Ⅹ 的血浆水平明显增加。这些因子的正常值范围列表见附录。纤溶酶原水平显著上升,纤溶酶原激活物抑制剂-1 和 2(PAI-1 和 PAI-2)的水平也增加。因此,纤溶酶活性通常在分娩后下降(Hale,2012;Hui,2012)。孕期平均血小板计数下降 10%,血小板活化增强(Kenny,2015)。

妊娠期间具有更高水平的纤维蛋白肽 A、β-血栓球蛋白、血小板因子 4 及包括 D-二聚体在内的纤维蛋白原-纤维蛋白降解产物。随着抗凝血蛋白 S 的浓度降低,高凝状态和纤维蛋白溶解减少,血管内凝血有所增强(代偿性),可能对于维持子宫胎盘界面有一定的作用。

■ 凝血过程的激活

目前认为组织因子作为重要的膜糖蛋白是凝血的主要始动环节(Levi,2010b),并非"瀑布"样序贯激活凝血系统。首先,组织因子与凝血因子Ⅶ/Ⅶa 形成复合物以激活凝血因子Ⅸ和 Ⅹ。组织因子主要存在于血管丰富的器官,如脑、肺和胎盘,也存在于羊水和某些其他组织中(Kuczyński,2002;Østerud,2006;Uszyński,2001)。

组织因子Ⅶa 复合物最终激活凝血因子 Ⅹ(Ⅹa)引发凝血。随后,"内源性"凝血途径被激活。具体来说,产生的凝血酶原通过提供反馈扩增环直接激活凝血因子Ⅺ。组织因子Ⅶa 复合物在凝血过程和随后的凝血酶扩增环中的主要作用详见图 41-29(Rapaport,1995)。这种放大的促凝结果使纤维蛋白形成。其后激活纤维蛋白溶解系统,纤溶酶原被激活。如图 41-29所示,凝血级联过程的始动环节与组织因子相关。后续纤溶系统激活,纤维蛋白被降解产生包括 D-二聚体

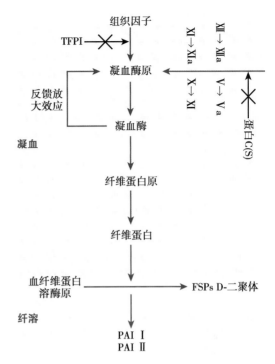

图 41-29 凝血过程的示意图。FSP,纤维蛋白分解产物;PAI,纤溶酶原激活物抑制剂;TFPI,组织因子通路抑制剂

在内的纤维蛋白原/纤维蛋白降解产物。

病理性凝血过程的激活

DIC 的激活始于组织因子,很多病理过程都可导致组织因子释放入血。组织因子来源于内皮下组织和受到刺激的单核细胞,且进一步促进内皮细胞因子的释放。随着内皮系统的广泛激活,弥散性凝血过程也随之激活。当凝血因子和血小板耗尽,凝血和纤溶的病理循环形成了消耗性凝血障碍。

产科并发症可引发消耗性凝血病。最常见的是胎盘早剥,它大大促进凝血酶原激酶释放。另一种是羊水栓塞,羊水及相关物质进入母体循环中,富含胎儿成分的黏蛋白可引起凝血因子 Ⅹ 的活化,从而导致母体凝血障碍。革兰氏阴性菌的内毒素和来自革兰氏阳性菌的外毒素也是导致消耗性凝血障碍的原因之一。

■ 诊断

肉眼观察是临床诊断凝血障碍的最佳方法,特征表现是在轻微创伤部位有过多出血。例如,静脉穿刺部位、会阴或腹部备皮的擦伤处、膀胱导尿擦伤处的持续出血,以及牙龈、鼻腔或胃肠道的自发性出血。受到压力的部位如血压计袖带或止血带捆扎处的瘀点则表明有明显的血小板减少。外科手术,如会阴切开术或剖宫产术或子宫切除术,所致的切口部位,以及腹壁、腹膜后间隙等解剖部位都会出现广泛渗血。

在实验室检查中,纤维蛋白原、纤维蛋白、纤维蛋白原-纤维蛋白降解物水平的变化都具有临床意义。在妊娠晚期,血浆纤维蛋白原水平通常上升至300~600mg/dL。即使患有严重的消耗性凝血病,纤维蛋白原也还能维持足够的水平。例如,胎盘早剥可将纤维蛋白原水平从600mg/dL降至250mg/dL,这虽表明有大量的纤维蛋白原消耗,但该水平仍足以促进有效凝血(有效量约150mg/dL)。低于50mg/dL为严重低纤维蛋白原血症,试管内血凝块最初可能较软,体积不一定显著减少。在接下来的半小时左右,随着血小板诱导的血凝块收缩,血凝块变得非常小,当许多红细胞被挤出时,试管中的液体体积明显超过血凝块的体积。

如图41-29所示,纤溶酶将纤维蛋白和纤维蛋白原裂解为各种纤维蛋白降解产物,这些降解产物均可检测,其中D-二聚体可使用单克隆抗体检测试剂盒检测。如发生显著的消耗性凝血障碍,纤维蛋白降解产物水平通常会明显升高。在产科,降解产物检测水平的高低与临床结局无关。图41-30列举了各种产科凝血功能异常及其纤维蛋白降解产物升高程度。

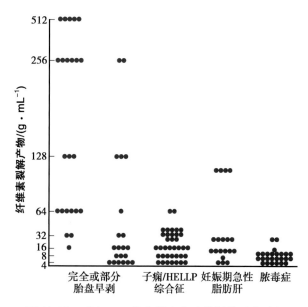

图41-30 引起DIC的产科疾病及其纤维蛋白降解产物的水平。AFLP,妊娠期急性脂肪肝;HELLP,溶血、肝酶升高和血小板减少
(资料来源:Cunningham FG, Nelson DB: Disseminated intravascular coagulation syndromes in obstetrics. Obstet Gynecol. 2015 Nov;126(5):999-1011.)

如患者出现大量瘀斑或血凝块1小时左右无回缩,可能是血小板减少症,血小板计数低可以确诊。并发重度子痫前期时可能出现血小板功能障碍(第40章)。

凝血酶原时间(PT)和活化部分凝血酶时间(APTT)反映凝血功能,结果延长可能是由于纤维蛋白原浓度降低、合成凝血酶所需的促凝血物质减少或纤维蛋白原-纤维蛋白降解产物增加。

血栓弹力图和血栓弹力描记法可用作辅助检测方法(Abdul-Kadir,2014),有助于指导血液制品的使用,稍后将对此进行讨论。

有些学会试图通过实验室检查统一DIC的诊断标准,例如,国际血栓与止血学会的评分系统。当评分<5分表示无明显DIC,≥5表示明显DIC。但是,除有一篇关于妊娠期急性脂肪肝的文章使用了该评分系统外,该评分尚未在产科广泛应用(Nelson,2014)。

■ 一般处理

为了阻止纤溶过程,首先应迅速识别并去除诱发凝血障碍的病因。手术切口或裂伤引起的严重出血需要快速输注促凝血物质。不能过分强调立刻恢复和维持循环血量至正常水平,但保持适当的灌注可以保证肝脏和内皮系统合成促凝血物质,还可以促进网状内皮系统迅速去除促凝因子、纤维蛋白和纤维蛋白降解产物。

除了这些基本步骤之外,真正有效的药物很少。既往曾经推荐使用过普通肝素,但现已放弃肝素治疗。其他药物包括抗纤维蛋白溶解剂,氨甲环酸或ε-氨基己酸(ACOG,2017d;Pacheco,2017)。目前不推荐使用上述两种药物,因为纤溶系统具有对抗全身血管内凝血的作用(Hunt,2014)。稍后将进行讨论。重组凝血因子Ⅶa(rFⅦa)已用于控制严重产科出血,目前尚无足够的临床证据以评估其应用价值。

■ 特殊病因

胎盘早剥是导致产科严重消耗性凝血功能障碍的最常见的病因(详见前述)。胎盘早剥时,纤维蛋白降解产物显著升高(图41-30)。子痫前期、子痫和HELLP综合征的特征是内皮系统激活(第40章)。子痫前期的严重程度与血小板减少、纤维蛋白原-纤维蛋白降解产物直接相关(Kenny,2015;Levi,2010b)。如图41-30所示,子痫前期/子痫导致的凝血功能障碍很少严重到危及生命(Pritchard,1976)。

死胎和延迟分娩

现在诊断死胎很容易,死胎长期滞留导致的消耗性凝血功能障碍已不常见,目前也有很多有效的引产方法。如果单胎妊娠发生死胎,大多数妇女在2周内自发分娩。母体凝血功能很少在4周内受到严重破坏(Pritchard,1959,1973),但1个月后,近1/4患者会出现消耗性凝血功能障碍。

如果多胎妊娠中一个胎儿死亡,而另一个胎儿存活,偶尔会出现凝血功能障碍(Chescheir,1988;Landy,1989),但这种情况并不常见。一项研究纳入 22 例此类患者,均未出现凝血功能障碍(Petersen,1999)。多数凝血功能障碍见于单绒毛膜双胎,详见第 45 章。

羊水栓塞

羊水栓塞的典型表现为突发的低血压、低血氧和 DIC 三联征(Clark,2016)。多数报告其发病率为(1~40)/40 000(Clark,2014;Knight,2010;Kramer,2012),病死率为 11%~43%。在美国和加拿大,羊水栓塞占所有妊娠相关死因的 5%~15%(Berg,2003,2010;Creanga,2015;Kramer,2012)。

羊水栓塞的诱发因素包括产程迅速、羊水粪染、子宫和盆腔静脉撕裂,这些情况导致羊水进入母体血液循环(SMFM,2016)。常见风险因素包括孕妇高龄、过期妊娠、引产及催产、子痫、剖宫产、产钳助产、胎盘早剥、前置胎盘和羊水过多等(Knight,2010,2012;Kramer,2012)。宫腔压力增高可能与发病原因无关,当宫内压力超过 35~40mmHg 时,子宫血流即会停止。因此,子宫收缩过强可能不是羊水和其他碎片进入子宫静脉的原因(Clark,1985),如缩宫素所致的宫缩过强。

诊断 表 41-7 为羊水栓塞的诊断标准。典型羊水栓塞的临床表现急骤而凶险,通常在分娩前后或产后立即发生,产妇突发呼吸困难,紧接着出现抽搐或心跳、呼吸骤停,常伴有消耗性凝血功能障碍和大出血。临床表现多样,有些病例仅表现为阴道分娩或剖宫产术后严重的急性凝血功能障碍,不伴有心肺功能衰竭。凝血功能障碍可能是不典型羊水栓塞唯一的临床表现(Kramer,2012;Porter,1996)。

表 41-7 羊水栓塞的诊断标准
1. 突发心脏骤停,或低血压和呼吸困难二者同时发生
2. 明显的 DIC,排除由于血容量不足导致的稀释性凝血功能障碍或休克相关的消耗性凝血功能障碍
3. 在分娩期或胎盘娩出后 30 分钟内发作
4. 体温不高于 38℃

资料来源:Clark,2016.

由于临床表现的多样性,诊断时应排除其他病因所致的急性心肺功能衰竭,如心肌梗死、肺栓塞、空气栓塞,高平面脊髓阻滞、子痫和过敏性休克。在某些情况下,临床症状出现的先后顺序有助于诊断。但目前没有特定的实验室检查可以确诊或排除羊水栓塞,羊水栓塞依靠临床表现诊断。

如果严重产后出血未及时诊断和处理,病情可发展为凝血功能障碍,这种情况可能会被误诊为羊水栓塞(Clark,2016)。无论何种病因,对出现心肺功能受损表现的患者都应立即进行复苏处理(SMFM,2016)。

病理生理 羊水栓塞发病机制的研究有一些进展。早期认为羊水栓塞是由于羊水及羊水有形成分进入母体循环,阻塞肺动脉,导致患者缺氧、右心衰竭和死亡。事实上,在正常分娩过程中,羊水也经常通过胎盘附着部位的静脉或破损的微血管进入母体循环。在分娩时的母体外周血中经常可找到胎儿来源的鳞状上皮、胎儿细胞和滋养细胞(Clark,1986;Lee,1986)。有试验表明,即使给母体注入大量羊水,通常也无明显影响(Adamsons,1971;Stolte,1967)。

目前的理论认为羊水栓塞是母胎屏障破坏,胎儿物质进入母体循环,导致母体促炎系统异常激活,发生类似于全身炎症反应综合征的表现。首先引起短暂的肺血管收缩和肺动脉高压,心肌缺血和梗死,导致急性右心衰竭,室间隔向左移位,左心输出量降低,引起左心衰竭,最终出现心源性肺水肿和低血压。在此过程中,肺内血流重新分布致严重低氧血症促进急性呼吸衰竭进展。值得注意的是,整个过程中心血管和肺部受损相互影响,并导致多器官功能障碍。

从羊水栓塞初期存活下来的患者往往会出现典型三联症的最后一个表现,也就是消耗性凝血功能障碍。由于含丰富组织因子的胎儿成分激活血中的凝血因子 VII,导致 DIC 的发生发展(图 41-29)。

组织病理学检查可能会在死亡的孕产妇体内发现明显的异常成分(图 41-31)。羊水或胎儿成分需要特殊染色才能检测到。但仍有部分病例无法检测到羊水或胎儿有形成分。一项研究报告,75% 的死者尸检中能检测到胎儿组织,而患者死亡前自肺动脉导管抽取的浓缩吸出物中,仅有 50% 的样本可检测出胎儿组织(Clark,1995)。

治疗 羊水栓塞初始阶段的高血压和肺动脉高压是短暂的,此时必须立刻启动高质量的心肺复苏和高级生命支持(SMFM,2016)。第 47 章将详细讨论这些问题。

复苏成功者中常出现血流动力学不稳定,发热和高氧也会加重脑缺血再灌注损伤,因此应避免以上两种情况。恰当的复苏体温为 36℃,而平均动脉压为 65mmHg(SMFM,2016)。气管插管等支持性治疗也非常必要。在右心衰竭阶段,多巴酚丁胺等正性肌力药可以改善右心输出,进展至低血压时应该采用去甲肾上腺素等血管加压药治疗。已出现充血性右心室扩张时,不鼓励大量输液,以避免右心室梗死和室间隔左移。

大多数情况下,心肺功能衰竭随后即发生凝血功

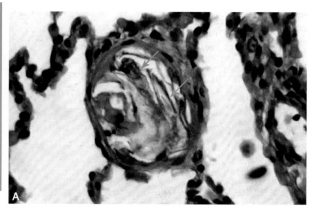

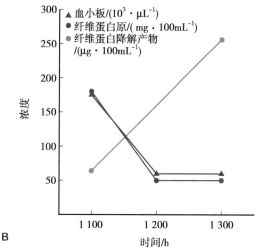

图 41-31 致死性羊水栓塞。A. 尸检发现肺小动脉中出现胎儿鳞状上皮（箭头）；B. 同一例女性凝血功能实验室检查结果，表现为纤维蛋白原水平骤降、血小板计数下降和纤维蛋白降解产物增加

能障碍。凝血功能障碍主要由凝血因子Ⅶ和Ⅹ的激活引起，持续地出血进一步加重凝血功能障碍。应注意临床上，产后出血的常见原因是子宫收缩乏力，在处理产后出血时应及时评估凝血功能。

临床结局 大多数羊水栓塞的预后非常不好，这很可能与漏诊和报告偏倚有关。加利福尼亚的 110 万份分娩数据显示，羊水栓塞的死亡率为 60%（Gilbert, 1999）。中国的一组病例研究显示，34 例羊水栓塞的患者中 90% 发生死亡，其中 12 例在 30 分钟内发生猝死（Weiwen, 2000）。加拿大的研究中死亡率略低，120 例羊水栓塞只有 25% 死亡。但存活者常有严重的神经系统损伤。Clark（1995）观察到，只有 8% 的患者经历心脏骤停后没有出现神经系统异常。总体而言，预后可能与出现心脏骤停相关（Clark, 2014）。

围产儿结局也很差。围产儿结局好坏与产妇心脏停搏至分娩的时间间隔成反比。即便如此，新生儿存活率仍有 70%，但存活新生儿中多达一半存在神经系统损伤。在加拿大的研究中，28% 的婴儿在出生时存在窒息（Kramer, 2012）。

败血症

多种感染可释放内毒素和外毒素，导致败血症。败血症的特征之一是凝血系统激活。单纯的败血症很少引起大量促凝物质的消耗。大肠埃希菌引起的菌血症常见于妊娠合并肾盂肾炎和产褥感染患者，很少引起严重的消耗性凝血功能障碍。但仍应注意由 A 族化脓性链球菌、金黄色葡萄球菌、产气荚膜梭菌、梭状芽孢杆菌或诺氏梭菌（Herrera, 2016）引起的产褥感染和流产感染，这些感染导致的败血症会发生凝血功能障碍。败血症和感染性休克的治疗在第 47 章有详细描述。

暴发性紫癜

暴发性紫癜可表现为严重而致命的消耗性凝血功能障碍。小血管中的微血栓导致皮肤坏死或血管炎。患者需在烧伤中心接受四肢和臀部皮肤清创治疗。杂合型蛋白 C 缺乏和低蛋白 C 血症的女性出现暴发性紫癜时，会伴败血症表现（Levi, 2010b）。还需警惕纯合型蛋白 C 或蛋白 S 缺乏导致的致命性新生儿暴发性紫癜。

流产

流产合并感染，尤其是上述微生物引起的感染，会影响凝血功能并加重出血。流产合并感染最常见于中孕引产。流产相关死亡的病因中 25% 并发了败血症和血管内凝血（Saraiya, 1999）。在过去，产气荚膜梭菌感染是帕克兰医院引起患者血管内溶血的常见原因，特别是在非法堕胎患者中（Pritchard, 1971）。近来梭状芽孢杆菌感染已成为流产合并感染的重要原因（第 18 章）。

即使在没有败血症的情况下，孕中期人工流产也可以引起血管内凝血。Ben-Ami 等（2012）回顾了 1 249 例晚期人工流产病例，血管内凝血的发生率为 1.6%。其中 2/3 因死胎终止妊娠，而死胎可能是导致凝血功能障碍的原因。孕中期终止妊娠发生血管内凝血的另一个原因是高渗溶液灌注引产，这种引产方法目前已不常用。高渗溶液灌注引产启动凝血过程的原因可能是高渗溶液引起胎盘、胎儿和蜕膜组织坏死，凝血酶原释放进入母体循环（Burkman, 1977）。

产后出血的管理

正确判断产后出血的严重程度对其诊治至关重要。肉眼评估出血量非常不可靠，尤其是在严重产后出血时，实际失血量通常是临床估计的 2~3 倍。还要考虑到在产程中忽视的出血量。计算围产期出血还应该将因妊娠增加的血容量考虑在内。妊娠期间增加的血容量在分娩时丢失,红细胞比容每下降3个百分比估计失血量约为500mL。红细胞比容的降低程度取决于静脉补充晶体液的速度。在急性失血的情况下,无论是在产房、手术室或麻醉复苏室中检测血细胞比容,此时都为最大值(此后因液体复苏会逐渐下降)。

为谨慎起见,估计失血量超过平均值时,应动态监测红细胞比容,决定治疗策略。每小时尿量是最重要的"生命体征"之一。如果没有使用利尿剂,尿量可反映活动性出血情况下肾脏灌注情况,同时也反映了其他重要器官的灌注。应维持尿量每小时30mL以上,以每小时≥50mL为佳。

■ 低血容量性休克

出血引起的休克经历了几个阶段。在大量出血的早期,平均动脉压、每搏输出量、心输出量、中心静脉压和肺毛细血管楔压均下降。虽然整体的耗氧量下降,但动静脉氧含量的改变并不增加组织摄氧量。

各器官中毛细血管床的血流量由小动脉控制,它们部分受控于中枢神经系统的阻力血管。小静脉是受体液因子控制的阻力血管,容纳人体70%的血液。出血时机体释放儿茶酚胺导致静脉收缩,产生自体输血效应(Barber,1999),同时伴有代偿性心率增快、全身和肺血管阻力增加及心肌收缩力增强。此外,中枢选择性调节小动脉收缩或舒张,心输出量和血容量得到重新分配,肾脏、内脏血管床、肌肉、皮肤和子宫血流灌注减少,心脏、大脑和肾上腺血流相对增加。

当血容量下降超过约25%时,机体代偿通常不足以维持心输出量和血压,在此基础上,继续少量的失血量增加都会导致临床症状的快速恶化。母体组织血流的分布不均导致局部组织缺氧和代谢性酸中毒,这将造成血管收缩、器官缺血和细胞坏死的恶性循环。

出血的另一个重要结果是可导致淋巴细胞和单核细胞的活化,从而引起内皮细胞活化和血小板聚集,进一步促进血管活性物质的释放,阻塞小血管并加重微循环灌注损伤。也见于子痫前期和败血症的情况,毛细血管内皮受损、血管内液体漏出进入细胞外组织间隙、血小板聚集,最终启动DIC。

上述细胞外液和电解质改变的病理生理变化过程十分重要但易被忽视,它是低血容量休克的起始过程和成功救治的基础。需注意电解质平衡和血容量。与单独输血相比,输血联合晶体液输注可提高急性失血性休克的存活率。

■ 液体复苏

围产期大出血时,应积极寻找病因,同时进行复苏。如果孕妇还未分娩,恢复血容量对母亲和胎儿都有益,同时需积极为分娩做准备。如果已分娩,必须立即识别出血原因,判断有无子宫收缩乏力、胎盘残留和软产道裂伤。立即建立至少一个大静脉通道,使用晶体溶液快速扩容,准备好手术室,立即通知手术和麻醉团队,做好手术准备。根据出血的病因实施具体的诊治方案。

严重出血的治疗应重点强调晶体液快速扩容,因为输入的晶体液会迅速转移至血管外间隙,重症患者输入晶体液1小时后仅有20%存留在血管内(Zuckerbraun,2010)。因此,开始输入的液体量应是估计失血量的2~3倍。

低血容量休克的液体复苏是否选择晶体仍存争议。Cochrane系统综述报告(Perel,2013),非妊娠的重症患者复苏,使用胶体溶液与晶体液效果相当,但胶体溶液较为昂贵。一项随机对照试验对比了7 000例非妊娠患者使用盐水和白蛋白治疗效果,发现两者效果相同(Finfer,2004)。但是,我们赞同Zuckerbraun等(2010)的观点,即急性容量复苏时最好用晶体液和血制品。

■ 输血治疗

目前输血的指征仍有争议。在血红蛋白浓度降至7g/dL或红细胞比容为20%时,心输出量基本上没有下降。推荐当低于该水平时考虑输入红细胞(Carson,2017)。伊拉克军事战斗创伤救治中心的输血指征是红细胞比容低于21%(Barbieri,2007)。一般而言,若产科持续性出血,建议在红细胞比容<25%时快速输血。输血与否还取决于胎儿是否已经分娩、预估手术出血量、是否合并急性缺氧和血流动力学变化等因素。

针对上述问题的临床数据不多。加拿大重症监护试验组(Canadian Critical Care Trials Group,CCCTG)的一项研究中,非妊娠患者被随机分配到限制性红细胞输血组(维持血红蛋白浓度>7g/dL)或自由输血组(维持血红蛋白水平为10~12g/dL),结果限制性输血组和自由输血组30天的死亡率分别为19%和23%(Hébert,1999)。在对发生败血症休克的非妊娠患者进行输血治疗时,维持血红蛋白目标值无论是7g/dL还是9g/dL,两组患者死亡率相近(Holst,2014)。为达到目标红细胞比容,输血量取决于患者体重和估计的额外失血量。

血液成分

各种血液成分的输血效果如表41-8所示。全血输血是治疗难治性出血的理想选择。全血的保存期可达40天。输注入体内的全血中,70%红细胞可维持至少

第十一篇

24 小时生理功能。每单位全血可将红细胞比容提高 3%~4%。全血输血可补充多种凝血因子，尤其是纤维蛋白原，血浆成分可有效补充血容量不足，在产科出血的救治中发挥重要作用。在严重出血的孕产妇复苏治疗中，应尽量采用相同献血来源的血制品（Shaz，2009）。

表 41-8 产科出血常用的血液制品

制品	每单位体积	每单位成分	对出血的作用
全血	约 500ml；Hct~40%	红细胞，血浆，600~700mg 纤维蛋白原，无血小板	恢复血容量和纤维蛋白原每单位增加 Hct 3%~4%
浓缩红细胞悬液	250~300mL；Hct 55%~80%	红细胞，少量纤维蛋白原无血小板	每单位增加 Hct 3%~4%
新鲜冰冻血浆	约 250mL；30min 解冻	胶体，600~700mg 纤维蛋白原无血小板	恢复循环血量和纤维蛋白原
冷沉淀	约 15ml，冰冻状态	一个单位 200mg 纤维蛋白原，其他凝血因子，无血小板	15~20 个单位或 3~4g 可以增加基础纤维蛋白原 150mg/dL
血小板	约 50ml，室温保存	一个单位可以增加血小板计数约 5 000/μL（使用单采血小板更好）	输 6~10 单位；一袋可以升高血小板 30 000/μL

Hct，红细胞比容。

现有证据及帕克兰医院的经验都支持使用全血救治严重出血的患者（Alexander，2009；Hernandez，2012）。在超过 6.6 万例分娩中，全血输血治疗的产科出血患者发生肾功能衰竭、急性呼吸窘迫综合征、肺水肿、低氯血症、ICU 入住率、死亡率都明显低于红细胞输注组和成分输血组。战地医院采用新鲜捐赠的全血输血，成功抢救生命垂危的大出血患者（Murdock，2014；Stubbs，2016）。

然而，目前全血制品在大多数医疗机构中都很稀有。大多数产后出血和活动性大出血病例救治中输注的都是浓缩红细胞和晶体液。尚无数据支持 1∶1 输入血浆和红细胞的配比更加合理。后续会介绍许多医疗机构采用大量输血方案救治严重产后出血的经验。这些大量输血方案包含红细胞、血浆、冷沉淀物和血小板（Cunningham，2015；Pacheco，2011；Shields，2011）。

一些研究评估了地方创伤中心和战地医院使用的大量输血方案中血浆和红细胞的比例（Borgman，2007；Gonzalez，2007；Hardin，2014；Johansson，2007）。接受大规模输血时（定义为输入 10 个或更多单位血液），血浆与红细胞单位的比率接近 1∶1.4，即每 1.4 个单位的浓缩红细胞配 1 个单位的血浆，患者具有更高的存活率。相比之下，当比例为 1∶8 时，死亡率更高。多数研究发现，紧急输入 5~10 个单位浓缩红细胞可不需要输注其他成分

当输入红细胞超过 5 个单位时，应该评估血小板计数、凝血功能和血浆纤维蛋白原浓度。在产科出血的患者中，应通过输注浓缩血小板，将血小板计数维持在 50 000/μL 以上。术中出血导致纤维蛋白原水平低于 150mg/dL 或 PT/PTT 明显延长时应开始输注血浆。

按 10~15mL/kg 输入新鲜冰冻血浆，也可输入等效量的冷沉淀（表 41-8）。

稀释性凝血功能障碍

使用晶体液和浓缩红细胞治疗大出血的主要缺点是消耗血小板和凝血因子，而导致稀释性凝血障碍，临床表现与 DIC 难以区分（Hossain，2013）。

血小板减少是失血和多次输血时最常见的问题（Counts，1979）。浓缩红细胞中只有非常少量的可溶性凝血因子，库存全血中血小板和凝血因子 V、VIII、XI 也很少。所以大量输注红细胞而不输入凝血因子会导致低纤维蛋白血症和 PT/APTT 延长。由于产科出血的许多病因会引起消耗性凝血功能障碍，稀释性凝血功能障碍和消耗性凝血功能障碍二者之间难以鉴别，但治疗方法相似。

血型和交叉配血

对于有严重出血风险者，应进行血型和抗体筛查。血型鉴定是将母体血清与临床常见的血型抗原的标准化红细胞混合观察是否发生凝集反应。交叉配血时使用实际的献血者红细胞而不是标准化的红细胞，交叉配血发现 0.03%~0.07% 的被鉴定为没有抗体的患者实际具有抗体（Boral，1979）。交叉配血后输血极少发生不良输血反应。

浓缩红细胞悬液

1 个单位的浓缩红细胞来自 1 个单位的全血，其红细胞比容为 55%~80%。输注 1 个单位浓缩红细胞可升高 3%~4% 的红细胞比容。

血小板

手术分娩或产道裂伤时，血小板计数低于 50 000/μL 伴有活动性出血是输注血小板的指征（Kenny，2015）。

非手术患者的血小板计数≥10 000/μL 时,出血风险很低(Murphy,2010)。机采血小板是血小板治疗的最优选择。机采血小板是机器从单个供体内分离采集血小板成分。一个治疗单位机采血小板相当于来自 6 个个体捐赠者的 6 单位浓缩血小板。根据孕妇体积,每一个治疗量机采血小板或 6 单位浓缩血小板可使血小板计数增加约 20 000/μL(Schlicter,2010)。如果没有机采血小板,则使用普通血小板,通常 1 次输入 6~8 个单位。

重要的是,普通血小板中的供体血浆必须与受体红细胞相容。此外,因为红细胞总是与血小板一起输注,所以 Rh 阴性供体的血只能输给 Rh 阴性受体。但即使红细胞与血小板一起输注,出现不良输血反应的情况也不多(Lin,2002)。

新鲜冰冻血浆

通过从全血中分离血浆然后将其冰冻来制备。冰冻血浆解冻需要大约 30 分钟。它含所有的凝血因子及纤维蛋白原。通常用于治疗患有消耗性或稀释性凝血障碍的孕产妇。在没有特定的凝血因子缺陷的情况下,血浆不适合用作扩容剂。纤维蛋白原水平<150mg/dL 或 PT/APTT 异常的出血女性需考虑使用新鲜冰冻血浆。

冰冻血浆的替代物是未冰冻的液体血浆(liquid plasma,LQP)。未冰冻的血浆在 1~6℃ 下储存长达 26 天,体外实验显示它似乎优于解冻血浆(Matijevic,2013)。

冷沉淀和纤维蛋白原浓缩物

每单位的冷沉淀由 1 单位新鲜冰冻血浆制备,每单位(10~15mL)含有至少 200mg 纤维蛋白原及凝血因子Ⅷ:C,凝血因子Ⅷ:血管性假血友病因子,凝血因子ⅩⅢ 和纤维连接蛋白(American Association of Blood Banks,2014)。当纤维蛋白原水平极低并伴有手术切口渗血时,冷沉淀是补充纤维蛋白原的理想选择。灭活病毒的纤维蛋白原浓缩物也可用于治疗。通常 1 袋纤维蛋白原浓缩物来自 8~120 个供体。每克可使血浆纤维蛋白原水平提高约 40mg/dL(Ahmed,2012;Kikuchi,2013)。

重组活化因子Ⅶ

重组活化因子Ⅶ是维生素 K 依赖性合成蛋白,如诺奇(NovoSeven,注射用重组活化人凝血因子Ⅶa,rFⅦa)。它与损伤部位暴露的组织因子结合,产生凝血酶激活血小板,参与后续的凝血过程。自上市以来,rFⅦa 已用于手术、创伤和产科原因引起的出血(Goodnough,2016;Murakami,2015)。大多数一级创伤中心将其纳入大量输血方案中,如帕克兰医院。但当血浆纤维蛋白原水平<50mg/dL 或血小板计数<30 000/μL,rFⅦa 无明显效果。

rFⅦa 的常见并发症为血栓形成,动脉血栓比静脉血栓更为常见。通过对近 4 500 例受试者进行的 35 项随机试验的回顾分析发现,动脉血栓栓塞发生率为55%(Levi,2010a)。另一个问题是,在产后出血的治疗中 rFⅦa 起效甚微(Pacheco,2011)。

氨甲环酸

氨甲环酸作为抗纤维蛋白溶解制剂被用于创伤出血和产科出血。氨甲环酸抑制凝血块溶解,通过阻止纤溶酶降解纤维蛋白预防出血。氨甲环酸的应用增加了肾皮质坏死的风险(Frimat,2016)。支持其应用于产科出血治疗的证据有限,不推荐其常规用于预防产后出血(ACOG,2017d;Pacheco,2017)。

大量输血方案

大量输血方案可以加快血液制品输送到床边或手术室的速度,以便尽早输注血液制品进行复苏,避免在积极复苏过程中仅输注晶体液和浓缩红细胞引起的不良后果。2 小时内先输注 4~5 个单位的浓缩红细胞,若无效,再启动大输血方案:红细胞、血浆、血小板和纤维蛋白原应按配比输注(表 41-9)。某些方案还包含 rFⅦa 或氨甲环酸。

表 41-9 帕克兰医院产科大量输血方案

轮次	浓缩红细胞 5 个单位	新鲜冰冻血浆 3 个单位	血小板 6 袋	冷沉淀 1 个单位	rFⅦa 2mg
1	×	×			
2	×	×	×		×
3	×	×		×	
4	×	×	×		×
5	×	×			
6	×	×	×		×
7	×	×			
8	×	×	×		×

rFⅦa,重组激活的Ⅶ因子。

正如预期的那样,证明大量输血方案提高患者存活率的研究有限,大多数报告为非妊娠创伤患者,只有一些观察性研究涉及产科出血(Green,2016;Pacheco,2016)。需要更多研究证实这些输血方案的有效性。

血栓弹力分析

血栓弹力图(thromboelastography,TEG)和旋转血栓弹力测定法(rotational thromboelastometry,ROTEM)是在床边进行检验的方法(point-of-care tests,POCT)。通过分析全血样品中血凝块的形成和分解、血凝块形成的速度和坚固程度,以了解血液凝固的动态变化,用于实时评估凝血功能(图 41-32)。测定数据包括血凝块形成、血凝块强度和纤维蛋白溶解时间等信息。目前,这两项检查已用于指导创伤、肝移植和心脏手术患者的输血管理。TEG 和 ROTEM 已经证实了妊娠高凝状态,并建立了孕妇的正常值参考范围(Butwick,2015;de Lange,2014;Solomon,2012)。

正常凝血

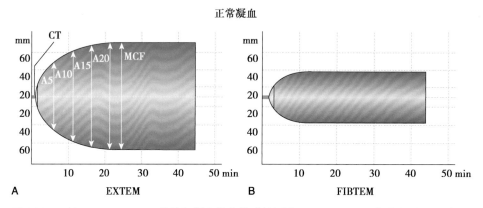

图 41-32　基于 TEG/ROTEM 的孕妇凝血状态的弹性测定。A. EXTEM 血凝块概述:CT,凝血时间;A5~A20,分别指在 5 分钟、10 分钟、15 分钟、20 分钟扩增的血凝块;MCF,最大血凝块硬度。B. FIBTEM 血凝块特征显示出优异的基于纤维蛋白的凝块质量
(资料来源:Solomon C,Collis RE,Collins PW:Haemostatic monitoring during postpartum haemorrhage and implications for management,Br J Anaesth. 2012 Dec;109(6):851-863.)

虽然这些实时检查看起来很有应用前景,但也有局限性。例如,不能用于检测原发性凝血障碍(Solomon,2012)。不能诊断血小板功能障碍相关的凝血病或抗血小板药物引起的凝血病。若测试者经验不足,可能导致结果误判。广泛应用于产科出血的治疗之前,有必要进行进一步的研究。

局部止血剂

一些药物可用于控制外科手术时创面的活动性渗血。Miller 等(2015)认为除了产时子宫切除术,局部止血剂很少用于产科出血。

自体输血

除了稀有血型或特异性抗体阳性患者,术前自体血储备和输血的效果一直令人不满意。多数结论表明自体输血的成本效益较低(Etchason,1995;Pacheco,2011,2013)。

术中自体血液回收与回输对产科患者是安全的。如在第 30 章所述,该方法可能减少异体输血。该方法的安全性问题在于是否存在羊水污染和羊水栓塞(Dhariwal,2014;Goucher,2015;Pacheco,2011)风险。最近一项研究将 3 028 例孕妇随机分为常规自体血回收组和常规治疗组,常规治疗组中仅对出血风险高的患者进行自体血回收和回输。结果显示,常规自体血回收组的异体输血比率低于常规治疗组(2.5% vs. 3.5%),但差异不是十分显著(Khan,2017)。与先前的报告相似,无羊水栓塞的病例报告。

输血并发症

严重风险主要包括输入不相容的血液成分导致急性溶血。严重溶血可能导致 DIC、急性肾损伤和死亡。可避免的原因包括送检的血液标本错误或输入的血液制品信息有误。据估计,在美国此类错误发生率为 1/14 000,但此类事件可能未被全部报告(Lerner,2010)。输血反应的特征是发热、低血压、心动过速、呼吸困难、胸部或背部疼痛、痉挛、严重焦虑和血红蛋白尿。支持措施包括立即停止输血、治疗低血压和高钾血症、利尿和碱化尿液。

输血相关的急性肺损伤(transfusion-related acute lung injury,TRALI)是输血相关死亡的最常见原因,特征是在输血后 6 小时内出现严重的呼吸困难、缺氧和非心源性肺水肿(Peters,2015)。TRALI 在 12 000 次输血中至少会发生 1 次(Carson,2017)。尽管发病机制尚

未完全明了,肺毛细血管损伤可能源于供体血浆中的抗人白细胞抗原(HLA)和中性粒细胞(HNA)抗体(Lerner,2010)。有报告显示 TRALI 可在输血后 6～72 小时出现(Marik,2008)。TRALI 的治疗以生命支持为主,包括采用机械通气(第47章)。

输入污染的血液成分引起细菌感染并不常见,这是由于低温抑制病菌的生长。最常见的红细胞污染物包括耶尔森菌、假单胞菌、沙雷菌、不动杆菌和埃希菌属。因血小板在室温下储存,血小板受到细菌污染的风险更大。目前估计 1 000～2 000 个血小板单位中有 1 个被污染。输血相关性败血症死亡率在浓缩血小板输注中为 1/17 000,而在机采血小板输注中为 1/61 000(Lerner,2010)。

输血造成的病毒感染风险已经大为降低。血液经过筛选后,预计每输入 100 万～200 万个单位才会发生 1 例 HIV 或丙型肝炎病毒感染(Carson,2017;Stramer,2004)。HIV-2 感染的风险更低。其他病毒感染如乙型肝炎,预计每输入 100 000 个单位,感染病例不足 1 例(Jackson,2003)。由于巨细胞病毒很常见,巨细胞病毒污染的白细胞在输血制品中也较常见。所以免疫功能低下的患者(包括胎儿)接受输血时,应采取预防措施。

此外,输血传播西尼罗河病毒、人类 T 淋巴细胞病毒 I 型、微小病毒 B19 和弓形虫的风险很小(American Association of Blood Banks,2013;Foroutan-Rad,

2016)。最近暴发的寨卡病毒也可通过输血传播(Motta,2016),FDA(2016)修订了对全血成分采集的建议,增加寨卡病毒检测。CDC 肯定了这种做法(2016)。

■ 手术治疗

多种手术方法可用于治疗产后出血。美国医疗保健研究和质量局的报告认为,大多数针对这些手术方法的研究质量很差(Likis,2015)。在一项纳入 6 660 例产后出血女性的研究中,4.4%患者接受了侵入性治疗,1.1%患者接受了子宫切除术(Kayem,2016)。据统计,在手术和栓塞组中保守治疗的失败率为 15%。

子宫动脉结扎术

单侧或双侧子宫动脉结扎主要用于子宫切口的外侧撕裂(图 41-33)。这种手术对子宫收缩乏力引起的出血没有帮助。

子宫压迫缝合

使用 2 号合成线将子宫前壁和后壁加压缝扎在一起(B-Lynch,1997),因为外观看起来像两个背带,也被称为背带式缝合(图 41-34)。有文献报告了几种改良的 B-Lynch 缝合术(Cho,2000;Hayman,2002;Matsubara,2013;Nelson,2007)。适应证的选择会影响成功率。例如,B-Lynch(2005)在 948 例患者中用了背带式缝合,仅有 7 例失败。相反,Kayem 等(2011)报告 211

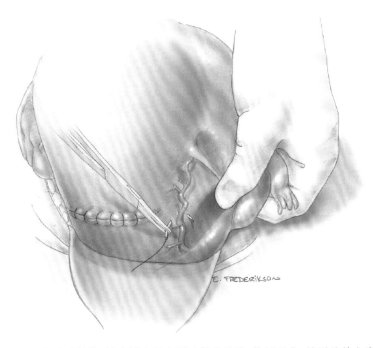

图 41-33　子宫动脉结扎:缝合线自子宫侧壁前方进针,绕过后方,然后从前方穿出。缝合线打结结扎子宫动脉

第十一篇

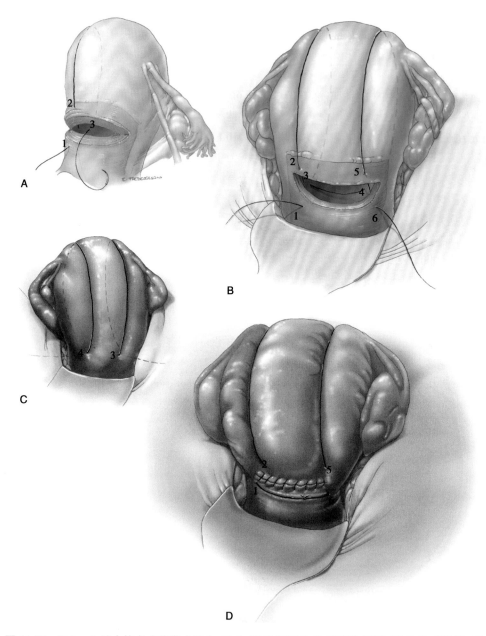

图 41-34　B-Lynch 缝合技术或背带式缝合:图 A、图 B 和图 D 为子宫前视图,图 C 为后视图,数字表示缝合线的顺序路径。**步骤 1**:从切口下方进针,进入子宫腔。**步骤 2**:从切口上方出针,然后将缝合线从宫底部绕到子宫后侧。**步骤 3**:从子宫下段后壁进针,进入子宫腔,横向缝合到对侧。**步骤 4**:从子宫下段后壁出针。缝合线向上从宫底绕到子宫前部。**步骤 5**:从切口上方进针。**步骤 6**:在切口下方出针,点1 和 6 处的缝线在切口下方打结。然后以常规方式缝合子宫切口

例病例,无论是采用经典或改良的 B-lynch 缝合术,总体失败率为 25%。在另一个报告中,失败率为 20% (Kaya,2016)。Sathe 等(2016)的综述得出了类似的结论。

压迫缝合特有的并发症发生率很低(Matsubara,2013)。大多数报告的并发症是子宫缺血性坏死伴腹膜炎(Gottlieb,2008;Joshi,2004;Ochoa,2002;Treloar,2006)。有 1 例 B-Lynch 缝合术后的子宫坏死的报告,作者认为导致子宫坏死的原因与进行了双侧子宫动脉、子宫卵巢动脉和圆韧带动脉等多处动脉结扎有关(Friederich,2007)。在大多数情况下,压迫缝合并不影响后续生育能力(An,2013)。然而,也有少数在应用 B-Lynch 或 Cho 缝合后发生了子宫壁缺损(Akoury,2008)。压迫缝合另一个远期并发症是宫腔粘连(Alouini,2011;Ibrahim,2013;Poujade,2011)。

髂内动脉结扎术

单侧/双侧髂内动脉结扎可减少盆腔出血,缺点是该技术操作较为困难,并且只有一半的成功率(ACOG,2017d),对宫缩乏力引起的产后出血效果不佳(Clark,1985)。

结扎时,打开髂总动脉表面的腹膜并向下分离,充分暴露血管直至髂外动脉和髂内动脉的分叉处(图 41-35)。在腹股沟区下方触摸到血管搏动,可确定为髂外动脉分支远端。在髂总动脉分叉处远端 5cm 的髂内动

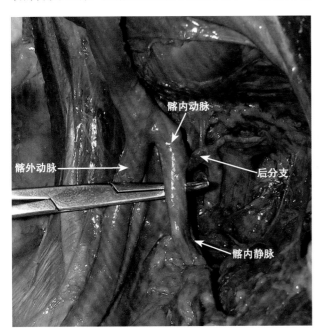

图 41-35 右髂内动脉结扎。尸体解剖显示髂内动脉的前支(直角止血钳挑起的血管),远端为后支
(资料来源:Dr. Marlene Corton.)

脉结扎可避免结扎其后支(Bleich,2007)。纵向切开动脉鞘后,从外侧到内侧将直角止血钳从动脉下方穿过,注意不要伤及大静脉(尤其是髂内静脉)。用直角止血钳夹住缝合线(通常为不可吸收线)穿过动脉下方,然后将血管牢固地结扎。

髂内动脉结扎的主要作用机制是降低结扎远端动脉 85% 的压力(Burchell,1968),将动脉压降至接近静脉压,有利于凝血块形成,更容易止血。

Nizard 等(2003)报告了 17 例双侧髂内动脉结扎患者的随访情况,共有 21 例妊娠,其中 13 例正常,3 例流产,3 例足月分娩,2 例异位妊娠,说明即使双侧髂内动脉结扎也不会影响随后的生育能力。

血管栓塞术

当外科手术止血比较困难时,可采用介入手术治疗顽固性出血。纳入 500 多例患者的研究显示,血管栓塞术的有效率达 90%(Grönvall,2014;Lee,2012;Poujade,2012;Zhang,2015)。Rouse(2013)在其综述中指出,血管栓塞术可有效地治疗难治性产后出血,但也有其他报告对此观点持谨慎态度。数据表明介入手术不影响生育能力。已有多例介入术后再次成功妊娠的报告(Chauleur,2008;Fiori,2009;Kolomeyevskaya,2009)。活动性出血导致血流动力学不稳定时,患者不应该离开手术室。

栓塞术的并发症相对少见,但一旦发生可能很严重。有病例报告可出现医源性髂动脉破裂、子宫缺血性坏死和子宫感染(Grönvall,2014;Katakam,2009;Nakash,2012)。Al-Tunyan 等(2012)还报告了双侧髂内动脉栓塞后出现大面积臀部坏死和截瘫的病例。

有些情况下如果预计到手术困难和大出血风险,如胎盘植入病例,可在术前进行髂动脉或子宫动脉球囊预置。

盆腔填塞

对于缝合或止血药物治疗无效的严重出血,可考虑用纱布进行盆腔填塞止血。将纱布卷紧,局部持续施压。在介入栓塞之前,可用盆腔填塞临时止血。在其他情况下,盆腔填塞的纱布卷可以放置 24~48 小时。如果患者生命体征平稳并且出血停止,可取出填塞的纱布。

伞状或降落伞填塞法和上述止血原理类似(Logothetopulos,1926)。该法目前很少使用,但当所有其他治疗手段(包括子宫切除)都失败时,也可作为挽救生命的措施,在资源匮乏的地区尤为如此(Dildy,

2006；Howard，2002）。将纱垫展开并打结，包裹于坚韧的无菌塑料袋中。从腹部切口放入由足量的纱布垫做的袋子填塞盆腔，尾部则从阴道穿出，在末端绑上 1L 的盐水袋，并将盐水袋悬挂在床脚以施加一定的牵引力，24 小时后从阴道取出纱布袋。

（赵茵　刘晓夏　刘维芳　翻译　邹丽　审校）

参考文献

第 42 章

早产

> 通常认为,在脑干延髓有个子宫收缩中枢,当血液中含有过量二氧化碳、贫血或各种有毒物质出现时便被激活。在肾功能不全或子痫发生时,代谢性毒物刺激该中枢,这很可能是早产增加的原因。
>
> ——J. 惠特里奇·威廉姆斯(1903)

在本书第 1 版中,涉及早产的内容非常少。一直到 1966 年本书第 13 版,早产才成为独立部分被列出,而内容也只包含三句话,探讨了异克舒令(isoxsuprine;苯氧丙酚胺)作为宫缩抑制剂的应用。如今,每年发表的早产相关论文就达 3 000 篇以上。这些论文包括动物模型研究、转化医学研究、临床研究及基因层面的研究。尽管我们在不断努力,但是想阐明人类分娩的生物学机制,有效预防早产的发生,仍然存在很多困惑(Martin,2017)。

早产的定义

低出生体重儿是指新生儿出生体重过小,而早产则是指新生儿出生时间过早。根据出生孕龄,新生儿可分为早产儿(preterm)、足月产儿(term)、过期产儿(postterm)。根据体重,新生儿可分为适于胎龄儿(体重正常)、小于胎龄儿(体重小于正常)、大于胎龄儿(体重大于正常)。小于胎龄儿是指出生体重低于同孕龄新生儿体重第 10 百分位数的新生儿,其他常见术语还包括胎儿生长受限和宫内生长受限。大于胎龄儿是指出生体重大于同孕龄体重第 90 百分位数的新生儿。出生体重在第 10 百分位数和第 90 百分位数之间的新生儿定义为适于胎龄儿。

因此,早产儿既可能是小于胎龄儿,也可能是大于胎龄儿。低出生体重是指出生体重 1 500~2 500g;极低出生体重是指出生体重 1 000~1 500g;超低出生体重是指出生体重 500~1 000g。

在本书第 15 版以前,早产儿或未成熟儿的定义是指出生体重<1 000g。在第 15 版中,早产新生儿是指出生孕周不满 37 周,即 ≤36^{+6} 周(Pritchard,1976)。1976 年,世界卫生组织(World Health Organization,WHO)和国际妇产科联盟(International Federation of Gynecology and Obstetrics,FIGO)首次提出早产新生儿这一概念,目前已沿用了 40 多年。早产新生儿是依据出生人群的孕周分布统计做出的定义(Steer,2005),但是缺乏特定的理论基础,并且不能与未成熟儿很好地区别。未成熟儿是指在新生儿出生时有些器官系统还未发育成熟,如肺就是最常受到影响的器官之一,肺发育不成熟可导致新生儿呼吸窘迫综合征(respiratory distress syndrome,RDS)(第 34 章)。

在 2013 年,美国有 23 446 例婴儿在出生后 1 年内死亡,其中 1/3 的死因与早产有关(Matthews,2015)。分娩的孕周与新生儿并发症及死亡率呈负相关(Frey,2016),也就是说,孕周越早新生儿的占比越小,但是这些新生儿发生早产相关并发症的比例反而更高(表 42-1)。

表 42-1	2013 年美国婴儿死亡率	
	活产数(/%)	婴儿死亡数(新生儿死亡率/‰)
婴儿总数	3 932 181(100)	23 446(6)
分娩孕周		
<34 周	133 503(3)	13 284(100)
34~36 周	313 858(8)	2 268(7)
<37 周	447 361(11)	15 552(35)
37~38 周	974 162(25)	2 933(3)
39~41 周	291 468(58)	4 218(2)
≥42 周	215 510(5)	515(2)

资料来源:Matthews,2015.
译者注:活产数栏目有误,仅作参考。译著出版时未能从美国获得原始数据。

自 2005 年开始,由于孕龄在 34~36^{+6} 周之间的早产及早产儿的并发症及死亡率与更早发生的早产存在差异,故被细分出来。发生在妊娠 33^{+6} 周之前的早产被定义为早期早产(early preterm),而在妊娠 34~36^{+6} 周的早产称为晚期早产(late preterm)。与妊娠 39~40^{+6} 周分娩的新生儿相比,晚期早产儿仍然呈现出与未发育成熟相关的并发症(Spong,2013)。最近,这一理念进一步延伸,妊娠 37~38^{+6} 周的分娩被定义为早期足月产(early term),而妊娠 39~40^{+6} 周的分娩被定义为足月产(term)。

这一概念的修订也导致妊娠不足 39 周的分娩被视为短孕周。据此,2015 年美国有 1/3 的出生儿均为短孕周新生儿(Martin,2017)。在美国,仅有 65% 的新生儿在妊娠 39~41 周出生。这说明人类胎儿的成熟是一个连续的过程,其结束时间可能比以往认为的时间要更晚一些。因此,对不足妊娠 39 周的患者行非医学指征引产,新生儿时常因发育不成熟而发生各类并发症(Reddy,2009;Tita,2009)。

目前已经形成了"39 周原则",即非医学指征的引产需在妊娠满 39 周以后进行(Spong,2011)。但意外的是,这一引产原则导致美国死胎发生率升高。有人担心错误使用"39 周原则",未能对有医学指征的患者及时终止妊娠(Hill,2017;Nicholson,2016)。Spong 等(2016)指出,当有医学指征时,必须及时给予必要的产科干预。

早产的发病趋势

■ 方法学

在美国,早产的发生率从 2014 年的 9.57% 小幅上升至 2015 年的 9.63%(Martin,2017),这是自 2007 年以来首次出现发病率上升。虽然这种上升已引起关注,但是有人认为 2007~2014 年间的早产率下降是因为产检预约方式改变而导致的系统性偏倚(Frey,2016)。

自 2014 年开始,美国国家人口统计中心的报告采用新的标准,即利用新生儿的出生孕周来登记出生证明(Martin,2015)。这种新的方法是在分娩时综合各种产科情况来计算孕周,而不是像以往那样仅依据末次月经来推算(第 44 章)。如图 42-1 所示,不同的计算方法对早产的发生率计算结果存在差异。例如,2015 年按照分娩孕周算出的早产率为 9.63%,而依据末次月经算出的早产率为 11.3%(Martin,2017)。因此,由于统计方法存在的差异,目前国家统计数据不能与以往公布的早产率数据进行比较。美国国家人口统计中心的数据报告是从 2007 年开始的,这与目前可检索到的信息一致。

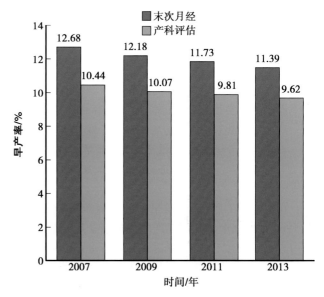

图 42-1 根据不同孕周计算方法统计的美国早产率(资料来源:Martin JA, Osterman MJ, Kirmeyer SE, et al. Measuring gestational age in vital statistics data:transitioning to the obstetric estimate. Natl Vital Stat Rep. 2015 Jun 1;64(5):1-20.)

■ 趋势变化

Ferré 等(2016)利用美国国家人口统计中心的数

据分析发现,2014 年之前早产率的下降可能受到孕妇年龄分布的影响。尤其是青少年生育数据被排除在统计之外,导致同一时间点的早产率下降,这也许是 2014 年以前婴儿死亡率下降的原因之一(Callaghan,2017)。

种族和人种不断变化可能是影响美国早产发病趋势的重要因素。每年的统计数据中,黑种人女性的早产率都要显著高于白种人和西班牙裔女性的发病率(Martin,2017)。此外,对于不满 32 周的早产,黑种人的发病率比白种人和西班牙裔的总和还要高。有学者将这种早产率的人种差异归因于社会经济地位不同(Collins,2007;Leveno,2009)。在国际上,美国的早产率也显著高于其他工业化国家(Ananth,2009;Delnord,2017;Martin,2017)。

早产新生儿并发症

早于 37 周出生的新生儿因器官系统不成熟导致并发症明显增加(表 42-2)。但与以往比较,目前早产新生儿的存活率已经得到显著提高,尤其是出生时孕龄超过 28 周的新生儿。在一项针对出生体重在 400~1 500g 或孕龄为 22~32 周的新生儿的研究中,共纳入早产儿超过 18 000 例,分析出生孕龄和出生体重与存活率的关系,结果发现出生体重超过 1 000g,或出生孕龄超过 28 周的女婴及出生孕龄超过 30 周的男婴,其存活率均可达到 95%(Fanaroff,2007)。

表 42-2　极低出生体重儿主要的近期和远期并发症

器官或系统	近期并发症	远期并发症
肺部	呼吸窘迫综合征,漏气,支气管肺发育不良,早产儿呼吸暂停	支气管肺发育不良,反应性气道疾病,哮喘
胃肠道或营养	高胆红素血症,喂养不耐受,坏死性小肠结肠炎,生长不足	生长不良,短肠综合征,胆汁淤积
免疫系统	医院获得性感染,免疫缺陷,围产儿感染	呼吸道合胞病毒感染,毛细支气管炎
中枢神经系统	脑室内出血,脑室周围白质软化,脑积水	脑瘫,脑积水,脑萎缩,神经发育延迟
眼部	早产儿视网膜病变	失明,视网膜脱离,近视,斜视
心血管系统	低血压,动脉导管开放,肺动脉高压	肺动脉高压,成人高血压
肾脏	水电解质代谢失衡,酸碱平衡紊乱	成人高血压
血液系统	医源性贫血,需经常输血,早产儿贫血	
内分泌系统	低血糖,短暂的甲状腺功能低下,皮质醇不足	血糖调节受损,胰岛素抵抗加剧

资料来源:Eichenwald,2008.

■ 生存极限

以前出生体重小于 500g 的新生儿被定义为"流产胎",但是目前已经将其归到活产中。在美国,2014 年共 5 863 例出生体重小于 500g 的新生儿存活(Martin,2017)。对于出生时不满 33 周的新生儿,目前在围产期及新生儿期的管理已经得到显著提高。因此,我们需要重新评估早产儿的生存极限(threshold of viability),即胎儿子宫外存活及成熟的最低极限。目前,早产儿的生存下限大概是妊娠 20~26 周之间。

由于器官和系统发育不成熟,这种近存活期(periviable period)的新生儿很脆弱,容易受到疾病的缠绕。许多疾病在第 34 章已有描述,包括缺血缺氧性脑损伤和败血症等。缺氧和败血症可导致一系列级联反应,并产生颅内出血及脑白质损伤,进而导致脑室周围

白质软化,继之大脑生长迟缓,使得神经发育受到损伤。相关的疾病主要有智力障碍、脑性瘫痪、失明、癫痫、四肢麻痹性瘫痪,这些都需要终生医疗照护(Annas,2004)。由于大脑的发育贯穿整个妊娠中晚期,因此出生孕龄小于 25 周的新生儿极易出现大脑损伤。

为了明确对此类胎儿的产科管理,母胎医学会(SMFM)、Eunice Kennedy Shriver 国立儿童健康和人类发展研究院(NICHD)、美国儿科学会(AAP),以及美国妇产科医师学会(ACOG)在 2013 年召集了联合研讨会(Raju,2014),会后发表的共同行动纲领成为 ACOG 针对产科管理的共识性文件(2017e)。

近存活期新生儿的存活率

产科管理共识对近存活期新生儿的结局进行了总结,早于 23 周的分娩儿儿乎都会死亡,存活率不足 5%(图 42-2),且几乎所有存活的新生儿均伴各种疾病。

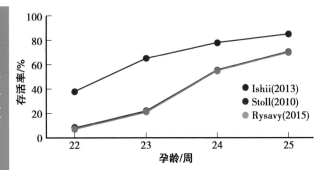

图 42-2　不同孕龄的新生儿存活率。Ishii(2013)和 Stoll(2010)数据是活产儿生存率，Rysavy(2015)数据是总体存活率

在共识中，强调这种存活率的差异体现在新生儿的积极复苏上，不同机构新生儿结局差异可能与复苏效果相关。但一定要注意选择偏倚。例如，所有活产儿平均存活率约45%；而新生儿重症监护室的平均存活率可达72%(Guillen,2011)。另一个偏倚的来源是多中心的数据，不同中心在产科干预及新生儿早期干预措施上存在差异，尤其对于妊娠22~23周的处理(Stoll,2010)。

为评估孕22~24周出生的新生儿结局，NICHD 新生儿研究工作组连续观察了三个时间段(2000~2003年、2004~2007年及2008~2011年)出生的新生儿，分析了18~22个月的婴儿存活率及神经发育情况(Younge,2017)。婴儿存活率从2000~2003年的30%显著提升到2008~2011年的36%。而在同期的存活新生儿无神经系统损伤的比例也由16%提高到20%(图42-3)。虽然妊娠23~24周出生的婴儿存活且不伴随神经系统损伤的比例在升高，但是妊娠22周出生且存活的婴儿中，仅有1%不伴随神经系统损伤(Younge,2017)。

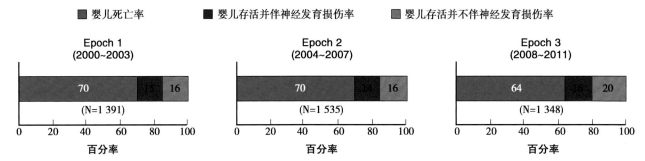

图 42-3　孕22~24周出生儿在18~22月龄后婴儿死亡率及神经发育结局

(资料来源：Younge N, Goldstein RF, Bann CM, et al. Survival and neurodevelopmental outcomes among periviable infants, N Engl J Med. 2017 Feb 16;376(7):617-628.)

瑞典也有类似的统计结果发表(Serenius,2013)，该报告详细描述了一项基于妊娠27周前出生新生儿人群的前瞻性研究。如表42-3所示的是2004~2007年瑞典出生的孕龄为22~26周的707例活产儿的存活率及致残率。与美国同期统计数据相比，瑞典2004~2007年间在妊娠24周出生的婴儿存活且不伴随神经系统损伤的比例要更高。

临床处理

产科管理共识根据妊娠不同阶段的临床特点，制定了相应的治疗方案。不可改变的因素有胎儿性别、体重及胎儿数目等，而可变的宫内及宫外因素有分娩地点、剖宫产、引产及分娩前糖皮质激素和硫酸镁的使用等。出生后的治疗主要在于是否选择重症监护。用于不同孕周早产临产的指南见表42-4。

分娩方式的选择也很令人困惑，目前对处于生存下限区间的分娩是否应该选择剖宫产还存在较大争议。如果预估胎儿出生后会因为太不成熟而很难得到进一步救治，那么常规的剖宫产指征如臀位或严重胎心变异等也不一定会被采纳。同时，观察性研究结果并没有发现剖宫产分娩能提高此类新生儿的生存能力(Alfirevic,2013)。

表 42-3　2004~2007 年瑞典极早早产儿在 2.5 岁的结局

妊娠结局	孕周					
	22	23	24	25	26	合计
活产数/例	51	101	144	205	206	707
存活达1年比率/%	10	53	67	82	85	70
残疾率[a]/%						
无残疾	0	30	34	44	49	42
轻度残疾	40	19	33	29	34	31
中度残疾	20	30	21	17	10	16
重度残疾	40	21	13	10	7	11

资料来源：Serenius F, Källén K, Blennow M, et al. Neurodevelopmental outcome in extremely preterm infants at 2.5 years after active perinatal care in Sweden, JAMA 2013 May 1;309(17):1810-1820.

注：残疾率的统计包括 Bayley Ⅲ 量表评估表现，智力发育迟缓，脑瘫及视力和听力残疾等。

[a] 残疾率是指婴儿在2.5岁时的残疾发生率。

表 42-4　不同孕周早产临产的干预指南

	孕 22 周之前	孕 22 周	孕 23 周	孕 24 周以上
新生儿复苏	不推荐	可考虑	可考虑	推荐
糖皮质激素治疗	不推荐	不推荐	可考虑	推荐
硫酸镁治疗	不推荐	不推荐	可考虑	推荐
宫缩抑制剂	不推荐	不推荐	可考虑	推荐
PPROM 抗感染治疗	可考虑	可考虑	可考虑	推荐
持续 EFM	不推荐	不推荐	可考虑	推荐
GBS 预防	不推荐	不推荐	可考虑	推荐
剖宫产	不推荐	不推荐	可考虑	推荐
快速液体复苏	仅舒适护理	不推荐	可考虑	推荐
		除非有潜在的可行性		

资料来源:the American College of Obstetricians and Gynecologists,2017e;Raju,2014.
EFM,胎儿电子监护;GBS,B 族溶血性链球菌;PPROM,未足月胎膜早破。

在一项针对 2 906 例妊娠 24~31^{+6} 周、单胎且有阴道试产指征的患者的研究中,有 84% 的头位胎儿成功经阴道分娩(Reddy,2012),而新生儿的死亡率与选择性剖宫产分娩的新生儿死亡率无显著差异。但是对于臀位患者,阴道试产的新生儿死亡率相对危险度要增加 3 倍。在另一项研究中,Werner 等(2013)统计了在妊娠 24~34 周分娩的 20 231 例新生儿,剖宫产并没有减少不良结局的发生,结局指标包括新生儿死亡、脑室内出血、癫痫、呼吸窘迫及硬膜外血肿等。产科管理共识基于临床研究结果建议,在 23~24^{+6} 周之间应根据胎儿状况决定是否剖宫产分娩。对于不满 22 周的妊娠,仅在孕妇有指征时才建议选择剖宫产分娩。

由于近成熟期妊娠定义的演变,目前的产科实践对此还很难形成结论性意见。例如,自 2016 年 1 月以来,ACOG 已经对"早产治疗实践指南"进行了三次更新,而自 2015 年 11 月发布的"产科管理共识"也已经相继更新了三次。在这种不确定的形势下,以患者为中心的个体化管理及多学科协作仍是临床工作的基础。

本章介绍帕克兰医院的管理模式。在帕克兰医院,产科与新生儿科保持密切合作,不选择剖宫产分娩并不意味着对胎儿的治疗打折扣。在分娩前就与新生儿科专家提前沟通,并与孕妇及家庭对新生儿的存活及死亡进行三方商讨。在分娩时,新生儿科专家均需在场,并决定新生儿的后续治疗。

传统胎儿因素剖宫产一般是在妊娠 25 周以上,对妊娠不满 24 周的患者帕克兰医院不因胎儿因素而行剖宫产。如果已经满妊娠 24 周,仅当评估胎儿体重≥

750g 时才会实施胎儿因素的剖宫产。但是在有胎儿生长受限的情况下,可考虑更积极的产科处理。

■ 晚期早产

超过 70% 的早产发生在妊娠 34~36 周之间(图 42-4),这一组人群在美国单胎早产中上升比例最快(Raju,2006)。美国的数据显示,2014~2015 年间,晚期早产的发生率从 6.82% 上升到 6.87%(Martin,2017)。

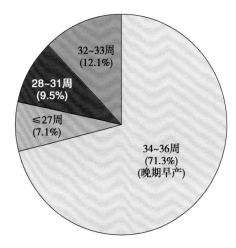

图 42-4　2015 年美国早产儿的出生孕周分布
(资料来源:Martin JA,Hamilton BE,Osterman MJ:Births:final data for 2015. Natl Vital Stat Rep 66(1):1,2017.)

为了评估与晚期早产相关的风险,研究者分析了帕克兰医院 1988~2005 年间在妊娠 34 周、35 周、36 周分娩的新生儿和足月儿的死亡率和并发症(McIntire,

2008)。在此研究阶段,约有 3% 的早产发生在妊娠 24~32 周,9% 发生在妊娠 34~36 周。晚期早产占所有早产的 3/4。晚期早产的 80% 是由于特发性的自然早产或胎膜早破(图 42-5),约 20% 早产与产科并发症有关。晚期早产的新生儿并发症和死亡率均显著高于足月产新生儿(表 42-5、图 42-6)。Tomashek(2017)的研究也显示晚期早产的新生儿死亡率比足月产的更高。另有研究发现晚期早产儿的不良神经系统发育结局的发生率也明显升高(Retrini,2009)。

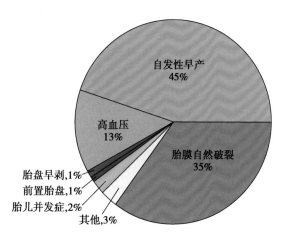

图 42-5 帕克兰医院 21 771 例晚期早产儿的产科并发症
(资料来源:McIntire DD,Leveno KJ:Neonatal mortality and morbidity rates in later preterm births compared with births at term,Obstet Gynecol. 2008 Jan;111(1):35-41.)

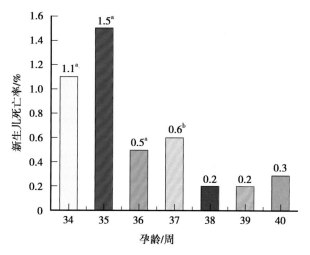

图 42-6 帕克兰医院妊娠 34~40 周不合并畸形的单胎新生儿死亡率。[a]与孕 39 周相比,$P<0.001$。[b]与孕 39 周相比,$P<0.02$
(资料来源:McIntire DD,Leveno KJ:Neonatal mortality and morbidity rates in later preterm births compared with births at term,Obstet Gynecol. 2008 Jan;111(1):35-41.)

表 42-5 帕克兰医院晚期早产活产儿的并发症分析(与孕 39 周相比)

并发症[a]	早产儿			足月儿
	孕 34 周 ($n=3\ 498$)	孕 35 周 ($n=6\ 571$)	孕 36 周 ($n=11\ 702$)	孕 39 周 ($n=84\ 747$)
呼吸窘迫				
呼吸机支持	116(3.3)[b]	109(1.7)[b]	89(0.8)[b]	275(0.3)
短暂的呼吸急促	85(2.4)[b]	103(1.6)[b]	130(1.1)[b]	34(0.4)
脑室内出血				
1,2 级	16(0.5)[b]	13(0.2)[b]	7(0.06)[c]	13(0.01)
3,4 级	0	1(0.02)	1(0.01)	3(0.004)
脓毒血症				
临床诊断	1 073(31)[b]	1 443(22)[b]	1 792(15)[b]	10 588(12)
培养证实	18(0.5)[b]	23(0.4)[b]	26(0.2)[c]	97(0.1)
光疗	13(6.1)[b]	227(3.5)[b]	36(2.0)[b]	857(1)
坏死性小肠结肠炎	3(0.09)[b]	1(0.02)[c]	1(0.001)	1(0.001)
5 分钟阿普加评分≤3 分	5(0.1)	12(0.2)[b]	10(0.9)	54(0.06)
在产房插管	49(1.4)[b]	55(0.8)[c]	36(0.6)	477(0.6)
上述一种或多种	1 175(34)[b]	1 565(24)[b]	1 993(17)[b]	11 513(14)

资料来源:McIntire DD,Leveno KJ. Neonatal mortality and morbidity rates in later preterm births compared with births at term,Obstet Gynecol. 2008 Jan;111(1):35-41.
[a]数据(%)。
[b]与孕 39 周相比,$P<0.001$。
[c]与孕 39 周相比,$P<0.05$。

总之,这些研究结果说明晚期早产也应引起足够的重视。因为80%的晚期早产是自发性的(与孕34周前类似),尝试阻止此类早产的发生并不能取得满意效果(Institute of Medicine,2007)。如果在早产的预防和管理上没有新进展,预防晚期早产的国家战略很难取得明显效果。ACOG(2017c)还强调,在孕37~39周人为地终止妊娠,必须具有明确的母胎医学指征。

早产的病因

在美国,早产的直接原因包括:①胎膜完整时无法解释的自发性早产;②特发性的未足月胎膜早破;③因为母体或胎儿指征导致的医源性早产;④双胎及多胎妊娠。早产中有30%~35%是医源性,40%~45%是自发性早产,30%~35%是由于胎膜早破导致(Goldenberg,2008)。事实上,美国单胎早产的比例增加相当一部分归因于有医学指征的早产(Ananth,2005)。此外,美国一半以上的双胎和90%以上的三胎均导致早产或低体重儿(Martin,2017)(第45章)。

早产的原因多种多样,并且相互影响,互为因果(Esplin,2016)。早产与其他复杂疾病的病程类似,多种遗传和环境因素的联合作用导致了早产的发生,对于胎膜早破和自发性早产尤其如此(Esplin,2005;Velez,2008;Ward,2008)。例如,调控胶原合成的基因突变可能与宫颈机能不全或胎膜早破的发生相关(Anum,2009;Wang,2006;Warren,2007)。另外,全血基因和生物标记蛋白检测已被应用于早产发生的临床预测(Cantonwine,2016;Heng,2016)。

■ 自发性早产

不管是出于临床还是研究目的,胎膜未破的自发性早产需要与未足月胎膜早破区别对待。即便如此,自发性早产并不是同质化很强的一组疾病,诱发早产的原因包括多胎妊娠、宫内感染、出血、胎盘梗死、孕前宫颈扩张、宫颈机能不全、羊水过多、子宫畸形和胎儿畸形等。很多母体疾病如感染、自身免疫性疾病、妊娠期高血压疾病等也同样增加早产的风险。

尽管早产病因存在差异,但是这些过程都最终导致相同的结局,就是宫颈提前扩张、宫颈管展平、宫缩被提前激活。实际上,早产只是一系列进程的最后一步,在此之前的几天甚至几周内,分娩发动进程已经被启动。因此,不同原因引发的自发性早产相当于分娩第2阶段的提前启动(不是指第二产程,详见第21章)。虽然早产的最终结局跟足月产一样,均未宫颈成熟和宫缩产生,但是最新动物实验表明早产并不只是普通分娩过程的提前和加快。由于诱发早产的病因不同,可以有多种机制参与早产的分娩发动。四种主要的因素包括子宫扩张、母胎应激、宫颈提前成熟及感染。

子宫扩张

多胎妊娠和羊水过多都是早产的重要危险因素,早期子宫扩张可以诱发子宫收缩相关蛋白(contraction-associated proteins,CAPs)在子宫平滑肌中的表达。CAP基因受牵张力的影响,包括编码连接蛋白的连接蛋白43(connexin 43)、缩宫素受体及前列腺素合成酶等(Korita,2002;Lyall,2002;Sooranna,2004)。最近有研究指出牵张力可以使胃泌素释放肽(gastrin-releasing peptides,GRPs)表达增加从而促进子宫平滑肌收缩,GRP拮抗剂可以抑制子宫平滑肌收缩(Tattershell,2012)。此外,牵张力相关的钾离子通道蛋白TREK-1在妊娠期表达上调而在分娩时表达下降,说明其在妊娠期维持子宫舒张时可能存在作用(Buxton,2010)。

如图21-10所示,子宫过度牵张将激活胎盘-胎儿内分泌级联反应,先是孕妇的促肾上腺皮质激素释放激素和雌激素表达上升,并进一步促进子宫平滑肌中CAP基因表达(Warren,1990;Wolfe,1988)。此外,子宫牵张力还对宫颈产生影响,牵张力过早增加及内分泌激活将激发一系列事件使子宫激活时间发生变化,包括宫颈提前成熟。

母胎应激

应激状态是影响个体生理和心理机能的不良境况。应激源包括营养不良、肥胖、感染和糖尿病等。心理压力包括种族歧视、童年时代的阴影、抑郁及创伤后应激障碍综合征等(Gillespie,2017;Goldstein,2017;Shaw,2017)。应激很难被定量检测,但是有证据显示母体应激程度与胎儿出生结局相关,如死胎、早产及胎儿发育异常(Hobel,2003;Ruiz,2003)。很多因素可以激活这种级联反应并产生应激。

应激诱发早产的一种可能机制是提前激活了胎盘-肾上腺内分泌轴,母体心理应激后分泌的肾上腺皮质激素可能是其启动因素(Lockwood,1999;Petraglia,2010;Wadhwa,2001)。这一内分泌轴的激活使得母体外周血中胎盘来源的促肾上腺皮质激素释放激素增加(corticotropin-releasing hormone,CRH),并使得母体和胎儿的肾上腺皮质激素增高,进而打破子宫的静息状态(图21-10)。

如果早产分娩是因为提前激活胎盘-肾上腺内分泌轴而发生,那么母体的雌激素水平也将提前升高。研究发现,早产发生前可以检测到母体中雌三醇浓度增高(Heine,2000;McGregor,1995)。从生理学角度看,这种雌三醇浓度提前升高将打破子宫平滑肌静息状态并加速宫颈成熟。

应激导致早产的另一种机制是促进细胞提前衰老。正常情况下,足月胎儿及蜕膜细胞会释放子宫收缩信号并激活子宫(Menon,2014a)。动物和人体试验均证实加速蜕膜细胞衰老会诱发早产(Cha,2013;Hirota,2010)。此外,细胞提前衰老还与未足月型胎膜早破相关(Menon,2016)。

宫颈机能不全

在大部分病例中,早产发生前都存在宫颈提前重构。通常,宫颈机能不全既可能发生在宫颈上皮,也可能发生在细胞外基质中。例如,完整的宫颈上皮屏障在预防经阴道上行性感染时至关重要。如果这层屏障遭到破坏,如经预处理缺乏黏多糖透明质酸的小鼠,很容易发生上行性感染和早产(Akgul,2014)。B族链球菌感染增加早产发生的风险,也可能是因为细菌能分泌透明质酸酶,通过分解宫颈阴道上皮的透明质酸从而不断上行(Vornhagen,2017)。

另外,宫颈机能的减退,如胶原和弹力纤维组成成分及其装配蛋白发生基因突变,也是宫颈机能不全、未足月胎膜早破及早产的危险因素(Anum,2009;Nallasamy,2017;Pyeritz,2000)。

感染

通畅的女性生殖道对受孕和分娩至关重要,但生殖道通畅在理论上于第一产程却是潜在的感染隐患。细菌可通过以下途径聚集并进入宫腔内组织:①母体系统性感染通过胎盘屏障进入宫腔;②腹腔感染经输卵管逆行;③经宫颈和阴道上行性感染。由于胎膜最下端即蜕膜连接处靠近宫颈内口上方,这种解剖学结构为微生物感染提供了便利。上行性感染是最常见途径,上行的微生物聚集在宫颈、蜕膜,甚至胎膜,并进而可能进入羊膜腔。

胎膜未破型早产的发生主要是由于羊膜腔感染,占早产的25%~40%(Goncalves,2002;Iams,1987)。例如,组织学证据表明胎膜、蜕膜及脐带均有炎症发生,其他则属于"亚临床表现"。目前研究数据证实,微生物在生殖道的感染足以诱发感染介导的早产。与未感染的女性相比,感染患者更容易发生绒毛膜羊膜炎及未足月型胎膜早破。此外,她们的新生儿更容易感染疾病,如呼吸窘迫综合征、脑室内出血及坏死性小肠结肠炎等(Hitti,2001)。如果发生宫内感染,临床表现通常很严重。但是当羊膜腔内未检测到微生物聚集,但是发生了非感染性炎症时,也同样可能激活炎症反应,这将在下一部分讨论(Lee,2007,2008;Romero,2014)。总之,早产发生越早,其潜在感染的可能性越大(Gold-

enberg,2000;Goncalves,2002;Watts,1992)。

通过羊膜腔穿刺获得足月分娩患者的羊水,其羊水培养细菌阳性的发生率与早产患者的阳性发生率类似(Gomez,1994;Romero,1993)。有观点认为,足月分娩时,细菌进入羊水从而导致分娩,但对于早产分娩的产妇,细菌感染则表明分娩发动被激活。因此,羊水中细菌感染不但可以导致胎儿感染,还可能产生其他不良结局。

通过大量观察性数据发现,绒毛膜羊膜炎与早产发生密切相关(Goldenberg,2002;Üstün,2001)。绒毛膜羊膜炎时,微生物可以侵入母体组织,而不是羊水中。尽管如此,内毒素可以刺激羊膜细胞分泌细胞因子并进入羊水中。这个设想也许可以解释羊水中未检测到细菌感染的早产与羊水中的细胞因子的相关性。

炎症反应　炎症反应学说使感染诱发早产的发病机制研究更为深入。脂多糖(lipopolysaccharide,LPS)及其他细菌的代谢产物会被toll样受体(toll-like receptors)之类的模式识别受体识别(Janssens,2003)。单核巨噬细胞、蜕膜细胞、宫颈上皮细胞及滋养细胞均可表达此类受体(Chuang,2000;Gonzalez,2007;Holmlund,2002)。在小鼠模型中,缺乏此类toll样受体会发生滞产(Montalbano,2013)。而激活toll样受体可产生信号级联反应,激活趋化因子产生,如白介素8(IL-8)和细胞因子IL-1β等。与此同时,生殖道的免疫细胞也被激活。无论是免疫细胞,还是宫颈、蜕膜、胎膜及胎儿本身均可以产生细胞因子。

LPS介导的IL-1β生成继而促进一系列反应,主要包括:①促进IL-6、IL-8及肿瘤坏死因子-α(TNF-α)的合成;②促进白细胞增殖、激活及迁移;③修饰细胞外基质蛋白;④促进有丝分裂和细胞毒效应,表现为发热和急性炎症反应(El-Bastawissi,2000)。此外,在很多组织中,如子宫平滑肌、蜕膜和羊膜中,IL-1β还可以促进前列腺素合成,从而加速宫颈成熟和打破子宫平滑肌静息状态(Casey,1990;Challis,2002;Keelan,2003)。在小鼠及非人灵长类动物模型中,前列腺素抑制剂均可以降低LPS诱发早产的发生率,证明了前列腺素在感染诱发早产中的重要性(Gravett,2007;Timmons,2014)。抑制环氧化酶2(cyclooxygenase-2)可以预防炎症诱发的小鼠早产。在非人灵长类动物模型中,免疫抑制剂和抗生素可延缓羊膜腔内感染诱导的早产发生。

IL-1β还可以激活基质金属蛋白酶(matrix metalloproteinases,MMPs),分解胶原和弹力纤维等细胞外基质成分,从而打破胎膜和宫颈结构的完整性。目前动物和人类的研究数据均显示,炎症诱发的早产与正常分娩的启动路径存在很多差异(Hamilton, 2012; Holt, 2011; Shynlova, 2013a, b; Timmons, 2014)。

细胞因子起源 不同来源的细胞因子导致早产的作用不一致。例如,母体蜕膜和子宫平滑肌产生的细胞因子将对母体产生影响,而胎膜和羊水细胞中产生的细胞因子则很难作用到母体组织。可以转运的细胞因子如 IL-1β 等从蜕膜产生后穿过胎膜到达羊水,但是这种转运非常有限。此外,人子宫平滑肌细胞表达的趋化因子受体在分娩时也会下降(Hua, 2013)。

白细胞在启动足月分娩中的作用仍然不确定。当感染导致炎症发生时,原位和入侵的白细胞将产生大量细胞因子。在感染状况下,分娩时宫颈、子宫下段、宫底及胎膜中都充满白细胞,主要包括中性粒细胞、巨噬细胞和 T 淋巴细胞。侵入的白细胞和某些实质细胞产生的细胞因子可能是子宫平滑肌细胞因子的原始来源(Young, 2002)。与之相对应的是,在蜕膜中间质细胞和白细胞也有类似作用。而在宫颈中,腺体及宫颈表面的上皮细胞也都能分泌细胞因子。

羊水中的细胞因子和早产的关系目前已经很明确,但是它们的确切细胞来源尚不明确,还不知道是否与微生物感染相关。羊水细胞因子主要由进入羊水中的单核巨噬细胞和中性粒细胞分泌。因此,羊水中 IL-1β 水平将取决于羊水中吸收的白细胞数量、激活状况和羊水成分对分泌效果的影响。

阴道微生物群 促进经阴道上行性感染并导致早产的易感因子是目前基础研究的关注点。宫颈阴道上皮的黏膜和免疫屏障作用、阴道微生物群构成,以及两者之间的交互作用都是研究的重点方向(Smith, 2017)。在动物研究中发现,下生殖道的黏膜免疫屏障在病毒感染时会被打破,进而使细菌的上行性感染变得更敏感(Racicot, 2013, 2017)。同时,宫颈阴道上皮环境和阴道微生态也能决定上行性感染的敏感性。

新的基因检测技术发现未妊娠女性的阴道中存在复杂的微生物群(Gajer, 2012; White, 2011)。如第 65章所述,在正常女性中,这种微生物群也存在巨大差异。而在正常妊娠时,阴道微生物群也会发生改变(Aagaard, 2012; Stout, 2017),菌群变异率和量都将下降,并趋于更稳定。与非妊娠状态相比,乳杆菌的优势进一步扩大。有研究报告指出,早产发生时阴道加德纳菌和解脲支原体数量显著增加(Donders, 2009; Nelson, 2014)。然而,研究对象不同,对早产定义和数据分析的差异都将对最终结果产生影响。

在早产妇女的羊水中可以检测到一些特殊微生物高表达(Gerber, 2003; Hillier, 1988; Yoon, 1998),这些微生物包括阴道毛滴虫、梭形杆菌、人型支原体、解脲支原体等。有人认为,若在患者体内检测到此类病原体,则可能是诱发早产的重要依据。此外,宫颈扩张后,微生物与胎膜直接接触,如梭形杆菌,可以直接穿透进入胎膜组织。通常情况下,女性阴道分泌物中梭形杆菌检出率仅为 9%,但是在胎膜未破型早产患者的羊水中梭形杆菌阳性检出率为 28%(Chaim, 1992)。

■ 未足月胎膜早破

未足月胎膜早破(preterm premature rupture of membranes, PPROM)是指未满 37 周妊娠的患者临产前发生自发性胎膜早破(ACOG, 2016d)。这种胎膜破裂有多种诱因,但是宫内感染、氧化应激介导的 DNA 损伤及细胞提前衰老是主要诱因(Dutta, 2016; Gomez, 1997; Mercer, 2003)。其他相关发病诱因包括低社会经济状况、体重指数<19.8kg/m²、营养不良及吸烟等。有 PPROM 史的患者再次妊娠时发生 PPROM 风险显著增高(Bloom, 2001)。尽管目前已经掌握了一些发病因素,但是对胎膜早破的病因还知之甚少。

分子改变

胎膜细胞成分发生细胞凋亡和程序性细胞死亡的比例不断增加,胎膜和羊水中特异性蛋白酶表达增加均与 PPROM 相关。胎膜抗张强度主要来自羊膜细胞外基质及由间充质细胞产生的羊膜间质内胶原蛋白(Casey, 1996)。目前的研究主要聚焦于胶原蛋白降解。基质金属蛋白酶(MMPs)家族参与正常组织重构,尤其是胶原蛋白降解。在 PPROM 患者的羊水中发现一些 MMPs 亚群高表达(Maymon, 2000; Park, 2003; Romero, 2002)。MMP 的活性部分被组织基质金属蛋白酶抑制物调控(tissue inhibitors of matrix metalloprotcinases, TIMPs)。许多胎膜破裂患者的羊水中 TIMPs 表达减少。如果蛋白酶抑制剂表达下降,与此同时 MMPs 表达将增加,这种现象进一步证实 TIMPs 表达变化与胎膜抗张强度相关。

羊膜移植研究发现,特定的细胞因子治疗会使 MMPs 表达显著增加(Fortunato, 1999a, b, 2002)。当胎膜破裂时,凝血酶活性增强,激活 MMPs 和前列腺素合成。Mogami(2013)报告,细菌内毒素和 TNF-α 可促进羊膜上皮细胞释放胎儿纤维连接蛋白(fetal fibronectin, fFN)。fFN 与羊膜间充质细胞释放的 toll 样受体 4 结合,激活信号级联反应,进而促使前列腺素 E₂(prostaglandin E₂, PGE₂)合成增加及 MMPs 活性增强。前列腺素高表达促进宫颈成熟和子宫收缩,而 MMPs 高表达促进胎膜上的胶原蛋白降解,从何导致胎膜早破。

与足月患者相比,PPROM 患者的羊膜中细胞死亡更多,且细胞凋亡标志物表达更高(Arechavaleta-Velas-co,2002;Fortunato,2003)。体外研究显示,细胞凋亡可能受到细菌内毒素及 IL-1β 和 TNF-α 调控。此外,感染以外的其他因素导致的氧化应激可以诱发 DNA 损伤和提前衰老,以及随之而来的炎症反应和蛋白酶解,从而导致 PPROM(Menon,2014a,b)。最后,还有一些蛋白参与成熟胶原蛋白连接的合成或基质蛋白与胶原蛋白的结合,从而提高胎膜抗张强度。而细胞膜上这些蛋白的改变与胎膜早破密切相关(Wang,2006)。

感染

很多研究调查了感染诱导 PPROM 的发生率,而羊水细菌培养也证明了感染的重要性。一项针对 18 项研究的回顾性分析发现,在近 1 500 例 PPROM 患者中,有 1/3 患者羊水中检测到细菌感染(Goncalves,2002)。然而,对胎膜未破型自发性早产进行抗感染治疗的结果却令人失望(将在本章后面详细讨论)(Kenyon,2008b)。

炎症反应可以导致胎膜强度下降,参与此过程的介质目前正在研究中。其中一个目标就是发现 PPROM 发生的早期标志物。

■ 多胎妊娠

双胎或更多胎妊娠出生约占美国总出生人口的 3%(Kenyon,2008b)。多胎妊娠最主要的威胁是早产及围产儿并发症和死亡率显著增高。第 45 章详细讨论了多胎妊娠对子宫牵张力的影响及其交互作用。

早产的影响因素

■ 妊娠因素

很多遗传与环境因素与早产发生密切相关。Weiss(2004)研究了近 14 000 例在妊娠 6~13 周曾有过阴道出血患者的妊娠结局,发现早孕期曾有先兆流产史的患者随后发生不良妊娠结局的比例更高。不论出血量大还是小,均与后期的早产、胎盘早剥及 24 周以内的妊娠丢失密切相关。

有出生缺陷的胎儿也更容易发生早产。在对一个妊娠早中期风险评估(First-and Second-Trimester Evaluation of Risk,FASTER)队列的二次分析中发现,出生缺陷与早产及新生儿低出生体重密切相关(Dolan,2007)。

■ 生活方式

吸烟、体重增加不足和使用违禁药品对低出生体重儿的发生和结局都有重要影响(第 44 章)。极端体重孕妇,无论肥胖还是体重过低,均使早产风险增加(Cnattingius,2013;Girsen,2016)。其他影响因素还包括母亲的年龄太大或太小、贫困、身材矮小、维生素 C 缺乏等(Casanueva,2005;Gielchinsky,2002;Kramer,1995;Leveno,2009;Meis,1995)。

心理因素如抑郁、焦虑及长期压力等均与早产发生相关(Hoffman,2016;Venkatesh,2016)。Donovan 等(2016)在一项针对超过 50 项研究的回顾性分析中发现,女性被虐待与低出生体重及早产发生密切相关(第 47 章)。

关于工作及体力劳动与早产发生的关系研究却产生了自相矛盾的结果(Goldenberg,2008)。有研究发现长时间工作及重体力劳动可增加早产发生风险(Luke,1995)。而正常体重的单胎孕妇不合并其他危险因素时,有氧运动是安全的,并且与早产发生无关(ACOG,2017d;Di Mascio,2016)。一项针对体力活动与早产关系的荟萃分析发现,业余时间的体力活动与早产率下降相关(Aune,2017)。

■ 遗传因素

早产的复发性、家族性、种族性等特性提示遗传因素可能是早产的危险因素。大量文献也证实此推测(Gibson,2007;Hampton,2006;Macones,2004;Velez,2009)。其中有几项研究指出,易于导致绒毛膜羊膜炎的免疫调节基因可能与感染所致的早产发病相关(Varner,2005)。

■ 牙周病

牙龈炎是一种厌氧菌引起的慢性炎症,在美国影响到多达 50% 的孕妇(Goepfert,2004)。Vergnes 和 Sixou(2007)通过对 17 项研究的荟萃分析,发现牙周病与早产明显相关。为了更好地研究牙周病和早产的关系,Michalowicz(2006)随机选定 813 例孕周不足 13~17 周且患牙周病的妇女,分别选择在孕期和产后进行治疗。结果发现孕期治疗可以改善病情并且是安全的,但与早产发生无显著相关性。这一观点也得到欧洲牙周病联盟及美国牙周病学会的肯定(Sanz,2013)。

■ 妊娠间隔

妊娠间隔的长短与不良妊娠结局的发生相关。一项荟萃分析显示,妊娠间隔短于 18 个月或长于 59 个月与早产及小于胎龄儿的发生有相关性(Conde-Agudelo,2006)。但是过短的妊娠间隔与早产之间的这种因果效应已经受到质疑(Ball,2014)。

■ 早产史

早产最重要的危险因素是既往早产史。帕克兰医院分娩的近 16 000 例妇女数据显示,首次分娩为早产的妇女再发早产风险是首次分娩为足月产的妇女发生早产风险的 3 倍。前两次分娩为早产的妇女中,超过 1/3 患者出现了第三次早产。在这项研究中,大多数(70%)再发早产孕妇的孕周与前次早产发生孕周相差两周以内,而且前次早产发生的病因也再次出现。虽然有早产史的妇女再发早产风险显著增加,但是这项研究中所有发生早产的妇女仅有 10% 曾有早产史。也就是说,帕克兰医院 90% 的早产并不能通过既往有早产史来预测。Laughon 等(2014)证实了既往自发性早产的重要性,并且还发现,因医学指征引起的早产也与再次妊娠发生自发性早产的风险增高相关。自发性早产和医学指征所致早产的定义不同,也许可以解释这种相关性。

复发性早产与 3 个因素相关:既往早产的次数、发生孕周及早产史的发生次序(McManemy,2007)。也就是说,女性再发早产的风险取决于其既往早产发生的数量及次序。例如,1 例孕 3 产 2 的孕妇,第 1 次早产和第 2 次足月产,或第 1 次足月产和第 2 次早产,其早产发生风险并不相同。因此,生育史对早产复发风险的影响具有重要意义,并且还对随后的干预措施产生影响。

■ 感染

抗生素预防

某些病例中感染与早产发生密切相关(Goldenberg,2008)。有些研究使用抗生素预防早产,因为病原菌感染被认为是早产的原因,尤其是针对支原体感染。Morency 等(2007)对 61 篇文献进行荟萃分析发现,在妊娠中期给予抗生素治疗可以预防早产发生。而 Andrews 等(2006)开展了一项随机对照研究,纳入 241 例有 34 周前早产史的非孕妇女,给予每 4 个月 1 次的阿奇霉素联合甲硝唑治疗,约 80% 的再次妊娠女性在受孕后 6 个月内得到抗生素治疗,结果显示这种预防性抗生素治疗并不能降低复发性早产的发生率。Tita 等(2007)通过对该组女性进行进一步分组分析发现,这种预防性抗生素治疗是有害的。在另一项随机对照研究中,有 2 661 例妊娠女性分别获得安慰剂治疗,或在妊娠 20~24 周使用甲硝唑联合红霉素治疗,并在分娩时使用氨苄西林联合甲硝唑治疗,结果发现这种预防性使用抗生素治疗并不能减少早产和绒毛膜羊膜炎的发生(Goldenberg,2006)。因此,在胎膜未破型早产中,

不推荐预防性使用抗生素治疗(Flenady,2013)。

细菌性阴道病

在细菌性阴道病中,阴道菌群中占优势的产生过氧化氢的乳酸杆菌被厌氧菌代替(Hillier,1995;Nugent,1991)。第 65 章讨论了细菌性阴道病的诊断和治疗。可以使用 Nugent 评分,通过革兰氏染色法对细菌性阴道病的主要致病菌进行确定和分级,或使用 Amsel 诊断标准进行临床评估。

细菌性阴道病与自然流产、早产、胎膜早破、绒毛膜羊膜炎及羊膜腔内感染有关(Hillier,1995;Kurki,1992;Leitich,2003a,b)。环境因素在细菌性阴道病的发病中似乎很重要,暴露于慢性应激、种族差异、经常或近期阴道冲洗都与细菌性阴道病的增加有关(Culhane,2002;Ness,2002)。此外,TNF-α 基因表型阳性的细菌性阴道病妇女发生早产的风险增加 9 倍。

从所有这些研究结果看,不良阴道环境似乎与自发性早产相关。但遗憾的是,至今尚无证据表明筛查和治疗细菌性阴道病可以预防早产的发生。这将在第 65 章进一步讨论。使用抗生素治疗细菌性阴道病来预防早产,反而会导致耐药性的产生或抗生素诱导的阴道菌群改变(Beigi,2004;Carey,2005)。

早产的诊断

■ 症状

目前还很难在宫颈管消退和宫口扩张之前早期鉴别真临产和假临产。由于生理性宫缩的存在,单纯子宫张力增加可能对鉴别产生误导。非规律性的、伴或不伴疼痛的宫缩在诊断早产真临产时可能会引起很大困扰。将子宫张力归咎于生理性宫缩并错误诊断为假临产的妇女,有些最后却发生了早产,这种情况也不少见。因此,ACOG(2016b)将发生在妊娠 37 周之前的规律宫缩,且伴有宫颈改变定义为早产临产。

除了伴有或不伴疼痛的宫缩,如下腹部张力、类似经期的痉挛、阴道水样流液和下腰痛都被经验性认为与早产即将发生有关。有人认为这些主诉在正常妊娠中也很常见,所以这些症状通常被患者自己和产检人员忽略。

只有部分研究者强调这些症状作为分娩预兆的重要性(Iams,1990;Kragt,1990)。Iams 等(1994)发现早产前的症状和体征包括宫缩只在临产前 24 小时内出现。

Chao(2011)前瞻性研究 843 例到帕克兰医院就诊

的单胎女性,她们均在妊娠 24~33^{+6} 周出现早产症状,但是胎膜未破,宫颈扩张小于 2cm。宫颈扩张保持在小于 2cm 以内的患者被诊断为假临产,并嘱其回家。与正常的妊娠人群相比,这些回家的孕妇在妊娠 34 周前早产的比例无显著增加,正常人群的早产率为 1%,被诊断为假临产早产的孕妇早产率为 1%。然而,这些患者在妊娠 34~36 周间早产的发生率却显著增加,与正常人群相比分别为 5% 和 2%。宫颈扩张达到 1cm 的患者其妊娠 34 周前早产率要显著高于宫颈未扩张的患者,发生率分别是 5% 和 1%。对于宫颈扩张达 1cm 的患者,90% 以上在随后的 21 天内分娩。

■ 宫颈改变

研究人员评估了无症状宫颈改变对预测早产的作用。妊娠中期后无症状宫颈扩张被认为是早产的危险因素,但也有人认为这是正常的妊娠期解剖变化。有些研究认为,仅用分娩次数并不能完全解释孕晚期较早出现的宫颈扩张。

Cook(1996)使用阴道超声连续评价了足月分娩的初产妇和经产妇妊娠 18~30 周宫颈情况。在整个观察过程中,两组的宫颈长度和扩张程度都无显著差异。帕克兰医院常规检测 185 例妇女妊娠 26~30 周的宫颈情况,其中宫口扩张 2~3cm 的患者中有约 25% 在 34 周前发生早产(Leveno,1986a)。其他研究者也证实宫颈扩张预示早产的风险增加(Copper,1995)。

虽然宫颈扩张和消退的孕妇发生晚期早产的风险增加,但是监测到这一变化并不能改变妊娠结局。Buekens 等(1994)随机选择 2 719 例孕妇在每次常规产检时监测宫颈状况,而另外 2 721 例孕妇不作宫颈监测。结果发现产前监测宫颈扩张状况并不能改变早产相关的妊娠结局。监测的频率对早产也没有影响,而且宫颈监测与胎膜早破发生无关。因此,目前尚无法判断产前监测宫颈是否有益。

■ 移动宫缩监测

将宫缩压力探头放于腹部,并与腰部电子记录仪相连来记录宫缩情况,这种监测方法不影响孕妇活动,通过电话和传真可以每天传送监测结果。孕妇接受了关于早产征象的知识培训,随时告知医生她们的情况。1985 年经 FDA 批准,这种仪器在临床得以广泛使用,但是随后的研究发现,这种昂贵、耗时的系统并不能降低早产率(Collaborative Home Uterine Monitoring Study Group,1995;Iams,2002;Urquhart,2017)。随着网络及智能手机的普及,这种监测技术虽得以改进,但 ACOG 仍不推荐使用这种方式(ACOG,2016c)。

■ 胎儿纤维连接蛋白

胎儿纤维连接蛋白是一种糖蛋白,有 20 种不同的分子形式,它可以在多种细胞中合成,包括肝细胞、成纤维细胞、内皮细胞和羊膜等。它在母血和羊水中浓度很高,在胎盘种植时促进细胞间黏附,并维持胎盘与子宫蜕膜的黏附(Leeson,1996)。纤维连接蛋白在足月胎膜未破的正常妊娠妇女的宫颈阴道分泌物中可以检测出来。它似乎是分娩前宫颈基质重塑的一种反映。

Lockwood(1991)报告胎膜破裂前在宫颈阴道分泌物中检测到胎儿纤维连接蛋白可能是即将早产的标志。用酶联免疫吸附试验对胎儿纤维连接蛋白进行检测,>50ng/mL 认为呈阳性。检测时应避免羊水或母血污染标本。对无症状的孕妇筛选其纤维连接蛋白表达并不能改善妊娠结局(Andrews,2003;Esplin,2017;Grobman,2004)。因此 ACOG(2016c)并不推荐进行纤维连接蛋白筛查。它与宫颈长度测量的联合应用将在下文讨论。

■ 宫颈长度测量

超声下宫颈管长度进行性缩短与早产率增高显著相关(Iams,1996)。超声下测量宫颈长度的方法在第 10 章描述。对于训练有素的人员,经阴道超声测量宫颈长度是安全的,且比经腹超声测量的可重复性更高、更敏感(ACOG,2016c)。母胎医学会(The Society for Maternal-Fetal Medicine,2016b)发布了宫颈长度测量指南,该学会同时还要求测量宫颈长度的超声从业人员需要经过专门培训,并且获得从业资格认证。

经阴道宫颈超声测量不受母体肥胖、宫颈位置及胎儿躯体影响。由于在妊娠早期,子宫下段和宫颈不容易区分,因此通常在妊娠 16 周以后才进行经阴道宫颈长度测量。这种测量目前仅针对单胎妊娠,除了对多胎妊娠进行研究,否则不推荐对多胎孕妇进行宫颈长度测量(ACOG,2016c)。

对于宫颈长度测量指征还存在争议。对于有自发性早产史的患者,SMFM(2016b)推荐经阴道宫颈长度筛查,但是 ACOG(2016c)仅指出可考虑行宫颈长度筛查。对于单胎且无早产史的孕妇,SMFM(2016b)将宫颈长度筛查视为可行,但也同时承认在这一领域存在争议。

对于宫颈长度筛查的首要问题是看似把具有风险的孕妇挑选出来,但是不能确定干预能否可以真正改善妊娠结局。多项研究对宫颈环扎和阴道内孕酮使用两种干预方案进行评估。随后将讨论阴道内孕酮的使用。对于有早产史伴有宫颈管缩短的患者进行预防性宫颈环扎,很多研究发现手术并不能改善妊娠结局。然而,一些队列研究中亚组的分析结论,现在常被用来作为指南推荐的依据,目前指南仍将宫颈长度评估和是否行宫颈环扎联系起来。对宫颈长度筛查的另一个顾虑就是其精确性和实用性,尤其对于低风险的孕妇是否需要进行筛查,毕竟她们才是早产发生的主要人群。

为解决低危人群的问题,Esplin 等(2017)前瞻性研究 9 410 例初次妊娠的单胎孕妇,常规进行超声下宫颈长度检测,并且检测阴道中的纤维连接蛋白表达水平,联合两项指标来预测患者在妊娠 37 周前是否会发生的自发性早产。结果发现这种联合筛选检测作为预测的效能很低。事实上,所有筛选模式的敏感性和阳性预测值都相对较低。基于这一结果,不推荐对低风险人群进行常规筛查。Bloom 和 Leveno(2017)随后批评对低风险人群进行经阴道宫颈长度筛查和颁布指南。如第 1 章中所述,这类策略对美国的健康管理系统造成巨大的浪费。

早产的预防

■ 宫颈环扎

早产的预防仍然是一个难以实现的目标。尽管如此,最近的报告表明,特定人群的预防还是有机会实现。

宫颈环扎术是预防早产的一种方法,可以在三种情况下实施。首先,宫颈环扎可用于有中孕期复发性流产史且被诊断为宫颈机能不全的患者。第二种情况是用于超声检查发现宫颈缩短的孕妇。第三种情况是"紧急"环扎术,当有先兆早产的妇女发现宫颈机能不全时,急诊进行宫颈环扎术。

准确详细的病史对于治疗决策至关重要。对于宫颈机能不全引起的复发性流产,详见第 18 章。对于通过超声检查偶然发现宫颈缩短的女性,环扎术的益处似乎与该女性是否有早产史直接相关。如果没有早产史,根据超声检查发现宫颈缩短而实施环扎并无益处。To 等(2004)筛查了 47 123 例孕妇,将 253 例宫颈长度<15mm 的孕妇随机分组,一组施行环扎术,另一组未施行环扎术,有无早产史的孕妇都可入组,结果发现两组在孕 33 周前的早产率并无显著差异。但是,宫颈环扎对超声检查确诊宫颈短且有早产史的孕妇有益。Owen 等(2009)将 302 例先兆早产和宫颈长度<25mm

的孕妇随机分为环扎术或未环扎组,主要研究结果并未显示环扎术有明显益处。然而,宫颈长度<15mm 的孕妇与未环扎的孕妇相比,在孕 35 周前分娩的比例在宫颈环扎术后组显著减少,比例从 65% 降至 30%。这项研究表明,对于有早产史和宫颈缩短<15mm 的无症状单胎孕妇,宫颈环扎术有可能预防早产的再次发生。

因为宫颈环扎术的研究结果不一,Berghella 等(2011)使用个体患者数据进行了荟萃分析(图 42-7),临床试验的主要结果不支持宫颈环扎的处理。然而,他们却得出如下结论:对有自发性早产史、单胎妊娠和宫颈长度<25mm 的孕妇实施环扎术可预防早产,并能改善围产儿死亡率和并发症发生率。

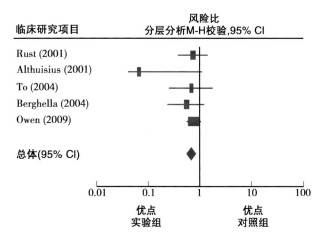

图 42-7 宫颈长度小于 25mm 的孕妇施行环扎术与未施行环扎术预防复发性早产的对照。结合围产儿死亡率和并发症的森林图分析。CI,置信区间
(资料来源:Berghella V, Rafael TJ, Szychowski JM, et al. Cerclage for short cervix on ultrasonography in women with singleton gestations and previous preterm birth: a meta-analysis, Obstet Gynecol 117(3):663,2011.)

在分析环扎数据时需要特别注意产科病史。例如,所有临床试验包括荟萃分析都要记录早产史,甚至早至妊娠 16~17 周的流产。把这些孕中期的流产定义为早产,而不是宫颈机能不全,是有问题的。因此,很难区分这些妇女是在妊娠 16 周时接受了宫颈机能不全的治疗,还是先兆早产的治疗。然而,基于这些研究结果,ACOG(2016c)建议满足如下情况时可以考虑宫颈环扎:单胎妊娠、既往妊娠 34 周前自发性早产、宫颈长度<25mm 和孕龄<24 周。

■ 孕酮的预防作用

在大多数哺乳动物,孕激素撤退被认为是分娩触发的起因。然而,在人类分娩期间,孕妇、胎儿和羊水

中的孕酮水平仍然升高。有人提出,人类的分娩涉及通过孕激素受体的活性降低介导的功能性孕激素撤退(第 21 章)。给予孕酮有可能阻止早产发生,这一假设激发了对早产风险增高患者给予 17-α 己酸羟孕酮(17-OHP-C)和孕酮阴道给药的几项临床研究。

目前,所报告的孕酮疗法的益处仅限于单胎妊娠的女性。而在多胎妊娠中孕酮疗法并未降低早产率(Caritis,2009;Rouse,2007)。ACOG(2016c)和母胎医学会(2017A)都认可孕酮疗法可预防单胎孕妇发生早产,如果超声检查证实宫颈缩短,患者有无早产史均可使用。

■ 早产史和孕酮治疗

17-OHP-C 是一种合成的孕激素,FDA 于 2011 年批准 17-OHP-C 用于预防复发性早产,这是 FDA 批准的预防早产的第一个药物,也是唯一一种药物。FDA 批准 17-OHP-C 是基于母胎医学(Maternal Fetal Medicine Units,MFMU)协作网的一项研究(Meis,2003)。在这项试验中,463 例有早产史的妇女被随机分为两组,一组接受惰性油剂肌内注射,另一种接受 17-OHP-C 肌内注射每周一次,治疗时间从妊娠 16 周持续至 36 周。在接受 17-OHP-C 肌内注射的女性中,早产复发率显著降低为 36%,而安慰剂组为 55%。

母胎医学会(SMFM)的这项研究受到了挑战,因为安慰剂组的早产率出乎意料地高(Romero,2013)。关于安慰剂组中这种高早产比率的一个解释是复发风险的不对称性。在对照组中,41% 的患者有 ≥2 次的早产史,而 17-OHP-C 组只有 28% 的患者有 ≥2 次的早产史。另一个问题是 17-OHP-C 的注射剂量,每周 250mg 是根据既往经验选择的剂量(Caritis,2014)。之后的文献才报告了 17-OHP-C 的药代动力学(Caritis,2012)。尽管如此,SMFM(2017A)最近重申了预防复发早产建议使用 17-OHP-C 肌内注射,而不是经阴道给予孕酮。

代谢

Sharma 等(2008)报告 17-OHP-C 的代谢主要由 CYP3A 酶系统介导。因此,诱导或抑制此酶系统及损害肝功能的其他药剂都可能改变药物水平。他们还发现 17-OHP-C 给药后未能转化为孕酮代谢产物 17-a 羟基孕酮。17-OHP-C 与孕酮受体的相对亲合力仅接近孕酮的 30%(Attardi,2007)。因为合成的 17-OHP-C 不会转化为天然的孕激素,并且在通过经典的类固醇受体介导的途径引发激素反应时并不优于孕酮,现在正在考虑替代途径来解释其功效(Manuck,2011)。

Caritis 等(2012)研究了 61 例接受 17-OHP-C 治疗的孕妇,发现 17-OHP-C 的半衰期较长(中位数为 16.2 天)。药代动力学参数受母体体型影响,而且受试者之间差异很大。此外,17-OHP-C 可通过胎盘屏障,并可在最后一次母体注射后的 44 天仍能在脐带血浆中被检测到(Caritis,2012)。尽管如此,迄今为止的证据表明 17-OHP-C 对胎儿是安全的。2003 年 MFMU 协作网研究(Northen,2007)发现,对暴露的婴儿的 48 个月随访研究中未发现异常,包括生殖器的异常。

定价问题

因 17-OHP-C 价格高而涉嫌价格欺诈的诉讼(Cohen,2011;Romero,2013)。2011 年,FDA 仅暂时批准 KV 制药公司以 Makena 品牌销售 17-OHP-C。由于法规禁止使用当地药房自行配制的药剂,因此这种药物就没有了相对便宜的竞争对手,而 Makena 的单次注射定价为 1 500 美元。这引起了广泛的关注,因为每次妊娠的 Makena 的累计费用将超过 30 000 美元。

17-OHP-C 的使用

2012 年,帕克兰医院实施了一项应用 17-OHP-C 的临床研究。鉴于上述问题,当地一家药房提供了 250mg 单剂量的 17-OHP-C 与芝麻油的复方药剂,每次单剂 25 美元。Nelson 等(2017)在最近一项前瞻性研究中报告了他们的研究结果与来自帕克兰医院的回顾性队列的比较,该研究对 430 例孕妇给予了复合 17-OHP-C,结果发现使用 17-OHP-C 对预防妊娠 35 周或更短时间的复发性早产是无效的。如表 42-6 所示,无论之前的早产次数或顺序如何,17-OHP-C 均未显著降低复发性早产率。此外,对于妊娠 35 周前和 35 周后分娩的妇女,在妊娠 24 周和 32 周的血浆 17-OHP-C 浓度无差异。值得注意的是,这些水平与以前报告的使用蓖麻油作为溶媒的水平一致(Caritis,2014)。另外,使用 17-OHP-C 后,早产复发的胎龄间隔无差异。17-OHP-C 的副作用是妊娠期糖尿病的发生率明显增加。综上所述,17-OHP-C 的使用对于预防复发性早产是无效的,并且有明显的副作用。

根据上述研究,支持使用 17-OHP-C 预防复发性早产的证据存在问题(Young,2017),药物的作用机制尚不清楚,药理性质尚待明确及有效性证据不可重复。FDA 批准 17-OHP-C 的条件是进行一项配对的多中心、双盲随机对照试验,选择的主要结局为孕周<35 周的早产。该项目称为 PROLONG 国际临床试验,目前正在进行中,计划于 2018 年完成,预计 1 707 例研究对象参加(PROLONG,2014)。(译者注:PROLONG 试验结果已发表于 Am J Perinatol 2020;37(02):127-136,未证实 17-OHP-C 能有效地预防早产。)

表 42-6　430 例孕周≤35 周妇女在帕克兰医院分娩的产科病史及应用 17-OH-C 治疗后的复发率

孕周≤35 周的分娩	未应用 17-OHP-C 队列病史复发率[a]	17-OHP-C 治疗组 例数	复发 例数	复发率	P值[b]
总体	16.8%	430	106	25%	1.0
未产妇	18%	141	44	31%	1.0
2 次分娩史：					
孕周均≤35 周	43%	48	20	42%	0.49
仅第二次分娩孕周≤35 周	17%	52	11	21%	0.84
仅第一次分娩孕周≤35 周	11%	39	2	5%	0.18
3 次分娩史：					
全部孕周≤35 周	45%	27	12	44%	0.56
任一次分娩孕周≤35 周	12%	123	17	14%	0.78

资料来源：Nelson，2017.
[a] 复发率来源于 1988~2011 年的帕克兰医院产科人群，即引入 17-OHP-C 治疗之前。
[b] P 值为单侧。

■ 孕酮在无早产史孕妇中的应用

无早产史的孕妇是否使用孕酮治疗，在这方面有三项随机试验。表 42-7 中的临床试验均要求超声检查确定宫颈长度。在第一项试验中，Fonseca 等（2007）纳入 250 例孕妇，这些女性在产检中发现宫颈短于 15mm。在妊娠 24~34 周，每晚给予 200mg 微粉化孕酮阴道胶囊或安慰剂对照治疗。孕酮治疗显著降低了孕周<34 周的自发性早产的发生。重要的是，该试验不仅包括初产妇，还包括双胞胎或有早产史的孕妇。

表 42-7　孕酮用于预防早产的随机试验

调查者	随机病例数	宫颈长度[a]	孕酮复方制剂	孕酮与安慰剂对照
Fonseca（2007）	n=250；5% 初产妇，10% 双胞胎，15% 既往早产史；8 家医院：英国、希腊、巴西和智利	<15mm	孕酮，200mg 阴道胶囊，每天 1 次	早产孕周<34 周：19% vs. 34%，P=0.02
Hassan（2011）	n=465；只包含单胎；55% 初产妇；13% 既往早产史；10 个国家的 44 家医院	10~20mm	孕酮，90mg 阴道胶囊，每天 1 次	早产孕周<33 周：9% vs. 16%，P=0.02
Grobman（2012）	n=657；只包含单胎和初产妇；美国的 14 个医疗中心	<30mm	17-OHP-C，250mg IM 每周 1 次	早产孕周<37 周：25% vs. 24%，P=NS

[a] 超声检查确定。
17-OHP-C，17-α 己酸羟孕酮；IM，肌内注射；NS，无统计学意义。

在第二项试验中，Hassan 等（2011）对 465 例宫颈缩短（10~20mm）的孕妇随机分组，给予阴道孕酮凝胶 90mg/d 或安慰剂。该试验也包括初产妇或有早产史的患者。

使用孕酮凝胶预防早产未获得 FDA 批准，因为在美国招募的受试者中显示疗效无显著性统计意义。根据 Likis 等（2012）的解释，前两项研究的异质性明显（包括孕酮治疗的不同适应证），再加上未根据风险因素（如初产妇）报告试验结果，使得无法确定孕酮对特定适应证的疗效。

第三项研究随机将孕 16~22^{+3} 周的单胎孕妇分为 17-OHP-C 肌内注射和安慰剂组，超声检查均显示宫颈长度<30mm（表 42-8）（Grobman，2012）。每周给予 17-OHP-C 治疗并未降低孕 37 周前早产的发生率。无论宫颈长度如何，17-OHP-C 均显示无效。

表 42-8　17-OHP-C 与安慰剂在孕周<37 周和孕周<34 周预防早产的比较

变量	17-OHP-C[b]	安慰剂[b]	RR(95% CI)	P 值[a]
早产孕周<37 周:				
宫颈长度/mm				0.59
<10	5/9(56)	10/16(63)	0.89(0.4~1.78)	
10~20	19/50(38)	18/40(45)	0.84(0.52~1.38)	
>20	58/268(21)	52/274(19)	1.4(0.82~1.52)	
早产孕周<34 周:				
宫颈长度/mm				0.49
<10	5/9(56)	6/16(38)	1.48(0.63~3.51)	
10~20	11/50(22)	12/40(30)	0.73(0.36~1.48)	
>20	25/268(9)	30/274(11)	0.85(0.52~1.41)	

资料来源:Grobman,2012.

[a] Breslow-Day 齐性检验的 P 值。

[b] 数据显示为 n/N(%)。

CI,置信区间;RR,相对风险;17-OHP-C,17-α 己酸羟孕酮。

阴道用孕酮,而不是 17-OHP-C,似乎有益于超声下子宫颈缩短的女性。Romero 和 Stanczyk(2013)的综述也许可以解释这些相互矛盾的数据,他们认为用于阴道制剂的天然孕酮与合成的 17-OHP-C 有所不同。同样,Furcron 等(2015)发现 17-OHP-C 在母胎界面或宫颈没有局部抗炎的作用。此外,17-OHP-C 不能防止内毒素诱导的早产。

根据这些研究,ACOG(2016c)建议对无早产史的孕妇没有必要常规进行宫颈长度筛查。如果考虑使用阴道孕酮治疗,可以进行宫颈长度筛查。

OPPTIMUM 研究

这项对 1 228 例单胎高危孕妇的研究是迄今为止规模最大的阴道孕酮预防早产的随机试验(Norman,2016)。这项试验从妊娠 22~24 周开始一直到 34 周,每天给予阴道孕酮 200mg,被称为 OPPTIMUM 研究,即孕酮预防早产能否改善预后。高危孕妇被定义为先前自发性早产孕周 ≤34 周、宫颈长度 ≤25mm 或纤维连接蛋白检测结果阳性并结合其他早产危险因素。

OPPTIMUM 研究的主要结果是比较独特的,包括即时的产科结局和儿童期随访结局。具体研究指标包括死胎或妊娠<34 周的早产、新生儿死亡、脑损伤或支气管肺发育不良综合征,还有 2 岁时的标准化认知评分等。与之前的研究结果相反,阴道孕酮与早产或新生儿综合不良结局的风险降低无明显相关性。在对 2 岁的儿童随访中,也没未发现阴道孕酮有长远益处或伤害。

孕酮治疗各种适应证均有相互矛盾的结果,有人试图通过系统评价和荟萃分析来解决这些问题(Prior,2017;Romero,2016,2017)。几乎所有支持使用孕酮治疗某种适应证的证据都在一定程度上受到质疑。我们同意 OPPTIMUM 试验(Norman,2016)的结论,应该对阴道孕酮预防早产进行深入核查,找出哪类孕妇可能从孕酮治疗中获益,进一步努力寻找预防早产的新策略。

■ 以地域为基础的公共保健方案

一个组织良好的产前监测系统可以降低高风险贫困人群的早产率(Creasy,1980)。一个例子是帕克兰医院产前监测系统(Leveno,2009)。如图 42-8 所示,1988~2006 年间早产率逐年下降与产前监测的管理大幅加强相关。在 20 世纪 90 年代早期,通过共同努力,创建了从产前登记开始到分娩和产褥期的连续性监测系统。产检诊所遍布整个达拉斯地区,为患者提供了便利的就诊条件。所有诊所的护士都使用产前检查规范以保证同质医疗。高危妊娠孕妇可以转诊到医院的中心门诊。中心门诊的母胎医学专科每个工作日都开诊,团队成员包括住院医师、助产士、正在接受培训的专科医师和母胎医学专家。

产前检查以社区为基础,是综合性公共卫生保健系统的组成部分。我们认为,为低收入人群提供服务的医院的早产率降低,至少部分归因于公共卫生保健的改善,遍布全市的诊所加强了对少数群体孕妇的管

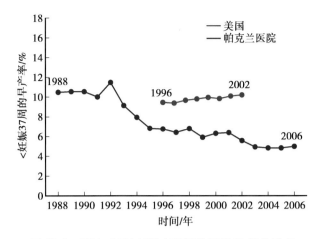

图 42-8　1988~2006 年帕克兰医院妊娠 37 周前早产率与 1996~2002 年美国的早产率。两组均接受过产前检查,且单胎活产婴儿≥500g

(资料来源:Leveno KJ, McIntire DD, Bloom SL, et al. Decreased preterm births in an innercity public hospital, Obstet Gynecol. 2009;113(3):578-584.)

理。阿拉巴马大学伯明翰分校针对贫困妇女类似的产科检查系统也产生了有益的结果(Tita,2011)。

未足月胎膜早破的临床管理

胎膜早破的诊断方法在第 22 章有详细说明。如果有阴道流液,无论是持续性流液还是间断性流液,都应该进行窥器检查,以明确是否有羊水在阴道聚集,或是否有清澈羊水样液体从宫颈管流出。诊断未足月胎膜早破(PPROM)时,通常进行超声检查,以评估羊水量。如果之前未确定孕周,则需要同时估计孕龄。一旦确诊 PPROM,可参照表 42-9 中的方案进行管理。

■ 疾病自然发展过程

Cox 等(1988)报告了帕克兰医院 298 例孕妇的妊娠结局,这组病例在孕 24~34 周发生自发性胎膜早破后分娩。虽然这种并发症仅占妊娠总数的 1.7%,但它占所有围产期新生儿死亡的 20%。当患者因未足月胎膜早破就诊时,76% 的患者已经临产,5% 的女性因其他并发症而分娩。因此,这组病例中只有 19% 的患者进行期待治疗。最终,仅有 7% 的未足月胎膜早破会延迟在 48 小时或更长时间后分娩。延迟分娩是有益处的,因为该组中无新生儿死亡。延迟分娩组与未足月胎膜早破 48 小时内分娩的早产新生儿相比,新生儿死亡率为 8%。Nelson 等(1994)后来报告了类似的结果。从 PPROM 到分娩的时间与发生胎膜破裂时的孕龄成反比(Carroll,1995)。如图 42-9 所示,与妊娠中期相比,妊娠晚期的胎膜破裂至分娩的时间会更短。

表 42-9　未足月胎膜早破的临床管理

孕周	临床管理
孕周≥34 周	计划分娩:排除引产禁忌后进行引产 B 组链球菌预防用药治疗[a] 考虑使用单疗程类固醇皮质激素,最晚可达 36+6 周[b]
孕 32~33+7 周	期待治疗 B 组链球菌预防用药治疗[a] 应用单疗程类固醇皮质激素[c] 抗生素应用以延长分娩前的潜伏期
孕 24~31+7 周	期待治疗 B 组链球菌预防用药治疗[a] 应用单疗程类固醇皮质激程[c] 宫缩抑制剂:没有达成共识 抗生素可延长分娩潜伏期 可考虑应用硫酸镁,用于胎儿神经的保护[d]
孕周<24 周	期待管理或引产[e] 不推荐 B 组链球菌抗生素预防治疗[f] 可以考虑单疗程类固醇皮质激素[e,f] 宫缩抑制剂:没有达成共识[e,f] 抗生素:可以考虑使用[e,g]

资料来源:ACOG,2016a,d;2017a,e。

[a] 早产妊娠的 B 组链球菌预防参见图 64-7。

[b] 对于未接受过产前类固醇皮质激素治疗的患者,可考虑在妊娠 34 周和妊娠 36+6 周之间进行治疗。

[c] PPROM 患者重复性使用或紧急使用类固醇皮质激素有争议。

[d] 硫酸镁用于胎儿脑神经的保护,用药方法参照一项较大规模的研究。

[e] 根据新生儿存活率(本章前文所述),以帮助患者咨询和决策。

[f] 在胎儿可存活之前不推荐使用干预措施,可以在妊娠 23 周时考虑。

[g] 早在妊娠 20 周就可以考虑。

■ 住院治疗

大多数医生会要求胎膜早破的孕妇住院治疗。关于住院费用的担忧通常没有实际意义,因为大多数妇女在胎膜早破后 1 周甚至更短时间内就分娩了。Carlan 等(1993)随机将 67 例胎膜早破的妇女随机分为家庭观察和住院治疗两组。没有发现住院治疗的好处,家庭观察组的产妇分娩住院时间为 7 天,比住院治疗组的住院天数 14 天明显减少了 50%。重要的是,研究人员也强调,这项临床研究的样本量太小,无法评估家庭管理对脐带脱垂的安全性。

第十一篇

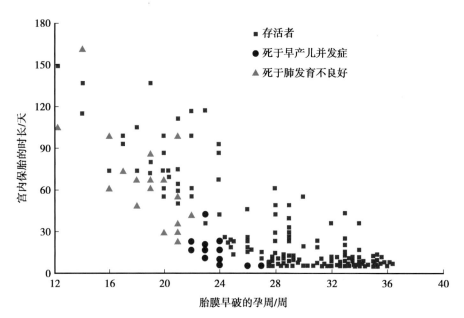

图 42-9 172 例单胎妊娠胎膜早破与分娩的时间关系
（资料来源：Carroll SG，Blott M，Nicolaides KH。Preterm prelabor amniorrhexis：Outcome of live births，Obstet Gynecol 1995 Jul；86（1）：18-25.）

■ 有计划分娩

在 20 世纪 70 年代中期之前，由于害怕败血症的发生，胎膜早破的孕妇通常进行引产。母体感染风险和胎儿早产风险与胎膜破裂发生的孕周密切相关，管理决策取决于母体感染和早产风险的动态评估。Morales（1993b）统计了 94 例孕 25 周之前单胎胎膜早破的病例，期待处理后平均延长妊娠 11 天。原始队列中41%的婴儿存活至 1 岁，但只有 27%的新生儿神经系统正常。Farooqi 等（1998）和 Winn 等（2000）报告了类似的统计结果。详见早产的临床管理部分。

对于 PPROM，20 世纪 90 年代的两项随机试验将引产与期待管理进行了比较（Cox，1995；Mercer，1993）。在这两项研究中，风险和收益的平衡很难确定，因为均未证实直接分娩或期待治疗对新生儿结局更好。Lieman 等（2005）发现孕 33 周以上期待治疗的新生儿结局并未改善。McElrath 等（2003）发现，胎膜早破后延迟分娩的时间长短与胎儿神经损伤的发生率无关。而一个重要的相关因素是感染，特别是绒毛膜羊膜炎，与新生儿神经系统损伤相关（Gaudet，2001；Wu，2000）。

Bond 等（2017）最近比较了孕 37 周前 PPROM 孕妇的早期分娩和期待管理的结局。他们评估了 12 项随机试验，共计 3 617 例孕妇和 3 628 例新生儿。未发现立即分娩的妇女与期待治疗妇女的新生儿败血症发生率有显著性差异。虽然早期分娩组绒毛膜羊膜炎的发病率较低，但新生儿因出生较早更易产生早产相关的并发症。作者认为，对于在孕 37 周前发生胎膜破裂

的孕妇，如果没有继续妊娠的禁忌证，可以进行期待管理和严密监测，这样处理的母儿结局较好。

ACOG（2016d）已经认识到期待管理与立即分娩之间的争议。显然，孕龄是一个重要的考虑因素。在孕 24~33^{+6} 周时，如果胎儿状况良好，无绒毛膜羊膜炎或胎盘早剥的临床征象，建议进行期待治疗。对于孕 34 周之后的孕妇，ACOG 建议引产。目前，帕克兰医院的处理方法与 ACOG 的观点相符。

■ 期待治疗需要考虑的几个因素

期待治疗期间的几种情况值得考虑，其中一个是阴道内检的宫颈检查。Alexander 等（2000）分析了妊娠 24~32 周的 PPROM 妇女，对进行过一次或两次阴道指检的患者与未接受检查的患者进行了比较。接受检查的患者从胎膜早破至分娩间隔约为 3 天，而未检查的患者为 5 天。这种差异并未影响孕产妇或新生儿结局。

在妊娠中期实施羊膜穿刺术可发生胎膜早破，但这种现象并不常见（第 14 章）。Borgida 等（2000）报告，羊膜腔穿刺行遗传学检查者若并发 PPROM，其围产期结局比孕中期自发性胎膜破裂要好，围产儿生存率为 91%。对患者进行详细咨询后，患者通常在门诊随访，连续监测羊水量变化（ACOG，2016d）。在上面引用的数据中，从羊膜腔穿刺术后发生 PPROM 到羊水量恢复正常的平均时间约为 2 周。

少数研究使用了宫缩抑制剂。在胎膜早破而未临产的妇女中，预防性使用宫缩抑制剂并不会改善新生

儿的预后,但与绒毛膜羊膜炎的并发症增加密切相关(Mackeen,2014)。治疗性使用宫缩抑制剂,也不能改善 PPROM 的围产期结局(Garite,1987)。

宫颈环扎术后 PPROM 的处理也不完全明确。McElrath 等(2002)研究了 114 例有宫颈环扎术的妇女,她们在妊娠 34 周前发生了胎膜早破。与 288 例无宫颈环扎的孕妇进行比较,发现两组的妊娠结局相同。环扎术后发生早产胎膜破裂,保留环扎线超过 24 小时可能延长妊娠,但发生宫内感染及其他风险增高(Giraldo-Isaza,2011;Laskin,2012)。正如第 18 章所述,保留环扎的处理存有争议。

一般来说,未足月胎膜早破后剩余的羊水量对 26 周前的妊娠有重要的预后意义。Hadi 等(1994)报告了 178 例在妊娠 20~25 周发生胎膜早破的病例。近 40% 的患者发生羊水过少,诊断标准为羊水池最大深度<2cm。几乎所有羊水过少的孕妇都在妊娠 25 周前分娩,而 85% 的羊水足量的孕妇可以延至妊娠晚期分娩。Carroll 等(1995)发现,在妊娠 24 周后发生胎膜早破后出生的新生儿并没有发生肺部发育不全。这表明妊娠 23 周是发生肺发育不全的临界孕周(第 7 章)。此外,在考虑早期期待治疗时,还应考虑羊水过少而导致的肢体压迫畸形(第 11 章)。

其他风险因素也已被评估。对于患有活动性疱疹的孕妇,期待管理带来的感染风险似乎比早产相关风险要低(Major,2003)。另外,Lewis 等(2007)发现,对非头位 PPROM 进行期待治疗,脐带脱垂的风险增高,尤其是在妊娠 26 周之前。

■ 有临床症状的绒毛膜羊膜炎

如上所述,感染是胎膜早破的主要问题。虽然有些病例仍处于亚临床状态,但如果确诊为绒毛膜羊膜炎,则应立即采取措施,优先进行阴道分娩。由于单独的母体白细胞增多并不是普遍表现,因此发热是诊断绒毛膜羊膜炎的唯一可靠指标。临床制度和指南对于发热体温的阈值规定各不相同。传统上,未足月胎膜早破的体温≥38℃(100.4°F)可能已经隐含感染。在帕克兰医院,我们仍然坚持这个标准。

2015 年,由 NICHD 主办的研讨会建议将这种病症命名为"羊膜腔内感染和炎症"(Higgins,2016)。新名词简称 3I,因为 Intraamnionic、Infection 和 Inflammation 均以"I"开头。这一新名词的临床使用价值很有争议(Barth,2016)。尽管如此,ACOG(2017b)最近修订了羊膜腔内感染和炎症的定义和诊断标准。新定义指出,当母体温度≥39.0℃或母体温度为 38.0~38.9℃且合并一项临床危险因素时,可以诊断可疑羊膜腔内

感染。临床高危因素包括低产次、多次阴道指检、使用宫内监护装置、羊水胎粪污染及某些生殖道病原体的存在,如 B 组链球菌和引起性传播疾病的病原体。孤立性母体发热定义为母体温度为 38.0~38.9℃,没有其他危险因素存在,温度可以持续升高也可以单次升高。

母体有绒毛膜羊膜炎的胎儿和新生儿的并发症显著增加。Alexander 等(1998)研究了帕克兰医院 1 367 例极低出生体重的新生儿,其中约 7% 的新生儿母亲有明显的绒毛膜羊膜炎。与没有临床感染的新生儿相比,受感染组的新生儿脓毒症、RDS、早发性癫痫发作、脑室内出血和脑室周围白质软化的发生率较高。研究人员认为,这些体重极低的新生儿的神经系统损伤与绒毛膜羊膜炎相关。Yoon 等(2000)发现早产新生儿的羊膜腔内感染与脑瘫并发症增加有关。Petrova 等(2001)研究了 1995~1997 年美国超过 1 100 万例单胎活产。在分娩期间有 1.6% 的孕妇发烧,这是预测足月和早产儿感染相关死亡的重要因素。

■ 抗生素治疗

基于自发性早产或胎膜早破的微生物发病机制,许多研究者使用各种抗生素预防早产发生。Mercer 等(1995)对 13 项随机试验进行荟萃分析,这些试验都是在孕 35 周前进行。在 10 个围产结局中,只有 3 个可能得益于抗生素治疗:①发生绒毛膜羊膜炎的女性较少;②新生儿发生脓毒症较少;③接受抗生素治疗的女性妊娠常延长 7 天。然而,新生儿存活率、坏死性小肠结肠炎、RDS 和颅内出血的发生率未受影响。

为了进一步解决这个问题,MFMU 协作网设计了一项期待治疗的试验,从中比较安慰剂和 7 天抗生素治疗方案。抗生素方案为每 6 小时静脉注射氨苄西林加红霉素,共 48 小时,然后口服阿莫西林加红霉素,每 8 小时一次,共 5 天。这些孕妇都是在妊娠 24~32 周之间发生未足月胎膜早破。两组既未给予宫缩抑制剂也未给予类固醇皮质激素。抗生素治疗组的新生儿患有 RDS、坏死性小肠结肠炎和综合不良结局的比率显著减少(Mercer,1997),孕周也显著更长。50% 的接受抗生素治疗的孕妇在治疗 7 天后仍未分娩,而安慰剂组只有 25%。此外,在第 14 天和第 21 天,治疗组的未分娩数量明显高于安慰剂组。子宫颈阴道 B 组链球菌的结果并没有改变这些预后。

其他研究检验了短期治疗和不同抗菌药物组合的功效。与使用氨苄西林或氨苄西林-舒巴坦的 7 天方案相比,3 天治疗方案在围产结局方面同样有效(Lewis,2003;Segel,2003)。与安慰剂相比,红霉素治疗有显著

的新生儿益处。然而,不建议使用阿莫西林-克拉维酸盐方案,因为该方案与新生儿坏死性小肠结肠炎的并发症增加有关(Kenyon,2004)。

一些研究预测,妊娠期间长期抗生素治疗可能会产生不良后果(Carroll,1996;Mercer,1999)。Stoll 等(2002)研究了出生于 1998~2000 年的 4 337 例新生儿,出生体重为 400~1 500g,并与尚未开始抗生素治疗的 1991~1993 年出生的 7 606 例新生儿相比。早发性脓毒症的总体发生率在这两个时期无变化。B 组链球菌败血症的发病率从 1991~1993 年的每千例出生人数 5.9 下降到 1998~2000 年的每千例出生人数 1.7,而大肠杆菌败血症的并发症从每千例新生儿 3.2 升至 6.8。最近的队列研究研究显示,约 85% 的大肠杆菌分离株对氨苄西林具有抗药性。患有早发性败血症的新生儿更容易死亡,特别是在感染大肠杆菌后。Kenyon 等(2008a)报告,PPROM 孕妇使用抗生素后对 7 岁儿童的健康没有影响。

■ 类固醇皮质激素促进胎儿肺成熟

未足月胎膜早破是否使用类固醇皮质激素曾有争议,因为胎儿收益程度不如胎膜完好的情况。目前,ACOG 推荐妊娠 24~34 周破膜的孕妇使用单疗程的类固醇皮质激素治疗(ACOG,2017a)。妊娠 23 周的出生的新生儿已有可能存活,如果妊娠 23 周的孕妇在 7 天内可能发生早产,应使用单疗程的类固醇皮质激素治疗(ACOG,2017e)。妊娠 34~37 周是否使用激素也有争议,目前建议对晚期早产的患者也给予类固醇皮质激素治疗。

■ 胎膜修复

密封剂在医学中用于各种情况,包括手术止血。如第 18 章所述,关于胎膜密封剂治疗的报告有限。Crowley 等(2016)最近的综述认为,目前数据不足以评估破膜的密封剂治疗。在帕克兰医院,目前不使用这些药物治疗胎膜早破。

胎膜未破早产的临床管理

如果出现早产迹象和症状,胎膜完整的孕妇处理与未足月胎膜早破的处理相似。在妊娠 34 周前,应该尽量延长妊娠。减轻或抑制早产子宫收缩的药物将在随后讨论。

■ 羊膜腔穿刺术检测感染

已有几种检测方法用于诊断羊膜腔内感染(An-drews,1995;Romero,1993;Yoon,1996)。尽管阳性结果可以证实感染,但常规羊膜穿刺术并无太大益处(ACOG,2017b)。

■ 类固醇皮质激素促胎儿肺成熟

由于发现糖皮质激素可加速早产胎儿的肺成熟,Liggins 和 Howie(1972)对其进行了评估,以治疗早产孕妇。给予倍他米松 24 小时后再分娩,可有效地降低 RDS 和新生儿死亡率。接受类固醇皮质激素的胎儿现已被追踪到 31 岁,未发现任何不良反应。1995 年,美国国立卫生研究院(NIH)专家共识小组推荐类固醇皮质激素用于先兆早产的促胎肺成熟。另一 NIH 会议(2000)结论是,虽然数据不足以评估类固醇皮质激素用于高危妊娠的有效性,例如,高血压、糖尿病、多胎妊娠、胎儿生长受限或胎儿水肿等,但是,对于这些高危妊娠进行糖皮质激素治疗合乎情理。

最近 Roberts 等(2017)对 30 项研究进行了荟萃分析,共计 7 774 例女性和 8 158 例婴儿,该研究试图量化单疗程类固醇皮质激素治疗的益处。激素治疗与降低下列新生儿并发症相关:围产儿死亡率、新生儿死亡率、RDS、脑室内出血、坏死性小肠结肠炎、机械通气需求和生命最初 48 小时的全身性感染率。而对于慢性肺部疾病、儿童期死亡、儿童神经发育延迟则无明显的益处。激素治疗与绒毛膜羊膜炎无关。附带说明一下,有研究显示在低收入和中等收入国家,对有早产风险的孕妇预防性使用类固醇激素会增加围产儿死亡率(Althabe,2015)。

ACOG(2017a)目前推荐在妊娠 24~34 周内并有 7 天内分娩风险的妇女给予单疗程类固醇激素治疗。这种方案是否对早产双胎有益尚有争议(Viteri,2016)。适用于类固醇激素治疗的孕周阈值也有新的观点。对于妊娠 23 周并存在 7 天内分娩的风险,可考虑使用单疗程类固醇皮质激素。在胎儿可存活前使用类固醇激素治疗,需要与患者和家属详细沟通,决定是否进行新生儿复苏,全面考虑后才考虑激素治疗(ACOG,2017e)。

倍他米松和地塞米松这两个药物都与胎儿肺成熟相关(Murphy,2007)。这两种药物在降低早产新生儿主要新生儿并发症方面具有可比性(Elimian,2007)。倍他米松的用法是 12mg 肌内注射,每次间隔 24 小时,共 2 次。地塞米松为 6mg 肌内注射,每次间隔 12 小时,共 4 次。激素疗程少于 24 小时对胎儿也有益处,可以降低新生儿并发症和死亡率。不论能否在分娩前完成激素疗程,都应及时给予首次类固醇皮质激素(ACOG,2017a)。

晚期早产高风险妇女

MFMU 协作网进行了一项随机试验,评估是否可以在近足月的早产孕妇使用倍他米松以减少新生儿呼吸系统和其他并发症(Gyamfi-Bannerman,2016)。尽管 2 831 例女性研究队列中只有 60% 接受了两次注射,但与安慰剂组相比,使用类固醇皮质激素治疗的呼吸系统并发症发生率低于 14.4%。因此,ACOG(2017a)和 SMFM(2016a)建议考虑在妊娠 34~36^{+6} 周使用单疗程的倍他米松。

这种做法还没有得到普及。短期和长期新生儿安全性都需关注(Crowther,2016;Kamath-Rayne,2016)。在接受倍他米松的新生儿中,低血糖发生率明显增高(Gyamfi-Bannerman,2016)。新生儿低血糖尤其令人担忧,其可能导致长期不良后果,包括发育迟缓(Kerstjens,2012)。需要说明的是,倍他米松的最大功效是减少新生儿短暂性呼吸急促,但这是一种临床意义不大的自限性病症(Kamath-Rayne,2016)。具体而言,给予倍他米松和安慰剂的新生儿的暂时性呼吸急促发生率分别为 6.7% 和 9.9%。这些比率是安全分娩联合会(2010)报告的 3~4 倍,后者为抽取了美国 19 家医院的 233 844 次分娩,对其详细妊娠和分娩信息进行的一项回顾性观察性研究。由于这些问题,在帕克兰医院超过 34 周的早产孕妇目前不给予类固醇皮质激素治疗。

重复疗程

单疗程激素治疗还是重复疗程以加速胎肺成熟是两大临床试验的焦点。虽然都发现重复疗程有利于降低新生儿呼吸系统并发症,但长期后果却大不相同。在 Crowther 等(2007)的一项随机研究中,所有有早产风险的孕妇都接受了单疗程倍他米松治疗。接下来,治疗组孕妇每周给予 11.4mg 倍他米松肌内注射,对照组给予安慰剂。研究发现治疗组的 2 岁以下的婴儿未出现副作用。Wapner 等(2007)研究了 495 例女性所生的婴儿,这些女性被随机分配至单疗程激素疗程组或重复疗程组,单疗程组仅给予两次倍他米松,重复疗程组每周给予倍他米松。发现暴露于重复疗程的婴儿脑瘫率升高,但无统计学差异。本研究中倍增的倍他米松剂量令人担忧,因为一些实验证据支持不良反应是剂量依赖性(Bruschettini,2006)。Stiles(2007)将这两项研究归纳为"早期获益,长期问题"。帕克兰医院的做法与 ACOG(2017a)的建议一致,即进行单一疗程激素治疗。

救援疗法

这是指当分娩即将来临时,使用类固醇皮质激素自初始剂量起已经超过 7 天,此时再给予激素治疗。

在一项随机试验中,326 例女性接受安慰剂或单次 12mg 的倍他米松(Peltoniemi,2007)。矛盾的是,倍他米松的抢救剂量增加了发生 RDS 的风险。Garite 等(2009)报告了另一项激素救援疗法的研究,对 437 例<孕 33 周的孕妇进行治疗后,新生儿呼吸系统并发症显著降低。然而,围产儿死亡率和其他并发症没有差异。最后,McEvoy 等(2010)发现,接受治疗的婴儿的呼吸顺应性可以得到改善。

Garite 等(2009)随机研究纳入 437 例孕周<33 周的单胎或双胎并且胎膜完整的孕妇,一组接受救援性倍他米松或地塞米松治疗,另一组为安慰剂。这些孕妇都曾在妊娠 30 周前至少 14 天完成了一个疗程的类固醇皮质激素。救援组 RDS 发生率为 41%,安慰剂组的 RDS 发生率为 62%。因早产而导致的其他并发症没有差异。Crowther 等(2011)的荟萃分析结论为,对于孕周<34 周的孕妇,如果首次激素给药已超过 7 天,应考虑给予激素救援治疗。ACOG(2017a)支持使用单疗程激素救援治疗,早产需在孕 34 周之前,前一个激素疗程至少超过 7 天。孕 34 周后是否使用激素救援疗法目前尚不清楚。在帕克兰医院,目前不使用激素救援治疗,仅给予单疗程激素促胎儿成熟。

■ 硫酸镁用于胎儿神经保护

当孕妇因早产或先兆子痫接受硫酸镁治疗后,其极低体重儿在 3 岁时的脑性瘫痪并发症降低(Grether,2000;Nelson,1995)。根据这一现象设计了随机试验,旨在研究硫酸镁与神经保护的假设。一项试验纳入 1 063 例孕 30 周前有早产风险的孕妇,一组给予硫酸镁治疗,一组为安慰剂(Crowther,2003)。镁暴露改善了一些围产期结局。也就是说,镁治疗组的新生儿死亡和脑瘫的发生率都较低,但这项研究没有足够的说服力。Marret 等(2008)报告的法国多中心试验也存在类似问题。

更有说服力的镁神经保护证据来自 MFMU 协作网研究,BEAM 试验是产前硫酸镁与安慰剂对照的临床试验(Rouse,2008)。试验纳入 2 241 例孕 24~31 周即将发生早产的孕妇,患者被随机分入硫酸镁和对照组,在 20~30 分钟内给予硫酸镁 6g 静脉注射,然后每小时 2g 维持输注。在大约一半的治疗妇女中输注硫酸镁。96% 的儿童接受了为期 2 年的随访。结果详见表 42-10。采用的统计方法不同可能对该试验产生不同的解释。有人认为,无论孕龄如何,硫酸镁输注都能预防脑瘫。有人却持不同观点,认为该试验仅支持在孕 28 周前使用硫酸镁预防脑瘫。

表 42-10 硫酸镁预防脑瘫

新生儿结局	治疗方法		
	硫酸镁组例数(/%)	安慰剂组例数(/%)	相关风险(95%CI)
婴儿随访2年	1 041(100)	1 095(100)	—
死胎或婴儿死亡	99(9.5)	93(8.5)	1.12(0.85~1.47)
中度或重度脑瘫:			
总数	20/1 041(1.9)	3/1 095(3.4)	0.55(0.32~0.95)
孕周<28~31周[b]	12/422(2.7)	30/496(6)	0.45(0.23~0.87)
孕周≥24~27周[b]	8/599(1.3)	8/599(1.3)	1.00(0.38~2.65)

资料来源:Rouse,2008.
[a] 选择性结果来自产前硫酸镁研究(BEAM)。
[b] 随机入组时的孕周。
CI:置信区间。

在这些研究之后,Doyle 等(2009)回顾了 5 项随机试验,以评估胎儿脑神经保护作用。研究纳入 6 145 例婴儿,发现镁暴露显著降低脑瘫的风险,其他新生儿并发症无显著差异。据计算,每 63 例孕妇进行镁治疗就可预防 1 例儿童脑瘫。

在 2011 年 SMFM 年会上,关于镁是否有脑神经保护作用引发了争论。Rouse(2011)谈了硫酸镁的益处,而 Sibai(2011)则质疑 Doyle(2009)的荟萃分析存在随机统计误差,报告的益处为假阳性。另一个疑点是疗效缺乏剂量反应(McPherson,2014)。由于没有一项研究发现硫酸镁对胎儿神经保护有益,ACOG(2016a)建议,如果选择使用硫酸镁预防脑瘫,应制订具体的用药方案。为了指导这种治疗,ACOG(2012)发布了一份患者安全检查对照表,用于使用硫酸镁进行神经保护。对于有 PPROM 者,可以同样考虑使用硫酸镁。在帕克兰医院,对于妊娠 24~27[+6] 周的有早产风险的产妇会给予硫酸镁用于神经保护。

■ 抗生素的应用

抗生素防治早产的研究结果令人失望。Cochrane 分析发现,对于胎膜完整的孕妇,使用抗生素并未降低早产率或影响其他重要临床结局(Flenady,2013)。相反,胎儿期抗生素暴露会给儿童带来短期或长期的伤害。Kenyon(2001)报告了 ORACLE 协作组对 6 295 例未破膜且无感染迹象的自发性早产研究。孕妇被随机分为抗生素或安慰剂组,发现新生儿死亡、慢性肺病和脑异常等主要结果在两组间无显著差异。在 ORACLE Ⅱ 试验的随访中,与无胎儿期抗生素暴露的儿童相比,胎儿期接触抗生素者在 7 岁时脑瘫率增加(Kenyon,2008b)。重要的是,这里的抗生素应用不同于 B 组链球菌预防(第 64 章)。

■ 卧床休息

这是妊娠期间时常采用的干预措施,但也是研究最少的干预措施。一项系统综述发现,目前证据既不支持,也不否定卧床休息用于预防早产(Sosa,2004)。Goulet 等(2001)对 250 例加拿大孕妇进行了随机研究,在完成早产急性期治疗后,一组纳入家庭照料,一组为住院治疗,结果发现两组间无差异。有人认为卧床休息可能造成伤害。Kovacevich 等(2000)报告,3 个月或更长时间的卧床休息后,血栓栓塞并发症增高至 16/1 000,而维持正常行走的孕妇仅为 1/1 000。Promislow 等(2004)发现,门诊孕妇在卧床休息后会出现明显的骨质丢失。最近,Grobman 等(2013)指出,活动受限的女性在妊娠 34 周前发生早产的可能性几乎是不受限组的 2.5 倍。然而,这一发现可能反映了统计偏差,孕妇之所以活动受限可能是因为早产风险增高。McCall 等(2013)总结了卧床休息的文献,发现证据不足以支持卧床休息可预防早产。ACOG(2017d)认为,医生经常要求产妇卧床休息,但卧床休息的指征很少,大多数情况下应考虑下床活动。

■ 宫颈子宫托

硅胶宫颈托,如 Arabin 子宫托,可用于支持子宫颈,通常在超声检查显示宫颈缩短时使用。对于 385 例宫颈长度 ≤25mm 的西班牙女性,Goya 等(2012)给予硅胶子宫托治疗或期待管理。子宫托组仅 6% 的女性在妊娠 34 周前分娩,而期待管理组为 27%。另一项试验纳入 100 例宫颈<25mm 的孕妇,患者在妊娠 20~24 周被随机分为子宫托治疗或期待治疗组(Hui,

2013）。子宫托未降低妊娠34周之前的早产。Nico-laides等（2016）报告了类似的结果。SMFM（2017b）认识到研究结果相互矛盾，而且美国没有FDA批准的子宫托用于预防早产。故建议，仅在进行临床研究时使用子宫托。

■ 紧急或救援性宫颈环扎

一些证据支持宫颈机能不全和先兆早产属于同一谱系，最终导致过早分娩。因此，当有早产表现后，有些研究评估是否可以进行宫颈环扎以阻止早产。Althuisius等（2003）在孕27周之前随机将23例宫颈功能不全的孕妇分为两组，一组为卧床休息，另一组为卧床休息加紧急McDonald宫颈环扎术。环扎组的分娩明显延迟（54天 vs. 24天）。Terkildsen等（2003）研究了116例接受过中孕期急诊宫颈环扎术的女性。不利于延长妊娠的因素如下：初产妇、胎膜膨出超出宫颈外口和妊娠22周前实施宫颈环扎。对于宫颈扩张即将导致不良妊娠结局的孕妇，提供紧急环扎合乎情理，环扎前应做好知情同意。紧急宫颈环扎是否真正有益，或是否增加胎膜破裂和感染的风险，目前尚不清楚（Hawkins，2017）。

■ 治疗早产的宫缩抑制剂

虽然已经有几种药物和其他干预措施可以用来预防或抑制早产，但没有一种方法完全有效。ACOG（2016b）指出，宫缩抑制剂不能显著延长妊娠期，但可能会延迟分娩时间长达48小时。这段时间可能允许将孕妇转运到高水平的产科和新生儿中心，并争取时间进行类固醇皮质激素治疗。有研究报告，尽管延迟分娩可以给予激素治疗，但围产期结局并未改善（Gyetvai，1999）。

β肾上腺素受体激动药、硫酸镁、钙通道阻滞剂或吲哚美辛是推荐短期使用的宫缩抑制剂。使用宫缩抑制剂的孕龄范围仍值得商榷。类固醇皮质激素通常不在妊娠34周后使用，因为34周后早产儿的围产结局通常较好，所以多不建议在妊娠33周后使用宫缩抑制剂（Goldenberg，2002）。

宫缩抑制剂虽可暂时抑制宫缩，但很少能阻止早产发生。ACOG（2016b）指出，使用宫缩抑制剂进行维持治疗对预防早产无效。重要的是，与安慰剂相比，没有任何试验能够令人信服地显示宫缩抑制药物可以降低早产导致的不良结局（Walker，2016）。在完成早产急性期治疗后，不应进行维持性宫缩抑制治疗。

β肾上腺素受体激动药

有几种化合物可以通过与β肾上腺素受体结合，降低细胞内钙离子水平，防止子宫肌层收缩蛋白的激活（第21章）。在美国市场，β受体激动剂利托君（Ritodrine）和特布他林已用于产科，但只有利托君被FDA批准用于早产。

2003年，生产商自愿从美国市场撤出利托君，此处通过对利托君的讨论，指出β受体激动剂的使用问题。一项早期临床试验显示，孕妇接受利托君治疗后，自发性早产率及新生儿并发症降低（Merkatz，1980）。但在帕克兰医院的一项随机试验中，静脉注射利托君虽延迟分娩24小时，但没有其他益处（Leveno，1986b）。其他研究证实，分娩延迟可长达48小时（Canadian Preterm Labor Investigators Group，1992）。

β受体激动剂静脉输注可导致严重甚至致命的母体副作用。肺水肿是一个特别值得关注的问题，这一并发症详见第47章。一项早期研究显示，在密西西比州的14年间，宫缩抑制剂是孕妇急性呼吸窘迫和死亡的第三大常见原因（Perry，1998）。造成肺水肿原因较多，包括β受体激动剂抑制宫缩、多胎妊娠、同时进行类固醇皮质激素治疗、抑制宫缩超过24小时及大量输注晶体液。使用β受体激动剂24~48小时后通常出现钠水滞留，导致体内液体超负荷（Hankins，1988）。这些药物导致毛细血管通透性增加、心律失常和心肌缺血。

特布他林（Terbutaline）在美国常用于预防早产。与利托君一样，它可能引起肺水肿（Angel，1988）。低剂量特布他林可通过皮下泵长期给药（Lam，1988；Perry，1995）。但是，随机试验显示特布他林泵治疗无效（Guinn，1998；Wenstrom，1997）。用于预防早产的口服特布他林也无效（How，1995；Parilla，1993）。一项试验纳入203例先兆早产孕妇，在妊娠24~34周时被随机分为特布他林组或安慰剂组，每4小时口服特步他林5mg（Lewis，1996）。试验结果显示，1周内的分娩率、平均分娩前潜伏期、分娩孕周和早产复发率在两组间均无差异。由于特步他林可引起严重母体副作用，FDA（2011）对使用特布他林治疗早产发出警告。ACOG（2016b）建议仅短期住院使用特布他林作为宫缩抑制剂或作为快速抑制子宫收缩的急性疗法。用于后一种适应证时，建议皮下注射0.25mg。行外倒转之前可给予特布他林抑制宫缩，详见第28章。

硫酸镁

高浓度的镁离子可以改变子宫肌收缩性。其作用可能是钙拮抗剂，给予治疗剂量时，它可能会抑制分娩过程。通常静脉给予4g硫酸镁作为负荷剂量，然后连续输注2g/h，可以抑制宫缩避免早产（Steer，1977）。与β受体激动药物一样，镁治疗也可引起肺水肿（Samol，

2005）。在帕克兰医院，对数万例子痫前期孕妇给予静脉硫酸镁治疗，在肺水肿方面的经验与很多报告不同。第40章已详细讨论镁的药理学和毒理学。

目前仅有两项随机研究评估硫酸镁抑制宫缩的疗效。Cotton 等（1984）治疗了 54 例早产孕妇，发现硫酸镁、利托君和安慰剂治疗效果的差异很小。Cox 等（1990）将 156 例女性随机分组，一组接受硫酸镁治疗，一组输注生理盐水，两组间母胎结局相同。因此，帕克兰医院已放弃使用硫酸镁作为宫缩抑制剂。同样，Crowther 等（2014）回顾了硫酸镁作为宫缩抑制剂的效果，认为硫酸镁无效且可能有害。最后，FDA（2013）警告不要长期使用硫酸镁来抑制早产，因为镁离子暴露时间超过 5~7 天可导致胎儿骨质疏松和胎儿骨折，这归因于胎儿的低钙水平。

前列腺素抑制剂

前列腺素抑制剂与正常分娩的收缩密切相关（第 21 章），作用机制为抑制前列腺素合成或阻断其对靶器官的作用。前列腺素合成酶将游离花生四烯酸转化为前列腺素。阻断转化的药物有多种，其中包括乙酰水杨酸盐和吲哚美辛。

吲哚美辛是一种非选择性环氧合酶抑制剂，在一项针对 50 例女性的研究中首次被用作宫缩抑制剂（Zuckerman，1974）。随后的研究报告了吲哚美辛在抑制宫缩和延迟早产方面的疗效（Muench，2003；Niebyl，1980）。Morales 等（1989，1993a）比较了吲哚美辛、利托君和硫酸镁，发现三者预防早产的效果无差异。Berghella 等（2006）回顾了四项关于吲哚美辛的临床试验，对超声发现宫颈缩短的孕妇给予吲哚美辛治疗无效。

吲哚美辛可以口服或直肠给药。由于对羊水过少的担忧，大多数研究将吲哚美辛的使用限制在 24~48 小时，但治疗剂量也可导致羊水过少。如果监测羊水，可以及早发现羊水过少，停用药物即可逆转羊水过少。

在一项对孕 30 周前出生的新生儿的研究中，Norton 等（1993）在 37 例吲哚美辛暴露的新生儿中发现了 30% 的坏死性小肠结肠炎，而 37 例对照组新生儿中的发生率只有 8%。另外，吲哚美辛也可导致脑室内出血和动脉导管未闭。有人对吲哚美辛暴露与坏死性小肠结肠炎之间的关联提出疑问（Muench，2001；Parilla，2000）。Gardner 等（1996）和 Abbasi 等（2003）报告吲哚美辛与脑室内出血、动脉导管未闭、败血症、坏死性小肠结肠炎和新生儿死亡之间没有联系。两项荟萃分析显示，产前吲哚美辛对新生儿结局的影响存在相互矛盾的结果（Amin，2007；Loe，2005）。Reinebrant 等（2015）的综述包括 20 项研究，发现与安慰剂或任何其他宫缩抑制剂相比，环氧合酶抑制剂（包括吲哚美辛）没有明显益处。

一氧化氮供体

这些有效的平滑肌松弛剂可以影响脉管系统、肠道和子宫。在随机临床试验中，口服、经皮或静脉注射硝酸甘油并不优于其他宫缩抑制剂。此外，产妇低血压是常见副作用（Bisits，2004；El-Sayed，1999；Lees，1999）。

钙通道阻滞剂

子宫肌层活动与细胞质游离钙直接相关，钙浓度降低可抑制收缩，这点已在第 21 章中讨论。钙通道阻滞剂通过各种机制抑制钙通过细胞膜通道进入。虽然此类药物主要是治疗高血压，但也已经用于抑制早产宫缩。

从研究结果来看，钙通道阻滞剂，尤其是硝苯地平，较 β 受体激动剂更安全、有效（King，2003；Papatsonis，1997）。Lyell 等（2007）将 192 例孕 24~33 周的女性随机分为硫酸镁或硝苯地平组，发现二者在疗效或不良反应方面无显著差异。在另一项随机研究中，145 例孕 24~33 周早产孕妇接受了硝苯地平或阿托西班治疗，两者在延迟分娩和新生儿并发症方面均无明显差异（Salim，2012）。

Flenady 等（2014b）回顾了 38 项钙通道阻滞剂（主要是硝苯地平）用于早产的临床试验，发现与安慰剂或期待治疗相比，钙通道阻滞剂是有效的。但是，这一结论源于一项对 84 例女性进行的三个治疗组研究，可能存在选择偏倚风险，而且并非双盲（Ara，2008；Zhang，2002）。目前正在帕克兰医院进行一项随机、双盲、安慰剂对照的硝苯地平试验，用于先兆早产的急性宫缩抑制治疗。

重要的是，硝苯地平与镁联合抑制宫缩有潜在危险。Ben-Ami 等（1994）和 Kurtzman 等（1993）报告，硝苯地平可增强镁的神经肌肉阻滞作用，从而影响肺功能和心脏功能。在一项针对 54 例早产妇女的小型研究中，孕妇接受了硫酸镁加硝苯地平或无宫缩抑制剂治疗，既未发现益处也未发现危害（How，2006）。

阿托西班

这种九肽缩宫素类似物是缩宫素-受体拮抗剂（oxytocin-receptor antagonist，ORA）。Goodwin 等（1995）报告了该药物在孕妇的药代动力学。在随机临床试验中，发现阿托西班未能改善相关的新生儿结局，却与新生儿并发症明显有关（Moutquin，2000；Romero，2000）。由于担心疗效和胎儿新生儿安全，FDA 拒绝批准阿托西班。此外，2014 年的荟萃分析未显示 ORAs（主要是阿托西班）有任何优越性，在妊娠延长或新生儿结局方面,与安慰剂、β受体模拟药物或钙通道阻滞剂无显著差异。但是,ORAs母体不良反应较少(Flenady,2014a)。最近,van Vliet等(2016)进行了一项随机试验,纳入510例先兆早产的孕妇,分别给予硝苯地平和阿托西班治疗,在围产期不良结局方面,两组间无明显差异。

■ 自然分娩

无论是引发的早产还是自发的早产,都需要监测胎儿心率异常和子宫收缩。建议使用连续电子监控。胎儿心动过速,特别是在胎膜破裂之后,可能提示败血症。一些证据支持分娩时的代谢性酸血症可能会加重新生儿并发症,而这些并发症常归因于早产。例如,Morgan等(2017)发现,代谢性酸血症导致妊娠34周前早产儿并发症的风险增高。Low等(1995)观察到产时酸中毒(脐动脉血 pH<7.0)在新生儿并发症中起重要作用(第33章)。B组链球菌感染在早产新生儿中较为常见且很危险,应给予抗生素预防(第64章)。

■ 阴道分娩

在阴道口未松弛的情况下,一旦胎头到达会阴处,可能需要行会阴切开术。围产期结局数据不支持常规外阴切开术或产钳分娩来保护"脆弱的"早产胎头。分娩时,训练有素的多团队医务人员必须到场,分工明确,根据孕龄进行相应的复苏。新生儿复苏详见第32章。在三级医疗中心,新生儿存活率明显增高,这也强调了早产新生儿专业团队和设施的重要性。

■ 颅内出血的预防

早产新生儿经常发生颅内基质出血,并可扩展到更严重的脑室内出血(第34章)。有人推测,若选择剖宫产则可避免阴道分娩造成的创伤,可预防并发症的发生,但后续研究并未证实这一假说。Malloy(1991)分析了1765例出生体重<1500g的新生儿,发现剖宫产并未降低死亡或颅内出血的风险。然而,Anderson等(1988)对剖宫产在颅内出血预防中的作用进行了研究,认为颅内出血与产程活跃期相关。然而,在进入活跃期之前,无法决定分娩方式,在大多数早产儿的分娩过程中不可能避免活跃期。

(熊瑛 尹宗智 翻译 熊庆 审校)

参考文献

第 43 章

过期妊娠

必须承认，从末次月经算起，妊娠有时超过 280 天。如果孕期过长，胎儿生长过大，常会造成分娩困难。因此，当孕妇描述停经已远超第 10 个月或接近第 11 个月时，如果检查发现胎儿超重，应该考虑引产的必要性。

——J. 惠特里奇·威廉姆斯（1903）

威廉姆斯的这段描述显示妊娠时间过长的问题已存在超过百年了。过期妊娠至今仍然存在。"过期妊娠（postterm）""延期妊娠（prolonged）""逾期妊娠（postdates）""过成熟妊娠（postmature）"这几个词都常用来描述孕周超过正常妊娠上限的状态。我们避免使用"逾期妊娠（postdate）"这个词，是因为多数过期妊娠病例中最重要的问题是"超过了哪个日期（post-what date?）"。"过成熟妊娠（postmature）"是指临床上一类相对非正常的、特殊的胎儿综合征，其中因为病理性的妊娠延长而使新生儿出现一些特征性变化。因此对于孕周延长的妊娠表达为"过期妊娠（postterm pregnancy）""延期妊娠（prolonged pregnancy）"更合适。

根据 ACOG（2016b,d）的定义，国际上公认的延期妊娠的概念是指从末次月经的第 1 天开始计算达到或超过 42 周（294 天）。其中最重要的是强调 42 周整，尽管 41^{+1}~41^{+6} 周都是孕期的第 42 周，但都不能算是延期妊娠。本书对第 42 周常用的划分是从 42~42^{+6} 周这 7 天。

胎龄估计

当前对过期妊娠的定义是假定在末次月经后两周排卵。这就是说，一些所谓的过期妊娠并不是真正的过期，而是因为末次月经记忆错误或排卵推迟而导致预产期计算错误。因此，这里有两类到达了 42 周整的孕妇：①实际受孕后满 40 周；②由于预产期估计的不准确，孕周并未达到过期。事实上，即使能准确提供月经日期，并由此推算预产期也不准确。ACOG（2016d，2017b）认为孕早期超声是初步推算或确认胎龄最准确的方法。几项临床研究支持这种观点（Bennett，2004；Blondel，2002；Joseph，2007）。

发生率

2015 年美国有 393 万例新生儿出生，其中有 0.4% 在 42 周或 42 周以后出生（Martin，2017）。在过去，这个比例更高。这种变化趋势提示了对过期妊娠的干预变得更早，而早孕期超声是提高胎龄估计准确性的另一个重要因素。

Olesen 等（2006）分析了丹麦出生队列研究一系列的过期妊娠相关高危因素后发现，体重指数（body mass index，BMI）$\geqslant 25\mathrm{kg/m^2}$ 的孕妇及初产妇与过期妊娠显著相关。Mission 等（2015）和 Arrowsmith 等（2011）的研究有相同发现。在孕中期，如果初产妇宫颈长度超过人群中位数，42 周后分娩的可能性增加 2 倍（van der Ven，2016）。

有些母亲有反复多次发生过期妊娠的趋势，这一现象提示某些过期妊娠有生物特异性。Oberg 等（2013）报告当母女都有过期妊娠史时，女儿此后的过期妊娠发生率显著增加。Laursen 等（2004）研究发现母亲的基因影响了过期妊娠，而与父亲的基因无关。如第 5 章所述，罕见的胎儿-胎盘因素易患过期妊娠，如无脑儿、肾上腺发育不全、X 连锁胎盘硫酸酯酶缺乏（Ayyavoo，2014；MacDonald，1965）。

围产儿死亡率

超过预产期后，死胎率、新生儿死亡率和婴儿死亡率均增加。通过对以往围产儿死亡率的资料进行分析，结果表明，对过期妊娠需要采取干预措施。如图 43-1 瑞典两个大型研究所示，妊娠 39 ~ 40 周的围产儿死亡率最低，超过 41 周围产儿死亡率增加。在美国也存在这样的趋势（Cheng，2008；MacDorman，2009）。如表 43-1 所示。

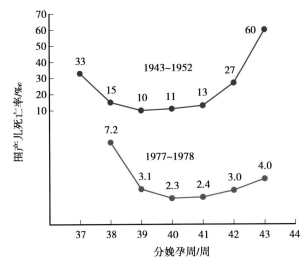

图 43-1　瑞典 1943 ~ 1952 年与 1977 ~ 1978 年比较，妊娠晚期围产期死亡率与孕周的关系，为了便于描绘，部分比例尺被压缩
（资料来源：Bakketeig，1991；Lindell，1956.）

表 43-1　过期妊娠产妇与围产儿不良结局

产妇	围产儿
巨大儿	死胎
羊水过少	胎儿过熟综合征
子痫前期	入住 NICU
剖宫产	胎粪吸入
难产	新生儿惊厥
胎儿危难	缺血缺氧性脑病
肩难产	产伤
产后出血	儿童肥胖
会阴撕裂伤	

NICU：新生儿重症监护病房。

导致过期妊娠死亡的主要原因包括妊娠期高血压、头盆不称导致的产程延长、产伤和缺血缺氧性脑病。Olesen 等（2003）发现在丹麦分娩的 78 022 例过期妊娠孕妇中，常规引产前胎儿死亡的原因与以上结果相似。Moster 等（2010）发现，过期妊娠的新生儿脑瘫发生率增高，Yang 等（2010）报告，妊娠 42 周及 42 周以后分娩的孩子在 6.5 岁时智商（intelligence quotient，IQ）较低。自闭症与过期妊娠无相关性（Gardener，2011）。

Alexander 等（2000a）总结了从 1988 ~ 1998 年在帕克兰医院住院，在 40 周及以上孕周分娩的 56 317 例单胎妊娠。达到妊娠 42 周的孕妇有 35% 引产。因为难产和胎儿宫内窘迫而进行剖宫产的概率较妊娠 42 周之前分娩的孕妇显著增加。过期妊娠分娩的胎儿进入新生儿重症监护室的概率也增加。此外，新生儿癫痫及死亡的概率也翻倍。

Smith 等（2001）对这些分析提出了质疑，因为特定孕周人群围产儿死亡率的风险包括该孕周所有的孕妇，而不是该孕周分娩的人数。围产儿死亡率计算是以妊娠 37 ~ 43 周之间的某孕周分娩数为分母来计算，而相比之下累计风险，即围产儿死亡风险指数是以某一孕周开始的时候所有的孕妇数为分母来计算。这样算来，在妊娠 38 周分娩的围产儿死亡风险指数最低。

病理生理学

■ 胎儿过度成熟综合征

过度成熟的新生儿具有特殊外观表现，包括皱缩或片状脱落皮肤，瘦长身体，提示过度消耗；新生儿通常是睁眼的，表现得异常警觉，外观成熟且焦虑（图 43-2）。皮肤皱褶在手掌和足跟处尤为明显。指/趾甲明显过长。这些表现并不是由于宫内生长受限所致，因为他们的体重极少会低于正常的第 10 百分位数（第 44 章）。另一方面，严重的胎儿宫内生长受限也可能出现这些症状，但这部分患儿应该在孕 42 周前已经结束分娩。孕 41 周、42 周、43 周过度成熟儿的发生率尚无定论。资料显示胎儿过度成熟综合征在妊娠满 42 周的发生率为 10% ~ 20%（ACOG，2016d）。伴有羊水过少明显增加了过度成熟儿风险。Trimmer 等（1990）报告，在 42 周诊断羊水过少（超声测量羊水最大深度为 ≤1cm）的病例中，88% 胎儿表现为过度成熟。

■ 胎盘功能不全

很多学者认为过期妊娠是一种异常状态。Redman

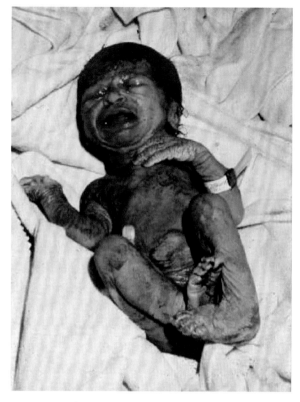

图 43-2 胎儿过度成熟综合征。妊娠 43 周出生的过度成熟儿,在片状脱屑的皮肤表面覆盖黏稠的胎粪。注意新生儿瘦长的外观和手掌的皱褶

和 Staff(2015)推测过期妊娠的胎盘储备功能有限,其特征为胎盘合体滋养层功能失调,这解释了更大的胎儿过度成熟综合征的风险。

Clifford(1954)提出过度成熟儿的皮肤改变是因为胎儿皮脂的保护效应消失。他认为胎盘功能的老化与胎儿过成熟有关,但并未找到胎盘退变的组织学证据。尽管缺乏形态学或量化指标的改变,胎儿过度成熟与胎盘功能不全相关的观点仍在沿用(Larsen,1995;Redman,2015;Rushton,1991)。研究发现胎盘凋亡(一种程序性细胞死亡)在孕 41~42 周的孕妇中比孕 36~39 周更常见(Smith,1999)。Torricelli(2012)发现,过期妊娠胎盘的细胞中几个凋亡基因表达上调,如 kisspeptin。细胞凋亡的临床意义目前尚不明确。

Jazayeri 等(1998)测量了 124 例妊娠 37~43 周生长正常胎儿的脐带血促红细胞生成素。目前认为氧分压下调是促红细胞生成素唯一的调节因子。因此他们致力于研究过期妊娠胎盘老化是否会影响胎儿的氧合作用。所有受试者均无妊娠及分娩并发症。他们发现妊娠达到或超过 41 周,脐带血促红细胞生成素水平明显升高,而阿普加评分及酸碱平衡无差异。因此认为过期妊娠胎盘老化会影响胎儿血氧代谢。

另一项公认的事实是,过期妊娠胎儿体重可以持

续增加,通常在分娩时已经变为巨大儿。胎儿持续生长这一点至少提示过期妊娠胎盘功能并未遭到严重损害。实际上,从妊娠 37 足周开始胎儿体重以很慢的速率持续增长(图 43-3)。Nahum 等(1995)证实胎儿生长可以持续到 42 周。Link 等(2007)证实过期妊娠脐血流并没有随孕周的增加而增加。

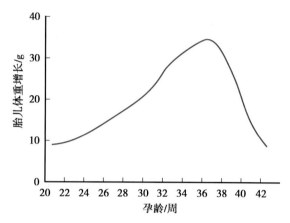

图 43-3 胎儿孕期平均每天的体重增长
(资料来源:Hendricks CH. Patterns of fetal and placental growth:the second half of pregnancy. Obstet Gynecol 24:357,1964.)

■ 胎儿窘迫和羊水过少

胎儿窘迫和羊水过少是过期妊娠胎儿危险性增加的主要原因(Leveno,1984)。分娩时胎儿窘迫的发生(包括过期与非过期胎儿)与羊水过少及脐带受压有关。上述 Leveno 等(1984)分析的 727 例过期妊娠使用产时胎心电子监护,并未发现胎儿窘迫与晚期减速有关,晚期减速为子宫胎盘机能不全的特征性改变。然而,因为胎心监护异常行急诊剖宫产的患者有 3/4 出现了一次或多次延长减速,如图 43-4 所示。除 2 例外,同时都有变异减速。另一种常见的胎心率模式为基线跳跃,但其本身并不预示胎儿不良,见第 24 章。这些表现与脐带受压临床表现一致,另外相关的表现是羊水过少及胎粪污染。

Schaffer 等(2005)指出过期妊娠脐带绕颈与分娩时异常的胎心表现有关,胎粪污染与新生儿缺氧有关。妊娠 38 周后羊水量继续减少,而且胎粪释放到已经减少的羊水腔内,稠厚的胎粪可能导致胎粪吸入综合征(第 33 章)。Trimmer 等(1990)在 38 例过期妊娠孕妇中用超声连续测量膀胱体积来计算妊娠 38~42 周的胎儿每小时尿液产生量,结果发现尿液产生量减少与羊水减少有关,他们为该结论提出一种假设,即持续羊水过少使得胎儿吞咽减少,并进一步导致尿量减少。Oz 等(2002)通过多普勒测量发现过期妊娠并发羊水过少

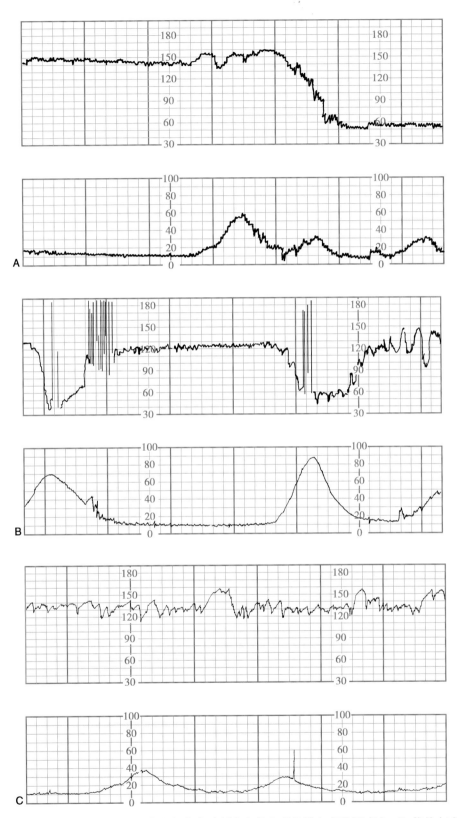

图 43-4 A.伴羊水过少的过期妊娠行急诊剖宫产前出现的胎心率延长减速。B.伴羊水减少的过期妊娠出现的中度变异减速,胎心率小于 70 次/min,持续 60 秒以上。C.过期妊娠伴羊水过少胎心率基线跳跃,振幅(变异)超过 20 次/min

(资料来源:Leveno KJ,Quirk JG,Cunningham FG,et al. Prolonged pregnancy,I. Observations concerning the causes of fetal distress,Am J Obstet Gynecol. 1984 Nov 1;150(5 Pt 1):465-473.)

第十一篇

的病例中,胎儿肾脏血流量下降,而 Link 等(2007)发现脐血流并没有因此增加。

■ 胎儿生长受限

在 20 世纪 90 年代后期,在无妊娠合并症的病例中胎儿生长受限的临床意义反而受到更加关注。Divon 等(1998)和 Clausson 等(1999)分析了 1991~1995 年在瑞典国家出生登记的分娩,过期妊娠分娩合并胎儿生长受限的死胎更为常见。事实上,1/3 的过期妊娠死胎合并胎儿生长受限。在瑞典的该时期,通常在孕 42 周开始引产和进行产前胎儿监护。在帕克兰医院进行的一项研究中,Alexander 等(2000d)分析了355 例孕周≥42 周且出生体重低于第 3 百分位数的新生儿,与同样孕周的出生体重高于第 3 百分位数的 14 520 例新生儿结局比较,发病率和死亡率均显著增加。该研究的病例中生长受限的胎儿并不多,其中 1/4 因为过期妊娠而死胎。

并发症

为避免医学或其他产科并发症,一般不推荐妊娠超过 42 周。其实很多这种情况会提前分娩,如妊娠高血压、剖宫产史和糖尿病。另外一些重要的临床因素包括羊水量异常和潜在的巨大儿。

■ 羊水过少

大量临床研究一致认为通过不同方法检测到羊水量减少时,胎儿风险增加。而且,羊水量的减少对于所有妊娠而言都增加了胎儿的风险(第 11 章)。不幸的是,"羊水量减少"的定义因缺乏确切的量化标准而限制了相关的研究,不同超声检查标准均被采用。Fischer 等(1993)致力研究哪一种标准对过期妊娠的胎儿预后预测效力最高。如图 43-5 所示,羊水深度越小,临床诊断羊水过少的可能性越大。重要的是,羊水正常并不能排除不良的结局。Alfirevic 等(1997)随机研究500 例过期妊娠妇女,用羊水指数或最大垂直深度(第11 章)评估羊水量,结果发现采用羊水指数判断羊水过少会过高估计过期妊娠胎儿的不良预后。

不管采用何种标准诊断过期妊娠羊水过少,多数研究都发现羊水过少增加了分娩时胎儿窘迫的风险,因此多种方法诊断的羊水过少都是有临床意义的。然而即使胎儿羊水量正常也不能完全放心,因为这取决于病理性羊水过少发生的速度。例如,Clement 等(1987)报告了 6 例过期妊娠,羊水在 24 小时内突然减少,其中 1 胎死亡。

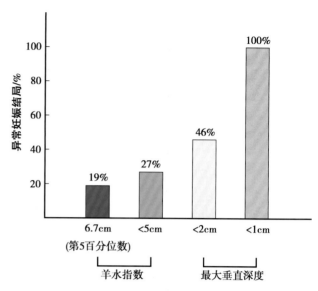

图 43-5 过期妊娠中不同超声检查方法估计羊水量预测预后的比较。异常妊娠结局包括剖宫产、因胎儿危险行阴道助产、5 分钟阿普加评分≤6 分,脐动脉血 pH<7.1,入住新生儿重症监护病房
(资料来源:Fischer RL,McDonnell M,Bian culli KW,et al. Amniotic fluid volume estimation in the postdate pregnancy:a comparison of techniques. Obstet Gynecol 81:698,1993.)

■ 巨大儿

如图 43-3 所示胎儿体重增长的速度在孕 37 周左右达高峰,尽管之后胎儿体重增长的速度放缓,但仍在持续增加。如 2009 年,孕 37~41 周分娩的新生儿中,8.2% 的体重超过 4 000g,42 周后分娩的新生儿 11.0%体重超过 4 000g(Martin,2011)。根据 Duryea 等(2014)报告,孕 42 周分娩胎儿出生体重的第 95 百分位数为4 475g。尽管如此,一些研究显示臂丛神经损伤与过期妊娠无关(Walsh,2011)。从直觉看起来,似乎及时引产阻止胎儿体重增长可以减少巨大儿造成的母儿并发症,但是事实并非如此。ACOG(2016c)总结目前证据并不支持对于怀疑巨大儿的足月胎儿采取以上措施。而且对于估计体重达 5 000g,排除了糖尿病,经阴道分娩并不是禁忌(第 27 章)。这些建议的主要问题是正常情况下对胎儿体重的评估有偏差。

产前管理

目前已接受对过期妊娠采取一些干预措施,但干预方法及时机的选择仍有争议。另一个问题是胎儿监测下进行期待处理是否比引产处理更合理。Cleary-Goldman 等(2006)通过 10 余年前的报告结果尽管存在偏倚,但有 73% 的 ACOG 成员主张在孕 41 周常规引产,其余大多数主张每周两次胎儿监测直到 42 周。

■ 引产方式

尽管所有产科医生都知道"宫颈不成熟"的意义，但无法给出准确的定义。因此，在研究过期妊娠的处理时，针对"宫颈不成熟"很多研究采用了不同的标准。例如，Harris 等（1983）以 Bishop 评分小于 7 分为标准，发现在妊娠 42 周孕妇中 92% 宫颈不成熟（第 26 章）。Hannah 等（1992）发现 3 407 例孕 41 周的孕妇中，40%"宫颈未扩张"。Alexander 等（2000）研究了 800 例在帕克兰医院引产的过期妊娠孕妇，其中宫颈未扩张的孕妇因为难产而进行剖宫产分娩的概率增加 2 倍；Yang 等（2004）发现经阴道超声测量宫颈长度 ≤3cm 者，引产成功的概率高。在另一项相似的研究中，Vankayalapati 等（2008）研究发现宫颈长度 ≤2.5cm 者，自然发动分娩和引产成功的概率高。

有数个研究评估前列腺素 E_2（prostaglandin E_2，PGE_2）前列腺素和 E_1（PGE_1）对宫颈不成熟及过期妊娠引产的效果。MFMU（1994）协作网报告，PGE_2 并不比安慰剂更有效。Alexander 等（2000）对 393 例未通过宫颈成熟度进行分组的过期妊娠孕妇用 PGE_2 治疗，发现 84 例宫颈扩张到 2~4cm 的孕妇中有一半仅用 PGE_2 就可进入分娩。Fasset 等（2008）报告孕周超过 41 周的孕妇使用米非司酮而不用子宫收缩剂，可以增加子宫活跃性。前列腺素和其他药品对于促宫颈成熟的治疗已在第 26 章详细讨论。

20 世纪 90 年代有 15 个关于胎膜剥离术引产防止过期妊娠发生的随机对照研究。Boulvain 等（2005）根据这些随机对照研究所进行的荟萃分析发现，在孕 38~40 周进行胎膜剥离可以减少过期妊娠的发生率，且并不会增加母儿感染率，对剖宫产风险亦无影响。Wong 等（2002）、Kashanian 等（2006）和 Hill 等（2008）随机对照研究发现胎膜剥离并没有减少需要引产的概率。胎膜剥离术的缺点有疼痛、阴道出血，以及与产程无关的不规则宫缩。

胎头在骨盆内的位置是过期妊娠成功引产的一个重要因素。Shin 等（2004）研究 484 例妊娠超过 41 周进行引产的初产妇，发现剖宫产率与胎头位置有直接关联。当胎头位置引产前在 −1 时，剖宫产率为 6%，−2 时为 20%，−3 为 43%，−4 时为 77%。

■ 引产与胎儿监测的比较

正如上述讨论的对于不成熟宫颈引产收益甚微的原因，一些临床医生采用其他策略，即从妊娠 41 周开始进行胎儿监测。一项加拿大的研究随机分配 3 407 例孕周 >41 周的妇女进行引产或胎儿监测（Hannah

1992）。分配至胎儿监测组的孕妇要求包括：①每天计数 2 小时胎动；②每周行 3 次 NST 检查；③每周测量 2~3 次羊水量。结果显示，胎儿监测组剖宫产率 24%，引产组剖宫产率较低，为 21%，尽管差异不是很大，引产组降低剖宫产率的主要原因是产程中的胎儿窘迫发生率低。在胎儿检测组，有 2 例发生死胎。

MFMU（Gardner，1996）协作网对妊娠 41 周以上的孕妇进行了一项关于引产和胎儿监测的随机对照研究，175 例孕妇每周 2 次 NST 和超声测量羊水量，265 例孕妇进入引产组，用或不用促宫颈成熟剂；这两组均无围产儿死亡、剖宫产率无显著差异。因此认为这两种方法均有可行性。Gulmezoglu 等（2012）进行了一项关于 22 个研究的荟萃分析，结果发现妊娠 41 周后引产比胎儿监测可明显减少围产期死亡和胎粪吸入综合征，并降低了剖宫产率。Mozurkewich 等（2009）综述了 2 个荟萃分析和近期随机对照研究也得出了类似结论。

多项研究表明妊娠 42 周引产比自然临产剖宫产率更高。根据帕克兰医院数据，Alexander 等（2001）分析比较了 638 例引产孕妇和 687 例自然临产孕妇的妊娠结局，发现前者剖宫产率较后者增加，分别是 19% 和 14%，引产组剖宫产率增加主要是因为产程停滞。当他们校正了危险因素，发现是来自孕妇本身的原因而非引产本身增加了剖宫产率。这些因素包括初产、宫颈不成熟、硬膜外麻醉等。

一项来自丹麦 Zizzo 等（2017）的大型研究也有启发性。2011 年，丹麦修改了国家指南，建议妊娠 41^{+2}~41^{+7} 周引产，并从妊娠 41 周开始进行胎儿监测，而以往是在妊娠 42 周后引产，且不做胎儿监测。他们比较了 2011 年前后各 3 年，结果见表 43-2。超过 42 周分娩的妊娠从 2.85% 降至 0.62%。与预期相符的是，引产率显著增加，同时围产儿死亡率从 22/1 000 降至 13/1 000，剖宫产率没有变化。但类似的观察性研究报告发现妊娠 42 周引产剖宫产率从 19.4% 降至 15%（Bleicher，2017）。

表 43-2　102 167 例 41 足周妊娠国家死亡队列研究

因素	2008~2010 年[a]	2012~2014 年	P 值
孕周 >42 周	2.85%	0.62%	
死胎	9/1 000	5/1 000	0.018
新生儿死亡	13/1 000	8/1 000	0.033
剖宫产分娩	15%	15%	NS
胎吸助产	11.3%	10.2%	<0.001
引产	28%	43%	<0.001

资料来源：Zizzo，2017.
[a] 国家指南数据随时代变化。
NS：无显著差异。

从妊娠 41 周或 42 周开始干预引产或进行胎儿监测的证据并不充分，用于证明从妊娠 41 周开始干预更合理的最大样本证据来自之前提到的美国和加拿大的随机调查。尚无随机对照研究分析在妊娠 41 周还是妊娠 42 周干预效果的差异。瑞典设计了一项超过 10 000 例妊娠 41 周的妇女参与的大型多中心随机研究来解决这个问题（Elden，2016）。

■ 管理策略

ACOG（2016a）定义过期妊娠为达到 42 足周。目前对于 40~42 周的妊娠尚缺乏足够的证据来推荐一种合理的处理方法。因此，尽管不是强制措施，在妊娠第 41 周开始进行胎儿监测是合理的。在妊娠 42 足周后，推荐进行引产，总结见图 43-6。

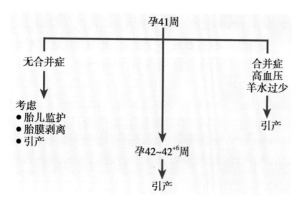

图 43-6　过期妊娠处理
（资料来源：ACOG，2016d.）

在胎龄不明确的情况下，ACOG（2017b）推荐用临床最好的评估胎龄的方法确定妊娠 41 周分娩，并建议避免采用羊膜腔穿刺术促进胎肺成熟。

帕克兰医院在以上讨论的研究基础上认为，妊娠 41 周还未临产，如果没有其他合并症时是一种自然现象。因此胎龄 42 周之前没有必要仅因孕周的原因进行干预，但如果合并有高血压、胎动减少或羊水过少，应进行引产。我们认为，还应进行大样本的随机对照试验，才能决定是否将没有并发症的 41 周以上的妊娠常规列为病理性的延迟。对知道确切孕周的妇女，在妊娠 42 足周后引产。有 90% 的妇女会在 2 天内引产成功或临产。对于第一次引产没有分娩的孕妇，可以在 3 天之内进行第二次引产。通过这样的处理方案，基本上所有的孕妇都能分娩，对少数不能分娩者，有时甚至需要 3 次或 3 次以上引产，或选择剖宫产。对于过期妊娠诊断不确定的孕妇，应每周一次 NST 检查并

且测量羊水量，羊水指数 ≤5cm 或胎动减少者需进行引产。

产时管理

对于过期妊娠而言，分娩是最危险的时刻，对已知或可疑过期妊娠的孕妇一旦可疑临产应立即入院。如果评估产程已进入活跃期，建议对胎心及宫缩进行电子监测，一些变化可能与胎儿受损的情况相关。

人工破膜尚有争议，破膜后羊水量的减少会增加脐带受压的可能性。另一方面，破膜后，可以安置头皮电极和宫腔压力监测导管，以提供胎心及宫缩压力的准确数据。破膜有助于确认羊水黏稠度。确认羊水中有黏稠胎粪尤为重要。黏稠度可提示羊水缺乏即羊水过少。吸入黏稠胎粪可导致严重肺功能衰竭和新生儿死亡（第 33 章）。提出产程中羊膜腔内灌注是稀释胎粪的一种方法，可以减少胎粪吸入综合征的发生（Wenstrom，1989）。如第 24 章所述，羊膜腔内灌注的好处还存在争议。在 Fraser 等（2005）进行的一项大型随机对照试验发现，羊膜腔内灌注并没有降低胎粪吸入综合征和围产儿死亡的发生率。ACOG（2016a）认为，羊膜腔内灌注并不能预防胎粪吸入，但对于反复发生的变异减速该技术仍是一种可行的治疗方法。

对于产程早期即出现黏稠胎粪污染羊水的初产妇，成功阴道分娩的可能性减少。因此当出现黏稠胎粪污染羊水，而孕妇不能在短期内分娩时，应考虑立即行剖宫产，尤其在怀疑头盆不称、宫缩乏力或宫缩过强时。对于此类病例，应避免使用催产素。

直至目前，仍有包括帕克兰医院在内的一些专家建议胎头娩出后迅速进行咽部负压吸引可以降低胎粪吸入率，但不能完全避免胎粪吸入。根据美国心脏协会指南，不推荐采用上述方法（Wyckoff，2015）。ACOG（2017a）也并没有推荐常规在产程中进行负压吸引。然而，如果由于羊水胎粪污染导致新生儿窒息，应进行气管插管行气管内抽吸。

（邱艳 翻译　熊庆 审校）

参考文献

第 44 章

胎儿生长异常

体型过大的胎儿,可能机械地使胎盘的很大一部分失去功能,从而严重影响胎儿的营养,有时甚至导致胎儿死亡。胎儿生长过度通常与妊娠期延长、父母一方或双方的身材高大、高龄及多产等因素相关。

——J. 惠特里奇·威廉姆斯(1903)

威廉姆斯在本书第 1 版中并没有详细描述胎儿生长过度或受限的概念。胎儿生长受限可归因于胎盘病变和胎儿感染。相反,胎儿生长过度受到明显的关注是因其易导致难产。目前,胎儿生长异常的两个极端是产科面临的主要问题。

在美国出生的近 400 万例新生儿中,约 20% 存在生长受限或过度。2015 年,新生儿出生体重<2 500g 者占 8.1%,而体重 >4 000g 者占 8.0%。并且,虽然约 70% 的低出生体重儿是早产儿,但 2015 年的足月新生儿中 3% 为低出生体重儿(Martin,2017)。1990~2006 年,出生体重<2 500g 的新生儿比例增长了 20% 以上,占全部新生儿的比例高达 8.3%(Martin,2012)。2000~2010 年中后期以来,低出生体重儿的这种增长趋势已经减缓,一部分原因是孕 39 周前终止的妊娠逐渐减少(Richards,2016)。与之相反,1990~2006 年,新生儿出生体重>4 000g 的比例下降了约 30%,于 2010 年达到 7.6% 的最低点(Martin,2012)。这种巨大儿发生率下降的趋势很难解释,因为它恰好与肥胖的流行病学有关,而肥胖是巨大儿的一个已知原因(Morisaki,2013)。

胎儿生长

■ 病理生理学

人类胎儿生长的特征是组织和器官的不断生长、分化和成熟的顺序模式。然而,"产科困境"假设出一个矛盾,即:人类既需要狭窄的骨盆以独立行走,又需要足够大体积的大脑进行思考。一些人推测,进化压力限制了妊娠晚期的胎儿生长(Mitteroecker,2016)。因此,胎儿生长受限可能是适应性的而非病理性的。

胎儿生长分为三个阶段。生长的初始阶段发生在孕 16 周以前,其特征是细胞数量的快速增加。第二阶段至孕 32 周,主要包括细胞增生和体积增大。孕 32 周后,胎儿通过细胞体积增大积累营养物质,大多数的胎儿脂肪和糖原积累发生在此阶段。这三个阶段相应的胎儿生长速度分别为:孕 15 周时为 5g/d,孕 24 周时 15~20g/d,孕 34 周时 30~35g/d(Williams,1982)。如图 44-1 所示,不同时期胎儿生长速度差异很大。

胎儿发育取决于母体提供的营养和胎盘运输功能,而胎儿生长潜力由其基因决定。胎儿正常生长所依据的确切细胞和分子机制尚不完全清楚。大量证据支持胰岛素和胰岛素样生长因子(IGFs)在调节胎儿生长和体重增加方面起重要作用(Luo,2012)。这些生长因子几乎全部由胎儿器官产生,并且可以有效刺激细胞分裂和分化。

与胎儿生长有关的其他激素也已被识别,特别是来自脂肪组织的激素。这些激素统称为脂肪因子,包括瘦素、肥胖基因蛋白质产物。胎儿瘦素浓度在妊娠

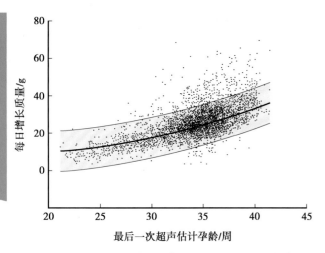

图 44-1 孕 24~42 周胎儿体重增长（g/d）。黑线代表平均值，黑线外蓝线代表±2 个标准偏差
（资料来源：帕克兰医院孕期数据）

期间上升，并与出生体重和新生儿脂肪量相关（Briffa，2015；Logan，2017；Simpson，2017）。其他可能有关的脂肪因子包括脂联素、生长素释放肽、卵泡抑素、抵抗素、内脂素、丝氨酸蛋白酶抑制剂、网膜素-1、爱帕琳肽和趋化素。

胎儿的生长也取决于足够的营养成分供给。正如第 7 章所讨论的，母体血糖浓度升高或降低都会影响胎儿生长。母体血糖浓度降低可能导致胎儿出生体重下降。然而，生长受限的新生儿脐带血中血糖浓度通常不会病理性降低（Pardi，2006）。只有在母体能量长期处于过量消耗状态，血糖浓度降低才会造成胎儿生长受限（Lechtig，1975）。

相反，过高的血糖会引起巨大儿。不同水平的葡萄糖通过胰岛素及其相关的 IGFs 影响胎儿生长。高血糖和不良妊娠结局（Hyperglycemia and Adverse Pregnancy Outcomes，HAPO）研究合作组（2008）发现反映胎儿高胰岛素血症的脐带 C 肽水平升高，与胎儿出生体重增加有关。此关系甚至也存在于母体血糖水平低于糖尿病血糖诊断阈值的女性。胎儿生长过度确实也存在于血糖正常的孕妇中。因此其病因比单纯葡萄糖代谢失调更复杂（Catalano，2011）。遗传因素，包括基因组印迹和基因甲基化介导的表观遗传修饰，都是重要的潜在遗传机制（Begemann，2015；Nawathe，2016）。

脂质转运过多也可能导致胎儿生长过度（Higa，2013）。母体血浆中的游离或非酯化脂肪酸可以通过易化扩散或通过滋养细胞脂肪酶分解甘油三酯释放脂肪酸后转移到胎儿（Gil-Sánchez，2012）。一般来说，妊娠期脂肪分解活动增强，妊娠晚期非肥胖孕妇脂肪酸水平增加（Diderholm，2005）。无论孕前 BMI 如何，妊娠后半程高水平的游离脂肪酸与胎儿出生体重有关

（Crume，2015）。其他研究也发现母体甘油三酯水平与胎儿出生体重有关（Di Cianni，2005；Vrijkotte，2011）。某些脂肪酸，尤其是 ω-3 脂肪酸，摄入过多也与高出生体重有关（Calabuig-Navarro，2016）。

在胎儿生长受限时胎盘脂肪酸代谢和转移会失调，而母体的胎盘脂肪酸代谢和转移失调与胎儿生长过度相关。例如，胎儿生长受限时，内皮脂肪酶的水平降低，而这种酶在糖尿病女性的胎盘中过度表达（Gauster，2007，2011）。其他学者报告了糖尿病和肥胖与胎盘脂质转运基因的表达改变有关（Radaelli，2009）。肥胖也与滋养层中脂肪酸结合/转运蛋白的过度表达有关（Myatt，2016；Scifres，2011）。这些改变最终会导致脂质的异常积累，进而导致病理性胎盘炎症和功能障碍（Calabuig-Navarro，2016；Myatt，2016；Yang，2016）。

氨基酸依赖于主动转运，这就解释了与母体水平相比，胎儿的氨基酸水平通常较高。在胎儿生长受限时，这种模式是相反的。可能的机制是这些氨基酸的转运被改变。大家要记住，到达胎儿的氨基酸必须首先穿过母体界面的微绒毛膜。然后穿过滋养细胞，最后穿过基底膜进入胎儿血液（第 5 章）。在人类胎盘中，胎儿生长与过氧化物酶体增殖物激活物受体 γ（peroxisome proliferator activator receptor gamma，PPAR-γ）的活性有关，它控制着胎盘 L 型氨基酸（L-type amino acid，LAT）受体 1 和 2 的调控（Chen，2015b）。雷帕霉素复合物（mTORC）1 和 2 受体也参与调控（Rosario，2013）。在胎儿生长受限的胎盘中 mTORC 活性降低。其他研究表明，出生体重的增加及母体 BMI 都与微绒毛的膜上特定氨基酸转运蛋白的表达和活性有关（Jansson，2013）

■ 正常出生体重

基于出生体重的胎儿生长标准值因种族和地理区域的不同而存在差异。因此，研究人员利用全美不同种族和地区的胎儿生长数据绘制了胎儿生长曲线（Brenner，1976；Ott，1993；Overpeck，1999；Williams，1975）。这个曲线基于特定的民族和地区，因此并不代表全人类。

为了解决这个问题，表 44-1 中显示的出生体重是基于全美范围内的数据。图 44-2 显示的是根据 1991~2011 年，美国 320 多万例单胎活产孕妇数据绘制的胎儿生长曲线（Duryea，2014）。这些曲线是根据产科超声估计绘制，反映胎儿体重与胎龄的关系。这些曲线被认为更加准确，可反映更精确的孕期数据。旧曲线使用的是依据末次月经核对的孕周。比较 1991 年和

表 44-1　2011 年美国 3 252 011 例单胎活产新生儿相应孕龄出生体重平均百分位数　　　单位:g

孕周	百分位数				
	5th	10th	50th	90th	95th
24	539	567	680	850	988
25	540	584	765	938	997
26	580	637	872	1 080	1 180
27	650	719	997	1 260	1 467
28	740	822	1 138	1 462	1 787
29	841	939	1 290	1 672	2 070
30	952	1 068	1 455	1 883	2 294
31	1 080	1 214	1 635	2 101	2 483
32	1 232	1 380	1 833	2 331	2 664
33	1 414	1 573	2 053	2 579	2 861
34	1 632	1 793	2 296	2 846	3 093
35	1 871	2 030	2 549	3 119	3 345
36	2 117	2 270	2 797	3 380	3 594
37	2 353	2 500	3 025	3 612	3 818
38	2 564	2 706	3 219	3 799	3 995
39	2 737	2 877	3 374	3 941	4 125
40	2 863	3 005	3 499	4 057	4 232
41	2 934	3 082	3 600	4 167	4 340
42	2 941	3 099	3 686	4 290	4 474

资料来源:Duryea,2014.

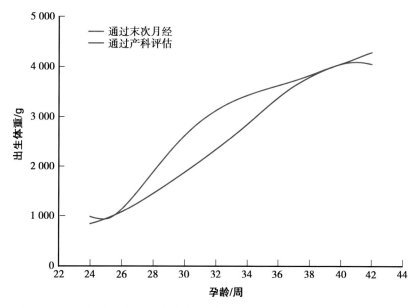

图 44-2　2011 年美国出生婴儿的胎儿生长曲线。曲线的不同,取决于胎龄是依据末次月经推算,还是根据改良的产科评估方法推算,部分依据超声检查得出(资料来源:Duryea EL,Hawkins JS,McIntire DD. et al:A revised birth weight reference for the United States. Obstet Gynecol. 2014 Jul;124(1):16-22.)

2011 年的出生体重数据,最近的生长曲线表明早期的评估方法高估了早产的出生体重。特别是,当使用改进的孕周核对方法后,先前相当于孕 31~32 周的胎儿生长第 50 百分位数现在对应至孕 33~34 周。

准确地说,Alexander 等(1996)和 Duryea 等(2014)绘制的曲线应称为人口参考,而不是标准。人口参考包括各种妊娠风险因素,以及由此产生的结果,即正常妊娠和病理妊娠。相反的是,标准则只包括正常妊娠和正常分娩。因为人口参考包括早产,而早产儿更可能出现生长受限。有研究认为相关的出生体重数据高估了胎儿生长受限患儿的体重(Mayer,2013;Zhang,2010)。

最近一项研究旨在基于最佳的母体健康和社会经济条件,确定 8 个国家的区域标准。21 世纪国际胎儿和新生儿生长联盟(INTERGROWTH 21)制定的胎儿生长轨迹在这 8 个国家中相似:中国、印度、肯尼亚、巴西、阿曼、意大利、英国和美国(Villar,2014)。然而,基于最健康女性数据国际标准值的价值仍不确定(Hanson,2015)。

■ 胎儿生长与出生体重

大多数已知正常和异常的胎儿生长实际上是基于出生体重,其作为胎儿在特定胎龄发育的参考。然而,这是有问题的,因为出生体重并未定义胎儿生长的速度。事实上,这种出生体重曲线仅在胎儿生长受损严重的情况下才能显示出来。因此,它们不能用于识别未达到预期大小但出生体重超过第 10 百分位数的胎儿。例如,出生体重在第 40 百分位数的胎儿,可能并没有达到其基因组生长潜力所能达到第 80 百分位数的出生体重。

胎儿生长速度可以通过连续超声测量来估计。Milovanovic(2012)发现小于胎龄儿(small-for-gestation-an-age,SGA)的生长速度与正常胎龄儿的生长速度相近。新生儿生长迟缓可能与围产期并发症和产后代谢不良有关,而与出生时体重无关。最近,Sovio 等(2015)指出,腹部生长速度处于第 10 百分位数以下时,SGA 新生儿并发症的发病率增加。相反,胎儿生长速度过快,特别是腹围的增长速度(可能与肝脏血流量增加有关),与巨大儿相关(ACOG,2016a)。

一些症状或疾病可以影响胎儿的正常生长。临床上区分胎儿生长受限和体质型低出生体重是很重要的。

胎儿生长受限

■ 定义

Lubchenco 等(1963)发表了关于孕龄与出生体重

的详细比较,发现可以根据孕周推测胎儿的大小。Battaglia 和 Lubchenco(1967)随后将出生体重小于相应孕龄体重第 10 百分位数以下的新生儿称为 SGA。低出生体重儿中的 SGA 通常被认为胎儿生长受限。他们的新生儿死亡风险增加。例如,孕 38 周出生的 SGA 的死亡率为 1%,而出生体重正常的新生儿死亡率为 0.2%。

重要的是,许多出生体重低于正常第 10 百分位数的新生儿并非病理性生长受限,偏小只是由于正常的生物因素所致。多达 70% 的此类 SGA 预后正常,并且在考虑孕产妇种族、产次、体重和身高后,他们实际上是生长适当的(Unterscheider,2015)。这些小且正常的婴儿也未表现出与胎儿生长不足相关的出生后代谢紊乱的迹象。此外,在 0~2 岁,与正常胎龄儿相比,SGA 出生体重明显更低,但他们在代谢风险衡量方面无差异(Milovanovic,2012)。

由于存在这些差异,人们已经提出了其他分类。Usher 和 McLean(1969)提出,胎儿生长标准应在相应孕龄平均体重 ±2 个标准差的范围内。这个定义将 SGA 的出生率限制在 3% 而不是 10%。McNntire 等(1999)在帕克兰医院对 122 754 例新生儿进行了人口分析,发现该定义具有临床意义。此外,如图 44-3 所示,大多数不良结局发生于第 3 百分位数以下的婴儿。Unterscheider 等(2013a)在一项前瞻性研究中也证实了这一阈值的重要性。

最近,已有建议提出以胎儿个体生长潜力来取代

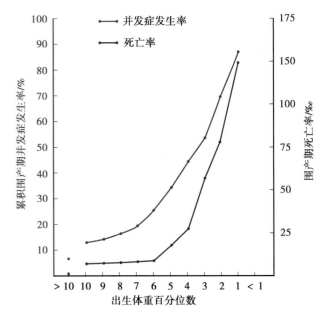

图 44-3 1 560 例小于胎龄儿的出生体重百分位数与围产儿死亡率和并发症发生率的关系。随着出生体重百分位数降低,新生儿死亡率和并发症发生率增加(资料来源:Manning,1995.)

以人群为基础的阈值。该模型中,在相应孕龄时,不符合其个体最佳大小的胎儿被认为是过度生长或生长受限(Chiossi,2017)。这种最佳预测基于母系种族或种族特点。但是,定制型增长曲线的优势尚未确定(Chiossi,2017;Costantine,2013;Grobman,2013;Zhang,2011)。

■ 对称型与非对称型生长受限

Campbell 和 Thoms(1977)描述了使用超声测量胎儿头腹围比例(head-to-abdomen circumference ratio,HC/AC)来区分生长受限的胎儿。对称型生长受限头腹围按比例缩小,非对称型生长受限的腹部生长不成比例地滞后于头部。特定胎儿损伤的发生或病因被假设与上述类型的生长受限有关。对称型生长受限,早期损伤可导致细胞数量和大小的相对减少。比如早期发生的全面损伤,如化学暴露、病毒感染或非整倍体的细胞发育不良,可能导致头部和躯体的成比例减少。非对称型生长受限可能伴随着妊娠晚期损伤,如高血压导致胎盘功能不全。在该类型中,葡萄糖转移和肝脏储存的减少将主要影响细胞大小而不是数量。由此,可以反映肝脏大小的胎儿腹围会缩小。

脑保护效应

这种身体生长的限制被认为是由于氧气和营养物质向大脑的必要分流造成的。这允许正常的大脑和头部生长,被称为脑保护。因此,生长受限严重的胎儿在妊娠最后 12 周内,脑重量与肝重量的比例可能会由 3∶1 增加到 5∶1 甚至更多。由于脑保护效应,非对称型生长受限胎儿被优先保护免受生长受限的全部影响。

自此,大量证据表明胎儿生长模式很复杂。例如,非整倍体胎儿通常具有与躯体不成比例的大头部,因此为非对称型生长受限,这与当时的观点相反(Nicolaides,1991)。此外,大多数由于子痫前期和相关的胎盘功能不全引起生长受限的早产儿被发现更多是对称型生长受限,这再次背离了公认的原则(Salafia,1995)。

Dashe 等(2000)提出了更多关于增长模式复杂性的证据。他们分析了 8 722 例单胎活产儿在出生前 4 周内接受的超声检查。虽然只有 20%的生长受限胎儿在超声图像中表现出头腹部比例不对称,但这些胎儿产时及新生儿期并发症的风险增加。与正常生长的胎儿相比,对称型生长受限胎儿的不良结局风险并未增加。这些研究者认为,非对称型胎儿生长受限表现为明显的生长紊乱,而对称型生长受限更可能代表正常的、由遗传决定的矮小身材。

其他数据也进一步挑战了脑保护的概念。Roza 等(2008)发现,脑保护的胎儿,循环再分配,后期更容易出现行为问题。在另一项研究中,62 例体重低于第 10 百分位数的生长受限的胎儿中有一半发生脑保护,并且超声多普勒示大脑中动脉血流异常(Figueras,2011)。与对照组相比,这些新生儿的多项神经行为评分显著降低,表明他们的大脑受到严重损伤。Zhu 等(2016)使用磁共振成像分析血流动力学,前瞻性地比较了 14 例迟发性生长受限胎儿与 26 例非生长受限胎儿。尽管有脑保护的概念,但生长受限的婴儿大脑明显比对照组小。Miller 等(2016)近期总结了这种损伤对大脑结构、连接性和神经行为在时间和严重程度上的复杂影响。

■ 胎盘异常

胎儿生长受限是与早期胎盘缺陷相关的"主要产科综合征"之一(Brosens,2015)。Rogers 等(1999)得出结论,着床部位异常可能既是胎盘灌注不足的原因也是其结果。这与某些胎盘血管生成因子与妊娠期高血压疾病的关联相一致(第 40 章)。因此,妊娠合并高血压的胎盘可能是由于胎盘部位灌注不足而产生这些血管生成因子,而妊娠合并胎儿生长受限不伴高血压则不然(Jeyabalan,2008)。

导致滋养细胞异常侵袭的机制可能是多因素的,并且已提出血管和免疫学病因。例如,心房钠尿肽转换酶,也称为 corin,在滋养细胞侵袭和子宫螺旋动脉重塑中起关键作用(Cui,2012)。这些过程在心房钠尿肽转换酶缺陷小鼠中受损,这也是子痫前期的病因。此外,据报告,在子痫前期患者中也发现了心房钠尿肽转换酶基因的突变(Chen,2015a)。

一些免疫异常与胎儿生长受限有关。这就提出了母体对父源半同种异体移植排斥的可能性。Rudzinski 等(2013)研究了 C4d,这是与移植组织的体液排斥相关的补体成分。他们发现在 88%的病例和 5%的对照组中 C4d 与慢性绒毛炎及胎盘重量减少高度相关。在一项对 10 204 例胎盘的研究中,慢性绒毛炎与胎盘低灌注、胎儿酸中毒血症和胎儿生长受限及其后遗症有关(Greer,2012)。Kim 等(2015)广泛查阅总结了慢性炎症性胎盘病变与胎儿生长受限、子痫前期和早产的关系。

■ 围产期并发症和死亡率

胎儿生长受限与近远期不良结局有关。首先,围产期并发症和死亡率是独立存在的(图 44-3)。死胎率和新生儿不良结局,包括新生儿窒息、胎粪吸入、低血糖和体温过低均有所增加,以及神经发育异常的发生率也有所增加。这在足月儿生长受限和早产儿生长受限中都是如此。在一项对近 3 000 例孕 27 周前出生的新生儿进行的分析中发现,与非胎儿生长受限新生儿相比,体重低于第 10 百分位数的新生儿死亡或神经发育障碍的风险增加近 4 倍,脑瘫风险增加 2.6 倍(De Jesus,2013)。另一项对 91 000 多例母体无妊娠并发症的新生儿结局的分析指出,体重小于第 5 百分位数的新生儿 5 分钟低阿普加评分、呼吸窘迫、坏死性肠炎和新生儿败血症的发生风险高于正常体重新生儿。并且,其死胎和新生儿死亡的风险分别较正常体重新生儿高 6 倍和 4 倍(Mendez-Figueroa,2016)。

生长受损最严重的新生儿伴最坏的结局。在一项针对 44 561 例新生儿的研究中,出生时体重低于第 1 百分位数的新生儿中仅 14% 存活(Griffin,2015)。对于存活的婴儿,神经发育不良的风险巨大,特别是对于有脑保护或严重出生缺陷的生长受损胎儿(Meher,2015;Nelson,2015b)。不幸的是,生长受限新生儿的运动能力、认知能力、语言和注意力及行为结果的不良结局会持续到幼儿期和青少年时期(Baschat,2014;Levine,2015;Rogne,2015)。

■ 远期后遗症

胎儿生长不足

Barker(1992)假设成人死亡率和患病率与胎儿和婴儿健康有关。这包括生长受限和过度生长。在胎儿生长受限的背景下,许多报告描述了胎儿营养不良与随后成人高血压、动脉粥样硬化、2 型糖尿病和代谢风险增加之间的关系。

许多研究指出胎儿营养不良增加随后成人高血压、动脉粥样硬化、2 型糖尿病和代谢紊乱发生风险(Burton,2016;Jornayvaz,2016)。低出生体重在多大程度上介导成人疾病是有争议的,因为早期体重增加似乎也很重要(Breij,2014;Kerkhof,2012;McCloskey,2016)。

越来越多的证据表明,胎儿生长受限可能会影响器官发育,特别是心脏的发育。出生体重低的个体表现出的心脏结构改变和功能障碍持续到童年、青少年和成年。一项研究中通过对 80 例孕 34 周前出生的 SGA 婴儿在 6 个月时与 80 例正常发育的婴儿进行比较(Cruz-Lemini,2016),发现 SGA 婴儿心脏的心室更偏向于球形,从而导致收缩期和舒张期功能障碍。在另一项研究中,418 例青少年的超声心动图显示低出生体重与左心室后壁增厚有关(Hietalampi,2012)。然而,Cohen 等(2016)的回顾分析认为,这些发现没有明确的长期意义。

胎儿生长不足也与出生后肾脏的结构和功能改变有关。在 Luyckx 和 Brenner(2015)的回顾性研究中,评估了出生体重异常与肾发育不全、肾功能障碍、慢性肾病和高血压的关系,指出出生体重低或高及母体肥胖和妊娠期糖尿病都会影响胎儿肾脏的发育及其成年后的健康。然而,包括儿童时期营养、急性肾损伤、儿童体重过度增加和肥胖在内的其他变量会影响远期肾功能。

■ 加速肺成熟

许多研究指出,胎儿生长受限时其肺脏加速成熟(Perelman,1985)。一种可能的解释是胎儿通过增加肾上腺糖皮质激素分泌来应对环境压力,从而加速胎肺成熟(Laatikainen,1988)。虽然这一概念在现代围产学理念中普遍被接受,但支持它的证据却微乎其微。

为检验这一假设,Owen 等(1990)分析了 178 例因高血压而分娩的孕妇的围产期结局。并将其结局与 159 例因自发性早产或胎膜早破而分娩的新生儿的结局进行比较,指出妊娠"压力"并不会带来明显的生存优势。Friedman 等(1995)在对于重度子痫前期孕妇围产结局的研究得到了类似的发现。帕克兰医院的两项研究也证实,早产儿从胎儿生长受限中没有获得明显的优势(McIntire,1999;Tyson,1995)。

■ 危险因素和病因

胎儿生长受损的危险因素包括母亲、胎儿和胎盘的潜在异常,如图 44-4 所示。这些因素中有一些是胎儿生长受限的已知原因,并且可能影响不止 1 个其他的危险因素。例如,巨细胞病毒感染可直接影响胎儿,相反,类似肺结核的细菌感染可能会对母体产生重大影响,导致胎儿发育不良。同样,疟疾是一种原虫感

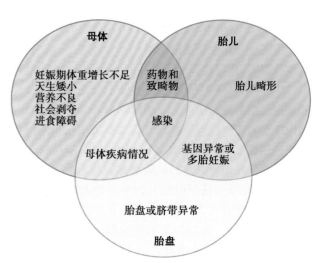

图 44-4 围绕母亲、胎儿和胎盘的胎儿生长受损的危险因素和原因

染,是公认的胎儿生长受限的原因(Briand,2016)。重要的是,许多导致胎儿生长减慢的原因被视为潜在危险因素,因为所有受影响孕妇的胎儿生长受损情况并不一致。

母亲天生身材矮小

很明显,通常身材矮小的女性其新生儿都比较小。正如随后讨论的,孕前体重和妊娠期体重增长都可调节这一风险。Durie 等(2011)表明,低于美国医学研究所(Institute of Medicine,IOM)推荐的孕期体重增长值且孕前体重较轻的孕妇(第9章),分娩 SGA 新生儿的风险最高。此外,父母的身高都会影响新生儿出生体重。瑞典一项针对 137 538 例足月分娩新生儿的研究指出,母亲和父亲的出生体重分别可以解释 6% 和 3% 的出生体重差异(Mattsson,2013)。

妊娠期体重增长和营养

在上述引用 Durie(2011)的研究中,除Ⅱ类或Ⅲ类肥胖外,所有体重类别的女性在妊娠中晚期体重增长幅度小于 IOM 推荐的妊娠期体重增长值,都会增加分娩 SGA 新生儿的风险。相反,在所有体重类别中,妊娠期体重过度增长与新生儿过度生长有关(Blackwell,2016)。

正如所料,饮食失调与低出生体重和早产的风险显著相关(Micali,2016)。即使对肥胖女性也不应主张妊娠中期以后过度限制体重增长(第48章)。即便如此,似乎食物摄入小于 1 500kcal/d 对胎儿生长的影响很小(Lechtig,1975)。饥饿对胎儿生长影响最有意义的研究是荷兰 1944 年的"饥饿冬季"。德国占领军将包括孕妇在内的平民饮食摄入量限制在 500kcal/d 长达 6 个月。这使得新生儿平均出生体重下降 250g(Stein,1975)。

尚不清楚营养不良的妇女是否可以从补充微量营养素中获益。在一项研究中,将近 32 000 例印度尼西亚妇女随机分配到接受微量营养素补充组或仅补充铁剂和叶酸组(Prado,2012)。研究结果发现,接受微量营养素补充组婴儿早期死亡率和低出生体重的风险较低,并且儿童期运动和认知能力有所提高。然而,Liu 等(2013)将 18 775 例无生育史妇女随机分为单独使用叶酸、使用叶酸和铁剂、使用叶酸加铁剂和其他 13 种微量营养素补充剂三组,发现无论有无额外的微量营养素,补充叶酸和铁剂使妊娠晚期贫血的风险降低 30%。但是,额外补充微量营养素不会影响其他母婴结局。一项基于 Cochrane 数据库,对 19 项共涉及 138 538 例女性的回顾性研究指出,补充铁剂和叶酸可改善出生结局,包括降低低出生体重和 SGA 的发生风险(Haider,2017)。第9章讨论了孕期维生素和微量元素的重要性。

妊娠期间的运动可能有助于胎儿的最佳生长。一项包含 28 项研究涉及 5 322 例孕妇的荟萃分析指出,运动可降低胎儿过度生长的风险,而不会增加生长不良的风险(Wiebe,2015)。另一项荟萃分析也认为,有氧运动不会导致低出生体重新生儿(Di Mascio,2016)。

社会问题

社会剥夺对新生儿出生体重的影响与生活方式相关因素,如吸烟、酗酒或其他物质滥用、营养不良等密切相关。通过适当的干预措施,具有社会心理因素的孕妇分娩 SGA 的风险显著降低,早产和其他妊娠并发症的发生也更少(Coker,2012)。

移民的女性可能面临更大的胎儿生长不良的风险。在一项针对鹿特丹 5 443 例单胎妊娠的研究发现,社会剥夺与包括 SGA 在内的不良围产期结局相关(Poeran,2013)。即便如此,在非西方裔社会剥夺女性中没有发现类似的联系。然而,移民的影响是复杂的,取决于所研究的人群(Howell,2017;Sanchez-Vaznaugh,2016)。

血管和肾脏疾病

慢性血管疾病通常会导致生长受限(第50章),尤其在并发子痫前期时。在一项对 2 000 多例女性进行的研究中,妊娠早期子宫动脉多普勒血流异常的血管疾病与子痫前期、SGA 和孕 34 周前的早产高风险有关(Groom,2009)。基于华盛顿州的出生证明数据,Leary 等(2012)发现母亲缺血性心脏病与 186 例新生儿中 25%的 SGA 有关。Roos-Hesselink 等(2013)在 25 例缺血性心脏病孕妇中发现了类似的妊娠结局。

慢性肾功能不全常与潜在的高血压和血管疾病相关。肾病通常伴有胎儿生长受限(Cunningham,1990;Feng,2015;Saliem,2016)。这些相关性将在第53章中进行讨论。

孕前糖尿病

患有糖尿病的母亲,胎儿生长受限可能与胎儿先天性畸形有关,也可能与母体晚期血管病变引起的基质剥夺有关(第57章)。此外,生长受限的可能性随着糖尿病分级的升高而增加,尤其是合并糖尿病肾病(Klemetti,2016)。即便如此,与孕期糖尿病相关的严重血管疾病的发生率较低,显性糖尿病,尤其是 1 型糖尿病的最主要影响是胎儿过度生长。例如,一项包含 682 例患有孕前糖尿病孕妇的前瞻性研究指出,与 2 型糖尿病孕妇相比,1 型糖尿病孕妇的新生儿体重超过标准第 90 和 97.7 百分位数的可能性更大(Murphy,2011)。此外,1 型糖尿病的孕妇 SGA 的发生风险显著降低。近期一项关于 375 例合并 1 型糖尿病的单胎妊娠研究指出,胎儿过度生长的风险与妊娠晚期血糖值升高有关(Cyganek,2017)。该研究中,约 1/4 的新生儿是巨大儿。并且,妊娠晚期糖化血红蛋白和空腹血糖水平是发生巨大儿的独立预测因子。

慢性缺氧

与慢性子宫胎盘缺氧相关的因素包括子痫前期、慢性高血压、哮喘、母体发绀性心脏病、吸烟和高海拔。当长期暴露于缺氧环境时,胎儿的出生体重明显降低。奥地利一项包含超过 180 万例新生儿的研究指出,海拔高度每增加 1 000m,新生儿出生体重下降 150g(Waldhoer,2015)。另一项包含 63 620 例秘鲁活产新生儿的研究同样指出,与较低海拔地区新生儿相比,高海拔地区的新生儿平均出生体重显著下降,高低海拔下平均体重分别是 3 065g±475g 和 3 280g±525g(Gonzales,2009)。在这项研究中,低海拔地区的新生儿出生体重<2 500g 的比例为 6.2%,高海拔地区的比例为 9.2%。相反,出生重量>4 000g 的比例在低海拔地区为 6.3%,而在高海拔地区为 1.6%。

贫血

在大多数情况下,孕产妇贫血并不会导致胎儿生长受限。除外镰状细胞贫血和一些其他遗传性贫血(Desai,2017;Tame,2016)。但是,母体血容量增加不足与胎儿生长受限有关(de Haas,2017;Stott,2017)。这在第 40 章中已经讨论。

抗磷脂综合征

包括胎儿生长受限在内的不良产科结局与三种抗磷脂抗体有关:抗心磷脂抗体、狼疮抗凝物和抗 β_2 糖蛋白-I抗体。从机制上讲,"双击"假说表明最初是内皮损伤,随后是绒毛间胎盘血栓形成。更具体地说,对某些膜蛋白如 β_2 糖蛋白-I氧化损伤后引起抗磷脂抗体结合,进而导致免疫复合物形成并最终形成血栓(Giannakopoulos,2013)。第 52 章和第 59 章将进行详细讨论。含有这些抗体的女性妊娠结局可能很差,包括胎儿生长受限和胎儿死亡(Cervera,2015)。预测产科抗磷脂综合征的主要自身抗体可能是狼疮抗凝物(Yelnik,2016)。

不孕

有不孕病史的妇女在接受或不接受治疗的情况下怀孕是否会增加新生儿 SGA 的风险尚存在争议(Zhu,2007)。Dickey 等(2016)比较了体外受精孕育的单胎新生儿出生体重曲线与 Duryea(2014)绘制的出生体重曲线(图 44-2)。没有发现胎儿生长减低。Kondapalli 和 Perales-Puchalt(2013)回顾了低出生体重与不孕症及其各种干预措施之间可能存在的相关性,指出对于单胎妊娠来说,目前任何联系都无法解释。

胎盘、脐带和子宫异常

几种胎盘异常可能导致胎儿生长不良。这在第 6 章中已讨论过,包括慢性胎盘早剥、广泛性梗死、绒毛膜血管瘤、帆状胎盘、前置胎盘和脐动脉血栓形成。在这些病例中,生长不足被认为继发于子宫胎盘功能不全。异常的胎盘植入导致内皮功能障碍也可能限制胎儿生长(Brosens,2015)。这种病理改变与妊娠并发子痫前期有关(第 40 章)。如果胎盘植入到子宫外,胎儿通常会出现生长受限(第 19 章)。最后,一些子宫畸形与胎儿生长受限有关(第 3 章)。

多胎妊娠

与正常单胎相比,一个或多个胎儿的生长减缓更可能使双胎妊娠或多胎妊娠复杂化。这在图 44-5 中说明,并在第 45 章中进行了讨论。

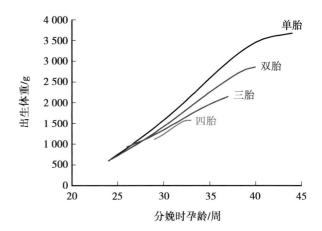

图 44-5 帕克兰医院无畸形的多胎妊娠出生体重和孕龄的关系

药物致畸及对胎儿的影响

部分药物和化学制剂能够限制胎儿的生长。有些药物在胎儿器官形成之前影响胎儿;有些药物在孕 8 周胚胎发育完成后发挥或继续发挥对胎儿的影响。其中许多内容在第 12 章讨论过,如抗惊厥药物和抗肿瘤药物。吸烟、阿片类及相关药物、酒精和可卡因可原发性地或通过减少母亲食物摄入量导致胎儿生长受限。咖啡因的使用和胎儿生长受限的关系还仍然只是猜测(ACOG,2016b)。相比之下,Cyganek 等(2014)研究了妊娠合并肾移植和肝移植的胎儿生长受限,并认为常见的免疫抑制药物泼尼松、硫唑嘌呤、环孢菌素 A 和他克莫司不会明显影响胎儿生长速度。

母体和胎儿感染

病毒、细菌、原虫和螺旋体感染与高达 5% 的胎儿生长受限病例密切相关,并将在第 64 章和第 65 章进行讨论。其中最广为熟知的是风疹和巨细胞病毒感染。两者都促进与细胞死亡相关的胎儿钙化,而妊娠越早期的感染则会导致更差的结果。Toda 等（2015）描述了一种越南流行病，其中 292 例患有先天性风疹综合征的足月新生儿中有 39% 是低出生体重儿。另一项关于 238 例原发性巨细胞病毒感染的研究指出，孕 14 周后发生感染的病例中没有观察到严重的感染病例（Picone，2013）。研究者后来在 69 例先天性感染病例中发现了 30 例孕期胎儿超声表现异常，并且在这 30 例中 30% 发生了胎儿生长受限（Picone，2014）。

结核病和梅毒也与胎儿生长不良有关。肺外结核和肺结核均与低出生体重有关（第 51 章）。Sobhy（2017）分析了 13 项研究，共涉及 3 384 例患有活动性肺结核的孕妇，指出患有活动性肺结核孕妇的新生儿发生低出生体重的风险是非肺结核孕妇新生儿的 1.7 倍。虽然病因尚不确定，但营养不良和贫困对产妇健康的不利影响非常重要（Jana，2012）。先天性梅毒更为常见，而矛盾的是，由于水肿和血管周围炎症，胎盘几乎总是更大、更重（第 65 章）。先天性梅毒与早产和低出生体重儿的发生密切相关（Shefeld，2002）。

弓形虫也可引起先天性感染，Paquet 和 Yudin（2013）描述了其与胎儿生长受限的典型关联。Capobiango（2014）的研究指出，巴西 31 例妊娠合并先天性弓形虫病的孕妇中，仅 13% 在产前接受治疗，这些孕妇分娩的新生儿中低出生体重儿占近 40%。先天性疟疾也会导致低出生体重儿和胎儿生长不良的发生。Briand 等（2016）强调了孕早期预防对于高危女性的重要性。

先天性畸形

一项对 13 000 多例严重畸形胎儿的研究指出，其中 22% 合并胎儿生长受限（Khoury，1988）。另一项对 111 例妊娠合并胎儿腹裂的研究指出，1/3 的新生儿出生体重小于正常体重的第 10 百分位数（Nelson，2015a）。一般来说，畸形越严重，出现 SGA 的可能性越大。该现象在合并有染色体异常或严重心血管畸形的胎儿中尤为明显。

染色体非整倍体

根据多余染色体的来源，具有常染色体三倍体的胎儿生长可能表现较差。例如，在 21 三体中，胎儿生长受限通常是轻微的。相比之下，18 三体常合并严重的胎儿生长受限。与 21 三体不同，18 三体和 13 三体胎儿的头臀长度通常比预期值小（Bahado-Singh，1997；Schemmer，1997）。到妊娠中期，长骨测量通常低于第 3 百分位数。一项对 174 例 13 三体综合征和 254 例 18 三体综合征儿童的数据分析指出，13 三体综合征新生儿的平均出生体重为 2 500g，而 18 三体综合征新生儿的平均出生体重为 1 800g（Nelson，2016）。

胎儿生长不良也使特纳综合征复杂化，其严重程度与 X 染色体短臂单倍体不足的增加有关（Fiot，2016）。相反，生长不良并不是 X 染色体数量增加的特征（Ottesen，2010；Wigby，2016）。如第 13 章所述，限制性胎盘嵌合体（confined placental mosaicism，CPM）中的非整倍体斑块是胎儿生长受限的一个公认原因。有证据表明，影响胎盘细胞滋养层和间充质核心的非整倍体，即 3 型 CPM，与胎儿生长受限有关（Toutain，2010）。

妊娠早期常规筛查胎儿非整倍体可能会偶然发现孕妇存在与核型无关的胎儿生长受限风险。一项对 8 012 例孕妇的分析指出，母体具有极低游离 β-人绒毛膜促性腺激素（β-hCG）和妊娠相关血浆蛋白-A（PAPP-A）水平的胎儿，生长受限的风险更高（Krantz，2004）。Dugoff（2010）的回顾性分析认为，低 PAPP-A 水平与胎儿生长不良密切相关，但关于游离 β-hCG 的研究尚不一致。

妊娠中期标记物，包括升高的甲胎蛋白和抑制素 A 水平及低非结合血清雌三醇浓度，与新生儿出生体重低于第 5 百分位数显著相关。更高的生长受限风险与这些标记物的某些组合有关。尽管如此，由于低敏感性和低阳性预测值，这些标记物对于并发症，如胎儿生长受限的筛查效能很差（Dugoff，2010）。胎儿颈后透明层厚度也不能预测胎儿生长受限。所有这些标志物在非整倍体筛查中的作用在第 14 章中已讨论。

胎儿生长受限的识别

识别生长受限的胎儿仍然面临挑战。早期确定孕龄、确定孕妇体重增长及仔细测量整个孕期子宫底的高度变化，可以发现许多低风险孕妇胎儿生长异常的情况。危险因素，包括生长受限胎儿分娩史，将复发风险提高近 20%（ACOG，2015）。对于有危险因素的女性，应考虑进行连续超声评估。尽管检查频率因适应证而异，早期检查，加妊娠 32 ~ 34 周检查，或根据临床需要况进行检查，将识别出许多的胎儿生长受限。即便如此，在分娩前也经常无法对胎儿生长受限进行明确诊断。

宫高

根据一项系统评价，证据不足以支持宫底高度测量用于检测胎儿生长受限的有效性（Robert Peter，2015）。尽管如此，仔细、系统地测量宫底高度作为一种简单、安全、廉价且合理、准确的筛查方法仍被推荐用来检测生长受限的胎儿。作为筛查工具，其主要缺点是不精确。Haragan 等（2015）指出测量宫底高度用于检测胎儿生长过度或受限的敏感性分别为 71% 和 43%，特异性分别为 85% 和 66%。

常用于宫高测量的方法在第 9 章中已描述。在孕

18~30周,以厘米为单位的子宫底高度与孕周±2周内相符。因此,如果测量距离超过预期高度2~3cm,则怀疑胎儿生长异常并考虑行超声检查。

超声测量

对所有孕妇常规超声评估的一个支持性观点是提供诊断胎儿生长受限的机会。通常这种常规筛查包括早期超声检查,通常在孕16~20周进行。逐渐地,越来越多地增加了妊娠早期的超声检查,以确定孕周和识别胎儿畸形。随后,有人建议在妊娠32~34周重复超声检查以评估胎儿生长情况。

妊娠早期超声检查对预测SGA的准确性有限。例如,Crovetto等(2017)指出,检出率分别为35%和42%,假阳性率分别为5%和10%。Tuuli等(2011)通过对近9 000例妊娠期超声进行分析指出,对于超声预测SGA,妊娠中期优于妊娠早期。在帕克兰医院,我们为所有孕妇提供中孕期超声检查。若有临床指征将通过增加超声检查次数进行胎儿生长评估。

在超声检查中,最常见诊断胎儿生长不良的方法是使用多种胎儿检测参数来评估胎儿体重。结合头部、腹部和股骨长度能提供最高的精确度,而通过增加其他检测参数并不能明显增加估测的准确性(Platz,2008)。在这些指标中,股骨长度的测量在技术上最容易且可重复性最高。双顶径和头围的测量取决于超声切面,也可能受颅骨变形压力的影响。最后,腹围的测量更具可变性。然而,由于软组织在这一维度中占主导地位,腹围是胎儿生长受限时最常表现异常的指标(图44-6)。图44-7显示1例严重生长受限的新生儿。

一些研究报告了腹围小对胎儿发育迟缓有显著预测价值。一项研究对近4 000例孕妇进行了晚孕期超声筛查(Sovio,2015)。发现通用晚孕期超声检查可将

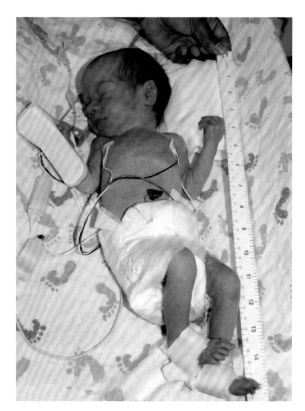

图44-7 严重胎儿生长受限的36周新生儿
(资料来源:Dr. Roxane Holt.)

小于胎龄儿的检出率从20%提高到57%。然而,只有当腹围生长速度低于第10百分位数时,新生儿的发病率才会增加。

超声估算的胎儿体重和实际体重不一致的比例可能达20%,从而导致假阳性和假阴性。Dashe等(2000)研究了帕克兰医院在分娩前4周内进行过胎儿超声检查的8 400例活产新生儿后指出,30%的胎儿生长受限未被检出。另一项研究将2 586例妊娠低风险孕妇随机分为孕32周组和孕36周组进行超声检查,结果发现,孕36周组超声检查对识别胎儿生长受限的敏感性更高(Roma,2015)。尽管如此,近40%的出生体重低于第3百分位数的生长受限病例被遗漏。一项基于Cochrane数据库的研究在对包含共计34 980例孕妇的13项研究进行分析后指出,对于低风险或未被选择的人群,常规妊娠晚期超声与母体或胎儿的受益无关(Bricker,2015)。

羊水量测量

病理性胎儿生长受限与羊水过少之间的关系早已被人们所认识。Petrozella等(2011)指出,孕24~34周,羊水量的减少与胎儿畸形间有显著的相关性。在没有畸形的情况下,37%羊水过少孕妇的新生儿出生体重小于第3百分位数,21%羊水量临界的孕妇的新生儿出生体重小于第3百分位数,而羊水量正常的孕

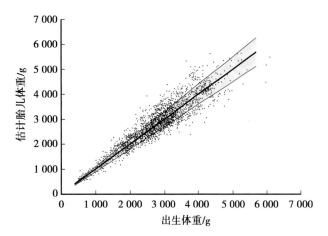

图44-6 超声检测腹围评估胎儿出生体重与实际出生体重的相关性
(资料来源:帕克兰医院妊娠数据。)

妇,只有4%的新生儿出生体重小于第3百分位数。此外,近期一项包含15项研究涉及3.5万余例孕妇的荟萃分析指出,与羊水过少的低风险孕妇相比,羊水过少的高风险孕妇新生儿出现胎儿生长受限的风险更大(Rabie,2017)。缺氧和肾血流减少是羊水过少的原因。

多普勒血流测速

通过这项技术,可以在周围血管如脐动脉和大脑中动脉中检测到胎盘源性生长受限的早期变化。晚期改变的特点是脐动脉反流及静脉导管、胎儿主动脉和肺动脉流出道血流异常。

在这些研究中,异常的脐动脉血流多普勒检测(以舒张末期血流缺失或逆波为特征)与胎儿生长受限有独特的联系(第10章)。这些异常突显早期和严重的生长受限,显示胎儿从代偿到失代偿的过渡。因此,如

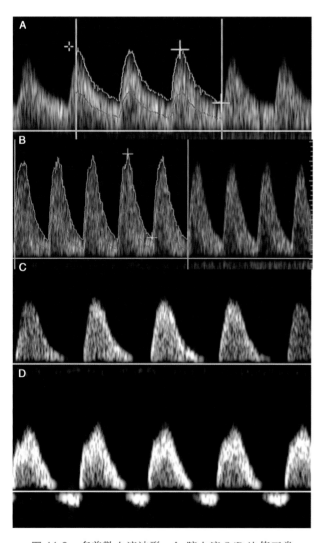

图44-8　多普勒血流波形。A.脐血流 S/D 比值正常的波形。B.S/D 比值异常升高和血管流动阻力增加。C.舒张末期血流缺失。D.舒张末期血流反向

图44-8所示,舒张末期血流持续缺失或反向,与缺氧、酸中毒和胎儿死亡相关。在一项采用超声检查评估1 116例胎儿体重低于第10百分位数的前瞻性研究中,当脐动脉多普勒血流正常时,只有1.3%的胎儿有不良结局,而在多普勒血流异常的胎儿中,这一比例为11.5%(O'dwyer,2014)。Unterscheider 等(2013a)提出脐动脉血流异常合并超声评估胎儿体重小于第3百分位数与不良妊娠结局关系最密切。

由于这些发现,脐动脉多普勒血流测速被认为是评价和管理胎儿生长受限的标准。ACOG(2015)指出,脐动脉多普勒血流检测改善了临床结局。在胎儿生长受限的管理中,建议将其作为无负荷实验和胎儿生物物理评分等标准监测技术的补充。

其他多普勒评估仍在研究中。有研究对604例孕周小于33周且腹围小于第5百分位数的胎儿静脉导管血流进行评估(Baschat,2007)。静脉导管多普勒参数是预测新生儿结局的主要心血管因素。这些晚期变化被认为反映了心肌恶化和酸中毒,这是围产期和神经系统不良结局的主要原因。在另一项对46例生长受限胎儿的研究中,主动脉瓣峡部的多普勒血流异常比静脉导管的血流异常早1周发生(Figueras,2009)。Turan 等(2008)在对一些胎儿血管的评估中描述了轻度胎盘功能障碍、进展性胎盘功能障碍和严重早发性胎盘功能障碍的顺序变化特征。然而,Unterscheider 等(2013b)质疑胎儿生长限制中是否存在可预测的多普勒参数进展。

■ 预防

理论上,预防胎儿生长受限应从妊娠前开始。优化母亲身体状况、用药和营养,以及戒烟至关重要。其他危险因素据母体情况而定,如对居住疫区妇女进行抗疟疾预防和纠正营养不良。值得注意的是,治疗轻中度高血压并不能减少新生儿生长受限的发生风险(第50章)。

在妊娠早期,确定准确的妊娠时间非常重要。通常使用连续超声评估,但评估的最佳时间间隔尚未明确。鉴于前次 SGA 妊娠史与再次妊娠的其他不良后果,尤其是死胎和早产相关,再次妊娠期进行监测可能是有益的(Mendez-Figueroa,2016;Spong,2012)。ACOG(2015)指出,如果有妊娠合并胎儿生长受限病史,而再次妊娠期间胎儿生长发育正常,则不需要多普勒血流测速和胎儿监测。最近,一项包含45个研究涉及20 909例孕妇的荟萃分析表明,在孕16周之前开始使用小剂量阿司匹林可降低胎儿生长受限的发生风险(Roberge,2017)。此外,该关联具有剂量-反应关系。

ACOG(2015)尚未批准低剂量阿司匹林用于生长受限胎儿分娩史妇女的预防。

■ 管理

如果怀疑胎儿生长受限,应努力明确诊断、评估胎儿状况并查找可能的原因。早发型生长受限尤其是值得关注的问题。在怀疑胎儿异常的妊娠中,需要提示患者进行咨询和产前诊断(ACOG,2015)。

管理流程如图 44-9 所示。对于怀疑胎儿生长受限的孕妇,孕期胎儿监护除了更频繁的胎心监护外,还包括定期脐动脉多普勒血流测速。在帕克兰医院,对于胎儿检测指标小于第 3 百分位数且已达胎儿可存活孕龄的孕妇,鼓励入住高危妊娠病房。每日描记胎心率,每周进行多普勒血流测速,每 3~4 周超声评估胎儿生长情况。其他多普勒血流检测,如大脑中动脉或静脉导管血流,被认为还在试验阶段。ACOG(2015)建议,对于妊娠合并胎儿生长受限及孕 34 周前可能分娩者,应产前给予糖皮质激素促胎肺成熟治疗。

分娩时间很重要,必须考虑死胎风险和早产危害。几个多中心研究在探讨这些问题,但没有一项研究能够阐明分娩最佳时机。对于早产胎儿,生长受限干预试验是唯一涉及分娩时间的随机试验(Thornton,2004)。该试验纳入 548 例分娩时间不确定的孕 24~36 周孕妇,她们被随机分为即刻分娩组和延迟分娩组。主要结局指标是围产期死亡或 2 岁后残疾。研究结果发现,两组新生儿 2 岁之前的死亡率没有差异。并且,两组子代在 6~13 岁间也未出现临床显著性差异(Walker,2011)。

在欧洲随机脐血和胎儿血流试验(Trial of Randomized Umbilical and Fetal Flow in Europe,TRUFFLE)中,

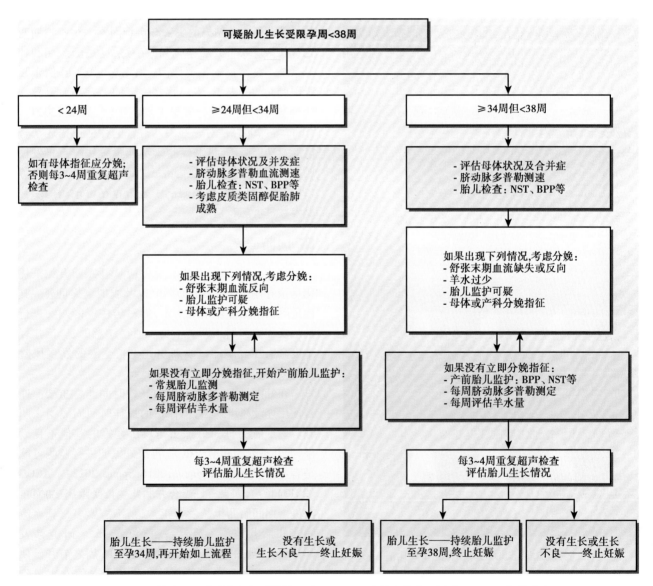

图 44-9　帕克兰医院胎儿生长受限处理流程。BPP,胎儿生物物理评分;NST,无应激试验

对静脉导管多普勒评估与胎心监测进行了比较,该研究共纳入孕26~32周,胎儿腹围小于第10百分位数、脐动脉搏动指数大于第95百分位数的孕妇310例(Lees,2015)。通过三种不同产前胎儿评估方法的结果确定分娩时间:短期胎心率变异、早期静脉导管多普勒血流变化或导管晚期改变。结果发现2岁儿童神经受损的比例在各组间无差异。值得注意的是,只有32%的新生儿按此随机化方案分娩。安全保障标准和其他母胎指征使得这些方案产生偏差(Visser,2016)。在一项事后分析中得出结论,孕32周前,若无静脉导管多普勒异常或胎心率异常,延迟分娩可能是安全的,并可能有益于远期结果(Ganzevoort,2017)。

足月不相称宫内生长干预试验(Disproportionate Intrauterine Growth Intervention Trial at Term,DIGITAT)调查了孕36周及以上的生长受限胎儿的分娩时间。在321例随机接受引产或期待治疗的妇女中,新生儿综合发病率无差异,但在二级分析中,孕38周后分娩的新生儿入院率降低(Boers,2010,2012)。在DIGITAT另一个二级分析中没有确定引产益处的明确亚组(Tajik,2014)。其他二级分析包括2岁时神经发育和行为结果评估,这些结局在随机组间均相似(Van Wyk,2012)。

近足月胎儿管理

如图44-9所示,若胎儿生长受限合并正常脐动脉多普勒血流、正常羊水量和正常胎心监护,分娩可推迟到孕38周。换句话说,当诊断存在不确定性时,应排除干预,直到确保胎儿肺成熟。可以在使用第17章中描述的产前胎儿监护技术指导下期待治疗。然而,如果临床上存在明显羊水过少,大多数医生建议在孕34周或以后分娩。美国SMFM(Spong,2011)和ACOG(2017a)的推荐相似。均建议若存在羊水过少等并发症时,应在孕34~37周分娩。若胎心监护正常,可计划阴道分娩。值得注意的是,其中有些胎儿不能耐受分娩。

远离足月的胎儿管理

在孕34周前,如果解剖结构正常的胎儿发生生长受限,且羊水量和胎儿监护结果正常,则建议观察。有的机构推荐孕妇筛查弓形虫、巨细胞病毒、风疹病毒、疱疹和其他感染。但是,目前尚未发现这样做是有效的(Yamamoto,2013)。

只要胎儿生长和胎儿监护结果正常,应继续妊娠,直到胎肺成熟(图44-9)。每3~4周重新评估胎儿生长情况。尽管最佳评估间隔尚未确定,但建议每周进行脐动脉多普勒测定、评估羊水量,并结合定期胎心监护。如上所述,这些孕妇应入住高危妊娠病房,每天监

测胎儿情况。如果生长正常,羊水量和脐动脉多普勒血流正常,可出院回家并定期门诊监测。

远离足月的生长受限,没有特定的治疗可以改善病情。例如,证据不支持通过减少活动或卧床休息以加快生长或改善结果。尽管如此,许多临床医生直觉上还是建议进行适当的休息。营养补充、扩容、氧疗、抗高血压药物、肝素和阿司匹林都是无效的(ACOG,2015)。

在大多数足月前确诊的病例中,既没有明确的病因,也没有明确的治疗方法。管理决策取决于对预期管理期间胎儿死亡相对风险与早产风险的评估。虽然可靠的胎儿检查结果可以允许继续观察,但远期神经预后仍是个问题(Baschat,2014;Lees,2015;Thornton,2004)。Baschat等(2009)研究表明,生长受限胎儿在2岁时的神经发育结局最好通过出生体重和胎龄来预测。多普勒异常通常与妊娠晚期分娩的低出生体重儿在儿童期低水平的认知发育无关(Llurba,2013)。这些结论强调不良神经发育结局常不能被预测。

■ 分娩

胎儿生长受限通常是由于母体灌注不良、胎盘功能减退或两者并存所导致的胎盘功能不全引起。如果存在,这些条件可能会因分娩而加剧。并且,羊水量减少会增加分娩时脐带受压的可能性。由于上述及其他原因,胎儿生长受限使得剖宫产率增加。因此,疑似胎儿生长受限的孕产妇应进行针对"高风险"的分娩监测(第24章)。

新生儿缺氧或胎粪吸入的风险也更大。因此医护人员应立即提供对新生儿的护理,能够巧妙地清理气道并根据需要为新生儿通气(第32章)。严重生长受限的新生儿极易发生体温过低,也可引发其他代谢紊乱,如低血糖、红细胞增多症和高黏血症。此外,低出生体重的新生儿患运动和其他神经残疾的风险更高。出生体重最低者的风险最大(Baschat,2009,2014;Llurba,2013)。

巨大儿

巨大儿一词用于描述非常大的胎儿或新生儿是非常不精确的。虽然产科医生普遍认为体重<4 000g的新生儿并不算巨大儿,但巨大儿的定义尚未达成共识。新生儿的体重很少超过5 000g,而极其巨大的婴儿是罕见的。吉尼斯世界纪录中记录的最大新生儿是1例10 800g的婴儿,于1879年出生于加拿大(Barnes,1957)。

2015 年美国有超过 400 万例新生儿,出生体重 4 000~4 499g 者占 6.9%;出生体重 4 500~4 999g 者占 1%;出生时重量为 5 000g 或以上者占 0.1%(Martin, 2017)。可以肯定的是,20 世纪巨大儿发生率增加了。根据威廉姆斯(1903)的研究,在 20 世纪初,每 10 000 例新生儿中仅有 1~2 例出生体重大于 5 000g。相比之下,1988~2008 年,帕克兰医院的每 1 万例新生儿中有 16 例巨大儿出生,2010 年美国每 1 万例新生儿中有 11 例巨大儿出生。此外,孕妇肥胖率上升的影响势不可挡,其与糖尿病的关系是众所周知的。帕克兰医院分娩新生儿体重大于 5 000g 的孕产妇,超过 15% 是糖尿病患者。

■ 定义

目前有一些术语可描述病理性胎儿过度生长。最常见的是由出生体重定义,即超过人群中新生儿出生体重的某个百分位数的新生儿。另一种常用的方案是通过经验性出生体重阈值来定义巨大儿。

出生体重的分布

巨大儿通常根据出生体重的数学分布来定义。出生体重超过相应孕周正常体重第 90 百分位数可作为巨大儿或大于胎龄儿(large-for-gestational age,LGA)的诊断阈值。例如,孕 39 周时的第 90 百分位数是 4 000g。但是如果应用出生体重超出正常体重 2 个标准差为诊断标准,则阈值就是第 97 百分位数的数值。因此,与第 90 百分位数定义的新生儿相比,实际更大的婴儿才被认为是巨大儿。具体来说,孕 39 周巨大儿出生体重的阈值应是第 97 百分位数的大约 4 500g 而不是第 90 百分位数的 4 000g。

经验性出生体重

定义巨大儿的一种常用阈值为出生体重超过 4 000g。也有人将阈值定为 4 250g 或 4 500g。如表 44-2 所示,出生体重 ≥4 500g 并不常见。在帕克兰医院 30 年期间,有超过 350 000 例单胎分娩,只有 1.4% 的新生儿体重超过 4 500g。我们的观点是,胎儿生长的上限约是超出平均体重 2 个标准差,超过这个标准界限就是异常,发生率约占新生儿的 3%。在孕 40 周时,这一阈值对应约 4 500g。ACOG(2016a)建议,将巨大儿定义为出生时体重 ≥4 500g 的新生儿。

■ 危险因素

发生巨大儿的危险因素如表 44-3 所示,其中有些因素是相互关联的,也可能存在叠加作用。例如,高龄孕妇常与经产妇及糖尿病相关。肥胖常与糖尿病相关。在一项研究中,中国肥胖女性分娩巨大儿的发生率超过 24%,而过期妊娠和妊娠期糖尿病孕妇分娩巨大儿的发病率也显著升高(约 2.5 倍)(Wang,2017)。母亲糖尿病是发生巨大儿的重要危险因素(第 57 章)。如表 44-2 所示,随着胎儿出生体重超过 4 000g 发生率增加,母体糖尿病的发病率增加。但是,应该强调的是,母体糖尿病只与这些巨大儿总数很小的一部分有关。

表 44-2　1988~2012 年帕克兰医院 354 509 例活产新生儿出生体重分布

出生体重/g	出生		母体糖尿病	
	人数	百分数*	人数	百分数
500~3 999	322 074	90.9	13 365	4
4 000~4 249	19 106	5.4	1 043	5
4 250~4 499	8 391	2.4	573	7
4 500~4 649	3 221	0.9	284	9
4 750~4 999	1 146	0.3	134	12
5 000~5 249	385	0.1	57	15
5 250~5 499	127	0.04	31	24
5 500 及以上	59	0.02	14	24
合计	354 509		15 501	

* 原著数据有效数字保留不同。

表 44-3　巨大儿相关危险因素

肥胖
糖尿病
过期妊娠
经产妇
父母身材高大
高龄孕妇
前次妊娠巨大儿
种族和民族因素

■ 孕产妇和围产期发病率

巨大儿的不良后果是严重的。出生体重不少于 4 000g 的新生儿剖宫产率 >50%。对于母亲肥胖或糖尿病或新生儿出生体重 >5 000g 的更是如此(Cordero,2015;Crosby,2017;Gaudet,2014;Hehir,2015)。一项研究发现 LGA 新生儿中,创伤性新生儿发病风险高于正常体重儿(Chauhan,2017)。肩难产的发病率差异很大,当母体合并糖尿病时,巨大儿合并肩难产可达到近 30%(Cordero,2015)。在包括糖尿病合并妊娠在内的总妊娠人群中,当新生儿出生体重 ≥5 000g 时,孕妇肩难产的发生率至少为 5%(Crosby,2017;Hehir,2015)。

与并发症相关的产后出血、会阴裂伤和母体感染的发生率,在分娩巨大儿的产妇中也较高。在帕克兰医院分娩出生体重>4 000g 新生儿的孕产妇和新生儿结局见表 44-4。

表 44-4　1998~2012 年在帕克兰医院分娩的 208 090 例孕产妇及新生儿结局

母婴结局[a]	<4 000g n=187 119	4 000~4 499g n=17 750	4 500~4 999g n=2 849	≥5 000g n=372	P 值
剖宫产总数	46 577(25)	5 362(30)	1 204(42)	224(60)	<0.001
计划剖宫产	12 564(7)	1 481(8)	316(11)	65(17)	<0.001
难产剖宫产	7 589(4)	1 388(8)	337(12)	46(12)	<0.001
肩难产	437(0)	366(2)	192(7)	56(15)	<0.001
三度或四度会阴裂伤	7 296(4)	932(5)	190(7)	37(10)	<0.001
引产	26 118(13)	2 499(14)	420(15)	39(10)	0.141
第二产程延长	6 905(4)	899(5)	147(5)	14(4)	<0.001
绒毛膜羊膜炎	13 448(7)	1 778(10)	295(10)	35(9)	<0.001
pH<7.0	925(0.5)	96(0.6)	20(0.7)	4(1.1)	0.039
5 分钟阿普加评分<7	1 898(1.0)	80(0.5)	22(0.8)	10(2.7)	<0.001
进入 ICN	4 266(2.2)	123(0.7)	36(1.3)	9(2.4)	<0.001
锁骨骨折	1 880(1.0)	616(3.5)	125(4.4)	16(4.3)	<0.001
机械通气	2 305(1.2)	54(0.3)	11(0.4)	9(2.4)	<0.001
低血糖症	480(0.2)	89(0.5)	31(1.1)	12(3.2)	<0.001
高胆红素血症	5 829(3.0)	305(1.7)	60(2.1)	12(3.2)	<0.001
臂丛神经损伤	470(0.2)	224(1.3)	74(2.6)	22(5.9)	<0.001
新生儿死亡	402(0.2)	3(0)	2(0.1)	1(0.3)	<0.001

[a]数据以 n(%)方式呈现;只列举了主要的结局。
ICN,重症监护室。

■ 诊断

目前尚无准确评估胎儿大小的方法,因此,巨大儿只有在出生后才能确诊。临床上用体格检查的方法来评估胎儿体重并不准确,部分可归因于孕妇肥胖。为提高超声评估胎儿体重的准确性,人们做了多种尝试。已经提出了几种使用胎儿头围、腹围和股骨长度的测量值来评估胎儿体重的公式。这些公式计算结果虽然能够合理有效地评估低体重儿和早产儿的体重,但在评估体重较大的胎儿方面却不是很有效。在一项纳入 248 例 LGA 新生儿和 655 例妊娠合并糖尿病的非 LGA 新生儿的研究中,分娩前被诊断出 LGA 的孕妇实际仅 23% 分娩了 LGA 婴儿(Scifres,2015)。这导致因 LGA 而行剖宫产的比率增加了 3 倍以上。

由上述可得知,用超声测量评估胎儿体重是不可靠的,并且不推荐常规使用超声诊断巨大儿。事实上,ACOG(2016a)指出,临床中对胎儿体重的评估方法中,超声测量最为准确。

■ 管理

已提出若干干预措施来避免巨大儿的发生。包括对一些指征不明确的预防性引产,如"即将发生的巨大儿",或选择性剖宫产以避免困难分娩和肩难产。对于妊娠期糖尿病的女性,胰岛素治疗和严密控制血糖可降低新生儿出生体重。然而,并没有降低剖宫产的发生率。与此同时,如上所述,对母体合并糖尿病的巨大儿的错误诊断提高了剖宫产率(Scifres,2015)。同样如前所述,无论糖尿病的诊断如何,巨大儿与母亲肥胖和妊娠期体重过度增长密切相关(Durie,2011;Durst,2016;Harper,2015)。例如,通过饮食干预控制妊娠期体重增长来限制胎儿过度生长,是一个活跃的研究领域。目前根据母亲 BMI 推荐的孕期体重增长详见第 9 章。

第十一篇

预防性引产

一些临床医生对疑似巨大儿的非糖尿病孕妇行预防性引产。这种方法可以避免胎儿的进一步生长,从而减少潜在的分娩并发症。这种预防性的措施理论上应该降低肩难产和剖宫产的风险。一项包含 11 个比较巨大儿期待治疗和引产治疗效果研究的系统回顾分析指出,引产增加了剖宫产率而未改善围产期结局(Sanchez-Ramos,2002)。与之相反,Magro-malosso 等(2017)对 4 项共计 1 190 例孕妇的随机试验进行荟萃分析后指出,对于可疑巨大儿的孕妇于孕 38 周或更大孕周进行引产,明显降低了胎儿过度生长和骨折的发生率。这些研究中的一项研究将 822 例可疑有 LGA 胎儿的孕妇随机分为提前终止妊娠(孕 37~38^{+6} 周)和期待治疗组(Boulvain,2015),结果发现提前终止妊娠组经阴道分娩率相对升高,且两组整体发病率更低。同时作者强调,任何获益都应以平衡提前引产和分娩的风险为前提。另一项回顾性研究指出,孕 39 周前分娩并不改善母体结局,并可增加与新生儿的不良结局(Tita,2016)。我们同意 ACOG(2016a,2017a,b)的观点,目前尚无证据支持早于孕 39 周的引产。对于可疑巨大儿的孕妇在妊娠晚期提前分娩或引产是否优于期待治疗目前尚不明确。

选择性剖宫产分娩

巨大儿分娩过程中,肩难产及其伴随的风险详见第 27 章。根据 ACOG 统计(2017b),小于 10% 的肩难产会导致臂丛神经损伤,而臂丛神经损伤的案例中 4% 发生于剖宫产分娩中。

对于择期剖宫产的预防作用,在一般人群中,因可疑巨大儿行择期剖宫产以预防臂丛神经损伤是无依据的处理(Chauhan,2005)。Ecker 等(1997)分析了在布莱根妇女医院出生的 77 616 例新生儿中的 80 例臂丛神经损伤的病例。指出对于无糖尿病的孕妇,需要进行大量的不必要的剖宫产才能避免 1 例新生儿单侧臂丛神经损伤。Rouse 等(1996)也在其对非糖尿病孕妇的研究中提出了这一观点。

相反,当胎儿体重估计>4 250g 或>4 500g 时,对于糖尿病孕妇行择期剖宫产终止妊娠是有理论依据的处理原则。Conway 和 Langer(1998)将剖宫产分娩作为糖尿病孕妇且超声评估胎儿体重 ≥4 250g 时的标准处理。这种处理明显降低了肩难产的发生,发生率自 2.4% 降至 1.1%。

综上所述,我们同意 ACOG 的观点,对于可疑过度生长的胎儿,没有必要选择性地提前终止妊娠,尤其在孕 39 周前。另外,选择性剖宫产分娩不适用于胎儿体重<5 000g 的非糖尿病或胎儿体重<4 500g 的糖尿病孕妇(ACOG,2016a,2017b)。

（刘菁　周倩　卢媛　翻译　王谢桐　审校）

参考文献

C44

第 45 章

多胎妊娠

> 在单卵双胎中,胎盘中会有一个特定的区域存在血管吻合,这在双卵双胎中极少发生。因此在双胎妊娠早期发育中,若一个胚胎的心脏较另一个胎儿更为强大,那么前者的胎盘区域也会相应增大。随着前者心脏的迅速增大,后者接受的血液将逐渐减少,最终停止发育。
>
> ——J. 惠特里奇·威廉姆斯(1903)

在威廉姆斯那个年代,对多胎妊娠的胚胎学和形态学知之甚少。多胎妊娠可能来自两个或多个受精卵,也可能是一个受精卵发生卵裂,两种现象也可能同时发生。从那时一直到今天,多胎妊娠给母体和胎儿带来了许多问题。例如,在美国约 1/4 的极低出生体重儿(出生时体重低于 1 500g)来自多胎妊娠(Martin, 2017)。

20 世纪 80 年代和 90 年代,由于生殖技术的驱动,双胎和多胎的发生率激增。1980~2009 年,双胎的发生率由每 1 000 例活产中 18.9 例上升至 33.2 例,上升了 76%(Martin, 2017)。在 1998 年,三胎或三胎以上的多胎妊娠新生儿出生数量达到了顶峰,每 1 000 例新生儿中有 1.9 例三胎或三胎以上的多胎妊娠的新生儿出生。此后,不孕症治疗的严格管理使三胎及以上的多胎妊娠有所下降,尤其在非西班牙裔白种人妇女中下降明显。例如,1998~2015 年,该人群中三胎及以上的多胎妊娠新生儿出生比例下降了 50% 以上。在 2015 年,多胎妊娠新生儿的出生率是 34.5‰,其中双胎占 97%。

多胎妊娠对早产及早产儿相关并发症发生率有直接影响。此外,多胎妊娠出现先天性结构异常及妊娠不良结局的风险更高,且每个胎儿均存在上述风险,而这些风险并非多胎妊娠本身所引起。美国 2013 年多胎分娩占所有活产的 3%,但占所有新生儿死亡的 15%。此外,新生儿死亡的风险与孕期胎儿数量成正相关(Matthews, 2015)。双胎的新生儿死亡率是单胎新生儿死亡率的 4 倍以上,三胎的新生儿死亡率几乎是单胎的 12 倍,而四胎的新生儿死亡率更是惊人地达到单胎的 26 倍!表 45-1 记载了帕克兰医院单胎和双胎妊娠结局的数据比较结果。这些风险在三胎及以上多胎妊娠更为显著。

母体的产科并发症和死亡率也随着胎儿数量的增加而增加(Mhyre, 2012; Young, 2012)。Walker 等(2004)对 44 000 多例多胎妊娠进行分析,发现相对于单胎妊娠,多胎妊娠的子痫前期、产后出血和孕产妇死亡均增加 2 倍,产后子宫切除的风险也增加。Francois 等(2005)报告称相对于单胎妊娠的产妇,分娩时需行子宫切除术的风险在双胎妊娠的孕妇中增加 3 倍,而在三胎或四胎的孕妇增加 24 倍。除此之外,与单胎妊娠相比,多胎妊娠孕产妇患抑郁症及夫妻离异的风险同样增加(Choi, 2009; Jenna, 2011)。

第
十
一
篇

表 45-1　1998~2016 年在帕克兰医院分娩的单胎和双胎妊娠结局比较

结局	单胎妊娠(n)	双胎妊娠(n)
妊娠数	202 306	2 412
分娩胎儿数[a]	202 306	4 824
死胎	1 011(5.0)	114(23.6)
新生儿死亡[b]	590(2.9)	92(19.5)
围产期死亡	1 601(7.9)	206(42.7)
极低体重儿[b](<1 500g)	1 927(9.6)	507(107.6)

资料来源：Dr. Don McIntire.
[a]不良结局数据表示形式为：n(‰)；此处仅列出不良结局数据。
[b]新生儿死亡和极低出生体重的分母是活产儿。

多胎妊娠的病因学

两个胎儿通常由两个独立的卵子受精，形成双卵双胎。有少数双胎由单个受精的卵子分裂而来，形成单卵双胎。这两种机制在多胎形成过程中可能都有。例如，四胎妊娠可能会由 1~4 个受精卵发展而来。随后讨论的这些传统的双胎发生机制已经被教授了 50 多年，并且仍然是被广泛接受的理论。最近，Herranz (2015)提出了一个具有争议性的学说，认为单卵双胎在受精后的双细胞时期发生分裂。显然，无论是传统理论还是新的学说，目前的数据都不足以支持和证明(Denker,2015)。

■ 双卵双胎与单卵双胎

双卵双胎是在一个排卵周期由两个成熟卵子受精后形成。从遗传学角度，双卵双胎和其他的兄弟姐妹没有不同。

另一方面，尽管单卵双胎几乎拥有相同的遗传物质，但也并不完全一样，一个受精卵一分为二的过程中，其原浆质可能存在不均等分裂。单卵双胎之间发生表型差异可能与受精后发生的遗传变异有关，亦可能两胎儿均患有同样的遗传疾病，但出现表型的差异性表达。在女性胎儿中，不对称的莱昂现象可能会导致 X 连锁遗传病的差异性表达。此外，单卵双胎的形成过程可能是受精卵畸变的表现，这导致单卵双胎发生结构异常的风险增高(Glinianaia,2008)。一项包含 926 例单卵双胎的研究发现，先天性心脏异常的发生率比一般人群高 12 倍，但 68% 的患病新生儿有一个正常的兄弟姐妹(Pettit,2013)。无论何种机制，同性别的双卵双胎出生时可能看上去比单卵双胎更为相像。

■ 单卵双胎的遗传特征

单卵双胎的发生机制目前尚不明确。辅助生殖技术(assisted reproductive technology,ART)使单卵双胎的发生率增加了 2~5 倍。影响分裂的因素可能与标本处理、受精卵生长介质或精子 DNA 微注射有关，也可能受不孕症自身病因的影响(McNamara,2016)。

单卵双胎的结局取决于受精卵的分裂时间。如果受精卵在受精后 72 小时之内分裂，则分裂为两个胚芽，两个羊膜囊和两个绒毛膜，因此发生为双羊膜囊双绒毛膜双胎(图 45-1)。此时会形成两个不同的胎盘或 1 个融合的胎盘。如果受精卵在第 4~8 天分裂，此时会形成单绒毛膜双羊膜囊双胎。第 8 天之后分裂，由于绒毛膜和羊膜囊已经完成分化，受精卵分裂成共用一个羊膜腔的两个胚胎，即单绒毛膜单羊膜囊双胎。如果分裂发生更晚，可能形成连体双胎。

既往有学者认为单绒毛膜双胎都是单卵双胎。但偶有报告单绒毛膜双胎亦有可能为双卵双胎(Hackmon,2009)。这些机制的发生仍在探讨中，但在一项对 14 个病例的回顾性研究提示，几乎所有病例均为 ART 受孕(Ekelund,2008)。McNamara 等(2016)在综述中对典型和非典型双胎的发生机制及证据进行了很好的阐述。

■ 异期复孕和同期复孕

异期复孕是指两次受精间隔了一个或一个以上的月经周期。异期复孕需要在子宫已受孕的基础上再次排卵后受精，理论上在子宫未被蜕膜填满前这是可能的。尽管在雌马中已经发现该现象，但在人类尚未发生。Lantieri 等(2010)报告了 1 例卵巢过度刺激的孕妇在未知已发生输卵管妊娠的基础上又经人工授精后再次宫内受孕的病例。大多数权威认为异期复孕只是两个同时受孕的胎儿存在发育不均衡。

同期复孕是指两个卵子在同一月经周期内受精，但不是同一次性交，精子也可不来自同一男性。图 45-2 展示了 Harris(1982)记录的同期复孕的病例。这例母亲分娩出一个 A 型血的黑肤色新生儿和一个 O 型血的白肤色新生儿。该孕妇和她丈夫的血型均为 O 型。这样的案例在亲子鉴定的相关诉讼中曾有报告(Girela,1997)。考虑到 ART 也可能发生同期复孕，建议女性在胚胎移植后避免性交(McNamara, 2016; Peigné, 2011)。

■ 双胎妊娠的影响因素

双卵双胎比单卵分裂而来的双胎更为常见，其发

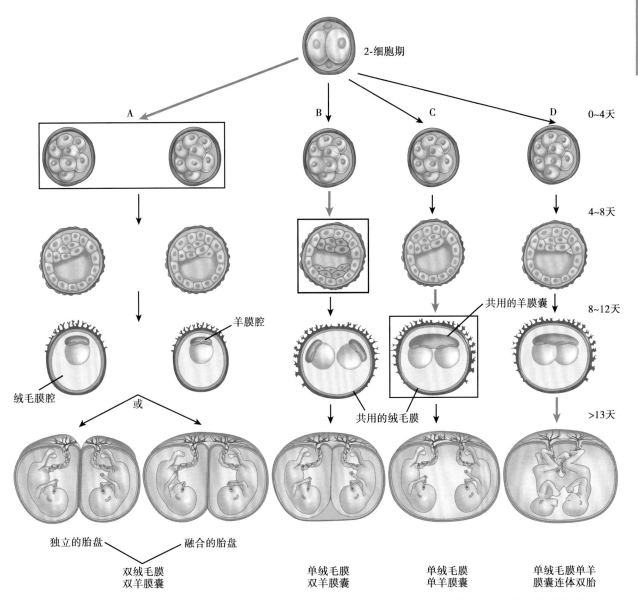

图 45-1　单卵双胎形成机制。图中的黑框和蓝色箭头提示分裂时间。A. 在受精后的最初 0~4 天内分裂,则发展成两个胚胎,两个羊膜囊和两个绒毛膜的单合子双胎妊娠。可有两个独立的胎盘或一个融合的胎盘。B. 如果分裂发生在受精后的 4~8 天,胚囊由两个不同的囊胚组成(内细胞团)。每个囊胚将形成独立的羊膜囊,共用绒毛膜(为双羊膜,单绒毛膜)。C. 如果分裂发生在受精后的第 8~12 天,则导致两个胎儿在同一个羊膜囊内(为单羊膜,单绒毛膜双胎妊娠)。D. 连体双胎的发生机制有两个不同的理论。其一认为,胚胎的不完全分裂导致连体双胎;其二认为,单卵分裂后,一个胚胎的组织与另一个胚胎相融合

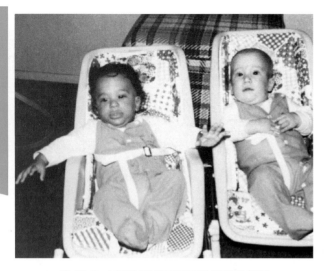

图 45-2 同期复孕的双卵双胎男婴的例子

生率受种族、遗传、母体年龄、胎次,尤其是生育治疗等因素的影响。相比之下,单卵双胎出生的频率相对稳定,大约每250例新生儿中有一对,而且这种发生率通常与人口统计学因素无关,但 ART 中胚胎移植后受精卵分裂的发生率增加是个例外(Aston,2008)。

人口统计资料

多胎的发生率在不同种族和民族中有显著差异。一项对 2004~2008 年间美国 800 多万例新生儿的分析发现,黑种人女性的双胎妊娠率为 3.5%,白种人为 3%(Abel,2012),西班牙裔、亚裔和美洲原住女性的双胎妊娠率比白种人女性相对更低。在尼日利亚的一个农村社区,每 20 个新生儿中就有一对是双胎(Knox,1960),这些双胎发生率的差异可能是由于不同种族卵泡刺激素水平的不同而导致多排卵的结果(Nylander,1973)。

母亲年龄是多胎妊娠的另一个高危因素(图 45-3)。从 15 岁到 37 岁,双卵双胎的发生率几乎上升了 4 倍(Painter,2010)。因此,随着母亲年龄的提高,生育能力逐渐下降,双胎的发生率反而增加(Beemsterboer,2006)。另一种解释是,因为高龄妇女更多地借助于 ART 受孕,所以随着母亲年龄的增长,双胎数量明显增加(Ananth,2012)。父亲的年龄也与双胎的发生率有关,但其影响很小(Abel,2012)。虽然双胎妊娠与很多不良围产期结局相关,但 McLennan 等(2017)发现孕妇高龄并没有增加胎儿和新生儿的死亡率。从这项以美国人口为基础的研究中推测,双胎妊娠孕妇年龄在 30 岁以上时,并不额外增加产科不良妊娠结局的发生率。

在所有人群的研究中均发现,孕妇的产次与双胎的发生率相关。Antsaklis 等(2013)在 30 年的研究中发现多产和双胎之间呈正相关。然而,他们也提出,越

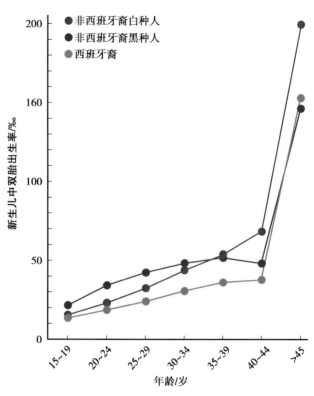

图 45-3 2015 年,美国按母亲年龄和种族划分的多胎生育率

(资料来源:Martin,2017.)

来越多地使用 ART 也可能是双胎增多的原因。在尼日利亚进行的一项为期两年的研究中,Olusanya(2012)总结了多产与初产的对比结果。他们发现,当产次 ≤4,多胎妊娠发生率升高 8 倍,当产次 ≥5,则升高了 20 倍。

遗传

双胎家族史是双胎发生的影响因素,母亲的双胎家族史比父亲的更重要。4 000 份家系研究记录发现:母亲自身为双卵双胎的,其妊娠双胎的发生率为 1/58(White,1964)。母亲自身不是双胎,其丈夫是双卵双胎,其妊娠双胎的发生率为 1/116。Painter 等(2010)对 500 多个双卵双胎母亲家庭进行了全基因组连锁分析,并找到了 4 个潜在的连锁峰值。最高的峰值位于 6 号染色体的长臂,其他提示峰值位于 7 号、9 号和 16 号染色体上。但这些因素对双胎妊娠总体发生率的作用可能很小(Hoekstra,2008)。

营养因素

在动物中,产仔的体重随营养水平的提高而增加。各种来源的证据提示这种现象也同样发生在人类。Nylander(1971)显示双胎发生率与由孕妇体型反映的营养状况有明确相关倾向。与身材矮小、营养缺乏的妇女相比,高大壮硕的妇女双胎妊娠率增加 25%~30%。Reddy 等(2005)同样发现,在不使用生育药物的

情况下,美国妇女的体重和双卵双胎之间也存在一定关联性。随着美国肥胖女性的持续增加,孕妇体重对双胎的影响将更为突出。

二战期间和战后的研究表明,双胎与营养的关联性比与体型的关联性更大。那些年欧洲普遍的营养不良与双卵双胎发生率的明显下降相关(Bulmer,1959)。一些研究者报告,补充叶酸的妇女发生双胎的概率较高(Ericson,2001;Haggarty,2006)。相反,在另一个系统回顾中,Muggli 和 Halliday(2007)无法证明两者有显著的关联。在一项得克萨斯州双胎发生率的研究中,受试者食用叶酸强化后谷物制品,结果不能证明叶酸是增加双胎发生率的独立影响因素(Waller,2003)。

垂体促性腺激素

把种族、年龄、体重和多产与多胎妊娠联系在一起的因素可能是卵泡刺激素水平(Benirschke,1973)。该理论被以下事实证实:在停止口服避孕药后 1 个月内妇女生育力和双卵双胎的发生率较高,但在以后几月内则没有增高(Rothman,1977)。这可能是由于在停用避孕药的第一个自然月经周期中垂体促性腺激素突然大量释放。随着母体年龄增大,生育率逐渐下降而双胎的发生率却增高,这种现象可能是由于卵巢功能减退的负反馈减少,垂体 FSH 释放增多(Beemsterboer,2006)。

不孕症治疗

应用促性腺激素诱发排卵(卵泡刺激素+绒毛膜促性腺激素)或克罗米酚会明显增加多个卵子同时排出。McClamrock 等(2012)在他们的回顾性研究报告中指出,双胎和三胎及以上妊娠率分别高达 28.6% 和 9.3%。如此高的多胎发生率仍然是一个值得关注的问题。两项多中心试验评估了来自卵巢刺激(Assessment of Multiple Gestations from Ovarian Stimulation,AMIGOS)和多囊卵巢综合征(P Pregnancy in Polycystic Ovary Syndrome Ⅱ,PCOS Ⅱ)的多胎妊娠,旨在为实现最大妊娠率的同时尽量降低多胎妊娠率提供指导(Diamond,2015;Legro,2014)。

一般来说,体外受精的胚胎越多,多胎妊娠的风险就越大。2014 年,依靠 ART 出生的新生儿数占美国新生儿总数的 1.6%,在多胎妊娠中占 18.3%(Sunderam,2017)。美国生殖医学协会(American Society for Reproductive Medicine,2017)最近修订了相关指南,该指南涉及体外受精胚胎移植过程中卵裂期胚胎或囊胚的移植数量。这一措施旨在减少多胎妊娠的发生率。根据这些新规范,无论胚胎发育处于哪个阶段,都鼓励 35 岁以下的妇女接受单胚胎移植。这些做法有效地降低了

多胎妊娠率,自 2009 年以来三胎或三胎以上妊娠率逐年下降(Kulkarni,2013;Martin,2017)。

■ 多胎的性别比例

人类男胎的比例随着每胎胎儿数的增加而下降。Strandskov 等(1946)发现在 31 00 万例美国出生的单胎中男婴占 51.6%;在双胎中,男婴占 50.9%;三胎中,男婴占 49.5%;四胎中,男婴占 46.5%。长达 135 年的瑞典出生数据显示,单胎中男婴与女婴的比例是 106∶100,双胎为 103∶100,三胎为 99∶100(Fellman,2010)。形成更晚的双胎中女性的比例更高。例如,胸部连体双胎中 68% 是女性双胎(Mutchinick,2011)。这种现象有两种解释:第一,从受精卵开始并贯穿整个生命周期,女性的死亡率较低。第二,女胎的受精卵有更强大的分裂能力。

■ 卵性的判断

性别不同的双胎儿几乎都是双卵双胎。极少的情况下,由于体细胞突变或染色体畸变,单合子双胎也有可能核型或表型不同(Turpin,1961)。大多数病例报告描述了在染色体为 46,XY 双胎中由于缺乏 Y 染色体而表现为女性表型,称为特纳综合征(45,X)。Zech 等(2008)发现了一个罕见的病例,一个染色体为 47,XXY 的受精卵在一些细胞中 X 染色体的丢失,另一些细胞中 Y 染色体的丢失,结果双胎的表型为一男一女。核型分析显示两个胎儿都是 46,XX/46,XY 的嵌合体。

■ 绒毛膜性的判断

双胎特殊并发症的发生风险与卵性及绒毛膜性(即绒毛膜的数量)相关。如表 45-2 所示,后者起更重要的作用。具体地说,与双绒毛膜双胎相比,单绒毛膜双胎的围产期死亡率和神经损伤率更高(Hack,2008;Lee,2008)。在一项包括 2 000 多对双胞胎的回顾性分析中,单绒毛膜双胎中的一个胎儿或两个胎儿均死亡的风险是双绒毛膜多胎妊娠的 2 倍(McPherson,2012)。此外,单绒毛膜双胎的产前死胎风险高于双绒毛膜双胎,最高风险发生在孕 28 周之前(Glinianaia,2011)。绒毛膜性对孕妇本身并无明显影响(Carter,2015)。

超声评估

超声已经成为多胎妊娠管理中必不可少的工具。超声检查可用于双胎妊娠早期诊断和评估(Reddy,2014)。此外,北美胎儿治疗网络(NAFTNet)——由美国和加拿大的 30 家医疗机构组成的联盟——推荐使用超声来确定多胎妊娠的绒毛膜性(Emery,2015)。

表 45-2　双胎妊娠的卵性和双胎特殊并发症的概述

单位：%

双胎类型	特殊的双胎并发症				
	双胎	胎儿生长受限	早产[a]	胎盘血管吻合	围产儿病死率
双卵双胎	80	25	40	0	10~12
单卵双胎	20	40	50		15~18
双羊膜/双绒毛膜	6~7	30	40	0	18~20
双羊膜/单绒毛膜	13~14	50	60	100	30~40
单羊膜/单绒毛膜	<1	40	60~70	80~90	58~60
连体双胎	0.002~0.008	—	70~80	100	70~90

资料来源：Manning，1995。

[a] 孕 37 周前分娩。

用于评价绒毛膜性的超声特征因孕龄而异。早孕期超声评估绒毛膜性的准确率最高，可达 98%。准确率随着孕龄的增加而逐渐降低，在妊娠中期的检查中，错误率高达 10%（Emery，2015；Lee，2006）。此外，在孕 15~20 周的超声评估中，绒毛膜性误诊率比孕 14 周前增加了约 10%（Blumenfeld，2014）。总体而言，约 95% 的受检者在孕 24 周前可以通过超声正确判断绒毛膜性（Lee，2006）。

在妊娠早期，绒毛膜的数量相当于妊娠囊的数量。分离两个妊娠囊的绒毛膜带是双绒毛膜妊娠的征象，而单绒毛膜双胎只有一个妊娠囊。如果妊娠是单绒毛膜双羊膜囊双胎，则在孕 8 周前很难观察到中间菲薄的羊膜（Emery，2015）。当羊膜难以识别时，卵黄囊的数目通常与羊膜囊的数目一致，但该方法有时也并不准确（Shen，2006）。虽然在早期不常见，但在单羊膜囊妊娠中可见脐带缠绕。当绒毛膜性不确定时，需要进行多次超声检查明确诊断。

孕 10~14 周后，可通过 4 个超声特征确定绒毛膜性，即胎盘的数量，孕囊分隔的厚度，有无中间膜，以及胎儿性别（Emery，2015）。首先，两个独立的胎盘提示双绒毛膜性，当超声仅见一个胎盘时并不一定诊断为单绒毛膜性，如一个融合的胎盘。第二，分隔的胎膜厚度 ≥2mm 支持双绒毛膜性的诊断。在双绒毛膜妊娠中，胎膜由四层组织组成，两层羊膜和两层绒毛膜。另外，通过检查双绒双胎胎盘表面膜分裂的起始点可以看到双胎峰，也被称为"λ 征"或"δ 征"。双胎峰是胎盘组织的一个三角形凸起，沿胎膜分隔延伸了一段很短的距离（图 45-4）。

相比之下，单绒毛膜双胎之间有一极薄的分隔膜（通常小于 2mm），可能在中孕期前无法看到。在分隔胎膜之间没有明显的胎盘延伸，称为"T"字征

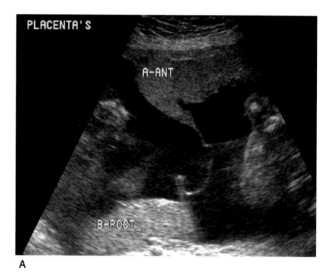

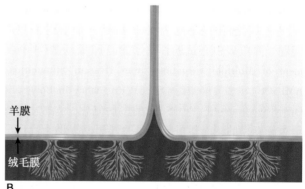

图 45-4　双胎峰。A. 孕 24 周双胎峰的超声图像（亦称"δ 征"）。在上图上方，前壁胎盘组织向下延伸到双胎胎膜间，证实为双绒毛膜双胎。B. 双胎峰的模式图。在绒毛膜-羊膜分割的基底部有一个三角形胎盘组织伸入

（图 45-5）。在孕早期对分隔胎膜的评估可以确定超过 99% 的绒毛膜性（Miller，2012）。分隔胎膜的缺失

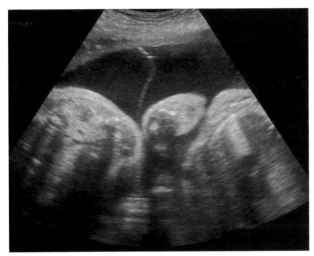

A

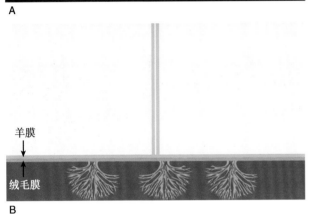

B

图 45-5 "T"字征。A. 孕 30 周单绒毛膜双胎"T"字征的超声图像。B. "T"字征的模式图。双胎仅有并行的羊膜分隔。羊膜和胎盘之间形成"T"型

提示是单绒毛膜单羊膜囊双胎。

最后,不同性别的双胎意味着双绒毛膜(双卵)妊娠(Emery,2015)。这种情况下的一个罕见的例外是异核型单绒毛膜妊娠(见上文)。如果两个双胎性别相同,则需要采取更多的评估手段。

胎盘检查

在约 2/3 的病例中,分娩后对胎盘和胎膜进行仔细检查,可以很快地确定合子性和绒毛膜性。检查步骤如下:当第一个胎儿娩出时,用一个脐带夹夹住其脐带,另一个胎儿娩出前不采脐血。当第二个胎儿娩出后,用两个夹子夹在其脐带上。类似的,在三胎及更多胎分娩中,彩色脐带夹可能更方便。最后一个胎儿娩出前要确保每个脐带均被夹住,这样可以防止胎盘吻合血管沿着未夹闭的脐带出血而导致未娩出胎儿失血和贫血。目前,在多胎妊娠中支持或反对延迟断脐的观点尚无足够证据(ACOG,2017a)。在帕克兰医院,目前对多胎妊娠的孕妇未实行延迟断脐。

胎盘娩出时需注意保留附着的羊膜、绒毛膜。如

果双胎有一个羊膜囊或共用一个未被绒毛膜分开的羊膜,就是单卵双胎(图 45-1)。如果相邻的羊膜被绒毛膜分开,则可能是单卵或双卵双胎,但双卵双胎更为常见(图 45-6)。如果胎儿性别相同,对脐带血进行血型测定有助于明确合子性质。血型不同可确定为双卵双胎,但胎儿血型一致并不足以确定为单卵双胎。为明确诊断,还可采取更为复杂的技术,如 DNA 指纹识别技术等,但这些试验通常不会在出生时进行,除非有急需的医学指征。

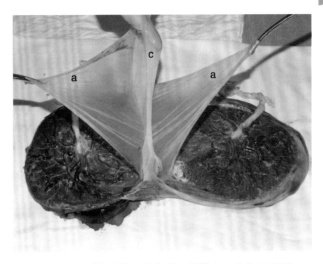

图 45-6 双绒毛膜双羊膜囊双胎胎盘。分割双胎的胎膜被钳起,在两层羊膜(a)之间有绒毛膜(c)

多胎妊娠的诊断

■ 临床评估

体检时有必要准确测量宫底高度(第 9 章)。多胎妊娠在中孕期子宫要大于相应孕龄的单胎子宫。Rouse 等(1993)测量了 336 例经期准确的双胎妊娠的宫高,发现在孕 20~30 周,其平均宫高超过同孕龄的单胎妊娠 5cm。

在孕晚期前通过触诊诊断双胎很难。即使在孕晚期,通过腹部触诊明确双胎也很困难,特别是在一个胎儿与另一个胎儿重叠、母亲肥胖和羊水过多的情况下。在子宫不同象限能扪及两个胎头可支持双胎妊娠的诊断。早孕后期通过多普勒仪一般可以听到两个不同的胎心音,胎心音与母体心音不同。

总之,仅用临床体检来诊断多胎妊娠很不可靠。例如,在常规产前超声诊断的临床试验中,未进行超声筛查的孕妇中 37% 的双胎妊娠直到孕 26 周才被诊断。如无超声检查,13% 的多胎妊娠甚至在分娩期间才被发现(ACOG,2016;LeFevre,1993)。

■ 超声

超声检查几乎可以发现所有的双胎。随着妊娠早期超声的广泛使用，双胎妊娠得以早期诊断。除了确定胎儿数量，超声可以评估胎龄、绒毛膜性和羊膜囊数。通过仔细超声检查，可在双胎妊娠的早期鉴别孕囊个数(图45-7)。同时，应在两个垂直的平面上辨别每个胎头，以免将胎体的横断面误以为另一个胎头。最好是在一个超声平面中显示两个胎头或胎儿腹部，以避免对一个胎儿重复测量两次误认为双胎。

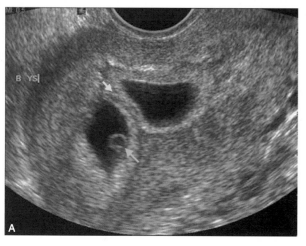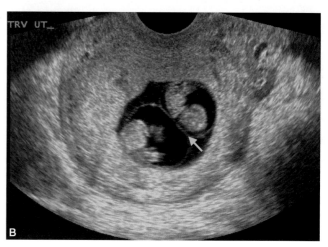

图45-7　早孕双胎的超声图像。A. 孕6周时双绒毛膜双羊膜囊双胎。注意较厚的羊膜分隔(黄色箭头)。其中一个卵黄囊用蓝色箭头指示。B. 孕8周时的单绒毛膜双羊膜囊双胎。注意羊膜包绕在每一个胚胎周围，有一个较细的羊膜分隔(蓝色箭头)

三胎及三胎以上妊娠的评估更具挑战性。即使在孕早期，有时也难以确定胎儿的实际数量和位置。如果需要减胎或选择性终止妊娠，这种测定尤其重要。

■ 其他辅助诊断手段

在三胎及三胎以上的妊娠胎儿数量难以明确时，可行母体腹部放射摄片来诊断。然而，放射摄片通常很少使用，如果胎儿在暴露期间移动或暴露时间不足，可能导致误诊。此外，在孕18周前胎儿骨化不良，摄片有可能看不清骨骼。

磁共振(MR)成像不是诊断多胎妊娠的常规手段，但它可以用来协助诊断单绒毛膜双胎的并发症(Hu，2006)。对17个复杂双胎同时进行超声和MR检查的研究发现，MR成像可对病理性双胎进行更详细地评估(Bekiesinska-Figatowska，2013)，尤其对连体双胎。

没有生化检测能可靠地鉴定多胎妊娠。与单胎相比，双胎孕妇血清和尿液β-hCG水平和母体血清甲胎蛋白水平(maternal serum levels of alpha-fetoprotein，MSAFP)更高。然而，这些数值差异较大，不易与单胎区分。

母体的生理适应性

与单胎相比，多胎孕妇承受更大的负担，也更易于发生严重的母体并发症。尤其当孕妇健康状况不良或

孕早期即明确为双胎时，应该给予充分地咨询。对不孕症患者治疗前，进行多胎妊娠的咨询也同样重要。

在孕早期，可能由于β-HCG一过性增高，多胎妊娠的恶心、呕吐反应通常比较剧烈。多胎母体血容量的增加更为明显，双胎妊娠平均血容量约增加50%~60%，而单胎妊娠约增加40%~50%(Pritchard，1965)。双胎血容量的增加可为分娩时失血做准备，双胎阴道分娩的失血量是单胎的2倍。虽然双胎红细胞总数也有所增加，但增加的比例较低。双胎对铁和叶酸的需求量大，双胎孕妇更容易出现贫血。

双胎妊娠也有典型的动脉血压变化模式。Mac-Donald-Walli等(2012)分析了13 000多例单胎妊娠和双胎妊娠孕妇的孕期血压数据。在孕8周时，双胎孕妇的舒张压低于单胎孕妇，但到足月时通常上升幅度更大。早前的一项研究表明，95%的双胎孕妇舒张压上升15mmHg，而仅有54%的单胎孕妇出现舒张压上升15mmHg(Campbell，1986)。

高血容量及血管阻力降低对心功能有显著影响。在一项对119例双胎孕妇的研究中发现，双胎孕妇的心输出量比单胎孕妇高20%(Kametas，2003)。Kuleva等(2011)对20例无并发症的双胎孕妇进行超声心动图检查，也同样发现孕妇的心排血量明显增加。这两项研究证实，心输出量的增加主要是由于每搏输出量的增加而不是心率的增加。与单胎妊娠相比较，双胎

妊娠期间血管阻力明显降低。对 30 例无并发症的双胎孕妇研究发现，从妊娠早期到妊娠晚期，超声心动图均显示进行性心脏舒张期功能障碍，而在产后舒张期功能障碍恢复正常（Ghi，2015）。

多胎妊娠的子宫生长明显大于单胎妊娠。子宫及其内容物的容量可达 10L 以上，重量可超过 9kg！特别是在单卵双胎，大量的羊水可快速积聚。增大的子宫压迫腹内脏器，抬高横膈，并挤压肺部，因此孕妇更习惯坐位。

如果发生羊水过多，孕妇的肾功能可能受到损伤，多因尿路梗阻所致（Quigley，1977）。对于严重的羊水过多，治疗性羊水减量术可以减轻孕妇的压迫症状，可减轻尿路梗阻，并降低早产或未足月胎膜早破的发生率。然而，羊水过多通常较早发生，距离预产期尚远，羊水减量术后羊水又会迅速增加。

多胎妊娠并发症

■ 自然流产

多胎妊娠更容易流产。在一项为期 16 年的研究中，单胎妊娠的自然流产率为 0.9%，而多胎妊娠为 7.3%（Joó，2012）。此外，通过辅助生育技术受孕的双胎比自然受孕的双胎流产风险更大（Szymusik，2012）。

在某些情况下，会发生双胎之一自发性丢失，而不是整个妊娠的丢失。因此，妊娠早期双胎的数量远高于分娩时双胎的数量。据估计，每 80 个新生儿中有 1 个是多胎妊娠，而每 8 次妊娠中就有 1 次是多胎妊娠，但孕期会发生自然减胎（Corsello，2010）。早孕期的超声研究表明，在所有双胎妊娠中，有 10%～40% 的双胎在孕中期前自然减少或"消失"（Brady，2013）。接受辅助生育技术受孕的双胎发生一胎自然减胎的概率更高。同样，单绒毛膜双胎比双绒毛膜双胎自然流产的风险更大（Sperling，2006）。部分先兆流产是由双胎妊娠中的一个胚胎死亡和再吸收所致，但双胎未被发现。

Dickey 等（2002）描述了在 709 例多胎妊娠中的自发性减胎。在孕 12 周之前，36% 的双胎妊娠、53% 的三胎妊娠和 65% 的四胎妊娠中有一个或多个胚胎发生死亡。无论分娩时胎儿数目多少，最终妊娠持续时间和出生体重与最初的妊娠囊数量成反比。这种效应在起始为四胎而自然减胎至双胎的病例中最为明显。Chasen（2006）报告，IVF 双胎经自然减胎成为单胎后，其妊娠结局介于无自然减胎的 IVF 单胎与 IVF 双胎之间。双胎自发减胎对剩余妊娠的近期和远期影响尚有争议

（McNamara，2016）。

值得注意的是，双胎妊娠的自然减胎可能会影响产前筛查结果。Gjerris 等（2009）在一项辅助生育技术受孕的研究中，比较了 56 例孕早期一胎胎停的双胎妊娠和 897 例单胎妊娠，他们发现，在孕 9 周前发生胚胎丢失，妊娠早期血清标志物浓度没有差异。如果在孕 9 周后确诊，双胎之一早期胎停的血清标志物水平升高且不精确。随着双胎之一的消失，早孕期母体血清相关血浆蛋白 a 可以升高。妊娠中期 MSAFP 和二聚抑制素 A 水平也可能升高（Huang，2015）。这种现象也可能影响无创 DNA 产前基因检测。一项研究显示，这种效应造成定量计数方法中出现 15% 的假阳性结果（Futch，2013）。最近单核苷酸多态性技术已用于 cfD-NA 检测，可能更好地识别这些病例（Curnow，2015）。无论如何，为了避免消失双胎的干扰，对双胎之一自然减胎的孕妇不必进行非整倍体和神经管缺陷的筛查试验。

■ 先天性结构异常

如前所述，多胎妊娠的先天性结构异常发生率明显高于单胎妊娠。在一项调查研究中，先天性结构异常率是每 10 000 个双胎中有 406 个，而每 10 000 个单胎中先天性结构异常有 238 个（Glinianaia，2008）。单绒毛膜双胎的畸形率几乎是双绒毛膜双胎妊娠的 2 倍。1998～2010 年，一项大型人口研究发现，双胎患先天性心脏病的风险比单胎高 73%。单绒毛膜双胎的患病风险明显更高（Best，2015）。从 30 年的欧洲多胎出生登记表来看，结构异常率从 1987 年的 2.16% 逐渐上升到 2007 年的 3.26%（Boyle，2013）。然而，在此期间，双卵双胎的比例增加了 30%，而单卵双胎的比例保持稳定。双卵双胎先天性畸形的风险增加与辅助生育技术应用相关。与辅助生育技术相关的出生缺陷率的增加已经被多次报告（Boulet，2016；Talauliker，2012）。

■ 低出生体重

与单胎相比，多胎妊娠更易于导致低出生体重儿，这主要归因于宫内生长受限和早产。1988～2012 年，帕克兰医院收集了 357 205 例无畸形的单胎新生儿和 3 714 例正常出生的双胎活产新生儿的数据。双胎出生体重在孕 28～30 周前仍与单胎接近，孕 30 周后双胎体重开始越来越低于单胎的体重（图 45-8）。从孕 35～36 周开始，双胎的出生体重就明显小于单胎的出生体重。

一般来说，胎儿的数量越多，生长受限的程度越严

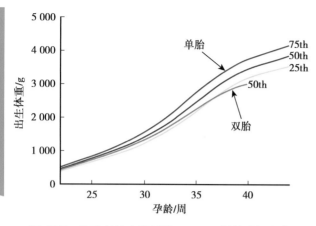

图45-8 1988年帕克兰医院,357 205例单胎新生儿的出生体重百分位数(25~75)与3 714例双胎的出生体重第50百分位数比较。严重畸形的婴儿、死胎和双胎生长发育不一致——体重相差>25%者被除外 (资料来源:Dr. Don McIntire.)

重。然而,生长估测是以单胎建立的生长曲线为基础。有人提出,多胎的胎儿生长应与单胎不同,而生长异常应只在胎儿小于相应多胎标准时才能诊断,因此建立了双胎和三胎的生长曲线(Kim,2010;Odibo,2013;Vo-ra,2006)。在帕克兰医院,我们使用按胎盘绒毛膜性区分的双胎体重标准来鉴定可疑的胎儿生长受限(Ananth,1998)。

与双卵双胎相比,单卵双胎更容易出现生长受限(图45-9)。受精卵分裂时,两个胚囊间分裂球的分配不均等,单绒毛膜胎盘内的血管吻合可能引起营养和供氧的分配不平等,以及双胎形成过程所产生的结构异常也可能影响生长。例如,图45-10所示的5胞胎,3

个来自不同受精卵,另2个为单卵双胎,于孕31周出生时,不同卵子来源的3个婴儿的体重分别是1 420g、1 530g和1 440g,而来自同一卵子的两个婴儿的体重为990g和860g。

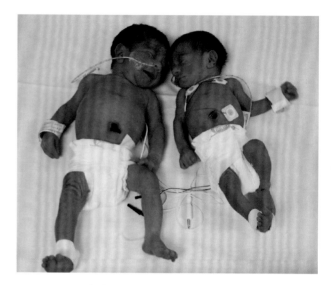

图45-9 单绒毛膜双胎的生长明显不一致 (资料来源:Dr. Laura Greer.)

在妊娠晚期,较大的胎儿导致胎盘加速成熟和胎盘灌注相对不足。在双卵双胎,胎儿大小不一通常是由于胎盘大小分配不均而引起,一个胎盘比另一个胎盘有更多的血供和氧分,但也可能反映不同的先天性生长潜力。胎儿大小不一也可能由胎儿畸形、遗传综合征、感染及脐带异常(如帆状胎盘、脐带边缘插入或前置血管)引起(第44章)。

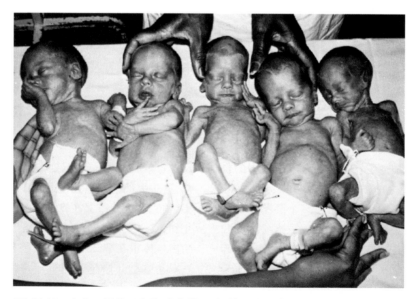

图45-10 出生3周的五胞胎,左起第1个、第2个和第4个婴儿来自不同的卵子,第3个和第5个婴儿来自同一卵子

■ 高血压

妊娠相关高血压疾病与多胎妊娠密切相关,但确切归因于多胎因素的子痫前期发病率难以确定,因为可能在发生子痫前期之前,有些多胎已经发生了早产。此外,双胎妊娠的妇女往往高龄且为经产妇,这些患者的子痫前期发病率通常较低(Francisco,2017)。帕克兰医院的双胎孕妇妊娠高血压相关疾病的发病率为20%。在对 513 例双胎妊娠的分析中,Fox 等(2014)发现 15% 的产妇患有子痫前期。另一项研究比较了 257 例合并妊娠期糖尿病和 277 例未合并糖尿病的双胎妊娠孕妇,发现患有妊娠期糖尿病的双胎孕妇患子痫前期的风险增加了 2 倍(Gonzalez,2012)。然而,没有明确的证据提示双胎妊娠高血压的发病率与卵性相关(Lučovnik,2016)。最后,来自国家健康统计中心的 Luke 等(2008)分析了 316 696 对双胎,12 193 对三胎和 778 对四胎的妊娠情况,与双胎相比,三胎和四胎妊娠合并高血压的风险显著增加,分别为 11%(三胎)、12%(四胎)和 8%(双胎)。

以上数据提示子痫前期的发病机制与胎儿数目和胎盘质量有关。双胎妊娠母体的血清可溶性血管内皮生长因子受体-1(sFlt-1)水平是单胎妊娠的 2 倍。这一因子的血清浓度可能与胎盘重量的相关性更大,而不是与原发性胎盘病理有关(Bdolah,2008;Maynard,2008)。Rann 等(2012)监测了 79 例双胎孕妇的 sFlt-1 和胎盘生长因子(PlGF),用于评估子痫前期。与正常血压的双胎妊娠相比,患有妊娠高血压或子痫前期的 58 例女性的 sFlt-1 浓度增加,PlGF 水平下降,sFlt-1/PlGF 比值增加。在多胎妊娠中,高血压疾病不仅更常见,且发病孕周更早、病情更严重。在上述血管生成因子分析中,超过一半的受影响女性在孕 34 周前发病,她们的 sFlt-1/PlGF 比值上升更为显著(Rana,2012)。这种关联在第 40 章中已讨论。

■ 早产

随着胎儿数量增加,妊娠期会缩短。2015 年在美国的多胎妊娠中,每 10 对双胎中超过 5 对、每 10 对三胎中有 9 对发生早产(Martin,2017)。双胎和三胎的早产率分别是单胎妊娠的 6 倍和 10 倍(Giuffre,2012)。一项研究表明,约 60% 的双胎早产可找到原因,其中 1/3 由自然分娩发动引起,10% 是由于胎膜早破引起(Chauhan,2010)。在另一项对近 30 万例活产婴儿的分析中,与胎膜早破相关的早产比例随着胎数的增加而上升,从单胎的 13% 上升到三胎或三胎以上的 20%(Pakrashi,2013)。

尽管单胎和双胎发生早产的原因可能不同,但在相同孕龄出生的新生儿结局基本一致(Kilpatrick,1996;Ray,2009;Salem,2017)。然而,双胎严重发育不一致的早产新生儿结局可能与单胎无法相比,因为引起双胎发育不一致的原因都可能对胎儿产生远期影响(Yinon,2005)。

■ 新生儿远期发育

人们一直认为,双胎的认知发育比单胎相延迟(Record,1970;Ronalds,2005)。然而,在评估正常出生体重新生儿的队列研究中,双胎和单胎之间的认知结果相似(Lorenz,2012)。Christensen 等(2006)发现,对 1986~1988 年出生的 3 411 对双胎和 7 796 例单胎在 9 年级时进行智力测试,其结果提示双胎的智力和单胎无差异。

相比之下,在正常出生体重的新生儿中,多胎妊娠的脑瘫风险更高。例如,脑瘫发病率在单胎妊娠中为 0.23%,双胎妊娠中为 1.26%,三胎妊娠中为 4.48%(Giuffre,2012)。胎儿生长受限、先天性畸形、双胎输血综合征和双胎之一死亡的高发病率是造成这些差异的主要因素(Lorenz,2012)。

胎儿特有并发症

多胎妊娠特有并发症较多,双胎妊娠较常见,也发生在三胎及三胎以上的妊娠。双胎妊娠的胎儿相关并发症多见于单绒双胎,图 45-1 显示了各种并发症的可能发生机制,便于理解各种并发症的病理过程。

■ 单羊膜囊双胎

在所有单卵双胎妊娠中,仅约 1% 双胎会共用一个羊膜囊,约 1/20 的单绒毛膜双胎妊娠是单绒毛膜单羊膜囊双胎(Hall,2003;Lewi,2013)。如果羊膜分隔自发破裂或医源性破裂,双羊膜囊双胎可成为单羊膜囊双胎,它们的发病率和死亡率与单羊膜双胞胎相当。

据报告,既往单羊膜双胎的死亡率高达 70%。如今此类双胎的妊娠结局得到了改善,但其有生机儿的死亡率仍然很高(Post,2015)。在孕 16 周前存活的胎儿中,只有不到一半能存活至新生儿期。胎儿畸形和自然流产是造成大多数胎儿死亡的主要原因(Prefumo,2015)。孕 20 周后,单羊膜双胎妊娠的围产儿死亡率接近 15%(Shub,2015)。这主要由早产、先天性畸形、双胎输血综合征或脐带缠绕造成。

单羊膜囊双胎的先天性异常率达 18%~28%

（Post，2015）。仅 1/4 的单羊膜囊双胎病例两胎儿均存在异常，因此如发现一胎结构异常，仍有必要对另一胎进行详细地超声结构评估。此外，由于心脏异常的发生风险较高，需行胎儿超声心动图检查。单羊膜囊双胎是单卵双胎，因此两胎的基因型应一致。除罕见的不一致病例外，两胎的染色体应均正常或均不正常（Zwijnenburg，2010）。同卵双胎中每一个胎儿患唐氏综合征的风险与母亲年龄匹配的单胎妊娠相似或更低（Sparks，2016），因而唐氏综合征筛查的标准方法也适用于这些单绒毛膜双胎妊娠（第 14 章）。

单羊膜囊双胎中发生双胎输血综合征的风险低于单绒毛膜双羊膜囊双胎妊娠，可能是由于单羊膜囊双胎胎盘中存在相距较近的动脉-动脉吻合，这被认为具有保护作用（Hack，2009b；post，2015）。双胎输血综合征的处理方法见后续相关章节。

单羊膜囊双胎中脐带缠绕较为常见（图 45-11）。病理性脐带缠绕通常发生较早，单羊膜囊双胎妊娠至孕 30~32 周时，脐带缠绕的风险降低。在荷兰的一系列研究中，胎儿宫内死亡的发生率从孕 20 周后的 15%下降到孕 32 周时的 4%（Hack，2009a）。虽然彩色多普勒超声有助于脐带缠绕的产前诊断（图 45-12），但导致病理性宫内脐带事故的因素尚不清楚，因而脐带缠绕导致的胎儿宫内死亡往往不可预测，且尚无有效的监测方法。Quinn 等（2011）分析了 17 对单羊膜囊双胎超过 1 万小时的胎儿监护，发现仅 50% 的胎儿可以进行有效监护，只有 6 例胎心率异常提示需要紧急分娩。

Heyborne 等（2005）推荐的管理方案中，将 43 对单绒毛膜单羊膜囊双胎在孕 26~27 周收入院，每日进行胎儿监测，均未发生胎死宫内。然而 44 对在门诊监测的双胎中，仅因产科指征才入院，有 13 例发生死胎。因而建议无论对门诊还是住院的单羊膜囊双胎妊娠，

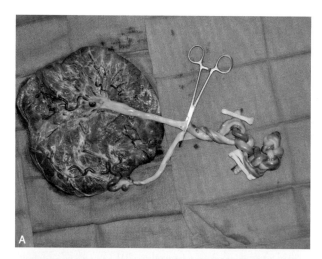
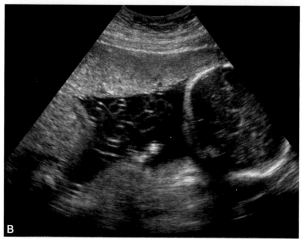
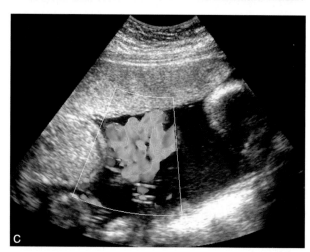

图 45-12　单绒毛膜单羊膜囊双胎脐带缠绕。A. 单纯性单羊膜囊双胎脐带缠结。尽管脐带有明显的打结，但剖宫产分娩一对活胎。B. 术前超声显示脐带缠绕声像图。C. 使用彩色多普勒超声证实脐带缠绕（资料来源：Dr. Julie L.）

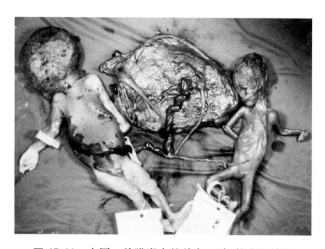

图 45-11　在同一羊膜囊中的单卵双胎，较小的胎儿明显先死亡，然后另一胎死于脐带缠绕

从孕 26~28 周开始每天进行 1 小时的胎心监测，倍他米松可促进胎肺成熟（第 42 章）。如果胎儿监测结果无异常，且没有出现其他的干预指征，剖宫产的时机可

以安排在孕 32~34 周。在此之前可以给予第二疗程倍他米松(ACOG,2016)促胎肺成熟。帕克兰医院采用这种处理方案,图 45-12 中所示的双胎在孕 34 周成功分娩。

■ 异常双胎

在受精后第 9 天胚胎发生分裂形成的单羊膜囊双胎中,这些镜像双胎的基因完全相同,但是有镜像特征,如偏手性和发旋方向(Post,2015)。单卵双胎中的一些突变会导致一系列胎儿畸形。以往认为这是由于胚胎不完全分裂成两个单独的双胎所致。但也可能是两个分离的胚胎早期继发融合的结果。这些胚胎可以对称分裂,也可以不对称分裂,异常的双胎如图 45-13 所示。

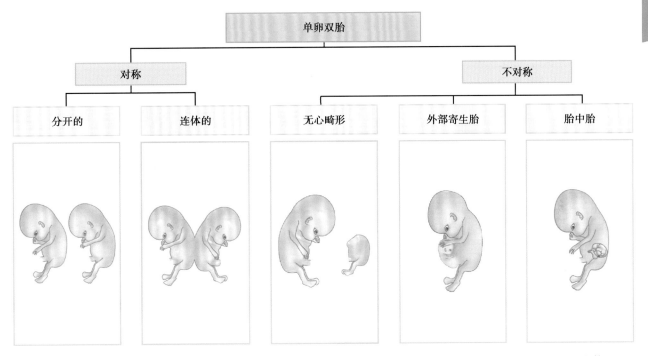

图 45-13　单卵双胎可能的结局。非对称的种类包括各种双胎的类型,其中双胎之一成为另一胎的附属物,它在体积上更小,甚至外形不完整

连体双胎

在美国,连体双胎通常被称为暹罗双胎,其来源于泰国暹罗(Siam)的 Chang 和 Eng Bunker 连体双胎,他们被 P.T Barnum 在全世界展示。双胎的连体可能发生在身体的任何部位,并且可以产生各种表现形式(图 45-14)。其中,胸部连体胎最为常见(Mutchinick,

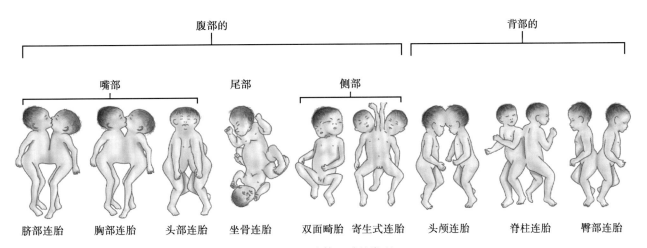

图 45-14　连体双胎的类型

(资料来源:Spencer R:Theoretical and analytical embryology of conjoited twins:part Ⅰ:embryogenesis,Clin Anat. 2000;13(1):36-53.)

2011）。连体双胎的发生率未知,新加坡 Kandang Ker-bau 医院的 Tan 等（1971）在 400 000 多例出生婴儿中发现有 7 例连体双胎（1/60 000）。

连体双胎在中孕期可通过超声得以诊断（McHugh,2006）。这给患者是否选择继续妊娠提供了机会。如图 45-15 所示,超声也可识别早期的连体双胎。在超声检查中,胎儿的姿势比较固定,不会互相改变相对位置。完整的超声检查有助于此类病例的临床咨询,包括要仔细估测相连处包含的脏器。如图 45-16 所示,MR 成像在评估两胎共用脏器时也有一定的临床价值。与超声相比,在晚孕期间,由于羊水减少,胎儿宫内相对拥挤,MR 检查可以提供更好的图像（Hib-beln,2012）。

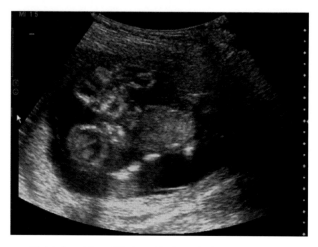

图 45-15 孕 13 周时双胎妊娠的声像图。这对胸脐连体双胎有两个头,但共用胸部及腹部

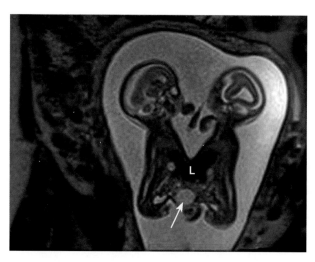

图 45-16 连体双胎的磁共振成像。这张 T₂ 加权 HASTE 矢状位显示了从剑突到脐下的连体部位,也就是脐部连体双胎。在融合的肝脏（L）下方,连接双胎的组织中有一个中线囊性肿块（箭头）
（资料来源：Dr. April Bailey.）

当两胎之间不存在共用重要器官时,出生后有可能成功地进行手术分离（O'Brien,2015;Tannuri,2013）。连体双胎可能有不均称的结构畸形,因而妊娠决策的选择较为复杂。儿外科会诊有助于父母做出决定。最近 Spitz(2015)发表了一篇文章,为产后管理提供了较好的参考。

可存活的连体双胎的分娩方式通常为剖宫产。当两胎的连接处较柔软时,也可尝试阴道分娩（图 45-17）,但难产的发生率较高。若胎儿已成熟,阴道分娩可能导致子宫或宫颈损伤。

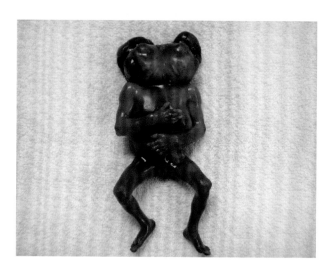

图 45-17 孕 17 周流产的连体双胎
（资料来源：Dr. Jonathan Willms.）

外部寄生双胎

是指大体结构缺失或仅具有部分结构的胎儿黏附在一个相对正常的胎儿外部。寄生胎儿通常有外伸性多余的肢体,通常会有些内脏。然而,常见的外部寄生胎都缺乏重要的器官（如心脏和头颅）。附着部位反映了前面描述的连体双胎的位置（图 45-14）。寄生胎来源于死亡的有缺陷胎儿,存活组织的血供来自其依附的正常胎儿血管（Spencer,2001）。在一项流行病学研究中,寄生双胎占所有连体双胎的 4%,在男性胎儿中更常见（Mutchinick,2011）。

胎内寄生胎

在胚胎发育早期,一个胚胎可以被包裹在另一个胚胎体内。这种罕见的寄生双胎在早孕期发育尚正常。随之,该胎儿结构变异,许多器官消失。最经典的类型是类似胎儿的团块内可以发现脊柱或轴向骨骼,但缺乏心脏和头颅。这些团块往往来自单个受精卵,如单绒毛膜双羊膜囊双胎妊娠,通过与宿主之间的血管交通来获得营养（McNamara,2016;Spencer,2000）。该类寄生胎很少出现恶变（Kaufman,2007）。

■ 单绒毛膜双胎胎儿间血管交通

所有单绒毛膜性胎盘都存在吻合血管交通。双胎间的血管交通几乎仅见于单绒毛膜胎盘,且几乎每个单毛膜胎盘都有血管吻合,但这些看似偶然形成的连接,在数量、大小和方向上有显著的多样性(图45-18)。一项对200多个单绒胎盘的分析发现,吻合血管数目的中位数为8(4~14)(Zhao,2013)。

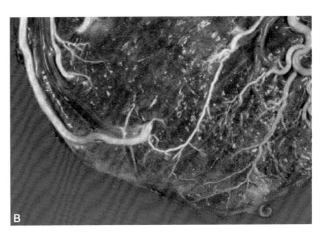

图45-18 双胎输血综合征的胎盘。使用颜料注射血管。左侧胎儿:黄色,动脉;蓝色,静脉;右侧胎儿:红色,动脉;绿色,静脉。A. 由于存在小的动脉-动脉吻合(箭头),右侧胎儿的部分动脉血管充满黄色染料;B. 胎盘下方的黄色染料充填的血管吻合局部放大图片
(资料来源:De Paepe ME,DeKoninck P,Friedman RM:Vascular distribution patterns inmonochorionic twin placentas,Placenta. 2005 Jul;26(6):471-475.)

高达75%的单绒毛膜双胎胎盘表面可发现动脉-动脉间吻合,这是最常见的血管交通类型。其他的血管交通类型为静脉-静脉和动脉-静脉间的血管交通,这两种各占一半。一根血管可能有许多吻合,有时同时与动脉和静脉相连。深部的动脉-静脉通过毛细血管床吻合,与胎盘表面的血管连接不同(图45-19)。在大约一半的单绒毛膜胎盘中都可发现这种深部动静脉吻合所形成的共有绒毛区域或成为"第三循环"(图39-18)。

这些吻合血管是否对双胎有危险取决于他们血液供应是否平衡。在有明显的压力差或血流梯度时,双胎之间血流会发生分流。这种胎儿间输血可导致多种临床症状,包括双胎输血综合征、双胎贫血-多血症序列征和双胎一胎无心畸形。

双胎输血综合征

在双胎输血综合征(twin-twin transfusion syndrome,TTTS)中,血液从"供血儿"输给"受血儿",供血儿可能发生贫血和生长受限,而受血儿发生红细胞增多症,并可能引起循环负荷过重,如水肿。双胎中的供血胎儿表现为贫血,受血胎儿呈多血质表现。与此相似,胎盘中有一部分与其他部分相比显得较苍白。受血儿也可能发生循环过负荷心力衰竭、严重的高血容量和高血黏度。在此过程中也易发生血栓栓塞。受血儿的高血容量也可导致严重的高胆红素血症和核黄疸(第33章)。TTTS的发病率接近每万例新生儿中有1~3例(SMFM,2013)。

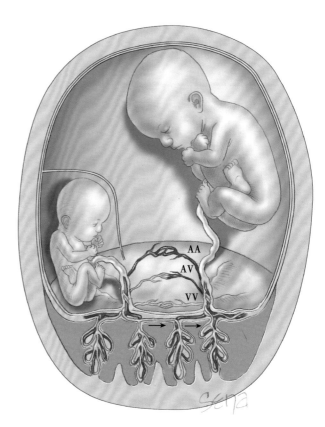

图45-19 双胎之间动脉-静脉(AV),动脉-动脉(AA)或静脉-静脉(VV)吻合。图为单绒毛膜双胎胎盘在绒毛深部间隙的动脉-静脉吻合,形成"共有绒毛带"或"第三循环"。血液从供血儿通过共用循环转移到受血儿。可见双胎之一的羊水明显减少,生长受限,发生"黏附胎"

慢性 TTTS 是胎盘深部的动脉-静脉吻合血管单向流动的结果。低氧的血从供血儿的胎盘动脉被泵入与受血儿共用的绒毛叶中(图 45-19)。当血液在绒毛组织完成氧气交换后,含氧血通过受血儿胎盘上的静脉离开绒毛叶。除非出现代偿,尤其是通过胎盘表面的动脉-动脉吻合血管的代偿,否则这种单向的血液流动将导致血容量的不平衡(Lewi,2013)。TTTS 通常进展较慢,其结局为明显的双胎血容量差异。TTTS 的发病机制较为复杂,不仅是两胎儿之间红细胞的转移。在大多数患有该综合征的单卵双胎妊娠中,供血儿与受血儿之间的血红蛋白浓度并无明显差异(Lewi,2013)。

在中孕期,TTTS 通常表现出供血儿因肾脏灌注不足而少尿(SMFM,2013),该胎儿出现羊水过少。而受血儿由于尿量增加出现严重羊水过多。供血儿羊水的

缺乏限制其活动,因此出现了新的术语,如"贴附儿"或羊水过多-羊水过少("poly-oli"综合征)。羊水量的不平衡与供血儿生长受限、胎儿挛缩、肺发育不良,受血儿胎膜早破和心功能不全有关。

胎儿脑损伤 在多胎妊娠中,脑瘫、小头、脑穿通和多囊性脑白质软化是与胎盘血管交通有关的严重并发症。神经损伤的确切发病机制尚不完全清楚,可能是缺血性坏死而产生的大脑腔隙损害(图 45-20)。在供血儿中,低血压和/或贫血会导致脑缺血。在受血儿中,血压不稳和严重阵发性低血压也会导致脑缺血(Lopriore,2011)。脑损伤也可能是由于与早产有关的产后损伤所致(第 34 章)。一项对 315 例 TTTS 的活产胎儿进行研究的综述发现,脑损伤的发生率为 8%(Quarello,2007)。

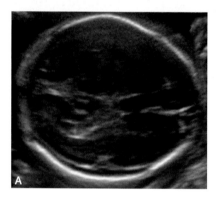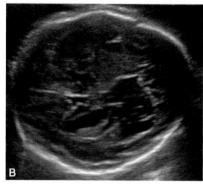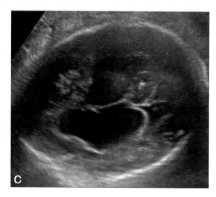

图 45-20　连续超声检查发现,单绒毛膜双胎一胎死亡后,存活胎儿脑室内出血伴脑实质穿透和最终的脑穿孔畸形。从左到右,分别是双胎之一死亡 1 周、5 周和 8 周后的图像

如果一胎宫内死亡,另一存活胎可能因为急性低血压而产生大脑损伤。有时死胎产生的栓子亦引起脑栓塞。Fusi 等(1990,1991)观察到双胎之一死亡时,活胎的高压血管通过双胎间吻合血管与死胎的低压血管发生急性输血,导致存活胎血流动力学快速地改变和产前缺血性脑损害。一项 343 例双胎妊娠合并一胎死亡的综述报告,单绒毛膜双胎之一死亡后,存活儿神经系统并发症为 26%,而在双绒毛膜双胎组为 2%(Hillman,2011),神经系统并发症与同卵双胎死亡时的孕龄有关。如果死亡发生在孕 28~33 周,单绒毛膜双胎的神经系统发病率几乎是同胎龄双绒毛膜双胎的 8 倍。若孕 34 周后胎儿死亡,该数值明显降低为 1.48 倍。

TTTS 的双胎之一死亡导致急性低血压,这对于存活胎儿进行成功干预几乎不可能。甚至在死胎一经发现后就立即分娩,胎儿死亡时产生的低血压也早就引起了不可逆的脑损伤(Langer,1997;Wada,1998)。因此,在没有其他指征的情况下,立即终止妊娠并没有益处。

诊断 TTTS 的诊断和分类标准变化很大。传统的诊断依靠单绒毛膜双胎之间体重差异和血红蛋白差异,然而在很多病例中,这仅是后期的临床表现。根据 SMFM(2013)的研究,TTTS 的诊断是基于两个超声标准。首先,鉴别出单绒毛膜双羊膜囊双胎妊娠。第二,羊水过多的定义为一胎羊水池最大垂直区域>8cm,而羊水过少定义为另一胎羊水池最大垂直深度<2cm。只有 15%单绒毛膜双胎合并羊水不均的病例会进展为 TTTS(Huber,2006)。虽然 TTTS 可以合并生长不一致或生长受限,但这些并不是诊断标准。

ACOG(2016)、SMFM(2013)和北美胎儿治疗网络(Emery,2015)等组织建议,对有 TTTS 风险的孕妇应进行超声监测。为了更早地识别羊水异常和单绒毛膜双胎的其他并发症,超声检查约在孕 16 周时开始,之后每 2 周进行一次。诊断成立后,TTTS 通常根据 Quintero 分期系统(1999)进行分期(图 45-21)。

- Ⅰ期:羊水量异常,但供血儿膀胱内仍见尿液。
- Ⅱ期:在Ⅰ期的基础上,超声不能显示供血儿膀胱。

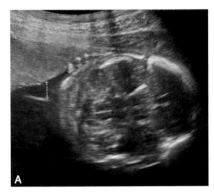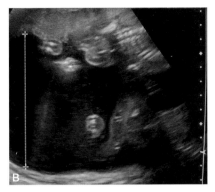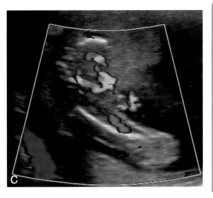

图 45-21　孕 19 周 TTTS Ⅰ 期声像图。A. 双胎中供血儿的羊水过少会导致羊膜包裹并将其固定在子宫前壁。B. 同一病例中，双胎中的受血儿可见羊水过多。测量的羊水池最大深度超过 10cm。C. 孕 17 周时 TTTS Ⅱ 期。彩色多普勒突出显示了供血胎儿膀胱周围脐动脉，膀胱内未见尿液

- Ⅲ期：在 Ⅱ 期的基础上出现脐动脉、静脉导管和脐静脉多普勒血流异常。
- Ⅳ期：任何一胎水肿或出现腹水。
- Ⅴ期：任何一胎死亡。

除了这些诊断标准，一些证据表明胎儿预后与受血儿心功能相关（Crombleholme，2007）。虽然胎儿超声心动图检查不是 Quintero 分期系统的一部分，许多中心常规对 TTTS 胎儿行超声心动图检查。理论上，双胎妊娠中受血儿心脏病变的早期诊断可能有益于早期干预。心肌做功指数或 Tei 指数是计算每个心室功能的多普勒参数，可作为评估心脏功能的重要指标（Michelfelder，2007）。评估心功能的评分系统已有报告，但其预测作用仍有争议（SMFM，2013）。

管理与预后　多胎妊娠合并 TTTS 的预后与妊娠 Quintero 分期和孕龄有关。在没有干预的情况下，超过 3/4 的 Ⅰ 期病例保持稳定或病情好转。Ⅲ 期及 Ⅲ 期以上病例的结局较差，未经干预的胎儿丢失率为 70%~100%（SMFM，2013）。在帕克兰医院，在对早期确诊的 TTTS 胎儿进行期待治疗中，50% 的 Ⅰ 期胎儿出现病情恶化（Duryea，2016）。

目前有很多方法用以治疗 TTTS，包括羊水减量术、激光凝固胎盘吻合血管术、选择性减胎术和羊膜造口术。具体方法在第 11 章中有详细描述。羊水减量术为用穿刺针对过量羊水进行负压引流。羊膜造口术是在羊膜分隔上造一个口，但是作为治疗方法该技术已经近乎淘汰（SMFM，2013）。下面将讨论一些关于其他技术的随机对照研究。

Eurofetus 试验对 142 例在孕 26 周前出现的严重的 TTTS 进行研究。这些病例被随机分为吻合血管激光凝固术组和羊水减量术组，前者至少一胎存活率（出生后 6 个月）高于后者，分别为 76% 和 51%（Senat，2004）。此外，随机研究结果提示激光治疗相比羊水减

量术其新生儿结局更好（Roberts，2008；Rossi，2008，2009）。但也有相反的结论，Crombleholme 等（2007）对 42 例患者进行随机研究发现无论是羊水减量术还是激光治疗，在出生后 30 天至少一胎存活率相当，分别为 75% 和 65%。Eurofetus 试验未发现激光治疗在新生儿生后 6 个月生存概率或改善神经系统结局中有更多的优势（Salomon，2010）。目前对于严重的 TTTS（Ⅱ~Ⅳ）病例，首选胎盘吻合血管激光凝固术。但对于 TTTS Ⅰ 期的最佳治疗方案尚存在争议。

在激光治疗后，需对患者进行密切随访。Robyr 等（2006）报告，101 例接受激光治疗的 TTTS 胎儿手术后有 1/4 需要再次进行侵入性治疗，原因包括 TTTS 复发或大脑中动脉（middle cerebral artery，MCA）多普勒提示贫血或红细胞增多。最近，Baschat 等（2013）比较了选择性激光电凝与 Solomon 激光电凝术的结局，发现 Solomon 术可降低 TTTS 的复发率。

孕 20 周前出现严重羊水异常和胎儿生长异常时可考虑选择性减胎术，如果不加干预很可能两个胎儿都会死亡。由于胎盘之间存在血管交通，向一个胎儿体内注射药物可能影响另一个胎儿。因此减胎术时需采用血管阻断技术，包括对被减胎儿的脐静脉内注射栓塞物质、射频消融、胎儿镜下脐带结扎/激光凝固或单极/双极电凝烧灼脐带（Challis，1999；Chang，2009；Parra-Cordero，2016）。手术后保留胎儿仍存在一定风险（Rossi，2009），详见后述。

双胎贫血-多血序列征

这种慢性的双胎之间输血被称为双胎贫血-多血序列征（twin anemia-polycythemia sequence，TAPS），其特征是双胎间贫血胎儿和多血质胎儿的血红蛋白存在显著差异。然而，TAPS 缺少 TTTS 典型的羊水量的差异（Slaghekke，2010）。诊断标准是超声监测受血儿心脏收缩期 MCA 的峰值流速（peak systolic velocity，PSV）

>1.5 倍中位数,同时,供血儿 MCA 的 PSV<1.0 倍中位数(SMFM,2013)。在单绒毛膜双胎中,有 3%~5% 出现自发性 TAPS。胎盘激光电凝术后,出现 TAPS 的比例可高达 13%。自发的 TAPS 通常发生在孕 26 周后,而医源性 TAPS 多出现在手术后 5 周内(Lewi,2013)。Slaghekke 等(2010)提出了 TAPS 分期系统,但对 TAPS 的发生机制及管理有待进一步研究。如果胎儿出现宫内窘迫或双胎间 MCA 的 PSV 差异增大,应提高 TAPS 的分期。

双胎动脉反向灌注序列征

　　无心畸胎是一种罕见的单绒毛膜多胎妊娠的严重并发症。发病率约 1/3.5 万。在经典的双胎动脉反向灌注序列(twin reversed arterial-perfusion,TRAP)中,结构正常的泵血儿会发生心力衰竭,而受血胎儿为无心畸胎或缺少其他结构。有假说认为 TRAP 的发生是由于胎盘有较为粗大的动脉-动脉分流,且常伴有静脉-脉静吻合(图 45-22)。

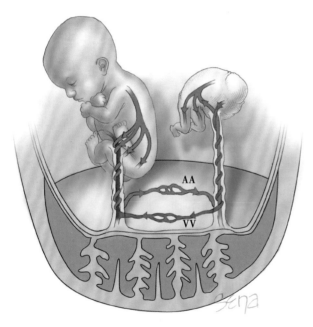

图 45-22　双胎动脉反向灌注序列征。在 TRAP 中,通常有一个出现心力衰竭的泵血胎,而受血胎心脏缺失。有假说认为 TRAP 的形成机制是由于较大的胎盘动脉-动脉吻合,同时伴有静脉-静脉吻合。通过一个共享的胎盘,由于供血胎的灌注压力大于无心畸胎,因此后者接受来自同胞胎的反向动脉血流。该"用过的"动脉血主要进入受血胎的髂血管,因此只灌注其身体的下半部分,引起身体上半部分的生长发育中断和退化

　　供血胎的动脉灌注压力超过了无心畸胎,因而含氧量低的动脉血逆向流入无心畸胎体内,通过脐动脉进入髂血管,因此只灌注身体的下半部分,引起身体上半部分的生长发育中断和退化。头部发育不良或生长

停滞称为无头无心畸胎,有一种特殊发育的胎头伴有可辨认的肢体称为脊髓无心畸形;任何可辨认的身体结构发育不良为无体形无心畸形(图 45-23)(Faye-Petersen,2006)。因为血管连接,泵血胎不仅需要供应自己的血循环,还要供应无心胎,这将会导致泵血胎心脏肥大和高输出量心力衰竭(Fox,2007)。

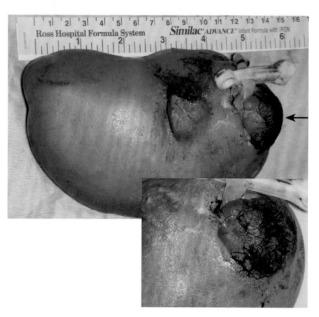

图 45-23　无心畸胎称重 475g。黑色箭头指示发育不全的胎头,右下方片为局部放大图。胎儿的脐带用黄色夹子夹闭。它的同胞泵血胎在 36 周经阴道分娩,体重为 2 325g
(资料来源:Dr. Michael D. Hnat.)

　　在过去,泵血双胎的死亡率超过 50%。这主要是由于早产相关并发症或长时间高心输出量型心力衰竭(Dashe,2001)。这种风险似乎与无心畸胎的大小直接相关。有一种运用胎块体积来评估无心畸胎的超声学方法:长×宽×高×π/6。当无心畸胎的体积小于供血儿体积的 50% 时,考虑到干预治疗有风险,可以期待治疗(第 15 章)(Jelin,2010)。然而,当无心畸胎的体积较大时,通常会优先提供宫内干预治疗。射频消融术(radiofrequency ablation,RFA)是首选的治疗方式,现有报告表明这种治疗方法能够改善围产儿预后。北美胎儿治疗网回顾了 1998~2008 年 98 例进行脐带 RFA 的经验(Lee,2013)。分娩时平均胎龄为 37 周,80% 的新生儿存活(Lee,2013)。RFA 时的平均胎龄为 20 周,估计无心畸胎与供血胎容积比平均为 90%。主要并发症是胎膜早破和早产。

　　TRAP 可发生在单羊膜囊妊娠,这类妊娠的围产期结局似乎比单绒毛膜双羊膜囊双胎更差。Sugibayashi 等(2016)回顾了最近报告的 40 个病例,双胎 RFA 后供血儿的存活率在单绒毛膜双羊膜囊双胎妊娠中为

88%,而在单羊膜囊双胎妊娠中仅为 67%。

■ 葡萄胎与正常胎儿并存

这种独特的妊娠包含一个正常胎儿和一个完全性葡萄胎,发生率从 1/10 万~1/2.2 万(Dolapcioglu,2009)。这种妊娠与部分性葡萄胎不同,部分性葡萄胎中有一异常的单胎胎儿,通常是三倍体,伴有水泡样组织(图 20-4)。有时,双胎妊娠也可表现为正常胎儿在一个羊膜囊内,而另一个羊膜囊内为部分性葡萄胎(McNamara,2016)。

通常早中孕期超声可以明确诊断。超声显示宫内有一正常胎儿,另外可见一个完全性葡萄胎,其表现为巨大胎盘包含多个小的无回声囊泡(图 20-4)。此种情况多建议终止妊娠,但有越来越多选择继续妊娠的病例。首先,妊娠预后并不像之前想象的那么差,活产率为 20%~40%(Dolapcioglu,2009;McNamara,2016)。其次,无论是否终止妊娠,持续性滋养细胞疾病的风险相似(Massardier,2009;Sebire,2002)。尽管如此,鉴于案例数量有限,目前尚缺乏有力的数据支持此观点成为治疗规范。期待治疗的并发症包括阴道出血、妊娠剧吐、甲状腺功能亢进和早发型子痫前期(McNamara,2016)。这些并发症会导致早产及其相关的不良围产期结局,甚至围产儿死亡。对于选择继续妊娠的患者,孕期需密切监测。

双胎发育不一致

双胎发育不一致在双胎妊娠中的发生率为 15%,这可能反映了双胎之一病理性生长受限(Lewi,2013;Miller,2012)。一般来说,随着双胎间体重差的增大,围产儿死亡率也成比例增高。如有双胎中一胎生长受限持续进展,通常被定义为选择性胎儿生长受限,通常发生在中孕末期和晚孕初期。胎儿发育不一致发生越早,胎儿宫内死亡的风险越高。如果孕 20 周前发现双胎发育不一致,约 20% 的生长受限胎儿会宫内死亡(Lewi,2013)。

■ 发病机制

引起双胎出生体重不一致的病因尚不清楚,但单绒毛膜双胎和双绒毛膜双胎发生胎儿生长不一致的病因不同。在单绒毛膜双胎中两胎儿不均衡地共用一个胎盘,单绒毛膜双胎出现生长发育不一致的比率高于双绒毛膜双胎。单绒毛膜双胎发育不一致的常见病因是胎盘血管交通引起的双胎间血流不平衡。供血胎的血压和血流灌注下降会引起胎盘缩小和胎儿生长受

限。即使如此,胎盘分配不均可能是单绒毛膜双胎发育不一致的最重要因素(Lewi,2013)。偶尔,单绒毛膜双胎因结构异常而导致胎儿大小不一。

双绒毛膜双胎发生不一致的病因受多种因素的影响。这与双卵双胎有不同的遗传生长潜力有关(尤其在性别不同时)。此外,分离的两个胎盘需要更多的种植空间,共用胎盘的种植部位可能不甚理想。Bagchi 等(2006)发现三胎妊娠生长不一致的发生率是双胎的 2 倍,这也是宫内拥挤会限制胎儿生长的依据。胎盘病理可能也是其中一个影响因素。在一项对 668 个双胎胎盘的研究中发现,在双绒毛膜双胎中,胎盘异常与出生体重不一致相关(Kent,2012)。

■ 诊断

胎儿大小的差异可通过超声来测定。头臀长的差异不能可靠地预测出生体重不一致(Miller,2012)。因此,大多数人在早孕期之后就开始监测胎儿生长发育不一致。目前常用的方法是使用胎儿超声测量经线估计胎儿的体重(第 10 章),两胎体重差异的计算方法为:(大胎儿体重-小胎儿体重)/大胎儿体重。考虑到腹围反映了胎儿的营养状况,也有学者应用胎儿腹围作为双胎发育不一致的监测指标。

在这些方法中,有人用腹围测量值差异>20mm 或胎儿估测体重差异>20% 来诊断选择性胎儿生长受限。也就是说,双胎之间的体重差异可以用来诊断生长不一致。数据表明若双胎间体重差异达 25%~30%,可准确预测围产儿不良结局。Hollier 等(1999)对帕克兰医院出生的 1 370 对双胎进行回顾性分析,他们以 5% 作为增数将两胎体重差异从 15%~40% 进行分层研究,发现双胎体重差异越大,发生呼吸窘迫、脑室内出血、癫痫、脑室旁白质软化、败血症和坏死性小肠炎的风险越高。当体重相差>25% 时,这些并发症的发生风险明显增高。如双胎间体重差异>30%,死胎风险增加 5.6 倍;当体重差异>40% 时,死胎风险增加 18.9 倍。

■ 处理

超声监测

超声是诊断及处理双胎生长不一致的重要手段。单绒毛膜双胎的死亡风险(3.6%)高于双绒毛膜双胎(1.1%),且胎儿神经系统损伤的风险更高,因而前者需要更为密切地进行超声监测(Hillman,2011;Lee,2008)。Thorson 等(2011)回顾性分析了 108 例单绒毛膜双胎妊娠,当监测频率大于 2 周时,TTTS 确诊时的 Quintero 分期相对更高。因此有人建议对单绒双胎每两周进行一次超声检查(Simpson,2013;SMFM,2013),

但尚无随机研究来明确单绒毛膜双胎的最佳监测频率。在帕克兰医院,单绒毛膜双胎每间隔4周进行一次超声检查以评估胎儿生长状况。此外,每隔2周(在测量胎儿生长的超声之间)进行一次针对TTTS的超声检查。

对于双绒毛膜双胎妊娠,近期研究发现每两周进行一次超声检查能够及时发现更多的异常情况而指导分娩时机(Corcoran,2015),但这种做法是否能提高围产儿结局目前尚无结论。在帕克兰医院,双绒毛膜双胎每6周进行一次超声评估。

胎儿监测

胎儿监测的频率取决于生长不一致的程度和孕周。对于双胎之一或两者都生长受限时,胎儿监测是必要的。推荐用于双胎的监测手段包括非应激试验、生物物理评分和脐动脉多普勒血流评估。然而,这些监测方法是否有效,仍缺乏大样本的前瞻性研究(Miller,2012)。

如果在单绒毛膜妊娠中发现生长不一致,较小胎儿的脐动脉多普勒研究可能对指导诊疗有所帮助(Gratacós,2007)。有学者将脐动脉多普勒结果与胎盘检查结果及选择性胎儿生长受限的程度联系起来用于预测胎儿结局(Gratacos,2012),并对选择性胎儿生长受限进行分类。Ⅰ型的特点是小胎儿脐动脉舒张末期流速正常,两胎儿体重差异程度相对较小,这一类型的临床结局较好。Ⅱ型表现为小胎儿脐动脉舒张末期血流持续缺失,提示小胎儿血供不佳和宫内死亡风险增高。Ⅲ型为小胎儿舒张末期血流间歇性缺失或倒置。由于胎盘表面较为粗大的动-动吻合,Ⅲ型小胎儿血流继续恶化的风险低于Ⅱ型。所有的选择性生长受限病例中,在一定程度上两胎之间均存在胎盘分配不均。

在非复杂性双绒毛膜多胎妊娠中,使用产前超声监测并不能改善围产期结局。ACOG(2016)建议对此类的多胎妊娠胎儿监测方法应与单胎妊娠相同(第17章)。

在帕克兰医院,所有双胎生长不一致>25%的孕妇都住院接受每天监测。尚无数据证明仅根据双胎间的体重差异来指导终止妊娠的时机的可行性。对于那些孕周较大的孕妇,可以积极考虑分娩。

胎儿死亡

■ 一胎宫内死亡

在多胎妊娠的任何时期,一个或多个胎儿可能同时死亡或相继死亡。胎儿死亡的原因和发生率与卵性、绒毛膜性和生长不一致有关。

有时,一胎宫内死亡后,存活胎儿可继续妊娠。早孕期的一胎宫内死亡可表现为双胎之一消失,已在前面进行讨论。早孕期后发生多胎之一宫内死亡,成形的死胎会伴随正常胎儿一起娩出。可能胎儿呈压缩状(压缩形胎儿)或因丢失液体和多数组织而呈明显扁平状(纸样胎)(图45-24)。

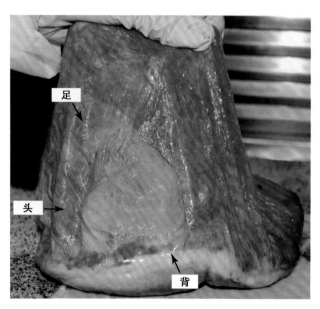

图45-24 纸样胎儿为贴附在胎膜上的棕黄色的卵圆形结构。箭头可见其解剖结构。超声检查在孕17周就发现该胎儿死亡,其存活的同胞胎儿在孕40周左右分娩

(资料来源:Dr. Michael V. Zaretsky.)

如图45-25所示,死胎的风险与双胎的胎龄有关,单绒毛膜双胎妊娠在孕32周前的死胎风险较高。

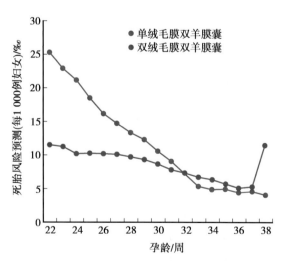

图45-25 不同孕周(每1 000例妇女)的死胎风险(资料来源:Morikawa M, Yamada T, Yamada T, et al: Prospective risk of stillbirth: monochorionic diamniotic twins vs dichorionic twins, J Perinat Med. 2012 Jan 10; 40(3):245-249.)

Morikawa 等（2012）在对 9 822 对双胎妊娠的回顾研究中发现，孕 22 周后 MCDA 及 DCDA 双胎妊娠发生一胎死亡或双胎死亡的风险分别为 2.5% 和 1.2%。多项研究表明 MCDA 双胎与 DCDA 双胎比较，双胎之一宫内死亡的风险增加 16 倍。其他研究者也有类似发现（Danon，2013；Hillman，2011；Mahony，2011）。

存活胎儿预后的其他影响因素包括一胎发生宫内死亡的孕周及该孕周与存活胎分娩孕周的间隔时间。早孕期双胎之一消失不会导致中晚孕期存活胎的死亡风险增加。在妊娠中期或晚期发生双胎之一死亡时，发生孕周和对存活胎儿的影响较难评估。Hillman 等（2011）报告，无论双胎之一死亡的孕周发生在孕 13~27 周，还是发生在孕 28~34 周，都不增加存活胎儿的死亡风险。若双胎之一死亡发生于中晚孕期，存活胎发生自发性和医源性早产的风险会增加（Hillman，2011）。在单绒毛膜双胎中，孕 28~33 周发生一胎宫内死亡，存活胎早产的风险增加 5 倍。如果一胎胎死宫内发生在孕 34 周以后，早产率不增高。

双胎中存活胎的神经功能预后几乎完全取决于双胎的绒毛膜性。Ong 等（2006）的回顾研究提到，单绒毛膜双胎神经系统并发症的发生率为 18%，而双绒毛膜双胎仅为 1%。在另一篇综述中，若双胎之一在孕 34 周前发生死亡，单绒毛膜双胎中存活胎神经系统异常的发病率比双绒毛膜双胎高 5 倍。如果双胎之一在孕 34 周后死亡，单绒毛膜和双绒毛膜双胎妊娠胎儿神经功能损伤的发生率基本相同（Hillman，2011）。

在理论上，孕晚期多胎妊娠中一胎死亡会引发母体凝血功能障碍。但相关报告较少，可能是由于双胎一胎死亡后，另一胎通常在数周内娩出（Eddib，2006）。也就是说，当一胎死亡但仍滞留宫腔，而另一胎存活时，母体会出现短暂的、自发纠正的消耗性凝血过程。纤维蛋白原浓度先自发性下降然后上升，血清纤维蛋白降解产物水平降至正常。分娩时，供给存活胎的胎盘部分外观正常，但曾供给死胎的胎盘沉积着大量的纤维蛋白。

处理

应根据孕周、死胎原因和存活胎儿风险进行综合评估，以确定处理方案。妊娠早期的胎儿死亡不需要额外的检测。在早孕期之后发生一胎宫内死亡，对单绒毛膜双胎存活胎的影响较大。单绒毛膜双胎中的存活胎的并发症几乎均由血管吻合引起。血管吻合首先引起一胎死亡，然后引起存活胎血压急剧下降。基于这个原因，如果单绒毛膜双胎中一胎在妊娠前 3 个月之后死亡，但存活胎尚无生存能力，可以考虑终止妊娠（Blickstein，2013）。有时母体并发症也会导致一胎死亡，如糖尿病酮症酸中毒或严重子痫前期伴胎盘早剥。这种情况的处理应根据母体病情和存活胎状况而定。如果双绒毛膜双胎的一胎早孕期死亡是由于该胎本身存在异常，则多不会影响另一胎。

在中孕期末和孕晚期初的双胎之一死亡对存活胎来说风险最高。虽然在这个胎龄的单绒毛膜双胎中，存活胎随后死亡或神经系统损伤的风险相对较高，但不论单绒毛膜双胎还是双绒毛膜双胎，早产的风险均增加（Ong，2006）。分娩通常发生在双胎之一死亡后的 3 周内，因此应考虑在产前使用糖皮质激素促进存活胎肺成熟（Blickstein，2013）。无论如何，在宫内状况良好的前提下，目标是延长分娩孕周。

在对中孕期末或晚孕期初双胎之一死亡后的保守治疗中，分娩时机的选择是有争议的。双绒毛膜双胎可以期待至孕足月安全分娩。单绒毛膜双胎妊娠较难处理，通常在孕 34~37 周间分娩（Blickstein，2013）。在双胎之一死亡发生在足月后，尤其当病因不明时，对存活胎多采取终止妊娠的方案。ACOG（2016）也支持对此类病例采取个体化的处理方式。

■ 一胎濒临死亡

产前检查提示双胎中一胎异常并濒临死亡而另一胎正常时，处理较为棘手。终止妊娠对濒临死亡的胎儿有利，可避免胎死宫内，但可能会造成另一不成熟的胎儿死亡。当确定胎肺已成熟时，可选择分娩。但当健康的胎儿尚未成熟时，应在平衡两个胎儿整体存活机会大小的基础上做出决定。濒临死亡的胎儿往往存在结构异常或宫内生长受限，对高龄孕妇行羊水穿刺胎儿染色体检查有助于决策，即使对于那些无论如何都要继续妊娠的孕妇，羊水穿刺检查依然有益。如果发现一胎染色体异常，可以合理地决定干预措施。

产前保健

多胎妊娠的产前管理主要是预防并发症的发生或阻断并发症的发展。避免严重早产尤为重要。在帕克兰医院，从孕 22 周开始，多胎妊娠的孕妇每两周进行一次检查。每次产检时都要进行宫颈指检，以发现有无宫颈缩短或宫口扩张。如果发现前文提及的多胎特有并发症也会立即采取干预措施，如及时入院或分娩。

■ 饮食

多胎妊娠孕妇产检次数较多，对热量、蛋白质、矿物质、维生素和必需脂肪酸的需求更多。医学研究所（IOM，2009）建议，正常体重指数的双胎孕妇体重增加

16~24kg。Goodnight 和 Newman（2009）支持补充微量营养素，如钙、镁、锌、维生素 C、维生素 D 和维生素 E。这是基于医学研究所的食品和营养委员会推荐的较高摄入量水平。双胎妇女每天推荐的增加热量摄入是40~45kcal/kg。饮食中含有 20% 的蛋白质，40% 的碳水化合物，40% 的脂肪，分为一日三正餐和三加餐。

■ 超声检查

通常在整个孕晚期进行系列的超声检查，以期及时发现胎儿是否存在生长异常和评估羊水量。羊水过少可能提示子宫胎盘的病理改变，应该及时对胎儿的健康状况做进一步评价。对多胎妊娠的羊水体积做定量测定比较困难。有人测量每一个羊膜囊的最大垂直深度，或主观地估计羊水量。Magann 等（2000）比较了23 对双胎羊水量主观评估和几种客观评估的方法。他们发现，所有的方法在预测双羊膜囊双胎羊水量异常方面都存在局限。帕克兰医院测量每个羊膜囊的最大深度，小于 2cm 者称为羊水过少，>8cm 者称为羊水过多（Duryea，2017；Hernandez，2012）。

■ 产前胎儿监测

许多胎儿监测手段，如非应激试验和生物物理评分，常被用来监测双胎或三胎及以上妊娠。这些评估方法实用价值有限，因为多胎妊娠的并发症复杂，而且区分多胎技术上较为困难。DeVoe 等（2008）认为对双胎进行非应激试验与单胎妊娠的表现类似。

Elliot 和 Finberg（1995）使用生物物理评分作为监测多胎监护的主要方法，他们的报告中监护了 24 例妊娠，其中 4 例尽管有可靠的生物物理评分值，但仍然出现不良的结局。虽然多胎妊娠通常进行生物物理检测，但没有足够的数据来确定其有效性（DeVoe，2008）。

有类似的研究对生长发育一致的双胎增加脐动脉多普勒血流监测。例如，在无生长不一致的情况下，加做脐动脉多普勒血流监测，与仅依靠胎儿生长参数的胎儿监测相比，围产期结局没有改善（Giles，2003）。同样，Hack 等（2008）研究了 67 例无并发症的单绒毛膜双胎，增加测量脐动脉的搏动指数，对降低死胎率无明显改善。

所有的监测手段在单胎中都有很高的假阳性率，在多胎妊娠中也一样。若一胎儿监测结果异常，而另一胎儿正常时，医源性早产仍然是一个主要问题。处理方案类似于双胎中一胎濒临死亡。

早产

早产为多胎妊娠常见的并发症，50% 的双胎妊娠

发生早产，三胎和四胎妊娠的早产发生率分别为 75%和 90%（Elliott，2007）。大约 1/3 的双胎妊娠病例存在宫内感染，这点与单胎早产相似（Oh，2017）。

在双胎妊娠中，早产的比例从 40%~70%（Giuffre，2012）。黑种人女性的早产风险较高（Grant，2017）。

■ 早产预测

多胎产前保健的主要目标是准确地预测早产。在过去的 10 年里，已有强有力的证据支持使用宫颈长度预测早产。To 等（2006）用超声在孕 22~24 周对 1 163例双胎妊娠进行宫颈长度的监测，当宫颈长度为 10mm时，孕 32 周前的早产率为 66%；20mm 组为 24%，40mm组仅为 1%。在一篇综述中，Conde-Agudelo 等（2010）得出结论，宫颈长度小于 20mm 对于预测孕 34 周之前早产最为准确，特异性为 97%，阳性似然比为 9.0。Kindinger 等（2016）认为是否发生早产取决于宫颈长度和孕周。一项研究将连续宫颈长度测量和单次妊娠中期测量进行比较，发现多次评估能更准确地识别无症状双胎妇女早产的风险（Melamed，2016a）。在另一项研究中，当宫颈长度的变化>0.2cm 时，可预测孕 35 周前分娩的风险（Moroz，2017）。有趣的是，指检宫颈内口闭合的预测价值等同于宫颈长度和纤维连接蛋白联合预测的效果（McMahon，2002）。但双胎妊娠宫颈长度评估与预后改善没有关联（Gordon，2016）。

■ 早产的预防

预防早产的方案已经得到临床评估。近年来，一些方案已经证明可以降低早产的风险，但仅限于单胎妊娠的早产预防。总的来说，既对单胎又对多胎有效的早产预防措施不多（ACOG，2016）。

卧床休息

大多数证据提示，常规住院并不能延长多胎妊娠。在一个荟萃分析中，住院并没有降低早产或围产期死亡的风险（Crowther，2010）。在帕克兰医院，双胎住院治疗和门诊处理的病例进行比较，并未发现常规住院治疗有任何益处（Andrews，1991）。重要的是，几乎半数的双胎妊娠因特殊指征需要住院，如高血压或先兆早产。

预防早产的方法包括限制体力活动、较早地停止工作、频繁地产前检查和超声检查及专门的产前宣教提高孕妇对早产危害的认识，这些措施都被认为可有效地减少多胎妊娠的早产。然而，没有多少证据证实这些方法可改变妊娠结局。

宫缩抑制剂治疗

宫缩抑制剂在多胎妊娠中没有得到广泛的研究。

一项研究纳入 374 例双胎妊娠,预防性口服 β 受体激动剂并没有降低孕 37 周或孕 34 周之前的分娩(Yamasmit,2015)。美国 FDA 警告,由于药物副作用,孕妇不要口服特布他林(terbutaline)药物。在多胎妊娠中似乎没有必要预防性使用 β 受体激动剂。

肌内注射孕激素治疗

对于单胎孕妇,每周注射 17α 己酸羟孕酮(17-OHP-C)在减少复发性早产方面有一定效果,但对于多胎妊娠,每周注射 17-OHP-C 并不能降低早产的发生(Caritis,2009;Rouse,2007)。这些结果在 240 例双胎妊娠的随机试验中得到证实(Combs,2011)。此外,对于双胎妊娠合并宫颈长度小于 36mm(25%)的孕妇,尽管早产风险更大,却没有因注射孕酮而受益(Durnwald,2010)。Senat 等(2013)对 165 例无症状且宫颈长度小于 25mm 的孕妇给予 17-OHP-C 治疗,发现孕 37 周前的早产率并没有下降。最后,在血浆药物浓度的评估中,17-OHP-C 浓度越高,分娩时的孕周越早(Caritis,2012)。研究人员得出结论,17-OHP-C 可能与双胎早产相关,对双胎妊娠不利。总之,肌内注射 17-OHP-C 不能降低早产风险,甚至对宫颈缩短的孕妇也无益处。

阴道孕激素治疗

双胎孕妇阴道使用微粒化黄体酮能否预防早产存有争议。Cetingoz 等(2011)在 67 例双胎妊娠中,于孕 24~34 周每天阴道置 100mg 微粒化的黄体酮,这种做法将孕 37 周前的分娩率从 79% 降至 51%。与之相反,许多研究未能证明阴道使用孕酮制剂能够降低早产率。在预防双胎妊娠早产(前瞻性)试验中,对 677 例双胎妊娠进行随机分组,使用 200mg 孕酮或安慰剂(Rode,2011),孕酮未能在孕 34 周前降低分娩率。在一项只包括宫颈较短或有早产史的亚组分析中,也未发现任何益处(Klein,2011)。Norman 等(2009)也注意到使用孕酮凝胶治疗没有降低孕 34 周之前的分娩率。

Romero 等(2017)对 303 例双胎妊娠合并宫颈缩短的妇女进行荟萃分析,比较了阴道黄体酮给药组与对照组的结局。在接受治疗的妇女中,孕 30 周前早产的风险显著降低,并改善了围产期结局。目前在帕克兰医院,多胎妊娠的管理中通常不使用孕酮。

尤尼斯·肯尼迪·施莱弗国家儿童健康和人类发展研究所(NICHD)目前正在进行一项随机、安慰剂对照的试验,以进一步评估微粒化的阴道孕酮或子宫颈托的应用效果(PROSPECT,2015),主要的评估指标为孕 35 周前的胎儿分娩或死亡率。

宫颈环扎术

预防性宫颈环扎术并不能改善多胎妊娠的围产儿结局。研究对象包括未经特殊筛选的双胎孕妇和经阴道超声检查提示宫颈缩短的孕妇(Houlihan,2016;Newman,2002;Rebarber,2005)。在宫颈缩短的双胎孕妇中,宫颈环扎的结局更差(Berghella,2005;Roman,2013)。

对妊娠中期宫颈扩张的双胎孕妇行宫颈紧急环扎可能有益。Roman 等(2016)报告了一项回顾性队列研究,在这项研究中,接受紧急环扎的孕妇比未接受紧急环扎孕妇的新生儿结局好。

宫颈托

阴道宫颈托在理论上可以环绕并压迫子宫颈,改变宫颈管的倾斜度,并减轻对宫颈口的直接压力,成为宫颈环扎术之外的另一种选择。其中最受欢迎的是 Arabin 硅胶宫颈托。一项研究纳入孕 18~22 间宫颈缩短的双胎孕妇,与对照组 23 例孕妇相比,使用宫颈托的 23 例双胎孕妇在孕 32 周前的分娩率显著降低(Arabin,2003)。在另一项随机试验中,使用宫颈托的孕妇在孕 34 周前分娩率明显降低(Goya,2016)。

也有研究不支持该结果。ProTWIN 研究在孕 12~20 周随机纳入 813 例未经筛选的双胎孕妇,一组使用 Arabin 宫颈托,另一组未行宫颈托治疗(Liem,2013)。子宫托未能降低早产率,但在宫颈长度小于 38mm 的孕妇中,宫颈托降低了孕 32 周前的分娩率(29% 降至 14%)。一项涉及 1 180 例双胎妊娠的随机多中心试验也得出了相似的结果(nicolades,2016)。使用 Bioteque 杯宫颈托的小样本随机研究未发现明显差异(Berghella,2017)。目前,ACOG(2016)不推荐使用宫颈托。正在进行的 PROSPECT 前瞻性试验结果将提供更多的数据。

■ 早产的治疗

虽然许多人提倡使用宫缩抑制剂预防多胎妊娠早产的发生,但药物的应用并未改善新生儿结局(Chauhan,2010;Gyetvai,1999)。需要注意的是,多胎妊娠妇女使用宫缩抑制剂治疗的风险比单胎妊娠者更高。一部分原因是妊娠期血容量增加,加重了心脏的负担并增加了医源性肺水肿的易感性(第 47 章)。Gabriel 等(1994)比较了 26 例双胎妊娠,6 例三胎妊娠和 51 例单胎妊娠使用 β 受体激动剂预防早产的效果。多胎妊娠与单胎妊娠相比,母体心血管并发症的发生率更高,分别为 43% 和 4%,其中 3 例孕妇合并了肺水肿。在一项回顾性分析中,Derbent 等(2011)评估了 58 例单胎妊娠和 32 例双胎妊娠使用硝苯地平治疗的效果,药物副作用如心动过速在双胎孕妇中发生率更高,双胎为 19%,单胎为 9%。

糖皮质激素促肺成熟

在多胎妊娠中应用糖皮质激素促进胎儿肺成熟的研究还不多。这些药物对多胎妊娠应与单胎妊娠同样有效（Roberts，2006）。一项大样本回顾性研究评估了倍他米松治疗双胎早产儿和单胎早产儿的疗效，两组新生儿并发症无明显统计学差异（Melamed，2016b）。Gyamfi 等（2010）评估了每周接受产前糖皮质激素治疗的孕妇倍他米松浓度，发现双胎和单胎之间没有差异。相反，另一项研究发现双胎妊娠中地塞米松的浓度在脐带/母体比例低于单胎妊娠（Kim，2017）。这些治疗方法已在第 42 章中讨论。目前，双胎妊娠糖皮质激素的应用指南与单胎妊娠没有区别（ACOG，2016）。

■ 早产胎膜早破

早产胎膜早破的概率随胎儿数量的增加而增加。在一项超过 29 万例活产婴儿的研究中，早产合并胎膜早破在单胎的比例是 13.2%（Pakrashi，2013）。与之相比，双胎、三胎、四胎和更多胎的比率分别为 17%、20%、20% 和 100%。多胎胎膜早破的期待处理与单胎相似（第 42 章）。Ehsanipoor 等（2012）比较了 41 例双胎妊娠和 82 例单胎妊娠胎膜早破的结局（均在孕 24 ~ 32 周发生胎膜早破），双胎从胎膜破裂至分娩的平均天数比单胎少，双胎平均为 3.6 天而单胎为 6.2 天。这种差异在孕 30 周后表现得更加明显，分别为双胎 1.7 天，单胎 6.9 天。重要的是，两组破膜后延迟 7 天以上分娩的比例均接近 40%。

■ 双胎第二胎的延迟分娩

偶尔，当双胎面临早产时，先露胎儿分娩之后，另一胎儿延迟分娩可能有益。Trivedi 和 Gillett（1998）对 45 例延迟分娩的多胎妊娠进行了回顾。尽管可能存在偏倚，这些研究中一个或两个延迟分娩的胎儿平均维持妊娠时间为 49 天。使用宫缩抑制剂、预防性抗生素或宫颈环扎并不能改变结局。在 10 年的经验中，Roman 等（2010）报告了 13 例双胎妊娠和 5 例三胎妊娠第一个胎儿在孕 20 ~ 25 周分娩，剩余胎儿平均延迟分娩 16 天。第一胎新生儿的存活率为 16%。虽然延迟分娩的胎儿中有 54% 存活，但只有 37% 的活产儿没有出现严重并发症。Livingston 等（2004）报告 14 例一胎分娩后延迟其他 19 个胎儿分娩的结果，发现只有 1 个胎儿分娩后未出现严重的并发症，1 例孕妇出现了败血症和休克。Arabin 和 van Eyck（2009）总结了 17 年中符合延迟分娩条件的 93 例双胎和 34 例三胎病例，他们报告的妊娠结局较好。

如果尝试延迟另一胎儿分娩，则必须仔细评价有无感染、胎盘早剥和先天性畸形，而且需告知患者以上的风险，特别是可能危及生命的感染风险。适合于延迟分娩的孕周范围（指利大于弊的孕周）可能较窄。避免在孕 23 ~ 26 周之间分娩可能最有益。根据我们的经验，适合延迟分娩指征的病例较少。

分娩

■ 准备

双胎分娩可能有许多并发症，除早产外，还有子宫收缩乏力、胎位异常、脐带脱垂、前置胎盘、胎盘早剥和紧急剖宫产，产后出血的发生率也非常高。所有这些并发症都必须预先考虑，提前做好双胎分娩的处理方案。推荐的产时处理方案如下：

1. 在孕妇生产过程中，应有训练有素的产科医务人员始终相伴，应进行持续电子监护。如胎膜已破且宫颈扩张时，对先露胎儿可行宫内监护。

2. 建立静脉快速输液通路。分娩过程中如无出血，则以 60 ~ 125ml/h 的速度滴注乳酸林格液和葡萄糖液。

3. 做好输血和输液准备。

4. 必须有 1 例有经验的产科医生在场，能准确地鉴别宫内胎位并能进行宫内操作。

5. 应在产房配备超声检查仪，可在第一个胎儿娩出后了解第二个胎儿的胎位和状态。

6. 麻醉人员能立即到场，随时可行急诊剖宫产术或宫内操作。

7. 每个胎儿都需要 1 例丰富经验的新生儿科医生，能够进行新生儿复苏和其他处理。分娩前应提前通知新生儿团队，保证熟知病情，立即到场。

8. 分娩区域应有足够的空间，便于护理、产科、麻醉和儿科团队开展抢救工作。产房应装备齐全，以解决任何可能发生的问题，需具备新生儿复苏抢救器械和其他设备。

■ 分娩时机

许多因素影响阴道分娩的时机，包括孕龄、胎儿大小、胎肺成熟度和母体并发症。根据对卵磷脂/鞘磷脂比值检测结果的判断，双胎妊娠中两个胎儿的肺成熟度是同步的（Leveno，1984）。单胎妊娠一般在孕 36 周卵磷脂/鞘磷脂比值超过 2，但多胎妊娠常在孕 32 周左右比值就超过 2。肺表面活性物质在孕 31 周后也同样增加（McElrath，2000）。Ghi 等（2013）比较了 100 对双胎和 241 例单胎妊娠剖宫产新生儿的呼吸系统发病率,发现双胎的新生儿呼吸系统发病率较低,尤其对于妊娠不足 37 周的新生儿。然而,有些双胎肺功能可能明显不一致,体重越小和胎儿窘迫越严重的胎儿更为成熟。

另一方面,Bennett 和 Dunn(1969)建议,孕 40 周或孕 40 周以上的双胎应看作是过期妊娠。孕周≥40 周分娩的死胎通常具有单胎过期妊娠的特征(第 43 章)。通过对近 30 万对双胎出生的分析,在孕 39 周后死胎的风险大于新生儿死亡风险(Kahn,2003)。

ACOG 指南(2016)建议无并发症的双绒毛膜双胎在孕 38 周分娩。无并发症的单绒毛膜双羊膜囊双胎妊娠可以在孕 34~37^{+6} 周分娩。对于单羊膜双胎妊娠,建议在孕 32~34 周分娩。帕克兰医院通常遵循这些规范,但不常规在孕 37 周前分娩单绒毛膜双羊膜囊双胎,除非出现其他的产科指征。

■ 胎先露评估

除第 22 章中讨论的关于分娩和分娩的常规准备之外,对于多胎妊娠的孕妇还有一些特殊的准备。首先,超声最好确认胎儿的胎先露和胎方位。虽然胎位的任何组合都可能在双胎中发生,入院分娩最常见的胎位是头-头位、头-臀位、头-横位。在帕克兰医院,2008~2013 年,71% 的双胎妊娠在入院分娩时第一个胎儿为头位。这些胎位(除头-头位)在分娩前和分娩过程中均可能发生改变。复合先露、面先露、额先露和足先露在双胎中相对常见,特别是在胎儿非常小、羊水多或母亲产次多的情况下更常见,在这些情况下脐带脱垂也较多见。

在初次评估后,如果有了临产迹象,则决定尝试阴道分娩或剖宫产。剖宫产通常根据胎先露决定。一般来说,双胎妊娠第一胎头位可以虑阴道分娩(ACOG,2016)。双胎妊娠阴道分娩率与产科医生的技术明显相关(de Castro,2016;Easter,2017;Schmitz,2017)。尽管如此,剖宫产率仍然很高。例如,在帕克兰医院 5 年内收治的 547 例第一胎为头位的双胎中,只有 32% 是自然分娩。在这几年里,双胎妊娠的总剖宫产率是77%。值得注意的是,5% 的剖宫产手术是在第一胎阴道分娩后紧急剖宫产分娩第二胎。为避免这种产科窘境,美国双胎妊娠的剖宫产率不断上升(Antsaklis,2013)。

■ 引产或加快产程

安全分娩联盟对 891 对双胎妊娠和超过 10 万例的单胎妊娠进行比较后,Leftwich 等(2013)得出结论:在双胎中无论初产妇或经产妇,活跃期进展均较慢。

如果双胎孕妇符合催产素使用标准,可以按照第 26 章描述的方法使用。Wolfe 等(2013)认为单独使用催产素或联合促宫颈成熟可以作为双胎妊娠的引产方式,Taylor 等(2012)也报告了相似的结果。与此相反,Razavi 等(2017)报告引产增加母体并发症。对美国双胎数据的分析发现,双胎妊娠的引产率从 1999 年的 13.8% 最高点下降到 2008 年的 9.9%(Lee,2011)。在帕克兰医院,一般不对多胎妊娠进行引产或催产。对于阴道分娩有强烈愿望的合适孕妇,人工破膜是可选择的引产方法。

■ 镇痛和麻醉

在双胎妊娠的产程和分娩过程中,镇痛和麻醉较为复杂,因为涉及以下问题:早产、子痫前期、不连贯的产程、需要进行宫腔内操作、分娩后的宫缩乏力和出血。

产程中使用硬膜外麻醉最为理想,因为这种方法可提供镇痛,有助于足位内倒转或紧急中转剖宫产。如果宫内操作需要全身麻醉,使用麻醉气体吸入可以迅速松弛子宫(第 25 章)。有人使用静脉或舌下含服硝酸甘油或静脉注射特布他林使子宫松弛,以避免全身麻醉的风险。这些药物通常由麻醉团队给药。

■ 分娩方式

无论在分娩过程中胎方位如何,产科医生都必须准备好应对分娩过程中胎儿位置发生的任何变化,尤其是在第一胎娩出后。重要的是,无论采用何种分娩方式,第二胎新生儿的围产结局都比第一胎差(Muleba,2005;Smith,2007;Thorngren-Jerneck,2001)。

头-头位先露

如果第一胎是头位,通常可以自然娩出或使用产钳助产。根据 D'Alton(2010)的研究,人们普遍认为头-头位双胎的孕妇进行阴道试产是合理的。Hogle 等(2003)通过详细地文献研究后认为,双胎均为头位时,选择性剖宫产术并不能提高妊娠结局,Barrett 等(2013)的随机试验也证实了该结论。

头-非头先露

头-非头先露双胎的分娩方式仍存在争议。患者的选择至关重要,包括两个胎儿的剖宫产,或不常见的是第一胎经阴道分娩,第二胎经外倒转至头先露分娩。一些研究表明,分娩时两胎间隔时间越长,第二胎结局越差(Edris,2006;Stein,2008)。因此,臀位助产可能更优于外倒转。但由于分娩并发症,如脐带脱垂、胎盘早剥、宫颈收缩或胎儿窘迫,第一胎经阴道分娩后第二胎可能需要行剖宫产分娩。很多研究都对这种紧急情况下的胎儿结局作了相关报告（Alexander，2008；Rossi，2011；Wen，2004）。

有几篇文章报告了双胎中第二胎非头位且体重大于1500g的阴道分娩的安全性。法国对5915例双胎妊娠的多中心研究证明了这一点（Schmitz，2017）。其中，25%计划剖宫产，另外75%的第一胎头位及孕周>32周的患者计划进行阴道分娩，80%的病例成功阴道分娩。有趣的是，孕37周前计划剖宫产组的围产儿死亡率和并发症比阴道顺产更高，分别为5.2%（剖宫产）和3.0%（阴道分娩）。Fox等（2014）报告了287例双羊膜囊双胎妊娠的结局，其中130例计划阴道试产。阴道试产组中只有15%进行了剖宫产。两组围产期结局相似。这两项研究只包括体重估计为>1500g的胎儿。值得注意的是，经阴道分娩的胎儿中，体重<1500g的新生儿与体重>1500g的新生儿结局相当或更好（Caukwell，2002；Davidson，1992）。

其他研究人员提倡对头-非头先露双胎妊娠均进行剖宫产分娩（Armson，2006；Hoffmann，2012）。Yang等（2005a，b）研究了15185对头-非头先露双胎，与双胎均剖宫产相比，双胎均阴道试产组新生儿窒息相关的死亡和发病率较高。

为进一步阐明双胎分娩这一复杂问题，加拿大双胎出生研究合作小组设计了一项随机试验。Barrett等（2013年）的研究包括2804例孕妇，第一胎是头位的双羊膜囊双胎，随机分配到孕32~38周计划剖宫产组或阴道试产组。两组从随机分配到分娩的时间平均是12.4天和13.3天，平均胎龄是36.7周和36.8周，区域阻滞镇痛的使用率是92%和87%，两组的结果相似。孕产妇和围产儿结局见表45-3。两组孕妇的结局没有显著差异。尽管计划阴道试产不会增加母胎风险，Greene（2013）认为这个试验对双胎孕妇的剖宫产率不会产生很大的影响。

第一胎臀先露

与单胎一样，如果第一胎是臀先露，分娩时可能出现一些问题。首先，如果胎儿过大，后出胎头通过产道困难。第二，胎儿身体可能较小，宫颈即使没有充分扩张，胎儿躯干和肢体也可娩出，但胎头较大却不能娩出宫颈。当胎头大小和身体明显不平衡时，这种情况发生的可能性更大，如早产或生长受限的胎儿及患有脑积水的大头畸形儿。另外，臀位分娩时脐带脱垂的风险始终存在。

当预计或发生这些问题时，剖宫产应作为首选分娩方案。即使无上述情况存在，当第一个胎儿为臀位时许多医生仍主张剖宫产分娩，尽管有数据支持阴道分娩的安全性。Blickstein等（2000）报告了欧洲13

个中心的613例先露胎儿为臀位的双胎分娩结局，其中374例尝试阴道试产，有64%孕妇试产成功，第二胎的剖宫产率为2.4%。在先露胎儿为臀先露且体重>1500g的病例中，5分钟阿普加评分<7分的发生率或新生儿死亡率无显著差别。臀位分娩的具体操作参见第28章。

表45-3 随机分配到剖宫产组和阴道分娩组的母儿结局

结局	计划剖宫产分娩	计划阴道分娩	P值
母体/例	1 393	1 393	
剖宫产分娩	89.9%	36.9%	
临产前	53.8%	14.1%	
严重并发症	7.3%	8.5%	0.29
死/例	1	1	
出血	6.0%	7.8%	
输血	4.7%	5.4%	
血栓	0.4%	0.1%	
围产儿/例	2 783	2 782	
主要的总体并发症	2.2%	1.9%	0.49
围产儿死亡率	0.9%	0.6%	
严重并发症	1.3%	1.3%	
可能的脑病[a]	0.5%	0.4%	
插管	1.0%	0.6%	

资料来源：Barrett，2013.
[a]包括昏迷；目光呆滞；易激惹；嗜睡；发生两次或以上抽搐。

如果第一胎是臀位，第二胎是头位，在分娩过程中可能发生双胎交锁。臀位胎儿沿产道下降时，第一胎的颏部卡在第二胎头的颈部和颏处。双胎交锁的现象很罕见。据Cohen等（1965）报告在817例双胎中仅发生1例。当发生交锁双胎时应行剖宫产术。

■ 第二胎的阴道分娩

在第一胎娩出后，迅速仔细地通过腹部、阴道和宫腔内检查，明确第二胎的胎先露、大小及与产道的关系。超声检查很有价值。如果胎头或臀部固定在产道，可用适当力量按压宫底并行人工破膜，破膜后立即再次检查以明确有无脐带脱垂。接下来继续试产。如果在10分钟左右仍无宫缩，可静脉滴注催产素加速产程。

以往人们认为第一胎和第二胎之间安全的分娩间隔时间为30分钟。Rayburn等（1984）研究，在持续胎心监护下,即使间隔时间较长,结局也较好。有人发现脐带血动脉血气值恶化与两胎分娩间隔延长有关(Leung,2002;Stein,2008)。通过对 239 例双胎妊娠的回顾分析,Gourheux 等(2007)认为在分娩间隔超过 15 分钟后,平均脐动脉 pH 明显变差。在一项对 175 000 多对双胎的研究中,Cheng 等(2017 年)发现孕产妇和围产儿并发症与前述研究相似。

如果胎儿的枕部或臀部在骨盆上方,而非固定在产道,通过一只手在阴道引导,另一只手用中等力量按压宫底,使胎先露进入骨盆。肩先露可能被轻柔地转为头先露。或者,助手通过腹部手法操作也可引导胎先露入盆。超声有助于操作并且可以监测胎心。在分娩时也可行外倒转术,将第二胎非头位者转为头位。

如果胎儿枕部或臀部不在骨盆入口上方,通过轻柔按压不能将先露部位移到骨盆入口处,或出现子宫出血增多,第二胎的分娩就比较困难。对于第二胎非头先露的阴道分娩,为了达到较好的母胎结局,产科医生必须熟知宫内操作,麻醉医师保持子宫有效松弛。为避免延误时机,应在子宫收缩和宫颈回缩之前完成分娩。如果没有能熟练进行足位内倒转术的医生,或不能有效地松弛子宫,对双胎第二胎应立即进行剖宫产术。

足位内倒转术是使胎儿转至臀先露娩出,产科医生可以用臀牵引的方法使产妇完成分娩(图 45-26)。产科医生抓住胎儿的足部,然后通过臀牵引的方法完成分娩(第 28 章)。Fox 等(2010)提出一个关于双胎中第二胎的分娩方案,其中包括足位内倒转术,在 110 例孕妇阴道分娩第一个双胎后,分娩第二个双胎时均未行剖宫产。Chauhan 等(1995)比较了双胎阴道试产中不同助产方式对第二胎结局的影响,其中 23 对采用

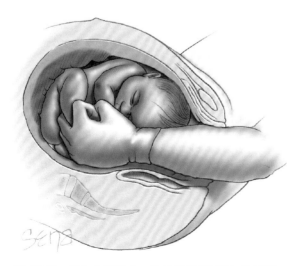

图 45-26 足位内倒转术。胎足向下牵引时,通过腹部向上推压胎头

足位内倒转术和臀牵引术,而 21 对采用外倒转术。结果认为臀牵引术胎儿结局优于外倒转术,前者胎儿窘迫发生率更低。详细手术过程见相关手术专著(Yeomans,2017)。

■ 有剖宫产史的阴道分娩

有一次或多次剖宫产史的双胎孕妇在阴道试产前都要进行仔细评估。一些研究支持部分双胎孕妇剖宫产后阴道分娩的安全性(Cahill,2005;Ford,2006;Varner,2005)。根据 ACOG(2017c)的研究,目前没有证据表明子宫破裂的风险会增加,既往有低位横切口剖宫产史的双胎孕妇可考虑行阴道试产。但在帕克兰医院,我们建议行剖宫产。

■ 多胎妊娠剖宫产

在多胎剖宫术中可能出现一些问题。仰卧位低血压较为最常见,孕妇偏左侧卧位可使子宫偏转,减轻大动脉的压迫(第 4 章)。子宫切口要足够大,如果能使两个胎儿都能安全娩出,可采用低横位子宫切口。如果第二个胎儿是臀位,可以使用 Piper 产钳(图 28-11)。在一些情况下,尽可能低的纵切口有一定优点。例如,如果一个胎儿是横位,随着胎背下降,胎臂即先娩出,此时延伸子宫纵切口比延伸横切口或"T"切口要更容易和安全。

■ 三胎或更多数量多胎妊娠

三胎妊娠产程中监测胎心较为困难。可在第一个胎儿头皮上安置电极,但分别监测另两个胎儿心率仍很困难。第一个胎儿通常能自然娩出,但接下来的胎儿娩出依赖于胎先露类型,常需要复杂的产科手法,如伴或不伴足位内倒转的全臀牵引术,必要时甚至行剖宫产。胎位异常增加脐带脱垂的风险。三胎分娩中更易发生胎盘灌注减少和胎盘剥离出血。

基于以上原因,许多医生认为三胎及以上的妊娠以剖宫产分娩较好(ACOG,2016)。阴道分娩较适合于胎儿不成熟且无存活希望或母体有并发症的情况,剖宫产会增加母体风险。有人认为,在一定情况下阴道分娩是安全的。Grobman 等(1998)和 Alran 等(2004)报告,在阴道试产的三胎妊娠中,阴道分娩成功率分别为 88% 和 84%,新生儿结局与剖宫产组没有明显差异。相反,在对 7 000 多例三胎妊娠的回顾中,阴道分娩与围产期死亡率增高相关(Vintzeleos,2005)。Lappen 等(2016)根据安全分娩联盟的数据,得出同样结论,并推荐三胎妊娠应行计划性剖宫产。大量数据显示,三胎妊娠的剖宫产率为 95%。

选择性减胎或终止妊娠

在一些三胎及以上多胎的病例中,减少胎儿数量至两个或三个可增加剩余胎儿的存活机会。选择性减胎是指在早孕期予以干预,选择性终止妊娠是在较晚孕周进行。该操作应由技术熟练和有超声经验的医务人员实施。

■ 选择性减胎

选择性减胎是治疗性干预措施,在多绒毛膜多胎妊娠中选择性减去一个或两个胎儿可以提高剩余胎儿的存活率(ACOG,2017b)。一项对非随机前瞻性研究的荟萃分析表明,与期待治疗相比,减至双胎与降低产妇并发症、早产和新生儿死亡率有关(Dodd,2004,2012)。

减胎术可经宫颈、阴道或经腹操作,经腹操作较为容易。经腹减胎术大多在孕10~13周进行。选择这一时间是因为大多数的自然流产已经发生,而存活的胎儿已足够大,可在超声下清晰显示,同时减胎术后残留的无生命的胎儿组织量较小,发生妊娠丢失的风险也低。选择最小的和结构异常的胎儿作为减胎目标,在超声引导下将氯化钾注入胎儿的心脏或胸部,一定注意保护将要保留的胎儿,避免将针穿入保留胎儿的妊娠囊中。

Evans 等(2005)分析了1995年~1998年的1 000多例孕妇。三胎减为两胎的胎儿丢失率为4.5%,三胎以上妊娠减胎后流产率随初始胎儿数的增加而上升,六胎以上的妊娠丢失率高达15%。熟练的操作技术可减少妊娠丢失。

■ 选择性终止妊娠

当发现多胎妊娠有先天性异常时,可考虑终止妊娠、选择性终止异常胎儿和继续妊娠三种选择。因为大多数异常要到中孕以后才能发现,所以选择性终止妊娠比选择性减胎更晚进行,也有更大的风险。该方法仅适用于严重的但不致命的异常胎儿。有些情况下,异常胎儿威胁正常胎儿时可考虑选择性终止妊娠。

选择性终止胎儿的先决条件是确切诊断胎儿异常和精确定位。除非使用特殊的脐带阻断术,为了避免手术对存活胎儿的影响,选择性终止妊娠仅用于多绒毛膜多胎妊娠(Lewi,2006)。Roman 等(2010)比较了40例双极脐带电凝术和20例射频消融术治疗中孕期复杂单绒毛膜多胎妊娠的结局,发现两组胎儿的存活率相当,分别为87%和88%,两组中保留胎儿分娩的平均孕周均大于36周。Prefumo 等(2013)报告了使用脐带微波消融术对2例单绒毛膜双胎实施选择性终止妊娠的经验,1例孕妇在7天内流产,另1例减为单胎并在孕39周分娩。

Evans 等(1999)全面报告了中孕期因异常胎儿选择性终止妊娠的结局。共分析全球8个医疗中心的402例孕妇,其中包括345例双胎、39例三胎和18例四胎。使用氯化钾选择性终止妊娠后,90%的孕妇分娩了有生机婴儿,平均分娩孕周为35.7周。妊娠丢失率在减至单胎后为7.1%,而减至双胎后为13%。行选择性终止妊娠的孕周并不影响妊娠丢失率。

在进行选择性终止妊娠或减胎术前,应与患者沟通继续妊娠的并发症,包括减至双胎或三胎后的胎儿并发症和死亡率,还要告知手术操作本身的风险(ACOG,2017b)。

选择性终止妊娠或减胎术的特殊风险包括:①保留胎儿发生流产;②将正常的胎儿减去;③对保留胎儿造成损伤,但未致死;④保留胎儿发生早产;⑤胎儿生长不一致或生长受限;⑥孕产妇并发症,其中包括妊娠产物残留而致母体感染、出血或弥散性血管内凝血。最终患者决定是否干预,可以选择继续妊娠、终止妊娠或选择性减胎(Chervenak,2013)。

(邹刚 翻译　段涛 审校)

参考文献

第十二篇
内外科合并症

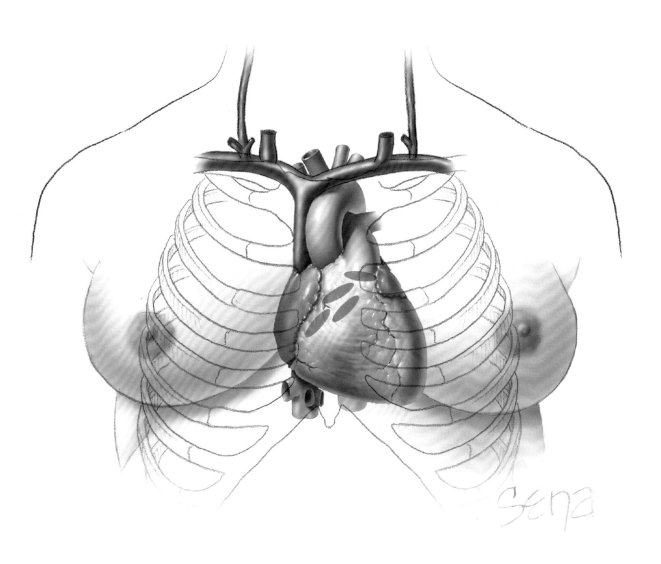

第 46 章

孕产妇评估及影像学检查

> 一般来说,所有造成机体严重损害的疾病若发生在妊娠期妇女,病情会更加严重。
>
> ——J. 惠特里奇·威廉姆斯(1903)

正如威廉姆斯在 1903 年总结的,任何影响育龄期女性的内外科疾病在孕期更容易发生。其中部分疾病,特别是一些慢性疾病,大多数已在妊娠前患病。但是,这些疾病会使原本正常的妊娠变得极其复杂。据估计,产前住院的比例高达 10.1%(Gazmararian,2002),其中 1/3 是非产科因素住院,包括肾脏、肺及其他感染性疾病。在另一项 2002 年全国住院患者数据中,发现每 1 000 例孕妇因外伤而住院治疗的人数为 4.1 例次(Kuo,2007)。目前,约每 635 例孕妇有 1 例接受非产科的外科手术治疗(Corneille,2010;Kizer,2011)。

产科医生需要广泛了解育龄期妇女常见的一些内外科疾病。多数疾病产科医生可以自行处理,不过,有些疾病需要会诊咨询,另外一些疾病需要多学科医疗团队的协作诊治,包括母胎医学专科医师、住院医师、内科及亚专科、外科、麻醉科及许多其他相关

科室的医生(Levine,2016)。美国妇产科医师学会(ACOG)和母胎医学会(SMFM)(2014,2017b)已经重新定义了孕妇救治,并且提议需要有一定程度的专科救治。

需要明确的是妇女绝不能因妊娠而受到忽视。为了确保这一点,提出以下几个问题:

- 如果不是孕妇,最好的处理方法是什么?
- 如果考虑到妊娠而导致治疗方案不同,理由是否充分?
- 对孕妇及胎儿的风险和获益是什么,两者是否互相冲突?
- 是否存在个体化的治疗方案能够平衡其他方案的风险和获益?

这种方法可以为多数合并内、外科疾病的孕妇提供个体化的治疗。

妊娠生理及实验室检查

妊娠导致各器官系统发生生理改变,大量实验室结果也随之改变,其中有些数值在非孕期的女性中被认为是异常的。反之亦然,有些结果看起来在正常范围内,但在妊娠期则被认为是异常的。这些改变可能放大或模糊对妊娠合并症的评估。在后面的章节和附录中对妊娠期各系统的改变及相关实验室指标的变化进行了阐述。

药物治疗与手术

■ 妊娠结局

庆幸的是,对于大部分需要药物治疗的疾病往往可以找到相对安全的药物。然而,也有一些例

外,在第 12 章中对相关疾病的用药已经进行了讨论。

关于手术,孕期接受外科手术治疗且无手术并发症的孕妇,不增加不良妊娠结局的风险。如果出现了并发症,则其风险明显增加。例如,穿孔性阑尾炎并发化脓性腹膜炎时,即便手术和麻醉毫无瑕疵,其围产期并发症发生率和死亡率都明显增加。相反,某些操作的并发症也会影响妊娠结局。例如,孕妇因阑尾炎行阑尾切除术,手术没有出现并发症,而拔除气管插管时胃内酸性物质误吸会导致不良后果。但是,与经历相似手术的非妊娠妇女相比,妊娠妇女看似并没有增加并发症发生率(Silvestri,2011)。美国外科医师协会国家外科治疗改进项目的一项研究中,将妊娠妇女与非妊娠妇女的结局进行匹配对照(Moore,2015)。在两个队列研究中,每个队列包括了 2 539 例患者,研究者发现了相似的结果。然而,另一项较小的研究发现,孕 23 周后接受了非产科手术的妊娠女性随后出现早产的比率高(Baldwin,2015)。

Mazze 和 Källén(1989)瑞典出生登记处所做的妊娠期麻醉和外科手术风险的报告是目前规模最大的研究。1973~1981 年,72 万例孕妇的资料显示有 5 405 例接受了非产科手术。约一半的手术选择了全身麻醉,还包括一氧化二氮辅以其他吸入性麻醉剂或静脉药物。其中41%的孕妇在早孕期手术,35%在中孕期,24%在晚孕期。其中25%为腹部手术,20%为妇科或泌尿科手术。其中腹腔镜手术最多,在中孕期最常见的是阑尾切除术。

■ 围产期并发症

非产科手术相关的围产期并发症明显增加,往往是由于疾病本身而非手术和麻醉的副作用。瑞典出生登记处提供了一些有指导价值的数据(表 46-1)。与对照组的新生儿相比,严重畸形和死胎的发生率并无变化。但是低出生体重、早产、新生儿死亡的发生率在手术治疗后的孕妇中明显增加。新生儿死亡率的增加多因早产导致。在另外两项研究中,接受非产科手术治疗孕妇早产的发生率也有增加(Baldwin,2015;Hong,2006)。

早期妊娠时母体手术并不增加胎儿畸形的发生率。Källén 和 Mazze(1990)对 572 例在妊娠 4~5 周接受手术治疗的孕妇资料进行分析,认为手术与神经管缺陷的发生无关。另一项来自匈牙利的数据研究,Czeizel 等(1998)发现麻醉药物没有致畸效应。

表 46-1　5 405 例接受非产科手术孕妇的不良妊娠结局比例

结局	比例	P 值[a]
严重畸形	1.9%	NS
死胎	7‰	NS
新生儿 7 天内死亡	10.5‰	<0.05
早产(孕周<37 周)	7.5%	<0.05
出生体重<1 500g	1.2%	<0.05
出生体重<2 500g	6.6%	<0.05

资料来源:Mazze,1989。
[a] 与 72 万例未接受外科手术的孕妇比较。
NS,无显著性差异。

腹腔镜手术

腹腔镜已经成为早孕期合并外科疾病时诊断和治疗最常用的手术方式。在 2017 年,美国胃肠内镜手术医生协会(Society of American Gastrointestinal and Endoscopic Surgeons,SAGES)更新了腹腔镜用于妊娠期妇女的指南(表 46-2)。

表 46-2　美国胃肠内镜手术医生协会(SAGES)妊娠期妇女腹腔镜手术指南

适应证:与非妊娠期妇女相同

附件肿块切除

急腹症探查

阑尾切除、胆囊切除、肾脏切除、肾上腺切除、脾切除

技术操作

体位:侧卧

进入:开放操作,仔细操作气腹针,或可视的穿刺器;宫高可能改变穿刺口的选择

穿刺器:直接可视化放置;宫高可能改变穿刺口的选择

CO_2 压力:10~15mmHg

监控:术中二氧化碳波形,术前及术后胎心率评估

围术期气体加压装置及患者术后早期活动

资料来源:Pearl,2017。
CO_2,二氧化碳。

在美国外科医师协会(Silvestri,2011)提供的孕期外科手术数据中,2004~2009 年间,接近 1 300 例妊娠期妇女接受了阑尾切除术或胆囊切除术,857 例妊娠

女性中 36% 为开腹阑尾切除,而非妊娠期女性中仅 17%。接受胆囊切除手术的女性中,436 例孕妇有 10% 为开腹手术,而非妊娠女性仅 5%。虽然没有对腹腔镜手术与开腹手术进行随机对照研究,但是大多数研究表明两种手术的结局均令人满意(Bunyavejchevin, 2013;Cox, 2015;Fatum, 2001)。其中,接受胆囊切除术、附件手术及阑尾切除术的病例占比最多。对于妊娠期附件的手术,推荐腹腔镜手术且一些研究已证实其相对安全(Daykan, 2016;Hoover, 2011;Webb, 2015)。起初认为孕 26~28 周是妊娠期手术的上限,但随着经验的积累,一些中心报告了在孕晚期也进行腹腔镜手术(Kizer, 2011)。在一项关于 59 例孕妇行腹腔镜胆囊切除或阑尾切除手术的报告中,1/3 为孕 26 周后手术(Rollins, 2004)。这些手术并未出现严重的不良后果。另外,亦有一些关于妊娠期腹腔镜脾切除、肾上腺切除及肾切除手术的报告(Asizare, 2014;Dong, 2014;Gern-sheimer, 2007;Miller, 2012;Stroup, 2007)。

■ 血流动力学影响

表 46-3 中总结了妊娠期腹腔镜气腹造成的血流动力学变化。Reedy 等(1995)对相当于人类孕 22~26 周的狒狒进行了研究。当腹腔压力在 10mmHg 时没有发现生理性改变,但当压力达到 20mmHg,20 分钟之后,狒狒出现了心血管系统和呼吸系统的变化,包括呼吸频率增快、呼吸性酸中毒、心输出量下降、肺动脉压力增加及肺毛细血管楔压增加。在女性中,如果充气压力小于 15mmHg,心肺功能变化并不明显。对孕中期妇女进行无创血流动力学监测,发现在充气 5 分钟后有 26% 的孕妇出现心排血指数下降,15 分钟后有 21% 出现心排血指数的下降(Steinbrook, 2001)。而平均动脉压、全身血管阻力和心率并未发生明显的变化。

表 46-3 腹腔 CO_2 充气后的病理生理改变

系统	影响[a]	机制	母胎可能的影响
呼吸系统	PCO_2 增高,pH 下降	CO_2 的吸收	高碳酸血症和酸中毒
心血管系统	增加:心率,全身血管阻力,肺循环,中心静脉,平均动脉压	高碳酸血症及腹腔内压力增大	子宫胎盘循环低灌注导致胎儿缺氧,酸中毒,灌注不足[b]
	下降:心输出量	腹压增大后静脉回流减少	
血流	内脏供血下降,肝脏、肾脏及胃肠道的低灌注	腹压增加	如上
	下肢回流血量减少	腹压增加	如上
	脑血流增加	高碳酸血症可能与内脏受压,血流短路有关	CSF 压力增加[b]

资料来源:O'Rourke, 2006;Reynolds, 2003。
[a] 当狒狒气腹压力>20mmHg 时影响增加(Reedy, 1995)。
[b] 资料来源于动物实验。
CO_2,二氧化碳;CSF,脑脊液;PCO_2,CO_2 分压。

■ 肥胖

对于肥胖女性,腹腔镜手术是常用的理想手术方式(Sisodia, 2015)。然而,与正常体重孕妇相比,肥胖孕妇手术相关不良结局的发生率较高。其中,包括更高的中转开腹率、更长的手术时间及住院时间。此外,满意的充气效果变得更加困难及需要更大的气腹压力去建立可视空间。腹壁标记点的改变和移位意味着腹壁解剖学的改变,最终导致穿刺切口疝的发生风险增加。

■ 妊娠结局

由于腹腔镜手术对胎儿的影响尚不明确,动物实验研究具有一定的参考意义。在早期对母羊的一些研究中,发现腹腔充气压力大于 15mmHg 时子宫胎盘的血供开始下降(Barnard, 1995;Hunter, 1995),这与灌注压下降及胎盘血管阻力增加有关(表 46-3)。Reedy 等(1995)对狒狒的研究也得出了相似的结果。

关于人类的妊娠结局仅限于一些临床观察。

Reedy 等(1997)对瑞典更新的出生登记册进行了分析,该登记册涵盖了 20 年积累的超过 200 万例的数据。其中 2 181 例腹腔镜手术,多数在早孕期完成。将这些孕妇的妊娠结局与数据库中所有女性及接受开腹手术的女性比较,这些数据证实了之前的发现,早产、宫内生长受限、低出生体重的发生率明显增加。而开腹手术和腹腔镜手术的妊娠结局相比较无明显差异。一项对 262 例女性接受附件手术的观察研究也有相似的发现(Koo,2012)。

■ 技术

下面是关于妊娠期腹腔镜技术的概述,具体详见相关专著(Kho,2016)。

腹腔镜手术的术前准备与开腹手术略有不同但差别不大。清洁灌肠使肠管清空不是必须的,但是排空肠道有助于手术视野暴露和手术操作。使用胃肠减压可以减少穿刺损伤胃部和误吸的风险,而且穿刺器向

左倾斜可以避免损伤主动脉和下腔静脉。膀胱截石体位有利于通过阴道超声对胎儿进行监测及帮助改变子宫位置。宫内操作是禁止的。

关于全身麻醉气管插管后呼气末二氧化碳(end-tidal carbon dioxide,EtCO$_2$)的监测有许多报告(Hong,2006;Ribic-Pucelj,2007)。在控制通气的状态下,EtCO$_2$保持在 30~35mmHg。

早孕期之后子宫增大,需要调整常规的盆腔腹腔镜手术技术以避免损伤(图 46-1)。许多人建议开放式的技术,以避免伤及子宫、盆腔血管及附件(Kizer,2011;Koo,2012)。在脐部或脐部以上切开腹壁,在直视下套管进入腹腔(图 46-2)。此时,导管连接充气系统,直至气腹压力达 12mmHg。初始时,需要缓慢充气,同时观察和评估有无压力增加导致的不良反应。若套管周围气体泄漏,可以将导管周围的皮肤用巾钳固定。第二个穿孔器的放置,在腹腔镜直视下就相对安全很多。也有单孔腹腔镜手术的报告(Dursun,2013)。

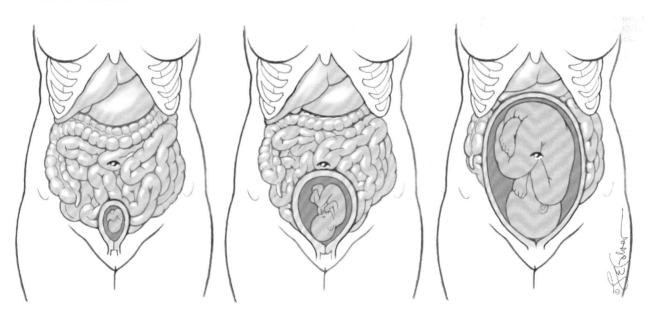

图 46-1 孕 10 周、孕 20 周、孕 36 周子宫与腹腔内其他脏器位置
(资料来源:Kho KA:Diagnostic and operative laparoscopy. In Yeomans ER,Hoffman BL,Gilstrap LC Ⅲ,et al(eds):Cunningham and Gilstrap's Operative Obstetrics 3rd ed,New York McGraw-Hill Education,2017.)

在更大孕周,腹腔切口选择的最佳位置是锁骨中线的左上象限,肋缘下方 2cm 处,可更好地避开宫底部(Donkervoort,2011;Stepp,2004)。这一位置被称为"Palmer point",由于这一部位很少发生腹腔脏器的粘连,在妇科腹腔镜手术中往往采用这一切口(Vilos,2007)。

无气腹腹腔镜是一种不太常用的替代方法,它是使用带有扇形拉钩的牵拉器将腹壁向上提起,从而避免了传统腹腔镜所致的心血管系统的变化,因为气腹

是通过重新牵引而非通气建立的(Phupong,2007)。

■ 并发症

在妊娠期进行腹腔内镜操作,出现各种并发症的风险都会稍有增加。穿刺器或气腹针损伤妊娠子宫是妊娠期手术的特有并发症(Azevedo,2009;Kizer,2011;Mala,2014)。据报告,并发症非常少见(Fatum,2001;Koo,2012)。一项 Cochrane 数据分析认为需要进行随机对照研究来推断妊娠期腹腔镜手术相对开腹手术的

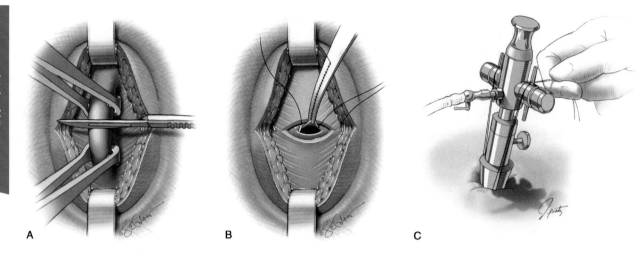

图 46-2 腹腔镜器械开放式进入操作。A.两把组织钳钳夹筋膜并提起形成尖锐切口。B.两根筋膜缝线缝合腹膜及筋膜。C.将缝线缠绕在穿刺器上以固定
（资料来源：Kho KA：Diagnostic and operative laparoscopy. In Yeomans ER，Hoffman BL，Gilstrap LC Ⅲ，et al（eds）：Cunningham and Gilstrap's Operative Obstetrics 3rd ed，New York McGraw-Hill Education，2017.）

优势和风险（Bunyavejchevin，2013）。实际上很难做到，因为通常都是根据经验来选择手术方式。

X 射线摄影

影像学检查是妊娠期诊断和治疗的辅助手段，包括超声、X 射线及磁共振。其中，X 射线是最让人担心的。然而，在确定妊娠之前常有人因为创伤或疾病接受了 X 线检查。幸运的是，大多数诊断性 X 射线对胎儿的影响很小。若同时使用了药物治疗，当妊娠结局不良时，会引起医疗诉讼。患者或医生因担忧 X 射线辐射，有时会造成不必要的治疗性流产。

自 2007 年，美国放射学会开始关注医学领域中辐射剂量（Amis，2007）。目的在于通过防辐射安全措施来限制辐射暴露及推荐记录患者一生中辐射剂量。学会的建议涵盖了对一些特殊辐射敏感人群的额外考量，如儿童、孕妇及可能妊娠的妇女。在我们的机构中，针对孕妇有特殊的建议。在高辐射暴露如 CT 和造影检查时，需记录和监测辐射暴露值及持续时间。

■ 电离辐射

辐射在字面上是指能量的转移，因此不仅适用于 X 射线，也泛指微波、超声、透热辐射及辐射波。其中，X 射线和 γ 射线的波长短、能量高，从而形成电离辐射。而其他四种波的波长长、能量低（Brent，1999b，2009）。

电离辐射是指具有大能量的波或光子通过改变细胞结构（如 DNA 分子结构）或产生自由基或离子引起

组织损伤（Hall，1991；National Research Council，1990）。检测 X 射线影响的方法见表 46-4。专业术语包括暴露（空气），剂量和相对有效剂量（组织）。诊断性 X 射线中，剂量用 Gy 来描述，相对有效剂量用 Sv 来描述。两个单位可以直接进行互换。为保证前后的一致性，本章的所有内容都用 Gy（1Gy 相当于 100rad）或 Sv（1Sv 相当于 100rem）来描述。用于转换，1Sv 相当于 100rem 或 100rad。

表 46-4 电离辐射的测量方法

暴露	X 射线照射后每千克空气中产生的离子数量，单位：roentgen（R）
剂量	每千克组织沉淀的能量
	现代单位：gray（Gy）（1Gy = 100rad）
	传统单位：rad
相对有效剂量	每千克组织沉淀的能量标准化的生物效应
	现代单位：sievert（Sv）（1Sv = 100rem）
	传统单位：rem

X 射线的生物学效应是由于电化学反应而造成组织的损伤。据 Brent（1999a，2009）的研究，高剂量的 X 射线和 γ 射线能够引起胎儿的生物学效应并且对胎儿细胞复制产生影响，包括明确的影响和随机的影响，将在下面的章节详述。

■ 电离辐射明确影响

有一点非常明确，辐射暴露存在潜在的有害影响，

可以引起流产、宫内生长受限、先天畸形、小头畸形及智力障碍。这些影响具有明显的阈值效应，阈值水平就是未观察到不良反应的水平（No Observed Adverse Effect Level，NOAEL）（Brent，2009）。尽管有争议，NOAEL 的概念支持了在阈值剂量下没有风险的说法（0.05Gy 或 5rad）。这也表明造成胎儿畸形的阈值可能是 0.2Gy（20rad）。

电离辐射的有害影响已被广泛研究，电离辐射所致的细胞损伤最终使胚胎出现异常是非常明确的不良作用，这一点已经在动物模型研究、日本原子弹爆炸后幸存者研究及牛津儿童期癌症的研究中证实（Sorahan，1995）。此后的资料进一步证实了以上的结论，并且提供了更多的信息（Groen，2012），一个是 2003 年国际放射保护委员会会议中报告了孕期接触放射线对胎儿有生物学影响，另一个是国家科学研究委员会在 2006 年发表的 BEIR Ⅶ 报告中关于电离辐射的生物效应章节中，讨论了低水平的电离辐射对健康的风险。

动物实验

在小鼠模型中，着床期前至受孕后 10 天发生致命性损伤的风险最大（Kanter，2014），可能与染色体损伤后卵裂球被破坏有关（Hall，1991）。在鼠器官形成期，高剂量的放射线 1Gy 或 100rad 可以引起畸形和生长发育受限但很少引起致命性的影响。在脑发育的研究中发现电离辐射对神经元发育及早中孕期的大脑皮质敏感窗口期有影响。也就是说，急性低剂量电离辐射似乎无有害影响（Howell，2013）。

人类资料

关于高剂量电离辐射对人体不良影响的数据多来自广岛和长崎原子弹爆炸后幸存者的资料（Greskovich，2000；Otake，1987）。国际放射保护协会（2003）证实，在鼠模型中妊娠 8~15 周时发生严重的智力障碍的风险最大。可能存在一个低于 0.3Gy（30rad）的阈值，接近于前述的鼠模型中脑皮质损伤的窗口期。每增加 1Gy 或 100rad，其智商评分下降 25 分，呈线性关系，但是是否存在阈值剂量并不明确。绝大多数估计偏于保守，均依据单纯线性关系假说而非阈值假说进行判定。在一项胎儿暴露于低辐射剂量研究中，Choi 等（2012）并未发现先天畸形风险增加。

最后，即使暴露剂量大于 0.5Gy 或 50rad，孕 8 周以内和孕 25 周以上智力障碍的风险并无显著增加的证据（The International Commission on Radiological Protection，2003）。有些报告是关于高剂量的放射治疗用于治疗恶性肿瘤、月经过多及子宫肌瘤。Dekaban（1968）报告了 22 例小头畸形、智力发育障碍的婴儿，其孕妇在妊娠前半期均暴露在约 2.5Gy（即 250rad）的辐射剂量。

胎儿辐射暴露总结

妊娠 8~15 周，胚胎在辐射暴露后往往会出现智力发育障碍。但其是否有阈值或呈线性关系并无定论。生物效应委员会（The Committee on Biological Effects，1990）认为在 0.1Gy（10rad）时，严重的智力发育障碍发生率仅为 4%；而暴露量增至 1.5Gy（150rad）时，其发生率为 60%。但是这些剂量往往是诊断用剂量的 2~100 倍。非常重要的是，多种操作后的剂量累积仍有可能会达到有害剂量，尤其在妊娠 8~15 周。妊娠 16~25 周的风险减小。此外，目前尚无妊娠 8 周前和妊娠 25 周之后风险大小的相关证据。

重要的是，低剂量诊断性辐射对胚胎的风险看似很小。目前的证据表明小于 0.05Gy（5rad）的低剂量暴露，胚胎和胎儿的风险似乎非常小，胎儿发生畸形、生长发育受限及流产的风险并无增加。事实上，Brent（2009）的研究认为暴露剂量小于 0.2Gy（20rad）时，明显的先天畸形发生率并没有增加。诊断性 X 射线的剂量极少超过 0.1Gy（10rad），Strzelczyk 等（2007）认为这些操作过程并不会引起明确的不良效应。Groen 等（2012）强调 0.1Gy 相当于拍摄超过 1 000 张胸片的放射剂量！

■ 随机效应

随机效应是指在接受电离辐射后，发生随机的、不可预测的致癌突变效应。随机效应关注的是胎儿暴露于诊断性辐射剂量与儿童期肿瘤或遗传性疾病发生率增加之间的关系。根据 Doll 和 Wakeford（1997）的研究，以及国家科技委员会（National Research Council，2006）BEIR Ⅶ 第二部分报告，宫内辐射暴露剂量即便低至 0.01Sv 或 1rad 仍有可能致癌。Hurwitz 等（2006）发表的文章指出，胎儿期暴露 0.03Gy 或 3rad，其预期的儿童期癌症发生风险从人群风险的 1/600 增加为 2/600。

胎儿宫内射线暴露与 10 种发生在 17~45 岁的成人实体肿瘤有关，并且在达到 0.1Sv 或 10rem 的阈值后，呈剂量依赖性。可能与 DNA 受电离辐射作用后导致的系列变化有关。同时，小于 0.1Sv 或 10rem 的暴露剂量是否致癌也存在疑问。重要的是，对于暴露小于 0.1~0.2Sv 的病例，目前无令人信服的致癌证据（Brent，2009，2014；Preston，2008；Strzelczyk，2007）。

■ X 射线的剂量学

表 46-5 中总结了经常用到的评估子宫和胎儿接受放射线剂量的方法。研究表明照射远离子宫的部位，如头部，胚胎或胎儿接受放射线的剂量很小。接受的放射量与妇女体型、放射技术，以及仪器的工作效能都

表 46-5 普通放射学检查时子宫暴露剂量

	拍摄体位	每幅图像的剂量[a]/mGy	平片数[b]	剂量/mGy
头颅[c]	AP,PA,Lat	<0.000 1	4.1	<0.000 5
胸部	AP,PA[c],Lat[d]	<0.000 1~0.000 8	1.5	0.000 2~0.000 7
乳腺[d]	CC,Lat	<0.000 3~0.000 5	4.0	0.000 7~0.002
腰骶椎[e]	AP,Lat	1.14~2.2	3.4	1.76~3.6
腹部[e]	AP		1.0	0.8~1.63
静脉肾盂[e]	3 views		5.5	6.9~14
髋(单侧)[b]	AP	0.7~1.4		
	Lat	0.18~0.51	2.0	1~2

[a] 采用 Rosenstein 的方法计算从 2~4mmAl 当量的半价厚度的 X 射线光束(1988)。
[b] 依据 Law 的资料和方法(1978)。
[c] 来自 Conway(1989)的初始暴露剂量。
[d] 作者根据上述资料作出的评价。
[e] 依据国家放射保护和测量委员会 NEXT 数据库的报告(National Council on Radiation Protection and Measurements,1989)。
AP,前后位;CC,头足位;Lat,侧位;PA,后前位。

有关系(Wagner,1997),因此表中的资料仅仅作为参考。如果需要测量某个个体接受的放射量,则需要咨询专业医生。Brent(2009)最近的综述中建议在物理健康协会网站可以查阅到一些相关问题的解答。

■ 治疗性辐射

美国医学物理学协会放射治疗委员会工作组(Stovall,1995)强调妊娠妇女需要个体化的放射治疗方案(第 63 章)。例如,在某些患者中,对胎儿和其他重要部位进行屏蔽保护(Fenig,2001;Nuyttens,2002)。而在其他的一些病例中,胎儿将会暴露于危险剂量的放射线下,因此需要认真制订个体化的方案(Prado,2000)。例如,建立计算母体脑部或乳腺放射治疗时胎儿的暴露剂量模型(Mazonakis,1999,2003)。Wo 和 Viswanathan(2009)总结了放射治疗对远期生育能力及妊娠结局的有害影响,详见第 63 章。

■ 诊断性放射检查技术

X 线摄片

为评估胎儿风险,必须了解 X 射线的大致剂量。按照美国放射学会所述,此类诊断性操作尚不足以危及胚胎和胎儿的健康(Hall,1991)。

表 46-5 提供了标准 X 线摄片的剂量。最多的研究是关于妊娠期接受正侧位胸片者,估计胎儿的暴露剂量非常小,仅有 0.000 7Gy 或 0.07mrad。一次腹部拍片由于胚胎或胎儿直接暴露于 X 射线,其剂量较胸片高一些,约 0.001Gy 或 100mrad。标准的静脉肾盂造影由于需要连续摄片,因此其剂量可能超过了 0.005Gy 或 500mrad。对于超声高度怀疑,而无法明确诊断尿路

梗阻性结石等疾病,单次肾盂静脉造影有非常重要的诊断意义(第 53 章)。绝大多数的复合伤,如四肢、头颅及肋骨需要多次摄片,但是由于目标辐射区域距胎儿远,其暴露的剂量很小(Shakerian,2015)。

透视和血管造影

由于拍照次数及整个透视时间和透视时胎儿处于放射区域的时间均存在不确定性,因此放射剂量的计算比较困难。如表 46-6 所示,范围变化较大。尽管 FDA 限制传统透视技术的照射剂量,如钡实验;但特殊系统检查的暴露剂量仍明显偏高,如血管造影等。

表 46-6 放射造影检查时子宫和胎儿暴露剂量

操作	子宫接受的剂量/mGy	X 射线曝光的时间(SD)/s
脑血管成像[a]	<0.1	–
心血管成像[b,c]	0.65	223(±118)
单次血管 PTCA[b,c]	0.60	1 023(±952)
双重血管 PTCA[b,c]	0.90	1 186(±593)
上消化道系列[d]	0.56	136
钡吞[b,e]	0.06	192
钡灌肠[b,f,g]	20~40	289~311

[a] Wagner,1997。
[b] 按照 Gorson(1984)的资料进行计算。
[c] Finci,1987。
[d] Suleiman,1991。
[e] 基于 Rowley(1987)对于女性的资料。
[f] 假设在整个检查中胚胎一直处于放射区域中。
[g] Bednarek,1983。
PTCA,经皮腔内冠状动脉成形术;SD,标准差。

血管造影和血管栓塞,可能对于某些合并外伤及严重疾病的孕妇是必须的,特别是肾脏疾病(Wortman,2013)。如前所述,距离胎儿越远,暴露越少,风险越小。

计算机体层成像

计算机体层成像(computed tomography,CT)的 X 射线图像通常是通过 360° 旋转成像获得,并在多个平面进行后处理,其中轴位图像最常见。而多层螺旋 CT(multidetector CT,MDCT)可以满足常规的各种临床需要。最新的螺旋 CT 有 16 个甚至 64 个通道。与传统的 CT 成像技术相比,螺旋 CT 的射线暴露剂量更大,成像的各参数均与暴露剂量有关(Brenner,2007),包括螺距、电压、电流、校准、切割层面数量、螺旋、获取图像的时间等。研究如果需要在使用和不使用对比剂的情况下进行比较,则将获得 2 倍的图像资料,暴露剂量也相应增加 1 倍。胎儿接受的暴露量也与孕妇身材、胎位及胎儿大小有关。单纯平片检查,靶器官与胎儿距离越近,辐射剂量越大。

头颅 CT 扫描是妊娠期妇女最多见的。在患有神经系统疾病妇女中的应用详见第 66 章。子痫孕妇的应用见第 40 章。非增强 CT 扫描多用于诊断硬膜外、硬膜下及蛛网膜下腔急性出血(图 46-3)。由于与胎儿有一定距离,辐射剂量可以忽略(Goldberg-Stein,2012)。

腹部操作更为不确定。Hurwitz 等(2006)应用模型评估 16 通道螺旋 CT 下妊娠 0~3 个月胎儿的暴露剂量。计算了妊娠期三个常见检查操作的暴露剂量(表 46-7)。肺栓塞检查的暴露剂量与之前提到的肺通气灌注(V/Q)扫描的暴露剂量相同。由于使用强度的不同,阑尾炎检查的暴露强度最高,当不能进行磁共振检查时,CT 是临床非常有用的检查。Lazarus 等(2007)应用同一操作流程,对 67 例可疑阑尾炎的孕妇进行了扫描,其敏感性 92%,特异性 99%,阴性预测值 99%。由于使用的强度不同,其暴露剂量测定较标准阑尾扫描明显下降,详见第 54 章。最后,对超声不能明确的可疑尿路结石患者,需要进行多层螺旋 CT 检查。使用相似检查,White 等(2007)明确诊断了 20 例平均孕周为 26.5 周的妇女,其中 13 例患有尿路结石。当然,如图 46-4 所示,如果创伤严重,还需要进行腹部断层扫描(Matzon,2015;Shakerian,2015)。

表 46-7　16 通道螺旋 CT 成像中的辐射剂量　单位:mGy

技术规范	剂量	
	胚胎植入前	妊娠 3 个月
肺栓塞	0.20~0.47	0.61~0.66
肾结石	8~12	4~7
阑尾	15~17	20~40

资料来源:Hurwitz,2006.

胸部 CT 扫描可以帮助诊断肺栓塞。Stein 等(2007)按照诊断肺栓塞前瞻性研究结果制订了目前妊娠期 CT 检查的建议。他们发现 70% 的放射科医师推荐孕妇接受肺核素闪烁扫描,即通气/血流(V/Q)扫描,而 30% 放射科医师推荐胸部 CT 检查。确实,美国胸科协会仍然推荐当孕妇胸片正常时使用肺核素闪烁扫描(Leung,2012)。也就是说,绝大多数认同因 MDCT 血管造影具有更快的图像采集时间而增加了诊断的准确性(Brown,2014)。有学者研究认为 CT 血管造影的使用率更高,因为其放射剂量与通气血流扫描技术相近(Brenner,2007;Greer,2015;Hurwitz,2006)。关于这一话题的争论还在继续,有学者提出 CT 血管造影对胎儿的辐射剂量低于 V/Q 扫描,但孕妇的胸部辐射剂量却要高很多(van Mens,2017)。对于最初可疑肺栓塞的孕妇,我们推荐 MDCT 检查(第 52 章)。

一些胎位位为臀位,准备阴道试产的孕妇,可以借助 CT 进行骨盆测量(第 28 章)。胎儿剂量接近 0.015Gy 或 1.5rad,但采用低暴露技术可以将之减少至 0.002 5Gy 或 0.25rad。

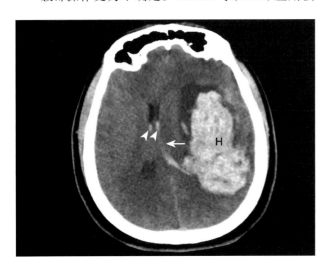

图 46-3　37 岁孕妇足月分娩时子痫。非增强头颅 CT 显示大面积左侧额叶、顶叶颅内出血(H),伴血管扩张(箭头),由于血肿影响,大脑中线(箭)偏向右侧
(资料来源:Kho KA:Diagnostic and operative laparoscopy. In Yeomans ER,Hoffman BL,Gilstrap LC Ⅲ,et al (eds):Cunningham and Gilstrap's Operative Obstetrics 3rd ed,New York McGraw-Hill Education,2017.)

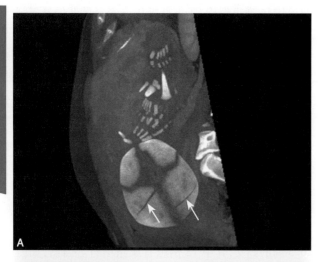
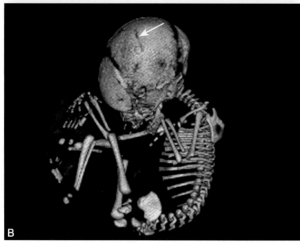

图 46-4　晚孕期妇女经历了高速汽车事故。A. 因母体指征而使用的 CT 最大密度投影技术可以很容易识别胎儿颅骨骨折（箭）。B. 根据母体检查结果行 3D 重建胎儿骨骼结构。箭示骨折处
（资料来源：Bailey AA，Twickler DM：Perioperative imaging. In Yeomans ER，Hoffman BL，Gilstrap LC Ⅲ，et al（eds）：Cunningham and Gilstrap's Operative Obstetrics 3rd ed. New York：McGraw-Hill Education；2017. 照片提供者：Dr. Travis Browning.）

增强对比剂

可以静脉注射或口服增强对比剂。静脉对比剂属于 FDA 批准的 B 类药物。目前使用的静脉造影为碘化剂，具有低渗透性，因此可以通过胎盘。使用水溶性的碘化对比剂，目前尚未发现新生儿甲状腺功能减退或出现其他不良反应的报告（American College of Radiology，2015）。口服含碘或钡的对比剂很少全身吸收，对胎儿影响小。

核医学研究

核医学研究是指给受试者注射、吸入或吞咽放射性元素作为示踪剂进行的研究。例如，锝-99m（$^{99}Tc^m$）是可以在红细胞、胶态硫及过锝酸盐中进行标记示踪的放射性同位素。标记的方式决定了胎儿的宫内暴露剂量。胎盘转移的剂量非常重要，此外，因为胎儿距母体膀胱近，母体的肾脏清除率同样重要。放射性锝的检测值与其半衰期有关，常用的单位是居里（Ci）或贝可（Bq）。剂量测定常用毫居里（mCi）表示。如表 46-4 所示，有效组织暴露剂量用 Sv 表示。如前所述，1Sv = 100rem = 100rad。

依据放射性同位素的生物物理性质不同，可以计算胎儿的平均暴露剂量（Wagner，1997；Zanzonico，2000）。表 46-8 所示为常用的放射药物剂量和胎儿吸收剂量。放射剂量要尽可能维持在最低剂量（Adelstein，1999；Zanotti-Fregonara，2017）。暴露的影响随孕周改变而不同，大部分放射药物在早孕期影响最大。唯一的例外是碘-131 对胎儿甲状腺的后续影响（Wagner，1997）。

如前所述，妊娠期可疑肺栓塞病例仍使用通气灌注显像。在 CT 血管造影不能明确的病例中也在使用。通过静脉注入 $^{99}Tc^m$ 标记的蛋白颗粒，以及吸入氙-127 或氙-133 进行通气灌注的扫描成像，两者的胎儿暴露剂量微乎其微（Chan，2002；Mountford，1997）。

表 46-8　核医学研究中的放射性药物

研究部位	每次检查的预计应用活性/mCi[a]	孕周[b]	对子宫/胚胎的剂量/mSv[c]
脑	20mCi $^{99}Tc^m$ DTPA	<12	8.8
		12	7[c]
肝脏血管	5mCi $^{99}Tc^m$ 胶体硫	12	0.45
	5mCi $^{99}Tc^m$ HIDA		1.5
骨	20mCi $^{99}Tc^m$ 磷酸盐	<12	4.6
肺			
灌注	3mCi $^{99}Tc^m$ 标记白蛋白	任何	0.45~0.57（联合）

表 46-8　核医学研究中的放射性药物(续)

研究部位	每次检查的预计应用活性/mCi[a]	孕周[b]	对子宫/胚胎的剂量/mSv[c]
通气	10mCi ^{133}Xe 气体		
肾	20mCi ^{99}Tc^{m}DTPA	<12	8.8
脓肿或肿瘤	3mCi ^{67}Ga 柠檬酸盐	<12	7.5
心血管	20mCi ^{99}Tc^{m} 标记红细胞	<12	5
	3mCi ^{210}Tl 氯化物	<12	11
		12	6.4
		24	5.2
		36	3
甲状腺	5mCi ^{99}Tc^{m} O$_4$	<8	2.4
	0.3mCi ^{123}I(全身)[d]	1.5~6	0.10
	0.1mCi ^{131}I		
	全身	2~6	0.15
	全身	7~9	0.88
	全身	12~13	1.6
	全身	20	3
	胎儿甲状腺	11	720
	胎儿甲状腺	12~13	1 300
	胎儿甲状腺	20	5 900
前哨淋巴结扫描	5mCi ^{99}Tc^{m} 胶体硫(1~3mCi)		5

资料来源:Adelstein,1999;Schwartz,2003;Stather,2002;Wagner,1997;Zanzonico,2000。

[a] mrad = mCi×100。

[b] 于孕 12 周后比较,孕 12 周之前接受的暴露一般来说较高。

[c] 一些检测方法是针对胎盘转运。

[d] ^{131}I 的摄取和暴露量随着孕周增加而增加。

DPTA,二亚乙基三胺五乙酸;Ga,镓;HIDA,肝胆管亚氨基乙酰乙酸;I,碘;mCi,毫居里;mSv,毫西弗特;Tc,锝;TcO$_4$,高锝酸盐;Tl,铊。

碘-123 或碘-131 的甲状腺扫描可在妊娠期应用。当然,诊断剂量的示踪剂对于胎儿的影响很小。重要的是,对于 Graves 病和甲状腺癌治疗剂量的碘剂可以引起胎儿甲状腺功能减退及克汀病。

前哨淋巴结扫描,是用 ^{99}Tc^{m} 胶体硫来探测乳腺癌腋窝淋巴结转移,往往在非妊娠妇女外科手术前用于预测(Newman,2007;Spanheimer,2009;Wang,2007)。如表 46-8 所示,测算的剂量约为 0.014mSv 或 1.4mrad,并不影响在妊娠期使用。

超声技术

产科学近年来的发展中,产科超声的进步是最为显著的,已经成为临床工作中必不可少的一部分。超声的广泛临床应用在第 10 章及其他各章节中详述。

磁共振成像

MR 技术不存在电离辐射,本书中多处涉及其相关内容。优势之处包括软组织对比度高、可以显示组织特点,以及多角度成像(横切面、纵切面和冠状面)。第10章详述了 MR 成像的原理。

■ 安全性

Kanal 等(2013)总结了美国放射医师协会中关注 MRI 安全性的委员会的更新资料,称目前尚无证据表明 MRI 对人类有害。加拿大预防保健工作组也有相同的结论(Patenaude,2014)。

一些早期研究发现早期鼠胚暴露于 1.5T(特斯拉) MRI 系统时,其囊胚的形成存在差异(Chew,2001)。在标准要求的范围内,母体及胎儿成像可以在 3T 及以下强度的任何孕周安全实行:①无法通过非电离辐射方式获得信息,如超声。②检查结果将指导母体或胎儿孕期管理。③检查不能延迟至妇女非妊娠状态。一些特定的母体适应证下可能需使用>1.5T 强度磁场。早期的研究表明 3T 磁场可以改善对胎儿的成像评估(Victoria,2016)。磁场强度达到 4T 时在动物中似乎是安全的(Magin,2000)。Vadeyar 等(2000)指出在孕妇接受 MR 检查时,其胎儿心脏的节律无明显变化。曾受到宫内暴露的儿童的相关研究没有发现任何有害影响(Clements,2000;Kok,2004;Reeves,2010)。

MRI 的禁忌证包括患者装有心脏起搏器、神经刺激器、植入性除颤器、植入性电灌注泵、植入性人工耳蜗或其他金属装置如一些颅内动脉瘤夹及眼内金属异体。计划 MR 检查的超过 51 000 例非妊娠妇女中,Dewey 等(2007)发现仅 0.4% 的妇女有绝对禁忌证。

■ 对比剂

多种钆螯合物可以作为顺磁性对比剂,其可以通过胎盘,并可以在胎儿、胎盘及羊水中找到(Oh,2015)。在胎兔的研究中发现基于钆的对比剂给药剂量超过人体用量的 10 倍左右时,会引起生长迟缓。De Santis 等的研究发现 26 例早孕期接受钆类衍生物孕妇,其胎儿并无异常(Kanal,2013)。根据 Briggs 等(2005)、美国妇产科医师学会(ACOG,2017a)、美国放射医师协会(2015)的建议,除非有极为必要的指征使用对比剂,一般不建议使用钆,由于有毒的钆离子在羊水中与配体解离,胎儿可能长期暴露于其中。

■ 孕妇适应证

某些疾病使用 MRI 和 CT,可互相补充,而有些情况 MRI 更具优势。母体中枢神经系统的异常,如脑部肿瘤或脊柱肿瘤用 MRI 更为清楚,如第 40 章中讨论的,MRI 为子痫的病理生理研究提供了非常有价值的资料(Twickler,2007;Zeeman,2003,2004)。在神经系统急症时,MRI 是极其重要的诊断技术(Edlow,2013)。MRI 是评估妊娠期母体腹腔和腹膜后部位非常好的方法。MRI 可以用来评估胎盘植入的程度和范围(第41 章)。有助于肾上腺肿瘤、肾及胃肠道病变、妊娠期盆腔肿物的检查和定位。对于妊娠期胸部、腹部及盆腔肿瘤的评估也具有特殊的价值(Boyd,2012;Tica,2013)。磁共振尿路成像已经成功用于泌尿系统结石症(Mullins,2012)。如第 37 章所述,CT 和 MRI 对于产褥期感染的评估非常有效,而 MRI 提供的剖宫产术后膀胱图像更为清晰(Brown,1999;Twickler,1997)。近来,MRI 被用来评估妊娠期右下腹痛,如阑尾炎(图 46-5)(Baron,2012;Dewhurst,2013;Furey,2014;Pedrosa,2009;Tsai,2017)。研究者也发现胃肠道疾病可以借助 MRI 诊断(第 54 章)。最后,心脏 MRI 用于评估正常心脏、复杂心脏缺陷及心肌病也显示了一定潜力(Kramer,2015;Nelson,2015;Stewart,2016)。

■ 胎儿适应证

胎儿 MRI 能为超声提供补充(Laifer-Narin,2007;Sandrasegaran,2006)。按照 Zaretsky 等(2003a)的研究发现,MRI 可以显示几乎所有的标准胎儿结构。Twickler 等(2002)已经证实其在神经系统畸形和生物测量中应用的有效性(图 46-6)。Caire 等(2003)证实了其在泌尿生殖道畸形中的价值。Hawkins 等(2008)报告了应用 MRI 诊断 21 例羊水过少合并肾脏畸形的病例。Zaretsky 等(2003b)指出通过 MRI 评估胎儿体重较超声检查更为准确。快速图像采集技术解决了胎儿运动对图像的影响。形态学主要利用快速 T_2 加权序列,如半傅里叶采集单次激发自旋回波序列(HASTE)或单次激发快速自旋回波(SSFSE)。MRI 的胎儿适应证及相关影像在第 10 章中有更深入的讨论。

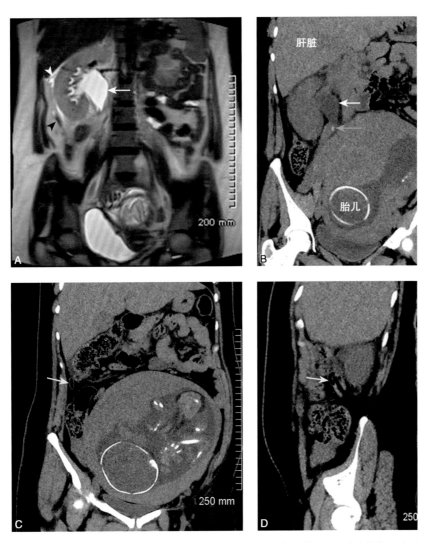

图 46-5　妊娠 29 周疑似阑尾炎经产妇。A. 冠状位 T₂ 加权像显示严重的肾盂积水（箭）和肾周积液（白色箭头）提示肾盏破裂。侧面可见正常的阑尾结构（黑色箭头）。B. 冠状位 CT 更好地显示了梗阻源自肾盂输尿管连接处的一个不透 X 射线的 8mm 结石（蓝色箭），可见远端的肾积水（白色箭）。图 C 和图 D 为同一孕妇，冠状位及矢状位 CT 图像显示随着孕周增加，无感染的阑尾（黄色箭）向上腹部移动

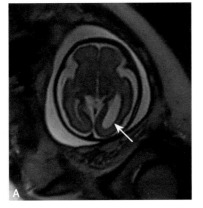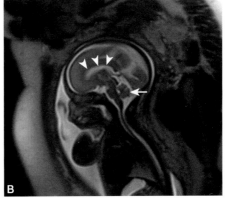

图 46-6　妊娠 27 周初产妇。A. 轴位 T₂ 加权成像显示轻微的胎儿单侧脑室扩张，左侧脑室扩张（箭）。B. 矢状位 T₂ 加权成像显示正常发育的胎儿胼胝体（箭头）及小脑蚓部（箭）

第十一篇

妊娠期影像指南

美国妇产科医师学会(2017a)对妊娠期 X 射线成像技术、超声技术及 MRI 技术进行分析,提出以下的指南,见表 46-9。

表 46-9 妊娠期及哺乳期诊断性影像指南

超声及 MRI 没有风险,是孕妇及哺乳期女性可选择的影像学检查手段

总体而言,X 射线、CT 扫描或核医学影像技术辐射剂量远低于导致胎儿损伤的剂量,如果这些检查是超声或 MRI 的必要补充或更利于疾病的诊断,那么可用于妊娠期患者

应限制使用 MRI 对比剂钆,只有在需要极大提高诊断准确性并有望改善胎儿和孕妇结局时使用

使用对比剂钆后,不需要中断母乳喂养

资料来源:ACOG,2017a.

(李璐瑶 翻译 赵扬玉 审校)

参考文献

第 47 章

重症监护和创伤

> 孕妇创伤增加流产的风险,但孕期受伤的概率和预后与非孕期相同。
>
> ——J. 惠特里奇·威廉斯(1903)

随着重症医学监护水平的日益提高,那些在一个多世纪以前提出的观察结果,已不适用于当今的危重症孕妇。妊娠合并内外科疾病或妊娠并发症,通常由多学科团队合作进行个体化管理,以获得最佳治疗方案。产科患者通常都比较年轻而且身体状况良好,因此预后应优于其他危重症患者(Gaffney,2014)。

产科重症监护

在美国,每年有 1%~3% 的孕妇需要重症监护,其死亡风险为 2%~11%(ACOG,2017b)。妊娠并发症特别是出血和高血压疾病需要严密监护和处理(Chantry,2015;Gaffney,2014;Guntupalli,2015a,b)。也就是说,产前非产科因素转入重症监护病房的常见疾病有糖尿病、肺炎或哮喘、心脏病、慢性高血压、肾盂肾炎和尿毒

症(Guntupalli,2015b;Zeeman,2006)。此外,产时和产后的高血压疾病、出血、败血症或心肺并发症均需要重症监护。当遇到危及生命的大出血需要紧急手术止血时,有邻近产房的手术室会更迅速、有效。对于未分娩的孕妇尤其是早产,从胎儿安危的角度考虑,如果产房与手术室邻近也可以得到及时救治。

■ 重症监护组成

重症监护的概念和发展始于 20 世纪 60 年代。1983 年,美国国立卫生研究院第一次就此问题达成共识。随后,重症医学会颁布了重症监护病房(intensive care unit,ICU)指南(1988,1989)。这些费用昂贵的 ICU 逐渐演变出了亚重症监护病房,专为不需要重症监护但需要比普通病房更加严密监测与治疗的患者而设置(与产科尤其相关)。美国重症医学会和危重病急救医学协会在 1998 年出版了亚重症监护指南(表 47-1)。

表 47-1　亚重症监护指南

心脏:评估可能的梗死、稳定的梗死、稳定的心律失常、轻度至中度充血性心力衰竭,急性高血压无其他器官损害

肺:已撤机和慢性通气患者,有呼吸衰竭可能性但其他情况稳定者

神经系统:中枢神经系统稳定、神经肌肉或神经外科疾病需要密切监测者

药物过量:血流动力学稳定

胃肠道:无活动性出血,肝衰竭但生命体征稳定者

内分泌:糖尿病酮症酸中毒、甲状腺毒症需要频繁监测者

外科手术:需要术后密切监测的大手术或并发症

其他:早期脓毒症,需要严格控制静脉滴注速度的孕妇,重度子痫前期或其他需要密切的监测者

资料来源:Nasraway,1998.

■ 产科重症监护

产科重症监护的发展基本如上所述,但没有具体的指南。大多数医院的产科危重监护可分为以下三种类型:

第一类,大多数医院危重孕产妇被转移到由危重医学专科医师管理的内科或外科ICU,患者是否需要转入ICU取决于病情的严重程度和产科监护室的急救能力。例如,需要呼吸机支持、有创监测或血管活性药物应用的孕妇通常被转移到ICU(Chantry,2015)。另外就是神经ICU(Sheth,2012)。一项对超过25家三级医疗转诊机构进行回顾总结,约0.5%产科患者转入这类ICU(Zeeman,2006)。

第二类,产科亚重症监护室,也称为高依赖监护病房(high-dependency care unit,HDU)。如在帕克兰医院,这些ICU设于待产室和产房内,配备有经验丰富的医护人员。两套系统互相配合提供危重症和重症监护。由受过专门训练的具有危重症抢救经验的母胎医学专家和护士管理。如有需要,这个团队将扩大到包括其他产科医师和麻醉科医师、医院医生、妇科肿瘤学家、心胸专家和其他亚专科专家(Stevens,2015)。许多三级医疗中心已开设了类似的亚重症监护室,参照ICU分类标准选择患者。这种收治原则必须遵循联邦紧急医疗和劳工法(EMTALA)的指南。根据美国儿科学会和美国妇产科医师学会(2017)的数据,危重患者在转运过程中需要的最基本监测包括连续脉搏血氧仪、心电监护和定期生命体征评估。开放有效静脉通道,机械通气者必须确认气管插管位置并加以固定,产前患者在转运途中,常规左侧卧位,吸氧,个体化的持续胎心监测或间断动态监测。

最后一类,产科重症监护室——全套的ICU配置,产科和麻醉科医护人员在待产和分娩过程中共同管理。很少医院具备这种能力(Zeeman,2003,2006)。对于较小的医院来说,转到内科或外科ICU会更好,有时应转到有条件的上级医院。如前所述,这类重症监护病房的收治指征各不相同,但病种相似(表47-2)。美国妇产科医师学会(ACOG,2017b)推荐产科重症监护患者的收治主要取决于医院规模和技术设施。

■ 肺动脉导管

肺动脉导管(pulmonary artery catheterization,PAC)的使用为理解正常妊娠血流动力学和产科病理生理学做出了巨大贡献。这些病理情况包括:重度子痫前期-子痫、急性呼吸窘迫综合征和羊水栓塞(Clark,1988,1995,1997;Cunningham,1986,1987;Hankins,1984,

1985)。基于这些研究,一般认为,大多数产科患者不需要有创监测(ACOG,2013;Gidwani,2013;Magder,2015)。

表47-2　重症监护室产科患者种类所占百分率比较

单位:%

因素	亚重症监护病房 (n=483)[a]	外科 ICU (n=813)[b]
阶段		
产前	20	23
产后	80	77
指征[c]		
高血压	45	40
出血	18	21
心肺异常	12	16
脓毒症	5	8
妊娠相关死亡率	0.2	2

资料来源:
[a]Zeeman,2003.
[b]Baskett,2009;Keizer,2006;Paxton,2014;Small,2012;Stevens,2006;Vasquez,2007.
[c]因为有些诊断没有列出,故这一列总计不到100%。

在对近5 000例非产科患者受试者进行的随机试验显示,PAC没有任何益处(Harvey,2005;National Heart,Lung,and Blood Institute,2006;Sandham,2003)。在Cochrane数据库中没有找到使用PAC进行子痫前期监护的随机临床试验(Li,2012)。Magder(2015)综述了PAC的整体机制、益处和风险。

■ 妊娠期血流动力学变化

表47-3详细列出了血流动力学参数推导公式。计算图表采用非妊娠期健康妇女的计算公式。这些测量数据可以通过除以体表面积获得指数值来校正。但此测量数据并不能确切反映子宫胎盘的血流灌注情况。

表47-3　各种心肺参数的推导公式

平均动脉压(MAP)(mmHg)=[SBP+2(DBP)]÷3

心输出量(CO)(L/min)=心率×SV

每搏量(SV)/(mL/次)=CO/HR

心搏指数(SI)(mL/次/m²)=SV/BSA

心指数(CI)(L/min/m²)=CO/BSA

每单位体表面积血管阻力(SVR)(dynes·s·cm⁻⁵)=[(MAP-CVP)/CO]×80

肺血管阻力(PVR)(dynes·s·cm⁻⁵)=[(MPAP-PCWP)/CO]×80

BSA,体表面积(m²);CVP,中心静脉压(mmHg);DBP,舒张压(mmHg);HR,心率(次/min);MAP,平均全身动脉压(mmHg);MPAP,平均肺动脉压(mmHg);PCWP,肺毛细血管楔压(mmHg);SBP,收缩压。

在一项具有里程碑意义的调查中，Clark 等（1989）运用 PAC 获得同一健康妇女在孕期和非孕期的心血管血流动力学测量数据（第 4 章），发现孕妇血容量和心输出量增加的同时伴有外周血管阻力降低和脉率增加，因此心室功能仍保持在正常范围。

心脏并发症是孕妇入住 ICU 的常见指征（Guntupalli，2015b）。超声心动图是评估心脏功能的常用技术，是了解心脏解剖结构尤其是评价右心功能的必查项目（Krishnan，2015；Thiele，2015），在第 49 章中有更详细的讨论，附录中列出了一些正常值。掌握妊娠期心血管系统生理学知识对于理解妊娠并发症的病理生理学至关重要，这在本章后半部分和整本书中都有讨论。

急性肺水肿

在三级转诊中心，孕产妇肺水肿的发病率约为 1/500。引起肺水肿的常见原因有：①心源性水肿造成肺毛细血管压增高；②非心源性水肿，肺泡-毛细血管内皮损伤引起的通透性增强进而引起肺泡内积液。在孕期，非心源性肺水肿更为常见。总体而言，半数以上的孕产妇肺水肿，与某种程度严重的脓毒血症伴随宫缩抑制剂的应用、重度子痫前期、产科出血和医源性的液体输入过多等相关。

虽然孕产妇心源性肺水肿不常见，产科出血时的大量液体复苏和早产时宫缩抑制剂过度使用是其主要诱因。在一项关于 51 例急性肺肺水肿研究中，引起肺水肿的原因分别为心脏衰竭、保胎治疗、医源性液体超负荷和子痫前期（Sciscione，2003）。在另一项研究中，25 例急性肺水肿半数以上与子痫前期相关，其他三个原因大致相同（Hough，2007）。在 53 例肺水肿中 83% 与高血压病、11% 与心脏病和 6% 与败血症相关（O'Dwyer，2015）。虽然现在很少普遍使用，β 激动剂类的宫缩抑制剂的使用曾占肺水肿病例的 40%（DiFederico，1998；Gandhi，2014；Jenkins，2003）。

■ 非心源性渗透性肺水肿

与妊娠期血管内皮激活相关的一组疾病如子痫前期、脓毒症和急性大出血，可能是妊娠期肺水肿最常见的诱发因素（表 47-4）。这些因素常伴随过量补液、宫缩抑制剂及促进胎肺成熟的皮质类固醇应用等治疗（Thornton，2011），静脉用 β 受体激动剂无疑会导致肺水肿，研究认为治疗子痫前期给予的硫酸镁与之也有因果关系（Gandhi，2014；Wilson，2014；Xiao，2014）。在一项对近 800 例使用硫酸镁治疗早产的研究中，8% 的

妇女出现了肺水肿，其中半数同时使用了特布他林（Samol，2005）。

表 47-4　妊娠合并肺水肿的原因及相关因素分析

非心源性渗透性水肿：内皮细胞活化伴毛细血管-肺泡渗漏

子痫前期

急性出血

脓毒症综合征：肾盂肾炎，子宫炎

宫缩抑制剂：β 受体兴奋剂，硫酸镁

吸入性肺炎

大量输液

胰腺炎

心源性肺水肿：心力衰竭伴肺毛细血管压力增高引起的肺水肿

高血压心脏病

肥胖——脂肪心

左心瓣膜病

大量静脉输液

肺动脉高压

■ 心源性肺水肿

妊娠期心力衰竭所致的肺水肿通常与某种妊娠期高血压疾病有关。虽然它可能是由于先天或后天的解剖缺陷，但舒张功能障碍通常因为慢性高血压病和/或肥胖所致（Jessup，2003；Kenchaiah，2002）。在这些女性中，急性收缩期高血压会加重舒张功能障碍并导致肺水肿（Dennis，2012；Gandhi，2001）。2/3 的黑种人妇女比白种人妇女更容易发生向心性和离心性肥胖（Drazner，2005）。在一项 28 例妊娠合并子痫前期和肺水肿的病例对照研究中，半数是未分娩的孕妇（Gandhi，2014）。

在患有潜在心肌病的女性中，心力衰竭通常由子痫前期、高血压、出血和贫血，以及产后败血症引起（Cunningham，1986；Sibai，1987）。在这些情况下，超声心动图检查心脏射血分数正常，但是存在舒张期功能不全（Aurigemma，2004）。目前尚无妊娠期广泛测定血清脑钠肽（brain natriuretic peptide，BNP）的研究（第 5 章）。BNP 是心脏神经激素，从心脏左心室心肌细胞和成纤维细胞分泌，充血性心力衰竭时其血浆浓度增加。在非孕期 BNP<100pg/mL 是一个很好的阴性预测值，>500pg/mL 是一个很好的阳性预测值。但是 100~500pg/mL 无诊断意义（Ware，2005），子痫前期孕妇 BNP 和心房钠尿肽（atrial natriuretic peptide，ANP）两者均升高（Tihtonen，

第
十
二
篇

2007），详见第4章。二者妊娠期正常值见本书附录。

■ 处理

一旦发生急性肺水肿必须紧急处理，可用呋塞米20~40mg静脉注射联合其他治疗控制严重高血压。进一步治疗取决于患者是否已经终止妊娠。胎儿存活禁止使用心脏活性药物，这些药物可能会迅速降低外周阻力，使子宫胎盘循环严重减少。超声心动图可以诊断心力衰竭，有助于指导进一步治疗。急性肺水肿本身并不是紧急剖宫产的指征。

急性呼吸窘迫综合征

急性肺损伤引起的一种严重渗透性肺水肿和呼吸衰竭，被称为急性呼吸窘迫综合征（acute respiratory distress syndrome，ARDS）。其病理生理表现为急性肺损伤、肺水肿，是一个从轻度肺通气功能不全发展到完全依赖机械通气吸入高浓度氧的连续的临床过程。由于没有统一的诊断标准，其发病率各报告不一。在一项对全国住院患者的调查中，2 808例孕妇被确认患有ARDS（Rush，2017）。新生儿发病率为（36~60）/100 000，孕产妇死亡率为9%。需要通气支持的重症ARDS患者死亡率为45%，如果是由败血症引起或同时合并有败血症者，其死亡率高达90%以上（Phua，2009）。尽管孕产妇相对年轻且既往健康，但死亡率仍然可达25%~40%（Catanzarite，2001；Cole，2005），如果ARDS发生在产前，围产儿死亡率也相应较高。

■ 定义

多数研究者定义ARDS有影像学表现：肺部平片提示弥漫性肺浸润；动脉氧分压与吸入氧分压比值（PaO_2：FiO_2）<200；并没有提出有心力衰竭的表现（Mallampalli，2010；Thompson，2017）。ARDS定义工作小组（2012）经国际共识修订的"柏林定义"（Berlin Definition），将ARDS分为轻度、中度和重度。迄今为止，对于大多数干预性研究，当PaO_2：FiO_2<300，患者伴呼吸困难、呼吸急促、低氧血症和X线肺部浸润时可做出急性肺损伤的诊断（Wheeler，2007）。

■ 发病机制

ARDS是一种病理生理学描述，始于由各种原因引起的急性肺损伤（表47-5）。在孕期，引起ARDS最常见的两个单一病因是脓毒症和弥漫性感染性肺炎。肾盂肾炎、盆腔感染和绒毛膜羊膜炎是脓毒症最常见的病因。如前文所述，重度子痫前期和产前出血通常也

与渗透性水肿有关。重要的是，半数以上ARDS孕妇同时伴有脓毒症、出血、休克和液体超负荷。输血相关性急性肺损伤（transfusionrelated acute lung injury，TRALI）的影响尚不清楚（第41章）。

表47-5　妊娠期急性肺损伤和呼吸衰竭的原因

肺炎:细菌、病毒、误吸
脓毒症:绒毛膜羊膜炎、肾盂肾炎、产褥感染、感染性流产
出血:休克、大量输血、输血相关急性肺损伤
子痫前期
保胎疗法
栓塞:羊水栓塞、滋养细胞疾病、空气、脂肪
结缔组织病
滥用药物
吸入性和灼伤性刺激物
胰腺炎
药物过量
胎儿镜手术
创伤
镰状细胞病
粟粒性结核
脑出血

资料来源:Cole, 2005; Duarte, 2014; Golombeck, 2006; Lapinsky, 2015; Martin, 2006; Sheffield, 2005; Sibai, 2014; Snyder, 2013; Zeeman, 2003, 2006.

肺毛细血管内皮损伤会释放细胞因子，将中性粒细胞招募到炎症部位，并在此处激发更多细胞因子，从而进一步加重组织损伤。ARDS的发展有三个阶段，首先，渗出期伴随着微血管内皮细胞广泛损伤，包括肺血管，也有肺泡上皮损伤，最终引起肺毛细血管通透性增加，表面活性剂减少或失活，肺容积减少和血管分流，导致动脉低氧血症。第二阶段通常在发病3~4天后开始，持续到21天。最后，纤维化愈合阶段。尽管这样，肺功能的远期预后仍然较好（Herridge，2003；Levy，2015）。

■ 临床表现

ARDS的临床表现很大程度上取决于受损伤的程度、机体的代偿能力，以及疾病本身的进展程度。例如，早期肺功能不全的患者除过度通气外并无其他明显的临床表现，此时动脉氧分压处于正常范围，由于过度通气，会引起正常妊娠诱发的代谢性碱中毒继续加

重。随着病情恶化,临床表现和影像学检查发现肺损伤的证据更加明显,通常表现为肺顺应性降低和肺内血氧分流增加,炎症细胞和红细胞的过度浸润会进行性加重肺泡和肺间质水肿(图 39-2)。

ARDS 应尽早明确诊断,去除其病因,并予以针对性治疗。急性呼吸衰竭进一步恶化的特征性表现为呼吸困难、呼吸急促和低氧血症。随着肺损伤面积的增大,导致肺顺应性进一步降低和肺内血氧分流增加。听诊和胸片会出现典型的双肺受累(图 47-1)。在这一阶段,如果没有通气支持,损伤通常是致命的。当肺内血氧分流超过 30% 会导致严重的难治性低氧血症,进一步发展伴随着代谢和呼吸性酸中毒,心肌细胞过度兴奋和功能障碍可导致心脏骤停。

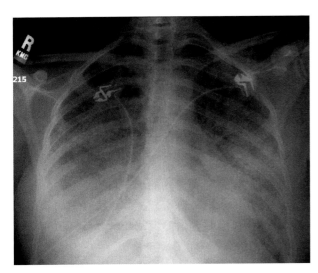

图 47-1 后前位胸片示孕中期孕妇肾盂肾炎引起的急性呼吸窘迫综合征继发双侧肺部实质性改变和胸膜下模糊影

处理

由于重症监护技术的进步使得 ARDS 患者死亡率降低(Levy,2015)。必须关注以下几点:①识别和治疗潜在的内科和外科疾病;②尽量减少手术及其并发症;③预防静脉血栓栓塞、胃肠道出血、误吸和中心静脉导管感染;④及时诊断院内感染;⑤提供足够的营养支持。

在严重急性肺损伤的情况下,应保证外周组织氧供充足,以防止进一步加重肺损伤。目前这很难测量,但至少表面看来增加供氧会导致组织相应需氧量的增加。静脉输注晶体液和血液对外周组织灌注是非常必要的。在这方面,由美国国立心肺和血液研究所(2006)进行的一项随机试验表明,PAC 并不能改善预后。由于败血症是肺损伤最常见原因,因此应给予强

力的抗菌疗法控制感染。纠正贫血可以大大提高氧供,当血红蛋白饱和度为 90% 时,每克血红蛋白能携带1.25mL 氧气。而动脉血氧分压从 100mmHg 提高到200mmHg,每 100mL 血液仅能增加氧气携带量约 0.1mL。

重度 ARDS 治疗的合理指标是:当吸入氧浓度少于 50%,正相终末呼吸压<15mmHg 情况下,动脉血氧饱和度能维持在 60mmHg 左右,血氧饱和度可达 90%。在一项对 29 例接受机械通气的孕妇的研究中,10 例孕妇在插管时分娩(Lapinsky,2015),这可能与呼吸功能的适度改善有关,但并未发现可预测良好结局的因素。

机械通气

在肺功能不全早期阶段,无创通气(即面罩正压通气)是有效的治疗方法(Duarte,2014)。然而,如果孕妇呼吸衰竭可能性大,尤其是临产时,首选早期气管插管。有许多成功的机械通气公式,最初的潮气量 ≤6mL/kg 是最佳选择(Levy,2015;Schwaiberger,2016)。高频振荡通气在 ARDS 治疗中存在争议(Ferguson,2013;Slutsky,2013)。呼吸机的设置要调整到保证母体 PaO_2 大于 60mmHg,血氧饱和度 90% 以上,$PaCO_2$ 为35~45mmHg。应避免 PaO_2 过低,导致胎盘血流灌注不足(Levinson,1974)。

据统计,需要机械通气的孕产妇(无论需要多长时间)死亡率达 10%~20%。Jenkins 等(2003)报告了 51例此类病例,几乎一半是重度子痫前期患者,而大部分患者在产后进行气管插管,11 例气管插管分娩,6 例未分娩出院。有 2 例孕产妇死亡,其中 1 例死于宫缩抑制治疗(Levy,2015;Schwaiberger,2016)。在另外 3 份报告中,孕产妇死亡率在 10%~25% 之间,在大多数情况下,分娩并没有改善产妇的结局(Chen,2003;Lapinsky,2015;Schneider,2003)。

呼气末正压通气

严重的 ARDS 和肺内高度动静脉分流时,常规压力给氧,即使给予 100% 的氧气,也可能无足够的氧合。所以呼气末正压通气能成功减少分流防止肺泡塌陷。使用低水平的呼气末正压通气(5~15mmHg)是安全的。呼气末正压通气水平较高时,会使右侧静脉系统回流受阻,最终会导致心输出量下降,子宫胎盘灌注下降,肺泡过度膨胀,降低肺顺应性及造成气压伤(Schwaiberger,2016;Slutsky,2013)。

体外膜肺氧合

正如第 33 章所述,体外膜肺氧合(extracorporeal membrane oxygenation,ECMO)已成功用于新生儿胎粪吸入综合征。初步观察表明,它对患有 ARDS 的成人有效(Brodie,2011;Levy,2015;Peek,2009)。有孕妇使

用 ECMO 的报告。在一项 12 例流感导致肺衰竭患者接受 ECMO 治疗研究中,孕产妇死亡 4 例,其中 3 例为抗凝血相关出血所致(Nair,2011)。在另一项研究中,4 例存活者 ECMO 支持时间是 2~28 天(Cunningham,2006)。在对 29 例接受 ECMO 治疗孕妇的回顾研究发现,80%的病例是 ARDS,孕产妇和围产期死亡率为 28%(Anselmi,2015)。Brodie 和 Bacchetta(2011)对 ECMO 的技术层面进行了总结。

胎儿氧合

氧合血红蛋白解离曲线能描述血红蛋白分子释放氧气的能力(图 47-2)。简言之,曲线可分为上升段氧离曲线,代表肺泡-毛细血管微环境,以及下降段氧离曲线,代表组织毛细血管内环境;曲线的变化特别是最陡峭段的移动反映了运送氧气的能力。曲线向右移,血红蛋白氧合能力下降,组织内血氧交换的能力增强。曲线右移可以由高碳酸血症、代谢性酸中毒、发热、2,3-二磷酸甘油酸升高等因素引起。妊娠期间,红细胞内 2,3-二磷酸甘油浓度增加约 30%,从而保证给胎儿和母体组织提供充足的氧。

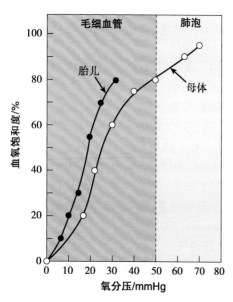

图 47-2 氧合血红蛋白解离曲线。在肺泡氧分压较高的情况下,与组织毛细血管氧分压较低时相比,成人血红蛋白最大饱和。注意,在任何给定的氧分压下,胎儿血红蛋白携带的氧气比成人血红蛋白多,如百分饱和度所示

胎儿血红蛋白比成人血红蛋白具有较高的氧亲和力,如图 47-2 所示,它的氧解离曲线是位于成人氧解离曲线左侧。在氧饱和度 50%的水平,母体动脉氧分压是 27mmHg,而胎儿的氧分压则为 19mmHg。在正常生理条件下,胎儿曲线总是位于氧解离曲线的离散(或组织)部分。即使母体患有严重的肺部疾病造成极低氧

分压水平,胎儿组织的氧置换也能优先保证。在高海拔地区,尽管孕妇动脉血氧分压只有 60mmHg,但是胎儿氧分压还是能达到海平面地区胎儿相同的动脉血氧分压水平(Subrevilla,1971)。

液体治疗

尽管死亡率相似,但保守的液体治疗会减少机械通气天数(Wiedemann,2006)。妊娠期特有的生理变化可使孕产妇在液体治疗时增加的肺水肿风险。例如,血浆胶体渗透压是由血浆中的蛋白质所形成的渗透压,相当于 3.3kPa(25mmHg)。如第 4 章所述,妊娠期血清白蛋白浓度生理性降低,从非妊娠妇女 28mmHg 下降至足月妊娠时的 23mmHg,在产褥期低至 17mmHg(Benedetti,1979;Dennis,2012)。子痫前期患者内皮激活导致白蛋白向血管外渗漏,血清白蛋白水平降低。因此,胶体渗透压降到产前 16mmHg 和产后 14mmHg(Zinaman,1985)。这些改变对胶体渗透压/楔压的梯度有影响。正常生理情况下,该梯度比值>8mmHg,如果≤4mmHg 就会增加肺水肿的风险。在这些女性中,输注白蛋白(而非晶体)没有益处(Uhlig,2014)。Dennis 和 Solnordal(2012)对这些相关性进行了回顾分析。

■ 远期疗效

目前没有针对 ARDS 孕妇恢复的长期随访研究。在未孕的 ARDS 受试者中,3 个月和 12 个月时全面认知功能受损风险明显增加(Pandharipande,2013)。非妊娠患者在恢复基本正常活动之前,有 1~2 年间歇期。Herridge(2011)报告了一项为期 5 年的随访研究,患者肺功能正常,但有明显活动受限,出现身心后遗症、生活质量下降,以及越来越多的就诊记录。

脓毒症

脓毒症是由细菌及其产生的毒素如内毒素或外毒素引起全身炎症反应综合征。脓毒症是一个连续或谱系发生的过程(图 47-3)。根据 CDC 的数据,2011~2013 年,脓毒症导致的孕产妇死亡占孕产妇死亡的 6.2%(Creanga,2017)。这也是美国密歇根州和英国孕产妇死亡的一个重要原因(Bauer,2015;Mohamed-Ahmed,2015;Nair,2015)。

产科脓毒症最常见的原因是肾盂肾炎(第 53 章)、绒毛膜羊膜炎及产褥期败血症(第 37 章)、感染性流产(第 18 章)和坏死筋膜炎(第 37 章)。严重脓毒症患者的死亡率为 20%~35%,感染性休克死亡率为 40%~60%(Angus,2013;Munford,2015)。据报告,合并休克的孕妇死亡率为 30%(Mabie,1997;Snyde,2013)。也

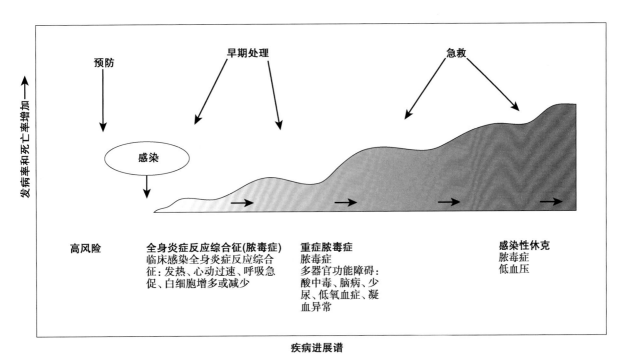

图 47-3　脓毒症以全身炎症反应综合征(SIRS)开始,可能进展为感染中毒性休克

就是说,大大低估了孕妇脓毒症的死亡风险(Bauer,2015;Chebbo,2016;Mohamed-Ahmed,2015)。

■ 发病机制

大多数已知关于脓毒症发病机制来自对脂多糖(lipopolysaccharide,LPS)或内毒素的研究(Munford,2015)。脂质 A 的一部分被单核细胞结合并内化,刺激介质和一系列复杂的下游产物的释放。当有内分泌、旁分泌和自分泌作用的细胞因子被释放时,脓毒症的临床症状就会显现出来(Angus,2013;Singer,2016)。

虽然产科脓毒症可由多种病原体引起,但大多数病例仅代表一小部分。例如,由大肠杆菌和克雷伯菌引起的妊娠合并肾盂肾炎通常与菌血症和脓毒症有关(Cunningham,1987;Snyde,2013)。尽管盆腔感染有多种微生物、细菌引起,但引起严重产科脓毒症的最常见细菌是能产生外毒素的大肠杆菌(Eschenbach,2015)。其他病原体如需氧和厌氧链球菌、拟杆菌和梭状芽孢杆菌。一些 A 族乙型溶血性链球菌和金黄色葡萄球菌,包括社区获得性耐甲氧西林菌株能产生一种超抗原,激活 T 细胞,迅速表现出脓毒症的所有症状,出现感染中毒性休克综合征(Moellering,2011;Soper,2011)。第 37 章有详述。

强大的病原体释放的细菌外毒素同样也可引起脓毒症综合征。例如,产气荚膜杆菌的外毒素,金黄色葡萄球菌毒素(TSST-1)和 A 族乙型溶血性链球菌释放的毒性休克样外毒素等(Daif,2009;Soper,

2011)。这些外毒素迅速引起广泛的组织坏死和坏疽,尤其是产后子宫,并可能引起的心血管系统衰竭,甚至孕产妇死亡(Nathan,1993;Sugiyama,2010)。在随后综述的讨论中,这些感染的产妇死亡率为 58%(Yamada,2010)。

因此,脓毒症是机体对微生物的内毒素和外毒素产生的炎症反应(Angus,2013)。CD4 T 细胞和白细胞产生促炎物质,包括肿瘤坏死因子(TNF-α)、白细胞介素、其他细胞因子、蛋白酶、氧化剂、缓激肽(Russell,2006),引起“细胞因子风暴”。体内的促炎和抗炎因子复合物、促凝活性、基因的激活、受体调节和免疫抑制共同调节机体细胞反应(Filbin,2009;Moellering,2011)。它也可能产生 IL-6 介导的心肌抑制(Pathan,2004)。

这一系列病理生理反应是有选择性的血管扩张,导致血流分布不均,淋巴细胞和血小板聚集,引起毛细管内微血栓形成。血管内皮细胞损伤引起广泛性毛细血管通透性增强,造成间质内体液积聚等一系列病理生理变化(图 47-4)。根据损伤程度和炎症反应的不同,病理生理和临床进展如图 47-3 所示。最初的临床症状是感染引起的败血症的轻微表现,最终出现对静脉输液无容量反应性的败血症性低血压。感染性休克初期,主要是由于全身血管阻力减少,心输出量未有效补充,但是当组织持续低灌注可引起乳酸性酸中毒,组织缺氧,终末器官功能障碍如急性肺损伤和肾损伤。

第十二篇

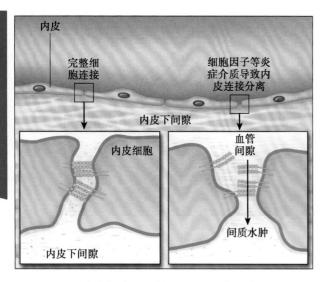

图 47-4　内皮细胞通透性。左图:正常的内皮间界面;右图:细胞因子和其他炎症介质分解细胞连接,导致微血管泄漏

■ 临床表现

脓毒症有众多临床表现,感染的病原体及其产生内、外毒素不同临床表现有所差异。LPS 一般影响如下:

(1) 中枢神经系统:烦躁、谵妄、嗜睡、昏迷、易激惹、发热。

(2) 心血管系统:心动过速、低血压。

(3) 肺:呼吸急促、动静脉分流伴有缺氧和低氧血症、弥漫性肺浸润、肺动脉高压。

(4) 胃肠道:胃肠炎(恶心、呕吐、腹泻);肠梗阻;肝细胞坏死(黄疸、转氨酶升高)。

(5) 肾脏:肾前性少尿、氮质血症、急性肾损伤、蛋白尿。

(6) 血液系统:血小板减少、白细胞减少、消耗性凝血与弥散性血管内凝血。

(7) 内分泌:高血糖、肾上腺功能不全。

(8) 皮肤:末端发绀、红皮病、大疱、指端坏疽。

由于毛细血管渗漏最初导致低血容量,此时应静脉输注晶体液。脓毒症的特点是高心输出量,全身血管低阻力(图 47-5)。继而发展到肺动脉高压的阶段,尽管心排血量很高,严重的脓毒症也会引起心肌抑制(Munford,2015;Ognibene,1988)。这通常被称为感染性休克的暖休克期。这些征象是早期脓毒症最常见的循环表现,但也可能伴有上述一些临床或实验室异常。

机体对静脉补液的最初反应与预后相关。大多数既往健康的脓毒症孕妇在此阶段通过液体复苏,应用强力抗菌药物,必要时通过切除感染组织即可取得极

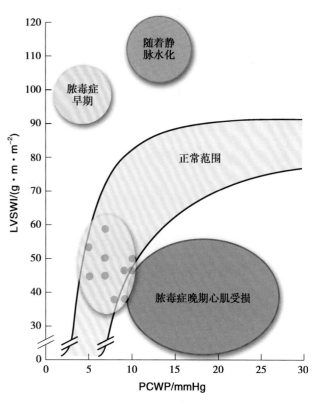

图 47-5　脓毒症的血流动力学特征。孕末期正常孕妇的值用点表示。脓毒症早期高排低阻,随着液体复苏,心排出量和毛细血管静水压均增加,如果败血症继续进展,心肌受损,毛细血管静水压增加,血浆胶体渗透压[血清白蛋白(g)×6mmHg]下降,导致肺间质液向肺上皮细胞与组织间隙积聚,导致肺泡水肿。LVSWI,左心室做功指数;PCWP,肺毛细血管楔压

好的治疗效果。相反,如果经过积极的液体复苏还无法纠正低血压,则预后不良。此时,如果对肾上腺素能药物无反应,会出现严重的血管内供血不足与大量无反应性细胞外液外渗、心肌损伤,或两者兼而有之。少尿和持续的外周血管收缩提示进入继发的感染性休克的冷休克阶段,此时患者的生存率低下。另一个预后不良的征象是低血压纠正后肾、肺和脑功能继续受损(Angus,2013;Chebbo,2016)。随着每个器官系统的衰竭,平均死亡风险增加 15%~20%。三个系统衰竭的死亡率为 70%(Martin,2003;Wheeler,1999)。

■ 处理

2004 年,全球发起"拯救脓毒症运动"共识(Dellinger,2013)。处理的基础是早期采取目标导向管理,强调识别严重细菌感染和密切监测生命体征及尿量。该方案的制定仍存有争议,虽然它提高了生存率(ARISE Investigatiors,2014;Mouncey,2015;ProCESS Investigatiors,2014)。产科早期预警系统也得出了类似的结论(Edwards,2015;Mhyre,2014)。Albright 等(2017)通过

确定产科脓毒症评分,以识别需要入住 ICU 的脓毒症患者。

图 47-6 是处理脓毒症的流程图,三个步骤应尽可能同时进行。一边查找病因、评估后遗症及心肺功能,一边迅速治疗。最重要的步骤是快速输入 2L 晶体液,对于严重感染患者有时需要输入 4~6L 的晶体液才能恢复肾脏灌注量(Vincent,2013)。同时,适当选择广谱抗生素,由于血管渗漏,这些患者通常血液浓缩。为减轻血液浓缩,需输入大量晶体液,如果出现贫血应给予输血。将血红蛋白浓度维持在 9g/dL 与 7g/dL 相比,孕妇结局并无明显改善(Holst,2014)。但是较高血色素浓度可以增加胎儿氧合。

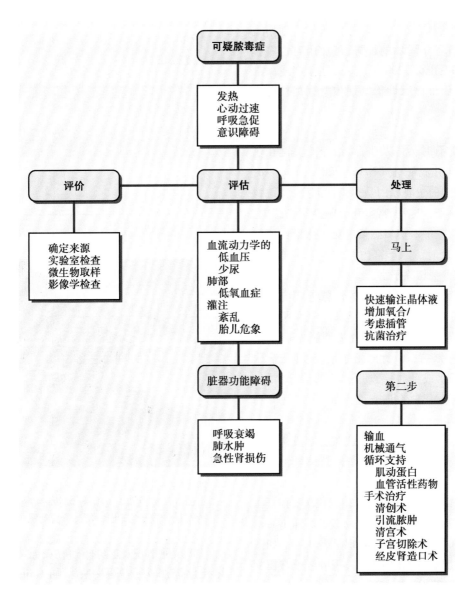

图 47-6　脓毒症评估和管理流程,迅速和积极处理是治疗的关键。评估、诊断和管理这三个步骤应同时进行

目前胶体液的使用尚存在争议,如羟乙基淀粉(Angus,2013;Ware,2000)。在一项羟乙基淀粉和林格液比较的随机对照试验中,羟乙基淀粉比林格液的死亡率更高(Perner,2012),另一项研究发现,6% 的羟乙基淀粉与生理盐水的效果相当(Myburgh,2012),并未发现白蛋白的效果优于晶体液(Cairon,2014)。

容量补充足够的理想状态是尿量及其他组织灌注指标的改善(Pacheco,2014),尿量 ≥30mL/h,容量补充最好维持在 50mL/h。否则,应考虑给予血管活性药物。当败血症休克合并呼吸衰竭或肾功能衰竭时死亡率极高。重症脓毒症时,肺毛细血管内皮和肺泡上皮受损发生肺泡液渗漏和肺水肿,如果炎症反应持续存在,即使肺毛细血管楔压正常还是降低,仍能发生如图 47-1 所示的 ARDS。

根据可能的病原体,可以先经验性选择广谱抗菌药物。在进行血、尿或分泌物(注意不要被正常菌群污染)取材细菌培养后,可以先应用大剂量广谱抗生素。在严重脓毒症中,恰当的经验治疗也可以提高生存率(Barochia,2010;MacArthur,2004)。产科的急性肾盂肾炎通常由大肠杆菌引起,如第53章所述。经验性广谱抗生素如庆大霉素加氯洁霉素对盆腔感染有效(第37章)。由于耐甲氧西林金黄色葡萄球菌所致的创伤或其他软组织感染有逐年增加的趋势,可加用万古霉素治疗(Klevens,2007;Rotas,2007)。感染性流产或深部筋膜炎患者,革兰氏染色有助于鉴别梭型芽孢杆菌或A族链球菌。

手术治疗

持续性脓毒症有时会危及生命,治疗的关键在于清除坏死组织和引流脓液(Nelson,2015;Pacheco,2014)。产科脓毒症的主要原因是感染性流产、肾盂肾炎和产褥期盆腔感染,包括子宫炎和会阴撕裂伤感染、子宫切除术或剖宫产手术切口感染。对于感染性流产应按第18章所述及时清除子宫内容物。除非子宫有严重感染,一般很少会切除子宫。

患有肾盂肾炎的妇女,发生持续性脓毒症应迅速查找病因,如结石、肾周围脓肿或肾蜂窝织炎所致的泌尿系统梗阻。肾脏超声检查或肾盂造影术可用于诊断结构异常或尿路结石。针对泌尿系统梗阻,输尿管插管、肾盂切开术或剖腹探查是有效的治疗措施,必要时应用CT或MRI有助于诊断肾蜂窝织炎和脓肿。

产褥期感染 大多数产后脓毒症在产后最初几天出现临床症状,除下述三种情况外,静脉抗感染治疗通常是有效的。

第一种情况,由A族溶血性链球菌或梭状芽孢杆菌引起的广泛的子宫肌纤维坏死(Soper,2011;Sugiyama,2010;Yamada,2010),其早期临床表现见表47-6。如图47-7所示,这种情况患者死亡率极高,积极行子宫切除术有助于挽救患者生命(Mabie,1997;Nathan,1993)。A族乙型溶血性链球菌和梭状芽孢杆菌定植或感染也会引起无明显坏疽的中毒性休克综合征(Mason,2012)。这些都是由于链球菌中毒性休克综合征样毒素或从金黄色葡萄球菌进化而来的梭状芽孢杆菌外毒素所致(第37章)。大部分病例有菌血症和广泛地组织浸润表现,但子宫和腹部切口完好。通过CT扫描可以除外子宫坏死,根据我们的经验及其他人的研究,不一定要切除子宫(Soper,2011),但是这些感染是致命的(Yamada,2010)。

表 47-6　55 例 A 族乙型溶血性链球菌感染 12 小时内分娩孕妇的临床表现

临床表现	率/%
经产妇	83
妊娠晚期	90
类似流感的症状	
高热	94
上呼吸道	40
胃肠道	49
宫缩乏力	73
早发性休克	91
死亡率	
母体	58
围产期	66

资料来源:Yamada,2010.

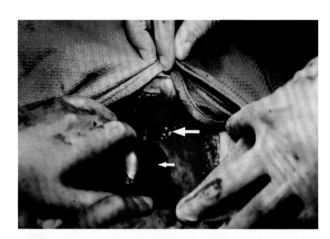

图 47-7　足月阴道分娩后 A 族 β 溶血链球菌引起的致命性产褥感染。感染导致脓毒症子宫坏疽。箭头所指是开腹子宫切除术时,子宫的黑色坏疽区域

第二种情况,会阴侧切伤口或腹部手术切口的坏死性筋膜炎是外科急症,如 Gallup(2002)所述,积极的处理方法已在第37章介绍。Sinha(2015)报告了1例 Fournier 坏疽女性患者,需要彻底清创和结肠造瘘。

第三种情况,持续性或进展迅速的子宫感染性坏死和伴有严重腹膜炎的子宫切口裂开者可导致脓毒症(第37章)。因此,对剖宫产术后出现腹膜炎患者要充分考虑是否存在子宫切口坏死或肠穿孔。与坏死性 A 族链球菌感染相比,这些感染的侵袭性往往要小一些,产后发展较晚。盆腹腔 CT 扫描可明确诊断,若有疑问,应尽快手术探查,如发现子宫切口坏死,应行子

宫切除术(图 37-5)。最后,由宫旁脓肿、腹腔脓肿或卵巢脓肿破裂引起腹膜炎和脓毒症发生率极低(第 37 章)。

辅助治疗

图 47-6 为 1 例严重脓毒症的女患者需要持续的晶体补液、输血和机械通气。在某些病例,可能需要采取其他措施。如果积极地液体复苏不能纠正低血压和组织低灌注,应及时使用血管活性药物,常用药物包括去甲肾上腺素、肾上腺素、多巴胺、多巴酚丁胺或新福林(Vincent,2013)。

是否使用皮质类固醇存在争议。一些情况但非全部资料显示应用皮质类固醇有益处。考虑到危重症患者顽固性低血压可能与类固醇皮质激素不足相关,因此,糖皮质激素可用于对血管升压药依赖的患者(Angus,2013;Munford,2015)。

内毒素可刺激血管内皮细胞分泌组织因子产生促凝血因子(Cunningham,2015)。与脓毒症相关的消耗性凝血病已在第 41 章阐述。同时,由于内毒素降低了活化蛋白 C 的抗凝作用,重组活化蛋白 C、抗凝血酶Ⅲ、血小板活化因子拮抗剂和组织因子通路抑制剂等抗凝药物应用时疗效不佳(Munford,2015;Wenzel,2012)。

创伤

约 10%~20% 的妇女孕期遭受身体创伤(Jain,2015;Lucia,2016)。意外死亡是非产科因素中最常见的孕产妇死亡原因。在加利福尼亚一项对 480 例妊娠妇女的研究中,几乎每 350 例孕妇就有 1 例因创伤而住院(El Kady,2005)。在帕克兰医院,1 682 例孕妇所受的创伤中,车祸和跌倒占 85%(Hawkins,2007)。Palladino(2011)在国家暴力死亡报告系统中发现,每10 万例活产婴儿的孕妇中就有 2 例孕妇与自杀相关。与怀孕相关的他杀率是 2.9/100 000。尤其是亲密伴侣暴力可能与自杀事件相关(Martin,2007)。最后,对高危患者进行伤害预防和教育有助于降低发病率(Chisolm,2017;Lucia,2016)。

■ 身体虐待

CDC 将现任或前任伴侣或配偶造成的身体、性或心理伤害称为亲密伴侣暴力(Breiding,2015)。每年 5例妇女中有 1 例受到暴力侵害。《2010 健康国民》暴力预防的目标是减少男性对女性伴侣的身体虐待。妊娠期风险评估监测系统(Pregnancy Risk Assessment Monitoring Systems,PRAMS)报告显示这些情况有所改善(Suellentrop,2006)。

令人震惊的是,针对女性的暴力伤害在其妊娠期间仍在继续。这类事件与贫困、低教育水平、烟草、酒精和非法药物滥用密切相关(CDC,2008)。不幸的是,受虐待的妇女倾向于继续与施虐者共同生活,所以亲密伴侣凶杀案的主要危险因素是事先存在的家庭暴力(Campbell,2007)。亲密伴侣暴力行为是妇女要求终止妊娠的重要因素(Bourassa,2007)。

受虐待的妇女产前检查通常开始较晚。在加利福尼亚州,受身体虐待住院的孕妇中,围产病率显著增加(El Kady,2005)。直接并发症包括子宫破裂、母婴围产期死亡和早产等。随后胎盘早剥、早产和低体重儿等发生率增加。Silverman(2006)通过 PRAMS 系统调查了包括 26 个州超过 118 000 多例孕妇得出类似结论。

美国妇产科医师学会(ACOG,2012)建议应在初次产前检查时进行普遍筛查,并在孕期和产后访视进行复查(第 9 章)。其他则建议通过临床发现病例,对怀疑有亲密伴侣暴力倾向者进行预防(Robertson-Blackmore,2013)。

■ 性侵犯

据国家亲密伴侣和性暴力资料,每年估计有 120万例女性遭受性侵犯(Black,2014)。Satin(1992)回顾了达拉斯县 5 700 多例强奸案,其中孕妇占 2%。常伴有身体创伤(Sugar,2004)。从法医的角度来看,收集证据的流程是一样的。

除了注意身体创伤,还必须考虑到性传播疾病暴露的问题。CDC(2015)建议使用抗菌药物预防淋病、衣原体感染、细菌性阴道病和毛滴虫病(表 47-7)。美国妇产科医师学会(2016;2017a)建议,对遭受性侵犯的非妊娠妇女,采取紧急避孕措施极为重要,这已在第38 章中阐述。

最后,心理辅导对强奸受害者及家人都非常重要。在遭受性侵犯之后,30%~35% 的人一生都有罹患创伤后应激障碍、重度抑郁和自杀倾向的风险(Linden,2011)。

■ 车祸

在美国每年至少有 3% 的孕妇发生车祸。根据PRAMS 数据,Sirin(2007)估计每年有 92 500 例孕妇发生车祸。车祸是孕期最常见的严重危及生命的创伤(Brown,2013a;Mendez-Figueroa,2013,2016;Vladutiu,2013)。车祸还可导致创伤性死胎(Mattox,Goetzl,2005),帕克兰医院的数据也是如此。车祸常见于中孕期(Redelmeier,2014)。饮酒常是机动车事故的主要原

表 47-7　妊娠期遭受性侵害者的性传播疾病预防指南

预防手段	治疗方案	替代治疗
淋病	单剂 IM 头孢曲松 250mg 加单剂量口服阿奇霉素 1g	单剂量口服头孢克肟 400mg 加单剂量口服阿奇霉素 1g
沙眼衣原体	单剂量口服阿奇霉素 1g 或 口服阿莫西林 500mg(t.i.d.)，共 7 天	口服红霉素基 500mg(q.i.d.)，共 7 天 或 口服左氧氟沙星 500mg(q.d.)，共 7 天[b] 或 氧氟沙星 300mg 口服 7 天(b.i.d.)[b]
细菌性阴道病	口服甲硝唑 500mg，共 7 天(b.i.d.) 或 0.75%甲硝唑凝胶(5g/支)阴道栓塞(q.d.)，共 5 天 或 2%克林霉素乳(5g 支)睡前阴道栓塞，共 7 天	口服替硝唑 2g(q.d.)，共 2 天[b] 或 口服替硝唑 1g(q.d.)，共 5 天[b] 或 口服克林霉素 300mg(b.i.d.)，共 7 天 或 克林霉素栓 100mg 睡前阴道栓塞，共 3 天
滴虫性阴道炎	单次口服甲硝唑 2g 或 单次口服替硝唑 2g[b]	口服甲硝唑 500mg(b.i.d.)，共 7 天
乙型肝炎(HBV)	如果以前未接种 HBV 疫苗，则给予第一剂量 HBV 疫苗，1~2 个月和 4~6 个月再重复接种两次	
HIV	如果有感染 HIV 高风险，考虑进行抗反转录病毒预防	

资料来源：CDC，2015.
[a] 对于非妊娠妇女，口服多西环素 100mg(b.i.d.)，共 7 天。
[b] 妊娠 C 类。
HIV，人类免疫缺陷病毒；IM，肌内注射。

因。遗憾的是，半数以上的病例是因没有正确使用安全带。这些死亡大多可以通过使用与图 47-8 所示的三点限制来预防(Luley，2013；Schuster，2016)。安全带可以防止腹部与方向盘接触，并降低其对腹部的冲击力(Motozawa，2010)。

最初对安全气囊弹出造成创伤的担忧有所缓和(Luley，2013；Matsushita，2014)。在一项 30 例妊娠 20~37 周的孕妇车祸病例中，她们的安全气囊在车祸时以 56km/h 的平均速度被打开(Metz，2006)。1/3 的患者没有使用安全带，其中 1 例胎盘早剥胎死宫内。在一项回顾性队列研究中，2 207 例使用安全气囊的孕妇发生安全气囊弹出的围产期结局与未使用安全气囊的 1 141 例对照组没有差异(Schiff，2010)。重要的是，两组中 96%的人均使用安全带。因此，安全气囊弹出所致的创伤与车祸撞击的严重程度有关(Mendez-Figueroa，2016)。

■ 其他钝挫伤

一些其他常见的钝挫伤原因是跌倒和严重暴力伤害。在 El Kady 等(2005)总结了加利福尼亚州的创伤住院病例，约 1/3 妊娠期创伤是故意伤害造成的。比较少见的是爆炸或挤压伤(Sela，2008)。钝挫伤可致严重的腹腔内损伤。即便如此，因为孕期增大子宫的保护作用，肠道受伤比较少见。但是不应忽视膈肌、脾脏、肝脏和肾脏损伤。尤其要警惕凶险性的羊水栓塞，已有即使轻微伤引起羊水栓塞的个案报告(Ellingsen，2007；Pluymakers，2007)，腹膜后血肿较非孕期更为常见(Takehana，2011)。

骨折也是常见钝性创伤(Desai，Suk，2007)。在帕克兰医院创伤中心接受评估的 1 682 例孕妇中，骨折占

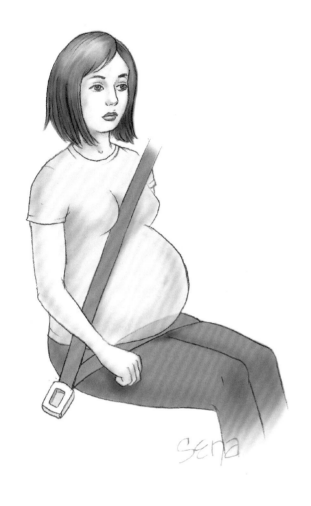

图 47-8　三点安全带的正确使用说明。上腰带在子宫上方，下腰带贴合在大腿上部和子宫下方

6%。骨折增加了胎盘早剥、早产和围产期死亡率。Leggon 等（2002）回顾性分析了骨盆骨折孕妇 101 例，孕产妇死亡率 9%，胎儿死亡率 35%。Almog（2007）报告了妊娠期骨盆和髋臼骨折 15 例，产妇死亡 1 例，死胎 4 例（共 16 个胎儿）。最后，颅脑外伤和神经外科监护是一个值得关注的问题（Qaiser，2007）。

■ 胎儿受伤和死亡

严重孕期创伤增加了围产儿死亡率。具体来说，胎儿胎盘损伤、产妇休克、骨盆骨折、产妇颅脑外伤或缺氧均可直接导致死胎（Ikossi，2005；Pearlman，2008）。车祸造成的死胎占 82%。胎盘损伤约占 50%，子宫破裂约 4%（Weiss，2001）。

虽然少见，当产妇骨盆骨折时胎儿可能发生颅骨骨折和脑外伤（Palmer 1994）。另一方面，若胎儿头部受伤来自对冲效应，应高度怀疑枕骨未衔接或非头先露，胎儿颅骨骨折很少见，最好使用 CT 扫描明确诊断（Sadro，2012）。图 46-8 就是一个例子。其他后遗症包

括颅内出血（Gherman，2014；Green-Thompson，2005）。Weyerts 等（1992）报告了 1 例出生前几个月因车祸而导致的截瘫和挛缩的新生儿。其他创伤还包括中孕期造成胎儿断头和胎儿躯干横断等（Rowe，1996；Weir，2008）。

■ 胎盘损伤

钝性创伤的两大并发症是胎盘早剥和子宫破裂（图 47-9）。胎盘早剥大多是由于有弹性的子宫肌层与其所包绕的弹性较差的胎盘发生错位所致（Crosby，1968）。在减速时，由于固定的方向盘与安全带撞击增大的妊娠子宫可能发生减速创伤，轻度创伤时胎盘早剥的发生率为 1%～6%，而重度创伤时则猛增至 50%（Pearlman，1990；Schiff，2002）。胎盘早剥多发生在车速超过 48km/h（Reis，2000）。

创伤性胎盘早剥的临床表现类似于自发性胎盘早剥（第 41 章）。Kettel 等（1988）强调，创伤性胎盘早剥往往是隐匿型的，不伴有子宫压痛、张力增大或出血。Stettler 等（1992）回顾了在帕克兰医院就诊的创伤性胎盘早剥 13 例孕妇，有 11 例孕妇子宫张力增大，仅 5 例孕妇有阴道出血。由于创伤性胎盘早剥症状更隐匿和宫腔压力更高，所以严重凝血功能障碍发生率高于非创伤性胎盘早剥（Cunningham，2015）。胎盘部分剥离也可引起宫缩。还伴有胎儿宫内窘迫的临床表现，如胎儿心动过速、正弦波型、晚期减速、酸中毒和胎儿死亡。

如果腹部创伤力极大，则胎盘会发生撕裂或断裂（图 47-9），导致危及生命的胎儿出血进入羊膜囊或胎母出血（Pritchard，1991）。由于胎盘快速变形和重塑，引起撕裂呈线状或星状（图 47-10）。如果是 ABO 血型相容者，可采用母体血液 Kleihauer-Betke 试验来明确是否存在胎母出血。已有报告在 1/3 的创伤病例中有少量的胎母出血，其中 90% 的创伤病例中，出血小于 15mL（Goodwin，1990；Pearlman，1990）。非创伤性胎盘早剥由于胎儿血液极少进入绒毛间隙，因此很少发生胎母出血。创伤性胎盘早剥可以发生严重的胎母出血，在一项研究中，有胎母出血的证据时发生子宫收缩和早产的风险增加 20 倍，严重胎儿出血常见并发症是远期神经系统不良结局（Kadooka，2014）。

■ 子宫破裂

闭合性创伤导致子宫破裂者发生率不到 1%（ACOG，1998）。子宫破裂更易发生在与子宫瘢痕正面直接的强力冲撞时。以 40km/h 的减速冲撞固定座位

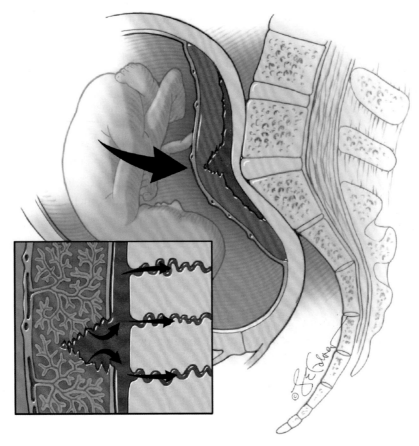

图 47-9 胎盘撕裂或变形引起的"骨折"机制。胎盘早剥可见胎盘后血肿。插图可见血液从胎盘床小静脉挤压进入母体循环。此类胎母出血可通过母血 Kleihauer-Bekes 试验检测

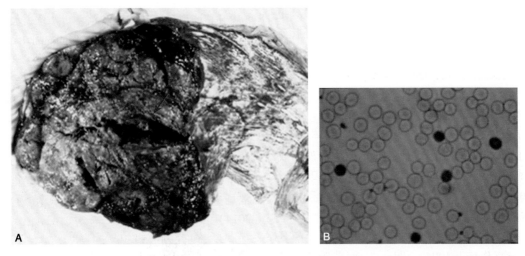

图 47-10 A. 部分胎盘早剥黏附血凝块已清除。注意胎盘的撕裂（箭），导致胎儿大量胎母出血而死亡。B. 母体血液外周血 Kleihauer-Betke 染色。在红细胞中，4.5%的深染色细胞是胎儿细胞，而空细胞是母体细胞。

的孕妇,可以产生高达 500mmHg 宫腔压力,症状与子宫完整的胎盘早剥相同,但母儿预后极差(Crosby,1968)。Pearlman 和 Cunningham(1996)报告了 1 例孕 20 周妇女发生高速路车祸,宫底破裂引起了胎儿横断伤。Weir 等(2008)也同样报告 1 例孕 22 周创伤时发生宫颈撕裂和胎儿横断伤。CT 扫描有助于确诊发生死胎或胎盘早剥的子宫破裂(Kopelman,2013;Manriquez,2010;Sadro,2012)。

■ 穿透伤

Petrone(2011)在一项对 321 例腹部创伤孕妇的研究中发现,穿透性创伤发生率为 9%。其中枪伤 77%,刺伤 23%。孕妇内脏穿透伤的发生率仅占 15%~40%,而非孕期高达 80%~90%(Stone,1999)。当子宫有穿透伤时,胎儿比母亲更易受到严重创伤。事实上,有 1/3 胎儿受到损害,但是孕妇内脏损伤仅占 20%。尽管如此,因为穿透性创伤母胎死亡率明显高于妊娠期腹部钝伤,还是应强调穿透性创伤的严重性。具体来说,产妇死亡率为 7% 和 2%,胎儿死亡率为 73% 和 10%。

■ 创伤处理

围产结局与创伤严重程度密切相关。但是,常用的创伤严重程度评分方法并没有考虑到胎盘早剥对疾病发病和死亡的影响。例如,在一项 582 例因创伤而收入住院的孕妇的研究中,创伤严重程度评分并没有准确预测不良妊娠结局(Schiff,2005)。重要的是,相对的轻微伤仍可导致早产和胎盘早剥,其他研究也得出类似结论(Biester,1997;Ikossi,2005)。在一项 317 例孕 24 周以上有"轻微外伤"的孕妇研究中,14% 有明显宫缩,需要延长胎儿监测 4 小时(Cahill,2008)。

除特殊情况外,应多学科联合积极治疗受伤孕妇(Barraco,2010;Mendez-Figueroa,2016)。首要目标是评估和稳定孕妇伤势。在紧急情况下,对胎儿情况的评估可能导致对孕妇本身创伤的忽视(ACOG,2017b;Brown,2009)。基本的抢救原则是复苏,包括建立有效通气,控制出血和输注晶体和血液制品纠正低血容量。在孕中期,处理的重要环节是解除子宫对大血管的压迫以减少对心输出量下降的影响(Nelson,2015)。

在紧急复苏后,要继续评估骨折、内伤、出血部位和胎盘、子宫和胎儿的损伤情况。放射性影像学检查不是使用的禁忌,但应特别注意每个适应证。毫不奇怪,与非孕期创伤患者相比较,妊娠期创伤患者受到的辐射暴露更少(Ylagan,2008)。有学者主张先进行腹部超声筛查,超声检查阳性者再进行 CT 扫描(Brown,2005;Saphier,2014)。使用创伤重点超声评估法,该检查是一项用时 5 分钟,通过 4~6 次成像界面评估肝周、脾周、盆腔和心包的影像研究(Mendez-Figueroa,2016)。一般来说,如果在这些界面中看到液体,则液体量通常>500mL(图 47-11)。重要的是,这一数据尚未在孕妇中得到证实,在某些情况下,对孕妇进行开腹探查并行腹腔冲洗是有意义的(Tsuei,2006)。

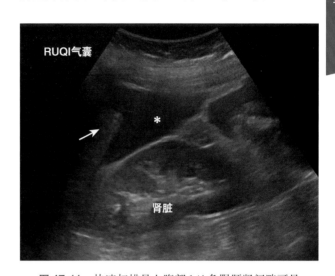

图 47-11　快速扫描见上腹部 1/4 象限肝肾间隙可见游离液体。患者腹腔内有 2 500mL 出血
(资料来源:Mendez-Figueroa H, Rouse DJ: Trauma in pregnancy. In Yeomans ER, Hoffman BL, Gilstrap, III, et al(eds):Cunningham and Gilstrap's Operative Obstetrics, 3rd ed. New York, McGraw-Hill, 2017.)

对于大多数腹部穿透性创伤,必须进行影像学评估,因为妊娠期腹膜刺激反应迟钝。对于腹部创伤应积极实施剖腹探查,腹部枪伤必须剖腹探查,还有学者主张可以对部分腹部刀刺伤的患者先严密观察。也可使用诊断性腹腔镜(第 46 章)。

剖宫产

是否采取剖宫产抢救胎儿主要取决于几个因素,剖腹探查术不是剖宫产指征,其他还要考虑的因素包括:胎龄、胎儿情况、子宫损伤的程度、子宫是否阻碍了探查其他腹部脏器损伤(Tsuei,2006)。

胎心监护

因为胎儿的健康状况可能反映母亲的状况,故胎儿监护成为有助于母体创伤评估的"重要指标"。即使母亲生命体征平稳,电子胎心监护也可能提示胎盘早剥。Pearlman 等(1990)报告,创伤后 4 小时之内,宫缩间隔大于 1 次/10min,不发生胎盘早剥。宫缩间隔小于 1 次/10min 的孕妇中,约 20% 患者发生胎盘早剥。在这种情况下,胎心监护异常很常见,包括胎儿心动过速和晚期减速。相反,胎心监护正常的妇女没有不良结局(Connolly,1997)。不推荐使用宫缩抑制剂抑制宫缩以免可能掩盖病情。

由于胎盘早剥通常在创伤的早期发生,所以在母体情况稳定后应尽早实施胎儿监护,目前尚不清楚创伤后应监护多长时间。以上引用的数据显示,如果没有子宫收缩、子宫压痛和出血等显性症状,创伤后有必要观察4小时。如果有子宫收缩、胎心监护无反应、阴道出血、子宫压痛或易激惹、严重的母体创伤或胎膜破裂等情况,应采用持续胎心监护(ACOG,2017b)。在创伤数天后才发生胎盘早剥者极为罕见(Higgins,1984)。

■ 胎母出血

对受伤的孕妇进行 Kleihauer-Betke 评分或类似的评分仍存在争议。目前尚不清楚采用这些评分能否改善胎儿的不良结局,如胎儿贫血、心律失常和死亡(Pak,1998)。在对125例遭受钝物击伤患者回顾性分析中发现,该评分实际应用价值不大(还有其他类似的结论)。尽管0.1%的胎儿细胞阳性检测可以预测子宫收缩或早产(Connolly,1997;Muench,2003,2004)。

对于孕妇是 Rh-D 阴性血型者,应考虑使用抗 D 免疫球蛋白。如果没有检测到胎儿出血,可以不需要注射,胎母出血超过15mL,即使注射抗-D免疫球蛋白,仍可能发生同种免疫反应(第15章)。

受伤孕妇治疗时应注意破伤风疫苗免疫状态,如果有指征,推荐使用单剂量破伤风类毒素、减毒白喉类毒素和脱细胞百日咳疫苗(Tdap),因为它对新生儿百日咳免疫有好处(第9章)。

烧伤

妊娠期的治疗同非孕期(Mendez-Figueroa,2016),在治疗方面,与年龄相仿的非孕妇相比,一般认为怀孕并不会改变孕妇的热损伤,正如预期,母儿生存率与烧伤面积成正比(Parikh,2015)。Karimi 等(2009)报告自杀未遂与吸入性损伤的死亡率较高。来自七项研究的近400例女性资料表明,烧伤面积与死亡率呈线性上升趋势(图47-12),对于20%、40%和60%的烧伤,产妇死亡率分别约为4%、30%和93%。相应的胎儿死亡率分别为20%、48%和96%。通常,严重烧伤孕妇会在发病几天至1周内自然分娩,多为死胎。主要与低血容量、肺损伤、败血症及与烧伤相关的代谢紊乱有关(Radosevich,2013)。

孕妇严重的腹部烧伤后,随后可能会出现伴疼痛的皮肤挛缩,甚至需要进行手术减压或皮肤自体移植(Mitsukawa,2015;Radosevich,2013)。乳头丧失或变形,

可能会导致母乳喂养的问题。Mitsukawa 等(2015)报告,挛缩缓解的迹象是瘢痕覆盖了整个腹部总面积75%以上。或者,由于妊娠而导致的正常腹部组织扩张似乎是产后进行皮肤移植以矫正其他身体部位瘢痕畸形的极好来源(Del Frari,2004)。

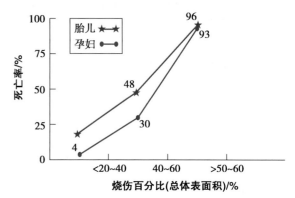

图 47-12　400 例妊娠期严重烧伤患者母儿死亡率
(资料来源:Akhtar,1994;Amy,1985;Mabrouk,1977;Maghsoudi,2006;Parikh,2015;Rayburn,1984;Rode,1990.)

■ 电击伤

早期的病例研究显示妊娠期电击伤胎儿死亡率较高(Fatovich,1993)。但是,Einarson 等(1997)的一项31例妊娠期电击伤前瞻性队列研究发现,围产期结局与正常对照组无差异。这可能与北美110V电压比欧洲220V的电压安全有关。1例在孕22周时曾经发生过轻度电休克的孕妇在孕29周发生髂血管血栓(Sozen,2004)。另一例病例报告为1例因心脏骤停脑死亡的孕妇(Sparic,2014),电击造成的热烧伤极为严重。

电击伤对人体产生灾难性病理生理影响。García Gutiérrez 等(2005)报告13例妊娠期雷击伤案例,50%发生死胎。

心肺复苏

根据美国住院患者数据的估计,心脏骤停发生率1/12 000(Mhyre,2014),最常见原因是出血、心力衰竭、羊水栓塞和脓毒症。美国妇产科医师学会(2017b)、产科麻醉学学会和围产学会(Lipman,2014)对整体的急救方案和设备进行了总结。2010年美国心脏协会指南(Jeejeebhoy,2015)中概述了在妊娠晚期进行心肺复苏(cardiopulmonary resuscitation,CPR)的特别注意事项,推荐重症孕妇的处理标准:①通过子宫左侧位,解除可能对下腔静脉的压迫;②100%氧气吸入;③在膈肌上方水平建立静脉通道;④评估需要治疗的低血压,定义

为血压<100mmHg 或<基线的 80%;⑤尽早评估危重疾病的原因和治疗情况。

体外按压心脏的位置同非孕期(Holmes,2015),非妊娠妇女,胸外心脏按压能增加正常心输出量的 30%(Clark,1997)。但是,在妊娠晚期,增大的子宫压迫腹主动脉,心输出量可能有所减少(Clark,1997;Nelson,2015),所以,改变子宫的位置配合其他复苏措施非常重要。通过助手改变手术台的倾斜度,在右髋关节部放置楔形物或使用 Cardiff 楔子均能使患者左侧卧位(Rees,1988;Rose,2015)。如果没有设备,可以双膝跪地大腿托住孕妇的背部,形成一个"人体楔子"(Whitty,2002)。

■ 剖宫产

在孕产妇复苏过程中,由于妊娠影响 CPR 的效果,可考虑围死亡期紧急剖宫产抢救胎儿并改善孕产妇复苏效果。一些学者建议,如果胎儿存活,应在开始进行心肺复苏的 4~5 分钟内进行剖宫产终止妊娠(Drukker,2014)。当然,新生儿神经系统的健康与孕妇心脏骤停至胎儿娩出的时间成反比。据研究,在心脏骤停 5 分钟之内娩出者,98% 新生儿神经系统功能完好;在 6~15 分钟内娩出者,83% 新生儿神经系统功能完好,16~25 分钟内娩出者,33% 新生儿神经系统功能完好;26~35 分钟内娩出者,只有 25% 新生儿神经系统功能完好无损(Clark,1997)。由于终止妊娠可改善产妇复苏效果,美国妇产科医师学会(2017)推荐在妊娠晚期,孕妇心脏骤停 4 分钟内实施剖宫产手术。

这个重要而存有争议的问题缺乏证据支持。Katz 等(2005)回顾文献,其中包括 38 例围死亡期剖宫产分娩存在"明显的选择偏倚","孕妇心脏骤停 4 分钟内围死亡期剖宫产能改善母儿结局"的结论还缺乏有力的证据。即便如此,正如 Clark 等(1997)和 Rose 等(2015)所提及,在临床实践中很少能够做到 4 分钟内剖宫产。例如,大多数心脏骤停是突然发生,因此,仅仅开始准备实施 CPR 就需要 5 分钟。因此,准备"紧急"剖宫产将取代正在进行的心肺复苏,"紧急"剖宫产只有在没有适当的麻醉或手术设备的情况下进行,可能导致产妇死亡。此外,必须区分死前剖宫产和死后剖宫产(Katz,2012;Rose,2015)。最后,面临当前无法解决的伦理问题,权衡利弊,任何选择都应优先考虑母亲而非胎儿的存活。Katz(2012)对围死亡期剖宫产进行综述。

■ 母亲脑死亡

孕妇脑死亡而宫内胎儿正常情况十分罕见,需等待胎儿有生存能力或成熟。这一问题将在第 60 章中讨论。

毒液螯入

据 Brown 等(2013b)报告,孕妇被蛇、蜘蛛、蝎子、水母和膜翅目昆虫,如蜜蜂、黄蜂、黄蜂和蚂蚁等叮咬后会有临床表现。不良结局与母体对毒液的反应有关。他们的研究显示,有限的证据支持针对毒液的特异性治疗方法,包括对症治疗、适当抗蛇毒血清治疗、过敏反应治疗和胎儿评估。Lei 等(2015)提供了一个北美蛇咬伤的治疗方案。

(张巢 翻译　赵扬玉 审校)

参考文献

第48章

肥胖

我最近诊治过一个病人,她认为自己怀孕并且已接近预产期。在和我交谈时,她还会因为感受到剧烈的胎动而惊叫。但是经过检查,却发现她的子宫大小正常,腹部膨隆是由于脂肪快速堆积而造成的。

——J. 惠特里奇·威廉姆斯(1903)

在 20 世纪初,肥胖问题还不算严重。除了少数个例外,威廉姆斯并没有提及肥胖对产科有什么不利影响。但着眼当今,超重已成为目前社会面临的主要健康问题之一(GBD 2015 Obesity Collaborators,2017)。截至 2014 年,在美国有超过 1/3 的成年人处于肥胖状态(Ogden,2015)。

肥胖对于健康的负面影响令人震惊,其可引发多种疾病如糖尿病、心脏病、高血压、卒中和骨关节炎等。肥胖孕妇及其胎儿也容易罹患多种严重的、与妊娠相关的并发症,并有较高的远期发病率和死亡率。

总论

■ 定义与流行病学

肥胖分级最常用的指标是体重指数(body mass index,BMI),也称为克托莱指数(Quetelet index)。BMI 计算公式为体重(kg)除以身高(m)的平方(kg/m²)。计算出的 BMI 值可以各种图表和图像形式表达(图 48-1)。美国国家卫生研究院(2000)根据 BMI 对成人进行分类:正常(BMI 18.5 ~ 24.9kg/m²)、超重(BMI 25 ~ 29.9kg/m²)、肥胖(BMI ≥ 30kg/m²)。而肥胖又进一步分为:I 级(BMI 30 ~ 34.9kg/m²),II 级(BMI 35 ~ 39.9kg/m²),III 级(BMI ≥ 40kg/m²)。III 级肥胖通常被称为病态肥胖,而超级病态肥胖则是指 BMI ≥ 50kg/m²。

据统计,2011 ~ 2014 年间,女性肥胖患病率较男性略多(约 36% vs. 34%)(Ogden,2015)。在女孩和妇女中,肥胖的患病率会随着年龄的增长而上升,并且各种族之间患病率呈不同趋势(图 48-2)。尽管目前肥胖在各经济阶层中均很普遍,但总体而言,其严重程度与贫困程度成正比(Bilger,2017)。此外,研究者通过对基因位点的鉴定发现肥胖具有基因易感性(Locke,2015;Shungin,2015)。

■ 脂肪病理生理学

脂肪组织的功能非常复杂,它并不仅仅用来储存能量。许多脂肪组织细胞通过内分泌和旁分泌因子与其他组织进行联系,这些因子被称为脂肪细胞因子,简称脂肪因子,其中一些具有代谢功能,包括脂联素、瘦素、肿瘤坏死因子-α(tumor necrosis factor-α,TNF-α)、白细胞介素 6(interleukin 6,IL-6)、抵抗素、内脂素、爱帕琳肽、血管内皮生长因子(vascular endothelium growth factor,VEGF)、脂蛋白脂肪酶和胰岛素样生长因子。其中一个重要的脂肪因子是脂联素,是分子量为 30kDa 的蛋白质,可以增强胰岛素的敏感性、阻断肝脏葡萄糖释放,并对循环血脂起到心肌保护作用。脂联素的缺乏与糖尿病、高血压、内皮细胞活化和心血管疾病密切相关。

第48章

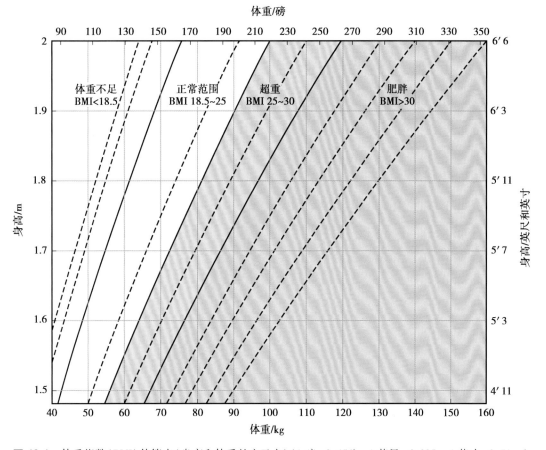

图 48-1　体重指数（BMI）估算表（身高和体重的交叉点）（1 磅＝0.454kg；1 英尺＝0.305m；1 英寸＝2.54cm）

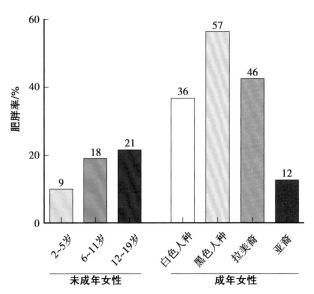

图 48-2　2009~2014 年，美国未成年女性和成年女性的肥胖率

（资料来源：Ogden，2015.）

在妊娠期间，细胞因子如瘦素、抵抗素、TNF-α 和 IL-6 的表达水平较高会导致胰岛素抵抗的发生。事实上，脂肪因子，尤其是炎性细胞因子，可能是胰岛素抵抗的主要刺激物（Al-Badri，2015；Yang，2016）。

与之相反，脂联素具有抗炎和胰岛素增敏作用，受脂肪量的负调控。这些脂肪相关因子的调控作用并不一致，如妊娠糖尿病患者中脂联素低表达而瘦素高表达。而胎盘中这些脂肪因子的生成也很重要，它们会通过一种尚未确定的机制影响胎儿的生长和肥胖程度（Sartori，2016）。

■ 代谢综合征

由于脂肪组织具有多重内分泌和旁分泌功能，其过量后产生的有害影响并不令人惊讶（Cornier，2011；Gilmore，2015）。肥胖与遗传因素相互作用会导致胰岛素抵抗，其特点是糖代谢受损并容易发展为 2 型糖尿病。胰岛素抵抗会还引起一些亚临床异常，从而导致机体更易罹患心血管疾病并加速其发生。其中最重要的为 2 型糖尿病、血脂异常和高血压，它们都是代谢综合征的组成部分。

对该综合征的定义标准参见 表 48-1（Alberti，2009）。腰围是筛查的首选指标，但只要具备表中所列五个因素中的任意三个即可诊断为代谢综合征。需要注意的是，根据这些标准衡量，大多数 2 型糖尿病患者患有代谢综合征。此外,患有高血压的肥胖妇女通常会表现出血浆胰岛素水平升高;而在向心型肥胖的妇女中,这一点尤为显著(Fu,2015)。

表 48-1　代谢综合征的诊断标准
患者有下列三种或更多表现:
腰围增加[a]
甘油三酯升高:≥150mg/dL
高密度脂蛋白胆固醇降低[b]
男性<40mg/dL
女性<50mg/dL
血压升高[b]:收缩压≥130mmHg 和/或
舒张压≥85mmHg
空腹血糖升高[b]:≥5.6mmol/L

资料来源:Alberti,2009.
[a] 根据国家和居民确定具体的临界值。
[b] 服药达到正常值的人被认为符合该标准。

据 CDC 的国家健康与营养调查(National Health Nutrition Examination Survey, NHANES)显示,到 2012 年,美国代谢综合征的发病率为 34%(Moore,2017)。果不其然,代谢综合征的患病率随着年龄的增加而升高。20%的患者年龄为 18~29 岁,而 36%的患者年龄为 30~49 岁。

■ 非酒精性脂肪肝病

一般而言,内脏的脂肪含量与肝脏脂肪含量密切相关(Cornier,2011)。而肥胖会导致过多的脂肪在肝脏中堆积,即肝脂肪变,又称为非酒精性脂肪肝病(nonalcoholic fatty liver disease,NAFLD)。在代谢综合征患者中,肝脂肪变会发展为非酒精性脂肪肝炎(nonalcoholic steatohepatitis,NASH)和肝硬化,甚至是肝细胞癌。事实上,世界范围内 1/4 的慢性肝病是由 NAFLD 所引起的(Younossi,2016)。此外,NAFLD 还与致命性和非致命性心血管疾病有关。

■ 与肥胖相关的发病率

众所周知,肥胖易导致一系列不良后果,如葡萄糖耐受不良、高血压、血脂异常和代谢综合征。此外,代谢综合征和肥胖还与心血管疾病相关,包括心肌梗死、心房颤动、心力衰竭和卒中(Long,2016)。胰岛素抵抗和代谢综合征会导致成年人的脑部发生结构性改变、执行能力和记忆力下降。而在青少年中也发现了类似的结果,这表明代谢综合征对神经认知功能的影响与

严重闭塞性血管疾病无关(Rusinek,2014)。

肥胖与全因早期高死亡率有关(Fontaine,2003;Peeters,2003)。图 48-3 汇总了 19 项前瞻性研究的心血管死亡率相关数据,显示心血管疾病和癌症的死亡风险会随着 BMI 的增加而成比例上升。然而,在这些研究中已假设了肥胖悖论,即某些群体实际上能够从肥胖中得到生存优势(Hainer,2013)。尽管如此,有充分证据表明正常体重对于健康有诸多益处(Cheung,2017)。

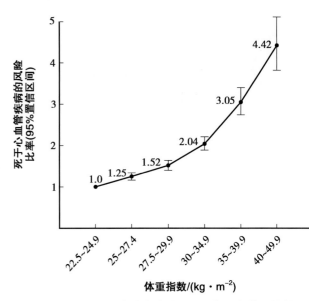

图 48-3　在 146 万例成年白种人男女中,根据体重指数评估出的死于心血管疾病的风险比率(95%置信区间)
(资料来源:de Gonzalez,2010.)

■ 肥胖的治疗

对肥胖者而言减肥是非常困难的事情,即便成功,想要长期维持体重也同样是艰巨的挑战。应鼓励妇产科医生帮助肥胖的成年女性减重。合理的减重方法包括运动、药物和外科手术或综合上述方法进行科学组合(Dixon,2016)。改变饮食和运动锻炼可以减轻体重并降低与代谢综合征相关的发病率(Garvey,2016;Martin,2016)。在结合使用减肥手术后,2 型糖尿病患者的血糖控制会得到改善(Schauer,2014)。然而,与外科手术和药物干预相关的长期失败率都较常见,在接受减肥手术的 2 型糖尿病患者中,失败率高达 50%(Mingrone,2015)。

妊娠和肥胖

肥胖妇女在生殖方面明显不存在优势(American Society for Reproductive Medicine,2015)。肥胖会导致不孕、早期流产、复发性流产、早产,还可能在孕期、分

娩期和产褥期引起一些产科、内科和外科的并发症（ACOG，2015）。此外，体重超重的妇女使用口服避孕药更容易失败（第38章）。并且，肥胖母亲的婴儿及子女成年后肥胖的发病率也相应较高（Godfrey，2017；Reynolds，2013）。

在美国，肥胖患者妊娠的数量明显增加。图48-4显示了在帕克兰医院所获得的、三个时期以上的经验数据。

■ 母体患病率

对于超重女性，较高的不良妊娠结局使妊娠复杂化（Schummers，2015）。在表48-2中显示了五项研究的结果，其中包含100万例以上的单胎妊娠。尽管没有肥胖人群那么严重，但超重的妇女几乎所有并发症的发生率都明显高于BMI正常的妇女。

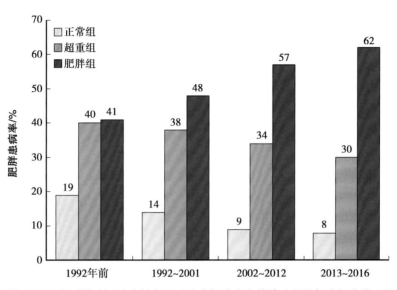

图48-4　按不同时间对在帕克兰医院进行首次产前检查的孕妇进行分类，四个时期的肥胖患病率依次增多

表48-2　超重和肥胖女性的不良妊娠影响

并发症	患病率/% BMI 正常 18.5~24.9kg/m² n=621 048	患病率/%（OR，95%置信区间ª）	
		超重，BMI 25~29.9kg/m² n=228 945	肥胖，BMI>30kg/m² n=78 043
妊娠期糖尿病	2.3	4.3（OR 1.91，1.86~1.96）	8.6（OR 4.04，3.94~4.15）
子痫前期	2.7	4.3（OR 1.60，1.56~1.64）	8.1（OR 3.17，3.08~3.25）
早产	3.8	4.1（OR 1.09，1.05~1.13）	4.8（OR 1.28，1.23~1.34）
引产	20.9	23.8（OR 1.19，1.17~1.21）	29.7（OR 1.60，1.57~1.64）
产前剖宫产或择期剖宫产	6.6	8.3（OR 1.28，1.26~1.31）	11.5（OR 1.85，1.81~1.89）
剖宫产术	25.2	31.5（OR 1.37，1.34~1.39）	39.3（OR 1.92，1.88~1.96）
肩难产	2.0	2.4（OR 1.22，1.17~1.28）	2.3（OR 1.14，1.08~1.21）
产后出血	6.7	8.4（OR 1.29，1.26~1.31）	8.7（OR 1.34，1.31~1.37）
盆腔感染	0.6	0.7（OR 1.16，1.06~1.26）	0.8（OR 1.28，1.15~1.43）
伤口感染或并发症	0.4	0.5（OR 1.42，1.28~1.58）	1.0（OR 2.70，2.42~3.01）
大于胎龄儿	8.7	13.1（OR 1.57，1.54~1.61）	16.3（OR 2.04，1.99~2.10）
巨大儿	2.0	3.6（OR 1.81，1.74~1.88）	5.1（OR 2.60，2.50~2.71）
死胎	0.3	1.8（OR 5.89，5.57~6.22）	0.5（OR 1.71，1.56~1.87）

资料来源：Kim，2016；Lisonkova，2017；Ovesen，2011；Schummers，2015；Sebire，2001.
ª 与 BMI 正常的这组相比，95%置信区间的优势比（OR）显著。
BMI，体重指数。

在针对不良后果的研究中,对于肥胖的定义各不相同,而 BMI>30kg/m² 、BMI>50kg/m² 常被作为阈值(Crane,2013;Denison,2008;Stamilio,2014)。Mariona(2017)回顾分析了密歇根州的孕产妇死亡情况,发现肥胖孕产妇的死亡风险是正常孕产妇的 4 倍。超级病态肥胖妇女发生母胎并发症的风险明显升高,如子痫前期、巨大儿、剖宫产率,甚至胎粪吸入、呼吸机支持及新生儿死亡的概率也更高(Marshall,2014;Smid,2016)。图 48-5 所示数据来自一项大规模研究。

其中特别明显的是妊娠期高血压疾病和妊娠期糖尿病的发病率显著增加。如前所述,肥胖和代谢综合征的特点是胰岛素抵抗,这会导致轻度炎症和内皮活化(Ma,2016)。这些后效应在子痫前期发病中起着重要作用(第 40 章)。图 48-6 显示了母体 BMI 升高与子痫前期发病率之间相关性的关键证据。而加拿大的一项大规模研究及安全分娩联盟也报告了类似的观察结果(Kim,2016;Schummers,2015)。

肥胖和高血压是围产期心力衰竭的常见协同因子(Cunningham,1986,2012)。Stewart 等(2016)针对肥胖对心脏重塑的影响进行了前瞻性研究,研究在 14 例正常孕妇和 9 例超重或肥胖孕妇中展开(图 4-8)。超重或肥胖妇女的向心性重构更为明显(图 48-7)。然而,这在产后 3 个月会恢复正常。

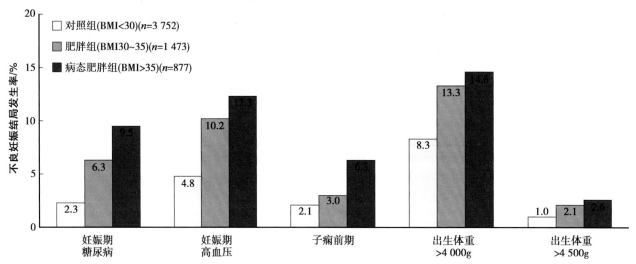

图 48-5 根据体重指数分组,在参加早、中孕风险评估(FASTER)实验的 16 102 例妇女中,不良妊娠结局的发生率
(资料来源:Weiss,2004.)

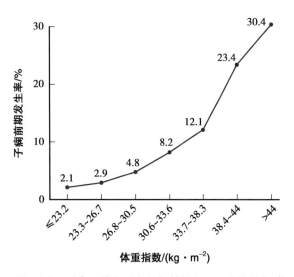

图 48-6 对高血糖和不良妊娠结局(HAPO)的研究:依据体重指数划分的子痫前期发生率
(资料来源:HAPO Study Cooperative Research Group,2008.)

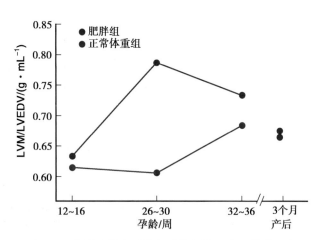

图 48-7 肥胖和体重正常妇女妊娠期心室重构的几何变化。LVM,左心室重量;LVEDV,左心室舒张末期容积
(资料来源:Stewart,2016.)

肥胖与妊娠期糖尿病有着不可忽视的联系，如表48-2所示。它们的共存及不良影响将在第57章中论述。

NAFLD 会导致某些不良妊娠结局。在 110 例患有 NAFLD 的妇女中，子痫前期、早产、低出生体重儿、剖宫产和妊娠期糖尿病的患病风险升高（Hagström，2016）。在一项针对 476 例孕妇进行的前瞻性研究中，孕早期超声证据表明母体 NAFLD 与妊娠糖尿病密切相关（De Souza，2016a，b）。Meyer 等（2013）发现，与正常体重的妇女相比，超重和肥胖孕妇体内低密度脂蛋白Ⅲ（low-density lipoprotein，LDL-Ⅲ）含量更高。

LDL-Ⅲ的优势是典型的 NAFLD 肝脂肪异位积累的标志，而这是 NAFLD 的典型特征。在帕克兰医院，我们现在经常会遇到患 NAFLD 的肥胖孕妇，且有证据表明血清转氨酶水平升高与脂肪肝密切相关。只有在极少数情况下，必须进行肝活检来排除其他原因。

除了这些代谢并发症，肥胖也会对妊娠期间生活质量产生负面影响（Amador，2008；Ruhstaller，2017）。一项系统回顾分析发现，在妊娠期间及之后，超重和肥胖妇女患抑郁症的风险显著增加（Molyneaux，2014）。肥胖妇女在妊娠期间也更容易出现焦虑。

■ 围产期死亡率

随着肥胖程度的增加，死胎的发生概率也随之升高（Ovesen，2011；Schummers，2015）。Flenady 等（2011）对近 100 项回顾性研究进行分析后发现，肥胖是排名第 1 位的可改变的死胎的危险因素。Yao 等（2014）发现，与正常体重的孕妇相比，超级病态肥胖孕妇在妊娠 39 周和 41 周时的死胎发生率分别是前者的 5.7 倍和 13.6 倍。值得注意的是，在这项研究中 25% 的足月死胎与肥胖妇女有关。慢性高血压及与肥胖有关的子痫前期，是导致死胎过多的原因之一。

据 Lindam 等（2016）对围产期死亡率的评估，在妊娠早期，母亲的高 BMI 是一个危险因素。肥胖妇女的新生儿死亡风险也更大（Johansson，2014；Meehan，2014）。Cnattingius 和 Villamor（2016）指出，妊娠期间体重增加是围产期死亡率上升的一个危险因素，而超重妇女在妊娠期间减轻体重会降低这一风险。

■ 围产期并发症

肥胖妇女的胎儿和新生儿出现并发症的概率都有所增加。慢性高血压和糖尿病是导致围产期患病率过高的两个重要且相互关联的辅助因素，这两者都与母亲肥胖病有关。这两者均可增加肥胖患者胎儿生长受限发病率及医源性早产的风险（Schummers，2015）。孕前糖尿病会增加新生儿出生缺陷率，而妊娠期糖尿病也会并发大于胎龄儿和巨大儿（第 44 章）。

即使不考虑糖尿病，肥胖妇女的巨大儿发生率也更高（Kim，2016；Ovesen，2011；Schummers，2015）。来自克利夫兰 Metro-Health 医疗中心的一组研究人员对孕前肥胖、妊娠期体重增加、孕前期糖尿病及其与不良妊娠结局、新生儿体重和脂肪量的关系进行了研究（Catalano，2009，2015；Lassance，2015；Ma，2016；Yang，2016）。他们认为尽管其中每一个变量都与更大、更肥胖的新生儿有关，但对巨大儿发生率影响最大的是孕前 BMI 及其对炎症和胎盘基因表达的影响。

共病性肥胖也会导致较高的出生缺陷率（Stothard，2009）。与正常体重的对照组相比，超重、肥胖和严重肥胖妇女的胎儿神经管缺陷患病风险分别为 1.2 倍、1.7 倍和 3.1 倍（Rasmussen，2008）。国家出生缺陷预防研究报告了 BMI 与先天性心脏缺陷之间的关联性（Gilboa，2010），然而这可能与糖尿病作为辅助因子有关（Biggio，2010）。肥胖对于产科超声检查的准确性和出生缺陷的产前识别亦有不利影响（Adekola，2015；Dashe，2009；Weichart，2011）。

■ 后代长期发病率

肥胖的妇女会生出肥胖的孩子，他们今后又将成为肥胖的成人。Catalano 等（2009）对平均年龄为 9 岁的儿童进行了研究，发现母亲孕前肥胖与儿童肥胖有直接的关系。他们还报告了与所有代谢综合征相关因素的关联性，如向心性肥胖、收缩压升高、胰岛素抵抗增加和脂质异常。Reynolds 等（2013）报告，37 709 例超重和肥胖母亲的成年子女有较高的心血管疾病患病率和全因死亡率。Gaillard 等（2016）也发现其后代中存在类似的心脏代谢疾病。妊娠期间母亲体重增加过多可能导致后代成年后肥胖，这也得到了相关数据的支持（Lawrence，2014；Reynolds，2010）。在肥胖妇女的后代中，葡萄糖耐受不良和代谢综合征的发生率较高（Gaillard，2016；Tan，2015）。

目前关于此类疾病的生物学起因和发病机制尚不清楚。但是这些研究提高了胎儿编程的可能性，也就是说，胎儿期的环境异常可能导致成年后健康状况的不良发展。关于潜在的母体因素和遗传易感因素及婴幼儿饮食与活动关联的环境相关数据不足让人难以阐述清楚。表观遗传学支持母胎环境的干扰可能会产生不良妊娠结局（Kitsiou-Tzeli，2017）。这也可能是出生后的母婴环境影响所致（Gluck，2009）。关于胎儿编程的内容详见第 44 章论述。

产前管理

■ 孕期体重增加

美国国家医学研究院（2009）更新了有关孕妇体重增加的指南（表9-4）。对于超重妇女，建议其孕期体重增加控制在6.5~11.5kg。对于肥胖妇女，建议其体重增加控制在5~9kg。母亲的体重只有充分增加，才能保证胎儿和胎盘组织的生长并为羊水和母体血量的增加做好准备。因此，并不鼓励孕妇在妊娠期间减重。美国妇产科医师学会（2015）也认可这一修改后的指南。

然而，研究院发布的这些建议还没有确凿的科学证据予以支持，其价值尚未得到证实（Rasmussen，2010）。例如，对于肥胖患者妊娠期间体重增加不足对母胎的影响，目前医学界仍无定论。据Bodnar等（2016）报告，在妊娠期间体重增加不足的47 494例肥胖妇女中，出现低出生体重儿或小于胎龄儿的风险并未增加。Bogaerts等（2015）也发现，肥胖妇女即使体重减轻也不会导致胎儿发育不良。然而与之相反，Hannaford等（2017）报告称，肥胖妇女体重增加少于该研究院的推荐值时，其分娩小于胎龄儿的概率高达3倍以上。另一项研究同样发现，在妊娠期间体重减轻的肥胖妇女，其分娩小于胎龄儿的概率达2倍（Cox Bauer，2016）。

除体重增加不足外，妊娠期体重过度增加可能会给肥胖母亲带来更大的风险。Berggren等（2016）指出，超重或肥胖妇女在妊娠期间过度增长的体重主要累积于脂肪而非肌肉。据另一项研究显示，体重增加量超过推荐值的孕妇，其高血压发病率、剖宫产率和巨大儿发生率明显升高，而自发性早产和胎儿发育不良的比率则降低（Johnson，2013）。然而，当根据BMI进行分类分析时，发现在1 937例超重妇女中，子痫前期、剖宫产和巨大儿的发生率明显较高，但在1 445例体重增加过量的肥胖妇女中则无此现象。

在妊娠期间，与正常体重的孕妇相比，超重和肥胖妇女的体重增加量会超过推荐值（Endres，2015）。此外，超重和肥胖妇女在产后1年内会维持过高的体重，其中1/3的妇女其体重会比妊娠前至少增加10kg。

■ 饮食干预

实施饮食干预可以帮助孕妇限制体重增加并实现前文所列出的目标，其他选择还包括生活方式干预和体育活动。在对300例超重妇女进行的一项随机试验中发现通过锻炼可使妊娠糖尿病的风险降低（Wang，2017）。而在另一项试验中，从中期妊娠开始，将75例超重妇女随机分配到常规护理组或为期16周的中强度静态自行车项目组，各组间产妇和新生儿的结局无差异（Seneviratne，2016）。另外，对11 444例妇女进行的Cochrane数据库分析表明，生活方式干预只能适度减少母亲体重的增加，而对巨大儿、剖宫产率和新生儿不良结局的益处并不显著（Muktabhant，2015）。有研究认为关于新生儿结局，妊娠期间生活方式干预的成功率偏低是因为介入的时间较晚，即胎盘内的早期基因表达已编程完成之后才介入（Catalano，2015）。

■ 产前护理

密切产前监测可以发现糖尿病或高血压的多数早期表现。对于胎儿畸形进行足够的标准筛查，但在筛查中要牢记超声检查对胎儿畸形监测的局限。对肥胖妇女的胎儿生长发育的准确评估，通常需要进行系统连续的超声评估。在产前对胎儿心率的体外监测同样困难。

产时管理

肥胖妇女分娩或产时的并发症风险明显升高，包括过期妊娠或分娩异常（Carpenter，2016）。在一项对143 519例妇女进行的研究中发现，肥胖妇女足月自然分娩的概率约为正常体重妇女的一半（Denison，2008）。在对超过5 000例产妇的研究中提示，BMI>30kg/m² 的妇女第一产程持续的时间较长并且早期进展较慢（Norman，2012）。

■ 引产

与正常体重的妇女相比，肥胖妇女接受引产的可能性是其2倍（Denison，2008）。不幸的是，肥胖妇女引产失败的概率也是正常体重妇女的2倍，并且这种风险会随着肥胖程度的增加而上升（Wolfe，2011）。在对470例BMI>30kg/m² 并且宫颈条件未成熟的初产妇进行的一项回顾性研究中，将妊娠39周时接受引产者与接受期待治疗超过39周的妇女进行了比较（Wolfe，2014）。其中2/3接受妊娠期期待治疗者可正常分娩或发生胎膜自破，与该组相比，接受引产者的剖宫产率更高（26% vs. 40%）；此外，新生儿进入重症监护病房的比率也更高（6% vs. 18%）。与之相反，Lee等（2016）回顾了74 725例肥胖妇女分娩的统计数据，发现初产妇尤其是经产妇在妊娠37~39周选择性引产能降低剖宫产率。这些相互矛盾的结果凸显了产科医生所面临的困难，他们需要考虑胎儿和肥胖母亲之间看似相互冲突的利益。为了解决这个问题，母胎医学（Maternal-

Fetal Medicine Units）协作网正在针对妊娠 39 周计划性引产进行一项随机试验。

■ 麻醉风险

肥胖妇女面临的麻醉风险包括椎管内麻醉困难及因插管失败或困难而引起的并发症。建议在产前检查或在待产室时即由麻醉师对超级病态肥胖孕妇进行评估（ACOG，2017）。虽然产前麻醉咨询和早期硬膜外麻醉治疗合乎逻辑，但缺少更多的公开数据予以证实（Eley，2016）。

因为更长的神经轴突传递时间及穿刺或置换失败次数更多，病态肥胖妇女通常采用局部麻醉（Tonidandel，2014）。对需要剖宫产的肥胖患者，脊椎麻醉的好处与腰硬联合麻醉相似。例如，Rosse 等（2014）对单次椎麻醉与腰硬联合麻醉进行了比较，结果发现两种方法在病态肥胖患者中具有相同的便利性和效果。

在接受局部麻醉并伴有相对低血压的肥胖妇女中，更常发生新生儿脐动脉血酸中毒，其原因可能是分娩延迟。Edwards 等（2013）研究了 5 742 例肥胖妇女，发现随着 BMI 的增加，pH 显著下降、碱缺失值上升。BMI<25kg/m^2 时 pH<7.1 的比率为 3.5%，而当 BMI≥40kg/m^2 时 pH<7.1 的比率则翻倍至 7.1%。关于麻醉风险和并发症在第 25 章中有更详细的论述。

■ 剖宫产术

肥胖患者的剖宫产率较正常孕产妇有所升高。有研究显示肥胖妇女的手术比率为 33.8%，病态肥胖妇女的手术比率为 47.4%，而在正常体重的孕妇中该比率仅为 20.7%（Weiss，2004）。在一项对 226 958 例妇女的研究中，发现剖宫产率会随着肥胖程度显著上升：超重 34%、Ⅰ 级肥胖 38%、Ⅱ 级肥胖 43%，Ⅲ 级肥胖 50%（Schummers，2015）。在同一项研究中，妊娠糖尿病在 BMI<25kg/m^2 的妇女中比率为 6%，在 BMI≥40kg/m^2 的妇女中则上升为 21%，而妊娠糖尿病本身也是剖宫产的风险因素。更令人担忧的是，肥胖妇女的紧急剖宫产率也同样较高，而肥胖会延长切口选择及分娩的时间（O'Dwyer，2013；Pulman，2015）。Girsen 等（2014）发现，无论急诊还是非急诊病例，从切开皮肤到取出胎儿的时间都明显增加。

在第 31 章中提到过，肥胖妇女在剖宫产后的分娩失败率更高（Grasch，2017；Hibbard，2006）。两次妊娠之间体重增加的妇女，在前一次剖宫产后再次阴道分娩率也明显降低。

■ 手术顾虑

对于剖宫产分娩，要为胎儿顺利娩出优选相应的切口位置和类型，在最小组织损伤的情况下使伤口达到最佳愈合。我们倾向于为肥胖妇女实施纵切口以提供最直接通路（图 48-8）。也有人倾向于腹部低位横切口。母亲的个体差异让我们无法简单评价哪一种方法更优（McLean，2012；Turan，2016）。一些观察性研究对皮肤纵切口和横切口的伤口并发症进行了比较，但结论不一致（Brocato，2013；Marrs，2014；McClean，2012；Sutton，2016；Thornburg，2012）。

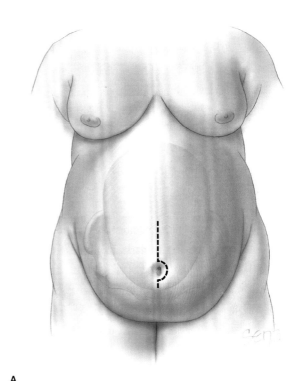

A

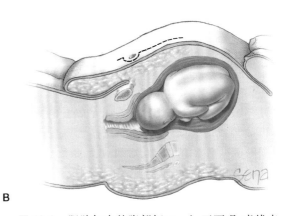

B

图 48-8 肥胖妇女的腹部切口。A. 正面观，虚线表示相对腹膜的腹部皮肤切口，如背景中的子宫所示，选择脐周围切口是为了便于进入子宫下段；B. 矢状面观

腹部伤口的感染率与 BMI 有直接关系。Conner 等（2014）发现，与非肥胖妇女相比，超级病态肥胖妇女的伤口感染风险是其 3 倍（23% vs.7%）。在 BMI>45kg/m² 的妇女中，伤口并发症的发生率为 14%~19%（Smid，2015；Stamilio，2014），并发糖尿病会增加这种风险（Leth，2011）。也有研究表示，肥胖妇女伤口并发症的发生率为 2%~40%（Conner，2014；Marrs，2014；Smid，2015；Thornburg，2012）。

因此需要采取一些预防性的干预措施。当皮下组织缝合深达 2cm 时可以降低伤口并发症的发生率（Tipton，2011）。还可考虑使用更高剂量的围手术期预防性抗生素。药物代谢动力学研究表明，预防性抗生素的组织浓度会随着 BMI 的增加而降低（Pevzner，2011；Young，2015）。一项前瞻性研究显示，3g 头孢唑林较 2g 头孢唑林的药物组织浓度更高（Swank，2015）。即便如此，一项针对 335 例体重中位数为 140kg 妇女的回顾性研究发现，较高剂量的头孢唑林并未使手术部位感染减少（Ahmadzia，2015）。据最近的一项研究显示，围手术期仅给予头孢菌素预防的肥胖妇女，其手术感染率为 13.4%；而除了围手术期预防用药外，另加服 2 天头孢氨苄和甲硝唑的肥胖妇女，其手术感染率降至 6.4%（Valent，2017）。

负压伤口治疗（negative-pressure wound therapy，NPWT）现已被预防性使用（Mark，2014）。为了证明其有效性，Hussamy 等（2018）设计了一项随机试验，对 400 多例接受剖宫产的肥胖妇女进行了 NPWT 与常规敷料覆盖的比较。与常规处理相比，这种治疗并没有显著降低术后伤口并发症的发生率（19% vs.17%）。

为了减少血栓栓塞的并发症，美国妇产科医师学会（2015）推荐肥胖妇女在剖宫产术后应穿分段加压弹力袜、补充水分和早期活动。有人推荐"微量"肝素预防，但我们不推荐常规使用此药（第 52 章）。

肥胖病外科手术

一些外科手术通过减少胃容量或减少胃肠吸收的设计方法来治疗病态肥胖。在未孕妇女中，这些方法可以改善或治疗糖尿病、高脂血症、高血压和阻塞性睡眠呼吸暂停，并能降低心肌梗死和死亡的风险（Beamish，2016）。

■ 限制性手术

目前，有两种被认可的腹腔镜下可调节硅胶胃束带（laparoscopic adjustable silicone gastric banding，LASGB）减重手术：LAPBAND 和 REALIZE。即将一条胃束带置于胃食管连接处下 2cm 处，形成一个小囊。由胃束带内的盐水储存球来控制直径。

这些手术会对妊娠结局产生积极的影响。Dixon 等（2005）将接受肥胖病外科手术患者的妊娠结局与术前的妊娠结局及与肥胖妇女的配对队列数据进行了比较。与术前妊娠相比，患者行胃束带手术后的妊娠高血压发生率（45% vs.10%）和妊娠期糖尿病发生率（15% vs.6%）都显著降低。这些结果及其他研究结果如表 48-3 所示。

表 48-3　肥胖外科手术后的妊娠结局

结局[a]	胃束带术[b] （n=651）	Roux-en-Y 胃旁路术[c] （n=361）
高血压	11%	4%
妊娠糖尿病	7%	4%
剖宫产术	35%	33%
平均出生体重	3 206g	3 084g
低出生体重	7%	11%
死胎	3/1 000	3/1 000

[a] 未报告的数据，各项发生频率近似。
[b] 资料来源：Adams，2015；Bar-Zohar，2006；Carelli，2011；Dixon，2005；Ducarme，2013；Facchiano，2012；Lapolla，2010；Pilone，2014；Sheiner，2009；Skull，2004。
[c] 资料来源：Adams，2015；Ducarme，2013；Facchiano，2012；González，2015；Sheiner，2009。

妊娠期间的胃束带收缩会影响母体和胎儿的体重增加。Pilone 等（2014）研究了 22 例放置胃束带后女性妊娠的情况，并报告所有研究对象在妊娠前 3 个月都接受了胃束带完全收缩，她们在妊娠期间平均增加体重 14.7kg。在另一项研究中，42 例妇女接受了胃束带收缩，而另 54 例妇女则保持胃束带膨胀状态。与胃束带保持膨胀相比，胃束带收缩会导致体重增加的更多（15.4kg vs.7.6kg）、婴儿出生体重更大（3 712g vs.3 380g），并且出现巨大儿的风险也增加至 2 倍（Cornthwaite，2015）。在少数情况下，胃束带会因恶心和呕吐而滑动，尤其是在妊娠期间或产后（Pilone，2014；Schmitt，2016；Suffee，2012）。有一起致命的胎儿脑出血是由母体缺乏维生素 K 所引起、并继发于胃束带滑动造成胃出口梗阻而引起的长期呕吐（Van Mieghem，2008）。

■ Roux-en-Y 胃旁路术

在腹腔镜下进行此种胃旁路术是最常用的胃限制和选择性吸收不良手术。其手术步骤如图 48-9 所示。

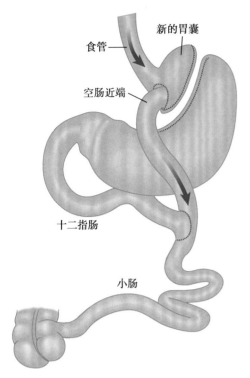

图 48-9 Roux-en-Y 旁路术。使用该术在近端胃完全地横断切除后仅留下 30mL 的小囊。然后将远处空肠的近端连接至此囊以绕过大部分的胃和十二指肠。Roux-en-Y 肠肠吻合术也使这种胃空肠吻合术有一个 60cm 处的末端,使旷置的胃和十二肠可有引流作用

与其他减肥手术一样,此种胃旁路术后妊娠结局也会显著改变(Adams,2015)。如表 48-3 所示,高血压、妊娠期糖尿病和巨大儿的发病率降低。严重的并发症并不常见,但在妊娠期间上腹部疼痛经常发生,这通常与内疝有关。内疝是肠系膜缺损引起的肠突出。Petersen 等(2017)对一组包含 139 例妊娠的出生队列结果进行了研究,伴发上腹部疼痛的发生率为 46%,其中 1/3 患有内疝。64 例上腹疼痛者中 14 例发生早产,

而无腹痛的 75 例中 1 例发生早产。内疝可能导致肠套叠和小肠梗阻,并且有报告称有产妇因疝气和梗阻而死亡(Moore,2004;Renault,2012)。众所周知,肠梗阻很难诊断(Vannevel,2016;Wax,2013)。

■ 妊娠

因减肥手术对健康的显著促进作用受到了患者追捧,许多患者在术后即得以妊娠(Narayanan,2016)。通过观察研究,与病态肥胖对照组相比,减肥手术后妇女的生育率明显提高并且产科并发症的发生率下降(Kominiarek,2017;Yi,2015)。其中一项研究中显示,尽管进行了外科手术治疗,670 例妇女中几乎有一半在旁路术后第一次妊娠时仍然肥胖(Johansson,2015)。然而,大于胎龄儿比率从 22% 下降到 8.6%,而小于胎龄儿比率从 7.6% 上升到 15.6%。在一项系统性回顾研究中,Yi 等(2015)证实了减肥手术后的胎儿体重趋势如上所述。此外,糖尿病和子痫前期的风险也明显降低。

目前,美国妇产科医师学会(2015)推荐对接受过减肥手术的妇女进行维生素和营养充足性评估。必要时,需要补充维生素 B$_{12}$、维生素 D、叶酸和钙。患者也有可能发现出现维生素 A 缺乏(Chagas,2013)。因为其胃束带可能需要调整,有胃束带的妇女在妊娠期间应由减肥团队进行跟踪随访。最后,对于内疝伴肠梗阻的症状需要特别警惕(Stuart,2017;Wax,2013)。

(张媛媛 翻译 孙丽洲 审校)

参考文献

第 49 章

心血管疾病

　　一些权威人士认为,有心脏损伤的妇女不适合结婚生育。这显然是种极端的观点。但是当病变严重并伴有心脏失代偿时,就需要对妊娠的风险进行仔细评估。

　　　　　　　　　——J. 惠特里奇·威廉姆斯(1903)

　　正如威廉姆斯一个多世纪以前所认识到的那样,患严重心脏病的女性妊娠会非常危险,可能导致机体失代偿甚至死亡。2011~2013 年美国孕产妇死亡率分析显示,以前导致大多数孕产妇死亡的主要原因:出血、高血压疾病和栓塞均呈持续下降趋势;相比之下,由于心血管疾病导致的死亡约占所有妊娠相关死亡人数的 26%(Creanga,2017)。因此,心血管疾病也是妊娠期并发症和进行产科重症监护的重要原因(Small,2012)。

　　妊娠合并心血管疾病的患病率上升与多种因素相关,包括肥胖、高血压和糖尿病(Klingberg,2017)。实际上,根据国家卫生统计中心的数据,几乎一半 20 岁及以上的成年人至少有一种心血管疾病的危险因素(Fryar,2012)。另一个相关原因是延迟生育。还有一个原因,正如下文所讨论的,越来越多患有先天性心脏病的女性也选择怀孕。

妊娠期生理

■ 心血管生理改变

　　妊娠期血流动力学改变明显,对患潜在心脏病的妇女有巨大影响。这些生理改变已在第 4 章中详细描述,本章不予赘述。表 49-1 罗列了部分妊娠期血流动力学改变情况。妊娠期心输出量增加近 40%,其中约一半孕妇心输出量增加发生在妊娠 8 周时,至妊娠中期达峰值(Capeless,1989)。妊娠早期由于血管阻力减小使心搏出量增加。而妊娠晚期静息脉率及心搏出量均明显增加,可能与血容量增多、心室舒张期充盈增加有关。这些变化在多胎妊娠中尤为明显(Kametas,2003;Kuleva,2011)。但正常妊娠不改变左心室收缩力,使左心室功能得以维持。换言之,妊娠期心脏作功增加,处于高排出量状态。

　　有潜在心脏疾病的孕妇可能无法适应这种变化,继而出现心室功能障碍,最终导致心源性心力衰竭。少数患严重心功能不全的孕妇可能在妊娠中期之前就出现心力衰竭表现。妊娠 28 周后孕妇血容量和心输出量达高峰,此时极易发生心力衰竭。由于围产期心脏负荷大大增加,具有高危因素的孕妇在这一时期极易发生心力衰竭,常见高危因素包括子痫前期、出血、贫血或败血症等。

表 49-1　10 例正常妊娠妇女妊娠足月和产后血流动力学数值变化比较结果　　　单位:%

参数	变化
心输出量	+43
心率	+17
左心室搏出指数	+17
血管阻力	
体循环	−21
肺循环	−34
平均动脉压	+4
胶体渗透压	−14

资料来源:Clark,1989.

■ 妊娠期心功能改变

妊娠期心室容积和心室质量发生重塑,使得收缩末期和舒张末期容积增大,以适应妊娠期高血容量状态。但此时心室壁厚度和射血分数并无明显变化,这些变化主要是由于左心室肌发生偏心性扩张,至足月妊娠时扩张约 30%~35%,产后几个月恢复到孕前水平。

临床上通常使用 Braunwald 心室功能表评估妊娠妇女心室功能。妊娠期心室输入量与输出量达到平衡,心脏才能正常作功。对心脏功能正常但处于高输出状态的未孕妇女的相关检查发现,患者左心室将发生纵向重塑,超声心动图显示形变指数正常。妊娠状态下纵向重塑被抑制,取而代之的是球形重塑,由于妊娠与非妊娠状态左心室重塑情况有差异,因此,正常非妊娠状态的形变指数标准并不适用于妊娠妇女(Savu,2012;Stewart,2016)。

为了解决这个问题,Melchiorre 等(2016)对 559 例初产妇进行研究,通过对孕期 4 个时间点和产后 1 年的超声心动图检查结果进行评估发现,妊娠足月时分别有 18% 和 28% 的孕妇出现明显心室舒张功能障碍和心肌松弛受损。此外,研究人员还发现,相当一部分孕妇出现每搏输出量指数下降和偏心重塑倾向。这些研究结果表明,大部分正常妊娠妇女心血管功能的适应需通过增加心室容积得以实现。值得注意的是,7.4% 的女性在足月时有明显的静息呼吸困难,其中大多数患者有房室舒张功能障碍,上述心功能变化及呼吸困难症状均在产后 1 年消失。

近年来,心脏 MR 成像越来越多地被用于评估心脏结构和功能。Stewart 等(2016)通过对 23 例妊娠和产后 12 周的心脏 MR 成像结果进行对比研究发现,妊娠 12~16 周、正常体重和超重女性的左心室质量均显著增加。左心室质量与左心室舒张末期容积的比值提示整个孕期左心室发生了向心性重塑,并在产后 12 周消失,这一改变同样也发生在右心室(Martin,2017)。总之,这些研究结果提示妊娠期心脏可能同时存在偏心性和向心性重塑。

心脏病的诊断

正常妊娠的生理性适应可引起一些症状并混淆心脏病的临床表现,从而增加诊断难度。例如,正常妊娠期,功能性收缩期心脏杂音很常见;妊娠期呼吸加重,有时还存在呼吸困难;孕中期后出现下肢水肿也很常见;很多妇女还会出现疲劳和不能耐受一般运动的情况。一些收缩期血流杂音可能很响,图 49-1 列出各种心音的正常变化,有可能被误认为心脏病。相反,如果临床上发现表 49-2 列出的心音变化,则很可能有心脏病存在。

■ 诊断性研究

一些常见的无创检查如心电图、胸部 X 线摄影和超声心动图适用于大多数孕妇心脏评估。

随着妊娠的进展,膈肌逐渐抬高,心电图上的电轴平均会左偏15°。此外,孕期还会出现 PR 间期缩短,T 波倒置或平坦,D_{III} 导联出现 Q 波(Angeli,2014)(图 49-2)。房性期前收缩和室性期前收缩相对频繁,电压不变(Carruth,1981)。

前后位和侧位胸部 X 线检查有助于诊断,检查时使用铅制围裙保护可使胎儿辐射量减到最小(第 41 章)。X 线检查可用于排除较明显的心脏扩大,正常妊娠时心影本身会增大,故 X 线不能发现轻微心脏扩大。

超声心动图被广泛运用于妊娠期心脏病的诊断,具有诊断准确的优点。正常妊娠时心脏四腔容积略增加,左心室质量亦会轻微增加,从而增加二尖瓣和三尖瓣反流(Grewal,2014),但心脏收缩功能不变。Savu 等(2012)和 Vitarelli 等(2011)提供了正常妊娠超声心动图参数,这些参数列于附录。在某些情况下,如诊断复杂性先天性心脏病时,经食管超声心动图可能有用。

与超声心动图相比,心血管 MR 成像具有更好的重复性,且受心室几何形状和个体习惯的影响较小,也可用于评估右心室(Nelson,2017)。Ducas 等(2014)公布了妊娠的正常参考值。

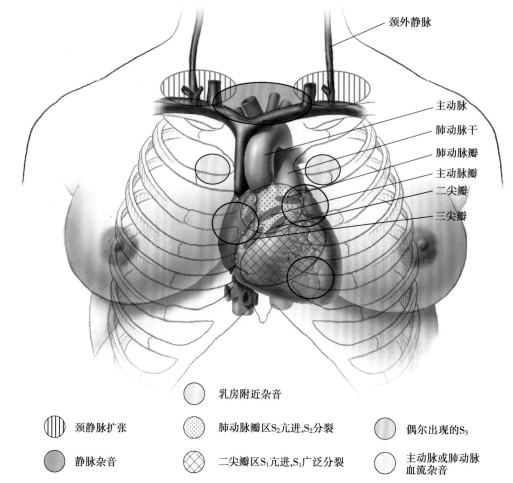

图 49-1　妊娠妇女心脏检查发现的正常体征。S_1，第一心音；M_1，二尖瓣区第一心音；S_2，第二心音；P_2，肺动脉瓣区第二心音

（资料来源：Gei，2001；Hytten，1991）

表 49-2　妊娠期心脏病的各项临床指征

症状	杵状指
进行性呼吸困难或端坐呼吸	持续性颈静脉扩张
夜间咳嗽	收缩期杂音 3/6 级或以上，舒张期杂音
咯血	心脏肥大
晕厥	持续性心律失常
胸痛	持续性 S_2 分裂
临床体征	第四心音
发绀	肺动脉高压体征

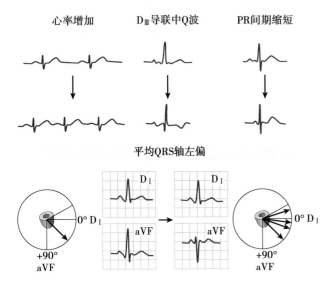

图 49-2　妊娠期正常心电图(ECG)改变,包括平均 PR 间期缩短,心率增加,心电轴左偏,T 波倒置或平坦及 D$_{III}$ 导联中 Q 波

(资料来源:Angeli F, Angeli E, Verdecchia P: Electrocardiographic changes in hypertensive disorders of pregnancy, Hypertens Res. 2014 Nov;37(11):973-975.)

妊娠期很少使用标记^{99m}Tc 白蛋白或红细胞来评估心室功能。目前认为,心肌灌注核医学研究中的胎儿辐射暴露可以忽略不计,若透视时间短,心脏导管插入也是安全的。在冠状动脉造影时,未屏蔽腹部孕妇的平均辐射暴露为 1.5mGy,其中到达胎儿的辐射仅小于 20%(European Society of Cardiology,2011)。缩短透视时间将尽可能地减少辐射暴露(Raman,2015;Tuzcu,2015)。对于有明确适应证的孕妇,母体检查的获益超过了胎儿辐射的理论风险(第 46 章)。

■ 功能性心脏病的分类

临床上尚无精确衡量心脏功能的方法。纽约心脏协会(New York Heart Association,NYHA)提出的心功能临床分级方法基于对患者生活能力丧失程度的评估而制定,并且不受患者体征影响:

- Ⅰ级,体力活动不受限:患者无心功能不全症状,也无心绞痛史。
- Ⅱ级,体力活动轻度受限:患者休息时无不适,但从事平时一般的体力活动时,出现极度疲劳、心悸、呼吸困难或心绞痛等不适。
- Ⅲ级,体力活动明显受限,患者休息时无不适,但从事小于平时一般的体力活动时,出现极度疲劳、心悸、呼吸困难或心绞痛。
- Ⅳ级,体力活动严重受限,患者不能从事任何体力活动,即使在休息状态下也可出现心功能不全或心

绞痛的症状,活动后加重。

Siu 等(2001)拓展了 NYHA 分级,并提出一个预测妊娠期心脏病并发症的评分系统。该系统基于加拿大 562 例心脏病孕妇 617 次妊娠的前瞻性分析研究而获得。心脏病并发症预测包括以下内容:①既往心力衰竭、短暂性脑缺血发作、心律失常或卒中。②心功能 NYHA 分级为Ⅲ级或Ⅳ级、发绀。③左心系统梗阻,二尖瓣面积<2cm^2,主动脉瓣面积<1.5cm^2,或超声心动图检查示左心室流出道压力>30mmHg。④射血分数小于 40%。有以上一个或两个甚至更多危险因素的心脏病孕妇并发肺水肿、持续性心律失常、卒中、心脏骤停或心源性猝死的风险大大增加。

Khairy 等(2006)也报告相似发现。世界卫生组织(WHO)经过修改得出更全面的心血管疾病和妊娠风险分类(表 49-3)。这种分类法对于孕前咨询及评估妊娠风险十分有效。Lu(2015)和 Pijuan-Domènech 等(2015)研究表明,改进的 WHO 分类为妊娠期心脏并发症提供了最大的预测准确性。

表 49-3　WHO 对心血管疾病的风险分级和妊娠管理的建议

风险类别	相关病变
WHO 1 级:妊娠风险不高于一般人	无并发症,仅伴有轻微症状: 肺动脉狭窄 室间隔缺损 动脉导管未闭 二尖瓣脱垂未造成反流 能成功修复的简单病变: 第二房间隔缺损 室间隔缺损 动脉导管未闭 完全性肺静脉异位引流 孤立性室性期前收缩和心房异位搏动
● 妊娠期需要 1 次或 2 次心脏病专科咨询	
WHO 2 级:孕产妇死亡率和发病率风险略有增加	无其他复杂情况如: 房间隔缺损未手术 法洛四联症已修复 大多数心律失常
● 每 3 个月需 1 次心脏病专科咨询	

表 49-3　WHO 对心血管疾病的风险分级和妊娠管理的建议（续）

风险类别	相关病变
WHO 2 级或 3 级：妊娠风险个体差异大	轻度左心室损害
	肥厚型心肌病
	WHO 4 级除外的原发性或组织瓣膜性心脏病
	无主动脉扩大的马方综合征
	心脏移植

- 根据病变和疾病严重程度，选择类似于 WHO 2 级或 3 级的个体化护理

WHO 3 级：孕产妇死亡率显著增加或需要专业心脏和产科护理	机械瓣膜植入
	系统性右心室：先天性转位，通过 Mustard 或 Senning 手术进行简单转位修复
	后入路的手术
	发绀型心脏病
	其他复杂的先天性心脏病

- 由多学科团队进行管理；每月或每 2 个月进行 1 次心脏和产科监测

WHO 4 级：孕产妇死亡率或严重疾病发生率风险很高；妊娠禁忌和建议终止妊娠	肺动脉高压
	严重全心功能不全（NYHA 分级 Ⅲ～Ⅳ 或 LVEF<30%）
	既往围产期心肌病伴左心室功能受损
	严重左心梗阻
	马方综合征主动脉扩张>40mm

- 妊娠禁忌
- 如果妊娠，每月或每两个月进行 1 次心脏和产科监测

资料来源：European Society of Gynecology，2011；Nanna，2014；Thorne，2006；World Health Organization，2010.

■ 孕前咨询

患严重心脏病的妇女在妊娠前进行相关咨询非常必要（第 7 章）。孕产妇死亡率通常与妊娠前心功能分级直接相关，但这种关系可能会随着妊娠进展有所改变。在前面提到的加拿大研究中，Siu 等（2001）观察到，心功能 NYHA 分级为 Ⅰ 级或 Ⅱ 级的妇女 579 次妊娠中，26 次（即 4.4%）出现明显心功能恶化。一些患有致命性心脏畸形的妇女，可通过手术矫正，以降低再

次妊娠风险。有些植入机械瓣膜的妇女在服用华法林时，首先要考虑胎儿因素。再者，许多先天性心脏病存在多基因遗传（第 13 章），因此，一些先天性心脏病孕妇的子代也患有类似疾病，其风险值有很大差异（表 49-4）。

表 49-4　胎儿患先天性心脏病的风险与家庭成员的关系

单位：%

心脏病	胎儿患先心病的风险		
	同胞患病	父亲患病	母亲患病
马方综合征	NS	50	50
主动脉瓣狭窄	2	3	15～18
肺动脉瓣狭窄	2	2	6～7
室间隔缺损	3	2	10～16
房间隔缺损	2.5	1.5	5～11
动脉导管未闭	3	2.5	4
主动脉缩窄	NS	NS	14
法洛四联症	2.5	1.5	2～3

资料来源：Lupton，2002.
NS，尚未阐明。

围产期管理

大多数情况下，围产期管理涉及产科专家、麻醉医师及其他专家组成的治疗团队。对于复杂病变或其他高风险病例，建议在妊娠早期由多学科团队进行评估。除心功能分级外，疾病的特点和严重程度也是影响预后和治疗的重要因素。某些情况下可能需要终止妊娠。

除极少数外，NYHA 分级为 Ⅰ 级和绝大多数 Ⅱ 级心功能的孕妇均可顺利地度过妊娠期，但必须特别注意预防和早期发现心力衰竭。已证明伴有脓毒血症的感染是诱发心力衰竭的一个重要因素。细菌性心内膜炎又是心瓣膜疾病的一个致死性并发症。应该告诉每一个孕妇避免接触有呼吸道感染包括普通感冒的患者，若有感染迹象应立即报告。推荐在孕前进行肺炎球菌疫苗和流感疫苗预防接种（第 9 章）。

因吸烟对心脏有不良影响，并可引起上呼吸道感染，所以孕期应禁止吸烟。吸毒则尤为有害，如可卡因和苯丙胺对心血管均有影响。另外，静脉吸毒使孕妇患感染性心内膜炎的风险增加。

幸运的是，NYHA 分级为 Ⅲ 级和 Ⅳ 级妇女现在不常见。在加拿大以往研究中，在约 600 例有妊娠合并

症的妇女中仅3%属于NYHA分级Ⅲ级心脏病,无心功能Ⅳ级患者(Siu,2001b)。这类心脏病妇女选择妊娠前必须了解妊娠风险并遵守有计划的护理。

■ 分娩与临产

阴道分娩可作为首选,引产也被认为是安全的(Thurman,2017)。Ruys 等(2015)通过对妊娠和心脏病大规模登记处869例计划阴道分娩的孕妇和393例计划剖宫产分娩孕妇的妊娠结局进行分析发现,计划剖宫产分娩对孕产妇和新生儿结局没有任何好处。

剖宫产通常仅限于产科适应证,但同时也要考虑孕妇的心脏情况、身体状态及麻醉医师和当地医院能否胜任。某些孕妇由于自身原因不能耐受手术,需要到能进行复杂心脏手术的医疗单位就诊。为了监测血流动力学变化,有时术中还需要行肺动脉导管插入术(第47章),但这种侵入性监测比较少见。

Simpson 等(2012)认为当孕妇出现下列情况时建议行剖宫产术:①主动脉根部扩张>4cm 或主动脉瘤;②急性严重充血性心力衰竭;③近期发生心肌梗死;④出现明显症状的主动脉瓣狭窄;⑤分娩后2周内需要华法林抗凝;⑥分娩后急需更换心脏瓣膜。虽然其中大部分内容专家意见一致,但也有部分观点值得商榷。例如,条件允许的情况下,部分专家更倾向于当孕妇肺水肿达到临床稳定后行阴道分娩。此外,华法林抗凝可用维生素K、血浆或凝血酶原浓缩物逆转。产程中,患严重心脏病的产妇应保持半卧或侧卧位,宫缩间期要密切监测生命体征。若脉搏大于100次/min或呼吸频率超过24次/min,特别是伴有呼吸困难时,则可能发生心力衰竭。一旦出现任何心功能失代偿迹象,则必须立即采取积极内科治疗。尤其应牢记的是,分娩本身不会改善产妇状况,而且急诊手术分娩可能非常危险。在这种情况下,决定尽快结束分娩时必须同时考虑母儿情况。

■ 镇痛和麻醉

缓解疼痛及消除焦虑很重要。尽管静脉注射镇痛药可使一些产妇获得满意的镇痛效果,但大多数情况下推荐持续硬膜外阻滞镇痛。应用传导麻醉的主要危险是可造成产妇低血压(第25章)。这对于有心内分流的妇女来说尤为危险,因其可使分流方向逆转。血液不经过肺循环,直接由右心系统流向左心系统到达主动脉。由于心室射血需要足够的前负荷,因此低血压对有肺动脉高压或主动脉瓣狭窄的患者来说具有致命性。在这种情况下,采用局部麻醉或全身麻醉可能更好。

仅患轻微心血管疾病而经阴道分娩的产妇,硬膜外阻滞加上静脉注射镇静通常很有效。已证明这种方法可最大程度减少心输出量的波动,并适合产钳或负压助产分娩。患严重心脏病的产妇通常不建议采用蛛网膜下腔阻滞。至于剖宫产术中麻醉,大多数临床医生首选硬膜外阻滞麻醉,因为它适用于肺动脉高压。

■ 产时心力衰竭

产程中心血管功能失代偿,可表现为伴有缺氧的肺水肿或低血压,或二者兼有。适当的治疗方法取决于特定的血流动力学状态和潜在的心脏病变。例如,失代偿性二尖瓣狭窄患者由于体液负荷过重导致肺水肿,最好的治疗方法是加强利尿。若由心动过速所致的心血管功能失代偿,则首选β受体阻滞剂控制心率。相反,同样的治疗用于由主动脉瓣狭窄所致的心血管功能失代偿及低血压患者,则可能危及生命。除非潜在的病理生理过程和失代偿原因都已明确,否则凭经验治疗很危险。

■ 产褥期

在妊娠、产程或分娩过程中很少或根本没有心脏损害证据的妇女仍可能产后失代偿。产褥期外周血管阻力下降,为了保证血管内血液足够充盈,对心肌工作能力提出了更高要求。因此,产褥期需要继续细致的护理(Keiser,2006;Zeeman,2006)。产后出血、贫血、感染和血栓栓塞是心脏病严重的并发症。这些因素常可诱发产后心力衰竭的发生。在这些因素中,如脓毒血症和重度子痫前期,血管内皮细胞损伤活化及毛细血管通透性增加,导致渗出性水肿,从而引起或加重肺水肿(第47章)。

对于阴道分娩后需要行输卵管结扎术的患者,最好确定产妇血流动力学接近正常且无发热、贫血、能正常行走后,再择期手术。对于仍有生育计划的妇女,可通过参考相关标准为其提供详细的避孕建议(Curtis,2016)。

心脏病的外科治疗

大多数临床症状明显的先天性心脏病患者在儿童期就已施行矫治手术。有些心脏病往往到成年才被诊断,包括房间隔缺损、肺动脉狭窄、二叶式主动脉瓣和主动脉缩窄(Brickner,2014)。有些患者病变轻微,不需要手术;而一些结构明显异常,并有生育要求的患者则需要在孕前行外科手术治疗。有些患者则在妊娠期进行了心脏外科手术。

■ 孕前瓣膜置换

目前,有很多关于人工瓣膜(主动脉瓣和二尖瓣)植入后妊娠结局的研究报告。瓣膜类型对妊娠结局有重要影响。一项回顾性研究显示,瓣膜植入后妊娠的孕产妇总死亡率为 1.2%。机械瓣膜组死亡率为 1.8%,生物瓣膜为 0.7%(Lawley,2015)。妊娠和心脏病登记处研究显示,机械心脏瓣膜植入组死亡率为 1.4%,生物瓣膜组为 1.5%(van Hagen,2015)。机械瓣膜形成血栓的机制十分复杂,占 4.7%。未发生严重不良事件的瓣膜植入后妊娠,机械瓣膜组为 58%,生物瓣膜组为 79%(表 49-5)。由于有血栓形成风险,所以抗凝治疗是必要的,其并发症将在后文进行叙述。所以,有瓣膜植入的妇女计划妊娠应慎之又慎。

表 49-5 妊娠期选择不同类型材料进行的心脏瓣膜置换术结果比较[a]

结局	机械瓣膜(n=212)	生物瓣膜(n=134)
孕产妇死亡率	3(1.4)	2(1.5)
心脏衰竭	162(7.5)	1(8.2)
血栓并发症	13(6.1)	1(0.7)
出血性并发症	49(23)	7(5.1)
流产<24 周	33(15.6)	2(1.5)
死胎	6(2.8)	0(0)
早产<37 周	29(18)	24(19)

[a]资料来源:Registry of Pregnancy and Cardiac Disease;van Hagen,2015.
数据以 n(%)表示。

Bouhout 等(2014)报告 14 例孕前曾行主动脉瓣置换术妇女的 27 次妊娠结局。其中 7 次妊娠发生在机械瓣膜植入的 5 例妇女。该组并发症包括栓塞性心肌梗死 2 例,流产、产后出血、胎盘早剥和早产各 1 例。在生物瓣膜组中,流产 9 例,因晕厥住院 2 例,早产 1 例。

生物瓣膜在妊娠期更安全,因为血栓形成很罕见,无需抗凝治疗 (表 49-5)。尽管如此,心脏衰竭引起的瓣膜功能障碍仍然存在严重风险。生物瓣膜的另一个缺点是使用寿命比机械瓣膜短,平均 10~15 年。Cleuziou 等(2010)得出结论,妊娠不会增加瓣膜置换风险。但 Nappi 等(2014)发现低温保存的二尖瓣同种异体瓣膜的妇女妊娠和瓣膜恶化之间存在关联。

■ 抗凝

对植入机械瓣膜的妇女来说,抗凝治疗很关键。华法林是预防孕妇血栓栓塞最有效的抗凝血剂,但其对胎儿有不良影响(第 12 章)。肝素抗凝对胎儿危害较小,但孕妇血栓栓塞发生的风险要高得多(McLintock,2011)。

尽管华法林在预防机械瓣膜血栓形成方面最有效,但其具有致畸性并可导致流产、死胎和胎儿畸形(第 14 章)。例如,Cotrufo 等(2002)研究了 71 例整个妊娠期间都服用华法林的妇女,流产率 32%,死胎率 7%,胚胎异常率 6%。平均每天摄入华法林剂量超过 5mg 时风险最高。此外,美国心脏病学会和美国心脏协会认为华法林致胚胎异常的风险呈剂量依赖性,当华法林剂量≤5mg/d(Nishimura,2014),风险较低(<3%);当剂量>5mg/d,胚胎异常风险>8%。

对于机械瓣膜置换的妇女仅使用小剂量普通肝素抗凝明显不够,并会出现高死亡率(Chan,2000;Iturbe-Alessio,1986)。仅使用普通肝素(unfractionated heparin,UFH)或低分子肝素(low-molecular-weight heparins,LMWH)进行抗凝同样存在问题,因为曾出现患者瓣膜血栓的报告(Leyh,2002,2003;Rowan,2001)。但若遵守每天 2 次的剂量和治疗监测可能会有所改善(McLintock,2014)。因此,如果使用剂量调整的 UFH 或 LMWH 进行全面抗凝,建议进行全面监测。保证 APTT 至少为对照的 2 倍,或抗-Xa 水平在给药后 4~6 小时为 0.8~1.2U/mL(Nishimura,2014)。

在抗凝方面的建议

目前针对抗凝已有多个不同的治疗方案,但这些方案大部分是专家共识,没有一种绝对安全有效。其中两种方案来自美国胸腔内科学院,另两种方案来自美国心脏病学会和美国心脏协会(Bates,2012;Nishimura,2014)。我们建议采用以下 4 种方案中的任何一种。第 1 种方案:每天 2 次给予调整剂量的 LMWH,在给药后 4 小时抗-Xa 水平达到峰值。第 2 种方案:调整剂量的 UFH 每 12 小时给药 1 次,以保证期间 APTT 控制在对照组 2 倍或抗 Xa 水平为 0.35~0.70U/mL。第 3 种方案:如上所述使用 LMWH 或 UFH 持续治疗至 13 周,然后采用华法林维持治疗至分娩前,此时再使用 LMWH 或 UFH 取代华法林。第 4 种方案:对于具有高血栓形成风险的女性,需要同时考虑肝素的有效性及安全性。我们建议在整个妊娠期使用华法林,临近分娩再使用肝素替代,同时,每天口服 75~100mg 阿司匹林。

肝素应在分娩前停用。如果分娩启动,肝素抗凝效果仍然存在,可能引起大出血,此时应静脉给予鱼精蛋白硫酸盐。经阴道分娩 6 小时后,可重新使用华法林或肝素抗凝治疗。剖宫产后不应完全抗凝治疗,但最佳的持续时间尚不清楚。美国妇产科医师学会(2017)建议在剖宫产术后 6~12 小时恢复 LMWH 或 UFH 抗凝。然而,一般的做法是外科手术至少 24 小时后开始抗凝治疗。华法林、LMWH 和 UFH 不会在母乳中蓄积,因此它们不会对新生儿产生抗凝作用。这些抗凝剂也不影响母乳喂养（ACOG，2017）。

■ 妊娠期瓣膜置换

通常瓣膜置换术尽量延迟至产后进行。但某些情况下，妊娠期进行的瓣膜置换术或其他心脏手术可能会挽救孕妇的生命。部分回顾性研究证实，妊娠期心脏手术与大部分母婴发病率和死亡率有关。回顾性分析 1976～2009 年在梅奥诊所就诊的 21 例接受体外循环下心胸外科手术的孕妇（John，2011），其中包括瓣膜置换术、黏液瘤切除术、动脉瘤修复术、卵圆孔闭合术、主动脉瓣血栓切除术和心脏间隔切开术。体外循环时间从 16～185 分钟不等，平均 53 分钟。1 例妇女在手术后 2 天死亡，3 例胎儿死亡，52% 的孕妇在妊娠 36 周前分娩。Elassy 等（2014）报告 23 例因严重瓣膜功能障碍而接受紧急开放式心脏手术的孕妇，2 例产妇和 10 例胎龄小于 28 周的胎儿均在出院前死亡，仅 6 例胎儿最终足月分娩。为了尽量减少这些不良结局的发生，Chandrasekhar 等（2009）建议应选择性地进行手术，维持血泵流量>2.5L/（min·m²），常温灌注压>70mmHg，红细胞比容>28%。

■ 心脏移植后妊娠

许多心脏病患者在心脏移植后都顺利妊娠（Abdalla，2014；Vos，2014）。国际心肺移植学会认为心脏移植后病情稳定 1 年以上并不是妊娠禁忌，但需要一支多学科合作的团队提供专业护理。

尽管移植的心脏似乎不会对正常妊娠过程产生异常反应（Key，1989；Kim，1996），但妊娠期常有并发症发生（Dashe，1998）。一项研究共纳入 53 例孕妇作为研究对象，其中 37 例患心脏病，约 1/2 发生高血压，22% 的孕妇在妊娠期发生过 1 次排斥反应（Armenti，2002；Miniero，2004）。这些患者终止妊娠时间多在孕 37～38 周，分娩方式也多为剖宫产。另一项研究分析了 25 例心脏移植妇女的 42 次妊娠情况，未发现孕妇死亡病例，主要的并发症包括 2 例产褥早期排斥反应，2 例肾功能衰竭，11 例自发性流产（Estensen，2011）。5 例妇女于产后 2～12 年死亡。英国 Mohamed-Ahmed 等（2014）对 2007～2011 年 14 例移植后妊娠妇女观察发现，其中 2 例发生排斥反应，1 例最终死亡。

心脏瓣膜疾病

在美国，由于生活条件的改善、青霉素的应用和非致病风湿性链球菌菌株的进化，风湿热已不常见，但其仍是引起严重二尖瓣疾病的主要原因（Nanna，2014；Roeder，2011）。

■ 二尖瓣狭窄

随着二尖瓣狭窄的加重，左心房扩张，左心房压力长期升高，出现显著肺动脉高压（表 49-6）。正常妊娠妇女心输出量相对稳定，因此，正常妊娠的前负荷增加和其他增加心输出量的因素均可能导致心力衰竭和肺水肿。1/4 二尖瓣狭窄的妇女在妊娠早期就可能出现心力衰竭（Caulin-Glaser，1999）。二尖瓣狭窄会引起肺静脉高压和肺水肿，最终出现呼吸困难、疲劳、心悸、咳嗽和咯血等症状。某些二尖瓣狭窄的孕妇可能听不到典型的心脏杂音，其临床表现在足月时可能与特发性围产期心肌病混淆（Cunningham，1986，2012）。

表 49-6 主要心脏瓣膜疾病

类型	原因	病理生理	妊娠
二尖瓣狭窄	风湿性心瓣膜炎	左心房扩张和继发性肺动脉高压 心房纤颤	液体超负荷导致心力衰竭 心动过速
二尖瓣关闭不全	风湿性心瓣膜炎 二尖瓣脱垂 左心室扩张	左心室扩张和离心性肥大	后负荷降低，心功能改善
主动脉瓣狭窄	先天性二叶瓣	左心室向心性肥大，心输出量减少	中度狭窄耐受；伴有前负荷减少（如产科出血、区域麻醉）的重度狭窄具有致命性
主动脉瓣关闭不全	风湿性心瓣膜炎 结缔组织疾病 先天性	左心室肥大和扩张	后负荷降低，心室功能改善
肺动脉瓣狭窄	风湿性心瓣膜炎 先天性	严重狭窄相关的右心房扩大和右心室扩大	轻度狭窄耐受良好；重度狭窄引起右心衰竭和房性心律失常

严重二尖瓣狭窄患者,心动过速时会缩短心室舒张期充盈时间,增加二尖瓣跨瓣压力差,从而增加左心房、肺静脉和毛细血管压力,最终导致肺水肿。因此,二尖瓣狭窄患者常使用 β 受体阻滞剂预防性治疗窦性心动过速。房性快速性心律失常(包括心房纤颤)在二尖瓣狭窄中常见,应积极治疗。心房纤颤虽然是窦性节律,但也容易促进附壁血栓形成、脑血管栓塞并导致卒中(第 60 章)(Hameed,2005)。

妊娠结局

一般来说,并发症与二尖瓣瓣膜狭窄的程度直接相关。加拿大一项大型回顾性研究报告发现,二尖瓣面积<2cm² 的孕妇发生并发症的风险最高。Hameed等(2001)分析 46 例二尖瓣狭窄孕妇并发症发生情况,其中心力衰竭发生率为 43%,心律失常发生率为 20%。二尖瓣面积<1cm² 的孕妇更容易发生胎儿生长受限。产妇的预后与心功能有关。Sawhney 等(2003)报告,486 例并发风湿性心脏病(主要是二尖瓣狭窄)的妊娠中,80%的孕产妇死亡病例发生在心功能 NYHA 分级为Ⅲ级或Ⅳ级的妇女。

治疗

通常建议限制体力活动。如果出现肺淤血症状,应进一步限制活动,限制食盐摄入,开始利尿治疗(Siva,2005)。此外,β 受体阻滞剂经常用来改善心室负荷。如果首次出现心房纤颤,可静脉注射维拉帕米 5~10mg 或行心脏电复律。慢性心房纤颤者,则给予地高辛或 β 受体阻滞剂或钙通道阻滞剂减慢心室率。持续性心房颤动、左心房血栓和/或栓塞病史者应给予抗凝治疗(Nanna,2014)。

手术治疗主要用于症状较重的二尖瓣狭窄及病变程度较轻、二尖瓣面积为 1.5~2.0cm² 同时伴继发性栓塞或严重肺动脉高压的患者。如果瓣膜柔韧,则优选球囊瓣膜成形术(Bui,2014)。Esteves 等(Esteves,2006)通过研究 71 例伴有严重二尖瓣狭窄和心力衰竭的孕妇接受经皮瓣膜成形术后的情况显示,98%的患者在分娩时 NYHA 分级为Ⅰ级或Ⅱ级。平均 44 个月孕产妇存活率为 54%,另有 8 例患者需要再次手术,其他 66 例患者分娩足月健康胎儿。

临产和分娩对有症状的二尖瓣狭窄患者来说是一个应激(图 49-3)。子宫收缩会通过增加循环血量来增加心输出量。疼痛、用力和焦虑会引起心动过速,并可发生心率相关心力衰竭。产程中可行硬膜外镇痛,但要注意避免液体负荷过重。前负荷突然增加,可能会升高肺毛细血管楔压,引起肺水肿,肺动脉楔压在产后会立即升高。其原因可能是低阻力胎盘循环的丧失,空虚的子宫收缩及来自下肢和盆腔的静脉发生"自体输血"(Clark,1985)。

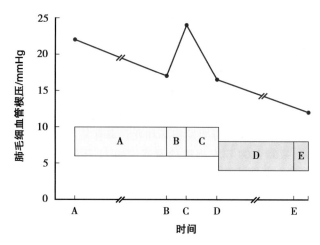

图 49-3　8 例二尖瓣狭窄妇女的平均肺毛细血管楔压在产程中的变化(红线)。黄色和蓝色图形代表正常足月妊娠妇女非分娩期平均肺毛细血管楔压(±1SD)。A. 第一产程;B. 第二产程,分娩前 15~30 分钟;C. 产后 5~15 分钟;D. 产后 4~6 小时;E. 产后 18~24 小时

(资料来源:Clark,1985,1989.)

大多数临床医生认为二尖瓣狭窄孕妇可阴道分娩,引产也相对安全,但必须在准备充分、经验丰富的团队指导下分娩。对于严重心脏病和慢性心力衰竭患者,插入肺动脉导管可能有助于监测管理。

■ 二尖瓣关闭不全

正常人也可能存在轻度二尖瓣关闭不全。但当心脏收缩期二尖瓣小叶关闭不良时,则可能发生异常二尖瓣反流,最终导致左心室扩张和离心性肥大(表 49-6)。急性二尖瓣关闭不全是由腱索断裂、乳头肌梗死或由感染性心内膜炎引起的瓣叶穿孔所致。而慢性二尖瓣反流可能有多种原因,包括风湿热、二尖瓣脱垂或任何原因引起的左心室扩张(如扩张型心肌病),一些不常见的原因包括二尖瓣环钙化、食欲抑制剂、老年妇女及缺血性心脏病。抗磷脂抗体阳性妇女的二尖瓣上常出现赘生物,称为 Libman-Sacks 心内膜炎(Shroff,2012),这些患者常合并系统性红斑狼疮。

在非妊娠患者中,二尖瓣关闭不全很少出现症状,除非发生感染性心内膜炎,很少需要置换瓣膜。妊娠期二尖瓣反流同样耐受良好,可能是因为全身血管阻力降低,反流减少,并且很少发生心力衰竭,偶尔发生快速性心律失常或心脏收缩功能严重下降需要治疗。

■ 二尖瓣脱垂

一旦诊断为二尖瓣脱垂,意味着发生了结缔组织病变,通常称为黏液变性,病变部位可能发生在瓣膜小

叶,也可能发生在瓣环或腱索,最终可发展为二尖瓣关闭不全。大多数患二尖瓣脱垂女性无症状,往往在常规体检或超声心动图检查时被诊断出。少数患者有焦虑、心悸、非典型胸痛、劳累性呼吸困难和晕厥等症状(Guy,2012)。合并二尖瓣脱垂的孕妇很少出现并发症。高血容量可以改善二尖瓣脱垂的影响,未发生黏液变性的患者通常会有较好的妊娠结局(Leśniak-Sobelga,2004)。对于有症状的患者,β受体阻滞剂可降低交感神经张力,缓解胸痛和心悸,并降低危及生命心律失常风险。

主动脉瓣狭窄

主动脉瓣狭窄是一种老年退行性病变,在年轻女性中,大多数是由于先天性疾病所致。由于风湿病发病率下降,主动脉瓣狭窄并不常见。在美国,二尖瓣病变最常见(Friedman,2008)。正常主动脉瓣面积为$3\sim4cm^2$,压力梯度<5mmHg。当瓣膜面积<1cm^2,将严重阻碍左心室流出道,使左心室压力负荷过重(Roeder,2011),继而出现左心室向心性肥大,严重时舒张末期压力升高,射血分数下降,心输出量减少(表49-6)。特征性的临床表现出现较晚,包括胸痛、晕厥、心力衰竭和因心律失常所致的猝死。当发生劳累性胸痛后,预期寿命平均仅为5年,并且针对有症状的患者需要瓣膜置换。

妊娠

主动脉瓣狭窄患者在妊娠期通常无明显临床症状。轻中度狭窄一般能很好耐受,但严重时仍会危及生命。主要血流动力学问题是由主动脉瓣严重狭窄引起的心输出量恒定。妊娠期一些常见因素会进一步降低前负荷,从而加剧心输出量的恒定。常见因素包括妊娠子宫静脉栓塞、阻滞麻醉和出血;这些因素会减少心、脑和子宫灌注。因此,严重主动脉瓣狭窄在妊娠期会造成极其严重的后果。Siu等(Siu,2001b)研究指出,当主动脉瓣膜面积<1.5cm^2,并发症发生率较高。Hameed等(2001)报告主动脉瓣狭窄孕产妇死亡率为8%,其中以瓣膜压力差>100mmHg的女性风险最高。

治疗

对于无症状的主动脉瓣狭窄孕妇,除严密观察病情外,一般不需要治疗。而对于有症状的孕妇,则要严格限制活动并及时控制感染。如果卧床休息后症状仍持续存在,需要考虑手术治疗。基于导管的瓣膜成形术将增加母胎风险,且主动脉瓣可能再次发生狭窄或再次形成主动脉反流,从长远来看效果不佳(Pessel,2014;Reich,2004)。另一种治疗方法则是瓣膜置换术,这种方法由于受心脏搭桥的影响,有较高的胎儿死亡

风险(Datt,2010)。因此,美国心脏病学会、美国心脏协会和欧洲心脏病学会都建议手术矫正严重主动脉瓣狭窄后再妊娠(Bonow,2008)。

对于严重主动脉瓣狭窄的孕妇,产程中严密监护很重要。肺动脉插管监测在区别液体负荷过重和低血容量方面很有帮助。主动脉瓣狭窄患者依赖舒张末期充足的心室灌注压以维持心输出量和体循环灌注量。舒张末期容积突然减少可能会导致低血压、晕厥、心肌梗死和猝死。因此,对这些妇女治疗的关键是避免心室前负荷下降及维持有效的心输出量。

对于严重主动脉瓣狭窄孕妇,产程和分娩中应保持足够的液体入量,以保证出血情况下也能维持血管内血容量在安全范围内。二尖瓣功能正常者极少出现肺水肿。在产程中,硬膜外麻醉镇痛较理想,可避免低血压的发生。Easterling等(1988)研究5例严重主动脉瓣狭窄妇女硬膜外镇痛的效果,并证实了血管低灌注压对产妇产生明显的近期和远期影响。Xia等(2006)强调血流动力学稳定的女性进行引产和自然分娩时,可将稀释的局部麻醉剂缓慢注射至硬膜外腔。

主动脉瓣关闭不全

主动脉瓣反流是指舒张期血液从主动脉流入左心室。主动脉瓣关闭不全的主要原因是风湿热、结缔组织疾病和先天性病变。例如,马方综合征的主动脉根部扩张,从而引起关闭不全(见下文"马方综合征")。急性关闭不全可能由细菌性心内膜炎或夹层主动脉瘤引起。二尖瓣和主动脉瓣关闭不全可能与服用芬氟拉明抑制剂、右芬氟拉明及卡麦角林、培高利特有关(Gardin,2000;Khan,1998;Schade,2007;Zanettini,2007)。慢性主动脉瓣关闭不全可引起左心室肥大和扩张(表49-6),尽管也有病情发展迅速的情况,但出现疲劳、呼吸困难和水肿等症状通常是一个缓慢的过程。患者在妊娠期通常可以很好地耐受主动脉瓣关闭不全。正如二尖瓣关闭不全,血管阻力降低可改善病情。若出现心力衰竭症状,则应给予利尿剂,并嘱咐患者卧床休息。

肺动脉狭窄

肺动脉瓣狭窄通常是先天性的,也可能与法洛四联征或努南综合征有关。严重肺动脉瓣狭窄妇女因妊娠增加的血流动力学负担可引起右心衰竭或房性心律失常。建议最好在妊娠前手术矫正,但如果妊娠期症状持续进展,则需考虑在分娩前行球囊瓣膜成形术(Galal,2015;Siu,2001a)。Drenthen等(2006)研究51

例患肺动脉瓣狭窄的荷兰妇女的 81 次妊娠结果发现，并发症不常见，2 例出现心功能恶化，9 例出现心悸或心律失常。所有患者均未出现肺动脉瓣功能改变或其他不良心脏事件。但非心源性并发症较多：早产 17%，高血压 15%，血栓 3.7%。

先天性心脏病

在美国，先天性心脏病的发生率在活产婴儿中约 11‰(Egbe,2014)。经过手术治疗，约 90% 先天性心脏病患者能存活至育龄期，先天性心脏病是妊娠期最常见的心脏病类型(Brickner,2014;Lindley,2015)。从美国住院患者样本数据库的分析显示，2000~2010 年间，先天性心脏病患病率呈线性上升趋势，占 6.4%~9.0%(Thompson,2015)。

与无先天性心脏病女性相比，先天性心脏病患者妊娠结局相对危险度为 10.5~53.5，产科并发症发生率增加 1.2~2.1 倍(Thompson,2015)。此外，先天性心脏病孕产妇死亡率高于无先天性心脏病孕产妇，二者分别为 17.8% 和 0.7%。Opotowsky 等(2012)也报告了相似结果。

■ 房间隔缺损

约 1/4 成人患有卵圆孔未闭(Miller,2015)。大多数房间隔缺损患者直到 30~40 岁才出现症状。继发性缺损占 70%，并常伴有二尖瓣黏液变性及脱垂。对于成人期发现的房间隔缺损，大多数医生建议行修补术。无肺动脉高压患者可很好地耐受妊娠。因房间隔缺损患者肺动脉压力通常较低，极少出现肺动脉高压(Geva,2014)。如果出现充血性心力衰竭或心律失常，则应治疗。Aliaga 等(2003)研究发现房间隔缺损患者患心内膜炎的风险可忽略不计。

潜在的右向左分流可能引起反常栓塞，即静脉血栓通过间隔缺损进入全身动脉循环，并可能导致栓塞性卒中(Erkut,2006;Miller,2015)。对于无症状患者是否需要预防性抗凝治疗仍存在争议，对于单纯性房间隔缺损者，Kizer 和 Devereux(2005)建议观察或抗血小板治疗。对于病情稳定的房间隔缺损或存在其他导致血栓栓塞危险因素的孕妇，Head 和 Thorne(2005)建议使用弹力袜和预防性肝素治疗。

■ 室间隔缺损

90% 室间隔缺损在儿童期自然闭合。大部分缺损位于膜周部，左向右血液分流程度与缺损大小有关。通常情况下，若缺损面积<1.25cm²，则不会发生肺动脉高压和心力衰竭；当缺损面积大于主动脉瓣有效面积时，则迅速出现症状，故大多数儿童都在肺动脉高压出现前行缺损修补术。严重室间隔缺未修补的成人，可出现左心室衰竭和肺动脉高压，且细菌性心内膜炎发生率较高(Brickner,2000,2014)。

轻至中度左向右分流患者可很好地耐受妊娠。当肺动脉压力达到体循环水平时，将出现逆向分流或双向分流，即艾森门格综合征(Eisenmenger syndrome)。此时孕产妇死亡率明显增高，这样的患者一般不建议妊娠。细菌性心内膜炎常见于未修复的缺陷，通常需用抗菌药物预防感染。如表 49-4 所示，这些患者的子代中有 10%~16% 患室间隔缺损。

■ 房室间隔缺损

房室间隔缺损约占先天性心脏畸形的 3%，有别于单纯房间隔缺损或室间隔缺损。房室间隔缺损的特点是有一个共同的卵圆形房室连结部位。这种缺损常伴有非整倍体染色体异常、艾森门格综合征及其他畸形(Altin,2015)。与单纯间隔缺损相比，房室间隔缺损患者妊娠期并发症更多。Drenthen 等(2005b)回顾性研究 29 例房室间隔缺损患者的 48 次妊娠结局发现，并发症包括持续性心功能恶化(23%)、严重心律失常(19%)、心力衰竭(2%)。这些患者的子代中 15% 被诊断为先天性心脏病。

■ 持续性动脉导管未闭

动脉导管将近端左肺动脉连接到左锁骨下动脉远端的降主动脉。足月出生后不久自然闭合，动脉导管未闭产生的临床症状与其孔径大小相关。大多数严重病变需在儿童期行修补术；未修补者 50 年后死亡率增加(Brickner,2014)。有些动脉导管未修补的患者可出现肺动脉高压、心力衰竭，若体循环血压下降，则可能发生由肺动脉向主动脉的血液逆流，从而导致发绀(Vashisht,2015)。分娩时血压突然下降(如局部镇痛或出血)可引起致命性心力衰竭。因此，无论何时都应避免低血压，一旦出现，应积极治疗。病变未修补的患者分娩时，应预防细菌性心内膜炎(见下文)。如表 49-4 所示，该种缺陷遗传发生率接近 4%。

■ 发绀型心脏病

当先天性心脏病引起肺毛细血管床的血液直接由右心向左心分流时，则出现发绀。法洛四联征是妊娠期最常见的典型发绀型心脏病(Lindley, 2015)，其特征是大的室间隔缺损、肺动脉狭窄、右心室肥大和主动脉骑跨，骑跨的主动脉同时接收来自右心室和左心室的血液。分流的量与体循环血管阻力成反比。因此,妊娠期当外周阻力下降时,分流增加,发绀加重。

一般而言,患有发绀型心脏病妇女的病情在妊娠期会恶化。未经治疗的法洛四联症,孕产妇死亡率约10%。其主要表现为慢性低氧血症、红细胞增多症,其严重程度与妊娠结局如流产和围产期发病率相关。明显的低氧血症可刺激红细胞比容升高超过65%,此时流产的概率几乎是100%。

尽管并非所有的发绀型心脏病都可以经修复改善,但在妊娠前进行手术矫正达到临床痊愈后,孕产妇和胎儿的结局将大大改善。Balci 等对 99 例经手术矫正的法洛四联症患者的 197 次妊娠进行回顾研究发现,这些患者通常能较好地耐受妊娠,没有孕产妇死亡。尽管如此,仍有近 9% 的妊娠并发心脏不良事件,包括新发或恶化的心律失常和心力衰竭(Balci,2011;Kamiya,2012)。对于肺动脉瓣置换术的女性,妊娠不会对移植物功能产生不利影响(Oosterhof,2006)。患有法洛四联症的妇女应在妊娠前进行 22q11 缺失综合征的遗传咨询和评估(Lindley,2015)。

一些 Ebstein 异常的患者可以存活至生育年龄,Ebstein 异常的特征表现是三尖瓣错位和畸形。Ebstein 异常患者在妊娠期,容量超负荷导致的右心衰竭和发绀很常见。未出现发绀、心力衰竭或严重心律失常的情况下,Ebstein 异常的患者通常能很好地耐受妊娠(Brickner,2014)。

■ 外科修补术后妊娠

大血管转位矫正术

接受过大血管转位矫正术的女性妊娠有风险。Canobbio 等(2006)和 Drenthen 等(2005a)观察了 68 例大血管转位患者的 119 次妊娠,其中 90% 接受过 Mustard 矫正术,10% 接受过 Senning 矫正术。其中 1/4 出现心律失常,12% 发生心力衰竭(其中 1 例需要心脏移植)。1 例妇女在产后 1 个月突然死亡,另 1 例在 4 年后死亡。在新生儿中,1/3 为早产儿,但均未出现心脏疾病。另一份报告观察了 34 例接受过大血管转位矫正术患者的 60 次妊娠结局,其中约 1/4 以自然流产或人工流产告终,另有 1/4 发生早产(Trigas,2014);7 例患者发生心功能障碍,4 例患者血管收缩功能恶化,2 例患者分娩期需要复苏,1 例患者分娩期发生室上性心动过速。Hoendermis 等(2008)和 Drenthen 等(2008)分别报告了动脉干和右心室双出口修复术后患者成功妊娠的病例。

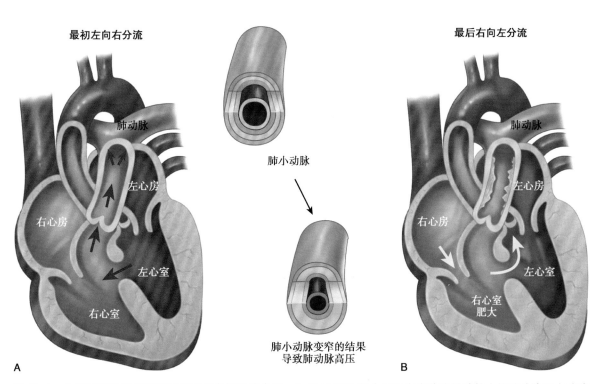

图 49-4　由室间隔缺损(VSD)引起的艾森门格综合征。A. 通过 VSD 的大量左向右分流导致较小的肺动脉和小动脉形态变化。具体表现为肺动脉内侧肥大,内膜细胞增殖和纤维化导致血管腔变窄或闭合。这些血管变化导致肺动脉高压,并导致逆向心内分流(B)。随着持续肺动脉高压,大的肺动脉通常会发生广泛动脉粥样硬化和钙化。尽管此处显示了 VSD,但艾森门格综合征也可能与大的房间隔缺损或动脉导管未闭有关

功能性单心室

约70%患左心发育不良综合征的妇女能活至成年,其中不乏妊娠者(Feinstein,2012)。但这些患者即使接受了Fontan修补术,发生妊娠并发症的风险依然非常高。简言之,手术就是为了将血液从腔静脉转移到肺动脉而不经过右心室,直接进入肺循环,因此行Fontan术后获得缓解的患者依赖于前负荷的增加(Lindley,2015)。

有研究对14例Fontan修复后患者的妊娠结局进行分析,其中6例患者发生自发流产,8例患者成功妊娠(Cauldwell,2016)。发生的心脏并发症包括心律失常和血栓栓塞。10例早产儿,8例小于胎龄儿。类似并发症也发生在单右心室的患者,即由右心室而不是左心室将血液泵入体循环(Khan,2015)。

■ 艾森门格综合征

任何类型的心脏病,当继发肺动脉高压,肺循环阻力高于体循环阻力,导致右向左分流时,即为艾森门格综合征。最常见的是房间隔缺损、室间隔缺损和持续动脉导管未闭(图49-4)。患者通常多年无症状,但最终因严重肺动脉高压导致右向左分流(Greutmann,2015)。

患有艾森门格综合征的孕妇对低血压耐受性很差,常因右心室衰竭和心源性休克而死亡。Gleicher等(1979)对1978年44例艾森门格综合征患者进行回顾性分析,发现孕产妇和围产期死亡率约为50%。后来,Weiss等(1998)报告73例该病孕产妇死亡率为36%,在26例死亡患者中,3例发生在产前,23例发生在分娩期或产后1个月内。另有研究者对13例患该综合征的孕妇妊娠结局分析发现,1例在分娩后第17天死亡,5例在围产期死亡(Wang,2011)。由于不良的母胎结局,艾森门格综合征被认为是妊娠的绝对禁忌证(Brickner,2014;Lindley,2015;Meng,2017;Warnes,2015)。Broberg(2016)最近详细介绍了对妊娠妇女的管理,并将在后文进行讨论。

肺动脉高压

正常静息状态下,肺动脉压为12~16mmHg。Clark等(1989)研究指出,晚孕期肺循环阻力约为80dyne/(s·cm^{-5}),与非孕期的120 dyne/(s·cm^{-5})相比,降低34%。非妊娠个体静息平均肺动脉压>25mmHg则定义为肺动脉高压。

目前的临床分类系统(表49-7)包括五组疾病(Galiè,2016)。Ⅰ型肺动脉高压与所有其他类型的肺动脉高压在预后及治疗方面有很大差异。Ⅰ型肺动脉高压指一种影响肺动脉的特异性疾病。它包括特发性或原发性肺动脉高压及由一些如结缔组织病等已知原因引起的继发性肺动脉高压。约1/3硬皮病妇女及10%系统性红斑狼疮妇女都有肺动脉高压(Rich,2005)。在年轻女性中,其他原因还包括人类免疫缺陷病毒感染、镰形红细胞病及甲状腺功能亢进(Newman,2015;Sheffield,2004)。

表 49-7　妊娠期肺动脉高压的临床分类

1. 肺动脉高压
特发性遗传
药物和毒素诱发
与结缔组织病、HIV感染、门静脉高压症、先天性心脏病、血吸虫病有关

Ⅰ'肺静脉闭塞性疾病和/或肺毛细血管血管瘤病
特发性遗传
药物、毒素和辐射诱发
与结缔组织病、HIV感染有关

Ⅰ''新生儿持续性肺动脉高压

2. 左心疾病引起的肺动脉高压
左心室收缩功能障碍/左心室舒张功能不全/瓣膜病
先天性/后天性左心流入/流出道梗阻和先天性心肌病
先天性/后天性肺静脉狭窄

3. 肺部疾病和/或缺氧引起的肺动脉高压
慢性阻塞性肺病
间质性肺病
其他限制性和阻塞性肺部疾病
睡眠相关呼吸疾病
肺泡通气不足
慢性疾病
慢性高血压发展性肺部疾病

4. 慢性血栓栓塞性肺动脉高压/其他肺动脉阻塞
慢性血栓栓塞性肺动脉高压
其他肺动脉阻塞,即肿瘤、动脉炎、肺动脉狭窄、寄生虫

5. 肺动脉高压不明确和/或多因素机制血液疾病
慢性溶血、骨髓增生性疾病、脾切除术
系统性疾病:结节病、肺组织细胞增多症、神经纤维瘤病
代谢紊乱:糖原贮积病、戈谢病、甲状腺疾病
其他:纤维性纵隔炎、慢性肾功能衰竭

资料来源:Galiè,2016。
HIV,人类免疫缺陷病毒。

Ⅱ型肺动脉高压在妊娠妇女中很常见。它继发于左心房、左心室或左心瓣膜疾病引起的肺静脉高压。一个典型的例子就是之前讨论的二尖瓣狭窄。而Ⅲ~Ⅴ型肺动脉高压在年轻健康妇女中并不常见。

■ 诊断

肺动脉高压患者症状可能不明显,以劳力性呼吸困难最常见。Ⅱ型肺动脉高压常出现端坐呼吸和夜间呼吸困难。当右心室出现流出量受阻时,会出现胸痛及晕厥,这提示病情进展。胸片上通常可以看到扩大的肺门动脉及变细的周围血管,提示引起肺动脉高压的主要原因。诊断有赖于超声心动图检查,而确诊则需行心导管检查。有两项研究观察了 51 例肺动脉高压孕妇,她们同时接受超声心动图和心导管检查,发现超声心动图高估了超过 1/3 的患者肺动脉压力(Penning,2001;Wylie,2007)。

■ 预后

无论病因如何,肺动脉高压患者的最终结局是右心衰竭和死亡。确诊后的平均存活时间<4 年(Krexi,2015)。也就是说,生存期取决于引起肺动脉高压的原因及初诊时的严重程度。如后文所述,若疾病对治疗有反应,有助于提高生活质量。孕前和避孕咨询是必不可少的(Gei,2014)。

■ 妊娠

该类孕妇死亡率相当高,尤其是特发性肺动脉高压。过去,人们对肺动脉高压病因与病情严重程度之间的关系认识较少。病情最严重的病例(通常是特发性肺动脉高压),其预后也最差。人们曾误认为所有类型的肺动脉高压都有相同危险程度,但随着超声心动图检查的广泛应用,也发现了一些病情不是很严重,预后较好的类型。Bedard 等(2009)报告,1997~2007 年间肺动脉高压孕产妇死亡率(25%)较 1986~1996 年稍有下降(38%),并且几乎 80% 孕产妇死亡都发生在产后第 1 个月内。最近,Meng 等(2017)报告一项研究,Ⅰ型肺动脉高压死亡率为 23%,其他组死亡率为 5%。死亡率与肺动脉高压严重程度有关。

正如前文所述,病情严重的患者并不适合妊娠。伴有严重肺动脉高压的患者,其类型大部分是Ⅰ型肺动脉高压。对于较轻,由其他原因引起的肺动脉高压,通常为Ⅱ型,其预后较好。例如,随着超声心动图检查及肺动脉导管术在年轻心脏病妇女中的普遍开展,已经发现轻至中度肺动脉高压妇女能很好地耐受妊娠、临产和分娩。Sheffield 和 Cunningham(2004)曾报告 1 例妊娠合并甲状腺功能亢进肺动脉高压病例,行甲状腺功能亢进治疗后,肺动脉高压得以逆转。Boggess 等(1995)描述了 9 例患间质性和限制性肺疾病妇女,她们患不同程度的肺动脉高压,但均较好地耐受了妊娠。

■ 治疗

对肺动脉高压有症状孕妇的治疗包括限制活动和在妊娠晚期避免仰卧位。利尿、吸氧和给予血管扩张药是改善症状的标准疗法。有些研究者建议行抗凝治疗(Hsu,2011)。部分研究也报告静脉注射肺血管扩张剂有效(Badalian,2000;Garabedian,2010;Goya,2014)。对于重症患者可胃肠外给予前列环素类似物包括依前列醇和曲前列环素,或吸入伊洛前列素。吸入一氧化氮可作为急性心肺功能失代偿的选择型药物(Lane,2011)。正如 Obian 和 Cleary(2014)所述,磷酸二酯酶-5 抑制剂如西地那非,可使肺和全身血管舒张,并对肥厚的右心室产生正性肌力作用。该方法同样适用于妊娠期治疗(Goland,2010;Hsu,2011;Meng,2017)。波生坦是一种内皮素受体拮抗剂,对小鼠有致畸作用,孕妇禁用(Običan,2014)。妊娠和分娩时,静脉回流和右心室充盈减少,发生低血压的风险增加。为了避免低血压,应特别注意硬膜外麻醉诱导及防止分娩中失血(Meng,2017)。

心肌病

美国心脏协会将心肌病定义为与机械和/或电活动障碍相关的异质心肌病。这些女性通常(但不总是)发生异常心室肥大或扩张。心肌病原因多种多样,部分由遗传因素引起(Maron,2006),可分为原发性心肌病和继发性心肌病。原发性心肌病完全或主要局限于心肌,如肥厚型心肌病、扩张型心肌病和围产期心肌病。继发性心肌病是由全身性疾病引起的心肌受累,如糖尿病、系统性红斑狼疮、慢性高血压及甲状腺疾病。

■ 肥厚型心肌病

流行病学调查显示,肥厚型心肌病很常见,约 1/500 成人患有此病(Maron,2004)。该病的特征性病理表现为心肌肥大、心肌细胞排列紊乱、心肌间质纤维化。编码心肌蛋白的基因中,任一基因突变都会造成这些病理改变。这是一种常染色体显性疾病,但基因筛查很复杂,目前在临床上还无法开展(Elliott,2014)。其他遗传和非遗传原因约占 5%~10%,原因不明约占 25%。心肌异常的特征为左心室心肌肥厚伴左心室流出的压力差。在无其他心血管疾病情况下,通过超声心动图能鉴别心肌肥厚和未扩张的左心室。

大多数该病患者无症状,但也可能出现呼吸困难、心绞痛、不典型胸痛、晕厥和心律不齐。复杂的心律失常可进展为猝死,这是最常见的死亡原因。无症状室性心动过速患者特别容易猝死。活动后症状往往加重。少量报告表明,这类患者妊娠耐受性良好,但心脏不良事件却频繁发生。一项包括 271 例患者(包括 127 例肥厚型心肌病患者)的研究中,未发现孕妇死亡。然而,超过 1/4 的患者至少出现一种症状,如呼吸困难、胸痛或心悸(Thaman,2003)。Schinkel 等(2014)对 408 例患者(其中包括 237 例肥厚型心肌病患者)进行了系统性回顾研究,发现孕产妇死亡率为 0.5%,29% 出现了并发症或并发症恶化,26% 发生早产。

该病的处理与主动脉狭窄相似。妊娠期应禁止剧烈运动;并避免突然的体位改变,防止反射性血管扩张和前负荷下降;一般不使用利尿剂或降低血管阻力药物。如果出现症状,特别是心绞痛,可给予 β 肾上腺素或钙通道阻滞剂治疗。分娩方式由产科指征决定。选择哪一种麻醉方式尚存在争议,一些研究者认为全身麻醉最安全(Pitton,2007)。新生儿很少在出生时表现出遗传性病变的症状。

■ 扩张型心肌病

扩张型心肌病定义为,除外冠状动脉疾病、瓣膜疾病、先天性或全身性疾病引起的心肌功能障碍;特征是左心室扩大和/或右心室扩大和收缩功能降低。扩张型心肌病的病因包括遗传性和获得性,但临床上约一半的病例病因不明(Stergiopoulos,2011)。部分由病毒感染引起,包括心肌炎和 HIV(Barbaro,1998;Felker,2000)。其他可能的原因还包括酒精中毒,可卡因滥用和甲状腺疾病。2011 年 Watkins 等对多种与遗传性扩张型心肌病相关的复杂基因突变进行了综述。

■ 围产期心肌病

围产期心肌病的生理紊乱与其他形式的非缺血性扩张型心肌病相似(Pyatt,2011)。实际上,围产期心肌病与特发性扩张型心肌病都具有遗传倾向(Ware,2016)。目前,只有在排除围产期心力衰竭后才能诊断该疾病。

尽管"围产期心肌病"一词现在已被广泛使用,但没有足够的证据来证明围产期心肌病就是妊娠诱发的特异性心肌病。美国国家心肺血液研究所及罕见疾病办公室召开了 1 次研讨会,制定了以下诊断标准(Pearson,2000):

1. 妊娠最后 1 个月或分娩后 5 个月内出现的心力衰竭。

2. 心力衰竭原因不明。

3. 妊娠最后 1 个月之前未被诊断出患心脏病。

4. 根据传统超声心动图诊断标准诊断为左心室收缩功能障碍(如伴随左心室扩张的射血分数减少)(图 49-5)。

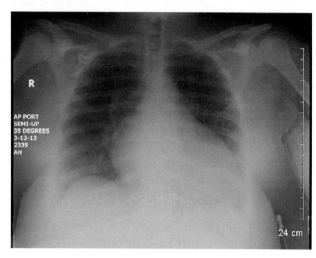

图 49-5 围产期心肌病伴轻度肺水肿。心脏异常增大、肺门周围轻度混浊伴扩张型心肌病妇女的前后位胸片

围产期心肌病的病因尚不清楚,目前认为的病因包括病毒性心肌炎、妊娠期异常免疫反应、血流动力学改变、激素相互作用、营养不良、炎症和细胞凋亡等(Elkayam,2011)。另一项研究表明,妊娠晚期的氧化应激会导致丙烯酸的蛋白水解(Hilfiker-Kleiner,2014),产生 16kDa 催乳素片段,损害心肌细胞代谢,影响其收缩功能。初步研究表明,溴隐亭因能抑制催乳素分泌,有利于促进围产期心肌病妇女的恢复,正在开展进一步的随机对照试验(Haghikia,2015;Sliwa,2010)。

高血压疾病常与围产期心肌病共存,故有人提出了另一种可能机制,将围产期心肌病与子痫前期联系起来(Cunningham,2012;Fong,2014;Patten,2012)。已知与子痫前期有关的抗血管生成因子可诱导易感小鼠的围产期心肌病。当促血管生成因子不足,抗血管生成因子可能导致心肌病。一些研究者报告了这些病因的共同途径(Arany,2016;Hilfiker-Kleiner,2014),即氧化应激失衡并产生高水平催乳素,最终导致 16kDa 催乳素片段的产生,促进疾病发生发展。这些可能是通过破坏产褥期血管生成的平衡,最终损害心脏功能。

由于病因不明确,目前围产期心肌病的诊断依靠排除其他引起心功能不全的原因。Bültmann 等(2005)对 26 例围产期心肌病患者的心内膜心肌活检标本进行研究发现,超过一半患者存在"临界心肌病"的组织学证据。这些标本中有细小病毒 B19、人类疱疹病毒

6、EB 病毒及巨细胞病毒感染。Cunningham 等（1986）仔细评估了帕克兰医院资料后，发现特发性心力衰竭是由高血压性心脏病、无临床症状的二尖瓣狭窄、肥胖或病毒性心肌炎引起的。事实上，20% 的妊娠期合并慢性高血压的女性心脏存在向心性肥大（Ambia，2017）。

Ntusi 等（2015）对 30 例围产期心肌病和 53 例高血压性心力衰竭患者的临床特征分析发现，所有心肌病患者均在产后出现症状，85% 高血压性心力衰竭患者症状出现于产前。围产期心肌病与双胎妊娠、吸烟及超声心动图异常显著相关。而高血压性心力衰竭患者往往有高血压家族史，前次妊娠患高血压和子痫前期，超声心动图显示心动过速和左心室肥大。

围产期心肌病发病率差异很大，主要取决于是否找到导致发病的真正病因。通过统计分析全美国住院患者样本数据库显示，该病发病率从 2004 年的 1/1 181 上升到 2011 年的 1/849（Kolte，2014）。另外两项基于人口的大型研究表明，其发病率为 1/2 800~1/2 000（Gunderson，2011；Harper，2012）。在帕克兰医院的一项早期研究中发现，特发性围产期心肌病发病率仅为 1/15 000。这一发病率与年轻非妊娠妇女的特发性心肌病相似（Cunningham，1986）。

预后

大约一半围产期心肌病孕妇分娩后 6 个月内心室功能恢复正常。但患持续性心脏衰竭者 5 年死亡率接近 85%（Moioli，2010）。在一组 100 例新近诊断的围产期心肌病女性中，72% 左心室射血分数 ≥50%，无并发症生存率达 93%（McNamara，2015）。然而，6 例患者经历了 9 次重大事件，包括 4 例死亡，4 例左心室辅助装置植入和 1 例心脏移植。90% 基础射血分数 ≥30% 的女性恢复到左心室射血分数 ≥50%。基础射血分数 <30% 的女性，其左心室射血分数仅能恢复到 <40%，恢复程度与左心室舒张末期基础直径有关。Li 等（2016）也发现左心室基础射血分数 <34%，且脑钠肽（BNP）水平 >1 860pg/mL 与持续性左心室收缩功能障碍有关，风险约增加 3 倍。

妊娠

相关的大规模研究显示，约 1/3 有围产期心肌病史的女性会在另一次妊娠期出现症状恶化和左心室功能恶化复发（Elkayam 2014a）。患持续性左心室功能障碍女性的复发风险远高于妊娠前心室功能正常妇女（Hilfiker-Kleiner，2017）。但左心室功能正常并不能保证妊娠期不出现并发症，因为这些女性中约 20% 存在左心室功能恶化的风险。

■ 其他心肌病类型

致心律失常性右心室发育不全是一种特殊类型心肌病，在组织学上通常定义为脂肪和纤维组织逐步替代了右心室心肌。其患病率约为 1/5 000，易患室性快速性心律失常，并且是猝死的原因，尤其在年轻人中（Agir，2014；Elliott，2008）。尽管目前对该病的妊娠风险尚不清楚，但 Kru 等（2011）研究认为该病临床症状严重且预后不良，建议患致心律失常性右心室心肌病妇女避免妊娠。

限制性心肌病是临床最不常见的类型，这种遗传性心肌病的特点是心肌僵硬逐渐加剧，导致心室压力增加，心室充盈量减少（Elliott，2008）。Takotsubo 心肌病是一种罕见的急性可逆性左心室心尖壁膨胀形式（Kraft，2017）。

心力衰竭

无论引起心脏功能障碍的病因如何，但发生围产期心力衰竭的女性几乎都会发生产科并发症，这些并发症可加重心力衰竭。例如，常见的子痫前期可能会导致心脏后负荷增加。妊娠和心脏病登记处的调查结果表明，患子痫前期的孕妇发展成心力衰竭的风险为 30%（Ruys，2014）。此外，由出血和急性贫血引起的高输出状态会增加心脏负荷并放大心室功能受损的生理效应。同样，感染和败血症会增加心输出量和耗氧量，并抑制心肌功能。慢性高血压合并子痫前期是妊娠期心力衰竭的最常见原因。这些孕妇多患向心性左心室肥厚（Ambia，2017）。某些情况下，孕前未诊断的轻度高血压可能导致隐性心肌病，此时若合并子痫前期，两者可能会导致无法解释的围产期心力衰竭。肥胖症是慢性高血压的常见辅助因素，并且与心室肥大有关（Kenchaiah，2002）。

■ 诊断

充血性心力衰竭可逐渐发展成肺水肿，也可能表现为急性一过性肺水肿。心力衰竭最有可能发生在妊娠晚期和第二产程（Ruys，2014）。呼吸困难是最常见的症状，其他症状还包括端坐呼吸、心悸、胸骨下疼痛、体力下降、夜间咳嗽。临床表现包括持续性肺底部啰音、咯血、进行性肺水肿、呼吸急促和心动过速（Sheffield，1999）。X 线影像学检查通常表现为心脏扩大和肺水肿（图 49-5）。通常存在收缩功能衰竭，超声心动图显示射血分数 <45% 或射血分数降低 <30%，或两者兼而有之，舒张末期容积 >2.7cm/m^2（Hibbard，1999）。也可能偶然发现舒张功能衰竭，这取决于潜在的病因（Redfield，2016）。

■ 治疗

心力衰竭引起的肺水肿通常在使用利尿剂后能迅

速降低前负荷,改善症状。高血压是常见的病因,使用肼屈嗪或血管扩张剂可降低心脏后负荷,起到降压作用。但血管紧张素转化酶抑制剂对胎儿有害,在胎儿娩出后方可使用。对于慢性心力衰竭,相关血栓栓塞的发生率很高,因此通常建议预防性使用肝素。左心室辅助装置常用于急性和慢性心力衰竭治疗,其在妊娠期的使用已有相关报告(LaRue,2011;Sims,2011)。另有报告,体外膜肺氧合(ECMO)挽救了1例暴发性围产期心肌病女性的生命,该装置也许可以用于患肺动脉高压的女性(Meng,2017;Smith,2009)。

感染性心内膜炎

在美国,患先天性心脏病、滥用静脉注射药物、退行性心瓣膜病和有心内装置的患者最容易患感染性心内膜炎(Karchmer,2015)。亚急性细菌性心内膜炎通常由叠加于潜在结构病变上的低毒力细菌感染引起。感染性心内膜炎病灶通常发生于自体瓣膜。引起惰性心内膜炎的病原体通常是草绿色链球菌、葡萄球菌或肠球菌属。在静脉注射药物滥用和导管相关感染者中,金黄色葡萄球菌感染最常见。对于人工瓣膜感染,表皮葡萄球菌是常见的原因。肺炎链球菌和淋病奈瑟球菌偶尔可能引起急性暴发性心内膜炎。还有人报告了奈瑟球菌、B族链球菌、大肠埃希菌引起的妊娠期或围产期感染性心内膜炎(Cox,1988;Deger,1992;Kangavari,2000;Kulaš,2006)。

■ 诊断和治疗

感染性心内膜炎症状多种多样,通常发病隐匿。80%~90%的患者有发热,通常伴寒战,85%的患者心脏能听到杂音,食欲不振、疲劳和其他全身症状很常见(Karchmer,2015)。临床征象有贫血、蛋白尿及栓塞,后者包括瘀点、瘀斑、局灶性神经系统表现、胸痛或腹痛及肢体末端缺血。某些患者还可能发展成心力衰竭。在确诊前,症状可能已经持续数周,因此必须高度警惕。

杜克标准被用来诊断感染性心内膜炎,其中包括典型病原微生物的阳性血培养,器官和心内膜受累的证据(Hoen,2013;Pierce,2012)。超声心动图有一定诊断价值,但对于病灶范围<2mm或三尖瓣的病变可能漏诊。当诊断不明确时,可进一步行经食管超声心动图检查,更加准确和详细。值得注意的是,超声心动图阴性并不能排除心内膜炎。

感染性心内膜炎主要通过药物治疗,确定病原微生物及其敏感性是抗生素选择的必要条件。治疗感染

性心内膜炎的抗生素选择指南由专业协会发布并定期更新(Habib,2015;Karchmer,2015)。当发生持续性瓣膜感染,出现瓣膜功能障碍,最终引起顽固性菌血症和心力衰竭时需要进行瓣膜置换。

■ 妊娠

在妊娠期和产褥期,感染性心内膜炎并不常见。在帕克兰医院,7年间心内膜炎的发生率约占分娩人数的1/16 000,7例发生感染性心内膜炎女性中2例死亡(Cox,1988)。孕产妇和胎儿死亡率在25%~35%之间(Habib,2015;Seaworth,1986)。在妊娠期感染性心内膜炎的系统评价中,危险因素包括静脉注射药物(14%)、先天性心脏病(12%)和风湿性心脏病(12%)(Kebed,2014)。最常见的病原体是链球菌(43%)和葡萄球菌(26%)。在51例妊娠中,孕产妇死亡率为11%。

■ 心内膜炎预防

近年来,对患有心脏瓣膜疾病的患者围手术期会给予抗生素预防心内膜炎。但是,目前的指南更为严格。美国心脏协会对牙科手术的围手术期预防使用抗生素的指南如下:①曾使用人工瓣膜或人工材料进行心脏瓣膜修复;②既往有心内膜炎史;③未修复的发绀型心脏缺损或修补过的瓣膜在修补部位及其周围残留缺陷;④心脏移植术后的瓣膜病变(Nishimura,2017)。美国妇产科医师学会(2016)不建议在没有盆腔感染的情况下,阴道分娩时或剖宫产围手术期使用抗生素预防感染。发绀型心脏病患者和人工瓣膜置换的患者发生感染性心内膜炎风险最高。当产时有指征使用抗生素预防感染性心内膜炎时,可参考表49-8的预防方案。这些抗生素需在分娩前30~60分钟使用。

表49-8 感染性心内膜炎高危患者的抗生素预防标准

美国妇产科医师学会(2016)标准

标准(i.v.):氨苄西林2g,或头孢唑啉或头孢曲松1g

青霉素过敏(i.v.):头孢唑啉或头孢曲松1g,或克林霉素600mg

口服:阿莫西林2g

美国心脏协会/欧洲心脏病学会(Karchmer,2015)[a]标准

标准:阿莫西林2g,p.o.;或氨苄西林2g,i.v.或i.m.

青霉素过敏:克拉霉素或阿奇霉素500mg,p.o.;头孢氨苄2g,p.o.;克林霉素600mg,p.o.、i.v.或i.m.;头孢唑啉或头孢曲松1g,i.v.或i.m.

i.m.,肌内注射;i.v.,静脉注射;p.o.,口服。
[a] 头孢唑啉或头孢曲松在分娩前30分钟应用,其他药物是在分娩前1小时应用。

心律失常

心律失常在妊娠期、产程中、分娩期和产褥期都很常见,一部分为新发病例,另一部分为孕前即存在(Joglar,2014;Knotts,2014)。Silversides 等(2006)在对 73 例室上性心动过速、阵发性心房扑动或心房颤动、室性心动过速病史妇女进行了一项调查研究后发现,以上三种心律失常复发率分别为 50%、52%、27%。但妊娠期心律失常发病率增高机制尚未阐明。一些研究显示,雌二醇和黄体酮可致心律失常。雌激素可增加心肌中肾上腺素受体数量,因此妊娠期肾上腺素的作用似乎更大(Enriquez,2014)。妊娠期正常范围内轻度低钾血症或生理性心率增快都可能诱发心律失常。更加规范的产前检查也提高了心律失常的诊断率。

■ 缓慢性心律失常

缓慢性心律失常患者包括心脏完全传导阻滞,这类患者可以妊娠且妊娠结局均较好(Keepanasseril,2015)。一些心脏完全传导阻滞的孕妇,在阵痛和分娩时可能会出现晕厥,必要时需放置临时性心脏起搏器(Hidaka,2006)。据文献报告,放置永久性人工心脏起搏器的女性通常能够很好地耐受妊娠(Hidaka,2011;Jaffe,1987)。设有固定频率的起搏器可通过增加每搏输出量明显地增加心输出量。

有心脏起搏器或其他电子植入物的患者手术期间需要采取特殊预防措施。术中其他设备产生杂乱电流信号可能干扰植入设备的信号,并导致心脏起搏改变。此外,手术中产生的电流如果不是通过负极板传导,而是通过起搏器电极传导,则可能造成心肌灼伤(Pinski,2002)。预防措施包括术前心脏咨询;使用双极电刀或超声刀,而不是单极电刀;如果确实需要使用单极电刀,务必将能量设置最小化;心脏和脉搏血氧仪持续监测;制订心律失常的应急预案;与心电外科密切联系,并准备好电极(Crossley,2011)。

■ 室上性心动过速

育龄期妇女最常见的心律失常是阵发性室上性心动过速。妊娠期的患病率为 24/10 万,约 20% 患者妊娠期症状会加重(Enriquez,2014)。有趣的是,阵发性室上性心动过速孕妇的平均心率与非孕妇相比更快,分别为 184 次/min 和 166 次/min(Yu,2015)。来自匈牙利的 Bánhidy 等(2015)发现,大约一半患有阵发性室上性心动过速的女性在妊娠期首次出现症状。值得注意的是,孕妇患阵发性室上性心动过速,其子代发生

心脏间隔缺损(尤其是房间隔缺损)的风险将增加 2 倍。

早孕期很少出现心房颤动和心房扑动。一旦出现新发心房颤动应积极寻找潜在病因,包括心脏异常、甲状腺功能亢进、肺栓塞、药物毒性和电解质紊乱(DiCarlo-Meacham,2011)。二尖瓣狭窄引起的心房颤动和心房扑动的主要并发症包括栓塞性卒中,若心室率增加,可在后续妊娠中发生肺水肿。

室上性心动过速(supraventricular tachycardia,SVT)可通过刺激迷走神经紧急处理,包括 Valsalva 动作、按压颈动脉窦、弯腰,以及将面部浸入冰水中,提高迷走神经兴奋性并阻断房室结传导(Link,2012;Page,2015)。静脉注射腺苷(一种短效内源性核苷酸)也可阻断房室结传导。文献报告腺苷用于血流动力学稳定孕妇的心脏复律安全、有效(Page,2015;Robins,2004)。但有关于使用腺苷后出现短暂胎儿心动过缓的报告(Dunn,2000)。

如果药物治疗无效或有禁忌,美国心脏病学会和美国心脏协会建议,对血流动力学不稳定的 SVT 患者进行同步心脏电复律(Page,2015)。虽然标准能量的心脏电复律对孕妇并非禁忌,但仍需警惕。Barnes 等(2002)报告了 1 例孕妇,使用直流电进行心脏复律导致子宫持续收缩和胎儿心动过缓。另外,妊娠对植入型心律转复除颤器装置的手术操作没有影响(Boulé,2014)。

如果心脏复律失败,或由于并发血栓而不能进行心脏复律,则需要长期抗凝和药物控制心率(DiCarlo-Meacham,2011)。美国心脏病学会和美国心脏协会(Page,2015)推荐的其他治疗方案包括:

- 当腺苷无效或禁忌时,静脉注射美托洛尔或普萘洛尔。
- 当腺苷和 β 受体阻滞剂无效或禁忌时,静脉注射维拉帕米。
- 静脉注射普鲁卡因胺。
- 当存在可能危及生命的 SVT 或其他疗法无效或禁忌时,静脉注射胺碘酮。

妊娠可能诱发无症状的预激综合征(Wolff-Parkinson-White,WPW)出现心律失常。在一项研究中,25 例妊娠前被诊断为 SVT 的女性中,12 例诊断为 WPW,其中 3 例在妊娠期发生 SVT;13 例无 WPW 的女性中,6 例在妊娠期发生 SVT(Pappone,2003)。在一些患者中,射频消融有可能控制病情(Driver,2015)。

■ 室性心动过速

在无潜在心脏病的健康年轻女性中,心律失常并

不常见。Brodsky 等（1992）报告 7 例新发室性心动过速的孕妇，并回顾性分析了 23 个报告。发现这些女性中大多数没有器质性心脏病。其中 14 例孕妇通过体育锻炼或心理压力诱发室性心动过速，2 例发生心肌梗死，2 例发生 QT 间期延长，1 例孕妇出现麻醉引起的心动过速。得出结论：妊娠可诱发室性心动过速，并推荐使用 β 受体阻滞剂治疗。如前所述，致心律失常性右心室发育不良偶尔会导致室性快速性心律失常（Lee，2006）。如果病情不稳定，需紧急心脏复律时，应按成人标准设置能量（Jeejeebhoy，2011；Lin，2015）。

■ QT 间期延长

阵发性传导异常可能使个体易患潜在致命的室性心律失常，称为尖端扭转型室性心动过速（Roden，2008）。两项纳入 502 例妊娠期长 QT 综合征患者的研究报告，心脏事件在产后显著增加，但妊娠期未增加（Rashba，1998；Seth，2007）。妊娠期心率正常上升可能具有一定保护作用。而 β 受体阻滞剂（优选普萘洛尔）可降低长 QT 综合征患者发生尖端扭转型室性心动过速的风险，并且需整个妊娠期和产后继续使用（Enriquez，2014；Seth，2007）。需要注意的是，许多药物（包括一些妊娠期可以使用的药物）可能导致 QT 间期延长，如阿奇霉素、红霉素和克拉霉素（Ray，2012；Roden，2004）。

主动脉疾病

■ 主动脉夹层

马方综合征（Marfan syndrome）和主动脉狭窄是两种主动脉疾病，可增加孕妇主动脉夹层风险（Russo，2017）。事实上，半数年轻女性主动脉夹层与妊娠有关（O'Gara，2004）；其他风险因素包括二叶式主动脉瓣、特纳综合征或努南综合征。在埃勒斯-当洛综合征（Ehlers-Danlos syndrome）患者中主动脉夹层或主动脉破裂比率也很高（Murray，2014；Pepin，2000）。尽管所涉及的机制尚不清楚，但起因是主动脉内膜层撕裂，随后血液进入撕裂间隙，最后主动脉破裂。

在大多数情况下，主动脉夹层会出现严重的胸痛，呈极度的撕裂样或刺穿样疼痛。临床上主要表现为脉搏减弱或消失，伴随大动脉血供不足的体征。妊娠期主动脉夹层的鉴别诊断包括心肌梗死、肺栓塞、气胸、主动脉瓣破裂和产科急症（胎盘早剥和子宫破裂）。

超过 90% 的主动脉夹层患者胸片异常。主动脉血管造影是诊断金标准。然而，临床情况紧迫，用得更多的是声像图、计算机断层扫描和磁共振成像。

治疗初期需降低血压。低位的主动脉夹层常需切除主动脉并更换主动脉瓣。远端主动脉夹层更复杂，

很多只能采取非手术治疗。在非妊娠患者中，对于直径<5.5cm 腹主动脉瘤，与严密监测后延迟修复手术相比，立即手术并不能提高生存率。但 Karthikesalingam 等（2016）建议应重新审视动脉瘤体大小的手术指征。

■ 马方综合征

马方综合征是常染色体显性遗传的结缔组织疾病，发病率为（2~3）/10 000，且无种族或民族差异（Ammash，2008）。如第 59 章所述，马方综合征患者全身性的组织异常，可导致严重的心血管并发症。该病涉及所有组织，常见缺陷包括：关节松弛和脊柱侧弯。主动脉进行性扩张导致主动脉瓣关闭不全、感染性心内膜炎及二尖瓣脱垂等。主动脉扩张和夹层动脉瘤是最严重的并发症。早期死亡多归因于心脏瓣膜功能不全、心力衰竭或主动脉夹层。

妊娠

一项调查显示，2003~2010 年全美国住院患者中马方综合征患者有 339 例分娩，其中 1 例产妇死亡，6 例发生（1.8%）主动脉夹层（Hassan，2015）。Russo 等（2017）对得克萨斯产科数据统计发现，47 例主动脉夹层患者中 8 例为马方综合征。这与英国的一项研究结果类似（Curry，2014）。

主动脉根部直径通常约为 2cm，正常妊娠期它略微扩张（Easterling，1991）。对于马方综合征患者，建议主动脉根部修复指征为直径≥4.0~4.5cm（Smok，2014）。美国心脏病学会、美国心脏协会和美国外科医师协会建议，如果升主动脉直径超过 4cm 并且考虑妊娠的妇女，需进行预防性主动脉修复（Hiratzka，2010）。欧洲心脏病学会（2011）的指南建议当主动脉根部直径≥4.5cm 时需要修复。身材较矮小的患者发生夹层的主动脉往往直径更小，手术难度会更大（Bradley，2014；Smok，2014）。

对于已知胸主动脉根部或升主动脉扩张的孕妇，建议每月或每两月超声心动图测量升主动脉尺寸，以监测扩张情况（Hiratzka，2010）。预防性使用 β 受体阻滞剂已成为马方综合征孕妇的标准治疗，它可降低升主动脉血流压力并减缓扩张速度（Simpson，2012）。患主动脉瘤的孕妇应在有心胸外科手术条件的医院分娩。对于主动脉根部直径<4cm 孕妇，区域镇痛下经阴道分娩和第二产程助产是安全的。

当主动脉根部扩张 4~5cm 或更大时，建议行剖宫产手术，并考虑更换近端主动脉（Simpson，2012）。已有妊娠期成功进行主动脉根部置换手术的案例，但手术也与胎儿缺血缺氧性脑病有关（Mul，1998；Seeburger，2007）。有文献报告，急性 A 型主动脉夹层孕妇在

急诊剖宫产的同时成功修复主动脉（Guo,2011;Haas, 2011;Papatsonis,2009）。

为了评估妊娠结局,一项针对63例马方综合征患者的研究分析了她们的142次妊娠结局,其中有111次妊娠超过20周,15%早产,5%胎膜早破早产（Meij-boom,2006）,8例围产期死亡,一半存活的新生儿随后被诊断出患马方综合征。

■ 主动脉缩窄

主动脉缩窄相对少见,常并发其他大动脉畸形。这类患者中25%患二叶式主动脉瓣,10%患脑动脉瘤。其他伴发异常包括持续动脉导管未闭、心间隔缺损和特纳综合征。侧支循环出现在缩窄平面以上并常明显迂曲延伸,由于肋间动脉肥大,常造成局部肋骨边缘侵蚀。体检中典型特征是上肢血压高,下肢血压正常或偏低。研究人员用MR成像对妊娠期主动脉缩窄进行诊断（Sherer,2002;Zwiers,2006）。此外,Jimenez-Juan等（2014）发现MR成像测量的主动脉直径和妊娠期不良事件风险呈负相关。值得注意的是,如果缩窄处最小直径超过15mm,则不会出现不良后果。

主动脉缩窄的主要并发症包括长期严重高血压导致的充血性心力衰竭,二叶式主动脉瓣引起细菌性心内膜炎和主动脉瓣破裂。妊娠期高血压可能会使病情恶化,因此通常需要使用β受体阻滞剂进行抗高血压治疗。主动脉破裂常发生在妊娠晚期或产褥早期。也可能发生Willis动脉瘤环的脑出血。

一项研究观察188例妊娠妇女,其中1/3患有与明显的动脉缩窄倾向相关的高血压,1例患者妊娠36周时死于手术（Beauchesne,2001）。对全美国近700次因主动脉缩窄住院的患者分析发现,妊娠合并高血压风险增加3~4倍（Krieger,2011）。更重要的是,近5%患主动脉缩窄孕妇更容易发生心血管不良事件,包括产妇死亡、心力衰竭、心律失常、脑血管或其他栓塞事件,较对照组（0.3%）明显增加。其剖宫率也大大增加,达41%,而对照组为26%。

充血性心力衰竭可能导致流产,需积极改善心脏功能。一些研究人员建议在妊娠期切除缩窄,以防止动脉瘤和主动脉破裂可能。但这会造成明显的灌注不足风险,尤其是胎盘灌注,因为所有动脉侧支都必须进行不同时期的阻断。

缺血性心脏病

患冠状动脉疾病的孕妇通常有典型危险因素:糖尿病、吸烟、高血压、高脂血症和肥胖（James,2006）。

虽然相对罕见,但与年龄相似的非孕妇相比,其急性心肌梗死风险大约高出3倍（Elkayam,2014b）。美国1998~2009年,超过5 000万次住院中产时急性心肌梗死住院发生率约为2/10万,产后发生率4/10万（Callaghan,2012）。Ladner等（2005）有相似研究结果,产时发生率约为2.7/10万。

■ 妊娠期心肌梗死

与年龄匹配的非妊娠妇女相比,妊娠期心肌梗死的死亡率更高。在一项全美住院患者抽样研究中,共859例妊娠合并急性心肌梗死,死亡率为5.1%（James,2006）。由于分娩时心脏负荷增加,若分娩期处于心肌梗死后2周内,其死亡风险更高（Esplin,1999）。

一项对150例心肌梗死病例的系统评价中发现,大多数孕产妇急性心肌梗死发生在孕晚期或产后（Elkayam,2014b）。约3/4为ST段抬高型心肌梗死。急性心肌梗死的主要机制包括自发性冠状动脉夹层（43%）和动脉粥样硬化（27%）。主要并发症包括心力衰竭或心源性休克（38%）、复发性心绞痛或梗死（19%）和室性心律失常（12%）。产妇和胎儿死亡率分别为7%和5%。有报告,2例高胆固醇血症的吸烟孕妇在给予麦角新碱后发生冠状动脉闭塞（Mousa,2000;Ramzy,2015;Sutaria,2000）。Schulte-Sasse（2000）报告了在引产时使用前列腺素 E_1 阴道栓剂引起心肌缺血的案例。

妊娠期急性心肌梗死的诊断与非妊娠患者的诊断无差异,依赖于临床表现、特征性心电图改变及心肌坏死所导致的血清肌钙蛋白水平升高（Pacheco,2014）。值得注意的是,正常妊娠时,肌钙蛋白 I 水平低于可检测范围,并且无论经阴道分娩或剖宫产均不会升高（Koscica,2002;Shivvers,1999）。但与血压正常的孕妇相比,子痫前期患者肌钙蛋白 I 水平更高（Atalay,2005;Yang,2006）。妊娠期出现可疑的胸痛应高度怀疑自发性冠状动脉夹层（Codsi,2016）。冠状动脉造影是金标准,如果存在急性冠脉综合征（定义为心肌梗死或不稳定性心绞痛）,应立即行冠状动脉造影。

急性心肌梗死的治疗与非妊娠患者相似（Pache-co,2014）。图49-6显示了孕期急性心肌梗死的综合治疗措施。亦有关于妊娠期成功经皮腔内冠状动脉成形术和支架置入术的报告（Balmain,2007;Duarte,2011;Dwyer,2005）。急性心肌梗死可能需要行心肺复苏,如第47章所述。若心肌梗死处于稳定期,剖宫产仅适用于有产科指征的孕妇,硬膜外镇痛是分娩时理想的选择（Esplin,1999）。

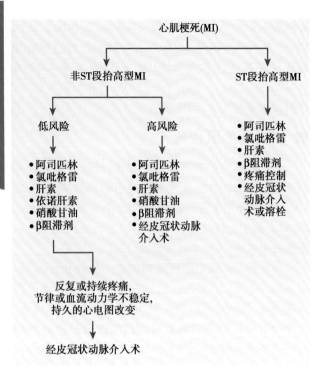

图 49-6　妊娠期急性心肌梗死的初始治疗。风险分层是指尽管进行了最佳医疗管理，仍存在发生复发症状的风险

（资料来源：Pacheco LD，Saade GR，Hankins GD：Acute myocardial infarction during pregnancy，Clin Obstet Gynecol. 2014 Dec；57（4）：835-843. ）

■ 既往有缺血性心脏病的妊娠

　　心肌梗死后是否可以妊娠尚不清楚。缺血性心脏病常呈进行性发展，并通常与高血压或糖尿病有关，因此对妊娠应持保守态度。Vinatier 等（1994）对 30 例既往患心肌梗死史妇女的妊娠情况进行分析发现，尽管无孕产妇死亡，但孕期 4 例发生充血性心力衰竭，4 例心绞痛加剧（Vinatier，1994）。Pombar 等（1995）回顾与糖尿病相关的缺血性心脏病和心肌梗死妇女的妊娠结局，其中 3 例在孕前行冠状动脉侧支搭桥术，17 例患者中 8 例死于妊娠期。显然，妊娠会增加心脏负担，研究人员得出结论：既往有心肌梗死史患者孕前应进行心室造影、放射性核素检查、超声心动图检查或冠状血管造影评价心室功能，如果没有明显心室功能不全，即有可能耐受妊娠。在进行这些检查前已经妊娠的妇女，可行超声心动图检查。也有妊娠期行运动耐受试验的报告，即便妊娠期行放射性核素检查，胎儿接受的辐射剂量也非常小。

（刘小利　沈婉婷　张琼　翻译　黄引平　审校）

参考文献

第 50 章

慢性高血压

> 少部分患有慢性肾炎的妇女会发生子痫。对于大部分子痫病例，尸检通常揭示急性肾炎的肾脏改变，但偶尔也会发现慢性的肾脏病变。
>
> ——J. 惠特里奇·威廉姆斯（1903）

在第 1 版《威廉姆斯产科学》中，很少关注血压的变化，即使发生了"毒血症"。在当时，慢性高血压被认定为"老年病"，并且只在老年人群中发生（Lindheimer，2015）。事实上，在 1903 年威廉姆斯教科书中，慢性高血压本身并没有被提及，而只是提到了偶尔与子痫相关的慢性肾脏结构改变。

很明显现在慢性高血压是妊娠期间最常见的严重并发症之一。这并不奇怪，因为根据来自美国疾病控制和预防中心（CDC）的全国健康和营养检查调查（National Health and Nutrition Examination Survey，NHANES），在 18~39 岁的女性中，高血压患病率接近 7%。

慢性高血压合并妊娠的发病率因人口数量变化而异。在一项纳入全国超过 5 600 万例分娩量的研究中，慢性高血压合并妊娠的发病率为 1.8%（Bateman，2012）。同时在来自美国医保数据分析（Medicaid Analytic Extract，MAX）研究的超过 878 000 例孕妇中 2.3% 并发慢性高血压（Bateman，2015）。尽管患病率很高，但其最佳治疗方案还没有得到很好的研究。众所周知，慢性高血压的症状通常在妊娠早期得到改善。接下来是妊娠晚期不同的变化，更重要的是，若并发子痫前期，则其发展不可预测。后者增加了孕产妇和围产儿发病率和死亡率的风险。

总论

为了定义慢性高血压，必须首先确定正常血压的范围。这并不是一项简单的任务，因为就像所有的多基因决定的生物变异一样，在不同人群之间血压标准是不同的。而且在这些标准中，个体之间存在着巨大的差异。此外，还受许多表观遗传因素影响。例如，不仅不同种族和性别之间血压不同，而且随着年龄和体重的增加血压直接升高，尤其是收缩压。因此，实际上正常成年人的血压范围较宽，那些患有慢性高血压的人也是如此。最后需要强调的是，静息血压测量不能反映日常活动。

在这些变量被确定之后，一个重要问题是慢性高血压伴随的风险。它是导致死亡的主要原因，几乎占全世界死亡人数的 15%。大约有 6 500 万例美国人患有高血压，而且这个数字与流行性肥胖同时增长（Kotchen，2015）。高血压实质上增加了心血管疾病、冠心病、充血性心力衰竭、卒中、肾衰竭和外周动脉疾病的风险（Forouzanfar，2017）。

■ 定义和分类

由于上述原因，慢性高血压在逻辑上定义为某种程度上持续的静息血压，其与急性或长期的不良反应有关。基于这种考虑，大多数人认为 140/90mmHg 是血压正常值的上限。但是在美国，这些量表是根据白种人成年男性的数据构建的，由人寿保险公司编制。这些"标准"忽视了诸如种族、性别和其他重要的共同变量等相关因素。例如,Kotchen(2015)强调了种族的重要性,他提到高血压(定义为血压大于 140/90mmHg)的发生率在黑种人中为 34%,在白种人中为 29%,在墨西哥裔美国人中为 21%。

多年来,国家联合委员会颁布了慢性高血压诊断、分类和管理指南。在 2008 年,国家心脏、肺和血液研究所停用了这些指南,然而国家联合委员会第 8 次报告(Joint National Committee,JNC 8)则被要求提供循证回顾(James,2014)。对管理患有慢性高血压的年轻女性的相关调查结果在表 50-1 中进行了总结。

表 50-1 国家联合委员会第 8 次报告(JNC 8)——2014 年慢性高血压指南和建议

随机对照试验的循证建议
没有对高血压和高血压前期进行定义
生活方式工作组(Eckel,2013)认可的生活方式的调整
推荐四种特定的药物类别的选择:血管紧张素转化酶抑制剂(ACEI),血管紧张素受体阻滞剂(ARB),钙通道阻滞剂,或利尿剂
一般人群:<60 岁,开始药物治疗,使舒张压≤90mmHg,收缩压≤140mmHg
糖尿病患者:使血压降至 140/90mmHg 以下
慢性肾病:使血压降至 140/90mmHg 以下,并且加入 ACEI 或 ARB 以改善预后
除黑种人外的一般人群:初始降压治疗应包括噻嗪类利尿剂、钙通道阻滞剂、ACEI 或 ARB
一般黑种人人群:主要降压治疗应包括噻嗪类利尿剂或钙通道阻滞剂
每月进行评估,如果 1 个月后未达到目标,应增加初始药物剂量或添加第二种药物。如果没有反应,增加任意一种药物或添加第三种药物;如果还没有反应,咨询心血管专科医师

资料来源:James,2014.

■ 非妊娠成人的治疗和益处

现有研究不断证实对患有高血压、无其他并发症的成年人进行治疗的益处。目前已有大量关于降压治疗组合的研究,这些研究评估了单药治疗与联合治疗方案及其种族特异性的益处。虽然大多数研究评估了心血管疾病的结局,但许多也证实了药物治疗后脑血管意外、肾功能不全和死亡率的风险有所降低。由于这些无可争议的好处,JNC 8 推荐了表 50-1 中列出的管理方案。

因此,即使是轻度的血压升高,干预措施对减少这些后遗症也是有益的(SPRINT Research Group,2015)。此外,对于持续舒张压≥90mmHg 的非妊娠育龄妇女的降压治疗被认为是标准治疗。然而,对于正在接受治疗的准备怀孕的妇女、正在接受治疗的妊娠妇女,或妊娠期间首次诊断为患有慢性高血压的妇女,这些研究并不清楚最佳治疗方案是什么(August,2015)。并且在此类患者中,降压治疗的益处和安全性也不明确,正如本章随后讨论的那样。

■ 孕前咨询

患有慢性高血压的妇女在妊娠前就应该接受指导。高血压持续的时间、血压的控制程度及现行治疗都应该确定下来。需要多种药物联合控制血压或血压控制不理想的妇女出现不良妊娠结局的风险增大。应核对家用血压计的准确性,同时也需要评估患者的整体健康状况、日常活动和饮食习惯(表 50-2)。

表 50-2 高血压患者生活方式的调整

减轻体重
建立一种加强蔬菜、水果和全谷物摄入的饮食模式;包括低脂乳制品、家禽类、鱼类、豆类、非热带植物油和坚果;限制甜食和红肉。如 DASH,USDA 食物结构,或 AHA 饮食
低钠饮食:钠摄入量每天不超过 2 400mg;最好每天 1 500mg
每周进行 3~4 次有氧体育活动,平均每次持续 40 分钟,包括中等至高等强度的体育活动
适度饮酒

资料来源:Eckel,2013;Kotchen,2015.
AHA,美国心脏病学会;DASH,控制高血压的饮食方式;USDA,美国农业部。

对于有持续 5 年以上病史或同时患有糖尿病的高血压妇女,应对其心血管和肾脏功能进行评估(August,2015;Gainer,2005)。有器官功能障碍证据的妇女或有卒中、心肌梗死、心律失常或心室衰竭等不良事件史的妇女在妊娠期间复发或恶化的风险明显提高。肾功能是通过血清肌酐的测定来评估的。另外,如果随机尿蛋白质与肌酐的比值异常高(>0.3),需要通过收集 24 小时尿液检测蛋白含量来进一步量化(Hladunewich,2011;Kuper,2016;Morgan,2016a)。美国国家心脏、肺和血液研究所妊娠期高血压工作组(2000)得出这样的结论:如果血清肌酐值超过 1.4mg/dL,胎儿丢失和肾脏疾病加速恶化的风险增加(第 53 章)。

尽管许多人认为患有严重的、控制不佳的高血压的妇女禁忌妊娠,但并没有达成共识。当然,对于给予治疗但舒张压持续≥110mmHg的妇女需要多重降压;对于血清肌酐水平>2mg/dL,或有既往卒中、心肌梗死或心脏衰竭病史的妇女,必须对其自身和妊娠结局的显著风险进行咨询。

妊娠期的诊断与评估

第40章讨论了妊娠期高血压疾病。如果妇女在妊娠前或在妊娠20周之前发现高血压则被诊断为慢性高血压。也有证据表明,高血压前期可能预示着与慢性高血压妇女相似的不良结局(Rosner,2017)。在一些没有明显慢性高血压的妇女中,可能出现妊娠期高血压疾病,伴或不伴子痫前期的反复妊娠病史。每一项都是潜在的慢性高血压的危险标志,尤其对于子痫前期,特别是早发型子痫前期。在许多方面,妊娠期高血压疾病与妊娠期糖尿病类似,因为这些妇女具有慢性高血压体质,在这种情况下,遗传和环境起主要作用。

尽管不常见,但在受影响的妇女中,继发性原因所导致的高血压始终是可能的。因此,应考虑到潜在的慢性肾病、结缔组织病、原发性醛固酮增多症、库欣综合征、嗜铬细胞瘤,以及其他原因。也就是说,大多数先前患有高血压的孕妇可能会有其他并发疾病。

■ 相关危险因素

有几种因素会增加孕妇患慢性高血压的可能性。其中三个最常被提及的是种族、肥胖和糖尿病。如前所述,慢性高血压的人群发病率在黑种人女性中最高,而在墨西哥裔美国女性中最低(Kotchen,2015)。与此相关,已经鉴定了数百种与血压相关的表型和基因组区域,包括子痫前期和慢性高血压的候选基因(Cowley,2006;Ward,2015)。

代谢综合征是一种临床症候群,包括高血压、高血糖、腰部脂肪过多、胆固醇或甘油三酯水平异常。这些是并发子痫前期和持续性产后高血压的危险标志(Jeyabalan,2015;Spaan,2012)。这并不奇怪,因为肥胖可能会使慢性高血压的患病率增加10倍(第48章)。此外,肥胖的女性更容易并发子痫前期。糖尿病在慢性高血压妇女中也很普遍,其与肥胖和子痫前期的相互作用显著(Leon,2016)。在上述全国患者样本研究中,与慢性高血压相关的最常见合并症是孕前糖尿病(6.6%)、甲状腺疾病(4.1%)、胶原血管疾病(0.6%)(Bateman,2012)。Cruz等(2011)也描述了类似的合并症。

■ 妊娠对慢性高血压的影响

大多数患有慢性高血压的妇女,在妊娠早期血压会下降,而在妊娠晚期会再次上升(图50-1)。根据Tihtonen等(2007)的研究,患有慢性高血压的妇女血管阻力持续性增加,并可能降低血管内体积的扩张。这些妇女是否出现不良后果很大程度上取决于是否并发子痫前期。这一点可能与Hibbard等(2005,2015)的报告相关,即并发子痫前期妇女的动脉动力学特性是最典型的。

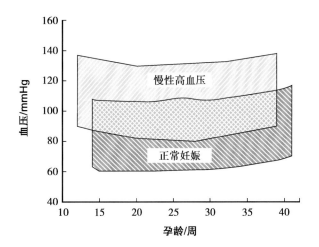

图50-1 107例未治疗的慢性高血压妇女妊娠期平均收缩压和舒张压(黄色部分);与4 589例健康初产妇妊娠期平均血压相比较(蓝色部分)
(资料来源:August,2015;Levine,1997;Sibai,1990a.)

不良妊娠影响

慢性高血压与表50-3中列出的几种不良孕产妇和围产儿结局有关。总之,这些不良妊娠结局与妊娠前高血压的严重程度和持续时间及是否并发子痫前期,尤其在妊娠早期直接相关。要注意的是,患有轻度慢性高血压的妇女,其妊娠结局与妊娠期间的血压水平有关。然而,妊娠期间对慢性高血压严格和不严格控制的好处并没有得到证实,正如本章后面所述(Magee,2015)。

表50-3	慢性高血压对孕产妇和围产儿结局的一些不利影响
孕产妇	**围产儿**
并发子痫前期	死胎
HELLP综合征	生长受限
胎盘早剥	早产

孕产妇	围产儿
中风	新生儿死亡
急性肾损伤	新生儿发病率
心力衰竭	
高血压性心肌病	
心肌梗死	
死亡	

表 50-3　慢性高血压对孕产妇和围产儿结局的一些不利影响（续）

HELLP，溶血、肝酶升高、血小板减少。

■ 母体发病率和死亡率

　　大多数患有慢性高血压的妇女在妊娠前通过治疗得到良好控制，预后将会很好。但这类患者发生不良妊娠结局的风险较正常孕妇明显增加，特别对于基础血压高，甚至出现终末器官损害的患者（Czeizel，2011；Odibo，2013）。Gilbert 等（2007）统计分析了近 3 万例慢性高血压孕妇妊娠结局，研究发现，患者卒中、肺水肿和肾衰竭发病率明显升高。Bateman 等（2012）也有类似发现，并指出慢性高血压患者卒中发生率为2.7‰，急性肾衰竭发生率为 5.9‰，肺水肿发生率为1.5‰，机械通气发生率为3.8‰，孕产妇死亡率0.4‰。第 60 章讨论了高血压对妊娠相关性卒中的影响，第49 章讨论了高血压对高血压性和特发性围产期心肌病的影响。

　　慢性高血压在妊娠期病情加重，可能是由于妊娠期高血压或并发子痫前期所致。不论哪一种原因导致病情加重，患者血压都可能明显升高，甚至发生危象。正如 Clark 和 Hankins（2012）所强调的那样，收缩压≥160mmHg 或舒张压≥110mmHg 将迅速引起肾脏或心肺功能障碍或脑出血。当并发严重的子痫前期或子痫时，除非终止妊娠，否则母体的预后很差。胎盘早剥是一种常见而严重的并发症（第 41 章）。除了上面提到的高血压性心脏衰竭外，Weissman-Brenner 等（2004）描述了主动脉夹层，并在第 49 章中讨论。

　　总的来说，慢性高血压使孕产妇死亡风险增加 5倍（Gilbert，2007）。Creanga 等（2015）的报告强调了这一点，其描述了 2006～2010 年，美国 3 358 例与妊娠有关的死亡。高血压疾病，包括慢性高血压和子痫前期综合征，占这些死亡患者数的 9.4%。其他死亡原因包括心血管疾病（14.6%）、脑血管疾病（2%）、心肌病（11.8%）。Moodley（2007）报告了类似的调查结果，其中有 3 406 例死亡孕产妇来自南非。

■ 并发子痫前期

　　由于目前对慢性高血压并发子痫前期的定义暂不明确，因而文献报告的发病率跨度较大，为 13%～40%（ACOG，2013；Bramham，2016；Kim，2016b；Moussa，2017）。August 等（2015）认为慢性高血压并发子痫前期可能与遗传、生化或代谢异常相关。并且有研究显示，慢性高血压并发子痫前期的风险与血压基线的高低程度直接相关（Ankumah，2014；Morgan，2016b）。在母胎医学（Maternal Fetal Medicine Units，MFMU）协作网研究中，Caritis 等（1998）指出慢性高血压并发子痫前期发病率为 25%。加州的一项研究显示，慢性高血压并发子痫前期发病率为 29%（Yanit，2012）。而且在妊娠期间高血压严重到需要长期降压治疗的妇女，其并发子痫前期的风险非常高（Morgan，2016a）。而且，如果存在基础蛋白尿，这种风险更高。最后，如图 50-2 所示，注定发展为并发严重子痫前期的慢性高血压妇女，其血压最低点之前的初始血压比没有并发严重子痫前期的妇女要高。

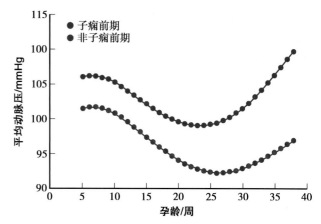

图 50-2　不论是否伴有子痫前期，经过治疗的慢性高血压妇女的血压趋势。每一组的初始平均母体血压（MAPs）（P = 0.002）和整个妊娠期的平均母体血压（P<0.001）有显著差异。对于并发子痫前期的孕妇，其平均母体血压最低点出现在 23.3 周（95% CI，22.5～24.1），对于没有子痫前期的孕妇，其平均母体血压最低点出现在 26.4 周（95% CI，22.5～27.6），两者明显不同（3.1 周，95% CI，2.3～4.3）
（资料来源：Morgan，2016a.）

　　到目前为止，慢性高血压并发子痫前期的临床预后和预测指标还不尽人意（Conde-Agudelo，2015）。Di Lorenzo 等（2012）研究了唐氏综合征的血清标志物，用以预测子痫前期，并计算出敏感性为 60%，假阳性率为20%。在使用抗血管生成因子对慢性高血压、妊娠期高血压和子痫前期进行鉴别时也发现了类似的结果（Costa，2016；Sibai，2008）。根据 Anton 等（2013）的研究,microRNA 检测作为妊娠相关性高血压的预测指标可能是有价值的。

预防

尽管已经有大量关于预防慢性高血压并发子痫前期的药物试验,但至今仍无有效的预防药物。低剂量阿司匹林最常被用于此类试验(Mol,2016;Staff,2015)。在上文提到的 Caritis(1998)的 MFMU 协作网研究中,给予低剂量阿司匹林或安慰剂的妇女中,并发子痫前期、胎儿生长受限或两者同时存在的发生率相似。使用相同的数据库,Moore 等(2015)发现,早期使用低剂量阿司匹林(妊娠<17 周)导致慢性高血压妇女并发子痫前期的发生率显著降低 41%(18% vs. 31%)。

Duley(2007)等和 Meads 等(2008)进行了系统评价,并指出低剂量阿司匹林对一些高危女性是有益的。Askie 等(2007)的荟萃分析也发现了适当的益处。在另一项分析中,Poon 等(2017)指出,阿司匹林对降低子痫前期早产的发病率无效。

美国预防服务工作组建议对具有子痫前期高风险的慢性高血压妇女进行低剂量阿司匹林治疗(Henderson,2014)。美国妇产科医师学会(2016b)建议在妊娠12~28 周时使用 81mg 的治疗剂量,并持续治疗直到分娩。除慢性高血压外,阿司匹林预防子痫前期高危人群的适应证包括子痫前期病史、多胎妊娠、糖尿病、肾病和自身免疫性疾病。

抗氧化剂预防子痫前期也曾被研究。Spinnato 等(2007)将 311 例慢性高血压妇女随机分成应用维生素 C 和维生素 E 抗氧化剂治疗组或安慰剂组,两组出现子痫前期的概率相似,分别为 17% 和 20%。

■ 胎盘早剥

慢性高血压患者发生胎盘早剥的风险较正常孕妇增加 2~3 倍。正常孕妇胎盘早剥的发生率为 1/300~1/200,而慢性高血压患者胎盘早剥发生率上升至 1/120~1/60(Ankumah,2014;Cruz,2011;Magee,2015)。若患者吸烟,则胎盘早剥风险进一步增加。大多数的胎盘早剥都发生在患有恶化的妊娠期高血压或并发子痫前期的妇女中。重度高血压的胎盘早剥风险最高,Vigil-De Gracia 等(2004)报告其为 8.4%。根据挪威出生登记处的医疗记录数据,叶酸和/或多种维生素补充剂轻度降低了慢性高血压妇女的胎盘早剥发病率(Nilsen,2008)。

■ 围产期发病率和死亡率

慢性高血压患者不良围产结局发生率均高于正常孕妇,而并发子痫前期患者不良妊娠结局发生率则更

高。如图 50-3 所示,不良妊娠结局发生率随血压升高而上升。慢性高血压(治疗或不治疗)与胎儿先天性异常有关。Bateman 等(2015)从先前提到的 Medicaid Analytic Extract 数据库中发现,胎儿严重先天性畸形的风险升高,尤其是心脏缺陷。此外,重度高血压与胎儿食管闭锁或狭窄也有关联(Bánhidy,2011;Van Gelder,2015)。

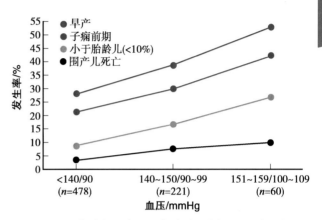

图 50-3 轻度慢性高血压妇女在不同血压层次上的孕产妇和围产儿部分不良结局的发生率
(资料来源:Ankumah,2014.)

在大多数研究中,慢性高血压的死胎率更高(第 35 章)。在全国范围内的患者样本研究中,死胎率为 15.1‰(Bateman,2012)。这与 Ahmad 等(2012)的一项挪威研究中 18‰ 的结果相似,以及与 Ankumah 等(2014)报告的一项网络研究中 24‰ 的结果相似,并在本章描述。低出生体重的新生儿也很常见。这是由于胎儿生长受限,主要临床表现为早产,或两者都有(图 50-3)。在先前提到的加利福尼亚数据库研究中,有 1/4 的围产儿早产(Yanit,2012)。

上述和其他的研究证实胎儿生长受限的风险升高,其发病率平均为 20%。Zetterström 等(2006)报告,与正常孕妇相比,2 754 例慢性高血压的瑞典妇女的胎儿生长受限风险增加了 2.4 倍。Broekhuijsen 等(2012)比较分析了 1 609 例荷兰慢性高血压孕产妇妊娠结局,研究发现,慢性高血压患者发生不良妊娠结局的风险增加了 1.3 倍。在一项研究中,慢性高血压并发子痫前期患者胎儿生长受限的发生率约为 50%,而未并发子痫前期的慢性高血压患者只有 21%(Chappell,2008)。最后,患有慢性高血压严重到需要治疗的妇女,胎儿生长受限为出生体重小于或等于第 3 百分位数的发生率为 11%(Morgan,2016a)。由于所有这些原因,这些新生儿进入 NICU 的比率也相应较高。

所有这些慢性高血压的不良影响导致了更高的围产期死亡率,比未受影响孕妇的围产期死亡率高 3~4

倍（ACOG，2013）。在图 50-3 中提到的 Ankumah（2014）的网络研究中，对于患有轻度高血压的妇女，其围产儿死亡率为 31‰，对于患有中度高血压的妇女，其围产儿死亡率为 72‰，对于患有重度慢性高血压的妇女，其围产儿死亡率为 100‰。而且，Morgan（2016a）在帕克兰医院进行的研究中，对于接受慢性高血压治疗的妇女，围产期新生儿死亡率为 32‰。此外，正如预期，患有并发子痫前期妇女的围产期死亡率最高，其风险从 4% 增加到 8%。最后，如果糖尿病与慢性高血压同时存在，那么早产、胎儿生长受限和围产期死亡率会进一步增加（Gonzalez-Gonzalez，2008；Yanit，2012）。

妊娠期管理

应明确诊断妊娠期慢性高血压。美国妇产科医师学会（2013）建议在开始降压治疗之前使用动态血压来排除可疑的白大褂高血压。慢性高血压管理的目标包括降低上文讨论的孕产妇或围产儿不良结局的比率。治疗的目标是预防中度或重度高血压，并延缓或控制妊娠期加重的高血压的严重程度。通过用药可以在某种程度上达到目的。应鼓励自行监测血压，但为了准确起见，必须正确校准自动化设备（Brown，2004；Staessen，2004）。个人健康行为调整包括膳食咨询和减少如烟草、酒精、可卡因或其他物质的使用（表 50-2）。不需要低钠饮食（ACOG，2013）。

对于长期或未经治疗的高血压患者，会出现并发症，从而增加不良妊娠事件的风险。有研究指出，有 1/4 的慢性高血压患者出现心室向心性肥大（Ambia，2017；Kim，2016a）。因此，如果先前尚未评估，则在妊娠期间对心血管和肾脏系统进行评估（Morgan，2016a，b）。

■ 降压药物

根据美国妇产科医师学会（2013，2016a）的结论，妊娠期高血压的治疗包括了每一种药物类别，但有关安全性和有效性的信息仍然有限（Czeizel，2011；Podymow，2011）。许多研究表明需要治疗的孕妇发生围产期不良结局较多，但目前尚不清楚不良结局是由于高血压疾病本身所致，还是与高血压药物治疗相关（Orbach，2013）。以下的降压药物总结摘自数个文献资源，包括 2016 年《医师桌面参考手册》（*2016 Physicians' Desk Reference*）。其中许多药物在第 12 章中也有讨论，并已由 Umans 等（2015）进行了审核。

肾上腺素能受体阻滞剂

β-肾上腺能受体拮抗药可使交感神经张力下降，并降低心输出量，如普萘洛尔、美托洛尔和阿特洛尔。

拉贝洛尔是一种广泛使用的 α/β-肾上腺素能阻滞剂，临床上认为是安全的。一些肾上腺素能阻滞药物作用于中枢神经，通过减少交感神经输出来实现全身性血管张力降低。这些药物包括可乐定和甲基多巴。在妊娠期中最常用于治疗高血压的该类药物是甲基多巴或 α 或 β 受体阻滞剂如拉贝洛尔。

钙离子通道阻断剂

这些药物根据其对钙进入细胞的改变和对电压依赖式钙通道结合位点的阻断而分为三个亚类。常见的药剂包括硝苯地平——二氢吡啶类，以及维拉帕米——苯乙胺衍生物。这些药物具有负性肌力作用，因此可以加重心室功能障碍和充血性心力衰竭。从理论上讲，它们可能会加强硫酸镁的血管活性作用，这种作用可用于子痫的神经预防。尽管在妊娠期间使用的数据有限，但它们似乎是慢性高血压的安全疗法（Briggs，2015；Umans，2015）。

利尿剂

噻嗪类利尿剂是磺胺类药物，这是第一组成功治疗慢性高血压的药物（Beyer，1982）。这些药物和袢利尿剂如呋塞米广泛应用于非妊娠期高血压患者。在短时间内，它们起到钠、水利尿作用，导致血容量不足。但随着时间的延长，出现"钠逃逸"，血容量不足得到部分纠正。降低外周血管阻力在某些方面可能有助于降低远期发病率（Umans，2015）。

噻嗪类药物可能具有轻微的致糖尿病作用，而且对孕妇来说，预期的容量扩张可能会缩减。Sibai 等（1984）表明，一直使用利尿剂治疗的高血压孕妇的血浆容量随时间推移仅增加约 20%，而停止治疗的妇女则增加 50%。尽管这些妇女的围产期结局相似，但这种担忧导致利尿剂不作为慢性高血压的一线治疗药物，尤其是在妊娠 20 周以后（Working Group Report，2000）。即便如此，在 Cochrane 综述中，Churchill 等（2007）针对子痫前期的预防进行了研究，将 1 836 例非高血压妇女随机分成噻嗪类利尿剂组和安慰剂组，发现两组围产期结局没有差异。总的来说，噻嗪类利尿剂在妊娠期被认为是安全的（Briggs，2015）。但是对于子痫前期的治疗，它们被认为是无效的（Umans，2015）。

血管扩张剂

肼屈嗪松弛动脉平滑肌，已经使用了数十年，对治疗严重的围产期高血压是安全的（第 40 章）。通常不单独使用口服肼屈嗪治疗慢性高血压，因为其降压作用弱并且可导致心动过速。它可作为其他降压药物长期应用的辅助药物，尤其适用于慢性肾功能不全者。在一项研究中，使用血管扩张剂治疗慢性高血压妇女新生儿低出生体重和生长受限的比率增加了 2 倍（Su，

2013）。

血管紧张素转化酶抑制剂

血管紧张素转化酶抑制剂可抑制血管紧张素 I 转化为血管紧张素 II。在妊娠中晚期应用这些药物可导致严重的胎儿畸形，包括羊水过少、颅骨发育不全和肾功能不全（第 12 章）。一些初步的研究也表明了该药物致畸作用，因此，在妊娠期任何时候都不推荐使用（Briggs,2015；Podymow,2011）。

血管紧张素受体阻滞药的作用类似。但不是阻断血管紧张素 II 的产生，而是抑制其与受体的结合。据推测，它们具有与血管紧张素转化酶抑制剂相同的胎儿作用，因此也是禁忌的。

■ 妊娠期降压治疗

重度慢性高血压

慢性高血压患者的妊娠结局在一定程度上取决于妊娠前高血压病的严重程度。这可能与许多患有重度高血压的妇女都有肾脏疾病有关（Cunningham,1990；Morgan,2016a）。因此，高血压严重到需要降压治疗的妇女，其并发子痫前期的风险非常高。

Sibai 等（1986）分析了 44 例妊娠 6 ~ 11 周时血压 ≥170/110mmHg 的慢性高血压患者妊娠结局，所有患者均使用甲基多巴和肼屈嗪的口服治疗，控制血压在 160/110mmHg 以下。在这 44 例妊娠患者中，有一半并发子痫前期，而所有不良围产期结局都发生在这一组中。此外，所有并发子痫前期孕妇的新生儿均早产，近 80% 有生长受限，围产期死亡率为 48%。相反，那些没有并发子痫前期的重度慢性高血压妇女的妊娠结局相对较好。没有围产期死亡，只有 5% 的胎儿生长受限。Webster 等（2017）发现，拉贝洛尔和硝苯地平对孕妇的慢性高血压同样有效。

Morgan 等（2016a）报告，患有慢性高血压的 447 例妇女需要在妊娠 20 周之前开始治疗。超过一半的妇女并发重度子痫前期。对于 24 小时蛋白质定量低于 300mg 者，子痫前期的发生率为 53%。但对于先前基础尿蛋白每天大于 300mg 者，79% 患有重度子痫前期。

中度或轻度高血压

对于轻度或中度高血压患者，妊娠期间继续妊娠前的降压治疗是有争议的。虽然从远期来说降低血压确实对母亲有益，但至少在理论上它会减少子宫胎盘灌注。在较早的研究报告中，轻度至中度高血压妇女在没有治疗的情况下大多数妊娠结局良好，除非并发子痫前期（Chesley,1978；Umans,2015）。

最新的数据表明，只要简单地降低血压，就能对妊娠结局产生潜在有益的影响。早期研究规模相对较小，其纳入标准和结局差异很大。在一份关于 49 项研究的 Cochrane 综述中，包括总共 4 723 例患有轻度至中度高血压的妇女，Abalos 等（2014）证实通过治疗可以降低患者随后患重度高血压的风险。与未接受治疗的妇女相比，并发子痫前期、子痫、胎盘早剥、早产、胎儿生长受限、围产儿或孕产妇死亡的概率没有差异。后来的一篇 Cochrane 综述引起了人们对使用 β-肾上腺能受体阻滞剂导致胎儿生长受限的关注，尤其是阿替洛尔。然而，这并没有得到确定，因为母体血压降低后继发胎盘灌注减少被本身血压恶化与胎儿生长异常相关的事实所混杂。一些人也认为这些药物对胎儿有直接的作用（Umans,2015）。然而，在两项较大的随机试验中，对于随机分配到治疗组的妇女，其生长受限发生率没有改变（Gruppo di Studio Ipertensione in Gravidanza, 1998；Sibai,1990a）。

Morgan 等（2016a）的研究结果支持 Abalos 在 Cochrane 综述中的发现。据他们报告，即使对慢性高血压进行治疗，仍经常并发子痫前期、胎儿生长受限、早产和围产儿死亡等。此外，如表 50-4 所示，基础尿蛋白每天大于 300mg 的妇女产科结局甚至更差。

表 50-4　妊娠期经过治疗的慢性高血压妇女的部分妊娠结局，不论是否有基础蛋白尿[a]

结局	基础蛋白尿[a]	无蛋白尿	P 值
并发子痫前期	79%	49%	<0.001
胎盘早剥	0	1%	0.45
预计分娩孕周[b]	(35.1±4.3)周	(37.2±3.3)周	<0.001
≤30 周	18%	6%	0.001
≤34 周	34%	17%	0.005
≤37 周	48%	26%	0.002
出生体重[b]	(2 379±1 028)g	(2 814±807)g	<0.001
≤第 3 百分位数	20%	9%	0.01
≤第 l0 百分位数	41%	22%	<0.001
围产儿死亡率	36/1 000	31/1 000	0.47

资料来源：Morgan,2016b。
[a] 定义为妊娠 20 周前每天蛋白质排出量 ≥300mg。
[b] 平均值±标准差。
EGA，预计孕周。

"严格控制"

在过去的 10 年中，严格控制血压的概念被认为是优化孕产妇和围产儿结局的一种方法。这种控制类似于对妊娠糖尿病患者的血糖控制。Ankumah（2014）的观察性研究表明，早期的研究显示更严格的血压控制是可信的。这些研究人员发现,在 759 例患有慢性高血压的妇女中,与较高的高血压级别和血压升高相比,当妊娠 20 周之前的血压低于 140mmHg 时不良妊娠结局风险更低。然而,当把不严格控制与严格控制相比较时,这种情况并不成立。具体而言,Magee 等(2015)随机将 987 例患有慢性高血压或妊娠期高血压的妇女分配到这两种管理方案中的任何一种中。除严格控制组的重度高血压发生率较低外,他们发现这两组的其他不良妊娠结局无显著差异(表 50-5)。严格控制的成本也不高(Ahmed,2016)。这些和类似的发现促使一个随机对照试验项目 CHAP(ClinicalTrials. gov,2016)来回答这个问题。在有数据证实妊娠期间对单纯的轻度到中度慢性高血压的治疗有任何有益的效果之前,遵循美国妇产科医师学会(2013)和母胎医学会(2015)的指南似乎是合理的。

表 50-5 不严格与严格控制的慢性高血压孕妇的部分孕产妇和围产儿结局

结局	不严格控制 (*n*=493)	严格控制 (*n*=488)
孕产妇		
胎盘早剥	2.2%	2.3%
重度高血压[a]	41%	28%
子痫前期	49%	46%
HELLP 综合征	1.8%	0.4%
围产儿		
死亡	28/1 000	23/1 000
<第 10 百分位数	16%	20%
<第 3 百分位数	4.7%	5.3%
呼吸道问题	17%	14%

资料来源:Magee,2015.
[a]$P<0.001$,其他比较 $P>0.05$。
HELLP,溶血、肝酶升高、血小板减少。

治疗建议

研究表明,遵循美国妇产科医师学会(2013)和母胎医学会(2015)的指南治疗单纯的慢性高血压孕妇是合理的。患有重度高血压的孕妇必须接受神经、心脏和肾脏保护治疗。对于既往有不良后果的妇女,如卒中、心肌梗死、心脏或肾脏功能不全的证据,治疗也是必要的。对于终末器官功能障碍,为减轻进一步器官损伤,治疗应使舒张压水平低于 90mmHg。

对于大多数患有轻度至中度高血压的女性,学会建议只要收缩压低于 160mmHg 且舒张压低于 105mmHg 可

停止治疗。而有学者认为,对于持续收缩压高于 150mmHg 或舒张压为 95~100mmHg 或更高的孕妇,需要降压治疗(August,2015;Working Group Report,2000)。在帕克兰医院,血压 150/100mmHg 或更高时开始使用降压药治疗。首选的治疗方案包括使用 β-肾上腺素能受体阻滞剂(如拉贝洛尔)或钙离子通道阻断剂(如氨氯地平)进行单药治疗。对处于妊娠前半期的妇女,使用噻嗪类利尿剂治疗似乎是合理的。在黑种人妇女中尤其如此,这些妇女的盐敏感性慢性高血压患病率很高。

对于妊娠早期的妇女和已经在服用降压药物的妇女是否应该继续服用这些药物是有争议的(Rezk,2016)。根据美国妇产科医师学会(2013)和母胎医学会(2015),对于轻度至中度高血压的女性,在妊娠前 3 个月停用药物治疗并在血压接近重度高血压范围时重新开始药物治疗是合理的。帕克兰医院的做法是,如果妇女在产前检查时已经服用了药物,则继续治疗。血管紧张素转化酶抑制剂和受体阻滞剂的停用是例外。

尽管一些女性接受了常规治疗,但仍有持续的令人担忧的高血压(Samuel,2011;Sibai,1990a)。在这些妇女中,无论是否并发子痫前期,主要关注的是妊娠加重高血压的可能性,其他的可能包括不准确的血压测量、不合适的治疗,以及药物拮抗,如非甾体抗炎药的长期摄入(Moser,2006;Sowers,2005)。

■ 妊娠期高血压加重或并发子痫前期

如上所述,慢性高血压妇女并发子痫前期的发生率取决于研究人群和高血压严重程度(Ankumah,2014)。40%~50% 的慢性高血压妇女在妊娠 37 周前并发子痫前期(Chappell,2008;Harper,2016)。在妊娠期间需要高血压治疗的妇女中,这一比例甚至更高(Morgan,2016a)。

慢性高血压妇女并发子痫前期较难诊断,特别是对于有潜在肾脏疾病伴有慢性蛋白尿的患者(Cunningham,1990;Morgan,2016a)。正如第 40 章所述,支持并发子痫前期诊断的条件包括恶化的高血压,新出现的蛋白尿,神经系统症状如严重的头痛、视物模糊、全身水肿、少尿、惊厥抽搐或肺水肿。对于有基础蛋白尿的妇女,基于蛋白尿恶化的诊断是有争议的。支持诊断的异常实验室检查结果是血清肌酐或肝转氨酶水平升高,血小板减少症或 HELLP 综合征(溶血、肝酶升高、血小板减少)的任何一种。对于患有慢性高血压和具有严重特征的子痫前期妇女,建议使用硫酸镁进行母体神经预防(ACOG,2013)。重度高血压的治疗如第

40 章所述。

有些患有慢性高血压的孕妇无并发子痫前期的其他表现,但也出现病情恶化。这种情况在妊娠中期末较常见。在缺少支持并发子痫前期的其他诊断标准的情况下,这可能代表了正常血压曲线的较高一端,如图50-1所示。在这些妇女中,如果可以确定排除子痫前期,那么开始或增加降压药物的治疗是合理的。

■ 胎儿评估

可以预计,血压控制较好的慢性高血压孕妇在没有合并因素时,妊娠结局一般较好。因为即使是患有轻度高血压的孕妇,也有更大的并发子痫前期和胎儿生长受限的风险,所以许多人都建议对胎儿健康进行一系列的产前评估。也就是说,根据美国妇产科医师学会(2013)的建议,除了在第 44 章中描述的超声监测胎儿生长外,没有确凿的数据可以说明各种产前监控策略的利弊。

■ 早发型子痫前期的期待治疗

多数慢性高血压患者在足月前可能并发子痫前期,在某些情况下考虑期待治疗可能是合理的。在 Magee-Women 医院的一项研究中,41 例经过筛选的孕龄中位数为 31.6 周的孕妇接受了期待治疗(Samuel,2011)。尽管分娩标准比较宽松,但仍有 17% 发生胎盘早剥或肺水肿。妊娠时间平均延长了 9.7 天,并且没有围产儿死亡。

■ 分娩

对于有胎儿生长受限或子痫前期等并发症的慢性高血压妇女,根据临床判断决定是否分娩。分娩方式的选择由产科因素决定。当然,大多数患有重度子痫前期的妇女分娩效果较好,即使胎儿明显早产。延迟分娩增加胎盘早剥、脑出血和围产期心力衰竭的风险(Cunningham,1986,2005;Martin,2005)。

对于不伴子痫前期的慢性高血压妇女,Harper 等(2016)最近报告了妊娠晚期的期待治疗。他们的结论是,妊娠 39 周后的期待治疗与重度子痫前期的发病率增加有关,妊娠 37 周前的计划分娩与新生儿不良结局发生率的升高有关。

对于轻度至中度,没有妊娠期并发症的慢性高血压妇女,美国妇产科医师学会(2013)建议,在妊娠 38 周之前不要进行分娩。Spong 等(2011)和共识委员会调查结果建议考虑在妊娠 38~39 周内分娩,即妊娠满 37 周之后。可选择阴道试产,而且许多妇女对阴道分娩的反应是积极的,并成功阴道分娩(Alexander,1999;

Atkinson,1995)。

■ 分娩时注意事项

对于患有重度子痫前期的妇女,围产期管理与第40 章所描述的相同。硬膜外麻醉对产程和分娩是最理想的,需要注意的是它没有治疗高血压的作用(Lucas,2001)。也就是说,患有重度子痫前期的妇女对硬膜外麻醉的急性降压作用更敏感(Vricella,2012)。同样在该组中,开始预防性使用硫酸镁来阻止子痫的发生。重度高血压(舒张压≥110mmHg 或收缩压≥160mmHg)患者应静脉使用肼屈嗪或拉贝洛尔。有些人更倾向于对舒张压达到 100~105mmHg 时的妇女进行治疗。Vigil-De Gracia 等(2006)将 200 例孕妇随机分为静脉注射肼屈嗪或拉贝洛尔组,以迅速降低妊娠期重度高血压。除使用肼屈嗪者出现母体心悸和心动过速的较多,以及使用拉贝洛尔者出现新生儿低血压和心动过缓的较多外,其他结果是相似的。

■ 产后护理

重度慢性高血压孕妇和重度子痫前期-子痫孕妇的产后监测及相关并发症的预防、处理方式相似。对于持续性重度高血压,应考虑到嗜铬细胞瘤或库欣病等原因(Sibai,2012)。而且,对于患有慢性终末器官损害的妇女,某些并发症更常见,包括脑或肺水肿、心力衰竭、肾功能不全或脑出血,尤其是在产后第一个 48小时内。在这些之前,往往会出现平均动脉血压和收缩成分的突然升高,即"峰值"(Cunningham,2000,2005)。

分娩后随着母体外周血管阻力的增加,左心室负荷也会增加。由于子痫前期引起了内皮细胞破坏,大量病理性组织液被排出,从而进一步加剧了这一升高。在这些妇女中,突然出现的高血压(中度或重度)可能使心脏舒张功能障碍恶化,引起收缩功能障碍,并导致肺水肿(Cunningham,1986;Gandhi,2001)。迅速控制高血压,联合呋塞米利尿,通常可以迅速消除肺水肿。

产前的降压治疗方案在产褥期可以重新开始。许多妇女也可以通过静脉注射或口服呋塞米增加正常的产后利尿来预防产后高血压。在一项研究中,对于患有重度子痫前期的产后妇女,每天口服 20mg 呋塞米,持续 5 天,有助于控制血压(Ascarelli,2005)。监测每天体重在这点上是有帮助的。产妇在分娩后体重平均应立即减轻 7kg。然后可以估计出过多的细胞外液。其他研究正在进行,用以确定产后血压管理的各个方面(Cursino,2015)。

一些证据表明,在产褥期长期摄入非甾体抗炎药会升高重度子痫前期妇女的血压（Vigil-De Gracia，2017）。如果仅按需提供这些药物，这可能不成问题（Wasden，2014）。

患有慢性高血压的妇女对避孕和绝育选择有特殊考虑。在第38章、第39章详细讨论了这些问题。

■ 远期预后

最终，患有慢性高血压的妇女并发心血管疾病的风险很高，尤其在伴有糖尿病、肥胖症和代谢综合征的情况下。最近的证据也表明，这些妇女在结束妊娠后发生心肌病风险更高（Behrens，2016）。

（仲维杰　蔡丽瑛　翻译　黄明莉　审校）

参考文献

第51章

肺部疾病

肺部分丧失或功能受损也许可以满足正常人的氧合需求，但却不能承受妊娠带来的额外负担。尤其是在妊娠晚期，增大的子宫限制了膈肌的移动。

——J. 惠特里奇·威廉姆斯（1903）

如上所述，人们长期认为孕妇在妊娠晚期对肺部疾病耐受力差。但实际上，肺部疾病在整个妊娠期都是常见疾病。其中慢性哮喘或哮喘急性发作最为常见，发病率约为 8%。哮喘伴发社区获得性肺炎的发病率约占非产科因素产前住院疾病的 10%（Gazmararian，2002）。肺炎也是产后常见的并发症，需要入院治疗（Belfort，2010）。肺炎、哮喘和其他肺部疾病与妊娠期生理性肺通气功能相互影响。流感暴发时期，孕产妇死亡率显著增加，说明孕妇易并发急性重症肺炎，尤其是在妊娠晚期。

妊娠期呼吸系统的生理性改变详见第 4 章，相关实验室检查数据见附录。随着妊娠孕周的增加，用来直接评价肺部病理生理变化的肺活量和肺功能会发生显著改变。同理，这些肺部的病理生理性改变会影响血液中的血氧浓度和酸碱平衡。Wise 等（2006）总结了妊娠期肺部的一些生理性改变：

1）妊娠晚期肺活量和深吸气量大约增加了 20%。

2）补呼气量从 1 300mL 减少到大约 1 100mL。

3）孕酮的呼吸兴奋作用使潮气量大约增加了 40%。

4）潮气量的增加导致每分钟通气量大约增加 30%~40%。动脉 PO_2 也从 100mmHg 增加到 105mmHg。

5）妊娠期新陈代谢的增加导致体内二氧化碳浓度增加了 30%，但由于气体弥散量也随之增加，结合孕妇过度换气，PCO_2 从 40mmHg 降低到 32mmHg。

6）残气量从 1 500mL 降低到约 1 200mL，大约降低了 20%。

7）增大的子宫和增加的腹压使得胸壁顺应性降低了 1/3，导致功能残气量（补呼气量和残气量的总和）降低了 10%~25%。

Grindheim 等（2012）通过队列研究指出，在孕 14~16 周之后，孕妇的最大肺活量和最大呼气流量会显著增加。孕妇通过增加深呼吸来增加换气，而不是加快呼吸频率。妊娠中晚期的基础氧耗从 20mL/min 增高到 40mL/min，这是导致呼吸系统改变的原因。

哮喘

反应性呼吸道疾病在年轻女性中常见，也通常是妊娠期合并症。从 20 世纪 70 年代中期开始，哮喘在许多国家的发病率稳步上升，但在美国已处于一个稳定的状态，成年人哮喘发病率约为 10%（Barnes，2015；CDC，2010c，2013）。妊娠期哮喘发病率约 4%~8%，但发病率有上升趋势（Kelly，2015；Racusin，2013）。越来越多的证据显示胎儿和新生儿的环境暴露可能是导致哮喘发生或缓解的主要原因（Grant，2016；Litonjua, 2016;Spiegel, 2016)。

■ 病理生理学

哮喘是受遗传因素影响的一种慢性气道炎症性疾病。气道高反应性和持续的亚急性炎症与 5 号染色体长臂上的基因多态性相关。这些基因包括细胞因子基因簇，β-肾上腺素和糖皮质激素受体基因及 T 细胞抗原受体基因(Barnes, 2015)。哮喘在病因学和临床表现中具有异质性。对于易感人群而言，环境中的变应原，如流感或吸烟，是促进哮喘发作的催化剂(Bel, 2013)。

哮喘的特征是支气管平滑肌收缩，血管充血，黏液过度分泌和黏膜水肿所导致的可逆性气流受限。嗜酸性粒细胞、肥大细胞和 T 淋巴细胞的渗透性增强是黏膜炎症的主要特征。这些细胞会引起气道的炎症，同时增加了机体对刺激物、病毒感染、阿司匹林、冷空气及运动等许多刺激的应答反应。上述细胞和其他细胞会产生如下炎症介质：组胺、白三烯、前列腺素类、细胞因子类、免疫球蛋白 E 和许多其他相关因子。值得注意的是，由于前列腺素 F 类药物和麦角新碱会使哮喘恶化，因此应该尽可能避免使用这类产科常用药物。

■ 临床表现

与健康女性相比较，哮喘患者的肺功能改变更为显著(Zairina, 2015)。哮喘的临床表现可从轻微的哮

鸣到严重的支气管狭窄。急性支气管痉挛产生的后果就是气道阻塞和通气减少。这直接表现为第 1 秒用力呼气量与用力肺活量的比值(forced expiratory volume in 1 second/forced vital capacity, FEV_1/FVC)和最大呼气量(peak expiratory flow, PEF)降低。哮喘发作时呼吸功进行性增加，患者表现为胸闷、喘息或呼吸暂停。随后氧合作用的改变主要反映在通气与血流灌注比例失调，这是由于分布在不同部位的气道狭窄所致。

根据临床表现，可以得到一个依据发病时间和持续时间来判断哮喘严重程度的简单分类(表 51-1)。同时根据支气管阻塞的持续时间或恶化程度，图 51-1 给出了临床各阶段的发展进程。最初的缺氧可通过过度通气得到很好地代偿，表现为动脉 PO_2 正常，PCO_2 下降，伴有呼吸性碱中毒。随着气道阻塞的加重，通气/血流灌注不足增加，发生动脉低氧血症。当气道严重梗阻时，呼吸肌疲劳使通气功能开始受损，引起早期二氧化碳潴留。由于过度换气，起初动脉 PCO_2 可回到正常水平。随着持续的气道梗阻，最终导致呼吸衰竭。

虽然这些肺功能的变化一般来说是可逆的，并且能被健康的非妊娠期女性很好地耐受，但是对孕妇和胎儿是非常危险的，即使在哮喘的早期阶段。因为功能残气量减小和肺分流的增加使孕妇更容易发生缺氧和低氧血症。

表 51-1 哮喘严重程度分类

分类	严重程度			
	间歇状态	持续状态		
		轻度	中度	重度
症状	≤2 天/周	>2 天/周,并非每天	每天	每天,频繁出现
夜间哮喘憋醒次数	≤2 次/月	3~4 次/月	>1 次/周,并非每夜	经常 7 次/周
需要使用短效 β_2 受体激动剂治疗	≤2 天/周	≥2 天/周,并非> 1 次/天	每天	每天数次
正常活动受限	无	较少限制	有些限制	非常限制
肺功能	除了急性发作时其余时间正常			
FEV_1	占预计值的百分比 >80%	占预计值得百分比≥80%	占预计值的百分比 60%~80%	占预计值得百分比<60%
FEV_1/FVC	正常	正常	减少 5%	减少>5%

资料来源：National Heart, Lung, and Blood Institute, 2007.
FEV_1,第 1 秒用力呼气量；FVC,用力肺活量。

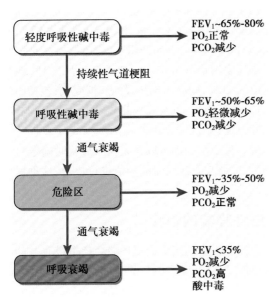

图 51-1 哮喘的临床分期。FEV₁，第 1 秒用力呼气量

轻度呼吸性碱中毒 → FEV₁~65%-80%；PO₂正常；PCO₂减少

持续性气道梗阻

呼吸性碱中毒 → FEV₁~50%-65%；PO₂轻微减少；PCO₂减少

通气衰竭

危险区 → FEV₁~35%-50%；PO₂减少；PCO₂正常

通气衰竭

呼吸衰竭 → FEV₁<35%；PO₂减少；PCO₂高；酸中毒

妊娠对哮喘的影响

妊娠对哮喘的影响很难预测。Gluck 和 Gluck（2006）对超过 2 000 例孕妇做了六个前瞻性调查，他们发现其中哮喘症状得到改善、维持不变及明显恶化的情况大约各占 1/3。在重症哮喘中，哮喘急性发作更为常见（Ali，2013）。Schatz 等（2003）的研究表明，疾病本身的严重程度与妊娠期哮喘病死率相关。对于轻度持续哮喘患者，13%的孕妇发生哮喘急性发作，2.3%需要入院治疗；对于中度持续哮喘患者，上述发病率分别为 26%和 7%；对于重度持续哮喘患者，分别为 52%和 27%。类似的情况已被报告（Charlton，2013；Hendler，2006）。最后，与白种人孕妇相比，黑种人孕妇的发病率截然不同。

在患有轻度或中度哮喘的孕妇中，高达 20%的孕妇在分娩时会出现哮喘急性发作（Schatz，2003）。然而，Wendel 等（1996）指出，仅有 1%的孕妇在分娩时发生哮喘急性发作。Mabie 等（1992）报告，相对于阴道分娩，剖宫产哮喘急性发作的风险会增加 18 倍。

妊娠结局

在过去的 20 年里，哮喘患者的妊娠结局已经得到改善。在患有哮喘的女性中，自然流产的发病率略有增加（Blais，2013）。表 51-2 显示了近 30 000 例患有哮喘的孕产妇和围产儿结局。各个研究之间的发现并不一致。例如，在某些研究中，子痫前期、早产、生长受限的新生儿和围产儿死亡的发生率略有增加（Murphy，2011）。在其他报告中指出，胎盘早剥、前置胎盘、胎膜早破和妊娠期糖尿病的发生率有小幅增加（Getahun，2006；Wang，2014）。但在一份欧洲的关于 37 585 例患有哮喘孕妇的报告中，大多数产科并发症的风险并没有增加（Tata，2007）。最后，Cossette 等（2013）报告，围产期并发症并没有随着吸入糖皮质激素剂量的增加而增加。

发病率的增长似乎与疾病严重程度、治疗的不良效果有关，或二者兼而有之。在母胎医学（Maternal Fetal Medicine Units，MFMU）协作网研究中，1 687 例患有哮喘的孕妇与 881 例正常孕妇相比，妊娠 37 周前的分娩率没有增加。但对于患有重症哮喘的孕妇，该比率增加了大约 2 倍。在对 656 例患有哮喘的孕妇和 1 052 例正常孕妇的前瞻性评估中，Triche 等（2004）发现，患有中度到重度哮喘的孕妇，无论是否治疗，子痫前期的风险都会增加。最后，MFMU 协作网研究提出 FEV₁ 的妊娠期基线与出生体重成正相关，与妊娠期高血压、早产成负相关（Schatz，2006）。

表 51-2 妊娠期哮喘并发症的母儿结局

研究	样本数	围产期结局/% 妊娠期高血压[a]	生长受限	早产
Liu（2001）	2 193	13	12	10
Dombrowski（2004a）	1 739	12.2[b]	7.1[b]	16[b]
Mendola（2013）	17 044	10.2[c]	NS	14.8[c]
Cossette（2013）	7 376	NS	13.5[c]	9.5[c]
合计	28 352	约 11	约 11	约 13

[a] 包括子痫前期综合征。
[b] 与对照组或普通产科人群相比，发病率没有显著差异。
[c] 与对照组或普通产科人群相比，发病率显著升高。
NS，文中没有陈述。

哮喘持续状态危及生命的并发症包括呼吸肌疲劳导致的呼吸骤停、气胸、纵隔积气、急性肺源性心脏病及心律失常。显然,当需要机械通气时,实际上增加了母儿死亡率。

对胎儿的影响

正如之前所讨论的,通过对哮喘合理的治疗,围生期结局通常良好。在前面提到的 MFMU 协作网研究中发现,由哮喘引起的新生儿不良后遗症的比率没有显著增加(Dombrowski,2004a)。值得注意的是,在这个严密的监测研究组中,重症哮喘是很罕见的。当发生呼吸性碱中毒时,早期的动物和人体研究表明,在碱中毒危及母体供氧之前,胎儿已出现血氧不足(Rolston,1974)。可以推测,子宫血流量的降低,母体静脉回流的减少,以及酸碱失衡所产生的氧合血红蛋白解离曲线左移都对胎儿造成危害(第 47 章)。

胎儿对母体血氧不足的反应是减少脐带血流量,增加全身和肺的血管阻力,以及降低心输出量。Bracken 等(2003)研究发现,胎儿生长受限的发病率随哮喘的严重程度而增加。需要积极强化哮喘的管理,因为随着哮喘严重程度的增加胎儿可能会受到严重的损害。实际上,胎儿的状态直接反映母体的状态。因此监护胎儿的反应,就是观察母体状态最好的方法。

一直以来备受关注的问题是用于控制哮喘的药物可能会导致胎儿畸形或不良反应。一些报告显示,使用这些药物会略微增加某些畸形的风险,如唇裂、上颚裂和自闭症。然而,并不是所有的研究都能证实这一点(Eltonsy,2016;Gidaya,2016;Murphy,2013b;Wang,2014)。令人担忧的是高达 50%患有哮喘的孕妇于妊娠 5~13 周时停止了必要的治疗(Enriquez,2006)。

■ 临床评价

哮喘的主观严重程度通常与客观检测到的通气或换气功能并不相关。虽然临床检查也不能准确地预测哮喘的严重性,但某些体征包括呼吸困难、心动过速、奇脉、呼气相及使用辅助呼吸机等有助于临床诊断。可致命性疾病发作的征兆包括中枢性发绀和意识改变。

动脉血气分析为母体氧供、换气和酸碱状态提供了客观评估。根据这个信息,可以评估哮喘急性发作的严重程度(图 51-1)。即便如此,在一项前瞻性评估中,Wendel 等(1996)发现,常规的动脉血气分析并不能有助于管理大多数需要入院治疗哮喘的孕妇。如果使用血气分析,检测结果必须结合妊娠状态综合考虑。例如,$PCO_2 > 35mmHg$,$pH < 7.35$ 符合孕妇过度换气和 CO_2 潴留。

在治疗急性和慢性哮喘中,应该常规进行肺功能检查。第 1 秒用力呼气量(FEV_1)或最大呼气流速(peak expiratory flow rate,PEFR)的连续检测是监测哮喘严重程度的最好方法。如果 FEV_1 小于 1L,或低于预测值的 20%,则会出现严重的病情变化,包括组织缺氧、对治疗不敏感,以及哮喘高复发率。PEFR 与 FEV_1 相关性很强,并且可以用便宜的便携式仪表进行可靠地测量。每个孕妇都可以在无临床症状时确定自己的基础值,以便与有症状时的数值进行比对,这种做法是有益的。

■ 慢性哮喘的治疗

由经验丰富的团队治疗哮喘会产生最有益的结果(Bonham,2017;Lim,2014;Wendel,1996)。治疗原则包括:

1)患者培训:哮喘的日常治疗及其对妊娠的影响。

2)环境诱发因素:避免或控制。病毒性感染,包括普通感冒,是哮喘频繁发作的诱因(Ali,2013;Murphy,2013a)。

3)肺功能和胎儿状态的客观评价:监测 PEFR 或 FEV_1。

4)药物疗法:适量和联合用药是基本治疗和控制急性发作的原则。鉴于依从性问题,周期性进行诊断评估和调整治疗方案是必要的(Sawicki,2012)。

通常情况下患有中度和重度哮喘的孕妇应每天检测并记录 FEV_1 或 PEFR 两次。理想情况下,FEV_1 应占预计值的百分比大于 80%。对于 PEFR,预测值的范围是 380~550L/min。每个孕妇有自身的基础值,并且可以根据基础值进行治疗调整(ACOG,2016a;Rey,2007)。

治疗方案取决于疾病的严重程度。普遍认为妊娠期哮喘没有固定的治疗方案(Bain,2014)。β-受体激动剂有助于减轻支气管痉挛,而糖皮质激素可治疗炎症。图 51-2 是针对门诊患者推荐的治疗方案。轻度哮喘患者,通常在必要时吸入 β-受体激动剂就足够了。对于持续性哮喘,需要每 3~4 小时吸入糖皮质激素。目的是尽量减少 β-受体激动剂的使用而缓解症状。加拿大的病例对照研究表明,超过 15 600 例患有哮喘的非妊娠妇女,在吸入糖皮质激素后,住院率降低了 80%(Blais,1998)。Wendel 等(1996)观察发现,在帕克兰医院对妊娠期危重症哮喘患者进行了糖皮质激素吸入性治疗后,再次入院率降低了 55%。

自从使用吸入性糖皮质激素治疗后,茶碱类药物

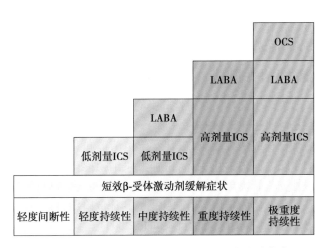

图 51-2　哮喘的分段治疗。ICS，吸入性糖皮质激素；LABA，长效 β-受体激动剂；OCS，口服糖皮质激素（资料来源：Barnes PJ: Asthma. In Kasper D, Fauci A, Hauser SL,et al（eds）: Harrison's Principles of Internal Medicine, 19th ed. New York, McGraw-Hill Education, 2015, p 1669.）

的使用频率就降低了。因为使用这些合成的茶碱类药物的益处很少，副作用很大。但是，如果糖皮质激素和 β-受体激动剂吸入治疗的最初反应不佳，口服某些茶碱类药物来进行维持治疗仍然是有效的（Dombrowski，2004b）。

白三烯抑制剂包括齐留通、扎鲁斯特及孟鲁司特，可阻断白三烯的合成。这些药物可以通过口服或吸入预防哮喘，但是对于哮喘急性发作期的治疗没有效果（Barnes，2015）。用于哮喘维持治疗时，将其与吸入性糖皮质激素联合使用，可以使用最小的剂量。在使用这些药物后，大约一半哮喘患者的病情得到改善。这些白三烯抑制剂的疗效不如吸入性糖皮质激素，同时在妊娠期使用的经验很少（Fanta，2009）。

色甘酸钠包括色甘酸和萘多罗米，能够阻止肥大细胞脱颗粒。对哮喘急性发作无效，主要用于治疗儿童哮喘。

■ 急性哮喘的治疗

妊娠期急性哮喘的治疗与非妊娠期急性哮喘的治疗类似。但关键是住院治疗的标准明显降低。静脉注射液体有助于清除肺的分泌物，呼吸面罩可以补充氧气。治疗目标是保持 PO_2 高于 60mmHg，或趋于正常，氧饱和度达 90%～95%。基本的肺功能检查包括 FEV_1 或 PEFR。连续的脉搏血氧饱和度和电子胎儿监护（根据妊娠周数）可以提供有用的信息供医护人员参考。除非伴有肺炎，否则不建议使用抗生素（Terraneo，2014）。

急性哮喘的一线治疗方案包括皮下、口服或吸入

短效 β-受体激动剂，如特布他林、舒喘灵、异他林、肾上腺素、异丙肾上腺素或间羟喘息定。对于病情严重的孕妇，可以考虑静脉注射上述药物（Barnes，2015）。该类药物与特定的细胞表面受体结合，激活腺苷酸环化酶来增加细胞内的环腺苷酸，调节支气管平滑肌舒张。

如果以前没有进行过哮喘长期治疗，可以在开始治疗时使用吸入型糖皮质激素。如果对药物的反应欠佳，可以同时使用喷雾型抗胆碱能药（Barnes，2015）。另外，病情严重恶化时，可以静脉注射硫酸镁和茶碱。所有患有急性重症哮喘的患者首先考虑采用糖皮质激素治疗。如果对支气管扩张剂或吸入糖皮质激素治疗不敏感，可以考虑口服或胃肠外应用糖皮质激素（Lazarus，2010）。一种治疗方案是口服泼尼松或泼尼松龙，或静脉注射甲泼尼龙，剂量 30～45mg/d，连续应用 5～10 天（Barnes，2015）。由于糖皮质激素类药物起效需要数个小时，因此对于急性重症哮喘在最初给予糖皮质激素的同时应该给予 β-受体激动剂。

进一步的治疗方案取决于疾病的严重程度和对治疗的反应。如果最初的 β-受体激动剂治疗将 FEV_1 或 PEFR 提高到预计值的 70% 左右，那么可以考虑让患者出院。出院后，患者需要进行长期观察。而对于有明显呼吸窘迫的患者，或给予 3 次 β-受体激动剂治疗后 FEV_1 或 PEFR 仍小于预计值的 70%，通常建议入院治疗（Lazarus，2010）。入院后继续进行强化治疗，包括吸入 β-受体激动剂、静脉注射糖皮质激素及对恶化的呼吸窘迫或呼吸衰竭进行密切观察（Racusin，2013）。这类患者需要在分娩室、监护过渡病房或重症监护病房（ICU）进行治疗（Dombrowski，2006；Zeeman，2003）。

哮喘持续状态和呼吸衰竭

在 30～60 分钟的强化治疗后仍没有反应的任何重症哮喘都称为哮喘持续状态。这已被定义为严重的哮喘症状（Kenyon，2015）。在多数情况下，对监护病房中处于哮喘持续状态的非妊娠患者治疗的预后都良好。需要注意的是，积极治疗后母体呼吸状态仍然恶化时，应考虑提早进行插管（图 51-1）。呼吸衰竭、二氧化碳潴留和血氧不足是进行机械通气的指征（Chan，2015）。尽管 Lo 等（2013）报告了 1 例患有哮喘持续状态的孕妇必须进行剖宫产才能改善通气状况，但是 Andrews（2013）认为，此类临床情况很少见。

■ 阵痛和分娩

产程中哮喘发作时，需要在整个分娩过程中持续给药维持治疗。对分娩前 4 周内曾进行全身糖皮质激素治疗的孕妇要给予加强剂量的糖皮质激素冲击治疗。产时及产后 24 小时内每 8 小时给予常规剂量的

氢化可的松 100mg 静脉注射。如果病情进展需要连续动态监测,入院时就要评估 PEFR 和 FEV_1。

缩宫素或前列腺素 E_1 或前列腺素 E_2 用于促宫颈成熟和引产。非组胺释放麻醉药如芬太尼可能比哌替啶更适合于分娩镇痛,硬膜外镇痛效果比较理想。对于手术分娩,首选阻滞镇痛,因为气管插管术可能引起强烈的支气管痉挛。治疗产后出血可以使用缩宫素或前列腺素 E_1 或前列腺素 E_2。禁忌使用前列腺素 $F_{2\alpha}$ 或麦角胺衍生物,因为这些药物会导致严重的支气管痉挛。

急性支气管炎

大气道感染表现为咳嗽,没有肺炎症状。成人多见,常在冬天发病。通常由病毒感染引起,以甲型和乙型流感病毒、副流感病毒、呼吸道合胞病毒、冠状病毒、腺病毒和鼻病毒常见(Wenzel,2006)。引起社区获得性肺炎的细菌很少见。急性支气管炎的咳嗽会持续 10~20 天(平均 18 天),偶尔会长达 1 个月或更长时间。根据 2006 年美国呼吸内科医师协会指南,并不推荐常规的抗生素治疗(Smith,2014)。

肺炎

肺炎是美国人因疾病死亡的一个主要原因。分为社区获得性肺炎和医疗机构相关性肺炎。前者通常多见于健康的年轻女性,包括孕妇。后者多见于在门诊接受治疗的患者,与医院获得性肺炎更相似。

大多数社区获得性肺炎无法确定致病病原体。美国 CDC 最近研究表明,在近 2 500 例患有肺炎的成人中只有 38% 能确定病原体(Jain,2015)。在这些病原体中,病毒占 23%,细菌占 11%,病毒和细菌同时感染占 3%,真菌或原生动物占 1%。研究表明一半的细菌致病患者是肺炎链球菌感染。

肺炎在孕妇中较常见(Brito,2011;Sheffield,2009)。Gazmararian 等(2002)报告,在非产科并发症的产前入院患者中,肺炎患者占 4.2%,肺炎也是产后再次入院的常见原因(Belfort,2010)。在流感发病季节,由于呼吸系统疾病入院的患者是其他季节的 2 倍(Cox,2006)。无论病因如何,肺炎死亡在年轻女性中并不常见,但在妊娠期,严重肺炎伴明显的通气功能丧失的孕妇并不能很好地耐受缺氧状态(Callaghan,2015;Rogers,2010),胎儿也很难适应母体的低氧血症和酸中毒,因此在妊娠中期之后,早产发生率比较高。由于许多上呼吸道病毒感染都会引发肺炎,如果患者症状恶化或

持续存在,都表明肺炎的病情正在加重,任何怀疑患有肺炎的孕妇都应该接受胸部影像学检查。

■ 细菌性肺炎

许多引起社区获得性肺炎的细菌,如肺炎链球菌,都是呼吸道正常菌群的一部分。因为某些因素,例如,强毒菌株或病毒感染,破坏了定植菌群和黏膜吞噬防御系统之间的共生关系,继而发生细菌感染。吸烟和慢性支气管炎更容易引起肺炎链球菌、流感嗜血杆菌及军团菌属的定植。引起肺炎的其他危险因素还包括哮喘、酗酒及 HIV 感染(Sheffield,2009)。

发病率和病因

妊娠本身并不会易感肺炎。Jin 等(2003)报告,在加拿大阿尔伯塔省,由于肺炎引起的产前住院率为分娩人群的 1.5‰,与非妊娠妇女的住院率 1.47‰ 几乎相同。同样,Yost 等(2000)也报告,75 000 例孕妇中并发肺炎的患者在帕克兰医院的住院率为 1.5‰。如前所述,肺炎的病原体至少一半由病毒引起,1/4 由细菌引起,其中肺炎链球菌引起的肺炎占细菌性肺炎的一半。在过去的几年中,社区获得性耐甲氧西林金黄色葡萄球菌(community-acquired methicillin-resistant Staphylococcus aureus,CA-MRSA)已成为引起坏死性肺炎的常见病原体(Mandell,2015;Moran,2013),偶见军团菌肺炎病例(Close,2016)。

诊断

肺炎的典型症状包括咳嗽、呼吸困难、咳痰及胸膜性胸痛。在这些典型症状之前,通常有轻微的上呼吸道症状及不适,伴有轻微的白细胞升高。胸部影像学检查是重要的诊断手段(图 51-3),但影像学检查结果不能明确病因。如前所述,只有不到一半的肺炎病例能确定病原体。根据美国传染病学会(Infectious Diseases Society of America,IDSA)和美国胸科学会(American Thoracic Society,ATS)认为,不需要一定明确引起肺炎的病原体(Mandell,2007)。因此,不推荐对肺炎患者常规进行痰培养、血清学检测、冷凝集素鉴定及细菌抗原检验。唯一的例外是为甲型和乙型流感所做的快速血清学检测(Sheffield,2009)。

治疗

健康的年轻人在门诊治疗是安全的,但是在帕克兰医院,所有经放射学检查诊断为肺炎的孕妇都应收治入院。如果孕妇选择门诊治疗或留院观察 23 小时,有严格的随访,也是可行的。对于非妊娠患者,可以采用肺炎严重程度指数(pneumonia severity index,PSI)和 CURB-65 评分系统作为入院标准的参考(Mandell,2015),重度社区获得性肺炎患者需立即收治入院。但

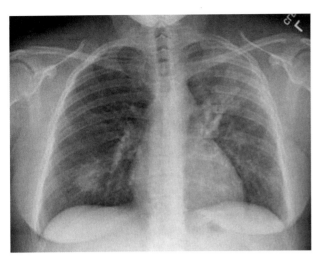

图51-3 患有右下肺叶和左上肺叶肺炎孕妇的胸部 X线片。右侧基底部的圆形的和左侧顶端的浸润与诊断相符

这两个评价系统都不能作为妊娠期肺炎患者入院标准的参考。为此，表51-3中所示的危险因素应提示患者考虑住院治疗。

表51-3 重度社区获得性肺炎的诊断标准[a]

呼吸频率 ≥ 30 次/min
$PaO_2/FiO_2 \leqslant 250$
多叶浸润
意识错乱/定向障碍
尿毒症
白细胞减少症：WBC<4 000/μL
血小板减少症：血小板<100 000/μL
低体温：中心体温<36℃
血压过低，需要积极液体复苏

资料来源：Mandell，2007.
[a] 美国传染病学会/美国胸科学会的判断标准。
PaO_2/FiO_2，动脉血氧分压/吸入氧浓度；WBC，白细胞。

如果患者诊断为重症肺炎，建议将其收入ICU或过渡监护病房治疗，大约20%因肺炎收治到帕克兰医院的孕妇接受了这个等级的治疗（Zeeman，2003）。妊娠期重症肺炎是急性呼吸窘迫综合征（ARDS）的常见病因，而且通常需要机械通气（第47章）。Jenkins等（2003）报告，51例需要机械通气的孕妇中，就有12%的孕妇患有肺炎。

最初的抗菌和抗病毒治疗是经验性治疗（Mandell，2015）。由于绝大多数成人细菌性肺炎是由肺炎链球菌、支原体或衣原体引起的，因此最初选用大环内酯类单一药物治疗肺炎，这类药物有阿奇霉素、克拉霉素或红霉素（表51-4）。Yost等（2000）报告，在99例患有单纯性肺炎的孕妇中，除1例外，其他所有人都采用红霉素单药治疗，先静脉注射后改为口服用药。流感季节，我们常规采取联合用药方案即奥司他韦与细菌性肺炎的经验性抗菌治疗。

表51-4 社区获得性肺炎的经验性抗菌治疗

无并发症，其他方面健康[a]
大环内酯类[b]：克拉霉素或阿奇霉素
加
奥司他韦，疑似甲型流感病毒感染
重症肺炎[c]
呼吸用氟喹诺酮类：莫西沙星，吉米沙星，或左氧氟沙星
或
β-内酰胺类：阿莫西林/克拉维酸，头孢曲松，头孢噻肟，或头孢呋辛加一种大环内酯类
加
奥司他韦，疑似甲型流感病毒感染

[a] 用作住院患者或门诊患者的治疗方案。
[b] 产后给予多西环素替代。
[c] 诊断标准见表51-3。

依据Mandell等（2007）总结的IDSA/ATS指南，以及表51-3中的诊断标准，对患有重症肺炎的女性，应根据指南要求，选择如下治疗方案：①氟喹诺酮类——左氧氟沙星、莫西沙星或吉米沙星；②大环内酯加首选β-内酰胺，大剂量的阿莫西林或阿莫西林-克拉维酸。β-内酰胺替代药物包括头孢曲松、头孢泊肟或头孢呋辛（表51-4）。在肺炎链球菌对大环内酯类抗生素耐药率高的地区，首选第二种方案。氟喹诺酮类药物的致畸风险较低，如果病情需要，应给予该药物治疗（Briggs，2005）。如果怀疑是社区获得性耐甲氧西林的金黄色葡萄球菌（CA-MRSA），则添加万古霉素或利奈唑胺（Mandell，2015；Moran，2013；Wunderink，2013）。

临床症状通常在48~72小时内明显改善，主要表现为患者2~4天内退烧。影像学的异常表现通常需要6周才能完全消失（Torres，2008）。肺炎加重是预后不良的征象，如果持续发烧，建议进行影像学检查。即使病情有所改善，仍有20%的孕妇会出现胸腔积液。对于单纯性肺炎，建议治疗5~7天（Musher，2014）。即使经过上述积极治疗，治疗失败的病例仍高达15%，因此在肺炎的诊疗过程中，需要更广谱的抗生素治疗和更广泛的诊断性检查。

妊娠结局

在抗生素出现之前,多达 1/3 的孕妇死于肺炎(Finland,1939)。尽管目前情况已经有了很大改善,但肺炎导致的孕产妇及围产儿的并发症和死亡率依旧令人生畏。在 1990 年以后发表的 5 份研究中,在总计 632 例孕妇中,其中近 7% 的孕妇需要气管插管和机械通气,孕产妇死亡率为 0.8%。

未足月胎膜早破和早产是肺炎常见的并发症,约占肺部急性感染性疾病的 1/3(Getahun,2007;Shariatzadeh,2006)。既往研究表明:肺炎孕妇分娩的低出生体重新生儿的发生率增加 2 倍(Sheffield,2009)。在一项来自台湾的人口学研究发现,近 219 000 例孕妇中,早产、新生儿生长受限、子痫前期和剖宫产的发生率显著增加(Chen,2012)。

预防

用于儿童的肺炎链球菌疫苗有 2 种,一种为较早应用的 23 价血清型疫苗和新型研制的 13 价血清型疫苗(Swamy,2015)。23 价血清型疫苗可以提供 60% ~ 70% 的保护作用,降低了耐药性肺炎链球菌的产生(Kyaw,2006)。不推荐为健康孕妇接种 13 价血清型疫苗,但是建议免疫功能低下的孕妇接种疫苗,这些孕妇包括有 HIV 感染、有确切吸烟史、患糖尿病或心脏病、肺部疾病或肾病,以及功能性无脾,如镰状细胞疾病(表 9-7)。疫苗对于肺炎链球菌感染具有保护作用,慢性疾病孕妇比健康孕妇的效果差(Moberley,2013)。

■ 流感病毒性肺炎

临床表现

每年有 10% 的孕妇会患流感(Cantu,2013)。甲型流感和乙型流感是 RNA 病毒引起的呼吸道感染,包括肺炎。流感是一种冬季传染病。病毒通过气溶胶进行传播,迅速感染纤毛柱状上皮细胞、肺泡细胞、黏液腺细胞和巨噬细胞。一般来说,在接触传染源后的 1 ~ 4 天内就会发病。常见的症状包括发烧、咳嗽、肌肉痛和寒战(Sokolow,2015)。对多数健康成人而言,病毒感染是自限性疾病。

肺炎是流感最常见的并发症,并且很难将其与细菌性肺炎区分。根据美国 CDC(2010a)的数据,感染的孕妇需要住院治疗,甚至可能收入 ICU。这些结果也被其他学者证实(Mertz,2017)。2003 ~ 2004 年的流感季期间,帕克兰医院中 12% 感染流感的孕妇患上了肺炎(Rogers,2010)。

2009 ~ 2010 年由流感(A/H1N1)pdm09 病毒株引起的流感暴发特别严重(Rasmussen,2014)。在一项 MFMU 协作网研究中发现,10% 因 H1N1 住院的孕妇或产褥期产妇在 ICU 接受治疗,其中 11% 的患者死亡(Varner,2011)。流感的高危因素包括妊娠晚期、吸烟和慢性高血压。总的来说,在 2009 ~ 2010 年的流感爆发期间,流感导致的孕产妇死亡占总孕产妇死亡的 12%(Callaghan,2015)。在 2013 ~ 2014 年的流感季期间,入住加利福尼亚州 ICU 治疗的孕妇有 1/4 死亡(Louie,2015)。Oboho 等(2016)的队列研究发现,865 例患有流感的孕妇中,有 7% 的孕妇患有重症疾病,其中有 4 例孕妇死亡。如果流感导致急性呼吸窘迫综合征(ARDS)的发生,体外膜肺氧合(ECMO)可以挽救患者的生命(Anselmi,2015;Saad,2016)。

原发性流感病毒性肺炎的特征是少痰,影像学中显示肺间质浸润(Cohen,2015)。其实,这类肺炎更常见的是继发性或混合性肺炎。这类肺炎在最初临床症状改善 2 ~ 3 天后由链球菌或葡萄球菌的细菌重叠感染所致。美国 CDC(2007)报告了几例由 CA-MRSA 引起的流感相关性肺炎病例,其病死率为 25%。第 64 章讨论了甲型流感和乙型流感对妊娠结局可能产生的其他不良影响。

治疗

无合并症流感的治疗建议采用支持治疗,早期的抗病毒治疗是有效的(Jamieson,2011;Oboho,2016)。对于重症肺炎的孕妇应住院治疗。如前所述,与非妊娠女性相比,妊娠中晚期孕妇因流感入院的概率更高(Dodds,2007;Schanzer,2007)。美国 CDC(2016b)建议在症状出现的 2 天内给予神经氨酸酶抑制剂,用于甲型流感和乙型流感的药物预防和治疗(第 64 章)。抗流感药物会干扰受感染宿主细胞释放子代病毒,从而防止新宿主细胞的感染(Cohen,2015)。具体用药方法如下:奥司他韦 75mg,1 天 2 次口服,或扎那米韦 10mg,1 天两次经鼻吸入。建议两者的治疗时间皆为 5 天。抗病毒药物的使用会缩短病程 1 ~ 2 天,而且可能会降低感染肺炎的风险(Belgi,2014;Muthuri,2014)。无论是否确诊患有肺炎,我们通常对所有患流感的孕妇进行治疗(Rasmussen,2014)。很少有数据指导孕妇如何使用这些药物,但动物实验证实,这些抗病毒药物对动物没有致畸作用,因此可以认为这些药物是低风险药物(Briggs,2005)。

禽流感分离株是流感病毒株耐药的一个主要潜在问题。美国 CDC 报告了已经分离出的高致病性禽流感病毒 HPAI、H5N8、H5N2 和 H5N1 分离株(Jhung,2015)。在亚洲,已经有感染这些病毒的病例,并且死亡率很高。

ACOG(2016b)和美国 CDC(2016b)建议预防性接种甲型流感疫苗。第 64 章详细讨论了疫苗接种问题。

产前疫苗接种也为新生儿提供了一些暂时性保护（Madhi，2014；Tita，2016）。在 2014~2015 年的流感季中，美国 CDC 报告只有一半的孕妇接种了流感疫苗（Ding，2015）。

■ 水痘性肺炎

水痘的致病病原体为水痘带状疱疹病毒，5% 的孕妇感染水痘带状疱疹病毒后会发生肺炎（Harger，2002）。具体诊断和治疗见第 64 章。

■ 真菌性和寄生虫性肺炎

肺孢子虫肺炎

在免疫系统受损之后通常更容易发生真菌性和寄生虫性肺炎，尤其是那些患有获得性免疫缺陷综合征（AIDS）的女性。肺孢子虫肺炎，又称卡氏肺孢子虫肺炎，在患有 AIDS 的女性中常见。机会性真菌感染可引起间质性肺炎，其特征为干咳、呼吸急促、呼吸困难及影像学上肺部弥漫性浸润。虽然可通过痰培养确定该致病菌，但仍需要通过支气管镜灌洗或活检来确诊。

在 AIDS 临床试验中心的早期报告中，Stratton（1992）认为肺孢子虫肺炎是孕妇最常见的 AIDS 相关性疾病。在某些情况下，可能需要气管插管和机械通气来维持通气功能。Ahmad 等（2001）回顾了妊娠期的 22 例患者，证实该病的死亡率为 50%。治疗方法是连续使用复方磺胺甲噁唑治疗 14~21 天（Masur，2015）。可替代的药物包括毒性更强的喷他脒（Walzer，2005）。

多个国际卫生组织建议，对于 HIV 感染的孕妇每天应口服双倍剂量的复方磺胺甲噁唑进行预防。这些孕妇包括 CD4[+] T 淋巴细胞计数 < 200/μL，CD4[+] T 淋巴细胞占比 <14%，或患有 AIDS，特别是患有口腔念珠菌病的 AIDS 孕妇（CDC，2016a）。

真菌性肺炎

任何一种真菌都能引起肺炎。在妊娠期，通常见于感染 HIV 或免疫功能低下的孕妇。感染通常是症状轻微和自限性的。最初以咳嗽和发烧为主要特征，很少传染他人（Mansour，2015）。组织胞浆菌病和芽生菌病在妊娠期不易感或加重（Youssef，2013）。球孢子菌病的相关数据是相互矛盾的（Bercovitch，2011；Patel，2013）。在一项来自流行病区的病例对照研究中，Rosenstein 等（2001）报告，妊娠是播散型球孢子菌病的显著高危因素。在另一项研究中，Caldwell 等（2000）虽然从血清学上确诊了 32 例妊娠期球孢子菌病，但播散型只有 3 例。伴有红斑性结节的孕妇预后较好，而纵隔淋巴结肿大提示该病为播散型（Caldwell，2000；Mayer，2013）。最后，Crum 和 Ballon-Landa（2006）回顾了

80 例球孢子菌病合并妊娠的病例，发现几乎所有诊断为三期的孕妇都患播散型球孢子菌病。尽管孕妇的总体死亡率为 40%，但自 1973 年以来报告的死亡病例只有 29 例，死亡率为 20%。Spinello 等（2007）和 Bercovitch 等（2011）发表了妊娠期球孢子菌病的综述。

妊娠期隐球菌病多数为隐球菌性脑膜炎。健康孕妇偶尔也会患隐球菌性肺炎（Asadi Gharabaghi，2014；Ely，1998）。由于其临床表现与其他社区获得性肺炎类似，因此诊断困难。

治疗 2007 年 IDSA/ATS 指南建议将伊曲康唑作为治疗播散型真菌感染的首选药物（Mandell，2007）。还可对孕妇进行静脉注射两性霉素 B 或酮康唑治疗（Paranyuk，2006；Pilmis，2015）。两性霉素 B 在妊娠期应用广泛，对胚胎没有毒性。孕早期大剂量使用氟康唑、伊曲康唑和酮康唑时，对胚胎有毒性作用，因此 Briggs 等（2005）建议应该尽量避免在孕早期使用这三种药物。

棘白菌素有三种衍生物：卡泊芬净、米卡芬净和阿尼芬净，它们都对侵袭性念珠菌病的治疗有效（Pilmis，2015；Reboli，2007）。在动物实验中，它们对实验动物的胚胎有毒性和致畸性，但对孕妇的影响尚缺乏人体研究（Briggs，2015）。

■ 重症急性呼吸综合征又名传染性非典型肺炎

重症急性呼吸综合征（severe acute respiratory syndrome，SARS）又名传染性非典型肺炎，是由冠状病毒引起的呼吸道感染性疾病，2002 年在中国首次确认，但 2005 年以后就没有新的病例被报告。它引起的非典型肺炎病死率约为 10%（Dolin，2012）。妊娠期 SARS 的病死率高达 25%（Lam，2004；Wong，2004）。Ng 等（2006）发现，19 例患者中有 7 例胎盘病理显示绒毛间隙异常改变，其中 3 例为绒毛膜下纤维素异常沉积，2 例出现广泛的胎儿血栓性血管病变。

肺结核

肺结核在全世界范围内仍受到重点关注。估计世界上有 1/3 的人口罹患肺结核（Getahun，2015），但美国发病率较低。自 2000 年以来，美国活动性肺结核发病率已趋于稳定（Scott，2015）。超过半数的活动性肺结核患者是移民人口（CDC，2009b）。美国本土出生的患者属于新感染病例，而美国外出生、在美国居住的患者通常使肺结核潜伏期感染复燃。在美国，患有肺结核的人是老年人、城市贫民、少数民族（特别是美国黑

人）,以及 HIV 感染者（Khan,2013;Raviglione,2015）。

肺结核是通过吸入结核分枝杆菌引起的肺部肉芽肿性反应。超过 90% 的肺结核患者病情可得到控制,结核杆菌长期处于休眠状态（Getahun,2015;Zumla,2013）。但有部分患者,特别是免疫功能不全或患有其他疾病者,肺结核会复燃而引起临床疾病。临床表现通常包括干咳、少痰、低烧、咯血及体重下降。胸片上可见各种浸润型改变,可伴有空洞或纵隔淋巴结肿大。约 2/3 的患者痰培养阳性,痰涂片抗酸杆菌阳性。肺外结核的形式包括淋巴结炎、胸膜、泌尿生殖器、骨骼、脑膜、胃肠道呈粟粒样或播散型改变（Raviglione,2015）。

■ 治疗

20 世纪 90 年代初,美国抗结核药物的耐药性与多重耐药肺结核（multidrug-resistant tuberculosis,MDR-TB）菌株的出现有关。正因为如此,对于有症状的肺结核患者,美国 CDC（2009a）推荐联合用药方案作为最初的经验性治疗。用药方案为异烟肼、利福平、吡嗪酰胺和乙胺丁醇联合应用,直到得到药物敏感试验结果（Horsburgh,2015）。对于新的感染病例,6 个月直接观察下的短程治疗的治愈率接近 90%（Raviglione,2015）。在治疗过程中,可能需要使用二线药物。对首批分离的所有菌株,都要进行药物敏感试验。

■ 肺结核和妊娠

随着亚洲、非洲、墨西哥和中美洲涌入美国的女性大量增多,妊娠期肺结核的发病率也随之增加。Sackoff 等（2006）报告,在国外出生的 678 例进行产前检查的纽约市孕妇中,50% 孕妇的结核菌素试验结果为阳性。60% 的病例为新确诊病例。Pillay 等（2004）强调要重视 HIV 感染孕妇中肺结核的患病率。在迈阿密的 Jackson Memorial 医院,Schulte 等（2002）报告,在 207 例 HIV 感染的孕妇中,21% 的孕妇结核菌素试验阳性。研究发现无症状的子宫内膜结核可导致输卵管性不孕症（Levison,2010;Raviglione,2015）。

处于肺结核活动期的孕妇,如果不经治疗,妊娠结局不良（Mnyani,2011）。一些研究表明,妊娠结局取决于结核感染的部位和诊断时的孕周。来自印度的 Jana 等（1994）和墨西哥城的 Figueroa-Damian 和 Arrendondo-Garcia（1998）均发现,活动性肺结核与早产、低出生体重儿和新生儿生长受限的发生率及围产儿死亡率的增加有关。其他人也发现了类似的相关性（El-Messidi,2016;Lin,2010;Sobhy,2017）。Efferen（2007）指出,患有活动性肺结核的孕妇与正常孕妇相比,低出生

体重儿、早产儿和子痫前期的发病率增加了 2 倍。围产儿死亡率几乎增长了 10 倍。妊娠的不良结局与诊断延迟、治疗不彻底和不正规及晚期肺部损伤有关。相反,已经治愈的肺结核通常具有良好的妊娠结局（Nguyen,2014;Taylor,2013）。

妊娠期肺外结核病比较少见。Jana 等（1999）报告了 33 例患有肾结核、肠结核和骨结核的孕妇,其中 1/3 的新生儿为低出生体重儿。Llewelyn 等（2000）报告了 13 例患有肺外结核的孕妇中有 9 例诊断延迟。Prevost 和 Fung Kee Fung（1999）回顾了 56 例结核性脑膜炎病例,其中 1/3 的孕妇死亡。脊柱结核可能导致截瘫,但椎体融合手术可避免永久性截瘫（Badve,2011;Nanda,2002）。腰大肌脓肿在脊柱结核感染的患者中占 5%（Nigam,2013）。肺外结核还包括其他表现,如广泛分布的腹腔内结核看起来像卵巢癌和变性的子宫肌瘤,以及结核性脑膜炎引起的妊娠剧吐（Kutlu,2007;Moore,2008;Sherer,2005）。

诊断

有两种方法可用来检测潜伏期或活动期结核病。一种是历史悠久的结核菌素皮肤试验（tuberculin skin test,TST）,另一种是逐渐替代前者的 γ 干扰素释放试验（interferon-gamma release assays,IGRAs）（Getahun,2015;Horsburgh,2011）。IGRAs 是检测血液中结核分枝杆菌而非牛分枝杆菌表达的抗原刺激外周血液产生的 γ 干扰素（Levison,2010）。美国 CDC（2005b,2010b）建议对高危人群中的孕妇进行 TST 或 IGRAs。对已经接种卡介苗者,用 IGRAs 检测肺结核（Mazurek,2010）。

TST 首选的抗原为 5 个结核菌素单位、中等强度的纯蛋白衍生物（purified protein derivative,PPD）。如果结果为阴性,则不需要进一步评估。如果 TST 硬结的测量直径 ≥5mm,则 TST 结果为阳性,,需要胸部影像学检查对疾病活动性进行评估。

有两种 IGRAs 可供选择:QuantiFERON-TB Gold 和 T-SPOT。美国 CDC（2005a,b）建议 QuantiFERON-TB Gold 对结核病的检测适应证与 TST 相同。尽管这些试验还没有像 TST 一样得到广泛的评价,但 Kowada（2014）认为这些试验很有成效。

其他重要的用于检测或确认潜伏期和活动期肺结核的实验室方法包括显微镜、培养、核酸扩增分析和药物敏感试验（Horsburgh,2015;Raviglione,2015）。

治疗

潜伏期感染 年龄小于 35 岁,没有活动性结核症状,但 TST 阳性,处于潜伏期的非妊娠妇女,每日口服 300mg 异烟肼,持续 9 个月。异烟肼已经应用临床数十

年,在妊娠期也是安全的(Briggs,2015;Taylor,2013)。患者的依从性是一个主要问题,Sackoff 等(2006)和 Cruz 等(2005)报告只有 10% 的治疗完成率。肺结核的治疗不是由产前保健团队负责,而是由其他系统负责,管理中很容易出现漏洞(Zenner,2012)。观察是非常重要的,因为大多数人建议应该将异烟肼的治疗延迟到产后进行。由于异烟肼可能增加产褥期肝炎的风险,因此有人建议从产后 3~6 个月再开始治疗。从预防活动性结核感染的角度来说,这两种治疗方法都不如产前治疗有效。Boggess 等(2000)报告,在 San Francisco 综合医院分娩的 167 例结核菌素皮肤试验阳性的无临床症状产妇中,只有 42% 的孕妇在首次产后访视后开始进行为期 6 个月的治疗并坚持到最后。

对于妊娠期的潜伏期肺结核患者,以下情况不能延迟到产后治疗。TST 结果阴性转为阳性者就需在产前治疗,因为在第 1 年活动期肺结核感染的发病率为 5%(Zumla,2013)。TST 阳性的孕妇暴露在活动性肺结核感染环境下也需要治疗,因为在这种情况下,每年肺结核感染的发病率为 0.5%。HIV 阳性的孕妇也需要治疗,因为她们每年患活动性肺结核的风险约为 10%。

活动期感染 孕妇患活动性肺结核的初步治疗,建议采用异烟肼、利福平、乙胺丁醇、吡嗪酰胺和吡哆醇的四药联合用药方案,接受异烟肼治疗的孕妇同时服用吡哆醇。结核性脑膜炎患者,治疗时可添加左氧氟沙星(Kalita,2014)。在最初治疗的 2 个月,四种药物皆处于杀菌阶段。接下来是异烟肼和利福平为期 4 个月的持续阶段(Raviglione,2015;Zumla,2013)。已经有人对妊娠期耐多药结核菌(MDR-TB)的治疗方案进行了回顾性分析(Horsburgh,2015;Lessnau,2003)。在抗结核治疗期可以母乳喂养。

如果患者正在进行抗反转录病毒药物治疗,尤其要关注患者是否进行活动性结核病的治疗。在这种情况下,抗结核和抗反转录病毒共同治疗可引起免疫重建炎症综合征(immune reconstitution inflammatory syndrome,IRIS),以及药物毒副作用(Lai,2016;Török,2011)。最近的研究支持在开始抗结核治疗后 2~4 周内进行早期高效抗反转录病毒治疗(highly active antiretroviral therapy,HAART)(Blanc,2011;Havlir,2011;Karim,2011)。另外,对于 HIV 感染的女性,如果正在使用蛋白酶抑制剂或非核苷逆转录酶抑制剂,就不宜使用利福平或是利福布汀。如果对利福平或利福布汀耐药,建议使用吡嗪酰胺治疗。二线药物包括氨基糖苷类,如链霉素、卡那霉素、阿米卡星和卷曲霉素,由于这类药物对胎儿有耳毒性,因此禁止在妊娠期使用(Briggs,2015)。

新生儿结核 结核杆菌菌血症能够感染胎盘,有些情况下导致胎儿先天性肺结核。胎儿也可以在分娩时吸入感染性分泌物,继之发生新生儿肺结核。上述两种垂直传播方式各占新生儿结核病的一半。新生儿结核与其他先天性感染相似,表现为肝大、脾大、呼吸窘迫、发热和淋巴结病(Dewan,2014;Osowicki,2016)。

Cantwell 等(1994)回顾了 1980 年以来报告的 29 例先天性肺结核病例。其中只有 12 例产妇是活动性肺结核,而产妇结核的诊断通常由产后子宫内膜组织活检确定。Adhikari 等(1997)对 11 例南非产妇的产后子宫内膜进行活检培养,发现结核分枝杆菌呈阳性,其中有 6 例新生儿患有先天性肺结核。

如果患有活动性肺结核的孕妇在分娩前接受治疗,或痰培养为阴性,那么新生儿不可能感染肺结核。由于新生儿易感肺结核,多数专家建议将其与可疑患有活动性肺结核的产妇隔离。如果患有活动性肺结核的产妇未经治疗,其所生婴儿的患病风险在出生后第 1 年为 50%(Jacobs,1988)。

结节病

结节病是一种病因不明的慢性多系统炎症性疾病,其特征为 T 辅助淋巴细胞和吞噬细胞聚集在非干酪样肉芽肿中(Baughman,2015;Celada,2015)。这种疾病的易感性是由遗传决定的,其特点为 T 辅助淋巴细胞对环境刺激的过度反应。肺部受累最常见,其次为皮肤、眼睛和淋巴结,最后是全身其他器官系统。在美国,结节病的发病率为(20~60)/10 万,男女比例相同。黑种人的发病率为白种人的 10 倍以上(Baughman,2015)。多数在 20~40 岁之间发病。临床表现各异,但超过半数有呼吸困难、干咳而没有全身症状,潜伏期可达数月。约 25% 的患者发病突然,10%~20% 的患者无临床症状。主要表现为肺部症状,超过 90% 的患者胸部 X 线片出现异常。肺部受累的特点是间质性肺炎,半数受累患者出现永久性的影像学改变。75%~90% 的病例出现了淋巴结病,特别是在纵隔淋巴结。葡萄膜炎和皮肤受累占 1/4,后者通常表现为结节性红斑。女性结节病患者,结节性红斑约占 10%(Mert,2007)。任何其他器官系统都可能被累及(Kandolin,2015;Powe,2015;Wallmüller,2012)。活检,特别是淋巴结活检是确诊的最好方法。虽然肺是最明显的唯一受累器官,但组织活检通常是最困难的。

结节病的总体预后良好,50% 的患者未经治疗即可痊愈。但其生活质量下降(de Vries,2007)。在另外 50% 的患者中,尽管病情轻微且无进展,但仍留下了永久性的器官功能障碍。该病的病死率约为 10%。

糖皮质激素是治疗该病最常用的药物。即使使用这类药物也很难逆转永久性的器官功能障碍（Paramothayan,2002）。因此是否治疗取决于疾病的症状、患者身体状况、胸部影像学检查及肺功能检查。除非呼吸系统症状突出，否则通常在几个月的观察期过后才能开始治疗。如果炎症没有减轻，则每天使用泼尼松（1mg/kg），6 个月后泼尼松用量逐渐减少到<10mg（Baughman,2015）。对于那些对药物治疗反应差的患者，可以使用免疫抑制剂或细胞毒性药物和细胞因子调节剂。

■ 结节病和妊娠

由于结节病不常见，且预后良好，因此妊娠期结节病也较少见。尽管结节病很少对妊娠有不良影响，但仍可伴有脑膜炎、心力衰竭和神经鞘瘤病（Cardonick,2000;Maisel,1996;Wallmüller,2012）。在一项对全国 678 例妊娠期结节病住院患者的研究中，子痫前期、早产和血栓栓塞性疾病的发病率有所增加（Hadid,2015）。Selroos（1990）研究了芬兰 252 例患有结节病的女性，其中 15% 在妊娠期患结节病。即使疾病处于活动期，26 例孕妇的疾病没有明显进展。其中 3 例自然流产，其他 23 例足月分娩。Agha 等（1982）也报告了 Michigan 大学中 35 例孕妇的类似病例。活动期结节病的治疗原则与非妊娠女性相同。严重疾病需要进行连续的肺功能测定。症状性葡萄膜炎、全身症状和肺部症状的孕妇需要每天口服泼尼松（1mg/kg）进行治疗。

囊性纤维化

囊性纤维化是白种人中最常见的致命性常染色体隐性外分泌型遗传病。囊性纤维化是由于 7 号染色体长臂上的 230kb 基因超过 2 000 次突变造成的，它编码了一种氨基酸多肽（Patel,2015;Sorscher,2015）。这个多肽的功能是氯离子通道，被定义为囊性纤维化跨膜转导调节因子（CFTR）。正如在第 14 章所述，它有许多表型变异，其至在纯合型中普遍存在 ΔF508 变异（Rowntree,2003）。患有囊性纤维化的新生儿约 10%~20% 在出生后不久因为胎粪性腹膜炎被确诊（Boczar,2015;Sorscher,2015）。目前，预测的中位生存期为 37 年，近 80% 患有囊性纤维化的女性活到成年（Gillet,2002;Patel,2015）。

■ 病理生理学

氯离子通道的突变导致上皮细胞膜电解质转运的

改变。这影响了所有表达 CFTR 的上皮组织，包括鼻窦、肺、胰腺、肝脏及生殖道。疾病的严重程度依赖于遗传了哪两个等位基因，约 10% 是致病突变（Sorscher,2015）。ΔF508 的纯合子是最严重的,90% 的患者至少携带一个 F508 等位基因。

外分泌腺导管阻塞归因于黏稠的分泌物（Rowe,2005）。在肺部,影响到黏膜下腺导管。外泌汗腺异常是汗液试验诊断的基础，其特征为汗液中的钠、钾及氯化物水平升高。

病变通常累及肺，并且是常见死因。支气管腺肥大伴有黏液栓和小气道阻塞导致继发感染，最终引起了慢性支气管炎和支气管扩张。由于复杂且尚不明确的病因,超过 90% 的患者出现铜绿假单胞菌引发的慢性炎症。少数人重复出现金色葡萄球菌、流感嗜血杆菌及洋葱伯克霍尔德菌感染（Rowe,2005）。据报告,洋葱伯克霍尔德菌的感染提示预后更差，特别是在妊娠期（Gillet,2002）。急慢性软组织炎症引起广泛纤维化,同时伴有气道阻塞,导致通气与血流灌注比例失调。肺功能不全是最终导致的结果。肺或心肺移植的 5 年存活率仅为 50%~60%（Sorscher,2015）。少数女性在肺移植后成功完成妊娠（Kruszka,2002;Shaner,2012）。

■ 孕前咨询

这个 CFTR2 资源描述了明确致病的基因变异。由于存在黏稠的宫颈黏液，因此患有囊性纤维化的女性生育能力低。输精管障碍会使男性少精或无精，其中 98% 不育（Ahmad,2013）。尽管如此，北美囊性纤维化基金会估计，每年也有 4% 患病的女性怀孕（Edenborough,1995）。子宫内膜和输卵管表达 CFTR,但其功能是正常的,而卵巢不表达 CFTR（Edenborough,2001）。宫内人工授精和体外受精已成功用于患病的女性（Rodgers,2000）。Wexler 等（2007）回顾了对这些女性妊娠所需考虑的一些伦理因素。一个重要的因素是孕妇的远期预后。对于男性不孕症,Sobczyńska-Tomaszewska 等（2006）则更强调分子诊断的重要性。

筛查

ACOG（2017）建议对所有目前正在妊娠或考虑妊娠的女性进行携带者筛查（第 14 章）。这将在第 13 章详细讨论。美国 CDC 也将囊性纤维化加入新生儿疾病筛查中（Southern,2009）（第 32 章）。

■ 产前保健

妊娠结局和肺功能障碍严重程度呈负相关。严重的慢性肺病、组织缺氧和频发感染对妊娠有害。在过去,肺心病常见,但也可能成功妊娠（Cameron,2005）。对于某些孕妇,胰腺功能障碍可能会导致其营养不良。另外,正常妊娠诱发的胰岛素抵抗通常会在孕中期后导致妊娠期糖尿病（Hardin,2005）。在一项对48例孕妇的研究中,一半有胰腺功能不全,1/3需要胰岛素治疗（Thorpe-Beeston,2013）。高达25%的患者在20岁时患上糖尿病,而糖尿病则是最常见的ΔF508纯合子突变导致的（Giacobbe,2012;Patel,2015）。

囊性纤维化不受妊娠影响（Schechter,2013）。早期关于囊性纤维化的报告均与危重症有关（Olson,1997）。对非妊娠女性,按疾病严重程度分组,最近报告显示囊性纤维化对远期生存率没有影响（Schechter,2013）。

■ 治疗

产前咨询非常重要。备孕女性更应该关注重复感染、糖尿病和心力衰竭的疾病进展。连续肺功能检查有助于疾病的治疗和预后。当FEV_1在70%以上时,女性可以很好地耐受妊娠。重点应放在体位引流、支气管扩张药物疗法及感染控制。

β-肾上腺素能支气管扩张药有助于控制气道阻塞。吸入性基因重组人脱氧核糖核酸酶Ⅰ通过降低痰黏度来改善肺功能（Sorscher,2015）。吸入7%的生理盐水会产生短期和长期的益处（Elkins,2006）。应进行营养状况评估和正确的饮食指导。胰腺功能不全可通过口服胰酶替代治疗。Wainwright等（2015）报告了一种有望治愈CFTR蛋白功能障碍的新疗法。研究人员发现,鲁玛卡托和依伐卡托的联合应用对Phe508del突变纯合子患者显著受益。但目前还没有关于孕妇的任何一种药物的报告。

咳嗽加剧和痰液增多预示着感染。口服半合成的青霉素或头孢菌素通常足以治疗由葡萄球菌引起的感染。假单胞菌感染的治疗是最困难的,吸入性妥布霉素和多黏菌素的应用已成功用于控制假单胞菌。对于严重的肺感染,需要立即住院积极治疗。如果存在其他并发症,则入院治疗的标准降低。在分娩时,推荐硬膜外麻醉（Deighan,2014）。

■ 妊娠结局

先前的报告记录了囊性纤维化导致的母儿不良结局（Cohen,1980;Kent,1993）。最近的报告显示预后有所改善,但依然有严重的并发症。目前通过肺功能检查来评估疾病的严重程度,这也能很好地预测妊娠结局和孕产妇远期预后。Edenborough等（2000）报告了69例患有囊性纤维化孕妇的研究,发现如果孕前FEV_1低于预计值的60%,那么在几年内分娩的话,存在早

产、呼吸系统并发症及孕产妇死亡的风险。Thorpe-Beeston等（2013）和Fitzsimmons等（1996）报告了类似的发现。Gillet等（2002）报告了75例来自法国囊性纤维化登记处的孕妇。早产儿乎占新生儿的20%,生长受限占30%。1例孕前FEV_1为60%的孕产妇由于铜绿假单胞菌脓毒血症死亡。孕产妇远期死亡率达17%,4例婴儿确诊囊性纤维化。

孕产妇的并发症令人担忧。Patel等（2015）最近对全国住院患者样本数据库进行了查询,并报告,2000～2010年,妊娠期囊性纤维化的发生率呈显著的线性增长。他们在1 200多万例孕妇中找到1 119例囊性纤维化患者,并报告了囊性纤维化的一系列并发症（表51-5）。围产儿的结局相对较好。

表 51-5　与对照组相比,1 119例患有囊性纤维化的孕妇母体并发症的比值比

并发症	比值比
哮喘	5
糖尿病	14
易栓症	6
机械通气	32
肺炎	69
呼吸衰竭	30
急性肾损伤	16
死亡	125

资料来源:Patel,2015.

■ 肺移植

囊性纤维化是一种常见的需要肺移植的疾病。Gyi等（2006）回顾了10例肺移植孕妇,9例成功分娩。母体预后较差。其中3例在妊娠期产生排斥反应,所有孕妇的肺功能逐渐衰退,并且在分娩后38个月因慢性排斥反应死亡。

一氧化碳中毒

一氧化碳是一种常见气体。大多数不吸烟的成人碳氧血红蛋白饱和度为1%～3%。吸烟人群可高达5%～10%。一氧化碳是全球最常见的中毒因素（Stoller,2007）。通常在密闭居室中使用加热器,由于通风不良,才发生一氧化碳中毒。

一氧化碳毒性非常强,无色无味,对血红蛋白有很高的亲和力。因此,它可取代氧气并阻碍其运输,最终

导致组织缺氧。除了死亡和缺氧性脑病在内的急性后遗症外,半数意识丧失或一氧化碳水平超过25%的患者会出现认知障碍(Weaver,2002)。缺氧性脑损伤好发于大脑皮层和脑白质,以及基底核(Lo,2007;Prockop,2007)。患者康复后有时会出现帕金森综合征(Hemphill,2015)。

■ 妊娠和一氧化碳中毒

由于一系列的生理学变化,正常妊娠时内源性一氧化碳的浓度几乎翻了1倍(Longo,1977)。尽管孕妇不易受到一氧化碳的影响,但是胎儿不能承受过度的一氧化碳暴露(Friedman,2015)。慢性暴露于一氧化碳,当碳氧血红蛋白浓度为5%~20%时,母亲通常出现头痛、乏力、头晕、身体和视力损伤、心悸、恶心和呕吐等症状。急性暴露时,30%~50%的碳氧血红蛋白浓度会产生急性心力衰竭的症状。超过50%对孕妇可能是致命的。

由于血红蛋白F对一氧化碳亲和力更高,胎儿的碳氧血红蛋白水平要比母体内的高10%~15%。这可能归因于细胞膜的易化扩散(Longo,1977)。重要的是,碳氧血红蛋白在母体内的半衰期为2小时,而在胎儿体内的半衰期是7小时。由于一氧化碳和血红蛋白F结合得非常紧密,因此胎儿可能在母体一氧化碳水平明显升高之前就缺氧。胚胎期一氧化碳暴露与胎儿发育异常相关,而缺氧性脑病是妊娠晚期胎儿暴露的主要后遗症(Alehan,2007;Aubard,2000)。

■ 治疗

对一氧化碳中毒患者应立即给予100%氧气的支持治疗。非妊娠人群高压氧治疗的适应证还不清楚(Kao,2005)。Weaver等(2002)报告,相对于常压氧气,高压氧治疗降低了患者6周和1年的认知障碍的发生率。如果妊娠期发生一氧化碳中毒,推荐高压氧治疗(Aubard,2000;Ernst,1998)。问题是如何定义"显著暴露"(Friedman,2015)。尽管母体一氧化碳水平不能准确估计胎儿体内的一氧化碳水平,但是一些临床医生建议,只要母体一氧化碳浓度超过15%~20%,应进行高压氧治疗。在胎心监测的评估中,Towers和Corcoran(2009)描述了受累胎儿的胎心率基线较高,变异减小,没有加速和减速反应。对受累新生儿进行高压氧治疗也是有争议的(Bar,2007)。

Elkharrat等(1991)对44例孕妇成功进行了高压氧治疗。Silverman和Montano(1997)报告了1例孕妇的成功治疗,其神经和心肺的异常表现随胎心率变异减速的改善而减轻。Greingor等(2001)使用2.5个大气压的100%纯氧为1例妊娠21周孕妇治疗了90分钟,该孕妇足月分娩一健康婴儿。

(蔡丽瑛 仲维杰 王宇光 翻译 孙敬霞 审校)

参考文献

第 52 章

血栓栓塞性疾病

> 血管栓塞性疾病患者会突然出现剧烈的心前区疼痛、面色苍白、严重呼吸困难甚至窘迫,但这些表现并不总是致命,一小部分患者可以恢复。治疗仅是缓解症状。
>
> ——J. 惠特里奇·威廉姆斯(1903)

在 20 世纪,由于大力提倡产后尽早下床活动,产褥期静脉血栓栓塞(venous thromboembolism,VTE)的发生率显著降低,同时对血栓性疾病的预防和治疗也有一定进步。尽管如此,VTE 仍然是孕产妇经常发生的疾病,而且是孕产妇死亡的主要原因。在美国,2011~2013 年间 9.2% 的妊娠相关死亡由肺栓塞引起(Creanga,2017)。

妊娠期 VTE 的发生率较低,为(1~2)/1 000。然而妊娠期妇女 VTE 的风险比孕前增加约 5 倍,且约 50% 发生在分娩前,另 50% 发生在产褥期。深静脉血栓常发生在产前,肺栓塞更多见于产后 6 周(Jacobsen,2008)。产后 6 周内 VTE 的发生率约 22/100 000,产后 6~12 周 VTE 的发生率会降到 3/100 000(Kamel,2014)。

病理生理

Rudolf Virchow(1856)提出静脉血流滞缓、血管壁损伤和血液高凝状态可促进静脉血栓形成。正常妊娠期这三个风险因素都有所增加。妊娠期子宫增大压迫盆腔静脉和下腔静脉使下肢静脉容易发生血流滞缓。Marik 和 Plante(2008)在一篇综述中指出,从晚孕期至产后 6 周,小腿静脉血流速度降低 50%。血流滞缓是引起静脉血栓最恒定的危险因素。静脉血流滞缓和分娩也可导致血管内皮细胞受损。此外,如附录中所列,妊娠期很多凝血因子合成增加也促进血液凝固。

表 52-1 列出了一些增加妊娠期血栓栓塞风险的因素。其中,个人血栓史是最重要的危险因素。美国妇产科医师学会(ACOG)数据显示,妊娠期 15%~25% 的 VTE 是复发性血栓(ACOG,2017b)。James(2006)对 7 177 例妊娠期 VTE、7 158 例产后 VTE 患者的危险因素进行分析,发现多胎妊娠、贫血、妊娠剧吐、出血及剖宫产术使孕产妇血栓栓塞风险增加 1 倍,而产后感染将进一步增加妇女发生血栓栓塞的风险。Waldman 等(2013)研究发现,高龄产妇 VTE 的风险会轻度增加,多次生育、高血压疾病、剖宫产术、肥胖会使 VTE 风险增加 2 倍。死胎、围产期子宫切除也会显著增加 VTE 风险。

表 52-1　一些增加血栓栓塞风险的危险因素

产科因素	一般因素
剖宫产术	年龄≥35 岁
剖宫产子宫切除术	解剖结构异常[a]
糖尿病	肿瘤
出血和贫血	结缔组织病
妊娠剧吐	脱水
制动——长时间卧床	制动——长途旅行

表 52-1 　一些增加血栓栓塞风险的危险因素（续）	
产科因素	**一般因素**
多胎妊娠	感染和炎性疾病
多产	骨髓增殖性疾病
子痫前期	肾病综合征
产褥感染	肥胖
死胎	口服避孕药
	骨科手术
	截瘫
	血栓栓塞病史
	镰状细胞贫血
	吸烟
	血栓形成倾向

a 包括 May-Thurner 综合征（髂静脉压迫综合征）。

VTE 的另外一个重要风险因素是遗传性血栓疾病。约 20%~50% 妊娠期或产后发生 VTE 的妇女具有明确的血栓形成遗传疾病（ACOG,2017b）。

血栓形成倾向

有一些重要的调节蛋白在凝血级联反应中起抑制作用（图 52-1）。

在附录中可以找到这些调节蛋白在妊娠期的正常值。这些抑制蛋白的遗传性或获得性缺乏统称为血栓形成倾向，它们可引起血液高凝和复发性 VTE（Connors,2017）。欧洲白种人人群血栓形成倾向的总发生率约 15%。约 50% 的妊娠期血栓栓塞性疾病由此引起（Lockwood,2002；Pierangeli,2011）。表 52-2 总结了一些常见的遗传性血栓形成倾向的特点。

■ 遗传性血栓形成倾向

遗传性血栓形成倾向患者通常有家族血栓史。在

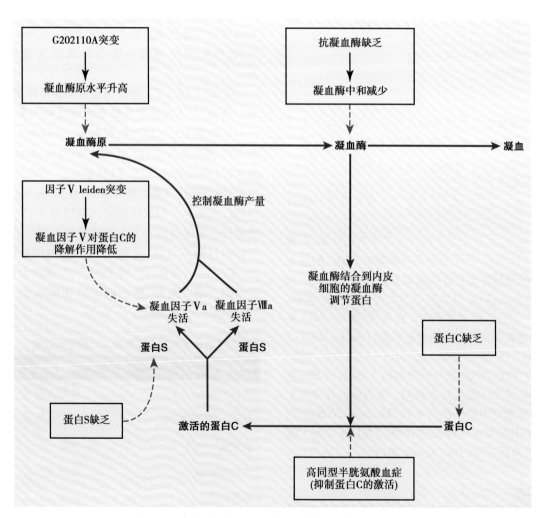

图 52-1　遗传性血栓形成倾向及对凝血级联反应的影响

表 52-2 遗传性血栓形成倾向和妊娠期血栓栓塞性疾病（VTE）的关系

突变	每次妊娠 VTE 风险（无 VTE 史）/%	每次妊娠 VTE 风险（既往 VTE 史）/%	VTE 相对危险度[a]
因子 V Leiden 杂合子	0.5~1.2	10	6.4
因子 V Leiden 纯合子	4	17	35.8
凝血酶基因杂合子	<0.5	>10	5.1
凝血酶基因纯合子	2~4	>17	21.1
因子 V Leiden/凝血因子双杂合子	4~5	>20	21.2
抗凝血酶缺乏	3~7	40	9.5
蛋白 C 缺乏	0.1~0.8	4~17	9.3
蛋白 S 缺乏	0.1	0~22	7.0

资料来源：ACOG,2017；Croles,2017.
[a] 相对危险度为妊娠相关 VTE 与非基因突变携带者孕妇相比。

45 岁前出现的 VTE 患者中有一半是由遗传性血栓形成倾向引起，这种情况在缺乏明确血栓风险因素的患者中更加常见。如果有肺栓塞导致猝死的家族史，或家族中多个成员因复发性血栓需要长期抗凝治疗，遗传性血栓形成倾向的发生率更高（Anderson,2011）。

抗凝血酶缺乏

肝脏合成的抗凝血酶可与凝血酶和凝血因子 X a 结合并使其失活。抗凝血酶是血液凝固过程中凝血酶的最主要抑制蛋白之一（Rhéaume,2016）。肝素可以加速抗凝血酶的抗凝速率（Anderson,2011）。抗凝血酶缺乏可由上百个基因突变造成，这些基因突变几乎都是常染色体显性遗传。Ⅰ 型抗凝血酶缺乏是由正常生物活性的抗凝血酶合成减少所致，Ⅱ 型抗凝血酶缺乏是由抗凝血酶的合成总量不变但生物活性降低所致（Anderson,2011）。纯合子的抗凝血酶缺乏可以致命。

尽管抗凝血酶缺乏非常罕见，发生率约为 1/5 000~1/500（Ilonczai,2015；Rhéaume,2016），但它却是遗传性凝血障碍中血栓形成的最主要原因。抗凝血酶缺乏可以使一般人群 VTE 的发生风险增加 25~50 倍，孕妇发生血栓栓塞并发症的风险增加 6 倍（Ilonczai,2015）。此外抗凝血酶缺乏者一生中罹患 VTE 的机会高达 50%（Duhl,2007）。

Sabadell 等（2010）研究了 18 例抗凝血酶缺乏患者的妊娠结局，其中 12 例接受低分子肝素治疗，另 6 例因尚未诊断为抗凝血酶缺乏而未行治疗。结果 6 例未治疗的患者中 3 例发生血栓栓塞、死胎和胎儿宫内生长受限的风险增加 50%。与此相比，治疗组未出现死胎，但 1/4 发生胎儿生长受限。Ilonczai 等（2015）报告了类似的研究结果。García-Botella 等（2016）报告了 1

例由于抗凝血酶缺乏引起门静脉血栓。有研究回顾了 23 例抗凝血酶缺乏患者的新生儿结局，发现其中 11 例发生血栓，10 例死亡（Seguin,1994）。

建议对抗凝血酶缺乏的妊娠期妇女（无论是否有血栓史）给予肝素治疗，预防血栓形成。Paidas 等（2016）发现，因分娩和手术停止抗凝治疗时，使用重组人抗凝血酶可以预防 VTE 发生。Sharpe 等（2011）应用抗凝血酶浓缩液联合抗凝成功治疗 1 例抗凝血酶缺乏患者，该孕妇曾接受低分子肝素治疗，但仍在孕晚期发生血栓。

蛋白 C 缺乏

当凝血酶与小血管内皮细胞上的血栓调节蛋白结合后，它的促凝活性被中和。凝血酶在蛋白 S 的存在下同时激活蛋白 C——一种天然的抗凝物质，蛋白 C 可通过灭活凝血因子 V a、Ⅷ a 控制凝血酶的生成（图 52-1）。活化的蛋白 C 同时抑制纤溶酶原激活物抑制因子的合成。蛋白 C 活性在孕 20 周前轻度增强，一些学者认为蛋白 C 通过抗凝和炎性调节通路活性增强，对早期妊娠的维持发挥一定作用（Said,1010b）。

已报告有 160 多种常染色体显性遗传的蛋白 C 基因突变（Louis-Jacques,2016）。蛋白 C 缺乏的患病率为 2‰~3‰，但由于其表型的差异，大部分蛋白 C 缺乏患者并无血栓史（Anderson,2011）。蛋白 C 缺乏的患病率是根据蛋白 C 功能活性估算而来，目前大多数实验室采用低于正常阈值的 50%~60% 诊断蛋白 C 缺乏，蛋白 C 缺乏患者发生静脉血栓的风险增加 6~12 倍（Lockwood,2007）。

蛋白 S 缺乏

蛋白 C 激活循环中的抗凝物质来增强蛋白 S 的活

性进而使凝血因子Ⅴa和Ⅷa失活(图52-1)。蛋白S缺乏可能是由130种不同的蛋白S基因突变造成,其总的患病率约0.3‰~1.3‰(Louis Jacques,2016)。蛋白S缺乏可以通过抗原检测到的游离的、有功能的和总的蛋白S水平来诊断。在正常妊娠期这三种物质的水平会显著降低(附录)。因此对妊娠女性及服用某些激素类口服避孕药者诊断蛋白S缺乏存在一定困难(Archer,1999)。如果必须在孕期进行蛋白S的筛查,则在妊娠中期和妊娠晚期游离蛋白S抗原阈值水平分别应小于30%和24%。有蛋白S缺乏家族史的妇女孕期VTE的发生率为6%~7%(ACOG,2017c)。

Conard等(1990)报告了29例蛋白S缺乏妊娠期妇女中,5例发生血栓。Burneo等(2002)报告了1例蛋白S缺乏妇女发生大脑静脉血栓。蛋白C或蛋白S缺乏的纯合子通常在新生儿期会出现致命的临床表型——暴发性紫癜(Shanbhag,2015)。

激活的蛋白C抵抗-因子Ⅴ Leiden突变

这是一种最常见的血栓栓塞综合征,以血浆抵抗激活蛋白C的抗凝作用为特征。目前已报告一些突变的基因位点,但最常见的原因是Ⅴ Leiden突变,该突变以最先描述它的城市命名。凝血因子Ⅴ基因的错义突变导致因子Ⅴ多肽第506个氨基酸位点的谷氨酸被精氨酸替代,使激活的蛋白C对活化的凝血因子Ⅴ的降解速度减少10倍(图52-1),进一步增强了血栓的形成(MacCallum,2014)。

因子Ⅴ Leiden突变杂合子是最常见的遗传性血栓形成倾向,在欧洲人群的发生率为3%~15%,在美国黑种人的发生率为3%。而在非洲黑种人和亚洲人群中,发生率几乎为零(Lockwood,2012)。因子Ⅴ Leiden突变杂合子发生率较高的理论基础是该突变减少了分娩和损伤的出血而产生的生存优势(MacCallum,2014)。

妊娠期发生的VTE中40%的患者是因子Ⅴ Leiden突变杂合子。然而,因子Ⅴ Leiden突变杂合子妇女如果无个人血栓史并且一级家属50岁前未发生血栓类疾病,则其孕期发生血栓的概率为(5~12)/1 000(表52-2)。而有个人血栓史的因子Ⅴ Leiden突变杂合子妇女孕期血栓的发生率为10%。因子Ⅴ Leiden突变纯合子妇女如果无个人及家族血栓史,孕期VTE的发生率为1%~4%,而有个人及家族血栓史者孕期VTE的发生率为17%(ACOG,2017c)。

孕期诊断激活的蛋白C抵抗依赖因子Ⅴ Leiden突变DNA分析。不采用生物测定法是因为在妊娠3个月后,随着其他抗凝蛋白的改变,孕妇对激活的蛋白C抵抗也会增加(Walker,1997)。此外,需注意抗磷脂抗体综合征也可引起激活的蛋白C抵抗,详见第59章。

为评估因子Ⅴ Leiden突变的妇女妊娠预后,Kjellberg等(2010)比较了491例因子Ⅴ Leiden突变携带者(3例发生血栓)和1 055例对照的孕产妇预后,发现早产、新生儿体重及高血压并发症发生无差异。来自母胎医学协作网(Maternal-Fetal Medicine Units Network)的包含5 200例妊娠妇女的因子Ⅴ Leiden突变前瞻性研究发现,因子Ⅴ Leiden突变杂合子发生率为2.7%(Dizon-Townson,2005),3例肺栓塞患者和1例深静脉栓塞(发生率为0.8‰)患者均非因子Ⅴ Leiden突变杂合子。因子Ⅴ Leiden突变杂合子孕妇发生子痫前期、胎盘早剥、胎儿宫内生长受限及流产的风险并不增加。研究者指出,不建议对因子Ⅴ Leiden突变进行常规产前筛查,也不建议对既往无血栓发生的携带者进行预防性治疗。

凝血酶原G20210A突变

凝血酶原基因的错义突变可导致凝血酶原的过度积累,它们可进一步转变为凝血酶。凝血酶原水平在凝血酶原基因突变杂合子中增加30%,而在纯合子中增加70%(MacCallum,2014)。与因子Ⅴ Leiden突变一样,凝血酶原基因突变妇女如果有个人血栓史或一级家属50岁前发生血栓,其孕期发生VTE的风险将增加(表52-2)。对于凝血酶原基因突变杂合子妇女如果有个人或家族血栓史,其孕期VTE的发生率高于10%,而不伴个人或家族史的妇女其孕期发生VTE的风险小于1%(ACOG,2017c)。

Silver等(2010)对4 200例妇女进行了凝血酶原G20210A基因突变检测,发现基因突变率为3.8%(157例基因突变携带者),其中仅1例为纯合子突变。与正常对照人群相比,该基因突变者和无突变者流产、子痫前期、胎儿生长受限、胎盘早剥无差异;发生的3例血栓患者出现在凝血酶原基因突变阴性人群。

与单纯凝血酶原突变杂合子相比,存在凝血酶原G20210A突变纯合子或同时合并因子Ⅴ Leiden突变的患者发生血栓栓塞性疾病的风险显著增加(Connors,2017)。Lim等(2016)详细提供了罕见的同时合并几种血栓形成倾向疾病妇女的妊娠结局。

高同型半胱氨酸血症

5,10-甲烯四氢叶酸还原酶(5,10-methylene-tetra-hydrofolate reductase,MTHFR)的不耐热C667T基因突变是高同型半胱氨酸血症最常见的突变。该突变为常染色体隐性遗传。血清中同型半胱氨酸水平上升可能是由于因一些参与蛋氨酸代谢的酶发生缺乏,以及可纠正的叶酸、维生素B₆、维生素B₁₂的营养缺乏(Hague,2003)。在正常妊娠期间,血清血浆同型半胱氨酸浓度降低(LópezLopez-Quesada,2003)。因此,

Lockwood（2002）建议在妊娠期间,空腹同型半胱氨酸水平高于 12μmol/L 可诊断为高同型半胱氨酸血症。

Den Heijer 等（2005）的荟萃研究显示,MTHFR 的多态性轻度增加血栓栓塞发生风险,而来自北美的数据并未显示其增加血栓风险。作者推测这与补充叶酸有关。因为叶酸为同型半胱氨酸向蛋氨酸重甲基化过程的辅因子。美国胸科医师学会（American College of Chest Physicians,ACCP）认为高同型半胱氨酸血症不增加血栓栓塞发生的原因是孕期同型半胱氨酸水平生理性下降及围产期叶酸的补充（Bates,2012）。ACOG（2017c）建议在评估 VTE 时不建议行 MTHFR 多态性分析和检测空腹同型半胱氨酸水平。

其他血栓形成倾向的基因突变

越来越多的潜在血栓形成倾向的基因多样性被逐步发现。但对这些新发现突变预后的相关研究尚少。蛋白 Z 具有维生素 K 依赖性,是 Xa 失活的辅因子。研究发现在非妊娠妇女中,低水平的蛋白 Z 与血栓栓塞发生风险增加有关,同时与妊娠妇女不良妊娠结局可能有关（Almawi,2013）。Ⅰ 型纤溶酶原激活物抑制因子（plasminogen activator inhibitor type 1,PAI-1）是纤溶的重要调节因子。PAI-1 基因启动子多态性会轻度增加 VTE 风险。尽管在已有血栓形成倾向的同时合并这些基因多态性会增加血栓风险,但 ACOG（2017c）不建议进行相关筛查。

Galanaud 等（2010）认为父系血栓形成倾向会增加母亲血栓栓塞的风险,且研究发现一种父系血栓形成倾向——PROCR6936G 等位基因会影响内皮细胞蛋白 C 受体。由于该受体表达于滋养细胞并暴露于母体血液,提示父系血栓形成倾向是妊娠妇女复发性特发性血栓的病因。

■ 获得性血栓形成倾向

获得性血栓形成倾向包括抗磷脂抗体综合征（antiphospholipid syndrome,APS）、肝素诱导的血小板减少和肿瘤。

抗磷脂抗体综合征

血栓前疾病 APS 会同时影响动脉和静脉循环。下肢深静脉和大脑动脉是最常发生血栓的部位（Connors,2017;Giannakopoulos,2013）。除血栓外,APS 的其他主要临床表现集中在产科方面（表 18-5）。诊断标准包括:①至少 1 次孕 10 周后不明原因的胎儿死亡;②至少 1 次因子痫、重度子痫前期或胎盘功能低下引起的孕 34 周前早产;③至少连续 3 次孕 10 周前的不明原因自然流产。

一旦患者满足上述血栓或产科的诊断标准,就应进行 APS 的抗体筛查包括:①狼疮抗体;②抗心磷脂 IgG 和 IgM;③抗 β2 糖蛋白 I IgG 和 IgM。如果任一抗体阳性,在妊娠 12 周后应进行确诊试验（Connors,2017）。

Saccone 等（2017）分析了 570 例妊娠合并 APS 患者,发现抗心磷脂抗体的检查率最高,与抗心磷脂抗体或狼疮抗体相比,β2 糖蛋白 I 阳性患者的活产率最低,子痫前期、胎儿宫内生长受限、死胎的发生风险最高。研究人员发现,即使使用低分子肝素治疗,三种抗体同时阳性患者的新生儿活产率仅为 30%。

APS 患者的血栓风险在孕期显著增加,其血栓风险在孕期和产褥期增加 25%,发生率为 5% ~ 12%（ACOG,2017a）。APS 详细介绍见第 59 章。

■ 血栓形成倾向与妊娠并发症

最近人们开始关注遗传性血栓形成倾向与静脉血栓以外的其他妊娠并发症的可能关系。表 52-3 总结了 Robertson 等（2005）对 25 项研究所做的系统回顾,ACCP 引用了这个系统回顾（Bates,2012）,但该系统回顾研究结果的异质性和可信区间较宽,提示血栓形成倾向与妊娠结局关系的不确定性。

表 52-3　血栓形成倾向和妊娠结局的关系

血栓形成倾向	早期流产	早孕复发流产	中孕非复发流产	晚期流产	子痫前期	胎盘早剥	胎儿生长受限
因子 V Leiden（纯合子）	2.71 (1.32~5.58)	_[a]	_[a]	1.98 (0.40~9.69)	1.87 (0.44~7.88)	8.43 (0.41~171.20)	4.64 (0.19~115.68)
因子 V Leiden（杂合子）	1.68 (1.09~2.58)	1.91 (1.01~3.61)[a]	4.12 (1.91~8.81)[a]	2.06 (1.10~3.86)	2.19 (1.46~3.27)	4.70 (1.13~19.59)	2.68 (0.59~12.13)
MTHFR C677T（杂合子）	2.49 (1.24~5.00)	2.7 (1.37~5.34)	8.60 (2.18~33.95)	2.66 (1.28~5.53)	2.54 (1.52~4.23)	7.71 (3.01~19.76)	2.92 (0.62~13.70)
MTFHR C677T（纯合子）	1.4 (0.77~2.55)	0.86 (0.44~1.69)	NA	1.31 (0.89~1.91)	1.37 (1.07~1.76)	1.47 (0.40~5.35)	1.24 (0.84~1.82)

表 52-3　血栓形成倾向和妊娠结局的关系（续）

血栓形成倾向	早期流产	早孕复发流产	中孕非复发流产	晚期流产	子痫前期	胎盘早剥	胎儿生长受限
抗凝血酶缺乏	0.88 (0.17~4.48)	NA	NA	7.63 (0.30~196.36)	3.89 (0.16~97.19)	1.08 (0.06~18.12)	NA
蛋白 C 缺乏	2.29 (0.20~26.43)	NA	NA	3.05 (0.24~38.51)	5.15 (0.26~102.22)	5.93 (0.23~151.58)	NA
蛋白 S 缺乏	3.55 (0.35~35.72)	NA	NA	20.09 (3.7~109.15)	2.83 (0.76~10.57)	2.11 (0.47~9.34)	NA
抗心磷脂抗体	3.40 (1.33~8.68)	5.05 (1.82~14.01)	NA	3.30 (1.62~6.70)	2.73 (1.65~4.51)	1.42 (0.42~4.77)	6.91 (2.70~17.78)
狼疮抗体（非特异性抑制）	2.97 (1.03~9.76)	NA	14.28 (4.72~43.20)	2.38 (0.81~6.98)	1.45 (0.70~4.61)	NA	NA
高半胱氨酸血症	6.25 (1.37~28.42)	4.21 (1.28~13.87)	NA	0.98 (0.17~5.55)	3.49 (1.21~10.11)	2.40 (0.36~15.89)	NA

资料来源：经许可转载自 Bates SM, Greer IA, Middledorp S, et al: VTE, thrombophilia, antithrombotic therapy, and pregnancy. Chest 141: e691S, 2012.
a 杂合子和纯合子携带者合并计算，两组数据无法独立。数据以比值比（odd, ratio, OR）（OR[95% CI]）显示，数据来源 Robertson, 2005. 粗体表示差异有统计学意义。
MTHFR：甲烯四氢叶酸还原酶变体；NA：无数据。

其他研究进一步突出了以上研究结果的异质性特点。例如，Kahn 等（2009）发现因子 V Leiden 突变、凝血酶原 G20210A 突变、MTHFR C677T 基因多样性及高半胱氨酸血症并不增加早发型或重度子痫前期的风险；Said 等（2010a）对 2 000 例健康初产妇筛查因子 V Leiden 突变、凝血酶原 G20210A 突变、MTHFR C677T 突变、MTHFR A1298C 突变、血栓调节蛋白基因多态性，发现凝血酶原基因突变孕妇不良妊娠结局的发生风险增加 3.6 倍，包括重度子痫前期、胎儿宫内生长受限、死胎，但是其他基因多态性并不增加不良妊娠结局的风险；Silver 等（2016）通过死胎合作研究网络（Stillbirth Collaborative Research Network）发现因子 V Leiden 突变与死胎相关，死胎与其他血栓形成倾向无相关性；Korteweg 等（2010）基于 750 例死胎的前瞻性研究结果提出，不建议胎死后常规进行血栓形成倾向筛查。

ACOG（2017c）认为遗传性血栓形成倾向与不良妊娠结局无明确的因果关系。此外，Rodger 等（2014）在一项随机研究中发现，对血栓形成倾向的妇女产前预防性使用低分子肝素并未降低流产、重度或早发型子痫前期、小于孕龄儿及 VTE 的发生。

鉴于对血栓形成倾向患者进行预防性治疗来降低不良妊娠结局的风险和益处的不确定性，不建议进行统一的血栓筛查（Louis-Jacques, 2016）。然而，APS 和不良妊娠结局包括流产、复发性流产、子痫前期有较强的相关性。

■ 血栓形成倾向筛查

由于血栓形成倾向在人群中的发生率较高，同时血栓的发生率较低，孕期进行常规筛查并不经济（Corbone, 2010）。因此需要针对特定人群进行血栓形成倾向筛查。美国儿科学会（AAP）和 ACOG（AAP & ACOG, 2017）推荐在以下情况进行血栓形成倾向筛查：①与骨折、手术和/或长期制动等非复发风险有关的个人 VTE 史；②一级亲属（父母和儿女）的高危血栓形成倾向或 50 岁前在无其他危险因素时发生 VTE 的病史。

ACOG（2017c）认为对于复发性流产或胎盘早剥的患者不建议行遗传性血栓形成倾向检查，因为产前预防性使用肝素来预防其复发的临床证据不足。同样，对于有胎儿生长受限或子痫前期史患者也不建议筛查。ACCP 不建议对前次有不良妊娠结局的患者进行血栓形成倾向筛查（Bates, 2012）。但对于流产或早发型重度子痫前期患者进行抗磷脂抗体的筛查可能较为合适。

表 52-4 列出了更常见的血栓形成倾向的筛查方法。尽量在血栓发生 6 周后再进行实验室检查，且患者最好非孕、未接受抗凝或激素治疗。不推荐进行高同型半胱氨酸血症筛查（ACOG, 2017c）。

表 52-4 如何检测血栓形成倾向

血栓形成倾向	检测方法	方法在孕期可靠吗?	方法对急性血栓诊断可靠吗?	方法在抗凝治疗时候可靠吗?
因子 V Leiden 突变	活化蛋白 C 抵抗检测(第二代)	是	是	否
	如果异常:DAN 分析	是	是	是
凝血酶 G20210A 基因突变	DNA 分析	是	是	是
蛋白 C 缺乏	蛋白 C 活性(<60%)	是	否	否
蛋白 S 缺乏	功能性检测(<55%)	否[a]	否	否
抗凝血酶缺乏	抗凝血酶活性(<60%)	是	否	否

资料来源:American College of Obstetricians and Gynecologists Women's Health Care Physicians:ACOG Practice Bulletin No. 138:Inherited thrombophilias in pregnancy,Obstet Gynecol. 2013 Sep;122(3):706-717.
[a]如果妊娠期有必要筛查,中孕期和晚孕期游离蛋白 S 抗原水平分别低于 30%和 24%。

深静脉血栓

■ 临床表现

多数妊娠期间的静脉血栓局限于下肢深静脉,约 70%发生在髂股静脉,而不累及小腿静脉。其中孤立性的髂静脉和小腿静脉血栓发生率分别为 17%和 6%(Chan,2010)。而在一般人群中 80%以上的深静脉血栓累及小腿静脉,髂股静脉或孤立性的髂静脉血栓并不常见(Huisman,2015)。

下肢深静脉血栓(deep-vein thrombosis,DVT)的症状和体征各异,取决于栓塞程度和炎症反应严重程度。Ginsberg 等(1992)报告 60 例发生产前深静脉血栓的妇女,58 例为左侧(97%)。Blanco-Molina 等(2007)报告 78%的下肢 DVT 发生在左侧。Greer(2003)推测可能由于髂动脉和卵巢动脉对髂静脉的压迫,因为只有左侧的髂动脉和卵巢动脉才跨过髂静脉。然而,子宫对右侧压迫更为明显(第 53 章)。

典型的下肢静脉血栓为急性起病,伴下肢疼痛和水肿。下肢静脉血栓一般延伸至髂股区域的深静脉系统。有时反射性的动脉痉挛会引起皮肤苍白、下肢发冷、动脉搏动消失。血栓也可能引起轻微的疼痛、发热或肿胀。需要注意的体征是腓肠肌疼痛,无论是自发性疼痛、挤压痛还是牵拉跟腱产生的疼痛(Homan 征),腓肠肌疼痛也可因肌肉牵拉或挫伤引起。在确诊为下肢急性 DVT 患者中,30%~60%的患者有无症状的肺栓塞(见本章后文所述)。

■ 诊断

妊娠期 DVT 的临床诊断较为困难。在初步诊断

为 DVT 的孕妇中,仅 10%最后被确诊(Hull,1990)。孕期诊断 DVT 的另一个难题是其检查方法,这些检查方法虽已在非妊娠妇女进行了广泛研究,但妊娠期效果还未被证实(Huisman,2015)。图 52-2 是 ACCP 推荐的孕期 DVT 诊断流程图。帕克兰医院的流程图与此类似,只有少许改动。

加压超声

对于妊娠期疑似 DVT 的患者,AAP 和 ACOG(2017)推荐近端静脉加压超声检查作为初步的诊断方法。ACCP 指出,加压超声目前是诊断 DVT 的一线检查中最常使用的方法(Guyatt,2012)。该检查是依据栓塞静脉的不可压缩性和典型回声表现来诊断 DVT。

对于疑似有血栓的非妊娠妇女,如果加压超声检查结果正常,可以先观察 1 周,不予抗凝治疗,这种治疗方法的安全性已被证实(Birdwell,1998;Heijboer,1993);有近 1/4 患者的孤立性小腿血栓起初很难诊断,小腿 DVT 会延伸到近端静脉,在 1~2 周内出现血栓的临床表现,连续动态超声检查通常可发现这种情况。

需要注意,孕妇静脉超声结果正常并不能完全排除肺栓塞,这是因为肺栓塞可能已经发生,或 DVT 位于髂静脉或其他深静脉,而超声无法检测到这些部位的 DVT(Goldhaber,2004)。引起妊娠期肺栓塞的栓子通常来自髂静脉 DVT。

加压超声检查阴性的患者是否需要进行连续加压超声检查,有两项研究有助于解决这一问题(图 52-3)。Chan 等(2013)研究了 221 例妊娠期和产后疑似 DVT 患者,205 例患者的最初加压超声检查结果为阴性,进行连续超声检查后结果亦为阴性,但 1 例连续加压超

声检查结果阴性的患者在 7 周后发生了肺栓塞。Le Gal 等(2012)研究了 210 例妊娠期和产后疑似 DVT 的患者,其中 177 例检查无 DVT 的患者未进行抗凝治疗和连续加压超声检查,2 例患者在 3 个月内被证实发生血栓。这些研究提示,对于大多数孕妇,如果系统的加压超声检查结果阴性,基本可排除 DVT。

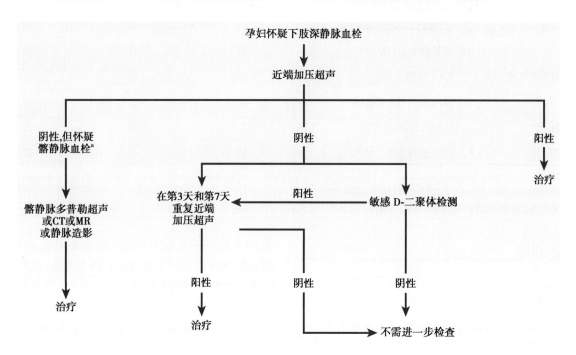

图 52-2　妊娠期可疑深静脉血栓评估流程图。CT,计算机体层成像;MR,磁共振。[a] 症状和体征包括全腿肿胀,伴或不伴腹旁、臀部或背部疼痛
(资料来源:Guyatt GH,Akl EA,Crowther M,et al:Executive summary:Antithrombotic therapy and prevention of thrombosis,9th ed:American College of Chest Physicians evidence-based clinical practice guidelines,Chest. 2012 Feb; 141(2 Suppl):7S-47S.)

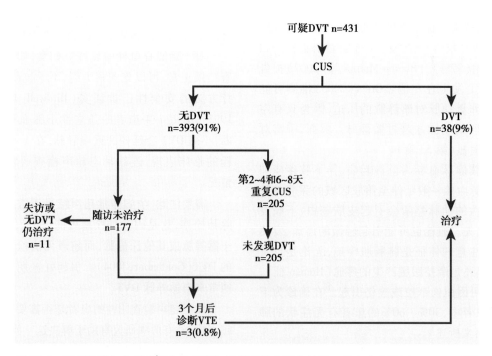

图 53-3　两项孕期和产后系列和非系列加压超声检查研究结果。CUS,加压超声。DVT,下肢深静脉血栓。VTE,静脉血栓栓塞
(资料来源:Chan,2013;Le Gal,2012.)

磁共振成像

这一技术可很好地显示腹股沟韧带以上的解剖结构。因此，在很多情况下，MR 对于髂股和盆腔静脉血栓的诊断非常有用。MR 静脉造影术同时可以对静脉系统进行重建（第 46 章）。Erdman 等（1990）报告，在非妊娠期妇女中，对于 MR 静脉造影已证实的深静脉血栓的检查敏感性为 100%，特异性为 90%。重要的是，对 50% 非深静脉血栓患者进行 MR 检查时，可以发现其他非血栓性疾病，包括蜂窝织炎、肌炎、水肿、血肿和浅表静脉炎。

Khalil 等（2012）采用 MR 静脉造影研究阴道分娩后盆腔静脉的自然转归过程，在 30 例产后 4 天内无血栓症状的患者中，MR 静脉造影明确发现 30% 的患者有髂静脉或卵巢静脉血栓，另 37% 患者存在疑似血栓。我们对几百例产后妇女进行 MR 检查，结果不支持以上研究。尽管这些检查结果临床意义还不十分明确，但较为明确的是盆腔静脉有一定程度的充盈缺损可能属于正常现象。

D-二聚体筛查

D-二聚体是特异性纤维蛋白降解产物，来自纤溶酶对纤维蛋白的降解，血栓栓塞发生后会导致 D-二聚体增高（第 41 章）。在非妊娠妇女的 VTE 诊断流程中，常使用 D-二聚体的检测（Wells，2003）。在妊娠期，D-二聚体筛查存在一些问题。妊娠期 D-二聚体的参考值详见附录。D-二聚体水平取决于检测方法的敏感性，血清 D-二聚体随着孕周进展和血浆中纤

维蛋白原的显著增高而增加（Murphy，2015）。多胎妊娠和剖宫产术也会影响 D-二聚体水平（Morikawa，2011）。D-二聚体在一些妊娠合并症中也会增加，如胎盘早剥、子痫前期和脓毒症综合征。此外，镰刀细胞贫血症携带者、非洲妇女、南亚种族妇女的 D-二聚体水平也较高（Grossman，2016）。鉴于以上原因，妊娠期间进行 D-二聚体检查的意义仍不明确，但 D-二聚体检查结果阴性有助于排除 VTE（Lockwood，2012；Marik，2008）。

■ 处理

由于缺乏大样本临床研究的支持，妊娠期 VTE 的最佳处理方式目前缺乏循证医学证据，但在抗凝治疗和限制患者活动方面已经达成共识。如果要对患者进行血栓形成倾向的筛查，最好在抗凝治疗前进行，因为肝素可以降低抗凝血酶水平，而华法林可以降低蛋白 C 和蛋白 S 水平。这些检查结果并不改变治疗方案（Connors，2017）。

抗凝药物可以选择普通肝素（unfractionated heparin，UFH）或低分子肝素（low-molecular-weight heparin，LMWH），尽管两种药物都可使用，但目前多倾向使用 LMWH（Bates，2016；Kearon，2016）。ACCP 推荐孕期使用 LMWH，因为其生物利用度更高、半衰期更长、更易预测剂量反应、骨质疏松和血小板减少的风险较低并且药物使用间隔较长（Bates，2012）。UFH 和 LMWH 使用剂量见表 52-5。

表 52-5　抗凝治疗方案

抗凝治疗方案	给药方法
预防性 LWMH[a]	依诺肝素，40mg SC，每天 1 次
	达肝素，5 000U SC，每天 1 次
	亭扎肝素，4 500U SC，每天 1 次
治疗性 LWMH[b]	依诺肝素，1mg/kg，每 12 小时
	达肝素，200U/kg，每天 1 次
	亭扎肝素，175U/kg，每天 1 次
	达肝素，100U/kg，每 12 小时
	1 天 2 次剂量时抗凝血因子 Xa 的目标治疗范围是 0.6~1.0U/mL
	1 天 1 次剂量时需要适度增加剂量
小剂量预防性 UFH	UFH，5 000U SC，每 12 小时
预防性 UFH	UHF，5 000~10 000U SC，每 12 小时
	UHF，5 000~7 500U SC，每 12 小时（孕早期）
	UHF，7 500~10 000 SC，每 12 小时（孕中期）

第十二篇

表 52-5　抗凝治疗方案(续)

抗凝治疗方案	给药方法
	UHF,10 000U s.c.,每 12 小时(孕晚期),除非 aPTT 延长
治疗性 UFH[b]	UHF,10 000U 或以上 s.c.,每 12 小时,调整剂量使注射 6 小时 aPTT 在治疗范围(1.5~2.5)
产后抗凝	预防性 LMWH/UFH 4~6 周或维生素 K 拮抗剂 4~6 周,保持 INR 2.0~3.0,UHF 或 LMWH 可与维生素 K 拮抗剂合用直到 INR 达到≥2 天以后
监测	对有深静脉血栓或肺栓塞可疑症状的患者,要提高警惕并进行相应检查

资料来源:American College of Obstetricians and Gynecologists Women's Health Care Physicians;ACOG Practice Bulletin No. 138;Inherited thrombophilias in pregnancy,Obstet Gynecol. 2013 Sep;122(3):706-717.
aPTT,活化部分凝血酶时间;INR,国际标准化比率;LMWH,低分子肝素;s.c.,皮下注射;UFH,普通肝素。
[a] 当体重过重或过轻时可能需要调整剂量。
[b] 也称为体重调整剂量或治疗剂量。

整个妊娠期间可以持续使用肝素,产褥期可以使用华法林。未经治疗的静脉血栓患者肺栓塞发生率达 60%,抗凝治疗可使发生率降到 5% 以下,非妊娠期妇女肺栓塞死亡率约 1%(Douketis,1998;Pollack,2011)。

治疗几天后,患者腿部疼痛会消失。当症状减轻后,患者应该逐步恢复活动。可以在继续抗凝的基础上穿弹力袜,恢复到这个阶段可能需要 7~10 天。诊断 VTE 后需要使用逐级加压弹力袜 2 年,以减少深静脉血栓后综合征的发生(Brandjes,1997)。深静脉血栓后综合征患者的临床表现包括下肢感觉异常、疼痛、顽固性水肿、皮肤改变和下肢溃疡。

■ 普通肝素

当临近分娩、手术或溶栓时,可考虑使用普通肝素(UFH)作为初始治疗(ACOG,2017b)。UFH 的使用有两种方法:①起始静脉滴注,然后改为每 12 小时皮下注射 1 次,并根据需要调整剂量;②每日 2 次皮下注射,并调节给药剂量使活化部分凝血酶时间(aPTT)在给药后 6 小时在治疗范围(Bates,2012)。如表 52-5 所示,皮下注射 UFH 的治疗剂量通常≥10 000U/12h。

UFH 的静脉治疗有几个方案可以选择。一般先给予冲击量 70~100U/kg(5 000~10 000U),之后连续静脉滴注 1 000U/h[15~20U/(kg·h)],并调整给药速度使 aPTT 延长到正常值的 1.5~2.5 倍(Brown,2010;Linnemann,2016)。静脉抗凝要持续 5~7 天,然后改为皮下注射,治疗期间保持 aPTT 延长到正常值的 1.5~2.5 倍。如果患者为抗磷脂抗体综合征,aPTT 无法准确反映肝素的抗凝效果,推荐测定抗凝血因子 X a 的水平。

在妊娠期使用的治疗剂量肝素的时限目前尚无较好的研究证据。对于非孕期 VTE,有研究提出至少治疗 3 个月(Kearon,2012)。对于妊娠期出现的 VTE,ACCP 推荐在整个孕期都应进行抗凝治疗,并且产后至少治疗 3 个月(Bates,2012)。Lockwood(2012)推荐妊娠期至少充分抗凝 20 周,如果完成 20 周治疗而患者仍在妊娠期,随后还应给予预防剂量的肝素抗凝。UFH 皮下注射的预防性剂量为 5 000~10 000U/12h,皮下注射 6 小时后,测定抗凝血因子 X a 的水平,抗凝血因子 X a 应维持在 0.1~0.2U/mL。对于产后发生的 VTE,Lockwood(2012)推荐给予至少 6 个月的抗凝治疗。

■ 低分子肝素

LMWH 是 UFH 的衍生物,其平均分子量为 4 000~5 000 道尔顿,低于 UFH 的 12 000~16 000 道尔顿。两种肝素都不通过胎盘,并都通过激活抗凝血酶发挥抗凝作用。两种肝素的主要区别在于对凝血因子 X a 和凝血酶的相对抑制活性不同。具体来说,UFH 对凝血因子 X a 和凝血酶的抑制活性相同,而 LMWH 对凝血因子 X a 的抑制活性强于对凝血酶的抑制活性。与 UFH 相比,LMWH 的生物利用度高、半衰期长、药物清除非剂量依赖性,同时对血小板的干预较小,抗凝效果易于预测,出血风险较小(Tapson,2008)。LMWH 经肾脏清除,因此肾功能不全时应谨慎使用。

研究显示 LMWH 可以有效地治疗 VTE(Quinlan,2004;Tapson,2008)。Breddin 等(2001)通过连续静脉造影发现,LMWH 可比 UFH 更有效地减少血栓,且不增加死亡率和严重出血并发症。对于急性 VTE 的治疗,ACOG(2017b,c)推荐了几种 LMWH 治疗方案(表52-5)。

妊娠期药代动力学

妊娠期可以使用的 LMWH 包括依诺肝素、达肝素和亭扎肝素。Rodie 等(2002)报告了依诺肝素的药代动力学,试验纳入 36 例妊娠期或产后立即发生 VTE 的患者。根据早孕期孕妇的体重,患者每天接受 2 次依诺肝素治疗,剂量 1mg/kg。药物注射后 3 小时测定抗凝血因子 Ⅹa 的峰值水平,抗凝血因子 Ⅹa 的目标治疗范围是 0.4~1.0U/mL。其中 33 例患者取得了满意的抗凝效果,另 3 例患者需要降低依诺肝素的剂量。所有患者均未发生复发性 VTE 或出血的并发症。Stephenson 等(2016)报告了剖宫产术后使用依诺肝素的研究,该组孕妇 BMI≥35kg/m², 根据体重使用依诺肝素 0.5mg/kg,每天 2 次。与固定剂量(10mg/d)相比,根据体重的治疗方案可更有效地维持抗凝血因子 Ⅹa 峰值水平(0.2~0.6U/mL)。Overcash 等也报告了类似的研究结果(2015)。

亭扎肝素每日剂量为 75~175U/kg,以维持抗凝血因子 Ⅹa 的峰值水平在 0.1~1.0U/mL(Smith,2004)。有关达肝素(Fragmin)的研究发现,常规起始剂量 100U/(kg·12h)不足以维持抗凝治疗(Barbour,2004; Jacobsen,2003),可能需要提高表 52-5 中的给药剂量。

给药剂量和监测

ACOG(2017b)推荐的预防性和治疗性标准剂量见表 52-5。在妊娠期是否需要调整剂量目前还有争议(Berresheim,2014;Cutts,2013)。有人认为药物注射后 4~6 小时要根据抗凝血因子 Ⅹa 水平调整药物剂量,使得药物浓度维持在治疗范围。大型临床研究发现,改变药物剂量并未提高药物的安全性和有效性,尚未找到药物的最佳治疗范围。ACCP 等指出,使用 LMWH 时监测抗凝血因子 Ⅹa 的价值需要进一步研究(Bates, 2012;McDonnell,2017)。

妊娠期安全性

早期研究认为,妊娠期使用 LMWH 安全且有效(Lepercq,2001;Sanson,1999)。但在 2002 年,依诺肝素的制造商提出警告,妊娠期间使用依诺肝素可能引起胎儿异常,增加出血风险。ACOG(2017b)进行广泛调查后,认为这些风险较少见,预期发病率低,未发现因果关系,妊娠期间可以安全使用依诺肝素和达肝素。随后其他研究也证实了 LMWH 的安全性(Andersen, 2010;Bates,2012;Galambosi,2012)。

Nelson-Piercy 等(2011)对 1 267 例孕妇使用亭扎肝素的安全性进行了系统研究,未发现孕妇死亡和区域麻醉并发症。尽管血小板减少的发生率为 1.8%,但未发生肝素诱导的血小板减少。药物过敏率为 1.3%。3 例患者发生骨质疏松性骨折(0.2%),可能与亭扎肝素有关。43 例(3.4%)孕妇需进行药物止血。15 例死胎的孕妇中,4 例可能与亭扎肝素的使用有关,但亭扎肝素未引起新生儿死亡或先天畸形。研究认为亭扎肝素在孕期使用对母儿安全。哺乳期使用低分子肝素也同样安全(Lim,2010)。

肾功能衰竭患者应避免使用 LMWH。此外,剖宫产 2 小时内给予 LMWH 会增加伤口血肿的风险(van Wijk,2002)。

■ 分娩

对于预防性或治疗性使用 LMWH 的孕妇,在孕晚期或预产期临近时,应将 LMWH 换为半衰期较短的 UFH,以预防分娩时母体出血风险及神经阻滞时发生硬膜外或椎管内血肿的风险(第 25 章)。ACCP 推荐,如果患者每天接受 2 次 LMWH 或 UFH 治疗剂量皮下注射,应在计划分娩或剖宫产前 24 小时停止使用(Bates,2012)。对于每日使用 1 次 LMWH 的孕妇,在计划分娩的当日早晨应将药物剂量减少 50%。ACOG(2017c)推荐,在计划分娩或剖宫产前 24~36 小时停止使用治疗剂量的 LMWH 或 UFH。美国区域麻醉与疼痛医学学会(American Society of Regional Anesthesia and Pain Medicine)建议,使用预防剂量 LMWH 的患者不应在 10~12 小时内进行椎管内麻醉,使用治疗剂量者不应在 24 小时内进行椎管内麻醉(Horlocker,2010)。

使用 UFH 的孕妇分娩时,可通过检测 aPTT 确定肝素清除情况。使用预防剂量 UFH 的孕妇很少需要使用鱼精蛋白中和肝素。如果需暂时停用抗凝药物,患者可以使用间歇气压装置。

■ 华法林抗凝治疗

妊娠期间禁用维生素 K 拮抗剂抗凝,此类药物易通过胎盘,引起胎儿出血以致死亡和先天性畸形(第 12 章)。此类药物不在乳汁中聚集,在哺乳期可以安全使用。

治疗产后 VTE 可以同时使用静脉肝素和口服华法林。在开始治疗的前 2 天,华法林的起始剂量为 5~10mg,随后的剂量要使国际标准化比率(international normalized ratio,INR)维持在 2~3。华法林的早期抗蛋白 C 作用可产生反常血栓和皮肤坏死,为避免这一副作用,患者需要接受 5 天治疗剂量的 UFH 或 LMWH,直到 INR 连续 2 天达到治疗范围(ACOG,2017c,Stewart, 2010)。

产妇需要更大剂量的华法林进行抗凝。Brooks 等(2002)比较了产妇和年龄相匹配的非妊娠妇女的华法林抗凝效果,发现产妇所需的华法林总剂量的中位数显著高于未妊娠者(45mg*vs.* 24mg),且需更长的治疗时间才能达到期望的 INR 值(7 天 *vs.* 4 天)。

■ 新型抗凝药物

新型口服抗凝药达比加群(dabigatran)抑制凝血

酶,拜瑞妥(rivaroxaban)和阿哌沙班(apixaban)抑制凝血因子Xa。目前这些新型抗凝药在孕期使用的报告很少,其生殖风险并不清楚(Bates,2012)。达比加群可以通过胎盘(Bapat,2014)。另外,这些新型抗凝药在乳汁中是否分泌尚不清楚。考虑到这些制剂的潜在危害,使用这些药物时建议避免哺乳或使用其他抗凝药如华法林(Burnett,2016)。

■ 抗凝治疗的并发症

与抗凝治疗有关的严重并发症包括出血、血小板减少和骨质疏松,后两种并发症为肝素所特有,LMWH并发症的发生率较低。抗凝治疗最严重的并发症是出血,尤其对于最近手术的患者,伤口很容易发生出血。当肝素剂量过高时,可以导致难以控制的出血。令人遗憾的是,目前的实验室检查尚不能确定哪个剂量可以控制血栓进一步形成,又可避免发生严重出血。

肝素诱导性血小板减少症

有两种类型的肝素诱导性血小板减少症(heparin-induced thrombocytopenia,HIT),最常见的HIT为非免疫性,在治疗的最初几天出现,结局良好。不需停止肝素治疗,5天内缓解。另一种严重的HIT是血小板因子4和肝素复合物的IgG抗体介导的免疫反应。HIT的诊断基于肝素使用后5~10天后血小板减少50%,或出现血小板激活抗体相关的血栓。发生HIT时,血小板在1~3天快速下降,通常下降到$(4\sim8)\times10^7/mL$(Greinacher,2015)。

HIT在非妊娠妇女的发生率约为3%~5%,在妊娠期的发生率<0.1%(Linkins,2012)。Fausett等(2001)报告,244例接受肝素治疗的孕妇均未发生HIT,而在244例接受肝素治疗的非妊娠妇女中,10例发生HIT。ACCP认为,当HIT的风险小于1%时,不需监测血小板数量;如果HIT风险较高,需在肝素使用第4~14天间每2~3天监测1次血小板数量(Linkins,2012)。

如果发生HIT,需停止肝素治疗,并考虑其他可以替代的药物。避免输注血小板(Greinacher,2015)。LMWH并不能完全避免HIT,因为LMWH与UFH有部分抗原交叉反应。ACCP建议使用达那肝素(danaparoid),即硫酸化糖胺聚糖类肝素(Bates,2012;Linkins,2012)。Lindhoff-Last等(2005)报告了使用达那肝素进行替代性抗凝治疗,这一综述纳入50例因肝素所致HIT或皮疹的孕妇,作者认为达那肝素是合理的选择,但2例孕妇因出血死亡,3例胎儿死亡。Magnani(2010)回顾了83例使用达那肝素的病例,尽管该药物总体有效,但2例孕妇死于出血,2例孕妇发生非致命的大出血,3例

孕妇发生血栓并对达那肝素治疗无反应。目前,达那肝素已经退出美国市场。

磺达肝癸钠(fondaparinux)是戊多糖类的凝血因子Xa抑制剂,阿加曲班(argatroban)是凝血酶抑制剂(Kelton,2013;Linkins,2012)。妊娠期成功使用这两种药物已有报告(Elsaigh,2015;Knol,2010)。Tanimura等(2012)应用阿加曲班,继之使用磺达肝癸钠,成功治疗1例HIT孕妇,该患者有遗传性抗凝血酶缺乏。

肝素致骨质疏松

在使用肝素6个月后,患者可能出现骨质丢失,在吸烟妇女中更常见。与UFH相比,LMWHs引起的骨质疏松较少(Deruelle,2007)。建议接受肝素治疗的患者每天口服1 500mg钙(Cunningham,2005;Lockwood,2012)。Rodger等(2007)报告,长期(治疗时间平均为212天)使用达肝素钠治疗并未显著降低骨密度。

■ 抗凝和流产

在使用肝素治疗DVT时期,可以进行清宫手术,但刮宫需谨慎。在妊娠物取出后,且无生殖道损伤的情况下,可在手术后几小时给予肝素治疗。

■ 抗凝和分娩

分娩时,肝素对出血量的影响取决于以下几个因素:①肝素的剂量、用药途径和给药时间;②切口和裂伤的数量和严重程度;③产后子宫收缩强度;④其他凝血功能障碍。在阴道分娩过程中,如果会阴正中切开不深、无会阴裂伤、子宫收缩迅速,一般出血不多。有时也会发生严重出血。Mueller和Lebherz(1969)报告,在产前接受肝素治疗的10例血栓性静脉炎孕妇中,3例临产后仍接受肝素治疗,这些患者出血量显著增多,并出现大血肿。因此,一般在分娩过程中停止使用肝素治疗。AAP和ACOG建议,在阴道分娩至少4~6小时后,或剖宫产后至少6~12小时后,才可以使用UFH或LMWH。我们对于剖宫产术或阴道分娩伴明显裂伤的患者,至少推迟24小时才给予UFH或LMWH治疗。

一般来说,缓慢静脉注射鱼精蛋白可以快速有效地逆转肝素作用。鱼精蛋白本身具有抗凝作用,但其用量不能过大,不能超过中和肝素所需量。

血栓性浅静脉炎

局限于隐静脉系统的表浅静脉血栓可以通过镇痛、穿弹力袜、休息来治疗。如果治疗后症状未立刻缓解或怀疑DVT,需要进行相应的血栓检查。浅表静脉

血栓增加 DVT 风险 4~6 倍。一旦证实 DVT,应给予肝素治疗(Roach,2013)。血栓性浅静脉炎患者常伴静脉曲张或曾经留置过静脉导管。

肺栓塞

虽然 10% 的孕产妇死亡由肺栓塞引起,但肺栓塞在妊娠期和产褥期并不多见,其发生率约 1/7 000。根据 Marik 和 Plane(2008)的统计,70% 的肺栓塞患者有 DVT 的临床表现。30%~60% 的 DVT 患者同时伴发无症状的肺栓塞。

■ 临床表现

对 2 500 例证实为肺栓塞的非妊娠成年女性的数据分析发现,肺栓塞的常见临床表现包括呼吸困难(82%)、胸痛(49%)、咳嗽(20%)、晕厥(14%)、咯血(7%)(Goldhaber,1999)。Pollack 等(2011)也发现类似结果。其他临床表现还包括呼吸急促、焦虑和心动过速,部分患者会出现肺动脉瓣关闭音增强、湿啰音和摩擦音。

肺栓塞患者心电图前壁导联可能出现心电轴右偏和 T 波倒置,40% 的胸片检查结果正常。其他非特异性的检查结果包括肺不张、浸润、渗出和心脏肥大(Pollack,2011)。栓塞区的肺血管纹理消失。尽管多数肺栓塞女性会出现低氧血症,但需注意,血气分析结果正常并不能排除肺栓塞。约 1/3 的年轻肺栓塞患者的 PO_2>80mmHg。肺泡动脉氧分压差可更好地提示肺栓塞,86% 患者的肺泡-动脉血氧分压差大于 20mmHg(Lockwood,2012)。需要强调的是,有些患者即使发生广泛肺栓塞,也可能缺乏肺栓塞的特异性症状、体征和实验室检查指标。

■ 严重肺栓塞

严重肺栓塞(massive PE)指引起血流动力学不稳定的肺栓塞(Tapson,2008)。肺血管的急性机械性阻塞造成血管阻力增加和肺动脉高压,进而发生急性右心室扩张。对不伴随其他疾病的肺栓塞患者,当肺血管阻塞达 60%~75% 时(Guyton,1954),肺动脉压力才会显著增加,而 75%~80% 肺血管阻塞才会引起循环衰竭。图 52-4 对此进行了说明,需要注意多数引起症状的急性血栓面积较大,并很可能是骑跨性栓塞。当超声心动图提示肺动脉压力显著增加时,需要考虑肺栓塞的可能。

如果存在右心室功能不全,肺栓塞患者的死亡率

达 25%,而右心室功能正常的患者死亡率仅为 1%(Kinane,2008)。对于右心室功能不全的患者,输注晶体要特别注意,可以使用收缩血管药物来升高血压。在溶栓、放置静脉滤器和栓子切除术前,可行吸氧、气管插管、机械通气等准备措施(Tapson,2008)。

■ 诊断

诊断肺栓塞首先需要对其高度警惕,一旦怀疑肺栓塞,立即进行相关检查。妊娠期对肺栓塞疑似病例诊断时需考虑电离辐射对母儿的影响。漏诊肺栓塞的后果要比母儿电离辐射的危害严重得多。误诊为妊娠期肺栓塞会使母儿面临抗凝治疗,进而影响分娩计划、未来避孕方式选择和随后妊娠的血栓预防。因此,需要明确肺栓塞是否存在(Konstantinides,2014)。

2011 年,美国胸科学会(American Thoracic Society)和胸科放射学会(Society of Thoracic Radiology)发布了妊娠期肺栓塞的诊断流程(图 52-5)(Leung,2011)。除之前介绍的加压超声外,还包括 CT 肺动脉造影(computed-tomographic pulmonary angiography,CTPA)和通气/灌注扫描。

CT 肺动脉造影

多排 CT 肺动脉造影目前是诊断非妊娠期肺栓塞的最常用方法(Bourjeily,2012;Pollack,2011)。详见第 46 章。图 52-6 为多排 CT 的诊断肺栓塞的实例。CTPA 的胎儿辐射剂量约 0.45~0.6mGy,孕妇乳腺的辐射剂量约 10~70mGy(Waksmonski,2014)。

Bourjeily 等(2012)对 318 例妊娠期疑似肺栓塞的患者进行 CTPA 检查,并对结果显示为阴性的患者进行了为期 3 个月的随访或在产后 6 周随访,未发现任何患者出现 VTE。

多排螺旋 CT 有很多优势,其高分辨率还可以检查出过去无法发现的远端小血栓,但这些小血栓的临床意义还不很明确。其他研究也有类似的报告(Anderson,2007;Hall,2009)。与非妊娠女性相比,孕妇的高动力循环和血容量增加可导致多排螺旋 CT 结果不确定(Ridge,2011;Scarsbrook,2006)。

肺通气/灌注显像与肺扫描

该扫描采用小剂量放射性对比剂,常为$^{99}Tc^m$-人聚蛋白静脉注射,其对胎儿、孕妇乳腺的辐射剂量可忽略不计,仅为 0.1~0.4mGy。很多疾病,如肺炎或局部支气管渗出,均会影响对比剂灌注,因此,该扫描可能无法准确诊断肺栓塞。Chan 等(2002)发现 1/4 患者妊娠期肺通气/灌注肺扫描不具有诊断意义。此时采用 CTPA 检查更有意义(Tromeur,2017)。

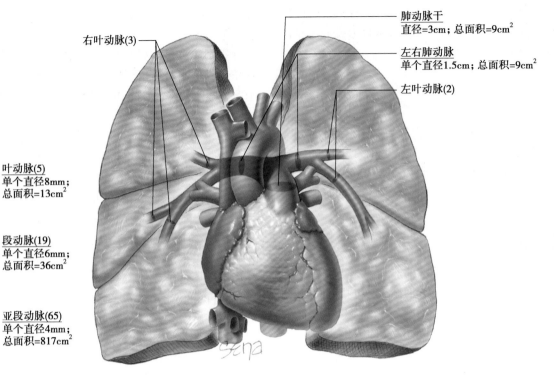

图 52-4　肺动脉循环示意图。注意肺动脉干及左右肺动脉横断面的面积均为 9cm²。大的鞍状血栓可以造成肺动脉树 50%~90% 的阻塞,引起血流动力学不稳定。随着肺动脉逐级发出分支,分支的表面积迅速增加:5 个叶动脉总面积为 13cm²,19 个段动脉总面积为 36cm²,65 个亚段动脉总面积超过 800cm²。因此可通过叶动脉的血栓不太可能引起血流动力学紊乱

(资料来源:Singhal S, Henderson R, Horsfield K, et al:Morphometry of the human pulmonary arterial tree, Circ Res. 1973 Aug;33(2):190-197.)

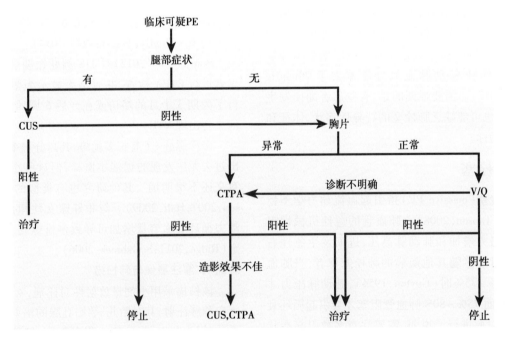

图 52-5　美国胸科学会和胸科放射学会对妊娠期疑似肺栓塞的诊断流程图。CTPA,CT 肺动脉造影;CUS,加压超声;CXR,胸部 X 线片;PE,肺栓塞;V/Q,通气/灌注扫描

(资料来源:Leung AN, Bull TM, Jaeschke R, et al:An official American Thoracic Society/Society of Thoracic Radiology Clinical Practice Guideline:Evaluation of suspected pulmonary embolism in pregnancy, Am J Respir Crit Care Med. 2011 Nov 15;184(10):1200-1208.)

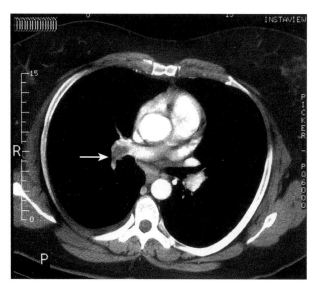

图 52-6　在静脉注射对比剂后，4 排螺旋 CT 胸腔轴面观。可见肺动脉增强，右侧见大的栓子（箭头），符合肺栓塞的影像学改变。

（资料来源：Dr. Michael Landay.）

Revel 等（2011）收集 137 例妊娠期疑似肺栓塞的患者，比较通气/灌注肺扫描和 CTPA 的诊断准确率，结果发现两种检查方法对肺栓塞检测的阳性率、阴性率无差异，且两种检查方法不确定诊断的比例均为20%。在非妊娠患者，两种检查方法的诊断不确定者占 1/4，研究人员认为这与孕妇较为年轻有关。另外一项系统综述认为，CTPA 和通气/灌注肺肺扫描均可用于排除妊娠期肺栓塞（van Mens，2017）。

肺动脉造影

该检查需要进行右心插管，是诊断肺栓塞最准确的方法。随着 CT 技术的发展，尤其考虑到对胎儿较高辐射，侵入性的肺动脉造影在诊断肺栓塞的价值遭到质疑（Konstantinides，2014；Kuriakose，2010）。该检查的其他缺点包括耗时、患者不适及对比剂相关的过敏和肾衰竭。肺动脉造影检查的相关死亡率约为 1/200（Stein，1992）。当非侵入性检查无明确结果但又需要明确诊断时，可选择肺动脉造影。

■ 处理

与深静脉血栓相同，肺栓塞的首要治疗为充分抗凝，本章前文已有讨论。同时还应根据情况给予相应的辅助治疗。

腔静脉滤网

近期发生肺栓塞但又必须行剖宫产的患者处理比较困难。逆转抗凝会产生新的血栓，而充分抗凝在剖宫产中会引起致命性大出血或不易处理的血肿。在这种情况下，可考虑在剖宫产前放置腔静脉滤网（Marik，

2008）。有极少数患者肝素治疗无效，肝素不能预防来自盆腔或腿部静脉的栓子引起的肺栓塞，或在肝素治疗过程中又出现栓塞，此时可考虑使用腔静脉滤网。对于血栓体积较大不适合溶栓治疗的肺栓塞患者也可考虑使用腔静脉滤网（Deshpande，2002）。

腔静脉滤网可通过颈静脉或股静脉放置，也可于产程中放置（Jamjute，2006）。但研究发现，常规放置腔静脉滤网并不比单用肝素治疗效果好（Decousus，1998）。可以短期使用可回收性腔静脉滤器，在 1~2 周后取出（Liu，2012）。Harris 等（2016）的系统综述发现，孕期使用腔静脉滤网与非妊娠期相比，两者并发症并无差异。

溶栓

与肝素相比，溶栓药物可以快速溶解肺栓塞的栓子并降低肺动脉高压（Tapson，2008）。Konstantinides 等（2002）对 256 例非妊娠患者进行随机研究，患者为急性次大面积肺栓塞已接受肝素治疗，随机将患者纳入安慰剂组和重组组织型纤溶酶原激活剂（阿替普酶）组（溶栓组），结果发现安慰剂组患者的死亡或疾病加重的风险比治疗组高 3 倍。Agnelli 等（2002）的荟萃分析纳入 9 项对照研究，共 461 例非妊娠患者，溶栓组患者的血栓复发和死亡风险显著低于单独接受肝素治疗的患者（10% vs. 17%），但是在溶栓组中有 5 例（2%）发生致命性大出血，而肝素组未见致命性出血。

Leonhardt 等（2006）在一篇综述中提到 28 例妊娠期患者应用组织型纤溶酶原激活剂的报告，其中 10 例用于治疗血栓栓塞，发现妊娠期溶栓治疗并发症的发生率与非妊娠期相似，提出如果存在溶栓指征，妊娠期可以进行溶栓治疗。Akazawa 和 Nishida（2017）回顾了13 例产后 48 小时接受系统性溶栓治疗的患者，其中 8 例剖宫产患者中 5 例需要进行输血，包括 3 例行子宫切除、2 例血肿清除。

栓子取出术

随着溶栓和腔静脉滤器的使用，妊娠期行栓子取出术并不多见。目前有关妊娠期行栓子切除术的经验主要来源于个案报告（Colombier，2015；Saeed，2014）。Ahearn 等（2002）在一篇综述中指出，尽管栓子切除术的母体风险不大，但该手术的死胎率高达 20%~40%。

血栓预防

多数妊娠期血栓预防推荐来源于专家共识。在一项有关妊娠期血栓预防指南综述中，作者的结论是：目前对于哪些人群需要进行血栓形成倾向的筛查和血栓

预防还无统一意见（Okoroh，2012）。Bates 等（2016）在一篇综述中对产科 VTE 指南进行分析，发现血栓预防的循证医学推荐主要来源于观察性研究和参照非妊娠人群的研究结果。Cochrane 系统综述的研究结论是对于妊娠期血栓预防的推荐证据不足（Bain，2014）。

由于血栓预防未形成共识引发了不少争议。Cleary-Goldman 等（2007）调查了 151 名妇产科医师，发现在血栓预防中没有明确指征的干预较为普遍。表52-6 列出了血栓预防的一些共识。某些情况列出了多种意见，反映目前血栓预防尚未统一。

表 52-6　妊娠期血栓预防推荐

病史	妊娠期		产后	
	ACOG[a]	ACCP[b]	ACOG[a]	ACCP[b]
既往 1 次 VTE				
危险因素已不存在	单纯监测	单纯监测	产后抗凝[c] "一些专家推荐单纯监测"	预防性或中间剂量 LM-WH 或华法林，INR 目标(2.0~3.0)×6 周
妊娠或雌激素相关或未知（特发性），同时未长期抗凝	预防性 UFH 或 LM-WH 或 "一些专家推荐单纯监测"	预防性中剂量 LMWH	产后抗凝[c]	预防性或中间剂量 LM-WH 或华法林，INR 目标(2.0~3.0)×6 周
长期接受华法林	NSS	调整 LMWH 剂量 或 75%治疗剂量的 LM-WH	NSS	开始长期抗凝
血栓形成倾向高风险[d] 同时未接受长期抗凝或一级亲属受累	预防性、中剂量或调整剂量的 LMWH 或 UFH	NSS	产后抗凝[c] 或中剂量或调整剂量 LMWH 或 UFH×6 周[c]	预防性或中间剂量 LM-WH 或华法林，INR 目标(2.0~3.0)×6 周
血栓形成倾向低风险 同时未接受抗凝	预防性或中剂量 LM-WH 或 UFH 或单纯监测	NSS	产后抗凝[c] 或中剂量 LMWH 或 UFH×6 周	预防性或中剂量 LMWH 或华法林，INR 目标(2.0~3.0)×6 周
2 次或 2 次以上 VTE 伴或不伴血栓形成倾向				
未接受长期抗凝	预防或治疗剂量 UFH 或 LMWH	NSS	产后抗凝[c] 或治疗剂量 LMWH 或 UFH×6 周	预防性或中剂量 LMWH 或华法林，INR 目标(2.0~3.0)×6 周
接受长期抗凝	治疗剂量 LMWH 或 UFH	调整剂量 LMWH 或 75%治疗剂量 LMWH	重新开始长期抗凝治疗	重新开始长期抗凝治疗
无 VTE 史				
血栓形成倾向高风险[d]	单纯监测 或预防性或中剂量 LMWH 或 UFH	预防性或中剂量 LMWH	产后抗凝[c]	中剂量 LMWH 或华法林，INR 目标(2.0~3.0)×6 周
家族 VTE 史同时凝血因子 V Leiden 或凝血酶原 20210A 基因突变	NSS	预防性或中剂量 LMWH	NSS	预防性或中剂量 LMWH 或华法林，INR 目标(2.0~3.0)×6 周
无家族 VTE 史同时凝血因子 V Leiden 或凝血酶原 20210A 基因突变	单纯监测 或预防性 LMWH 或 UFH	单纯监测	产后抗凝[c]	预防性或中剂量 LM-WH 或华法林，INR 目标(2.0~3.0)×6 周

表 52-6 妊娠期血栓预防推荐（续）

病史	妊娠期		产后	
	ACOG[a]	ACCP[b]	ACOG[a]	ACCP[b]
家族 VTE 史同时血栓形成倾向低风险[e]	单纯监测	单纯监测	产后抗凝[c] 或中剂量 LM-WH 或 UFH	预防性或中剂量 LM-WH 或无蛋白 C 或蛋白 S 缺乏，华法林，INR 目标 2.0～3.0
血栓形成倾向低风险[e]	单纯监测	无家族史单纯监测	单纯监测；有其他风险因素时产后抗凝	无家族史单纯监测
抗磷脂抗体综合征				
VTE 史	预防性 FUH 或 LM-WH 抗凝（±小剂量阿司匹林）	NSS	预防性抗凝[c]；专科转诊[g]	NSS
无 VTE 史	单纯监测 **或** 预防性 LMWH 或 UFH **或** 如有复发流产或死胎史时预防性 LM-WH 或 UFH＋小剂量阿司匹林	预防性或中剂量 UFH **或** 预防剂量 LWWH，两者都给予 75～100mg/d 阿司匹林[h]	如有复发流产或死胎史预防性肝素＋小剂量阿司匹林×6周[g]	NSS

[a] ACOG,2017a,c.
[b] ACCP(Bates,2012)。
[c] 产后治疗水平应该≥产前治疗。
[d] 抗凝血酶缺乏；凝血因子 V Leiden 和凝血酶原 20210A 基因突变双杂合子或纯合子。
[e] 凝血因子 V Leiden 或凝血酶原 20210A 基因突变杂合子；蛋白 S 或蛋白 C 缺乏。
[f] 一级亲属 50 岁前下肢深静脉血栓；其他血栓形成倾向主要风险因素，例如肥胖、长时间制动。
[g] 抗磷脂抗体综合征不应该使用含雌激素避孕药。
[h] 如果抗磷脂抗体综合征的诊断是依据三次或三次以上流产，推荐治疗。
LMWH,低分子肝素；NSS,未明确指出；UFH,普通肝素；VTE,静脉血栓栓塞症。
预防性、中剂量和调整剂量的方案见表 52-5。

■ 既往血栓栓塞

总体来说，对于曾患血栓栓塞且不存在血栓复发因素（包括血栓形成倾向）的孕妇，建议进行产前监测或预防性肝素治疗。Tengborn 等（1989）的研究表明，这种预防性治疗无明显效果，该研究报告了 87 例曾患 VTE 的瑞典孕妇（均未进行血栓形成倾向的筛查）预防性肝素治疗的结果：20 例孕妇每日接受肝素 5 000U，每日 2 次，结果发现 3 例（15%）产前血栓栓塞复发，而 67 例未接受血栓预防的孕妇中 8 例（12%）复发。

Brill-Edwards 等（2000）对 125 例曾发生 VTE、产前未接受肝素治疗的孕妇进行前瞻性研究，所有孕妇在产后接受 4～6 周的抗凝治疗，结果发现 6 例发生复发性静脉血栓，3 例发生在产前，3 例在产后。在无血栓形成倾向或目前无血栓高危因素的 44 例孕妇中均未发生血栓复发，此研究结果提示以上两种类型的孕妇不需要进行预防性肝素治疗。然而，如表 52-6 所示，对

于前次发生血栓的孕妇，如果有血栓形成倾向或前次血栓与临时性血栓高危因素无关，应在产前和产后进行血栓预防治疗（Connors,2017）。

De Stefano 等（2006）对 1 104 例在 40 岁前发生 VTE 的女性进行研究，其中排除抗磷脂抗体阳性的患者，88 例在随后的 155 次妊娠中未接受血栓预防治疗，19 例（22%）在随后的妊娠期或产褥期发生了 VTE。20 例患者前次血栓发生时存在暂时性危险因素（除外妊娠或口服避孕药），这些患者在随后的妊娠期无血栓复发，但 2 例在产褥期出现血栓复发。以上研究表明，对于曾患 VTE 的女性，在随后的妊娠中是否进行血栓预防应根据前次血栓发作的具体情况而定。

需要强调的是，尽管进行血栓预防性治疗，VTE 仍有复发可能。Galambosi 等（2014）研究了 270 例女性的 369 次妊娠结局，她们都至少有一次 VTE 史，研究发现共 28 例（10.4%）患者 VTE 复发，其中 12 例发生于妊娠早期抗凝治疗开始前，16 例发生于 LMWH 治

疗后。

在帕克兰医院,对有 VTE 史的女性予以皮下 UFH 5 000~7 500U,每日 2~3 次。接受该治疗的患者很少出现深静脉血栓栓塞。大约从 10 年前开始,帕克兰医院每日给患者皮下注射 40mg 依诺肝素,成功地进行血栓预防。

■ 剖宫产术

与阴道分娩相比,剖宫产术后的产妇发生 DVT 的风险,尤其是致命性 VTE 的风险增加许多倍。美国每年 1/3 的产妇接受剖宫产术,肺栓塞是引起孕产妇死亡的主要原因(Creanga,2017)。Bates 等(2016)的研究指出,由于缺乏高质量的研究,目前 ACOG、RCOG 和 ACCP 对于血栓预防的指南有很大差异(Palmerola,2016)。

2011 年,ACOG(2017b)基于专家共识,推荐未接受血栓预防的孕妇在剖宫产术前都应放置充气加压装置。如果剖宫产患者还有其他 VTE 风险因素,在使用充气加压装置的同时可能需要使用 UFH 或 LMWH。ACOG 指出,不应因进行血栓预防而延误紧急剖宫产术。美国医院集团(Hospital Corporation of America,HCA)是美国最大的盈利性产科机构,HCA 采取此策略

后,其剖宫产相关的肺栓塞死亡从 7/458 097 降到 1/465 880(Clark,2011,2014)。

2016 年,美国妊娠安全联盟(National Partnership for Maternal Safety)发布了几项预防妊娠 VTE 的共识(D'Alton,2016)。这些推荐扩大了血栓预防的范围,其中包括增加产前住院超过 3 天的血栓预防、增加经阴道分娩前后的血栓预防及增加大部分剖宫产术后的抗凝药物预防。然而,Sibai 和 Rouse(2016)对联盟的推荐持有不同看法,他们认为这些新的推荐措施缺乏很强的证据,呼吁进行高质量的研究,以明确血栓预防的益处、危害和成本。正如 Macones(2017)审时度势地指出“一种干预措施,如增加产后药物抗凝,当其效果和安全性都令人担心时,那就需要更高级别的证据支持,这样才能在全国范围内实施。”我们同意这些观点。

（杨金英 翻译 刘慧姝 审校）

参考文献

第 53 章

泌尿系统疾病

少数情况下,由于妊娠子宫压迫输尿管造成"堤坝"一样的效应,肾盂炎性分泌物不能排出,脓性分泌物积聚导致肾盂肾炎。

——J. 惠特里奇·威廉姆斯(1903)

泌尿系统疾病是妊娠期常见病。有些妇女在妊娠前已存在泌尿系统疾病,如肾结石;妊娠引起的变化可使部分妇女出现泌尿系统疾病或原有泌尿系统疾病加重,如威廉姆斯所描述的肾盂肾炎,其妊娠期发病风险就显著增加。此外,也有些肾脏病理学改变独见于妊娠期,如子痫前期肾脏病变。只要进行规范的产前保健,绝大多数妊娠期泌尿系统疾病不会有远期后遗症。

妊娠期泌尿系统改变

正常妊娠期泌尿系统结构和功能的显著变化在第 4 章已介绍。肾脏增大、右侧肾盏和输尿管明显扩张(图 53-1)。部分扩张发生在妊娠 14 周前,可能是

孕酮使肌层松弛所致;更多明显的扩张从妊娠中期开始显现,其原因主要是远端输尿管受压所致,特别是右侧输尿管(Faúndes,1998)。并且,妊娠期还可存在膀胱输尿管反流。这些生理学的变化,既增加了上尿路感染的风险;偶尔也会造成影像学检查结果的错误解读。

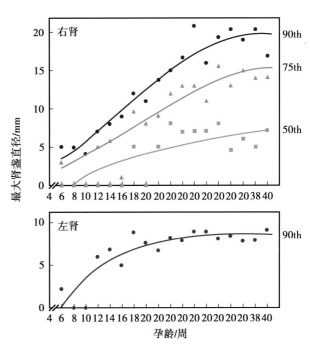

图 53-1 采用超声检测 1 395 例妊娠 4~42 周孕妇肾盏的直径,其第 50,75,90 百分位数如图所示
(资料来源:Faúndes A,1998.)

肾脏在妊娠后很快出现功能性肥大。肾小球变大,但其细胞数量并未增多(Strevens,2003)。妊娠期肾脏内的血管扩张,血流进出的血管阻力下降,从而增加了有效的肾血流量和肾小球滤过(Helal,2012;Hussein,2014)。妊娠 12 周时的肾小球滤过率(GFR)已经

较孕前水平增加20%（Hladunewich，2004）；最终，肾血流量和GFR分别增加40%和65%。因此，妊娠期的血清肌酐和尿素氮浓度实质上是下降的，所以在非妊娠期正常值范围的血清肌酐值或尿素值在妊娠期则可能为异常（附录）。还有其他与维持正常的酸碱平衡、渗透压调节及水电解质平衡相关的变化。

■ 妊娠期肾脏功能的评价

除偶见尿糖外，妊娠期尿检结果基本较孕前无明显改变。妊娠期的蛋白排泄常会增加，但很少达到常规筛查方法的诊断阈值。Higby等（1994）报告妊娠期的24小时尿蛋白量为115mg/d，其95%的置信水平为260mg/d，并且早中晚孕期无明显差异（图4-14）。白蛋白仅占尿蛋白的很少部分，波动在5~30mg/d。Airoldi和Weinstein（2007）总结认为，尿蛋白必须超过300mg/d才考虑为异常。许多学者认为尿蛋白500mg/d对妊娠期高血压疾病有意义。Kuper等（2016）发现随机尿（晨尿最理想）的蛋白肌酐比≥0.3与24小时尿蛋白排泄率≥300mg/24h相关。

一项研究对4 589例初产妇妊娠20周前进行筛查，发现3%有特发性血尿，其定义为尿常规中出现1+或更多的红细胞（Stehman-Breen，2002）；这些孕妇发生子痫前期的风险是正常人的2倍。在另一项针对1 000例孕妇的筛查研究中，使用试纸检验，血尿阳性率为15%（Brown，2005），大多数为微量血尿，假阳性率为40%。

如果妊娠期的血清肌酐持续超过0.9mg/dL（75μmol/L），应考虑固有的肾脏疾病。在此类病例中，可使用肌酐清除率来评估GFR。在其他评估手段中，超声检查可以提供肾脏大小、相对密度和梗阻性质的图像（图53-1）；磁共振成像（MRI）对于肾脏包块可以提供良好的解剖学信息（Putra，2009）。常规不做全尿路的静脉肾盂造影，但可根据临床情况，静脉注射对比剂后拍摄1~2次腹部平片。临床常见的膀胱镜检查指征随后介绍，输尿管镜检查是另一种可选择的检查手段。

尽管妊娠期行肾脏活检相对安全，但除非活检结果可能改变治疗方案，否则建议延后进行。Piccoli等（2013）回顾分析发现进行妊娠期活检的243例孕妇中，有7%出现并发症，而产后活检的患者只有1%出现并发症。Lindheimer等（2007a）推荐，在肾功能迅速恶化且无明显病因或有症状的肾病综合征的情况下，可考虑肾脏活检。肾脏活检有助于指导某些病例的治疗（Chen，2001；Piccoli，2013）。Strevens等（2003）对12例正常孕妇志愿者进行肾活检，发现5例有轻至中度

肾小球内皮增生，这本是假定的子痫前期典型的组织病理学损伤（其特点是纤维蛋白在肾小球内皮沉积导致毛细血管闭塞）；而与之相反，27例有蛋白尿的高血压妇女，除1例外，其余均有中至重度肾小球内皮增生。

■ 单侧肾脏切除后妊娠

单侧肾脏切除后，如果剩余肾脏是正常的，肾功能就会代偿性增强。然而，捐献肾脏后的妇女在后续妊娠中出现妊娠期高血压或子痫前期的概率更高，为11%，而未捐献者为5%（Garg，2015）。有一个正常肾脏的妇女通常可正常受孕；另外，肾脏捐献不会导致远期不良后果。也就是说，全面评价剩余肾脏的功能至关重要（Ibrahim等，2009）。

尿路感染

妊娠期最常并发的细菌感染是尿路感染，无症状性菌尿最常见，但症状性感染包括膀胱炎，或膀胱炎累及肾盏、盆腔及肾实质，导致肾盂肾炎。引起尿路感染的病原体来自正常的会阴微生物群，约90%引起非梗阻性肾盂肾炎的大肠杆菌均有黏附素如P-菌毛和S-菌毛，它们属于细胞表面蛋白质结构，可以增强细菌的黏附及毒性（Foxman，2010；Hooton，2012）。

数据显示尿脓毒症孕妇的后遗症严重。一个可能的潜在因素是正常妊娠时T辅助细胞的Th1/Th2比值反转，这点已在第4章探讨；其他影响因素可能包括细胞因子或黏附素的表达（Chaemsaithong，2013；Sledzińska，2011）。虽然妊娠本身并未增加这些易感因素，但尿液瘀滞、膀胱输尿管反流、糖尿病均容易导致有症状的上尿路感染（Czaja，2009）。

产褥期的一些因素容易使孕妇发生泌尿系感染，其中包括：产伤和硬膜外镇痛可使膀胱对内部液体的张力的敏感性减弱，阴道或会阴损伤引起的不适也可麻痹膀胱感觉，正常的产后多尿可能会加重膀胱过度膨胀，为减轻尿潴留行导尿均可引起泌尿系感染。产后肾盂肾炎的治疗与产前肾脏感染相同（McDonnold，2012）。

■ 无症状性菌尿

无症状性菌尿指妇女尿路中持续存在增殖活跃的细菌，但并无症状。孕妇的发病率与非孕妇女相似，在2%~7%间变动，并呈现出典型的人种相关性。患有镰刀状红细胞性贫血的美国黑种人经产妇的发病率最高，生育次数少且经济富裕的白种人女性的发病率最

低,无症状性感染在糖尿病患者中更常见(Schneeberger,2014)。

首次产检时常发现无症状性菌尿,如果初次尿培养结果阳性应立即进行治疗;经治疗后,小于1%的妇女可能进展为尿路感染(Whalley,1967)。清洁尿菌落数大于100 000个/mL则可诊断菌尿;当菌落数较少时也应谨慎,因为少数菌落数在20 000~50 000个/mL的妇女也会出现肾盂肾炎(Lucas,1993)。

大多数研究表明,如果不治疗无症状性菌尿,约25%的感染妇女妊娠期会进展为有症状的尿路感染(Smaill,2015)。在最近的一项研究中发现,经治疗的妇女只有2.4%进展为肾盂肾炎(Kazemier,2015)。使用抗菌药物消除菌尿可以预防大部分严重的尿路感染。美国儿科学会和美国妇产科医师学会(2017),以及美国预防服务工作组(2008),推荐首次产检时筛查菌尿。当菌尿的发病率较低时,标准的尿培养作为筛查手段成本较大。所以当发病率≤2%时,应使用不太昂贵的筛查检验方法,如白细胞酯酶/亚硝酸盐试纸(Rogozinska,2016;Rouse,1995)。试纸培养技术具有较好的阳性和阴性预测值(Mignini,2009),它是将一种特殊的覆盖琼脂的试纸先放入尿液,然后作为培养皿进行培养。由于菌尿发病率较高(5%~8%),在美国帕克兰医院,大多数妇女采用传统的尿培养筛查菌尿。初始治疗是经验性治疗,所以没必要进行药物敏感性测定(Hooton,2012)。

部分研究发现,隐匿性菌尿与早产或低出生体重儿相关,是否需要消除菌尿以减少这些并发症也存在争议。Schieve等(1994)评估了25 746例母亲-婴儿配对队列,结果发现孕期尿路感染与低出生体重儿、早产、妊娠相关性高血压及贫血的风险增加相关,但其结论与Gilstrap等(1981b)、Whalley等(1967)的报告不一致。多数研究并未将无症状性感染从急性肾脏感染中单独列出评价(Banhidy,2007)。Cochrane数据库的一篇综述也指出目前暂无足够数据来回答该问题(Smaill,2015)。

治疗

经验性治疗使用表53-1所列的几种抗生素,可以有效治疗菌尿。虽然抗生素选择应基于药敏试验,但根据经验,呋喃妥因100mg连续10日睡前口服,通常有效;Lumbiganon等(2009)报告,呋喃妥因100mg每日2次,连续7日可以获得满意疗效。使用单剂量抗生素获得有效治疗的成功率低(Widmer,2015)。需要注意的是,无论采用何种治疗方案,无症状性菌尿的复发率大约是30%,这表明其需要长期治疗。因此,初始治疗后,必须要定期监测以防止尿路感染复发(Schneeberger,2015)。

表53-1 用于治疗妊娠期无症状性菌尿的抗生素

单剂治疗

阿莫西林 3g

阿莫西林 2g

头孢菌素 2g

呋喃妥因 200mg

甲氧苄啶-磺胺甲噁唑 320/1 600mg

3日疗法

氨苄西林 250mg,每日4次

头孢菌素 250mg,每日4次

环丙沙星 250mg,每日2次

左氧氟沙星 250mg,每日1次

呋喃妥因 50~100mg,每日4次;100mg,每日2次

甲氧苄啶-磺胺甲噁唑 160/800mg,每日2次

其他

呋喃妥因 100mg,每日4次,连续10天

呋喃妥因 100mg,每日2次,连续7天

呋喃妥因 100mg,睡前1次,连续10天

治疗失败

呋喃妥因 100mg,每日1次,连续21天

对持续性或复发性菌尿的抑菌治疗

呋喃妥因 100mg,睡前口服,后续孕期内

对于复发性菌尿,睡前口服呋喃妥因100mg,连续21天可成功治疗(Lucas,1994)。对于持续性菌尿或经常复发菌尿的妇女,可在随后的妊娠期内进行抑菌性治疗,常规是睡前口服呋喃妥因100mg。呋喃妥因很少引起药物撤退效应所致的急性肺部反应(Boggess,1996)。

■ 膀胱炎和尿道炎

妊娠期下尿路感染可能没有前驱的隐匿性菌尿(Harris,1981)。膀胱炎的症状表现为排尿困难、尿急、尿频,但很少有全身症状。膀胱炎的患者通常有脓尿和菌尿,镜下血尿也常见,偶尔会因出血性膀胱炎而出现肉眼血尿。膀胱炎的诊断不复杂,但可能会上行感染引起上尿路感染,几乎40%急性肾盂肾炎的孕妇有下尿路感染的前驱症状(Gilstrap,1981a)。

表53-1所列的几种治疗方案对膀胱炎均有效,其中大多数3日方案的有效率可达90%(Fihn,2003)。单剂量抗生素治疗效果较差,如果要使用,必须排除合

并肾盂肾炎。

沙眼衣原体性尿道炎可表现为下尿路症状伴脓尿，且尿培养阴性，常并存有黏液脓性宫颈炎，红霉素对其治疗有效（第65章）。

■ 急性肾盂肾炎

肾脏感染是妊娠期最常见的严重内科合并症之一。2006年美国国家住院患者样本的数据显示，近29 000例妊娠相关的住院是由于急性肾盂肾炎（Jolley，2012）；一个出生人数近550 000例的医院系统数据库中，急性肾盂肾炎的发病率为0.5%（Wing，2014）。肾盂肾炎是妊娠期感染性休克的主要原因（Snyder，2013），一项对美国帕克兰医院2年内入住产科重症监护室的病例研究发现，12%的产前入院原因是肾脏感染导致的败血症（Zeeman，2003）。尿脓毒症可能与早产儿脑瘫的发病率增加有关（Jacobsson，2002），但患病孕妇不会出现严重的远期后遗症（Raz，2003）。

临床表现

肾脏感染通常发生在孕中期，初产妇、年轻是风险因素（Hill，2005）。半数以上的患者肾盂肾炎为单侧，且右侧多见，1/4为双侧感染，其临床表现包括突发高热、寒战，一侧或双侧腰部酸痛，厌食、恶心、呕吐，从而加重脱水，一侧或双侧肋脊角叩痛。鉴别诊断包括分娩、绒毛膜羊膜炎、附件扭转、阑尾炎、胎盘早剥或梗死性平滑肌瘤等。败血症的相关症状也常见（第47章）。

如果怀疑急性肾盂肾炎，应通过导尿获取尿液样本，以避免下生殖道污染。尿沉渣可见许多堆积成团的白细胞及大量细菌。15%~20%的急性肾盂肾炎妇女存在菌血症，70%~80%感染病例的尿液或血液中可分离出大肠杆菌，3%~5%为肺炎克雷伯菌，3%~5%为肠杆菌或变形杆菌，包括B族链球菌和金黄色葡萄球菌在内的革兰氏阳性菌占10%（Hill，2005；Wing，2000）。

早期研究显示，20%的急性肾盂肾炎孕妇会进展为急性肾损伤，所以应监测血清肌酐；然而近期研究发现，应用积极的液体复苏后该比例仅占5%（Hill，2005），进一步研究显示内毒素导致的损伤在远期是可逆的。由于内毒素诱导的肺泡损伤，多达2%的女性出现不同程度的呼吸窘迫综合征，如图53-2所示（Cunningham，1987；Snyder，2013；Wing，2014）。

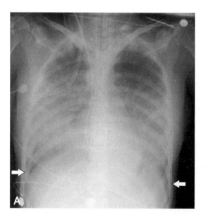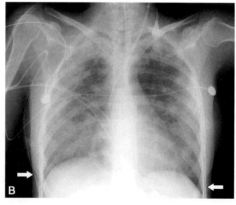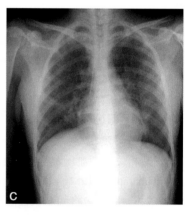

图53-2　在孕中晚期患严重肾盂肾炎的孕妇并发急性呼吸窘迫综合征（ARDS），其系列胸部正位片显示病情逐渐改善。A. 双肺广泛浸润性改变，完全掩盖膈顶（箭头）；B. 双侧肺叶通气改善，胸膜渗出明显缓解（箭头）；C. 两肺野明显改善，仅局部肺不张，膈顶显示正常

内毒素诱导的宫缩比较常见，并与患者发热的严重程度相关（Graham，1993）。Millar等（2003）报告，肾盂肾炎的孕妇入院时平均每小时有5次宫缩，经静脉补液及抗生素治疗6小时后下降至每小时2次宫缩。特别是使用β受体激动剂抑制宫缩，可能增加渗透性水肿所致呼吸功能障碍的风险（Lamont，2000）。据报告，使用β受体激动剂的肾盂肾炎孕妇，其肺水肿发病率为8%，较预期值增加4倍（Towers，1991）。

内毒素常诱发溶血，约1/3的急性肾盂肾炎患者可出现贫血（Cox，1991）。随着病情缓解，血红蛋白再生能力恢复正常，并且急性感染不影响促红细胞生成素的生成（Cavenee，1994）。

治疗

急性肾盂肾炎的治疗方案如表53-2所示。可以行尿培养；因前瞻性试验显示血培养的临床实用价值有限（Gomi，2015；Wing，2000），但若患者体温>39℃，可行血培养。静脉补液以保证足够尿量是治疗的基础；应迅速使用抗生素，但由于细菌溶解，抗生素使用初期可能会加重内毒素血症。通过持续监测尿量、血压、脉搏、体温及氧饱和度来观察败血症是否恶化。高热应使用冰毯或对乙酰氨基酚降温，由于高热可能的致畸作用，退热对于早孕期妇女尤其重要。

表53-2 妊娠期急性肾盂肾炎的治疗
1. 住院
2. 血、尿培养
3. 评估血象、血清肌酐、电解质
4. 密切监测生命体征,包括尿量,可留置尿管
5. 静脉输注晶体液使尿量≥50mL/h
6. 给予静脉抗生素治疗(见正文)
7. 如有呼吸困难或呼吸急促,应行胸片检查
8. 48小时内复查血常规和血生化
9. 退热后改用口服抗生素
10. 退热24小时后可出院,考虑抗生素治疗7~10日
11. 抗生素治疗后1~2周复查尿培养

资料来源:Lucas,1994;Sheffield,2005.

抗生素治疗通常是经验性的,随机试验显示,氨苄西林加庆大霉素,头孢唑林或头孢曲松,或广谱抗生素对95%的病例有效(Sanchez-Ramos,1995;Wing,1998,2000)。药敏试验显示,不到半数的大肠杆菌对氨苄西林敏感,而对头孢菌素和庆大霉素均非常敏感。如果使用肾毒性药物,应检测患者血清肌酐。美国帕克兰医院首选氨苄西林加庆大霉素。如果药敏试验提示耐药,应改用合适的替代药物。上述任一治疗方案通常均会迅速显效,95%的妇女在用药72小时内退热(Hill,2005;Sheffield,2005),出院后仍推荐口服抗生素治疗7~14天(Hooton,2012)。

持续感染 一般来说,经静脉水化和抗菌治疗后,体温应每日逐步下降约1°F。如果持续高热或48~72小时后无临床改善,则需考虑是否存在尿路梗阻或其他并发症。对此,应行肾脏超声检查以排除梗阻,其表现为异常的输尿管及肾盏扩张(Seidman,1998)。虽然大多数持续感染的妇女没有梗阻的证据,但部分妇女会有尿路结石。超声可发现肾盂积水,但尿路结石在妊娠期并非总能发现(Butler,2000;Maikranz,1987);如果高度怀疑结石存在,但超声未能明确诊断,则应行腹部平片检查,可以明确近90%的结石诊断。另一种选择是改良的单次肾盂造影术,即注射对比剂30分钟行单次摄片,通常可提供足够的影像学证据(Butler,2000)。

磁共振成像可以明确某些病例持续感染的病因(Spencer,2004)。即使没有尿路梗阻,持续性感染的原因也可以是肾内或肾周的脓肿或蜂窝织炎(Cox,1988;Rafi,2012)。解除梗阻很重要,其中的一种方法是膀胱镜下置入双J形输尿管支架(Rodriguez,1988),这些支架通常需留置至分娩后,其表面经常会形成硬壳,需要更换。经皮肾造口术更容易置入支架,是一种更好的办法。部分病例需要外科取石。

门诊治疗 门诊治疗有时是为单纯性肾盂肾炎的非孕妇而开展的(Hooton,2012)。Wing等(1999)对92例孕妇首先予住院治疗,每间隔24小时肌注头孢曲松1g,共肌注2次;之后,仅1/3的患者适宜门诊治疗,将其随机分为出院口服抗生素或继续住院静脉使用抗生素两组,1/3的门诊治疗患者因不能坚持治疗而需再次住院,该研究提示门诊治疗仅适用于少数妇女。

30%~40%完成肾盂肾炎治疗的妇女会出现反复尿路感染,无论是隐匿性的还是有症状的(Cunningham,1973)。除非有其他确保尿液无菌的方法,应在后续孕期内睡前口服呋喃妥因100mg,以减少菌尿复发(Van Dorsten,1987)。

■ 反流性肾病

膀胱输尿管反流在幼年可引起反复尿路感染,随后发展为慢性间质性肾炎,最终导致慢性肾盂肾炎;而且,高压的无菌性反流液体会损害肾脏的正常发育。两者共同导致肾间质片状瘢痕形成,肾小管萎缩,肾单位损失,称为反流性肾病。某些病例,特别是鹿角石-黄色肉芽肿性肾盂肾炎,可出现肾组织化脓性破坏。成人慢性肾盂肾炎的远期并发症包括高血压,其程度可能很严重(Beck,2015;Diamond,2012)。

约半数反流性肾病妇女在幼年时期治疗过肾感染,其中许多在幼年期行外科手术矫正反流,这类患者妊娠后时常发生菌尿(Mor,2003);另外半数反流性肾病妇女没有明确的复发性膀胱炎、急性肾盂肾炎或梗阻性疾病病史。有研究报告了379例反流性肾病妇女的939次妊娠情况,指出肾功能受损和双侧肾脏瘢痕与母亲并发症的增加相关(El-Khatib,1994;Jungers,1996;Köhler,2003)。慢性肾病与妊娠结局将在后面讨论。

肾结石

9%的妇女患有肾结石,其平均发病年龄在20~30岁(Curhan,2015)。除外甲状旁腺功能亢进症,约90%的结石由钙盐组成,草酸钙结石在年轻非孕妇女中常见,而65%~75%妊娠期发生的肾结石是磷酸钙或羟磷灰石(Ross,2008;Tan,2013)。肾结石患者每2~3年会形成新的结石。妊娠是结石形成的危险因素(Reinstatler,2017)。

与过去说法相反,低钙饮食促进结石形成;噻嗪类利尿剂减少结石的形成。一般来说,梗阻、感染、难治性疼痛、严重出血是取石的指征,后续讨论。

■ 妊娠期结石病

妊娠期结石病的发病率各不相同。美国帕克兰医院报告的发病率较低,其住院孕妇肾结石的发病率为 0. 3/1 000(Butler,2000);一项以色列的研究显示,在约 220 000 次妊娠中,肾结石的发病率为 0. 8/1 000(Rosenberg,2011);美国华盛顿州妊娠期肾结石的发病率为 1. 7/1 000(Swartz,2007)。膀胱结石少见,但有反复感染及结石阻碍分娩的病例报告(Ait Benkaddour,2006;Ruan,2011)。

孕妇肾结石与新生儿低出生体重和早产的风险增加是否相关仍存有争论。在一项研究中,2 239 例肾结石妇女与正常对照组相比,肾结石与早产率显著升高相关(10. 6% *vs*. 6. 4%)(Swartz,2007);最近一项中国台湾地区性研究也显示肾结石的低出生体重和早产率上升了 20% ~ 40%(Chung,2013)。与之相反,一项匈牙利的研究显示,结石组及正常对照组的早产等妊娠结局相似(Banhidy,2007);上述以色列研究也得出相似的结论(Rosenberg,2011)。

诊断

由于孕妇的尿路扩张,结石通过尿路时的症状可能较少(Hendricks,1991;Tan,2013),而 90% 以上有症状的肾结石孕妇表现为疼痛。肾结石孕妇的肉眼血尿较非孕妇女少见,Butler 等(2000)报告,23% 的妇女表现出肉眼血尿;然而,另一项研究报告仅 2% 有肉眼血尿(Lewis,2003)。超声检查常用于显现结石,但妊娠期肾盂积水可能使图像模糊不清以致无法探测结石(McAleer,2004)。经腹彩色多普勒超声检测是否有输尿管喷尿到膀胱可排除梗阻(Asrat,1998)。

如果输尿管异常扩张,但没有发现结石,则需考虑其他影像学检查。螺旋计算机体层成像(CT)是非孕妇女的首选影像学检查方法,由于 CT 相关的 X 射线暴露,MR 成像是妊娠妇女的二线检查方法(Masselli,2015)。因此,孕期通常尽量避免 CT 扫描(Curhan,2015;Masselli,2015),如果要使用,应根据需要调整断层扫描的层次。White 等(2007)推荐螺旋 CT 平扫,指出胎儿接受的平均辐射剂量为 7mGy。

治疗

治疗应根据患者的症状与孕龄(Semins,2014),通常予静脉输液和镇痛。半数有症状的肾结石孕妇存在感染,需要尽早积极治疗。妊娠期结石很少引起有症状的梗阻,但持续性肾盂肾炎需尽早排除肾结石梗阻。尿路梗阻伴感染属于急症——“压力下的脓液”

(Curhan,2015)。

对于有症状的肾结石孕妇,约 65% ~ 80% 经保守治疗后会改善,结石通常自然排出(Tan,2013);其余的侵入性治疗包括输尿管支架、输尿管镜检查术、经皮肾造口术、经尿道激光碎石术或网篮取石(Butler,2000;Johnson,2012;Semins,2014)。虽然膀胱镜下使用可伸缩的网篮取石较过去少用,但仍然适用于孕妇。Swarts 等(2007)报告 2 239 例有症状的肾结石孕妇接受了 623 种不同的治疗方法,但不到 2% 的患者需行外科探查。其他治疗方法中,由于经皮肾镜取石术需要 X 线透视,其应用受到了限制(Toth,2005),孕期禁止使用体外冲击波碎石术。

肾移植后妊娠

肾移植后,活体供体的移植肾 1 年存活率为 95%,死亡供体的移植肾 1 年存活率为 89%。1988 ~ 1996 年间,移植肾的存活率大约翻了 1 倍,很大程度是由于使用环孢霉素 A 和莫罗单抗-CD3(OKT3 单克隆抗体)来预防和治疗器官排斥反应。此后,麦考酚酸脂和他克莫司进一步减少了急性排斥反应,但前者具有致畸性(Briggs,2014)。美国国家移植妊娠登记处报告了暴露于麦考酚酸脂的胎儿,23% 有出生缺陷(Coscia,2010)。肾移植后肾功能恢复,故育龄妇女的生育功能可迅速重建(Hladunewich,2011;Rao,2016)。但一项研究报告,由于考虑到避孕的问题,一半以上肾移植妇女未接受关于生育方面的建议(French,2013)。

■ 妊娠结局

肾移植后的妇女,其妊娠结局较因终末期肾病接受透析治疗的妇女好(Saliem,2016)。Coscia 等(2010)回顾了肾移植妇女的 2 000 例妊娠,大多数是使用环孢霉素 A 和他克莫司治疗,约 75% 的妊娠是活产;其他国家也报告了相似的结果(Bramham,2013;Wyld,2013)。乌拉圭的一项研究中,62% 的活产是早产(Orihuela,2016);其他两个报告也提到了较高的早产率(Erman Akar,2015;Stoumpos,2016)。值得注意的是,除外使用麦考酚酸脂的孕妇,胎儿畸形的发生率没有增加(Coscia,2010)。

肾移植妇女的子痫前期发病率升高(Brosens,2013)。在英国国家队列研究中,子痫前期的发病率为 22%(Bramham,2013);Josephson 和 McKay(2011)在其综述中提到 1/3 的孕妇出现子痫前期,但对该频率的有效性提出了质疑。重要的是,在某些病例中,移植排斥反应与子痫前期很难区分,排斥反应的发生率接近

2%~5%（Bramham，2013；Orihuela，2016）。在肾移植者中，病毒感染很常见，特别是多瘤病毒1型，也称为BK病毒，这种病毒会导致肾病和移植肾失效，使患者出现无症状性的肾功能下降（Wright，2016）。约5%的肾移植孕妇会出现妊娠期糖尿病。病毒感染和妊娠期糖尿病都可能与免疫抑制治疗相关；其他研究者也报告了相似的结果（Al Duraihimh，2008；Cruz Lemini，2007；Ghafari，2008）。

肾移植妇女在考虑妊娠前必须满足以下条件（Josephson，2011；López，2014）：首先，移植后全身状况良好至少1~2年；肾功能稳定，无严重肾功能不全；血清肌酐<2mg/dL，<1.5mg/dL更好，尿蛋白<500mg/d；6个月无移植排斥反应，尿路造影未见肾盂肾盏扩张；并且，无高血压或高血压控制良好；最后，未使用致畸药物，其他药物治疗减少至维持量。

肾移植者常规使用环孢霉素A、他克莫司、泼尼松和咪唑硫嘌呤（Jain，2004；López，2014）。妊娠期环孢霉素A的血药浓度下降，但与排斥反应无关（Aktürk，2015；Kim，2015）。这些药物具有肾毒性，也可引起肾性高血压；事实上，它们可能会导致慢性肾病，而这种药物引起的慢性肾病在肾脏以外的实体器官移植患者中的发病率是10%~20%（Goes，2007）。要长期关注宫内免疫抑制治疗对后代可能造成的远期影响，包括恶性肿瘤、生殖细胞功能障碍、儿童畸形。除此之外，环孢霉素A还可在乳汁中分泌（Moretti，2003）。

最后，理论上妊娠引起的肾超滤可能会损害移植肾的长期存活，但Sturgiss和Davison（1995）在一项病例对照研究中，对34例肾移植者平均随访15年，并未发现肾超滤损害移植肾的证据。其他研究者也报告了相似结果（Debska-Ślizień，2014；Stoumpos，2016）。

■ 治疗

必须进行密切监测。治疗隐匿性菌尿，如果复发，在后续孕期内应予抑菌治疗。应监测肝酶水平和血细胞计数以评估硫唑嘌呤和环孢霉素A的毒性作用，有学者推荐监测环孢霉素A的血药浓度。如果使用糖皮质激素，则妊娠期糖尿病更常见，但必须在大约孕26周时行糖耐量试验排除显性糖尿病。由单纯疱疹病毒、巨细胞病毒、弓形虫引起的机会性感染常见，应注意监测。有学者推荐监测BK病毒，但其治疗不确切（Josephson，2011）。

应监测肾功能，GFR通常会增加20%~25%。如血清肌酐水平明显增加，必须明确其原因，其可能的原因包括急性排斥反应、环孢霉素A毒性反应、子痫前期、感染，以及尿路梗阻。如出现肾盂肾炎或移植排斥

反应，应立即积极治疗，可以行影像学检查和肾活检。应密切监测，以免发展为高血压或高血压加重，特别是并发子痫前期。肾移植妇女妊娠期高血压的治疗与未移植者相同。

肾移植妇女的胎儿生长受限、早产发病率增加，应对其胎儿密切监测（第42章、第44章）。虽然需根据产科指征决定是否进行剖宫产手术，但偶有因移植肾阻碍分娩而行剖宫产，肾移植妇女的剖宫产率超过60%（Bramham，2013；Rocha，2013）。

多囊肾病

多囊肾病是常染色体显性遗传的全身性疾病，主要累及肾脏。在美国，多囊肾病的发病率为1/800活产，约5%~10%的终末期肾病由其所致。虽然多囊肾病有遗传异质性，但约85%的病例是由16号染色体的*PKD1*基因突变所致，其余15%为4号染色体的*PKD2*基因突变（Zhou，2015）。如果家族成员的基因突变已明确或已建立家族链，则可行产前诊断。

多囊肾病的肾脏并发症多见于男性，通常在患者20或30多岁时出现症状，腰痛、血尿、蛋白尿、腹部肿块及相关的结石和感染均常见。75%的多囊肾病患者有高血压，而进展为肾衰竭则是主要问题。肾脏感染或肾囊肿移位致输尿管梗阻则可并发急性肾损伤。

多囊肾病患者通常有其他器官受累。1/3的患者常存有无症状性肝囊肿，女性的肝脏受累较男性常见，并且受累程度更重，巨大的多囊肝几乎只存在于多产的妇女（Zhou，2015）。约10%的多囊肾病患者死于相关的颅内小动脉瘤破裂，1/4的患者出现心脏瓣膜脱垂或机能不全。

■ 妊娠结局

由于多囊肾病一般晚期发病，妊娠期的成人多囊肾病并不常见（Banks，2015）。多囊肾病孕妇的妊娠结局取决于高血压和肾功能不全的程度及尿路感染情况。Chapman等（1994）将235例多囊肾病患者的605次妊娠与108例未患病家族成员的244次妊娠比较，总的围产期并发症发病率相似，分别为33%和26%，但多囊肾病患者更容易出现高血压，包括子痫前期。妊娠似乎并未加快多囊肾病的自然病程（Lindheimer，2007b）。

肾小球疾病

肾小球及其毛细血管在各种环境和刺激下，可发

生急性和慢性疾病。毒素、感染或系统性疾病,包括高血压、糖尿病、系统性红斑狼疮,均可引起肾小球损伤(Lewis,2015);但肾小球损伤也可能是特发性的。当毛细血管出现炎症时,称为肾小球肾炎,其通常是一个自身免疫的过程。

持续的肾小球肾炎最终导致肾功能恶化,病情进展是多变的,经常到出现慢性肾功能不全时才能诊断。Lewis 和 Neilson(2015)根据临床模式将肾小球损伤分为六种综合征(表53-3)。每种综合征均可在年轻妇女中发生,因此妊娠前或妊娠期均可出现。

表53-3 肾小球肾炎的临床分型

急性肾炎综合征:链球菌感染后肾炎,感染性心内膜炎,SLE,抗肾小球基底膜病,IgA 肾病(Berger 疾病),ANCA 血管炎,Henoch-Schonlein 紫癜,冷球蛋白血症,膜增生性和系膜增生性肾小球肾炎

肺肾综合征:肺出血-肾炎综合征,ANCA 血管炎,Henoch-Schonlein 紫癜,冷球蛋白血症

肾病综合征:微小病变疾病,局灶性节段性肾小球硬化症,膜性肾小球肾炎,糖尿病,淀粉样变,其他

基底膜综合征:抗肾小球基底膜病,其他

肾小球血管综合征:动脉粥样硬化,慢性高血压,镰状细胞病,血栓性微血管病,抗磷脂抗体综合征,ANCA 血管炎,其他

传染性疾病相关综合征:链球菌感染后肾炎,感染性心内膜炎,HIV,HBV,HCV,梅毒,其他

资料来源:Lewis,2015.
ANCA,抗中性粒细胞胞浆抗体;HBV,乙型肝炎病毒;HCV,丙型肝炎病毒;HIV,人类免疫缺陷病毒;IgA,免疫球蛋白 A;SLE,系统性红斑狼疮。

■ 急性肾炎综合征

急性肾小球肾炎可由表53-3 中所列的几种病因导致。临床常表现为高血压、血尿、红细胞管型、脓尿及蛋白尿。不同程度的肾功能不全及水钠潴留导致水肿、高血压和循环淤血(Lewis,2015)。肾炎综合征的预后和治疗取决于其病因。一些患者会自发性消退或经治疗后好转;部分患者可因急进性肾小球肾炎而出现终末期肾衰竭,而在其他患者,肾脏疾病缓慢进展则成为慢性肾小球肾炎。

妊娠前确诊的狼疮性肾炎在妊娠期有50%的概率被激活(Koh,2015)。IgA 肾病,也称为 Berger 病,是全世界最常见的急性肾小球肾炎(Wyatt,2013)。IgA 肾病单独发病少见,但可作为 Henoch-Schonlein 紫癜全身性疾病的一部分而出现(Donadio,2002)。单纯性肾炎

可能是由于抗肾小球基底膜(anti-GBM)抗体所致;这些抗体还可累及肺部,表现为肺泡出血的肺肾综合征,称为 Goodpasture 综合征(Friend,2015;Huser,2015)。

妊娠结局

妊娠期急性肾炎综合征很难与子痫前期和子痫(Cabiddu,2016)及妊娠后半期系统性红斑狼疮的激活(Bramham,2012;Zhao,2013)相区别。在这些情况下,有时需行肾活检来确定病因和指导治疗(Lindheimer,2007;Ramin,2006)。

无论是何种病因,急性肾小球肾炎都对妊娠结局有深远影响。一项较早的研究描述了238例孕前诊断为原发性肾小球肾炎妇女的395次妊娠(Packham,1989),其最常见的活检病变是膜性肾小球肾炎、IgA 肾小球肾炎、弥漫性间质肾炎。虽然大部分妇女的肾功能正常,但其中一半发展为高血压,1/4 为早产,孕28周后的围产期死亡率为80/1 000;最严重的围产期结局是肾功能受损,早发性或严重的高血压,肾病性蛋白尿。

IgA 肾病的妇女也出现相似的妊娠结局。Lindheimer 等(2000)总结了300例妊娠合并 IgA 肾病的病例,推断妊娠结局取决于肾功能不全及高血压的程度。Liu 等(2014)也得出了相似的结论。

■ 肾病综合征

大量蛋白尿是肾病综合征的特点,主要是由于原发性及继发性肾疾病导致的免疫性或毒素介导的损伤,造成肾小球毛细血管壁破裂,血浆蛋白大量漏出。除了大量尿蛋白外,肾病综合征的特点是低白蛋白血症、高胆固醇血症和水肿,常出现高血压,伴有白蛋白毒性肾损伤,最终进展为肾功能不全。

肾病综合征常见的病因是微小病变性肾病(10%~15%)、局灶性节段性肾小球硬化症(35%)、膜性肾小球肾炎(30%)和糖尿病肾病。在大多数情况下,肾活检可显示其微观异常,有助于指导治疗(Chen,2015;Lo,2014)。水肿不易处理,特别在妊娠期。鼓励进食正常量的高生物学价值膳食蛋白质。血栓栓塞的发生率增加,与高血压、蛋白尿和肾功能不全的严重程度相关(Stratta,2006)。虽然动、静脉血栓均可发生,但肾静脉血栓形成尤其令人担忧,若行预防性抗凝治疗,其疗效不详。一些继发于原发性肾小球疾病的肾病使用糖皮质激素和免疫抑制剂或细胞毒性药物治疗有效。大多数因感染或药物而发病的病例,当病因纠正后蛋白尿缓解。

妊娠结局

肾病综合征妇女的母体和围产儿结局取决于其潜

在病因及严重程度。只要有可能,应尽量明确病因,可行肾活检来明确病因治疗是否有效。随着孕周增加,半数肾病性蛋白尿的孕妇出现每日尿蛋白排泄量增加(Packham,1989)。在美国帕克兰医院治疗的肾病妇女,2/3患者的蛋白排泄量超过3g/d(Stettler,1992);同时,如果这些妇女仅有轻度的肾功能障碍,其妊娠期的GFR一般会增加(Cunningham,1990)。

由于妊娠期下肢静水压通常会增加,从而加重水肿,因此水肿的处理很有难度。一些妇女可出现巨大的外阴水肿。图53-3显示了由于继发性梅毒感染导致肾病综合征的孕妇,其外阴严重水肿。另一个主要问题是,多达半数的妊娠期水肿妇女会有慢性高血压,可能需要治疗;此类患者及原来血压正常的妇女常出现子痫前期,并且常见于孕早期。

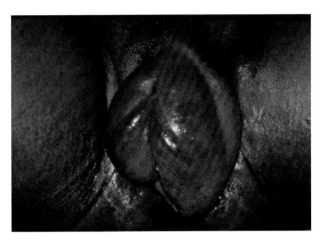

图53-3　继发性梅毒感染导致肾病综合征的孕妇,其巨大的外阴水肿
(资料来源:Dr. George Wendel,Jr.)

大多数无严重高血压或肾功能不全的肾病综合征妇女均有良好的妊娠结局。相反,如有肾功能不全或中至重度高血压或二者皆有,则预后不良。在美国帕克兰医院治疗的肾病综合征妇女的65次妊娠中,并发症常见(Stettler,1992),其妊娠期蛋白排泄量平均为4g/d,1/3的妇女有典型的肾病综合征症状,75%的妇女有不同程度的肾功能不全,40%妇女存在慢性高血压,25%妇女有持续性贫血;重要的是,60%妇女出现子痫前期,45%妇女早产;即便如此,除外流产,57例新生儿中53例为活产。据报告1/3的肾病综合征孕妇存有胎儿生长受限(Stratta,2006)。

妊娠前或妊娠期确诊肾病综合征的妇女有严重的远期不良结局的风险(Su,2017)。Stettler等(1992)进行了10年的随访,结果显示至少20%的妇女进展为终末期肾病。同样,Chen等(2001)对15例妊娠期肾病综合征的妇女在分娩后随访2年,其中3例死亡,3例

发展为慢性肾功能衰竭,2例发展为终末期肾病。在所有的预测因子中,肾病综合征患者的血清肌酐>1.4mg/dL和24小时尿蛋白排泄量>1g/d与妊娠后肾脏最短存活期相关(Imbasciati,2007)。

慢性肾病

慢性肾病是一种可进展为终末期肾病的病理生理过程。美国国家肾脏基金会根据GFR下降的程度定义了慢性肾病的六个阶段。病程由0期的GFR>90mL/(min·1.73m²)进展到第5期的GFR<15mL/(min·1.73m²)。许多前面所讨论的肾小球疾病可使肾功能恶化。最常导致终末期肾病需要透析治疗及肾移植的疾病包括:糖尿病(35%)、高血压(25%)、肾小球肾炎(20%)和多囊肾病(5%)(Abboud,2010;Bargman,2015)。

大多数慢性肾病的育龄期妇女都有不同程度的肾功能不全、蛋白尿,或两者兼有。关于生育和妊娠结局的建议,应评估患者肾功能损伤和肾性高血压的程度。一般来说,良好的妊娠结局更多与这两个因素相关,而非特定的潜在肾疾病。慢性肾病的总体预后可以根据其肾功能分级大致判断(Davison,2011),包括正常或轻度受损,定义为血清肌酐<1.5mg/dL;中度受损,定义为血清肌酐1.5~3.0mg/dL;重度肾功能不全,定义为血清肌酐>3.0mg/dL。有些学者建议采用美国国家肾脏基金会的分类,其他则推荐使用旧的分类(Davison,2011;Piccoli,2010a,2011)。因此,产科医生对两种分类都非常熟悉。

■ 妊娠与慢性肾病

大多数女性的肾功能不全相对较轻,肾功能不全的严重程度及任何潜在的高血压都是妊娠结局的影响因素。肾脏疾病合并继发的全身性疾病,如糖尿病或系统性红斑狼疮,提示预后不良(Davison,2011;Koh,2015)。虽然慢性肾病妇女的高血压和子痫前期、早产和胎儿生长受限及其他并发症的发病率较高(Kendrick,2015),但美国国家高血压教育工作组(National High Blood ressure Education Working Group,2000)推断,慢性肾病的预后从20世纪80年代开始已明显改善。该结论已被数篇综述验证(Hladunewich,2016a;Nevis,2011;Ramin,2006)。

肾组织损失可引起代偿性肾内血管扩张和剩余肾单位肥大。高灌注及超滤共同作用,最终造成剩余肾单位损害从而导致肾硬化和肾功能恶化。轻度肾功能不全时,妊娠可引起肾血流量与GFR明显增加(Baylis,

2003;Helal,2012)。随着肾功能的进行性衰退,肾血流量几乎没有增加。例如,中度肾功能不全的妇女仅有一半出现妊娠相关的 GFR 增加,而重度肾功能不全者则没有增加(Cunningham,1990)。

严重的慢性肾功能不全会使正常的妊娠期高血容量减少。妊娠期血容量的增加与慢性肾功能不全的严重程度相关,并与血清肌酐浓度呈反比。如图 53-4 所示,轻到中度肾功能障碍的妇女有正常的妊娠期高血容量,平均增加 55%,而重度肾功能不全者的血容量仅平均增加 25%,与子痫孕妇血液浓缩相似。此外,慢性肾病的妇女因本身的肾脏疾病会有不同程度的慢性贫血。

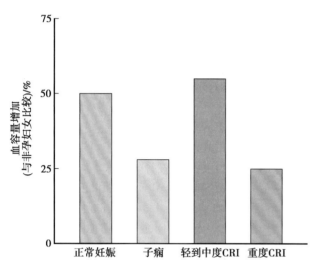

图 53-4 血容量增加的情况比较:44 例正常足月孕妇;29 例子痫孕妇;10 例中度慢性肾功能不全(CRI)孕妇,血清肌酐 1.5 ~ 2.9mg/dL;4 例重度 CRI 孕妇,血清肌酐 ≥ 3.0mg/dL

(资料来源:Cunningham,1990;Zeeman,2009.)

保留肾功能的肾脏疾病

一些妇女中,肾小球疾病尚未导致肾功能不全,但其妊娠并发症的发生率在增加,如表 53-4 所示,然而这些并发症的发生率仍较中到重度肾功能不全的妇女低。两篇早期的研究对此进行了阐述。Surian 等(1984)对经肾活检证实患肾小球疾病的妇女的 123 次妊娠进行了描述,仅少数妇女有肾功能障碍,其中 40% 出现产科或肾脏并发症。Packman 等(1989)报告了已患有肾小球肾炎和轻度肾功能不全的妇女的 395 次妊娠,15% 患者出现肾功能受损,60% 患者蛋白尿加重;虽然只有 12% 患者妊娠前存在高血压,但超过半数的妇女出现妊娠期高血压。围产儿死亡率达 140/1 000,即使除外早发型或重度高血压或肾病性蛋白尿后,围产儿死亡率仍高达 50/1 000。重要的是,5% 妇女肾功能的恶化是永久性的。

表 53-4 与妊娠期慢性肾病相关的并发症		单位:%	
并发症	保留肾功能的	肾功能不全	
		中度和重度	重度
慢性高血压	25	30 ~ 70	50
妊娠期高血压	20 ~ 50	30 ~ 50	75
肾功能恶化	8 ~ 15	20 ~ 43	35
暂时性肾功能障碍	4 ~ 5	10 ~ 20	35
早产	7	35 ~ 60	73
胎儿生长受限	8 ~ 14	30 ~ 37	57
围产儿死亡率	5 ~ 14	4 ~ 7	0

资料来源:Alsuwaida,2011;Cunningham,1990;Farwell,2013;Feng,2015;Imbasciati,2007;Maruotti,2012;Nevis,2011;Packham,1989;Piccoli,2010a,2011;Stettler,1992;Surian,1984;Trevisan,2004.

慢性肾功能不全

慢性肾病合并肾功能不全的妇女,其不良结局通常与肾脏受损的程度直接相关。中度与重度肾功能不全妇女的结局通常不分开描述(表 53-5)。Piccoli 等(2010a)描述了合并第 1 期慢性肾病的妇女的 91 次妊娠,由于高血压,33% 为早产,13% 存在胎儿生长受限。Alsuwaida 等(2011)报告了相似的观察结果。其他研究者描述了妊娠合并中度或重度肾功能不全的妇女(Cunningham,1990;Imbasciati,2007;Zhang,2015),虽然慢性高血压、贫血、子痫前期、早产和胎儿生长受限的发病率高,但围产儿结局总体良好。如图 53-5 所示,胎儿生长常受限,并与肾功能不全的严重程度相关。

■ 治疗

对有慢性肾病的妇女进行个体化的产前保健。严密监测血压至关重要,可以检测血清肌酐水平、蛋白/肌酐比值及 24 小时尿蛋白排泄量。治疗菌尿可降低发生肾盂肾炎的风险及进一步的肾单位损失。推荐高蛋白质饮食(Jim,2016;Lindheimer,2000)。重组促红细胞生成素可有效治疗慢性肾功能不全引起的贫血,但常见副作用是导致高血压。定期行超声检查监测胎儿生长情况。高血压加重和并发子痫前期之间很难区别,初步数据表明,血管生成生物标记物胎盘生长因子(PlGF)及其可溶性抗血管生成受体(sFlt-1)对从妊娠期高血压中区分慢性高血压可能有用。这在第 40 章描述。

■ 远期影响

对于部分妇女,妊娠可能通过增加超滤及肾小球

表 53-5　妊娠期行透析治疗的 179 例孕妇其妊娠结局

研究	妊娠			妊娠结局/%				
	样本数	分娩孕周/周	出生体重/g	高血压	羊水过多	围产儿死亡率	存活婴儿
Chao(2002)	13	32	1 540	72	46	31	69
Tan(2006)	11	31	1 390	36	18	18	82
Chou(2008)	13	31	1 510	57	71	50	50
Luders(2010)	52	33	1 555	67	40	13	87
Shahir(2013)	13	NS	2 130	19[a]	14	22	78
Jesudason(2014)	77	34	1 750	NS	NS	20	80
平均值	179	~32	~1 600	~50	~44	~25	~80

[a] 仅子痫前期；NS,没有说明。

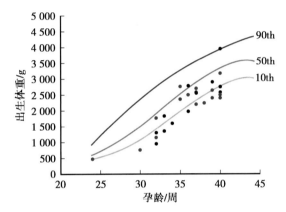

图 53-5　美国帕克兰医院 29 例轻到中度肾功能不全,血清肌酐 1.4~2.4mg/dL(黑点);以及重度肾功能不全,血清肌酐≥2.5mg/dL(红点)妇女的胎儿出生体重百分位数
(资料来源:Cunningham,1990;Stettler,1992;生长曲线来自 Alexander,1996.)

压力而加重肾小球硬化,从而加快慢性肾病的病程进展(Baylis,2003;Helal,2012),这在重度慢性肾功能不全的妇女中更容易出现(Abe,1991;Jones,1996)。例如,Jungers 等(1995)报告了 360 例前期肾功能正常的慢性肾小球肾炎妇女,其妊娠相关的远期不良反应较少。然而,Jones 和 Hayslett(1996)报告,在妊娠 1 年后,10%中度或重度肾功能不全的妇女进展为终末期肾衰竭——5 期慢性肾病。美国帕克兰医院的一项研究中,20%中度或重度肾功能不全的孕妇进展为终末期肾功能衰竭,其平均年限为 4 年(Cunningham,1990)。Imbasciati 等(2007)平均随访 3 年,也获得相似结果;此时,30%血清肌酐≥1.4mg/dL 及尿蛋白>1g/d 的妇女进展为终末期肾病。慢性蛋白尿也是后续进展为肾衰竭的一个标志,美国帕克兰医院的另一份报告中,妊娠期发现慢性蛋白尿的妇女,20%在数年内进展为终

末期肾衰竭(Stettler,1992)。

■ 妊娠期透析

肾功能明显受损常伴有受孕能力下降,可通过长期的肾脏替代治疗血液透析或腹膜透析来纠正(Hladunewich,2016b;Shahir,2013)。此类妊娠的情况较复杂。Chou 等(2008)总结了 131 例病例,发现透析期间受孕者的新生儿平均出生体重大于受孕后才开始透析者,分别为 1 530g 和 1 245g。Jesudason 等(2014)描述了 77 次妊娠,结果也相同。表 53-5 显示了几份报告的相似结果。

血液透析或腹膜透析的效果相似,如孕妇已接受其中一种透析方法,应继续治疗,但应考虑增加透析的频次;如孕妇从未透析,妊娠期开始透析的阈值还不清楚。Lindheimer 等(2007a)推荐当血清肌酐在 5~7mg/dL 时开始透析。必须避免血容量突变导致的低血压,透析频率应每周 5~6 次(Reddy,2007)。

某些方案强调关注透析治疗中丢失物质的补充(Jim,2016)。维生素补充量应增加 1 倍,补充钙和铁,提供足够的膳食蛋白质和能量。促红细胞生成素治疗慢性贫血。透析液中应添加额外的钙及少量碳酸氢盐以满足妊娠期的变化。

母体的并发症常见,包括严重高血压、胎盘早剥、心力衰竭及败血症。Piccoli 等(2010b)回顾了 78 例妇女的 90 次妊娠,结果与表 53-5 所示一样,母体的高血压和贫血、早产和胎儿生长受限、死胎、羊水过多的发病率较高。

急性肾损伤

以前称为急性肾功能衰竭,现在用急性肾损伤

（AKI）来形容肾功能突然受损，但仍能正常排泄氮和其他废物（Waikar，2015）。目前，妊娠相关的严重 AKI 较少见，如 6 年间梅奥诊所 AKI 的总发病率为 0.4%（Gurrieri，2012），需要透析治疗的妇女更少，其比率为 1/10 000 例出生人口（Hildebrand，2015）。但是，AKI 仍偶尔会导致严重的产科结局，需要紧急透析，增加了孕产妇的死亡率（Kuklina，2009；VanHook，2014）。四项较久远的研究共纳入了 266 例肾衰竭妇女（Drakeley，2002；Nzerue，1998；Sibai，1990；Turney，1989），其中近 70% 出现子痫前期，50% 出现产科出血，30% 出现胎盘早剥，近 20% 需要透析，孕产妇死亡率为 15%。

虽然需要透析的产科 AKI 病例已变少，但重度子痫前期和出血（Gurrieri，2012；Jim，2012），特别是 HELLP 综合征（溶血、肝酶升高、血小板减少）和胎盘早剥（Audibert，1996；Drakely，2002）仍常导致 AKI。败血症是另一种常见并发症，尤其是在落后国家（Acharya，2013；Srinil，2011；Zeeman，2003）。急性脂肪肝的孕妇也容易出现 AKI（Sibai，2007），52 例在美国帕克兰医院就诊的急性脂肪肝孕妇几乎都出现了一定程度的肾功能不全（Nelson，2013）。另外 1 例妊娠 15 周的孕妇因严重的妊娠剧吐出现脱水，从而导致 AKI（Hill，2002）。其他原因包括血栓性微血管病（Balofsky，2016；Ganesan，2011）（第 56 章）。

■ 诊断和治疗

大多数妇女的 AKI 发生在产后，因此治疗上不需顾及胎儿情况。血清肌酐突然升高大多是因为肾缺血，少尿是 AKI 的重要表现。在产科中，肾前性和肾性因素均常见。例如，完全性胎盘早剥、大出血常导致严重的低血容量，尤其并发子痫前期的胎盘早剥患者已存在肾缺血，并且胎盘早剥引起的弥散性血管内凝血是引起 AKI 的重要因素。

当出现氮质血症和严重的持续性少尿时，应进行肾脏替代治疗，在病情明显恶化前行血液过滤或透析。保证血流动力学指标正常。重要的是调整药物剂量，如硫酸镁、碘化对比剂、氨基糖苷类抗生素、非甾体抗炎药（Waikar，2015）。早期透析似乎可以明显降低母体死亡率，提高肾功能恢复的程度，肾功能通常可以逐渐恢复正常或接近正常。

■ 预防

在产科，AKI 通常由急性失血引起，特别是子痫前期导致的失血。因此，AKI 可通过以下方法预防：

1. 当胎盘早剥、前置胎盘、子宫破裂、产后宫缩乏力导致大量出血时，及时输注足量的晶体溶液及血液

（第 41 章）。

2. 合并重度子痫前期或子痫时，适时终止妊娠，如果出血过多谨慎输血（第 40 章）。

3. 密切监测肾盂肾炎、感染性流产、绒毛膜羊膜炎或其他盆腔感染所致败血症和休克的早期征象（第 47 章）。

4. 确定有足够血容量和心输出量维持肾灌注前，避免使用袢利尿剂治疗少尿。

5. 谨慎使用血管收缩剂治疗低血压，只在明确病理性血管扩张是低血压的原因时才可使用血管收缩剂。

目前，急性肾皮质坏死引起的不可逆性缺血性肾衰竭在产科很罕见（Frimat，2016）。在透析治疗广泛应用前，1/4 的产科性肾衰竭合并肾皮质坏死（Grünfeld，1987；Turney，1989）。肾皮质坏死多数继发于胎盘早剥、子痫前期-子痫及内毒素性休克；既往常合并感染性流产，如今在美国很罕见（Lim，2011；Srinil，2011）。组织学上，肾皮质坏死似乎源于肾血管系统的部分栓塞，可以表现为灶性、片状、融合性或广泛性病损。临床上，肾皮质坏死继发于 AKI，在病程早期与急性肾小管坏死难以区别。肾皮质坏死的预后取决于皮质坏死的程度，肾功能的恢复存在个体差异性，部分患者肾功能不全可持续存在（Lindheimer，2007）。

■ 梗阻性肾衰竭

极个别的情况下，双侧输尿管可被增大的妊娠子宫压迫，导致输尿管梗阻，引起严重的少尿和氮质血症。典型病例如 图 53-6 所示。Brandes 和 Fritsche（1991）报告了 13 例输尿管梗阻的病例，1 例双胎孕妇

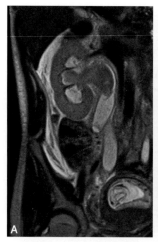
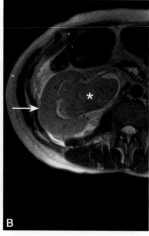

图 53-6 A. 单侧输尿管梗阻引起肾盂积水的孕妇，其磁共振的冠状位图像。经皮肾造口术后，血清肌酐水平由 8mg/dL 下降到 0.8mg/dL。B. 相同患者的轴位图像，左肾（箭头）和肾盂积水（星号）

在孕 34 周时出现无尿,血清肌酐水平为 12.2mg/dL;人工破膜后,尿量恢复为 500mL/h,血清肌酐水平迅速下降至正常范围。Eckford 和 Gingell(1991)报告了 10 例输尿管梗阻的妇女通过置入支架解除梗阻,支架留置时间平均为 15.5 周,在产后 4~6 周取出。Sadan 等(1994)和 Satin 等(1993)均报告了相似的经验。部分输尿管梗阻可伴有液体潴留和明显的高血压,当解除梗阻,随后即出现多尿,高血压消退。根据经验,既往有尿路反流外科手术史的妇女更容易发生梗阻。

下生殖道损伤

■ 尿道憩室

尿道憩室妊娠期很少发生,其源于增大的尿道旁腺脓肿破裂到尿道腔内,感染清除后,扩张的憩室囊腔及朝向尿道的开口会存留下来。尿道憩室可能出现尿液积聚于囊腔,滴沥不尽,疼痛,明显的肿块和反复尿路感染。妊娠期的尿道憩室一般可行期待治疗,少数病例需行引流术或外科手术(Iyer,2013)。MR 成像的软组织分辨率高,可明确复杂的憩室,是产前评估的首选检查(Dwarkasing,2011;Pathi,2013)。

■ 泌尿生殖道瘘

妊娠期发现的瘘管可能早已存在,但个别病例可在妊娠期形成。在发达国家,有报告 McDonald 式宫颈环扎术后出现膀胱阴道瘘或宫颈阴道瘘(Massengill,2012;Zanconato,2015)。长时间的梗阻性难产也可能形成瘘管,常见于落后国家(Cowgill,2015);梗阻性难产时,生殖道受压于胎儿头部和骨性骨盆之间,短暂性压迫影响不大,但长期的压迫会导致组织坏死与后续瘘管形成(Wall,2012)。前次阴道产或剖宫产均可出现膀胱子宫瘘(DiMarco,2006;Harfouche,2014;Manjunatha,2012)。少数情况下,膀胱宫颈瘘可继发于剖宫产或由于耻骨联合压迫宫颈前唇而形成(Dudderidge,2005)。Shehata 等(2016)描述了 1 例因子宫后壁纤维瘤退化而形成回肠子宫瘘的病例。

(罗艺洪 翻译 刘慧姝 审校)

参考文献

胃肠道疾病

> 由于子宫增大导致右髂部区域检查不满意，孕期急性阑尾炎的诊断比其他任何时候都更困难。
>
> ——J. 惠特里奇·威廉姆斯（1903）

在正常妊娠过程中，胃肠道及其附属脏器在解剖、生理及功能等方面会发生明显变化。在第 4 章中详细讨论了这些变化，妊娠期胃肠道疾病如阑尾炎的临床表现与非妊娠期不一致，从而影响疾病的正确诊断和治疗。并且，随着妊娠进展，这些胃肠道症状变得更难评估。增大的子宫会改变腹腔内器官的解剖位置，使疼痛和压痛的位置和程度发生变化，体征表现变得越来越不典型。

绪论

■ 诊断技术

内镜检查

纤维内镜技术使大多数胃肠道疾病的诊断和治疗发生了重大改变，非常适用于妊娠期间。妊娠期行内镜检查可轻微增加早产的发病风险，但是可能与疾病自身也相关（Ludvigsson，2017）。内镜可检查食管、胃、十二指肠和结肠（Cabell，2011；Savas，2014），还可以检查近端空肠，还可在 Vater 壶腹部插管进行内镜下逆行胰胆管造影（Akcakaya，2014；Fogel，2014）。初步研究表明，内镜下胆囊结石取出术后，会伴有较高的妊娠期胰腺炎的发病率（Inamdar，2016）。而孕期可视胶囊内镜小肠检查的应用资料有限（Storch，2006）。

上消化道内镜检查可以用于多种疾病的诊断和治疗。第 55 章介绍了胆总管探查和引流术治疗胆总管结石。同样也可用于硬化剂治疗，以及放置经皮内镜胃造瘘管。已经有文献对此进行了评论报告（Cabell，2011；Fogel，2014；Gilinsky，2006）。

纤维乙状结肠镜灵活方便，可直视大肠的情况，在孕妇中使用是安全的（Siddiqui，2006）。结肠镜可探查整个结肠及远端回肠，用于多种肠道疾病的诊断和治疗。目前，除中孕期外，其他孕期结肠镜检查的报告有限，但是大多数研究结果表明，如果必要均可行结肠镜检查（Cappell，2010，2011；De Lima，2015）。可使用聚乙二醇电解质或磷酸钠溶液进行肠道准备。但应避免严重的母体脱水，这可能会导致子宫胎盘灌注减少。

非侵入性成像技术

腹部超声是孕期胃肠道疾病最理想的检查方法。CT 由于其电离辐射在孕期限制使用。而 MRI 现多用于腹部和腹膜后间隙的检查（Khandelwal，2013），例如，磁共振胰胆管成像（Oto，2009）和磁共振小肠造影（Stern，2014）。这些与其他一些成像技术，在孕期使用是安全的，详见第 46 章。

开腹和腹腔镜手术

外科手术是某些胃肠道疾病的首选治疗方式，穿孔性阑尾炎是最常见的例子。孕期许多腹部疾病的治疗，腹腔镜手术已经取代了传统的外科手术。在本书第 46 章和 *Cunningham and Gilstrap's Operative Obstetrics* 第 3 版（Kho，2016）中详细描述了这些外科手术技术。美国胃肠和内镜外科医生协会（Pearl，2017）制定了妊娠期外科疾病的诊断、治疗和腹腔镜使用的指南。

■ 营养支持

营养支持包括肠内营养和肠外营养，肠内营养通常为鼻饲，肠外营养经由静脉管道如外周或中心静脉通路给予营养。

由于肠内营养的严重并发症较少，因此在条件允许的情况下，更适宜应用肠内营养（Bistrian，2012；Stokke，2015）。在产科患者中，仅有极少数情况禁用肠内营养，如防止分解代谢。除非一些极端情况，如顽固性妊娠剧吐，可经皮内镜下放置胃空肠造口管（Saha，2009）。

在胃肠道需要休息的情况下采用肠外营养，即静脉高营养，以提供营养支持。对全肠外营养患者，中心静脉通路是必需的，因为其高渗透压需要在高流速的静脉系统内迅速稀释。静脉高营养每天提供 24 ～ 40kcal/kg 的热量，主要以高渗葡萄糖溶液为主。

妊娠期有很多疾病需要全肠外营养（表 54-1）。而胃肠道疾病是最常见的适应证。很多研究提出肠外营养平均时间为 33 天。

表 54-1　妊娠期肠内营养或肠外营养治疗的适应证[a]

贲门失弛缓症
神经性厌食症
阑尾穿孔
肠梗阻
烧伤
胆囊炎
克罗恩病
糖尿病性胃病
食管损伤
妊娠剧吐
空肠回肠旁路术
恶性肿瘤
造口部位梗阻
胰腺炎
子痫前期
短肠综合征
卒中
溃疡性结肠炎

资料来源：Folk，2004；Guglielmi，2006；Manhadevan，2015；Ogura，2003；Porter，2014；Russo-Stieglitz，1999；Saha，2009；Spiliopoulos，2013。
[a]疾病按英文字母顺序排列。

值得注意的是，肠外营养的并发症较多且较为严重（Guglielmi，2006）。一项早期的研究发现，26 例使用肠外营养的孕妇中，50% 的患者发生了并发症，包括气胸、血胸及臂丛神经损伤（Russo-Stieglitz，1999）。最严重的并发症为穿刺导管引发的败血症，Folk（2004）研究发现 27 例妊娠剧吐使用肠外营养的孕妇中，败血症的发生率为 25%。细菌性败血症最常见，但也有念珠菌性败血症的报告（Paranyuk，2006）。为减少严重感染的危险，美国 CDC 于 2011 年更新了其指南以预防导管相关性败血症的发生（O'Grady，2011）。妊娠期使用肠外营养的围产期并发症少见，然而，也有母体维生素 K 缺乏导致的胎儿硬膜下血肿的报告。

长期使用经外周静脉穿刺置入中心静脉导管（peripherally inserted central catheter，PICC）同样会发生并发症，以感染最常见（Holmgren，2008；Ogura，2003）。Cape 等（2014）在 66 例孕妇使用了 84 次导管置入的研究中发现，并发症发生率为 56%，菌血症是最常见的。

Turcotte 等（2006）对非孕期使用肠外营养的 48 篇文献进行荟萃分析，发现与中心静脉置管比较，外周静脉置管并没有优势。然而，对于持续数周的短期营养治疗，PICC 置管更合理，因其具有更大的效益/风险比（Bisrian，2012）。

上消化道疾病

■ 妊娠剧吐

在绝大多数孕妇中，轻到中度的恶心、呕吐最为常见，可持续至妊娠 16 周（第 9 章）。而在少数情况下，孕妇恶心、呕吐的症状很严重，仅通过饮食调节和止吐治疗无法得到缓解。妊娠剧吐指严重的不能缓解的恶心、呕吐，可导致体重减轻、脱水、酮症、胃酸丢失引发碱中毒及低钾血症。部分禁食患者会出现酸中毒。在一些患者中会出现一过性的肝功能损害和胆汁淤积（Matsubara，2012）。妊娠剧吐是一种排除性诊断，诊断时应考虑除外其他原因（Benson，2013）。

由于诊断标准不一，妊娠剧吐的人群发病率有很大差异，表现为种族性差异和家族聚集现象（Grjibovski，2008）。来自加利福尼亚州、新斯科舍和挪威的人口调查数据显示，妊娠剧吐的住院率为 0.5% ～ 1%（Bailit，2005；Fell，2006；Vikanes，2013）。前次妊娠曾因剧吐入院治疗的女性中，近 20% 再次妊娠时同样需要住院治疗（Dodds，2006；Trogstad，2005）。通常肥胖女性住院率更低（Cedergren，2008）。

妊娠剧吐的病因和发病机制尚不明确，可能是多因素的。妊娠剧吐的发生与血清中妊娠相关激素的水平过高或增长过快有关。目前公认的可引起妊娠剧吐的激素包括 hCG、雌激素、孕激素、瘦素、胎盘生长激素、催乳素、甲状腺素和肾上腺皮质激素（Verberg，2005）。最近还发现了一些其他激素，如 nesfatin-1 和 YY 肽（3-36）（Albayrak，2013；Gungor，2013）。

众多生物和环境因素可与胎盘激素相互作用，从而产生增强效应。此外，在部分病情严重的患者，精神因素也起到一定作用（Christodoulou-Smith，2011；McCarthy，2011）。增加入院概率的其他因素包括甲状腺功能亢进、葡萄胎病史、糖尿病、胃肠道疾病、一些限制性饮食、哮喘和其他过敏性疾病（Fell，2006；Mullin，2012）。有报告幽门螺杆菌感染与妊娠剧吐有关，但尚无确切证据（Goldberg，2007）。慢性吸毒可引起类似吸毒的呕吐症状（Alaniz，2015；Andrews，2015）。还有一些未知的原因，如雌激素相关，孕育女性胎儿时妊娠剧吐的发病风险增加了 1.5 倍（Schiff，2004；Tan，2006；Veenendaal，2011）。也有一些研究报告了妊娠剧吐与早产、胎盘早剥和子痫前期的关系（Bolin，2013；Vandraas，2013；Vikanes，2013）。

并发症

呕吐可以持续存在、频繁发作或加重，表 54-2 中列举了一些可能发生的致死并发症。临床曾发生因脱水引起的不同程度的急性肾功能衰竭病例（Nwoko，2012）。最严重的病例为 1 例血清肌酐高达 10.7mg/dL 的孕妇，进行了 5 天的透析治疗（Hill，2002）。持续性干呕可引发的致命并发症包括贲门黏膜撕裂，此外还包括气胸、纵隔气肿、膈肌破裂和胃食管破裂——Boerhaave 综合征（ACOG，2015；Chen，2012）。

表 54-2　顽固性妊娠剧吐的严重和危及生命的并发症
急性肾损伤——可能需要透析
抑郁症——因还是果？
膈肌破裂
食管破裂——Boerhaave 综合征
低凝血酶原血症——维生素 K 缺乏症
高营养并发症
贲门胃底黏膜撕裂征——出血，气胸，纵隔气肿，心包积液
横纹肌溶解症
Wernicke 脑病——硫胺素缺乏症

目前至少发现了两种妊娠剧吐引起的严重的维生素缺乏症。一种为硫胺素缺乏所引起的 Wernicke 脑病，临床上已逐渐认识（Di Gangi，2012；Palacios-Marqués，2012），视觉改变、意识障碍、共济失调是常见的临床表现，但仅有一半的患者具有这三联征（Chiossi，2006；Selitsky，2006）。这种脑病具有异常的脑电图表现，MR 也有异常表现（Vaknin，2006；Zara，2012）。至少有 3 例孕妇死亡的报告，长期的后遗症包括失明、抽搐和昏迷（Selitsky，2006）。第二种是维生素 K 缺乏症，据报告可引起母体凝血功能障碍和胎儿颅内出血，以及维生素 K 胚胎病（Kawamura，2008；Lane，2015；Sakai，2003）。

治疗

在图 54-1 中展示了孕期恶心、呕吐的管理。大多数轻到中度症状的患者可在门诊使用任何一种一线止吐药物（Clark，2014；Matthews，2014）。目前比较公认的是 Diclegis（10mg 多西拉敏和 10mg 吡哆醇的组合）。它已被证明是安全有效的（Briggs，2015；Koren，2014）。常用剂量是睡前两片口服。如果效果欠佳，可在清晨、上午、下午分别加用两片。为了节约成本，两种药物可单独开方：1/2 片多西拉敏（50mg）加 25mg 的维生素 B_6，每天不超过 3 次。

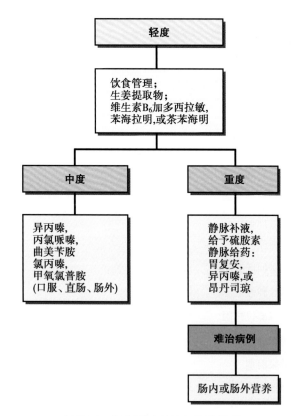

图 54-1　妊娠剧吐门诊与住院管理

昂丹司琼（Zofran）无致畸作用。在一项随机试验中，发现它比维生素 B_6-多西拉敏复合制剂更有效（Oliveira，2014；Pasternak，2013）。其缺点包括潜在的母体 QT 间期延长和 5-羟色胺综合征(Koern,2014)。

如初始的治疗措施失败,可给予静脉滴注晶体液以纠正脱水、酮症、电解质缺乏、酸碱失衡和低钾血症。单纯输注 5% 葡萄糖与晶体液没有益处(Tan,2013)。使用硫胺素(100mg)可以防止 Wernicke 脑病(Giguale,2015;Niebyl,2010)。通常被稀释在 1L 的晶体液中,根据患者脱水的情况和需要维持静脉滴注。

补液后仍有呕吐、门诊治疗无效的患者需要住院治疗(ACOG,2015)。一项随机研究发现,日间护理是非常有效的(McCarthy,2014)。继续静脉补液,静脉注射止吐药,如异丙嗪、丙氯哌嗪、氯丙嗪或甲氧氯普胺(表 54-3)。大量证据表明,糖皮质激素治疗无效

(Yost,2003)。由于其潜在的致畸性,并不常规推荐使用(ACOG,2015)。

如果经住院治疗仍有持续性呕吐,则需要进一步除外可能引起剧烈呕吐的其他疾病。即便如此,一项包括 49 例患者的研究显示,内镜检查的结果并未改变治疗方法(Debby,2008)。其他引起呕吐的原因包括胃肠炎、胆囊炎、胰腺炎、肝炎、消化道溃疡和肾盂肾炎。此外,妊娠中、晚期重度子痫前期和脂肪肝也可引起呕吐。尽管认为甲状腺功能亢进是妊娠剧吐的病因之一,但高于平均水平的血清 hCG 可引起血清甲状腺素异常升高(Sun,2014),这在第 5 章中已有讨论。经补液和止吐治疗后,血清游离甲状腺素水平可迅速恢复正常。

表 54-3　妊娠期胃病的药物治疗

药物(商品名)	常用剂量	给药途径
恶心、呕吐的选择		
抗组胺药		
多西拉明+吡哆醇[a]	睡前;最多每天 4 次	口服
吩噻嗪类	**每 6 小时**	
异丙嗪(非那根)[c]	12.5~25mg	肌内注射、静脉注射、口服、灌肠
丙氯哌嗪(康帕嗪)[c]	5~10(25,灌肠)mg	肌内注射、静脉注射、口服、灌肠
5-羟色胺拮抗剂	**每 8 小时**	
昂丹司琼(枢复宁)[b]	8mg	静脉注射、口服
苯酰胺类	**每 6 小时**	
甲氧氯普胺(胃复安、灭吐灵)[b]	5~15mg	肌内注射、静脉注射、口服
胃食管反流的口服选择		
H₂ 受体拮抗剂		
雷尼替丁(善胃得)[b]	150mg,每天 2 次	
西咪替丁(泰胃美)[b]	400mg,每天 4 次,共 12 周 800mg,每天 2 次,共 12 周	
尼扎替丁(爱希)[b]	150mg,每天 2 次	
法莫替丁(保胃健)[b]	20mg,每天 2 次,共 6 周	
质子泵抑制剂		
泮托拉唑(Protonix)[b]	40mg,每天 1 次,共 8 周	
兰索拉唑(Prevacid)[b]	15mg,每天 1 次,共 8 周	
奥美拉唑(洛赛克、Zegerid)[c]	20mg,每天 1 次,共 4~8 周	
右兰索拉唑(特胃能)[c]	30mg,每天 1 次,共 4 周	

[a] FDA 分类 A 等级。
[b] FDA 分类 B 等级。
[c] FDA 分类 C 等级。

经治疗大部分患者症状缓解,可于家中继续止吐治疗。多数前瞻性研究结果提示再次入院率为 25%~35%。如果合并存在精神因素和社会因素,通常入院治疗后症状可得到明显改善(Swallow,2004)。这些患者的症状可能复发,其中一些人会发展为创伤后应激综合征(Christodoulou-Smith,2011;McCarthy,2011)。一些妊娠剧吐的患者可能最终选择终止妊娠(Poursharif,2007)

对于少数经过治疗仍持续顽固性呕吐的孕妇,可以考虑给予肠内营养(1043 页)。Stokke 等(2015)报告给 107 例患者成功使用鼻空肠管喂养达 41 天。有研究描述了利用超声正确定位放置鼻饲管的方法(Swartzlander,2013)。经皮内镜下胃造瘘术加空肠放置饲养管也有相关报告(Saha,2009;Schrag,2007)。一项随机试验表明,早期肠内营养并无优势(Grooten,2017)。

我们的经验表明,仅有非常少的妇女需要肠外营养(Yost,2003)。然而,Peled 等(2014)在一项 599 例患者参与的研究中发现,20% 的患者需要置中央静脉导管以满足营养需要。

■ 胃食管反流病

高达 15% 的非妊娠妇女会出现症状性反流(Kahrilas,2015),继之出现食管炎、狭窄、巴雷特食管和腺癌。反流的症状主要有胃部烧灼感,这些在孕期特别常见。发病率在早孕期为 26%,中孕期上升至 36%、晚孕期高达 51%(Malfertheiner,2012)。胸骨后烧灼感起因于下食管括约肌松弛相关的胃食管反流引起的食管炎。

戒烟、戒酒、少食、抬高床头和避免餐后卧床等可缓解反流症状。应该避免使用诱发反流性症状的食物,如脂肪食品、西红柿食品和咖啡。口服抗酸剂是一线治疗。如果症状严重并持续存在,给予硫糖铝(卡拉菲)和质子泵抑制剂或 H_2 受体拮抗剂(表 54-3)。这两类药品在怀孕期间使用是安全的(Briggs,2015;Mahadevan,2006b)。每餐前 1 小时和睡前口服 1g 硫糖铝片,持续 8 周。在服用硫糖铝剂前后半小时内不使用抗酸剂。治疗后如果症状仍不缓解,则应考虑内镜检查。米索前列醇可刺激宫缩,禁忌使用(第 26 章)。

在非妊娠患者中,可进行胃底折叠术(KaRielas,2015)。孕期没有行过此类手术。Biertho 等(2006)对 25 例孕前曾行腹腔镜下 Nissen 胃底折叠术治疗食物反流的患者进行了研究,发现仅 20% 的患者孕期出现反流症状。

■ 食管裂孔疝

关于妊娠期食管裂孔疝的文献报告由来已久。对

195 例妊娠晚期妇女进行上消化道造影显示,116 例经产妇中 20% 和 79 例初产妇中 5% 有裂孔疝(Rigler,1935)。10 例产后妇女中,有 3 例裂孔疝持续至产后 1~18 个月。

食管裂孔疝与反流性食管炎的关系,以及由此引起的症状,目前尚不清楚。一项研究显示反流和裂孔疝之间无相关性,并认为即使食管下端括约肌移位至胸腔内也仍然有正常功能(Cohen,1971)。然而,妊娠期食管裂孔疝可引起呕吐、心前区疼痛和溃疡出血。Schwentner(2011)报告了 1 例妊娠 12 周合并严重裂孔疝需要手术修复的病例。Curran 等(1999)报告了 1 例妊娠 30 周合并食管旁疝导致胃出口梗阻的病例。

■ 横膈疝

横膈疝是指腹腔内容物经 Bochdalek 孔或 Morgagni 孔形成疝。幸运的是,这类情况在妊娠期罕见。Kurzel 等(1988)回顾性分析了 18 例发生横膈疝导致急性梗阻孕妇的妊娠结局。因孕妇死亡率高达 45%,因此建议即使无症状在妊娠期也应行修补手术。有孕妇因既往外伤性膈肌损伤导致膈疝和早孕期行抗反流手术后导致膈疝的报告(Brygger,2013;Flick,1999)。此外,还有一些关于妊娠期腹腔压力增大导致自发性膈肌破裂的病例报告(Chen,2012;Sharifah,2003)。

■ 贲门失弛缓症

贲门失弛缓症是一种罕见疾病,是指食管下端括约肌不能随吞咽动作而放松,食管肌肉没有蠕动性收缩而引发相关症状(Kahrilas,2015;Khudyak,2006)。发病机制为食管下端平滑肌和括约肌的肌间(Auerbach)神经丛受到感染性损伤,而胆碱能神经元节后神经功能未受影响,导致括约肌持续兴奋。症状包括吞咽困难、胸痛和反流。钡餐造影可发现食管下端狭窄,表现为"鸟嘴征"或"尖铲征"。内镜检查可以除外胃癌,测定食管压力可以明确诊断。如果食管扩张术和药物治疗无效,可考虑肌层切开术(Torquati,2006)。

妊娠期食管下端括约肌松弛,理论上不会发生失弛缓症。并且,大多数失弛缓症患者妊娠期病情不会加重。一项研究报告了 20 例妊娠妇女的失弛缓症,未发现合并重度反流性食管炎。Khudyak 等(2006)对 35 例妊娠合并失弛缓症的患者进行观察,发现大部分患者并没有症状,仅极少数患者需要行食管扩张术。有 1 例患者食管扩张达直径 14cm,于妊娠 24 周死亡(Fassina,1995)。

失弛缓症的治疗方法包括摄入软食和使用抗胆碱

能药物。如果症状持续,可使用硝酸盐类药物、钙通道拮抗剂或局部注射肉毒杆菌毒素(Hooft,2015;Kahrilas,2015)。必要时行括约肌气囊扩张术,对于85%的非妊娠患者有效。Satin 等(1992)和 Fiest 等(1993)都有妊娠期成功行气囊扩张术的报告。同时必须警惕食管穿孔是食管扩张术的严重并发症。Spiliopoulos 等(2013)报告了 1 例妊娠 29 周合并失弛缓症的孕妇进行了持续 10 周的肠外营养,产后行矫正手术的病例。

■ 消化性溃疡病

女性一生中酸性溃疡性疾病的患病率为 10%(Del Valle,2015)。糜烂性溃疡病累及胃和十二指肠。胃十二指肠溃疡的发生原因多为幽门螺杆菌感染导致的慢性胃炎、服用阿司匹林或其他非类固醇类抗炎药(nonsteroidal antiinflammatory drug,NSAID)。胃及十二指肠溃疡在孕妇中均不常见(McKenna,2003;Weyermann,2003)。胃酸分泌也是导致溃疡的病因之一,因此抗胃酸分泌的药物治疗有效(Suerbaum,2002)。妊娠期胃部保护机制使胃酸分泌减少、胃动力降低、黏液分泌增加(Hytten,1991)。但妊娠期对反流性食管炎的反复治疗可能导致溃疡性疾病的漏诊(Mehta,2010)。在过去的 50 年中,帕克兰医院收治了 500 000 多例孕妇,其中仅有极少数患者发生有症状的溃疡病。穿孔更为少见(Goel,2014)。在有规范的治疗方案之前,Clark(1953)已经对合并溃疡病的 118 例患者的 313 次妊娠情况进行了研究,结果显示近 90% 的患者在妊娠期病情有明显缓解,但缓解持续的时间并不长,半数以上患者在产后 3 个月出现复发症状,几乎所有患者在产后 2 年内复发。

治疗主要是根除幽门螺杆菌和预防服用 NSAID 引起的疾病。通常使用抗酸药,但是 H_2 受体阻滞剂或质子泵抑制剂是一线治疗药物(Del Valle,2015)。硫糖铝是一种抑制胃蛋白酶的硫酸化蔗糖的铝盐,可在溃疡基底部形成一个保护层。约 10% 的铝盐被吸收,所以对孕妇是安全的(Briggs,2015)。

活动性溃疡需要检测幽门螺杆菌。诊断方法有尿素呼气实验、血清学检测或内镜下活检。其中任何一项阳性,都需要进行抗菌治疗和质子泵抑制剂联合治疗。除四环素外,有多种可以用于妊娠期的有效口服药物,14 天方案包括阿莫西林 1 000mg 每天 2 次+克拉霉素 500mg 每天 2 次,或甲硝唑 500mg 每天 2 次+质子泵抑制剂奥美拉唑(Del Valle,2015)。

■ 上消化道出血

在一些女性中,持续的呕吐伴随着令人担忧的上消化道出血。上消化道出血偶见于消化道溃疡。然而,大部分患者在胃食管连接部位附近出现小的线性黏膜撕裂——Mallory-Weiss 撕裂。如前所述,上消化道出血可采用保守治疗方法,如冷盐水冲洗、局部应用抗酸药物或静脉滴注 H_2 受体拮抗剂或质子泵抑制剂,通常能迅速达到止血效果。如果持续性出血,则需要输血,并行内镜检查(O'Mahony,2007)。持续性干呕导致食管内压力明显升高,可以发生食管破裂——Boerhaave 综合征,虽然罕见,但病情十分严重。

小肠和结肠功能紊乱

妊娠期小肠蠕动减慢。Lawson 等(1985)使用一种不可吸收的碳水化合物,研究妊娠期该化合物通过小肠的时间,结果显示妊娠早、中、晚期小肠的平均通过时间分别为 99 分钟、125 分钟、137 分钟,而在非孕期为 75 分钟。Everson(1992)的研究发现水银球囊从胃到盲肠的通过时间在妊娠足月的孕妇中为 58 小时,非妊娠女性为 52 小时。

结肠肌肉松弛使水钠吸收增加,容易导致便秘。妊娠不同时期便秘的发生率近 40%(Everson,1992)。通常症状轻微,可以通过高纤维饮食或服用轻泻剂改善。Wald(2003)曾发表过妊娠期便秘的治疗方法。孕妇中发生因粪便梗阻导致的巨结肠病例中,绝大多数都与长期滥用刺激性的泻药有关。

■ 急性腹泻

成年人腹泻的患病率约为 3% ~ 7%(DuPont,2014)。腹泻可分为急性期(≤2 周)、持续(2~4 周)和慢性期(>4 周)。大多数急性腹泻是由感染性病原体引起的,1/3 由食源性致病菌引起。引起成人腹泻的病毒、细菌、蠕虫和原生动物种类繁多,同样可感染妊娠女性。其中一些内容将在第 64 章讨论。急性腹泻的评估取决于其严重程度和持续时间。评估内容包括大量水样腹泻伴脱水、大量便血、发烧>38℃、持续时间>48 小时而没有改善、最近使用抗菌剂,以及免疫受损患者的腹泻(Camilleri,2015;DuPont,2014)。中重度腹泻伴大便白细胞或肉眼血便的病例最好进行经验性抗生素治疗,而不是仅做评估。比较常见的急性腹泻综合征的特点和治疗方法如表 54-4 所示。

治疗的主要措施是静脉补液,使用生理盐水或乳酸林格液,同时补充钾,以恢复母体血容量并确保子宫胎盘灌注。生命体征和尿量是脓毒症的重要监测指标。对于没有便血的中等严重程度的非发热性疾病,洛哌丁胺(易蒙停)等可能有效。水杨酸铋也可以减轻症状。

第十二篇

表 54-4　常见急性腹泻综合征的病因、临床特点及治疗

致病因子	潜伏期	呕吐	疼痛	发热	腹泻	治疗
产毒素的	1~72 小时	3~4+	1~2+	0~1+	3~4+，水样	
1. 葡萄球菌						1. 无
2. 产气荚膜菌						2. 无
3. 大肠杆菌(肠毒素)						3. 环丙沙星
4. 蜡状芽孢杆菌						4. 无
肠黏附性的	1~8 天	0~1+	1~3+	0~2+	1~2+，水样，泥状	
1. 大肠杆菌						1. 环丙沙星
2. 鞭毛虫						2. 替尼达唑
3. 蠕虫						3. 根据药敏结果治疗
产细胞毒素的	1~3 天	0~1+	3~4+	1~2+	1~3+，水样，然后血样	
1. 艰难梭菌						1. 甲硝唑
2. 大肠埃希菌(出血性)						2. 无
轻微炎症的	1~3 天	1~3+	2~3+	3~4+	1~4+，水样	
1. 轮状病毒						1. 无
2. 诺如病毒						2. 无
变异的	1~11 天	0~3+	2~4+	3~4+	1~4+，水样或血样	
3. 沙门菌						3. 环丙沙星
4. 弯曲杆菌						4. 阿奇霉素
5. 弧菌						5. 多西环素
严重的	1~8 天	0~1+	3~4+	3~4+	1~2+，血样	
6. 志贺菌						6. 环丙沙星
7. 大肠杆菌						7. 环丙沙星
8. 溶组织内阿米巴						8. 甲硝唑

资料来源：Camilleri，2015；DuPont，2014.

合理使用抗菌药物是必要的。对于中至重度腹泻的女性，推荐使用环丙沙星 500mg，每天 2 次，经验性治疗 3~5 天。特殊病原体需要特殊治疗（表 54-4）。通常不需要治疗的情况包括由大肠杆菌、葡萄球菌、蜡样芽孢杆菌和诺瓦克样病毒引起的症状。用环丙沙星或三甲氧嘧啶-磺胺甲噁唑治疗由沙门氏菌引起的严重腹泻；用阿奇霉素治疗弯曲杆菌；用口服甲硝唑或万古霉素治疗艰难梭菌；用甲硝唑治疗贾第鞭毛虫和溶组织内阿米巴（DuPont，2014；Rocha-Castro，2016）。

艰难梭菌感染

这种革兰氏阳性厌氧杆菌通过粪口途径传播。是美国最常见的院内感染。2011 年，美国 CDC 报告了 453 000 例艰难梭菌病例和 29 000 例相关死亡病例

（Lessa，2015）。最重要的危险因素是抗生素的使用，主要是氨基青霉素、克林霉素、头孢菌素和氟喹诺酮类药物。其他危险因素包括炎症性肠病、免疫抑制、高龄和胃肠道手术。大多数病例是医院获得性的，但社区获得性的病例越来越普遍（Leffler，2015）。重度结肠炎患者的相关死亡率为 5%。

通过酶联免疫法检测粪便中的毒素，或通过基于 DNA 的检测鉴定毒素基因以明确诊断。患者只要有腹泻就应该接受检测，并且不推荐治疗后再检测。预防的主要措施是通过肥皂和清水洗手，并且隔离感染的患者。治疗药物为口服万古霉素或甲硝唑。初次发作后复发的风险为 20%。粪便微生物移植可能成为复发性梭菌性结肠炎的标准治疗方法。

■ 炎症性肠病

两种非感染性炎症性肠病为溃疡性结肠炎和克罗恩病。因为治疗方法不同,因此这两种疾病的鉴别诊断很重要。两种疾病具有共同的临床特点,如果克罗恩病累及结肠,将很难进行鉴别。表 54-5 列举了两种疾病最典型的临床表现和实验室检查特点,多数病例可以以此为依据确诊及鉴别。两种疾病的发病机制均比较复杂,但都具有遗传倾向。炎症的发生是由于肠黏膜免疫系统对正常肠道菌群产生了异常的免疫反应,这个过程中自身免疫反应可有可无(Friedman,2015)。

表 54-5　炎症性肠病的异同点

	溃疡性结肠炎	克罗恩病
共同点		
遗传	100 多个与疾病相关的基因位点——1/3 一致;犹太人多发;5%～10% 为家族聚集性,特纳综合征;免疫失调	
其他	慢性间歇性加重和缓解;肠外表现:关节炎,结节性红斑,葡萄膜炎	
不同点		
主要症状	腹泻、里急后重、直肠出血、绞痛;慢性、间歇性	纤维狭窄症——复发性右下腹绞痛瘘管性——皮肤、膀胱、肠间
肠受累	大肠黏膜和黏膜下层;通常始于直肠(仅 40% 直肠炎);持续性疾病	深部小肠和大肠;通常是跨壁的;不连续侵犯;狭窄和瘘管
内镜检查	颗粒和易碎的红斑黏膜;累及直肠	节段性的;不累及直肠,累及肛周
血清抗体	抗中性粒细胞胞浆抗体(pANCA)～70%	抗酿酒酵母抗体～50%
并发症	中毒性巨结肠;结肠狭窄;关节炎;癌症(3%～5%)	瘘管;关节炎;中毒性巨结肠
治疗	内科;直肠切除术	内科;节段性瘘管切除术

资料来源:Friedman,2015;Lichtenstein,2009;Podolsky,2002.

溃疡性结肠炎

溃疡性结肠炎的病变局限于结肠黏膜层,起始于直肠并侵袭邻近肠管。在约 40% 的患者中,病变局限于直肠和乙状结肠,但 20% 的患者存在全结肠炎。病因不明,既往的阑尾切除术对溃疡性结肠炎具有预防作用(Friedman,2015)。内镜检查发现黏膜呈颗粒状,组织脆弱,伴有黏膜溃疡形成和脓性黏液(图 54-2)。

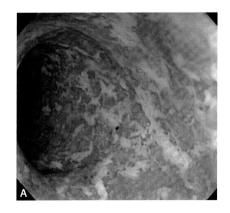
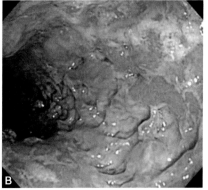

图 54-2　引起结肠炎的原因。A. 慢性溃疡性结肠炎合并弥漫性溃疡和渗出物。B. 克罗恩结肠炎与深溃疡

(资料来源:Song LM,Topazian M:Gastrointestinal endoscopy. Kasper DL,Fauci AS,Hauser SL,et al(eds):Harrison's Principles of Internal Medicine,19th ed. New York:McGraw-Hill Education;2015.)

溃疡性结肠炎的主要症状包括腹泻、直肠出血、里急后重和腹部绞痛。可以是急性或间歇性的,其特征是病情加重和缓解并存。中毒性巨结肠和严重出血是非常危险的并发症,可能需要结肠切除术。肠外表现包括关节炎、葡萄膜炎和结节性红斑。另外一个严重的问题是溃疡性结肠炎的癌变风险每年近1%。无论是溃疡性结肠炎还是克罗恩病,都可能增加静脉血栓栓塞的风险(Kappelman,2011;Novacek,2010)。

克罗恩病

克罗恩病又称为区域性肠炎、克罗恩回肠炎和肉芽肿性结肠炎。与溃疡性结肠炎相比,克罗恩病的临床表现更加多样化。其病变累及肠黏膜及深层组织,常贯穿肠壁全层(图54-2)。病变可累及整个胃肠道,从口腔到肛门,都可发生病变,但通常呈节段性分布(Friedman,2015)。近30%的患者小肠受累,25%的患者仅有结肠病变,40%的患者小肠和结肠同时受累,通常为回肠末端和结肠。在结肠受累的患者中,1/3可发展为肛周瘘和脓肿。

症状取决于肠管受累的部位。临床表现包括右下腹部绞痛、腹泻、体重减轻、低热和肠梗阻。疾病呈慢性迁延性、反复加重和缓解,更重要的是药物和手术治疗无效。近30%的患者在确诊后的1年内需要手术治疗,以后每年有5%的患者需要手术治疗。伴发反应性关节炎比较常见。胃肠道癌变的风险尽管没有溃疡性结肠炎高,但实际上也有所增加。

炎症性肠病和生育

通常认为炎症性肠病可导致生育功能降低,然而,Mahadevan(2006a)的研究显示,除严重的需手术治疗的炎症性肠病外,其他患者的生育率是正常的。同样,Alstead(2003)的研究也发现,随病情恢复,活动性克罗恩病患者降低的生育能力逐渐恢复正常。对于需要手术切除的患者,腹腔镜吻合术后患者的生育率更高(Beyer-Berjot,2013)。然而,即使行结肠切除术,患者生育能力得到改善,仍有多达一半的女性仍然持续不孕(Bartels,2012)。即便实施了满意的回肠袋-肛门吻合术,患者的性功能和生育能力也仅能得到轻微改善(Hor,2016)。柳氮磺胺吡啶可以造成可逆性的精子异常,可能在一定程度上影响了生育功能(Feagins,2009)。

炎症性肠病和妊娠

溃疡性结肠炎和克罗恩病在年轻女性中相对多见,因此妊娠女性中具有一定的发生率。关于炎症性肠病与妊娠以下观点可供参考。首先,共识认为怀孕不会增加炎症性肠病急性发作的风险(Mahadevan,2015)。对欧洲炎症性肠病的女性长达10年的追踪研究结果也证实,与孕前的疾病过程比较,妊娠期间急性病情进展的风险降低(Riis,2006)。尽管大多数情况下炎症性肠病在妊娠早期处于休眠状态,很少发作;但是,一旦发作,病情将非常严重。并且妊娠早期处于疾病活动期的患者,发生不良妊娠结局的风险增加,这方面的内容将在后续进行讨论。大部分常规药物孕期可以继续使用。必要时应做诊断性评估,以指导治疗。如果有指征,应进行手术治疗。顺利结束分娩后约一半患者的生活质量将得到改善(Ananthakrishnan,2012)。

炎症性肠病可能增加不良妊娠结局的风险(Boyd,2015;Cornish,2012;Getahun,2014)。这一结论源自对妊娠合并溃疡性结肠炎或克罗恩病患者的研究。特别是克罗恩病被认为与不良结局的发病风险增高有关(Dominitz,2002;Stephansson,2010)。但是,Reddy等(2008)的研究发现,病情严重和病情反复发作的患者更容易发生不良妊娠结局。欧洲克罗恩病和结肠炎流行病学委员会(ECCO-EpiCom)进行了一项前瞻性病例对照研究,Bortoli等(2011)报告了研究结果,显示332例患有炎症性肠病的孕妇与正常孕妇比较,妊娠结局相似。重要的是,围产期死亡率并未明显增加。

溃疡性结肠炎和妊娠 溃疡性结肠炎不会显著改变患病妇女的妊娠过程。一项对755例处于静止状态的溃疡性结肠炎孕妇的荟萃分析中发现,近1/3在孕期病情有所进展(Fonager,1998)。孕期处于活动期的患者中近45%的病情加重,25%的病情稳定,仅25%的病情有所改善。这一研究结果与Miller(1986)的大样本荟萃分析和Oron等(2012)的研究结果相似。

骨质疏松症是其重要的并发症,在高达1/3的妇女中发生,因此每天需服用维生素D 800IU及钙1 200mg。建议孕前及早孕期每天口服4mg叶酸以预防神经管缺陷。大剂量叶酸补充可抵消柳氮磺胺吡啶的抗叶酸作用。病情发作与精神心理压力有关,精神安慰很重要。

溃疡性结肠炎孕期的治疗与非孕期相似。能分解生成5-氨基水杨酸(5-aminosalicyclic acid,5-ASA)的药物或美沙拉嗪可用于疾病活动期或长期维持治疗。柳氮磺胺吡啶(Azulfidine)是最常使用的药物,其分解产生的5-ASA可抑制结肠黏膜中的前列腺素合成酶。其他包括奥沙拉嗪(Dipentum)、巴柳氮(Colazal)和延迟释放的5-ASA衍生物(Apriso,Asacol,Pentasa,Lialda)。对于对5-ASA无效的中度或重度患者,可口服、肠胃外或灌肠给予糖皮质激素。然而,这些药物一般不用于维持治疗。顽固性溃疡性结肠炎的患者可使用免疫调节药物,包括硫唑嘌呤,6-巯基嘌呤或环孢素A,这些药物在妊娠期间使用相对安全(Briggs,2015;Mozaffari,2015)。甲氨蝶呤在孕期禁用。

在过去,顽固性中度至重度溃疡性结肠炎的患者可使用生物治疗。由于功效大,现在经常用于治疗病情严重的患者,以防止并发症的发生。主要为抗肿瘤坏死因子-α(TNF-α)的抗体:英夫利昔单抗(Remicade)、阿达木单抗(Humira)和戈利木单抗(Simponi)已批准使用。可静脉或皮下给药。研究表明在妊娠期间使用是安全的,但仍有学者担心停药后会导致疾病复发(Torres,2015)和新生儿免疫抑制(Bröms,2016;Diav-Citrin,2014;Gisbert,2013)。

如有指征可行结肠镜检查(Katz,2002)。对于暴发性肠炎的患者行结肠切除术和造瘘术可挽救生命,手术可在妊娠期的任何时间进行。Dozois 等(2006)回顾性分析了 42 例暴发性肠炎行结肠切除术的病例,发现近年来的病例一般结局良好。大部分患者行部分结肠或全结肠切除术,但 Ooi 等(2003)曾报告 1 例妊娠10 周和 1 例妊娠 16 周,行结肠造口减压术及回肠造口术的病例。如上文所述,肠外营养对于病情长期恶化的妇女来说是必要的。

孕前行回肠袋和肛门吻合术可改善性功能和生育能力(Cornish,2007)。孕期病情恶化的不利因素包括频繁排便、大便失禁和隐窝炎。隐窝炎是由于细菌增殖和淤滞导致的回肠袋的炎症反应状态,通常对头孢菌素 A 或甲硝唑敏感。曾有 1 例罕见病例报告,回肠袋与增大的子宫形成粘连,导致回肠袋穿孔(Aouthmany,2004)。

行结肠切除及回肠肛门吻合术的患者经阴道分娩是安全的(Ravid,2002)。Hahnloser 等(2004)总结了分娩前行回肠袋-直肠吻合术的 235 次妊娠和分娩后行回肠袋-直肠吻合术的 232 次妊娠的分娩情况,发现妊娠结局是相似的,提出应该在有产科指征的情况下行剖宫产。曾有文献报告过剖宫产术后回肠梗阻的病例(Malecki,2010)。

大多数情况下,溃疡性结肠炎对妊娠结局几乎没有不良影响。Modigliani(2000)回顾性分析了 2 398 例合并溃疡性结肠炎患者的妊娠结局,发现与普通产妇比较,围产结局无显著差异,并且自然分娩率、早产率及死胎率都非常低。一项对华盛顿人群的病例对照研究发现,107 例溃疡性结肠炎患者与 1 308 例正常孕妇的妊娠结局比较,发现除先天性畸形的发生率不明原因增高和剖宫产率明显增高外(Mahadevan,2015),其余围产期结局是相似的(Dominitz,2002)。相似的结论也在前述的 ECCO-EpiCom 研究中(包含 187 例妊娠合并溃疡性结肠炎患者)报告(Bortoli,2011)。

克罗恩病和妊娠 一般说来,孕期克罗恩病的严重性与其受孕时的疾病状态有关。Fonager 等(1998)对 279 例克罗恩病孕妇进行了对照研究,其中 186 例孕妇受孕时疾病处于非活动期,1/4 的患者孕期病情恶化;93 例孕妇受孕时疾病处于活动期,2/3 的患者病情仍处于活动期或加重。Miller 等(1986)和 Oron 等(2012)的研究中也得出了相似的结论。

与溃疡性结肠炎一样,需补充钙、维生素 D 和叶酸。对于无症状期的维持治疗,缺乏普遍有效的方案。柳氮磺胺吡啶对某些人有效,但采用 5-ASA 制剂的耐受性较好。泼尼松治疗可控制中至重度的疾病发作,但对小肠受累效果较差。免疫调节剂如硫唑嘌呤,6-巯基嘌呤和环孢素 A 可用于疾病的活动期和维持治疗。这些免疫调节剂在孕期使用是相对安全的(Briggs,2015;Chande,2015)。如第 12 章所述,妊娠期禁用甲氨蝶呤、霉酚酸酯和霉酚酸(Briggs,2015;Food and Drug Administration,2008)。

与溃疡性结肠炎一样,抗肿瘤坏死因子单克隆抗体通常用于克罗恩病的活动期和维持治疗(Casanova,2013;Cominelli,2013;Friedman,2015)。这类免疫调节剂包括英夫利昔单抗、阿达木单抗、赛妥珠单抗(Cimzia)、那他珠单抗(Tysabri)和维多珠单抗(Entyvio)。如本章前文所述,在妊娠期使用是安全的(Briggs,2015;Clowse,2015),但中断使用可能导致疾病复发(Torres,2015)。

对有并发症的孕妇,可使用内镜检查或保守性手术。小肠受累需要手术治疗的并发症包括瘘管、狭窄、脓肿和难治性疾病。据 Woolfson(1990)统计,约 5% 的孕妇孕期需要接受腹部外科手术治疗。肠外营养已成功用于严重及复发性克罗恩病(Russo-Stieglitz,1999)。行回肠结肠造口术的患者术后可能发生严重的问题。患有肛周瘘管而非直肠阴道瘘的妇女,通常可以阴道分娩,不增加并发症(Forsnes,1999;Takahashi,2007)。

与溃疡性结肠炎相比,克罗恩病与不良妊娠结局的相关性可能更大(Stephansson,2010)。妊娠结局与疾病的活动状态有关。丹麦 Norgård(2007)的一项病例对照研究发现,早产的风险是正常妊娠的 2 倍。Dominitz(2002)的研究发现,149 例克罗恩病患者中,早产、低出生体重、胎儿生长受限和剖宫产的风险增加了 2~3 倍。然而,2011 年 ECCO-EpiCom 的前瞻性研究发现克罗恩病与正常妊娠的妊娠结局相似。

■ 造口术和妊娠

妊娠期行结肠造口术或回肠造口术,由于位置的原因可能出现一些问题(Hux,2010)。Gopal 等(1985)对 66 例行造口术患者的 82 次妊娠情况进行了研究,发现尽管吻合口功能障碍比较常见,但保守治疗均有效;其中 6 例出现肠梗阻,3 例需要手术治疗;4 例回肠造口脱垂,占全部患者的 10%,均需要手术治疗;82 次妊娠中近 1/3 行剖宫产终止妊娠。但是,Takahashi 等(2007)报告了 7 例行肠造口术治疗克罗恩病的患者中,6 例行剖宫产终止妊娠。虽然梗阻性回肠造口术会引起粘连,但增大的子宫可能会缓解梗阻(Porter,2014)。Farouk 等(2000)认为妊娠不会对造口功能产生长期的不良影响。

■ 肠梗阻

尽管妊娠期肠梗阻更难诊断,但肠梗阻的发生率并没有增加。Meyer 等(1995)报告了两所位于底特律的医院 20 年间肠梗阻的发生率为 1/17 000。一项研究表明小肠梗阻是妊娠期急腹症的第二大常见原因,而阑尾炎是第一大原因,分别为 15% 和 30%(Unal,2011)。近半数肠梗阻的发生与既往的盆腔手术(包括剖宫产)导致的粘连有关(Al-Sunaidi,2006;Andolf,2010;Lyell,2011)。25% 的肠梗阻由乙状结肠、盲肠或小肠扭转引起,在妊娠晚期或产褥早期均有发生(Bade,2014;Biswas,2006;Al Maksoud,2015)。Roux-en-Y 胃旁路减肥术是当前流行的术式,有术后发生妊娠期小肠梗阻的病例报告(Bokslag,2014;Wax,2013)。在孕期偶尔会发生肠套叠(Bosman,2014;Harma,2011)。与腹腔镜手术相比,接受开腹结肠直肠癌手术后的肠梗阻增加了 3 倍(Haggar,2013)。Serra 等(2014)报告了 1 例巨大的腹壁疝合并肠梗阻的病例。

大部分妊娠期肠梗阻是由于增大的子宫对肠管粘连的压迫所致。Davis 和 Bohon(1983)认为肠梗阻最常发生于以下时期:孕中期,子宫进入腹腔时;孕晚期,胎头下降时;产褥早期,子宫体积迅速缩小时。Perdue 等(1992)研究发现 80% 的患者有恶心、呕吐的症状,98%的患者有持续性腹痛或腹部绞痛,70% 的患者有腹部压痛,仅 55% 的患者有正常的肠鸣音。90% 的患者做可溶性造影剂腹部平片,可发现梗阻的证据(图 54-3)。普通腹平片对小肠梗阻的诊断率较低,CT 或 MRI 可用于诊断(Biswas,2006;Essilfie,2007;Mckenna,2007)。结肠镜检查兼有诊断和治疗结肠扭转的作用(Dray,2012;Khan,2012)。

由于妊娠期诊断困难、易延误治疗、患者拒绝孕期手术及常需急诊手术等因素的影响,妊娠合并肠梗阻的病死率很高(Firstenberg,1998;Shui,2011)。Perdue 等(1992)研究发现 66 例患者中孕产妇死亡率为 6%,围产儿死亡率为 26%。在 4 例死亡的孕产妇中,2 例在妊娠晚期因粘连引发乙状结肠或盲肠扭转穿孔所致。

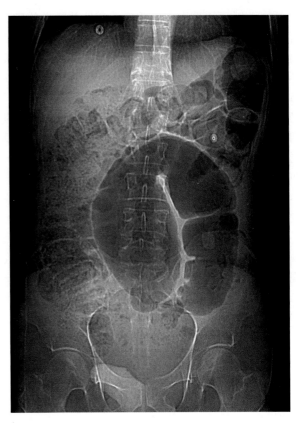

图 54-3　腹部平片示典型的乙状结肠扭转可见"弯曲内管"特征
(资料来源:Song LM, Topazian M: Gastrointestinal endoscopy. Kasper DL, Fauci AS, Hauser SL, et al(eds): Harrison's Principles of Internal Medicine, 19th ed. New York: McGraw-Hill Education;2015.)

■ 结肠假性梗阻

结肠假性梗阻也称 Ogilvie 综合征,因结肠蠕动功能减弱引起。其特点是盲肠及右半结肠扩张。在所有发病的患者中,仅 10% 与妊娠相关。据报告,发生率高达 1/1 500(Reeves,2015)。通常发生在产后,尤其是剖宫产术后,但产前也偶有发生(Tung,2008)。肠管发生破裂罕见(Singh,2005)。大部分患者静脉注射新斯的明 2mg,可使肠管压力迅速减轻(Song,2015)。一些患者需行结肠镜减压。穿孔的患者需要行开腹手术(De Giorgio,2009;Rawlings,2010)。

■ 阑尾炎

阑尾炎的发生率为 7% ~ 10%(Flum,2015)。因此,孕期发生阑尾炎相对常见,对可疑阑尾炎的孕妇应进行评估。Theilen 等(2015)对 5 年间 171 例可疑阑尾炎的病例进行了研究,发现仅 12 例孕妇经病理证实患有阑尾炎。经过临床和影像学评估,可除外很多疑似阑尾炎的病例。在 800 多万例妇女中,阑尾炎确诊率为

1/5 500~1/1 000(Abbasi,2014;Hée,1999;Mazze,1991)。

长期以来反复强调妊娠会增加阑尾炎诊断的困难。部分原因是正常妊娠期也会出现恶心、呕吐。此外,增大的子宫使阑尾的位置从右下向上、向外移动(Baer,1932;Erkek,2015;Pates,2009)。导致诊断延误的另外一个常见原因是正常妊娠时也会有不同程度的生理性白细胞增加。鉴于上述原因,孕妇尤其是妊娠晚期的孕妇,如没有阑尾炎的典型临床表现,常难以与胆囊炎、早产、肾盂肾炎、肾绞痛、胎盘早剥或子宫肌瘤变性等疾病进行鉴别。

大部分研究都提示随着孕周增加,阑尾炎的发病率和死亡率有所增加。由于阑尾的位置随增大的子宫逐渐上升,导致炎症不易被大网膜包裹,因此,阑尾穿孔更常见于妊娠晚期。Andersson 等(2001)及 Ueberruek 等(2004)的研究显示妊娠早、中、晚期阑尾穿孔的发病率分别为 8%、12%和 20%。

诊断

持续性腹痛和腹部压痛是最常见的症状。尽管随阑尾的位置改变,疼痛的部位也发生移动(Mourad,2000),但右下象限区疼痛仍是最常见的。对可疑阑尾炎患者采用腹部超声检查作为初步评估手段是合理的,还能除外产科因素导致的疼痛(Butala,2010)。因盲肠移位和子宫压迫,妊娠期行加压超声更加困难(Pedrosa,2009)。应用阑尾部位的 CT 检查确诊可疑阑尾炎其敏感性和准确性高于超声检查(Katz,2012;Raman,2008)。可采取一些措施减少射线对胎儿的影响(第 46 章)。目前认为,MR 成像是评估妊娠期可疑阑尾炎的首选方式(图 54-4)。MR 成像具有较高的诊断率和准确率(Fonseca,2014;Theilen,2015)。一项荟萃分析发现,MR 成像的阳性预测值和阴性预测值分别

为 90%和 99.5%(Blumenfeld,2011)。Burke 等(2015)报告了类似的结果。使用决策分析模型发现,CT 和 MR 成像具有最好的成本效益比(Kastenberg,2013)。Fonseca 等(2014)在 7 000 例患者的临床研究中验证了这一结果。

治疗

如果怀疑阑尾炎,应立即手术探查。尽管有可能误诊,导致正常阑尾被切除,但手术治疗可以防止延误病情,以及弥漫性腹膜炎的发生(Abbasi,2014)。多数研究结果显示手术治疗患者的正确诊断率为 60%~70%。然而,如前所述,随着 CT 和 MR 成像技术的应用,诊断率明显增高(Blumenfeld,2011;Theilen,2015)。更重要的是,诊断准确率与孕周成反比。

目前,腹腔镜手术是孕早中期可疑阑尾炎患者的常用治疗方法。一项来自瑞典数据库的研究发现,妊娠 20 周前的 2 000 例行腹腔镜下阑尾切除术患者的围产期结局与 1 500 多例开腹手术患者的围产期结局相似(Reedy,1997)。Wilasrusmee 等(2012)的研究发现行腹腔镜手术患者的胎儿丢失率较高。最近的一项荟萃分析认为,目前的证据还不足以证明哪种方式的阑尾切除术更好。但也认为腹腔镜手术可能与更高的流产风险相关(Walker,2014)。许多医疗中心在妊娠晚期行腹腔镜阑尾切除术(Donkervoort,2011)也是美国胃肠和内镜外科学会推荐的(Pearl,2017;Soper,2011)。但妊娠 26 周以后的腹腔镜手术应该由有经验的内镜外科医生进行(Parangi,2007)。

手术探查之前,应给予静脉抗炎治疗,通常使用第二代或第三代头孢菌素。除非合并阑尾坏疽、穿孔或阑尾周围蜂窝织炎,一般术后停药。如果未合并弥漫性腹膜炎,一般预后良好。很少在阑尾切除术的同时行剖宫产手术。术后子宫收缩很常见,有些临床医生推荐使用抑制宫缩的药物,但我们不推荐使用。De Veciana 等(1994)指出使用宫缩抑制剂,可增加孕妇因败血症导致肺水肿的风险(第 47 章)。

抗炎治疗和外科治疗

欧洲的一些研究认为,许多阑尾炎病例可经单纯抗炎治愈(Flum,2015;Joo,2017)。目前,我们并不赞同这种做法,除非有强力证据证明妊娠合并阑尾炎孕妇单纯抗炎治疗有效。在一项研究中,6%的患有阑尾炎的孕妇接受了抗菌药物治疗,与手术治疗的病例相比,这些孕妇感染性休克、腹膜炎和静脉血栓栓塞的风险显著升高(Abbasi,2014)

妊娠结局

阑尾炎增加了流产或早产的风险,尤其在合并腹膜炎的情况下。有两项对妊娠 23 周以后的研究报

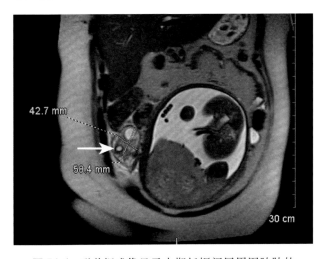

图 54-4 磁共振成像显示中期妊娠阑尾周围脓肿的前后,脓肿约 5cm×6cm,阑尾腔(箭头)可见于右下象限肿块内,该肿块右侧可见妊娠子宫

告,阑尾炎手术治疗后自然流产率高于其他外科手术（Cohen-Kerem,2005；Mazze,1991），胎儿丢失率为22%。两个基于人群的大规模研究证实了妊娠期阑尾炎的不良结局。一项来自加利福尼亚州的研究发现,因可疑阑尾炎行手术治疗的3 133例住院孕妇中,总的胎儿丢失率为23%,单纯性阑尾炎与有并发症的阑尾炎患者比较,胎儿丢失率分别为6%和11%（McGory,2007）。来自台湾的一项全国性研究发现,908例患有急性阑尾炎的孕妇和对照组比较,低出生体重和早产的风险增加了1.5~2倍（Wei,2012）。

远期并发症并不常见。败血症与新生儿神经损伤的相关性还未得到证实（Mays,1995）。妊娠期阑尾炎与以后的不孕症并不相关（Viktrup,1998）。

（王静 翻译　蔺莉 审校）

参考文献

第 55 章

肝脏、胆囊和胰腺疾病

　　黄疸是妊娠期间较少见的并发症。尽管大多数黄疸不经治疗也会消失，但不要因预后好而过于乐观，有时黄疸可能是急性黄色肝萎缩的最初症状。

——J. 惠特里奇·威廉姆斯（1903）

　　尽管威廉姆斯只提到了急性肝脂肪变性，但在临床实践中，孕期肝、胆囊和胰腺疾病均可引发一系列严重的并发症。有些并发症继发于患者的原发病，有些则是妊娠期间特有的。这些疾病与妊娠之间的关系错综复杂，极富挑战性。

肝脏疾病

　　妊娠期并发的肝脏疾病通常可分为三类。第一类与妊娠特异性相关，可自行缓解或分娩后自愈，如肝内胆汁淤积症和急性脂肪肝，将在之后讨论。此外，妊娠剧吐的肝功能损害可能累及肝脏。有近半数的住院患者肝功能异常，出现轻度高胆红素血症和血清转氨酶升高，但很少超过 200U/L（表 55-1）。肝脏活检可能显示轻微的脂肪变化。妊娠剧吐在第 54 章进行了详细讨论。第一类中的另外一种是子痫前期——HELLP 综合征引发的肝细胞损伤，其特点是溶血、肝酶升高和血小板减少，这些变化在第 40 章中已经详细讨论过。

表 55-1　妊娠合并急性肝病的临床和实验室检查

疾病	发病孕期	临床表现	肝		肾	血常规和凝血					
			AST/ (U·L⁻¹)	Bili/ (mg·dL⁻¹)	Cr/ (mg·dL⁻¹)	Hct	Plat	Fib	DD	PT	溶血
剧吐	早	中度恶心、呕吐	NL~300	NL~4	↑	↑↑	NL	NL	NL	NL	无
胆汁淤积	晚	瘙痒，黄疸	NL~200	1~5	NL	NL	NL	NL	NL	NL	无
脂肪肝	晚	中度恶心、呕吐，± 高血压，肝衰竭	200~800	4~10	↑↑↑	↑↑↑	↓↓	↓↓↓	↑	↑↑	↑↑↑
子痫前期	中晚	头痛，高血压	NL~300	1~4	↑	↑	↓↓	NL	↑	NL	↑~↑↑
肝炎	可变	黄疸	2 000+	5~20	NL	↑	↓	NL	NL	↑	无

↑，水平升高；↓，水平下降。
AST，天冬氨酸转氨酶；Bili，胆红素；Cr，肌酐；DD，D-二聚体；Fib，纤维蛋白酶原；HA，头痛；Hct，红细胞比容；HTN，高血压；N&V，恶心、呕吐；NL，正常；Plat，血小板；PT，凝血酶原时间。

第二类为与妊娠同时发生的急性肝脏疾病,如急性病毒性肝炎。第三类为孕前就存在的慢性肝病,如慢性肝炎、肝硬化和食管静脉曲张。

重要的是,一些正常妊娠引起的生理变化包括明显的与肝脏相关的临床表现和实验室指标的变化(参见第4章和附录)。如血清碱性磷酸酶水平升高、肝掌和蜘蛛痣等肝脏疾病的征象,在正常妊娠期都比较常见。由雌激素、孕酮和其他妊娠激素水平升高所介导的细胞色素 P450 系统的表达改变,使代谢也受到影响。例如,肝 CYP1A2 表达下降,而 CYP2D6 和 CYP3A4 表达升高。重要的是,细胞色素酶在肝脏以外的许多器官中表达,最显著的是胎盘。具体的影响比较复杂,并且可能受妊娠年龄和表达器官的影响(Isoherranen,2013)。尽管发生了这么多功能性改变,在正常妊娠中并没有发现肝脏组织学的重大改变。

■ 妊娠期肝内胆汁淤积症

妊娠期肝内胆汁淤积症也称为妊娠期复发性黄疸、胆汁淤积性肝病、妊娠黄疸,其临床特点为瘙痒、黄疸或两者同时发生。在多胎妊娠中更常见(Lausman,2008;Webb,2014)。发病明显受遗传因素影响,因此发病率有种族差异。胆汁淤积症在北美地区罕见,妊娠期发病率约为 1/(500~1 000)。但是,洛杉矶地区拉丁裔妇女的发病率接近 5.6%(Lee,2006)。从历史上看,智利和玻利维亚的土著妇女也有较高的发病率。由于未知的原因,这种发病率自 20 世纪 70 年代以来下降,现在小于 2%(Reyes,2016)。在其他国家,如瑞典、中国和以色列,发病率 0.25%~1.5%(Glantz,2004;Luo,2015;Sheiner,2006)。

发病机制

妊娠期肝内胆汁淤积症的病因不明,但与各种性激素水平的变化有关。然而,目前的研究聚焦在编码肝细胞转运系统的基因突变,包括编码与进行性家族性肝内胆汁淤积症相关的多种耐药蛋白 3(MDR3)的 *ABCB4* 基因的突变,以及编码胆盐输出泵的 *ABCB11* 基因的突变(Anzivino,2013;Dixon,2014)。其他潜在的基因产物是法尼索类 X 受体和 *ATP8B1* 编码的 ATP 转运酶(Abu-Hayyeh,2016;Davit-Spraul,2012)。此外,一些减少胆汁酸转运的药物加重了这种紊乱。在肾移植术后服用硫唑嘌呤的孕妇中,也发现存在严重的胆汁淤积性黄疸。

无论何种发病因素,最终均导致胆汁酸不能有效清除,而在血浆内积聚。高胆红素血症是由直接胆红素积聚引起,但总血浆浓度很少超过 4~5mg/dL。碱性磷酸酶较正常妊娠女性升高幅度更大。血清转氨酶正常或轻度升高,但很少超过 250U/L(表 55-1)。肝活检有轻度胆汁淤积表现,肝细胞和中央小叶小管有胆栓形成,但没有炎症改变和坏死。这些改变会在产后消失,但是,常在下次妊娠或服用含雌激素的避孕药时复发。

临床表现

瘙痒一般出现在孕晚期,但有时甚至更早。瘙痒多从足底开始,没有全身症状,皮肤改变仅限于抓痕。症状出现时可能伴有生化检查的异常,但瘙痒症状往往在实验室指标改变几周之前就已经出现,约 10% 的患者出现黄疸。

在肝酶正常的情况下,瘙痒需要与其他皮肤疾病进行鉴别诊断(表 62-1)。如果没有血压升高或蛋白尿,一般不考虑子痫前期性的肝脏损害。超声检查可以除外胆结石和胆道梗阻。此外,胆汁淤积症患者血清转氨酶升高的幅度较低,急性病毒性肝炎的转氨酶升高明显,二者易于鉴别。慢性丙型肝炎与胆汁淤积症的发病风险增高有关,在丙型肝炎 RNA 检测阳性的妇女中,胆汁淤积症的风险可能高达 20 倍(Marschall,2013)。

治疗

瘙痒是由血清胆汁盐浓度升高引起。抗组胺药和局部润滑剂可以缓解症状。尽管有报告认为考来烯胺是有效的,但这类药物可能降低脂溶性维生素的吸收,引起维生素 K 缺乏,导致胎儿凝血功能障碍。已有发生胎儿颅内出血和死胎的文献报告(Matos,1997;Sadler,1995)。

最近的荟萃分析显示,熊去氧胆酸可减轻瘙痒症状,降低胆汁酸和血清肝酶水平,并可减少新生儿的某些并发症,包括早产、胎儿窘迫、呼吸窘迫综合征和入住新生儿重症监护病房等(Bacq,2012)。Kondrackiene 等(2005)将 84 例有症状的患者随机分组,分别给予熊去氧胆酸(每天 8~10mg/kg)和考来烯胺,结果显示熊去氧胆酸的治疗效果更好,两组的治愈率分别为 67% 和 19%。同样,Glantz 等(2005)进行熊去氧胆酸和地塞米松的随机对照研究,发现熊去氧胆酸具有更多的益处。美国妇产科医师学会(2015)的结论是熊去氧胆酸能减轻瘙痒和改善胎儿结局,但改善胎儿结局的证据并不充分。

妊娠结局

早期的研究报告了胆汁淤积性黄疸导致的严重不良妊娠结局。但仔细分析发现过去 20 年胆汁淤积增加围产儿死亡率的证据并不充分,严密的胎儿监护是否有预防作用也不清楚。其他一些研究也支持这些观点。在一项对 693 例瑞典妇女的研究中发现,胆汁淤积患者的围产儿死亡率略有升高,但仅发生于病情严重的病例(Glantz,2004)。Sheiner 等(2006)观察研究了 376 例胆汁淤积的孕妇,发现围产儿结局与同期妊娠人群比较并无显著差异,但孕妇的引产率和剖宫产率明显升高。Lee 等(2009)报告了 2 例 NST 试验正常下的胎儿死亡。在另一项针对 101 例患病孕妇的研究中,并没有发现足月胎儿的死亡,实际上,其中 87% 的妇女为避免不良妊娠结局进行了引产(Rook,2012)。尽管如此,1/3 的孕妇的新生儿还是发生了并发症,尤其是呼吸窘迫、胎儿窘迫和羊水胎粪污染。这些并发症在胆汁酸水平较高的患者中更为常见。Herrera 等(2017)报告了类似的研究结果。Wikström Shemer 等(2013)从 1 213 668 例新生儿的数据库中,提取了 5 477 例胆汁淤积症患者的病例,其研究结果显示胆汁淤积与子痫前期和妊娠糖尿病有关。虽然新生儿 5 分钟阿普加评分偏低和大于孕龄儿增多,但死胎率没有增加。这可能与人工干预引产及早产有关。因此,到目前为止,许多专家仍然建议尽早引产以避免死胎。在帕克兰医院,一些母胎医学专家建议孕 38 周引产,而另一些专家建议孕 39 周引产。

如前所述,一些证据支持高血清胆汁酸水平可能导致胎儿死亡的观点。胆汁酸在正常妊娠时保持<10μmol/L 的水平(Egan,2012)。胆汁酸水平升高可导致羊水胎粪污染和死胎。例如,之前对 693 例瑞典妇女的研究显示,死胎仅发生于胆汁酸水平>40μmol/L 的患者(Glantz,2004)。最近的研究也表明不良妊娠结局与胆汁酸水平升高有关。例如,Brouwers 等(2015)发现当胆汁酸水平>100μmol/L 时,尽管积极干预提前分娩,但自然早产(19%)、羊水胎粪污染(48%)和围产期死亡(10%)的发生率均增高。Kawakita 等(2015)也得出了类似的研究结果,发现死胎率增高。尤其在一项 233 例妊娠期胆汁淤积症的研究中,发生 4 例死胎,全部为胆汁酸水平>100μmol/L 的患者。Gao 等(2014)发现心脏功能障碍与胆汁酸有关,在心肌细胞的体外制备中,胆汁酸以剂量依赖的方式降低心率,同时增加细胞内钙水平。有趣的是,受影响孕妇的胎儿超声心动图发现 PR 间期延长(Rodrguez,2016;Strehlow,2010)。

■ 妊娠期急性脂肪肝

妊娠期急性肝衰竭最常见的病因是急性脂肪肝,也称为急性脂肪变性和急性黄色肝萎缩。它的特征是脂肪微粒堆积,"挤掉"了肝细胞的正常功能(图 55-1)。大体标本为肝脏变小、变软、变黄、油腻。重症妊娠期急性脂肪肝的发病率约为 1/10 000(Nelson,2013)。急性脂肪肝下次妊娠再发很罕见,但已有少数病例报告(Usta,1994)。

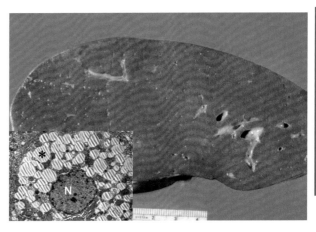

图 55-1　妊娠期急性脂肪肝。死于吸入性肺炎和呼吸衰竭的孕妇肝脏横断面。肝脏呈油腻黄色外观,贯穿整个标本。左下插图为一个肿胀的肝细胞的电子显微照片,其中含有少量的微泡脂肪滴(＊);细胞核(N)保持在细胞内,与大泡性脂肪沉积的情况不同

(资料来源:Dr. Don Wheeler.)

发病机制

尽管对妊娠期急性脂肪肝的研究很多,但是对研究的结果还存在争议,对发病机制的解释也尚不完善,引发很多学者的兴趣。例如,少数孕妇的脂肪肝与隐性遗传性线粒体脂肪酸氧化功能缺陷有关。这与儿童脑病合并内脏脂肪变性综合征(Reye syndrome)的发病原因相似。很多基因突变可导致催化氧化旁路途径的最后一步的线粒体 ATP 酶复合体功能异常。最常见的是第 2 对染色体上的 G1528C 基因和 E474Q 基因突变,此基因编码长链 3-羟酰-辅酶 A-脱氢酶,即 LCHAD。此外,还有其他突变,如中链酰基辅酶 A 脱氢酶——MCAD 的突变,以及肉碱棕榈酰基转移酶 1 功能缺陷(Santos,2007;Ylitalo,2005)。

Sims 等(1995)发现一些纯合子 LCHAD 基因缺陷的脑病合并内脏脂肪变性综合征儿童,其杂合子基因携带的母亲为脂肪肝患者,生育的杂合子女胎也有相同的表现。虽然有些人认为 LCHAD 基因缺陷的杂合子孕妇生育纯合子胎儿才有急性脂肪肝的风险,但一般情况下并非如此(Baskin,2010)。

关于脂肪酸 β-氧化酶功能缺陷与重度子痫前期,特别是在患有 HELLP 综合征的妇女(第 40 章)之间的关系,目前尚有争议。这些观察大多来源于儿童出现脑病合并内脏脂肪变性综合征时,对母亲的回顾性研究。例如,一项病例对照研究比较了 50 例曾生育脂肪酸氧化功能障碍胎儿的女性和 1 250 例生育正常胎儿的女性(Browning,2006),在怀孕期间,16% 患儿的母亲出现肝脏疾病,而对照组的发病率只有 0.9%。其中 12% 为 HELLP 综合征,4% 为脂肪肝。尽管文献报告如此,但伴随或不伴随 HELLP 综

合征的重度子痫前期在临床、生化和组织病理学等方面的表现与急性脂肪肝完全不同(ACOG,2015;Sibai,2007)。

临床表现

急性脂肪肝几乎总是在妊娠晚期发病。Nelson 等(2013)报告了帕克兰医院收治的 51 例患者,平均孕周 37 周(31.7~40.9 岁),约 20% 在妊娠 34 周或 34 周前分娩。在这 51 例妇女中,41% 为初产妇,2/3 为男性胎儿。其他文献报告,10%~20% 的急性脂肪肝患者为多胎妊娠(Fesenmeier,2005;Vigil-De Gracia,2011)。

急性脂肪肝具有一系列临床重症表现。最严重者病情在几天之内迅速进展。主要的临床表现为持续性的恶心、呕吐,还有不同程度的全身乏力、食欲减退、上腹部疼痛和进行性黄疸。约半数患者有高血压、蛋白尿和水肿,这些症状可单独或同时出现,子痫前期患者有同样的临床表现。如表 55-1 和表 55-2 所示,中度至重度肝功能障碍表现为低纤维蛋白原血症、低白蛋白血症、低胆固醇血症和凝血时间延长。血清胆红素水平通常 <10mg/dL,血清转氨酶水平有一定程度的升高,通常 <1 000U/L。

表 55-2 215 例妊娠期急性脂肪肝患者的实验室检查

病例组	例数	实验室异常值的均数±1 个标准差(范围)[a]			
		纤维蛋白原/(mg·dL⁻¹)	血小板/(10³·μL⁻¹)	肌酐/(mg·dL⁻¹)	AST/(U·L⁻¹)
Pereira(1997)	32	ND	123(26~262)	2.7(1.1~8.4)	99(25~911)
Fesenmeier(2005)	16	ND	88(22~226)	3.3(0.5~8.6)	692(122~3 195)
Vigil-De Gracia(2011)	35	136±80	86	—	280±236
Nelson(2013)	51	147±96(27~400)	99±68(9~385)	2.0±0.8(0.7~5.0)	449±375(53~2 245)
Xiong(2015)	25	ND	82(16~242)	2.4(0.8~5.9)	385(10~2 144)
Zhang(2016)	56	246±186	145±75	1.4±0.9	260±237
估计平均数	215	140	102	2.5	330

[a] 列出的纤维蛋白原和血小板是每个患者的最低值,而肌酐和 AST 是每个患者的峰值。
AST,天冬氨酸转氨酶;ND,未做。

在几乎所有严重病例中,内皮细胞激活、毛细血管渗漏可导致血液浓缩、急性肾损伤、腹水,有时还引起肺渗透性水肿(Bernal,2013)。由于血液浓缩严重,子宫-胎盘灌注减少,母亲酸中毒,甚至在治疗之前出现胎儿死亡。母亲和胎儿的酸血症与胎儿窘迫率和增高的剖宫产率相关。

急性脂肪肝通常会出现严重的溶血,表现为白细胞增多、有核红细胞、轻度到中度血小板减少症及血清乳酸脱氢酶(LDH)水平升高。然而,由于血液浓缩,红细胞比容通常在正常范围内。外周血涂片显示棘状红细胞增多,溶血被认为是由于低胆固醇血症对红细胞膜的影响造成的(Cunningham,1985)。

凝血功能障碍的程度不同,有些很严重并危及生命,尤其是手术分娩时。虽然一些证据支持弥散性血管内凝血的促凝物质消耗增加,但是凝血功能障碍是由肝脏促凝物质合成减少引起的。如表 55-2 所示,低纤维蛋白原血症有时很严重。在帕克兰医院治疗的 51 例脂肪肝妇女中,近 1/3 的血浆纤维蛋白原水平降至 <100mg/dL(Nelson,2014)。血清 D-二聚体或纤维蛋白裂解产物的水平升高为消耗性凝血功能障碍的表现。一般为中度血小板减少,但偶尔也有严重的血小板减少症(表 55-2)。同样,在帕克兰医院,20% 的患者血小板计数 <100 000/μL,10% 的血小板计数 <50 000/μL(Nelson,2014)。

虽然有多种肝成像技术可用于诊断,但都缺乏可靠性。Castro 等(1996)报告影像学检查的敏感性较差,11 例患者有 3 例经超声诊断,10 例患者中 5 例经 CT 诊断,5 例患者磁共振未能诊断。Ch'ng 等(2002)对 Swansea 标准的前瞻性评估发现,仅有 1/4 患者具有母体腹水或肝脏回声性变化的典型超声表现(Knight,2008)。我们的经验与此相似(Nelson,2013)。

急性脂肪肝的典型表现为确诊后症状持续加重。低血糖较常见,近一半患者出现典型的肝性脑病、严重的凝血功能障碍和一定程度的肾功能衰竭。幸运的是分娩后肝功能不再进一步恶化。

有很多临床表现不典型的患者,症状相对较少,实验室检查异常指标仅有溶血和血浆纤维蛋白原降低。然而,轻型(不被注意或归因于子痫前期)和明显肝衰竭合并肝性脑病病例的肝脏受累表现迥异。

治疗

加强支持治疗和正确的产科处理是获得良好妊娠结局的关键。在某些情况下,确诊时已发生胎死宫内,分娩方式已没有选择。很多胎儿存活病例选择阴道分娩,胎儿对产程的耐受能力差,并由于产程过长增加母婴风险,建议在密切监视下尝试引产。虽然有学者建议行剖宫产手术以促进肝脏功能恢复,但合并严重凝血功能障碍时,剖宫产术会增加孕产妇的风险。尽管如此,近90%的患者选择剖宫产术结束妊娠。剖宫产手术或阴道分娩产道裂伤时需要输注全血或少浆红细胞及新鲜冷冻血浆、冷沉淀物和血小板(第41章)。

肝功能在产后开始恢复,通常1周内恢复正常,在此期间仍需要加强支持治疗。此阶段可能出现两个相关的并发症。一个是由于肝脏产生的灭活酶减少导致血管升压素水平升高,约1/4的患者出现暂时性尿崩症。另一个是约20%的患者出现急性胰腺炎。

在良好的支持治疗下,急性脂肪肝通常可以痊愈。孕产妇死亡的原因有败血症、出血、误吸、肾功能衰竭、胰腺炎和胃肠道出血。帕克兰医院的队列中有2例孕妇死亡。1例是肝性脑病患者,在转运途中,来不及插管误吸死亡。另1例是严重肝功能衰竭和无反应性低血压患者(Nelson,2013)。救治的其他措施包括血浆置换,甚至肝移植(Fesenmeier,2005;Franco,2000;Martin,2008)。

孕产妇和围产儿结局

虽然妊娠期急性脂肪肝的孕产妇死亡率在过去已经接近75%,但现在的妊娠结局已有明显改善。Sibai(2007)研究中的平均孕产妇死亡率为7%,早产率为70%,围产儿死亡率近15%,而在过去为90%。在帕克兰医院,过去40年间孕产妇和围产儿死亡率分别为4%和12%(Nelson,2013)。

■ 急性病毒性肝炎

虽然大多数病毒性肝炎综合征无症状,但在过去30年中,急性症状性感染在美国已不常见(Daniels,2009)。至少有五种不同类型的病毒性肝炎:甲型肝炎、乙型肝炎、丙型肝炎、丁型肝炎和戊型肝炎。总体临床表现相似。尽管病毒本身不具有肝毒性,但机体的免疫应答可导致肝细胞坏死(Dienstag,2015a,b)。

急性感染最常见的是亚临床感染和无黄疸表现。临床症状为恶心、呕吐、头痛、乏力等,这些症状常早于黄疸1~2周出现。低热常见于甲型肝炎。随着黄疸的进展,症状常会加重。血清转氨酶的变化各异,其峰值并不代表疾病的严重程度(表55-1)。转氨酶峰值400~4 000U/L,常在黄疸加重时达到峰值。典型的胆酶分离表现为转氨酶到峰值水平开始降低时,血清胆红素仍持续升高,最高可达5~20mg/dL。

当出现任何一项重症肝炎的表现时,患者需要入院治疗。这些症状包括持续恶心和呕吐、凝血酶原时间延长、血清白蛋白水平低、低血糖、高胆红素血症或中枢神经系统症状。然而,在绝大多数情况下,几乎所有的甲型肝炎和大部分乙型肝炎患者的临床症状和生化指标可在1~2个月内完全缓解,但丙型肝炎患者缓解的比例却很小。

住院患者的粪便、分泌物、便盆及其他与肠道接触的物品均需戴手套处理。除此之外,还建议在分娩或外科操作时戴双层手套。作为乙型肝炎的高暴露人群,美国CDC(2016a)推荐对医务人员进行主动和被动免疫(后续描述)。目前还没有丙型肝炎疫苗,因此指南推荐在暴露后仅行血清学监测。

急性肝炎病死率为0.1%。需住院治疗患者的病死率高达1%。大多数死亡原因是发生了暴发性肝坏死,与妊娠晚期急性脂肪肝的表现相似。在这些病例中,肝性脑病比较常见,其死亡率为80%。近一半急性重型肝炎为乙型肝炎,并常合并丁型肝炎。

■ 慢性病毒性肝炎

美国CDC(2016b)估计超过400万例美国人患有慢性病毒性肝炎。尽管大多数慢性感染者无症状,但约20%的人在10~20年内发展为肝硬化(Dienstag,2015b)。早期的临床症状不典型,通常表现为乏力。一些患者最终会出现肝硬化伴肝功能衰竭或静脉曲张出血。事实上,无症状慢性病毒性肝炎仍然是肝癌的主要原因,也是肝移植最常见的原因。

慢性病毒性肝炎经血清学检测确诊(表55-3)。由于生化检查持续异常,肝活检通常显示活动性炎症、持续的肝细胞坏死和纤维化,可能导致肝硬化。慢性肝炎的分类要依据病因、分级(即组织学活性)和分期(即疾病进展的程度)(Dienstag,2015b)。

多数慢性肝炎的年轻女性没有症状或仅为轻型肝病。血清学阳性但无症状时对妊娠无影响。对于有症状的慢性活动性肝炎患者,妊娠结局取决于病情和肝脏纤维化的程度,尤其是是否合并门静脉高压症。但仍有少数患者,虽然妊娠期处理和结局都好,但远期预后不良。因此,向肝炎患者建议流产和绝育的同时,要交代肝移植的可能。

■ 甲型肝炎

由于疫苗的普及,甲型肝炎的发病率自1995年以

表 55-3 肝炎患者的简易诊断方法

诊断	血清学试验			
	HBsAg	IgM Anti-HAV	IgM Anti-HBc	Anti-HCV
急性甲型肝炎	−	+	−	−
急性乙型肝炎	+	−	+	−
慢性乙型肝炎	+	−	−	−
急性甲型肝合并慢性乙型肝炎	+	+	+	−
急性甲型肝合并急性乙型肝炎	+	+	+	
急性丙型肝炎	−	−	−	+

资料来源:Centers for Disease Control and Prevention,2016b;Dienstag,2015a.
HAV,甲型肝炎;HBc,乙型肝炎核心;HBsAg,乙型肝炎表面抗原;HCV,丙型肝炎。

来已降低了 95%。2014 年,发病率是 0.4/100 000
(CDC,2016b)。这种 27nm RNA 的微小核糖核酸病毒
经粪口途径传播,通常因为食用了被污染的食物或水
源,潜伏期约为 4 周。人体经由粪便排出病毒,在相对
短暂的病毒血症时期内血液也具有传染性。症状和体
征多不特异,病情轻微,但大多数患者有黄疸。症状通
常持续不到 2 个月,10%~15% 的患者症状可能持续存
在或于 6 个月时复发(Dienstag,2015a)。早期可检测
血清中抗甲型肝炎病毒(HAV)IgM 抗体,此抗体可持
续存在数月。在恢复期,IgG 抗体占优势,并持续存在,
维持机体的免疫能力。甲型肝炎无慢性期。

妊娠期甲型肝炎的治疗包括均衡饮食和减少体力
活动。病情较轻的患者可在门诊随诊。在发达国家,
甲型肝炎对妊娠结局的影响轻微(ACOG,2015,2016)。
然而,在欠发达国家,围产儿和孕产妇的死亡率都显
著升高。HAV 不致畸,母婴传播可以忽略不计。早
产率可能增加。曾有文献报告发生新生儿胆汁淤积
(Urguni,2003)。虽然在母乳中已经分离出 HAV 的
RNA,但是没有新生儿甲型肝炎继发于母乳喂养的病
例报告(Daudi,2012)。

儿童期接种灭活的病毒疫苗其有效率在 90% 以
上。美国妇产科医师学会(2016)和免疫咨询委员会
(Kim,2015a)推荐对于高危的成人进行甲型肝炎疫苗
免疫接种,包括具有行为或职业高风险的人群及在高
危国家旅游的人群,这些国家被列入美国 CDC(2016c)
国际旅行健康信息"黄皮书",可在其网站上获得。与
甲型肝炎患者有过密切接触和性接触的妊娠女性,需
给予剂量为 0.02mL/kg 的免疫球蛋白进行被动免疫
(Kim,2015a)。Victor 等(2007)提出,在与受感染者接
触 2 周内以常规剂量接种单剂量的甲型肝炎疫苗,与
免疫球蛋白比较,具有相同的预防甲型肝炎的作用,两
组人群甲型肝炎的发病率均为 3%~4%。

■ 乙型肝炎

乙型肝炎病毒(HBV)为双链 DNA 病毒,遍布世界
各地。这种疾病在非洲、中亚和东南亚、中国、东欧、中
东和南美洲的某些地区流行,在这些地区,患病率达
5%~20%。世界卫生组织(WHO)(2009)估计,全世界
有 20 多亿人感染了 HBV,其中 3.7 亿为慢性感染。美
国 CDC(2016b)数据显示美国 2014 年有近 18 100 例急性
乙型肝炎,这是自 1980 年疫苗接种以来的大幅下降。

乙型肝炎病毒通过感染者的血液或体液传播。在
流行国家,垂直传播,即从母亲到胎儿或新生儿,至少
占慢性 HBV 感染的 35%~50%。在流行率低于 2% 的
低流行率国家,如美国,HBV 传播的主要方式是通过性
传播或共用受污染的针头。HBV 可在任何体液中传
播,载有病毒的血清最容易传播病毒。

急性乙型肝炎的潜伏期为 30~180 天,平均为 8~
12 周。至少一半的急性感染无症状。如果有症状,通
常是轻微的,包括厌食、恶心、呕吐、发烧、腹痛和黄疸。
急性乙型肝炎占急性重型肝炎病例的一半。超过 90%
的患者,症状在 3~4 个月内完全缓解。

图 55-2 详细描述了急性感染中各种 HBV 抗原和
抗体的序列。通常在转氨酶水平升高之前,第一个要
检测的血清学标志物是乙型肝炎表面抗原(HBsAg)。
随着 HBsAg 消失,表面抗原的抗体生成(抗-HBs),标
志着疾病的完全缓解。乙型肝炎核心抗原是一种细胞
内抗原,在血清中检测不到。然而,抗 HBc 抗体在 HB-

sAg 出现几周内就可以检测到。乙型肝炎病毒 e 抗原（HBeAg）在病毒复制高峰期存在，通常与可检测到的 HBV 的 DNA 有关。急性感染后 90% 的患者可以痊愈；10% 的患者持续感染，称为慢性乙型肝炎。

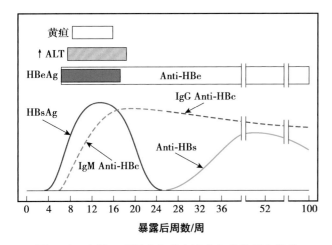

图 55-2　急性乙型肝炎患者血清中各种抗原和抗体的变化图。ALT，丙氨酸转氨酶；anti-HBc，乙型肝炎核心抗原抗体；anti-HBe，乙型肝炎 e 抗原抗体；anti-HBs，乙型肝炎表面抗原抗体；HBeAg，乙型肝炎 e 抗原；HBsAg，乙型肝炎表面抗原
（资料来源：Dienstag JL：Acute viral hepatitis. In Kasper DL, Fauci AS, Hauser SL, et al（eds）: Harrison's Principles of Internal Medicine, 19th ed. New York, McGraw-Hill Education, 2015. ）

慢性乙型肝炎病毒感染通常是无症状的，但临床上可能表现为持续性厌食、体重减轻、疲劳和肝大、脾大。肝外表现包括关节炎、全身性血管炎、肾小球肾炎、心包炎、心肌炎、横断性脊髓炎和外周神经病变。慢性感染的高危因素之一是感染年龄，90% 以上新生儿、50% 幼儿、不足 10% 免疫功能正常的成年人，在急性感染后发展为慢性感染。另外一个危险因素是免疫损害状态，如感染人类免疫缺陷病毒（HIV）、接受移植或接受化疗的患者。慢性感染可能是无症状携带或慢性疾病状态，可合并肝硬化。慢性感染患者血清 HBsAg 持续阳性。有证据表明 HBV DNA 高复制的患者，无论有或无 HBeAg，发生肝硬化和肝癌的可能性都最高。WHO 将乙型肝炎列为仅次于烟草的第二位人类致癌因素。HBV DNA 与肝损伤和疾病进展风险密切相关。

乙型肝炎与妊娠

乙型肝炎病毒感染并不是导致母体患病率和死亡率升高的原因。通常是无症状的，只有在常规产前筛查中才发现（Stewart, 2013）。对全国住院数据的分析发现，HBV 阳性孕妇的早产率轻度增加，但胎儿生长受限或子痫前期发生率并无变化（Reddick, 2011）。其他

研究也得出了类似的结果（Chen, 2015）。病毒经胎盘传播很罕见，Towers 等（2001）报告在羊水和脐带血中很少发现病毒 DNA。有趣的是，在 HBV 阳性孕妇的卵巢中发现了 HBV DNA，尽管如此，这也不是围产期传播的重要因素（Jin, 2016b）。在母婴传播的患者中发现 HBV DNA 水平最高（Dunkelberg, 2015；SMFM, 2016）。

在无 HBV 免疫预防的情况下，10% ~ 20% 的 HBsAg 阳性妇女发生了母婴传播。如果孕妇 HBsAg 和 HBeAg 阳性，传播率几乎为 90%。对 HBV 感染孕妇的新生儿进行乙型肝炎疫苗免疫预防和接种已大大降低了垂直传播率，并避免了约 90% 的感染（Smith, 2012）。但是，高 HBV 病毒载量（$10^6 \sim 10^8$ 拷贝/mL 或 HBeAg 阳性）的孕妇，无论如何免疫预防，仍有约 10% 的垂直传播率（Yi, 2016）。

母胎医学会（SMFM, 2016）推荐对高 HBV DNA 水平的孕妇实行抗病毒疗法，以减少高危孕妇的垂直传播。拉米夫定是一种胞苷核苷类似物，虽然在高 HBV 病毒载量的孕妇中使用显著降低了胎儿 HBV 感染的风险，但最近的数据显示，拉米夫定在妊娠晚期应用效果欠佳。此外，由于它的耐药突变，已不再推荐为一线治疗药物。新的药物包括腺苷核苷类似物替诺福韦和胸腺嘧啶类似物替比夫定。与拉米夫定比较，两者均具有更低的耐药风险（Ayres, 2014；Yi, 2016）。替诺福韦已被母胎医学会推荐为妊娠期一线治疗药物（2016）。这些抗病毒药物在妊娠期使用是安全的，与先天性畸形或产科不良结局的发生无关（Brown, 2016）。母婴传播风险高的孕妇产前注射乙型肝炎免疫球蛋白（hepatitis B immunoglobulin, HBIG）具有良好的卫生经济学效益（Fan, 2016）。

血清学阳性孕妇的新生儿在出生后不久即接种 HBIG，与 3 次乙型肝炎重组疫苗的第 1 次免疫接种联合使用。Hill 等（2002）对 369 例新生儿采用上述方法进行免疫接种，母婴传播率为 2.4%，并指出如果完成疫苗接种，母乳喂养不会增加母婴传播。虽然母乳中存在病毒，但人工喂养并没有降低传播的风险（Shi, 2011）。美国儿科学会和美国妇产科医师学会（2017）指出母亲 HBV 感染并非是母乳喂养的禁忌证。

对于血清学阴性的高危孕妇，妊娠期可接种乙型肝炎病毒疫苗。其疗效与未怀孕的成年人相似，3 次免疫接种治疗后血清总转化率接近 95%（Stewart, 2013）。传统的 0 个月、1 个月、6 个月的疫苗接种时间表在妊娠期可能难以完成，并且分娩后依从性下降。Sheffield 等（2011）研究发现在第 1 次接种、间隔 1 个月和间隔 4

个月共行 3 次疫苗接种的孕妇,其血清学转化率分别为 56%、77% 和 90%,该方案在常规产前检查中很容易完成。

■ 丁型肝炎

丁型肝炎也称为 δ 型肝炎。丁型肝炎病毒(HDV)为 RNA 缺陷病毒,是由 HBsAg 外壳和 δ 核心组成的混合病毒微粒。这种病毒必须与 HBV 共感染,可以为同时感染或继发感染;HDV 在血清中存在的时间不超过 HBV。HDV 传播方式与 HBV 相似。与 HBV 单独感染比较,HBV 与 HDV 混合感染病情更严重,进展更快,75% 的患者会发展为肝硬化。可通过检测抗-HDV 抗体和 HDV DNA 的存在来检测是否存在 HDV 感染。因新生儿 HBV 疫苗接种可以阻止 δ 肝炎病毒,故 HDV 感染后新生儿的垂直传播很罕见。

■ 丙型肝炎

丙型肝炎病毒(HCV)为单链 RNA 病毒,通过血液和体液传播,不能通过性传播。多达 1/3 的抗 HCV 抗体阳性患者无高危因素(Dienstag,2015b)。建议对 HIV 感染者、注射毒品者、血液透析患者、HCV 孕妇分娩的新生儿、接触 HCV 阳性血液或体液的人、原因不明的转氨酶升高的患者、1992 年 7 月之前接受血液或器官移植的患者进行 HCV 筛查。建议对高危妇女进行产前筛查,在美国,血清学阳性率达 1% ~ 2.4%(ACOG,2016;Arshad,2011)。在 HIV 感染的女性中这个血清学阳性率会更高。Santiago-Munoz(2005)发现,在帕克兰医院,感染 HIV 的孕妇中,有 6.3% 同时合并乙型肝炎或丙型肝炎。

急性丙型肝炎通常无症状或症状轻微,仅有 10% ~ 15% 的患者有黄疸。潜伏期为 15 ~ 160 天,平均 7 周。急性感染时转氨酶水平升高。HCV RNA 检测是目前首选的 HCV 诊断方法。早在转氨酶和抗-HCV 抗体升高之前,便可检测到 HCV RNA。据报告,在 HCV 感染后的平均 15 周内,抗 HCV 抗体无法检测到,有些患者甚至长达 1 年(Dienstag,2015a)。

约 80% ~ 90% 的急性丙型肝炎患者会转为慢性感染。虽然大多数患者仍无症状,但约 20% ~ 30% 的患者在 20 ~ 30 年内进展为肝硬化。转氨酶水平及 HCV RNA 水平随时间而变化。肝脏活检显示为慢性病变,高达 50% 的患者存在纤维化。然而,这些患者病情表现轻微。总体而言,大多数患者的长期预后较好。

丙型肝炎与妊娠

如前所述,大多数丙型肝炎的孕妇都为慢性感染。

早先认为 HCV 感染对妊娠无明显的影响。然而,最近的研究发现 HCV 感染可使新生儿低出生体重、入住新生儿重症监护病房、早产和机械通气的风险轻微增加(Berkley,2008;Pergam,2008;Reddick,2011)。部分孕妇的这些不良结局可能受到与 HCV 感染相关的高危行为的影响。

HCV 感染的主要围产期不良结局是对胎儿/新生儿的垂直传播。有病毒血症的孕妇,垂直传播的风险增加(Indolfi,2014;Joshi,2010)。Airoldi 和 Berghella(2006)指出,HCV 阳性、RNA 阴性的妇女中,垂直传播率为 1% ~ 3%,而在 RNA 阳性的妇女中,垂直传播率为 4% ~ 6%。都柏林的一项对 545 例 HCV 阳性孕妇的研究发现,RNA 阳性孕妇的垂直传播率为 7.1%,而 RNA 阴性均未发生垂直传播(McMenamin,2008)。有研究发现,当母亲感染 HIV 时,其垂直传播风险更高(Snidjewind,2015;Tovo,2016)。侵入性的产前诊断措施并未增加 HCV 感染的母婴垂直传播。然而,Rac 和 Sheffield(2014)认为,此类研究较少,建议行羊膜穿刺术时应避免穿透胎盘。产前垂直传播的病例中约 2/3 发生在围分娩期。丙型肝炎病毒的基因型、侵入性产前诊断、母乳喂养和分娩方式与母婴传播无关。也就是说,应避免分娩时侵入性的操作,如利用胎头电极行宫内胎心监护等。丙型肝炎不是母乳喂养的禁忌。

目前,尚无用于预防丙型肝炎病毒的疫苗。慢性 HCV 感染的传统治疗包括 α 干扰素(普通干扰素和聚乙二醇干扰素),可单独或联合利巴韦林使用。因利巴韦林在动物实验中发现具有致畸作用,故联合方案在孕期是禁忌(Joshi,2010)。对最初 5 年孕期使用利巴韦林的孕妇进行的回顾性研究发现,利巴韦林无明确的人类致畸性。然而,此研究只招募到不足一半的 HCV 感染孕妇,其研究结果不足以作为结论性声明(Roberts,2010)。过去 10 年中,对直接作用的抗病毒药物和宿主靶向抗病毒药物的开发和研究,显示出对慢性丙型肝炎治疗的巨大前景(Liang,2013;Lok,2012;Poordad,2013)。目前,不包括干扰素和利巴韦林的抗 HCV 的治疗方案正在研究中,尚未在孕妇中使用。

■ 戊型肝炎

戊型肝炎病毒(HEV)为水源传播性 RNA 病毒,常经被污染的水源以胃肠道途径传播。戊型肝炎可能是急性肝炎最常见的原因(Hoofnagle,2012)。在第三世界国家可能发生暴发性流行,导致极高的发病率和死亡率。孕妇的病死率高于非孕妇。Jin 等（2016a）对来自亚洲和非洲的近 4 000 例受试者的荟萃分析发现，戊型肝炎孕产妇和胎儿的病死率分别为 21% 和 34%。急性重型肝炎虽然罕见，但更容易发生在妊娠期，且死亡率更高。妊娠可改变机体对早期戊型肝炎感染的免疫应答，影响巨噬细胞功能和 Toll 样受体信号传导，导致急性重型肝炎的发病（Sehgal，2015）。

重组的 HEV 疫苗已在中国研发并获得许可。疫苗接种 12 个月后的有效率 >95%。长期的有效率为 87%，保护性抗体滴度可维持 4.5 年以上（Zhang，2015）。初步的研究资料显示，接种疫苗的孕妇并未发生母婴不良事件（Wu，2012）。目前，尚不清楚中国研发的这种疫苗是否适用于其他基因型占优势的地区。在中国，4 型基因型最常见，而在美洲，2 型和 3 型更为常见。目前，FDA 尚无批准 HEV 疫苗使用。

戊型肝炎在世界各地都有发病，尽管发病率最高的是东亚，但美国 CDC（2015）将墨西哥列为戊型肝炎高度流行的国家。血清阳性率随年龄和地理位置而异，据报告，总的血清阳性率为 10%，Durango 州的阳性率最高，为 37%（Fierro，2016）。

■ 庚型肝炎

庚型肝炎病毒（HGV）是一种 RNA 黄病毒，是 HPvG 或人类 PEGV 病毒的曾用名，为血液传染，可引起肝脏、脾脏、骨髓和外周血单核细胞的感染，实际上并不引起肝炎（Chivero，2015）。在全球范围内，约 7.5 亿人感染，是既往感染的 2 倍以上。它可以调节免疫应答，尤其合并 HIV 感染时。目前，除基本的血液和体液预防外，不建议进行任何治疗。已有文献报告，可引起垂直传播（对胎儿/婴儿）和水平传播（人与人之间）（Trinks，2014）。

■ 自身免疫性肝炎

自身免疫性肝炎为慢性进展性肝炎，是与其他肝炎的鉴别点。自身免疫性肝炎在妇女中更常见，并经常与其他类型的自身免疫性疾病共存，特别是自身免疫性甲状腺疾病和干燥综合征。以典型的急性和慢性肝炎表现为症状，但其中 1/4 的患者可能无症状。肝硬化的发生率在世界范围内各不相同，但在西方国家，自身免疫性肝炎更为常见，其特点是具有多种自身免疫抗体，如抗核抗体（antinuclear antibodies，ANA）和抗平滑肌抗体。2 型自身免疫性肝炎在女性中的发病率更高，临床表现更为典型。发病高峰在儿童期和青春期，一般在生育高峰前。治疗多采用类固醇皮质激素，

单独或联合硫唑嘌呤使用。在 2 型自身免疫性肝炎患者中，通常这两种药物的治疗效果欠佳；且几乎所有患有 2 型自身免疫性肝炎的妇女都需要接受长期的强化治疗（Vierling，2015）。在一些进展性和肝硬化的患者中，可发展为肝细胞癌。一般来说，自身免疫性肝炎，尤其是严重型，会增加不良妊娠结局的风险。

Westbrook 等（2012）报告了 53 例患者中 81 次妊娠的情况。1/3 的孕妇突然发病，主要发生在未服药的人群中和怀孕前 1 年内有活动性疾病的人群中。肝硬化妇女的母儿并发症较高，特别是在妊娠期间或产后 12 个月内发生死亡或需要肝移植的风险明显升高。瑞典国家数据库的一项研究结果显示，早产、低出生体重儿和糖尿病的发生率升高，但子痫前期或剖宫产率并无明显升高（Stokkeland，2016）。Danielsson Borssén（2016）的研究显示，58 例自身免疫性肝炎孕妇共分娩了 100 例新生儿，其中 84% 的病例病情稳定或病情轻微，近 1/4 的病例在孕 38 周前分娩，1/3 的病例在产后发病，40% 的患者发展为肝硬化，其孕期的并发症更多。

■ 铁铜蓄积

慢性肝炎和肝硬化可由铁和铜蓄积引起。铁蓄积的主要原因可能是遗传，如遗传性血色素沉着症，次要原因是某些血红蛋白病的并发症。许多遗传性血色素沉着症的基因突变主要影响铁调节蛋白，导致铁转运失调（第 4 章）。这些突变在北欧裔的某些人群中更常见（Pietrangelo，2016；Salgia，2015）。心肌病、糖尿病、关节疾病和皮肤变化可与肝脏疾病同时发生。尽管高水平的铁可能影响出生体重，但遗传性血色素沉着症中的铁蓄积导致的妊娠结局与肝脏功能障碍程度有关（Dorak，2009）。

一种不影响母亲的新生儿血色素沉着症现在被认为是同种免疫性疾病，称为妊娠期同种免疫性肝病（Anastasio，2016）。母体自身抗体与胎儿发生交叉免疫，介导铁稳态功能失调，然而，这些同种抗体的抗原靶点尚不清楚。它与新生儿发病率和死亡率显著相关，并且在随后的妊娠中经常复发。这种情况下，产前静脉注射免疫球蛋白（IVIG）可改善妊娠结局（Feldman，2013；Roumiantsev，2015）。

肝豆状核变性（Wilson disease）是铜蓄积导致的慢性肝炎和肝硬化。这种系统性疾病还可表现为心肌病、肾病、神经精神症状和某些内分泌异常。虹膜周围的 Kayser-Fleischer 环为该病高度特异性的表现，但疑

诊通常需要进行遗传学分析。该病病因为常染色体上 *ATP7B* 基因的隐性突变,该基因编码转运铜至铜蓝蛋白和胆汁的 P 型 ATP 酶(Bandman,2015)。

肝豆状核变性患者,可能存在不孕症,而妊娠妇女的结局受疾病严重程度的影响。Malik 等(2013)的研究发现,4 例妊娠妇女中,3 例发生了妊娠期高血压或子痫前期,母婴预后良好。该研究还讨论了妊娠期青霉胺和硫酸锌的螯合疗法。美国胃肠病学会指出,由于目前数据极少,还不能判断哪种螯合剂效果最好(Tran,2016)。这些药物包括青霉胺、锌和三联胺,理论上中断治疗后的风险更高。中断治疗不仅会导致肝脏代偿失调,而且还损害胎盘和胎儿肝脏。因此,美国胃肠病学会建议孕妇继续进行螯合疗法,如行手术分娩,应减少 25%~50% 的剂量以保证伤口愈合。需要注意的是,铜离子能调节创伤修复所需蛋白质的活性。

■ 非酒精性脂肪性肝病

非酒精性脂肪肝经常与肥胖症并存,是美国最常见的慢性肝病(Diehl,2017)。目前逐渐认识到,其最严重的形式为非酒精性脂肪性肝炎(nonalcoholic steatohepatitis,NASH),会进展为肝硬化。非酒精性脂肪性肝病(nonalcoholic fatty liver disease,NAFLD)是一种大泡性脂肪肝改变,与酒精引发的肝损害类似,但是发生在非酒精依赖的患者,与肥胖、2 型糖尿病、高血脂—X 综合征等经常同时发生(第 48 章)。目前的假说认为,这些情况可能与其他未知的病因相互作用,导致多重损害或"打击"导致肝损伤。例如,一半的 2 型糖尿病患者合并 NAFLD,并且胰岛素抵抗被认为是一种可能的病因(Buzzetti,2016)。Browning 等(2004)利用磁共振波谱测定了 Dallas NAFLD 的发病情况,发现大约 1/3 的成年人受累,有种族差异,西班牙裔占 45%,白种人占 33%,黑种人占 24%。80% 有脂肪变性的患者肝酶正常。一项对正在接受减肥手术的肥胖青少年的研究发现,超过 1/3 的青少年患有无肝炎的脂肪肝,而另外 20% 的青少年患有临界或确诊的 NASH(Xanthakos,2015)。

肝损伤遵循从 NAFLD 到 NASH,然后到肝纤维化的连续性过程,肝纤维化可能进展为肝硬化(Goh,2016)。然而,大多数患者没有临床表现,在献血人群和其他常规检查中发现转氨酶水平升高时,常用这种疾病来解释。确实,在排除其他肝脏疾病的情况下,90% 的无症状的转氨酶水平升高为 NAFLD 所致。而

且它是本国成人中肝脏检查结果异常最主要的原因。目前,减肥、控制糖尿病和血脂异常是唯一推荐的治疗方法。

在肥胖和合并糖尿病的妊娠女性中,脂肪肝要比实际发现的更普遍。在过去的 10 年中,我们发现越来越多的孕妇患有这些疾病。如果排除了严重的肝脏损伤,即妊娠期急性脂肪肝,与体重相近的孕妇相比,脂肪肝的孕妇并没有出现更高的因肝脏受累而导致不良妊娠结局的风险。即便如此,现有的数据表明,合并脂肪肝的孕妇常出现不良的妊娠结局。瑞典分娩中心和国家患者登记处的一项包含 110 例 NAFLD 孕妇的研究表明,妊娠期糖尿病、子痫前期、早产和低出生体重儿的风险比正常孕妇高 2~3 倍(Hagström,2016)。Yarrington 等(2016)的研究发现,在没有肝病、酗酒或糖尿病的非肥胖妇女中,早孕期丙氨酸转氨酶水平升高的孕妇有更高的妊娠期糖尿病的发病风险。随着肥胖加重,非酒精性脂肪肝对妊娠的不良影响最终会表现出来。

■ 肝硬化

一些疾病最终都会导致肝脏广泛的纤维化和再生结节,造成不可逆的慢性肝损害。在人群中最常见的原因是长期酒精摄入导致的 Laënnec(雷奈克)肝硬化。但是在年轻女性,包括妊娠女性,最常见的原因为慢性乙型或丙型肝炎导致的坏死后肝硬化。现在已知很多隐源性肝硬化是由 NAFLD 导致(Goh,2016)。肝硬化的临床表现包括黄疸、水肿、凝血功能障碍、代谢异常和门静脉高压,伴有胃食管静脉曲张和引起血小板减少的脾大。深静脉血栓的发生率增加(Søgaard,2009)。肝硬化的预后差,75% 的患者病情逐渐进展,且在 1~5 年内死亡。

有症状的肝硬化妇女常合并不孕。若妊娠,多发生不良的妊娠结局。常见的并发症有短暂性肝功能衰竭、静脉曲张破裂出血、早产、胎儿生长受限和孕产妇死亡(Tan,2008)。如果同时合并食管静脉曲张,妊娠结局更差。

肝硬化另一个潜在的致命并发症与脾动脉瘤有关。高达 20% 的破裂发生在妊娠期间,其中 70% 的破裂发生在妊娠晚期(Palatnik,2017;Tan,2008)。有 32 例妊娠合并动脉瘤破裂的报告,平均动脉瘤直径 2.25cm,其中半数病例直径 <2cm(Ha,2009)。22% 的产妇死亡率与脾动脉瘤破裂的紧急程度有关。Parrish 等(2015)报告了 1 例妊娠晚期 13mm×9mm 大

小的脾动脉瘤行栓塞,3 周后出现脾脓肿和脓毒症的病例。

妊娠期门静脉高压和食管静脉曲张

在孕妇中,约半数的食管静脉曲张可由肝硬化或导致门静脉高压的肝外门静脉阻塞引起。一些肝外疾病患者形成门静脉血栓是易栓征的表现之一(第 52 章)。另一些患者的血栓来自其新生儿时期的脐静脉插管,尤其早产出生的患者。

来自肝内或肝外的血流阻力可以使门静脉压力较正常范围上升 5~10mmHg,甚至超过 30mmHg。侧支循环建立将门静脉血流分流至体循环,分流可经过胃、肋间和其他静脉进入食管静脉系统,并导致静脉曲张。出血常发生在胃食管连接部位的静脉曲张,可表现为急性大出血。1/3~1/2 的妊娠期静脉曲张患者可发生破裂出血,是孕产妇死亡最主要的原因(Tan,2008)。

孕产妇食管静脉曲张的预后主要取决于是否出现静脉曲张破裂出血。肝硬化造成的静脉曲张,与不合并肝硬化的静脉曲张比较,死亡率分别为 18% 和 2%,前者的死亡率明显升高。孕妇肝硬化合并食管静脉曲张,其围产儿死亡率也较高。新生儿死亡、早产、低出生体重、子痫前期和产后出血的发生率也增高(Puljic,2016)。

妊娠期食管静脉曲张治疗方法与非妊娠患者相同。所有肝硬化患者,包括孕妇,都应该接受内镜检查,以确定静脉曲张程度(Bacon,2015)。β-受体阻滞药物如普萘洛尔可降低门静脉压力进而降低出血风险(Bissonnette,2015;Tran,2016)。

治疗急性出血和预防性出血,内镜下带状结扎术优于硬化疗法,可以避免注射硬化治疗剂的潜在风险(Bissonnette,2015;Tan,2008)。静脉曲张出血的紧急用药包括静脉注射血管收缩剂奥曲肽或生长抑素联合内镜下结扎术。目前很少使用血管升压素(Bacon,2015)。急性出血无法使用内镜时,可以使用三腔管,将球囊填塞物放入食管和胃压迫曲张静脉止血,以挽救生命。当其他措施无效时,介入性根治手术——经颈静脉肝内门体分流术——也可以控制胃静脉曲张破裂出血(Bissonnette,2015;Tan,2008)。曾发生过静脉曲张出血的患者,也可以选择性地实施此手术。

急性对乙酰氨基酚用药过量

在美国,对乙酰氨基酚是引起急性肝功能衰竭最常见的原因(Lee,2013)。该药是孕期常用药,过量服用时(无论是意外还是自杀),可能导致肝细胞坏死和急性肝衰竭(Bunchorntavakul,2013)。肝组织大面积坏死可导致大量细胞因子释放,引起多器官功能衰竭。药物过量的早期症状是恶心、呕吐、发汗、不适和面色苍白。在急性过量服药后,经过 24~48 小时的潜伏期,引起肝功能衰竭,一般在 5 天内缓解。丹麦的一项前瞻性研究发现,因暴发性肝衰竭接受治疗的患者,在肝移植之前,只有 35% 的患者自愈(Schmidt,2007)。

对乙酰氨基酚中毒可以用 N-乙酰半胱氨酸解毒,但需要尽快给药。该药物可以增加谷胱甘肽水平,加快毒性代谢物即 N-乙酰-对苯醌亚胺的代谢。是否需要治疗取决于服用对乙酰氨基酚的时间和血浆肝毒素代谢物的水平。为此,许多毒物控制中心使用 Rumack 和 Matthew(1975)制定的列线图。在摄入乙酰氨基酚类药物 4 小时后测定血药浓度,如果浓度大于 150μg/mL,则给予治疗(Smikstein,1988)。如果不能进行血药浓度测定,通常摄取量超过 7.5g 时则给予经验性治疗。N-乙酰半胱氨酸的口服起始剂量为 140mg/kg,在之后的 72 小时内每 4 小时口服 70mg/kg 1 次,共 17 次。Hodgman 和 Garrard(2012)报告了两种疗效相似的给药方案,口服和静脉给药。据报告,该药物可在胎儿中达到治疗浓度(Western,2014)。

在妊娠 14 周后,胎儿体内所具有细胞色素 P450 的活性能够分解对乙酰氨基酚,产生毒性代谢产物。Riggs 等(1989)研究了来自落基山毒物和药物控制中心(Rocky Mountain Poison and Drug Center)的 60 例对乙酰氨基酚中毒的孕妇的临床资料,发现在药物过量摄入后立即给予解毒药治疗,孕产妇和胎儿存活率更高。至少有 1 例孕 33 周的孕妇在过量摄入药物后 2 天,其胎儿因肝毒性死亡。Crowell 等(2008)报告了另外 1 例孕 32 周患者,入院前大约 1.5 小时服用了 9.75g 对乙酰氨基酚,经治疗患者存活并继续妊娠,足月分娩了一个健康的新生儿。

肝脏局灶性结节性增生

肝脏局灶性结节性增生为一种肝脏的良性病变,在大多数情况下,表现为正常的肝细胞呈无序状排列聚集形成中央部星状瘢痕。通常可以通过磁共振(MR)成像或计算机体层成像(CT)与肝腺瘤进行鉴别。除非疼痛不能缓解,否则无须手术治疗,且大多数孕妇在孕期多无症状。一项来自德国的研究发现,20例患者在妊娠期间均未出现相关的并发症(Rifai,2013)。3例孕妇的肿瘤体积增长了20%;10例孕妇的肿瘤体积变小;其余7例在整个妊娠期间没有变化。Ramírez-Fuentes等(2013)对30例孕妇进行了MR检查,发现了44处病变,其中80%的病灶大小孕期无变化,余大部分病灶体积缩小,认为肝脏局灶性结节性增生的病灶大小与怀孕、联合使用口服避孕药及绝经无关。值得注意的是,肝脏局灶性结节性增生并不是服用含雌激素避孕药的禁忌(第38章)。

■ 肝腺瘤

这是一种不常见的良性肿瘤,具有5%的恶变风险,其破裂出血的风险也较高,尤其在妊娠期。如前所述,可通过MR或CT对腺瘤与肝脏局灶性结节性增生相鉴别。在女性中,腺瘤与局灶性结节性增生的发生比例为9:1,与口服避孕药密切相关。随病灶增大,腺瘤破裂的风险也增高,>5cm的肿瘤一般推荐手术切除(Agrawal,2015)。Tran(2016)建议孕期对肝腺瘤进行超声检查评估。一项27例患者的回顾性研究发现,23例肝腺瘤在孕晚期和产褥期明显变大(Cobey,2004),体积<6.5cm的肿瘤均未出现出血的并发症。然而,有病例报告27例患者中16例(60%)出现肿瘤破裂,其中,7例产妇死亡和6例胎儿死亡。值得注意的是,27

例孕妇中的13例在产后2个月内出现出血,出血常提示肿瘤破裂。Wilson等(2011)报告了2例妊娠期肝腺瘤出血的病例,1例进行了腹腔镜肝段切除术,另1例在肝活检后进行了开腹手术。该研究还讨论了妊娠期疑似肝腺瘤活检的相关问题,并强调了手术切除病变的可行性。

■ 肝移植

2013年,美国开展了5 921例成人肝移植手术,其中34%是女性(Kim,2015b)。目前,已有65 000多例肝移植患者存活,一篇文献综述报告了3 026例接受肝移植的妇女中有450例孕产妇(Deshpande,2012),她们的活产率为80%,流产率与一般人群相当,但子痫前期、剖宫产和早产的风险显著增加。约1/4的患者合并高血压,1/3发生早产,10%在妊娠期发生了1次或多次排斥反应(表55-4)。重要的是,4%的母亲在分娩后1年内死亡,与非妊娠肝移植患者死亡率相近。Ghazali等(2016)分析了国家住院患者数据库的资料,发现肝移植患者占2.1/10万次分娩。肝移植妇女妊娠后,高血压疾病、妊娠期糖尿病和产后出血等孕产妇并发症的风险显著增加,早产、胎儿生长受限和先天畸形等胎儿并发症的风险也增加。Mattila等(2017)发现一半的肝移植孕妇患有母体并发症。

表55-4 558例肝移植术后的妊娠并发症

文献	例数	子痫前期/高血压率/%	剖宫产率/%	排斥反应率/%	活产率/%
Jain(2003)	49	2~8	45	24	100
Nagy(2003)	38	21	46	17	63
Christopher(2006)	71	13~28	28	17	70
Coscia(2010)	281	22~33	32	6	75
Jabiry-Zieniewicz(2011)	39	8~26	79	8	100
Blume(2013)	62	6	30	13	77
加权平均值	540	16~28	38	10	78

胆囊疾病

■ 胆石症和胆囊炎

在美国,40岁以上女性中20%患有胆结石。多数结石内含有胆固醇,胆汁中胆固醇分泌过多被认为是结石形成的主要原因。所有无症状的胆结石患者因出

现临床症状或并发症需要手术治疗的累积风险率,5年为10%,10年为15%,15年为18%(Greenberger,2015)。因此,不推荐对无症状的结石患者行预防性胆囊切除。对于有症状的结石患者,可采用非手术治疗,包括口服熊去氧胆酸和体外冲击波碎石术。但尚无妊娠期临床治疗的经验。

急性胆囊炎常发生在胆管梗阻时。50%~85%发

病与细菌感染有关。一半以上的急性胆囊炎患者既往有胆结石引发右上腹痛的病史。急性发病时出现疼痛伴食欲减退、恶心、呕吐、低热和轻度白细胞增多。如图55-3所示，超声检查可以发现结石，假阳性率和假阴性率都在2%～4%之间（Greenberger，2015）。急性期内科治疗包括静脉输液、抗生素和止痛药，在某些情况下，还包括手术前的鼻胃管减压。腹腔镜胆囊切除术是大多数患者首选的治疗方法。

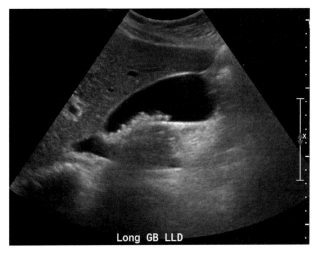

图55-3　该声像图显示无回声胆囊内充盈着多发性高回声胆结石

■ 妊娠合并胆囊疾病

早孕后，空腹时胆囊体积和餐后胆囊收缩的残余体积均加倍。胆囊排空不完全可使胆固醇结晶残留，是形成胆囊结石的前提因素。Maringhini等（1993）发现，胆道淤泥（可能是胆结石的先兆）和妊娠期胆结石的发病率分别为31%和2%。Ko等（2014）发现胆道淤泥与胆结石的合并发生率<5%。有报告在1 500多例孕妇或产后妇女中无症状胆结石的检出率为2.5%～10%（Maringhini，1993；Valdivieso，1993）。

分娩后，胆道淤泥逐渐缓解，胆结石可能会被吸收。产后1年内因胆囊疾病入院治疗的患者比较常见，特别是孕期经历保守治疗的妇女。Jorge等（2015）的研究发现，53例有症状的胆结石孕妇，一半在产后接受了胆囊切除术。在这些妇女中，有80%在手术前出现了复发症状，一半需要再入院。

■ 内科与外科治疗

妊娠期和产褥期急性胆囊炎常与胆结石和胆汁淤积有关。妊娠期有症状的胆囊炎的治疗方法和非妊娠女性相似。过去多数人倾向于药物治疗，然而，

由于孕期复发率很高，25%～50%的胆囊炎患者最终因症状持续存在而行胆囊切除术。此外，如果胆囊炎在孕晚期复发，早产的风险更高，而胆囊切除术操作更为困难。

由于这些原因，手术和内镜干预越来越优于保守治疗。Othman等（2012）发现，女性保守治疗者疼痛更多，急诊就诊次数更多，住院次数更多，剖宫产率更高。Dhupar等（2010）发现与妊娠期腹腔镜胆囊切除术相比，胆囊疾病保守治疗的并发症更多，主要包括多次入院，肠外营养时间延长，以及因胆囊症状恶化而计划外引产等。胆囊切除术在整个孕期均可安全进行。19例接受腹腔镜胆囊切除术的患者中仅有1例出现并发症，且无须再次手术。一项荟萃分析发现，胆囊切除术并不增加早产的风险或母婴死亡率（Athwal，2016）。在帕克兰医院，对胆囊炎的治疗原则已经转变为更加积极的手术治疗，尤其合并胆源性胰腺炎时，这将在后文讨论。在过去的20年中，腹腔镜胆囊切除术已经发展成为首选的手术方法（第46章）。

■ 内镜逆行胰胆管造影术

使用内镜逆行胰胆管造影术（ERCP）可有效缓解妊娠期胆管结石的症状（Fogel，2014；Menees，2006）。可疑或确诊的胆总管梗阻是进行此操作的适应证。有症状的结石患者中，近10%有胆总管结石（Stinton，2012）。在许多情况下，为避免胎儿的辐射暴露，可以行改良的ERCP（Sethi，2015）。

Tang等（2009）报告了来自帕克兰医院的65例孕妇行68次ERCP操作后的妊娠结局，发现除2例孕妇外，其余均为胆结石；除1例孕妇外，其余均行括约肌切开术。在这65例孕妇中，一半为胆总管结石，除1例孕妇外，所有结石都被成功取出。22%的患者术中放置了胆道支架并在分娩后取出。手术并发症的发生率很低，ERCP后胰腺炎的发生率为16%。其妊娠结局与正常妊娠人群比较无差异。磁共振胰胆管造影（MRCP）是一种侵袭性小的检查方法，已有回顾性研究报告了它在孕期的应用。Wu等（2014）反对其在孕期的使用，尤其对于病情严重的妇女。此外，MRCP不易操作，可能会延迟有效的治疗。

上行性胆管炎可合并急性胆道梗阻。近70%的患者病情进展可发展为Charcot三联征，即黄疸、腹痛和发热。超声检查有助于诊断，治疗主要是给予广谱抗生素和通过ERCP引流胆汁等（Greenberger，

时后,血清淀粉酶水平可恢复正常,而其他胰腺炎的表现随病情持续存在。血清脂肪酶活性同样升高,并且随炎症存在而持续升高。白细胞增多常见,25%的患者有低钙血症。血清胆红素和天冬氨酸转氨酶升高常提示合并胆结石。

一些预后评分系统已经用于评估胰腺炎的严重程度,但并非所有评分系统都适用于妊娠妇女。例如,Ranson 评分系统中有 5 个评分变量,但其中 2 个是非妊娠患者特有的。同样,Apache Ⅱ 评分系统的某些标准也不能解释妊娠期的生理学变化。然而,亚特兰大分类评分系统将器官衰竭的程度作为病情严重程度的衡量标准,可能更适用于妊娠(Banks,2013;Cain,2015)。

治疗

非妊娠患者的内科治疗包括镇痛药、静脉补液和禁食以减少腺液分泌。目前认为,除支持治疗、适时使用抗生素,以及外科手术治疗胆源性胰腺炎外,其他治疗方案均不能改善预后。在 Ramin 等(1995)的研究中发现,43 例妊娠合并胰腺炎的孕妇,保守治疗均有效,平均住院天数为 8.5 天。鼻胃管引流并不能改善轻度至中度胰腺炎患者的预后,但当疼痛减轻且伴发的肠梗阻解除后,肠饲对患者有利。对于重症胰腺炎和病程较长的妇女,使用鼻空肠喂养的全肠内营养优于全肠外营养(Cain,2015;Conwell,2015)。如果坏死性胰腺炎、脓毒症或胆管炎存在细菌多重感染,则使用广谱抗生素。如果发现胆总管结石,则需行 ERCP(Fogel,2014;Tang,2010)。炎症消退后可考虑行胆囊切除术,因为患有胆石性胰腺炎的妇女再发胰腺炎的风险增加(Cain,2015)。

胰腺疾病

■ 胰腺炎

急性胰腺炎的发生起源于胰腺胰蛋白酶原的激活,并对胰腺自身的消化分解所致。特点为细胞膜破坏、蛋白水解、水肿、出血和坏死(Conwell,2015;Fogel,2014)。高达 10% 的女性发生坏死性胰腺炎,死亡率为 15%。如果发生感染,死亡率会更高(Cain,2015)。

在非妊娠患者中,急性胰腺炎与胆结石和酒精滥用有关。但在妊娠期,胆结石是最主要的发病诱因。其他原因包括高脂血症,常为高甘油三酯血症、甲状旁腺功能亢进、先天性胆管发育异常、ERCP、一些药物和罕见的自身免疫性胰腺炎(Cain,2015;Ducarme,2014)。非胆源性胰腺炎偶尔发生在手术之后,或与创伤、药物和一些病毒感染有关。一些代谢性疾病,如妊娠期急性脂肪肝和家族性高甘油三酯血症同样是胰腺炎的发病因素(Nelson,2013)。急性和慢性胰腺炎与囊性纤维化跨膜传导调节基因变异有关(Chang,2015)。

胰腺炎的发生率有种族差异。帕克兰医院的患者以墨西哥裔美国人居多,其中妊娠合并急性胰腺炎的发病率为 1/3 300(Ramin,1995)。Hernandez 等(2007)发现布里格姆妇产医院患者的种族类型较多,妊娠合并急性胰腺炎的发病率为 1/4 450。在一项中西部三个州的多中心回顾性研究中,发现妊娠合并急性胰腺炎发病率为 1/3 450(Eddy,2008)。然而,加利福尼亚州的出生数据显示,妊娠合并急性胰腺炎发病率为 1/6 000(Hacker,2015)。

诊断

急性胰腺炎的典型表现为轻度到剧烈上腹痛、恶心、呕吐和腹胀。患者通常比较痛苦,合并低热、心动过速、低血压和腹部压痛。10% 的患者出现全身炎症反应综合征(SIRS),内皮系统激活,导致急性呼吸窘迫综合征(第 47 章)。

在实验室检查中,血清淀粉酶水平通常是正常值上限的 3 倍。在 173 例合并胰腺炎的孕妇中,血清淀粉酶平均值接近 2 000IU/L,血清脂肪酶平均值接近 3 000IU/L(表 55-5)。值得注意的是,淀粉酶水平的高低与疾病的严重程度并无关联。实际上,在 48~72 小

表 55-5　173 例妊娠合并急性胰腺炎的实验室值

分析物	平均值	范围	正常值
血清淀粉酶/(IU·L⁻¹)	1 980	111~8 917	28~100
血清脂肪酶/(IU·L⁻¹)	3 076	36~41 824	7~59
总胆红素/(mg·dL⁻¹)	1.7	0.1~8.71	0.2~1.3
天冬氨酸转移酶/(U·L⁻¹)	115	11~1 113	10~35
白细胞/μL⁻¹	10 700	1 000~27 200	3 900~10 700

资料来源:Ramin,1995;Tang,2010;Turhan,2010.

妊娠结局与急性胰腺炎的严重程度相关。Eddy等(2008)的研究发现,妊娠合并胰腺炎孕妇的早产率为30%,其中11%的患者在妊娠35周前分娩。仅有2例患者因胰腺炎导致死亡。值得注意的是,73例患者中近1/3在孕期出现胰腺炎复发。加利福尼亚的一项研究发现,342例妊娠合并胰腺炎的孕妇中,早产和胎儿死亡率增加(Hacker,2015)。此外,子痫前期的发病风险增加了4倍。

■ 胰腺移植

很少有胰腺移植后妊娠的报告。在73例接受胰肾移植的妇女中,有44例怀孕,结果令人鼓舞,并且有阴道分娩的病例(Mastrobattista,2008)。虽然高血压、子痫前期、早产、胎儿生长受限的发病率较高,但只有1例围产期死亡。4例患者妊娠期出现移植排斥反应,进行了成功治疗。胰岛自体移植可用于预防胰腺切除术后的糖尿病,并已有3例成功妊娠的报告(Jung,2007)。

（王静 翻译　蔺莉 审校）

参考文献

第56章

妊娠合并血液系统疾病

在妊娠晚期,血红蛋白、红细胞和白细胞均轻度升高,白细胞在产后几天内会显著增高。

——J. 惠特里奇·威廉姆斯(1903)

在1903年第1版《威廉姆斯产科学》中几乎没有涉及妊娠合并血液系统疾病的内容,仅有两个段落提及妊娠期偶发的恶性贫血。如今,众所周知,孕妇对于所有育龄期可能出现的血液系统疾病均易感,包括血液系统慢性疾病,如遗传性贫血、免疫性血小板减少症及恶性血液系统疾病,如白血病及淋巴瘤。妊娠期特殊生理需求也有可能导致其他血液系统疾病发生率升高,如缺铁性贫血或巨幼细胞性贫血。妊娠还有可能暴露出一些潜在的血液系统疾病。任何血液系统疾病都可能在妊娠期首发,重要的是,妊娠引起的生理变化常影响血液病的诊断和治疗。

贫血

■ 定义及发生率

孕期正常的血液内成分已在附录中列出。美国疾

病控制和预防中心(CDC)将妊娠期贫血定义为:在补铁情况下,血红蛋白小于第5百分位数,即孕早期小于110g/L,孕中期小于105g/L(图56-1)。妊娠期间血红蛋白水平和红细胞比容的降低是由于相对于红细胞增加而言,血浆容量增加更多所致,两者增加比率的失衡在孕中期尤为显著。在孕晚期,容量基本保持稳定,但血红蛋白容量继续增加。

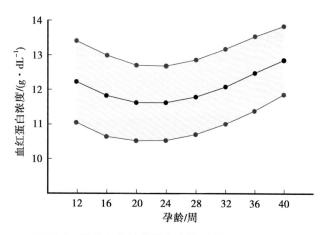

图56-1　铁贮存充足的健康女性平均血红蛋白浓度(黑线)及第5百分位数及第95百分位数(蓝线)
(资料来源:CDC,1989.)

表56-1中列出了孕期贫血的常见原因。妊娠期贫血与多因素相关,如地域、种族、社会经济水平、营养、铁储备状态和产前补铁(ACOG,2017a)。在美国,妊娠期贫血的发病率为3%~38%(CDC,1989)。在拉丁美洲和加勒比地区,育龄妇女贫血患病率为5%~45%(Mujica-Coopman,2015)。以色列、中国、印度、南亚和非洲的发生率也很高(Azulay,2015;Kumar,2013;Stevens,2013)。图56-2显示了妊娠和非妊娠女性血红蛋白浓度和贫血阈值的全球趋势。

表 56-1 妊娠期贫血的病因
获得性贫血
缺铁性贫血
急性失血引起的贫血
炎症或恶性肿瘤引起的贫血
巨幼红细胞性贫血
获得性溶血性贫血
再生障碍或再生不良性贫血
遗传性贫血
地中海贫血
镰状细胞血红蛋白病
其他血红蛋白病
遗传性溶血性贫血

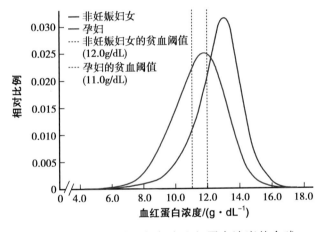

图 56-2 妊娠和非妊娠妇女血红蛋白浓度的全球趋势

（资料来源：Stevens GA，Finucane MM，De-Regil LM，et al：Global，regional，and national trends in haemoglobin concentration and prevalence of total and severe anaemia in children and pregnant and non-pregnant women for 1995-2011：a systematic analysis of population representative data，Lancet Glob Health. 2013 Jul；1（1）：e16-25.）

贫血对妊娠的影响

大多数妊娠期贫血的研究是基于大规模人群进行的，并着重描述了对营养不良性贫血的治疗。贫血与很多不良妊娠结局相关，如早产（Kidanto，2009；Kumar，2013；Rukuni，2016）。据报告，妊娠期未经补铁治疗的缺铁性贫血患者，其子代在儿童期智力发育评分较低（Drassinower，2016；Tran，2014）。

一个看似矛盾的发现是，血红蛋白浓度较高的健康孕妇围产期不良结局的风险也升高（Murffy，1986；von Tempelhoff，2008）。这可能是由于孕期正常红细胞增加，而血容量增加低于平均量所致。Scanlon 等（2000）对 17 3031 次妊娠进行了母体血红蛋白浓度与早产及胎儿生长受限关系的研究发现，孕 12~18 周的孕妇，血红蛋白浓度高于平均水平的 3 个标准差，胎儿生长受限发生率增加 1.3~1.8 倍。胎盘重量与母亲血红蛋白浓度呈负相关（Larsen，2016）。这些研究导致一些不合理的结论：孕期不行补铁引起缺铁性贫血反而改善妊娠结局（Ziaei，2007）。

缺铁性贫血

缺铁性贫血与急性失血是引起妊娠期及产褥期贫血最常见的两个原因。在一项超过 1 300 例女性的调查中发现，21% 的患者在妊娠晚期合并贫血，16% 为缺铁性贫血（Vandevijvere，2013）。在单胎妊娠中，母体孕期平均需铁量约 1 000mg，双胎妊娠平均需铁量更多（Ru，2016）。1 000mg 的总铁需求量超出了大部分女性体内的铁贮存量，因此孕期不补充铁将会造成缺铁性贫血。

随着孕中期血容量的增加，缺铁孕妇会表现出血红蛋白迅速下降。孕晚期需要额外的铁补充以增加母体血红蛋白浓度运送给胎儿。无论孕妇是否缺铁，母体供给胎儿的铁量基本相同，因此严重缺铁性贫血的孕妇其胎儿多数不会发生缺铁性贫血。新生儿铁贮存主要取决于母体的贮存铁状态及断脐时间。

诊断

缺铁性贫血的典型形态学表现是红细胞呈小细胞低色素性改变（图 56-3）。然而这一特征在妊娠期并不显著，但往往存在血清铁蛋白的降低。同时，妊娠期正常情况下存在铁调节素水平的降低，这一现象在合并缺铁性贫血后更加显著，其下降程度与血清铁蛋白呈正相关（Camaschella，2015；Koenig，2014）。

对于中度贫血的孕妇评估应包括血红蛋白、红细胞比容及红细胞指数、外周血涂片；如果是非裔女性应进行镰状细胞贫血、血清铁、血清铁蛋白的检查（附录）。孕期血清铁蛋白水平低于 10~15mg/L 可诊断为缺铁性贫血。

中度缺铁性贫血女性在接受足量的铁剂治疗后，首先表现为网织红细胞升高。由于孕期血容量增加，因此较非孕女性血红蛋白浓度及红细胞比容升高较慢。

治疗

2012 年 WHO 建议妊娠期应常规每天口服补充 30~60mg 的铁元素和 400μg 的叶酸。一项 Cochrane

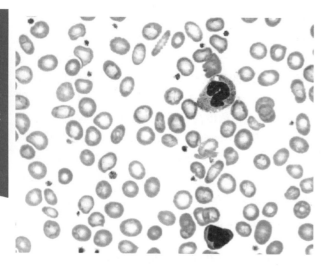

图 56-3　来自缺铁性贫血妇女的外周血涂片含有许多小细胞低色素的红细胞,其特征是中央苍白区。这些细胞呈现中度异型增生,即不同大小和形状,包括偶见的椭圆形细胞或铅笔形细胞

(资料来源:Werner CL, Richardson DL, Chang SY, et al:Perioperative Considerations. In Williams Gynecology Study Guide,3rd ed. New York,McGraw-Hill Education,2016. 图片提供者: Dr. Weina Chen.)

综述认为间断口服补铁也可能是合适的(Peña-Rosas,2015)。而对于缺铁性贫血的患者则每日需补充200mg铁元素。纠正贫血及补充铁贮存可通过补充常见的含铁化合物,如硫酸亚铁、富马酸亚铁及葡萄糖酸铁。如果无法口服铁剂,可给予肠外治疗。蔗糖铁与右旋糖酐铁均可静脉使用,但蔗糖铁较右旋糖酐铁更为安全(ACOG,2017a;Camaschella,2015;Shi,2015)。口服或静脉补铁对于升高血红蛋白及血清铁蛋白效果相同(Breymann,2017;Daru,2016)。

■ 急性失血性贫血

孕早期,急性失血导致的贫血主要见于流产、异位妊娠、葡萄胎等。产后贫血更多源于产科出血。大量出血的治疗已在第 41 章中提到。对于中度贫血患者(Hb 大于 70g/L),若血流动力学稳定、无其他不适症状且无感染时可不输血,但至少应予 3 个月铁剂治疗(Krafft,2005)。

■ 慢性疾病导致的贫血

各种慢性疾病包括慢性肾功能衰竭、肿瘤、化疗、HIV 感染、慢性炎症也可导致中度到重度贫血,通常为小细胞低色素性贫血,是世界范围内第二大贫血的原因(Weiss,2005)。

妊娠期间,慢性病患者可能首先表现为贫血。在既往已患贫血的妊娠合并慢性病患者中,随着血浆容

量的增加,贫血可能进一步恶化。常见的有慢性肾功能不全、炎症性肠病、结缔组织疾病。肉芽肿性感染、恶性肿瘤、类风湿性关节炎和慢性化脓性疾病也可合并贫血。

慢性肾功能不全是妊娠期最常见的可导致贫血的慢性疾病。部分患者伴有促红细胞生成素不足。第 53 章中提到,孕期红细胞增加程度与肾功能不全程度呈负相关,同时,正常血浆容量的增加则加剧了贫血的程度(Cuningham,1990)。

治疗上,首先必须保证足够的铁贮存。应用重组红细胞生成素可成功治疗慢性贫血(Weiss,2005)。对于妊娠合并慢性肾功能不全者,当红细胞比容在 20% 左右时可考虑应用重组红细胞生成素(Cyganek,2011;Ramin,2006))。需要注意的是,红细胞生成素会引起高血压,而肾病患者多合并高血压。此外,也有病例报告,部分患者在治疗后出现纯红细胞再生障碍性贫血及抗红细胞生成素抗体的生成(Casadevall,2002;Mc-Coy,2008)。

■ 巨幼红细胞性贫血

巨幼红细胞性贫血主要特点是由于 DNA 合成障碍导致血液及骨髓异常。这导致细胞体积增大与细胞核成熟停滞,而细胞质成熟正常。在全球范围内,妊娠期巨幼细胞性贫血的患病率有很大差异。本病在美国发病率较低。

叶酸缺乏性巨幼红细胞性贫血

孕期发生的巨幼红细胞性贫血主要是由于叶酸缺乏导致,过去被称为妊娠恶性贫血。常见于不吃绿叶蔬菜、豆类及动物蛋白的女性。随着叶酸缺乏,贫血加重,食欲会进一步下降,加重营养缺乏。某些情况下,药物及过量摄入酒精也会引起或加重叶酸缺乏(Hesdorffer,2015)。

非孕期女性叶酸的需求量是每天 50 ~ 100μg。妊娠期间叶酸的需求量增加至 400μg/d。叶酸缺乏时,最初出现血浆叶酸浓度降低(附录)。早期血液学改变主要是中性粒细胞分叶过多及新形成的大红细胞。如果合并缺铁,仅测量平均红细胞体积则不能发现大红细胞,而外周血涂片可见大红细胞。随着贫血加重,外周血可出现有核红细胞,骨髓象可表现为巨幼样变。此外,贫血加重时还可能出现血小板减少、白细胞减少及全血细胞减少。由于胎儿及胎盘可有效地自母体循环中吸收叶酸,因此即使母体严重贫血胎儿也极少发生贫血。

妊娠期巨幼红细胞性贫血的治疗除了补充叶酸,同时应予健康饮食及补充铁剂。治疗后 4 ~ 7 天,网织

红细胞计数升高,白细胞及血小板减少可予纠正。

　　叶酸充足的健康饮食可预防巨幼红细胞性贫血。叶酸缺乏导致的神经管畸形目前备受关注(第13章)。早在1990年,营养学家及美国妇产科医师学会均推荐育龄期女性每天至少补充400μg叶酸。当叶酸需求量增加时应额外补充叶酸,如多胎妊娠、溶血性贫血、克罗恩病、酒精中毒、炎症性皮肤病。研究显示,有先天性心脏病家族史的患者提高叶酸的摄入亦可获益(Huhta,2015)。既往曾生育过神经管畸形患儿的女性,孕前及孕早期开始每天补充4 mg叶酸,其子女再次发生神经管畸形的概率降低。

维生素 B$_{12}$ 缺乏性巨幼红细胞性贫血

　　孕期维生素 B$_{12}$ 水平较非孕期低,主要是由于孕期结合蛋白包括转钴铵水平降低。妊娠期由于维生素 B$_{12}$ 即氰基钴胺(氰钴胺)缺乏所导致的巨幼细胞性贫血较罕见。然而,艾迪生恶性贫血是由于内因子缺乏引起的维生素 B$_{12}$ 吸收障碍导致。此为一种自身免疫病,多见于40岁以上的女性(Stabler,2013)。依据以往的经验,妊娠合并维生素 B$_{12}$ 缺乏的女性大部分为全胃或胃部分切除,行全胃切除的女性需要每月肌内注射1 000μg维生素 B$_{12}$。部分胃切除患者不需要此类治疗,但孕期应监测维生素 B$_{12}$ 水平(附录)。其他可导致维生素 B$_{12}$ 缺乏的病因还包括克罗恩病、结肠切除及小肠内细菌过度生长(Hesdorffer,2015;Stabler,2013)。

■ 溶血性贫血

　　很多因素可加速红细胞的破坏。红细胞损伤可由先天性红细胞异常诱发,也可由抗红细胞膜抗体所致。溶血可以是原发的,如镰状细胞病和遗传性球形红细胞增多症,也可继发于其他疾病如系统性红斑狼疮或子痫前期。恶性肿瘤相关的微血管病变所导致的溶血性贫血在妊娠期也有报告(Happe,2016)。

自身免疫性溶血

　　自身免疫性溶血中异常抗体产生的原因尚不清。一般情况下,直接及间接抗人球蛋白(Coombs)试验均为阳性。此类贫血大部分为温抗体型(80%~90%),小部分为冷抗体型或混合型,根据其基础病还可分为原发性(特发性)及继发性。后者可由淋巴瘤、白血病、结缔组织病、感染、慢性炎症性疾病及药物等引起(Provan,2000)。冷凝集性自身免疫性溶血可继发于支原体肺炎或 EB 病毒感染导致的单核细胞增多症(Dhingra,2007)。溶血及抗人球蛋白试验阳性可以由抗红细胞 IgM 或 IgG 抗体引起,当合并血小板减少时称伊文思综合征(Evans syndrome)(Wright,2013)。

　　妊娠会加速自身免疫性溶血的病情进展。利妥昔单抗联合泼尼松为一线治疗方案(Luzzatto,2015)。此治疗往往可纠正合并血小板减少。输注红细胞往往导致抗红细胞抗体生成,可通过加热供者血液减少冷凝集素对红细胞的破坏。

药物引起的溶血

　　不同于自身免疫性溶血性贫血,药物引起的溶血程度多数较轻,停药后好转,避免应用此类药物可预防溶血性贫血发生。发生机制主要在于药物介导的对红细胞的免疫损伤。药物可能会类似一个高亲合力的红细胞蛋白半抗原,此类抗原可与抗药抗体结合,如抗青霉素或抗头孢菌素的 IgM 抗体。部分药物可能仅为低亲合力的半抗原,与细胞膜蛋白结合,其中包括丙磺舒、奎尼丁、利福平和硫喷妥钠。药物引起的溶血常见于先天性红细胞酶缺陷,如葡萄糖-6-磷酸脱氢酶(glucose-6-phosphate dehydrogenase,G6PD)缺乏症,尤其在非裔妇女中更为常见。

　　药物引起的溶血通常呈慢性病程,多为轻至中度,但偶尔可导致急性严重溶血。Garratty 等(1999)年报告了7例产科操作后预防性应用头孢菌素所导致的严重溶血性贫血(直接 Coombs 试验阳性)。α-甲基多巴也可引起类似的溶血现象(Grigoriadis,2013)。此外,有报告,孕妇在接受静脉注射球蛋白治疗后发生溶血(Rink,2013)。停药后溶血往往好转。

妊娠引起的溶血

　　孕期原因不明的溶血罕见,但有在孕早期出现严重溶血,分娩后数月缓解的病例报告。但并未发现自身免疫反应或红细胞缺陷的证据(Starksen,1983)。由于其胎儿及新生儿曾有一过性溶血现象,所以不除外免疫因素导致。多数情况下母体应用激素治疗有效,但也有部分无效(Kumar,2001)。有1例患者,在每次妊娠期间都发生严重的溶血性贫血,并需要接受泼尼松治疗。她的胎儿并没有受到影响,并且每次在分娩后溶血都自发缓解。

妊娠相关性溶血

　　在某些情况下,溶血是由妊娠合并症所致。轻度微血管病性溶血和血小板减少常见于重度子痫前期和子痫(Cunningham,2015;Kenny,2015)。第40章描述了 HELLP 综合征(溶血、肝酶升高、血小板降低)此外,妊娠期急性脂肪肝,可并发中至重度溶血性贫血(Nelson,2013;第55章)。

阵发性睡眠性血红蛋白尿

　　尽管阵发性睡眠性血红蛋白尿(paroxysmal nocturnal hemoglobinuria,PNH)被归为溶血性疾病,但其主要还是以造血干细胞异常导致的血小板、粒细胞系及红细胞系形成缺陷为特点。阵发性睡眠性血红蛋白尿是来源于单个克隆的异常细胞,在这一机制上类似于肿瘤的发生(Luzzatto,2015)。主要与 X 染色体上的基因磷脂酰肌醇聚糖-A(PIG-A)突变有关,该基因的突变使得红细胞及粒细胞膜产生异常的锚连蛋白从而易被补体裂解(Provan,2000)。该病最严重的并发症是血栓形成。妊娠期高凝状态使得这一风险增加。

PNH 所致的慢性溶血性贫血起病隐匿,其严重程度不一,可从轻微到致命。血红蛋白尿发作不规律,且不一定只发生于夜间。溶血的诱因包括输血、感染及手术。高达 40%患者可合并静脉血栓、肾功能衰竭、高血压及 Budd-Chiari 综合征。鉴于该病易合并血栓高风险,因此专家建议应用预防性抗凝治疗(Parker,2005)。该病的治疗可选用人源型抗 C5 单克隆抗体 Eculizumab 来抑制补体的激活。诊断后该病中位生存期为 10年,骨髓移植可彻底治愈。

PNH 是一类严重且不可预知的疾病。妊娠期合并 PNH 的患者有 3/4 出现相关并发症,母体死亡率为 10%~20%(De Gramont,1987;de Guibert,2011)。母体并发症多发生于产后,50% 为静脉血栓(Fieni,2006;Ray,2000)。2015 年,一项针对 61 例接受依库丽单抗(Eculizumab)治疗的 75 例妊娠患者的研究显示,半数以上的患者在妊娠期需要增加治疗剂量,孕产妇死亡率为 0,死胎率达 4%(Kelly,2015)。

细菌毒素

孕期最严重的获得性暴发型溶血性贫血是由产气荚膜梭菌外毒素及 A 族 β 溶血性链球菌感染引起(第47 章)。革兰氏阴性菌内毒素,即脂多糖,可诱发轻到中度的溶血性贫血(Cox,1991)。譬如,急性肾盂肾炎的患者常合并贫血,而随着感染的消退及妊娠的进展,生理性促红细胞生成素的生成可使红细胞数量恢复。

遗传性红细胞膜缺陷

正常的红细胞形状为双凹圆盘状,此种形状利于红细胞在通过动脉或通过只有其半径宽度的脾微循环结构时可充分变形。部分基因可编码红细胞结构膜蛋白或红细胞内酶的表达。而这些基因的突变可能导致遗传性红细胞膜或酶缺陷,从而破坏脂质双层的稳定性,进一步导致细胞膜表面积减少,变形能力差,最终发生溶血。贫血的程度决定于细胞膜僵直程度及变形性下降程度。三种遗传性细胞膜缺陷引起红细胞破坏增加的疾病分别为遗传性球形红细胞增多症、热异形细胞增多症及卵形红细胞症。

遗传性球形红细胞增多症　是红细胞先天性膜缺陷引起的溶血性贫血中最常见的一种类型。系常染色体显性遗传,导致血影蛋白缺乏。还有部分是常染色体隐性遗传或基因突变所致,如锚蛋白缺乏、4.2 蛋白缺乏、中间带 3(moderate band 3)缺乏或以上几种蛋白缺乏同时出现(Gallagher,2010;Rencic,2017;Yawata,2000)。上述疾病可表现为不同程度的溶血性贫血及黄疸。诊断主要是依据外周血涂片中球形红细胞或网织红细胞增多和红细胞渗透脆性增加。

遗传性红细胞增多危象是指红细胞破坏加速导致严重贫血及患者脾大。感染还可加速溶血或抑制红细胞生成以加重贫血,如细小病毒 B19 感染(第 64 章)。严重情况下,脾切除可缓解溶血、贫血及黄疸。

妊娠　总体而言,妊娠合并遗传性球形红细胞增多症的患者孕期多无明显进展,每天口服叶酸 4mg,可维持红细胞生成。有研究分析帕克兰医院收治的 23例遗传性球形红细胞增多症患者的 50 次妊娠,孕晚期平均红细胞比容为 31%(23%~41%),网织红细胞在 1%~23%,8 例患者流产。42 例新生儿中 4 例早产,未发生胎儿宫内生长受限。4 例患者发生感染后导致溶血加重,3 例患者接受输血治疗(Maberry,1992)。该研究结果与 Pajor 等(1993)报告的 8 例遗传性球形红细胞增多症患者的 19 次妊娠结局大致相同。由于此类疾病具有遗传性,新生儿亦有可能发病。Celkan 等(2008)曾尝试在妊娠 18 周通过脐静脉穿刺检测胎儿红细胞渗透脆性从而进行产前诊断,而患有遗传性球形红细胞增多症新生儿出生后可能出现高胆红素血症和贫血。

红细胞酶缺乏

葡萄糖无氧酵解的红细胞酶缺乏可导致遗传性非球形红细胞性溶血性贫血。此类疾病大部分为常染色体隐性遗传。如前所述,大多数红细胞酶缺乏所致的严重贫血多数由药物或感染引起。

丙酮酸激酶缺乏可合并不同程度的贫血及高血压(Wax,2007)。纯合子患者可能因为反复接受输血治疗导致铁负荷过重,还可合并心肌功能不全,应严密监测(Dolan,2002)。纯合子突变的胎儿因此而出现贫血和心力衰竭,导致胎儿水肿(第 15 章)。

葡萄糖-6-磷酸脱氢酶缺乏症是一种很复杂的疾病,因为其变异多达 400 多种,主要是由于碱基置换导致编码氨基酸改变,导致其病情严重程度不一(Luzzatto,2015;Puig,2013)。在纯合子或两个 X 染色体均异常时,红细胞酶活性明显降低。2%的非裔美国女性受累,10%~15% 出现杂合子变异体(Mockenhaupt,2003)。随机的 X 染色体失活可导致酶活性不同程度缺陷。

妊娠期间,对于杂合子及纯合子,感染及药物均有可能诱发溶血,其严重程度与酶的活性有关。贫血多为偶发,但部分变异可能导致慢性非球形红细胞性溶血。因为幼稚红细胞较成熟红细胞酶活性更高，贫血最终可以稳定，并在治疗了原发病因后很快得到纠正。美国妇产科医师学会（2016b）不推荐对新生儿 G6PD 缺乏进行常规筛查。

■ 再生障碍性贫血及增生低下贫血

尽管再生障碍性贫血在孕期发生率不高，但却为一种严重孕期合并症，主要表现为全血细胞减少及骨髓造血细胞减少（Young，2008）。再生障碍性贫血可能有多种病因，有证据证实其中一种机制与自身免疫有关（Stalder，2009）。近 1/3 患者可明确诱因，包括药物、某些化学物质、感染、辐射、白血病、免疫系统疾病及某些先天性疾病包括范科尼贫血及 Diamond-Blackfan 贫血（Green，2009；Lipton，2009）。此类疾病骨髓造血障碍主要表现为造血干细胞显著下降。

年轻患者最佳治疗方案为造血干细胞移植（Young，2008）。免疫抑制剂也可用于再生障碍性贫血的治疗，而对于部分无效患者，有报告显示艾曲波帕（eltrombopag）可以取得满意的治疗效果（Olnes，2012；Townsley，2017）。骨髓移植是治疗再生障碍性贫血的最终方案，大约 3/4 的患者反应良好，可长期存活（Rosenfeld，2003）。脐带血来源的干细胞也可作为潜在的移植来源（Moise，2005；Pinto，2008）。既往输血史及妊娠史增加移植排斥风险（Young，2015）。

妊娠

妊娠合并再生障碍性贫血的发生率较低。一项 60 次的妊娠合并再生障碍性贫血的临床研究结果显示，半数患者为妊娠期首次诊断（Bo，2016）。有一些资料完整的有关妊娠诱导增生不良性贫血的病例报告，这些病例中贫血和其他细胞减少症在分娩或终止妊娠后改善或缓解（Bourantas，1997；Choudhry，2002），再次妊娠时复发。

Diamond-Blackfan 贫血是一种罕见的纯红细胞生成障碍的疾病。约 40% 的病例是家族性常染色体显性遗传（Orfali，2004）。通常对糖皮质激素治疗的反应良好，但大部分患者会发展为连续输血依赖或部分依赖（Vlachos，2008）。Faivre 等（2006）报告了此类疾病患者的 64 次妊娠中，2/3 发生源于胎盘血管的并发症，其中包括流产、子痫前期、死胎、胎儿生长受限及早产。

戈谢病（Gaucher disease）是一类常染色体隐性遗传的溶酶体酶缺发疾病，其特征是酸性 β-葡萄糖苷酶活性缺乏。戈谢病患者妊娠可加重贫血及血小板减少（Granovsky-Grisaru，1995）。Elstein 等（1997）报告 6 例患者应用阿糖脑苷酶替代治疗改善了妊娠结局。自 1994 年来，已应用人类重组酶，如依米苷酶（imiglu-cerase），进行替代治疗。欧洲指南推荐在怀孕期间进行治疗，而 FDA 认为需要有明确的适应证才能使用（Granovsky-Grisaru，2011）。

再生障碍性贫血的主要危险因素是出血和感染。早产、子痫前期、胎儿生长受限和死胎率均上升（Bo，2016）。孕期处理取决于孕周及给予支持治疗，支持治疗应包括持续监测感染及正确的抗感染治疗。只有在感染时可给予输注粒细胞治疗。红细胞输注的目的在于治疗有症状的贫血及维持红细胞比容在 20%。必要时可能需要血小板输注来控制出血。1960 年以来报告的孕产妇死亡率平均接近 50%，然而，最近的研究报告提示结局稍好（Choudhry，2002；Kwon，2006）。

骨髓移植后妊娠

目前已有骨髓移植后成功妊娠的病例报告（Borgna-Pignatti，1996；Eliyahu，1994）。Sander 等（1996）报告了 41 例女性在接受骨髓移植后的 72 次妊娠，共分娩 52 例新生儿，一半合并早产或高血压。据我们的经验，接受骨髓移植的女性孕期红细胞生成及血浆增加程度与正常妊娠相同。

红细胞增多症

■ 继发性红细胞增多症

妊娠期红细胞增多通常与母亲先天性心脏病或慢性肺部疾病引起的慢性缺氧有关。大量吸烟也会引起红细胞增多症。我们发现部分吸烟量大的孕妇，患有慢性支气管炎，但不伴有其他系统异常者，红细胞比容可达 55%~60%。严重的红细胞增多症，可导致不良妊娠结局。

■ 真性红细胞增多症

这是一种原发性克隆性骨髓造血干细胞增生性疾病，其特征是红系祖细胞、髓系祖细胞和巨核祖细胞过度增殖（Spivak，2015；Vannucchi，2015）。几乎所有患者都存在 JAK2 V617F 或 JAK2 第 12 外显子的基因突变（Harrison，2009）。其症状与血液黏度升高有关，常并发血栓形成。非妊娠期患者的治疗选用羟基脲或鲁索替尼（Vannucchi，2015）。

真性红细胞增多症患者的胎儿丢失率很高，预防性使用阿司匹林可改善妊娠结局（Griesshammer，2006；Robinson，2005；Tefferi，2000）。有静脉血栓形成病史者推荐妊娠期使用低分子肝素预防。如果在妊娠期间需要降低红细胞数量，可以考虑 α-干扰素治疗（Kreher，2014）。

血红蛋白病

■ 镰状细胞血红蛋白病

血红蛋白 A 是最常见的血红蛋白四聚体,由两个 α 和两个 β 链组成。镰状细胞病主要是由于编码 β 珠蛋白链基因的第 6 位密码碱基由 T 变成 A,导致 β 链上谷氨酸被缬氨酸取代。镰状细胞血红蛋白病包括镰状细胞贫血(Hb SS);镰状细胞血红蛋白病 C(Hb SC);镰状细胞 β-地中海病(Hb S/B0 或 Hb S/B+)及镰状细胞病 E(Hb SE)(Benz,2015),都增加妊娠发病率。

镰状细胞贫血主要是遗传自父母双方分别携带的血红蛋白 S 基因。美国非裔中每 12 个人中就有 1 个携带镰状细胞遗传特征,这是由于遗传一个血红蛋白 S 基因和一个正常血红蛋白 A 基因所致。因此计算非裔中镰状细胞贫血发生率为 1/576(1/12×1/12×1/4 = 1/576)。由于该病在儿童期死亡率较高,因此在成人中并不多见。血红蛋白 C 是 β 珠蛋白链上的谷氨酸被赖氨酸取代,源于 β 珠蛋白基因 6 号密码子上 T 碱基突变为 C 碱基。非裔人群中约 1/40 携带血红蛋白 C 基因,因此理论上讲,一个美国非裔孩子遗传到血红蛋白 S 基因及血红蛋白 C 等位基因共遗传的概率为 1/2 000(1/12×1/40×1/4)。同样因为 β-地中海贫血的发病率约 1/40,那么镰状细胞 β-地中海贫血发病率约 1/2 000(1/12×1/40×1/4)。

病理生理机制

带有血红蛋白 S 的红细胞在脱氧时变成镰刀状,血红蛋白发生聚集。不断的镰变及复原导致细胞膜损伤,最终引发细胞发生不可逆的镰变。镰变红细胞血流缓慢,且变形性差,在经过微血管时可造成血管阻塞,还可造成内皮细胞黏附、红细胞脱水及血管舒缩失调。临床上,镰状发作的特征是各种器官出现缺血和梗死的表现。这些临床症状主要以疼痛为主,被称为镰状细胞危象。此外还可能出现再生障碍性贫血、巨幼细胞、骨坏死及溶血危象。

镰变带来的急性及慢性改变可包括骨异常,如股骨和肱骨头缺血性坏死、肾髓质损害;SS 纯合子的患者还可能出现自体脾切除,其他类型患者可能出现脾大,还可能出现肝大、心室肥大、肺梗死、肺动脉高压、脑血管意外、下肢溃疡及脓毒血症(Benz,2015;Gladwin,2004)。其他后遗症包括脑血管瘤和镰状细胞血管病变(Buonanno,2016)。20% 的成人型血红蛋白 SS 患者可并发肺动脉高压(Gladwin,2008)。

治疗

积极的支持治疗是降低镰状细胞贫血死亡率的关键。目前针对镰状细胞病的治疗方案部分仍处于试验阶段。已有研究通过诱导血红蛋白 F 来治疗镰状细胞病及地中海贫血。药物可刺激 γ 链合成血红蛋白 F,从而抑制血红蛋白 S 的聚合及由此导致的红细胞镰变。羟基脲就是其中一种,它可以增加血红蛋白 F 的产生并减少镰状发作的数目(Platt,2008)。尽管在一项 17 年的随访研究结果显示,羟基脲的宫内暴露未导致严重的不良事件,但羟基脲在动物实验中被证实有致畸性(Ballas,2009;Briggs,2015;Italia,2010)。RCT 研究结果显示,应用血小板抑制剂普拉格雷(prasugrel)并没有任何益处(Henney,2016)。但有研究报告,可与 P-选择素结合的抗体 crizanlizumab 可以显著降低不良事件的发生率(Ataga,2017)。

各种形式的造血细胞移植已用于治疗镰状细胞综合征和严重地中海贫血(Hsieh,2009)。Oringanje 等(2013)在 Cochrane 综述中指出,目前只有观察性研究报告。骨髓移植的生存率达 90%(Dalle,2013)。来自相关供体的脐血干细胞移植也显示巨大的应用前景(Shenoy,2013)。基因疗法已有成功报告,是用慢病毒载体介导一个 β 基因添加至干细胞(Ribeil,2007)。

妊娠与镰状细胞病

对于合并各种镰状细胞病的患者而言,妊娠都会造成巨大的负担,尤其是对于镰状细胞贫血 Hb SS 的患者。针对妊娠合并镰状细胞病有多个大型队列研究,Viller 等(2008)进行的研究包括 2000~2003 年之间妊娠合并镰状细胞病女性的共 17 952 次妊娠。由 Chakravarty 等(2008)进行的研究包括 2002~2004 年期间的共 4 352 次妊娠。最近,由 Boulet 等(2013)的一项队列研究纳入了 1 526 例合并镰状细胞病的女性。最后,来自 200 多万例妊娠妇女的队列研究将镰状细胞病患者与正常对照者(Kuo,2016)进行了比较,并在表 56-2 列出了常见的产科并发症及其相对风险。

表 56-2　妊娠合并血红蛋白 SS 和 SC 病的妊娠并发症发生率

产科结局	比值比	
	Hb SS	Hb SC
子痫前期	2~3.1	2.0
死胎	6.5	3.2
早产	2~2.7	1.5
胎儿生长受限	2.8~3.9	1.5
母体死亡率	11~23	11

资料来源:Boafor,2016;Oteng-Ntim,2015.

妊娠期常见的母体并发症包括多器官缺血坏死，尤其是骨髓坏死，可引起剧烈疼痛。肾盂肾炎、肺炎和肺部并发症也很常见。尽管有所改善，但围产期并发症死亡率仍然较高，值得警惕（Boga，2016；Lesage，2015；Yu，2009）。围产儿的不良结局包括早产、胎儿生长受限和围产儿死亡等。

镰状细胞血红蛋白病 C（Hb SC）

在非妊娠妇女中，血红蛋白 SC 病的并发症发生率和死亡率明显低于镰状细胞贫血。事实上，低于半数的女性在怀孕前有相关临床症状。在我们的经验中，合并该疾病的患者，妊娠期严重骨痛、肺梗死和栓塞的发作比非妊娠期更常见（Cunningham，1983）。一些不良妊娠结局如表 56-2 所示。

孕期管理

合并镰状细胞病患者孕期需密切观察，任何影响红细胞生成或增加红细胞破坏的因素都会加重贫血。产前每天补充 4mg 叶酸可支持红细胞快速代谢。

此类患者孕期管理的危险之处在于，一旦有临床症状都被认为是镰状细胞危象。因此，其他可能引起疼痛、贫血的产科严重并发症或其他内外科合并症可能会被忽视，如异位妊娠、胎盘早剥、肾盂肾炎或阑尾炎等。因此，镰状细胞危象的诊断首先应该是排除其他可能的原因。镰状细胞病患者感到疼痛的主要原因是镰变的红细胞导致多个器官梗死，尤其是骨髓。疼痛可急性发作，尤其是在孕晚期、产时及产褥早期。

Rees 等（2003）强调应严格按照指引规范对这些患者进行孕期保健。Mari-Carvajal 等（2009）对既往文献进行回顾分析发现，目前尚无 RCT 评估此类患者的孕期管理。仅在严重疼痛发作时予静脉补液及阿片类药物。鼻导管吸氧可以降低红细胞在毛细血管内的镰变程度。我们发现在疼痛发作后输注红细胞并不能减轻再次疼痛发作的程度或减少疼痛发作时间，但在随后的研究中发现，预防性输血可以预防血管进一步闭塞及疼痛发作。最近有文献报告硬膜外镇痛可能有效缓解这部分患者的疼痛（Verstraete，2012；Winder，2011）。部分长期受镰状细胞病疼痛症状影响的妇女可能会使用毒品，这可能提高新生儿戒断综合征的发生率（Shirel，2016）。

镰状细胞病的患者无症状性菌尿及急性肾盂肾炎的发病率显著升高，所以菌尿的筛查及治疗很重要。如果发生肾盂肾炎，镰状红细胞对细菌内毒素敏感，可导致红细胞快速破坏同时抑制红细胞的生成。此外，镰状细胞病患者合并肺炎也较为常见，主要为链球菌肺炎，故美国 CDC 建议，对于所有镰状细胞病及脾切除的患者，应接种多价肺炎球菌、乙型流感嗜血杆菌和脑膜炎球菌等疫苗（表 9-7）。

镰状细胞病患者常合并肺部疾病。其中，急性胸痛综合征的特点是胸痛、发热、咳嗽、肺部浸润和缺氧，通常还伴有骨痛和关节疼痛（Vichinsky，2000）。此外，影像学表现为新发的肺浸润，主要分为 4 种：感染、来源于骨髓的脂肪栓塞、血栓栓塞和肺不张（Meoff，2005）。半数以上的患者为细菌或病毒感染。当急性胸痛综合征发生时，平均住院时间为 10.5 天，15% 的患者需要机械通气，死亡率接近 3%（Gladwin，2008）。对于非孕期发作急性胸痛综合征的患者建议行血浆置换以清除发作的诱因（Gladwin，2008）。在一项对非妊娠患者的研究中，Turner 等（2009）发现，相比单纯输血治疗，血浆置换并无益处，反而增加了 4 倍的用血量。

妊娠合并镰状细胞贫血患者多因心室肥大有一定程度的心功能不全。慢性高血压可加重上述表现（Gandi，2000）。妊娠期，心输出量与血容量增加更为显著（Veille，1994）。尽管多数女性可耐受妊娠，当合并重度子痫前期或严重感染时可能出现心力衰竭（Cunningham，1986）。此外，应注意肺动脉高压也可引起心力衰竭（Chakravarty，2008）。

Chakravarty 等（2008）对合并镰状细胞病女性的 4 352 次妊娠的回顾性分析，发现妊娠期并发症明显升高。与对照组相比，镰状细胞病女性非分娩相关住院率为 63%，妊娠期高血压疾病发生率升高 1.8 倍（19%），胎儿宫内生长受限发生率升高 2.9 倍（6%），剖宫产率增加 1.7 倍（45%）。

预防性红细胞输注　慢性输血治疗可预防高危儿童卒中的发生（DeBaun，2014）。妊娠期预防性输血最显著的益处是降低了母体并发症发生率（Benites，2016）。在帕克兰医院的一项为期 10 年的前瞻性观察性研究中，我们为所有患有镰状细胞综合征的孕妇提供预防性输血，维持红细胞比容在 25% 以上，血红蛋白 S<60%（Cunningham，1979）。结果显示，母体发病率及红细胞生成抑制发生率较低。他们将所得出的结果与既往并不常规预防性输血的历史研究进行对比，发现输血组的发病率和住院率显著降低（Asma，2015；Cunningham，1983；Grossetti，2009）。然而，围产期不良结局仍普遍存在（Ngô，2010）。

在一项多中心研究中，Koshy 等（1988）将 72 例妊娠合并镰状细胞病女性随机分为预防性输血治疗组及有指征输血治疗组，预防性输血治疗组镰状细胞危象发生率明显降低，但两组之间的妊娠结局并无差别；由于输血本身存在风险，因此不建议进行预防性输血治疗。一个对 12 项研究的荟萃分析发现，预防性输血可改善一些不良的母儿结局，如母体死亡率、肺部并发症和围产期死亡率(Malinowski,2015)。

毫无疑问,多次输血可显著增加输血相关并发症的发生,10%的患者出现迟发溶血输血反应,同时,输血所导致的感染也是大家主要担心的问题。Garratty(1997)回顾性分析了12项研究,发现接受输血的患者中,25%会出现同种免疫反应。在这些妇女的肝脏活检中,我们没有发现与输血相关的铁超载、血色素沉着症或慢性肝炎的证据(Yeomans,1990)。

因此,出于没有证据显示妊娠期间预防性输血益处明显,这种治疗方案仍然存在争议(ACOG,2015;Kusayna,2013)。目前的共识是,妊娠期预防性输血应个体化。

胎儿评估 由于妊娠合并镰状细胞病患者发生胎儿生长受限及围产儿死亡率高,孕期应对胎儿情况进行连续评估。美国妇产科医师学会(2015)提出应对此类患者的胎儿进行连续超声检查及产前胎儿监测。Anyaegbunam 等(1991)对24例女性共39次镰状细胞危象发作时胎儿情况进行了评估,发现60%的胎儿胎心监护无应激试验无反应;而在镰状细胞危象治疗后恢复反应。他们的研究结果证实在镰状细胞危象发作的瞬间并不会影响胎儿脐血流。

分娩

妊娠合并镰状细胞病患者分娩期管理与合并心脏病患者基本相同(第49章)。应尽量保持孕妇舒适但不可过度镇静。可使用硬膜外镇痛(Camous,2008)。分娩时应备血,若考虑阴道分娩过程困难或行剖宫产,可通过输血保持红细胞比容在20%以上。镰状细胞病不是阴道分娩的禁忌,是否进行剖宫产要依据产科指征确定。

避孕与绝育

许多临床医生不建议使用雌孕激素联合避孕药,是因为考虑其潜在的血栓形成风险。然而,Haddad 等(2012)的研究发现,使用雌孕激素避孕并未增加并发症的发生。美国 CDC 将联合激素、宫内节育器、植入物和纯孕激素避孕归类为无风险或优点大于已证实的风险(Curtis,2016)。

■ 镰状细胞病特征

非裔人群中镰状细胞病特质的携带率为8%。已证实携带者可出现偶发的血尿、肾乳头坏死及低比重尿(Tsaras,2009)。尽管存在争议,我们认为并不增加流产、围产儿死亡率及低出生体重儿和妊娠期高血压的发生率(Pritchard,1973;Tita,2007;Tuck,1983)。但是毋庸置疑的是,此类患者无症状性细菌尿和泌尿系统感染风险是增高的。镰状细胞性状不应被认为是妊娠或激素避孕的禁忌。

只要父亲携带了包括 S、C 和 D 的异常血红蛋白基因或 β-地中海贫血的基因,胎儿是否遗传就是镰状细胞病孕妇所关心的问题。如何进行产前诊断已在第14章中详细讨论。

■ 血红蛋白 C 与 C-β-地中海贫血

约2%的非裔美国人携带血红蛋白 C 遗传特质。单一的血红蛋白 C 不会导致贫血或不良妊娠结局(Nagel,2003),然而,当同时遗传有镰状细胞(病)特征,血红蛋白 SC 将导致前面所述的一系列问题。妊娠合并纯合子血红蛋白 CC 病或血红蛋白 C-β-地中海贫血,一般表现为良性病程。帕克兰医院(Maberry,1990)病例资料如表 56-3 所示。除轻至中度贫血的患病率升高外,妊娠结局与一般产妇相比没有明显差异,此类患者需及时补充铁剂和叶酸。

表 56-3 72 次妊娠合并血红蛋白 CC 病或 C-β-地中海贫血孕妇结局

	血红蛋白 CC 病	C-β-地中海贫血
孕前患病/例	15	5
孕期患病/例	49	23
红细胞比容(范围)	27(21~33)	30(28~33)
新生儿出生体重/g		
均数	2 990	2 960
范围	1 145~4 770	2 320~3 980
围产儿死亡	1	2
活产儿	42	20

资料来源:Maberry,1990.

■ 血红蛋白 E

虽然在美国不常见,血红蛋白 E 是世界上第二多见的血红蛋白变异体。杂合子 E 特征在东南亚较为常见。Hurst 等(1983)在36%的柬埔寨人和25%的老挝人中鉴定出纯合子血红蛋白 E、血红蛋白 E 加 β-地中海贫血或血红蛋白 E 特性。血红蛋白 E 与贫血、低色素血症、明显的微红细胞增多或红细胞靶向少见相关。Keththon 等(2016)的研究纳入了1 073 例患者及2 146例对照者,发现血红蛋白 E 妊娠期除了无症状性菌尿外,并不增加其他的风险。相反,双杂合性 E-β-地中海贫血是东南亚严重儿童贫血的常见原因(DeLoughery,2014)。在54 例单胎妊娠妇女的队列研究中,Luewan 等(2009)发现,患病妇女发生早产和胎儿生长受限的风险为正常对照组的 3 倍。目前尚不清楚血红蛋白 SE 病是否具有相类似的不良预后。

■ 新生儿血红蛋白病

纯合子血红蛋白 SS、SC 和 CC 病的婴儿在出生时可通过脐带血电泳技术而确诊。美国预防服务工作组建议对所有新生儿进行镰状细胞病检测(Lin,2007)。在美国大多数州,法律规定必须进行该项筛查(第 32 章)。

■ 产前诊断

许多检测可用于镰状细胞病的产前诊断,多数基于 DNA,可使用绒毛样本或羊水样本(ACOG,2015)。一些编码血红蛋白 S 和其他异常血红蛋白的突变可以通过靶向突变分析和基于 PCR 的技术来检测(第 13 章)。

地中海贫血

数以百计的基因突变都会影响控制血红蛋白生成。其中一个或多个正常珠蛋白肽链的合成受损,可能导致一系列临床综合征的发生,其特征为不同程度的无效红细胞生成、溶血和贫血(Benz,2015)。地中海贫血根据缺乏的珠蛋白链分为两类,一类为 α 肽链产生障碍或不稳定导致 α-地中海贫血,一类为 β 链引起 β-地中海贫血。这些可能是由涉及 α-珠蛋白或非 α-珠蛋白基因的点突变、缺失或易位形成的(Leung,2012)。

■ α-地中海贫血

由于 α-珠蛋白基因有四种,α-地中海贫血的遗传性状比 β-地中海贫血复杂得多(Piel,2014)。可能的基因型及其表型如表 56-4 所示。临床症状严重性与 α-珠蛋白链合成缺陷程度直接相关。在大多数的人群中,α-珠蛋白链基因簇或基因位点在 16 号染色体上为两个。类似地,γ 链被复制。因此,二倍体细胞正常基因型可以表示为 αα/αα 和 γγ/γγ。有两类主要的 α-地中海贫血决定簇:α⁰-地中海贫血是从一条染色体中缺失两个位点(--/αα),而 α⁺-地中海贫血是从一个等位基因中缺失一个位点(-α/αα 杂合子),或从每个等位基因中缺失一个位点(-α/-α 纯合子)。

α-地中海贫血有两种主要表型。所有四个 α-珠蛋白链基因的缺失(--/--)表现为纯合子 α-地中海贫血。由于胎儿血红蛋白中含有 α 链,胎儿会受到影响。当四个基因中没有一个基因表达时,无 α-珠蛋白链产生,而是形成了血红蛋白 Bart(γ4)和血红蛋白 H(β4),这种异常的四聚体不能运输氧气(第 7 章)。

表 56-4	α-地中海贫血的基因型及其表型

基因型	基因型	表型
正常	αα/αα	正常
α⁺-地中海贫血杂合子	-α/αα 或 αα/-α	正常;携带者
α⁺-地中海贫血纯合子	-α/-α	轻到中度小细胞低色素性贫血
α⁰-地中海贫血杂合子	--/αα	轻到中度小细胞低色素性贫血
复合型 α⁰/α⁺	--/-α	血红蛋白 H(β₄),中到重度溶血性贫血
纯合子 α-地中海贫血	--/--	血红蛋白 Bart(γ₄),水肿胎儿(胎儿水肿)

发病率

不同种族间,轻型 α-地中海贫血、血红蛋白 H 病、血红蛋白 Bart 病的发病率显著不同。所有这些异常血红蛋白都在可以发生在亚裔人群中。在非裔中,轻型 α-地中海贫血的发病率接近 2%,血红蛋白 H 病鲜见,至今血红蛋白 Bart 病无发病报告。这是因为亚洲人通常有 α⁰-地中海贫血轻微遗传,两个基因缺失通常来自同一条染色体(--/αα),而黑种人通常有 α⁺-地中海贫血轻微遗传,其中每个染色体缺失一个基因(-α/-α)。

胎儿轻度 β-地中海贫血和重度 α-地中海贫血可以利用分子生物学技术通过 DNA 分析而完成诊断(Piel,2014)。已经有通过毛细管电泳或高效液相色谱技术诊断血红蛋白 Bart 病胎儿的报告(Sirichotiyakul,2009;Srivorakun,2009)。对 HBA1 和 HBA2 的分子遗传学检测确定了受影响个体中 90% 的缺失和 10% 的点突变(Galanello,2011b)。

妊娠

α-地中海贫血的患者是否出现严重的产科问题取决于特定基因缺失的数量。单个基因缺失表现为无症状携带者,无异常临床表现。两个基因缺失可导致轻型 α-地中海贫血,临床表现为轻到中度的小细胞低色素性贫血。基因型可以是 α⁺-地中海贫血纯合子或 α⁰-地中海贫血杂合子,即-α/-α 或--/αα,二者的区分需依靠 DNA 分析检测(Piel,2014)。轻型 α-地中海贫血患者除了轻度贫血外,无其他异常临床表现,因而临床常难以发现。轻度地中海贫血的胎儿血红蛋白 Bart 在出生时存在,出生后其水平随即下降且不会被红细胞血红蛋白 H 所替代;红细胞呈小细胞低色素性,血红蛋白比值正常或呈轻度下降。

血红蛋白 H(β_4)病是由于 α^0 与 α^+ 地中海贫血双重杂合使得四个 α 基因中的三个发生了缺失（--/-α）所致。由于每个二倍体基因组只有一个功能性 α-珠蛋白基因，新生儿将具有异常红细胞，包括血红蛋白 Bart（γ_4）、血红蛋白 H(β_4)和血红蛋白 A。在成人中，该病表现为中至重度的贫血，通常在妊娠期间恶化。

遗传所有四个异常 α 基因可致纯合型 α-地中海贫血的发生，其主要产生的血红蛋白 Bart，对氧的亲合力显著增加，缩短存活时间。Hsieh 等（1989）通过脐静脉穿刺采集了 20 例患病胎儿的血样，结果显示，其血液中的血红蛋白 Bart 比例高达 65%～98%。胎儿临床表现为胎死宫内或水肿，即使分娩，也常在产后短期内死亡。

妊娠 12～13 周时超声测量胎儿心胸比例可用于对此类胎儿的早期鉴定（Lam,1999；Zhen,2015）。使用超声 Tei 指数测定心肌的做功指数，可在妊娠的前半部分对此类胎儿的心脏功能进行评估。其数值的上升可能对水肿胎儿有预测价值（Luewan,2013）。此外，大脑中动脉多普勒测速也可检测到胎儿严重的贫血。造血细胞移植已被尝试用于此类患儿的治疗（Galayel,2011a）。

■ β-地中海贫血

β-地中海贫血是由 β-珠蛋白链合成障碍或 α-链不稳定所致。编码 β-珠蛋白合成的基因是位于 11 号染色体上的 δγβ 基因"簇"（第 7 章）。目前有超过 150 种 β-珠蛋白链基因的点突变已被证实（Weatherall,2000）。β-地中海贫血是因为 β-珠蛋白链合成减少、α-链过剩从而导致细胞膜损伤，此外，部分的病例也可因为 α-链的不稳定导致（Kihm,2002）。

在杂合型 β-地中海贫血中，最常见的是由两个 α-和两个 δ-珠蛋白肽链所组成的血红蛋白 A$_2$ 数量增加，达 3.5% 以上，也可以出现由两个 α-珠蛋白肽链和两个 γ-珠蛋白肽链所组成的血红蛋白 F 数量增加至 2% 以上。杂合型的患者临床表现程度不一，部分患者不伴有贫血，多数为轻到中度的小细胞低色素性贫血。

纯合型的 β-地中海贫血，也称重型 β-地中海贫血或 Cooley 贫血，病情较为凶险，可导致严重的溶血性贫血。许多患者的治疗依赖多次输血，然而随之而来的铁负荷增加，及胃肠道铁吸收的增加，最终可导致血色病的发生，多数情况下是致命的。干细胞移植可用于治疗 β-地中海贫血（Jagannath,2014）。临床表现为中间型的杂合型 β-地中海贫血可导致中度贫血。

妊娠

轻型 β-地中海贫血的患者在妊娠期多为轻度的贫

血（Charoenboon,2016）。可补充铁剂和叶酸。部分患者贫血可能在妊娠期恶化，因为患者妊娠后血容量正常增长、红细胞增长相对稍低。

在铁螯合和输血治疗出现以前，重度地中海贫血妇女成功妊娠者十分少见。通过这种妊娠期的管理，有研究共报告了 63 次无严重并发症的病例。目前认为，心功能正常的重型地中海贫血患者也可耐受妊娠。美国妇产科医师学会建议妊娠期可通过长期输血治疗将血红蛋白维持在 100g/L 以上，同时需严密监测胎儿的生长发育情况（ACOG,2015；Sheiner,2004）。

产前诊断

因基因突变的种类众多，β-地中海贫血的产前诊断比较困难。如要诊断一个特定的基因突变，需事先获得该发病家族的致病突变资料，以进行有针对性的突变分析。有研究使用绒毛穿刺的方法进行产前诊断，也可通过其他技术来进行分析（第 14 章）。近年来，也有学者尝试通过检测母体血浆中游离胎儿核酸的方法诊断 β-地中海贫血（Leung,2012；Xiong,2015）。

血小板疾病

■ 血小板减少

血小板异常可发生于妊娠前、妊娠后，或因为妊娠引起。血小板减少定义为血小板计数<150 000/μL，妊娠期的发生率达 10%（ACOG,2016c）。在妊娠期发生的血小板减少中，75% 是妊娠期血小板减少症，而 25% 是由于其他各种原因。另一个常见的病因是 HELLP 综合征。血小板减少症可能是遗传性的或特发性的、急性或慢性的、原发的或继发的（表 56-5）。

表 56-5　妊娠期血小板减少的病因
妊娠期血小板减少症——75%
子痫前期和 HELLP 综合征——20%
产科相关凝血异常——DIC,MTP
免疫性血小板减少症
系统性红斑狼疮或 APAS
感染——病毒和败血症
药物
溶血性贫血
血栓性微血管病
恶性肿瘤

资料来源：ACOG,2016c；Aster,2007；Diz-Küçükkaya,2016.
APAS,抗磷脂综合征；DIC,弥散性血管内凝血；MTP,大量输血方案。

妊娠期血小板减少症

Burrows 和 Kelton（1993）对 15 471 例孕妇的研究结果显示，血小板 <150 000/μL 者的比例为 6.6%，<100 000/μL 者的比例为 1.2%。他们的研究表明，在 1 027 例血小板 <150 000/μL 的孕妇中，有近 75% 被证实为偶发性的正常生理变异，21% 的孕妇合并妊娠期高血压疾病，4% 合并免疫系统疾病。妊娠期血小板减少症或一过性血小板减少通常为血小板轻度的降低，通常不低于 50 000/μL，故当血小板计数低于 80 000/μL 以下，应考虑与其他病因相鉴别（Gernsheimer，2013）。

妊娠期血小板减少症多发生于妊娠晚期，其机制可能为血液稀释导致的血小板降低。妊娠期脾大被认为也是发病机制之一（Maymon，2006）。证据显示，妊娠期血小板的寿命并没有发生显著变化（Kenny，2015）。

遗传性血小板减少症

巨血小板综合征（Bernard-Soulier syndrome）的特点是缺乏血小板膜糖蛋白（GP I b/IX），从而导致严重血小板功能障碍。母体针对胎儿 GP I b/IX 抗原的抗体可导致胎儿同种免疫性血小板减少（Fujimori，1999；Peng，1991）。一项对 18 例妊娠合并遗传性血小板减少症患者的 30 次妊娠的回顾性研究结果显示，产后出血的发生率为 33%，半数出血的患者需要输血（Peitsidis，2010）。该研究中有 6 例新生儿发生了同种免疫性血小板减少症并报告了 2 例围产儿死亡。由于该疾病妊娠期存在威胁生命的出血可能，在整个妊娠期和产后 6 周进行密切监测至关重要（Prabu，2006）。

免疫性血小板减少症

该病也称为特发性血小板减少性紫癜（idiopathic thrombocytopenic purpura，ITP），发病常由于患者体内存在针对一个或多个血小板糖蛋白的 IgG 抗体（Konkle，2015）。包被抗体的血小板在网状内皮系统内被过早地破坏，尤其是在脾脏。虽然发病机制尚不明确，但多数认为可能由针对血小板相关免疫球蛋白如 PAIgG、PAIgM、PAIgA，的自身抗体介导所致。成年人群，免疫性血小板减少症大多数为慢性疾病，几乎不能自然缓解。

如表 56-5 所示，系统性红斑狼疮、淋巴瘤、白血病等多种严重全身性疾病可导致继发性慢性血小板减少。例如，约 2% 的血小板减少患者狼疮血清学检测为阳性，部分病例伴高滴度水平抗心磷脂抗体。多达 10% 的 HIV 阳性患者伴感染相关性血小板减少症（Scaradavou，2002）。

诊断与治疗　只有少数成年原发性 ITP 患者可自行好转，多数患者血小板计数在 10 000 ~ 100 000/μL（George，2014）。尚无证据显示妊娠可导致 ITP 患者病情恶化或复发。也就是说临床缓解数年的患者在妊娠期复发的风险较低。但部分学者认为高雌激素血症仍可能是 ITP 发病诱因。

美国妇产科医师学会推荐血小板计数低于 30 000 ~ 50 000/μL 时需干预治疗（2016c）。一线治疗包括类固醇激素或静脉注射免疫球蛋白（intravenous immune globulin，IVIG）（Neunrt，2011）。泼尼松 1mg/kg 可作为初始治疗，抑制脾脏单核细胞-巨噬细胞系统的细胞吞噬活性。此外，IVIG 的推荐剂量为 2g/kg，疗程 2 ~ 5 天。

对于糖皮质激素或 IVIG 治疗无效的患者，可选择开腹或腹腔镜下脾切除术。妊娠晚期的脾切除术后需要行剖宫产分娩。血小板数量的上升通常在脾切除术后 1~3 天，并在大约 8 天达到高峰。细胞毒性药物，由于存在致畸风险，在妊娠期间通常不能使用。然而，硫唑嘌呤（azathioprine）和利妥昔单抗（rituximab）在部分妊娠合并 ITP 的患者中有应用报告。最后，也有部分患者在接受促血小板生成素激动剂罗米司亭（romiplostim）治疗后反应良好（Decrooq，2014；Imbach，2011；Kuter，2010）。

对胎儿及新生儿的影响　ITP 可使妊娠期并发症的发生风险增加，包括死胎、胎儿丢失和早产等（Wyszynski，2016）。因母体的抗血小板抗体 IgG 可以通过胎盘，使胎儿或新生儿患同源免疫性血小板减少。但出血所致的胎儿死亡少有发生（Webert，2003）。严重血小板减少的胎儿在分娩过程中颅内出血的风险增加，但总发病率较低。Payne 等（1997）对 1973 年以来针对 ITP 孕产妇的研究进行了综述，601 例新生儿中有 12% 为血小板计数 <50 000/μL 的重度血小板减少患儿。6 例新生儿发生颅内出血，其中 3 例初始血小板计数大于 50 000/μL。此结果与 Koyama 等（2012）的 127 例 ITP 孕妇的研究一致，其中 10% ~ 15% 的新生儿有短暂的 ITP（Koyama，2012）。

普遍认为，胎儿与母体血小板计数间无显著相关（George，1996；Payne，1997）。研究者们试图寻找母体血小板抗体 IgG 水平、血小板相关抗体水平、胎儿血小板计数之间的关系，但仍未发现其间的相关性。

很多学者对母体血小板减少的病因与胎儿血小板减少之间的相关性也进行了研究，研究的病因包括妊娠期血小板减少症、妊娠期高血压疾病相关性血小板减少、ITP 和同种免疫性血小板减少。Burrows 和 Kelton（1993）研究报告，15 932 例新生儿中有 19 例脐带血血小板计数 <50 000/μL（0.12%）；在纳入研究的

756 例妊娠期血小板减少症患者中,仅 1 例发生新生儿受累;1 414 例因妊娠期高血压导致血小板减少的患者中,有 5 例发生新生儿血小板减少;与此相反的是,46 例 ITP 患者中,4 例发生新生儿血小板减少。同种免疫性血小板减少与重度血小板减少(及脐带血血小板计数小于 20 000/μL)相关,3 例病例的胎儿脐血血小板计数均<20 000/μL,其中胎死宫内 1 例,另 2 例发生颅内出血。

胎儿血小板减少的检测 目前,尚无有效手段准确预测胎儿血小板数量,仅能行胎儿脐血检查。Scott 等(1983)建议,在分娩过程中采集胎儿头皮血进行血小板测定,血小板计数<50 000/μL 者行剖宫产分娩。随后 Daffos 等(1985)报告了经皮脐血穿刺采样的并发症较高(第 14 章)。相反,Berry 等(1997)报告经皮脐血穿刺采样并无并发症,但该方法预测严重血小板减少的可靠性差,阴性预测值高。Payne 等(1997)对 6 项相关的研究进行总结,全部 195 例病例中,仅 7%发生血小板计数<50 000/μL 的严重新生儿血小板减少,而由于胎儿脐静脉穿刺术导致严重并发症者高达 4.6%。鉴于重度新生儿血小板减少的低发病率,不推荐常规行胎儿血小板数量检测或剖宫产分娩(Neunert,2011)。

同种免疫性血小板减少 孕妇和胎儿血小板抗原之间的差异可以刺激母体产生抗血小板抗体。这种血小板同种免疫程度较重,其病理生理学机制与由红细胞抗原引起的相同(第 15 章)。

■ 血小板增多症

血小板增多症通常定义为持续性血小板计数>450 000/μL。继发性或反应性血小板增多症的常见病因是缺铁、感染、炎性疾病及恶性肿瘤(Deutsch,2013)。在这些继发性疾病中,血小板计数很少超过 800 000/μL,预后取决于原发疾病。另一方面,大多数原发性血小板增多症患者血小板计数超过 1 000 000/μL,该病为 JAK2 基因的获得性突变而导致的克隆性疾病(Konkle,2015)。血小板增多症患者通常无明显临床症状,但动脉和静脉血栓形成的发生风险增高,而血栓形成会导致妊娠并发症(Rabinerson,2007;Randi,2014)。然而,此时需要与黏性血小板综合征(sticky platelet syndrome,SPS)相鉴别,因为 SPS 也与血栓形成相关。

有研究结果指出,平均血小板计数>1 250 000/μL 的患者常可耐受正常妊娠(Beard,1991;Randi,1994)。但也有提示预后不良的研究结果,如 Niittyvuopio 等(2004)在 16 例患原发性血小板增多症妇女的 40 次妊娠的研究中发现,半数妊娠合并自然流产、胎死宫内或子痫前期。梅奥诊所 36 例孕妇的 63 次妊娠结局显示,1/3 发生自然流产,但其他妊娠并发症少见(Gangat,2009)。在该研究中,阿司匹林治疗可将流产率由未治疗前的 75%显著降低至 1%。

妊娠期推荐的治疗药物包括阿司匹林、低分子肝素和 α-干扰素(Finazzi,2012)。Delage 等(1996)曾报告 11 例妊娠期成功应用 α-干扰素治疗的血小板增多症患者。同时还报告了 1 例在孕中期血小板计数超过 2 300 000/μL 的患者出现了短暂失明。

■ 血栓性微血管病

虽然血栓性微血管病不是一种原发性血小板疾病,但该病常伴随不同程度的血小板减少,包括血栓性血小板减少性紫癜(hrombotic thrombocytopenic purpura,TTP)和溶血性尿毒症综合征(hemolytic uremic syndrome,HUS)。这些综合征的年发病率约(2~6)/100 万(Miller,2004),临床表现与 HELLP 综合征相似,可导致不良产科结局(George,2014)。

病因

导致血栓性微血管病的原因众多,其临床表现也各不相同,但仍难以区分。TTP 的病因是由于自身抗体或血浆缺乏血浆血管性血友病因子裂解酶(ADAMTS13)引起的(Ganesan,2011;Sadler,2010)。这种内皮源性蛋白酶裂解血管性血友病因子(von Willebrand factor,vWF)以降低其活性。溶血尿毒症综合征则通常是由于病毒或细菌感染导致的血管内皮损伤,主要见于儿童(Ardissino,2013;George,2014)。

TTP 患者中血管内血小板聚集级联反应可导致器官功能衰竭,此过程中存在内皮细胞的活化和破坏,但目前尚不清楚此为致病原因还是后果。急性 TTP 可见超大分子量 vWF 多聚体水平升高。ADAMTS13 基因异常可导致多种不同临床表现的血栓性微血管病(Camilleri,2007;Moake,2002,2004)。在急性发作期间,机体产生了针对 ADAMTS13 的抗体,导致其无法发挥裂解 vWF 的作用。最终的结果是全身多处小动脉和毛细血管中广泛出现由血小板和少量纤维蛋白组成的透明样血栓,血栓部位血管闭塞,而使多个器官发生缺血或梗死。

临床症状和实验室检查

血栓性微血管病的临床特点是血小板减少、碎片状溶血及多器官功能障碍。典型的五联征包括血小板减少、发热、神经系统异常、肾损害和溶血性贫血。在溶血尿毒症综合征中,肾功能衰竭一般更为严重,很少出现神经系统症状。

血栓性微血管病导致的血小板减少常为重度。但即使血小板重度减少,严重的自发出血也很少发生。

微血管病性溶血可导致中到重度贫血,常需输血治疗。血涂片的特点是破碎红细胞形成,可伴有网织红细胞、有核红细胞、乳酸脱氢酶的升高及结合珠蛋白的降低。消耗性凝血功能障碍虽然常见,但通常程度较轻而无临床意义。

治疗

此类疾病的首选治疗方案是采用新鲜冰冻血浆进行血浆置换,移除 ADAMTS13 抗原并提供外源性 AD-AMTS13 酶(George,2014;Michael,2009)。此外,抗 vWF 免疫球蛋白 *caplacizumab* 可抑制超大 vWF 多聚体与血小板之间的相互作用达到治疗作用(Peyandi,2016)。该治疗方案使此类既往认为很危重的患者预后有了显著改善。出现致命的贫血时,输注红细胞非常必要。治疗通常持续到血小板计数 > 150 000/μL。不幸的是,此类疾病常复发。此外,部分患者可能发生远期后遗症,如肾功能不全等(Dashe,1998;Vesely,2015)。抗 C5 人源化单克隆抗体 Eculizumab 可以用于补体介导的妊娠相关 HUS 的治疗(Ardissino,2013;Cañigral,2014;Fakhouri,2016)。

妊娠

如附录所示,ADAMTS13 酶的活性在妊娠期间可降低近 50%,合并子痫前期的患者其水平进一步降低,这使得大家普遍认同 TTP 在妊娠期高发。Dashe 等(1998)总结发现帕克兰医院 275 000 例产妇中 11 例合并此类综合征,患病率为 1/25 000。

既往报告 TTP 在妊娠期发病率增高的原因可能是包含了部分重度子痫前期和子痫患者(Hsu,1995;Magann,1994)。表 56-6 列出了两种疾病之间鉴别诊断的要点。首先,血栓性微血管病的一个常见特征是中到重度的溶血性贫血,而重度的溶血性贫血在子痫前期甚至 HELLP 综合征病例中都较为少见(第 40 章)。其次,尽管血栓性微血管病肝内存在透明样微血栓的沉积,但一般不出现子痫前期血清转氨酶水平升高伴肝细胞坏死的特征(Ganesan,2011;Sadler,2010)。同时,终止妊娠是子痫前期综合征的根本性治疗,而对血栓性微血管病的治疗无明显帮助(Dashe,1998;Letsky,2000)。最后,微血管病综合征常易复发,与妊娠无明显相关性。Dashe 等(1998)报告的 11 例妇女中有 7 例在非妊娠期及孕早期复发;George(2009)报告 36 例 TTP 孕妇中只有 5 例在妊娠期复发。但是,这些患者的子痫前期的风险增加(Jiang,2014)

除非明确诊断为血栓性微血管病变之一,而不是重度子痫前期,否则在采用血浆置换、交换输血、大剂量糖皮质激素治疗或其他治疗之前,应评估是否终止妊娠。然而,即使是测定 ADAMTS13 酶的活性也很难

与 HELLP 综合征相鉴别(Franchini,2007)。血浆置换不适用于子痫前期及子痫所引起的溶血及血小板减少。

表 56-6	HELLP 综合征与血栓性微血管病变[a] 的鉴别要点	
	HELLP 综合征	血栓性微血管病变
血小板减少	轻到中度	中到重度
微血管病性溶血	轻度	重度
ADAMTS13 缺乏	轻到中度	重度
DIC	轻度	轻度
转氨酶(AST、ALT)升高	中到重度	无或轻度
治疗	分娩	血浆置换

[a] 包括血栓性血小板减少性紫癜(TTP)和溶血性尿毒症综合征(HUS)。
ADAMTS13,ADAM 金属肽酶血小板应答蛋白 1 型;AST,天冬氨酸转氨酶;ALT,丙氨酸转氨酶;DIC,弥散性血管内凝血;HELLP,溶血,肝酶升高,血小板减少。

在过去的 20 年中,随着血浆置换的应用,血栓性微血管病的孕妇存活率显著升高(Dashe,1998)。以前该病死亡率可高达 50%,血浆置换治疗后,Egerman 等(1996)报告了 11 例妊娠中仅有 2 例母体和 3 例胎儿的死亡。Hunt 等(2013)的调查中指出,英国 2003~2008 年,TTP 仅占孕产妇死亡的 1%。

远期预后

妊娠合并血栓性微血管病的患者存在一系列远期并发症(Egerman,1996)。帕克兰医院为期 9 年的研究结果显示(Dashe,1998),这些女性存在多次复发、肾功能障碍需透析和/或肾脏移植、严重高血压及输血后感染等远期并发症。2 例患者发生死亡,其中 1 例死于透析并发症,另 1 例死于输血获得性 HIV 感染。

对已经从血栓微血管病中恢复的非妊娠女性的随访结果中显示,部分患者存在持续性认知缺陷和机体功能障碍(Kennedy,2009;Lewis,2009)。血栓性微血管病患者的认知缺陷与子痫妇女妊娠数年后出现的认知缺陷十分相似(Aukes,2009,2012;Wiegman,2012)。

遗传性凝血功能障碍

■ 血友病 A 和血友病 B

血友病是一组因遗传性凝血活酶生成障碍而引起

的出血性疾病,包括血友病 A 及血友病 B 两种类型,并可根据血浆中相关因子缺乏的程度分成 3 型:因子活性相当于健康人 6%~30% 者为轻度;活性在 2%~6% 者为中度;活性低于 1% 者为重度(Arruda,2015)。

血友病 A 是一种 X 连锁隐性遗传病,其特点是缺乏凝血因子Ⅷ。因女性常为杂合子携带者,发病率较男性明显偏低。虽然杂合子女性的凝血因子Ⅷ水平也明显降低,但只有纯合子才会表现为血友病 A 发病。在少数情况下,女性可因偶然的新发基因突变而致病。特异性自身抗体引起的妊娠相关的获得性血友病 A 可能导致严重出血并发症(Tengborn,2012)。血友病 B 即 Christmas 病是由凝血因子Ⅸ的严重缺乏引起的,并且具有相似的遗传和临床特征。

妊娠

血友病患者妊娠期间出血的风险与凝血因子Ⅷ或Ⅸ水平直接相关。对于女性携带者,相关因子活性的预期值为 50%,但因为莱昂作用可使 X 染色体遗传失活,活性的实际值可在一定范围内变化(Letsky,2000)。当因子活性水平降至 10%~20% 时将出现出血的风险,而活性水平降到 0 时,其风险可能致命。在妊娠期,正常孕妇与血友病 A、血友病 B 的患者均会出现凝血因子Ⅷ和凝血因子Ⅸ的显著上升(附录)。去氨加压素也可刺激凝血因子Ⅷ释放。预防产后出血的方法包括避免外伤及手术产、避免会阴侧切或缩小侧切伤口长度、产后积极促进子宫收缩等。

有关于妊娠合并血友病的临床研究很少。Kadir 等(1997)报告的血友病携带者合并妊娠的研究中,20% 的患者出现了产后出血。Guy 等(1992)回顾了 5 例妊娠合并血友病 B 的病例,发现预后均良好。他们推荐对于因子活性低于 10% 的患者给予凝血因子Ⅸ。去氨加压素 Desmopressin 在特定情况下可以用于这部分患者减少产后出血的治疗(Trigg,2012)。

如果受累的胎儿是男性,分娩后新生儿发生出血的风险进一步增大,尤其当需进行新生儿包皮环切术时。

遗传特征

若母体为血友病 A 或 B 患者,其男性子代均将患病,而女性子代均将成为携带者。若母体为血友病 A 或 B 携带者,其男性子代患病概率为 50%,其女性子代成为携带者的概率为 50%。应用绒毛穿刺活检进行血友病产前诊断已应用于临床(第 14 章)。胚胎移植前诊断也有望在临床应用(Lavery,2009)。

因子Ⅷ或Ⅸ抑制剂

少数情况下,抗Ⅷ因子或Ⅸ因子抗体可被诱导产生并可导致致死性出血。血友病 A 或 B 患者因经常输注凝血因子Ⅷ或凝血因子Ⅸ治疗而较容易产生此类抗体,而在非血友病的正常人群中此类抗体很少产生。这一现象比较罕见,可出现在血友病患者的产褥期(Santoro,2009)。突出的临床特点为正常分娩后 1 周左右出现生殖道持续、反复、严重的出血(Gibson,2016)。活化的部分凝血酶原时间显著延长。治疗方法包括多次输血和/或血浆、免疫抑制治疗、刮宫或子宫切除术等手术治疗。应用重组活化凝血因子Ⅶ(Novo-Seven;诺其)治疗可使近 75% 的患者有效停止出血(Arruda,2015;Gibson,2016)。

■ 血管性血友病

血管性血友病(von Willebrand diseases,vWD;又称 Von Willebrand 病)是一组涉及凝血因子Ⅷ复合物及血小板功能障碍等近 20 种功能紊乱的异质性疾病。该病是最常见的遗传性出血性疾病,遗传概率可高达 1%~2%(Arruda,2015;Pacheco,2010)。其中,Ⅰ型、Ⅱ型 vWD 是较常见的类型,为常染色体显性遗传,Ⅰ型占到了 vWD 的 75%;Ⅲ型是最严重的表型,为隐性遗传。虽然大多数获得性 vWD 病例在 50 岁后发展,但在妊娠妇女中已有报告(Lipkind,2005)。

发病机制

血管性血友病因子(vWF)是凝血因子Ⅷ复合物的重要组成部分,由若干大型等价多聚糖蛋白所构成。正常情况下,vWF 在血小板与内皮下胶原的黏附结合及初级止血血栓的形成中起着重要的作用。同时,vWF 对维持凝血因子Ⅷ复合物稳定性也起着重要的作用。促凝物质抗血友病因子(即凝血因子Ⅷ)是在肝脏合成的一种糖蛋白。与之相反的血管性血友病因子前体存在于血小板及血浆中,由内皮细胞和巨核细胞合成。血管性血友病因子抗原(vWF:Ag)是由免疫机制调控的抗原决定簇。

临床表现

其临床特点表现为容易出现瘀点、瘀斑、鼻衄、黏膜出血,外伤或手术后出血不止。临床多数病例为典型的常染色体显性遗传,表现为杂合子。其实验室检查的特点包括出血时间延长、部分凝血酶原时间延长、vWF 抗原水平降低、免疫性凝血因子Ⅷ下降、促凝活性减低、血小板无力等。

妊娠与血管性血友病

在正常妊娠过程中,母体凝血因子Ⅷ及 vWF 抗原水平均相应上升(附录)。因此,在妊娠期间 vWD 患者出血时间虽有延长,其凝血因子Ⅷ凝血活动度及 vWF 抗原一般可维持正常水平。如果凝血因子Ⅷ活性很低或伴有出血症状,建议给予治疗。输注去氨加压素可一过性增加凝血因子Ⅷ及vWF抗原水平（Arruda,2015;Kujovich,2005）。当出现严重出血现象时,建议每12小时给予15或20个单位冷沉淀输注治疗。可输注含有高分子量vWF多聚体的浓缩凝血因子Ⅷ（Alfanate,又名Hemate-P）。Lubetsky等（1999）报告了1例妊娠妇女经Hemate-P连续输注后成功经阴道分娩的病例。Chi等（2009）研究显示,在凝血功能缺陷有效纠正或预防性应用止血药的情况下,可以进行分娩镇痛及手术麻醉。

vWD妇女的妊娠结局总体良好,但有近50%的病例并发产后出血。Conti等（1986）对38例该病患者的研究结果表明,约1/4的病例在流产、分娩时或产后发生出血。Kadir等（1998）对皇家福利医院诊治的84例患者进行了报告,其中有20%的病例发生早期产后出血,另有20%的病例发生晚期产后出血。大多数产后出血发生在未经治疗、vWF水平低下的患者,而围产期给予治疗的患者均未发生出血。最近,Stoof等（2015）对154例vWD患者的185例妊娠进行了观察,发现vWF水平越低的患者产后出血风险越高。

遗传特征

虽然大多数vWD患者为杂合子,临床出血症状往往程度较轻,但其子代仍有可能罹患重度vWD。当父母双方均患有vWD时,其子代可能成为纯合子而发生重度凝血功能障碍。目前,可通过绒毛穿刺活检采样进行DNA分析检测vWD缺失的基因。部分学者建议,当母体合并有重度vWD时,因胎儿常遗传患病,可预防性采取剖宫产分娩以避免新生儿损伤。

■ 其他遗传性凝血因子缺陷

一般来说,妊娠期间母体血浆中的大多数凝血因子活性均有所升高（附录）。凝血因子Ⅶ缺乏症是一种罕见的常染色体隐性遗传疾病,在正常情况下,凝血因子Ⅶ水平在妊娠期间升高,但凝血因子Ⅶ缺乏症患者妊娠期间升高幅度很小（Fadel,1989）。一篇对94例凝血因子Ⅶ缺乏的患者分娩的系统回顾发现,不论是否使用重组凝血因子Ⅶa进行预防,产后出血率没有差别（Baumann Kreuziger,2013）。

凝血因子X缺乏症即Stuart-Prower因子缺乏症是另一种罕见的常染色体隐性遗传病。在正常妊娠期间,凝血因子X水平一般会增长50%左右。Konje等（1994）报告了1例妊娠期凝血因子X缺乏症患者,经预防性凝血因子X输注治疗将凝血因子X活性由2%提高到了37%,尽管如此,患者还是发生了产时胎盘早剥。Bofill等（1996）报告了1例凝血因子X活性仅1%的妊娠期患者,经新鲜冰冻血浆输注治疗,其顺利自然

分娩。Beksac等（2010）也报告了1例以预防性凝血酶原复合物输注治疗成功的重度凝血因子X缺乏的病例。Nance等（2012）报告了24例妊娠,其中18例分娩了健康的婴儿。

凝血因子Ⅺ即血浆凝血因子前体缺乏症是一种常染色体显性遗传病。其临床特征为:纯合子发病程度严重,而杂合子发病程度轻微。该病在德系犹太人中发病最为普遍,很少见于妊娠。Musclow等（1987）对17例凝血因子Ⅺ缺乏症妇女41例妊娠的研究结果显示,所有患者孕期均不需进行输血治疗。Myers等（2007）对33例患者的105次自然妊娠经过进行了研究,其中70%的病例维持妊娠至分娩。因此建议如采取剖宫产终止妊娠,需在分娩前后给予凝血因子Ⅺ输注治疗,并建议只在输注凝血因子Ⅺ的情况下实施硬膜外镇痛。Martin-Salces等（2010）研究发现,重度凝血因子Ⅺ缺乏症患者发生孕期出血与凝血因子Ⅺ水平之间无显著相关性。Wiewel-Verschueren等（2015）对27项包含372例妊娠合并凝血因子Ⅺ缺乏的研究进行了系统回顾,发现产后出血的发生率在18%左右。

凝血因子Ⅻ缺乏症是另一种常染色体隐性遗传疾病,妊娠期发病者罕见。该病非妊娠期患者的血栓栓塞发病率明显上升。Lao等（1991）报告了1例妊娠期患者在孕26周发生胎盘早剥的病例。

凝血因子ⅩⅢ缺乏症也是常染色体隐性遗传病,妊娠期患者可发生母体颅内出血（Letsky,2000）。Kadir等（2009）的综述显示,该病患者发生复发性流产和胎盘早剥的风险增加。也有报告该病可导致脐带出血（Odame,2014）。凝血因子ⅩⅢ缺乏症可采用新鲜冰冻血浆输注进行治疗。Naderi等（2012）报告了17例每周接受凝血因子ⅩⅢ输注的患者成功妊娠分娩。

纤维蛋白原功能缺陷为常染色体遗传,通常表现为功能缺陷但数量正常的纤维蛋白原形成,也被称为异常纤维蛋白原血症（Edwards,2000）。家族性低纤维蛋白原血症及无纤维蛋白原血症是罕见的隐性遗传病,部分病例可表现为功能异常且数量减少的弱纤维蛋白原血症（Deering,2003）。我们的经验认为,低纤维蛋白原血症为常染色体杂合显性状态。这些患者的凝血酶凝结蛋白水平在非妊娠期为80~110g/L,在妊娠期将增加40%~50%。具有纤维蛋白原功能缺陷的妇女更容易并发可导致获得性低纤维蛋白原血症的妊娠并发症,如胎盘早剥等。Trehan和Fergusson（1991）、Funai等（1997）分别描述了2例在妊娠期间经每周或每2周1次的纤维蛋白原或血浆输注治疗成功的病例。

分娩及剖宫产镇痛

对于多数严重凝血功能障碍病例,不能采用硬膜外或蛛网膜下腔穿刺注射进行产科镇痛及手术麻醉。当疾病自行缓解或经治疗好转后,可考虑采用上述方法镇痛。Chi 等(2009)对 63 例遗传性凝血功能障碍性疾病患者的 80 次分娩经过进行了研究,研究对象包括凝血因子Ⅺ缺乏症患者、血友病携带者、血管性血友病患者、血小板功能障碍或凝血因子Ⅶ、凝血因子Ⅹ、凝血因子Ⅺ缺陷症的患者。共 41 例次采用了区域阻滞麻醉,其中 35 例次为凝血功能障碍自行好转者,其余患者在分娩前给予了预防性血浆输注治疗。所有研究对象均未发生严重并发症。Singh 等(2009)回顾了 13 例妊娠合并凝血因子Ⅺ缺乏症的病例,其中 9 例接受椎管内麻醉,无并发症的发生,但均未在输注新鲜冷冻血浆纠正了活化的部分凝血活酶时间的前提下进行的。

易栓症

几种重要的调节蛋白共同作用而调节并抑制凝血。在正常情况下,机体可产生生理性抗血栓形成蛋白,以保持血液的流动性。控制这些蛋白合成的相关基因发生突变可导致遗传性凝血功能异常。这部分患者常反复发生血栓栓塞,因而被统称为易栓症(第52 章)。

(徐雪 翻译　梁梅英 审校)

参考文献

第 57 章

糖尿病

> 糖尿病可能在怀孕前就已经存在,也可能直到分娩才表现出来。糖尿病患者妊娠母儿预后极其不良。但文献回顾研究表明,少于 25% 的糖尿病孕产妇死于糖尿病昏迷,1/3 的糖尿病孕妇发生早产。
>
> ——J. 惠特里奇·威廉姆斯(1903)

20 世纪初,妊娠合并显性糖尿病母体及其胎儿有极高的患病率和死亡率。尽管胰岛素的使用极大地缓解了部分糖尿病患者的病情,但显性糖尿病及妊娠期糖尿病仍然是孕期严重的合并症。

根据美国疾病控制和预防中心(CDC)(2017)的统计,在美国,确诊为糖尿病的成年人有 2 130 万例。同时,仍有约 1/4 的糖尿病患者尚未被诊断。造成这么高糖尿病患病率的原因包括:更易发生 2 型糖尿病的老龄化人口数量增加,2 型糖尿病高危人群数量增长,以及肥胖率的急剧上升——也被称为糖胖症。而糖胖症一词也正反映了美国当前肥胖流行与糖尿病间的密切关系,并强调了通过饮食和生活方式干预改变两者发生的必要性。

糖尿病的发病原因备受关注,其中包括宫内环境。生命早期的印记会对其远期健康产生影响(Saudek,2002)。例如,宫内高血糖暴露将会导致胎儿高胰岛素血症、脂肪细胞增加,并使子代儿童时期发生肥胖及胰岛素抵抗(Feig,2002),这些因素又会进一步引起成年后的糖耐量受损和糖尿病。在第 48 章讨论了宫内高血糖暴露导致儿童肥胖和糖耐量受损的不良循环。

糖尿病分类

在非妊娠个体中,糖尿病的分类是基于其可能的病因和病理生理表现。1 型糖尿病的特点为胰岛素绝对缺乏,通常病因为自身免疫问题。相反,2 型糖尿病的特点为胰岛素抵抗、胰岛素相对缺乏或葡萄糖生成增加(表 57-1)。两种类型的糖尿病通常都首先出现葡萄糖稳态异常,即糖尿病前期。目前,已停止使用胰岛素依赖型糖尿病(insulin-dependent diabetes mellitus,IDDM)和非胰岛素依赖型糖尿病(noninsulin-dependent diabetes mellitus,NIDDM)的术语。虽然胰岛 β 细胞破坏可发生于任何年龄,但临床 1 型糖尿病多发生于 30 岁前,而 2 型糖尿病通常随年龄的增长而发展,但已发现越来越多的肥胖青少年患 2 型糖尿病。

表 57-1　糖尿病的病因学分类

1 型:β 细胞破坏,通常是胰岛素绝对缺乏
免疫介导
特发性

2 型:范围从主要为胰岛素抵抗到主要为胰岛素缺乏伴胰岛素抵抗

其他类型

β 细胞功能基因变异,如 MODY1-6、其他

胰岛素功能基因缺陷

遗传性综合征,如唐氏综合征、克兰费尔特综合征、特纳综合征

胰腺外分泌性疾病,如胰腺炎、囊性纤维化

表 57-1 糖尿病的病因学分类（续）
内分泌性疾病,如库欣综合征、嗜铬细胞瘤等
药物或化学成分所致,如糖皮质激素、噻嗪类利尿药、β 肾上腺素激动剂等
感染,如先天性风疹、巨细胞病毒、柯萨奇病毒感染等
妊娠期糖尿病

资料来源:Powers,2012.

MODY:青少年发病的成人型糖尿病。

■ 在妊娠期内的分类

糖尿病是妊娠期间最常见的合并症。孕期的糖尿病可以分为两类,一是在妊娠前已确诊的糖尿病,即孕前糖尿病或显性糖尿病;二是在孕期新发生的糖尿病,即妊娠期糖尿病。在 1994~2008 年期间,妊娠合并糖尿病的发病率增加 1 倍以上,之后这一发生率基本稳定(Jovanovič,2015)。2015 年,美国约 258 000 例孕妇合并某种类型的糖尿病,占所有孕妇的 6.5%(Martin,2017)。非西班牙裔黑种人、墨西哥裔美国人、波多黎各裔美国人和美洲原住居民的糖尿病患病率最高(Golden,2012)。图 57-1 所示为过去 20 年中妊娠期糖尿病的发病率,与肥胖统计数据类似(第 48 章)。

■ 孕期的 White 分类

直至 20 世纪 90 年代中期以前,对糖尿病孕妇进行管理的重要依据是 Priscilla White(1978)对糖尿病孕

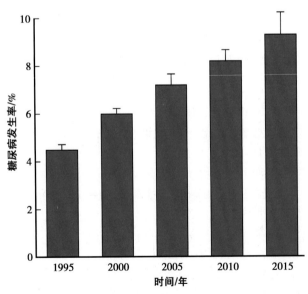

图 57-1 美国 1995~2015 年逐年增长的 2 型糖尿病发病率

(资料来源:Centers for Disease Control and Prevention,2017.)

妇的分类。如今,White 分类不经常被使用,但仍可提供有关妊娠风险和预后的简单、有用的信息(Bennett,2015)。目前大部分参考文献中的数据都仍是基于这种旧分类方法,ACOG(1986)提出妊娠合并糖尿病的分类方法见表 57-2。

近些年,ACOG 不再推荐 White 分类。相反,目前更关注糖尿病的首次诊断是在孕前还是在孕期。目前,建议采用美国糖尿病协会(American Diabetes Association,ADA)提出的分类,见表 57-3。

表 57-2 妊娠合并糖尿病的分类（1986~1994）				
		血浆葡萄糖		
分类	发病时间	空腹	餐后 2 小时血糖	治疗方法
A_1	孕期	<8.3mmol/L	<6.7mmol/L	饮食
A_2	孕期	>8.3mmol/L	>6.7mmol/L	胰岛素

分类	发病年龄/岁	病程/年	心血管疾病	治疗方法
B	>20	<10	无	胰岛素
C	10~19	10~19	无	胰岛素
D	<10	>20	良性视网膜病变	胰岛素
F	任意	任意	肾病[a]	胰岛素
R	任意	任意	增殖性视网膜病变	胰岛素
H	任意	任意	心脏病	胰岛素

[a]孕期诊断肾病标准:孕 20 周前,蛋白尿≥500mg/24h。

表 57-3 推荐的孕期糖尿病的分类系统
妊娠期糖尿病:在孕期诊断的非显性(1 型或 2 型)糖尿病
1 型糖尿病:
由 β 细胞破坏导致的糖尿病,通常造成胰岛素绝对缺乏
a. 无血管并发症
b. 有血管并发症(特定种类)
2 型糖尿病:
由于胰岛素抵抗加剧,使得胰岛素分泌相对不足所导致的糖尿病
a. 无血管并发症
b. 有血管并发症(特定的种类)
其他类型糖尿病:基因问题、胰腺分泌相关的疾病、药物或化学物品所致

资料来源:American Diabetes Association,2017a.

孕前糖尿病

2 型糖尿病的发病率上升（特别是年轻人）导致妊娠人群中糖尿病患者比例增加。例如，2015 年，美国 CDC 估计每年超过 5 000 例年龄小于 20 岁的青少年被诊断为 2 型糖尿病。Feig 等（2014）也提出，孕前糖尿病的患病率从 1996 年的 7‰ 增加到 2010 年的 15‰。因前文提及的糖尿病未诊断率高，所以孕期被诊断为"妊娠期糖尿病"的孕妇，可能孕前即存在未被诊断的糖尿病。事实上，5%～10% 妊娠期发现的糖尿病患者是在妊娠后立即被确诊。

■ 诊断

对有高血糖、尿糖或酮症酸中毒表现的患者，不难作出糖尿病的诊断。ADA（2017a）和 WHO（2013）建议，如果妊娠期首次检查发现随机血浆葡萄糖水平 > 11.1mmol/L，同时具有典型的体征和症状，如多饮、多尿和不明原因的体重减轻，或空腹血浆葡萄糖水平 > 6.9mmol/L 的患者应考虑为显性糖尿病。但如患者仅有轻微的代谢紊乱则很难被发现。为了识别孕前糖尿病，国际妊娠与糖尿病研究组（The International Association of Diabetes and Pregnancy Study Groups，IADPSG）2010 年提出孕期空腹血浆葡萄糖、随机血浆葡萄糖和糖化血红蛋白（glycosylated hemoglobin，HbA$_{1c}$）的诊断阈值，见表 57-4。ADA（2017a）和 WHO（2013）建议，75g 口服葡萄糖耐量试验 2 小时的血浆葡萄糖水平 > 11.1mmol/L，可作为孕前糖尿病的诊断。但对于 75g 口服葡萄糖耐量试验是否应在孕期普遍开展，还是针对高危人群，尚未达成共识。无论如何，基于这些阈值在孕期诊断的孕前糖尿病，应该在产后复查以进一步确认。孕妇碳水化合物代谢受损的危险因素包括糖尿病家族史、巨大儿分娩史、存在持续性尿糖或不明原因的胎儿丢失。

表 57-4　孕期显性糖尿病的诊断[a]

血糖评估	阈值
空腹血浆葡萄糖	≥7.0mmol/L（126mg/dL）
HbA$_{1c}$	≥6.5%
随机血浆葡萄糖	≥11.1mmol/L（200mg/dL）并进一步确认

资料来源：International Association of Diabetes and Pregnancy Study Groups Consensus Panel，2010.

[a] 适用于孕前未发现糖尿病的孕妇。应根据人群中葡萄糖代谢异常的比率及当地情况决定是对所有孕妇，还是仅对具有糖尿病高危因素的孕妇进行血糖评估。

■ 对妊娠的影响

孕前糖尿病可直接导致胚胎、胎儿和孕妇的严重并发症。Peterson 等（2015）估计，通过改善孕前的血糖控制情况，每年数以千计的孕期高血糖并发症可以被预防。然而，孕前糖尿病患者获得良好的妊娠结局并不简单地只与血糖控制程度有关，潜在的心血管或肾脏疾病严重程度可能更重要。因此，随着 White 分类等级水平升高，见表 57-2，不良妊娠结局发生风险增加。孕前糖尿病的不良妊娠结局见表 57-5。这些母体和胎儿并发症也将在之后的章节中详述。

表 57-5　1988～2002 年间，加拿大新斯科舍省，孕前是否有糖尿病患者的妊娠结局

因素	糖尿病患者/%（n=516）	非糖尿病患者/%（n=150 589）	P 值
妊娠期高血压	28	9	<0.001
早产	28	5	<0.001
巨大儿	45	13	<0.001
胎儿生长受限	5	10	<0.001
死胎	1.0	0.4	0.06
围产期死亡	1.7	0.6	0.004

资料来源：Yang，2006.

对胎儿的影响

自然流产　一些研究表明，早期流产与血糖控制不佳有关（第 18 章）。高达 25% 的糖尿病孕妇在孕早期流产（Galindo，2006；Rosenn，1994）。HbA$_{1c}$ 水平 > 12% 或餐前血糖水平持续 > 6.7mmol/L 者有更高的风险。Bacon 等（2015）通过研究 89 例青少年发病的成年型糖尿病（maturity-onset diabetes of the young，MODY）（一种单基因糖尿病）孕妇后，发现只有具有致病性葡萄糖激酶基因（glucose kinase gene，GCK）突变的女性才更容易流产。而这些孕妇的特点是难以控制的高血糖变化。

早产　显性糖尿病是早产的一个无可争议的危险因素。Eidem 等（2011）分析了来自挪威医学出生登记处的 1 307 例患有 1 型糖尿病孕妇的分娩情况，发现早产的比例高达 26% 以上，而普通产妇人群中，早产的比例仅为 6.8%；约 60% 的早产是由于产科或其他临床并发症引起。在一项对 50 多万例加利福尼亚州出生婴儿的调查中，有 19% 的孕前糖尿病孕妇发生早产，而对照组的早产率仅为 9%（Yanit，2012）。在表 57-5 中所示的加拿大研究中，孕前糖尿病孕妇早产的发生率为 28%。

胎儿畸形 患有 1 型糖尿病的孕妇,胎儿严重畸形的发生率至少增加 1 倍,约 11%(Jovanovič,2015),这些畸形胎儿占糖尿病妊娠围产期死亡数的近一半。如表 57-6 所示,心血管畸形占糖尿病孕妇胎儿先天畸形的一半以上。加拿大一项包括 200 多万例新生儿的队列研究指出,1 型糖尿病孕妇胎儿发生单纯心脏畸形的风险增加 5 倍(Liu,2013)。在第 10 章中描述的尾骨退化不全是一种罕见的畸形,但多与母亲患有糖尿病相关(Garne,2012)。

表 57-6 2004~2011 年,36 345 例糖尿病孕妇分娩的新生儿中主要先天畸形

器官系统	1 型糖尿病 $n=482$	2 型糖尿病 $n=4\ 166$	妊娠期糖尿病 $n=31\ 700$
合计	55	454	2 203
心脏	38	272	1 129
肌肉骨骼	1	31	231
肾脏	3	28	260
中枢神经系统	1	13	64
胃肠道	1	30	164
其他	11	80	355

资料来源:Jovanovic,2015.

孕前和孕早期血糖控制不佳增加严重畸形的发生风险。如图 57-2 所示,母体 HbA$_{1c}$ 水平升高与严重畸形明显相关,并至少有 3 个与高血糖相关的分子机制可以用于解释这一现象(Reece,2012),包括细胞脂质代谢的改变、有毒超氧自由基的过度产生和程序性细胞死亡的激活。在糖尿病引起胚胎异常的潜在分子机制中,

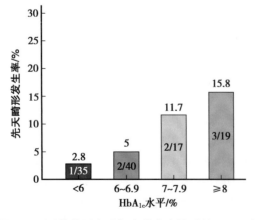

图 57-2 孕前糖尿病孕妇在首次产检时的 HbA$_{1c}$ 水平与新生儿主要先天畸形发生率
(资料来源:Galindo A, Burguillo AG, Azriel S, et al: Outcome of fetuses in women with pregestational diabetes mellitus, J Perinat Med. 2006;34(4):323-331.)

Yang 等(2015)的综述提出,这些细胞对氧化应激的反应可能是预防糖尿病引起胚胎异常的潜在治疗靶点。

胎儿生长异常 胎儿生长受限可能与先天畸形或糖尿病晚期母体并发血管异常导致的物质供给受限相关。其实,孕前糖尿病更易引起胎儿生长过度。母体高血糖引起胎儿高胰岛素血症,进而刺激其生长过度。糖尿病孕妇胎儿的特征表现为巨大儿,可影响除了胎儿大脑外的多数器官。如图 57-3 所示的这类新生儿在人体测量上不同于其他大于胎龄儿(large for gestational age neonates, LGA)(Catalano, 2003;Durnwald, 2004)。具体而言,糖尿病孕妇的巨大儿在肩膀和躯干存在过多的脂肪沉积,更易出现肩难产或进行剖宫产术。

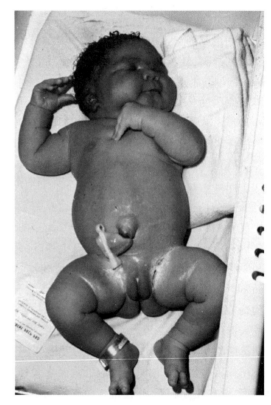

图 57-3 妊娠期糖尿病患者所分娩的巨大儿,出生体重 6 050g

当母体平均血糖水平长期超过 7.2mmol/L 时,巨大儿的发病率显著上升(Hay, 2012)。Hammoud 等(2013)指出,北欧患有 1 型、2 型糖尿病或妊娠期糖尿病孕妇的巨大儿发生率分别为 35%、28% 和 24%。如图 57-4 所示,糖尿病孕妇的新生儿出生体重更高。

Hammoud 等(2013)对 244 例糖尿病孕妇(糖尿病组)共进行 897 次超声检查,对 145 例对照孕妇共进行 843 次超声检查,通过分析所获得的胎儿生长曲线,发现糖尿病组胎儿的腹围不成比例地增大,头围/腹围(HC/AC)比值分析表明,这种不成比例的增长主要发

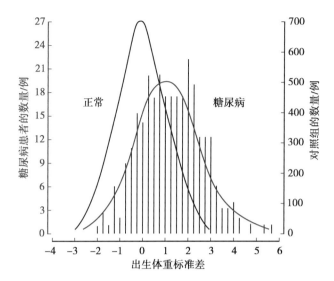

图 57-4 280 例糖尿病孕妇和 3 959 例非糖尿病孕妇新生儿的出生体重与正常孕周均值的标准差分布（资料来源：Bradley RJ, Nicolaides KH, Brudenell JM. : Are all infants of diabetic mothers "macrosomic"? BMJ 1988 Dec 17;297(6663):1583-1584. ）

生在分娩巨大儿的糖尿病孕妇。证实几乎所有糖尿病孕妇的新生儿都被"促进生长"，且"胎儿生长加速"在血糖控制不良的孕妇中尤为明显。

原因不明的胎儿死亡 世界范围内，孕前糖尿病孕妇发生胎儿死亡的风险是妊娠期糖尿病孕妇的 3~4 倍（Gardosi, 2013；Patel, 2015）。原因不明的死胎相对仅发生于妊娠合并显性糖尿病的患者。这些死胎是"不明原因的"，因为常见因素如明显的胎盘机能不全、胎盘早剥、胎儿生长受限或羊水过少等均不属于死胎原因，但这些胎儿通常为大于胎龄儿并在分娩前发生死亡，且多见于孕晚期。

这些原因不明的死胎与血糖控制不良有关。Lauenborg 等（2003）指出，在 1990~2000 年间的不明原因死胎中，2/3 胎儿存在母体血糖控制不佳的情况。此外，糖尿病孕妇胎儿的体内乳酸水平升高。Salvesen 等（1992, 1993）发现糖尿病孕妇胎儿的平均脐静脉血 pH 较低，且与胎儿胰岛素水平显著相关。这些发现支持了高血糖可引起氧和胎儿代谢产物运输慢性失常这一假说，而该假说可能用来解释这些不明原因的胎儿死亡（Pedersen, 1977）。

除高血糖外，母体酮症酸中毒也可导致胎儿死亡。胎盘机能不全引起的死胎在孕前糖尿病孕妇中的发生率增加，通常与重度子痫前期有关。之前加利福尼亚州一项包括近 50 万例单胎的研究发现，同时患有高血压和孕前糖尿病的孕妇，胎儿死亡的风险上升 7 倍，而单独患有孕前糖尿病的孕妇，胎儿死亡的风险上升 3 倍（Yanit, 2012）。患有较严重糖尿病和血管并发症的

孕妇，死胎率也会增加。

羊水过多 糖尿病孕妇通常合并羊水过多。Idris 等（2010 年）对于 314 例孕前糖尿病孕妇的研究指出，当将羊水过多定义为孕晚期羊水指数（amnionic fluid index, AFI）>24cm 时，18% 孕妇为羊水过多，且孕晚期 HbA_{1c} 升高的孕妇更容易发生羊水过多。一个可能的解释为胎儿高血糖引起多尿症（第 11 章），但未被证实。在帕克兰医院的一项研究中，Dashe 等（2000）发现糖尿病孕妇的 AFI 与羊水中的葡萄糖浓度呈正相关。Vink 等（2006）的研究也支持这一结论，指出母体血糖控制不良可引起巨大儿和羊水过多。

新生儿的影响 在胎儿健康和成熟度可以被检测之前，为避免不明原因的死胎，一般对糖尿病孕妇选择足月前分娩。虽然这种做法现已被弃用，但糖尿病孕妇的早产率仍然很高，多数提前终止妊娠是由于糖尿病合并子痫前期，即便如此，Little 等（2015）对早期足月分娩（37~38⁺⁶ 周）的孕妇分析，发现 2005~2011 年间，糖尿病孕妇早期足月的分娩量下降 13%。

虽然近代的新生儿护理已经降低了因胎儿不成熟引起的新生儿死亡，但早产引起的新生儿发病率仍然会导致严重的后果。一项包括 10 781 例极早产新生儿的合作研究显示，与孕前无糖尿病的孕妇所生新生儿比较，孕前接受胰岛素治疗的糖尿病孕妇的新生儿更易发生坏死性小肠结肠炎和晚发型败血症（Boghossian, 2016）。

呼吸窘迫综合征 较糖尿病而言，孕周可能是与呼吸窘迫综合征关系最密切的因素（第 33 章）。一项对 19 399 例孕 24~33 周分娩的极低出生体重儿的分析指出，与非糖尿病孕妇的新生儿比较，糖尿病孕妇的新生儿呼吸窘迫综合征发生率并不高（Bental, 2011）。

低血糖 分娩后，糖尿病孕妇的新生儿血浆葡萄糖水平迅速下降，是由于母亲慢性高血糖引起胎儿 β-胰岛细胞增生。分娩期间血糖控制不稳定孕妇的新生儿特别常见低血糖（定义为 <2.5mmol/L）（Persson, 2009）。严密的血糖监测和积极的早期喂养可减少新生儿低血糖的发生。

低钙血症 低钙血症的定义为足月新生儿血清总钙浓度 <8mg/dL，早发型低钙血症是糖尿病母亲新生儿潜在的代谢紊乱之一。其病因尚未明确。理论上包括镁-钙失衡、新生儿窒息和早产。一项随机研究纳入 137 例进行强化或常规血糖控制的 1 型糖尿病孕妇（DeMarini, 1994），在常规血糖控制组中，约 1/3 的新生儿出现低钙血症，而在强化血糖控制组中仅 18% 出现低钙血症。

高胆红素血症和红细胞增多症 糖尿病孕妇新生儿高胆红素血症的发病机制尚不清楚。一个主要因素是新生儿红细胞增多症，进而引起胆红素负荷升高（第

33 章）。红细胞增多症被认为是胎儿对相对低氧的反应。根据 Hay（2012）的理论，胎儿缺氧是由于高血糖介导的母体对氧气亲和力和胎儿对氧气消耗的增加。与胰岛素样生长因子一起，这种低氧导致胎儿红细胞生成素水平的升高和红细胞生成的增加。胎儿肾静脉血栓形成被认为由红细胞增多症引起。

心肌病 糖尿病妊娠的新生儿可能患有肥厚型心肌病，主要影响室间隔（Rolo，2011）。Huang 等（2013）提出，糖尿病孕妇新生儿出现病理性心室肥厚由胰岛素过多引起。在严重情况下，这种心肌病变可能导致梗阻性心力衰竭。Russell 等（2008）对 26 例患有孕前糖尿病孕妇的胎儿进行孕期连续的超声心动图检查，发现早孕期一些胎儿即出现舒张功能障碍，晚孕期胎儿室间隔和右心室壁则增厚。多数受影响的新生儿出生后无症状，心肌肥厚通常在分娩后几个月消退。

远期认知发育 宫内代谢状况一直被认为与出生后神经系统发育有关。在一项对瑞典出生的 70 多万例男童的研究中发现，母亲在孕期合并糖尿病的男童智商平均低 1~2 个百分点（Fraser，2014）。DeBoER 等（2005）发现，糖尿病孕妇的婴儿在 1 岁时出现记忆力受损。来自"遗传和环境导致儿童孤独症风险（CHARGE）"的研究表明，孤独症或发育迟缓在糖尿病母亲的儿童中也更为常见（Krakowiak，2012）。Adane 等（2016）的研究证实母体糖尿病与儿童认知和语言发育减退之间的一致性关系，但这种关系仅出现年龄较小的儿童，而非年龄较大的儿童。由于宫内环境对神经系统发育的影响会受出生后因素的影响，所以母体糖尿病、血糖控制情况和子代远期神经认知结局之间的关系尚未得到证实。

糖尿病的遗传 如果父母一方患 1 型糖尿病，子代患 1 型糖尿病的风险是 3%~5%。2 型糖尿病具有更强的遗传易感性。如果父母双方均患有 2 型糖尿病，那么子代患 2 型糖尿病的风险达 40%。两种类型的糖尿病都是在遗传易感性和环境因素之间的复杂作用下形成的。

1 型糖尿病是由于感染、饮食或毒素等环境因素，以及易受遗传因素影响的个体中出现的胰岛细胞自身抗体共同作用引起（Pociot，2016；Rewers，2016）。一些研究表明，母乳喂养能够降低 1 型和 2 型糖尿病的风险（Owen，2006；Rewers，2016）。

母体的影响

糖尿病和妊娠的相互影响会对母亲的健康造成严重的伤害。然而，除了糖尿病性视网膜病变之外，糖尿病的远期病程并不受妊娠的影响。

Jovanovič 等（2015 年）开展的一项包含 80 多万例孕妇的研究发现，与非糖尿病孕妇相比，1 125 例 1 型

糖尿病孕妇发生高血压和呼吸系统并发症的风险增加，且与正常的对照组孕妇相比，10 126 例 2 型糖尿病孕妇发生抑郁症、高血压、感染、心脏或呼吸系统并发症的风险增加。孕产妇死亡相对少见，但糖尿病孕妇的死亡率仍然高于无糖尿病孕妇。在一项包含 972 例 1 型糖尿病孕妇的研究中发现，孕产妇死亡率为 0.5%，死亡原因分别为酮症酸中毒、低血糖、高血压和感染（Leinonn，2001）。

子痫前期 妊娠相关的高血压是引起糖尿病孕妇发生早产的最主要原因，同时慢性高血压和妊娠期高血压综合征，尤其是子痫前期的发病率显著升高（第 40章）。Bartsch 等（2016）在一项包含 2 500 多万例孕妇、涉及 92 项研究的系统性回顾和荟萃分析中指出，孕前糖尿病孕妇发生子痫前期的相对风险值为 3.7。Yanit 等（2012）的研究表明，在患有孕前糖尿病的孕妇中，子痫前期的发生率是正常孕妇的 3~4 倍。此外，合并慢性高血压的糖尿病孕妇发生子痫前期风险将增加约 12倍。如图 57-5 所示，患有 1 型糖尿病，且根据 White 分级属于较高级别孕前糖尿病孕妇，如合并血管并发症或肾病，更易发生子痫前期，可能与糖尿病并发症及子痫前期的重要病理机制——氧化应激作用有关。基于此，糖尿病和子痫前期干预试验（Diabetes and Pre-eclampsia Intervention Trial，DAPIT）将 762 例 1 型糖尿病孕妇随机分为在妊娠前半周期服用维生素 C 和维生素 E 抗氧化剂组和安慰剂组（McCance，2010），结果发现两组子痫前期的发生率并无明显差异。

糖尿病肾病 在美国，糖尿病是导致终末期肾病的主要原因（第 53 章）。临床发现的肾病多以微量蛋白尿（30~300mL/24h）为首要表现，且可能在糖尿病发病 5 年后即可出现。如尿液中白蛋白的含量超过

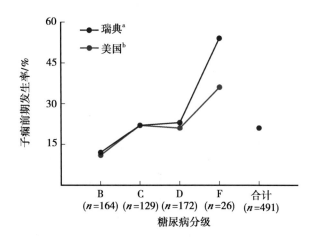

图 57-5 瑞典和美国的 491 例 1 型糖尿病患者子痫前期发生率

（资料来源：[a]Hanson，1993；[b]Sibai，2000.）

300mg/24h,即可确定患者有终末期肾病。在此阶段,高血压的发生便不可避免,而肾衰竭也通常在接下来的5~10年内出现。1型糖尿病患者中显性蛋白尿的发病率接近30%,2型糖尿病患者中显性蛋白尿的发病率为4%~20%(Reutens,2013)。该疾病可以好转或痊愈,如1型糖尿病孕妇血糖水平有所改善,则其引起的肾病发生率有所下降。

约5%的糖尿病孕妇出现肾脏受累。而其中40%的糖尿病孕妇发生子痫前期(Vidaeff,2008)。在患有微量蛋白尿的患者中,子痫前期发病率并不高(How,2004)。然而,Ambia等(2018)发现,与无蛋白尿的糖尿病孕妇相比,患有微量蛋白尿的糖尿病孕妇,其新生儿早产率、低出生体重儿发生率及生长受限发生率显著升高。

一般来说,妊娠并不加重糖尿病肾病患者的病情。一项纳入43例糖尿病孕妇的前瞻性研究指出,糖尿病肾病在产后12个月中未出现进展(Young,2012),但在这些糖尿病孕妇中,多数只有轻度肾损害。而合并中度至重度肾损害的糖尿病孕妇,妊娠会加速疾病的进展(Vidaeff,2008)。与患有肾小球疾病的女性一样,在糖尿病肾病的孕妇中,妊娠前或妊娠期的高血压或大量蛋白尿是其最终发展为肾衰竭的主要预测因素(第53章)。

糖尿病视网膜病变 视网膜血管病变是1型和2型糖尿病特有的并发症。在美国,糖尿病视网膜病变是在"工作年龄段"内引起视力障碍最重要的原因。初始和最常见的可见病变是微小动脉瘤,随后出现点状出血,并有浆液性液体流出形成硬性渗出,这些特征被称为非增殖性视网膜病变。随着视网膜病变的加重,非增生型和增生型视网膜病变的异常血管被阻塞,导致视网膜缺血和梗死,表现为棉花样渗出物。这些被认为是增殖前视网膜病变。在视网膜缺血情况下,新生血管在视网膜表面形成并进入玻璃体腔。当发生出血时会导致视力模糊。在出血前进行激光凝固可将视力下降和失明发生率降低一半,妊娠期激光凝固可在有指征时进行。

Vestgaard等(2010)的研究发现,102例1型糖尿病孕妇在孕8周检查时,2/3患者出现非增生型视网膜病变、增生型视网膜病变或黄斑水肿;这些患者中,1/4患者在孕期出现视网膜病变的进展。该研究还评估了80例2型糖尿病孕妇,发现有14%的患者在早孕期出现轻度网膜病变;另有研究发现仅14%在孕期出现病情进展(Rasmussen,2010)。这种并发症被认为是一种妊娠少见的远期不良结局。

与视网膜病变进展相关的其他危险因素包括高血压、高水平胰岛素样生长因子-1、胎盘生长因子和妊娠早期发现黄斑水肿(Bargiota,2011;Huang,2015;Mathiesen,2012;Ringholm,2011;Vestgaard,2010)。美国眼科学会(2016)建议患有孕前糖尿病的孕妇在首次孕期产检时常规进行视网膜评估,之后的视网膜检查应该根据视网膜病变的严重程度及糖尿病的控制情况决定。目前,普遍认为在孕期进行激光凝固和良好的血糖控制可将视网膜病变恶化的可能性降至最低。

然而,孕期突然严格控制血糖可以加快视网膜病变的恶化。一项关于201例合并视网膜病变的孕妇的研究发现,即使孕期严格控制血糖,仍有30%出现视网膜病变的加重(McElvy,2001)。Wang等(1993)的研究指出,虽然孕期严格的血糖控制会在短期内导致视网膜病变的加重,但却延缓了眼底疾病的远期进展。Arun和Taylor(2008)发现,仅4例视网膜病变孕妇需在孕期进行激光凝固治疗,而随后的5年中不需进行激光治疗。

糖尿病性神经病变 对称性的周围感觉和运动神经病变在糖尿病孕妇中并不常见。但作为糖尿病性神经病变的一种,糖尿病胃病在妊娠期间会带来很多问题。它可引起恶心、呕吐、营养和血糖控制不佳等问题,而且这种并发症还与高死亡率和不良围产结局有关(Kitzmiller,2008)。使用甲氧氯普胺和D_2受体拮抗剂治疗有时有效。刺激胃神经也被成功用于孕期治疗(Fuglsang,2015)。治疗妊娠剧吐有一定难度,对此类患者可常规给予持续胰岛素输注(第54章)。

糖尿病酮症酸中毒 该严重并发症在糖尿病孕妇中的发病率约1%,最常见于1型糖尿病孕妇(Hawthorne,2011)。但也有越来越多的关于2型糖尿病甚至妊娠期糖尿病孕妇合并酮症酸中毒的报告(Bryant,2017;Sibai,2014)。糖尿病酮症酸中毒(diabetic ketoacidosis,DKA)可发生在妊娠剧吐、感染、胰岛素不耐受、使用保胎药和使用糖皮质激素促胎肺成熟治疗的情况。DKA是因胰岛素缺乏,同时拮抗胰岛素激素如胰高血糖素大量产生,从而导致糖异生和酮体生成。酮体β-羟基丁酸的合成速率远高于乙酰乙酸,并可通过常用的酮症检测方法评估。因此,血清或血浆检测β-羟基丁酸更能反映真实的酮体水平。

DKA孕妇的死亡率小于1%,但是单次发生的DKA可使围产儿死亡率高达35%(Guntupalli,2015)。患者依从性差是主要原因,并且既往认为依从性差和酮症酸中毒可预测不良妊娠结局(Pedersen,1974)。更重要的是,孕妇发生酮症酸中毒的血糖阈值多较非孕女低。在帕克兰医院的一项研究中,DKA孕妇的平均血糖水平为 21.1mmol/L,平均 HbA_{1c} 值为 10%(Bryant,2017)。此外,妊娠期血糖正常者也有可能发生酮症酸中毒,但相对少见(Sibai,2014)。

妊娠期内糖尿病酮症酸中毒的诊疗流程见表 57-7。在诊疗过程中的一个要点就是使用生理盐水或乳酸林格液这类晶体溶液进行充分地水化。

表 57-7　孕期糖尿病酮症酸中毒的管理

实验室评估

通过动脉血气分析确定酸中毒程度;间隔 1～2 小时测量血糖、酮体及电解质情况

胰岛素

低剂量,静脉给药

负荷剂量:0.2～0.4U/kg

维持剂量:2～10U/h

补液

等渗盐溶液

治疗开始前

12 小时补液总量 4～6L

第 1 小时 1L

接下来 2～4 小时补液速度 500～1 000mL/h

之后按 250ml/h 速度补液直至补液总量的 80%

葡萄糖

当血糖降至 14mmol/L(250mg/dL),在生理盐水中开始加入 5%葡萄糖溶液

补钾

如果最初血钾正常或减低,可能需要静脉补钾,速率 15～20mEq/h;如果血钾已升高,待血钾降至正常水平,再按含钾浓度 20～30mEq/h 静脉补液

碳酸氢盐

如果 pH<7.1,可在 0.45%的盐水中加入 1 支(44mEq)

资料来源:Bryant,2017;Landon,2002;Sibai,2014.

感染　糖尿病妊娠中,感染的发生率很高。常见感染包括念珠菌外阴阴道炎、泌尿和呼吸道感染,以及产褥期盆腔感染。然而,一项针对孕 16 周前 1 250 多例糖尿病孕妇的研究指出,糖尿病孕妇中细菌、念珠菌及滴虫引起的阴道炎发生率并未增加(Marschalek,2016)。但是,在对将近 20 万例孕妇的人口学信息分析中,Sheiner 等(2009)发现糖尿病孕妇患无症状性菌尿的风险较正常孕妇高 2 倍。同样,Al-varez 等(2010)的研究发现,25%的糖尿病孕妇的尿培养阳性。在帕克兰医院的一项为期 2 年关于肾盂肾炎的研究中发现,5%的糖尿病孕妇发展为肾盂肾炎,而非糖尿病孕妇的肾盂肾炎的发生率为 1.3%(Hill,2005)。但这些感染都可以通过无症状细菌尿的筛查和治疗降低其发生率(第 53 章)。此外,Johnston 等(2017)还发现有 16.5%的妊娠期糖尿病孕妇在剖宫产术后出现伤口并发症。

■ 妊娠期对糖尿病的管理

孕前治疗

由于妊娠并发症与母体血糖控制的关系密切,在妊娠期间应积极控制血糖。对血糖的管理应从孕前开始,并在每个妊娠阶段制订明确的控制目标。

为减少糖尿病孕妇早产和子代先天畸形的发生,应在孕前对糖尿病妇女进行良好的健康教育和体检(第 8 章)。为美国 CDC 服务的国家孕前保健和健康护理工作组,确定了最佳血糖控制值(Frayne,2016),即患有孕前糖尿病的女性应使 HbA_{1c}<6.5%。但美国有近一半的妊娠是非计划妊娠,糖尿病女性开始妊娠时往往血糖控制不佳(Finer,2016;Kim,2005)。

ADA(2017b)还定义了使用胰岛素的糖尿病女性孕前血糖的最佳控制值,即餐前血糖为 3.9～5.6mmol/L,餐后 2 小时血糖峰值为 5.6～6.7mmol/L,每日平均血糖值<6.1mmol/L。一项纳入 933 例 1 型糖尿病孕妇的前瞻性研究发现,对于 HbA_{1c}<6.9%的糖尿病孕妇,子代发生先天畸形的风险与非糖尿病对照组相比没有明显升高(Jensen,2010),但当 HbA_{1c} 水平>10%时,其子代发生先天性畸形的风险增加 4 倍。

对于有指征的患者,妊娠前还应对糖尿病并发症,如视网膜病变或肾病,进行评估和治疗。最后,在孕前和孕早期口服叶酸 400μg/d,可以降低发生神经管缺陷的风险。

早孕期

密切监测血糖十分重要。为此,许多医生会将糖尿病孕妇早孕期收入院进行个性化血糖控制和宣传教育,同时评估糖尿病血管并发症的严重程度并确定孕周。

胰岛素治疗

建议孕前糖尿病患者妊娠期最好使用胰岛素治疗。虽然口服降糖药已成功应用于妊娠期糖尿病的治疗,但是否适用于孕前糖尿病尚有争议(ACOG,2016b)。通过饮食调整及胰岛素治疗,孕期血糖一般可得到控制。常用短效及长效胰岛素用法见表 57-8。

表 57-8	常用胰岛素药代动力学		
胰岛素类型	起效时间	峰值/h	持续时间/h
短效（皮下注射）			
赖脯胰岛素	<15min	0.5~1.5	3~4
赖谷胰岛素	<15min	0.5~1.5	3~4
门冬胰岛素	<15min	0.5~1.5	3~4
普通胰岛素	30min	2~3	4~6
长效（皮下注射）			
地特胰岛素	1~4h	极小峰值	24
甘精胰岛素	1~4h	极小峰值	24
中效低精蛋白胰岛素	1~4h	6~10	10~16

资料来源：Powers，2012

与每日多次注射胰岛素相比，皮下埋置胰岛素泵并不能改善妊娠结局，但对于部分患者也是一种安全有效的治疗方法（Farrar，2016；Sibai，2014）。随着传感器增强胰岛素泵及闭合回路胰岛素释放系统的出现，实现了基于连续血糖监测的通过人工或计算机调节胰岛素剂量进而改善血糖控制水平。一项小样本随机交叉研究（Stewart，2016）收集 16 例孕妇，比较上述 2 种胰岛素泵技术，发现自动闭合回路系统胰岛素泵控制血糖达标时间更长，胰岛素用量更少，且不增加低血糖发生率。Roeder 等（2012）发现，使用胰岛素泵控制血糖的 1 型糖尿病孕妇，早孕期每日胰岛素使用总量会下降，但之后胰岛素用量可增加 3 倍以上。餐后血糖升高是促使胰岛素用量增加的主要原因。如选择使用胰岛素泵，最好在妊娠前开始，以避免因使用不熟练或仪器调试导致的低血糖及酮症酸中毒（Sibai，2014）。

血糖监测 推荐使用血糖仪自我监测末梢血糖水平。ADA（2017b）建议监测空腹及三餐后血糖。孕期血糖控制标准见表 57-9。无创血糖监测方法的进步必将替代末梢血糖测定。采用皮下连续血糖监测装置的研究结果提示，在传统血糖监测方式下，糖尿病孕妇日间低血糖时间较长且夜间低血糖难以发现（Combs，2012）。皮下动态血糖仪与胰岛素泵联用，相当于"人造胰岛"，可避免孕期低血糖或高血糖的发生。

饮食管理 营养定制是指根据身高、体重、胰岛素抵抗程度调整碳水化合物和热量的摄入，使孕期体重合理增长（ADA，2017b；Bantle，2008）。碳水化合物、蛋白质和脂肪的摄入比应满足患者的代谢需求和个人偏好。每日碳水化合物摄入低限是 175g。一项纳入 200

例有胰岛素抵抗的肥胖孕妇的研究发现，减少碳水化合物摄入，尤其在晚孕期，可减少新生儿出生时的体内脂肪（Renault，2015）。碳水化合物应合理分布在每日少到中等分量的三餐及 2~4 份加餐中。超重和肥胖孕妇应该适当控制热量摄入，但不推荐孕期减轻体重。理想的膳食分配应为 55% 碳水化合物，20% 的蛋白质和 25% 的脂肪，其中饱和脂肪不超过 10%。

表 57-9	孕期末梢血糖控制标准	单位：mmol/L
时段		**血糖**
空腹		≤5.3
餐前		≤5.6
餐后 1h		≤7.8
餐后 2h		≤6.7
2:00~6:00		≥3.3
平均		5.6
HbA_{1c}		≤6.0%

低血糖 糖尿病孕妇在妊娠前半期血糖不稳定，早孕期低血糖发生率增加。Chen 等（2007）的研究指出，60 例 1 型糖尿病孕妇中有 37 例发生低血糖（血糖<2.2mmol/L），其中 1/4 患者自理能力缺失，需他人看护，为严重低血糖。在控制反复低血糖发作患者的血糖水平时，尤其要引起注意。

Middleton 等（2016）通过 Cochrane 数据分析发现，放宽血糖控制标准（空腹血糖>6.7mmol/L）会增加子痫前期、剖宫产术和大于胎龄儿的发生风险。而过于严格的血糖控制标准（空腹血糖<5mmol/L）也并不能改善妊娠结局，反而会导致低血糖的发生率增加。因此，将孕前糖尿病孕妇孕期血糖水平控制在"适当的高于"5mmol/L 水平，可能将获得更好的妊娠结局。

中孕期

在孕 16~20 周，母体血清 AFP 水平被用于筛查开放性脊柱裂及其他畸形（第 14 章），糖尿病孕妇血清 AFP 水平偏低，可能影响筛查结果。糖尿病孕妇胎儿心脏畸形的风险是非糖尿病者的 5 倍，因此中孕期需进行胎儿超声心动图筛查（Fouda，2013）。虽然超声筛查技术已显著提高，但 Dashe 等（2009）发现，与相同体型的非糖尿病者相比，糖尿病孕妇的胎儿异常更难被超声识别。

中孕期需继续监测并控制血糖水平。在妊娠最初 3 个月的不稳定期之后，妊娠逐渐趋于稳定，外周胰岛素抵抗水平增强（第 4 章），使得胰岛素需要量增加。

晚孕期及分娩期

在过去的几十年中，由于对糖尿病孕妇晚孕期发生死胎儿的担忧,建议糖尿病孕妇在晚孕期开始进行各种胎儿监测,如自数胎动、定期胎心监护、胎儿生物物理评分,甚至催产素激惹试验(第17章)。对以上监测方法均无前瞻性随机临床试验,但其主要价值在于这些方法有较低的假阴性率。ACOG(2016b)推荐自孕32~34周开始上述监测。

在帕克兰医院,糖尿病孕妇每2周在专业门诊就诊1次,每次就诊需携带自己的血糖记录,以便通过对血糖水平的评估调整胰岛素用量;自晚孕期开始自数胎动;所有使用胰岛素治疗的糖尿病孕妇在孕34周被收入院,继续每日自数胎动,并每周进行3次胎心监护;于孕38周时终止妊娠。

当胎儿不是很大并且宫颈条件成熟时可进行引产(第26章)。Little等(2015)通过分析2005~2011年分娩的单胎孕妇队列,发现糖尿病孕妇孕39周前分娩的比例更高(37% vs. 29%)。足月或近足月剖宫产术分娩可避免糖尿病孕妇胎儿较大时经阴道分娩引起的产伤。对于患有严重孕前糖尿病的孕妇,尤其合并糖尿病血管病变者,较早开始引产可使引产成功率降低,从而导致剖宫产率增加。伯明翰阿拉巴马大学(University of Alabama at Birmingham)根据White分级比较糖尿病孕妇的妊娠结局,发现随着White分级的增加,剖宫产率和子痫前期发生率均显著增加(Bennett,2015)。另一项研究发现,HbA$_{1c}$>6.4%时,急诊剖宫产率显著增加。因此,晚孕期严格控制血糖可减少高血糖对胎儿的危害,并减少由于胎儿因素引起的剖宫产术发生(Miaihe,2013)。帕克兰医院近40年孕前糖尿病孕妇的剖宫产率一直在80%左右。

建议减少或保留分娩当天应给予的长效胰岛素剂量。在这段时间内,应使用常规胰岛素来满足母亲的大部分或全部胰岛素需求,因为分娩后胰岛素需求通常会明显下降。

推荐在分娩当日减少或停用长效胰岛素。在分娩过程中,应使用短效胰岛素以满足大部分或全部母体胰岛素的需要,因为胰岛素需要量在分娩后明显下降。通过胰岛素泵持续泵入胰岛素调整血糖可取得令人满意的效果(表57-10)。糖尿病孕妇在分娩过程中及产后需要静脉补充足够液体,并给予足够的葡萄糖以维持正常血糖。我们应定期监测血糖水平,尤其是在产程活跃期,并定期给予适量胰岛素。

产后

通常情况下,糖尿病孕妇在分娩后24小时内不需要使用胰岛素,在之后的几天,胰岛素需要量也有很大波动。糖尿病孕妇在产后需要积极预防和控制感染,病情需要时也可以恢复口服降糖药。产褥期的咨询应

包括避孕指导。有效地避孕对患有显性糖尿病的妇女尤其重要,可使她们在下次怀孕前获得最佳的血糖控制。

表 57-10　产程中胰岛素应用
睡前使用中效胰岛素
分娩当日清晨停用胰岛素
持续开放静脉,滴注生理盐水
临产后或血糖水平低于3.9mmol/L时改为5%葡萄糖静脉滴注,滴注速度100~150mL/h[2.5mg/(kg·min)],以维持血糖在5.6mmol/L左右
每小时监测血糖以调整胰岛素用量及静脉滴注速度
当血糖高于5.6mmol/L时,短效胰岛素入液,以1.25U/h静脉滴注

资料来源:Coustan DR. Delivery timing, mode and management. In: Reese EA, Coustan DR, Gabbe SG, editors. Diabetes in women: adolescence, pregnancy and menopause. 3rd ed. Philadelphia(PA): Lippincott Williams&Wilkins;2004; and Jovanovic L, Peterson CM. Management of pregnant, insulin-dependent diabetic women. Diabetes Care 1980;3:63-8.

妊娠期糖尿病

2010年,美国5%的孕妇患妊娠期糖尿病(DeSisto, 2014)。世界范围内,妊娠期糖尿病的发病率因人种、种族、妊娠期糖尿病的诊断标准和管理方式仍然存在很大差异。为此,2013年美国国立卫生研究院(the National Institute of Health,NIH)召开了共识研讨会。ACOG(2017a)也更新了指南。这两个权威学术机构围绕妊娠期糖尿病的诊断及促进妊娠期糖尿病识别和管理进行了研讨。

"妊娠期"一词说明糖尿病是由妊娠所致——表面上看是因为妊娠期糖代谢改变所致(第4章)。妊娠期糖尿病的定义是妊娠期首次发生或发现的严重程度不一的碳水化合物不耐受(ACOG,2017a)。无论是否需要胰岛素治疗,这一定义都适用,并且该定义包括孕前未被识别的显性糖尿病孕妇。

"妊娠期糖尿病"一词的使用是为了强调孕期监管和产后进一步随访监测的重要性。对多数妊娠期糖尿病孕妇来说,围产期最重要的不良结局是胎儿过度增长,这可能进一步导致孕产妇和胎儿出现产伤。与非妊娠期糖尿病孕妇相比,妊娠期糖尿病孕妇发生胎死宫内风险并不增加。但半数以上的妊娠期糖尿病孕妇在20年内进展为糖尿病。同时,如前文所述,大量研究证实,妊娠期糖尿病会增加子代远期肥胖、糖尿病等并发症的发生风险。

■ 筛查与诊断

尽管对于妊娠期糖尿病的研究已经进行了 50 年，但目前关于妊娠期糖尿病的最佳筛查标准尚未达成一致。2010 年，国际妊娠与糖尿病研究组(IADPSG)提出的一步法诊断筛查标准(表 57-11)发表后引发的争议凸显了达成共识的困难。这一策略在很大程度上受高血糖和妊娠结局(the Hyperglycemia and Pregnancy Outcomes，HAPO)研究结果的影响，虽然 ADA 推荐采用这一新的诊断方案，但 ACOG(2017a)仍然建议采用两步法进行妊娠期糖尿病的筛查和诊断。2013 年 NIH 共识发展会议也指出，采用一步法的证据尚不充分。

表 57-11　妊娠期糖尿病诊断标准

血糖	诊断阈值[a]		累计超出阈值百分比/%
	mmol/L	mg/dL	
空腹	5.1	92	8.3
1h OGTT	10.0	180	14.0
2h OGTT	8.5	153	16.1[b]

资料来源：IADPSG，2010.
[a] 其中至少一项达到或超出阈值诊断妊娠期糖尿病。
[b] 研究中 1.7% 入组者退出双盲研究，因为空腹血糖水平 >5.8mmol/L(105mg/dL) 或 2 小时血糖 >11.1mmol/L(200mg/dL)，因此，共有 17.8% 入组者诊为妊娠期糖尿病。
OGTT：葡萄糖耐量试验。

两步法推荐在所有或高危孕妇中先进行 50g、1 小时葡萄糖筛查试验(glucose challenge test，GCT)。第五届妊娠期糖尿病国际研讨会推荐用表 57-12 的筛选标准对高危人群进行妊娠期糖尿病筛查。然而，ACOG(2017a)认为，为确定 10% 不需要进行妊娠期糖尿病筛查的孕妇将增加不必要的复杂检查程序，因此建议对所有孕妇进行妊娠期糖尿病筛查。若此前未确诊糖耐量受损，妊娠期糖尿病筛查应在孕 24~28 周进行。若 50g GCT 结果达到或超出筛查阈值，则进行 100g、3 小时口服葡萄糖耐量试验(oral glucose tolerance test，OGTT)。

在 50g GCT 中，无论上次进餐时间如何，均在喝糖水后 1 小时测定血糖。近期的一篇文献指出，与 100g OGTT 相比，50g GCT 的诊断阈值若设为 7.8mmol/L，敏感性仅为 74%~83%(van Leeuwen，2012)；如把阈值降为 7.5mmol/L，敏感性仅升高至 78%~85%，但特异性却由 72%~85% 降到 65%~81%。若阈值降为 7.2mmol/L，敏感性轻微增长，但特异性进一步下降(Donovan，2013)。因此，基于目前尚无大样本数据支持的统一的 50g GCT 诊断阈值，ACOG 提出可以从以上三个数值中任意选取一个作为诊断阈值，帕克兰医院目前使用 7.8mmol/L。

表 57-12　基于患病风险的 GDM 筛查流程[a]

GDM 风险评估：在初次产检时进行

低风险：如果符合以下条件不需常规进行血糖检测

　GDM 发生率较低的种族

　一级亲属无 DM 病史

　年龄 <25 岁

　孕前体重正常

　出生体重正常

　无糖代谢异常病史

　无不良妊娠史

中等风险：在孕 24~28 周进行任何一种方法的妊娠期糖尿病筛查

　两步法：50g GCT，结果超出阈值者进行 100g OGTT

　一步法：100g OGTT

高风险：尽快进行血糖检测，使用上述方法，如果有以下情况

　严重肥胖

　较强的 2 型糖尿病家族史/背景

　GDM、糖代谢异常或尿糖病史

　如果未被诊为 GDM，孕 24~28 周进行 GDM 筛查或有提示高血糖症状体征的任何时间重复 GDM 筛查

资料来源：Metzger BE，Coustan DR，the Organizing Committee：Summary and recommendations of the Fourth International Workshop-Conference on Gestational Diabetes Mellitus，Diabetes Care. 1998 Aug；21 Suppl 2：B161-B167.
[a] 第五届妊娠期糖尿病国际研讨会筛查标准。
GDM：妊娠期糖尿病。

Crowther 等(2005)的一项随机对照试验证实了对妊娠期糖尿病进行筛查和管理的重要性。该研究纳入 1 000 例妊娠期糖尿病孕妇，并将其随机分为干预组(接受饮食指导、血糖监测，并在必要时使用胰岛素治疗)和对照组(接受常规产检)，其中妊娠期糖尿病的诊断标准为空腹血糖大于 5.6mmol/L，75g OGTT 2 小时血糖 7.8~11mmol/L；结果发现干预组围产儿死亡、肩难产、新生儿锁骨骨折、神经损伤风险显著降低；干预组巨大儿(出生体重 ≥4 000g)发生率仅为 10%，而对照组高达 21%。但两组剖宫产率无显著差异。

母胎医学(Maternal-fetal Medicine Units，MFMU)协作网开展的另一项包括 958 例孕妇的随机对照研究得到的结果略有不同(Landon，2009)。该研究比较饮食管理和血糖监测(干预组)与常规产检(对照组)在改善轻型妊娠期糖尿病孕妇不良结局中的作用，其中轻型妊娠期糖尿病是指空腹血糖 <5.3mmol/L；结果发

现,两组孕妇在死胎、产伤和新生儿低血糖、高胰岛素血症、高胆红素血症的总发病率无显著差异,但干预组巨大儿的发生率下降 50%,剖宫产率也降低,肩难产发生率也较对照组显著下降(1.5% *vs.* 4%)。

　　基于以上两项的研究,美国预防服务工作组(2014)建议对所有低危孕妇在孕 24 周后进行妊娠期糖尿病筛查。但目前尚无足够证据评价在孕 24 周前对妊娠期糖尿病进行筛查的利弊。在筛查方式上,妊娠期糖尿病最佳的 OGTT 诊断方法尚未达成共识。WHO(2013)和 ADA(2017a)均推荐使用 75g、2 小时 OGTT,但同时指出,也可使用两步法作为诊断标准。但在美国,ACOG 仍然推荐使用 100g、3 小时 OGTT 作为诊断标准,见表 57-13。Harper 等(2016)通过对 MF-MUN 的研究进行二次分析后指出,不论参照国家糖尿病研究组(the National Diabetes Data Group,NDDG)标准还是 Carpenter-Coustan 标准,对诊断为妊娠期糖尿病的孕妇进行治疗均能获得收益。但若使用 Carpenter-Coustan 标准,为预防肩难产发生而需要治疗的妊娠期糖尿病孕妇数量增加。帕克兰医院仍沿用 NDDG 标准。75g OGTT 诊断标准详见表 57-11。

高血糖与不良妊娠结局研究

　　一项为期 7 年的国际流行病学研究,通过纳入 9 个国家 15 个中心的 23 325 例孕妇(HAPO 协作组)(2008),分析了妊娠期糖尿病孕妇晚孕期不同血糖水平与不良妊娠结局之间的关系;入组孕妇在孕 24~32 周进行 75g OGTT 试验,测量空腹、1 小时和 2 小时血

表 57-13	100g 口服葡萄糖耐量试验中妊娠期糖尿病诊断标准[a,b]			
时间	NDDG[c]		Carpenter-Coustan[d]	
	mg/dL	mmol/L	mg/dL	mmol/L
空腹	105	5.8	95	5.3
1h	190	10.6	180	10.0
2h	165	9.2	155	8.6
3h	145	8.0	140	7.8

资料来源:American Diabetes Association,2017a;Ferrara,2002.
[a]检验需在空腹时进行。
[b]两项或以上血糖达到或超出诊断阈值即为阳性结果。
[c]血清葡萄糖水平。
[d]血清或血浆葡萄糖水平。
NDDG,国家糖尿病数据组。

糖,排除血糖水平达到治疗标准的孕妇,其余纳入孕妇在对 OGTT 结果双盲的情况下接受后续的产前检查和干预将三点血糖水平均分为 7 个等级(图 57-6),分析不同等级中出生新生儿体重大于第 90 百分位数(LGA)、剖宫产术、脐血 C 肽大于第 90 百分位数、新生儿低血糖等并发症的发生率,其中每个结局的相对风险值均以最低的血糖级别计算,例如,以空腹血糖水平≤4.2mmol/L 作为参照组;结果证实了随着血糖水平升高,不良妊娠结局发生率增加这一假说。Ecker 和

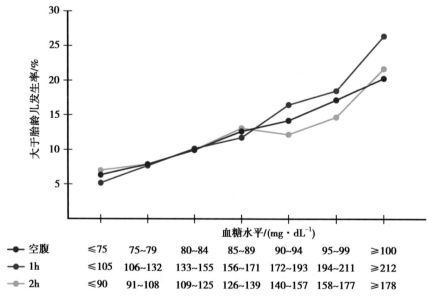

● 空腹	≤75	75~79	80~84	85~89	90~94	95~99	≥100
● 1h	≤105	106~132	133~155	156~171	172~193	194~211	≥212
● 2h	≤90	91~108	109~125	126~139	140~157	158~177	≥178

图 57-6　HAPO 研究 75g 口服葡萄糖耐量试验空腹、1 小时、2 小时血糖与出生体重大于第 90 百分位数的发生率。1mg/dL=0.055 5mmol/L
(资料来源:HAPO Study Cooperative Research Group,Metzger BE,Lowe LP,et al:Hyperglycemia and adverse pregnancy outcomes,N Engl J Med. 2008 May 8;358(19):1991-2002.)

Greene（2008）指出，较难证明治疗轻度血糖异常可改善临床结局。我们同意在临床试验证明有益处之前，改变诊断标准是不合理的。2013 年 NIH 共识会议也坚持这一观点。

国际糖尿病与妊娠研究组

2008 年，国际糖尿病与妊娠研究组（IADPSG）针对妊娠期糖尿病诊断和分类召开了工作组会议。通过分析 HAPO 研究的结果，专家小组为妊娠期糖尿病的诊断和分类提出了建议。IADPSG 推荐按表 57-4 的标准在孕期诊断显性糖尿病，并且使用一步法 75g、2 小时 OGTT 诊断妊娠期糖尿病。IADPSG 参考了 HAPO 研究入组人群三点的平均血糖水平，并且选取不良妊娠结局发生率 1.75 倍比值比所对应的血糖水平作为妊娠期糖尿病诊断阈值，三点中任何一点血糖水平超出阈值即可诊断为妊娠期糖尿病（表 57-11）。

据估计，依据这个诊断标准，美国妊娠期糖尿病发生率将高达 17.8%。也就是说，轻型妊娠期糖尿病孕妇的数量会增加至目前的 3 倍，但尚无证据证明这样的诊断可带来获益（Cunny，2012）。Feldman 等（2016）通过对 6 000 余例孕妇进行对照研究以评价 IADPSG 诊断标准，发现使用 IADPSG 标准后，更多孕妇被诊断为妊娠期糖尿病，但巨大儿发生率并未下降，相反，剖宫产率增加。ADA 最初推荐使用 IADPSG 标准诊断妊娠期糖尿病，但根据前文描述的两步法诊断和干预可以带来获益，ADA 现也推荐使用两步法诊断妊娠期糖尿病。

NIH 共识会议

基于不同机构和指南间存在分歧，2013 年 NIH 共识会议对妊娠期糖尿病诊断标准进行了探讨。本次会议采纳多学科规划委员会的意见，由美国卫生保健研究与质量循证实践中心进行系统性证据审查，还听取了专家的评论，最后由一个无偏倚小组产生完整的报告。会议指出，在全球范围统一妊娠期糖尿病诊断标准可能带来潜在收益，但目前尚无大量证据支持 IADPSG 诊断标准。因为 IADPSG 标准会使轻型妊娠期糖尿病增加至目前的 3 倍，但目前尚无证据证明更多人诊断为妊娠期糖尿病可以带来获益，目前 ACOG 仍然推荐两步法诊断妊娠期糖尿病。

■ 母儿影响

妊娠期糖尿病的不良影响与糖尿病妊娠不同。与普通人群相比，妊娠期糖尿病孕妇胎儿畸形的风险不像糖尿病妊娠显著增加（Shefield，2002）。但根据 100 万例瑞典出生医学注册孕妇的数据，与无糖尿病孕妇比较，妊娠期糖尿病孕妇新生儿出生缺陷发生率轻度升高（2.3% vs. 1.8%），死胎率无显著差异（Fadl，

2010）。Jovanovič 等（2015）在分析了 2005~2011 年的 80 万例分娩孕妇的数据后也发现，妊娠期糖尿病并不增加死胎风险，但空腹血糖异常的孕妇中不明原因死胎发生率与糖尿病妊娠孕妇一样显著增加。随着血糖水平的升高，不良妊娠结局的风险增加，因此，在早孕期诊断孕前漏诊的糖尿病十分重要（表 57-4）。与糖尿病妊娠相似，妊娠期糖尿病孕妇妊娠期高血压和剖宫产术风险也显著增加。

巨大胎儿

妊娠期糖尿病最常见的不良影响就是胎儿过度生长或称巨大儿，第 44 章已详细讨论。围产期的目标是避免巨大儿所致的难产及肩难产所致的产伤。Cheng 等（2013）对中国 80 000 余例经阴道分娩孕妇的回顾性分析发现，新生儿体重 ≥4 200g 时，肩难产风险是新生儿体重 <3 500g 的 76 倍，但是糖尿病导致肩难产的比值比 <2，虽然妊娠期糖尿病是肩难产的危险因素，但仅导致很少的肩难产发生。

糖尿病孕妇的胎儿，尤其巨大儿，通常肩部和躯干肥胖，可导致经阴道分娩和剖宫产术中肩难产的发生（Durnwald，2004；McFarland，2000）。Landon 等（2011）发现，轻型妊娠期糖尿病孕妇肩难产发生率为 4%，而 50g GCT 试验小于 6.7mmol/L 者仅为 1%。在一项前瞻性对照研究中，Buhling 等（2012）发现，与 142 例非妊娠期糖尿病孕妇相比，650 例妊娠期糖尿病孕妇胎儿脂肪含量无显著差异，可能与妊娠期糖尿病孕妇得到了有效的干预和治疗有关。

已有大量研究证明，胰岛素样生长因子（insulin-like growth factor，IGF）在胎儿生长调控中发挥了重要作用（第 4 章）。这些胰岛素样多肽蛋白在胎儿所有器官中均有表达，并且调控了细胞的分化和生长。Luo 等（2012）发现，IGF-1 与胎儿体重显著相关。HAPO 研究发现，随着母亲 75g OGTT 血糖水平增加，脐血 C 肽水平显著增加。在血糖水平最高组中，1/3 孕妇的新生儿脐血 C 肽大于第 90 百分位数。其他与巨大儿发生相关的因素还有血管内皮生长因子、纤维生长因子、胎盘生长因子、瘦素和脂联素等（Grissa，2010；Loukovaara，2004；Mazaki-Tovi，2005）。

新生儿低血糖

高胰岛素血症可能在胎儿出生后几分钟内即导致严重的新生儿低血糖，有 3/4 的新生儿低血糖发生在出生后 6 小时内（Harris，2012）。新生儿低血糖的定义也存在争议，目前推荐的诊断阈值是 1.9~2.5mmol/L。NIH 关于新生儿低血糖的工作会议建议，将足月新生儿低血糖诊断阈值定为 1.9mmol/L，但该阈值无足够

的循证医学支持(Hay,2009)。根据 HAPO 研究,随着母亲 OGTT 血糖值的增加(血糖水平参照图 57-6),新生儿低血糖发生率增加。不同亚组间发生率差别在 1%~2%,但在空腹血糖>100mg/dL 的孕妇中,新生儿低血糖的发生率高达 4.6%。Cho 等(2016)对 3 000 余例接受 50g GCT 的韩国孕妇进行统计,发现 50g GCT 结果≥11.1mmol/L 者新生儿低血糖的发生风险较 50g GCT 结果<7.8mmol/L 者高 84 倍。此外,新生儿低血糖发生风险与脐血 C 肽水平呈正相关,同时无论母亲是否诊断为糖尿病,均与新生儿出生体重呈正相关(Mitianchez,2014)。

母亲肥胖 对于妊娠期糖尿病孕妇,母亲体重指数(body mass index,BMI)是巨大儿的独立且非常重要的危险因素,甚至比血糖水平影响更大(Ehrenberg,2004;Mission,2013)。Sruebe 等(2012)对未治疗的轻型妊娠期糖尿病和血糖水平正常的两组孕妇进行比较,发现不论血糖水平如何,BMI 越大,新生儿出生体重越高。另一项纳入 600 000 例孕妇的研究指出,相比肥胖和孕期体重过度增长,妊娠期糖尿病对发生 LGA 的影响最小(Kim,2014),而肥胖和孕期体重过度增长是引起 LGA 的主要因素。Egan 等(2014)还发现,妊娠期糖尿病孕妇通常孕期体重增长过多,使出现巨大儿的风险双重增加。体重分布同样也在妊娠期糖尿病的发生中有重要作用,因为有研究指出,腹部肥胖的孕妇中,妊娠期糖尿病发生风险增加。Suresh 等(2012)发现,孕 18~22 周时,通过联合评估超声测量的腹部皮下脂肪厚度和 BMI,可更好地预测妊娠期糖尿病的发生风险。

■ 管理

根据空腹血糖水平,妊娠期糖尿病孕妇可以被分为 2 类。当饮食管理不能使妊娠期糖尿病孕妇的空腹血糖水平<5.3mmol/L 或餐后 2 小时血糖<6.7mmol/L 时,推荐使用药物治疗(ACOG,2017a)。当空腹血糖处于更低水平时是否需要药物治疗尚不明确,也尚无对照研究明确降低胎儿风险的最佳血糖控制标准。HA-PO 研究也指出,当血糖低于糖尿病诊断阈值时,胎儿不良结局风险仍然增加。第五届妊娠期糖尿病国际研讨会建议空腹指尖血糖水平控制在 ≤5.3mmol/L(Metzger,2007)。

在一项荟萃分析中,Hartling 等(2013)发现,治疗妊娠期糖尿病可显著降低子痫前期、肩难产和巨大儿的发生风险,例如,可使新生儿出生体重>4 000g 的发生风险降低 50%。但研究者们注意到,当血糖水平仅轻度升高时,发生以上不良结局的绝对风险并不高,但

也无法明确对妊娠期糖尿病进行治疗是否增加新生儿低血糖和远期代谢性疾病的发生率。

糖尿病饮食

营养指导包括控制碳水化合物的摄入以维持血糖稳定并避免酮体产生。通常情况下,每天能量摄入为 30~35kcal/kg。Moreno-Castilla 等(2013)将 152 例妊娠期糖尿病孕妇随机分为两组,一组每天饮食中碳水化合物比例占 40%,另一组每天饮食中碳水化合物比例占 55%,发现两组间胰岛素用量和妊娠结局无显著差异。ACOG(2017a)推荐每天膳食中由碳水化合物提供的热量不应超过总热量的 40%,其余的 60% 热量应 20% 来源于蛋白质,40% 来自脂肪。

对于妊娠期糖尿病孕妇,目前还无最合理的饮食方法。一项荟萃分析发现,复合谷物和高膳食纤维食物可以降低巨大儿的发生风险和妊娠期糖尿病孕妇需要胰岛素治疗的比例(Wei,2016)。仅依靠不同的饮食方式所能达到的效果有限。Most 和 Langer(2012)发现,对于肥胖的妊娠期糖尿病孕妇,胰岛素可有效地降低胎儿体重过度增长的风险。Casey 等(2015b)还发现,对于轻型妊娠期糖尿病的肥胖孕妇,仅靠饮食控制不能降低新生儿体脂含量和高出生体重儿的风险。

运动

关于运动对妊娠期糖尿病治疗效果的研究较少。ACOG(2017a,b)建议孕妇孕期进行规律的运动,包括有氧运动和力量训练,并且推荐妊娠期糖尿病孕妇在孕期进行。近期两项荟萃分析指出,规律的运动可以控制孕期体重增长,甚至预防妊娠期糖尿病的发生(Russo,2015;Sanabria-Martinez,2015)。孕期运动可降低妊娠期糖尿病孕妇血糖水平(Jovanovic-Peterson,1989)。

血糖监测

Hawkins 等(2008)比较了 315 例在饮食管理基础上每天进行自我血糖监测的妊娠期糖尿病孕妇,以及 615 例同样有饮食管理但每周仅在产检时进行空腹血糖测定的妊娠期糖尿病孕妇的妊娠结局,发现每天自我监测血糖组巨大儿发生率显著降低,妊娠期糖尿病诊断后的体重增长也显著降低。因此该研究建议在进行饮食管理的妊娠期糖尿病孕妇应进行自我血糖监测。

对于妊娠期糖尿病孕妇,监控餐后血糖比监控餐前血糖更重要(DeVeciana,1995)。在帕克兰医院,发现对饮食管理的妊娠期糖尿病孕妇进行餐后血糖监测可使其每周体重增长由 0.29kg 减少至 0.2kg。ACOG(2017a)和 ADA(2017b)均推荐妊娠期糖尿病孕妇每

天进行 4 次血糖监测,分别为空腹及三餐后 1 小时或 2 小时。

胰岛素治疗

在过去,当饮食和运动管理无法将妊娠期糖尿病孕妇的血糖水平控制满意时,胰岛素被认为是后续的标准治疗方式。因为胰岛素不通过胎盘,并且可有效地控制血糖水平。当妊娠期糖尿病孕妇的空腹血糖大于 5.3mmol/L 时需考虑胰岛素治疗。ACOG(2017a)推荐当餐后 1 小时血糖持续>7.8mmol/L 或餐后 2 小时血糖持续>6.7mmol/L 时应使用胰岛素治疗。这些阈值都是从管理孕前糖尿病妇女的建议中推断出来的。

当使用胰岛素治疗时,起始剂量为 0.7~1.0U/(kg·d),并且分多次使用(ACOG,2017a)。长效和短效胰岛素可联合使用,需要根据每天不同时段血糖水平调整剂量。在帕克兰医院,起始剂量胰岛素通常分为 2 次,2/3 在早餐前使用,1/3 晚餐前使用。在早餐前胰岛素中,通常一半是短效胰岛素,一半为中效低精蛋白胰岛素。在晚餐前胰岛素中,同样一半为短效胰岛素,一般为中效胰岛素。关于使用胰岛素的健康教育通常在专业门诊或短时间的住院期间完成。如表 57-8 所示,超短效胰岛素,如赖脯胰岛素、门冬胰岛素,比普通短效胰岛素起效时间更快,更有利于控制餐后血糖。但这些超短效胰岛素用于妊娠期糖尿病的经验有限。Singh 等(2009)指出,与传统胰岛素相比,超短效胰岛素的使用获益并不明确。

口服降糖药

胰岛素是妊娠期糖尿病孕妇血糖控制不满意时的一线用药。ACOG(2017a)和 ADA(2017b)均指出,已有研究证明格列本脲(优降糖)和二甲双胍(格华止)在妊娠期使用的安全性和有效性(Langer,2000;Nicholson,2009;Rowan,2008)。Balsells 等(2015)对比较两种口服降糖药物和胰岛素治疗妊娠期糖尿病效果的研究进行了荟萃分析,纳入的研究中 7 项比较了格列本脲和胰岛素的治疗效果,认为相比胰岛素治疗,采用格列本脲治疗可增加新生儿出生体重、巨大儿和新生儿低血糖的发生;另有 6 项研究比较了二甲双胍和胰岛素的治疗效果,认为二甲双胍组孕妇孕期体重增长较少,新生儿低血糖更轻微,但早产发生率增加。总之,格列本脲和二甲双胍治疗妊娠期糖尿病失败率分别为 6%、34%;另有 2 项研究比较了两种口服降糖药的治疗效果,发现二甲双胍组孕妇孕期体重增长更少,新生儿出生体重更低,巨大儿发生率也更低,在这两项研究中,与胰岛素治疗相比,两种口服降糖药治疗失败率相当。另一项随机对照研究纳入了

395 例轻型妊娠期糖尿病孕妇,发现与单纯饮食管理相比,口服格列本脲并不能改善妊娠结局(Casey,2015a)。

格列本脲治疗可能有潜在的副作用。首先,与二甲双胍相同,格列本脲可通过胎盘,胎儿体内的血药浓度是母体的 2/3(Cartis,2013)。此外,一项纳入 9 000 例接受胰岛素或格列本脲治疗的妊娠期糖尿病孕妇的研究发现,口服格列本脲显著增加新生儿转监护室、新生儿呼吸窘迫综合征和新生儿低血糖的发生率(Castillo,2015)。

二甲双胍进入胎儿体内的血药浓度几乎与母体相同。在一项针对 751 例妊娠期糖尿病孕妇的研究中,入组者被随机分为二甲双胍治疗组和胰岛素治疗组,两组间近期围产结局,包括新生儿低血糖、呼吸窘迫综合征、光疗、产伤、5 分钟阿普加评分≤7 和早产无差异(Rowan,2008);对两组新生儿随访至 2 岁仍未见差异(Rowan,2011)。但孕期暴露于二甲双胍的后代更倾向于摄入脂肪类食物。另一项关于二甲双胍的小样本研究发现,孕期母亲接受二甲双胍治疗的子代,与母亲接受胰岛素治疗的子代相比,出生后 18 个月的体重略偏高。但两组子代在语言和动作发育方面无差异(Ijäs,2015)。

美国 FDA 尚未批准格列本脲和二甲双胍用于治疗妊娠期糖尿病。但 ACOG(2017a)认为这两种方法都是控制妊娠期糖尿病孕妇血糖的合理选择。由于远期结局尚未进行充分研究,委员会建议应用口服降糖药物前应进行适当咨询,包括告知现有安全数据的局限性。

■ 产科管理

对于不需胰岛素治疗的妊娠期糖尿病孕妇,并不需要提前终止妊娠或额外干预。产前胎儿评估的时机和意义也尚未明确。由于孕前糖尿病孕妇发生死胎的风险增加,ACOG(2017a)推荐对妊娠期糖尿病血糖控制不满意者应加强胎儿监护。在帕克兰医院,妊娠期糖尿病孕妇在晚孕期常规开始进行自数胎动(第 17 章);接受胰岛素治疗的孕妇在孕 34 周入院,每周进行 3 次产前监测。

对于妊娠期糖尿病血糖控制满意的孕妇,是提前引产以避免肩难产的发生还是期待自然临产仍然存在争议。Alberico 等(2017)纳入 425 例妊娠期糖尿病孕妇,并将其随机分为两组,一组在孕 38~39 周引产,另一组至孕 41 周引产,发现两组间剖宫产率并无显著差异(12.6% vs. 11.8%),但孕 38~39 周引产组新生儿高胆红素血症发生率显著增加,虽然两组肩难产发生率

差异无统计学意义,但也为另一组的 3 倍。在加拿大一项纳入了 8 392 例妊娠期糖尿病的回顾性研究中,Melamed 等(2016)发现,孕 38 周或孕 39 周分娩可以降低妊娠期糖尿病孕妇的剖宫产率,但新生儿转监护室率增加。ACOG(2017a)推荐,对饮食管理的妊娠期糖尿病孕妇,引产不应早于孕 39 周。在帕克兰医院,对饮食管理的妊娠期糖尿病孕妇均按上述指南管理,但是胰岛素治疗者在孕 38 周终止妊娠。

对过大胎儿进行择期剖宫产术以避免臂丛神经损伤发生是另一个重要的议题。ACOG(2017a)指出,对于估计胎儿体重 ≥4 500g 的妊娠期糖尿病孕妇,是否需要进行剖宫产术以避免产伤的发生,仍然存在争议。Garabedian 等(2010)通过系统综述发现,在估计胎儿体重 ≥4 500g 的妊娠期糖尿病孕妇中,每进行 588 例剖宫产术才能避免 1 例臂丛神经损伤的发生。Scrifres 等(2015)对 903 例产前 1 个月内进行了超声评估的妊娠期糖尿病孕妇进行回顾分析,指出超声可对大于胎龄儿过度诊断,仅 22% 超声诊断为大于胎龄儿的孕妇分娩了高出生体重儿。但 ACOG(2016a)仍然推荐,对于估计胎儿体重 ≥4 500g 的糖尿病孕妇,可考虑进行预防性剖宫产术。

■ 产后评估

对妊娠期糖尿病孕妇应进行产后评估,因为 50% 妊娠期糖尿病患者将在 20 年内进展为糖尿病(O'Sullivan,1982)。第五届妊娠期糖尿病国际研讨会推荐妊娠期糖尿病孕妇在产后应进行 75g OGTT 评价血糖水平(Metzger,2007)。以上推荐和 ADA 指南(2017b)见表 57-14。Eggleston 等(2016)通过分析 2000~2013 年的保险理赔数据发现,只有 24% 妊娠期糖尿病孕妇在产后 1 年内进行了血糖检查,其中只有一少半进行了 75g OGTT。ACOG(2017a)推荐在产后 4~12 周进行空腹血糖或 75g、2 小时 OGTT 以排除或及时诊断糖尿病。ADA(2017a)推荐对妊娠期糖尿病病史产后血糖筛查正常的妇女至少每 3 年进行 1 次血糖评估。

有妊娠期糖尿病病史的女性也是代谢综合征(心脑血管疾病、高脂血症、高血压、腹部肥胖)的高危人群(第 48 章)。Kessous 等(2013)纳入 47 909 例经产妇,对因心血管事件导致的住院进行统计,发现其中 5 000 例有妊娠期糖尿病病史,且心血管疾病住院的风险是无妊娠期糖尿病史女性的 2.6 倍。另一项研究纳入了 483 例在 5~10 年内被诊断为轻型妊娠期糖尿病的女性(Varner,2017),发现随着妊娠次数的增加,代谢综合征的发生风险未显著增加,但每增加 1 次妊娠,糖尿病风险增加近 4 倍。

表 57-14	第五次妊娠期糖尿病国际研讨会:妊娠期糖尿病的产后评估推荐	
时间	**检测内容**	**目的**
分娩后(1~3 天)	空腹或随机血糖	发现持续存在的糖尿病
产后早期(6~12 周)	75g、2h OGTT	产后糖代谢评估
产后 1 年	75g、2h OGTT	评估血糖水平
每年	空腹血糖	评估血糖水平
每 3 年	75g、2h OGTT	评估血糖水平
再次妊娠前	75g、2h OGTT	确定血糖水平
美国糖尿病学会诊断标准(2013)		
正常值	**空腹血糖受损或糖耐量受损**	**糖尿病**
空腹<5.6mmol/l 2h<7.8mmol/L	5.6~6.9mmol/L 2h≥7.8~11.1mmol/L	≥7.0mmol/L 2h≥11.1mmol/L
糖化血红蛋白<5.7%	5.7%~6.4%	≥6.5%

资料来源:American Diabetes Association,2013,2017a;Metzger,2007.

■ 妊娠期糖尿病复发

对 1973~2014 年的文献进行荟萃分析发现,妊娠期糖尿病的复发率为 48%(Schwartz,2015)。仅分娩过 1 次的再次妊娠孕妇妊娠期糖尿病的复发率(40%)低于经多次分娩史的孕妇(73%)。研究者还发现,孕前 BMI、胰岛素使用史、巨大儿分娩史及 2 次妊娠间期的体重增长都是妊娠期糖尿病复发的危险因素(Schwartz,2016)。同时,生活方式和行为的改变,包括 2 次妊娠间期控制体重和运动,均有可能减少妊娠期糖尿病复发的风险。但 Guelfi 等(2016)对有妊娠期糖尿病病史孕妇在孕 14 周前进行运动干预,发现并未减少妊娠期糖尿病的复发。相反,Ehrlich 等(2011)发现,在初次妊娠患妊娠期糖尿病的超重和肥胖孕妇中,下次妊娠前 BMI 减少大于 $2kg/m^2$ 可降低妊娠期糖尿病复发的风险。

(张淙越 王爽 翻译 杨慧霞 审校)

参考文献

第 58 章

内分泌疾病

> 有少数患者甲状腺显著增大，但我们却不知这意味着什么。
>
> ——J. 惠特里奇·威廉姆斯（1903）

在 1903 年，人们对很多内分泌疾病知之甚少。由于孕期大量的激素分泌，内分泌疾病似乎与妊娠尤其密切相关；最好的例证就是胎盘催乳素与糖尿病，这是一种妊娠期最常见的内分泌疾病（第 57 章）。妊娠也与许多其他内分泌疾病有关，这些内分泌疾病的起病至少部分是由于自身免疫功能异常引起。这些疾病的临床表现是遗传、环境和内源性因素之间相互作用，激活免疫系统攻击靶细胞的结果。妊娠期间胎儿细胞植入母体器官是一个经典的例子，胎儿细胞转移至母体器官后，会激发抗体产生，导致组织破坏和自身免疫性内分泌病。

甲状腺疾病

总的来说，甲状腺疾病常见于年轻女性，因此，妊娠期也常见。孕妇和胎儿的甲状腺功能密切相关。影响孕妇甲状腺的药物，同样可以影响胎儿的甲状腺腺体。甲状腺自身抗体与妊娠早期的胚胎丢失有关，未经控制的甲状腺功能亢进（以下简称"甲亢"）和未经治疗的甲状腺功能低下均与不良妊娠结局相关。有证据表明自身免疫性甲状腺疾病的病情在妊娠期有所改善，而在产后恶化。

■ 甲状腺生理和妊娠

母体孕期甲状腺变化显著，腺体结构及功能的生理改变有时与甲状腺疾病相混淆。第 4 章已有详细介绍，附录列举了妊娠期正常激素水平的变化。首先，孕妇血清甲状腺结合球蛋白浓度升高，伴随总甲状腺素或结合甲状腺素水平升高（图 4-16）。再者，促甲状腺激素（thyroidstimulating hormone，TSH）是多种甲状腺疾病筛查和诊断的主要依据。值得注意的是，胎盘滋养细胞分泌的人绒毛膜促性腺激素（human chorionic gonadotropin，hCG）对 TSH 受体存在交叉刺激，尽管这种作用较弱，但由于 TSH 不通过胎盘，对胎儿没有直接作用。hCG 在妊娠 12 周前达到高峰，刺激甲状腺激素分泌，由此导致血清游离甲状腺素（T_4）水平的增加，抑制下丘脑促甲状腺激素释放激素（thyrotropin-releasing hormone，TRH），从而抑制垂体分泌 TSH（图 58-1）。因此，孕妇血清中检测不到 TRH。相反，从妊娠中期开始，胎儿血清中可以检测到 TRH，但是水平稳定并不随着孕周增长。

整个孕期母体的甲状腺素都可转运给胎儿（ACOG，2017）。母源性甲状腺素对于胎儿大脑的发育至关重要，在胎儿甲状腺发育并有功能之前尤为重要（Bernal，2007；Korevaar，2016）。尽管孕 12 周以后胎儿的甲状腺开始摄碘并合成甲状腺激素，但母源性甲状腺素对胎儿的发育仍然至关重要。即便到妊娠足月，母源性甲状腺素仍占胎儿血清中甲状腺素的 30%（Thorpe-Beeston，1991）。妊娠中期以后孕妇发生甲状腺功能减退（以下简称"甲减"）的风险增加，其机制尚不清楚（Morreale de Escobar，2004；Sarkhail，2016）。

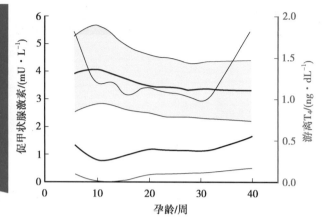

图 58-1　妊娠不同时期血清 TSH 水平（黑线）和游离甲状腺素（T₄）水平（蓝线）的特异变化。数据来自 17 298 例妊娠女性。黑色实线代表第 50 百分位数，上、下明线分别代表第 2.5 百分位数和第 97.5 百分位数
（资料来源：Casey，2005；Dashe，2005.）

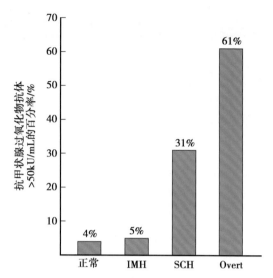

图 58-2　16 407 例甲状腺正常伴或不伴抗甲状腺过氧化物酶抗体阳性的百分率。其中，233 例单纯性母体低甲状腺素血症（IMH）、598 例亚临床甲减症（SCH）和 134 例临床甲减症（Overt）
（资料来源：Casey，2007.）

■ 自身免疫和甲状腺疾病

　　甲状腺疾病与自身抗体关系密切，这些抗体可攻击近 200 种甲状腺细胞，并对甲状腺功能兼有刺激和抑制作用，这些作用常叠加甚至共存。

　　甲状腺刺激性自身抗体，即 TSH 免疫球蛋白（thyroid stimulating immunoglobulins，TSIs），可与 TSH 受体结合并激活受体，导致甲亢和甲状腺增生，在多数 Graves 病的患者中可检测到此抗体。其作用可因同时产生的甲状腺刺激封闭抗体而减弱（Jameson，2015）。甲状腺过氧化酶（thyroid peroxidase，TPO）作为甲状腺酶参与甲状腺激素的合成。TPO 抗体也称甲状腺微粒自身抗体，直接对抗 TPO，如图 58-2 所示，5%~15% 的孕妇 TPO 抗体阳性（Abbassi-Ghanavati，2010；Sarkhail，2016）。该抗体与妊娠早期的胎儿丢失及早产有关（Negro，2006；Korevaar，2013；Plowmen，2017；Thangaratinam，2011）。

　　在关于 TPO 抗体阳性的研究发现，TPO 抗体阳性增加了胎盘早剥的风险，但并未增加早产的风险（Abbassi-Ghanavati，2010）。TPO 抗体阳性并增加了产后甲状腺功能异常的风险，使其终身都存在甲状腺功能衰竭的风险（Andersen，2016；Jameson，2015）。

胎儿微嵌合

　　女性患自身免疫性甲状腺疾病多于男性，其原因可能是胎儿至母体的细胞转运（Greer，2011）。妊娠期胎儿细胞可进入母体循环，胎儿的淋巴细胞进入母体循环后可存活 20 年以上，类似于干细胞移植，可在母体的多种组织种植，称为胎儿微嵌合，包括在甲状腺组织的种植（Bianchi，2003；Boddy，2015；Khosrotehrani，

2004）。使用荧光原位杂交（FISH）在 60% 桥本甲状腺炎女性的甲状腺中发现了 Y 染色体阳性细胞，而在 40% 的 Graves 病女性的甲状腺中发现了 Y 染色体阳性细胞（Renné，2004），Y 染色体阳性细胞 FISH 检出率很高。在另外一项针对生育男性胎儿孕妇的研究中，Lepez 等（2011）发现桥本甲状腺炎患者的血液中男性单核细胞显著增多。这种微嵌合可能对自身免疫性甲状腺疾病具有保护作用（Cirello，2015）。

■ 甲状腺功能亢进症

　　采用妊娠期特异性 TSH 水平为诊断标准，妊娠期甲状腺毒症或甲亢的发病率差异很大（2~17）/1 000（表 58-1）。正常孕期与甲状腺素过量的临床表现类

表 58-1　妊娠期临床甲亢的发病率

	国家	发病率
Wang（2011）[a]	中国	1%
Vaidya（2007）[a]	英国	0.7%
Lazarus（2007）[b]	英国	1.7%
Casey（2006）[c]	美国	0.4%
Andersen（2016）[c,d]	丹麦	0.4%~0.7%

[a] 在孕早期筛查。
[b] 在孕 9~15 周筛查。
[c] 在孕 20 周前筛查。
[d] 在早期诊断与晚期妊娠诊断。

似,轻度的甲状腺毒症难以诊断。具有诊断意义的临床表现包括正常妊娠期常见的心动过速,甲状腺肿大,眼球突出,摄入足够时体重不增加。确诊依靠实验室检查,TSH 水平明显下降,而血清游离 T_4（free T_4，fT_4）水平升高（Jameson，2015）。少数情况下,甲亢是由异常升高的血清三碘甲状腺素（T_3）引起——也称为 T_3 毒症。

甲状腺毒症和妊娠

妊娠期甲状腺毒症最常见的原因为 Graves 病，Graves 病为特异的器官自身免疫性疾病,与之前所述（De Leo，2016）的甲状腺刺激性 TSH 受体抗体有关。因这些抗体是 Graves 病的特异性抗体,已经有学者建议检测甲状腺刺激性 TSH 受体抗体,用于妊娠合并甲亢的诊断、处理及预后（Barbesino，2013）。在帕克兰医院,通常保留样本,用于疑诊胎儿甲状腺毒症病例受体抗体的检测。Graves 病在妊娠期的甲亢症状可能因妊娠早期 hCG 刺激而恶化,妊娠后期随受体抗体滴度的下降而好转（Mestman，2012；Sarkhail，2016）。Amino 等（2003）发现孕期封闭抗体的水平也会下降。

治疗 硫代酰胺类药物几乎可以控制所有妊娠期的甲状腺毒症。既往丙硫氧嘧啶（propylthiouracil，PTU）一直是首选,原因为 PTU 可以部分抑制 T_4 向 T_3 转换,与甲巯咪唑相比更不易通过胎盘。后者也与罕见的甲巯咪唑胚胎病有关,表现特征为食管或鼻后孔闭锁和皮肤先天性再生障碍皮炎——一种先天性皮肤缺陷。Yoshihara 等（2012，2015）对妊娠早期甲亢的日本女性患者进行了研究,其结果发现与 PTU 或碘化钾相比,暴露于甲巯咪唑的孕妇,胎儿严重畸形的风险增加了 2 倍。研究中的 9 例皮肤再生不全患者中有 7 例发生在暴露于甲巯咪唑的胎儿组,唯一 1 例食管闭锁的患者也发生在暴露于甲巯咪唑的胎儿组。但也有与 PTU 相关胚胎病的报告（Andersen，2014）。

在 2009 年,美国 FDA 发布了关于 PTU 相关肝毒性的安全警告。这个警告促使美国甲状腺协会和美国临床内分泌医师协会（2011）联合推荐在妊娠早期使用 PTU 治疗,在妊娠中期使用甲巯咪唑。这种治疗方法明显的缺点是可能导致甲状腺功能控制不佳。因此,在帕克兰医院,整个孕期均采用 PTU 治疗。

在服用抗甲状腺药物的女性中,高达 10% 出现一过性白细胞减少症,但并不需要停药治疗（ACOG，2017）。然而,约 0.3% 的患者会突发粒细胞缺乏症,需要停药（Thomas，2013）。这种情况与剂量无关。由于为急性发作,在治疗期间连续白细胞计数监测并无意义。因此,如果出现发热或咽痛,应立即停药,并行全血细胞检查。

服用抗甲状腺药物治疗可能有其他副作用。首先,如前所述,肝毒性是一种可能发生的副作用,并且在约 0.1% 的治疗妇女中发生。连续肝酶水平监测并不能预防暴发性 PTU 相关的肝损伤。其次,约 20% 接受 PTU 治疗的患者会产生抗中性粒细胞胞浆抗体。尽管如此,这些患者中仅小部分会发展成严重的血管炎（Kimura，2013）。最后,虽然硫代酰胺类药物可能引起胎儿并发症,但并不常见。在某些情况下,硫代酰胺类药物甚至可能对胎儿有治疗作用,因为 TSH 受体抗体可以通过胎盘,刺激胎儿甲状腺引起胎儿甲状腺毒症和甲状腺肿。

初始硫代酰胺类药物剂量是经验性治疗。对于未怀孕的患者,美国甲状腺协会推荐,甲巯咪唑的初始剂量较高,每天 10~20mg,口服;维持剂量较低,5~10mg,口服。如果选择 PTU,可根据临床严重程度,每天口服 3 次,每次 50~150mg,口服（Bahn，2011）。在帕克兰医院,孕妇通常最初每天口服 300mg 或 450mg 的 PTU,分三次服用。少数情况下可选择每天 600mg 或更高剂量。如上所述,一般不会在妊娠中期改用甲巯咪唑。治疗目标是尽可能使用低剂量的硫代酰胺类药物来维持甲状腺激素水平略高于或在正常范围内,保持 TSH 水平呈抑制状态（Bahn，2011）。每 4~6 周监测一次血清 fT_4 水平。

甲状腺毒症临床症状控制后,可行甲状腺次全切除术,但很少在妊娠期间进行。妊娠期间的甲状腺次全切除术仅适于少数不能坚持临床治疗或药物治疗产生毒性的患者（Stagnaro-Green，2012a）,手术最好在妊娠中期完成。甲状腺切除术的潜在风险包括不慎切除甲状旁腺和损伤喉返神经。

妊娠期禁止使用放射性碘治疗。常规剂量也可能导致胎儿甲状腺损害。因此,对妊娠期无意进行了放射性碘治疗的孕妇,多数临床医生推荐流产。任何暴露于放射性碘的胎儿均应仔细评估有无甲减,胎儿甲减的发生概率取决于胎龄和放射性碘的剂量（Berlin，2001）。妊娠前曾采用放射性碘治疗,需间隔足够长的时间使辐射效应减退后才可怀孕,并且甲状腺功能正常,没有导致胎儿异常的证据,可以继续妊娠（Ayala，1998）。国际放射防护委员会推荐在放射性碘治疗后 6 个月以内避免妊娠（Brent，2008）。此外,在哺乳期,因为摄入含[131]I 或大剂量的乳房照射,乳房也会聚集大量的放射性碘,导致新生儿风险。为了避免大剂量的乳房照射带来的风险,建议停止母乳喂养 3 个月,以确保乳房对放射性碘充分代谢。

妊娠结局 甲亢患者的妊娠结局在很大程度上取

决于病情是否得到控制。过量的甲状腺素可能导致流产或早产(Andersen,2014;Sheehan,2015)。未接受治疗或治疗不充分增加子痫前期、心力衰竭和不良围产期结局的发病概率(表58-2)。一项来自中国的前瞻性队列研究表明,临床甲亢患者其婴儿听力受损的风险增高 12 倍(Su,2011)。

表 58-2　临床甲状腺毒症患者的妊娠结局

	治疗或甲状腺功能正常[a] n=380	未控制的甲状腺毒症[a] n=90
妊娠结局		
子痫前期	40(10%)	15(17%)
心脏衰竭	1	7(8%)
死亡	0	1
围产儿结局		
早产	51(16%)	29(32%)
生长受限	37(11%)	15(17%)
死胎	0/59	6/33(18%)
甲状腺毒症	1	2
甲减	4	0
甲状腺肿大	2	0

资料来源:Davis,1989;Kriplani,1994;Luewan,2011;Medici,2014;Millar,1994.
[a]数据用 n(%)表示。

对胎儿和新生儿的影响

多数情况下,围产儿的甲状腺功能是正常的。但部分胎儿会出现甲亢或甲减、伴或不伴有甲状腺肿大(图 58-3)。合并 Graves 病的孕妇中近 1%的新生儿会出现临床甲亢(Barbesino,2013;Fitzpatrick,,2010)。如果怀疑胎儿甲状腺疾病,可使用超声测量甲状腺体积(Gietka-Czernel,2012)。

甲亢孕妇的胎儿或新生儿可能出现以下几种情况。

1. 甲状腺肿大性甲亢　通常因甲状腺刺激性免疫球蛋白经胎盘转运引起。有文献报告胎儿甲状腺毒症可导致非免疫性胎儿水肿和死亡(Nachum,2003;Stulberg,2000)。TSH 受体抗体是 Graves 病孕妇发生围产期甲状腺毒症的最佳预测指标(Nathan,2014)。抗体水平高于正常上限的 3 倍预测价值更佳(Barbesino,2013)。Luton 等(2005)对 72 例 Graves 病孕妇进行了研究,其中 31 例低风险孕妇的胎儿均未发生甲状腺肿

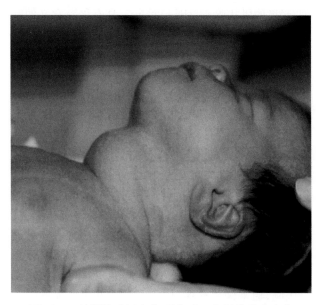

图 58-3　足月甲减新生儿,孕妇有 3 年甲状腺毒症病史,每天口服 30mg 甲巯咪唑,妊娠 26 周复发。分娩时孕妇甲状腺功能正常

大,并且在分娩时甲状腺功能正常。所谓的低风险定义为在妊娠晚期不需要服用抗甲状腺药物或无抗甲状腺抗体;而 41 例分娩时服用抗甲状腺药物或有甲状腺受体抗体的孕妇中,有 11 例胎儿(27%)孕 32 周时超声检查发现甲状腺肿,其中 7 例确诊为甲减,4 例确诊为甲亢。因此,美国甲状腺协会和美国临床内分泌医师协会(2011)推荐 Graves 病患者在妊娠 22~26 周常规检测 TSH 受体抗体。然而,美国妇产科医师学会(2017)并未对此进行推荐。如果胎儿患甲状腺毒症,即使孕妇的甲状腺功能在正常范围,也应调整硫代酰胺药物的剂量(Mestman,2012)。虽然新生儿的甲状腺毒症病程短暂,但需要短疗程的抗甲状腺药物治疗(Levy-Shraga,2014;Nathan,2014)。

2. 甲状腺肿大性甲减　由于胎儿暴露于孕妇使用的硫代酰胺类药物引起(图 58-3)。虽然理论上存在对胎儿神经的影响,但报告夸大了有关胎儿不良反应。有研究报告,硫代酰胺类药物引起新生儿甲减的风险极低(Momotani,1997;O'Doherty,1999)。如表 58-1 所示,239 例经历甲亢治疗的孕妇中,仅有 4 例新生儿发生了甲减。此外,至少有 4 项研究提示未导致以上胎儿和新生儿的智力和身体发育异常(Mestman,1998)。如果证实胎儿发生了甲减,应减少母体抗甲状腺素药物的用量,必要时羊膜腔注射甲状腺素。

3. 无甲状腺肿大性甲减　由于母体的 TSH 受体封闭抗体经胎盘进入胎儿体内引起(Fitzpatrick,2010;Gallagher,2001)。

4. 母体甲状腺放射性治疗后发生的胎儿甲状腺毒

症 由于放射性[131]I和甲状腺刺激性抗体经胎盘进入胎儿体内引起。一项妊娠早期胎儿暴露于放射性碘的研究证实了这一点(Tran,2010)。

胎儿诊断 关于胎儿甲状腺功能的评估仍存在争议。目前多数学者不推荐常规筛查(Cohen,2003;Luton,2005)。Kilpatrik(2003)仅推荐对既往采用[131]I放射治疗的孕妇抽取脐血行胎儿抗体的检测。由于胎儿甲亢或甲减都可导致胎儿水肿、生长受限、甲状腺肿或心动过速,建议妊娠合并Graves病孕妇一旦出现上述情况,即行胎儿血样检查(Brand and co-workers,2005)。内分泌学会临床实践指南推荐只有在不能根据临床及超声检查确诊胎儿甲状腺疾病时,才行脐带血取样(Garber,2012)。诊断及治疗已在第16章阐述。

甲状腺危象和心力衰竭

甲状腺危象和心力衰竭均为急性状况,可危及生命。甲状腺危象为急性发作的代谢亢进状态,妊娠期罕见。而因过量的甲状腺素引起心肌肥厚所导致的肺动脉高压和心功能衰竭比较常见(Sheffield,2004)。如表58-2所示,在未经治疗的90例甲状腺毒症的孕妇中,8%的出现心力衰竭,这些患者心肌病的特点为高排量状态,并导致扩张型心肌病(Fadel,2000;Klein,1998)。妊娠合并甲状腺毒症患者的心脏储备能力极低,子痫前期、贫血、败血症单独或合并存在时会突然发生心功能失代偿。幸运的是,甲状腺素诱发的心肌病和肺动脉高压通常是可逆的(Sheffield,2004;Siu,2007;Vydt,2006)。

治疗 甲状腺危象和心力衰竭的治疗方法类似,应在重症监护病房进行,包括待产和分娩的特护病房(ACOG,2017)。图58-4呈现了治疗甲状腺危象或甲状腺毒症心力衰竭的步骤和方法。首次使用硫代酰胺类药物后1~2小时,需加用碘化物以防止甲状腺释放T3和T4。可选用碘化钠静脉注射、碘化钾或复方碘溶液口服。如果患者有碘过敏史,可以选用碳酸锂300mg每6小时1次代替。多数学者推荐地塞米松,每6小时静脉注射2mg,共4次,以进一步阻断外周血T4向T3的转化。如果使用β受体阻滞剂控制心动过速,要考虑其对心力衰竭的影响。普萘洛尔、拉贝洛尔和艾司洛尔均有使用的报告。如果并发重度子痫前期、感染或贫血,应在分娩前积极治疗。

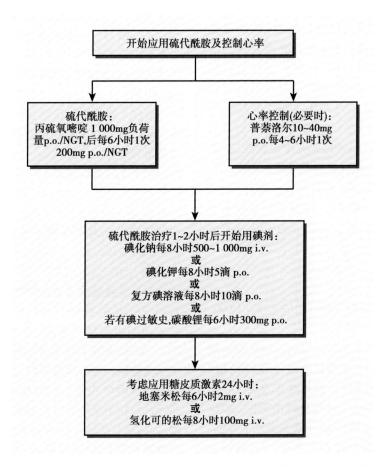

图58-4 甲状腺危象或甲状腺毒症心力衰竭的一种管理方法。i.v.,静脉滴注;NGT,鼻饲;p.o.,口服;PTU,丙硫氧嘧啶

妊娠剧吐和妊娠期一过性甲状腺功能亢进

2%~15%的早孕妇女伴发甲亢的一过性表现（Fitzpatrick，2010）。由于妊娠期高水平的 hCG 刺激 TSH 受体，很多妊娠剧吐的患者血清甲状腺素水平升高，TSH 水平降低（第 54 章）。也称妊娠期一过性甲状腺毒症。由于与妊娠剧吐有关，无使用抗甲状腺药物的必要（ACOG，2017）。hCG 水平升高的程度与甲状腺素和 TSH 水平无关。孕中期甲状腺素和 TSH 水平恢复正常（Nathan，2014；Yoshihara，2015）。

甲状腺毒症和妊娠期滋养细胞疾病

葡萄胎的孕妇甲状腺素水平普遍升高（25%~65%）（Hershman，2004）。异常增高的 hCG 水平对 TSH 受体产生过度刺激。由于可早期诊断，严重的临床甲亢并不多见。葡萄胎清宫后，血清 fT_4 水平随 hCG 水平下降而迅速恢复正常。详细内容见第 20 章。

■ 亚临床甲状腺功能亢进

由于检测敏感度较高（0.002mU/mL）的第三代 TSH 测定系统应用于临床，使亚临床甲状腺功能异常的诊断成为可能。这个阈值可早期预测甲状腺功能异常。亚临床甲亢的特点为血清 TSH 降低，甲状腺素正常（Surks，2004）。亚临床甲亢持续存在导致的后果包括骨质疏松、心血管疾病或进展为临床甲状腺毒症或甲状腺功能衰竭。Casey 和 Leveno（2006）报告妊娠期亚临床甲亢的发病率为 1.7%。但研究结果显示亚临床甲亢与不良妊娠结局之间并无关联。Wilson 等（2012）和 Tudela 等（2012）在一项 25 000 例孕妇参加的关于孕期甲状腺功能的回顾性研究中也发现，亚临床甲亢与子痫前期或妊娠期糖尿病之间并无关联。

目前并无确凿证据支持治疗妊娠期亚临床甲亢。由于抗甲状腺药物可能影响胎儿，妊娠合并亚临床甲亢也建议定期监测。最终，近一半患者的 TSH 水平可以自行恢复正常。

■ 甲状腺功能减退

如表 58-3 所示，临床甲减发病率为（2~12）/1 000。临床表现具有隐匿性和非特异性的特点，如乏力、便秘、寒冷耐受不良、肌肉痉挛和体重增加。甲状腺病理性肿大取决于甲减的病因。在碘缺乏地区的女性或桥本甲状腺炎的患者中比较常见。其他临床表现包括水肿、皮肤干燥、脱发和深部腱反射放松时相延长。临床甲减的诊断依据为 TSH 水平升高，甲状腺素水平降低。亚临床甲减的诊断依据为 TSH 水平升高，甲状腺素水平正常（Jameson，2015）。有时无症状的抗 TPO 或抗甲状腺球蛋白抗体升高也包括在亚临床甲减的范围内。

自身免疫性甲状腺疾病是妊娠期甲状腺功能筛查和治疗的新领域。

表 58-3　孕期临床甲减的发病率

研究	国家	发病率
Wang（2011）[a]	中国	0.3%
Cleary-Goldman（2008）[a]	美国	0.3%
Vaidya（2007）[a]	英国	1.0%
Casey（2005）[c]	美国	0.2%
Andersen（2016）[d]	丹麦	1.2%

[a] 在孕早期筛查。
[b] 在孕 20 周前筛查。
[c] 包括在孕前进行过治疗的妇女。
[d] 在孕早期或孕晚期诊断。

临床甲减和妊娠

妊娠期甲减最常见的原因为桥本甲状腺炎，病理特点为自身抗体破坏甲状腺腺体，尤其是抗甲状腺过氧化物酶抗体。由于甲减的许多体征和症状也常见于正常妊娠期，增加了妊娠期诊断甲减的难度。有症状或既往患甲状腺疾病的孕妇需要检测甲状腺功能（ACOG，2017）。妊娠期重度甲减比较罕见，可能与发生不孕或流产有关（De Groot，2012）。甲减的患者即使经过治疗，实施辅助生育后的妊娠率也明显降低（Scoccia，2012）。

治疗　美国甲状腺协会和美国临床内分泌医师协会（2011）推荐对临床甲减进行替代治疗，左甲状腺素的初始剂量为 $1~2\mu g/(kg \cdot d)$ 或约 $100\mu g/d$。经甲状腺切除术或放射性碘治疗后甲状腺功能丧失的患者可能需要更大剂量。每 4~6 周监测 1 次 TSH 水平，每次酌情增加甲状腺素 25~50μg，直到 TSH 值正常。1/3 的患者妊娠期对甲状腺素的需求量增加（Abalovich，2010；Alexander，2004），可能与雌激素分泌增多有关（Arafah，2001）。

对甲状腺素需求量的增加在妊娠第 5 周即显现。Yassa 等（2010）对 60 例确诊妊娠时正在使用左甲状腺素的孕妇进行随机研究，发现每周需增加药物剂量 29%~43%，血清 TSH 值才能低于 5.0mU/L。尤其无甲状腺功能储备的孕早期孕妇，如经历过甲状腺切除术、放射性碘治疗或辅助生殖技术（Alexander，2004；Loh，2009），药物剂量不足可能发生甲减。所以一旦确诊妊娠，即应将替代治疗的甲状腺素剂量增加 25%，以适应妊娠期的需求，降低甲减的发生。合并甲减的孕妇在最初产前检查时都应检测 TSH。

临床甲减的妊娠结局　尽管研究报告有限，但其结果都显示甲状腺素缺乏与严重的不良妊娠结局显著相关(表58-4),早产率更高(Sheehan,2015)。然而,大多数研究均发现如果给予适当的替代治疗,不良妊娠结局发生率将不会增加(Bryant,2015;Matalon,2006;Tan,2006)。但也有给予了替代治疗,一些妊娠合并症的风险仍有增加的研究报告。大多数专家认为妊娠期给予足够的激素替代治疗,可以使不良妊娠结局和合并症的发生风险降到最低。

表58-4 440 例患有甲减妇女的妊娠期并发症 单位:%

合并症	甲减	
	临床(n=112)	亚临床(n=328)
子痫前期	32	8
胎盘早剥	8	1
心脏功能障碍	3	2
出生体重<2 000g[a,b]	33	32
死胎[c]	9	3[c]

资料来源:Abalovich,2002;Davis,1988;Leung,1993;Männistö,2009;Su,2011.
[a] 早产分娩或足月产为唯一结局(Abalovich,2002)。
[b] 低出生体重及死胎为结局(Su,2011)。
[c] 1 例婴儿死于梅毒。

对胎儿和新生儿的影响 毋庸置疑,母体和胎儿的甲状腺异常是有关联的。两者甲状腺功能均依赖于足够的碘摄入,妊娠早期碘缺乏会导致母体和胎儿甲减。母体 TSH 受体的封闭抗体可以通过胎盘,导致胎儿甲状腺功能异常。Rovelli 等(2010)的研究评估了129 例自身免疫甲状腺炎孕妇的新生儿甲状腺功能状态,发现 28% 的新生儿在出生后第 3 天或第 4 天 TSH水平升高;47% 的新生儿在生后第 15 天检测到 TPO 抗体,在生后 6 个月 TPO 抗体在血液中消失。所以,尽管新生儿在出生后有短暂的实验室指标异常,但显然 TPO抗体和抗甲状腺球蛋白抗体对胎儿甲状腺功能几乎或根本没有影响(Fisher,1997)。事实上,桥本甲状腺炎孕妇中胎儿甲减的发生率仅为 1/180 000(Brown,1996)。

■ 亚临床甲状腺功能减退

亚临床甲减在妇女中很常见,其发病率受年龄、种族、饮食中碘摄入和 TSH 诊断阈值的影响(Jameson,2015)。两项纳入了早孕期接受甲状腺功能筛查的 25 000 多例孕妇的大型研究显示,亚临床甲减的发病率为 2.3%(Casey,2005;Cleary-Goldman,2008)。亚临床甲减进展为严重甲状腺功能衰竭的风险与 TSH 水平、年龄、合并其他问题如糖尿病和抗甲状腺抗体有关。

Diez 和 Iglesias(2004)对 93 例亚临床甲减的非妊娠女性进行了 5 年的随访研究,发现 1/3 的患者 TSH恢复正常,2/3 的患者预后与 TSH 水平有关,在 TSH 水平为 10~15mU/L 的患者中,19% 发展为严重的甲减;TSH<10mU/L 的患者中,2% 发展为严重的甲减。

关注亚临床甲减筛查的美国预防卫生机构也提出,几乎所有 TSH 水平>10mU/L 的患者在 5 年内都进展为严重甲减(Helfand,2004;Karmisholt,2008)。

一项对妊娠早期筛查了甲状腺功能的 5 805 例妇女的研究结果发现,甲状腺疾病的发病率仅为 3%;对其中 224 例确诊为妊娠期亚临床甲减的妇女中进行 20年随访,发现甲状腺疾病的发病率为 17%,其中大多数人妊娠期合并 TPO 或甲状腺球蛋白抗体阳性(Mannisto,2010)。因此,单纯亚临床甲减发展为严重甲减的可能性不大。

亚临床甲减和妊娠

一些早期研究显示亚临床甲减可能与不良妊娠结局有关。1999 年的两项研究结果显示,未被诊断和治疗的母体甲减可能损害胎儿神经系统的发育,这一研究结果使人们产生了极大的研究兴趣。Pop 等(1999)的研究报告了 22 例妊娠早期 fT_4 水平低于第 10 百分位数的孕妇,其子代精神运动功能发育迟缓的风险增加。Haddow(1999)对妊娠期血清 TSH 水平高于第 98百分位数且未经治疗孕妇的后代进行了回顾性研究,发现其中一些儿童的在校成绩、阅读认知能力及智商评分均有所减低。尽管这些患者被诊断为亚临床甲减,但由于其血清 fT_4 水平低于平均水平,因此有可能进展为临床甲减。

为了进一步评估甲减的不良影响,Casey 等(2005)对 17 298 例孕妇进行妊娠中期前筛查,其中 2.3% 的患者为亚临床甲减。如表 53-4 所示,与对照组比较,这些患者发生早产、胎盘早剥和新生儿转入重症监护病房的风险增加。Cleary-Goldman 等(2008)对 10 990 例患者的妊娠早、中期风险进行评估,未发现甲减与不良妊娠结局具有相关性。

一些研究证实亚临床甲减与不良妊娠结局有关(Chen,2017;Maraka,2016)。其中一项对 24 883 例孕妇的研究发现,亚临床甲减孕妇患严重子痫前期的风险增加了 2 倍(Wilson,2012);同时发现 TSH 水平升高与妊娠期糖尿病也存在关联(Tudela,2012)。Nelson 等(2014)发现亚临床甲减增加了糖尿病和死胎的风险。

Lazarus 等(2012)报告了孕期甲状腺疾病筛查国际多中心研究结果,这项研究对孕期筛查发现的亚临床甲减和母体单纯低甲状腺素血症孕妇进行治疗,随访其后代至 3 岁,并未发现智商评分有改善。

尽管已有多项研究,但药物治疗亚临床甲减能否有效改善不良妊娠结局仍是悬而未决的问题。为此,母胎医学协作网对 97 000 例孕妇进行了甲状腺疾病筛查,677 例(3.3%)孕妇被诊断为亚临床甲减,将其随机分为甲状腺素替代治疗组或安慰剂组。研究结果由 Casey 等(2017)报告(表 58-5),发现两组母体不良妊娠结局的比较无显著差异,两组 5 岁的后代在认知、发育评分、行为、注意力缺失和多动症方面的比较也无显著差异。

表 58-5　甲状腺疾病诊断和治疗组的妊娠及围产儿结局[a]

结局	甲减		单纯低甲状腺素血症	
	甲状腺素	安慰剂	甲状腺素	安慰剂
孕妇				
分娩时 EGA/周	39.1±2.5	38.9±3.1	39.0±2.4	38.8±3.1
早产分娩孕周<34 周	9.1%	10.9%	3.8%	2.7%
胎盘早剥	0.3%	1.5%	1.1%	0.8%
子痫前期	6.5%	5.9%	3.4%	4.2%
糖尿病	7.4%	6.5%	8.0%	9.2%
围产儿及儿童期				
死胎	12/1 000	21/1 000	8/1 000	19/1 000
新生儿死亡	0	3/1 000	4/1 000	4/1 000
转入 NICU	8.6%	6.2%	11.8%	11.9%
出生体重<第 10 百分位数	9.8%	8.1%	8.8%	7.8%
IQ 中位数(第 25,75 百分位数)	97(85,105)	94(85,107)	94(83,101)	91(82,101)

资料来源:Casey,2017.
[a] 对照组,$P<0.05$。
EGA,估计孕龄;IQ,智商;NICU,新生儿重症监护病房。

孕期筛查　基于 1999 年的研究结果,一些医疗机构开始在孕期常规筛查和治疗亚临床甲减。然而,在 Lazarus 的研究之后,美国甲状腺协会和美国临床内分泌医师协会颁布的临床实践指南推荐仅对妊娠期高风险人群进行筛查(De Groot,2012;Garber,2012)。这也是美国妇产科医师学会(2017)的推荐建议。Casey 等(2017)的研究结果进一步支持了这些推荐建议。

■ 单纯低甲状腺素血症

孕妇血清 fT_4 降低而 TSH 水平正常被称为单纯低甲状腺素血症。两项大型研究的发病率为 1.3% ~ 2.1%(Casey,2007;Cleary-Goldman,2008)(图 58-2),与亚临床甲减不同,单纯低甲状腺素血症孕妇合并抗甲状腺抗体阳性率较低。

对单纯低甲状腺素血症的认识过程与亚临床甲减相似。最初的研究认为单纯低甲状腺素血症影响后代的神经发育(Kooistra,2006;Pop,1999,2003),但不增加不良围产结局的发生风险(Casey,2007)。而随后的研究发现,单纯低甲状腺素血症孕妇接受甲状腺素治疗后,其后代神经发育结局并未改善(Lazarus,2012)。

母胎医学协作网为证实这一结论也开展了随机研究。Casey 等(2017)报告了甲状腺素替代治疗组或安慰剂组组间不良妊娠结局的比较无显著差异,单纯低甲状腺素血症孕早期给予甲状腺素治疗未发现任何益处(表 58-5)。

■ 甲状腺功能正常的自身免疫性甲状腺疾病

在 6% ~ 20% 的育龄妇女中发现 TPO 抗体和甲状腺球蛋白抗体(Thangaratinam,2011),但大多数人甲状腺功能正常。TPO 抗体和甲状腺球蛋白抗体阳性孕妇妊娠早期流产的风险增加了 3 ~ 5 倍(Stagnaro-Green,2004;Thangaratinam,2011),并且增加了早产的风险(Stagnaro-Green,2009)。Negro 等(2006)对 115 例 TPO 抗体阳性甲状腺功能正常的妇女进行左甲状腺素随机治疗研究,其早产率从 22% 降低到 7%。与此研究结果相反,Abbassi-Ghanavati 等(2010)将 1 000 多例未治疗的 TPO 抗体阳性、甲状腺功能正常孕妇和 16 000 例 TPO 抗体阴性、甲状腺功能正常孕妇的妊娠结局进行比较,并未发现早产的风险增加。但的确发现 TPO 抗体阳性孕妇胎盘早剥的风险比 TPO 抗体阴性的孕妇增高了 3 倍。

与非孕期的 TPO 抗体阳性的患者一样,这些孕妇患甲状腺疾病和产后甲状腺炎的风险增加了(Jameson,2015;Stagnaro-Green,2012)。目前,无任何专业机构推荐常规筛查甲状腺自身抗体(De Groot,2012;Stagnaro-Green,2011a,2012a)。

■ 碘缺乏

在过去的 25 年中,美国降低了食盐和面包中碘的添加量,但很少引起碘缺乏(Caldwell,2005;Hollowell,1998)。一般孕妇的碘摄入是稳定的。近期,国家健康和营养检测数据显示普通人群的碘摄入充足(Caldwell,2011)。尽管如此,专家仍建议对特殊人群,如妊娠女性,持续监测碘的摄入情况。2011 年美国国家卫生研究院(National Institutes of Health)膳食营养部(Office of Dietary Supplements)发起了一个碘摄入的研讨会。与会者强调孕妇中段尿碘水平低于 125μg/L,将对胎儿生长发育产生严重的影响(Swanson,2012)。

由于甲状腺激素分泌增加、肾脏排泄增加、胎儿对碘的需求增加,致使孕期对碘的摄入需求也相应增加。充足的碘对妊娠早期胎儿神经系统的发育是必要的,神经系统发育异常取决于碘缺乏的程度。世界卫生组织估计,每年有 3 800 万例新生儿因碘缺乏导致终身脑损伤(Alipui,2008)。

轻度碘缺乏是否导致智力损害尚不清楚,但补充碘的确可以预防胎儿甲状腺肿(Stagnaro-Green,2012b)。严重碘缺乏常导致智力障碍,如地方性呆小症(Delange,2001)。中度碘缺乏对智力和精神运动功能的影响为中等程度或不确定。Berbel 等(2009)对 300 多例中度碘缺乏的孕妇给予碘补充,补充孕周分别为 4~6 周、12~14 周和产后 3 周。研究结果显示妊娠早期给予 200μg/d 碘化钾,可以改善后代神经行为发育评分。Velasc 等(2009)的研究也发现,孕早期给予 300μg/d 碘化钾,也可以改善后代 Bayley 精神运动发育。Murcia 等(2011)的研究得出了不同的研究结果,给予 100μg/d 碘化钾,其 1 岁后代精神运动评分更低。为了证实这些不同的研究结果,在印度和泰国进行了轻度和中度碘缺乏孕妇碘补充的随机对照试验,现已近完成(Pearce,2016)。

关于每日碘摄入量,医学会(Institute of Medicine,2001)推荐孕期 220μg/d 和哺乳期 290μg/d(第 9 章)。内分泌学会推荐生育期女性平均碘摄入 150μg/d,妊娠和哺乳期应增加摄入量至 250μg/d(De Groot,2012)。美国甲状腺协会推荐将 150μg 碘添加到孕期维生素中,以满足日摄入量(Becker,2006)。然而,根据 Leung 等(2011)的研究,在美国,只有 51% 的孕期复合维生素含碘。有研究指出,由于世界范围内,绝大多数孕妇的甲减与碘缺乏有关,因此补充碘可以代替甲状腺素的治疗(Gyamfi,2009)。然而,由于缺乏卫生经济学评估证据,轻度缺碘地区孕妇大量补充碘,经济效益比是否合理难以定论(Pearce,2016)。

警告不要过度补充碘非常重要。Teng 等(2006)提示碘摄入过量(>300μg/d),可能导致亚临床甲减和自身免疫性甲状腺炎。美国内分泌学会与世界卫生组织建议每日碘摄入不要超过 2 次或 >500μg/d(De Groot,2012;Leung,2011)。

■ 先天性甲状腺功能减退

自 1974 年开始,全美各州立法强制执行普筛新生儿先天性甲状腺功能减退症(第 32 章)。筛查每 3 000 例新生儿可以发现 1 例甲减,这是智力发育迟缓最可预防的原因之一(LaFranchi,2011)。甲状腺发育异常占 80%~90%,如甲状腺缺如或发育不全。其余的由甲状腺激素合成遗传缺陷所致(Moreno,2008)。

尽早给予甲状腺素替代治疗对于新生儿先天性甲减症至关重要。尽管如此,一些出生后即行筛查确诊并得到及时治疗的新生儿,到青春期仍然存在认知障碍(Song,2001)。所以,除了治疗时机,先天性甲减症的严重程度也是影响儿童长期认知功能的重要因素。Olivieri 等(2002)报告在 1 420 例先天性甲减症的儿童中,8% 同时合并其他严重的先天性畸形。

■ 产后甲状腺炎

5%~10% 的产妇在产后 1 年内发生一过性自身免疫性甲状腺炎(Nathan,2014;Stagnaro-Green,2011b,2012a)。产后甲状腺功能障碍多在产后 12 个月内出现,包括甲亢、甲减或两者均有。产后甲状腺炎在孕期就有发病倾向,并且与血清甲状腺自身抗体升高有关。孕早期抗体滴度高的患者中,50% 发生产后甲状腺炎(Stagnaro-Green,2012a)。荷兰一项对 82 例合并 1 型糖尿病孕妇的研究显示,产后甲状腺炎的发病率为 16%,是普通人群的 3 倍(Gallas,2002)。确诊为产后甲状腺炎的患者中,46% 在妊娠早期就存在 TPO 抗体,认识到这一点非常重要。

临床表现

临床很少诊断产后甲状腺炎,因为产后甲状腺炎常在产后数月才发生,临床表现并不特异,常归结为压力所致(Stagnaro-Green,2004)。典型的两个临床期可能会相继出现。第一个临床期最早表现为破坏性的甲状腺毒症,因腺体被破坏,释放了过多的甲状腺素,起病突然,通常会发现小的无痛性的甲状腺结节。甲状腺毒症可能出现一些临床表现,但以乏力和心悸多见。第一个临床期常持续几个月,硫代酰胺类药物治疗无效。如果症状重,可使用 β-受体阻滞剂。第二个临床期通常后续出现,为产后 4~8 个月时,是甲状腺炎引起的甲减。甲状腺肿大和其他临床表现都比较常见,并且较甲状腺毒症期更加明显。需要连续 6~12 个月的甲状腺素替代治疗,剂量范围 25~75μg/d。

Stagnaro-Green 等(2011b)报告了 4 562 例意大利孕妇产后甲状腺疾病的筛查结果,于产后 6 个月和 12 个月再次评估患者血清 TSH 和抗 TPO 抗体水平,发现 169 例产后甲状腺炎患者(3.9%),其中 2/3 为甲减,1/3 为甲亢;14% 表现为"典型"的双相进展。这项研究结果与 1982~2008 年间的 20 项相关研究结果一致(Stagnaro-Green,2012a)。

总之,产后发生任何一种类型的甲状腺炎,都有 20%~30% 的患者最终发展为永久性甲减,年发生率为 3.6%(Nathan,2014)。其他患者可能发展为亚临床疾病,近 50% 的甲状腺炎且 TPO 抗体阳性的患者在 6~7 年内进展为永久性甲减(Stagnaro-Green,2012a)。

曾经有研究人员提出产后甲状腺炎和产后抑郁关系的问题,但目前仍不明确。Lucas 等(2001)发现产后 6 个月有 1.7% 的甲状腺炎患者出现产后抑郁,与对照组的发病率相同。Pederson 等(2007)发现 31 例产后抑郁评分异常与妊娠期总甲状腺素处于正常范围的较低水平有密切关系。Kuijpens 等(2001)提出 TPO 抗体可作为判断产后抑郁的指标。然而,在一项随机对照研究中,Harris 等(2002 年)报告了 342 例 TPO 抗体阳性患者服用左甲状腺素或安慰剂的研究结果,发现两者在改善产后抑郁方面无明显差异。

■ 结节性甲状腺疾病

育龄妇女中 1%~2% 存在甲状腺结节(Fitzpatrick,2010)。妊娠期可触及甲状腺结节的处理取决于孕周和肿块大小。Kung 等(2002)使用高分辨率的超声仪器发现,15% 的中国女性有大于 2mm 的甲状腺结节,其中一半为多发结节。甲状腺结节孕期常增大,产后并不恢复。对持续 3 个月、>5mm³ 的结节进行活检的病理结果常为结节性增生,未发现恶性病变。多数研究提示 90%~95% 的孤立结节是良性(Burch,2016)。

妊娠期甲状腺结节的评估与非孕期相同。正如第

46 章所讨论的,通常不推荐妊娠期放射性碘扫描(ACOG,2017)。大于 0.5cm 的结节超声诊断结果可靠,并能分辨实性结节或囊性结节。美国临床内分泌医师协会指出,与恶性肿瘤相关的超声特征包括低回声、边缘不规则和微钙化(Gharib,2005)。细针吸取(fine-needle aspiration,FNA)是最好的诊断方法,肿瘤标志物和免疫染色是鉴别良恶性的可靠手段(Hege-dus,2004)。如果 FNA 活检提示滤泡病变,手术可推迟至分娩后。

甲状腺癌的评估涉及多个学科(Fagin,2016)。大多数甲状腺癌分化良好,病程缓慢。Messuti 等(2014)的研究提示,甲状腺癌进展或复发在孕期更常见。妊娠早中期诊断的甲状腺恶性肿瘤,可在妊娠晚期前行甲状腺切除术(第 63 章)。无甲状腺癌进展的证据或在妊娠晚期确诊,手术可延期至产后(Gharib,2010)。

甲状旁腺疾病

甲状旁腺激素(parathyroid hormone,PTH)的作用是维持细胞外液的钙离子浓度。这种由 115 个氨基酸所组成的激素可直接作用于骨骼和肾脏,并通过合成维生素 $D[1,25(OH)_2D]$ 的功能间接作用于小肠,提高血清钙离子浓度(Potts,2015)。通过对血清游离钙离子浓度的负反馈作用调节其分泌。作为甲状旁腺激素的拮抗剂,降钙素可有效降低血钙浓度。这些激素和钙离子代谢之间的关系,以及胎儿组织产生的 PTH 相关蛋白,在第 4 章中已有详细介绍。

妊娠晚期胎儿的钙需求为 300mg/d,整个妊娠期钙需求总量为 30g。孕期肾小球滤过增加导致的肾性钙丢失,增加了母体的钙需求量。减少钙需求的因素包括孕期血清 1,25-二羟基维生素 D 的水平增加了 2 倍和胃肠钙离子吸收的增加。发挥此作用的激素可能来源于胎盘和蜕膜,因为妊娠期 PTH 在正常低限或低于正常的水平(Cooper,2011;Molitch,2000)。总的血清钙水平随人血白蛋白降低,但游离钙离子水平保持不变。Vargas Zapata 等(2004)曾提出胰岛素样生长因子(IGF-1)具有维持母体钙平衡和骨骼新陈代谢的作用。

■ 甲状旁腺功能亢进

90% 的高钙血症由癌症导致,甲状旁腺功能亢进也可引起高钙血症(Potts,2015)。由于大多数实验室都检测钙离子,甲状旁腺功能亢进已经从症状识别转变为常规筛查识别(Pallan,2012)。曾有报告女性甲状旁腺功能亢进的发病率为(2~3)/1 000,如果将无症状的患者也包括在内,预计发病率高达 14/1 000。近

80%的患者由腺瘤所致,15%的患者由4个甲状旁腺腺体均功能亢进所致。恶性肿瘤是导致血清钙升高的主要原因。肿瘤产生的PTH与甲状旁腺分泌的PTH不同,因此常规检测方法无效。

多数患者血清钙浓度仅高于正常值上限的1~1.5mg/dL,这也是仅20%的高钙血症患者有症状的原因(Bilezikian,2004)。然而,当血钙浓度持续升高时,1/4的患者会出现明显症状。高钙血症危象发生时有昏迷、恶心、呕吐、虚弱、乏力和脱水等表现。

所有症状性甲状旁腺功能亢进的患者都应该接受手术治疗(Potts,2015)。甲状旁腺切除术的适应证包括血清钙浓度超过正常上限的1.0mg/dL,每日尿钙排出量≥400mg,骨密度降低和年龄小于50岁(Bilezikian,2009)。未达到上述标准的患者应每1~2年检测1次血清钙、肌酐水平和骨密度(Pallan,2012)。

妊娠期甲状旁腺功能亢进

Schnatz和Thaxton(2005)的回顾性研究已报告了近200例妊娠合并甲状旁腺功能亢进的病例。非妊娠甲状旁腺功能亢进常由甲状旁腺腺瘤引起,异位甲状旁腺和罕见的甲状旁腺癌导致的甲状旁腺功能亢进也有报告(Montoro,2000;Saad,2014)。临床症状包括剧吐、身体虚弱、肾结石和精神异常,偶有胰腺炎的表现(Cooper,2011;Hirsch,2015)。

由于钙离子向胎儿分流和肾排出量的显著增加,理论上认为妊娠可以减轻甲状旁腺功能亢进的病情程度(Power,1999)。产后妊娠的保护作用消失,发生高钙血症危象的风险就会显著增加。高钙血症危象是危及生命的并发症,在血清钙水平>14mg/dL时出现,临床表现为恶心、呕吐、震颤、脱水和精神状态异常(Malekar-Raikar,2011)。

早期的研究报告,妊娠合并甲状旁腺功能亢进导致高的死胎率和早产率。近期的研究显示,死胎率、新生儿死亡率和新生儿手足抽搐症发生率都较低(Kovacs,2011)。其他的胎儿并发症包括流产、胎儿生长受限和低出生体重(Chamarthi,2011)。Schnatz(2005)报告子痫前期的发病率为25%。

妊娠期管理 如果出现甲状旁腺功能亢进的症状,首选甲状旁腺腺瘤切除,以预防胎儿和新生儿的发病率和产后甲状旁腺危象(Kovacs,2011)。患者可以很好耐受妊娠期选择性经颈部探查术,即使在妊娠晚期也不例外(Hirsch,2015;Schnatz,2005;Stringer,2017)。已有2例妊娠中期纵隔腺瘤切除的报告(Rooney,1998;Saad,2014)。

应对无症状的妊娠合并轻度高钙血症(Hirsch,2015)的患者进行观察和随访,以便在产褥期及时发现

高钙血症危象。最初的医疗干预包括服用降钙素以减少骨骼钙的释放,或每日分次口服磷酸盐1~1.5g,通过结合过量的钙,以降低血清钙浓度。对于血清钙水平高或高钙血症危象的患者应及时采取紧急治疗。开始可静脉滴注生理盐水使尿量>150mL/h,以促进钙离子的排出。继而给予常规剂量的利尿药以阻断肾小管对钙离子的重吸收。治疗过程要重点关注低钾血症和低镁血症的出现。辅助治疗可给予抑制骨吸收的普卡霉素。

对新生儿的影响 在正常情况下,脐带血的钙浓度高于母体(第7章)。孕妇合并甲状旁腺功能亢进时,异常升高的血钙浓度可导致胎儿血钙水平的升高,进而抑制胎儿甲状旁腺功能。因此,由于产后新生儿血钙浓度迅速降低,15%~25%的胎儿出现伴或不伴手足抽搐的低钙血症(Molitch,2000)。由母亲甲状旁腺功能亢进引起的新生儿甲状旁腺功能减退是短暂的,可给予钙和1,25-二羟维生素 D_3(calcitriol)治疗。然而,因为早产儿肠道尚无维生素D受体的表达(Kovacs,2011),1,25-二羟维生素 D_3 对早产儿无效。如果新生儿出现手足抽搐和痉挛,需排查母体有无甲状旁腺功能亢进(Beattie,2000;Ip,2003)。

■ 甲状旁腺功能减退

低钙血症最常见的原因为甲状旁腺功能减退,常在甲状旁腺或甲状腺手术术后发生。甲状腺切除术后,7%的患者出现甲状旁腺功能减退(Shoback,2008)。临床特点为面部肌肉痉挛,肌肉痉挛,唇部、舌、手指及足部感觉异常,可能进展为手足抽搐和癫痫(Potts,2015)。孕妇合并慢性低钙血症可导致胎儿骨骼的钙流失,新生儿期易发生多处骨折(Alikasifoglu,2005)。

孕期治疗包括降钙素、二氢速甾醇、大剂量维生素D(50 000~150 000U/d);葡萄糖酸钙或乳酸钙,剂量为3~5g/d;低磷饮食。大剂量维生素D对胎儿的影响尚不确定。甲状旁腺功能减退患者的治疗难点是血钙水平的管理。妊娠期钙的吸收越多,对钙的需求就越低;胎儿对钙的需求越大,对钙的需求就越高。妊娠期应保持校正钙水平在正常值的低限。

■ 妊娠相关的骨质疏松症

尽管妊娠期对钙的需求量显著增加,但妊娠是否导致骨质疏松尚不明确(Kaur,2003;To,2003)。Kraemer等(2011)对200例孕妇的骨量进行评估后证实妊娠期骨密度有所下降。母乳喂养、双胎妊娠或体重指数较低的孕妇骨质流失的风险较高。Thomas和Weisman(2006)的回顾性研究发现,妊娠期骨密度平均降低了3%~4%。哺乳期是钙的负平衡时期,母体通过吸收

骨钙矫正负钙平衡。Feigenberg 等（2008）使用超声测定仪检查年轻初产妇产褥期的骨皮质厚度，与非孕期妇女比较显著减少。妊娠期或哺乳期发生骨质疏松的情况比较罕见（Hellmeyer，2007）。

骨质疏松最常见的症状为妊娠晚期或产后出现背部疼痛，其他症状为单侧或双侧髋部疼痛，伴站立困难（Maliha，2012）。一半以上骨质疏松的患者病因不明。已知的病因包括肝素或皮质醇激素治疗和长期卧床（Cunningham，2005；Galambosi，2016）。少数患者最终发展为有症状的甲状旁腺功能亢进或甲状腺毒症。

包括钙和维生素 D 的补充和疼痛的标准化管理在内的治疗仍存在疑义。图 58-5 为帕克兰医院 1 例在妊娠晚期因暂时性骨质疏松症接受治疗患者的髋关节 X 线片。对妊娠相关骨质减少患者的长期随访发现，经治疗骨密度可能有所增加，但这些患者及后代仍可能发生慢性骨质疏松（Carbone，1995）。与此相关的其他研究结果显示，产前补充胆钙化醇 1 000IU/d，并不增加后代骨矿物质的含量（Cooper，2016）。

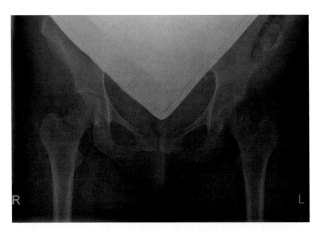

图 58-5　25 岁，妊娠 26 周女性的髋关节前后位平片，显示短暂性左股骨骨质疏松。主诉左髋关节和膝关节疼痛及进行性无力。物理治疗结合维生素 D 和钙剂补充 3 个月以上

肾上腺疾病

妊娠对肾上腺皮质激素的分泌及其调控或刺激有很大影响。Lekarev 和 New（2011）在第 4 章详细讨论了它们的相互关系。

■ 嗜铬细胞瘤

嗜铬细胞瘤是分泌儿茶酚胺的嗜铬肿瘤，通常发生在肾上腺髓质，10% 发生在交感神经节。因 10% 是双侧的，10% 是肾上腺外的，10% 是恶性的，所以嗜铬细胞瘤也称为 10% 肿瘤。甲状腺髓样癌和甲状旁腺功能

亢进可能与常染色体显性或隐性多发内分泌肿瘤综合征有关，也可能与神经纤维瘤和视网膜血管瘤（von Hippel-Lindau disease）有关（Neumann，2015）。

约 5 万次妊娠发生 1 例嗜铬细胞瘤（Quartermaine，2017）。0.1% 的高血压患者合并这类肿瘤（Quartermaine，2017）。尸检可以发现更多临床未识别的此类肿瘤。其症状往往呈发作性，表现为高血压危象、癫痫或焦虑发作。60% 的患者合并高血压，其中近一半表现为发作性的高血压危象。发作期的其他症状包括头痛、大汗、心悸、胸痛、恶心、呕吐、苍白或潮红。

标准的筛查方法为测定 24 小时尿儿茶酚胺代谢产物（Neumann，2015）。诊断标准为在 24 小时尿液标本中检测到儿茶酚胺、甲氧基肾上腺素或香草扁桃酸三项中的其中两项。测定血浆儿茶酚胺水平是最敏感的检测方法。非孕期通常使用计算机体层成像（CT）或磁共振成像（MRI）进行肾上腺定位。首选腹腔镜下肾上腺切除术（Neumann，2015）。

妊娠合并嗜铬细胞瘤

妊娠合并嗜铬细胞瘤较罕见，但更危险。Geelhoed（1983）的早期研究发现，89 例合并嗜铬细胞瘤的孕妇中 43 例死亡。嗜铬细胞瘤在孕期诊断和未诊断的死亡率分别为 18% 和 58%。产褥期死亡率更高。表 58-6 显示现在产妇死亡率已较低，但仍很可怕。Biggar 和 Lennard（2013）对 77 例妊娠合并嗜铬细胞瘤的病例进行研究，结果显示孕期诊断的嗜铬细胞瘤是孕产妇死亡风险最大的因素。Salazar-Vega 等（2014）报告分娩后确诊的患者预后良好。

表 58-6	四个连续时间段妊娠合并嗜铬细胞瘤的结局 单位:%			
	发病率			
因素	1980~1987 Harper（1989）n=48	1988~1997 Ahlawat（1999）n=42	1998~2008 Sarathi（2010）n=60	2000~2001 Biggar（2013）n=78
诊断				
产前	51	83	70	73
产后	36	14	23	28
尸检	12	2	7	
孕妇死亡	16	4	12	8
胎儿丢失	26	11	17	17

妊娠期嗜铬细胞瘤的诊断方法同非妊娠期。首选 MRI，因为 MRI 可以定位肾上腺及肾上腺以外的嗜铬

细胞瘤(图58-6)。最困难的是如何鉴别子痫前期和嗜铬细胞瘤导致的高血压危象。Grimbert等(1999)在30例希-林氏病(von Hippel-Lindau disease)患者的56次妊娠中诊断了2例嗜铬细胞瘤。

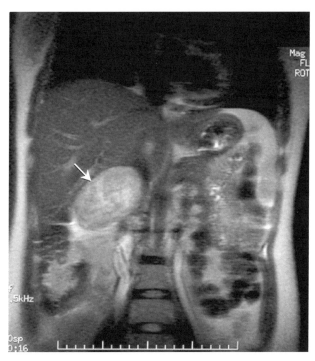

图58-6　妊娠32周孕妇的冠状位磁共振图像,显示右侧嗜铬细胞瘤(箭头)及其相对于肝脏的位置

治疗

妊娠期嗜铬细胞瘤必须使用α-肾上腺素阻断剂,如酚苄明,迅速控制血压和症状,剂量为10~30mg,每天2~4次。必要时使用β-肾上腺素阻断剂控制心动过速。多数患者行探查术和肿瘤切除术,时间最好选择在妊娠中期(Biggar,2013;Dong,2014)。腹腔镜下肾上腺肿瘤切除术已经成为常规术式(Miller,2012;Zulu-aga-Gomez,2012)。如妊娠晚期诊断,可在剖宫产的同时或产后行肿瘤切除术。

肿瘤复发处理比较棘手。血压控制良好围产期仍然可能出现血压异常升高。我们有3例妊娠期复发性嗜铬细胞瘤病例治疗的经验,均使用酚苄明控制血压,其中2例胎儿健康;1例每天使用酚苄明100mg,因肿瘤分泌能力非常强,发生了死产。3例患者均于产后行肿瘤切除。

■ 库欣综合征

库欣综合征很罕见,男女比例为3:1(Arit,2015)。其最常见的病因是长期皮质类固醇治疗。库欣病是内源性库欣综合征的病因,因促肾上腺皮质激素垂体腺瘤引起的双侧肾上腺增生所致。促皮质激素也称为促肾上腺皮质激素(adrenocorticotropic hormone,ACTH)。多数为<1cm的微腺瘤,其中一半为5mm或更小。下丘脑ACTH释放激素的异常分泌导致肾上腺皮质增生比较罕见。由产生与ACTH释放激素或ACTH类似的多肽的内分泌肿瘤也可以引起促肾上腺皮质增生。近1/4的库欣综合征患者为非ACTH依赖型,其中多数为肾上腺腺瘤。肿瘤多为双侧,半数为恶性。雄激素过多可导致严重男性化的情况比较少见。

脂肪组织堆积形成库欣综合征的特殊体型,特点为满月脸、水牛背和躯干型肥胖。非妊娠患者中75%~85%出现易疲劳和虚弱、高血压、多毛和闭经(Hatipo-glu,2012);人格改变、皮肤细纹和淤血比较常见;近20%的患者有肾结石,60%的患者有糖耐量受损。库欣综合征诊断比较困难,通常采用两种方法,一是使用地塞米松抑制试验,即给予地塞米松不能抑制血皮质醇升高;二是检测24小时尿游离皮质醇,其水平通常明显增高(Arit,2015;Loriaux,2017)。但上述任何一项检查都不是百分之百的准确,肥胖患者更难诊断。CT和MRI有助于鉴别垂体肿瘤、肾上腺肿瘤,或增生。

库欣综合征和妊娠

由于大部分女性患者为ACTH依赖型库欣综合征,同时伴有雄激素过多,导致无排卵,因此妊娠率很低。Lekarev和New(2011)报告了近140例库欣综合征怀孕的病例。与非孕期不同,半数是由非ACTH依赖性腺瘤引起的(Kamoun,2014;Lacroix,2015)。约30%是垂体腺瘤,10%是肾上腺癌。报告中强调,由于妊娠可引起血皮质醇、ACTH和ACTH释放激素的水平增高,因此在妊娠期诊断库欣综合征比较困难。24小时尿游离皮质醇的排出量不受妊娠的影响,因此,可以此作为诊断方法。

库欣综合征患者的妊娠结局见表58-7。心力衰竭在孕期很常见,是孕产妇死亡的主要原因(Buescher,1992)。妊娠期皮质醇增多症也可导致伤口愈合不良、骨质疏松性骨折和精神病(Kamoun,2014)。

表58-7　妊娠合并库欣综合征的围产期并发症　单位:%

并发症	发病率
产妇	
妊娠期高血压	68
糖尿病	25
子痫前期	15
骨质疏松/骨折	5
精神疾病	4

表 58-7　妊娠合并库欣综合征的围产期并发症（续）

单位：%

并发症	发病率
心力衰竭	3
死亡率	2
围产儿	
胎儿生长受限	21
早产	43
死胎	6
新生儿死亡	2

资料来源：Lindsay，2005.

库欣综合征长期治疗效果不佳，最终治疗是切除垂体或肾上腺腺瘤或因增生行双侧肾上腺切除术（Lacroix，2015；Motivala，2011）。妊娠期发生轻度高血压可以持续治疗至分娩。Lindsay 等（2005）综述报告了 20 例库欣综合征病例，大多数患者选择美替拉酮进行暂时性药物治疗直到分娩，最终行手术。少数患者选择口服酮康唑治疗，然而，由于酮康唑同时阻断睾丸类固醇激素的合成，对孕育的男胎有影响。米非司酮是用于流产和引产的炔诺酮衍生物，可用于库欣综合征的治疗，但孕期禁用。垂体腺瘤必要时可经蝶窦行切除术（Boscaro，2001；Lindsay，2005）。在妊娠早期行单侧肾上腺切除术，安全且有效（Abdelmannan，2011）。

■ 肾上腺功能不全——艾迪生病

原发性肾上腺皮质不全，即艾迪生病（Addison disease），比较罕见。90% 以上的腺体被破坏时发生。在发达国家，自身免疫性肾上腺炎是最常见病因；在资源贫乏的国家，结核病是更常见的病因（Arit，2015；Kamoun，2014）。在挪威，发病率高达 1/3 000（Lekarev，2011）。在美国，发病率为 1/（10 000~20 000）（Lekarev，2017）。同时合并桥本甲状腺炎、原发性卵巢功能不全、1 型糖尿病和 Graves 病的概率增加。这些多腺体自身免疫综合征还包括恶性贫血、白癜风、脱发、非热带口炎性腹泻和重症肌无力。

未经治疗的肾上腺功能减退常导致不孕，替代治疗可恢复排卵功能。未经治疗患者常见的临床表现为虚弱、乏力、恶心、呕吐和体重减轻。妊娠期血清皮质醇水平是增加的，如发现皮质醇水平较低，应行 ACTH 刺激试验，以判断肾上腺是否对 ACTH 有反应（Salvatori，2005）。

一项瑞典的大样本队列研究，纳入 1973~2006 年间的 1 188 例艾迪生病患者，与 11 000 多例年龄匹配的对照组孕妇进行了比较研究（Björnsdottir，2010），结果显示分娩后 3 年内被诊断为肾上腺功能不全的患者再次妊娠更易发生早产、新生儿出生体重较轻及剖宫产分娩。也有类似的不良结局的研究报告（Quartermaine，2017）。孕前使用皮质醇类药物治疗的患者，孕期应继续使用；孕期监测类固醇替代治疗，以及时发现剂量不足或过量。分娩期、产后或手术后，皮质醇用量应增加，以应对应激反应；常选择静脉给予氢化可的松 100mg，每 8 小时一次。注意识别非肾上腺功能不全导致休克的原因，如出血或败血症，并及时给予治疗。

■ 原发性醛固酮增多症

75% 醛固酮增多症由肾上腺腺瘤——康恩综合征 Conn syndrome 引起。除罕见的肾上腺癌以外的病因为特发性双侧肾上腺增生（Abdelmannan，2011；Eschler，2015）。临床表现包括高血压、低钾血症和肌肉无力。该病通过血或尿醛固酮水平增高可确诊。

如第 4 章所述，在正常妊娠中，孕酮可以阻断醛固酮的活性，所以，妊娠期醛固酮水平非常高。因此，妊娠期诊断醛固酮增多症有难度。由于醛固酮增多症孕妇肾素水平受到抑制，血浆醛固酮-肾素活性比可能有助于诊断（Kamoun，2014）。随着妊娠的进展，血压可能恶性增高。药物治疗包括补充钾和降压治疗。高血压对螺内酯治疗有效，但由于螺内酯对胎儿有抗雄激素作用，所以首选 β-受体阻滞剂或钙通道阻滞剂。Mascetti 等（2011）报告了阿米洛利成功用于孕妇的经验。也有用依普利酮的报告，依普利酮是一种选择性醛固酮受体拮抗剂（Cabassi，2012）。腹腔镜下肾上腺切除是有效的治疗方式（Eschler，2015；Miller，2012）。

垂体疾病

孕期垂体显著增大，主要原因为雌激素刺激泌乳素细胞增生（第 4 章）。一些垂体疾病也会增加妊娠的复杂性。

■ 泌乳素瘤

由于广泛进行血清泌乳素的测定，泌乳素腺瘤患者在非妊娠期相对多见。非妊娠期血清泌乳素的正常值为 <25pg/mL（Motivala，2011）。泌乳素腺瘤的临床表现为闭经、泌乳和高泌乳素血症。依据 CT 或 MRI 测量的肿瘤大小，分为微腺瘤 ≤10mm，巨腺瘤 >10mm。治疗微腺瘤多使用溴隐亭，溴隐亭是一种多巴胺受体激动剂和强效泌乳素抑制剂，治疗后通常恢复排卵功能。建议妊娠前可切除蝶鞍部位的巨腺瘤(Araujo,2015)。

对 750 多例泌乳素瘤的孕妇进行荟萃分析发现,仅 2.4% 的微腺瘤在妊娠期出现有症状的肿瘤增大(Molitch,2015)。然而,巨腺瘤的症状性增大更为常见,238 例孕妇中有 21% 发生瘤体增大。Schlechte(2007)报告 15%~35% 的蝶鞍巨腺瘤增大,导致视觉障碍、头痛和尿崩症。非功能性腺瘤也会引起妊娠期垂体增大的症状(Lambert,2017)。

应关注微腺瘤孕妇是否有头痛和视觉症状。密切随访巨腺瘤的患者,视野检查每 3 个月一次。出现症状时建议行 CT 或 MRI(图 58-7)。由于妊娠期泌乳素生理性升高,因此不推荐连续行血清泌乳素水平的监测(附录)。伴有症状的肿瘤增大应立即给予多巴胺激动剂治疗。溴隐亭在妊娠期使用是安全的。但卡麦角碱的安全性尚无定论,但因具有更好的耐受性和有效性,因此越来越多地用于非孕期。一些研究认为卡麦角碱在妊娠期应用是安全的(Araujo,2015;Auriemma,2013)。Lebbe(2010)报告了 100 例孕期使用卡麦角碱的病例,未发现不良反应。对 85 例日本孕妇的研究也获得了同样的结果(Ono,2010)。如治疗无效,建议手术。

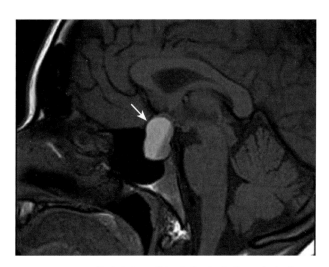

图 58-7 垂体腺瘤的磁共振成像:矢状位 T_1 加权像显示高信号的蝶鞍和蝶鞍上的肿块(箭头)。注意肿块内复杂液体的分层,在手术中发现为出血
(资料来源:Dr. April Baily.)

■ **肢端肥大症**

肢端肥大症是由嗜酸性或嫌色性垂体腺瘤分泌了过多的生长激素所致。在正常妊娠期,由于胎盘抗原决定簇的分泌,垂体生长激素水平下降。血清 IGF-1 水平升高可确诊(Katznelson,2014)。已报告的妊娠期肢端肥大症病例近 100 例(Cheng,2012;Dias,2013;Mo-

tivala,2011)。因半数存在高泌乳素血症及无排卵,肢端肥大症在妊娠期罕见。肢端肥大症轻度增加了妊娠糖尿病和高血压的发病风险(Caron,2010;Dias,2013)。

治疗方法同泌乳素瘤,要密切关注肿瘤生长所产生的症状。多巴胺激动剂治疗泌乳素瘤的效果好于肢端肥大症。普遍认为非孕期经蝶窦切除是一线治疗,妊娠期一旦发现伴有症状肿瘤增大需手术治疗(Motivala,2011)。Guven 等(2006)曾报告 1 例因垂体卒中,于妊娠 34 周剖宫产的同时行经蝶鞍腺瘤切除术。曾有文献报告,妊娠期成功使用生长抑素受体配体奥曲肽、生长激素类似物培维索孟治疗的病例(Dias,2013;Fleseriu,2015)。

■ **尿崩症**

由于神经垂体的发育不全或破坏(Robertson,2015),致使尿崩症患者血管升压素显著缺乏。尿崩症是一种罕见的妊娠并发症。

尿崩症的治疗方法为去氨加压素鼻内给药,去氨加压素是一种合成型加压素类似物——1-二氨基-8-二-精氨酸-加压素(DDAVP)。Ray(1998)观察了 53 例妊娠期使用 DDAVP 的患者,未发生不良妊娠结局。胎盘血管升压素酶增加代谢清除率,因此孕期大多数患者需要增加药量(Lindheimer and Barron,1994)。妊娠期亚临床尿崩症可能出现暂时性尿崩症(Bellastella,2012;Robertson,2015)。其患病率为(2~4)/10 万(Wallia,2013)。

如第 55 章所述,妊娠期急性脂肪肝患者由于肝功能障碍导致血管升压素酶清除率改变,可能发生暂时性继发性尿崩症(Nelson,2013)。

■ **希恩综合征**

希恩(Sheehan,1937)提出产科出血可引起垂体缺血和坏死导致垂体功能减退。由于处理失血性休克技术的进步,希恩综合征已很少见(Feinberg,2005;Pappachan,2015;Robalo,2012)。急性出血将导致持续性低血压、心动过速、低血糖和泌乳障碍,逐渐发展为部分或全部垂体对激素应答功能障碍。希恩综合征具有异质性,可能数年后才被诊断(Tessnow,2010)。一项来自哥斯达黎加 60 例希恩综合征病例的队列研究发现,平均诊断时间为 13 年(Gei-Guardia,2011)。由于肾上腺功能不全是危及生命的最严重并发症,所以对任何疑诊希恩综合征的患者都应立即评估肾上腺功能。先行糖皮质激素替代治疗,随后考虑甲状腺、性腺和生长激素的问题和替代治疗。

■ **淋巴细胞性垂体炎**

淋巴细胞性垂体炎为自身免疫性垂体病,因大量淋巴细胞和浆细胞侵入垂体导致腺体实质性破坏。

大部分患者为妊娠期暂时性病变（Foyouzi，2011；Honegger，2015；Melmed，2015）。淋巴细胞性垂体炎可出现不同程度的垂体功能减退或占位所致的症状，包括头痛和视野缺损。CT 或 MRI 可以发现蝶鞍部占位。其中占位伴随血清泌乳素中度升高，通常泌乳素<100pg/mL，提示为淋巴细胞性垂体炎。如果泌乳素>200pg/mL，则考虑泌乳素瘤。病因尚不清楚，但近30%的患者有自身免疫性疾病的病史，包括桥本甲状腺炎、艾迪生病、1 型糖尿病或恶性贫血。替代治疗选用糖皮质激素和垂体激素。可能是自限性疾病，炎症消退后可停用激素替代，但须谨慎（Foyouzi，2011；Melmed，2015）。

（赵娜 翻译　蔺莉 审校）

参考文献

C58.

第59章

结缔组织病

> 由于妊娠期间盆腔血供丰富,盆腔各个关节通常出现一定程度的活动性增加。在罕见情况下,特别是当骨盆缩窄时,耻骨联合或骶髂关节可能发生自发性分离。
>
> ——J. 惠特里奇·威廉姆斯(1903)

第1版《威廉姆斯产科学》中关节疾病章节主要关注的是佝偻病引起的骨盆梗阻,并未涉及妊娠期关节炎相关并发症,免疫介导相关疾病当时也尚未阐明。

结缔组织疾病也称为胶原血管病,有两类基础病因。其一是免疫复合物病,即结缔组织损伤来自免疫复合物的沉积——主要是皮肤、关节、血管和肾脏。由于这些疾病的特点是存在无菌性炎症,它们也被称为风湿性疾病。许多免疫复合物病好发于女性,如系统性红斑狼疮(systemic lupus erythematosus,SLE)和类风湿关节炎。另一类是遗传性疾病,可引起包括骨、皮肤、软骨、血管和基底膜的异常,如马方(Mafan)综合征、成骨发育不全症和埃莱尔-当洛(Ehlers-Danlos)综合征。

免疫介导的结缔组织病

免疫介导的结缔组织病根据是否形成自身免疫抗体可分为两类。类风湿因子(rheumatoid factor,RF)是一种自身免疫抗体,它可以在多种自身免疫炎性状态下出现,包括 SLE、风湿性关节炎、系统性硬化症(硬皮病)、混合性结缔组织病、皮肌炎、多发性肌炎和各种血管炎综合征。RF 血清反应阴性的脊柱关节病和人类白细胞相关抗原 B27(human leukocyte antigen B27,HLA-B27)的表达密切相关,此类疾病包括强直性脊柱炎、银屑病性关节炎、Reiter 病等类似关节炎的综合征。

为适应胎儿和胎盘组织的成功植入,妊娠期机体处于免疫抑制状态(妊娠期免疫系统变化详见第 4 章和第 5 章),因此可能减轻一些结缔组织疾病的症状,妊娠诱导的 T2 辅助细胞与产生细胞因子的 T1 辅助细胞相比占优势就是一个例子(Keeling,2009)。妊娠期激素分泌也会影响免疫细胞,如雌激素上调 T 细胞反应,雄激素下调其反应,孕激素则是一种免疫抑制剂(Cutolo,2006;Häupl,2008a;Robinson,2012)。

相反,免疫介导相关疾病可能会增加妊娠期并发症的发生风险。一项纵向队列研究发现,未被识别的自身免疫疾病与子痫前期和胎儿生长受限的发生显著相关(Spinillo,2016)。该研究中,未被识别的类风湿性关节炎的发病率达 0.4%,SLE、干燥综合征(Sjögren syndrome)和抗磷脂综合征各为 0.3%。

此外,一些免疫介导的疾病可能是由于前次妊娠引起或激活。从早孕期开始,母体血液中即可检测到胎儿细胞和游离 DNA(Simpson,2013;Sitar,2005;Waldorf,2008)。胎儿细胞微嵌合是指妊娠后胎儿细胞在母体的循环和器官中持续存在,这些胎儿细胞可能成为母体组织的嫁接物,并刺激自身免疫抗体的产生。这一理论增加了胎儿细胞微嵌合导致女性自身免疫性

第十二篇

疾病的可能性(Adams,2004)。支持这一理论的证据包括在自身免疫性甲状腺炎和系统性硬化症患者的组织中检测到嫁接的胚胎干细胞(Jimenez,2005;Srivatsa,2001)。在 SLE 和类风湿关节炎相关 HLA 等位基因的女性携带者中也发现过这种微嵌合(da Silva,2016;Lee,2010;Rak,2009a)。反过来,被嫁接的母体细胞可能进一步引起女性后代的自身免疫状况异常(Ye,2012;Stevens,2016)。

系统性红斑狼疮

狼疮是一种异质性自身免疫疾病,发病机制复杂,由易感基因和环境因素相互作用引起(Hahn,2008)。其免疫系统异常包括 B 淋巴细胞过度活跃产生自身免疫抗体,当自身免疫抗体或免疫复合物于一个或多个细胞核内定位时即可导致组织和细胞的损伤(Tsokos,2001)。此外,免疫抑制功能受损还包括调节性 T 细胞功能的异常(Tower,2013)。SLE 患者体内产生的一些自身免疫抗体见表 59-1。

大约 90% 的 SLE 患者为女性,育龄期女性 SLE 的发病率约为 1/500(Lockshin,2000)。因此,妊娠合并 SLE 相对常见。该疾病的 10 年生存率为 70%~90%(Tsokos,2011),其主要的死因包括感染、狼疮危象、终末器官功能衰竭、高血压、脑卒中和心血管疾病。单卵双胎同时发病的概率明显高于双卵双胎(25% vs. 2%)。此外,若一人患病,其家庭成员患病的风险为 10%。如果 16 号染色体上有易患 SLE、风湿性关节炎、克罗恩病和银屑病的"自身免疫抗体基因",患病风险相对增加。易感基因包括 HLA-A1、-B8、-DR3、-DRB1 和-TET3(Tsokos,2011;Yang,2013),此可以解释仅有一部分患者来自遗传。此外,母体暴露于胎儿易感基因,也会增加母体 SLE 发病的易感性。一项病例对照研究显示,携带 HLA-DRB1 基因的胎儿会增加母体 SLE 的患病风险(Cruz,2016)。有文献报告,1 例患有自身免疫性疾病并且血液中存在抗 Ro 和抗 La 抗体的母体通过卵母细胞捐赠受孕,其子代亦发生了新生儿红斑狼疮(Chiou,2016)。

表 59-1　SLE 患者产生的一些自身免疫抗体

抗体	发病率/%	临床相关性
抗核抗体(ANA)	84~98	最好的筛查试验,包含多个抗体;如两次阴性 SLE 可能性不大
抗 dsDNA 抗体	62~70	高滴度是狼疮特异性;可能和狼疮活动度、肾炎和血管炎相关
抗 Sm 抗体(Smith)	30~38	SLE 特异性的
抗 RNP 抗体	33~40	非 SLE 特异性,高滴度和风湿病综合征相关
抗 Ro 抗体(SS-A)	30~49	非 SLE 特异性,与干燥综合征、皮肤狼疮、伴心律失常的新生儿狼疮相关,狼疮性肾炎风险降低
抗 La 抗体(SS-B)	10~35	与抗 Ro 抗体相关
抗组蛋白抗体	70	常见于药物性狼疮
抗磷脂抗体	21~50	狼疮抗凝集物和抗心磷脂抗体与血栓、流产、血小板减少和心瓣膜病相关;可导致梅毒血清学检测假阳性
抗红细胞抗体	60	直接 Coombs 试验,可能发生溶血
抗血小板抗体	30	15%发生血小板减少;不好的临床指标

资料来源:Arbuckle,2003;Hahn,2008.
dsDNA,双链 DNA;RNP,核糖核蛋白。

■ 临床表现和诊断

狼疮的临床表现、病程和结局多变(表 59-2)。其临床症状可以主要局限于某一器官系统,并在疾病进展的过程中逐渐累及其他器官;也可初发病就存在多器官的受累。常见的临床表现有全身不适、发热、关节炎、皮疹、胸膜心包炎、光敏反应、贫血、认知障碍,至少一半患者会有肾脏受累。SLE 也与注意力、记忆力和推理能力下降有关(Hahn,2015;Kozora,2008)。

抗核抗体(antinuclear antibodies,ANA)检测是最好的筛查试验,但筛查的阳性结果并非狼疮所特异。如正常人群、其他一些自身免疫性疾病、急性病毒感染和慢性炎症中都可以发现低滴度的 ANA 阳性,一些药物也能导致检验结果阳性。抗双链 DNA(doub-le-stranded DNA,dsDNA)抗体和抗 Sm 抗体相对其他指标狼疮特异性较强(表 59-1)。尽管在 SLE 患者体内存在数以百计的自身免疫抗体,但仅有一少部分被证明可以造成组织损伤(Sherer,2004;Tsokos,2011)。目前,用于更精确诊断 SLE 的微阵列谱正在开发中(Putterman,2016)。

表 59-2　SLE 的临床表现

器官系统	临床表现	发生率/%
全身表现	疲劳、烦躁、发热、体重下降	95
骨骼肌肉	关节痛、肌肉痛、多关节炎、肌病	95
血液	贫血、溶血、白细胞减少、血小板减少、狼疮抗凝集反应、脾大	85
皮肤	面部皮疹（蝴蝶斑）、盘形皮疹、光敏、口腔溃疡、秃头、皮疹	80
神经	认知障碍、情绪不良、头疼、癫痫、卒中	60
心肺	胸膜炎、心包炎、心肌炎、肺炎、肺动脉高压	60
肾脏	蛋白尿、肾病综合征、肾功能衰竭	30~50
胃肠道	恶心、呕吐、腹痛、腹泻、肝酶异常	40
血管	血栓：静脉（10%），动脉（5%）	15
视觉	结膜炎、干燥综合征	15

资料来源：Kasper, 2015.

贫血较为常见，也可伴有白细胞减少和血小板减少。肾小球受损的患者半数会有蛋白尿和管型尿。狼疮性肾炎也可导致肾功能不全，当存在抗磷脂抗体时，肾功能不全会更普遍存在（Moroni, 2004）。其他的实验室表现包括梅毒血清学试验假阳性、部分凝血活酶时间延长和血清类风湿因子水平较高。在狼疮活动或合并感染时，血清 D-二聚体浓度会随之升高，但不明原因的血清 D-二聚体浓度升高与血栓形成的风险相关（Wu, 2008）。

表 59-3　系统性红斑狼疮临床分类诊断标准

临床表现

皮疹

口腔溃疡

脱发

滑膜炎

肾脏：蛋白尿，管型尿，活检

神经：癫痫，精神异常，脊髓炎，神经病变，混乱状态

溶血性贫血

白细胞减少或淋巴细胞减少

血小板减少

免疫指标异常

抗核抗体

抗 dsDNA 抗体

抗 Sm 抗体

抗心磷脂抗体

低补体血症

直接 Coombs 试验

资料来源 Hahn, 2015; Hochberg, 1997.
dsDNA，双链 DNA；Sm，Smith

美国风湿病协会关于系统性红斑狼疮诊断的修订标准见表 59-3。如果 11 项标准中同时或先后出现任意 4 项或更多阳性，就可以诊断为狼疮。已有报告许多药物可诱发狼疮样综合征，包括普鲁卡因胺、奎尼丁、肼屈嗪、α-甲基多巴、苯妥英和苯巴比妥。极少数情况下药物性狼疮会引起肾小球肾炎，通常在停用药物后会消退（Lauri-naviciene, 2017）。

■ 狼疮和妊娠

美国 2000~2003 年间约 16 700 000 次妊娠，其中 13 555 次合并狼疮，狼疮合并妊娠的发病率约为 1∶1 250（Clowse, 2008）。研究发现妊娠期间 1/3 孕妇狼疮病情会好转，1/3 稳定，1/3 病情会恶化（Hahn, 2015; Khamashta, 1997）。

Petri（1998）报告妊娠期重要并发症的患病率为 7%。在一项纳入 13 555 例妊娠合并 SLE 患者的队列研究中，母体死亡率和严重并发症的发生率为 325/10 万（Clowse, 2008）。在一篇回顾 13 项研究的综述中，17 例患者在妊娠期死于 SLE 和狼疮性肾炎，均发生于狼疮活动期（Ritchie, 2012）。对 385 例女性进行前瞻性队列研究的结果如图 59-1 所示。

在过去的几十年中，SLE 患者的妊娠结局得到了显著的改善。大多数非活动或轻度/中度活动 SLE 患者的妊娠结局相对较好。局限于皮肤狼疮的妇女妊娠结局较好（Hamed, 2013），而妊娠期诊断的 SLE 常较为严重（Zhao, 2013）。目前认为以下几种情况妊娠结局较好：①受孕前狼疮活动停止至少 6 个月；②无蛋白尿或肾功能不全等肾脏活动性受累的证据；③不伴抗磷脂综合征或狼疮抗凝物阴性；④未并发子痫前期。

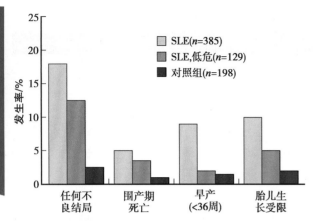

图 59-1　不良妊娠结局的发生率。PROMISSE 研究中，系统性红斑狼疮（SLE）患者、低危 SLE 患者和无 SLE 对照组进行比较
（资料来源：Buyon，2015.）

狼疮肾炎

虽然伴有肾病的 SLE 孕妇预后已显著改善，特别是肾病处于缓解期时，但活动性肾炎与不良妊娠结局仍密切相关（Moroni，2002，2005；Stojan，2012）。患有肾脏疾病的妇女妊娠期并发妊娠期高血压和子痫前期的风险明显增高。Lockshin（1989）报告了 80 例妊娠合并 SLE，其中有持续性肾病的妇女 63% 并发了子痫前期，而没有肾病的患者发生子痫前期的比例为 14%。在一篇纳入了 309 次妊娠合并狼疮肾炎的综述中，30% 出现了狼疮活动，其中 40% 有相关的肾功不全的表现（Moroni，2005），孕产妇死亡率为 1.3%。这些结果在随后的前瞻性研究中得到证实（Moroni，2016b）。在另一项囊括 113 次妊娠的报告中，1/3 发生早产（Imbasciati，2009；Moroni，2016a）。Wagner 等（2009）比较了 58 例妇女的 90 次妊娠结局，发现活动性肾炎患者母体并发症发生率显著增高，达 57%，而对照组为 11%。因此，大多数专家推荐在妊娠期应继续使用免疫抑制剂治疗肾炎。对于新发肾炎或严重肾炎发作，可考虑应用静脉注射类固醇、免疫抑制药物或静脉注射免疫球蛋白积极治疗（Lazzaroni，2016）。

狼疮和子痫前期-子痫

SLE 妇女妊娠后并发慢性高血压的比率超过 30%（Egerman，2005），子痫前期也较为常见。而存在肾脏病变和抗磷脂抗体阳性的妇女中，并发子痫前期、特别是早发性子痫前期也更加常见（Bertsias，2008）。子痫前期和狼疮肾炎都有高血压、蛋白尿、水肿、肾功能恶化的特点。然而，两者治疗原则截然不同，狼疮性肾炎需用免疫抑制治疗，而重度子痫前期/子痫则需要终止妊娠（Lazzaroni，2016）。妊娠期间如果仅有肾脏受累，则很难区别狼疮肾病和重度子痫前期（Petri，2007）。

狼疮累积中枢神经系统也可引起类似子痫的抽搐，两者的区别如表 59-4 所示。子痫前期-子痫的治疗见第 40 章。

表 59-4　狼疮发作和子痫前期的区别

特点	狼疮	子痫前期
临床表现	发热、头痛、肾外征象（皮疹、浆膜炎、关节炎）	头痛、头晕、视物模糊、抽搐
血压	正常或高	高
贫血	溶血性贫血	—
蛋白尿	有	有
肌酐	正常或高	正常或高
转氨酶	正常	正常或高
补体	低	正常

资料来源：Andreoli，2012.

■ 妊娠期的管理

狼疮的管理主要包括监测母亲的临床症状和实验室指标，同时监测胎儿宫内状况（Lateef，2012）。妊娠可引起血小板减少和蛋白尿这些类似狼疮活动的表现，而且正常妊娠期间面颊部和手掌红斑增多也会混淆狼疮发作的诊断（Lockshin，2003）。

目前，通过一些实验室检查技术来监测狼疮活动已受到推荐，但在妊娠期间其意义尚难以肯定。由于妊娠期纤维蛋白原增高会使红细胞沉降率结果不可靠，血清补体水平在正常妊娠期间也会升高（附录）。虽然血清补体 C_3、C_4、CH_{50} 处于低水平或水平下降很可能和疾病的活动有关，但它们处于较高的水平时也不能排除疾病无活动。一些研究者的试验结果均提示疾病的临床表现和补体水平间相关性并不强（Lockshin，1995；Varner，1983）。

连续的血清学检查有可能在疾病活动时发现异常。Coombs 试验阳性、贫血、网织红细胞计数增加，以及非结合性高胆红素血症均提示存在溶血。血小板减少、白细胞减少，或两者同时减少都可能发生。根据 Lockshin 和 Druzin（1995）研究，妊娠早期出现的血小板减少症可能是由抗磷脂抗体导致，而妊娠后期发生的血小板减少则提示可能发生了子痫前期。

妊娠期间需较频繁地行尿常规检查，以便发现尿蛋白或尿蛋白量的增加。应密切观察是否存在胎儿生长受限或羊水过少等情况。推荐筛查抗 SS-A 和抗 SS-B 抗体，因为这两个抗体可能和胎儿并发症相关。产前胎儿的监测应按美国妇产科医师学会(2016a)推荐的常规进行,具体见第17章。若不伴有高血压的病情进展或胎儿窘迫、生长受限的证据时,可等到足月妊娠。对于正在服用糖皮质激素或近期曾服用该药物的患者,围分娩期可给予"应激剂量"治疗。

药物治疗

SLE不能治愈,完全缓解的病例也非常少。约1/4患者病情较轻,对生命没有威胁,但会因疼痛和疲劳产生不适。药物治疗可使用非甾体抗炎药,包括阿司匹林治疗关节痛和浆膜炎。由于孕期用药存在羊水过少和胎儿动脉导管早闭的风险,不宜长期大剂量的应用(第12章)。小剂量阿司匹林在整个孕期都可以使用。重症患者需用皮质激素治疗,如强的松每日1~2mg/kg口服。在病情控制后可逐渐减量至每日晨起服药10~15mg。激素治疗可引起妊娠期糖尿病。

免疫抑制剂如硫唑嘌呤对控制活动期狼疮有效,该类药物适用于狼疮肾炎或激素治疗受限时。硫唑嘌呤在孕期使用较为安全(Fischer-Betz,2013;Petri,2007)。推荐剂量为每日口服2~3mg/kg。孕期应避免应用可能致畸的药物,包括霉酚酸酯、甲氨蝶呤和环磷酰胺(Götestam Skorpen,2016)。但对重症患者,环磷酰胺在孕中晚期可考虑应用(Lazzaroni,2016)。某些情况下,霉酚酸酯是唯一可以维持疾病稳定性的治疗方案。在这些情况下,对于胎儿风险的咨询至关重要,详见第12章(Bramham,2012)。

抗疟药有助于控制皮肤病变、关节炎和疲劳(Hahn,2015)。虽然这类药物可通过胎盘,但羟氯喹不会导致先天畸形。由于抗疟药半衰期长,且中断治疗会引起狼疮发作,大部分学者推荐孕期继续服用该药(Borden,2001)。

当疾病发展过程中发生重症时,通常是狼疮发作时,应给以大剂量糖皮质激素治疗。Petri(2007)推荐甲强龙冲击治疗,每日给予甲强龙1 000mg静脉滴注,90分钟内输完,连用3天,如有必要可继续再用维持剂量治疗。

在非妊娠受试者中,抗高血压治疗通常包括血管紧张素转化酶抑制剂或血管紧张素受体阻滞剂。对于妊娠期患者,应改为对胎儿更安全的降压药,如钙通道阻滞剂、α-甲基多巴或拉贝洛尔(Cabiddu,2016)。

■ 围产期发病率和死亡率

狼疮患者出现不良妊娠结局的比例明显上升,结局包括早产、胎儿生长受限、死胎和新生儿狼疮(Madazli,2014;Phansenee,2017)。孕期出现狼疮发作、大量蛋白尿、肾脏损害,以及合并慢性高血压、子痫前期,或两者同时存在时妊娠结局更差(Lazzaroni,2016)。神经精神狼疮患者的不良结局更常见(de Jesus,2017)。影响新生儿不良结局的部分原因可能是伴有胎盘梗死及灌注下降所致的子宫蜕膜血管病变(Hanly,1988)。

新生儿狼疮

新生儿狼疮的特点表现为综合征,包括皮肤病变如狼疮皮炎、多个血液指标和系统紊乱,以及偶有出现新生儿先天性心脏传导阻滞(Hahn,2015)。约30%~40%的婴儿可在4~6周龄出现皮肤病变(Silverman,2010)。新生儿狼疮的表现常与抗SS-A抗体和抗SS-B抗体相关,约40%的SLE妇女这些抗体呈阳性(Buyon,2015)。此外,约5%~10%的患儿会有血小板减少症和肝脏受累。

在一项追踪了91例狼疮妇女所分娩新生儿情况的前瞻性研究中,8例诊断新生儿受累,包括4例明确诊断新生儿狼疮,4例可疑患病(Lockshin,1988)。其临床表现包括皮肤红斑、血小板减少和自身免疫性溶血。这些表现短暂,可在持续数月后消失(Zuppa,2017)。而先天性心脏传导阻滞的情况则不同。生育过此类患儿的妇女,其所分娩的其他后代该病的再发风险率为25%(Julkunen,1993)。

先天性心脏传导阻滞

胎儿和新生儿心脏传导阻滞是由房室结与希氏束之间的区域发生弥漫性心肌炎和纤维变性所引起。先天性心脏传导阻滞几乎仅发生在抗SS-A和抗SS-B抗体阳性妇女所分娩的新生儿中(Buyon,1993)。即使在上述抗体阳性的妇女中,新生儿患心律失常的比率也仅有2%~3%,但如果前一次分娩过心脏传导阻滞的子代,该比率则上升至20%(Bramham,2012;Lockshin,1988)。存在上述任一种抗体者,应在孕18~26周开始进行胎儿心脏超声的监测。胎儿心脏的损害是永久性的,通常需要植入起搏器治疗,且远期预后不良。在325例新生儿心脏狼疮患者中,接近20%死亡,其中1/3为胎死宫内(Izmirly,2011)。

目前认为,孕期母体应用糖皮质激素、血浆置换或静脉注射免疫球蛋白不能降低先天性心脏传导阻滞的发生风险。使用糖皮质激素治疗先天性心脏传导阻滞尚存在争议,目前也不被推荐,详见第16章。虽然治疗胎儿心脏传导阻滞的方法尚未进行随机试验研究,但一些证据表明,孕早期母体应用糖皮质激素治疗SLE可减轻胎儿心肌炎。Shinohara等(1999)曾报告26例母亲在孕16周前使用过糖皮质激素,其分娩的新生儿均未出现心脏传导阻滞;而61例在孕16周后开始糖皮质激素治疗的母亲所分娩新生儿中,15例患有心脏传导阻滞。

有报告认为母亲使用羟氯喹（普奎尼）治疗与降低胎儿心脏传导阻滞的发生率有关（Izmirly，2012），相关研究正在进行中。

■ 远期预后和避孕

SLE 患者的 5 年生存率为 95%，10 年生存率为 90%，20 年内生存率为 78%（Hahn，2015）。考虑到疾病相关的死亡率，以及不良围产期结局的增加，合并狼疮、慢性血管病变和肾脏疾病的妇女应限制生育。两项多中心大规模的临床研究结果显示复方口服避孕药不增加狼疮发作的概率（Petri，2005；Sánchez-Guerrero，2005）。埋植或注射用单方孕激素也能起到避孕的效果，但它对狼疮发作的影响尚不明确（Sammaritano，2014）。尚无相关证据显示宫内节育器（intrauterine device，IUD）和免疫抑制剂治疗是否会增加患者感染的概率。值得注意的是，抗磷脂抗体阳性是口服激素避孕的禁忌证。输卵管绝育术或许有益，在产后或疾病静息状态时实施手术较为安全。

抗磷脂抗体综合征

抗磷脂抗体综合征（antiphospholipid syndrome，APS）是一种自身免疫抗体介导的获得性易栓症，临床上具有反复血栓形成和妊娠患病率高的特点（Moutsopoulos，2015）。APS 是在抗磷脂抗体血清试验持续阳性、动脉和/或静脉血栓形成或反复妊娠丢失的妇女中诊断的。其抗体种类包括狼疮抗凝物、抗心磷脂抗体和抗 β_2-糖蛋白 I 抗体。

磷脂是细胞膜和细胞器膜的主要脂质成分，血浆中存在与这些磷脂非共价结合的蛋白质。抗磷脂抗体是针对这些磷脂或磷脂结合蛋白的抗体（Giannakopoulos，2013；Tsokos，2011），其类型可为 IgG、IgM 和 IgA 抗体，单独或组合抗体形式。抗磷脂抗体最常见于 SLE，其他结缔组织疾病和 APS，但少部分正常女性和男性体内也存在较低水平的这些抗体。

自身免疫抗体产生的诱因尚不清楚，可能与既往的感染有关。其病理生理学机制主要包括以下几方面：①多种促凝剂的激活；②天然抗凝剂的灭活；③补体激活；④合体滋养细胞分化的抑制（Tsokos，2011）。在临床上，这些抗体导致动脉或静脉血栓的形成和妊娠丢失，几乎每个器官系统都可能受到影响。

中枢神经系统受累是最突出的临床表现之一。除脑血管动脉和静脉血栓事件，可能还有精神病学特征甚至多发性硬化（Binder，2010）。肾血管受累可能导致难以与狼疮肾炎鉴别的肾功能衰竭（D'Cruz，2009）。外周和内脏血栓也是特征之一，如 Ahmed 等（2009）报告了 1 例产后妇女在肠系膜血管梗死后出现自发性盲肠穿孔。产科并发症包括反复妊娠丢失，以及胎盘功能下降导致的胎儿生长受限、死胎、子痫前期和早产。使用阿司匹林抗凝治疗及严密的监测已将这些患者的新生儿活产率提高至 70% 以上（Schreiber，2016）。

APS 患者中的一小部分可发生灾难性抗磷脂抗体综合征（catastrophic antiphospholipid antibody syndrome，CAPS）或 Asherson 综合征。其定义为同时影响三个或三个以上器官或组织的快速进展的血栓栓塞症，由于细胞因子风暴的激活，其死亡率很高。在半数病例中，可以捕捉到"触发"事件。

■ 抗磷脂抗体

如前所述，APS 中有几种抗体可直接攻击磷脂或磷脂结合蛋白：

1. β_2 糖蛋白 I 被称为载脂蛋白 H，是一种磷脂结合血浆蛋白，可抑制血小板内凝血酶原活性，从而抑制血小板聚集（Giannakopoulos，2013）。它的正常作用是限制促凝剂结合，从而防止凝血瀑布激活。因此，针对这种糖蛋白的抗体将逆转其抗凝活性并促进血栓形成。从产科角度而言这是很重要的，因为 β_2-糖蛋白 I 在合体滋养细胞表面以高浓度表达。补体激活可能参与其致病机制（Avalos，2009；Tsokos，2011）。另一种可能性是 β_2-糖蛋白 I 可能参与着床，这种抗体可能通过炎症机制导致妊娠丢失（Iwasawa，2012；Meroni，2011）。

2. 狼疮抗凝物（lupus anticoagulant，LAC）是一组针对磷脂结合蛋白的异质性抗体。这些抗体可诱导体外凝血酶原、部分凝血活酶和罗氏蛇毒血清的体外时间延长。然而矛盾的是，这种所谓的抗凝血剂在体内实际上导致了血栓的形成。

3. 抗心磷脂抗体（anticardiolipin antibodies，ACAs）针对线粒体膜和血小板中大量存在的磷脂心肌磷脂。

■ 抗内源性抗凝物抗体

一些抗磷脂抗体也攻击内源性抗凝物蛋白 C 和蛋白 S（Robertson，2006）。另一种是针对膜联蛋白 V，其在合体滋养层细胞高浓度表达（Giannakopoulos，2013）。不推荐常规检测这些其他抗体（ACOG，2017），但一些研究已经证实了这些不表达经典抗体谱，而有非常规抗磷脂抗体的妇女在临床上符合 APS 的诊断标准（Mekinian，2016）。

表 59-5 所示为需检测抗磷脂抗体的临床特征。根据国际共识，APS 根据表 18-5 中所示的实验室和临床

标准进行诊断。首先,必须有以下两个临床标准之一:血管血栓或病态妊娠。实验室标准则为:LAC、ACA和抗 β_2-糖蛋白 I 水平间隔 12 周以上两次升高。APS 可以根据这些检测结果进行分层(Miyakis,2006)。

表 59-5 抗磷脂抗体综合征的临床特征

静脉血栓——血栓栓塞,血栓性静脉炎,网状肝
动脉血栓——脑卒中,短暂性脑缺血发作,Libman-Sacks 心脏赘生物,心肌缺血,远端肢体和内脏血栓和坏疽
血液——血小板减少,自身免疫性溶血性贫血
其他——神经症状,偏头痛,癫痫;肾动脉、静脉或肾小球血栓形成;关节炎和关节痛
妊娠——子痫前期综合征,反复流产,早产,胎儿生长受限,胎死宫内

资料来源:Giannakopoulos,2013;Moutsopoulos,2015.

LAC 的检测是非特异性凝血试验。由于抗凝剂使凝血酶原在体外转化为凝血酶,部分凝血活酶时间通常延长。罗氏蛇毒血清试验和血小板中和试验被认为更具特异性。目前,这两种方法中哪一种筛查效果更好尚有争议。血浆中任何一种检验阳性均可确定狼疮抗凝物的存在。

Branch 和 Khamashta(2003)建议慎重权衡实验室检查的结果,临床表现相符合时需在可靠的实验室进行检测并酌情重复检查。因为只有 20% 的 APS 患者只出现 LAC 阳性,必须进一步行 LAC 凝血试验和酶联免疫吸附试验(ELISA)测定心磷脂抗体。目前已在进行标准化 ACA 测定上进行了努力,然而,仍然没有国际标准(Adams,2013)。已经可以用 ELISA 进行标准化的 ACA 检验,但这些试验仍缺乏统一的国际标准(Adams,2013)。对于 APS 的检测,实验室间的差异很大,并且多种商品化试剂盒的一致性也很差。

■ 妊娠和抗磷脂抗体

约 5% 的健康成人体内存在有较低滴度的抗磷脂抗体(Branch,2010)。Lockwood 等(1989)研究了 737 例正常妊娠妇女,发现其中有 0.3% 狼疮抗凝物阳性,2.2% ACA 抗体 IgM 或者 IgG 浓度升高。总结这些研究,总数近 4 000 例的正常妊娠妇女抗磷脂抗体阳性率 4.7%,与非孕个体的阳性率相似(Harris,1991;Yasuda,1995)。

高滴度 ACA,特别是同时出现狼疮抗凝物时,患者蜕膜血管病、胎盘梗死、胎儿生长受限、早发型子痫前期及反复胎死宫内的发生风险会升高(Saccone,2017)。一些患者的表现类似狼疮,其动静脉血栓、脑

栓塞、溶血性贫血、血小板减少和肺动脉高压的发病率很高(ACOG,2017;Clowse,2008)。在 191 例 LAC 阴性的 APS 患者中,抗心磷脂抗体和抗 β_2-糖蛋白 I 抗体均阳性的患者流产率显著高于单一抗体阳性的患者(Liu,2013)。滴度较高的妇女往往结局不良(Hadar,2017)。

妊娠期病理生理机制

目前尚未明确 APS 的上述抗体如何导致器官损害,分析可能为多因素作用的结果。抗磷脂抗体可直接破坏血小板,或通过与 β_2-糖蛋白 I 结合间接促进血小板聚集(Giannakopoulos,2013)。一种理论认为含有磷脂的内皮细胞和合体滋养细胞可被抗磷脂抗体直接破坏,或通过抗体结合 β_2-糖蛋白 I 或膜联蛋白 V 间接破坏(Rand,1997,1998),阻止细胞膜保护内皮细胞或合体滋养细胞,使得基底膜直接暴露。被破坏的血小板黏附于基底膜暴露的内皮细胞或合体滋养细胞,导致血栓形成。

Pierro 等(1999)报告抗磷脂抗体可降低蜕膜产生的前列腺素 E_2。已有研究认为蛋白 C 和蛋白 S 活力下降,凝血酶原活动度增高(Zangari,1997)。也有证据表明 APS 血栓形成是由于组织因子凝血通路的激活(Amengual,2003)。总之,抗磷脂抗体介导的胎盘不可控补体激活可能在胎死宫内或胎儿生长受限中起作用(Holers,2002)。

APS 的并发症不能完全由血栓形成单独解释。动物模型表明,其作用是由于炎症导致而不是血栓形成(Cohen,2011)。一些研究者推测,APS 相关的凝血机制是先天炎症免疫应答的"二次触发",这些研究者推荐使用抗炎药治疗 APS(Meroni,2011)。

不良妊娠结局

总体而言,抗磷脂抗体与胎儿丢失率增加有关(第 18 章),在许多早期的报告中都描述了这些不良结局,但这些女性均因多次不良妊娠结局而被纳入研究。抗磷脂抗体的表达和流产都十分常见,抗磷脂抗体在一般产科群体中的发病率约为 5%,早期妊娠丢失的发生率约为 20%。目前数据太局限于抗磷脂抗体的影响和不良妊娠结局之间的确切关系。然而,胎儿死亡比早孕期流产更具有 APS 疾病的特征性(Oshiro,1996;Roque,2004)。也有证据表明抗体滴度高的妇女比抗体滴度低的孕妇预后更差(Hadar,2017;Nodler,2009)。

当分析一些难以解释的胎死宫内病例时,ACA 似乎没有起到明显的作用。在一项纳入了 309 例胎死宫内孕妇的研究中,其 ACA 水平与 618 例正常孕妇相比没有显著差异(Haddow,1991)。在发生反复妊娠丢失的妇女中,抗磷脂抗体阳性的妇女早产率更高(Clark,

2007）。在一项对 582 例死胎和 1 547 例活产的病例对照研究中,发现 ACA 和抗 β_2-糖蛋白 I 水平升高的妇女死胎风险高出 3~5 倍(Silver,2013)。在存在抗磷脂抗体的妇女中,存在下述情况常提示预后不良:①三种磷脂抗体均阳性;②合并 SLE 或系统性自身免疫性疾病;③血栓形成和妊娠并发症。Logistic 回归发现存在两种及以上抗磷脂抗体的妊娠失败率为 93%,而只有一种抗体的妊娠失败率为 63%(Ruffatti,2011)。

妊娠期血栓形成的预防

由于各研究间存在差异,目前给临床医生的治疗建议较为模糊。治疗的目的是预防血栓形成。如前所述,抗磷脂抗体是 IgG、IgM 或 IgA。针对磷脂(phospho-lipids,PL)被称为 GPL、MPL 和 APL。检测报告为半定量的磷脂结合单元水平,描述为阴性、低阳性、中阳性

或高阳性(ACOG,2017)。三种抗体中,高滴度的 GPL 和 MPL 具有临床重要意义,而低滴度的心磷脂抗体的临床意义尚有争议。

正如第 52 章所述,抗磷脂抗体阳性并有血栓栓塞性疾病史的妇女在以后妊娠中有再次复发的危险。对于这些患者,建议在整个妊娠期间使用肝素进行预防性抗凝,产后 6 周内使用肝素或华法林进行预防性抗凝(ACOG,2017)。对于那些无血栓事件的患者,美国妇产科医师学会(2017)和美国胸科医师学院(Bates,2012)的治疗建议存在差异,详见表 52-6。一些可接受的方案包括孕期严密监测孕妇情况的同时,使用或不使用预防性或治疗剂量的肝素,产后 4~6 周应用抗凝治疗。Sciascia 等(2016)则应用羟氯喹治疗并获得了初步有益的结果。

表 59-6　750 例抗磷脂综合征患者妊娠结局研究结果　　　　单位:%

结局	三抗体阳性 （$n=20$）	双阳性 LAC 阴性 （$n=90$）	仅 LAC 阳性 （$n=54$）	仅 ACA 阳性 （$n=458$）	仅 β2 糖蛋白阳性 （$n=128$）
活产	30	43	80	56	48
死胎	45	34	7	21	30
子痫前期	55	54	11	34	48

资料来源:Saccone,2017.
ACA,抗心磷脂抗体;LAC,狼疮抗凝物。

有几项研究对无血栓形成史的患者应用肝素治疗的必要性提出质疑(Branch,2010)。有学者建议中等滴度或高滴度 ACA、LAC 阳性,或既往妊娠中晚期无其他原因胎死宫内的孕妇应予以治疗(Dizon-Townson,1998;Lockshin,1995)。一些报告提出对反复早期妊娠丢失和中高滴度的孕妇给予治疗能有益处(Robertson,2006)。如前所述,灾难性抗磷脂综合征需用全抗凝、大剂量皮质类固醇、血浆置换和/或静脉注射免疫球蛋白积极治疗(Cervera,2010;Tenti,2016)。如果需要,可以加入利妥昔单抗(Sukara,2015)。

由于孕期有胎儿生长异常和死胎的危险,美国妇产科医师学会推荐在晚孕期对胎儿生长发育进行连续的超声评估和产前检查(2016a,2017)。

妊娠特异性治疗

阿司匹林还有其他药物用于治疗合并 APS 但没有既往血栓事件的孕妇。每日 60~80mg 剂量的阿司匹林可抑制花生四烯酸转化成血栓素 A_2,同时减少前列腺素的产生。血栓素 A_2 可导致血小板聚集和血管收缩。小剂量阿司匹林除了使外科手术中小血管出血的风险增高外,一般没有其他副作用。但小剂量阿司匹林并不能改善抗磷脂抗体阳性女性患者的不良妊娠结

局(Amengual,2015)。推荐用于 SLE 或 APS 患者(ACOG,2016b)。

普通肝素的用法为 5 000~10 000 单位,每 12 小时一次皮下注射。也可以应用低分子肝素,40mg 低分子肝素(Luvenox),每日一次(Kwak-Kim,2013)。随着治疗剂量的不同,肝素水平也会改变,因为 LAC 有可能改变凝血试验结果。肝素治疗的基本原理是终止静脉和动脉血栓形成的连锁机制,也抑制微循环中的血栓形成,包括蜕膜-滋养细胞间隙(Toglia,1996)。如前所述,肝素结合合体滋养细胞被覆 β_2-糖蛋白 I,阻止心磷脂抗体和 β_2-糖蛋白 I 抗体对其结合,有可能减少细胞的免疫损伤(Tsokos,2011)。肝素也可以在体外或体内与抗磷脂抗体结合。阿司匹林联合肝素治疗是最有效的治疗方案(de Jesus,2014)。肝素治疗相关的一些并发症尚存在争议,包括出血、血小板减少、骨质减少、骨质疏松症等。各种肝素的剂量、用法及不良反应详见第 52 章。

糖皮质激素一般不用于未合并其他结缔组织病的单纯性 APS 的治疗。对于 SLE 患者或 APS 进展为 SLE 的患者可以应用糖皮质激素治疗(Carbone,1999)。在继发性 APS 合并 SLE 的情况下,泼尼松的剂量应保持

在最低有效水平,以防止狼疮发作。

静脉注射免疫球蛋白治疗尚存争议,通常用于有严重并发症的患者,包括 CAPS 或肝素诱导的血小板减少症(Alijotas-Reig,2013),以及一线治疗失败,尤其是存在子痫前期和胎儿宫内生长受限的情况下使用。静脉滴注免疫球蛋白每日 0.4g/kg,治疗 5 日,总剂量 2g/kg 为一疗程,每月重复治疗或是单次剂量每月 1g/kg。此方法治疗费用昂贵,一疗程超过 1 万美元。近期的一项文献回顾分析显示,在小剂量阿司匹林和低分子肝素基础上加入 IVIG 并不增加获益(Tenti,2016)。此外,Cochran 的一项研究发现,对反复妊娠丢失的患者进行免疫治疗,其活产率并没有增加(Wong,2014)。因此,进一步大范围推广需要试验的证实。

免疫抑制剂羟氯喹可以降低 APS 患者的血栓形成风险和改善妊娠结局(Mekinian,2015;Sciascia,2016)。羟氯喹联合小剂量阿司匹林常用于抗磷脂抗体阳性的 SLE 患者。

他汀类药物已被证实对内皮组织有保护作用。在一项对 21 例 APS 患者进行的研究中,这些 APS 患者发生了胎儿生长受限或先兆子痫,在小剂量阿司匹林和低分子量肝素中加入普伐他汀改善了胎盘血流量、先兆子痫症状和妊娠结局(Lefkou,2016)。其结论需要大样本的研究证实。

治疗效果

妊娠合并 APS 患者如果不接受治疗,胎儿丢失十分常见(Rai,1995)。但即使治疗,反复胎儿丢失率仍维持在 20%~30%(Branch,2003;Empson,2005;Ernest,2011)。表 59-6 显示了 750 例接受治疗的 APS 患者的妊娠结局(Saccone,2017)。所有参与者均在早孕期即开始应用小剂量阿司匹林和预防性低分子肝素治疗。重要的是,一些抗磷脂抗体阳性的 SLE 患者在没有治疗的情况下仍获得了正常的妊娠结局。此外需要注意的是,LAC 阳性的患者和有不良孕产史的患者在未治疗情况下也获得了活产新生儿。

由于 30% 的新生儿被动获取抗磷脂抗体,故存在对其他妊娠不良结局的担忧(Nalli,2017)。一个研究团队发现其新生儿生存能力低下的可能性升高(Tincani,2009)。Simchen 等(2009)报告这类新生儿卒中的概率为正常新生儿的 4 倍。在欧洲的一项注册研究中,共纳入 141 例新生儿,其早产率为 16%;低出生体重为 17%;4% 的儿童后来出现行为异常,无新生儿血栓形成病例(Motta,2012)。一项进行了 7 年的研究共纳入 26 例 APS 患者的 36 次妊娠,3 例新生儿发生了自闭症,均与持续存在的新生儿抗 β₂-糖蛋白-I 的 IgG 抗体有关(Abisror,2013)。

类风湿关节炎

类风湿关节炎是一种免疫机制介导的慢性多系统疾病,浸润的 T 细胞分泌细胞因子引起炎症、多关节炎和全身症状,最基本的临床表现是累及周围关节的炎症性滑膜炎。该疾病有关节软骨破坏及骨关节变形的倾向。疼痛并且于活动后加重,同时伴有肿胀和感觉过敏。关节外表现包括类风湿结节、血管炎和胸膜肺症状,其他症状还包括疲劳、厌食和抑郁。美国风湿病学会风湿类风湿关节炎诊断标准见表 59-7。≥6 分就可以明确诊断。

表 59-7 类风湿关节炎分类诊断标准

因素	标准	分数
关节受累	1 个大关节:肩、肘、髋、膝、踝	0
	2~10 个大关节	1
	1~3 个小关节:MCP、PIP、拇指 IP、MTP、腕关节	2
	4~10 个小关节	3
	>10 个关节:至少一个小关节	5
血清学检验	RF 阴性、ACPA 阴性	0
	低度 RF 阳性、低度 CCP 抗体阳性	2
	高度 RF 阳性、高度 CCP 抗体阳性	3
急性期反应物	CRP 和 ESR 正常	0
	CRP 和 ESR 异常	1
症状持续时间	<6 周	0
	≥6 周	1

资料来源:Aletaha,2010;Shah,2015.
注:美国风湿病学会和欧洲风湿病学会联合制定的标准。评分≥6 分符合诊断标准。
ACPA,抗瓜氨酸肽抗体;CCP,环瓜氨酸肽;CRP,C 反应蛋白;ESR,红细胞沉降率;IP,指间关节;MCP,掌指关节;MTP,跖趾关节;PIP,近端指间关节;RF,类风湿因子。

类风湿性关节炎的全球发病率为 0.5%~1%,女性发病率是男性的 3 倍,发病年龄为 25~55 岁(Shah,2015)。该病有遗传倾向,遗传异质性在 15%~30% 之间(McInnes,2011)。全基因组相关研究已经鉴定出超过 30 个位点参与类风湿关节炎的发病机制(Kurkó,2013)。类风湿关节炎与 HLA-DR4 和 HLA-DRB1 等位基因相关(McInnes,2011;Shah,2015)。怀孕可以延缓类风湿关节炎的进展,这可能与 HLA 不完全的胎儿微嵌合有关(Guthrie,2010)。在其他影响因素中,吸烟会增加风湿性关节炎的风险(Papadopoulos,2005)。

■ 管理

治疗主要针对减轻疼痛,减少炎症,保护关节结构和保存功能。物理和专业治疗及自我指导非常关键。目前为止,阿司匹林和非甾体抗炎药(NSAIDs)是基本的对症治疗,无法阻止疾病进程。根据 Shah 和 St. Clair(2015),甲氨蝶呤已成为首选的使用改善病情的抗风湿药物(disease-modifying antirheumatic drug,DMARDs)。NSAIDs 是非孕期患者的辅助治疗,但因为妊娠期禁用甲氨蝶呤,对妊娠期患者至关重要。传统 NSAIDs 非特异性地抑制 COX-1(正常血小板功能的关键酶)和 COX-2(一种介导炎症的酶)。胃炎出血是传统 NSAIDs 的常见副作用,特异性的 COX-2 抑制剂已被推荐用来避免这些并发症。然而,长期使用 COX-2 抑制剂会增加心肌梗死、卒中和心脏衰竭的危险(Patrono,2016)。

一项系统性回顾研究发现,早孕期暴露于 NSAIDs 的新生儿心脏畸形发生率较高(Adams,2012)。此外,NSAIDs 与早期自然流产、动脉导管狭窄和新生儿肺动脉高压有关。因此,必须充分衡量这些药物的利弊。为快速控制症状,可应用中低剂量的糖皮质激素进行治疗。在疾病活动期的前两年,每日 7.5mg 泼尼松治疗可以显著的降低关节损伤(Kirwan,1995;Shah,2015)。

美国风湿病学会推荐几种可以减少或防止关节损伤的 DMARDs(Singh,2016)。甲氨蝶呤和来氟米特具有胎儿致畸性(Briggs,2015)(第 12 章),柳氮磺吡啶和羟氯喹妊娠期应用较为安全(Partlett,2011)。这些 COX-2 抑制剂和低剂量泼尼松每日 7.5~20mg,通常可以成功控制疾病发作。在一篇关于药物暴露的综述中,1/4 的类风湿性关节炎患者在怀孕 6 个月内服用过 DMARDs(Kuriya,2011)。393 例孕妇中 4%的患者孕期接受过 D 类或 X 类药物治疗。最常见为甲氨蝶呤,占 2.9%。

生物类 DMARDs 已经彻底改变了类风湿关节炎的治疗方法。它们包括肿瘤坏死因子-α(TNF-α)抑制剂:英夫利昔单抗、阿达木单抗、格利单抗、瑟曲珠单抗和依那西普(Shah,2015)。因为胎儿安全性尚不确定,它们在妊娠期的使用受到限制(Makol,2011;Ojeda-Uribe,2013)。在一篇关于药物暴露的综述中,393 例妇女中有 13%的患者接受了生物细胞因子抑制剂,主要为依那西普(Kuriya,2011)。在一项回顾了 300 多例

应用此类药物的病例研究中,未发现对胎儿的影响(Berthelot,2009)。一项纳入了 38 例女性的前瞻性研究得到了相似的结果(Hoxha,2017)。有文献报告,74 例患者在妊娠期暴露于阿达木单抗,未发现任何胎儿畸形风险(Burmester,2017)。阿那白滞素、白细胞介素-1 受体拮抗剂、利妥昔单抗、B-细胞 CD20 抗原的拮抗物对妊娠的影响也尚不明确。

■ 妊娠与类风湿关节炎

妊娠期间类风湿关节炎 90%得以改善(de Man,2008)。动物研究表明可能是由于调节性 T 细胞的改变所致(Munoz-Suano,2012)。即便如此,少数妇女病情仍会进展或加重(Nelson,1997)。

另外,产后加重也较为常见(Østensen,2007)。可能源于产后免疫功能的改变(Häupl,2008b)。文献报告母乳喂养的产妇病情复发更常见(Barrett,2000a)。研究者在英国进行了一项前瞻性研究,共纳入 140 例产妇,于产后 1~6 个月进行回访,仅 16%的人完全缓解。虽然产后整体疾病未恶化,但关节发炎的平均次数显著增加。

一些研究显示妊娠对新发关节损害有保护效应。一项对 88 例患者病例对照研究显示,尽管从远期效应上妊娠对类风湿关节炎发病有保护效应,但产后前 3 个月新发类风湿关节炎的可能性增加了 6 倍(Silman,1992)。Pikwer 等(2009)发现母乳喂养超过 12 个月的妇女其后新发类风湿关节炎的危险减低。

这些研究说明性激素可能对类风湿关节炎的发病过程有影响,包括免疫调节和细胞因子的相互作用(Haupl,2008a,b)。首先,Unger 等(1983)报告类风湿关节炎病情的改善与血清妊娠相关 α-2 糖蛋白水平相关,此物质有免疫抑制作用。其次,Nelson 等(1993)报告疾病改善与母儿 HLA-II 不相容性相关,认为孕妇对父源性 HLA 抗原的免疫反应在孕期缓解关节炎的过程中可能发挥了作用。除了单核细胞,还有 T 细胞活化参与其中(Forger,2008)。

■ 幼年类风湿关节炎

这是一组最常引起儿童慢性关节炎的疾病,病情可延续到成年期。在一项包括 51 例患该病妇女的 76 次妊娠的回顾性研究中,妊娠对疾病的临床表现无明显影响,孕期疾病处于稳定状态或维持原状(Østensen,1991)。与类风湿关节炎类似,产后病情复发较常见。这些妇女关节变形也很常见。波兰一项包括 39 例幼年类风湿关节炎患者研究结果与之相似(Musiej-Nowakowska,1999)。

这种关节炎较少发生不良妊娠结局。其早产的风险增加，但孕后期胎儿发育多正常（Mohamed，2016；Rom，2014；Wallenius，2014）。队列研究结果显示早孕期疾病严重程度可预测早产和胎儿生长受限的风险（Bharti，2015）。另一项对190例妊娠从早孕期到分娩期间的研究发现，早孕期疾病活动性评分低的患者可能在怀孕后3个月出现疾病活动降低或缓解（Ince-Askan，2017）。在一项包括1807例新生儿的研究中，Remaeus等（2017）报告早产、胎儿生长受限和子痫前期的发病率增加。

对有症状孕妇的妊娠期治疗药物为阿司匹林和NSAIDs。早孕期应用这些药物可能导致凝血功能障碍、过期妊娠、动脉导管早闭及持续肺循环。小剂量的糖皮质激素也是治疗的适应证。也有报告孕期应用金复合物治疗（Almarzouqi，2007）。

孕期免疫治疗较少应用，包括硫唑嘌呤、环磷酰胺或甲氨蝶呤。只有硫唑嘌呤可考虑在早孕期使用，其他药物均有致畸作用（Briggs，2015）。如前文所述，包括柳氮磺胺吡啶和羟氯喹在内的DMARDs妊娠期可用。

如果颈椎受累，孕期应该特别加以重视。半脱位较为普遍，并且至少在理论上妊娠期间易于出现关节松弛，值得注意的是这会影响到麻醉气管插管。

妊娠合并类风湿性关节炎或幼年类风湿关节炎患者结束妊娠后，联合使用口服避孕药是可行的。由于在有效避孕的同时能够改善类风湿病情，这一选择十分合理（Farr，2010）。所有避孕方法均合适。

系统性硬化病——硬皮病

这是一种原因不明的慢性多系统自身免疫疾病，特点为微血管损害、免疫激活导致的炎症，皮肤、肺、心脏、胃肠和肾脏等部位胶原过度沉积。此病发病率低，女性约为男性的3倍，发病年龄在30~50岁（Meier，2012；Varga，2015）。

硬皮病女性多见且生育后高发，其原因中最主要的是微嵌合发病假说（Lambert，2010）。Artlett等（1998）发现几乎1/2的系统性硬化病患者中有Y染色体基因，而对照组只有4%。Rak等（2009）发现外周血单核细胞男性染色质微嵌合在限制性和弥散性患者中分别为20%和5%。

■ 临床病程

此疾病的标志是产生过量的胶原蛋白。其良性类型——限制性系统性硬化病进展较慢。弥漫性系统性硬化病皮肤增厚进展迅速，后进展为胃肠道间质纤维化，尤其是远端食管纤维化（Varga，2015）。15%的患者肺间质纤维化及血管改变可能引起肺动脉高压。95%的患者抗核抗体阳性，并且常伴有免疫功能缺陷。

常见的症状包括雷诺现象，寒冷诱发的远端肢体缺血占95%，还有肢体末端和面部肿胀。半数患者有食管受累的症状，尤其是饱胀感和食管烧灼痛。常见肺脏受累，导致呼吸困难。伴有肺纤维化者10年生存率约为70%，主要致死原因为肺动脉高压（Joven，2010；Varga，2015）。限制性系统性硬化症的患者病情比较轻，如CREST综合征——钙质沉着（calcinosis）、雷诺现象（Raynaud phenomenon）、食管受累（esophageal involvement）、指端硬化（sclerodactyly）和毛细血管扩张（telangiectasia）。

重叠综合征是指系统性硬化症的表现类似其他结缔组织疾病。混合性结缔组织病是指一组综合征，特征包括狼疮、系统性硬化病、多发性肌炎、类风湿关节炎，并且有高滴度的抗RNP抗体（表59-1）。这种疾病也被称为未分化结缔组织病（Spinillo，2008）。

尽管系统性硬化症不能被治愈，但是针对受累终末器官的治疗能够减轻症状，改善功能。肾脏病和高血压较常见。血管紧张素转化酶抑制剂常是有效的治疗。1/4的患者发展为硬皮病肾危象，其特征为肾皮质动脉血管闭塞性病变，导致肾衰竭和恶性高血压。限制性肺间质纤维化较常见，并且可以是致命性的。肺动脉高压通常是致命性的（第49章）。

■ 妊娠和系统性硬化症

妊娠合并系统性硬化症的发病率约为1/22 000（Chakravarty，2008）。这些孕妇如果基础状态比较好，则孕期病情通常比较平稳。可预计到的是，吞咽困难和食管反流在孕期可能会加重（Steen，1999）。神经肌肉功能障碍造成食管失蠕动从而引起吞咽困难。测压法可以看出食管下2/3的蠕动波幅减少或缺失。食管反流的治疗见第54章。

肾功能不全和恶性高血压孕妇患先兆子痫的可能性增加。当出现肾脏和心脏损害急剧进展，需要考虑提前终止妊娠。如前所述，肾危象是致命的，应使用血管紧张素转化酶抑制剂类药物，且分娩并不能够改善病情（Gayed，2007）。肺动脉高压通常是妊娠禁忌证。

硬皮病妇女可以经阴道分娩，除非软组织硬化增厚造成难产需要剖宫产手术。全身麻醉气管插管需提前评估，因为这类孕妇可能存在张口困难（Sobanski，2016）。由于食管功能障碍，全身麻醉更易发生误吸，所以硬膜外麻醉更为适合。

提高产房温度和静脉输液,额外的毯子、袜子和手套可以改善雷诺现象引起的循环障碍。如果平时应用糖皮质激素治疗,分娩时推荐氢化可的松冲击治疗。

母儿预后和疾病的严重程度相关。在一项纳入214例系统性硬化病产妇的研究中,45%为弥漫性硬化病,主要并发症为3例孕妇出现肾危象和早产率增加(Steen,1989,1999)。Chung等(2006)也报告了早产、胎儿生长受限和围产儿死亡率增加。一项包括25个中心、109例孕妇的多中心研究显示,早产、胎儿生长受限和极低出生体重儿的发生率升高(Taraborelli,2012),这些可能与胎盘异常有关,包括蜕膜血管病、急性动脉粥样硬化和梗死(Sobanski,2016)。

硬皮病可能伴有生育力降低(Bernatsky,2008;Lambe,2004)。对不准备妊娠的妇女,可以选择几种可逆的避孕方法。然而应避免使用激素类药物,特别是复合口服避孕药,其对心脏、肺或肾脏受累的妇女更不利。由于硬皮病可持续进展,有时甚至是进行性恶化,也可考虑行永久性的绝育。

炎性血管病综合征

炎症和血管损伤可能是原发性的或继发于其他疾病。大多数情况下由免疫复合物沉积导致(Langford,2015)。主要包括结节性多动脉炎、暂时性或巨细胞动脉炎、高安动脉炎、Henoch-Schönlein 紫癜、白塞综合征、皮肤或高敏性动脉炎(Goodman,2014)。小血管病变包括伴血管炎性肉芽肿和血管炎性嗜酸性粒细胞肉芽肿,其具有针对白细胞胞浆颗粒中蛋白质的抗体——抗中性粒细胞胞浆抗体(Pagnoux,2016)。

■ 结节性动脉炎

这种中小动脉坏死性血管炎的临床特征是肌痛、神经病变、胃肠道疾病、高血压和肾脏疾病(Goodman,2014)。1/3 与乙型肝炎抗原血症有关(Langford,2015)。临床症状不典型。一半以上患者出现发热、体重下降和不适。诊断需依靠活检,治疗包括大剂量泼尼松加环磷酰胺。拉米夫定对源发于乙型肝炎抗原血症的血管炎患者可能有效(第 55 章)。

有关结节性动脉炎合并妊娠的文献报告很少。一项回顾性总结了 12 例妊娠合并结节性多动脉炎患者的研究中,7 例孕期首次发病的妇女产后 6 周内很快死亡(Owen,1989),7 例患者中 6 例直至尸解才得以诊断,4 例患者继续妊娠,1 例死胎,3 例获活产新生儿。

■ 肉芽肿性血管炎

以前称韦格纳肉芽肿(Wegener granulomatosis),这是一种累及上、下呼吸道及肾脏的坏死性肉芽肿性血管炎(Pagnoux,2016)。常见损害包括口腔和鼻损害90%,肺浸润或结节 85%,肾小球肾炎 75%,肌肉骨骼损害 65%(Sneller,1995)。至少 90% 的患者有多发性血管炎(Langford,2015)。此病罕见,并且通常 50 岁以后发病。Koukoura 等(2008)报告了 36 例妊娠合并肉芽肿性血管炎病例,显示早产的发生率升高。在另一篇文章中,1/2 的孕妇并发了疾病相关肺炎,但妊娠并没有影响疾病活动性(Pagnoux,2011)。因为声门下狭窄在 1/4 的患者中被发现,产前最好进行麻醉咨询(Engel,2011)。

糖皮质激素为标准的治疗方案,但也可以应用硫唑嘌呤、环孢素,或静脉注射免疫球蛋白。对中晚期妊娠病情中等或严重病例,可联合应用环磷酰胺和泼尼松治疗。

■ 高安动脉炎

高安动脉炎(Takayasu arteritis)又称无脉病,该病是累及大血管的慢性炎症性动脉炎(Goodman,2014)。不同于暂时性动脉炎基本发病晚于 55 岁,高安动脉炎的发病几乎全部在 40 岁之前。主要累及上主动脉及其主要分支的血管病,导致上肢血管损害。死因通常是充血性心力衰竭和脑血管事件。CT 或 MR 成像可以在病变进展到严重程度之前检测到血管损害。皮质激素对高安动脉炎治疗有效,但是不能被治愈。外科搭桥手术或血管成形术可以改善存活率。

严重的肾血管性高血压,心脏受累及肺动脉高压都将使妊娠预后恶化(Singh,2015)。本病患者中高血压较为常见,应慎重控制。应在下肢测量血压。总的来说,妊娠预后良好(Johnston,2002)。一项对 58 例患有大动脉炎的妇女的研究发现,妊娠高血压和子痫前期的风险增加,但总的母儿预后良好(Gudbrandsson,2017)。一项包含 52 例患者产科结局的研究提示,该病产科并发症发生率较高,包括先兆子痫、早产和胎儿生长受限或死亡(Comarmond,2015)。如累及腹主动脉,则结局可能是悲剧性的(Sharma,2000)。分娩方式提倡阴道分娩,且建议产程和分娩过程中应用硬膜外镇痛。

■ 其他血管炎

儿童期以后 Henoch-Schönlein 紫癜很罕见。Tay-Abali 等(2012)回顾了 20 例妊娠合并血管炎,其中 3/4 病例有皮肤损害,一半出现关节痛。Gungor 等(2014)描述了 94 例妇女的 298 次妊娠,发现与健康对照组相比,流产率更高,胎儿出生体重更小。原发性 Churg-

Strauss 血管炎,嗜酸性粒细胞肉芽肿合并多发性血管炎在妊娠期罕见(Jennette,2013)。Hot 等(2007)报告1例孕妇对静脉注射免疫球蛋白治疗有效。Corradi 等(2009)报告 1 例 35 岁产妇足月分娩,其病变累及至心脏,分娩后接受心脏移植。Edwards(2015)描述了 1 例妇女在两次妊娠中都发生了这种血管炎的复发。

炎性肌病

这是一类获得性、可治疗的引起骨骼肌萎缩症疾病,在人群的患病率约为 1/100 000(Dalakas,2012)。主要包括三大类:多发性肌炎、皮肌炎和包涵体肌炎,它们都与渐进性非对称性肌肉无力有关。也常与结缔组织疾病、恶性肿瘤、药物、克罗恩病等全身性自身免疫疾病,以及病毒、细菌和寄生虫感染相关。

多发性肌炎是亚急性炎症性肌病,常和结缔组织病相关。皮肌炎表现为一种特征性的皮炎,伴有或有前驱的虚弱。实验室检查异常表现为肌酶升高,肌电图异常。确定诊断依靠活检,血管周围或肌束膜周围炎症浸润,血管炎和肌纤维变性。通常单独发病,但可能与硬皮病或混合性结缔组织病相伴随。

发病的主要原因为病毒感染、自身免疫障碍或二者兼有。15% 皮肌炎患者患恶性肿瘤,两种疾病的发生可相隔数年。最常见的相关肿瘤包括乳腺、肺脏、胃和卵巢。该病通常对大剂量皮质激素、免疫抑制剂如硫唑嘌呤或甲氨蝶呤,或静脉注射免疫球蛋白治疗有效(Dalakas,2012;Linardaki,2011)。

该病合并妊娠的经验积累主要来自病例报告和综述。Chen 等(2015)在澳大利亚人口出生队列中发现了 17 例患有多发性肌炎/皮肌炎的患者,其产科合并症发生率升高,包括高血压(23%)、产前出血(11%)、剖宫产(88%)和早产(35%)。另一项包含了 60 例皮肌炎和 38 例多发性肌炎患者的研究中,80% 的孕妇妊娠对其疾病没有不良影响。其他研究也报告了类似的结果(Missumi,2015;Pinal-Fernandez,2014)。Rosenzweig 等(1989)回顾分析了 18 例原发性多发性肌炎/皮肌炎妇女的 24 次妊娠,一半的病例在孕前已经诊断,其中 1/4 病例在妊娠中晚期加重。依据以上回顾分析,Doria 等(2004)提出妊娠结局和疾病活动程度相关,孕期新发病例预后差。

遗传性结缔组织病

许多遗传突变涉及编码骨骼、皮肤、软骨、血管和基底膜结构蛋白的基因。虽然结缔组织含有许多复杂的大分子,如弹性蛋白和 30 多种蛋白多糖,但最常见的成分是纤维状胶原 I、II 和 III。各种突变,有的隐性遗传,有的显性遗传,导致临床综合征,包括马方综合征和埃莱尔-当洛综合征(Ehlers-Danlos syndrome),成骨不全,软骨发育不良,以及大疱性表皮松解症。在怀孕期间应关注这些疾病导致的主动脉瘤(Schoenhoff,2013)。

■ 马方综合征

马方综合征是一种常见的常染色体显性遗传结缔组织病,发病率约为 1/(3 000~5 000)(Prockop,2015)。发病无性别差异。该综合征是由于 FBN1 基因突变引起的弹性蛋白成分异常所致。FBN1 基因位于 15 号染色体长臂上,具有很高的突变率,大多为温和的临床亚型。50% 的疾病存在遗传给后代的风险,然而,由于缺乏明显的基因型相关性和较大临床变异性,预测后代疾病严重程度的能力受到限制。目前,植入前诊断和产前诊断仅限于已知 FBN1 基因突变的 80% 病例(Smok,2014)。

在严重的病例中可有主动脉中层弹性膜变性,这种薄弱易导致主动脉扩张或夹层动脉瘤,并且在孕妇似乎更容易形成(Curry,2014;Roman,2016)。妊娠合并马方综合征详见第 49 章。

■ 埃莱尔-当洛综合征

这种疾病的特征是结缔组织的许多病理改变,包括皮肤的超弹性。此病严重的类型有动脉破裂高风险,可引起卒中或脑出血。还有几种类型以皮肤、关节和其他组织受累为主。遗传方式可为常染色体显性、常染色体隐性或 X 连锁遗传。总发病率接近 1/5 000(Prockop,2015)。I 型、II 型和 III 型是常染色体显性遗传,各占约 30% 的病例。IV 型比较罕见,但易发生早产、母体大血管破裂、产后出血和子宫破裂(Pepin,2000)。主要的发病机制是胶原蛋白或前胶原蛋白缺陷。

据报告,埃莱尔-当洛综合征患者易发生胎膜早破、早产、孕期和产后出血(Volkov,2006)。但最近一项包括 314 例患者的队列研究显示不良妊娠结局,包括早产的风险并未升高(Sundelin,2017)。另外还有许多子宫自发破裂的报告(Rudd,1983)。组织脆性使会阴切开和剖宫产更困难。Hurst 等(2014)对埃勒斯丹洛斯国家基金会的 1 769 例受试者进行了调查,发现早产率为 25%,不育率为 44%。文献报告了右髂动脉自发性破裂导致孕妇和胎儿死亡的病例(Esaka,2009)。Bar-Yosef 等(2008)报告了 1 例新生儿患有多发性先天性颅骨骨折和由埃莱尔-当洛 VIIC 型引起的颅内出血。

■ 成骨不全

Ⅰ型成骨不全发病率约为 1/20 000，Ⅱ型约为 1/60 000。其特征为骨骼脆弱，患者常有蓝巩膜、听力丧失、多发性骨折和牙齿异常。根据致病基因和临床病情从轻至重可分为 15 个亚型（Van Dijk，2010）。遗传方式包括常染色体显性遗传、常染色体隐性遗传和散发性遗传。Ⅰ型是最温和的类型，其通常为 *COL1A1* 基因突变所致（Sykes，1990）。Ⅱ型在子宫内通常是致命的（Prockop，2015）。

Ⅰ型成骨不全的妇女可能获得成功妊娠。也就是说，其孕期可能面临的风险包括骨折、硬皮病相关的限制性肺病、小颌畸形、脆性牙齿、颈椎不稳定、子宫破裂和头颈畸形。一项包括 295 例成骨不全患者的回顾性队列研究发现，产前出血、流产、胎儿生长受限、先天性畸形和早产风险增加（Ruiter-Ligeti，2016）。20~30 次骨折后才妊娠的患者并不常见。大多数需要最小化的治疗以减少骨丢失。

根据成骨不全的类型，胎儿可能受到影响，也可能在妊娠期或分娩期发生骨折（第 10 章）。在许多情况下，产前诊断是必要的，宫内干细胞疗法正在被评估中（Couzin-Frankel，2016）。

（李博 翻译　梁梅英 审校）

参考文献

第 60 章

神经系统疾病

> 癫痫似乎对妊娠没有影响,但在孕妇分娩时,缺乏经验的医务人员可能把癫痫误认为子痫。如果癫痫发作频繁,患者应该服用大剂量的溴化钾,并像非孕时一样进行治疗。
>
> ——J. 惠特里奇·威廉姆斯(1903)

神经系统疾病在育龄妇女中比较常见,但在本教科书的第 1 版中,只用了不到两页讲解。过去对患有神经系统疾病的女性多不建议妊娠,现在已很少这样建议。育龄妇女常见的神经及精神类疾病在妊娠期间也经常遇到,有些疾病甚至在妊娠期更加常见。如面神经麻痹(bell palsy)、某些类型的脑卒中和抑郁症。神经血管疾病是产妇死亡的重要原因,2011~2013 年,神经血管疾病占美国孕产妇死亡人数的近 7%(Creanga,2017)。

许多神经系统疾病可以在孕前被发现。大多数患有慢性神经系统疾病的女性妊娠后无不良产科结局,但某些疾病有其特定的风险。也有一些神经系统疾病在妊娠期间会出现新发神经症状,这些症状通常不易与妊娠并发症鉴别。一些精神类疾病也可以表现为认知和神经系统异常,应该考虑检查以排除诊断。

中枢神经系统影像学检查

计算机体层成像(CT)和磁共振成像(MRI)是经常应用的检查手段,其检查结果有助于对神经及精神类疾病的分类和管理。如第 46 章中所述,妊娠期间采用这两种成像方法进行检查是安全的。CT 扫描通常在需要快速诊断时使用,并且非常适合检测新发的出血类疾病。由于无射线暴露,MRI 往往是妊娠期的首选。MRI 非常有助于诊断脱髓鞘疾病、扫描动静脉畸形,评估先天性和进展性神经系统的疾病、发现后颅窝病变、诊断脊髓疾病。但无论是 CT 还是 MRI,检查时都需要在孕妇髋关节下放置楔形垫子,保持孕妇左外侧倾斜卧位,以防止低血压,减少主动脉搏动(这可能会降低图像质量)。

脑血管造影(通过股动脉注射对比剂)有助于诊断和治疗一些脑血管疾病。荧光透视的辐射暴露更多,必须要做时,应做好孕妇的腹部屏蔽。正电子发射断层成像和功能磁共振成像在妊娠期的使用尚未充分评估(Chiapparini,2010)。

头痛

在 2012 年美国的一项全国性调查中,18~44 岁的人中有 17%在过去 3 个月内曾经历严重的头痛或偏头痛(Blackwell,2014)。Burch 等(2015)报告同年龄层中 24%的非妊娠妇女有类似经历。在就诊神经内科的头痛患者中,2/3 属于原发性头痛,其中 90%以上为偏头痛。其他 1/3 继发于其他疾病，其中超过半数继发于高血压疾病（Robbins，2015）。有趣的是，Aegidius 等（2009）报告了在初产妇妊娠期所有类型的头痛发生率都下降，特别是在孕晚期。

国际头痛学会对头痛的分类见表 60-1（2013）。在孕妇中，原发性头痛比继发性头痛更为常见（Digre，2013；Sperling，2015）。偏头痛受妊娠激素影响最大（Pavlovic，2017）。妊娠期严重头痛的发生率如图 60-1 所示。

表 60-1　头痛的分类
原发性
偏头痛
紧张性头痛
三叉神经性头痛
其他
继发性
头颈部外伤
头颈部血管病
药物滥用
感染
内环境紊乱
颅面部其他部位病变引起的头痛
精神异常
资料来源：International Headache Society，2013.

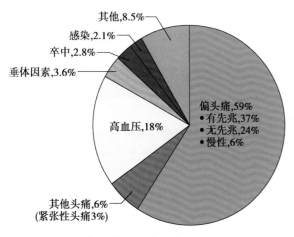

图 60-1　140 例于神经内科住院的妊娠患者的连续病例资料中，各种头痛的发生率
（资料来源：Robbins，2015.）

■ 紧张型头痛

紧张型头痛是最常见的头痛类型。特点为持续数小时的头颈部肌肉紧张，伴有轻度至中度疼痛，通常不伴神经紊乱或恶心。休息、按摩、热敷或冰敷、抗炎药物或温和镇静剂可缓解。不需要住院治疗。

■ 偏头痛

偏头痛表现为周期性、反复发作的剧烈头痛和自主神经功能紊乱（Goadsby，2015）。国际头痛学会（The International Headache Society，2013）根据有无先兆、是否为慢性，将偏头痛分为三类：

1. 无先兆型偏头痛　普通型偏头痛，以一侧搏动性头痛、恶心、呕吐或畏光为特点。

2. 有先兆型偏头痛　典型偏头痛，有相似的神经系统前驱症状，如视盲或视幻觉。偏头痛患者中的 1/3 是这种类型。这一类型的偏头痛有时在前驱症状出现时服药可防止其发生。

3. 慢性偏头痛　是指无明显诱因的、每月至少发生 15 天，连续 3 个月以上的偏头痛。

偏头痛可于儿童期出现，青春期是发病高峰。随着年龄增长，偏头痛的发作频次及发作严重度都趋于下降，妇女的年患病率为 17%，而男性仅为 6%（Lipton，2007）。另外有 5% 的妇女因诊断依据不充分，所以为疑似偏头痛病例（Silberstein，2007）。特定的多态性已经被确定能够调节偏头痛的风险（Chen，2015；Schürks，2010）。偏头痛在年轻妇女中高发也许是与激素水平有关（Charles，2017；Pavlovic，2017）。而在妊娠期，偏头痛的发病率下降。

偏头痛患者敏感的神经感知可能与脑干和下丘脑中的单胺能感觉控制系统有关（Goadsby，2015）。偏头痛的病理生理机制尚未明了，但通常在神经功能障碍所导致的脑皮质血流减少、血管感受器或脑膜感受器活化、三叉感觉神经元兴奋时发生（Brandes，2007；D'Andrea，2010）。Kruit 等（2004）更倾向于后循环学说。偏头痛，尤其是年轻妇女的有先兆型偏头痛，与缺血性脑卒中的风险增高有关。吸烟或口服避孕药物的人患病风险更大。

妊娠期偏头痛

妊娠早期偏头痛的患病率为 2%（Chen，1994）。大多数偏头痛患者的头痛症状在妊娠期有所好转（Kvisvik，2011）。但是，偶尔也有在妊娠期第 1 次发作的偏头痛（通常是有先兆型偏头痛）。偏头痛患者妊娠后，可能出现提示更严重的障碍的其他症状。因此，如果出现新的症状，必须进行全面分析评估（Detsky，2006；Heaney，2010）。

尽管传统观念认为偏头痛并不会增加母体或胎儿的风险，但最近的一些研究已经驳斥了这一点（Allais，2010）。如有报告称偏头痛孕妇的子痫前期、妊娠高血压、早产和其他心血管疾病（包括缺血性脑卒中）的发病率增加（Grossman，2017；Wabnitz，2015）。Bushnell等（2009）总结妊娠期偏头痛发病率为185/10万，在这类患者中，很多疾病的发生风险增加。风险增高倍数如下：脑卒中16倍，心肌梗死5倍，心脏病2倍，静脉血栓栓塞2倍，子痫前期/妊娠期高血压疾病2倍。

管理

有关妊娠期非药物治疗偏头痛的数据有限，如生物反馈技术、针灸和经颅磁刺激（Airola，2010；Dodick，2010）。有效的药物包括非甾体消炎药（NSAIDs），单纯镇痛药如布洛芬、对乙酰氨基酚或中药对大多数偏头痛有效，特别是早期给药。

严重的偏头痛让患者和照料人员都感到烦恼。大多数情况下，有必要使用多靶点药物治疗来缓解偏头痛（Gonzalez-Hernandez，2014）。给予静脉补液、肠外止吐药和阿片类药物积极治疗，通常可立即缓解疼痛。虽然在过去的几年里，输注硫酸镁（2g）受到青睐，但相关荟萃分析没有提示任何好处（Choi，2014）。麦角胺衍生物是有效的血管收缩剂，但由于其有子宫收缩作用，所以妊娠期禁止用于治疗偏头痛（Briggs，2015）。

曲坦（Triptans）是5-羟色胺1B/2D受体激动剂，通过引起颅内血管收缩有效缓解头痛（Contag，2010）。它还可减轻恶心、呕吐症状，明显减少对镇痛药物的应用。曲坦可口服、注射、直肠栓剂或鼻腔喷雾给药。它们最好与非甾体消炎药联合使用（Goadsby，2015）。舒马曲坦（Imitrex）是曲坦类药物的一种，在妊娠期的应用最多。从目前经验看来，妊娠期应用此药还是安全的，但仍缺乏广泛的研究证据支持（Briggs，2015；Nezvalová-Henriksen，2010）。Wood等（2016）在对宫内接触曲坦类药物的胎儿出生后追踪随访36个月后，发现了他们神经发育方面的差异，包括情绪和活动问题。

周围神经阻滞对有些患者有效，Govindappagari等（2014）描述了13例妊娠期患者的治疗过程。对于频繁发作的偏头痛患者，应预防性服药。有些药物可有效地预防偏头痛发作，包括阿米替林10~175mg/d；普萘洛尔40~120mg/d；或美托洛尔25~100mg/d（Contag，2010；Goadsby，2015；Lucas，2009）。

丛集性头痛

这种罕见的原发性头痛的特征是：严重的单侧刀割样头痛，放射到面部和眼眶，持续15~180分钟，并伴有自主神经症状和躁动不安。妊娠不会影响症状的严重程度。患者应避免吸烟和酗酒。急性处理包括100%氧疗和舒马曲坦6mg皮下注射（VanderPluym，2016）。如果复发，可用钙通道阻滞剂进行预防。

癫痫

据美国国家疾病控制和预防中心报告：2005年美国成人癫痫发生率为1.65%，其中包括超过100万例育龄期妇女（Kobau，2008）。癫痫是妊娠期第二常见的神经系统合并症，其发病率仅次于头痛。妊娠期癫痫发作的发生率为1/200（Brodie，1996；Yerby，1994）。值得注意的是，2011~2013年的三年期间，癫痫占英国孕产妇死亡人数的5%（Knight，2015）。

■ 病理生理学

癫痫发作是指伴有或不伴有意识丧失的异常神经元放电为特征的发作性中枢神经系统紊乱。年轻成人的病因包括头部创伤、酒精和其他药物、脑部感染、脑肿瘤、生化异常和动静脉畸形。对于妊娠期新发病例，应仔细寻找病因。特发性癫痫需在排除其他病因后才能诊断。

癫痫常表现出许多不同的症状，但其基本特征为反复出现的、无特定诱因的抽搐发作。国际抗癫痫学会分类和术语委员会最近更新了癫痫的定义（Fisher，2014）。

局灶性癫痫发作

局灶性癫痫发作起源于大脑的局部区域，仅影响相应区域的神经功能。虽然很难指明具体病因，但多认为它们是由于外伤、脓肿、肿瘤或围产因素引起的损害所致。无明显特征的局灶性癫痫发作开始于身体的一个部位，进一步发展到同侧身体的其他部位，产生强直阵挛运动。单纯部分发作也能影响感觉功能、产生自主神经功能紊乱或心理改变。认知功能不受损，而且恢复很快。有认知障碍的局灶性癫痫常伴有先兆症状，随后出现意识障碍，表现为突然的动作停止或凝视常见不自主动作如投掷运动或咂嘴。

全身性癫痫发作

全身性癫痫发作同时累及双侧大脑半球，往往在意识突然丧失前有先兆。具有明显的遗传倾向。在癫痫大发作、意识丧失后紧接着肌肉强直性收缩和僵硬体位，随后四肢呈阵挛性收缩，同时肌肉逐渐放松。意识恢复缓慢而渐进，患者可能在几个小时内都存在意识模糊和定向障碍。失神型发作又被称为癫痫小发作，是全身性癫痫发作的一种类型。这一类型的癫痫发作特点为暂时的意识丧失、不伴有肌肉活动，而且意识与定向力障碍恢复很快。

■ 孕前咨询

理想情况下，癫痫患者应在妊娠前就诊咨询，第8

章也提及相关要点。在受孕前至少 1 个月开始,补充叶酸 0.4mg/d。当服用抗癫痫药物的妇女妊娠时,叶酸剂量应增加到 4mg。评估并调整药物类型及剂量,使用最小致畸可能的一种药物进行治疗。如果一种药物不可行,则尝试使用最少种类的药物,并使用最低有效剂量(Patel,2016)。如果患者 2 年或更长时间无癫痫发作,应考虑停药。

■ 妊娠期癫痫

癫痫患者妊娠后,癫痫发作的频率和发生胎儿畸形的风险增加。降低癫痫相关死亡率及发病率的主要方法是控制癫痫发作。以往的研究认为,癫痫发作会在妊娠期恶化,但由于目前产前管理的进步,此现象已有改善。研究表明,只有 20%~30% 的妇女妊娠期癫痫发作率增高(Mawer,2010;Vajda,2008)。孕前至少 9 个月无癫痫发作的妇女在妊娠期间可能也不会癫痫发作(Harden,2009b)。

癫痫发作频率增加通常与药物减量、血药浓度下降、癫痫发作阈值减低相关。一些妊娠相关的身体变化可能导致血药浓度下降,如恶心、呕吐导致药物实际吸收剂量减少;胃肠动力不足和/或应用抗酸药物,使抗惊厥药物的吸收减少;妊娠期血容量增加过多使血药浓度减低;妊娠期肝脏、血浆、胎盘的酶类增加了药物代谢;肾小球滤过率增加,加

速了药物清除;更需要注意的是,有些癫痫症孕妇考虑到药物的致畸作用,中断用药。另外,妊娠相关的睡眠剥夺、分娩时的过度换气与疼痛都降低了癫痫发作的阈值。

妊娠并发症

癫痫患者妊娠后发生相关并发症的风险较小,主要风险包括自然流产、出血、高血压疾病、早产、胎儿生长受限和剖宫产(Harden,2009b;Viale,2015)。重要的是,MacDonald(2015)报告了癫痫患者死亡率增加 10 倍,并且如前所述,英国孕产妇死亡的 5% 为癫痫患者。据报告,癫痫患者产后抑郁的发生率也较高(Turner,2009)。最后,癫痫患者的子代患癫痫症的风险为 10%。

胚胎畸形

多年来,人们无法判断癫痫本身和其治疗方法哪个是胎儿畸形的主要原因。如第 8 章所述,现在认为未治疗的癫痫与胎儿畸形率升高无关(Thomas,2008)。也就是说,服用某些抗惊厥药物无可争议地与胎儿患先天性畸形的风险增加有关。此外,与多种药物联合治疗相比,单一药物治疗的出生缺陷率相对较低。因此,必要时,增加单一疗法的起始药物剂量要比添加新的药物更可取(Buhimschi,2009)。

某些特定药物即便单一给药也会增加胎儿畸形发生率(第 12 章)。其中一些列于表 60-2 中。单独应用

表 60-2 常见抗惊厥药物的致畸性

药物(商品名)	致畸类型	影响	胚胎-胎儿风险[a]
丙戊酸盐(valproate)	神经管缺陷、唇腭裂、心脏异常;相关的发育迟缓	单药治疗:10%;多药疗法:发生概率更高	有
苯妥英(phenytoin)	胎儿乙内酰脲综合征:颅面畸形、指甲发育不全、胎儿生长发育受限、心脏异常、唇腭裂	5%~11%	有
卡马西平;奥卡西平(carbamazepine;oxcarbazepine)	胎儿乙内酰脲综合征(如上所述);脊柱裂	1%~2%	有
苯巴比妥	唇腭裂、心脏异常、尿路畸形	10%~12%	可能
拉莫三嗪(lamotrigine)	唇腭裂风险增加(注册数据)	小于 1%(高于预期风险 4~10 倍)	可能
托吡酯(topiramate)	唇腭裂	2%~3%(高于预期风险 15~20 倍)	可能
左乙拉西坦(levetiracetam)	骨骼异常(理论上)、动物生长异常	初级观察资料	可能

[a] 资料来源:Briggs,2015;Food and Drug Administration,2011;Harden,2009b;Holmes,2008;Hunt,2008。

苯妥英及苯巴比妥时,重大畸形的发生率为基线的2~3倍(Perucca,2005;Thomas,2008)。丙戊酸盐是一种剂量依赖性的强效致畸药物,随着药量的增加,其致畸风险增加4~8倍(Eadie,2008;Klein,2014;Wyszynski,2005)。丙戊酸钠也与子代认知功能受损有关(Kasradze,2017)。一般而言,使用多种药物联合治疗时,各种药物的风险累加。一项荟萃分析研究了31项研究发现,拉莫三嗪(lamotrigine)和左乙拉西坦(levetiracetam)的致畸风险最低(Weston,2016)。

妊娠期管理

美国神经病学学会和美国癫痫症学会有关于治疗妊娠期癫痫症的指南(Harden,2009a~c)。妊娠期处理的主要目的是预防癫痫发作。为达到这个目的,可能需要治疗恶心、呕吐,避免诱发癫痫发作的刺激,药物治疗的依从性需要重点关注。一般来说,抗癫痫药应维持在能控制癫痫发作的最低浓度。虽然由于妊娠期血浆蛋白结合发生改变而使血浆药物浓度可能并不可信,但仍应常规监测血浆药物浓度。游离的或非结合的药物水平很有帮助,但却不能广泛应用。而且,也没有证据支持这些监测能更好地帮助控制癫痫发作(Adab,2006)。基于上述原因,可仅在癫痫发作后,或怀疑患者未能顺从服药时,检测血浆药物水平。

对于服用抗癫痫药物的患者,建议于妊娠中期行胎儿系统超声检查以帮助发现胎儿异常。如果不是复杂性的癫痫,则不需要更进一步评估胎儿。

对于想要母乳喂养的女性,有关各种抗惊厥药物安全性的数据不多。也就是说,没有明显证据支持抗惊厥药物有不良影响,如新生儿远期认知问题(Briggs,2015;Harden,2009c)。在节育方法中,同时服用抗惊厥药物的患者口服避孕药的失败率较高,尤其是拉莫三嗪。因此,应该考虑其他更可靠的方法(第38章)。

脑血管疾病

脑血管循环异常包括脑卒中(缺血性和出血性)及脑血管解剖异常(如动静脉畸形和动脉瘤)。脑缺血是由超过数秒钟的局部血流减少引起的。在脑缺血出现的早期就可能出现神经系统症状,通常在几分钟后会发生脑梗死。出血性脑卒中由脑内或脑周围血管的出血所致。局部淤积的血液物理压迫、化学刺激或增高颅内压而引发相关神经系统症状。在妊娠期脑卒中患者中,约一半为缺血性,另一半为出血性(Zofkie,2018)。

目前美国高发的肥胖、心脏病、高血压和糖尿病,增加了脑卒中的患病率(CDC,2012)。女性脑卒中的终身患病风险高于男性,且相关死亡率更高(Martínez-

Sánchez,2011;Roger,2012)。此外,妊娠会增加缺血性和出血性脑卒中的短期和终身风险(Jamieson,2010;Jung,2010)。

妊娠期脑卒中并不常见,每10万例分娩中有10~40例出现,但一旦发生,死亡率很高(Leffert,2016;Miller,2016;Yoshida,2017)。近年来妊娠期脑卒中的住院资料显示其发病率正在上升(Callaghan,2008;Kuklina,2011),大多数妊娠期脑卒中病例与高血压疾病或心脏病有关。美国妊娠相关死亡率中,脑血管意外占6.6%、子痫前期占7.4%(Creanga,2017)。产后42天内的产妇死亡率中,脑血管意外占9.8%。

■ 风险因素

妊娠期间大多数脑卒中不是发生在产程或分娩中,就是发生在产褥期。在一项对2850例妊娠相关脑卒中患者的研究中发现,10%发生在产前、40%发生在产时、约50%发生在产后(James,2005)。也有学者报告了145例患者的发病时期:产前45%、产时3%和产后53%(Leffert,2016)。对超过1000万例次妊娠的研究结果报告了几个与妊娠有关或无关的风险因素,包括年龄;偏头痛、高血压、肥胖和糖尿病;心脏病,如心内膜炎、瓣膜假体和卵圆孔未闭;吸烟。与妊娠相关的风险因素包括:妊娠期高血压疾病、妊娠糖尿病、产科出血和剖宫产。到目前为止,据报告最常见的危险因素是妊娠期高血压疾病。1/3的脑卒中与妊娠期高血压疾病相关;与血压正常者相比,高血压孕妇的脑卒中风险增加3~8倍(Scott,2012;Wang,2011)。与进行椎管内麻醉的患者相比,接受全身麻醉的子痫前期患者的脑卒中发生风险可能更高(Huang,2010)。围产期脑卒中的另一个风险因素是剖宫产,与阴道分娩相比风险增加1.5倍(Lin,2008)。

妊娠期脑血管血流动力学发生改变,自主调节能力增强。即使全身血压发生变化,脑血流量也可维持(van Teen,2016)。从妊娠中期到足月,脑血流量减少20%。但在妊娠期高血压患者,脑血流量显著增加(Zeeman,2003,2004b)。这种过度灌注给某些脑血管异常的女性带来危险。

■ 缺血性脑卒中

颅内血管的急性闭塞或栓塞引起局部脑组织缺血,进而可能导致受累脑组织死亡(图60-2)。表60-3列出了常见的相关病症和缺血性脑卒中的病因。短暂性脑缺血发作(transient ischemic attack,TIA)由可逆性缺血引起,症状通常持续不到24小时。约10%的TIA患者在1年内发生脑卒中(Amarenco,2016)。脑卒中患者通常会

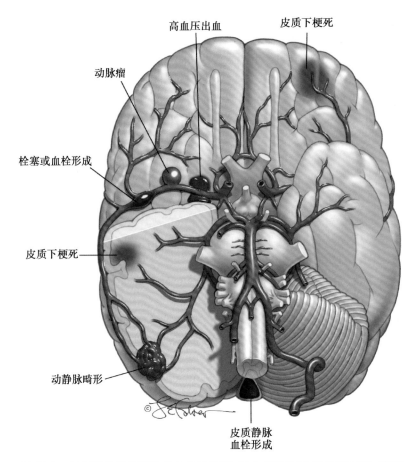

图 60-2　妊娠期各种类型脑卒中的示意图：①皮质下梗死（子痫前期）；②高
血压出血；③动脉瘤；④大脑中动脉栓塞或血栓形成；⑤动静脉畸形；⑥皮质静
脉血栓形成

出现剧烈头痛、偏瘫或其他神经功能缺损症状，偶尔出
现癫痫发作。相比之下，局部神经症状伴随的先兆通常
表现为首次发作的偏头痛（Liberman，2008）。

表 60-3　妊娠期或产褥期的缺血性或出血性脑卒中的相
　　　　关原因或诱因

缺血性脑卒中	出血性脑卒中
子痫前期	慢性高血压
动脉血栓形成	子痫前期
静脉血栓形成	动静脉畸形
狼疮抗凝剂	囊状动脉瘤
抗磷脂抗体	血管瘤
血栓形成倾向	可卡因、甲基苯丙胺
偏头痛	血管病变
从静脉进入动脉的栓塞	
心源性	
镰状血红蛋白病	
动脉夹层	
血管炎	
烟雾病	
可卡因、安非他明	

资料来源：Smith，2015；Yager，2012.

患者应做超声心动图、脑 CT 扫描、MRI 或脑血管
造影等检查。测量血脂时要注意妊娠期血脂指标的生
理性变化（附录）。在无其他并发症的年轻患者中，约
1/3 的缺血性脑卒中是由抗磷脂抗体引起，因此，患有
缺血性脑卒中的孕妇应常规检查抗磷脂抗体及狼疮相
关抗体（第 59 章）。此外，当有镰状细胞综合征指征
时，应做相关检查（Buonanno，2016）。

通过全面评估，可以确定大多数病例发生栓塞的
原因，但这些病因并不总是能够治疗。例如，心脏相关
性栓塞、血管炎或血管病变，如 Moyamoya 病（Ishimori，
2006；Miyakoshi，2009；Simolke，1991）。据报告，缺血性
脑卒中患者的预后与非妊娠妇女相似（Leffert，2016）。
已有学者报告了妊娠期间缺血性脑卒中的溶栓治疗
（Tversky，2016）。

子痫前期

育龄妇女中，妊娠高血压和子痫前期引起的妊娠
相关缺血性脑卒中的比例很大（Jeng，2004；Miller，
2016）。如图 60-2 所示，脑皮质下血管周围水肿和点状
皮下出血的区域可能发展为脑梗死（Aukes，2007，

2009；Zeeman，2004a）。虽然这在临床上通常表现为子痫性惊厥，但少数患者会因皮质栓塞形成而出现脑卒中症状（第 40 章）。

其他表现类似于子痫前期的疾病包括血栓性微血管病（第 56 章）和可逆性脑血管收缩综合征（第 40 章），后者也称为产后血管病，能引起广泛的脑水肿坏死和广泛的出血性梗死（Edlow，2013；Katz，2014；Miller，2016）。

脑栓塞

这类脑卒中通常发生在大脑中动脉（图 60-2）。只有在血栓形成和出血被排除，甚至明确找到栓子来源后才可以明确诊断此病。出血可能更难以排除，因为血栓形成和栓塞后也会发生出血性梗死。从静脉进入动脉的栓塞是一种罕见病因，因为有超过 1/4 的成人可能存在卵圆孔未闭，这使右心的静脉血栓栓子能绕过肺部导致脑栓塞（Scott，2012）。妊娠期进行卵圆孔闭合术不一定能改善预后，但有人在妊娠期进行手术（Dark，2011）。脑卒中的各种心源性栓塞原因包括心律失常（尤其是心房颤动）、瓣膜病变、二尖瓣脱垂、附壁血栓、感染性心内膜炎和围产期心肌病。

妊娠期栓塞性脑卒中的管理包括支持性治疗和抗血小板聚集治疗。妊娠期是否进行溶栓疗法和抗凝治疗仍有争议（Li，2012）。

脑动脉血栓形成

血栓性脑卒中大多发生于高龄患者，常由动脉粥样硬化引起，颈内动脉受累最常见。常在 1 次或更多次短暂性脑缺血发作后出现。推荐使用重组组织型纤维蛋白酶原激活剂（recombinant tissue plasminogen activator，rt-PA）进行治疗。阿替普酶就是其中一个药物。如果患者处于脑卒中发病 3 小时内的窗口期、有明显的神经功能缺损并且影像学排除了出血，则可使用阿替普酶。这种重组酶妊娠期可以使用，其主要风险是 3%~5% 的受治患者转变为出血性脑卒中（Smith，2015；van der Worp，2007）。

脑静脉血栓形成

在美国的一项研究发现，7% 的脑静脉血栓与妊娠相关（Wasay，2008）。但是，在全美国住院患者资料里超过 800 万次分娩中，妊娠期脑静脉血栓形成仅占 2% 的妊娠相关性脑卒中（James，2005；Saposnik，2011）。妊娠晚期和产褥期是风险最大的时期。

横窦或上矢状窦血栓常发生在产褥期，且与子痫前期、脓毒症和血栓形成倾向有一定的关系（图 60-2）。在遗传性血栓形成倾向患者、狼疮抗凝物质或抗磷脂抗体患者中更常见（第 52 章）。头痛是最主要的主诉症状，神经功能缺失也很常见，有 1/3 患者有惊厥症状

（Wasay，2008）。使用 MR 静脉造影可诊断（Saposnik，2011）。

本病的治疗措施包括抗惊厥药控制抽搐。很多人推荐应用肝素抗凝治疗，但治疗效果仍有争议（Saposnik，2011；Smith，2015）。怀疑有感染性静脉栓塞时用抗生素。对于不能进行全身抗凝治疗的女性，应给予纤维蛋白溶解疗法。妊娠期静脉血栓形成的短期预后要优于非妊娠患者，死亡率低于 10%（McCaulley，2011）。

一项系统综述发现，217 例脑静脉血栓的患者中，只有 1 例在孕期复发；另外 186 例妊娠病例中，有 5 例发生脑外静脉血栓形成（Aguiar de Sousa，2016）。在一项对既往有脑静脉血栓形成的患者进行预防性抗凝治疗的 52 例患者中，无复发性血栓形成或出血的病例，但 24% 的患者有晚期产科并发症（Martinelli，2016）。

缺血性脑卒中的复发风险

既往患有缺血性卒中的女性在随后的妊娠期间复发风险较低，除非有某种特定的、持续存在的病因。在一项对 373 例动脉缺血性脑卒中患者的 5 年随访中发现，其中 125 例妊娠 187 次。其中 13 例发生复发性缺血性脑卒中，其中只有 2 例与妊娠有关，因此作者认为脑卒中复发的风险很低，而且既往缺血性脑卒中病史并不是妊娠的禁忌证（Lamy，2000）。在一项对 1 770 例患有抗磷脂相关缺血性脑卒中的非妊娠妇女的研究中发现，只要使用华法林或阿司匹林进行预防性治疗，复发风险就没有变化（Levine，2004）。

目前，没有确切的指南指导既往脑卒中患者妊娠后的预防处理（Helms，2009）。美国心脏病学会强调控制高血压和糖尿病等危险因素的重要性（Furie，2011）。如第 49 章和第 52 章所述，应考虑给予患有抗磷脂综合征或某些心脏病的妇女预防性抗凝治疗。

■ 出血性脑卒中

自发颅内出血包括脑内出血和蛛网膜下腔出血两种不同类型。出血性脑卒中的症状与缺血性脑卒中相似，只有通过 CT 或 MRI 才能进行鉴别（Morgenstern，2010；Smith，2015）。

脑内出血

脑实质内出血多见于慢性高血压引发的小血管自发性破裂（图 60-2）。妊娠相关的出血性脑卒中多见于慢性高血压并发子痫前期的患者（Cunningham，2005；Martin，2005），如图 60-3 所示。由于出血的位置，这种类型的脑出血比蛛网膜下腔出血的发病率和死亡率高得多（Smith，2015）。压力诱导的微血管瘤破裂可引发豆状核、丘脑、附近白质、脑桥和小脑的出血。Martin

第
十
二
篇

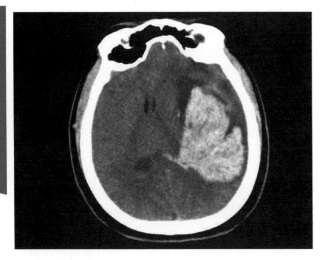

图 60-3 37 岁的妊娠足月产妇发生产时子痫。计算机体层成像(非增强)图像显示大面积的脑内出血

等(2005)报告 28 例脑内出血的妇女中有一半死亡,绝大多数生存下来的患者留有永久性残疾。这提醒我们重视对妊娠期高血压,尤其是收缩期高血压的适当治疗,以预防脑血管的病理改变(第 40 章)。

蛛网膜下腔出血

全美住院患者抽查纳入 639 例妊娠相关蛛网膜下腔出血病例,其发生率为 5.8/10 万,其中一半发生于产后(Bateman,2012)。日本女性的发病率也非常相似(Yoshida,2017)。蛛网膜下腔出血很可能是由潜在的脑血管畸形引起(图 60-2)。80% 的蛛网膜下腔出血是由囊状动脉瘤或颅内小动脉瘤破裂引起。剩下的 20% 可能是由动静脉畸形(arteriovenous malformations,AVMs)破裂、凝血病、血管病、静脉血栓形成、感染、滥用药物、肿瘤和外伤等引发。此类病例并不常见,动脉瘤或血管病/血管畸形破裂出血的发生率在 7.5 万例妊娠中仅有 1 例。尽管这一概率与一般人群没有差别,但其在妊娠期的死亡率却高达 35%(Yoshida,2017)。

颅内动脉瘤 约 1%~2% 的成人有颅内动脉瘤(Lawton,2017)。幸运的是,只有少数病例发生动脉瘤破裂,动脉瘤直径<10mm 破裂发生率约为 0.1%,>10mm 的破裂发生率为 1%(Smith,2015)。妊娠期检出的动脉瘤大多位于大脑动脉环(Willis 环)处,还有 20% 为多发。妊娠不会增加动脉瘤破裂的风险,但妊娠更容易引起蛛网膜下腔出血(Hirsch,2009;Tiel Groenestege,2009)。对 44 例患者(共 50 个动脉瘤)进行的系统综述中报告,妊娠期 72% 的病例发生动脉瘤破裂,其中 78% 发生在妊娠晚期(Barbarite,2016)。Yoshida 等(2017)也报告了动脉瘤在妊娠晚期破裂的倾向。

动脉瘤破裂引起的蛛网膜下腔出血的常见症状为突然出现的剧烈头痛,伴发视力改变、脑神经异常、局部神经功能缺失或意识改变。经典症状为出现脑膜刺激征、心动过速、一过性高血压、低热、白细胞增多及蛋白尿。早期诊断和治疗非常重要,可能预防致命性并发症。尽管 MRI 可能更优越,但美国心脏协会建议将头颅 CT 平扫(非增强)作为首选诊断方法(Connolly,2012;Smith,2015)。

治疗措施包括在神经监测和严格控制血压下进行卧床休息、镇痛、镇静。妊娠期是否修补位置较易切除的血管瘤,取决于对再发出血风险和外科手术风险两方面的衡量。对于非孕患者,如果单独保守治疗,在第 1 次出血后的 1 个月内,血管瘤再次出血的发生风险为 20%~30%,之后每年 3%。再出血的风险在最初的 24 小时内最高,其死亡率高达 70%。

可通过手术夹闭动脉瘤来进行前哨出血的早期修复。此外,也可以使用荧光血管造影术下放置血管内弹簧圈,术中注意减少胎儿的辐射暴露。Barbarite 等(2016)报告血管内弹簧圈栓塞的并发症发生率低于夹闭手术。对于妊娠期未破裂的动脉瘤,修补手术治疗比非手术减少 1/3 的并发症。对于远未足月的患者,可在不降低血压的麻醉下手术。对于临近预产期的患者,可考虑先行剖宫产,接着行动脉瘤修复术。

如果修补术后的时间足够长,也可以进行阴道分娩。问题是多久时间为"足够长",虽然有人说是 2 周,但没有人知道修补术后的愈合到底需要多长时间。对于蛛网膜下腔出血后幸存的孕妇,如果还未进行修补术,建议不要进行屏气用力的阴道分娩,选择剖宫产为佳(Cartlidge,2000)。

动静脉畸形 动静脉畸形(AVMs)是指先天性局灶异常扩张的动脉和静脉聚集,伴有动脉周围组织破坏(图 60-2)。它们缺乏毛细血管,导致动-静脉分流。虽然不确定,AVMs 发生出血的风险可能会随着孕龄而增加。当 AVMs 出血时,一半患者为蛛网膜下腔出血,另一半患者为脑实质出血并蔓延至蛛网膜下腔(Smith,2015)。此病并不常见,总体患病率约 0.01%。在 65 例确诊的妊娠 AVMs 病例中,83% 的病例在妊娠期或产褥期破裂,其中 80% 以上在孕中期和孕晚期破裂。以脑出血而就诊的患者妊娠结局不良(Lu,2016)。

在妊娠期间出血的发生率似乎没有增加。虽然这些畸形在妊娠期间相对罕见,但在一项研究中报告,AVMs 出血占出血性脑卒中的 17%(Yoshida,2017)。在帕克兰医院连续 33 年对 46.6 万次分娩的观察研究发现,57 例女性患有脑血管意外,其中 5 例是由于 AVMs 出血(Simolkie,1991;Zofkie,2018)。

非妊娠患者 AVMs 的治疗应遵循个体化原则。是否应切除所有可及病变并无共识。决定手术的因素包括 AVMs 引起的症状、解剖位置和大小、是否有动脉瘤（高达 60% 的病例中发现），最主要的是既往 AVMs 出血病史。未经治疗的 AVMs 出血病例，第 1 年复发风险 6%~20%，之后每年为 2%~4%（Friedlander，2007；Smith，2015）。AVMs 出血的死亡率为 10%~20%。妊娠期是否手术通常取决于神经外科医生的建议，但如果发生出血，应选择手术治疗（Friedlander，2007）。没有纠正的 AVMs 和不能手术治疗的孕妇再次出血的风险很高，剖宫产为首选分娩方式。

脱髓鞘性神经病变及退行性神经病变

脱髓鞘类疾病是神经系统疾病，其特征在于免疫介导的、伴随炎症反应的髓鞘的局灶性或斑片状破坏。退行性神经病是多因素的，以进行性神经元死亡为特征。

■ 多发性硬化症

在美国，多发性硬化症（multiple sclerosis，MS）是继外伤之后造成中年人神经失能的第二大类病因（Hauser，2015b）。妇女患 MS 的概率是男性的 2 倍，通常在 20~30 岁发病，MS 的家族性复发率为 15%，子代发生率增加 15 倍。Fong 等（2018）研究了美国加利福尼亚的分娩情况报告，2001~2009 年间，0.03% 的分娩患者合并 MS。

MS 的脱髓鞘特点主要是 T 细胞介导的自身免疫紊乱，破坏了产生鞘磷脂的少突神经胶质细胞。本病有遗传易感性，并且可能是环境因素触发，如感染了某些细菌和病毒，包括肺炎衣原体、人疱疹病毒 6 或 EB 病毒（Frohman，2006；Goodin，2009）。

MS 有四个临床分型。

（1）复发-缓解型 MS：85% 的患者最初表现为此型。以无法预测的、复发-缓解的局灶或多病灶神经功能障碍为特点。然而随着时间的推移，复发可导致持续的功能不全。

（2）继发进展型 MS：是指复发-缓解型 MS 的病情发生逐渐恶化的过程。所有的 MS 患者最终都会发生这种类型。

（3）原发进展性型 MS：占 15%。诊断后，神经功能受损的症状会逐渐加重。

（4）进展复发型 MS：是指原发进展型 MS 患者出现明显的症状恶化。

典型 MS 的症状包括感觉缺失、视神经炎导致的视觉症状、乏力、感觉异常和其他神经系统症状。约 75% 的孤立视神经炎患者在 15 年内发生 MS。MRI 及脑脊液分析有助于临床诊断。超过 95% 的患者 MRI 可见持续多发的白质斑点，考虑为散在的脱髓鞘病变（图 60-4）。但该发现不能用于指导治疗。有学者报告，检测血清抗少突胶质细胞髓磷脂抗体糖蛋白（myelin oligodendrocyte glycoprotein，MOG）和髓磷脂碱蛋白（myelin

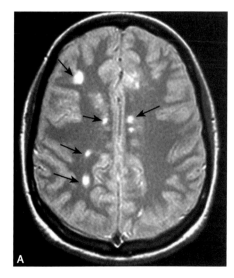
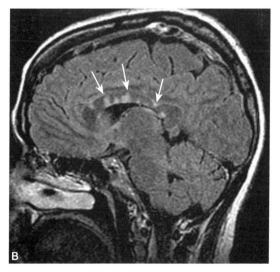

图 60-4 多发性硬化症患者的颅脑磁共振图像。A. T_2 加权显示白质中的异常高信号，是典型的多发性硬化症表现。B. 矢状位 T_2-FLAIR 显示胼胝体内的异常高信号，其代表多发性硬化症中的脱髓鞘改变

（资料来源：Hauser SL，Goodin DS：Multiple sclerosis and other demyelinating diseases. In Kasper DL，Fauci AS，Hauser SL，et al（eds）：Harrison's Principles of Internal Medicine，19th ed. McGraw-Hill，New York，2015b. ）

basic protein,MBP)对预测疾病复发无帮助(Kuhle, 2007)。

妊娠对多发性硬化的影响

妊娠合并多发性硬化(pregnancy in multiple sclerosis,PRIMS)研究是一项欧洲多中心的前瞻性研究。该研究通过对 254 例妊娠合并 MS 病例的观察,证实妊娠期间该病的复发率降低了 70%,而在产后复发率显著增加(Vukusic,2006)。这可能与妊娠期间辅助性 T 细胞的增加和 T2 型细胞/T1 型细胞比值增加有关(Airas,2008)。在一项对超过 1 200 例妊娠并发 MS 的患者进行的荟萃分析中发现,她们在孕前的复发率 0.4/年;妊娠期间为 0.26/年;而在产后复发率增加到 0.7/年(Finkelsztejn,2011)。Bove 等(2014)在系统评价后得出了类似的结论。与产后复发相关的因素包括孕前的高复发率、妊娠期间的复发率和 MS 残疾评分较高(Portaccio,2014;Vukusic,2006)。母乳喂养对产后复发无明显影响(Hellwig,2015;Portaccio,2011)。

多发性硬化对妊娠的影响

如无其他并发症,MS 通常对妊娠结局无不良影响(Bove,2014)。有些患者可能更容易疲劳,有膀胱功能障碍的女性易患尿路感染,T_6 或以上脊柱病变的女性有自主神经反射异常的风险。在一项针对 449 例妊娠期 MS 的患者的研究中发现,此类患者需要引产的概率更大,且其第二产程也更长(Dahl,2006)。此类患者剖宫产率增高的原因主要是引产率增高和选择性剖宫产增加。在对 649 例妊娠期 MS 的分析中发现,除了出生体重稍低于对照组之外,新生儿死亡率并未增加(Dahl,2005)。其他研究也证实,MS 不会显著影响产科和新生儿结局(Finkelsztejn,2011;Fong,2018)。

妊娠期多发性硬化的治疗

妊娠期 MS 的治疗目标是防治急性或首发症状,促进症状的缓解。妊娠期间 MS 的治疗策略需要调整。急性或首发症状可以静脉使用高剂量的甲泼尼龙,500~1 000mg/d,疗程 3~5 天,此后改为口服泼尼松治疗 2 周。也可以考虑使用血浆置换。可以应用镇痛药对症治疗,如卡马西平、苯妥英、阿米替林可缓解神经源性疼痛;巴氯芬可缓解痉挛;α_2 肾上腺素受体阻滞剂抑制膀胱颈收缩;胆碱能药物或抗胆碱能药物刺激或抑制膀胱收缩。

几种方法可用于 MS 的复发或恶化。包括干扰素 β_{1a}、干扰素 β_{1b} 和醋酸格拉替雷,可使复发率降低 1/3(Rudick,2011)。妊娠期间应用此类药物的安全性数据有限,但总体上令人放心(Amato,2010;Salminen,2010)。在临床试验中,那他珠单抗是一种 α_4 整合蛋白拮抗剂,特别是与干扰素 β1a 联合使用时,可显著降

低 MS 临床复发率(Polman,2006;Rudick,2006)。有研究综合了 35 例妊娠期 MS 患者资料后报告,妊娠早期药物暴露并未增加不良妊娠结局(Hellwig,2011)。如果在妊娠期间使用这些药物,应注意监测有无新生儿血小板减少症和贫血症(Alroughani,2016)。

89 例妊娠期使用芬戈莫德(一种免疫调节药物)的患者中,有 6 例发生胎儿畸形,9 例发生自发性流产。基于这些证据及动物实验中发现的致畸性,此种药物不建议在妊娠期使用。由于药物影响持续时间较长,停药后 2 个月内建议避孕(Alroughani,2016;Karlsson,2014)。

有证据证明在产后第 1 周、第 6 周、第 12 周静脉注射免疫球蛋白(IVIG),0.4g/kg,5 天,可以降低产后复发率(Argyriou,2008)。

■ 亨廷顿病

这种成人发病的神经退行性疾病源于 4 号染色体上"亨廷顿"基因内的常染色体显性 CAG 三核苷酸重复扩增。该病以手足徐动的舞蹈样动作和进行性痴呆为特点。因为该病发病的平均年龄为 40 岁,故极少合并妊娠。产前诊断已在第 14 章中讨论。由于该病发病年龄较大,所以是否对此病进行产前筛查还有争议,但对孕妇进行细致的咨询仍很重要(Schulman,2015)。

■ 重症肌无力

重症肌无力(myasthenia gravis,MG)是一种自身免疫介导的神经肌肉障碍性疾病,发病率约为 1/7 500,好发于女性,高发年龄为 20~30 岁。MG 的病因尚不清楚,但可能与遗传因素相关。大多数患者存在乙酰胆碱受体的抗体,但也有 10%~20% 无此抗体(Drachman,2015)。无乙酰胆碱受体抗体的患者通常具有肌肉特异性酪氨酸激酶(muscle-specific tyrosine kinase,MuSK)的抗体。MuSK 可调节神经肌肉接头处乙酰胆碱受体亚基组装(Pal,2011)。

MG 的主要症状是面部肌肉、口咽部肌肉、眼外肌和肢体肌肉的无力和易疲劳性。深反射仍然存在。脑神经支配的肌肉早期、非对称受累,常出现复视和上睑下垂。面肌无力将导致微笑、咀嚼和说话困难。85% 的 MG 患者逐渐发展为全身性无力。其他的自身免疫性疾病可能同时存在,所以需排除甲状腺功能减退。重症肌无力的临床过程以反复恶化和反复缓解为特点,尤其是首次出现临床症状的患者。缓解通常不是完全性、持久性的。全身性疾病、合并感染,甚至情绪失常都有可能诱发 MG 的突然恶化,其有三种形式。

(1)肌无力危象:以严重的肌无力、吞咽困难和呼

吸肌麻痹为特点。

（2）反拗危象：症状同肌无力危象，但常规治疗无效。

（3）胆碱能危象：表现为过度使用胆碱能药物导致的恶心、呕吐、肌无力、腹痛和腹泻。

以上三种危象都可能危及生命，难治性危象尤为紧急。由于不能吞咽或呼救，并发延髓性肌无力者最危险。

处理

MG 可以控制但是不能治愈。口服溴吡斯的明是一线治疗方法。建议进行胸腺切除术，但应推迟至产后进行（Sanders，2016）。抗胆碱类药物可以阻止乙酰胆碱的分解，改进了治疗的效果，且几乎不改变正常的肌肉功能。但是药物过量时造成的胆碱能危象，可加重肌无力，有时与肌无力的症状很难鉴别。大多数对抗胆碱酯酶药物无效的患者对免疫抑制疗法有效，如使用糖皮质激素、硫唑嘌呤或环孢菌素。当需要短期的冲击治疗时（如需准备手术或发生肌无力危象）可以使用高剂量的免疫球蛋白 G 或血浆置换（Barth，2011；Cortese，2011；Sanders，2016）。

肌无力与妊娠

由于该病最危险的时期是确诊后的第 1 年，因此最好是在症状改善并稳定之后再妊娠。孕期处理包括密切观察、足够的卧床休息和积极防治感染（Heaney，2010；Kalidindi，2007）。对于正在服用皮质类固醇或硫唑嘌呤（azathioprine）并已妊娠的患者，应当继续服用这些药物。在患病孕妇发生难治现象时，也可成功进行胸腺切除术（Ip，1986）。肌无力急性发作或恶化应迅速住院进行对症治疗。紧急情况下应采用血浆置换和给予大剂量的免疫球蛋白（Drachman，2015）。

虽然妊娠并不影响 MG 的病程，但是扩张的子宫可能影响呼吸，导致孕产妇对疲劳的耐受力降低。应注意避免母体低血压或低血容量。妊娠期间病情的变化是不可预见的，通常需要频繁地住院观察。多达 1/3 的患者可能在妊娠期病情恶化，在妊娠的各个时期，肌无力加重的概率相似（Djelmis，2002；Podciechowski，2005）。在病情稳定的病例中，大多数在整个妊娠期间保持稳定，但在产后的前几个月可能会恶化（Sanders，2016）。

MG 对妊娠结局无明显不良影响（Wen，2009）。子痫前期是一个值得关注的问题，因为硫酸镁可能会导致严重的肌无力危象（Hamaoui，2009；Heaney，2010）。尽管苯妥英也存在这方面的问题，但其副作用不如硫酸镁那么大。因此，许多人选择苯妥英用于并发严重子痫前期的 MS 患者。

MG 不影响平滑肌，大多妇女都能正常分娩。必要时可使用缩宫素。有产科指征时可采用剖宫产终止妊娠。分娩过程中应密切观察并进行及时的呼吸支持。麻醉药品可能导致呼吸抑制。任何具有箭毒样作用的药物应避免应用，如硫酸镁、全身麻醉使用的肌肉松弛药及氨基酸苷类药物等。分娩时硬膜外麻醉可以采用酰胺类局部麻醉药。除非延髓受累或发生呼吸抑制，否则区域局部阻滞是首选（Almeida，2010；Blichfeldt-Lauridsen，2012）。在第二产程中，有些患者可能无法主动用力加腹压，可能需要助产。

新生儿的影响

如上所述，80%患有 MG 的母亲具有抗乙酰胆碱受体免疫球蛋白 G（IgG）抗体。这些抗乙酰胆碱受体抗体和抗 MuSK 抗体可通过胎盘，胎儿可能受到影响。吞咽不良可能会导致羊水过多（Heaney，2010）。10%～20%的新生儿表现出肌无力症状（Jovandaric，2016）。新生儿一过性的症状包括哭声微弱、吸吮无力和呼吸窘迫。胆碱酯酶抑制剂通常可缓解症状。出生几周后，母体 IgG 抗体清除后，症状也会消退。

神经病

周围神经病变是用来描述任何病因导致的周围神经病变的专业术语。多发性神经病可能是急性、亚急性或慢性的轴突或脱髓鞘性病变（Amato，2015）。它们常与全身性疾病相关，如糖尿病、暴露于药物或环境毒素，或遗传性疾病。

单发性神经病在妊娠期间相对常见，指单个神经干受累，常与局部因素相关，如创伤、挤压或卡压。阴部、闭孔、股骨和常见的腓骨单神经病通常由创伤性分娩，并在第 36 章中讨论。

■ 吉兰-巴雷综合征（Guillain-Barré syndrome）

75%的急性脱髓鞘性多发性神经根性神经病患者都有急性感染的临床或血清学证据，通常与空肠弯曲杆菌、巨细胞病毒、寨卡病毒和 EB 病毒感染有关，也有一些患者与手术刺激或免疫相关（Haber，2009；Hauser，2015a；Pacheco，2016）。吉兰-巴雷综合征与由针对非自身抗原形成的抗体所介导的免疫损伤有关。脱髓鞘导致感觉和运动传导阻滞，但是髓鞘再生时均能恢复。

临床特征包括周围性麻痹伴轻度感觉障碍，有时伴自主神经功能障碍。所有症状出现在感染后 1～3 周。表现为慢性炎症性脱髓鞘性多发性神经病，这种疾病在年轻女性中相对常见。

吉兰-巴雷综合征在妊娠期并不常见,其临床过程与非孕患者相似。起病隐匿,局部麻痹和瘫痪逐渐出现,继而导致呼吸功能不全。通常采用支持疗法,包括预防静脉血栓形成、预防压疮和肠内营养。在恶化阶段,患者需要住院治疗,出现呼吸功能不全时需要辅助通气。在运动症状出现前 1~2 周内进行血浆置换或 IVIG 有益,但是这些治疗并不能降低死亡率(Cortese,2011;Gwathmey,2011;Pritchard,2016)。治疗初期改善后,高达 10% 的患者出现再次恶化,建议重复应用 IVIG,2g/kg,5 天以上。虽然大多数患者在几个月到 1 年内完全恢复,但仍有 5% 的死亡率。主要死因为肺部并发症和心律失常(Hauser,2015a;Pacheco,2016)。

■ 面神经麻痹

面神经麻痹通常是单神经性急性面瘫,影响容貌,在生殖年龄的女性中相对常见(图 60-5)。此病在女性发病率高于男性。与非妊娠女性相比,孕产妇发生此病的风险增高 4 倍(Cohen,2000;Heaney,2010)。该疾病具有面神经炎症的特征,并且通常与单纯疱疹病毒或带状疱疹病毒的再激活有关。

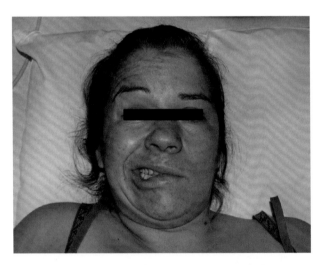

图 60-5　怀有双绒毛膜双胎的产妇在剖腹产当天出现面神经麻痹。给予泼尼松和抗病毒药物治疗,产后 3 周麻痹症状基本消失

该病通常起病急且疼痛剧烈,48 小时内出现极度无力。在某些病例,不同程度的面肌麻痹可能伴随听觉过敏和味觉丧失(Beal,2015)。治疗通常为对症支持治疗,包括面部肌肉按摩、防止持续暴露在外的角膜受伤等。常用治疗方法是应用泼尼松 1mg/kg,每天口服,共 5 天,将改善预后并缩短恢复期(Salinas,2016;Sullivan,2007)。添加抗病毒药物是否有益尚有争议(de Almeida,2009;Gagyor,2015;Quant,2009)。

目前尚不清楚妊娠是否会改变自发性面神经麻痹恢复的预后。与非孕女性和男性接近 80% 的恢复率相比,仅半数合并面神经麻痹的孕妇在 1 年后恢复到满意水平(Gillman,2002)。双侧麻痹、在随后的妊娠期间复发、神经功能丧失严重和神经受损迅速是预后不良的标志(Cohen,2000;Gilden,2004)。妊娠合并面神经麻痹患者除了妊娠期高血压或子痫前期的发生率增加 5 倍以外,其他不良并发症发生率未增加(Katz,2011;Shmorgun,2002)。

■ 腕管综合征

腕管综合征是由于正中神经受压所致,是妊娠期最常见的单神经病变(Padua,2010)。通常表现为一侧或双侧手掌的烧灼感、麻木或深部刺痛感。有些患者会感手腕疼痛,可延伸到前臂甚至肩部(Katz,2002)。80% 的孕妇症状是双侧的,10% 有严重失神经支配的迹象(Seror,1998)。鉴别诊断包括 $C_{6\sim7}$ 颈神经根性病变和桡骨茎突狭窄性腱鞘炎(de Quervain disease)。后者是由桡骨远端附近的连体肌腱及其腱鞘肿胀引起的。观察有无神经传导症状有助于鉴别这两种疾病(Alfonso,2010)。

因确诊患者的症状差异较大,腕管综合征在妊娠的发病率变化很大,从 7% 到 43% 均有报告(Meems,2015;Padua,2010)。在睡眠期间使用夹板固定稍弯曲的腕部减压对症治疗,通常可缓解症状。这些症状和体征通常是自限性的,偶尔需要行外科减压手术和皮质类固醇注射治疗(Keith,2009;Shi,2011)。超过半数的患者在产后 1 年时仍有症状,1/3 的患者症状可能持续 3 年(Padua,2010)。

脊髓损伤

根据美国国家脊髓损伤统计中心(National Spinal Cord Injury Statistical Center,2017)报告,每年约有 1.7 万例新发的脊髓损伤病例。平均年龄为 42 岁,男性占新病例的 80%。脊髓损伤的严重程度决定了患者的短期和长期预后及妊娠相关预后。许多女性脊髓损伤患者存在性功能受损和一过性的下丘脑垂体性腺功能减退症。也就是说,如果月经周期正常,很多患者可以成功妊娠(Bughi,2008)。在对全国脊髓损伤数据库中近 2 000 例女性的回顾性研究中发现,2% 的人在研究前 12 个月内妊娠(Iezzoni,2015)。

与正常孕妇相比,脊髓损伤后的孕妇发生妊娠并发症的概率增加,如早产和低出生体重儿。最近对非妊娠患者的观察指出,这些患者的阴道微生物群发生了改变(Pires,2016)。这可能解释了为什么很多脊髓损伤患者合并无症状性菌尿或有症状的尿路感染。一半以上的女性患者会出现明显的大肠功能障碍和便秘。贫血与压疮也十分常见。

脊髓损伤患者可能出现两种危及生命的并发症。首先,如果脊髓横切 T_{10} 以上,患者咳嗽反射受损,呼吸功能可能受到损害。不易察觉的误吸常造成严重的肺炎,肺功能检查可帮助识别。有些高位损伤的孕妇在妊娠晚期或分娩时可能需要辅助呼吸。其次,病变在 $T_{5\sim6}$ 以上者常可发生自主反射障碍。这样的患者,对来源于脊髓损伤层面以下神经支配区域的刺激,表现出严重的交感神经自主反射紊乱。血管收缩和突然释放的儿茶酚胺可导致严重的高血压和一系列症候群,如搏动性头痛、面色潮红、出汗、心动过速、心动过缓、心律失常和呼吸窘迫。造成反射异常的刺激多种多样,包括导尿、尿潴留、做检查时的直肠或颈椎牵拉、宫缩、宫颈扩张或任何其他骨盆测量检查(ACOG,2016;Krassioukov,2009)。在一份报告中,15 例脊髓损伤的孕妇中,12 例有在孕期发生反射异常的风险(Westgren,1993)。

由于子宫收缩不受脊髓病变影响。分娩通常容易,甚至更急,且相对不痛。如果病变在 T_{12} 以下,患者可以正常地感受到宫缩。对病变在 T_{12} 以下的妇女,可教会她们触摸宫缩,这样可以降低在院外分娩的危险。由于有多达20%的脊髓损伤孕妇发生早产(Westgren,1993),很多研究者建议最好在妊娠28~30周之后进行宫缩监测,且每周进行1次宫颈检查。在帕克兰医院,我们建议患者在妊娠 36~37 周后住院待产(Hughes,1991)。

上至 T_{10} 的脊髓或硬膜外镇痛可防止异常自发性反射,应在产程刚刚开始时进行。如果在硬膜外放置之前出现严重症状,则采取措施去除刺激因素。给予胃肠外抗高血压剂如肼屈嗪或拉贝洛尔。此类患者优选硬膜外或脊髓镇痛下的阴道分娩,以减少异常的自主神经反射(Kuczkowski,2006)。通常需要助产。

特发性颅内高压

也称为假性脑瘤,这种状态以非脑积水性颅内压增高为特征,可能是脑脊液生成过多或吸收过少的结果。90%病例出现头疼,70%病例出现视觉障碍,如视野缺失或中心视敏度下降,以及常见视盘水肿(Evans,2000;Heaney,2010)。其他症状包括颈强、背疼、阵发性耳鸣和脑神经麻痹。

特发性颅内高压在年轻女性中常见,特别是肥胖者和/或近期体重增长者(Fraser,2011)。除了根据症状之外,其他诊断标准包括颅内压>25cmH$_2$O、脑脊液成分正常、颅脑 CT 或 MR 正常、视盘水肿并且无全身性疾病。如果不存在视盘水肿,则需要符合所有其他标准(Friedman,2013)。

特发性颅内高压通常是自限性疾病。通过降低脑脊液压力可以防止视觉缺陷,乙酰唑胺、呋塞米或托吡酯皮质可以减少脑积液产生以降低颅内压。皮质类固醇现在已很少使用。偶尔需要手术治疗,术式为脊髓腔-腹腔分流术或视神经鞘开窗术。

另一种分流手术是内镜下第三脑室造口术治疗脑积水(de Ribaupierre,2007)。这样,在第三脑室的底部造孔,以使脑脊液直接流入下部脑池。有研究报告了5例接受内镜下脑室造口术的妊娠患者的成功病例(Riffaud,2006)。然而,在一篇综述中,发现这些女性的生殖功能受损,流产率显著增加(Bedaiwy,2008)。

妊娠是否是特发性颅内高压的危险因素,目前仍存在争议。当然,症状可能在妊娠期间首次出现,或孕前确诊的病例可能在妊娠期间出现症状。症状通常在孕中期进展,但通常为自限性,且常在产后恢复。

妊娠期间并不改变治疗策略。一些人建议进行连续视野测试以防止永久性视力丧失。有研究纳入16例孕妇,有4例患者出现视野缺失,1例患者出现视野永久性缺失(Huna-Baron,2002)。视野缺失通常与视盘水肿同时出现。有报告如上述使用乙酰唑胺曾治愈12 例妊娠妇女(Lee,2005)。尽管目前已很少用于非孕患者,反复腰椎穿刺通常能够在妊娠期间暂时缓解症状。对于某些妊娠患者,需要手术治疗,视神经鞘开窗术通常能获得较满意的效果(Thambisetty,2007)。

妊娠并发症与肥胖而非颅内高压有关。一项对54例此类患者进行综述的报告称,发现没有严重的不良围产期结局(Katz,1989)。分娩方式的选择取决于产科指征,镇痛分娩是安全的(Aly,2007;Karmaniolou,2011)。

母体脑积水分流

采用脑室腹膜分流、房室分流或脑室胸腔分流的脑积水孕妇均有满意的预后(Landwehr,1994)。分流器可以是脑室-腹腔、脑室-心房或脑室-脑室。分流器局部阻塞很常见,特别是在妊娠后期(Schiza,2012)。有研究报告了17例行脑积水分流的孕妇中出现此并发症的13例中:60%病例出现头疼,35%病例出现恶心、呕吐,30%病例出现昏睡,20%病例出现共济失调,20%病例出现凝视(Wisoff,1991)。

保守治疗对大多数病例有效。如果 CT 扫描发现急性脑积水,需每日放液或抽出分流液。在某些病例中,必须行外科修补手术,手术指征可能突然出现(Murakami,2010)。

分流后的孕妇首选阴道分娩,除非合并脊膜脊髓膨出,局部镇痛是允许的。如果在剖宫产或输卵管绝育时进入腹腔需要使用抗生素预防感染。

母体脑死亡

产科极少见脑死亡病例。有研究报告对于妊娠期脑死亡病例,在等待分娩期间给予长达 15 周的生命支持及肠外营养(Hussein,2006;Powner,2003;Souza,2006)。有些病例接受了积极的宫缩抑制剂和抗菌治疗。一项综述报告了 17 例持续植物人状态的孕妇接受不同程度生命支持的预后,其中 5 例患者在分娩后死亡,其余大部分在产后仍处于植物人状态(Chiossi,2006)。

使用统一的定义诊断脑死亡,目前没有关于神经功能恢复的报告(Wijdicks,2010)。很少有针对妊娠期的脑死亡政策(Lewis,2016)。是否给予妊娠期脑死亡患者支持治疗,是个艰难的抉择,涉及伦理、经济和法律问题,甚至涉及民事或刑事责任(Farragher,2005;Feldman,2000)。围死亡期剖宫产在第 47 章进行了讨论。

(那全 翻译 刘彩霞 审校)

参考文献

第 61 章

精神类疾病

> 妊娠期精神类疾病通常是"自体中毒"的一种表现,可伴随抑郁或躁狂症状。这些症状通常在整个妊娠期持续存在,并于分娩后不久消失。但如果患者有遗传性精神类疾病,则分娩后症状也不会消失。
>
> ——J. 惠特里奇·威廉姆斯(1903)

1903 年,威廉姆斯在第 1 版《威廉姆斯产科学》中仅简单提到了精神类疾病。当时急性产褥期精神异常似乎仅被认为是子痫或败血症的一种精神系统症状。100 多年来,我们逐渐认识到妊娠期和产褥期有些精神心理应激足以引发精神疾病,可以是原有精神疾病的复发或加重,也可以是新发疾病。这一版《威廉姆斯产科学》(第 25 版)设立此专题章节专门讨论精神疾病。为了响应日益增长的国民关注,美国妇产科医师学会(ACOG)主席 Gerald F. Joseph Jr. 博士于 2009 年宣布将产后抑郁症作为一项重点关注疾病。

妊娠期精神类疾病与孕产妇不做产检、滥用药物、不良产科及新生儿结局相关,也与产后精神疾病发生率升高相关(Frieder,2008)。尽管存在这些已知危险因素,但产科医护人员仍然不愿意面对或不会识别这些心理健康问题。例如,Lyell 等(2012)发现,近一半

抑郁症女性的医疗记录中并未记载抑郁症的诊断。围产期情绪障碍不只直接影响孕产妇心理健康和社会功能,还可能通过影响母子关系而产生更深远的影响(Weinberg,1998)。

另外,自杀是美国围产期妇女死亡的主要原因之一,而严重抑郁症是产生自杀意念的最强预测因素(Melville,2010)。2004~2012 年期间,自伤、自杀及过量服药是美国科罗拉多州孕产妇死亡的主要原因(Metz,2016)。一项对美国华盛顿州立医院的 10 年住院患者的回顾性分析中,Comtois 等(2008)研究了355 例产后自杀未遂的女性发现,药物滥用(6 倍以上风险)和因精神病住院病史(27 倍以上风险,且如果为多次住院,风险进一步上升)与自杀行为高度相关。另外值得注意的是,54% 妊娠相关自杀事件中,当事人都存在与亲密伴侣发生冲突(Palladino,2011)。

妊娠期心理调整

生化因素和生活压力因素都可以在围产期显著影响心理健康与诱发精神疾病。直观上,妊娠可能使一些原有的、稳定的心理疾病复发或加重。妊娠期发生情绪障碍的风险增加可能与妊娠期性激素水平变化、单胺类神经递质水平改变、下丘脑-垂体-肾上腺轴的功能障碍、甲状腺功能障碍和免疫应答的改变有关(Yonkers,2011)。这些生理变化,加之抑郁症病例的家族聚集倾向性,可能使一小部分妊娠期女性发生单相抑郁症的风险增加。

妇女对各种妊娠相关心理压力的反应各有不同,有些孕妇会持续、过多地担心胎儿健康、儿童保健、生活方式改变或惧怕分娩疼痛,焦虑、睡眠障碍和功能障碍是较为常见的反应(Romero,2014;Vythilingum,

2008）。然而，根据 Littleton 等（2007）的观点，妊娠期的焦虑症状与非妊娠妇女的社会心理变化相似。那些有胎儿畸形高风险、早产、合并其他并发症的孕妇，她们感知的心理压力显著增高（Alder，2007；Ross，2006）。Hippman 等（2009）对"胎儿非整倍体染色体异常高危"的 81 例孕妇进行观察发现，她们中的50%做心理量表筛查为阳性，而正常孕妇组成的对照组仅为 2.4%。

有许多方法帮助发生不良产科结局的孕产妇减轻心理压力。例如，发生死胎、死产后，医护人员可鼓励父母与逝去的婴儿接触，并提供已故婴儿的照片和其他纪念册等（Gold，2007）。另外，解决孕妇及配偶的睡眠障碍似乎也可降低其心理压力（Juulia Paavonen，2017；Romero，2014）。

■ 产褥期

妇女在产褥期的心理压力往往增大，这增加了产褥期发生精神疾病的风险。研究表明，约 15% 的妇女在产后 6 个月内发生非精神病性的产后抑郁障碍（Tam，2007；Yonkers，2011）。少数产妇在产褥期发生精神类疾病，这其中一半表现为双相型情感障碍。合并重度子痫前期、胎儿生长发育受限或早产的孕妇（特别是早产），更容易发生抑郁症。Houston 等（2015）发现，对分娩的过高期望也增加了产后抑郁症的风险。

其他与妊娠非直接相关的应激因素也可以增加围产期抑郁症的发生率。Tarney 等（2015）在 Womack 陆军医疗中心的一项研究中发现，配偶调岗是产后抑郁症的一个风险因素。但是，在有双相型情感障碍病史的女性中，这些因素在躁狂症或抑郁症的发展中起的作用较小（Yonkers，2011）。

产后忧郁

产后忧郁（maternity blues）也称为产后忧郁症（postpartum blues），几乎一半的女性在产后的第一周这一特定时间内经历了情绪高反应。根据诊断标准的不同，产后忧郁的患病率为 26%~84%（O'Hara，2014）。这种情绪状态通常在产后第 4 天或第 5 天达到峰值并在第 10 天恢复正常（O'Keane，2011）。

产后妇女最主要的情绪应该是感到幸福，但忧郁患者往往心绪不定。他们常常情绪紊乱，出现失眠、哭泣、抑郁、焦虑、注意力不集中、易怒等症状。这些妇女可能哭泣数小时，随后完全恢复，但第二天又复发。这种情况的患者需要支持治疗，可以告知患者这种烦躁不安是短暂的，且很可能是由于某些生理改变所致，以帮助他们恢复信心。但也应进行监测以防发展为上述讨论的、更严重的精神障碍。

■ 围产期评估和筛查

美国妇产科医师学会（2016a）和美国预防服务工作组都建议妇女在围产期至少进行 1 次抑郁症和焦虑症的筛查（Siu，2016）。鉴别妊娠期精神疾病比较困难，因为某些行为和情绪的变化通常可归因于妊娠后的生理变化。为了区分这些情况，Yonkers（2011）建议评估认知症状，如是否存在注意力不集中。严重的焦虑和失眠症状（即使在婴儿睡眠期间）也可提示产后抑郁症，其他评估抑郁症的因素还包括抑郁症的既往史或家族史。

抑郁症的普查项目正在持续进行（Venkatesh，2016）。例如，在美国帕克兰医院，孕妇通常在第 1 次产检时接受 1 次简短精神疾病问卷筛查，并在产后再次使用普查工具进行产后抑郁的筛查。问卷内容包括是否合并精神类疾病、相关治疗情况、先前或正在使用精神类药物情况及当前症状。有被性虐待、身体或语言虐待的妇女、药物滥用和人格障碍也是发生抑郁症的高风险因素（Akman，2007；Janssen，2012）。曾被忽视和虐待是青少年妊娠期抑郁症的特殊风险因素（Meltzer-Brody，2014）。吸烟、尼古丁依赖及肥胖也会增加妊娠期所有精神障碍的发生率（Goodwin，2007；Molyneaux，2014）。最后，由于妊娠会加剧进食障碍，因此应密切随访。

表 61-1 中所示的几种筛查工具已被证实可用于妊娠期和产褥期。我们鼓励使用这些筛查工具，因为单独使用基于症状或基于风险因素的筛查可能都不充分（ACOG，2016a）。Cerimele 等（2013）发现，在临床实践中，妇产科医生漏诊了 60% 的抑郁症女性。如前所述，在美国帕克兰医院，所有进行首次产后检查的女性都会使用爱丁堡产后抑郁量表（Edinburgh Postnatal Depression Scale，EPDS）进行筛查。在一项对超过 1.7 万例女性的研究中发现，6% 的女性得分达到轻度或严重的抑郁症状，其中 12 例有自残的想法（Nelson，2013）。同样，Kim 等（2015）评估了在妊娠期和产褥期使用 EPDS 筛查的 2.2 万例女性的自杀意念。他们发现在产褥期间抑郁发生率高达 3.4%，其中一小部分有自我伤害想法的人有意图、有计划、有手段的企图自杀。显然，自杀意念需要及时进行精神病咨询以进行评估和管理。

表 61-1 抑郁症的筛查量表

筛查工具	项目	完成时间/min	在线获得量表网址
爱丁堡产后抑郁量表	10	<5	http://www.fresno.ucsf.edu/pediatrics/downloads/edinburghscale.pdf
健康调查问卷	9	<5	http://www.integration.samhsa.gov/images/res/PHQ%20-%20Questions.pdf
流行病学抑郁评分	20	5~10	http://www.perinatalweb.org/assets/cms/uploads/files/CES-D.pdf

只是筛查而没有适当的后续治疗也是不够的（ACOG，2016a）。但确保足够的后续诊治可能存在难度。Nelson 等（2013）研究发现，在 1 106 例 EPDS 评分异常升高的女性中，超过 3/4 的人并未能及时进行下次看诊预约，以接受正式的精神病评估。原因包括进一步诊治有困难、个人对抑郁症的看法及社会耻辱感（Flynn，2010；Smith，2008）。如告知患者接受行为健康服务的地点与产检、产后复查地点相同，则患者接受治疗的可能性是被告知在其他地方的 4 倍（Smith，2009）。基于这一点，在美国帕克兰医院，心理健康咨询在产后复查的诊室中进行。产褥期抑郁症的其他有效干预措施包括家访、电话咨询帮助和人际关系心理治疗（Dennis，2013；Lavender，2013；Yonemoto，2017）。Kaiser Permanente 的 1 份报告分析了进行系统围产期心理健康护理的益处和障碍，并提出未来进行围产期普查和治疗的可行方案（Avalos，2016；Flanagan，2016）。

■ 治疗注意事项

通过咨询和心理治疗可以改善许多精神疾病。在某些情况下，需要使用精神类药物治疗。治疗决策应在患者及医护人员充分讨论后决定。特别是要告知患者服用精神类药物的可能副作用。在第 12 章中，美国产科医师学会（2016b）92 号实践指南中已对很多精神类药物进行讨论。随后也将进行讨论其他一些此类药物。

■ 妊娠结局

新近有研究发现孕产妇精神疾病与早产、低出生体重和围产期死亡等不良妊娠结局之间存在联系（Grigoriadis，2013；Steinberg，2014；Straub，2012；Yonkers，2009）。在一项针对 16 334 次分娩的研究中，Shaw 等（2014）发现创伤后应激障碍与自发性早产之间存在显著相关性。家庭虐待——上述的围产期情绪障碍的另一个风险因素——也与不良的围产期结局有关（Yost，2005）。最后，Littleton 等（2007）回顾了 50 项研究，认为焦虑症状（通常与抑郁症共存）对围产期结局没有不良影响。

情感障碍

美国精神病学会 2013 年发布的第 5 版诊断和统计手册（Diagnostic and Statistical Manual Fifth Edition，DSM-5）中对各种精神障碍进行了分类并给出了诊断的特定标准。

在这些精神障碍的类别中，抑郁症很常见。根据国家精神卫生研究所（National Institute of Mental Health，2010）发布数据，美国抑郁症的终身患病率为 21%。抑郁症包括重度抑郁症（单相情感障碍）和躁狂-抑郁症（躁狂和抑郁发作的双相情感障碍）。它还包括心境障碍——一种慢性、轻度抑郁症。

■ 重度抑郁症

这是最常见的抑郁症类型，全美女性每年的重度抑郁发作率约为 8.2%（Center for Behavioral Health Statistics and Quality，2015）。2011~2014 年，16% 的美国女性使用过抗抑郁药（Pratt，2017）。通过抑郁量表（表 61-2）中列出的症状进行诊断，但很少有患者同时表现出所有这些症状。

表 61-2 抑郁症的症状[a]

绝望和/或悲观
悲伤、焦虑或空虚感
内疚、自我否定和/或无助
易怒、烦躁不安
对原有喜好和爱好做的事失去兴趣，包括性生活
疲乏、精力不济
注意力涣散、细节记忆障碍、犹豫不决
失眠、晨起早醒或嗜睡
贪食或厌食
自杀想法和自杀企图
持续性疼痛、头痛、痉挛或治疗后不缓解的消化系统问题

资料来源：National Institute of Mental Health，2010.
[a] 不同患者之间的症状可能都不同。

重度抑郁症与多种因素相关，并且受遗传和环境因素的影响。患者的家庭成员中通常也有酒精滥用和

焦虑症患者。刺激抑郁症发生的情况包括引发悲伤的生活事件、滥用药物、使用某些药物和其他疾病。虽然生活事件可引发抑郁，但基因会影响患者遇到这些生活事件时的反应，这就很难区分患者患抑郁症是遗传因素还是环境因素的作用更大。对超过 1 200 例母亲进行的全基因组连锁分析表明，染色体 1 和 9 的变异会增加患者对产褥期情绪异常的易感性（Mahon，2009）。

妊娠期抑郁症

毫无疑问，怀孕是一个可以促发或加剧抑郁倾向的主要生活压力来源。另外，妊娠引发的各种生理变化也可能起到影响作用。经前期综合征和绝经期抑郁症就已很好地证明了激素对心境的影响作用。雌激素与 5-羟色胺合成增加、分解减少及受体调节有关（Deecher，2008）。许多产褥期抑郁症可能与妊娠期极高的雌激素和孕激素水平在产褥期剧烈下降相关（Ahokas，1999）。

Dennis 等（2007）利用 Cochrane 数据库统计发现妊娠期抑郁症的患病率平均为 11%。Melville 等（2010）观察在一所大学诊所产检的 1 800 多例妊娠女性发现，抑郁症患者约占 10%。其他研究报告发病率要高得多，这可能与所研究的人群不同有关（Gavin，2005；Hayes，2012；Lee，2007）。

产褥期抑郁症

10%～20% 的产妇会于产褥期出现不同程度的抑郁症状（Center for Behavioral Health Statistics and Quality，2016）。现有数据表明，在产褥期单相型严重抑郁症可能比一般人群中女性的发病率稍高（Yonkers，2011）。产褥期抑郁症的发病与孕妇年龄小、未婚怀孕、吸烟、新生儿需要重症监护，以及妊娠期间有不良应激病史相关（Ko，2017；Silverman，2017）。具体而言，妊娠期的身体或言语伤害是发生产褥期抑郁症的高风险因素（McFarlane，2014）。最后，严重的不良产科结局，特别是新生儿不良结局，与产褥期抑郁症密切相关（Nelson，2013，2015）。

抑郁症可频繁复发。高达 70% 的既往产褥期抑郁症患者病情复发。既往有产褥期抑郁症病史和目前的"妊娠期忧郁"发作的女性患重度抑郁症的风险极高。妊娠风险评估与监护系统（Pregnancy Risk Assessment Monitoring System，PRAMS）报告，为产后抑郁症妇女提供医疗帮助，是在产后 2～9 个月中，医生遇到的第四常见的难题（Kanotra，2007）。

产褥期抑郁症通常得不到足够的认识和治疗。妊娠期或产褥期的重度抑郁症可能对患者、其子女和家庭造成破坏性后果。自杀是初为人母的女性死亡率最高的原因，而自杀往往发生在精神病患者身上（Koren，2012；Palladino，2011）。如果不及时治疗，高达 25% 的产褥期抑郁症患者会在 1 年后再次感到抑郁。随着抑郁持续时间的增加，后遗症的数量及其严重程度也会增加。分娩后的几周和几个月内的母体抑郁症可导致孩子不安全感和后来的行为问题。

抑郁症的治疗

在过去 10 年中，妊娠期和产褥期情绪障碍的治疗已经发生了重大变化。Babbitt 等（2014）和 Pozzi 等（2014）回顾性观察了患有严重精神障碍的妇女产前和产时护理。一般而言，对于轻度和轻度-中度抑郁症，首先考虑心理治疗，如认知行为疗法（Yonkers，2011）。联合使用抗抑郁药物和适合的心理治疗适用于妊娠期或产褥期中度-重度抑郁症（ACOG，2016b）。

图 61-1 所示为关于情绪障碍治疗的量表。表 61-3 列出了一些相关药物。对于患有重度抑郁症的女性，药物治疗应从选择性 5-羟色胺再摄取抑制剂（selective serotonin-reuptake inhibitor，SSRI）开始。在临床中很少选择三环抗抑郁药和单胺氧化酶抑制剂。如果用药 6 周内抑郁症状改善，应继续用药至少 6 个月以防止抑郁症复发（Wisner，2002）。妊娠前服用抗抑郁药物的女性中至少有 60% 在妊娠期出现症状。根据 Hayes 等（2012）的研究，大约 3/4 服用抗抑郁药的妇女在妊娠前或早孕期间停止服用抗抑郁药。对于这些停止治疗的患者，近 70% 的患者复发。而持续治疗的患者复发率仅约 25%。如果治疗效果不理想或复发，则应该用另一种 SSRI，或考虑精神病转诊。

表 61-3　一些治疗妊娠期严重情绪障碍的药物

种类	举例	注释
抗抑郁药物		
SSRI[a]	西酞普兰、舍曲林、氟西汀	可能与胎儿心脏发育缺陷、新生儿戒断综合征、肺动脉高压相关
其他	安非他酮、度洛西汀、奈法唑酮、文拉法辛	无致畸证据，但不常用
抗精神病药		
典型的	氯丙嗪、氟奋乃静、氟哌啶醇、替沃噻吨	

表61-3 一些治疗妊娠期严重情绪障碍的药物（续）

种类	举例	注释
非典型的	阿立哌唑、氯氮平、奥氮平、利培酮、齐拉西酮	
双相型情感障碍		
锂[a]	碳酸锂	治疗躁狂发作；胎儿心脏致畸作用（Ebstein 畸形）
丙戊酸[b]		致畸——神经管缺陷
卡马西平[b]		抗癫痫——乙内酰脲综合征

资料来源：Briggs，2015；Huybrechts，2015；Koren，2012.
[a] 见第12章。
[b] 见第60章。
SSRI，选择性5-羟色胺再摄取抑制剂。

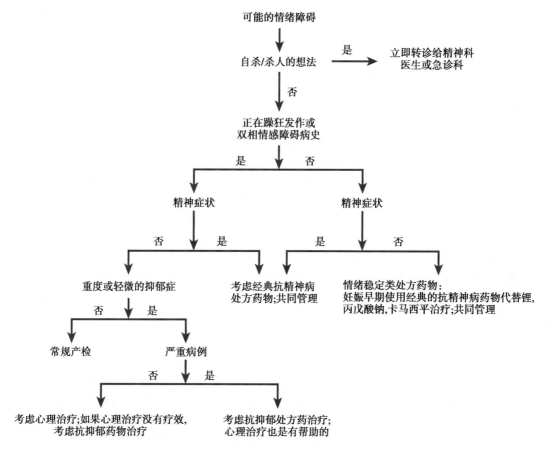

图61-1 心境障碍孕妇的治疗流程

各种饮食营养素的缺乏都可能与围产期抑郁有关（Yonkers，2011）。已有学者对包括 ω-3 脂肪酸、铁剂、叶酸、核黄素、维生素 D、钙和 DHA 的补充剂进行研究（Keenan，2014；Miller，2013）。但目前的证据不足以支持使用这些膳食补充剂治疗抑郁症。

重要的是，Huang 等（2014）的一项荟萃分析发现，妊娠期使用抗抑郁药的女性发生早产和分娩低出生体重新生儿的概率较高。但 Ray 和 Stowe（2014）认为，应

用抗抑郁药的相关生殖安全性数据令人放心，抗抑郁药仍然是一种可行的治疗选择。此外，产后抑郁发作初期的患者，停药后复发率为 50%～85%。有 1 次以上抑郁发作的女性患病风险更高（American Psychiatric Association，，2000）。对此类患者的监护应该包括警惕自杀或杀婴的想法、精神病症状的出现及其对治疗的反应。情况严重的患者需要住院治疗。

抗抑郁治疗对胎儿和新生儿的影响 表61-3列出

了一些已知和可能对胎儿和新生儿有影响的药物。一些研究表明，SSRIs 对胎儿心脏的致畸风险升高，其中帕罗西汀（Paxil）的风险最大。其中与室间隔缺损的关联得到一致认可，估计风险不超过 1/200（Koren，2012）。尽管如此，ACOG（2016b）仍建议妊娠或计划妊娠的女性避免服用帕罗西汀。在妊娠早期服用帕罗西汀的女性应考虑行胎儿超声心动图检查。Jimenez-Solem 等（2013）在对 SSRIs 的分析中发现，在妊娠期接触 SSRIs 与围产期死亡率之间没有关联。Andersen 等（2014）发现，在妊娠早期停止 SSRI 治疗的女性流产的风险较小，但这一风险与妊娠前几个月就停止 SSRI 治疗的女性发生流产的风险相似。总之，这些研究人员得出结论，妊娠期不应由于担心流产而停止使用 SSRIs 治疗抑郁症。

在其他潜在影响中，妊娠 20 周后暴露于 SSRIs 的新生儿发生持续肺动脉高压的风险增加了 6 倍（Chambers，2006）。换句话说，暴露于 SSRIs 的新生儿发生新生儿肺动脉高血压的总体风险小于 1/100（Koren，2012）。相比之下，一项针对 160 万例妊娠的基于人群的队列研究发现，暴露于 SSRIs 的新生儿的发病率提高了 2 倍，估计发生率约为 2/1 000（Kieler，2012）。Huybrechts 等（2015）在一项针对超过 1.2 万份依处方使用抗抑郁药的孕妇的研究中发现，患病风险为 1/1 000。

总之，必须权衡"妊娠期停止或减量 SSRI 而增加的母体风险"与"持续用药略增加的新生儿风险"（Ornoy，2017）。突然中断 5-羟色胺或去甲肾上腺素再摄取抑制剂治疗的女性通常会出现典型的戒断症状。

毫不奇怪，高达 30% 的暴露新生儿也可能出现戒断症状。症状与阿片类药物戒断相似，但通常不太严重。新生儿 SSRI 戒断通常是自限性的，且很少在儿科观察室住院超过 5 天（Koren，2009）。目前缺乏有关胎儿暴露于这些药物影响长期神经行为的令人信服的证据（Koren，2012）。Grzeskowiak 等（2016）发现在出生前接触抗抑郁药的儿童，7 岁前的行为问题发生风险并未增加。

一些精神药物可进入母乳。但在大多数情况下，水平很低或检测不到。影响可能是一过性兴奋、睡眠障碍和疝。

电休克疗法　对于那些少数药物治疗无反应、在妊娠期存在严重情感障碍的患者来说，电休克疗法（electroconvulsive therapy，ECT）是有必要的。接受 ECT 的妇女应禁食至少 6 小时。ECT 前给予抗酸剂，减少胃酸分泌，防治误吸，保护气道。妊娠中期后，在右侧臀部下方放置楔形垫子，以防止由于主动脉和腔静脉受压使孕妇发生突发性低血压。其他重要的准备工作包括宫颈评估、终止非必要性的胆碱能药物治疗、监测子宫情况、检查胎儿心率并给予水合疗法。在 ECT 过程中，应该避免过度换气。在大多数的病例中，母体和胎儿的心率、母体血压、氧饱和度都能保持在正常水平。

ECT 后会出现不良母儿预后，通过适当的管理，可将母亲和胎儿的风险控制在合理范围内（Pinette，2007）。Balki 等（2006）报告了 1 例 ECT 后胎儿脑损伤，这可能与 ECT 刺激产生的癫痫持续状态导致的母体低血压有关。

至少有两项大样本综述评估了妊娠期接受 ECT 的预后。在早期的一篇文章中，Miller（1994）观察了 300 例患者并报告了 10% 的并发症。这些并发症包括胎儿心律失常、母体阴道出血、腹痛和自限性宫缩。没有充分术前准备的患者误吸、主动脉压迫和呼吸性碱中毒的风险增加。在最近的综述中，Andersen 和 Ryan（2009）描述了 339 例患者，无疑与之前的研究有一定的相似性。在大多数情况下，ECT 治疗是为了治疗抑郁症，有效率为 78%，ECT 相关母体并发症的发生率 5%，围产期并发症发生率为 3%，其中 2 例胎儿死亡。由于所有这些原因，我们同意 Richards（2007）的观点，即妊娠期 ECT 不是"低风险"的治疗手段，应该只建议重度抑郁症且对强化药物疗法有抗药性的女性使用。

■ 双相型情感障碍及相关疾病

根据国家精神卫生研究所（2010），躁狂抑郁症的终身患病率为 3.9%。双相情感障碍的患病率在孕妇和未妊娠的育龄妇女之间没有差异（Yonkers，2011）。此病受遗传因素影响较大，可能与 16 号和 8 号染色体上的一些突变有关（Jones，2007）。同卵双生的孩子同时受到影响的概率是 40%~70%，一级亲属的患病风险是 5%~10%（Muller-Oerlinghausen，2002）。

此病通常抑郁持续两周以上后出现躁狂发作，这一时期会出现反常增高的急躁情绪。可能的原因包括滥用药物、甲状腺功能亢进、中枢神经系统肿瘤。在急性事件期间，这些都被排除在外。重要的是，妊娠经常会导致停止用药，这会导致复发风险增加 2 倍（Viguera，2007）。躁狂抑郁症女性为高危人群，多达 20% 的躁狂抑郁症患者存在自杀倾向。

妊娠期双相型情感障碍

妊娠期双相型情感障碍也与围产期不良后果有关，如早产（MeiDan，2015）。Di Florio 等（2013）发现，经历过妊娠并发症的女性更容易出现躁狂或抑郁症。表现出躁狂倾向的患者，往往在产褥期有急性加重期。

双相情感障碍的典型治疗包括情绪稳定剂,如锂、丙戊酸和卡马西平,以及抗精神病药物(表61-3)。妊娠期双相情感障碍的治疗是复杂的,理想情况下应为产科医生与精神科医生共同参与,商讨包括使用情绪稳定剂在内的一些治疗风险与益处,因为其中一些治疗可能存在胎儿致畸性。例如,暴露于锂的胎儿可能发生 Ebstein 异常(三尖瓣下移畸形)。尽管最近的数据表明心脏畸形的风险低于之前报告(Micromedex,2016;Patorno,2017),但仍建议对暴露于锂的胎儿进行胎儿超声心动图检查。一些有限的证据表明,因婴儿器官不成熟,母乳中的锂会对婴儿产生不利影响(Davanzo,2011)。尽管如此,对于健康足月胎儿的患者来说,锂的使用被认为是中等安全的。关于其他情绪稳定剂和抗精神病药物副作用的更详细讨论见第12章。

产后精神病

这种严重的精神障碍通常是一种双向性障碍,但主要表现是抑郁(American Psychiatric Association,2013)。其发病率估计为1/1 000,这种病主要发生在初产的孕妇,尤其是存在妊娠期并发症的孕妇(Bergink,2011;Black-more,2006)。在大多数病例中,这种症状发生在分娩后的两周。在一项关于产后第1次精神病发作患者的研究中发现,精神症状的中位数发作时间是产后第8天,并且发作持续的中位数时间为40天(Bergink,2011)。因为这样的妇女有10~15倍的机会发生产后精神异常,因此密切跟踪随访很有必要。

双相情感障碍是产后精神病最重要的风险因素。患者在产后第1天、第2天开始出现症状(Heron,2007,2008)。躁狂症状包括感到兴奋或激动、感到充满精力、表现活跃、健谈和失眠。受到影响的妇女表现为困惑和失去方向,但她们也存在清醒期。

产后精神异常有50%复发的可能。因此,Bergink等(2012)建议对于有产后精神病史的女性,于分娩后立即开始进行锂疗法。

产后精神病及双相情感障碍的治疗与非妊娠妇女相似。患者通常需要住院接受药物治疗和长期的精神疏导。这种患者经常会产生错觉,伤害自己和自己的婴儿。与非精神病的抑郁患者相比,虽然比较罕见,但这些患者很有可能杀婴(Kim,2008)。在大多数的例子中,这些妇女发展为复发的慢性的狂躁抑郁状态。

■ 焦虑症

孕产妇的焦虑症相对常见,总体上有18%的患病率,主要包括惊恐发作、惊恐障碍、社交焦虑症、特定恐惧症、分离焦虑症和广泛性焦虑症。无缘由地感到害怕、紧张不安、烦恼同时伴有生理上的症状,如战栗、恶心、忽冷忽热、头晕、呼吸困难、失眠及尿频(Schneier,2006)。治疗方法主要包括心理疗法和药物疗法,包括SSRI、三环抗抑郁剂、单胺氧化酶抑制剂等。

妊娠期焦虑症

尽管育龄妇女的患病率相对较高,但很少有人特别关注妊娠期焦虑症。大多数报告得出结论,孕妇和非孕妇之间的发生率没有差异。最近一项对268例患有焦虑症的孕妇进行的分析表明,妊娠期间焦虑的症状和严重程度均有所下降(Buist,2011)。

Ross 和 McLean(2006)认为,一些焦虑症可能导致母胎并发症,如早产、胎儿生长受限和神经行为发育不良有关(Van den Bergh,2005)。母亲为焦虑症的胎儿出生后患各种神经精神疾病的风险增加,如注意力缺陷/多动障碍。Hunter 等(2012)分析了60例患有焦虑症母亲的婴儿,发现听觉感觉门控-抑制性神经传导受到损害,特别是未经治疗的女性后代。也有学者认为"焦虑症状"相关的不良妊娠结局似乎并不严重(Littleton,2007)。但焦虑症与产后抑郁症相关(Vythilingum,2008)。

焦虑症治疗

在妊娠期使用心理疗法、认知行为疗法或药物治疗可以有效地治疗焦虑症。一半以上的女性同时存在心境障碍和焦虑症(Frieder,2008)。表61-3中列出的抗抑郁药通常是第一线治疗药物。

苯二氮䓬类药物也常用于在妊娠前和妊娠期治疗焦虑症或恐慌症。早期的病例对照研究认为中枢神经系统抑制剂可能增加唇腭裂风险。然而,一项对超过100万次妊娠的荟萃分析发现,暴露于中枢神经系统抑制剂并未增加致畸风险(Enato,2011)。苯二氮䓬类药物,特别是在妊娠晚期服用时,可引起持续数天或数周的新生儿戒断综合征。

精神分裂症

精神分裂症是精神类疾病的一种重要类型,能影响1.1%的成人(National Institute of Mental Health,2016)。精神分裂症由以下一个或多个领域的异常定义:妄想、幻觉、思维紊乱、严重紊乱或异常运动行为或阴性症状。脑部扫描技术如正电子发射体层摄影、功能磁共振成像等发现,精神分裂症是一种退行性(变性的)脑功能障碍。可能在生命早期就已出现了细微的解剖学上的结构异常,然后随着时间的推移而恶化。

这种疾病表现出极其明显的遗传倾向,单卵双胎的一致患病率为50%。父母一方有精神分裂症,子代发病风险为5%~10%。有资料表明精神分裂症与软腭-心-面综合征关系极其密切,提示精神分裂症的相关基因有可能在 22q11 染色体（Murphy，2002）。但精密地基因定位研究清楚地表明，精神分裂症与单个基因或突变无关。相反，多种 DNA 突变可能相互作用导致精神分裂症（Kukshal，2012）。子代未来发生精神分裂症的可能危险因素包括：孕妇缺铁性贫血、糖尿病和急性母源应激因素等（Insel，2008；Malaspina，2008；Van Lieshout，2008）。是否与孕妇 A 型流感相关，尚未经证实。

患者在 20 岁左右开始出现患病迹象，随着时间的推移，心理社会功能逐步恶化。由于女性比男性的发病稍晚，且不太容易发生自闭症及其他神经发育异常，许多研究者推测，雌激素可能具有保护作用。在疾病症状明显之前，患者可能已经妊娠。适当的治疗可减轻甚至消除症状。出现疾病的最初迹象后 5 年内，60% 的患者恢复社会功能，50% 就业，30% 精神残疾，10% 需要继续住院治疗（American Psychiatric Association，2013）。

■ 妊娠期精神分裂症

除了瑞典的研究人员注意到妊娠期精神分裂症患者发生低出生体重、胎儿生长受限和早产的概率增加（Bennedsen，1999）外，大多数研究并未发现不良的孕产妇结局。在一项关于精神分裂症妇女超过 3 000 次妊娠的研究中，Jablensky 等（2005）报告胎盘早剥的发生率增加 3 倍，定义含糊的"胎儿窘迫"增加 1.4 倍。

如果停药，精神分裂症很容易复发，所以最好是在怀孕期间继续治疗。经过 40 多年的使用，并没有证据表明，传统或"典型"抗精神病药物会对胎儿造成不利影响或造成产妇后遗症（McKenna，2005；Robinson，2012；Yaeger，2006）。因为只有较少的"非典型"抗精神病药物的相关资料，并不推荐在怀孕和哺乳期常规使用（ACOG，2016b）。针对不良事件报告，美国食品和药品管理局（FDA，2011）发布了一项安全通告，向医生发出一些抗精神病药物的警报。某些抗精神分裂症药物与新生儿锥体外系症状和戒断症状相关，类似于暴露于 SSRIs 的新生儿行为异常。

进食障碍

进食障碍包括神经性厌食症（患者拒绝进食，不能维持正常体重）和神经性贪食症（患者通常在暴饮暴食后清除腹中食物或过度禁食以维持正常体重）（Zerbe，2008）。饮食行为障碍主要影响青春期女性和年轻人。对于厌食症和贪食症，每个人的终身患病率为 2%~3%（National Institute of Mental Health，2016）。

Bulik 等（2009）报告了一项对近 3.6 万例挪威女性进行饮食失调的筛查及其妊娠结局。其中约 0.1% 患有神经性厌食症，0.85% 患有神经性贪食症，5.1% 报告有暴食症。这种 6% 的妊娠期患病率与非妊娠患者的 6 个月患病率相似（National Institute of Mental Health，2016）。贪食症患者发生大胎龄新生儿的风险较高，随后的剖宫产率也明显增加。所有饮食失调都始于渴望变瘦，而患有慢性进食紊乱的女性可能会在厌食症和贪食症之间转换（Andersen，2009）。

■ 妊娠期进食障碍

两种进食障碍都可增加早期妊娠并发症的发生率，特别是神经性贪食症患者（Andersen，2009；Hoffman，2011）。一般来说，进食障碍的症状在妊娠期会有所改善，缓解率可能达到 75%。相比之下，典型的剧吐后癫痫病例实际上可能是新发病例，或是神经性贪食症或暴饮暴食型神经性厌食症的复发（Torgerson，2008）。正如预期的那样，厌食症与低出生体重的新生儿有关（Micali，2007）。与进食障碍相关的其他风险包括伤口愈合不良和母乳喂养困难（Andersen，2009）。至少，密切监测有疑似进食障碍病史患者的妊娠期体重变化似乎是谨慎的。

对这些患者的治疗及帮助需要多学科合作，包括产科医生、心理健康咨询师饮食指导师或营养师（American Dietetic Association，2006）。心理治疗是饮食失调妇女治疗的基础，通常包括认知行为疗法。神经性厌食症经常对有目的的制订膳食计划治疗有效（Cardwell，2013）。分娩后，患有进食障碍的女性更容易出现产褥期抑郁症。由于身体形象问题，患有贪食症的女性在分娩后特别容易发生病情反复。

人格障碍

人格障碍是以长期采用一种不适当的、刻板的和不适应的行为处理机制为特征的精神类疾病。人格障碍患者表现出一种刚性的、僵化的人格特质。按美国精神病学学会（2013）提出分类，人格障碍分三种：

1. 偏执、精神分裂和分裂型人格障碍，其特征是古怪或行为反常。

2. 戏精、自恋、反社会性和边缘性障碍，其特征是戏剧性表现、以自我为中心和行为古怪。

3. 回避、依赖、强迫和偏执-侵略性人格，其特征是潜在的恐惧和焦虑。

高达 20% 的患者发病存在遗传或环境因素。心理治疗是主要的治疗方法。但大多数人不会认识到自己的问题,因此只有20%的人寻求治疗。在一项针对202例边缘型人格障碍女性的观察性研究中,De Genna等(2012)发现这些女性往往在其疾病最严重的阶段妊娠,且青少年妊娠和意外妊娠的风险增加。

妊娠期的人格障碍似乎与非妊娠妇女没有差异。Akman等(2007)报告,第三种人格障碍(回避、依赖和强迫性障碍)与严重的产褥期抑郁症的高发生率相关。Magnusson等(2007)发现某些人格特征(而非疾病)与过度饮酒(但不一定是成瘾或依赖)相关。Conroy等(2010)发现,只有当人格障碍伴有抑郁症时,才会使母亲照顾新生儿的能力下降或丧失。

(那全 翻译 刘彩霞 审校)

参考文献

第 62 章

皮肤病

妊娠疱疹:疱疹常被称为疱疹性皮炎,是一种由红斑、水疱、脓疱和大疱性病变组成的炎症性多形疱疹样疹。

——J. 惠特里奇·威廉姆斯(1903)

妊娠特发性皮肤病

妊娠期特发的四种皮肤病包括妊娠期肝内胆汁淤积症(intrahepatic cholestasis of pregnancy,ICP)、妊娠瘙痒性荨麻疹样丘疹及斑块(pruritic urticarial papules and plaques of pregnancy,PUPPP)、妊娠特应性皮疹(atopic eruption of pregnancy,AEP)和妊娠类天疱疮(pemphigoid gestationis,PG),孕期发生率高达 5%(Chander,2011),详见表 62-1。妊娠特发性皮肤病的症状可能彼此相似,瘙痒是其共同特征,其症状也可能与其他皮肤病相似。只有 ICP 和 PG 与妊娠不良结局有关。

表 62-1　妊娠特发性皮肤病

疾病	发生率	临床特点	不良妊娠结局	治疗
妊娠期肝内胆汁淤积症	常见	无原发病变,搔抓引起皮肤抓痕	不良结局增加	止痒、考来烯胺、熊去氧胆酸
妊娠瘙痒性荨麻疹样丘疹及斑块	常见	腹部、大腿、臀部、妊娠纹内;斑片状或全身性;瘙痒性丘疹或斑块	无	
妊娠特应性皮疹			无	
妊娠湿疹	常见	四肢弯曲处、颈部和面部;皮肤干燥、红斑		
妊娠痒疹	常见	伸肌、躯干皮肤;1~5mm 瘙痒性红色斑块		止痒药、润肤剂、局部皮质类固醇,严重者口服类固醇
妊娠瘙痒性毛囊炎	罕见	躯干皮肤;小毛囊性红丘疹、无菌脓疱		
妊娠类天疱疮	罕见	腹部以脐周为著、肢体末端;荨麻疹样斑丘疹、红斑、小疱和大疱	早产、胎儿生长受限、新生儿短暂性一过性病变	

■ 妊娠期肝内胆汁淤积症

妊娠期肝内胆汁淤积症(ICP)既往被称为妊娠期瘙痒,孕期发病率约 0.5%(Wikström Shemer,2013)。与其他妊娠特发性皮肤病相比,ICP 患者一般没有原发性皮肤病变。瘙痒通常伴随着血清胆汁酸水平升高、肝转氨酶水平轻度升高(Chao,2011),极少在瘙痒前出现皮疹。胎儿不良结局与 ICP 相关,第 55 章已详述。

■ 妊娠类天疱疮

妊娠类天疱疮(PG)是一种罕见的自身免疫性大疱性疾病,对母儿的影响大。起始病变为瘙痒性丘疹和荨麻疹样斑块,1~2 周后大多数发展为水疱、大疱。病变通常分布在周围皮肤表面,少见于黏膜、头皮和面部(图 62-1)。

PG 既往被称为妊娠期疱疹,但它与疱疹病毒无关。相反,在孕妇皮肤基底膜和羊膜上皮中发现了 XVII 型胶原特异性免疫球蛋白 G(IgG)抗体(Kelly,1988;Shimanovich,2002)。XVII 型胶原也被称为大疱性类天疱疮样 180(BP 180)。自身抗体与 XVII 型胶原结合后诱发补体激活、嗜酸性粒细胞聚集、嗜酸性脱颗粒、蛋白水解酶释放,破坏了表皮下的连接,引起表皮下水疱(Engineer,2000)。

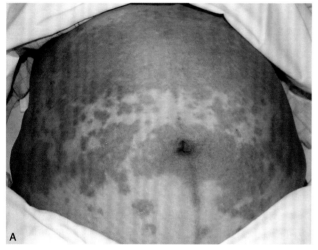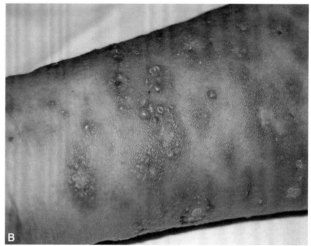

图 62-1 妊娠类天疱疮。A. 腹部斑块,累及肚脐。B. 手腕和前臂水疱状病变
(资料来源:Dr. Kara Ehlers.)

妊娠

本病多见于初次妊娠,极少数可能与妊娠滋养细胞疾病相关(Matsumoto,2013;Takatsuka,2012)。随妊娠次数增加,发病更早、病情更严重(Tani,2015)。白种人发病率较高,易伴发其他自身免疫性疾病(Shornick,1984,1992)。

PG 多发生于孕中期或晚期,产后起病或恶化常见(Lawley,1978),以产前暴发和产后缓解为特征。在早发性和无症状的病例中,PG 与早产、胎儿生长受限有关(Al-Saif,2016;Chi,2009),这可能与羊膜基底膜上 IgG 和补体沉积导致轻度胎盘功能不全有关(Huilaja,2013)。因此,产前宜监测评估 PG 对妊娠的影响。

在 5%~10% 的病例中,孕妇体内 IgG 抗体可被动地转移至胎儿,新生儿会出现类似于母体的皮肤病变(Erickson,2002)。新生儿的皮疹只需皮损护理,随着 IgG 抗体水平下降,几周内可自愈。产妇的皮损产后逐渐缓解,大多数在 6 个月内可痊愈(Jenkins,1999),少数患者病程迁延时间长,月经期或口服避孕药可能加重病情(Semkova,2009)。

诊断与治疗

在大疱形成之前,病损可能类似于 PUPPP,需与脓疱性银屑病、疱疹样皮炎、多形红斑、线状 IgA 大疱性皮病、荨麻疹、变应性接触性皮炎、大疱性类天疱疮和妊娠特异性皮疹等鉴别(Lipozenčić,2012)。尤为重要的是,PG 必须与药物引起的泡综合征鉴别,后者可能危及生命,例如,重症多形红斑(Stevens-Johnson syndrome)和中毒性表皮坏死松解症(Stern,2012)。

皮肤活检和血清抗体检测有助于诊断。皮肤穿刺活检标本免疫荧光染色是诊断金标准,C₃ 补体和部分患者 IgG 沉积在皮肤表皮和真皮之间的基底膜上(Katz,1976)。此外,在许多情况下,孕妇血清中可以检测到 XVII 型胶原 IgG 抗体(Powell,2005;Sitaru,2004)。

瘙痒严重者,早期局部应用高效皮质类固醇和口服抗组胺药物有效。口服泼尼松,每日 0.5~1mg/kg,

逐渐减少至维持剂量,可缓解原发病变、抑制新病变发生。血浆置换、静脉注射免疫球蛋白(IVIG)或环孢素用于治疗顽固性病变(Huilaja,2015;Ko,2014;Van de Wiel,1980)。

■ 妊娠瘙痒性荨麻疹样丘疹及斑块

妊娠瘙痒性荨麻疹样丘疹及斑块(PUPPP)是一种比较常见的妊娠特异性良性皮肤病,以剧烈瘙痒、1~2mm 红斑丘疹、丘疹聚集在一起形成荨麻疹为特征。PUPPP 也被称为妊娠多形疹,常在晚孕期发作(Rudolph,2005),产后发作罕见(Park,2013)。97%的患者腹部和大腿近端出现皮疹。图 62-2 显示 PUPPP 患者的典型病变:臀部、大腿近端和腹部妊娠纹内小丘疹。病变一般始于妊娠纹内,也可见脐周、面部、手掌和足底很少受累(High,2005)。PUPPP 常见于白种人,以及多胎妊娠、怀有男性胎儿的初产妇(Regnier,2008),再次妊娠时很少复发(Ahmadi,2005)。病因不明,但与孕妇自身免疫关系不大(Lawley,1979)。

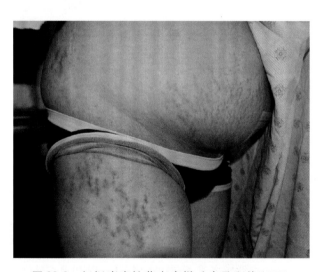

图 62-2　妊娠瘙痒性荨麻疹样丘疹及斑块(PUPPP),在臀部和大腿近端及腹部妊娠纹中可见小丘疹

PUPPP 需与接触性皮炎、药疹、病毒疹、昆虫叮咬、疥疮、玫瑰糠疹和其他妊娠特发性皮肤病鉴别。临床上诊断不明确的病例,可能与未起疱的早期妊娠类天疱疮混淆,皮肤活检和血清 XVII 型胶原抗体水平有助于鉴别二者。

口服抗组胺药、皮肤润肤剂和局部应用类固醇皮质激素软膏或油膏可缓解患者瘙痒。少数患者需要全身应用类固醇皮质激素来缓解剧烈瘙痒(Scheinfeld,2008)。大多数患者,皮疹在分娩后几天内消失,不遗留瘢痕;15%~20%的患者,症状持续到产后 2~4 周(Vaughan Jones,1999)。

■ 妊娠特应性皮疹

妊娠特应性皮疹(AEP)包括妊娠湿疹、妊娠痒疹和妊娠瘙痒性毛囊炎 3 种皮肤病(Ambros-Rudolph,2006)。特应性皮疹患者中 2/3 有广泛的湿疹病变,1/3 出现丘疹性病变(American Academy of Dermatology,2011)。该组疾病对胎儿无不良影响,特应性病史和皮损特征有助于诊断。

妊娠湿疹是最常见的妊娠特发性皮肤病,具有传统湿疹表现:皮肤干燥、增厚、鳞片、红斑,四肢弯曲处、乳头、颈部和面部的皮肤易受累。妊娠痒疹以在伸肌和躯干皮肤表面出现直径 5~10mm、瘙痒、红斑样丘疹或结节为特征。妊娠瘙痒性毛囊炎罕见,主要表现为小的红色毛囊性丘疹和无菌脓疱,躯干皮肤易受累。妊娠特应性皮疹于妊娠中晚期发病,妊娠湿疹发病比妊娠痒疹和妊娠瘙痒性毛囊炎早,所有病变通常分娩后消退,但少数持续至产后 3 个月。再次妊娠常复发且病变多样。

AEP 需与 PG 相鉴别:前者血清胆汁酸水平升高,但不高于妊娠期正常上限水平,转氨酶正常,PG 特性血清学指标阴性。妊娠湿疹患者血清 IgE 水平升高,妊娠痒疹和妊娠瘙痒性毛囊炎 IgE 水平正常(Ambros-Rudolph,2011)。

对于一般皮肤损害和瘙痒,通常外用低或中等效力的类固醇皮质激素软膏和口服抗组胺药即可控制。严重湿疹,则需使用短期外用强效皮质类固醇的二线药物。少数患者需用给予口服皮质类固醇、窄谱中波紫外线或环孢素控制病情(Lehrhoff,2013)。

妊娠合并皮肤病

妊娠可合并任何急性或慢性皮肤病,下面介绍其中一些慢性疾病。

■ 痤疮

痤疮是比较常见的慢性皮肤病,妊娠对其的影响不可预测,必要时,单独使用过氧化苯甲酰,或与局部红霉素或克林霉素联合治疗(Zaenglein,2016)。联合用药时,过氧化苯甲酰可使痤疮丙酸杆菌的耐药性降至最低。壬二酸也是常用治疗药物,妊娠期 B 类药物。外用水杨酸是非处方药,妊娠期 C 类药物,孕期应用是安全的(Murase,2014)。外用维甲酸类药物(包括维甲酸和阿达帕林)为妊娠期 C 类药物,似乎也是安全的,但在孕期,特别是早孕期,最好避免使用(Kaplan,2015;Panchaud,2012)。他扎罗汀孕期禁用。严重的病例,可以联合应用红霉素、阿奇霉素、头孢氨苄或阿莫西林等口服抗生素与过氧化苯甲酰。全身抗生素可用至孕中期,时间限于4~6周(Chien,2016)。

■ 银屑病与脓疱性银屑病

银屑病是慢性皮肤病,孕期病情变化多样,常于产后加重(Oumeish,2006)。初期可单独使用润肤剂,或联合外用低或中等药效皮质类固醇。在耐药的情况下,中孕期、晚孕期限制使用高效或强效皮质类固醇可能是安全的。紫外线光疗是二线治疗。环孢素、全身皮质类固醇或肿瘤坏死因子-α拮抗剂,包括阿达利莫单抗、依那西普和英利昔单抗是妊娠期三线药物(Bae,2012)。研究提示银屑病不增加妊娠不良结局的风险(Bobotsis,2016)。伴有严重银屑病者分娩低出生体重儿风险略增加(Lima,2012;Yang,2011)。一般来说,银屑病患者抑郁症的发生率较高(Bandoli,2017;Cohen,2016)。

银屑病是最常见的慢性斑块性皮肤病。相比之下,脓疱性银屑病既往被称为疱疹样脓疱病,临床罕见,临床特征为:红斑表面脓疱形成,有时瘙痒的斑块边缘绕以无菌性脓疱,脓疱变大,然后结痂。图62-3显示了妊娠广泛性脓疱性银屑病的临床征象:红斑、瘙痒性斑块、周围有无菌脓疱,脓疱扩大,然后形成鳞片状的外壳。若在孕期发病,可能会出现严重的全身症状。病变最初累及三叉神经间区,可扩散到躯干、四肢和口腔黏膜。血清学检查显示:低钙血症、红细胞沉降率升高、白细胞增多和低白蛋白血症(Lehrhoff,2013)。广泛病变导致继发性感染引起脓毒症,大量液体流失导致低血容量和胎盘功能不全。一线治疗方法是口服泼

尼松、环孢素、英利昔单抗、局部皮质类固醇或局部钙泊三醇(Robinson,2012)。二线治疗是紫外线光疗。对于继发性感染,可静脉注射抗生素(Huang,2011)。脓疱性银屑病通常在产褥期迅速缓解,但再次妊娠、月经来潮或口服避孕药时复发(Roth,2011)。

■ 结节性红斑

结节性红斑是发生于皮下脂肪的炎症性疾病,与许多疾病有关,包括妊娠。诱因包括感染、结节病、药物、白塞综合征、炎症性肠病或恶性肿瘤(Mert,2007;Papagrigoraki,2010)。病变特点:小腿和手臂伸肌表面多发1~6cm红色结节和斑块,皮损部位皮肤表面光滑、皮温升高,数天后结节变平,颜色从深红渐渐演变为紫色、黄绿色。初步评估和治疗的重点是寻找、祛除基本病因。患者症状在1~6周内自行消退,不留瘢痕,但可能残留色素沉着(Acosta,2013)。

■ 化脓性肉芽肿

化脓性肉芽肿常见于妊娠,好发于口或手的结节状增生病变,多在局部刺激或皮肤穿透外伤后,新生的血管形成血管瘤样或乳头样增生,迅速增大,无诱因破溃出血。图62-4显示孕妇牙龈化脓性肉芽肿的特点:有蒂或无蒂的基础上分叶状生长的红色结节,轻微创伤易出血。通过局部压迫和应用硝酸银棒或硫酸亚铁制剂控制出血。肉芽肿一般在产后几个月内自行消退。有的病变产前出现,产后持续存在,或不能明确的诊断者,手术切除、外科刮除电凝、激光或冷冻治疗。口腔病变最好由口腔科专家来治疗。

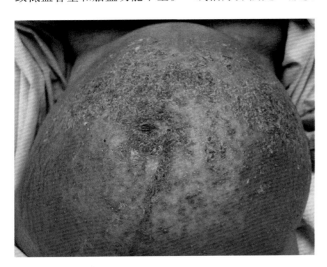

图62-3 脓疱性银屑病表现为红斑,有时由无菌脓疱环形成的瘙痒性斑块扩大,然后形成结垢外壳
(资料来源:Dr. Paul Slocum.)

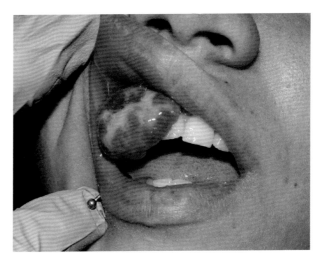

图62-4 化脓性肉芽肿的主要特征是在有蒂或无蒂的基础上分叶状生长的红色结节。创伤小,这些血管病变容易出血
(资料来源:Dr. Abel Moron.)

■ 神经纤维瘤病

神经纤维瘤病包括良性皮肤神经纤维瘤、咖啡豆斑、腋窝和腹股沟雀斑、虹膜良性结节（Lisch 结节）和视神经胶质瘤。在妊娠期间，神经纤维瘤可能体积增大、数量增加（Cesaretti，2013；Dugoff，1996）。妊娠合并常见的 1 型神经纤维瘤病时，子痫前期和早产的发生率较高（Leppävirta，2017；Terry，2013），合并 2 型神经纤维瘤病时，有发生子痫前期的风险（Terry，2015）。因此，无论妊娠合并哪种类型神经纤维瘤病，均应进行产前遗传学诊断（Merker，2015；Spits，2007）。

■ 其他病变

酒渣鼻又被称为面部脓皮病，临床少见，特点是面部脓疱、鼻赘。目前，局部或口服抗菌药物是主要的治疗方法，也有应用引流术和皮质类固醇治疗该病者（Merker，2015；Spits，2007）。

假性化脓性炎，据报告随着妊娠而改善，但据我们的经验，它在孕期没有明显的改变。每日 2 次局部应用 1% 克林霉素凝胶 12 周，可以防止新的病变；口服阿莫西林克拉维酸钾或克林霉素 7~10 日，可减缓病变进展（Margesson，2014）。

其他皮肤病，在本书的其他章节讨论，包括多毛和黑色素瘤（第 63 章）、皮肤狼疮（第 59 章）、色素沉着症（第 4 章）、合并感染的皮肤病变（第 64 章和第 65 章）。

治疗

局部皮肤护理、口服抗组胺药物和局部皮质类固醇是许多皮肤病的常用治疗方法。口服抗组胺药治疗瘙痒。常用抗组胺药：第 1 代，如苯海拉明，25~50mg，6 小时 1 次，或氯苯那敏，4mg，6 小时 1 次；第 2 代，氯雷他定 10mg/d 或西替利嗪 5mg/d 或 10mg/d，属于妊娠 B 类药物。

众多局部皮质类固醇制剂可供选择，在美国，据药效将其分为 7 组。低效力药物包括第 6 组和第 7 组，如 1% 氢化可的松或 0.05% 地奈德（DesOwen）；中等效力的药物分包括第 3 组、第 4 组和第 5 组，如 0.1% 曲安奈德（Aristoort）或 0.1% 糠酸莫米松（Elocon）；高效力药物是第 2 组，如 0.05% 的倍他米松二丙酸酯（二丙烯）；超高效力药物为第 1 组，如 0.05% 丙酸氯倍他索（Temovate）。皮肤病的初步治疗，首选低效或中效力的药物。超高效力药物适合治疗难治性疾病，仅小面积使用 2~4 周。

低效和中效皮质类固醇制剂与不良妊娠结局无关，而高效和超高效药物累积剂量较大时增加胎儿生长受限的风险，但风险较小（Chi，2013，2015）。

局部应用皮质类固醇制剂比全身应用皮质激素的风险小，增加局部药物全身吸收的因素包括：大面积治疗、表皮屏障受损、封闭敷料、治疗时间延长和联合使用促进吸收的外用药物。

治疗皮肤病的其他药物也非常多，Murase 等（2014）和 Butler 等（2014）以表格形式列举了妊娠和哺乳期用药。孕期避免使用的药物包括甲氨蝶呤、补骨脂素加紫外线 A、霉酚酸酯、鬼臼素和全身性维甲酸。第 12 章已详述。细菌感染是一种潜在的继发性皮肤病并发症，宜口服抗菌谱包含革兰氏阳性菌的抗菌药物。

（杨延冬 翻译 时春艳 审校）

参考文献

第 63 章

肿瘤

> 孕妇出现腹部过度增大或压迫症状时,医生
> 都应警惕并进行仔细检查,有时会发现盆腔肿瘤。
> 在极少数情况下,直肠的恶性肿瘤可能会阻塞产
> 道,只能选择剖宫产娩出胎儿。
>
> ——J. 惠特里奇·威廉姆斯(1903)

正如威廉姆斯所说,各种类型的肿瘤均可发生于妊娠期,仔细的体格检查有助于明确诊断。近年来,影像学的发展提高了妊娠期肿瘤的诊断率。大多数肿瘤是良性的,其中子宫平滑肌瘤和卵巢囊肿最为常见。

妊娠期恶性肿瘤发生率接近 1‰(Parazzini,2017;Salani,2014),其中约 1/3 在妊娠期被诊断,其余 2/3 在产后 12 个月内被诊断。图 63-1 列出了比较常见的妊娠期恶性肿瘤的种类及比例。其中乳腺癌发生率约为 1/5 000,甲状腺癌约为 1/7 000,宫颈癌约为 1/8 500(Smith,2003)。以上这些类型连同淋巴瘤和黑色素瘤,共占妊娠期恶性肿瘤的约 65%(Eibye,2013)。证据表明,对于某些恶性肿瘤如卵巢癌、子宫内膜癌和乳腺癌,多产次有可能是一种保护性因素(Högnäs,

2014)。

在妊娠期,恶性肿瘤的管理考虑与胎儿相关的特殊问题,以及治疗方案必须个体化,考虑的问题包括肿瘤的类型、分期、孕妇的妊娠需求及改进治疗或延迟治疗的后果等。

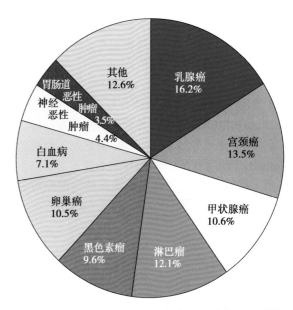

图 63-1　美国加利福尼亚州癌症登记处的 485 万例妇女在妊娠期和产后 12 个月内诊断的恶性肿瘤类型比例

（资料来源:Smith,2003.）

妊娠期恶性肿瘤的治疗

■ 手术治疗

妊娠期恶性肿瘤手术的目的在于诊断、分期或治疗。大多数情况下,孕妇和胎儿可较好地耐受非生殖器官的手术(第 46 章)。为了最大限度地减少流产风

险,很多手术都推至妊娠 12~14 周以后实施,但其实是没有必要的。我们认为,当肿瘤危及母体生命安全时,无论孕周,均应手术。

妊娠和恶性肿瘤均可增加静脉血栓栓塞(venous thromboembolism,VTE)的发生风险。Bleau 等(2016)报告,与无恶性肿瘤的孕妇相比,并发粒细胞性白血病、霍奇金淋巴瘤、宫颈癌和卵巢癌的孕妇发生 VTE 风险较高。但并发脑部恶性肿瘤、甲状腺癌、黑色素瘤或淋巴细胞性白血病的孕妇发生 VTE 的风险并未增加。目前的指南尚未对孕妇恶性肿瘤手术做出具体建议。应根据手术的复杂程度,使用低分子肝素联合弹力袜和/或间歇性气压治疗预防 VTE(第 52 章)。

■ 影像学诊断

妊娠期首选超声检查。美国妇产科医师学会(ACOG,2017a)指南建议,大多数放射性成像方法导致的 X 射线暴露都非常低,如果该检查直接影响治疗方案,则不应推迟检查(第 46 章)。孕期 MRI 都是安全的,但为了降低一些潜在风险,妊娠早期尽量避免应用 MRI。妊娠早期不应该使用钆(一种对比剂),只有当益处远超过风险时才应在妊娠晚期考虑使用钆(American College of Radiology,2016;Kanal,2013)。由于电离辐射,孕期较少采用 CT 检查,相关内容见第 46 章。因此,CT 常用于妊娠期一些急性并发症的检查评估,如肺栓塞、肠梗阻、尿道梗阻和神经系统急性事件等。增强 CT 需要口服或静脉注射对比剂,对比剂不会对胎儿造成损伤,产后哺乳期行增强 CT 检查并不需要停止母乳喂养。最后,一些放射性同位素在妊娠期应用是相对安全的,参见表 46-8。

■ 放射治疗

根据辐射剂量、肿瘤位置、放射区域大小和孕龄的不同,放射治疗常会给胎儿带来一定程度的射线暴露。潜在风险包括胎儿畸形、智力受损、生长受限、继发不孕和诱发恶性肿瘤(Brent,1999;Stovall,1995)。在受精后 2 周内的放射性暴露通常导致染色体损伤和胚胎死亡。下一个最易感的时期是在妊娠第 2~8 周的器官形成期,此期间的放射性暴露可导致胎儿畸形,阈值剂量为 0.1~0.2Gy。在妊娠第 8~25 周,胎儿中枢神经系统特别脆弱。其中妊娠第 8~15 周胎儿发生智力受损的暴露阈值剂量约为 0.06Gy,在妊娠第 16~25 周期约为 0.25Gy(Kal,2005;Otake,1996)。尽管妊娠 25 周后胎儿对放射性暴露的易感性降低,但也不是绝对安全,因此禁止对母体腹部进行放射治疗。对于一些妊娠期母体头颈部恶性肿瘤,在母体腹部屏障保护腹中胎儿

的情况下,膈上区域的放射治疗是相对安全的(Amant,2015a)。

■ 化疗

各种抗肿瘤药物可用于初级治疗或辅助治疗。虽然化疗通常可以改善长期预后,但许多人在妊娠期间不接受使用。抗肿瘤药物对胎儿的可能影响包括胎儿畸形、生长受限、智力受损及出生后早年发生恶性肿瘤等。风险大小主要取决于暴露时的胎龄。大多数抗肿瘤化疗药物在妊娠早期的胎儿器官形成期使用都可能是有害的。有综述报告,14% 的严重胎儿畸形可归因于早期接触细胞毒性药物(National Toxicology Program,2013)。

到了妊娠中、晚期,大多数抗肿瘤化疗药物没有明显的不良胎儿后遗症,致突变作用也似乎不大(Abdel-Hady,2012;Vercruysse,2016;Amant,2015b;Cardonick,2015)。有人建议在预期分娩前 3 周内停止化疗,因为中性粒细胞减少或全血细胞减少会大大增加母体感染或出血风险。但由于不能准确预测分娩时间,所以并不都需要在分娩 3 周前停药。另一个问题是新生儿肝脏和肾脏对化疗药物的清除有限(Ko,2011),所以大多数细胞毒性化疗药物应用期间,不应母乳喂养(Pistilli,2013)。

■ 分子治疗

恶性肿瘤治疗的同时常需使用刺激造血的药物,如粒细胞集落刺激因子菲拉克丁(Neupogen)和非格司亭(Neulasta)。这些药物在妊娠期使用的安全性尚未明了(Boxer,2015)。促红细胞生成素(Procrit)可以刺激红细胞生成,从病例报告来看,妊娠期间可以安全使用这种药物(Sienas,2013),但有增加母体高血压的潜在风险。

■ 靶向治疗

两种主要类型的靶向治疗是单克隆抗体和小分子抑制剂。两者都具有阻断特定酶、蛋白质或其他参与癌细胞生长的分子作用。这些药物旨在治疗越来越多的恶性肿瘤,有些药物在后续特定肿瘤中有讨论。绝大多数的靶向治疗药物被美国 FDA 标记为 D 类,关于其对妊娠或母乳喂养的影响我们知之甚少。

很多靶向药物作用于酪氨酸激酶。酪氨酸激酶是一种重要的酶,可调节与细胞分裂、分化和凋亡有关的信号通路。在妊娠早期使用此药,有胚胎毒性或致畸性。因此,只有证明其"对孕妇的潜在益处"比"对胎儿的潜在风险"大时,才考虑在妊娠期使用这种靶向药

物(Lodish,2013)。

在其他靶向治疗药物中,单克隆抗体曲妥珠单抗(Herceptin,赫赛汀)可抑制某些乳腺癌表达的人表皮生长因子受体 2(human epidermal growth factor receptor type 2,HER2)。尽管没有致畸性,但如果在孕中期和孕晚期使用此药可能会导致羊水过少,且停药后羊水过少可缓解(Sarno,2013;Zagouri,2013b),尽管少有报告,但仍建议妊娠期间最好避免使用其他 HER2 抑制剂(Lambertini,2015)。

■ 恶性肿瘤治疗后的生育与妊娠

化疗或放疗后生育能力可能会降低,所以最好在恶性肿瘤治疗之前进行相关咨询,指南中对此已有说明(American Society for Reproductive Medicine,2013a;Lambertini,2016;Loren,2013;Peccatori,2013)。在恶性肿瘤治疗之前,可以考虑胚胎或卵母细胞的低温保存,这是公认的保留生育能力的方法(American Society for Reproductive Medicine,2013b,c)。如果计划进行骨盆放射,可以考虑手术移位卵巢。即将卵巢及其血管,移位至同侧脐水平以上 3~4cm 处固定至侧腹壁。在一篇综述中报告,卵巢功能保存率为 65%~94%,具体取决于放疗类型(Gubbala,2014)。另外,如果计划稍后进行体外受精,这种移位手术后就需要经腹取卵(American Society for Reproductive Medicine,2013a)。

根据最近的综述,用促性腺激素释放激素激动剂抑制卵巢并没有益处(Elgindy,2015)。卵巢组织的冷冻保存尚处于研究阶段。

在为恶性肿瘤患者提供咨询时发现,在儿童期或成年期暴露于大多数放疗或化疗药物并不会显著增加其后代先天性异常或遗传性疾病的风险(Haggar,2014;Signorello,2012;Stensheim,2013;Winther,2012)。在儿童期接受过化疗的患者中,她们成年后的产科不良结局与儿童期化疗并无明显关系(Melin,2015;Reulen,2009)。有关成人恶性肿瘤的治疗数据有限,一些研究提示治疗后可能略增加早产和剖宫产率(Haggar,2014;Stensheim,2013)。

值得注意的是,腹盆放射可更显著影响新生儿预后,可增加流产、低出生体重、死胎和早产的发生率(Signorello,2006,2010;Winther,2008)。放射可能减小子宫体积,使子宫内膜变薄并损伤子宫血流而降低患者生殖潜力(Critchley,1992;Larsen,2004)。直接子宫放射和较年轻时的放射治疗可能产生更大影响(Teh,2014)。

癌症治疗后,许多患者通过辅助生殖技术受孕,这种技术本身就有相关的产科风险。这已在第 8 章中讨论。

■ 胎盘转移

肿瘤很少转移到胎盘。如第 6 章所述,发生胎盘转移最常见的肿瘤类型是恶性黑色素瘤、白血病、淋巴瘤和乳腺癌(Al-Adnani,2007)。所有妊娠合并恶性肿瘤产妇的胎盘都应进行组织学检查。由于肿瘤细胞通常局限在绒毛间隙内,因此胎儿转移很少发生。

生殖器官肿瘤

妊娠期生殖器官良性肿瘤很常见,包括子宫平滑肌瘤、卵巢肿瘤和宫颈息肉。妊娠也可并发生殖器官恶性肿瘤,宫颈癌占绝大多数(图 63-2)。

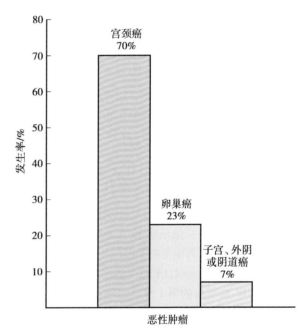

图 63-2 844 例孕妇的生殖器官恶性肿瘤发生率
(资料来源:Haas,1984;Lutz,1977;Smith,2003.)

■ 宫颈

宫颈息肉

宫颈息肉是上皮细胞覆盖下的宫颈间质的过度生长。它们通常表现为从宫颈管内向外伸展的单发、红色、细长、大小各异的肉质肿物。通常是良性的,它们可以伴发出血,并且可以是巴氏涂片检查结果中“未确定意义的非典型腺细胞”的细胞来源。息肉切除术后的组织学切片结果显示,非典型增生的诊断率低于 0.5%,恶变率低于 0.1%(Esim Buyukbayrak,2011;Long,2013)。

目前,还没有较好的妊娠期宫颈息肉的治疗指南。

在分娩或产褥期,小的、无症状的宫颈息肉可能随着宫颈重塑而自然脱落。如果怀疑息肉发生恶变,或伴发持续不断的出血,则应手术切除息肉并行组织学病理检查。对于形状细长的息肉,可用持物钳钳夹并于息肉基部反复扭转以阻断息肉蒂部的滋养血管的血液供应。随着反复扭转,息肉基部变窄、离断。Monsel 胶是一种亚硫酸铁制剂,可以通过按压在息肉摘除后的创面上以进行局部止血。宽基息肉有时可能需要切除和缝扎。

宫颈上皮内瘤变

妊娠期是比较适合进行宫颈上皮内瘤变(cervical intraepithelial neoplasia,CIN)筛查的时机,尤其是对于没有进行定期医疗保健的妇女。巴氏涂片检查筛查时,应在申请单上注明"妊娠状态",因为妊娠期宫颈细胞的生理变化与一些病理变化很像,如"蜕膜细胞"或有时出现的"Arias-Stella 反应","Arias-Stella 反应"的宫颈腺体增生与真正的非典型腺细胞很难区分。

2012 年美国阴道镜检查和宫颈病理学会(American Society for Colposcopy and Cervical Pathology,ASCCP)更新了相关治疗指南,提出宫颈筛查指南同样适用于指导妊娠期间的宫颈筛查。包括:①21 岁以前不进行筛查;②21~29 岁年龄段每 3 年进行 1 次宫颈细胞学检查;③30 岁以上人群,每 5 年进行 1 次人乳头瘤病毒(human papillomavirus,HPV)和细胞学联合筛查,或每 3 年单做 1 次细胞学检查(Massad,2013)。宫颈上皮内瘤变的高风险因素包括:人类免疫缺陷病毒(human immunodeficiency virus,HIV)感染,其他免疫功能低下状态和子宫内己烯雌酚(diethylstilbestrol,DES)暴露。对于感染 HIV 的妇女,在 HIV 诊断后的第 1 年内,就应该开始宫颈细胞学检查以筛查宫颈癌(ACOG,2016b)。

人乳头瘤病毒 该病毒感染宫颈上皮细胞。在大多数情况下,感染可自行清除。但在少数情况下,病毒可以促进宫颈良性病变、癌前病变或恶性肿瘤的发生、发展。孕妇 HPV 感染的患病率约为 15%(Hong,2013;Liu,2014)。HPV 有超过 100 种亚型,其中几种与高度上皮内瘤变和浸润癌有关。其中最突出的是 16 亚型和 18 亚型。宫颈细胞学检查和对高风险亚型 HPV 的检查被称为宫颈癌协同筛查,适用于 30 岁及以上的女性。作为一种新的筛查范例,可以对 25 岁以上女性只进行基本的 HPV 检查,一旦发现 16 亚型或 18 亚型感染,应进一步行阴道镜检查(Huh,2015)。

6 亚型和 11 亚型感染与母体生殖器良性疣相关。HPV 除了暂时性皮肤种植外,基本极少发生垂直传播。新生儿出生时或出生后 1~3 年内出现的结膜、喉、外阴或肛周疣很可能与围产期暴露于母体这些 HPV 亚型有关,详见第 65 章。另外,剖宫产并不能降低新生儿喉乳头状瘤病的风险。

HPV 感染与宫颈上皮内瘤变之间的明确联系促使三种疫苗的开发及审批。妊娠期不可接种,哺乳期可以接种,见第 65 章。

异常的宫颈细胞学和组织学检查 妊娠妇女宫颈细胞学检查异常的发生率与非妊娠妇女一样高。根据指南,表 63-1 总结了的异常细胞学检查结果及其处理方法。许多细胞学检查结果异常者应该进一步行阴道镜检查,妊娠期筛查的主要目标是排除宫颈浸润性癌。因此,对可疑高度宫颈上皮内瘤变或癌症的患者应进行组织活检。由于妊娠期宫颈外翻,行阴道镜检查可以更好地暴露宫颈上皮转化区。但如果阴道镜不能充分暴露、视野不满意,可等待 6~8 周重复阴道镜检查,在此期间,鳞柱交界带通常将进一步延伸。

在妊娠期组织学检查诊断的 CIN 妇女可行阴道分娩,在产后进一步评估宫颈病变。对于 CIN 1 的患者,建议产后重新检查评估宫颈病变。对于已排除浸润性癌 CIN 2 或 CIN 3 的患者,应在产后 6 周后重新检查评估宫颈病变,或可选择 12 周后再次重复阴道镜检查和细胞学检查。只有当病变出现恶化或细胞学检查提示有浸润性癌时,才推荐重复活检(Massad,2013)。

宫颈 CIN 病变常在妊娠期或产后消退。在一项对 1 079 例宫颈不典型增生的孕妇进行的研究中,发现 61% 的宫颈病变在产后恢复正常(Fader,2010)。在另一项研究中,Yost 等(1999)报告 70% 的 CIN 2 或 CIN 3 的孕妇,病变在产后消退。尽管有 7% 的女性从 CIN 2 发展为 CIN 3,但没有发展为浸润性癌者。另一项对 77 例在妊娠期诊断为原位癌(carcinoma in situ,CIS)的孕妇的研究发现,1/3 的患者产后病变消退,2/3 患有持续性 CIS,只有 2 例在分娩后行宫颈锥形切除并活检时发现镜下浸润癌(Ackermann,2006)。

原位腺癌(adenocarcinoma in situ,AIS)的处理类似于 CIN 3(Dunton,2008)。因此,除非确诊为浸润性癌,否则不建议在产后 6 周前治疗 AIS。

宫颈锥切术 如果怀疑浸润性上皮病变,则应行宫颈锥切术,可使用环形电切除术(loop electrosurgical excisional procedure,LEEP)或行冷刀锥切术。然而,如想较广泛地切除子宫颈管内的上皮细胞及基质,则不可避免胎膜破裂的风险。往往会残留病灶。Hacker 等(1982)对妊娠期 376 例锥切组织进行病理检查,其中 43% 发现了残留的病灶。此外,180 例孕妇中有近 10% 需要在锥切术后输血(Averette,1970)。由于较高的流产、胎膜早破、出血和早产的风险,如果可能的话,妊娠期应避免行宫颈锥切术。

表 63-1　妊娠期巴氏涂片检查异常的处理

巴氏涂片检查异常结果	25 岁以上	21~34 岁
NILM／HPV 阳性[a]	1 年内重复宫颈细胞学检查；如果本次检查是第 2 次，建议阴道镜检查	不适用
ASC-US		
HPV 阳性	首选阴道镜检查；产后 6 周时进行	1 年后重复宫颈细胞学检查
HPV 阴性	常规宫颈癌筛查	常规宫颈癌筛查
HPV 未知结果	1 年内重复细胞学检查；如果本次检查是第 2 次，建议阴道镜检查	
LSIL	阴道镜检查：推迟阴道镜检查直到产后 6 周可接受	1 年后重复宫颈细胞学检查
ASC-H HSIL SCCA AGC AIS AdenoCA	妊娠期间行阴道镜检查[b]	

资料来源：ASCCP，2012；Massad，2013. 表格经 Dr. Claudia L. Werner 许可后使用。

[a] 30 岁以上的女性。

[b] 妊娠期禁用宫颈管搔刮和子宫内膜取样。

adenoCA，腺癌；AGC，非典型腺细胞；AIS，原位腺癌；ASC-H，非典型鳞状细胞，不能排除高度鳞状上皮内病变；ASC-US，意义不明的非典型鳞状细胞；HPV，人乳头瘤病毒；HSIL，高度鳞状上皮内病变；LSIL，低度鳞状上皮内病变；NILM，上皮内病变或恶性肿瘤阴性；SCCA，鳞状细胞癌。

妊娠前接受过 CIN 治疗的女性也可能发生相关妊娠并发症。首先，瘢痕性宫颈管狭窄并不常见，一般在有宫颈锥切术、LEEP 或激光手术病史的患者中发现，且常在分娩时发现。粘连的子宫颈管可以在没有扩张的情况下全消，此时胎儿先露部通过菲薄的宫颈与阴道相隔。通常指诊可拨开宫颈，随后宫颈可迅速扩张，但有时可能也需要进行手术扩张或宫颈十字形切开。

其次，孕前冷刀锥切术常与宫颈机能不全和早产有关。早产与 LEEP 之间的关系仍有争议（Castanon，2012；Conner，2014；Stout，2015；Werner，2010）。切除组织的大小似乎与不良预后直接相关（Weinmann，2017）。

宫颈浸润性癌

由于巴氏涂片检查的出现，美国浸润性宫颈癌的发病率急剧下降（ACOG，2016b）。妊娠期浸润性宫颈癌的发生率约为 1/8 500（Bigelow，2017；Pettersson，2010）。通常通过阴道镜下锥切或严重异常病变的活检确认诊断。在组织学类型中，鳞状细胞癌占所有宫颈癌的 75%，腺癌占 25%。癌症可能表现为外生性或内生性；息肉状、乳头状或桶状宫颈；局灶性溃疡或坏死。也可能出现水样、脓性、污秽或血性的分泌物。建议使用活检钳对可疑病变的部位进行活检。活检过程中，由于肿瘤部位血运丰富，局部极易出血，可使用 Monsel 胶局部压迫止血。

宫颈癌使用临床分期，妊娠期诊断的病例中 70%~75% 为 Ⅰ 期（Bigelow，2017；Morice，2012）。妊娠期的生理性变化可能会妨碍准确的分期，孕妇的宫颈癌的严重程度可能被低估。具体而言，妊娠期宫颈、宫颈旁和宫旁组织软化可能掩盖宫颈癌宫旁转移时的韧带增厚、变硬。妊娠期宫颈癌的分期通常包括盆腔检查、泌尿系超声检查、胸部 X 线检查、膀胱镜检查、直肠镜检查及可能的宫颈锥切组织病理检查。尽管 MRI 一般不用于宫颈癌的临床分期，但由于 MRI 不需要对比剂，所以可以采用该技术来排除泌尿道和淋巴结的转移（图 63-3）。

治疗和预后　妊娠期宫颈癌治疗应结合临床分期、胎龄和个体继续妊娠的意愿等制订个体化的治疗方案。Ⅰ A1 阶段被称为镜下浸润癌，指侵入深度 ≤ 3mm，宽度 ≤ 7mm（FIGO Committee on Gynecologic Oncology，2009）。如果通过宫颈锥切活组织检查病理确诊，则处理原则遵循上皮内瘤变的指南。一般而言，继续妊娠和阴道分娩是安全的，且应在产后 6 周内治疗。

妊娠前半程的浸润性癌，建议立即治疗，但这取决于是否继续妊娠。一般认为妊娠后半程的浸润性癌可以安全地延迟到胎儿肺成熟后进行治疗（Greer，

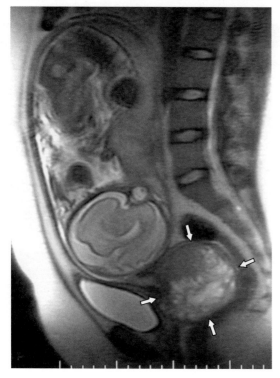

图 63-3　妊娠 32 周,巨大宫颈癌(箭头)的 T_2 加权磁共振图像

1989)。在两项对超过妊娠 20 周的共 40 例孕妇的研究中发现,如果没有巨大癌肿,对 Ⅰ 期或 ⅡA 期的患者可以延迟治疗(Takushi,2002;van Vliet,1998)。另一种选择是使用腹腔镜淋巴结切除术完成分期,如果肿瘤无转移,则可延迟治疗(Alouini,2008;Favero,2010)。荟萃分析结果显示,宫颈癌术前使用铂类衍生物的新辅助化疗有望用于妊娠期的治疗(Zagouri,2013a)。

尽管手术和放射治疗同样有效,但根治性子宫切除术加盆腔淋巴结切除术仍是浸润性癌 Ⅰ 期和 ⅡA 早期年轻患者的首选治疗方法。宫颈癌的放射疗法会破坏卵巢功能,也可能对性功能有损害,并且往往引起肠道和尿道损伤。在 49 例妊娠期 ⅠB 期宫颈癌患者中,放射治疗后出现相关并发症的发生率为 30%,而根治性手术仅为 7%(Nisker,1983)。妊娠 20 周前的根治手术,通常保留胎儿;而妊娠晚期,通常先行剖宫产术。

妊娠早期宫颈癌较少采取其他的手术方式,但也有报告。Ungár 等(2006)对 5 例妊娠 20 周前的孕妇行 ⅠB1 期根治性手术。Yahata 等(2008)对 4 例 ⅠA1 期腺癌的妊娠 16~23 周的孕妇进行激光宫颈锥切术,随后成功妊娠至足月分娩。Van Calsteren 等(2008)也报告了类似的成功案例。

对于更晚期的宫颈癌,应给予放射治疗。妊娠早期的体外放射治疗通常会导致自然流产。即使没有发生流产,也应行刮除术。在妊娠中期,自然流产可能不会立即发生,但由于引产或清宫术有导致严重出血的风险,多达 1/4 的病例可能需要行剖宫取胎。

妊娠对宫颈癌的预后无不利影响,妊娠和非妊娠宫颈癌患者的生存率相似(Amant,2014;Mogos,2013)。在 44 例妊娠合并宫颈癌的病例对照研究中发现,妊娠期和非妊娠期的总体 5 年生存率约为 80%(van der Vange,1995)。

分娩　宫颈癌的患者行阴道分娩是否有不良预后,尚未可知。所以,妊娠合并宫颈癌患者的分娩方式仍存在争议,特别是病灶小、分期早的患者。当癌灶体积巨大或质脆时,阴道分娩可能导致大量的出血。有报告显示,阴道分娩行会阴侧切时,由于肿瘤细胞脱落"种植"于切开的创面,导致肿瘤的复发(Goldman,2003)。因此,绝大多数人支持对妊娠宫颈癌患者行剖宫产术分娩。

宫颈癌术后的再次妊娠　对于处理在孕前行保留生育能力的 ⅠB1 和 ⅠB2 期宫颈癌手术的患者,我们的经验越来越多。比较经典的做法是:术中在宫颈峡部水平加行宫颈环扎术(宫颈切除的断面在宫颈内口水平处),然后重建子宫峡部。由于永久性环扎,再次妊娠分娩时需行剖宫产术。

Shepherd 等(2006)介绍了 123 例在其机构接受此种治疗的病例预后。在 63 例尝试怀孕的妇女中,19 例孕妇分娩了 28 例活产婴儿。所有患者均接受了剖宫产术,1/4 的病例在 32 周前分娩。Kim 等(2012)和 Park 等(2014)报告了类似的结果。

■ 子宫

子宫肌瘤

也被称为肌瘤,有时被错误地称为纤维瘤。子宫平滑肌瘤是常见的良性平滑肌瘤。妊娠期的发病率约 2%,此发病率一定程度上取决于调查对象行常规超声检查的频率和人群特征(Qidwai,2006;Stout,2010)。在一项针对 4 271 例女性的研究中发现,妊娠早期的平滑肌瘤发病率在黑种人女性中最高(18%),白种人女性中最低(8%)(Laughlin,2009)。

子宫平滑肌瘤按生长位置可分为黏膜下肌瘤、浆膜下肌瘤或肌壁间肌瘤。子宫颈肌瘤或阔韧带肌瘤较少见。有些肌瘤靠邻近组织器官的血管供血,如大网膜血管。罕见情况下,肌瘤在腹膜上播散,形成许多类似恶性肿瘤表现的小的、良性的、腹膜下平滑肌瘤。肌瘤的形成可能与妊娠期雌激素增加,刺激间充质细胞分化成为平滑肌细胞(Bulun,2015)有关。肌瘤在产后往往缩小。

妊娠期孕酮对肌瘤生长的刺激作用不可预测。这些肌瘤在女性个体中有不同的反应,可能在妊娠期增大、减小或保持体积不变(Laughlin,2009;Neiger,2006)。

妊娠期肌瘤可能难以与其他附件肿物区别,超声在鉴别诊断中必不可少(图 63-4)。对于超声检查结果不满意的女性,可能需要在妊娠早期以后进行 MRI 检查。一旦确诊,平滑肌瘤不需要连续超声监测,除非怀疑相关并发症出现。

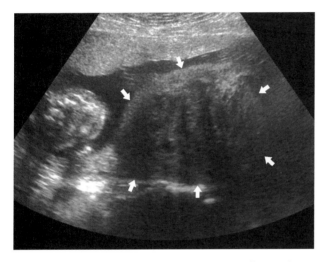

图 63-4　妊娠合并巨大子宫肌瘤的超声图像。子宫后壁肌瘤(箭头)突向宫腔,胎盘位于前方,胎儿位于旁边(横断面所见)。图中可见肌瘤具有妊娠期平滑肌瘤的经典外观,占总子宫体积的一半以上

症状　大多数平滑肌瘤无症状,但可能会出现急性或慢性疼痛或自觉腹胀。体积较大肌瘤更容易引发疼痛而需要入院治疗(Dogan,2016)。对于继发于巨大肿瘤的慢性疼痛,非麻醉性镇痛药通常就足够了。剧烈疼痛通常是因为肌瘤生长迅速,血液供应不足,以及随之而来的出血和血栓形成,这被称为红色变性。临床上,存在急性局灶性腹痛和压痛,有时还伴有低烧和白细胞增多症。因此,肿瘤变性可能难以与阑尾炎、胎盘早剥、输尿管结石或肾盂肾炎区分。超声可能有帮助,但密切观察是必要的,因为梗死的肌瘤基本上是排除性诊断。在一些女性中,早产是由相关的炎症刺激所致。

肌瘤变性的治疗主要是镇痛药物,并且症状通常在几天内减轻。在严重的情况下,可能需要密切观察以排除脓毒血症。妊娠期很少需要手术治疗,特殊情况下,行肌瘤切除术结局也非常好。在一项报告中,23例孕 14~20 周的妊娠合并子宫肌瘤的孕妇中,近半数因为疼痛而接受了手术治疗(Celik,2002;De Carolis,2001)。在一些情况下,肌壁间肌瘤紧邻胚胎植入部位。除 1 例 19 周的孕妇于手术后发生流产,其余大多数患者术后妊娠至足月接受剖宫产分娩。

有时,带蒂的浆膜下肌瘤会发生扭转,随后出现坏死引发腹痛。可行腹腔镜或开腹手术结扎蒂并予切除。也就是说,我们认为手术应限于有蒂的浆膜下肌瘤,因为结扎和切除较简单。

妊娠并发症　妊娠合并子宫肌瘤的常见并发症有早产、胎盘早剥、胎先露异常、产道梗阻、剖宫产和产后出血。Coronado 等(2000)回顾分析了 2 065 例妊娠合并子宫肌瘤患者的妊娠结局,结果显示,发生胎盘早剥和臀先露的风险增加 4 倍;孕早期出血和难产发生风险增加 2 倍;剖宫产率增加 6 倍。Salvador 等(2002)报告,妊娠合并子宫肌瘤患者孕中期流产发生风险增加 8 倍。

影响妊娠期子宫肌瘤并发症的最重要因素是肌瘤的数量、大小和位置(Ciavattini,2015;Jenabi,2018;Lam,2014)。如果胎盘与肌瘤相邻或附着于肌瘤表面,则流产、早产、胎盘早剥和产后出血的概率都会增加。胎盘后肌瘤也与胎儿生长受限有关(Knight,2016)。子宫颈或子宫下段的肿瘤可能会阻碍分娩,如图 63-5 所示。Qidwai 等(2006)报告,虽然有以上风险,当肌瘤测量 ≥10cm 时,阴道分娩率仍有 70%。这些研究结果反对对肌瘤孕妇经验性选择剖宫产分娩,我们允许进行阴道试产,除非肌瘤明确阻塞产道。如果需要剖宫产,则应在切开子宫前确认是否发生肌瘤引发的子宫异常旋转。除非引起顽固性出血,否则不需处理肌瘤。一个重要的警告是剖宫产术中行子宫切除术在技术上讲是非常困难的,因为肌瘤可能导致输尿管向侧方移位。

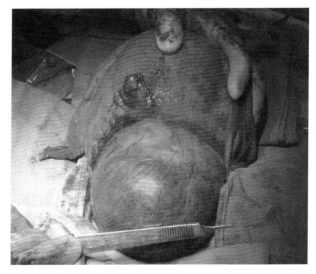

图 63-5　由于子宫下段巨大平滑肌瘤而选择行剖宫产手术终止妊娠。由于肌瘤阻挡前壁子宫下段,所以于肌瘤左侧行经典垂直切口娩出胎儿

妊娠合并子宫肌瘤发生出血的原因很多,常见的有流产、早产、前置胎盘和胎盘早剥。极少数情况下,出血可能是由于黏膜下肌瘤从宫内脱垂入宫颈或阴道所致。这种情况如伴发大量或持续性出血,可能需要尽早干预。如可能,可以经阴道结扎肿瘤根蒂以避免在分娩期间肿瘤撕脱。

幸运的是,肌瘤很少发生感染(Genta,2001)。感染通常发生在产后,特别是如果肌瘤紧邻胚胎植入部位(Lin,2002)。它们也可能因为被探针、窥器或刮匙刺破而发生感染,或是由感染性流产引发。

生育相关考虑因素 尽管年轻女性肌瘤的发病率相对较高,但除了可能引起流产之外,尚不清楚她们是否会降低生育能力。在对 11 项研究的综述中,Pritts(2001)得出结论,黏膜下肌瘤确实显著影响生育能力,宫腔镜子宫肌瘤切除术可以改善这些女性的不孕症和早期流产率。如果确实合并不孕,其他位置的肌瘤可能也需要腹腔镜或开腹手术予以切除。

有些治疗子宫肌瘤的措施可能会影响随后的妊娠。例如,在子宫肌瘤切除术后,妊娠子宫可在孕期或分娩时发生破裂(ACOG,2016a)。治疗是个性化的,需认真谨慎地回顾既往的手术情况。如果手术创面接近或穿透至宫腔,则需临产前即行剖宫产分娩。

相对手术切除而言,子宫动脉栓塞效果稍差,但也可用于治疗肌瘤引起的不孕或相关症状(Mara,2008)。由于此法治疗的患者流产、剖宫产分娩和产后出血的发生率较高(Homer,2010)。介入放射学会认为,有再次妊娠计划的患者,肌瘤栓塞应相对禁忌(Stokes,2010)。

最后,有报告称乌利司他(ulipristal)——一种选择性孕酮受体调节剂——可用于减小肌瘤,有相关治疗后成功妊娠且没有肌瘤再生的病例报告(Luyckx,2014)。

子宫内膜病变

少数情况下,子宫内膜组织可以植入在剖宫产的切口或自然分娩的会阴切开术的切口中,最终发展成子宫内膜异位症(Bumpers,2002)。它们形成可触及的肿块、可引起周期性局部疼痛。卵巢内的子宫内膜异位症将在随后讨论。

传统而言,子宫腺肌症发生于育龄晚期及以后。其发生一定程度上与人工流产清宫术引起的子宫内膜-子宫肌层边界的破坏有关(Curtis,2002)。在病例对照研究中,Hashimoto 等(2017)报告了妊娠合并子宫腺肌症患者发生孕中期流产、子痫前期、胎位异常和早产的概率增高。

子宫内膜癌是一种雌激素依赖性肿瘤,通常发现于 40 岁以上的女性,因此很少合并妊娠。在妊娠期间或产后 4 个月内确诊的 27 例子宫内膜癌病例中,大部分是在孕早期行刮宫术时被发现(Hannnuna,2009)。这些通常是早期、分化良好的腺癌,其治疗主要包括经腹全子宫切除术+双侧附件切除术。少数情况下,为了保留患者的生育能力,可尝试在术后选择性给予孕激素治疗(Schammel,1998)。

有很多研究报告了采取保守治疗的方法来保留非孕期诊断子宫内膜癌患者的生育能力。一项研究跟踪了 13 例接受孕激素治疗的分化良好的早期腺癌患者,这些患者在肿瘤缓解后成功妊娠(Gotlieb,2003)。其中 9 例患者接受治疗后成功活产分娩,6 例患者肿瘤复发,4 例复发患者接受另一疗法有效。Niwa 等(2005)报告的 12 例患者和 Signorelli 等(2009)报告的 21 例患者都描述了类似的结果。尽管保守疗法保留了患者的生育能力,且部分患者于保守治疗后成功妊娠,但同时也有肿瘤复发及患者死亡的病例,所以保守治疗不被认为是标准疗法(Erkanli,2010)。

■ 卵巢

妊娠期发现的卵巢肿瘤比较常见。在以往研究中,影响妊娠期卵巢肿瘤检出率的因素包括:产前超声检查的频率、用于临床诊断显著"肿物"的卵巢大小阈值,以及医疗机构级别。因此,卵巢肿瘤报告的发生率波动范围较大,在 1/2 000 ~ 1/100 之间(Whitecar,1999;Zanetta,2003)。加利福尼亚州恶性肿瘤登记数据显示,卵巢恶性肿瘤的绝对发病率为每 1.9 万例妊娠发生 1 例(Smith,2003)。

最常见的妊娠期卵巢肿瘤的类型是黄体囊肿、子宫内膜异位症、良性囊腺瘤和成熟囊性畸胎瘤。孕妇往往较年轻,因此恶性肿瘤及具有低恶性潜能的肿瘤较少。帕克兰医院与 Leiserowitz 等(2006)的数据相似,他们发现 9 375 例妊娠期卵巢肿瘤中有 1% 是恶性,另外 1% 为低恶性潜能。在手术切除的肿块中,恶性肿瘤的发生率较高,从 4% ~ 13% 不等,可能反映了术前对癌症较高的预判(Hoffman,2007;Sherard,2003)。

大多数合并卵巢肿物的孕妇无症状。有些自觉压迫感或慢性疼痛,或由于肿瘤扭转、破裂、出血引起急性腹痛。但很少有失血过多导致低血容量者。

诊断

妊娠合并卵巢肿瘤通常是在常规产前超声检查时或因其他原因(如评估某些临床症状)行影像学检查时被发现。典型的超声表现如图 63-6 所示。有些情况下,MRI 可用于评估复杂的解剖结构。

癌抗原 125(CA125)作为一种肿瘤标志物,通常于

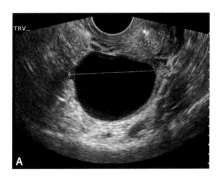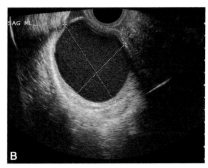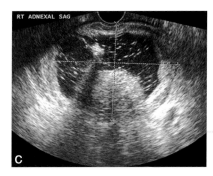

图 63-6　妊娠期常见附件肿物的超声特征。A.具有光滑内壁的单纯无回声囊肿是生理性黄体囊肿或良性囊腺瘤的超声影像特征。B.具有内部弥散点状低回声囊性结构,提示子宫内膜异位症或出血性黄体。C.成熟囊性畸胎瘤表现为附件囊肿(由卡尺标记),亮线和亮点为纵向和横向平面上的毛发所显影像。在该囊肿的中央下方,可见附壁结节——Rokitansky 突起。这些突起通常为圆形,大小约 1~4cm,主要是高回声,并与囊壁成锐角。虽然图中未显示,但脂-液平面通常被认为是卵巢囊肿

(资料来源:Dr. Elysia Moschos.)

卵巢恶性肿瘤时升高。然而,妊娠早期和产后早期(可能来自蜕膜)的患者 CA125 水平通常也升高(Aslam,2000;Spitzer,1998)。但如附录所示,除重度子痫前期患者 CA125 水平异常升高(Karaman,2014)外,从妊娠中期到足月,CA125 通常并不高于非孕妇(Szecsi,2014)。其他对妊娠诊断或治疗后监测无意义的肿瘤标志物包括人绒毛膜促性腺激素(hCG)、甲胎蛋白(AFP)、抑制素 A 和 B,以及多标记 OVA1 试验(Liu,2011)。

并发症

最常见的两种是扭转和出血。扭转通常会引起急性持续性或阵发性下腹部疼痛,常伴有恶心和呕吐。超声检查通常有助于诊断。彩色多普勒下见血流缺失的卵巢肿块,则高度考虑扭转。轻度或早期扭曲可能仅阻断静脉血流,而动脉血供保持完整。一旦怀疑有扭转,则需要进行腹腔镜或开腹手术。以前的指南建议,对于卵巢肿物蒂扭转的患者直接进行附件切除以避免坏死物质及凝血块进入血液(McGovern,1999;Zweizig,1993),但现在并不建议这样做。我们应该保留解除扭转后几分钟内就出现充血减轻、发绀缓解且体积减小的卵巢。然而,如果发绀持续存在,则应切除梗死的附件。

如果附件是正常的,则面临以下选项:首先,切除肿瘤。然而,在缺血、水肿的卵巢上进行卵巢囊肿切除术在技术上存在困难,所以最终可能仍需进行附件切除术。其次,单侧或双侧卵巢固定术可将再次发生扭转的风险最小化(Djavadian,2004;Germain,1996)。术式包括缩短卵巢固有韧带或将卵巢固有韧带固定于子宫后方、骨盆外侧壁或圆韧带上(Fuchs,2010;Weitzman,2008)。

导致出血的最常见原因是黄体囊肿破裂。如果诊

断明确并且症状已消退,那么仅观察和严密监测通常就足够了。对持续出血的病例应该考虑是否行手术治疗。如果在妊娠 10 周前切除了黄体,建议使用孕激素支持以维持妊娠。合适的方案包括:①每日 1 次口服 200mg 或 300mg 微粒化孕酮(Prometrium);②每日阴道预先涂抹 1 次 8% 黄体酮阴道凝胶(Crinone),加上每日 1 次口服微粒化黄体酮 100mg 或 200mg;或③17-羟孕酮150mg 肌内注射。前两种方案应一直持续至妊娠 11周前。如果在妊娠 8~10 周之间手术,则应在手术后立即注射 1 次 17-羟孕酮 150mg。如果在妊娠 6~8 周之间手术,则应在术后第 1 次注射后,于术后第 1 周和第2 周再额外给药 2 次。

妊娠期无症状附件肿物

由于大多数这种类型的肿瘤都是偶然发现的故应考虑是否需要切除及手术时机。对于直径<5cm 且为囊性、良性可能性的肿物通常不需要额外的产前监测。在怀孕初期发现的很可能是黄体囊肿,通常在孕中期早期自然消退。对于直径≥10cm 的囊肿,存在恶变、扭转或阻塞产道的风险,需考虑手术治疗。5~10cm 之间的肿瘤应通过彩色多普勒超声及必要情况下的 MRI仔细评估。如果为单纯囊性,则可以在超声监测下期待观察(Schmeler,2005;Zanetta,2003)。一旦发现囊肿生长,出现恶变特征或出现自觉症状,则进行手术切除治疗。如有子宫内膜异位症或成熟型囊性畸胎瘤的经典表现,可在产后切除或在有产科适应证的剖宫产术中同时切除。

另一方面,如果超声发现明显的恶变特征:厚隔膜、结节、乳头状赘生物或实性,则应立即行手术切除(Caspi,2000)。在一项对 563 例患者的临床观察研究中发现,在约占半数的单纯囊性的肿瘤患者中,仅有1%的肿瘤是恶性的,而另一半非单纯囊性肿瘤的患者

中,恶性占9%(Webb,2015)。

有报告称,孕妇因附件肿块而接受外科手术的概率约为1/1 000(Boulay,1998)。在一般情况下,妊娠14~20周是进行附件切除术的时机,因为在此孕周之前,大多数会消退的肿物都已消退,没有消退的肿物基本也不会消退了。如第46章所述,腹腔镜手术是理想的手术方式(Naqvi,2015;Sisodia,2015)。重要的是,如果强烈怀疑恶性肿瘤,应咨询妇科肿瘤专家(ACOG,2017b)。

妊娠相关的卵巢肿瘤

妊娠期黄体瘤 这类卵巢肿物是在各种妊娠激素对卵巢基质的刺激下形成,包括妊娠期黄体瘤,高反应性黄体化和卵巢过度刺激综合征。

其中,妊娠期黄体瘤是一种罕见的起源于黄体化的基质细胞的卵巢良性肿瘤,典型的病例中可发现睾酮水平升高(Hakim,2016;Irving,2011)。高达25%的受影响女性出现男性化症状,而在这些受影响的女性中,近一半女性的胎儿会有一定程度的男性化。然而,大多数孕妇及其胎儿不受影响,是因为胎盘能迅速将睾酮转化为雌激素(Kaňová,2011)。

如果发现附件包块和母体男性化,则应行超声检查及血液睾酮和CA125水平的检测。黄体瘤的大小范围可从极小到>20cm。它们一般为实性肿瘤,可以多发或发现于双侧卵巢。如肿瘤内出血则情况更加复杂(Choi,2000)。如考虑恶性,可以行MRI进一步检查(Kao,2005;Tannus,2009)。

血清总睾酮水平会增高,但应注意正常妊娠的睾酮水平也可以大幅度增高(附录)。鉴别诊断包括卵巢颗粒细胞瘤、卵泡膜细胞瘤、Sertoli-Leydig细胞瘤(支持-间质细胞瘤)、间质细胞瘤、间质胞膜增殖症和高反应性黄体瘤。

除非出现扭转、破裂或出血,否则一般情况下黄体瘤不需要手术治疗(Masarie,2010)。黄体瘤通常在产后几个月内自然消退,雄激素水平在分娩后的2周内急剧下降(Wang,2005)。高雄激素血症可使哺乳期延迟1周左右(Dahl,2008)。再次妊娠时复发的情况很少见。

高反应性黄体瘤 这种肿瘤通常表现为妊娠早期以后发现的单侧或双侧卵巢内多个大的黄素化囊肿。囊肿大多数是由较高的hCG刺激卵泡内膜层引起的(Russell,2009)。出于这个原因,它们更常见于妊娠滋养细胞疾病、双胎妊娠、胎儿水肿和其他胎盘质量增加的情况。可能会发现母体男性化症状,但胎儿发生男性化的报告尚未见(Kaňová,2011;Malinowski,2015)。

正如Baxi等(2014)所报告,这些卵巢肿瘤在超声检查中呈"轮辐征"(图20-3)。如果诊断明确,除非发生扭转或出血,一般妊娠期不需要手术治疗,建议产后处理。很少有研究预测随后再次妊娠发生该肿瘤的风险,仅一份病例报告1例妇女有3次妊娠时出现高反应性黄体病(Bishop,2016)。

卵巢过度刺激综合征 这是一种以多发卵巢滤泡囊肿伴随毛细血管通透性增加为典型表现的综合征。它通常是不孕症的促排卵治疗的并发症之一,正常妊娠时极少发生。也有报告称其继发于部分性葡萄胎妊娠(Suzuki,2014)。其发病机制可能与hCG刺激颗粒-黄体细胞中血管内皮生长因子的表达有关(Soares,2008)。这使血管通透性增加,继而发生腹水、胸腔积液或心包积液、低血容量合并急性肾损伤及高凝状态。严重的并发症是肾功能不全、成人呼吸窘迫综合征、卵巢破裂出血和VTE。与高反应性黄体病不同,此病一般不伴有男性化症状(Suzuki,2004)。

美国生殖医学会(American Society for Reproductive Medicine,2016)概述了此病详细的管理指南。治疗主要是注意维持血容量和血栓预防。在严重病例中,卵巢表面局部穿刺术可能会有所帮助。

卵巢癌

卵巢癌是所有女性生殖器官恶性肿瘤中死亡的主要原因(American Cancer Society,2017)。尽管如此,卵巢癌在年轻女性中并不常见,其发病率约为0.02‰~0.05‰(Eibye,2013;Palmer,2009)。幸运的是,在妊娠期发现的卵巢癌中75%是早期癌症,其5年生存率为70%~90%(Brewer,2011)。与老年妇女相比,妊娠期卵巢癌的种类也明显不同。在妊娠期,这些肿瘤的发生率递减:生殖细胞和性索间质细胞肿瘤,低恶性潜能肿瘤和上皮肿瘤(Morice,2012)。

妊娠显然不会改变大多数卵巢癌的预后。治疗方案与非妊娠妇女相似,但需根据孕龄进行适当调整。也就是说,如果冰冻切片组织病理学检查结果提示为卵巢癌,则应进行手术分期,并仔细检查所有可触及的腹膜和内脏表面(Giuntoli,2006)。收集腹膜冲洗液用于细胞学检查,从膈肌表面和腹膜获得活组织检查,完成网膜切除术,如可行,对盆腔和腹主动脉旁淋巴结进行取样检查。

如果为晚期卵巢癌,则应行双侧附件切除及网膜切除以尽量减灭肿瘤。在妊娠早期,可以选择子宫切除术和积极的肿瘤减灭手术。在其他情况下,应行如前描述的最彻底的减灭术。对于具有侵袭性肿瘤或肿瘤体积巨大的病例,可以在妊娠期给予化疗,同时等待胎儿肺成熟。孕期监测血清CA125水平并不能准确反映肿瘤情况(Aslam,2000;Morice,2012)。

附件囊肿

卵巢冠囊肿和输卵管旁囊肿是副中肾管扩张残痕或间皮内囊肿,大多≤3cm,偶可见巨大囊肿。已报告的发病率受囊肿大小的影响较大,非妊娠妇女尸检报告发现其发病率约为5%(Dorum,2005)。最常见的副中肾管囊肿是卵巢冠囊状附件,这种囊肿通常带蒂、悬挂于一侧伞端。这些囊肿很少引起并发症,最常于剖宫产术中或产后绝育术中被发现。一般很容易切除,可通过在囊壁上造口将其切除或引流。肿瘤性卵巢旁囊肿罕见,超声和组织学上可见与卵巢来源的肿瘤相似,极少发现交界性或恶性(Korbin,1998)。

■ 外阴和阴道

年轻女性外阴及阴道的癌前病变比癌变更加常见,且通常与HPV感染有关,如外阴上皮内瘤变和阴道上皮内瘤变。与宫颈肿瘤处理一样,外阴及阴道癌前病变也建议在产后进行治疗。

外阴癌或阴道癌通常见于老年妇女,因此,极少见于妊娠期。即便如此,也不应低估任何可疑的病变,必要时都应进行组织活检。根据临床分期和肿瘤浸润深度制订个体化的治疗方案。一项对23例病例的综述结果显示,妊娠期间(包括妊娠晚期),Ⅰ期患者应接受根治性手术(Heller,2000)。

众多学者质疑晚期妊娠手术治疗的必要性,因为这些癌症通常进展缓慢,因此似乎可以延迟至产后进行手术(Anderson,2001)。如果术后外阴和腹股沟切口愈合良好,也可行阴道试产。外阴肉瘤、外阴黑色素瘤和阴道恶性肿瘤在妊娠期极少见(Alexander,2004;Kuller,1990;Matsuo,2009)。

乳腺癌

乳腺癌的发病率在40~80岁之间呈急剧上升趋势。由于其总体发病率较高,即便在年轻女性中也相对常见,所以乳腺癌也是妊娠期间最常见的恶性肿瘤。从全美1 180万次分娩患者的住院记录中发现,妊娠期乳腺癌的发病率约为1/1.5万(Maor,2017)。而且,随着越来越多的女性选择延迟生育,乳腺癌的发病率肯定会增加。推迟生育被认为是瑞典和丹麦妊娠相关乳腺癌增加的原因之一(Andersson,2015;Eibye,2013)。

有研究表明,有乳腺癌家族史的女性,特别是有 *BRCA1* 和 *BRCA2* 乳腺癌基因突变的女性,在妊娠期更容易患乳腺恶性肿瘤(Wohlfahrt,2002)。这种风险随着产次的增加而减小,也就是说,有突变基因的40岁以上的经产妇发生乳腺癌的风险要低于初产妇(An-

drieu,2006;Antoniou,2006)。有突变基因的女性行人工流产或母乳喂养并未增加患乳腺癌的风险(Friedman,2006)。此外,Jernström等(2004)发现母乳喂养对携带 *BRCA1* 基因突变的乳腺癌(而非 *BRCA2* 基因突变)患者具有保护作用。在其他先天性因素中,DES暴露是否会增加乳腺癌患病风险仍存在争议(Hoover,2011;Titus-Ernstoff,2006)。

■ 诊断

超过90%的妊娠期乳腺癌可触及明显的肿块,超过80%的病例由孕妇本人发现(Brewer,2011)。在妊娠期间,乳腺肿瘤患者的临床评估、诊断和治疗通常会略有延迟(Berry,1999)。这可以部分归因于妊娠期乳腺生理性改变掩盖了肿块。

对有乳房肿块孕妇的评估与对非妊娠女性的评估没有区别(Loibl,2015)。因此,任何可疑的乳房肿块都应该进行检查。对于可触及的肿物可行组织活检或手术切除。如果需要影像学检查以区分实性肿块和囊性病变,则超声检查具有高的敏感性和特异性(Navrozoglou,2008)。妊娠期可行乳房X线检查,在适当的保护下,对胎儿的辐射可以忽略不计(0.04mGy)(Krishna,2013)。但是,由于乳房组织在妊娠期密度较大,乳房X线检查的假阴性率为35%~40%(Woo,2003)。如果不能决定是否进行组织活检,则可行MRI。借助这些影像技术,通常可以判定肿物为实性还是囊性。

乳腺囊性病变可分为单纯型、复杂型和混合型(Berg,2003)。单纯型囊肿不需要特殊管理或监测,但如果出现症状,可行穿刺抽液。复杂型囊肿在超声下显示的内部回声往往与实性肿物相似,难以区分。建议先行囊肿内容物抽吸,若超声检查异常回声未能完全消失,则行粗针穿刺活检。混合型囊肿有隔膜,或有囊内肿物,由于有些乳腺癌来源于混合型囊肿,因此通常建议切除。

对于实性乳房肿物,需要通过三重评估,即临床检查、影像学和粗针穿刺活检。如果3个结果都表明良性病变,或3个结果都表明为乳腺癌,则结果被认为一致性良好。3个结果都表明良性病变的结果准确率≥99%,此类患者可单纯进行临床检查随访。幸运的是,大多数妊娠期实性肿块3项评估均为良性。相反,如果3项评估中的任何一项提示为恶性肿瘤,则应切除肿块。

■ 处理

一旦诊断为乳腺癌,需要立即对其最常见转移部位进行检查,包括胸部X线、肝脏超声检查和骨骼MRI

（Becker，2016；Krishna，2013）。

妊娠期乳腺癌的治疗涉及多学科，包括产科、乳腺外科和肿瘤内科。首先，继续妊娠的期望数据表明终止妊娠并不会影响乳腺癌的病程或预后（Cardonick，2010）。如果继续妊娠，乳腺癌的治疗方案与非妊娠相似。值得注意的是手术及化疗时机应选择在妊娠中期，辅助放疗应持续至产后（Brewer，2011）。

手术治疗是必要的。在没有转移的情况下，根据腋窝淋巴结分期，可行广泛切除、改良式或全乳房切除术（Rosenkranz，2006）。前哨淋巴结活检或使用锝-99m对淋巴显像进行分期是安全的。乳房重建通常会延迟到产后进行（Viswanathan，2011）。但也有 Caragacianu 等（2016）报告了 10 例在乳腺切除术后立即进行重建的孕妇预后良好。

无论淋巴结是否为阳性，都应给予化疗。绝经前的女性即使淋巴结无阳性检出，这种方法也会提高患者的存活率。对于有淋巴结阳性检出的患者，如果预期几周内不会分娩，则应开始多药化疗。目前多选择使用环磷酰胺、多柔比星和顺铂（Euhus，2016）。如果使用蒽环类的药剂如阿霉素，由于其心脏毒性，在用药前应完善母体超声心动图检查（Brewer，2011）。母儿结局良好的病例已有报告（Berry，1999；Hahn，2006）。

乳腺癌的免疫疗法现在很普遍。HER2/neu 受体存在于约 1/3 的浸润性乳腺癌（Hudis，2007），曲妥珠单抗（Herceptin，赫赛汀）即是针对这一受体的单克隆抗体。但妊娠期间不推荐使用该药，因为 HER2/neu 在胎儿肾脏上皮细胞中高表达，可能导致胎儿肾功能衰竭和相应的羊水过少。另外，此药可能也与流产、早产有关（Amant，2010；Azim，2010）。

妊娠对乳腺癌病程及其预后的影响是复杂的。乳腺癌在年轻女性中更具侵袭性，但在同年龄层的妊娠期是否更具侵袭性值得商榷（Azim，2014）。临床大多数研究表明，与同样年龄和肿瘤分期的非妊娠妇女相比，妊娠期乳腺癌的总生存率差异不大（Beadle，2009）。也有报告指出妊娠相关乳腺癌的总体生存率低于非妊娠期（Rodriguez，2008）。共同的结论是，晚期乳腺癌在孕妇中更普遍。

实际上，妊娠期乳腺癌通常在晚期发现，因此整体预后变差（Andersson，2015）。汇总 1990 年以后发表的研究表明，高达 60% 的孕妇在诊断时已经伴有腋窝淋巴结受累。分期相同的妊娠期和非妊娠乳腺癌患者的 5 年生存率相当，分期越晚的妊娠期乳腺癌的预后越差（Kuo，2017；Zemlickis，1992）。

■ 乳腺癌后的妊娠

化疗可能使一些女性继发不孕（Kim，2011），并且

生育的选择有限。对于那些怀孕的患者，母体远期存活率无不利影响（Averette，1999；Velentgas，1999）。一项荟萃分析（10 项研究）发现，诊断患有早期乳腺癌的女性，诊断后 10 个月内妊娠实际上可能提高生存率（Valachis，2010）。数据并未表明母乳喂养会对病程产生不利影响。

在乳腺癌治疗成功的女性中，复发是一个值得关注的问题。由于复发更常见于治疗后不久，因此推迟妊娠 2~3 年似乎是合理的。激素避孕是禁忌，含铜宫内节育器对许多人来说是一种极好的长效避孕方法。即便如此，妊娠本身似乎没有降低患者的存活率（Ives，2006）。值得注意的是，接受他莫昔芬治疗的女性在停药后几个月仍存在胎儿先天性异常的风险。该药具有极长的半衰期，因此推荐在结束使用他莫昔芬后至少 2 个月后计划妊娠（Braems，2011）。

甲状腺癌

约 4%~7% 的甲状腺结节可触及，其中约 10% 为恶性（Burmann，2015）。临床发现甲状腺结节后，通常行超声检查及血清促甲状腺素和游离甲状腺素水平检查。细针抽吸可用于检查可疑的结节（Alexander，2017；Gharib，2016）。

即便诊断为甲状腺恶性肿瘤，也不是终止妊娠的指征。主要治疗方法是在妊娠中期行甲状腺切除术。术后给予替代甲状腺素。大多数甲状腺癌分化良好，进展缓慢。因此，延迟手术治疗通常也不会影响结局（Yazbeck，2012；Yu，2016）。

在某些类型的甲状腺癌中，放射性碘用于初级或术后治疗。出于以下几个原因，这些治疗措施在妊娠期和哺乳期都是禁忌的。首先，[131]I 可通过胎盘被胎儿甲状腺获取，从而引起胎儿甲状腺功能减退。其次，在哺乳期间，乳房聚集大量的碘化物，一方面使新生儿摄入含放射性碘的母乳导致新生儿风险，另一方面由于乳房局部放射性碘照射而导致母体风险。为了减少母体乳腺暴露于放射性碘、保护母体乳腺，哺乳和甲状腺消融之间最好间隔 3 个月（Sisson，2011）。对于最终接受[131]I 治疗的甲状腺癌女性，应避孕 6~12 个月。这个时间是为了确保甲状腺功能恢复稳定并确认癌症已缓解（Abalovich，2007）。

淋巴瘤

■ 霍奇金病

此种淋巴瘤可能是 B 细胞起源，以镜下找到里-施

细胞（Reed-Sternberg cell）区别于其他淋巴瘤。在妊娠期所有恶性肿瘤中，淋巴瘤很常见。且由于生育延迟，妊娠期发病率呈上升趋势（Horowitz, 2016）。妊娠期，霍奇金淋巴瘤比非霍奇金淋巴瘤更常见。El-Messidi 等（2015）在一项基于全美人口中 790 万次分娩的病例中发现，其发病率为 1/12 400。

70% 以上的霍奇金病患者中，膈上区域发现无痛性增大的淋巴结，即在腋窝、颈部或下颌下区。约 1/3 的患者出现发烧、盗汗、不适、体重减轻和瘙痒等症状。通过对增大的淋巴结进行组织学检查可作出诊断（Longo, 2015）。

如表 63-2 所示，Ann Arbor 分期系统适用于霍奇金淋巴瘤和其他淋巴瘤。妊娠限制了一些放射学检查的使用，但至少可完善胸部 X 线、腹部超声检查或 MRI、骨髓活检（Williams, 2001）。MRI 非常适合评估胸腹主动脉旁淋巴结（Brenner, 2012）。现今已很少做开腹分期手术（Longo, 2015）。

表 63-2　用于霍奇金淋巴瘤和其他淋巴瘤的 Ann Arbor 分期系统

分期[a]	体征及检查结果
I	单个淋巴结区域或淋巴位点受累——如脾脏或胸腺
II	在隔膜的同一侧有两个或更多淋巴结组受累——纵隔算作单个部位
III	膈肌两侧淋巴结均受累 1. 限于脾脏或脾门、腹腔或门静脉 2. 包括主动脉旁、髂动脉，或肠系膜淋巴结与 III 期淋巴结均受累
IV	淋巴外器官受累——如肝脏或骨髓

[a] 所有病例又可细分为两个亚阶段：A，无症状；B，发烧、出汗或体重减轻；E，淋巴外器官受累，除了肝脏和骨髓。

对于非妊娠期的所有期别的霍奇金淋巴瘤都应进行化疗。对于妊娠早期的早期霍奇金淋巴瘤，选择包括观察到妊娠 12 周后、单药长春碱治疗至妊娠中期、终止妊娠后再进行多药化疗，或单独放疗孤立的颈部或腋窝部位淋巴结（El-Hemaidi, 2012；Eyre, 2015）。

对于晚期患者，无论胎龄，都建议进行化疗。妊娠 20 周之前，应考虑治疗性流产。如果继续妊娠，则可使用长春碱治疗，然后在妊娠中晚期进行多药治疗（Eyre, 2015）。对于妊娠早期的大多数晚期病例，应周期性给予多柔比星、博莱霉素、长春碱和达卡巴嗪，产后加用放疗（Cohen, 2011）。一般而言，只有在妊娠晚期诊断此病时，才可以考虑推迟治疗到胎儿成熟后。

患有霍奇金淋巴瘤的女性 VTE 发病率增高（El-Messidi, 2015；Horowitz, 2016）。此外，在我们的经验中，患有霍奇金病的孕妇，即使在"治愈"后，也非常容易发生感染和败血症。积极的抗肿瘤治疗只会增加这种易感性。

霍奇金淋巴瘤的总体预后良好，存活率超过 70%。妊娠不会影响病程及妊娠结局。具体而言，妊娠早期以后的化疗和纵隔、颈部的放疗均不会对胎儿造成不良影响（Brenner, 2012；El-Messidi, 2015；Pinnix, 2016）。对于缓解期的女性，妊娠并不会刺激淋巴瘤复发（Weibull, 2016）。

■ 非霍奇金淋巴瘤

非霍奇金淋巴瘤通常是 B 细胞肿瘤，但也可以是 T 细胞或自然杀伤细胞肿瘤。其生物学性质、分类和治疗都是复杂的（Longo, 2015；O'Gara, 2009）。此病与病毒感染有关，其发病率急剧上升，部分原因是 5%～10% 的 HIV 感染者会出现淋巴瘤。其他相关病毒包括 EB 病毒、HCV 和人类疱疹病毒-8。有些非霍奇金淋巴瘤是侵袭性的，存活率随着所涉及的细胞系种类的不同而变化（Longo, 2015）。

非霍奇金淋巴瘤在妊娠期少见（Brenner, 2012；Pinnix, 2016）。同样按照 Ann Arbor 系统分期。如果在妊娠早期确诊，除进展缓慢或非常早期的患者以外，建议终止妊娠后多药化疗。也可以暂时局灶性膈上放疗，然后在妊娠中期进行全面治疗。如果在妊娠早期以后诊断为非霍奇金淋巴瘤，应给予利妥昔单抗化疗和免疫治疗（Cohen, 2011；Rizack, 2009）。有研究报告，对 55 例因母亲妊娠期间接受淋巴瘤治疗而暴露于化疗药物的胎儿进行出生后 6～29 年的随访中，没有发现先天性、神经性或心理异常（Avilés, 2001）。

Burkitt 淋巴瘤是一类与 EB 病毒感染相关的侵袭性 B 细胞肿瘤，预后很差，治疗方法为多药化疗。在一项对 19 例妊娠并发淋巴瘤的女性进行的综述中报告，其中 17 例患者在诊断后 1 年内死亡（Barnes, 1998）。

■ 白血病

一般而言，这类恶性肿瘤为淋巴组织-淋巴母细胞或淋巴细胞白血病，或来自骨髓-粒细胞性白血病。表现为急性或慢性起病。成人白血病在 40 岁以后更为普遍，但仍然是年轻女性中最常见的恶性肿瘤（图 63-1）。在加利福尼亚州癌症登记处，每 4 万例妊娠妇女中就有 1 例被诊断为白血病（Smith, 2003）。在一项对 1975～1988 年期间，妊娠并发白血病的 72 例患者的回顾分析显示，其中 44 例为急性髓性白血病、20 例为急性淋巴细胞白血病、8 例为慢性白血病（Caligiuri，1989）。

急性白血病几乎总是引起明显的外周血细胞计数异常，并且通常白细胞计数随着易于识别的循环母细胞而升高。骨髓活检结果可明确诊断。

现今的多药化疗使妊娠期间的缓解变得常见。而在 1970 年之前，此病的死亡率几乎为 100%。终止妊娠并不能改善预后，但如果在妊娠早期发现此病，考虑到化疗药物的致畸性，也可考虑治疗性流产。近来的一个实例是用全反式维甲酸（也称为维甲酸）治疗急性早幼粒细胞白血病（Carradice，2002；Sanz，2015）引起了胎儿视黄酸综合征（第 12 章）。在另一个实例中，急性髓性白血病用酪氨酸激酶抑制剂治疗（Palani，2015），这是另一个致畸药物。其他情况下，在胎儿具备生存能力之前，终止妊娠可以简化急性病患者的治疗方案。

除此之外，妊娠期白血病的治疗与非妊娠相似。急性髓细胞白血病应避免拖延，立即治疗（Ali，2015）。诱导化疗后，缓解后维持治疗是预防复发的关键，通常采用干细胞移植治疗。如果需要进行同种异体干细胞移植，则应考虑早期分娩。有一些慢性白血病，治疗可以延迟到产后（Fey，2008）。与淋巴瘤一样，感染和出血是活动性患者的重要并发症。

妊娠期白血病治疗相关报告大多是个案或少量病例报告（Routledge，2016；Sanz，2015）。在一个多年前对 58 例患者的研究报告中发现，75% 的患者在妊娠早期被诊断（Reynoso，1987），其中一半为急性髓性白血病，化疗缓解率为 75%，这些妊娠中只有 40% 活产新生儿（Caligiuri，1989）。

恶性黑色素瘤

此病最常见于先前就已存在的皮肤痣及其中产生色素的黑素细胞。一旦其表现出轮廓改变、表面隆起、变色、出血或溃疡的变化时，则应该怀疑黑色素瘤，并尽快进行活检（Richtig，2017）。该病在浅肤色白种人中最为常见，并且在育龄妇女中相对频发。

在一些人群研究中，黑色素瘤是最常见的妊娠期恶性肿瘤（Andersson，2015；Bannister-Tyrrell，2015）。尽管如此，文献报告的发病率差异较大，为 0.03‰~2.8‰（Eibye，2013；Smith，2003）。一种解释是，许多患者在门诊治疗，所以没有进入肿瘤登记。如前所述，由于恶性黑色素瘤可转移到胎盘和胎儿，产后应进行胎盘检查以发现是否转移。

恶性黑色素瘤遵循临床分期。Ⅰ 期：黑色素瘤，无可触及的淋巴结；Ⅱ 期：可触及淋巴结；Ⅲ 期，存在远处转移。对于 Ⅰ 期患者，肿瘤厚度是预测生存率的最重要的指标。Clark 分类根据恶性细胞深入表皮、真皮和皮下脂肪的深度划分为 5 个级别。除侵入深度外，Breslow 量表还用于测量肿瘤厚度和大小。

黑色素瘤的初次手术治疗由其分期决定，包括广泛局部切除，有时加做广泛的区域淋巴结清扫。Schwartz 和 associate（2003）推荐使用 $^{99}Tc^{m}$-硫胶体对前哨淋巴结进行定位和活检，其计算的胎儿安全剂量为 0.014mSv 或 0.014mGy。据报告，常规区域淋巴结清扫可提高存在镜下转移的非孕患者的生存率（Cascinelli，1998）。对于妊娠期患者，有人提出先在局部麻醉下切除原发性肿瘤，然后延迟至产后进行前哨淋巴结活检（Broer，2012）。尽管在妊娠期通常避免使用预防性化疗或免疫治疗，但如果肿瘤分期和改善母体预后需要使用，则可以给予预防性化疗或免疫疗法。在大多数远处转移的病例中，最好保守治疗。目前，β 雌激素受体在黑色素瘤进展中的作用正在研究，它可能成为未来治疗干预的靶点（de Giorgi，2011）。

同期别的妊娠期和非妊娠期恶性黑色素瘤患者的生存率无差别（Driscoll，2016；Johansson，2014）。在一项有一半的孕妇患有 Ⅲ 期或 Ⅳ 期病变的研究中，发现治疗性流产不会提高患者的存活率（de Haan，2017）。临床分期是判断生存率的最主要因素，深部皮肤转移或区域淋巴结受累的女性预后最差。约 60% 的复发出现在 2 年内，90% 出现在 5 年内。因此，建议患者在术后 3~5 年内避孕。短期避孕可选择口服避孕药，因为它们似乎没有对此病造成不利影响（Gandini，2011）。再次妊娠并未降低患有局部性黑色素瘤的女性的存活率（Driscoll，2009）。

胃肠道恶性肿瘤

结肠和直肠癌是美国所有年龄组女性中第三大最常见恶性肿瘤（American Cancer Society，2016）。由于生育延迟，它们在妊娠期的发病率正在上升（Rogers，2016）。即便如此，结直肠肿瘤在 40 岁之前也并不常见。Smith 等（2003）报告，在加利福尼亚州癌症登记处数据显示，每 15 万例分娩患者中有 1 例合并结直肠肿瘤。丹麦登记处显示的数据约为 1/3.5 万（Eibye，2013）。孕妇中大多数（80%）的结直肠癌来自直肠。一篇综述报告，只有 41 例妊娠病例是高于腹膜反折的结肠癌（Chan，1999）。

结肠直肠癌最常见的症状是腹痛、腹胀、恶心、便秘和直肠出血。如果结肠疾病的症状持续存在，则应进行直肠指检、粪便检查、乙状结肠镜或结肠镜检查。

有一些胃肠道恶性肿瘤可发生卵巢转移,因而被发现。库肯勃瘤是其他来源的肿瘤(通常是胃肠道)转移至卵巢,预后极差(Glišić,2006;Kodama,2016)。

妊娠期结肠癌的治疗原则与非妊娠妇女相同。如果没有肿瘤转移的证据,手术切除是首选,但大多数孕期结肠癌为晚期病变(Al-Ibrahim,2014)。在妊娠的前半期,进行结肠或直肠切除并不需要切除子宫,因此不需要进行治疗性流产。在妊娠晚期,治疗可能会延迟至胎儿成熟。但是,如合并肠出血、梗阻或穿孔则不得不进行手术干预(Minter,2005)。

胃癌很少与妊娠有关,大多数报告的病例来自日本。Hirabayashi 等(1987)回顾了从 1916～1985 年的 70 年间 60 例妊娠合并胃癌患者。妊娠期对胃癌的诊断较晚,一般于癌症晚期发现,预后通常很差(Lee,2009)。食管癌也有类似症状,但很少见(Sahin,2015)。如有持续不明原因的上消化道症状,则应行内镜检查评估。

其他肿瘤

也有报告妊娠期合并其他各种类型的肿瘤,比如胃肠道来源的良性肿瘤(Durkin,1983),妊娠期的胰腺癌和肝细胞癌比较罕见(Kakoza,2009;Marinoni,2006;Papoutsis,2012;Perera,2011)。另一个病例报告描述了 1 例临床表现与 HELLP 综合征极其相似的巨大肝内胆管癌(Bladerston,1998)。头颈部的恶性肿瘤除甲状腺癌以外,其他很少见(Cheng,2015)。妊娠期肺癌(Boussios,2013)、膀胱和脐尿管癌(McNally,2013;Yeaton-Massey,2013)、骨肿瘤(Kathiresan,2011)均少见,据报告,中枢神经系统肿瘤的发生率也仅为 1/(10 000～28 000)(Eibye,2013;Smith,2003)。

(魏军 翻译 刘彩霞 审校)

参考文献

第 64 章

妊娠期感染性疾病

> 流感可对妊娠造成严重危害。随着其严重程度尤其肺炎合并症相关发病率的变化,流感对妊娠的危害程度也发生变化。一般来说,妊娠期感染性疾病的预后不佳,曾出现现很多孕妇将自身感染的细菌传播给胎儿的情况。
>
> ——J. 惠特里奇·威廉姆斯(1903)

感染一直是全球孕产妇和胎儿疾病和死亡的重要原因,在 21 世纪仍然如此。母胎间独特的血管连接,一方面可保护胎儿免受感染,另一方面也提供了将感染传播给胎儿的通道。孕妇的血清学情况、感染的孕周、感染途径、孕妇和胎儿免疫学状态均会影响疾病预后。

孕产妇和胎儿免疫学

■ 妊娠相关免疫学改变

尽管经过深入研究,但孕妇妊娠期的许多免疫学适应仍未得到很好地阐述。已知妊娠与分泌 Th2 型细胞因子如白细胞介素类的 CD4+T 细胞增加相关(Fragiadakis,2016)。Th1 型细胞因子如干扰素-γ 和白细胞介素-2 的分泌受到一定程度的抑制,从而导致妊娠期 Th2 型细胞因子分泌的改变。Th1 型细胞因子分泌受抑制的临床意义尚不清楚,但这种抑制会导致妊娠期间快速清除某些胞内病原体的能力降低(Kourtis,2014;Svensson-Arvelund,2014)。此外,Th2 细胞介导的体液免疫反应保持不变。而且蜕膜自然杀伤(decidual natural killer,dNK)细胞和蜕膜 CD8+T 细胞可引发绒毛外滋养细胞的人类白细胞抗原-C(human leukocyte antigen-C,HLA-C)的表达(Crespo,2017)。

感染的传播方式分为水平传播和垂直传播。水平传播是指病原体从一个个体传播到另一个个体,垂直传播是指在妊娠或分娩过程中病原体通过胎盘或母乳喂养从母亲传播给胎儿或婴儿。所以,胎膜早破、产程延长及产科操作等因素可能会增加新生儿感染风险(CDC,2010)。表 64-1 详细列出了胎儿和新生儿感染的病原体和感染的方式和时间。继发感染率是指易感个体在与感染者接触后发生感染的概率。

■ 胎儿和新生儿免疫学

与儿童及成人相比,胎儿和新生儿缺乏主动免疫。胎儿的细胞免疫和体液免疫发育开始于孕 9 ~ 15 周(Warner,2010)。胎儿对感染的初级反应是产生免疫球蛋白 M(IgM)。通过胎盘转运免疫球蛋白 G(IgG)获得被动免疫。孕 16 周时,这种转运开始迅速增加,到孕 26 周时,胎儿体内 IgG 浓度与母亲相当。出生后,母乳喂养可预防某些感染,但这种保护作用在出生后 2 个月开始下降。2013 年 WHO 推荐婴儿出生后 6 个月内纯母乳喂养,混合母乳喂养至 2 岁。

新生儿感染,特别是在早期阶段,由于常无典型临床表现,而导致诊断困难。如果胎儿是在宫内感染,则

表 64-1　胎儿和新生儿感染的病原体

宫内

经胎盘感染

病毒:水痘-带状疱疹病毒、柯萨奇病毒、人类细小病毒 B19、风疹病毒、巨细胞病毒、人类免疫缺陷病毒(HIV)、寨卡病毒

细菌:李斯特菌、梅毒、伯氏疏螺旋体

原生动物:弓形虫病、疟疾

上行感染

细菌:B 族链球菌、大肠埃希菌

病毒:HIV

分娩期

母源性感染

细菌:淋病奈瑟菌、沙眼衣原体、B 族链球菌、结核杆菌、支原体

病毒:单纯疱疹病毒、人乳头瘤病毒、HIV、乙型肝炎病毒、丙型肝炎病毒、寨卡病毒

外源性感染

细菌:葡萄球菌、大肠埃希菌

病毒:单纯疱疹病毒、水痘-带状疱疹病毒

新生儿

人-人传播:葡萄球菌、单纯疱疹病毒

呼吸机和导尿管相关:葡萄球菌、大肠埃希菌

出生时可能出现无明显原因的反应低下和酸中毒,表现为吮吸乏力、呕吐和腹胀,甚至可出现与特发性呼吸窘迫综合征相似的呼吸功能不全,新生儿会出现昏睡或易惊;若为脓毒症则更多表现为体温过低而不是体温过高,白细胞总数和中性粒细胞计数反而减少。

病毒感染

■ 巨细胞病毒

某些病毒感染可引起严重的孕妇感染,某些病毒甚至可引起致死性的胎儿感染。其中,巨细胞病毒(cytomegalovirus,CMV)是一种无处不在的 DNA 疱疹病毒,可感染绝大多数人。CMV 是发达国家最常见的围生期感染,可发现 0.2%~2.2% 的新生儿已于胎儿期被感染证据(ACOG,2017)。CMV 存在于体液,人-人传播发生在接触受感染者的唾液、精液、尿液、血液及鼻咽和宫颈分泌物。病毒可通过胎盘屏障而感染胎儿,亦可在分娩或母乳喂养过程中感染新生儿。CMV 感染是一个持续获得的过程,例如,日间托儿中心是常见感染源。Revello 等(2008)研究发现孕妇外周血 CMV DNA 阳性并不是羊膜腔穿刺过程中引起医源性胎儿传播的危险因素。

高达 85% 的低收入女性在怀孕时 CMV 血清抗体阳性,而高收入人群中只有 50% 的女性血清抗体阳性。与其他疱疹病毒感染相似,CMV 初次感染后进入潜伏状态,可出现周期性激活和排毒,即使有高水平血清抗 CMV IgG 抗体也无济于事。IgG 抗体并不能预防孕妇感染复发、病毒激活、再次感染,也不能缓解胎儿和新生儿感染。

孕妇感染

妊娠期初次 CMV 感染的孕妇其胎儿感染的风险最高。美国 25% 的先天性 CMV 感染胎儿其母亲为妊娠期初次 CMV 感染(Wang,2011)。多数 CMV 感染并无临床症状,每年高达 1%~7% 人群可检测到 CMV 血清抗体阳性(Hyde,2010)。较难诊断 CMV 非初次感染的患者(Picone,2017)。

妊娠不会增加孕妇 CMV 感染的风险和严重性。大多数感染无临床症状,但 10%~15% 成人出现单核细胞增多症样综合征,表现为发热、咽炎、淋巴结肿大和多关节炎。免疫力低下女性可出现心肌炎、肺炎、肝炎、视网膜炎、肠胃炎或脑膜脑炎。Nigro 等(2003)一项队列研究报告,多数初次感染女性出现血清氨基转移酶或淋巴细胞计数升高。尽管 CMV 排毒常见,但病毒再激活患者通常无临床症状。

孕妇早孕期初次 CMV 感染发生胎儿感染的概率为 30%~36%,中孕期为 34%~40%,晚孕期为 40%~72%(ACOG,2017;Picone,2017)。但孕妇整个妊娠期再次 CMV 感染发生胎儿感染的概率仅为 0.15%~1%。妊娠期自然获得性免疫可使胎儿发生先天性 CMV 感染的风险降低 70%(Fowler,2003;LeruezVille,2017)。然而,如前所述,孕妇免疫力不可预防感染复发,孕妇体内的抗体也不能预防胎儿感染(Ross,2011)。

胎儿感染

有明显症状的先天性 CMV 感染表现为一种综合征,包括生长发育受限、小头畸形、颅内钙化、脉络膜视网膜炎、精神运动延迟、感觉神经性缺损、肝大和脾大、黄疸、溶血性贫血和血小板减少性紫癜(Cheeran,2009)。脑室周围钙化如图 64-1 所示。估计每年出生的 4 万例先天性 CMV 感染新生儿中,仅 5%~10% 出现这种综合征(Fowler,1992)。因此,大多数受感染婴儿在出生时无临床症状,部分病例出现迟发性后遗症,如听觉丧失、神经功能缺损、脉络膜视网膜炎、精神运动发育滞后和学习障碍。双绒毛膜双胎受感染概率很可能不同(Egaña-Ugrinovic,2016)。

产前诊断

美国母胎医学会(SMFM,2016)不推荐常规进行产前 CMV 血清学筛查。筛查流程如图 64-2 所示。如果

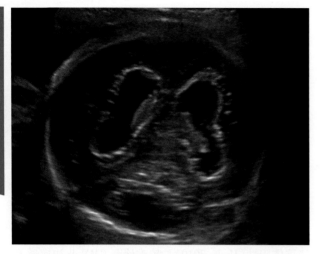

图 64-1　先天性巨细胞病毒感染新生儿的经颅超声冠状位图像,可见脑室周围多发钙化

孕妇出现类似单核细胞增多症临床症状或超声结果可疑先天性感染,则应进行 CMV 血清学筛查。初次感染

诊断依靠检测急性期和恢复期血清 CMV 特异性 IgG 抗体滴度变化。CMV IgM 抗体水平升高可出现在初次感染、重复感染或病毒激活病例中,升高持续时间可超过 1 年,不能准确反映血清转换的时间(Stagno,1985)。因此,特异性 CMV IgG 亲合力指数测定对于确认初次 CMV 感染时有重要价值。抗 CMV IgG 亲合力高表明孕妇初次感染时间大于 6 个月(Kanengisser-Pines,2009)。此外,病毒培养可能有助于诊断,但至少需要 21 天才能确定阴性培养结果。

如在常规产检或专科 CMV 感染评估中行超声检查、CT 或 MR 检查发现异常,可怀疑围产期感染,相关异常包括小头畸形、巨脑室、脑钙化、腹水、肝大、脾大、肠回声增强、水肿和羊水过少(SMFM,2016)。如超声异常和胎儿血液或羊水检查阳性同时存在,可预测有临床症状的先天性 CMV 感染风险约 75%(Enders,2001)。

羊水 CMV 核酸扩增检测(nucleic acid amplification

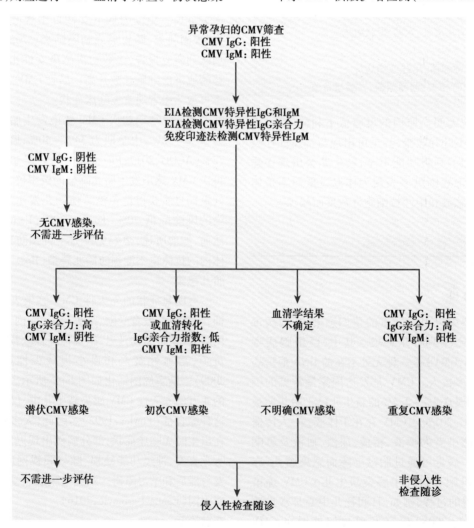

图 64-2　怀疑孕妇在妊娠期初次巨细胞病毒(CMV)感染的处理原则。EIA,酶联免疫法;IgG,免疫球蛋白 G;IgM,免疫球蛋白 M testing, NAAT)是诊断胎儿感染的金标准，其敏感性为70%~99%，取决于羊膜腔穿刺时间。在孕妇感染后至少6周且在孕21周后进行羊膜腔穿刺的敏感性最高（Azam，2001；Guerra，2000）。羊水聚合酶链反应（polymerase chain reaction，PCR）的结果阴性并不能排除胎儿感染，如果高度怀疑胎儿感染，可重复检测。

治疗和预防

对免疫功能正常的原发性或复发性CMV感染孕妇仅限于对症治疗。如确诊为近期初次CMV感染，应进行羊水分析。告知患者胎儿预后取决于初次感染确诊时的孕周。虽然发生妊娠前半期初次感染的胎儿感染率高，但大多数胎儿仍发育正常。在某些情况下孕妇也可选择终止妊娠。

目前，对CMV感染还无可靠的治疗方案（SMFM，2016）。Leruez-Ville等（2016）报告，11例CMV感染孕妇在平均孕25.9周开始每日口服8g伐昔洛韦进行治疗，显著减轻了其中8例胎儿的不良结局。Kimberlin等（2015）指出，对存在中枢神经系统疾病症状的新生儿静脉给予更昔洛韦6周，可预防6月龄及以后的听力恶化。对初次感染的孕妇给予CMV特异性高效免疫球蛋白行被动免疫，可明显地降低先天CMV感染风险（Nigro，2005，2012；Visentin，2012）。母胎医学协作网正联合针对这些治疗开展随机临床试验探索。

尽管有几项临床试验已在进行，但目前尚未研发出CMV疫苗（Arvin，2004；Schleiss，2016）。预防CMV先天感染在于预防孕妇初次感染，且孕早期预防更为重要，包括向孕妇宣传良好的个人卫生习惯和注重洗手，尤其对于日间托儿中心与幼儿接触的女性更应强调（Fowler，2000）。虽然可能存在由受感染性伴侣引起性传播，但目前尚无有效的预防策略。

■ 水痘-带状疱疹病毒

孕妇感染

水痘-带状疱疹病毒（varicella-zoster virus，VZV）为双链DNA病毒，主要在儿童期感染，90%成人血清免疫学阳性（Whitley，2015）。开始使用水痘疫苗接种后，成人水痘的发病率下降了82%，从而直接使孕妇和胎儿的水痘发病率下降（ACOG，2017）。美国2003~2010年的770万例孕妇中，孕妇水痘发病率为1.21/10 000（Zhang，2015）。

初次水痘感染是通过直接接触受感染的个体而发病，但也有报告指出此病毒可经呼吸道传播。该病毒潜伏期为10~21天，无免疫力的女性在接触后的感染风险为60%~95%（Whitley，2015）。初次水痘感染首先出现1~2天流感样前驱症状，随之出现伴有瘙痒的

水疱，3~7天结痂。成人的临床症状往往更严重（Marin，2007）。从出现皮疹的前一天始到病损结痂为止，患者均具有传染性。

患者主要死于水痘性肺炎，在成人尤其是妊娠期尤为明显。虽然曾认为孕妇水痘性肺炎发病率较高，但仅2%~5%的感染孕妇进展为肺炎（Marin，2007；Zhang，2015）。水痘性肺炎的危险因素包括吸烟和出现100个以上由病毒所致的皮损。孕妇水痘性肺炎的死亡率已降至1%~2%（Chandra，1998）。

在疾病病程中，发热、呼吸急促、干咳、呼吸困难和胸痛等肺炎特征性症状出现3~5天。结节性浸润与其他病毒性肺炎相似（第51章）。虽然肺炎的缓解与皮损的消退同时发生，但发热和肺功能受损则可能持续数周。

如果水痘初次感染后复发，则导致带状疱疹（Whitley，2015），表现为单侧皮肤集簇状小泡疹，可引起剧烈疼痛。目前尚无证据表明带状疱疹在孕妇中更常见或更严重。孕妇感染带状疱疹很少会引起胎儿先天性水痘综合征（Ahn，2016；Enders，1994）。如果带状疱疹水疱破裂，尽管其传染性比初次水痘感染时低，但仍会有传染性。

胎儿和新生儿水痘感染

妊娠前半期感染水痘，胎儿可出现先天性水痘综合征，包括脉络膜视网膜炎、小眼畸形、大脑皮层萎缩、生长发育受限、肾盂积水及皮肤和骨骼缺陷，如图64-3所示（Ahn，2016；Auriti，2009）。Enders等（1994）对1 373例感染水痘的孕妇进行了评估：在孕13周前感染的孕妇，472例中仅2例（0.4%）新生儿有先天性水

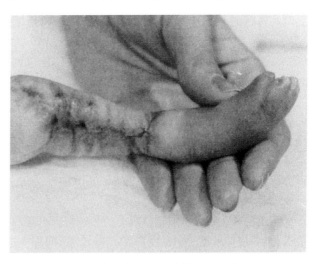

图64-3　孕早期感染水痘的胎儿因骨缺陷和皮肤瘢痕引起下肢萎缩
（资料来源：Paryani SG，Arvin AM. Intrauterine infection with varicella-zoster virus after maternal varicella，N Engl J Med. 1986 Jun 12；314（24）：1542-1546. ）

痘综合征,风险最高的是在孕 13~20 周感染,351 例中有 7 例(2%)胎儿有先天性水痘综合征的证据。在孕 20 周后的感染并未发现先天性水痘综合征的临床证据。Ahn 等(2016)报告了相似的研究结果。另有研究表明孕 21~28 周先天性水痘综合征的胎儿会出现中枢神经系统异常和皮损(Lamont,2011a;Marin,2007)。

围产期水痘感染是发生在分娩前或分娩过程中,也就是在孕妇产生抗体前,可对新生儿造成严重威胁。此期新生儿感染的发病率为 25%~50%,死亡率约 30%,另有部分新生儿会出现致命的脏器损伤和中枢神经系统疾病。因此,对于分娩前 5 天至分娩后 2 天内有感染征象的孕产妇,应对其新生儿注射水痘-带状疱疹免疫球蛋白(varicella-zoster immune globulin,VZIG)。

诊断

孕妇水痘感染通常靠临床诊断,可取水疱液进行高敏性的 NAAT 确定感染。病毒也有可能被分离出来,分离方法包括在初次感染时于水疱基底部刮取分泌物涂片,进行特殊抹片染色检查、组织培养或直接荧光抗体测试。先天性水痘感染的诊断可取羊水进行 NAAT,但其阳性结果与先天性感染并无很好的相关性(Mendelson,2006)。解剖学超声可发现孕妇感染至少 5 周后出现的异常,但敏感性较低(Mandelbrot,2012)。

治疗

母体病毒接触 在妊娠期对有 VZV 病毒接触史孕妇的治疗受几个因素影响。有接触史的孕妇即使无水痘感染病史也应该行 VZV 血清学检测,其中至少有 70% 孕妇 VZV 阳性,提示其对 VZV 有免疫力。有接触史而又易感的孕妇应在接触 VZV 后 96 小时内给予 VZIG,以预防水痘感染,使用时间最长可达 10 天(CDC,2012,2013d)。这种被动免疫法效果显著(Jespersen,2016),但对于有水痘病史者则不推荐使用。

母体感染 诊断为初次水痘感染或带状疱疹感染的患者都应与孕妇隔离。由于 VZV 肺炎通常只表现出很少的症状,故应行胸片检查。多数孕妇只需支持治疗,但需要静脉输液尤其合并肺炎者则应住院治疗,可静脉输注阿昔洛韦治疗:500mg/m^2 或 10~15mg/kg,每 8 小时 1 次。

疫苗接种 对无水痘感染病史的非妊娠青少年和成人,推荐接种减毒活病毒疫苗 Varivax,2 剂,间隔 4~8 周,接种后血清转换率为 98%(Marin,2007)。随时间推移疫苗诱导的免疫力会减弱,到 10 年时突破性感染(译者注:指已经获得免疫的个体发生感染)发生率约 5%(Chaves,2007)。

虽然,一份超过 1 000 例孕妇接种疫苗的登记资料中未发现其所分娩新生儿患有先天性水痘综合征或其他相关先天性畸形的病例(Marin,2014;Wilson,2008)。但一般不推荐孕妇使用该疫苗,且对 1 个月内计划怀孕的女性也不推荐使用。减毒疫苗的病毒不会出现在母乳中,因此,产后可立即使用该疫苗(ACOG,2016c)。

■ 流感病毒

呼吸道感染是由正黏病毒科病毒引起的。甲型和乙型流感病毒组成了这些 RNA 病毒中的一族,均会引起人流行性疾病。甲型流感病毒通过红细胞凝聚素(hemagglutinin,H)和神经氨酸苷酶(neuraminidase,N)表面抗原进一步分型。流感疫情每年都会暴发流行,最近的一次流行是 2016~2017 年由甲型流感 H$_3$N$_2$ 病毒株引起(Shang,2016)。

孕产妇和胎儿感染

感染症状包括发热、干咳及全身症状。对健康成人,感染不会危及生命,但对孕妇,则更容易出现肺部的严重病变(Cohen,2015b;Mertz,2017;Rasmussen,2012)。孕产妇发生严重感染时的死亡率为 1%(Duryea,2015)。2009~2010 年间,大范围孕妇感染了甲型流感并造成了 12% 的妊娠相关死亡(Callaghan,2015)。

目前尚无确切证据表明甲型流感病毒可引起先天性畸形(Irving,2000;Zerbo,2017)。但 Lynberg 等(1994)指出孕早期流感病毒感染的孕妇,其新生儿出现神经管缺陷的概率增大,可能与早期发热有关。病毒血症不常发生,经胎盘传播也十分罕见(Rasmussen,2012)。死胎、早产、早期流产均有报告,但常与严重的母体感染相关(CDC,2011;Fell,2017;Meijer,2015)。

流感病毒可通过咽拭子标本的病毒抗原快速检测中检测到(表 64-2)。逆转录聚合酶链反应(reverse transcription-polymerase chain reaction,RT-PCR)尽管未被广泛应用,但更具敏感性和特异性(Cohen,2015b)。而快速流感诊断试验(rapid influenza diagnosis tests,

表 64-2 门诊患者甲型和乙型流感病毒检测方法

方法[a]	检测时间
病毒培养	3~10 天
快速细胞培养	1~3 天
直接(DFA)或间接(IFA)荧光抗体试验	1~4 小时
RT-PCR 和其他分子试验	1~6 小时
快速流感诊断试验(RIDT)	<30 分钟

资料来源:CDC,2017e.
[a]鼻咽或咽喉拭子。RT-PCR,逆转录聚合酶链反应。

RIDTs)的指示性最低,敏感性为 40%~70%。是否应用抗病毒药物治疗或预防流感,应基于临床症状和流行病学因素。具体而言,不应因检测结果未出而推迟治疗(CDC,2017e)。

治疗

目前有两类可选用的抗病毒药物。第一类是神经氨酸酶抑制剂,其对早期甲型和乙型流感治疗非常有效。药物包括用于治疗和预防流感的口服药物奥司他韦(tamiflu)、吸入治疗药物扎那米韦(relenza)和静脉注射用药帕拉米韦(rapivab)。

第二类为金刚烷胺类,包括金刚烷胺和金刚乙胺,是多年来用于治疗和预防甲型流感的药物。2005 年美国有报告指出,甲型流感对金刚烷胺的耐药率超过 90%,因而目前不常规推荐使用金刚烷胺,但这种药物可能对随后的突变株再次起效。耐药情况查询可访问美国 CDC 网站。

所有这些抗病毒药物在孕妇中的应用经验有限(Beau,2014;Beigi,2014;Dunstan,2014)。这些药物属于美国 FDA 规定的妊娠 C 类药物,使用时应权衡利弊(译者注:美国 FDA 在 2008 年已经废除妊娠药物分类)。帕克兰医院建议对症状出现在 48 小时内的患者开始予奥司他韦治疗(75mg,口服,2 次/d,5 天)。早期治疗可缩短住院时间(Meijer,2015;Oboho,2016)。对于有明确接触史的孕妇,推荐使用奥司他韦预防(75mg,口服,1 次/d,连用 7 天)。当出现可疑继发性细菌性肺炎时,可联合使用抗菌药物(第 51 章)。

疫苗接种

每年常规生产有效的疫苗。美国 CDC(2013a)和 ACOG(2016b)建议所有计划在流感季节怀孕的女性在整个流行季节接种流感疫苗,但最佳接种时间为每年 10 月或 11 月。这对于有慢性疾病,如糖尿病、心脏病、哮喘或人类免疫缺陷病毒(human immunodeficiency virus,HIV)感染的患者,尤为重要。灭活疫苗可预防 70%~90% 健康成人罹患流感。目前尚无证据表明疫苗有致畸作用或可导致其他不良母胎事件(Chambers,2016;Fell,2017;Kharbanda,2017;Polyzos,2015;Sukumaran,2015)。此外,有研究发现,孕妇在妊娠期间接种了疫苗,其婴儿在 6 个月龄内感染流感的概率降低(Nunes,201;Steinhoff,2012;Zaman,2008)。三价灭活季节性流感疫苗的免疫原性对孕妇和非妊娠个体相似。流感病毒减毒活疫苗可滴鼻使用,但不推荐用于孕妇(Cohen,2015b)。

■ 腮腺炎病毒

腮腺炎是由 RNA 副黏病毒引起,在成人中罕见。

由于对儿童接种免疫,故约 90% 的成人存在抗体(Rubin,2012)。该病毒主要感染唾液腺,也可感染性腺、脑膜、胰腺及其他器官,主要通过直接接触呼吸道分泌物、唾液或污染物传播。多数传播发生在腮腺炎发病前和发病后 5 天内,建议患者在此期间进行飞沫隔离(Kutty,2010)。对该病治疗主要为对症处理,妊娠期腮腺炎严重程度与非妊娠期相似。

孕妇在孕早期发生腮腺炎会增加自然流产风险。妊娠期腮腺炎与先天畸形无相关性,胎儿感染罕见(McLean,2013)。

减毒活 Jeryl-Lynn 疫苗株是麻疹-腮腺炎-风疹(measles,mumps,and rubella,MMR)疫苗的组成部分。根据美国 CDC 规定,该疫苗禁用于妊娠期(McLean,2013)。目前尚无妊娠期应用 MMR 疫苗而致畸的报告,但接种腮腺炎疫苗后应避孕 30 天。产后易感女性应接种疫苗,产妇接种疫苗不影响母乳喂养。

■ 麻疹病毒

麻疹病毒是仅感染人类的 RNA 副黏病毒,具有高度传染性。在流行地区,麻疹最常出现在冬季末和春季,主要通过呼吸道飞沫传播,接触者的复发率超过 90%(Rainwater-Lovett,2015)。麻疹的发生率提高与未接种疫苗人群数量增加有关(Fiebelkorn,2010;Phadke,2016)。该病典型的症状包括发热、鼻炎、结膜炎和咳嗽等;特征性皮疹为红色斑丘疹,首先形成于面颈部,而后扩散至背部、躯干和四肢。Koplik 斑则是口腔内颊黏膜上周围有红晕的灰白色小点。感染麻疹病毒所致的急性或迟发性神经系统后遗症临床表现形式不一,使诊断难度增加(Buchanan,2012;Chiu,2016)。虽可进行 RT-PCR 检测诊断急性感染,但最常用血清 IgM 抗体阳性作为诊断证据。对该病以支持治疗为主。

对麻疹无免疫力的孕妇应静脉注射免疫球蛋白 400mg/kg 进行被动免疫预防(CDC,2017d)。妊娠期间不推荐疫苗接种,易感女性可在产后常规接种疫苗。产妇接种疫苗不是母乳喂养的禁忌(Ohji,2009)。

麻疹病毒无致畸作用(Siegel,1973),但孕产妇感染麻疹会增加自然流产、早产和分娩低出生体重儿的风险(Rasmussen,2015)。如孕妇在分娩前有新近感染麻疹,新生儿(尤其早产儿)发生严重感染的风险极大。

■ 风疹病毒

风疹病毒为 RNA 披膜病毒,可导致风疹,也称为德国麻疹,在非妊娠期风疹感染通常表现轻微。然而,在孕早期感染风疹导致流产和严重先天畸形的风险明显升高。病毒通过鼻咽部分泌物进行传播,在易感人群中的传播率为 80%。在流行地区的发病高峰期为冬季末和春季（Lambert，2015）。

孕妇风疹通常是一种表现轻微的发热性疾病，会有首先出现在面部而后扩散至躯干和四肢的全身性斑丘疹；25%~50% 的感染无症状；其他症状可包括关节疼痛或关节炎、头颈淋巴结肿大和结膜炎。该病潜伏期为 12~23 天，通常在出现临床症状前 1 周出现病毒血症。成人在病毒血症期间和皮疹出现后 7 天内具有传染性，超过半数感染孕妇的临床症状不明显，但病毒血症可引起胎儿感染而致畸（McLean，2013）。

诊断

在皮疹出现后 2 周内，可从感染者尿液、血液、鼻咽及脑脊液中分离出风疹病毒，但诊断通常根据血清学检查。在一项研究中，6% 的无免疫女性在妊娠期间血清检测发现为风疹病毒阳性（Hutton，2014）。在临床疾病出现后 4~5 天可采用酶联免疫分析法检测特异性 IgM 抗体，这种抗体可持续至皮疹出现后 6 周之久。风疹再次感染也会引起机体 IgM 抗体短暂低水平升高，但此时很少发生胎儿感染，目前也鲜见胎儿受累的报告。血清 IgG 抗体滴度在皮疹出现后 1~2 周达峰值。除非检测样本是在皮疹出现后的数天内采集，否则这种快速抗体反应可使血清学诊断复杂化。例如，检测样本是在皮疹出现后 10 天采集，IgG 抗体检测并不能区分近期感染和原有对风疹的免疫力。可对上述检测样本进行 IgG 亲合力试验，IgG 抗体亲合力高则表明过去至少 2 个月内感染风疹病毒。

对胎儿的影响

风疹病毒是已知的最强致畸因子之一，胎儿在器官形成阶段发生感染的后遗症最严重（Adams Waldorf，2013）。在妊娠最初 12 周感染风疹并出现皮疹的孕妇，90% 的胎儿出现先天性感染（Miller，1982）。在孕 13~14 周感染，先天性感染发生率为 50%。在中孕期末感染，先天性感染发生率为 25%。在孕 20 周后感染，胎儿很少出现先天缺陷。先天性风疹综合征中需进行产前诊断的表现包括心脏间隔缺损、肺动脉狭窄、小头畸形、白内障、小眼畸形和肝大、脾大（Yazigi，2017），其他畸形还包括感音神经性耳聋、智力缺陷、新生儿紫癜和骨质疏松。对先天性风疹新生儿可能需数月才能清除病毒，这些患儿直接威胁与其接触的其他婴儿和易感成人。迟发型风疹综合征表现为进行性全脑炎、胰岛素依赖性糖尿病和甲状腺疾病（Sever，1985；Webster，1998）。

治疗和预防

目前尚无特异性治疗风疹的方法。建议在皮疹出现后 7 天内预防飞沫传染。对处于 5 天内的风疹病毒

暴露接触史的孕产妇，使用多克隆免疫球蛋白的被动免疫治疗可能有效（Young，2015）。

在美国，尽管由于疫苗接种已经不存在大规模的风疹流行，但高达 10% 的女性易感。20 世纪 90 年代人群的聚集性暴发流行主要涉及在美国以外出生的人，因为在发展中国家先天性风疹仍然常见（CDC，2013f）。为根除风疹并彻底地预防先天性风疹综合征，建议对成人进行免疫接种（Grant，2015）。

不论任何时候，无免疫力的非妊娠育龄期女性与卫生保健系统联系时，都应对其接种 MMR 疫苗。可能接触到风疹患者或可能与孕妇接触的所有易感医护人员均有必要接种疫苗。由于疫苗内含减毒活病毒，故应避免在妊娠前 1 个月或在妊娠期接种风疹疫苗。理论上接种疫苗的感染风险高达 2.6%，目前尚无证据显示疫苗可引起畸形（McLean，2013；Swamy，2015）。因此，MMR 疫苗接种不是终止妊娠的指征。

对所有孕妇均需进行产前血清学风疹筛查，若孕妇无免疫力，产后需接种 MMR 疫苗。

■ 呼吸道病毒

有 200 多种抗原性不同的呼吸道病毒会引起普通感冒、咽炎、喉炎、支气管炎和肺炎。鼻病毒、冠状病毒和腺病毒是引起普通感冒的主要原因。含 RNA 的鼻病毒和冠状病毒通常引起普通自限性疾病，表现为流涕、打喷嚏和鼻塞。含 DNA 的腺病毒更可能引起咳嗽和累及下呼吸道包括肺炎的感染。

呼吸道病毒的致畸作用目前仍存在争议。对芬兰先天畸形登记中心的 393 例女性的研究发现，女性患普通感冒会使胎儿无脑畸形风险增加 4~5 倍（Kurppa，1991）。在另一组研究中，分析了 1989~1991 年在加利福尼亚州出生的婴儿资料，发现孕早期许多疾病与胎儿神经管缺陷相关，但风险低（Shaw，1998）。Adams 等（2012）对 1 191 例接受羊膜腔穿刺术行胎儿染色体检测的女性进行了羊水病毒 PCR 试验，发现病毒 PCR 阳性率为 6.5%，其中腺病毒最常见，其可能与胎儿生长受限、非免疫性水肿、足/手畸形和神经管缺陷有关。腺病毒感染是引起儿童期心肌炎的一个常见原因。Towbin 等（1994）和 Forsnes 等（1998）应用 PCR 鉴定腺病毒，发现其与胎儿心肌炎和非免疫性水肿相关。

■ 汉坦病毒

汉坦病毒（Hantaviruses）为 RNA 病毒，属于布尼亚病毒科，人通过接触其宿主啮齿类动物尿液和粪便中排出的病毒而感染。在美国已有包括辛诺柏病毒（Sin Nombre virus）和首尔病毒（Seoul virus）在内的汉坦病

毒暴发流行的报告,最近一次暴发流行发生在 2017 年初(CDC,2017b)。汉坦病毒是一组异源性病毒,其经胎盘传播率低且易变。Howard 等(1999)指出汉坦病毒肺综合征可引起孕产妇死亡、死胎和早产。尚未发现辛诺柏病毒可垂直传播。

■ 肠道病毒

肠道病毒是 RNA 小核糖核酸病毒的主要亚族,包括柯萨奇病毒、脊髓灰质炎病毒和埃可病毒。这些病毒在肠上皮细胞摄取营养,可引起孕妇、胎儿和新生儿中枢神经系统、皮肤、心脏和肺部感染。多数孕妇感染为亚临床感染,但对胎儿和新生儿常是致命性的(Tassin,2014)。甲型肝炎病毒也属肠道病毒,已在第 55 章中讨论。

A 族和 B 族柯萨奇病毒感染一般无临床症状。有症状感染通常由 B 族柯萨奇病毒引起,可引起无菌性脑膜炎、脊髓灰质炎样疾病、手足口病、皮疹、呼吸系统疾病、胸膜炎、心包炎和心肌炎。对柯萨奇病毒感染尚无治疗和预防接种措施(Cohen,2015a)。超过半数妊娠期感染的孕妇分娩时通过分泌物将病毒传染给胎儿(Modlin,1988)。也有报告指出病毒可经胎盘传播(Orny,2006)。

有血清学证据表明感染柯萨奇病毒的孕妇其胎儿发生先天畸形的概率稍有增加(Brown,1972)。柯萨奇病毒血症可引起致命性的胎儿肝炎、皮损、心肌炎和脑脊髓炎。另有研究发现柯萨奇病毒可致胎儿心脏异常、低出生体重、早产和小于胎龄儿的发病率升高(Chen,2010;Koro′lkova,1989)。母胎感染与大量绒毛周纤维素沉积和胎死宫内有关(Yu,2015)。也有少数报告指出,孕妇柯萨奇病毒感染与后代胰岛素依赖性糖尿病相关(Viskari,2012)。

脊髓灰质炎病毒感染具有高度传染性,但临床症状不明显或轻微。病毒在中枢神经系统摄取营养,引起麻痹性脊髓灰质炎(Cohen,2015a)。Siegel 等(1955)发现孕妇不仅更易感染脊髓灰质炎病毒,且死亡率更高。在孕晚期发生感染时,可引起围产期传播(Bates,1955)。对需前往流行地区或处于其他高危状态下的易感孕妇,建议皮下注射灭活脊髓灰质炎病毒疫苗。口服活脊髓灰质炎病毒疫苗用于大规模妊娠期免疫,尚未发现该疫苗对胎儿有害(Harjulehto,1989)。

■ 细小病毒

人类细小病毒 B19 可引起传染性红斑或称第五病。该病毒是一种微小单链 DNA 病毒,在快速增殖的细胞如幼红细胞前体中复制(Brown,2015),可导致贫血,也是该病毒感染对胎儿的主要影响。含有幼红细胞膜 P 抗原的人群具有易感性。患严重溶血性贫血(如镰状细胞病)的女性如感染细小病毒则可引起再生障碍性贫血危象。

细小病毒主要传播方式是经呼吸道或手-口接触传播,通常发生在春季。照顾学龄儿童或日托工作的孕妇感染率最高,但学校教师除外。在接触病毒后 4~14 天出现病毒血症,具有免疫力的个体在皮疹发作时不再具有传染性。40% 成年女性易感。每年血清转阳率是 1%~2%,但在流行期间会超过 10%(Brown,2015),复发率接近 50%。

孕妇感染

20%~30% 成年人感染无临床症状。在病毒血症阶段的最后数天可出现发热、头痛及流感样症状。数天后,面部会出现鲜红色皮疹,伴有皮肤发红,呈打脸颊后外观;随后,皮疹变成花边状并向躯干及四肢蔓延。成人皮疹轻微且出现持续数周的对称性多关节痛。Mayama 等(2014)研究发现 1 例孕妇感染细小病毒 B19 与噬血细胞性淋巴组织细胞增多症有关。尚无证据表明细小病毒感染会因妊娠而发生改变。恢复阶段,感染后 7~10 天产生 IgM 抗体,持续 3~4 个月。IgM 抗体产生后数天,可检测到 IgG 抗体,后者作为自然免疫抗体而持续终生(ACOG,2017)。

胎儿感染

约 1/3 细小病毒感染孕妇可通过垂直传播感染胎儿(de Jong,2011;Lamont,2011b)。胎儿感染与流产、非免疫性水肿和死胎有关(Lassen,2012;Mace,2014;McClure,2009)。根据 ACOG(2017)的数据,孕 20 周前感染孕妇流产率为 8%~17%,孕 20 周后感染孕妇流产率为 2%~6%。目前尚无证据支持需要对无临床症状的孕妇和分娩的死胎检测是否感染细小病毒。

仅约 1% 感染细小病毒孕妇的胎儿出现非免疫性水肿(ACOG,2017;Pasquini,2016;Puccetti,2012)。尽管如此,在胎儿尸体检查中发现,细小病毒仍是引起胎儿非免疫性水肿最常见的感染原因(Rogers,1999)。水肿通常由于妊娠早中期感染引起。有研究发现,超过 80% 的胎儿水肿在孕中期发现,孕龄平均为 22~23 周(Yaegashi,2000)。至少 85% 胎儿水肿孕妇感染发生在孕 10 周内,平均 6~7 周。孕妇感染导致胎儿水肿的关键时期可能为孕 13~16 周,此时是胎儿肝脏造血功能最强的时期。

诊断与管理

孕妇细小病毒感染的诊断流程如图 64-4 所示。孕妇感染诊断通常根据血清学检测特异性 IgG 和 IgM 抗体(Bovii,2011;Brown,2015)。在前驱症状期,可通过

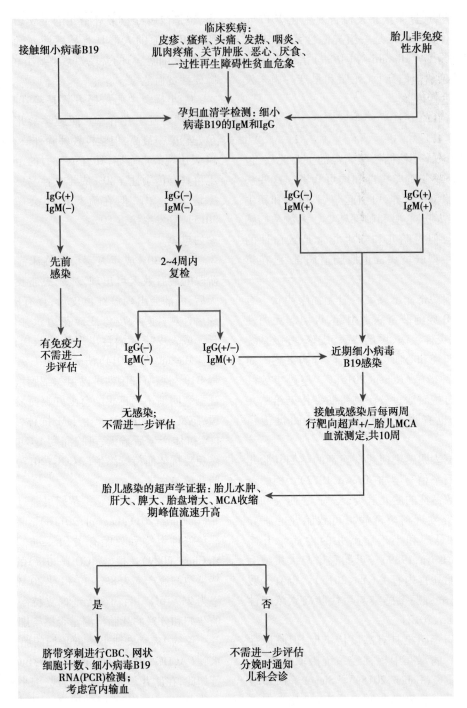

图 64-4　妊娠期人类细小病毒 B19 感染的评估与管理流程。CBC，全血细胞计数；IgG，免疫球蛋白 G；IgM，免疫球蛋白 M；MCA，大脑中动脉；PCR，聚合酶链反应；RNA，核糖核酸。

PCR 检测孕妇血清中病毒 DNA，病毒阳性可持续至感染后数月至数年。对于诊断胎儿感染，可通过检测羊水中病毒 DNA 或脐血穿刺检测胎儿血清 IgM 抗体（de Jong，2011；Weiffenbach，2012）。胎儿和孕妇病毒载量不能预测胎儿发病率和死亡率（de Haan，2007）。

　　细小病毒相关水肿主要出现在感染后最初 10 周。因此，近期感染孕妇应行连续超声检查，每 2 周 1 次

（图 64-4）。大脑中动脉（middle cerebral artery，MCA）多普勒超声检查也可用于预测胎儿贫血（第 10 章）（Chauvet，2011）。对于水肿胎儿有必要进行血液采样，以评估胎儿贫血程度。对于贫血不严重胎儿，心肌炎可引起胎儿水肿。

　　根据孕龄，对水肿胎儿输血可能改善部分胎儿的预后（Enders，2004）。据报告，未行输血的水肿胎儿死

亡率高达 30%。输血后,94% 水肿胎儿在 6~12 周内恢复,总死亡率小于 10%。由于感染恢复时胎儿造血功能也恢复,多数胎儿只需 1 次输血。若胎儿水肿并发胎儿血小板减少,则预后不良(Melamed,2015)。

远期预后

胎儿细小病毒 B19 感染引起的贫血通过输血治疗后,其神经发育的远期状况仍不确定。一项对 24 例水肿胎儿进行输血治疗的回顾性研究发现,16 例存活胎儿中 5 例出生后存在神经发育异常(6 个月~8 岁),占 32%(Nagel,2007)。这些神经发育异常与孕期胎儿贫血和酸血症严重程度无关,研究者推测感染本身是引起大脑损伤的主要原因。另一项对 28 例接受过宫内输血治疗儿童的研究发现,11% 的儿童在平均 5 岁时已出现神经发育异常(de Jong,2012)。但 Dembinski 等(2003)发现有严重胎儿贫血史的患儿并无明显的神经发育延迟。

预防

目前,尚无经认可的细小病毒疫苗,也无证据表明抗病毒治疗可预防孕妇或胎儿感染。做出避免高危工作环境的决策涉及各种复杂因素,需要对暴露风险进行评估。应告知孕妇感染的风险,偶然、不常接触时的感染风险约为 5%;经常、长期工作接触如教师的感染风险则是 20%;密切、频繁互动如在家中一起生活的感染风险则是 50%。由于临床疾病前传染性最强,日间托儿中心和学校工作者不需要回避受感染儿童,也不需要隔离受感染儿童。

■ 西尼罗病毒

西尼罗病毒是蚊媒传播的嗜神经性黄病毒属 RNA 病毒,已成为美国虫媒传播病毒性脑炎的最常见原因(CDC,2017f;Krow-Lucal,2017)。西尼罗病毒感染一般通过夏末被蚊虫叮咬或经输血获得,潜伏期为 2~14 天,多数患者临床症状轻微或无症状。不到 1% 的受感染成人发展为脑膜脑炎或急性弛缓性瘫痪(Granwehr,2004)。此外,患者还可出现发烧、精神状态改变、肌肉无力和昏迷等临床症状(Stewart,2013)。

诊断西尼罗病毒感染主要依靠临床症状和检测血清中病毒 IgG、IgM 和脑脊液 IgM。目前尚无有效抗病毒治疗方法,主要以支持治疗为主。孕妇预防感染措施包括使用含避蚊胺(N,N-diethyl-m-toluamide,DEET)的驱虫剂(Wylie,2016)、避免户外活动、清理生活积水和穿戴防护服。

西尼罗病毒血症对妊娠的不利影响目前尚不明确。动物研究发现胚胎对西尼罗病毒易感。有个案报告发现,孕 27 周孕妇感染西尼罗病毒可导致足月新生

儿脉络膜视网膜炎和严重颞叶、枕叶脑白质软化(Alpert,2003;Julander,2006)。77 例在妊娠西尼罗病毒感染网登记的病例中,4 例自然流产,2 例选择性流产,72 例活产胎中 6% 为早产(O'Leary,2006)。3 例严重畸形可能与西尼罗病毒感染相关,但没有病例可以确认。Pridjian 等(2016)分析美国 CDC 西尼罗病毒感染网登记的资料所形成的结论也是如此。西尼罗病毒几乎不经母乳传播。

■ 冠状病毒

冠状病毒是单链 RNA 病毒,在全世界均有流行。2002 年,首先于中国发现可引起严重急性呼吸综合征冠状病毒(coronavirus-severe acute respiratory syndrome,SARS-CoV)强毒株,随后在整个亚洲、欧洲和美国北部和南部迅速扩散传播。非妊娠人群感染的病死率接近 10%,孕妇感染的病死率高达 25%(Lam,2004;Wong,2004)。尽管自 2004 年后无新增确诊病例,但目前美国 CDC(2013b)将 SARS-CoV 列为有可能对公共健康和安全构成严重威胁的"特殊病原(select agent)"。

中东呼吸综合征冠状病毒(Middle East respiratory syndrome coronavirus,MERS-CoV)是在 2012 年检测到的另一种新的具有高病死率的区域性冠状病毒(Arabi,2017)。虽然目前缺乏在妊娠期感染 MERS-CoV 的临床诊治经验,但有研究发现 MERS-CoV 感染可致母婴死亡(Assiri,2016)。

■ 埃博拉病毒

埃博拉病毒属 RNA 丝状病毒科,通过人直接接触传播(Kuhn,2015)。病毒感染后可导致伴有显著免疫抑制的严重出血热和弥散性血管内凝血。治疗上以支持治疗为主,感染后患者死亡率达 50%。

目前缺乏妊娠期埃博拉病毒感染相关资料(Beigi,2017;Money,2015;Oduyebo,2015)。美国 CDC 称孕妇感染病毒可出现严重并发症且死亡风险增加(Jamieson,2014)。目前尚无证据表明孕妇更容易感染埃博拉病毒。有研究发现孕妇感染埃博拉病毒后可出现滋养层细胞感染(Muehlenbachs,2017)。

■ 寨卡病毒

寨卡病毒属黄病毒科 RNA 病毒,被认为是目前蚊媒传播的最主要致畸原(Rasmussen,2016)。虽然寨卡病毒主要通过蚊虫叮咬传播,但也可经性行为传播,急性感染后数月仍可在体液中检测到病毒(Hills,2016;Joguet,2017;Paz-Bailey,2017)。

孕妇-胎儿感染

成人寨卡病毒感染后可无临床症状或症状轻微,

表现为持续数天的皮疹、发烧、头痛、关节痛和结膜炎，与风疹临床症状相似。通常在症状发作时出现血液病毒检测阳性，并可在孕妇体内持续存在数天至数月（Driggers，2016；Meaney-Delman，2016）。血清 IgM 抗体通常在症状出现后 2 周内出现检测阳性，且可持续阳性平均 4 个月（Oduyebo，2017）。极少数情况下，寨卡病毒感染后可出现吉兰-巴雷综合征（da Silva，2017；Parra，2016）。

寨卡病毒感染后，无论孕妇是否出现临床症状，胎儿都可能受到严重感染。Honein 等（2017）研究发现胎儿总感染率为 6%。一项研究发现，134 例寨卡病毒 RT-PCR 结果阳性女性的胎儿死亡率为 7%（Brasil，2016）。另有研究发现疑有寨卡病毒感染女性所分娩新生儿出生缺陷发生率为 5%，有实验室证据确诊早期妊娠感染者分娩新生儿出生缺陷发生率为 15%（Reynolds，2017）。多数感染严重的胎儿可出现先天性寨卡综合征，表现为小头畸形、无脑畸形、脑室扩大、颅内钙化、眼发育异常和先天性挛缩（Honein，2017；Moore，2017；Soares de Oliveira-Szejnfeld，2016）。胎儿寨卡病毒感染的超声表现如图 64-5 所示。

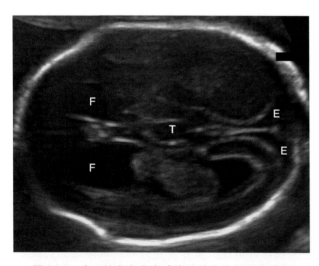

图 64-5　先天性寨卡病毒感染的胎儿头颅超声横断面图，可见大脑皮层变薄、髓外间隙（E）增大、心室（F,T）扩大及透明隔腔消失
（资料来源：Driggers RW, Ho CY, Korhonen EM, et al: Zika virus infection with prolonged maternal viremia and fetal brain abnormalities, N Engl J Med. 2016 Jun 2;374（22）:2142-2151. ）

诊断和治疗

可通过检测血液或尿液中的寨卡病毒 RNA 或血清寨卡病毒 IgM 抗体试验诊断孕妇寨卡病毒。对血液进行 PCR 检测到寨卡病毒 RNA 时可确诊感染。由于血清学试验中寨卡病毒 IgM 抗体可与虫媒病毒发生交

叉反应，因此，只有病毒特异性中和抗体的其他试验也出现阳性结果方可确诊（Oduyebo，2017）。仅推荐对于有症状的孕妇和无症状但具有持续暴露风险的孕妇进行实验室检测。暴露风险指寨卡病毒流行地区旅行和居住史。现已有针对有寨卡病毒流行地区旅行史的高危感染女性进行大规模筛查的方案（Adhikari，2017）。

尽管相关疫苗正在研发，但目前尚无寨卡病毒感染的针对性治疗方案或可接种疫苗（Beigi，2017；WHO，2017）。预防措施包括使用防护网和杀虫剂以减少病毒传播媒介（蚊子），并避免与有近期暴露史的伴侣发生性接触。美国 CDC 已建立了妊娠期寨卡病毒感染专线，临床医生可在美国寨卡病毒妊娠登记处查询关于寨卡病毒感染或暴露孕妇治疗的相关信息。

细菌感染

■ A 族链球菌

A 族链球菌即化脓性链球菌，是引起孕妇感染的重要原因之一。A 族链球菌是引起急性咽炎最常见的病原菌，并与许多全身和皮肤感染相关。化脓性链球菌可产生大量毒素和酶，引起局部和全身毒性反应。产致热外毒素菌株通常会引起严重感染（Shinar，2016；Wessels，2015）。链球菌引起的咽炎、猩红热及丹毒很少危及生命。妊娠期 A 族链球菌感染的处理与非妊娠期相似，通常予青霉素治疗。

在美国，化脓性链球菌引起的产褥感染很少见。尽管如此，化脓性链球菌仍是世界上严重产后感染和死亡的最常见原因，且发病率呈上升趋势（Deutscher，2011；Hamilton，2013；Wessels，2015）。关于产褥感染的详细内容见第 37 章。20 世纪 90 年代早期曾出现临床表现为低血压、发热的链球菌中毒性休克综合征和菌血症相关性多器官衰竭。A 族链球菌引起产褥脓毒症的病例中发生严重并发症者占 20%（Shinar，2016）。病死率约 30%，早期诊断和治疗可降低发病率和死亡率。治疗方案包括克林霉素联合青霉素治疗和外科清创治疗（第 47 章）。目前尚无市售 A 族链球菌疫苗。

■ B 族链球菌

B 族链球菌（group B streptococcus，GBS）即无乳链球菌，10%~25% 孕妇的胃肠道和泌尿生殖道中有这种细菌定植（Kwatra，2016）。在整个妊娠期，GBS 以短暂性、间歇性或带菌方式存在。GBS 可能在同一个体体内持续存在，但分离出来的 GBS 并不一定是同源株。

孕妇和围产期感染

孕妇和胎儿感染 GBS 的临床表现轻者可为无症状

定植,重者可为脓毒症。GBS 可引起不良妊娠结果,包括早产、胎膜早破、临床和亚临床绒毛膜羊膜炎、胎儿和新生儿感染(Randis,2014)。GBS 也可使孕妇出现菌尿、肾盂肾炎、骨髓炎、产后乳腺炎和产褥感染。目前 GBS 仍是美国引起婴儿发病和死亡的主要感染原因(CDC,2010;Schrag,2016)。

新生儿脓毒症可引起致命性后果,目前已经建立了有效的预防措施。出生后 7 天内获得的感染称为早发型疾病,活产婴儿发病率为 0.21/1 000(CDC,2015)。许多调查者公认以出生后 72 小时内死亡作为判断产时获得性疾病的标准(Stoll,2011)。已经有文献报告,在感染 GBS 的孕妇中发生意外死胎的情况(Nan,2015)。Tudela 等(2012)发现有早发型疾病的新生儿在分娩过程中已经出现感染的临床证据。

许多新生儿脓毒症会导致严重的疾病体征,且通常在出生后 6~12 小时出现,包括呼吸窘迫、呼吸暂停和低血压。新生儿 GBS 感染的发病初期应与肺表面活性物质产生不足引起的呼吸窘迫综合征鉴别(第 34章)。早发型疾病的新生儿死亡率已下降至约 4%,但在早产儿的受影响程度不同。

GBS 感染引起的迟发型疾病发病率为 0.32/1 000,通常表现为出生后 1 周~3 个月间出现脑膜炎(CDC,2015)。据估计迟发型脑膜炎的死亡率低于早发型脓

毒症。早发型和迟发型疾病中幸存的婴儿常存在严重的神经系统后遗症。

围产期感染的预防

20 世纪 70 年代,在预防 GBS 感染的分娩期药物广泛使用前,活产婴儿早发型脓毒症发病率为(2~3)/1 000。基于此,2010 年修改了围产期预防 GBS 疾病指南,建议对孕 35~37 周孕妇常规进行直肠阴道部 GBS培养筛查,培养阳性者在分娩时进行抗生素预防治疗。新的指南不仅促进了 GBS 实验室鉴定标准的发展,也更新了孕妇筛查方法和对未足月胎膜早破、早产或青霉素过敏孕妇分娩时的药物预防治疗方案,并提供了青霉素 G 预防性治疗的新给药剂量。执行新指南后,到 2015 年新生儿早发型 GBS 感染脓毒症的发病率降低至 0.21/1 000(CDC,2015)。

在过去的 30 年中,已提出不同方案预防围产期GBS 感染,但这些方案无论是基于细菌培养结果还是基于风险评估,均未经随机对照试验进行验证(Ohlsson,2014)。这些方案已被美国采用,但并未被欧洲所有国家都采用(Di Renzo,2015)。

基于细菌培养的预防 美国 CDC(2010)在 GBS指南中推荐了一种基于细菌培养结果来决定是否实施药物预防的策略,该策略被 ACOG 采用(2016e)。如图64-6 所示,该策略旨在识别出分娩时应进行抗菌药物

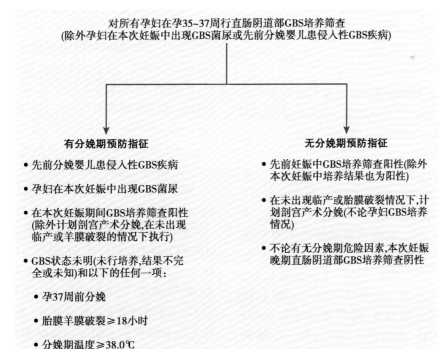

图 64-6 基于孕 35~37 周直肠阴道 B 族链球菌(GBS)培养策略,产前筛查预防围产期 GBS 疾病的指征
(资料来源:CDC,2010.)

第十二篇

预防治疗的女性。对孕 35~37 周孕妇进行直肠阴道部 GBS 培养筛查,培养阳性者在分娩时进行抗菌药物预防治疗。使用选择性肉汤进行培养可提高检出率。目前正在研发更快速的检测技术,如 DNA 探针和 NAATs (Helali,2012)。此外,对分娩过患 GBS 侵入性疾病婴儿史及本次妊娠中出现 GBS 菌尿的孕妇也应进行药物预防。

基于风险评估的预防 对已临产和 GBS 培养结果未知的孕妇应采用基于风险评估的预防策略,根据分娩时 GBS 传播相关风险因素决定是否实施药物预防。对有以下任何一种情况的孕妇在分娩时应给予药物预防:分娩孕周<37 周,破膜时间≥18 小时,或分娩时体温≥38.0℃。本次妊娠期间 GBS 筛查阳性及先前分娩婴儿患侵入性早发型 GBS 疾病的孕妇也予药物预防。

1995 年,在 GBS 筛查指南发布前,帕克兰医院采用基于风险评估的预防策略,对有 GBS 感染高风险女性根据高危因素进行分娩时预防治疗,此外对未行分娩预防的所有足月新生儿应在产房立即给予水剂青霉素 G,5 万~6 万 U 肌内注射治疗。发现该院活产婴儿中早发型 GBS 脓毒症的发病率降至(0.4~0.66)/1 000 (Stafford,2012;Wendel,2002),而非 GBS 早发型脓毒症的发病率从 0.66/1 000 降至 0.24/1 000 (Staffordd,2012)。可见这种预防策略与美国 CDC(2010)的基于细菌培养的预防策略效果相似。

GBS 疫苗

临床上认为血清型特异性抗体浓度与新生儿 GBS 感染相关。目前已在研发 GBS 疫苗,但尚未应用于临床(Donders,2016;Kobayashi,201;Madhi,2016)。

分娩前抗菌药物预防

在分娩前 4 小时或更长时间预防性使用抗生素非常有效(Fairlie,2013)。不论采用何种筛查方法,青霉素仍是预防治疗的一线用药,而氨苄西林可作为替代用药(表 64-3)。对青霉素过敏但无明显全身过敏史的孕妇给予头孢唑啉(Briody,2016)。如过敏反应风险高,应行抗菌药物的药物敏感试验,以排除克林霉素耐药性。过敏风险高且 GBS 药物敏感试验对克林霉素敏感者,给予克林霉素治疗。如确定克林霉素耐药,则应给予万古霉素。红霉素不再用于青霉素过敏患者。

处理自发性早产、先兆早产或未足月胎膜早破的进一步建议见图 64-7。无论 GBS 定植情况或孕周,孕妇在临产前胎膜完整并行剖宫产分娩则不需产时给予 GBS 药物预防。

表 64-3 分娩时抗生素预防围产期 GBS 疾病的方案

方案	治疗
推荐方案	青霉素 G,初次剂量 500 万 U,i.v.,然后每 4 小时 250 万~300 万 U,i.v.,直至分娩
替代方案	氨苄西林,首剂 2g,IV,后每 4 小时 1g 或每 6 小时 2g,i.v.,直至分娩
青霉素过敏	
过敏风险低	头孢唑啉,首剂 2g,IV,后每 8 小时 1g,i.v.,直至分娩
过敏风险高且 GBS 对克林霉素敏感	克林霉素,每 8 小时 900mg,i.v.,直至分娩
过敏风险高且 GBS 对克林霉素耐药或敏感性未知	万古霉素,每 12 小时 1g,i.v.,直至分娩

资料来源:Verani,2010.
GBS,B 族链球菌;i.v.,静脉滴注。

■ 耐甲氧西林金黄色葡萄球菌

金黄色葡萄球菌(staphylococcus aureus)是化脓性革兰氏阳性菌,是毒力最强的葡萄球菌,主要定植于鼻孔、皮肤、生殖器和口咽部。约 20% 的正常人是持续携带者,30%~60% 是间歇携带者,20%~50% 是非携带者(Gorwitz,2008)。目前认为定植是感染的最大危险因素(Marzec,2016;Shefeld,2013)。虽然成人感染耐甲氧西林金黄色葡萄球菌(methicillin-resistant staphylococcus aureus,MRSA)仅占 2%,却显著增加了医疗负担(Gorwitz,2008)。与甲氧西林敏感金黄色葡萄球菌(methicillin-sensitive staphylococcus aureus,MSSA)相比,MRSA 感染的治疗成本增加且患者死亡率更高(Beigi,2009;Butterly,2010)。

社区获得性 MRSA(community-acquired MRSA,CA-MRSA)是患者在门诊就诊时或无危险因素患者在入院 48 小时内被确诊感染。CA-MRSA 危险因素包括先前的 MRSA 感染、住院治疗史、过去 1 年内曾接受透析或手术,以及体内留置导管或装置(Dantes,2013)。医院相关性 MRSA(hospital-associated MRSA,HA-MRSA)感染属于院内感染。多数孕妇感染 MRSA 属于 CA-MRSA。

MRSA 和妊娠

10%~25% 产科患者肛门、阴道中发现有金黄色葡萄球菌的定植(Top,2010)。皮肤和软组织感染是孕妇

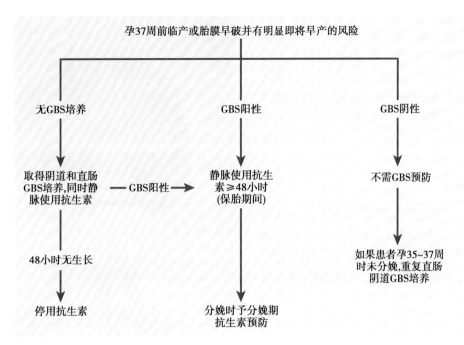

图 64-7　预防孕妇 GBS 感染合并先兆早产的流程。该流程不是唯一可行的选择,应结合具体环境和条件选择合适的处理方法

（资料来源：CDC,2016a.）

MRSA 感染最常见的临床表现（图 64-8）。多达 1/4 的妊娠合并 MRSA 患者出现乳腺炎和乳房脓肿（Laibl,2005；Lee,2010）。会阴脓肿、腹部和会阴切口等部位的伤口感染及绒毛膜羊膜炎也与 MRSA 有关（Pimentel,2009；Turman,2008）。另有 MRSA 感染相关性骨髓炎的报告（Nguyen,2015；Tanamai,2016）。

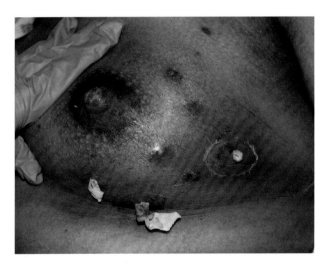

图 64-8　患者产前出现多个小的微脓肿,分泌物细菌培养结果为耐甲氧西林金黄色葡萄球菌
（资料来源：Dr. Stephan Shivvers.）

据报告,新生儿重症监护病房和新生儿托儿所中 CA-MRSA 感染率有所上升。在这些环境中,感染通常与产妇和保健工作者的皮肤感染及被细菌污染的母乳有关。发生垂直传播的病例很少见（Jimenez-Truque,2012；Pinter,2009）。

治疗

美国传染病学会发布了治疗 MRSA 感染的指南（Liu,2011）。单纯性皮肤感染主要通过引流和局部伤口护理来治疗。近期的证据表明,对于较小的脓肿,除进行切开和引流外,应用抗生素也有益于治疗,尽管既往并不强调使用抗生素（Daum,2017；Forcade,2012）。对于严重的皮肤感染的患者,因其对局部治疗效果不佳或有合并症,均应使用 MRSA 敏感的抗生素治疗。对于 CA-MRSA 脓性蜂窝织炎,可先经验治疗,待有药物敏感试验结果后再调整用药。

多数 CA-MRSA 菌株对甲氧苄啶-磺胺甲噁唑和克林霉素敏感（Miller,2015；Talan,2016）。利福平耐药性产生迅速,不应用于单药治疗。尽管利奈唑胺对 MRSA 有效,但价格昂贵,且将其用于妊娠期的相关报告较少。虽然多西环素、米诺环素和四环素对 MRSA 感染有效,但不应用于孕妇。万古霉素仍是对重型 MRSA 感染住院患者治疗的一线药物。

HA-MRSA 和 CA-MRSA 感染的控制和预防依赖于适当的手卫生及避免皮肤间接触或接触伤口敷料。仅当已采取了最佳卫生措施的患者仍出现复发性皮肤感染,或家庭间或密切接触者之间发生持续传播时,才应考虑使用去定植治疗（Liu,2011）。去定植治疗包括使用莫匹罗星、葡萄糖酸氯己定溶液进行鼻腔治疗,如果前述方法失败则改用口服利福平治疗。对产科患者进行常规去定植并不都有效。对于妊娠期培养结果证实CA-MRSA 感染的孕妇,围手术期常规预防性添加单剂量万古霉素到 β-内酰胺类抗生素中,以预防剖宫产术伤口和深部会阴伤口感染。MRSA 感染不是母乳喂养的禁忌证,但应注意保持良好的卫生习惯以降低感染风险。

■ 李斯特菌病

李斯特菌是一种不常见的细菌,由李斯特菌感染所致新生儿脓毒症可能被漏诊(Kylat,2016)。可从1%~5%的成人粪便中分离这种胞内革兰氏阳性杆菌。几乎所有李斯特菌病患者均为通过食物传播,通常由生蔬菜、凉拌卷心菜、苹果汁、甜瓜、牛奶、新鲜墨西哥式奶酪、熏鱼和加工食品,如肉酱罐头、鹰嘴豆泥、香肠、切片熟食肉类等引起(CDC,2013e)。

李斯特菌感染常见于孕妇、免疫功能低下者和年幼或年老者。妊娠期女性李斯特菌感染概率比一般人群高 100 倍(Kourtis,2014;Rouse,2016)。在 2009~2011 年美国 CDC 报告的 1 651 例患者中,14%患者为孕妇(Silk,2013),但尚不清楚在所报告病例中孕妇占重要比例的原因。有假说认为,孕妇由于细胞介导的免疫力下降而易感(Baud,2011)。

孕妇和胎儿感染

妊娠期间李斯特菌感染可无临床症状或引起发热性疾病,可与流行性感冒、肾盂肾炎或脑膜炎相混淆(CDC,2013e),除非血培养结果阳性,否则很难确诊。隐匿性感染或临床感染均可能诱发分娩。胎儿李斯特菌感染或早产时常出现羊水变色、呈褐色或胎粪污染。孕妇李斯特菌血症引起的胎儿感染,可见典型的伴微小脓肿的播散性肉芽肿病变(图 64-9)。孕妇感染时常出现绒毛膜羊膜炎及包含多个界限清晰的大脓肿的胎盘损害。早发型和迟发型新生儿李斯特菌感染与 GBS脓毒症相似。有研究对 222 例患者资料进行回顾性研究,发现李斯特菌感染导致流产或死胎占 20%,68%的幸存新生儿出现脓毒症(Mylonakis,2002)。一项大型前瞻性队列研究发现,24% 李斯特菌感染的孕妇在孕29 周前发生胎儿死亡(Charlier,2017)。有报告称李斯特菌感染的新生儿死亡率为 21%(Sapuan,2017)。

由于氨苄西林加庆大霉素有协同作用,一般推荐联合应用二者治疗李斯特菌感染(Rouse,2016)。青霉素过敏的孕妇可予甲氧苄啶-磺胺甲噁唑治疗。治疗孕妇可能对胎儿感染有效(Chan,2013)。目前尚无预防李斯特菌感染的疫苗。孕妇可通过清洗生蔬菜、彻底

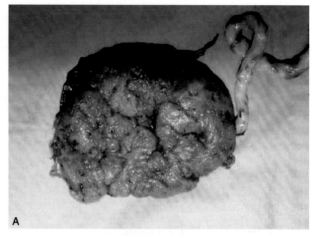

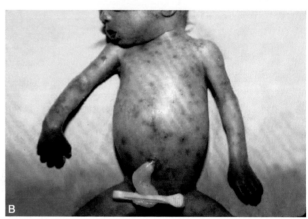

图 64-9 李斯特菌感染孕妇的淡色胎盘(A)和死产婴儿(B)

煮熟生食物,同时避免食用上述已列出的可能传染疾病的食物来预防(ACOG,2016d)。

■ 沙门菌

沙门菌感染仍然是食源性疾病的重要原因(Peques,2012)。在美国,多数患者可见 6 个血清类型,其中包括伤寒沙门菌和肠炎沙门菌这两种亚型。非伤寒沙门菌胃肠炎主要通过被污染食物感染。在患者接触后 6~48 小时开始出现症状,包括非血性腹泻、腹痛、发烧、寒战、恶心和呕吐。根据大便检查确诊(第 54 章)。对脱水者予静脉输注晶体液。单纯型感染不需应用抗生素治疗,因为应用抗生素不会缩短病期,反而会延长恢复期的带菌状态。如果胃肠炎合并菌血症,应按下述方案予抗生素治疗。有报告称沙门菌菌血症与流产相关(Coughlin,2002)。

伤寒热由伤寒沙门菌引起,尽管在美国本病不常见,但仍然是一个全球性健康问题。伤寒沙门菌主要通过食入受污染的食物、水或牛奶传播。在流行区或合并 HIV 感染孕妇更可能感染该病(Hedriana,1995)。

有回顾性研究指出,分娩前感染的伤寒热可引起流产、早产和孕妇或胎儿死亡(Dildy,1990)。

氟喹诺酮类和第三代头孢菌素是首选治疗方法。由于耐药菌株增加,抗菌药物敏感性试验对于肠道(伤寒)发热的治疗非常重要(Crump,2015)。伤寒疫苗对孕妇无害,在流行区或前往流行地区之前可接种伤寒疫苗。

■ 志贺菌

由志贺菌引起的细菌性痢疾是一种较常见的导致成人炎性渗出性腹泻的原因,其具有高度传染性。志贺菌性痢疾更常见于参加日间托儿中心的儿童,通过粪-口途径传播。临床表现为从轻微腹泻到严重痢疾、血便、腹部绞痛、里急后重、发热和全身中毒性表现。虽然志贺菌性痢疾是自限性疾病,但对于严重患者,注意脱水治疗至关重要。应注意分泌性腹泻超过 10L/d 的孕妇。抗生素治疗是必要的,妊娠期间的有效治疗药物包括氟喹诺酮类、头孢曲松或阿奇霉素。因抗菌药物耐药性出现迅速,故抗生素药物敏感试验有助于治疗药物选择(CDC,2016)。志贺菌病可刺激子宫收缩并导致早产(Parisot,2016)。

■ 汉森病

汉森病也称麻风病,这种慢性感染由麻风分枝杆菌引起,在美国很少见。根据 PCR 检测病原体进行诊断。对汉森病推荐多药疗法,即氨苯砜、利福平和氯法齐明,这些药物在妊娠期应用通常安全(Gimovsky,2013;Ozturk,2017)。Duncan 等(1980)指出,感染孕妇娩出低出生体重儿的概率非常高。麻风分枝杆菌不会累及胎盘,新生儿感染主要通过皮肤接触或飞沫传播(Duncan,1984)。垂直传播常见于未经治疗的孕妇(Moschella,2004)。

■ 莱姆病

莱姆病由伯氏疏螺旋体(Borrelia burgdorferi)引起,是美国最常报告的虫媒疾病(CDC,2017c)。在被硬蜱叮咬后患者出现莱姆病。感染分为三个阶段(Steere,2015)。第 1 阶段即早期感染,会出现一个独特的局部皮损,即游走性红斑,也可能会出现类似流感的症状和区域淋巴结肿大。如未予治疗,在数天到数周内进入第 2 阶段,即播散性感染。多系统损害在这个阶段常见,主要出现皮损、关节痛、肌肉疼痛、心肌炎和脑膜炎。如数周到数月后仍未治疗,半数患者可能出现晚期或持续性感染,即第 3 阶段。此时约 10% 患者可获得先天性免疫力,同时疾病进入慢性期。虽然

一些患者仍无临床症状,但少数患者在慢性期出现各种皮肤、关节或神经系统表现(Shapiro,2014)。

由于血清学诊断和 PCR 检测存在许多缺陷,因此主要根据临床诊断(Steere,2015)。推荐早期感染即进行 IgM 和 IgG 血清学筛查,然后进行蛋白质印迹试验以进一步明确。如果条件允许应进行急性和恢复期血清学检测,但此时血清假阳性率和阴性率很高。

美国传染病学会(Sanchez,2016)已提出莱姆病的最佳治疗方法。对于早期感染,推荐使用多西环素、阿莫西林或头孢呋辛治疗 14 天,但妊娠期间一般避免使用多西环素。对于脑膜炎、心脏病变或播散性感染等严重的早期感染,选择静脉注射头孢曲松、头孢噻肟或青霉素 G 治疗 14~28 天。对于慢性关节炎和莱姆病后遗综合征,需选用长期口服或静脉注射方案治疗,通常治疗效果很差(Steere,2015)。

目前尚无市售疫苗。最有效的预防措施是避免前往莱姆病流行区域并改善这些区域的虫媒叮咬状况。被硬蜱附着而未被吸血的患者,应在 36 小时内行自我检查,可降低感染风险(Hayes,2003)。确定被硬蜱叮咬后 72 小时内,单次顿服多西环素 200mg 可减少发生莱姆病的概率。

尽管缺乏大型临床研究,现已有较多报告论述妊娠期间莱姆病。目前已明确莱姆病可经胎盘传播,尚不明确孕妇莱姆病对胎儿的先天性影响(Shapiro,2014;Walsh,2006)。孕妇早期感染立即治疗可预防多数不良妊娠后果(Mylonas,2011)。

■ 结核病

妊娠期结核感染的诊断及管理已在第 51 章进行详细讨论。

原虫感染

■ 弓形虫病

弓形虫病的主要病原菌——刚地弓形虫的生存周期包括两种完全不同的阶段(Kim,2015),即猫科阶段和非猫科阶段。猫科阶段主要发生于其终宿主及其捕食者——猫,未孢子化卵囊随猫粪排除;在非猫科阶段,含有缓殖子和卵囊的组织包囊被中间宿主包括人类摄取,经胃酸消化后包囊释放出缓殖子而感染小肠上皮细胞,此时,缓殖子迅速转化为速殖子,速殖子可感染哺乳动物宿主的所有细胞。体液免疫和细胞免疫可以防御清除大部分速殖子,但组织包囊仍然存在,其长期存在就形成了弓形虫的慢性感染。

人通过食用生的或未经煮熟的被组织包囊污染的肉或接触被含卵囊的猫粪所污染的垃圾、土壤或水源而患病。早期感染可通过血清学检查发现,其流行依赖于地理场所及寄生虫基因型。在美国,10~19岁人群血清学阳性率为5%~30%,50岁以上人群阳性率则超过60%(Kim,2015),因此,美国大量的孕妇对弓形虫易感。美国新生儿先天性弓形虫病发生率为0.8/10 000,而法国为10/10 000(Cook,2000)。美国每年可确诊400~4 000例先天性弓形虫病(Jones,2014)。

孕妇及胎儿感染

多数急性感染孕妇临床表现呈亚临床状态,仅少数通过孕期或新生儿血清学检查而被发现,一些孕产妇感染后可出现乏力、发热、头痛和肌肉疼痛,偶可出现斑丘疹、宫颈后淋巴结肿大。免疫功能正常的人初次感染后产生免疫力,因此孕前感染几乎消除了垂直传播的风险,但是在免疫功能低下的女性,弓形虫感染可能导致严重的后果,如脑膜炎、视网膜脉络膜炎及多种病变。孕37周前孕妇感染会使早产率增加4倍(Freeman,2005)。

胎儿先天性弓形虫病的发生率及严重性取决于孕妇感染时的孕周,孕周越大,胎儿感染风险越高。一项荟萃分析显示,孕13周时孕妇感染弓形虫致胎儿感染的概率为15%,孕26周时为44%,孕36周时为71%(SYROCOT Study Group,2007)。相反,早孕期感染所致胎儿的感染更严重,而且这些胎儿更可能被感染(ACOG,2017)。

多数感染的胎儿出生时一般无明显的弓形虫病特征,临床受感染的新生儿会出现全身性疾病,如低出生体重、肝大、脾大、黄疸和贫血。某些新生儿主要出现颅内钙化、脑积水及小头畸形的神经系统疾病(Dhombres,2017),甚至发展为脉络膜视网膜炎和学习能力异常。该病典型三联征为脉络膜视网膜炎、颅内钙化、脑积水,通常也会出现抽搐。受感染且出现临床体征的新生儿有存在长期并发症的风险(Abdoli,2014;Wallon,2014)。

筛查和诊断

如果妊娠前IgG抗体阳性,则胎儿无先天性感染的风险,ACOG(2017)不推荐在低发病率国家(包括美国)孕前筛查弓形虫病,但应对免疫功能不全的孕妇进行筛查,包括HIV感染患者。在高发病国家如法国和奥地利,常规筛查可减少先天性弓形虫病的发病率(Kim,2015;Wallon,2013)。

应对疑似弓形虫病的孕妇应进行筛查。弓形虫很少在组织及体液中被检出,抗弓形虫IgG抗体在感染后2~3周开始出现,1~2个月达高峰,通常会持续终生,有时呈高滴度。尽管IgM抗体在感染后10天出现并通常在3~4个月后呈阴性,也可能持续数年阳性。因此,IgM抗体并不被独立应用于诊断急性弓形虫病(Dhakal,2015)。帕洛阿尔托医学基金研究所的血清弓形虫IgG和弓形虫IgM联合检测结果最有意义。弓形虫IgG抗体活性随时间推移而增强,因此,若检测到高活性的IgG抗体,则可排除3~5个月内的感染。目前也有其他高亲合力检测方法可确诊潜在感染,且具有100%的阳性预测值(Villard,2013)。

当超声检查发现脑积水、颅内或肝内钙化、腹水、胎盘增厚、肠回声增强和胎儿生长受限时,应怀疑胎儿先天性弓形虫病可能。先天性弓形虫病产前诊断主要通过羊水PCR扩增弓形虫DNA来确诊(Filisetti,2015;Montoya,2008),其敏感性随孕周不同而异,孕18周前敏感性最低(Romand,2001)。

治疗

对于降低先天性弓形虫病风险的有效治疗的益处及有效性评估目前尚无随机临床试验。一项纳入1 438例治疗孕妇的系统性回顾研究发现,早期治疗不能减少先天性弓形虫病,但是可以减少胎儿严重神经系统后遗症及新生儿死亡(Cortina-Borja,2010)。

弓形虫病的孕期治疗有两种方案,单独使用螺旋霉素或乙胺嘧啶联合磺胺类和亚叶酸(ACOG,2017)。这两种方案也可被连续使用(Hotop,2012),尚无证据显示这两种方案哪一种更有效(Montazeri,2017;Valentini,2015)。多数专家对孕早期急性感染的孕妇使用螺旋霉素治疗,以减少垂直传播。由于螺旋霉素不能通过胎盘,所以可能不能用于治疗胎儿感染。乙胺嘧啶联合磺胺类和亚叶酸可用于孕18周后的孕期感染和疑似胎儿感染的患者。

预防

目前尚无预防弓形虫病的疫苗,因此,避免感染对预防先天性感染非常必要,预防方法包括:①烹调肉类至安全温度;②削皮或彻底洗干净水果和蔬菜;③清洁烹饪设备的表面和盛肉类的炊具;④整理猫的废弃物时戴上手套或请别人处理;⑤避免用生的或未煮熟的肉类饲养猫和避免让猫停留室内。然而支持这些预防措施有效性的数据并不充足(ACOG,2017;Di Mario,2015)。

■ 疟疾

原虫感染仍是全球性健康问题,全世界每天有2 000例死于原虫感染(White,2015)。欧洲和北美洲大部分地区已经有效地消灭了疟疾,全世界范围内疟疾死亡率也下降了25%以上。在美国,多数疟疾病例为输入型,如一些回国的军事人员(Mace,2017)。疟疾通过感染的蚊虫进行蚊媒传播,有六种疟原虫可引起人类疾病,包括恶性疟原虫、间日疟原虫、两种卵形疟原虫、三日疟原虫和诺氏疟原虫。

疟疾和妊娠

妊娠增加疟原虫感染的易感性(Kourtis,2014),其机制是寄生虫表面抗原 VAR2CSA 介导受感染红细胞在胎盘部位堆积,从而引起疟疾,导致有害影响(Mayor,2015)。通过这种机制,一些免疫力相应增强,被称为妊娠特异性抗疟疾免疫力。但非洲国家莫桑比克的调查资料显示,治疗疟疾可减弱这种免疫力,但这种免疫力在妊娠时则再次恢复(Mayor,2015)。

母体与胎儿感染

疟疾患者临床表现为发热、震颤和流感样症状包括头痛、肌肉痛及萎靡不振,这些症状间歇出现,复发时症状会减轻。疟疾可能与贫血、黄疸相关,且恶性疟原虫感染可能导致肾衰竭、昏迷和死亡。在流行区许多健康但受感染的成年人无临床症状。妊娠女性多数无临床症状,少数也可能出现典型的症状(Desai,2007)。

不论有无临床症状,疟疾增加了围产儿发病率和死亡率(Menéndez,2007;Nosten,2007)。不良结局包括死胎、早产、低出生体重儿和孕产妇贫血,其中以后两者最常见(Machado Filho,2014;McClure,2013)。世界范围内母体感染导致低出生体重儿的概率是14%(Eisele,2012)。这些不良结局与高水平胎盘寄生虫血症相关(Rogerson,2007)。胎盘寄生虫血症是由寄生红细胞、单核细胞及巨噬细胞在胎盘血管区聚集时形成(图64-10)。恶性疟原虫感染最严重,早期感染可增加流产风险。虽然中晚期妊娠及产后疟疾发生率明显增加(Diagne,2000),但感染孕妇所分娩新生儿发生先天性疟疾比例小于5%。

诊断和治疗

对于寄生虫的识别,血涂片显微镜检查是诊断的金标准,然而,寄生虫密度低的女性,显微镜的敏感性低。目前,疟疾特异性抗原检测已被用于快速诊断。但这项检测在妊娠期的敏感性仍然存在争议,且不能常规进行(Kashif,2013;White,2015)。

对于治疗,最常用的抗疟疾药物并不禁用于妊娠期,WHO 建议无论是居住于流行地区还是从流行地区旅游回来的感染患者都应该治疗,对于无合并症的恶性疟原虫感染患者采用青蒿素为基础的方法(Tarning,2016)。美国 CDC(2013c)建议只有在其他治疗方法无法获得或不耐受时才考虑托伐醌-氯胍和蒿甲醚-本芴醇。

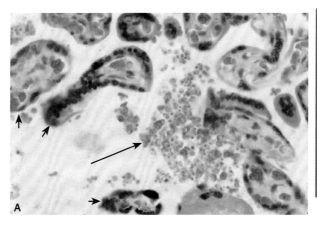

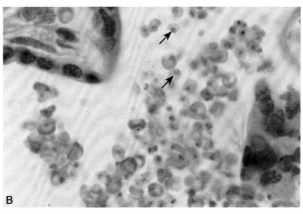

图 64-10　胎盘疟疾的显微镜照片。A. 在胎盘绒毛间可见多个受感染的红细胞(长黑箭头)。切面可见多个绒毛,有 3 个已标注(短箭头)。B. 图 A 的放大图像。可见多个受感染的红细胞,其中已标注 2 个(箭头)

美国 CDC(2013c)建议,对由间日疟原虫、卵形疟原虫、三日疟原虫及氯喹敏感的恶性疟原虫感染所致的无并发症的孕妇应使用氯喹或羟氯喹治疗。对于多重耐药的恶性疟原虫感染,非妊娠女性的一线用药是蒿甲醚-本芴醇。其他药物主要选择有青蒿琥酯加甲氟喹或青蒿琥酯加上二氢青蒿素-哌喹(White,2015)。PREGACT 研究组(2016)最近在纳入 3 428 例感染了恶性疟原虫的女性患者中比较了 4 种以青蒿素为基础的药物疗效,均未发现严重孕产妇和新生儿不良反应。二线治疗方案包括青蒿琥酯、奎宁加上四环素或多西环素或克林霉素,或阿托伐醌-氯胍。氯喹耐药性间日疟原虫感染者应使用甲氟喹,氯喹敏感性间日疟原虫或卵形疟原虫感染者整个孕期应使用氯喹,产后使用伯氨喹。但对所有抗疟疾药耐药的疟原虫已有报告,包括新药青蒿素复合体。

对于无并发症及严重疟疾感染的孕期治疗方案可在美国 CDC 官网或通过热线电话查询详细介绍。

预防和化学预防

当前往或居住在流行区域时,通过药物对疟疾进行控制和预防,此外对带虫者的控制也是很重要的。杀虫剂治疗、菊酯类杀虫剂和含避蚊胺驱虫剂已被证实有助于降低流行区疟疾的发病率。这些方法在妊娠期也可选用(Menéndez,2007)。如必须前往流行区域,建议药物预防。

妊娠期使用氯喹或羟氯喹预防疟疾安全且孕妇可很好地耐受。已证实在流行区域对氯喹不耐药的无临床症状女性使用氯喹可使胎盘感染率由 20% 降至 4%(Cot,1992)。对前往对氯喹耐药的恶性疟原虫区域的患者,推荐使用甲氟喹预防(Freedman,2016)。一项研究比较了孕期采用磺胺多辛-乙安嘧啶或和二氢青蒿素-哌喹对疟疾的预防效果,发现后者更有效(Kakuru,2016)。伯氨喹和多西环素禁用于妊娠期,目前尚无足够证据推荐使用阿托伐醌-盐酸氯胍。最新的妊娠期药物预防方案可在美国 CDC 旅游者健康网获得。美国 CDC 也公布了国际旅行健康信息,称为"黄皮书",内含详细信息。对于居住在流行区域的女性,间断性预防性治疗优于间断性筛查及预防(Desai,2015)。

■ 阿米巴病

世界范围内接近 10% 的人口感染溶组织阿米巴,且大部分患者无症状(Andrade,2015)。但是妊娠期的阿米巴痢疾可引起暴发性发病,出现发热、腹痛和血便,如合并肝脓肿,则预后更差。诊断该病主要依靠在粪便样本中找到溶组织阿米巴包囊或营养体。治疗与非妊娠女性相似,对于阿米巴性结肠炎和侵入性疾病,甲硝唑或替硝唑是首选的治疗药物,非侵入性感染可予双碘喹啉或巴龙霉素治疗。

真菌感染

由球孢子菌病、芽生菌病、隐球菌病或组织胞浆菌病引起的播散性真菌感染(通常是肺炎)在妊娠期不常见,其诊断和处理见第 51 章。

孕期旅行注意事项

孕期旅行者面临一般医疗风险、产科风险和一些潜在的风险。一些资源提供了旅游信息(Freedman,2016)。国际热带医学协会和国际旅游医学协会均在相关网站提供了很多信息,之前提到的美国 CDC 发布的"黄皮书"也有关于妊娠和母乳喂养的大量旅游信息。

生物恐怖

生物恐怖是指引起疾病或死亡的细菌、病毒或其他感染性病原体的蓄意释放。这些天然病原体通常被改变,以增加其传染性或对药物的抵抗力。临床医生应对伴呼吸道症状的发热疾病患者或与常见病无明显相关的皮疹患者的显著增加予以重视。临床医生应迅速联系国家卫生部门或美国 CDC 生物恐怖活动网站,以取得同期信息和建议。ACOG(2016a)为产科医生发布了关于灾害预防内容,为住院准备和产科特异性问题提供了考虑和建议。

■ 天花

天花病毒是一种严重的武器,因其具有强传染性和 30% 的总体病死率。据报告,美国最后 1 例天花患者出现在 1949 年,全世界则出现在 1977 年的索马里。Nishiura(2006)回顾性研究指出,天花可显著增加围产期孕妇的发病率和死亡率。若孕妇未注射天花疫苗,孕期致死率为 61%,死胎、流产、早产和新生儿死亡率明显升高。

因天花疫苗是由活牛痘病毒制成,接种疫苗者应延迟 4 周妊娠。因有引起胎儿牛痘的风险,孕妇一般不予接种疫苗。胎儿牛痘是一种罕见且严重的并发症。孕期疫苗接种与胎儿畸形和早产并无明确的相关性(Badell,2015)。目前并没有二代天花疫苗暴露后发生胎儿牛痘的报告。孕期天花疫苗注射登记仍有效,注射疫苗的女性仍可通过官方公布的途径进行登记。

■ 炭疽病

炭疽杆菌是一种革兰氏阳性、产芽孢需氧细菌。它可引起 3 种主要的临床炭疽病:吸入性炭疽、皮肤炭疽和胃肠道炭疽(CDC,2017a)。2001 年的生物恐怖袭击与吸入性炭疽有关(Inglesby,2002)。炭疽孢子吸入后沉积在肺泡,被巨噬细胞吞噬,然后在纵隔淋巴结中发育。潜伏期通常小于 1 周,但也可长达 2 个月。出现症状 1~5 天后,突然出现严重呼吸窘迫和高热提示进入第二个阶段。常见纵隔炎及出血性胸腔淋巴结炎,且胸片示纵隔增宽。即使采用强力抗生素和支持治疗,吸入性炭疽的病死率仍很高(Holty,2006)。

Meaney-Delman 等(2012,2013)回顾性研究了妊娠期感染天花及其治疗效果,数据来自 20 例感染天花的怀孕及产后女性,发现患者总死亡率为 80%,胎儿及新生儿死亡率为 60%,大部分为抗生素出现前的患者。

炭疽暴露后的预防治疗应持续 2 个月,美国 CDC 建议对有炭疽杆菌暴露史的无症状孕妇和哺乳期女性应予暴露后预防:环丙沙星,500mg,口服,2 次/d,60 天(Hendricks,2014;Meaney-Delman,2013)。若证实该菌株对阿莫西林敏感,可予阿莫西林,500mg,口服,

3 次/d 替代治疗。环丙沙星过敏和青霉素过敏或耐药者,可予多西环素 100mg,口服,2 次/d,60 天。炭疽的风险远大于多西环素对胎儿的影响(Meaney-Delman,2013)。

炭疽疫苗是一种灭活的脱细胞物质,需 28 天内注射 3 次。妊娠期一般不予疫苗接种,目前尚无安全的数据。妊娠期非故意接种并未明显增加胎儿畸形及流产率(Conlin,2015;Ryan,2008)。炭疽疫苗是接触后进行抗生素预防的一个必要补充,即便是妊娠期。

■ 其他生物恐怖病原体

其他 A 类生物恐怖病原体包括土拉热弗朗西斯菌——野兔病,肉毒杆菌——肉毒杆菌中毒,鼠疫耶尔森菌——瘟疫和病毒性出血热,如埃博拉病毒、马尔堡病毒、拉沙病毒和马秋堡病毒。这些生物恐怖病原体的指南不断更新,详见美国 CDC 预防生物恐怖活动的网站。

(朱玉霞　翻译　樊尚荣　审校)

参考文献

第 65 章

性传播疾病

> 梅毒是妊娠期最重要的合并症之一,是导致流产与早产最常见的原因之一。源自父亲或母亲的梅毒感染是导致妊娠晚期死胎的最常见原因。
>
> ——J. 惠特里奇·威廉姆斯(1903)

本书在第 1 版中重点提到了梅毒和淋病,且特别关注了它们对胎儿发育的不良影响。尽管威廉姆斯将他的讨论局限于这两种感染,但目前广义的性传播疾病(sexually transmitted diseases,STDs)还包括沙眼衣原体、滴虫、乙型病毒性肝炎病毒、人类免疫缺陷病毒(human immunodefidiency virus,HIV)、单纯疱疹病毒(herpes simplex virus,HSV)和人乳头瘤病毒(human papillomavirus,HPV)感染。它们可能对孕妇、胎儿造成不良影响,因此应积极发现和治疗。STDs 治疗方案引自美国 CDC 发布的指南,并在本章中列出。

垂直传播是指病原体通过胎盘或分娩过程及经母乳喂养从母体传染给胎儿。多数 STDs 经过治疗可改善患者的妊娠结局并预防围产期并发症。健康教育、筛查、预防和治疗是产前保健的重要组成部分。

梅毒

虽然几十年来梅毒(syphilis)已能得到有效治疗,但其仍是母儿面临的重要问题。2001~2015 年,一期梅毒和二期梅毒感染率呈逐年上升趋势(CDC,2016c)。2015 年,美国女性一期梅毒和二期梅毒感染率为 1.8/100 000(de Voux,2017)。先天性梅毒的感染率在 2012 年达最低点后就逐年上升,至 2015 年活产胎儿先天性梅毒感染率已达 12.4/100 000。在感染风险方面,先天性梅毒感染率较高与产前保健不足、非洲裔美国人或西班牙裔美国人及缺乏治疗有关(Su,2016)。同时,许多其他国家也报告了大量梅毒新感染的情况(Newman,2015;WHO,2012),因此,梅毒仍然是一个全球性的重要的健康问题。

■ 发病机制和传播

梅毒病的病原体为苍白螺旋体,阴道黏膜微小损伤为螺旋体进入提供了途径。宫颈外翻、充血、脆弱增加了传播危险性。苍白螺旋体通过复制可在几小时到几天内经淋巴管播散。梅毒平均潜伏期为 3~4 周,潜伏期长短取决于宿主因素及螺旋体载量。

早期梅毒包括一期梅毒、二期梅毒和早期潜伏梅毒,这时苍白螺旋体载量最高,伴侣传播率高达 30%~60%(Garnett,1997;Singh,1999),而晚期梅毒传播率则随着螺旋体减少而明显下降。

胎儿可通过多种途径感染母体梅毒。苍白螺旋体容易通过胎盘导致胎儿先天性感染。虽然经胎盘传播是梅毒最主要的传播途径,但新生儿也可在分娩时因接触病损部位或胎膜部位的螺旋体而感染。感染梅毒的胎儿 50% 以上发展成为未治疗的早期梅毒,10% 发展成为晚期潜伏梅毒(Fiumara,1975;Hollier,2001)。

■ 临床表现

孕妇梅毒

根据临床特征和病程进行分期。

1. 一期梅毒 可根据苍白螺旋体侵入部位特征性的硬下疳诊断,硬下疳的特征为无痛性红色隆起,边界清,基底平坦,常伴非化脓性淋巴结肿大(图 65-1)。即使不予治疗,硬下疳也会在 2~8 周后自然消失。可出现多个病损,这种情况在合并 HIV-1 感染的妇女更多见。

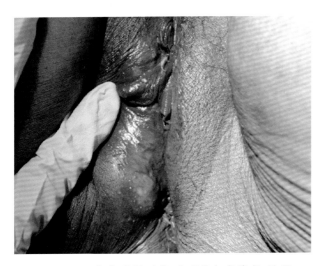

图 65-1 一期梅毒硬下疳,表现为红色隆起,边界清,基底平坦

2. 二期梅毒 是指苍白螺旋体已播散并影响机体多个组织器官。二期梅毒通常在硬下疳出现 4~10 周后出现,多达 90% 妇女出现皮肤异常表现。可表现为弥漫性黄斑皮疹、足底和手掌特征性病变、斑片状脱发和/或黏膜斑(图 65-2)。扁平湿疣表现为在会阴和肛周出现新鲜丘疹和结节(图 65-3),其内含大量苍白螺旋体,具有高度传染性。大部分二期梅毒妇女还可能出现全身症状(如发热、萎靡不振、头痛和肌痛等),也可能发展为肝炎、肾病、骨膜炎和眼部疾病(如前葡萄膜炎)。

3. 一期梅毒或二期梅毒未治疗时可发展为潜伏梅毒,患者虽无临床表现,但梅毒血清学试验阳性。早期潜伏梅毒是指发生在 12 个月内的潜伏梅毒。12 个月后诊断为晚期梅毒或病期不明确的潜伏梅毒。

4. 三期梅毒或晚期梅毒是影响全身多系统的慢性进行性疾病,在育龄期妇女少见。

先天性梅毒

如果不进行筛查和治疗,约 70% 受感染女性会出现不良妊娠结局(Hawkes,2011)。母体感染可导致早产、死胎、胎儿生长受限或胎儿感染(Gomez,2013)。由于在妊娠中期之前免疫功能不全,胎儿在此之前通常不会表现出梅毒感染的免疫炎症反应特征(Silverstein,1962)。然而,一旦胎儿感染梅毒,病情便表现为持续进展状态。胎儿出现肝功异常后会相继出现贫血和血小板减少,随后是腹水和水肿(Hollier,2001)。死胎依然是主要并发症(Lawn,2016;Su,2016)。新生儿可出现黄疸伴瘀斑、紫癜、淋巴结肿大、鼻炎、肺炎、心肌炎、肾病或长骨受累(图 65-4)。

梅毒感染后,胎盘增大、苍白(图 65-4)。在显微镜下观察,可见绒毛失去特征性树枝状形态,变厚如杵状。Sheffield 等(2002c)报告,超过 60% 的梅毒性胎盘出现这种巨型绒毛,血管数量明显减少。疾病晚期由于动脉内膜炎和基质细胞增生,血管几乎完全消失。Lucas 等(1991)报告被感染孕妇的子宫和脐动脉血管

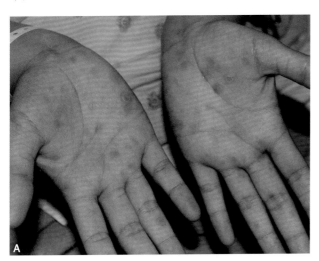

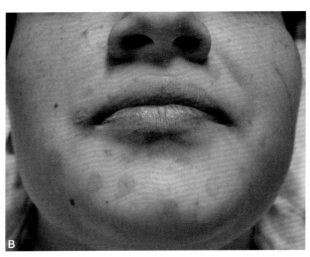

图 65-2 二期梅毒。A. 手掌特征性病变。B. 鼻和嘴唇周围的黏膜斑
(资料来源:Dr. Devin Macias.)

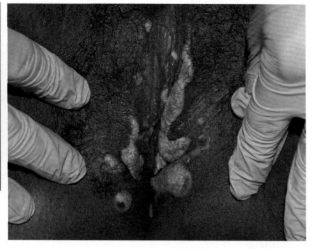

图 65-3 扁平湿疣

（资料来源：Horsager R，Roberts S，Roger V，et al
(eds)：Williams Obstetrics 24th Edition Study Guide，
New York，McGraw Hill Education，2014；照片提供者：
Dr. Jonathan Willms.）

阻力增加。脐带也可能显示感染迹象。Schwartz 等
（1995）对 25 例未治疗孕妇的研究发现，1/3 的病例存
在坏死性脐炎。

■ 诊断

美国预防服务工作组建议临床医生应对所有孕妇
进行梅毒血清学筛查，以预防先天性梅毒感染（Wolff，
2009）。最好在第一次产前检查时进行筛查。在梅毒
发病率高的人群中，需在妊娠晚期和分娩时重复进行
血清学筛查（Workowski，2015）。

苍白螺旋体无法从临床标本培养中得到。但可以
通过暗视野显微镜检查、聚合酶链反应（polymerase
chain reaction，PCR）或直接荧光抗体检测的方法查找
到皮肤病变处分泌物、病变组织或体液中的苍白螺旋
体，从而对早期病变进行诊断（Tsang，2015）。这些方
法并不广泛使用并且比血清学检测敏感性低（Grange，
2012；Henao-Martínez，2014）。因此，在临床实践中，主
要依据临床表现和血清学检测进行诊断。

血清学检测用于诊断和筛查。有两种血清学检测
方法。如果第一种为阳性，则应进行第二种方法检测。
两种方法组合检测可识别感染并明确疾病发展阶段。
传统上，第一类型是非螺旋体试验，即性病研究实验室
试验（Venereal Disease Research Laboratory，VDRL）或快
速血浆反应素试验（rapid plasma reagin，RPR）。这两个
试验均是检测从受损的宿主细胞或密螺旋体中释放出
来的心磷脂形成 IgM 抗体和 IgG 抗体。但需注意，这
些抗体也可在其他急性事件中产生（包括近期的疫苗
接种、发热性疾病和妊娠本身），或也可在慢性病中产
生（如静脉药物滥用、系统性红斑狼疮、衰老、麻风病或
癌症），故以上因素均为假阳性结果的潜在来源（Lars-
en，1995）。相反，血清转换发生在感染后 3 周左右，但
也可能需要长达 6 周（Peeling，2004）。因此，一期梅毒
的妇女早期可能具有假阴性血清学检查结果。

当非螺旋体试验阳性时，应进行定量测量，用滴度
表示。滴度反映疾病活动度，早期梅毒呈增长趋势，二
期梅毒时可超过 1：32。一期梅毒和二期梅毒经过治
疗，VDRL 或 RPR 滴度在 3~6 个月通常会降低到原来
的 1/4（Rac，2014a）。治疗失败或再感染病例则缺乏上
述改变。由于 VDRL 滴度和 RPR 并不完全一致，故推
荐持续采用其中一种方法进行监测。重要的是，一些
治疗成功的患者仍然可能表现出持续性低水平阳性滴

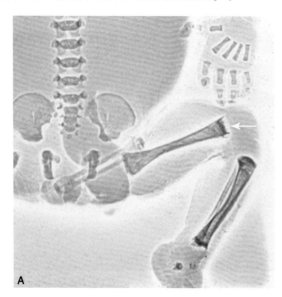

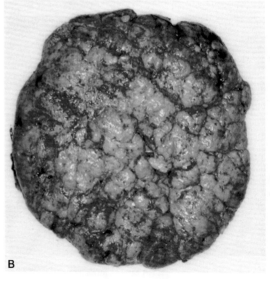

图 65-4 先天性梅毒。A.感染梅毒的死产婴儿显示股骨的"虫蛀"外观（箭头）。B.梅毒感染新生儿的大胎盘

度,被称为"血清固定"。这种状态更可能发生在年龄较大的个体、初始非螺旋体抗体滴度较低者和梅毒晚期患者(Seña,2015)。

第二种血清学检查是特异性螺旋体试验,旨在检出患者体内针对苍白螺旋体形成的抗体。相比通过非螺旋体试验检测到抗体的时间,通过特异性螺旋体试验可提前几周检测到抗体(Levett,2015)。特异性螺旋体试验包括荧光螺旋体抗体吸收试验(fluorescent treponemal-antibody absorption tests,FTA-ABS)、苍白螺旋体被动颗粒凝集试验(T pallidum passive particle agglutination,TP-PA)和各种免疫测定(Association of Public Health Laboratories,2015)。特异性螺旋体试验一般终生均呈阳性结果。

每种血清学检查都有局限性,包括假阳性和假阴性结果。美国一般使用非螺旋体试验进行筛查,然后通过特异性螺旋体试验确诊。在过去几年中,一些实验室已经实施了反向筛查法,即先用特异性螺旋体试验进行筛查(Binnicker,2012;CDC,2011)。如果有合理的筛查、随访和治疗方案,这两种方法均有效。

与以上检测相反,用于"床旁检测(point-of-care,POC)"的快速梅毒试验可对血液或血清样本进行检测(Singh,2015;Tucker,2010),可能会被用于产前检查。多数检测为特异性螺旋体试验,可通过非螺旋体试验来确认阳性结果。对于不方便复诊的人群,一些国家会立即治疗POC结果阳性的妇女。然而,该方法可能会对已经治愈但仍然存在特异性抗体的患者过度治疗。新的可以评估非螺旋体和螺旋体抗体的POC双重检测方法可弥补以上不足(Causer,2015)。

在明确诊断为孕妇梅毒感染后,应对胎龄大于20周的胎儿进行超声检查,评估胎儿是否感染先天性梅毒。Rac等(2014b)指出,31%感染梅毒的女性在妊娠≥18周时胎儿超声检查结果异常。超声检查发现肝大、胎盘增厚、羊水过多、腹水、胎儿水肿、大脑中动脉血流速度升高,均表明胎儿感染的可能。有研究发现孕20周前,对胎儿治疗的成功率非常高,超声检查异常结果很少见(Nathan,1997)。

对于超声检查结果异常的可存活胎龄儿,建议在治疗前进行胎心监测。胎心监测出现自发性迟发型减速或无反应提示胎儿窘迫可能,该胎儿可能不能耐受吉-海反应(Jarisch-Herxheimer reaction),下文将对此进行描述。在这种情况下,可与新生儿科专家协商延迟治疗或提前终止妊娠并考虑后续相关护理计划(Wendel,2002)。

■ 治疗

妊娠期治疗梅毒的目的是根除母体感染并预防胎儿先天性梅毒。注射用青霉素G依然是妊娠期所有期别梅毒的首选治疗药物(表65-1)。在妊娠期间,一些专家推荐在初始剂量1周后给予第二剂苄星青霉素。同时,这种治疗方案也适用于伴HIV感染的女性(Workowski,2015)。

表65-1 妊娠女性梅毒的推荐治疗方案

疾病期	治疗方案
早期梅毒[a]	苄星青霉素G,240万U单次肌内注射,有学者推荐1周后注射第二剂
病程超过1年[b]	苄星青霉素G,240万U肌内注射,每周1次,共3次

资料来源:Workowski,2015.
[a] 包括一期梅毒、二期梅毒和病程小于1年的潜伏梅毒。
[b] 病期不明或超过1年的潜伏梅毒、三期梅毒。孕妇用药剂量必须足够,用药剂量不足者必须重新重复整个疗程治疗。

苄星青霉素G对孕妇早期梅毒感染疗效好。Alexander等(1999)报告应用美国CDC推荐方案治疗的340例孕妇,6例(1.8%)为先天性梅毒,其中4例来自75例二期梅毒孕妇,2例来自102例早期潜伏梅毒孕妇。先天性梅毒一般发生在孕26周后才治疗的孕妇所分娩的新生儿,可能与病程及胎儿感染的严重程度有关。Sheffield等(2002b)报告,为预防新生儿感染而进行母体治疗失败的危险因素包括较高的母体血清滴度、早产和分娩前不久才开始治疗。

目前没有任何疗法可以替代孕期青霉素治疗。红霉素和阿奇霉素可能对孕妇治疗有效,但其胎盘通过率较低,不能预防所有先天性梅毒(Berman,2004;Wendel,1988;Zhou,2007)。而且在一些国家,苍白螺旋体大环内酯类耐药菌株常见(Stamm,2015)。头孢类抗生素可能对治疗有效,但相关研究数据较少(Liang,2016)。四环素类抗生素(包括多西环素)对非妊娠期梅毒治疗有效,但由于其可致胎儿乳牙发生黄棕色变,一般不推荐在妊娠期应用。

所有感染梅毒的妇女都应接受艾滋病和其他STDs的咨询和检查。在梅毒治疗后的3~6个月进行血清学检查以检测治疗效果,评价标准通常选用检测VDRL或RPR滴度是否降低1/4。在孕期,对于有高度再感染风险的女性可以每月检查血清学滴度变化(Workowski,2015)。

在某些情况下,女性与最近确诊为患有梅毒者发生性行为后,可能无临床症状出现。此时,应通过临床和血清学对其进行评估。如其性伴侣被确诊为梅毒,且性行为发生在90天内,即使该孕妇血清学检查结果为阴性,也应被假定为早期梅毒感染,是因为早期感染发生在血清学转换之前。如性行为发生在 90 天以前，则应根据血清学检测结果决定是否进行治疗（Workwoski，2015）。

青霉素过敏

对有青霉素过敏史的妇女进行过敏试验，如为阳性，按照表 65-2 进行青霉素脱敏，然后应用苄星青霉素治疗（Wendel，1985）。

表 65-2　皮肤试验阳性患者青霉素口服脱敏方案

青霉素 V 悬浮液给药次数[a]	剂量[b]/(U·mL^{-1})	mL	剂量/U	累积剂量/U
1	1 000	0.1	100	100
2	1 000	0.2	200	300
3	1 000	0.4	400	700
4	1 000	0.8	800	1 500
5	1 000	1.6	1 600	3 100
6	1 000	3.2	3 200	6 300
7	1 000	6.4	6 400	12 700
8	10 000	1.2	12 000	24 700
9	10 000	2.4	24 000	48 700
10	10 000	4.8	48 000	96 700
11	80 000	1.0	80 000	176 700
12	80 000	2.0	160 000	336 700
13	80 000	4.0	320 000	656 700
14	80 000	8.0	640 000	1 296 700

资料来源：Wendel，1985.

[a] 每次给药间隔 15 分钟，整个过程持续 3 小时 45 分钟。累积剂量 130 万 U。观察时间为青霉素注射前 30 分钟。

[b] 特定剂量药物溶入 30mL 水中口服。

大部分一期梅毒和近半数二期梅毒妇女在青霉素治疗后可发生吉-海反应，表现为子宫收缩、体温轻度升高、胎动减少和胎心减速，相应的处理措施是退热、补液及吸氧等对症处理（Klein，1990）。Myles 等（1998）观察了 50 例接受苄星青霉素治疗的孕妇，吉-海反应发生率为 40%，在电子胎心监测的 31 例患者中，42% 出现子宫规律收缩，39% 出现胎心变异减速，所有患者的宫缩均在治疗 24 小时内消失。因此，对于可存活胎龄儿，一些专家建议在分娩时给予第一剂抗生素并连续进行胎心监测至少 24 小时（Rac，2017）。另有专家建议只有在超声检查发现胎儿梅毒感染征象时

才采取上述措施（Duff，2014；Wendel，2002）。如果选择第二个计划，则会向患者提供有关反应症状的建议，并鼓励他们在疾病发展时积极寻求评估。

淋病

在 STDs 中，由淋病奈瑟球菌（简称淋球菌）引起的感染位居第二位。自 2009 年以来，美国的淋病发病率持续上升，2015 年淋病的发病率 124/100 000（CDC，2016c）。各种族妇女中，15～24 岁感染率最高。在孕妇中，其发病率接近 0.6%（Blatt，2012）。多数孕妇淋病局限于下生殖道，包括宫颈、尿道、尿道周围和前庭大腺。孕期急性输卵管炎很少见，但孕妇更容易发生播散性淋病奈瑟菌感染（Bleich，2012）。

发生在任何孕周的淋球菌感染均可致不良妊娠结局。未治疗的淋菌性宫颈炎可引起感染性流产及人工流产后感染（Burkman，1976）。妊娠合并淋球菌感染患者更易发生早产、胎膜早破、绒毛膜羊膜炎及产后感染（Alger，1988；Johnson，2011）。

淋病的垂直传播主要是由于胎儿在分娩时与感染阴道接触有关。主要的后遗症是新生儿淋球菌性眼炎，可导致眼部角膜瘢痕、穿孔和失明。其垂直传播率很高，约 40%（Laga，1986）。因此，如第 32 章所述，需为新生儿提供眼部预防（Mabry-Hernandez，2010）。

■ 筛查和治疗

生活在流行地区或有患病风险的孕妇应该接受早孕期筛查。淋病发病的高危因素包括年龄<25 岁，淋球菌感染史，其他 STDs，性工作者，多个性伴侣，药物滥用，非洲裔美国人、西班牙裔美国人、美洲印第安人或阿拉斯加原住民，不常使用安全套（AAP，2017）。对检测结果阳性的妇女，在治疗前检测梅毒、沙眼衣原体和 HIV。淋球菌感染常提示同时合并沙眼衣原体感染。如果无法进行沙眼衣原体检测，应给予抗沙眼衣原体的预防性治疗。

可通过培养或核酸扩增试验（nucleic acid amplification tests，NAATs）筛查妇女淋病。在多数实验室中，NAATs 已经取代了培养法，并且可对阴道、宫颈分泌物或尿液标本进行检测。因尿液标本检测阳性率可降低 10%，故优先选择阴道或宫颈分泌物标本进行检测（Papp，2014）。如果使用尿液标本，则收集初始尿，而不是中段尿。NAATs 也被推荐用于诊断直肠或咽部淋球菌感染，但检测实验室必须符合临床实验室改进修正法案标准。上述解剖部位的标本也可以进行培养。虽然有针对淋球菌的快速检测试验，但是其敏感性和

特异性不如淋球菌培养及NAAT，并且目前还无对于孕妇的严格对照研究（Herbst de Cortina，2016）。

由于淋球菌能够快速产生耐药性，淋病的治疗方案在过去十年中不断更改。目前孕期单纯性淋球菌感染的治疗方案是头孢曲松250mg肌内注射加阿奇霉素1g口服（Workowski，2015）。阿奇霉素通过不同的作用机制对抗淋球菌和治疗沙眼衣原体合并感染。应教育患者在自己及性伴侣完成治疗后7天内避免性交。当头孢曲松治疗方案不适用时，可以将头孢克肟400mg单剂量口服加阿奇霉素1g口服作为替代治疗方案。对头孢类抗生素过敏者，可以联用庆大霉素240mg肌内注射与阿奇霉素2g口服。对于任何在妊娠早期接受淋病治疗的女性及任何未患淋病但有高患病风险的女性，都建议在妊娠晚期进行二次筛查（AAP，2017）。

建议对患者的性伴侣进行治疗。现在首选注射方案治疗，因此本章后文提到的快速治疗是较不理想的选择。

■ 播散性淋球菌感染

淋球菌菌血症可导致播散性淋球菌感染，后者表现为皮肤瘀点或脓疱、关节痛、脓毒性关节炎。对于脓毒性关节炎的治疗，美国CDC推荐头孢曲松g肌内注射或静脉注射，每24小时1次，加阿奇霉素1g单剂量口服（Workowski，2015）。好转后应继续治疗24~48小时，然后改为口服用药，总疗程为1周。及时诊断和治疗通常会在孕期产生有利结果（Bleich，2012）。妊娠期孕妇很少并发脑膜炎和心内膜炎，一旦发生均表现为致命性感染（Bataskov，1991；Burgis，2006）。治疗淋球菌性心内膜炎，使用头孢曲松1~2g静脉注射，每12小时1次，至少持续4周；治疗脑膜炎则至少持续10~14天。阿奇霉素1g单剂量口服也用于合并沙眼衣原体感染的病例（Workowski，2015）。

沙眼衣原体感染

沙眼衣原体（chlamydia trachomatis）是专性细胞内微生物，有多种血清型，以仅黏附于柱状或移行上皮而致宫颈感染的类型最常见，有些类型可致性病性淋巴肉芽肿。它是美国最常报告的感染性疾病，2015年女性中总的沙眼衣原体感染率为646/100 000（CDC，2016c）。

虽然大部分孕妇为无症状感染，仍有1/3病例表现为尿道综合征、尿道炎或巴氏腺感染（Peipert，2003）。黏液脓性宫颈炎可能由沙眼衣原体或淋球菌

或两者混合感染引起。妊娠期其他不常见的沙眼衣原体感染包括子宫内膜炎、输卵管炎、反应性关节炎和赖特综合征。

沙眼衣原体感染对妊娠并发症的影响仍存在争议。仅有少量研究报告沙眼衣原体感染与流产存在直接关联，而其他大部分研究显示两者无相关性（Baud，2011；Coste，1991；Paukku，1999）。未治疗的宫颈炎是否增加早产、胎膜早破、低出生体重儿和围产儿死亡的危险性仍存在争议（Andrews，2000，2006；Blas，2007；Johnson，2011；Moodley，2017；Silva，2011）。沙眼衣原体感染不增加绒毛膜羊膜炎和围产期盆腔感染危险性（Berman，1987；Gibbs，1987）。Hoyme等（1986）报告了产后迟发型子宫感染，患者在产后2~3周发病，与产后早期子宫感染明显不同，其特征是阴道流血或排出分泌物、低热和子宫压痛。

沙眼衣原体感染对新生儿的风险高于对母亲的风险。感染妇女经阴道分娩垂直传播率为8%~44%（Rosenman，2003）。在新生儿感染中，结膜炎最常见（第32章）。围产期传染可导致新生儿肺炎。

■ 筛查和治疗

目前，美国预防服务工作组（Le Fevre，2014）及美国儿科学会（AAP）和美国妇产科医师学会（ACOG）（2017）建议在第一次产前检查时对所有女性进行沙眼衣原体筛查。美国妇产科医师学会进一步建议在妊娠晚期对妊娠早期接受过治疗的孕妇进行检测，并对年龄≤25岁的妇女和年龄≥25岁有患病风险的女性进行筛查。有文献报告沙眼衣原体重复感染率为14%，且多在8~10个月内复发（Hosenfeld，2009）。

诊断沙眼衣原体主要依靠培养或NAAT。与NAATs相比，培养费用较高，准确性较低（Greer，2008）。对于NAAT的标本，首选阴道或宫颈分泌物标本，尿液标本检测阳性率降低10%（Papp，2014；Wiesenfeld，2017）。然而，Roberts等（2011）对2 000多例孕妇尿液样本与宫颈分泌物NAAT检测结果进行比较，发现检测阳性率无明显差异。沙眼衣原体与淋病相同，均收集始段尿液标本进行检测。

目前推荐的沙眼衣原体感染治疗方案见表65-3。阿奇霉素是一线治疗药物，已证明在孕期使用安全有效。氟喹诺酮类和多西环素在孕期通常应避免使用，并且红霉素也禁用，因其有药物相关肝毒性。建议在治疗完成后3~4周及3个月进行沙眼衣原体复查。在高风险人群中，建议在妊娠晚期重新筛查（Workowski，2015）。

表 65-3　妊娠沙眼衣原体感染治疗方案

方案	药物和剂量
推荐方案	阿奇霉素,1g 单次口服
替代方案	阿莫西林,500mg 口服,每日 3 次,共 7 日,或
	红霉素碱,500mg 口服,每日 4 次,共 7 日,或
	琥乙红霉素,800mg 口服,每日 4 次,共 7 日,或
	红霉素碱,250mg 口服,每日 4 次,共 14 日,或
	琥乙红霉素,400mg 口服,每日 4 次,共 14 日

资料来源:Workowski,2015.

患者性伴侣同时治疗原则

为减少 STDs 传播,美国 CDC(2006a)发布了患者性伴侣同时治疗(expedited partner therapy,EPT)原则,这一原则得到了 ACOG(2015)的认可。EPT 是对确诊患者性伴侣同时给予药物治疗,在患者性伴侣未接受医学评估及专业咨询的情况下,把治疗药物直接提供给他们。EPT 并不能取代传统医学评估,如为确诊患者,应转诊进行其他 STDs 的筛查。

EPT 可用于治疗与性接触有关的沙眼衣原体感染。但根据应用头孢曲松注射治疗淋病指南,除性伴侣愿意寻求治疗外,EPT 在淋病治疗中应用较少(CDC,2016a)。对于滴虫感染,该治疗策略相关资料较少(Kissinger,2006;Schwebke,2010)。EPT 不推荐用于梅毒处理(Workowski,2015)。

虽然美国 CDC 批准了 EPT,但 EPT 在美国的一些州并不合法。此外,如果某种方法具有不确定的法律地位或超出正式接受的社区实践标准,则可能会在不利结果的情况下提高诉讼风险(CDC,2006a)。EPT 在 50 个州的法律地位见相关链接。

性病性淋巴肉芽肿

L$_1$、L$_2$ 和 L$_3$ 沙眼衣原体血清型可引起性病性淋巴肉芽肿(lymphogranuloma venereum,LGV),早期生殖道感染是暂时的,很少确诊,并且与胎儿的垂直传播无关,可能与软下疳相混淆。腹股沟淋巴结炎一般可能发生在腹股沟其中一侧的韧带而引起"沟征"。受累淋巴结可能化脓,最后可累及下生殖道淋巴管和直肠周围组织,发生硬结、纤维化,导致外阴象皮病和严重直肠狭窄,可能形成直肠瘘管;会阴和外阴也可累及。

孕期治疗方案为红霉素碱 500mg 口服,每日 4 次,共 21 日(Workowski,2015)。而一些专家则推荐使用阿奇霉素 1g 口服,每周 1 次,共 21 日,但疗效相关研究数据缺乏。

单纯疱疹病毒感染

单纯疱疹病毒(herpes simplex virus,HSV)给新生儿带来的风险比母亲大得多。因此,妊娠期的治疗策略旨在抑制垂直传播率。

成人患病

通常根据免疫学的不同来区分 HSV 两种类型。然而,HSV-1 或 HSV-2 有一大段 DNA 序列同源,一种 HSV 类型的既往感染可以减轻另一种 HSV 类型的原发性感染的表现。HSV-2 基本仅存在于生殖道,通常经性接触传播。多数非生殖道感染由 HSV-1 引起,且主要在儿童时期感染。但青少年和青壮年中超过半数的新发生殖器疱疹由 HSV-1 引起(Bernstein,2013),可能与口交行为增加有关。另一种可能是由于生活条件和卫生条件的改善,儿童期 HSV-1 感染率下降(Bradley,2014;Xu,2007)。因无既往接触史,使年轻人无 HSV-1 抗体而易受 HSV-1 或 HSV-2 生殖器感染。

据调查,生殖器疱疹病毒感染人数约 5 000 万例青少年和成年人(Workowski,2015)。多数女性并不知感染了 HSV-2,但 2007～2010 年美国非西班牙裔白种人女性 HSV-2 血清阳性率为 15.3%,非洲裔美国人女性为 53%(Fanfair,2014;Schulte,2014)。在 2000～2010 年一项对近 16 000 例孕妇进行的研究表明,孕妇 HSV-2 血清阳性率为 16%,HSV-1 为 66%(Delaney,2014)。血清学阴性妇女在孕期感染 HSV-1 或 HSV-2 的风险为 4%～5%(Brown,1997;Kulhanjian,1992)。对于 HSV-1 血清学阳性的患者,HSV-2 的感染风险接近 2%(Brown,1997)。

临床表现

一旦通过接触传播,HSV-1 或 HSV-2 便在进入部位复制。皮肤黏膜感染后,病毒沿感觉神经逆行向上,继而潜伏在脑神经或背侧脊神经节,并引起复发。HSV 感染可分为以下三类。

原发性感染首次发作即可从局部病灶中分离出病毒,但机体无 HSV-1 或 HSV-2 抗体产生。典型的潜伏期平均为 6~8 天(1～26 天),随后出现多个伴瘙痒和疼痛的丘疹,丘疹进而发展为泡状并伴疼痛。外阴和会阴的多个病灶可融合或不融合,然后出现溃疡(图 65-5)。位于腹股沟淋巴结相关的病变可能很严重。

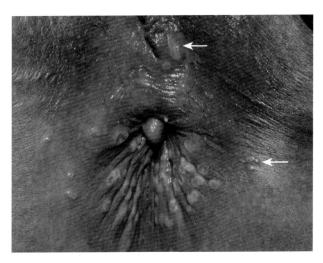

图 65-5 原发性生殖器单纯疱疹病毒感染首次发作。囊泡和刀切样病变用箭头表示。肛门周围可见小溃疡。类似的病变通常也可出现于外阴处

许多女性无典型病变，仅表现为局部瘙痒或疼痛或刀割样疼痛。宫颈受累常见，但临床表现可能不明显。短暂的全身性流感样症状常见，可能由病毒血症引起。有些患者临床表现严重，需要住院治疗。虽然很少发生播散性感染，但有可能发生肝炎、脑炎或肺炎。感染2~4周后所有症状和体征消失。无症状原发性 HSV-2 生殖器感染的百分比可能高达 90%（Fanfair，2013）。

非原发性感染首次发作即可从仅含有一种 HSV 类型抗体妇女的病灶中分离出另一种 HSV 类型病毒。一般而言，与原发性感染相比，这类感染的特征是病变少、全身症状少、疼痛轻、排毒和病损持续时间短。这些感染特征可能与交叉反应抗体的免疫作用相关。原发性感染可能是儿童时期的 HSV-1 感染。

复发性感染即是从妇女生殖道中分离出相同血清型抗体的病毒。在潜伏期，病毒颗粒隐藏于神经节。HSV 复发很常见，由多种但了解甚少的刺激原介导。与原发性 HSV 感染相比，这类患者病损数目较少、病变较轻、排毒持续时间短，通常在原发性感染部位复发。与 HSV-1 相比，大部分复发性生殖器疱疹由 HSV-2 引起。HSV 在初次感染后第一年复发很常见，几年后复发率缓慢下降（Benedetti，1999）。有明确的生殖道 HSV 感染史的孕妇复发率高（Sheffield，2006）。

无症状排毒患者无临床症状和体征。大部分 HSV 感染妇女间歇性排毒，HSV 伴侣间的传播大部分也发生在无症状排毒期。

■ 垂直传播

新生儿感染有三种途径：①围产期感染，占 85%；②产后感染，占 10%；③宫内感染，占 5%（James，

2015）。如第 18 章所述，目前证据并不表明 HSV 感染和流产之间有明显的联系（Zhou，2015）。

围产期传播是迄今为止更常见的感染途径，宫颈和下生殖道排毒可导致胎儿感染。HSV-1 或 HSV-2 病毒可因胎膜破口进入子宫，也可通过分娩时与胎儿接触感染新生儿。以新生儿感染为主，母体子宫内膜炎少见（Hollier，1997；McGill，2012）。新生儿 HSV 感染表现多样，约 40% 的患者感染局限于皮肤、眼或口，30% 患者可出现脑炎等中枢神经系统疾病，32% 的患者可出现累及多个主要器官的播散性疾病。局部 HSV 感染通常预后较好。相反，即使给予阿昔洛韦治疗，播散性感染的死亡率仍接近 30%（Corey，2009；Kimberlin，2011）。20%~50% 的播散性感染或脑部感染幸存者可出现严重发育异常或中枢神经系统后遗症。

在美国，新生儿 HSV 的感染率为（0.5~1）/100 000（Flagg，2011；Mahnert，2007）。大部分感染胎儿的母亲无 HSV 感染史（Gardella，2010）。新生儿 HSV 感染风险与生殖道 HSV 存在、HSV 类型、产科侵入性操作和母体感染时间有关（Brown，2005，2007）。例如，近分娩期生殖道 HSV 感染妇女其新生儿感染率约 30%~50%，是由于病毒负荷较高和缺乏经胎盘获得的保护性抗体（Brown，1997，2000）；复发性 HSV 感染的妇女其新生儿感染率小于 1%（Pasternak，2010；Prober，1987）。

HSV-1 感染者产后 HSV-2 传播不常见，新生儿主要通过接触感染 HSV 的母亲、家庭成员及卫生保健的工作人员而被感染。其临床表现反映围产期 HSV 的传播情况。

HSV-1 或 HSV-2 的宫内传播很少见，并且是 TORCH，即弓形虫病（toxoplasmosis）、其他（other）、风疹（rubella）、巨细胞病（cytomegalovirus）和疱疹病毒（herpes virus）感染的一部分。宫内 HSV 感染通常导致皮肤（水疱、瘢痕）、中枢神经系统（无脑、小脑、颅内钙化）或眼（脉络膜视网膜炎、小眼炎）的病变（Hutto，1987）；骨骼和内脏也可受累（Marquez，2011）。如超声检查结果异常提示需进一步进行病毒血清学检测。羊膜腔穿刺标本的 PCR 分析是可用于诊断胎儿 HSV 感染的方法（Diguet，2006）。

■ 诊断

一些组织不建议对无症状孕妇进行常规血清学 HSV 筛查（ACOG，2016b；Workowski，2015；U. S. Preventive Services Task Force，2016）。但是，对于有临床可疑病变的患者，应通过实验室检查确诊，可选择病毒学或特异性血清学试验检测 HSV。

在病变黏膜处采集标本进行直接病毒学检测，可选择 PCR 或标本培养进行确诊。PCR 检测敏感性较高，一般在 1~2 天内获得，且标本处理简便。相比之下，对于病毒培养，HSV 分离的敏感性相对较低，因为溃疡性水疱病变易结痂。此外，结果有时在 7~14 天内无法获得（Strick，2006）。无论进行何种测试，都应区分 HSV 病毒类型（LeGoff，2014）。培养或 PCR 阴性结果不能排除感染，而假阳性结果却很少见。

血清学试验可用于检测 HSV 特异性糖蛋白 G1 和 G2 抗体。这些蛋白诱导产生针对 HSV-1 和 HSV-2 感染的特异性抗体，血清学试验有可能准确区分 HSV-1 和 HSV-2 抗体。IgG 抗体在原发感染后 1~2 周产生，然后持续存在，可据此确诊临床感染者和无症状携带者。当进行血清学检查时，应进行基于 HSV 类型的特异性糖蛋白 G 的检测。这项检测试验敏感性为 90%~100%，特异性为 99%~100%（Wald，2002）。而未基于 HSV 类型的 IgG 抗体检测无任何临床价值。

■ 治疗

阿昔洛韦、泛昔洛韦和伐昔洛韦可用于非孕期生殖器疱疹首次发作的抗病毒治疗。口服或注射制剂均能够减轻临床感染并缩短排毒时间。抑制病毒治疗还可减少感染复发和异性间传播（Corey，2004）。

阿昔洛韦对孕妇是安全的（Briggs，2015）。阿昔洛韦和伐昔洛韦的生产商，在 1999 年对孕早期暴露于这些药物 700 余例新生儿的评价显示，阿昔洛韦并未增加不良妊娠结局（Stone，2004）。虽然有关孕期暴露于泛昔洛韦的研究仍在进行，但现有资料仍不足以评价其安全性。

对孕期首次发作的生殖器疱疹应用抗病毒治疗可能减轻症状，缩短排毒持续时间（表 65-4）。合并 HIV 感染的妇女需要更长的治疗时间。严重或播散性 HSV 感染应静脉滴注阿昔洛韦，5~10mg/kg，每 8 小时 1 次，持续 2~7 日，直至出现临床缓解，之后口服抗病毒药物使治疗总疗程至少达到 10 日（Workowski，2015）。对于剧烈不适，口服止痛剂和局部麻醉剂可以得到部分缓解，也可留置膀胱导管治疗尿潴留。

孕期复发性 HSV 感染的治疗目的是缓解症状（表 65-4）。阿昔洛韦耐药性虽然不常见但已有报告，主要与 HSV-2 和患者免疫低下有关（Andrei，2013）。

妊娠期间，即使存在生殖器疱疹发作，也可进行羊膜腔穿刺、经皮脐血取样或经腹绒毛取样，但不推荐在分娩期间进行宫内电子监测。经阴道手术也最好延迟到病变消失后（ACOG，2016b）。

表 65-4 孕期口服抗单纯疱疹病毒感染的药物[a]

适应证	孕期推荐方案
原发感染或首次发作	阿昔洛韦，400mg 口服，每日 3 次，共 7~10 日，或
	伐昔洛韦，1g 口服，每日 2 次，共 7~10 日
有症状的复发感染	阿昔洛韦，400mg 口服，每日 3 次，共 5 日，或
	阿昔洛韦，800mg 口服，每日 2 次，共 5 日，或
	阿昔洛韦，800mg 口服，每日 3 次，共 2 日，或
	伐昔洛韦，500mg 口服，每日 2 次，共 3 日，或
	伐昔洛韦，1g 口服，每日 1 次，共 5 日
每日抑制疗法	阿昔洛韦，400mg 口服，每日 3 次，从孕 36 周至分娩，或
	伐昔洛韦，500mg 口服，每日 2 次，从孕 36 周至分娩

资料来源：Workowski，2015.
[a] 泛昔洛韦由于缺乏安全数据而在孕期不作为首选方案。

■ 围产期排毒的预防

为减少 HSV 垂直传播的风险，有活动性生殖器病变或前驱症状的妇女是进行剖宫产术的指征（ACOG，2016b）。多项研究显示，从孕 36 周开始应用阿昔洛韦或伐昔洛韦治疗能够减少足月妊娠时 HSV 复发，并由此降低剖宫产率（Hollier，2008）。抑制病毒治疗的目标是降低 HSV 的排毒率（Scott，2002；Sheffield，2006；Watts，2003）。Sheffield 等（2003）系统回顾了从孕 36 周至分娩期应用阿昔洛韦的预防疗法，发现分娩前抑制病毒与临床 HSV 复发、HSV 复发所致剖宫产、总 HSV 检测率和无症状排毒的显著下降均相关。随后对伐昔洛韦抑制疗法的研究也显示了与以上研究结果相似（Andrews，2006；Sheffield，2006）。由于上述研究结果，ACOG（2016b）推荐对孕期有原发性生殖器疱疹感染或活动性复发性生殖器疱疹的孕妇，于孕 36 周或孕 36 周后进行抗病毒治疗。尚不清楚在非妊娠期 HSV 感染发作的妇女是否需要抑制治疗。尽管母体使用抗病毒药物，但仍有非典型新生儿疱疹感染的报告（Pinninti，2012）。

临产时，对有 HSV 感染史的妇女应询问有无外阴烧灼或瘙痒等前驱症状。对有 HSV 感染史的妇女应仔细地检查外阴、阴道和宫颈，无生殖器病变的妇女可以继续分娩。胎儿头皮电极的使用可增加 HSV 的传播风险。但如果不存在活动性损伤，也可使用胎儿头皮电极（ACOG，2016b）。

对可疑病变应进行培养或 PCR 检测。出现生殖道病灶或前驱症状是行剖宫产术的指征。对有 HSV 感染史但在分娩时处于非活动期的孕妇不推荐使用剖宫产术分娩。另外，非生殖道的活动性病变也不是使用剖宫产术的指征，对于此类孕妇，在用包扎敷料覆盖病损的情况下允许经阴道分娩。

尚无证据证明在胎膜早破时外部损伤能够导致上行性胎儿感染。Major 等（2003）对孕周小于 31 周的 29 例胎膜早破的 HSV 感染孕妇进行期待治疗，新生儿均无 HSV 感染，新生儿最高感染率为 10%。在孕周<31 周发生胎膜早破的情况下抗病毒治疗是合理的。对分娩时 HSV 临床感染复发的病例，没有绝对的破膜时间上限显示该种情况下剖宫产分娩对胎儿无益（ACOG，2016d）。

活动性 HSV 感染的妇女在无乳房活动性病变情况下可以母乳喂养。活动性 HSV 感染妇女应严格洗手。由于乳汁中药物浓度很低，伐昔洛韦和阿昔洛韦可以在哺乳期应用。一项研究发现乳汁中阿昔洛韦药物浓度仅为新生儿治疗剂量的 2%（Sheffield，2002a）。

软下疳

软下疳（chancroid）是杜克雷嗜血杆菌（Haemophilus ducreyi）所致的疼痛、非硬结性生殖器溃疡，有时伴疼痛性化脓性腹股沟淋巴结肿大。本病流行于一些发展中国家，2015 年美国仅报告了 11 例患者（CDC，2016c）。媒体并没有广泛普及软下疳知识，目前也尚无 FDA 批准的诊断本病的 PCR 技术。对伴有疼痛的生殖道溃疡，而梅毒、HSV 检测结果均为阴性时可考虑诊断为软下疳。孕期推荐治疗方案为阿奇霉素，1g 单次口服或红霉素碱，500mg 口服，一日 3 次，共 7 日或头孢曲松，250mg 单次肌内注射（Workowski，2015）。

人乳头瘤病毒感染

人乳头瘤病毒（human papillomavirus，HPV）感染是最常见的 STDs 之一，有超过 40 种类型可感染生殖道。2005~2006 年，美国 14~59 岁的女性中 HPV 总感染率为 40%（Liu，2016）。年轻女性感染率最高，一部分原因是因为该年龄组接种 HPV 疫苗所致（Brouver，2015）。大部分育龄期妇女在性活跃数年内感染 HPV，

但大部分感染无症状且为暂时的。高危型 HPV 与宫颈上皮内瘤变有关，常见的高危型有 HPV16 和 HPV18（第 63 章）。皮肤黏膜外生殖器疣通常由 HPV6 和 HPV11 引起。

生殖器疣（genital warts）常在妊娠期间数目增加、体积增大，但原因不明。有些病变能生长至充满整个阴道或覆盖会阴，导致经阴道分娩和会阴切开困难。母体 HPV 感染与早产不相关（Subramaniam，2016）。

■ 尖锐湿疣治疗

除非患者出现症状，妊娠期不需根除尖锐湿疣。孕期对尖锐湿疣的治疗目的是消除生殖器的症状并降低其对母亲和胎儿的毒性。虽然有多种药物可选用，但尚无证据显示以下任何一种方法优于其他方法（Workowski，2015）。妊娠期对治疗的反应可能不完全，但产后病灶通常改善或迅速消退。

将三氯乙酸或二氯乙酸制成 80%~90% 溶液，局部应用，每周 1 次能有效治疗外生殖器疣。也有专家倾向冷冻疗法、激光烧灼或手术切除。考虑到孕产妇和胎儿安全，不主张在孕期应用 Podophyllin 树脂、Podofilox 溶液或凝胶、5% 咪喹莫特霜和茶素（sinecatechins）。

目前有三种疫苗可用于长期预防尖锐湿疣。Gardasil（HPV4）是一种抗 HPV 6 型、11 型、16 型和 18 型的四价疫苗，这种疫苗正被 Gardasil 9（HPV9）九价疫苗所取代，可预防 HPV4 中的所有类型及 31 型、33 型、45 型、52 型和 58 型，而 Cervarix（HPV2）是针对 HPV 16 型和 18 型的二价疫苗。对于 15~26 岁的青年女性，可选择任意一种疫苗，分别在第 1 次、1~2 个月和 6 个月时给予 3 个连续剂量疫苗接种。对于 9~14 岁的女童推荐使用两剂量方案，是分别在第 1 次和 6~12 个月时进行疫苗接种（Meites，2016）。这些疫苗可用于 9~26 岁的女性，但目标人群年龄为 11~12 岁。不推荐孕妇接种疫苗，但仍有孕妇在妊娠过程中意外接种。目前暂未发现与疫苗相关的不良妊娠结局（Moreira，2016；Panagiotou，2015；Vichnin，2015）。如果育龄期女性在开始刚接种疫苗后怀孕，则剩余剂量的疫苗应延迟到分娩后再给予（ACOG，2017a）。母乳喂养的妇女可以接种疫苗。

■ 新生儿感染

HPV 的垂直传播率很低。青少年复发性呼吸道乳头状瘤是一种很少见的喉部良性肿瘤。它可以导致儿童声音嘶哑和呼吸困难。一般由 HPV6 或 HPV11 引起。感染的风险与孕妇生殖器 HPV 感染和产程延长有关（Niyibizi，2014）。许多新生儿可能暴露于 HPV，

但很少发展为青少年复发性呼吸道乳头状瘤（Silverberg，2003；Smith，2004；Tenti，1999）。例如，美国 2006 年青少年复发性呼吸道乳头状瘤的发病率是 0.5～1/100 000（Marsico，2014）。

剖宫产术能否降低传播率尚不清楚，并不推荐单独用剖宫产术来预防 HPV 感染（Workowski，2015）。未来 HPV 疫苗可能降低青少年复发性呼吸道乳头状瘤的发生率（Matys，2012）。

阴道炎症

孕妇常出现阴道分泌物增多，可能是生理性变化所致，详见第 4 章。但这种变化需与有症状的阴道炎相鉴别，阴道炎在孕期也很常见。阴道正常的菌群会从一定程度上对抗阴道炎。目前人类阴道微生物组计划（Vaginal Human Microbiome Project）正在研究阴道正常微生物菌群的结构及功能以明确其对抗阴道炎的机制（Huang，2014）。

■ 细菌性阴道病

诊断

细菌性阴道病（bacterial vaginosis，BV）与一般意义的感染不同，本病属正常阴道菌群失衡，与乳酸杆菌数量减少，各种厌氧菌过度繁殖有关。这些厌氧菌包括加德纳菌、普雷沃菌、动弯杆菌、类杆菌等菌种，阴道阿托波菌属，BV 相关菌种，暂时命名为 BVAB1、BVAB2 和 BVAB3，这三种菌是 BV 患者中新发现的细菌（Fredricks，2005）。

分子核糖体 RNA 基因测序技术更能确定阴道菌群，也称为阴道微生态。阴道存在五种类型的阴道微生物群，称为群落状态类型（community state types，CSTs）。根据阴道微生物群组成可以将女性分类为这五种 CSTs 中的一种（Ravel，2011）。研究人员已开始量化不同 CST 的 BV 患病率风险。其中 CST Ⅰ、Ⅱ、Ⅲ 和 V 富含乳酸杆菌。相反，CST Ⅳ 是严格厌氧菌的异质微生物群并与 BV 相关。CSTs 的种族差异很大，CSTs Ⅳ 在无症状的健康非洲裔美国人女性中最常见（Fettweis，2014）。阴道微生物群的妊娠相关变化也正被进一步明确，并可能成为 BV 相关妊娠结局不良的关键原因，随后进行讨论（Romero，2014）。

在美国的育龄妇女中，BV 患病率接近 30%。在非洲裔美国女性中，患病率接近 50%（Allsworth，2007）。该病患者典型临床表现为腥臭味、稀薄的阴道分泌物，但多数女性无症状。相关危险因素包括会阴冲洗、多个性伴侣、吸烟和宿主免疫力的改变（Desseauve，2012；Koumans，2007；Murphy，2016）。

对于 BV 的临床诊断，需符合以下四项标准中的三项：①阴道 pH>4.5；②稀薄乳白色，非炎性阴道分泌物；③显微镜下可见>20% 的线索细胞；④向阴道分泌物标本中加入 10% 氢氧化钾后产生鱼腥臭味（Amsel，1983）。最后一项称为胺臭味试验阳性。性交后或受女性月经的影响，精液和血液的酸碱度也是造成异味的主要原因。线索细胞是阴道上皮细胞被许多细菌附着，从而产生边缘不清的斑点状细胞边界（图 65-6）。

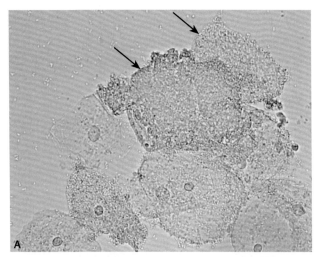
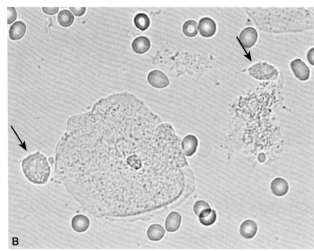

图 65-6　A. 细菌性阴道病。显微镜下可见几个被大量细菌附着的鳞状上皮细胞。线索细胞被细菌附着到细胞边界模糊和细胞核看不见的程度（箭头）。B. 滴虫（箭头）

（资料来源：McCord E，Rahn DD，Hoffman BL：Gynecologic infection. In Hoffman BL，Schorge JO，Bradshaw KD，et al（eds）：Williams Gynecology，3rd ed. New York，Mc Graw Hill Education，2016. 图片提供者：Lauri Campagna and Mercedes Pineda，WHNP. ）

较高的阴道 pH 源于乳酸杆菌产生的酸性物质减少。类似地,阴道毛滴虫感染也与厌氧菌过度生长和其产生的胺类物质增加有关。因此,被诊断患有 BV 的女性应排除阴道毛滴虫感染(图 65-6)。

Nugent 评分主要用于研究而非临床实践,是用于诊断 BV 的系统(Nugent,1991)。阴道分泌物涂片经革兰氏染色后进行显微镜检查时,通过评估细菌染色情况和形态计算评分。

治疗

与 BV 相关的几种妊娠不良结果有早产、胎膜早破和产后子宫内膜炎(Hillier,1995;Leitich,2003;Watts,1990),还可增加对包括 HIV 在内的 STDs 的易感性(Atashili,2008;Brotman,2010)。然而,对于早产风险较低的女性,BV 的治疗并不能降低早产率(Brocklehurst,2013;Carey,2000)。对于早产风险较高的女性,不同的研究结果差异较大。目前,ACOG(2016c)、CDC 和美国预防服务工作组并不建议对无症状孕妇(无论早产风险高或低)进行常规的 BV 筛查以预防早产发生(Nygren,2008;Workowski,2015)。

建议只治疗有症状的患者。首选药物为甲硝唑,500mg 口服,每日 2 次,共 7 日;0.75% 甲硝唑凝胶,用涂药器在阴道内涂敷用药,每日 1 次,共 5 日;或 2% 克林霉素乳膏,单剂量睡前阴道用药,每晚 1 次,共 7 日。替代疗法是克林霉素,300mg 口服,每日两次,共 7 日;或克林霉素片,100mg 阴道用药,每晚 1 次,共 3 日(Workowski,2015)。关于 BV 是否是性传播感染仍有争议。但研究发现对男性伴侣的治疗似乎不会降低复发率(Amaya-Guio,2016)。

■ 滴虫性阴道炎

诊断

阴道毛滴虫引起的阴道炎很常见,美国女性患病率接近 3%(Allsworth,2009;Satterwhite,2013)。与年轻女性相比,30 岁以上患者的患病率更高。危险因素包括非洲裔美国人、阴道冲洗和多个性伴侣(Sutton,2007)。在女性中,常累及的感染部位包括尿道、宫颈和阴道。典型的临床表现有黄色脓性分泌物、外阴阴道瘙痒、充血和斑状阴道炎,通常称的"草莓宫颈"指宫颈充血呈红色斑点状(Wølner-Hanssen,1989)。

在显微镜下,滴虫呈梨形,有鞭毛,活动,有时比白细胞大。用生理盐水悬滴法可在显微镜下清楚地发现滴虫移动。对阴道分泌物尽快检查有利于检测滴虫移动,因为滴虫在低温时运动减慢。有时,也可在巴氏涂

片上偶然发现阴道毛滴虫。这两种显微镜玻片检查诊断的敏感性低,仅接近 60%(Krieger,1988;Wiese,2000)。而且,巴氏涂片还可能产生假阳性结果。因此,巴氏涂片发现滴虫时还需要进行湿片显微镜检查或其他诊断方法加以确认(ACOG,2017c)。其他检查方法中,培养成本高、时间长、敏感性为 75%~95%(Association of Public Health Laboratories,2016;Huppert,2007)。还可取阴道、子宫颈内或尿液等标本进行实验室 NAAT 分析,在几分钟到几小时内完成,敏感性高达 95%~100%(Schwebke,2011;Van Der Pol,2014)。也可以进行快速 POC 测试,但可能降低检测敏感性。OSOM 滴虫快速检测可在 10 分钟获得结果,适合办公室使用,检测敏感性为 88%~98%(Herbst de Cortina,2016)。

治疗

甲硝唑,2g 顿服,可有效根除阴道毛滴虫。对于合并 HIV 感染的患者,甲硝唑,500mg 口服,每日 2 次,共 7 日,可以改善疗效。由于毛滴虫病患者的重复感染率很高,因此建议所有性活跃的女性在初始治疗后 3 个月内重新复查阴道毛滴虫(Workowski,2015)。

甲硝唑是一种 FDA 分级 B 类药物,不具有致畸性或胎儿毒性,但在动物研究中显示出一定的致瘤性(Briggs,2015;Czeizel,1998)。因此,制造商不建议在孕早期使用甲硝唑(Pfizer,2016)。替硝唑是一种 FDA 分级 C 类药物,孕期使用的相关资料很少,因此孕期治疗首选甲硝唑。甲硝唑和替硝唑具有相似的化学结构,对甲硝唑过敏的人也可能对替硝唑过敏。对于过敏患者,甲硝唑脱敏有效,Helms 等(2008)在研究中详述了这种脱敏方案。药物生产商建议在最后一次口服甲硝唑 24 小时后方可进行母乳喂养。对于替硝唑,则是在服药 72 小时后进行母乳喂养。

在围产期,滴虫性阴道炎患者通过直接接触经产道传染给胎儿很罕见,但可能导致新生儿呼吸道或生殖器感染(Bruins,2013;Trintis,2010)。一些研究表明滴虫感染与早产有关。其他一些研究则表明这种感染与未足月胎膜早破和小于胎龄儿有关(Silver,2014)。然而,Klebanoff 等(2001)的一项随机研究发现,治疗滴虫感染并未降低早产率。但 Mann 等(2009)研究发现治疗滴虫病感染反而与早产率增加有关。

总之,对有症状的妇女进行治疗是合理的,治疗方法如上所述。不建议对大多数无症状的妇女在孕期进行筛查。但对合并 HIV 感染的孕妇,应建议在第一次产前检查时进行筛查并及时治疗。因为对合并 HIV 感

染的孕妇,患滴虫性阴道炎可能是 HIV 垂直传播的危险因素(Gumbo,2010;Workowski,2015)。

■ 外阴阴道念珠菌病

通过对阴道分泌物的培养,孕期有接近 20% 妇女可发现白念珠菌或其他念珠菌感染。阴道念珠菌病与早产并无明显相关性(Cotch,1998;Kiss,2004;Roberts,2015)。因此,无症状的定植不需要治疗。但阴道念珠菌感染可导致机体异常分泌物增多。

对于有症状的阴道念珠菌感染,有效治疗的药物包括 100mg 咪康唑阴道栓剂、2% 布康唑乳膏、1% 克霉唑乳膏、2% 咪康唑乳膏或 0.4% 特康唑乳膏,使用其中任何一种药物阴道用药,每日 1 次,共 7 日。较短的 3 日方案是使用 2% 克霉唑乳膏、4% 咪康唑乳膏、0.8% 噻康唑乳膏、200mg 咪康唑或 80mg 特康唑栓剂,以上任一种阴道用药,每日 1 次(Workowski,2015)。有些妇女孕期感染可能会复发并需要重复治疗。在这些病例中,有症状感染通常会在终止妊娠后消退(Sobel,2007)。ACOG(2017c)和 CDC 建议使用局部用药而非口服唑类药物治疗有症状的外阴阴道念珠菌病。正如第 12 章所述,虽然一般认为口服氟康唑无致畸作用,但在 2016 年,FDA 发布了其可能与流产相关,并发出了安全警告(Mølgaard-Nielsen,2016)。

人类免疫缺陷病毒感染

■ 发病机制与流行病学

获得性免疫缺陷综合征(acquired immunodeficiency syndrome,AIDS;译者注:简称艾滋病)的病原体是 RNA 反转录病毒,即人类免疫缺陷病毒(human immunodeficiencyviruses,HIV),包括 HIV-1 和 HIV-2。世界范围大部分病例由 HIV-1 引起。性传播为主要的传播途径。病毒还可以通过血液传播、分娩过程中传播或母乳喂养时传播给胎儿或新生儿。传播 HIV 的主要决定因素是血浆 HIV-1 病毒载量。

当黏膜树突状细胞与 HIV 包膜糖蛋白结合时即发生性传播。随后树突状细胞将病毒颗粒提呈给 T 淋巴细胞。这些淋巴细胞通过糖蛋白表面抗原分化集群 4(简称 CD4)进行表型定义。CD4 位点是病毒受体。CD4 T 淋巴细胞一旦被攻击可能会死亡,AIDS 患者的临床表现是严重免疫缺陷、各种机会感染和肿瘤。

2013 年 CDC(2016c)估计美国有超过 120 万例

HIV/AIDS 病例,其中新发感染病例超过 3.9 万例。在美国每年约有 8 500 例 HIV/AIDS 女性分娩。围产期获得性 HIV 感染病例数量会急剧下降,2013 年围产期 HIV 传播率为 1.8%(CDC,2016b,2017),主要原因为对孕妇实施产前 HIV 检测和对孕妇及新生儿进行抗反转录病毒治疗(antiretroviral therapy,ART)。

■ 临床表现

HIV 从感染到出现临床症状,潜伏期平均为 3~6 周。急性 HIV 感染症状与许多其他病毒感染综合征相似,通常持续小于 10 天。一般症状包括发热、乏力、皮疹、头痛、淋巴结肿大、咽炎、肌痛、恶心和腹泻。在症状消退后,病毒血症水平降低到调定点,而病毒负荷最高的患者在该时期会更快进展到 AIDS 和死亡(Fauci,2007)。据美国 CDC 称,AIDS 是指感染 HIV 后出现 CD4 T 细胞计数<200/μL,CD4 T 细胞占所有淋巴细胞的不足 14% 或出现 AIDS 相关的几种疾病之一(Schneider,2008;Selik,2014)。感染途径、病毒致病性、最初病毒定植和宿主免疫状态均影响疾病进展快慢。

■ 产前 HIV 筛查

美国 CDC(2006b)、ACOG(2016e)推荐女性自愿进行产前筛查。即告知妇女 HIV 检测包括在一套完整的产前检查中,但可以拒绝该项检查。应告知妇女 HIV 相关知识但不需其签署特定同意书。通过这种方式,HIV 检测率得以提高。有关 HIV 筛查的具体法律规定在不同的州有所不同,参见相关网址。

推荐所有孕妇在妊娠晚期(最好在孕 36 周之前)重复进行检测。对于有 HIV 感染高危女性、高风险地区(HIV 孕妇感染率为 1/1 000)的女性,建议重复进行检测(Workowski,2015)。高危因素包括注射吸毒、卖淫、性伴侣怀疑或已知感染 HIV、多个性伴侣或患其他 STDs(ACOG,2016e)。

最初的 HIV 实验室筛查检测是一种抗原/抗体结合免疫测定,可检测针对 HIV-1 和 HIV-2 的抗体并检测 HIV-1 p24 抗原(CDC,2014)。在感染后 1 个月内,多数患者可以检测到抗体,因此,抗体检测阳性不排除早期感染。而对于急性原发性 HIV 感染,可以通过检测病毒 p24 核心抗原或病毒 RNA 进行诊断。除非已知发生过 HIV 暴露,否则不需要对初始免疫测定阴性的标本进行进一步检测。

如图 65-7 所示,对于抗原/抗体结合免疫测定结果具有"反应性"(即阳性)的标本,应使用将 HIV-1 抗体

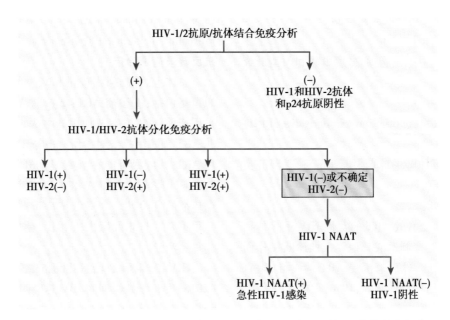

图 65-7　HIV 检测流程图。在浅蓝色线的流程中,对于在初始抗原/抗体结合免疫测定中具有反应性并且对 HIV-1/HIV-2 抗体分化免疫测定具有非反应性或不确定性的样品,进行核酸扩增试验(NAAT)检测。HIV-1 NAAT 阳性结果和非反应性 HIV-1/HIV-2 抗体分化免疫测定结果表明急性 HIV-1 感染。HIV-1 NAAT 阳性结果和不确定的 HIV-1/HIV-2 抗体分化免疫测定结果表明存在 HIV-1 感染。HIV-1 NAAT 阴性结果和非反应性或不确定的 HIV-1/HIV-2 抗体分化免疫测定结果表明初始抗原/抗体组合免疫测定的假阳性结果

(资料来源:CDC,2014.)

和 HIV-2 抗体区分开的抗体免疫测定法进行检测。HIV-1/HIV-2 抗体分化免疫测定可分别对 HIV-1 抗体、HIV-2 抗体或 HIV 未分化抗体产生阳性或阴性结果。如果任何两种连续免疫测定结果不一致,则进行 HIV-1 NAAT 定性或 HIV RNA 定量测试(CDC,2014)。

　　分娩时,对未进行过 HIV 检测的女性应该抽取血液样本进行第四代 HIV 抗原/抗体组合筛查试验。检测结果阴性不需要确认。但若最近有 HIV 暴露,尽管 HIV 检测阴性,仍需考虑围产期干预以减少围产期传播。建议重复检测以排除未在初次检测中识别的早期感染。如果第四代 HIV 检测结果阳性,则需开始围产期和新生儿干预以减少围产期传播,包括避免母乳喂养,尽管可以储存母乳直到得出确诊检测结果。如果确诊检测结果为阴性,可以停止干预。应根据图 65-7 中的实验室检测流程确认初始 HIV 测试的阳性结果,并从抗原/抗体组合免疫测定开始。

■ 垂直传播

　　孕妇病毒载量与新生儿感染率直接相关。研究发现当孕妇病毒 RNA 水平<400 拷贝/mL,新生儿感染率为 1%,当病毒 RNA 水平>30 000 拷贝/mL 时,新生儿感染率为 23%(Cooper,2002)。另有研究发现受孕前和妊娠期间接受 ART 孕妇所生的 2 615 例婴儿中,病毒载量<50 拷贝/mL 的孕妇未出现垂直传播(Mandelbrot,2015)。然而,任何 HIV RNA 水平都可能发生 HIV 传播,包括目前的方法不可检测到的 HIV。经胎盘 HIV 传播可以早期发生,在选择性流产的标本中也可发现病毒(Lewis,1990)。Kourtis 等(2001)研究发现 20% 的垂直传播发生在孕 36 周之前,50% 发生在分娩前,30% 发生在分娩时。母乳喂养的传播率可能高达 30% ~ 40%,与 HIV 病毒载量增加有关(Kourtis,2006,2007;Slyker,2012)。在非妊娠个体中,伴随的其他 STDs 与 HIV 水平传播呈正相关。有证据显示合并 STDs 可能会增加垂直传播率(Schulte,2001;Watts,2012)。

■ 产前保健

　　需要特别关注感染 HIV 的孕妇,并且建议其咨询相关领域专家。美国围产期艾滋病热线是一项联邦政府资助的服务,可为 HIV 感染孕妇提供免费的产前、产时或产后咨询。在帕克兰医院,对 HIV 感染孕妇的初步评估如下。

- 包括血清肌酐、血常规和菌尿症筛查在内的标准产前实验室检查。
- 血浆 HIV RNA 定量-病毒负荷和 CD4 T 淋巴细胞计

数及抗反转录病毒药物耐药性检测。

- 血浆肝脏转氨酶水平。
- HSV-1 和 HSV-2、巨细胞病毒、弓形虫病和丙型肝炎筛查。
- 基线胸片。
- 皮肤结核菌素试验(purified protein derivative,PPD)或干扰素释放试验。
- 评估是否需要接种肺炎球菌、甲型肝炎、乙型肝炎和流行性感冒疫苗。
- 超声检查估算胎龄。

在妊娠期间,接受有效 ART 的女性 HIV 垂直传播的风险没有因羊膜腔穿刺术或其他侵入性诊断操作而增加(Floridia,2017)。对于未接受 ART 的女性,垂直传播风险上升约 2 倍(Mandelbrot,1996)。如果进行羊膜腔穿刺术,则应采取措施避免穿刺时 HIV 通过胎盘

(Panel on Treatment of HIV-Infected Pregnant Women and Prevention of Perinatal Transmission,2016)。

抗反转录病毒治疗

总体上,抑制病毒载量和减少 HIV 垂直传播的理想策略包括:①孕前 ART;②产前 ART;③分娩时继续采用产前 ART 方案及加用齐多夫定静脉滴注;④新生儿 ART 预防治疗。对于所有感染 HIV 的孕妇,建议使用 ART,并应尽可能在妊娠早期开始治疗。无论 CD4 T 细胞计数或 HIV RNA 水平如何,治疗均能降低围产期传播的危险性。为降低抗病毒药物耐药性,坚持治疗很重要。与非妊娠成人相比,孕妇需用至少三种抗病毒药治疗。

HIV 感染孕妇治疗和围产期预防传播工作组(2016)发布了妊娠期间 HIV 感染四种不同情况下具体治疗方案的指南(表65-5),总结如下。

表 65-5　妊娠期 HIV 抗反转录病毒药物使用的建议

临床情况	推荐方案
怀孕且正在使用 ART	如果病毒抑制效果明显且患者可耐受,则继续原 ART 方案治疗
怀孕且未使用过 ART	开始 ART,起始治疗方案包括两种 NRTIs 加全剂量利托那韦增强型蛋白酶抑制剂或整合酶抑制剂
	首选的两种 NRTIs 组合:阿巴卡韦/拉米夫定,富马酸盐替诺福韦酯(TDF)/恩曲他滨,或 TDF/拉米夫定。如果使用阿巴卡韦,需进行 HLA-B*5701 检测排除潜在的过敏反应
	首选的蛋白酶抑制剂:阿扎那韦/利托那韦或地瑞那韦/利托那韦
	首选的整合酶抑制剂:雷特格韦
曾使用 ART 但目前已经停止治疗	根据原治疗方案和耐药性检测结果开始 ART
已经临产且未使用过 ART	静脉使用齐多夫定。
分娩前护理	参见产前筛查检测表
	尽早启动 ART
	对于 HIV RNA 水平>500~1 000 拷贝/mL 者,进行 HIV 抗反转录病毒药物耐药性检测,但不要因为等待检测结果延迟 ART 启动
	开始(或改变)ART 药物后每 2~4 周重复检测 HIV RNA 水平;每月一次直到检测不到 RNA;然后至少每 3 个月重复检测一次;最后在孕 34~36 周制定分娩计划
	应在初次就诊时每隔 3~6 个月监测 CD4+计数水平
分娩时护理	如果在临产或 ROM 前,HIV RNA 水平>1 000 拷贝/mL 或不明,孕 38 周行剖宫产术
	如果已经临产或 ROM,HIV RNA 水平>1 000 拷贝/mL 或不明,剖宫产术的好处不明确,分娩计划应根据个体情况考虑
	如果 HIV RNA 水平≤1 000 拷贝/mL,可经阴道分娩,剖宫产不常规推荐
	如果 HIV RNA 水平>1 000 拷贝/mL 临近分娩,则开始静脉使用 ZDV。以 2mg/kg 负荷剂量静脉滴注 1 小时以上,然后以 1mg/(kg·h)静脉滴注直至分娩。静脉使用 ZDV 应在剖宫产术前 3 小时开始。
	分娩前 ART 的患者可在分娩期间用小口喝水的方式送服药

资料来源:Panel on Treatment of HIV-Infected Pregnant Women and Prevention of Perinatal Transmission,2016. Department of Health and Human Services.
ART,抗反转录病毒疗法;NRTI,核苷类逆转录酶抑制剂;ROM,胎膜早破;ZDV,齐多夫定。

第一，早孕期开始已经使用 ART 的孕妇，如果病毒抑制效果明显则鼓励孕期继续原 ART 方案治疗。但地达诺新、司坦夫定和全剂量利托那韦除外，它们与利托那韦增强剂不同，这些药物对妊娠有不良影响，但并非致畸。

第二，从未接受过 ART 的 HIV 感染女性，无论处于何种妊娠阶段，都应给予 ART。一般来说，起始治疗方案包括两种核苷逆转录酶抑制剂加上全剂量利托那韦增强型蛋白酶抑制剂或整合酶抑制剂。

第三，既往接受 ART 但目前已经停止治疗的女性，由于既往的 ART 增加了她们对 HIV 治疗药物的耐药性，必须检测耐药性。通常 ART 在耐药性检测之前开始。在这种情况下，如果既往有进行过耐药性检测，本次 ART 起始方案药物选择时应参考过去的耐药性检测结果，另外还应参考原治疗方案和当前的妊娠期 ART 指南。最后根据本次耐药性检测结果修改起始药物治疗方案。

对于这三类接受分娩前 ART 的女性，表 65-5 概括了治疗期间监测的具体内容。大多数对病毒有足够免疫应答的患者，在开始治疗后 1~4 周内至少有 1 个对数病毒载量下降。对于无这种下降的患者，应回顾耐药性检测结果、确认患者用药依从性，然后修改治疗方案。

在分娩过程中，口服药物可以小口喝水送服。对于 HIV RNA 病毒载量>1 000 拷贝/mL 或分娩前病毒载量未知的女性，应静脉给予齐多夫定。在帕克兰医院，无论 HIV RNA 病毒载量如何，均会对所有 HIV 阳性女性分娩时静脉给予齐多夫定。具体用法是：齐多夫定以 2mg/kg 负荷剂量静脉滴注 1 小时以上，然后以 1mg/(kg·h) 静脉滴注直至分娩。对于分娩前已经口服齐多夫定的孕妇，可以停止口服用药，代之以静脉给药。择期剖宫产的 HIV 感染女性，静脉滴注齐多夫定负荷剂量治疗后，再继续维持治疗 2 小时，静脉滴注齐多夫定总时间为 3 小时。

第四，临产且未服用任何抗反转录病毒药物的女性，在分娩时应静脉给予齐多夫定。

■ 分娩计划

在分娩过程中，人工破膜、胎儿头皮电极放置、会阴切开术和手术助产需有明确的产科适应证（Mandelbrot，1996；Peters，2016）。当需要缩短产程以进一步减少 HIV 传播时可进行助产。早产儿可延迟脐带结扎。

也可进行分娩镇痛。对于产后出血最好使用催产素和类前列腺素类药物。麦角新碱和其他麦角生物碱类能与反转录病毒酶和蛋白酶抑制剂发生相互作用而导致严重的血管收缩。

在某些情况下，剖宫产术降低了围产期 HIV 传播风险（European Mode of Delivery Collaboration，1999；International Perinatal HIV Group，1999）。ACOG（2017b）建议对 HIV-1 RNA 载量>1 000 拷贝/mL 的感染女性行择期剖宫产术。分娩时机选择在孕 38 周以尽量减少自然临产的发生。

对于 HIV RNA 水平≤1 000 拷贝/mL 的女性，暂无足够数据支持剖宫产术是否更有益，对于已进行 ART 并实现病毒抑制的孕妇，择期剖宫产术不一定进一步降低 HIV 传播风险（Briand，2013；Jamieson，2007；Read，2005）。这类患者可以选择经阴道分娩。但如果这类患者在充分知情后仍然选择剖宫产分娩，分娩时机应选择在孕 39 周。同样，对这类有产科指征的低病毒载量患者，剖宫产术应尽可能在孕 39 周时进行。

■ 产后保健

母乳喂养增加垂直传播风险，在美国配方奶粉很普遍，并不推荐 HIV 阳性女性母乳喂养（Read，2003）。但在营养缺乏的国家，感染性疾病和营养不良才是婴儿死亡的主要原因，世界卫生组织（2016）推荐这些国家 HIV 感染女性的婴儿在出生后 6~12 个月内进行纯母乳喂养。

HIV 感染女性治疗和围产期传播预防小组（2016）不建议在产后停止使用 ART，而应该终生持续治疗，以利于病毒抑制。最好所有计划怀孕的妇女都接受 ART，并且在受孕前将血浆病毒载量降低至低于可检测水平。前一次妊娠期病毒载量的抑制可降低下次妊娠的垂直传播率（French，2014；Mandelbrot，2015；Stewart，2014；Townsend，2014）。对于计划再次怀孕的 HIV 感染女性，只要维持 ART，再次怀孕对疾病进展无显著影响（Calvert，2015）。产后 HIV 护理对于维持病毒抑制至关重要（Swain，2016）。

对于未感染 HIV 但其性伴侣 HIV 血清阳性的女性，目前指南推荐其感染的伴侣中使用高活性抗反转录病毒以达到病毒抑制（治疗作为预防），并考虑对该 HIV 阴性的女性使用抗反转录病毒暴露前预防治疗。已经充分了解病情的夫妇在排卵期可以考虑不使用避孕套受精或采取人工授精或试管婴儿的方式助孕

（Brooks，2017；Kawwass，2017）。

相反，如果无怀孕计划，则需采取有效的避孕措施（第38章）。应告知患者如何减少高风险性行为，以防止HIV传播并减少感染其他STDs的可能。同样地，HIV感染女性的某些特殊妇科疾病，如生殖器肿瘤，需要引起重视（ACOG，2016a；Werner，2016）。

（朱玉霞　翻译　樊尚荣　审校）

参考文献

附录

附录Ⅰ　血浆和血液成分

血液学

	非妊娠期成人[a]	早期妊娠	中期妊娠	晚期妊娠	参考文献
促红细胞生成素[b]/(U·L^{-1})	4~27	12~25	8~67	14~222	7,10,47
铁蛋白[b]/(ng·mL^{-1})	10~150[d]	6~130	2~230	0~116	7,10,39,42,45,47,62,70
红细胞叶酸/(ng·mL^{-1})	150~450	137~589	94~828	109~663	45,46,72
血清叶酸/(ng·mL^{-1})	5.4~18.0	2.6~15.0	0.8~24.0	1.4~20.7	7,43,45,46,53,58,72
结合珠蛋白/(mg·mL^{-1})	25~250	130±43	115±50	135±65	26A
血红蛋白[b]/(g·dL^{-1})	12~15.8[d]	11.6~13.9	9.7~14.8	9.5~15.0	10,45,47,58,62
红细胞比容[b]/%	35.4~44.4	31.0~41.0	30.0~39.0	28.0~40.0	6,7,10,42,45,58,66
总铁结合力(TIBC)[b]/(μg·dL^{-1})	251~406	278~403	未见报告	359~609	62
血清铁[b]/(μg·dL^{-1})	41~141	72~143	44~178	30~193	10,62
平均血红蛋白含量(MCH)/(pg·cell^{-1})	27~32	30~32	30~33	29~32	42
平均血细胞体积(MCV)/m^3	79~93	81~96	82~97	81~99	6,42,45,58
血小板/(10^9·L^{-1})	165~415	174~391	155~409	146~429	4,6,16,42,45
血小板平均容积(MPV)/μm^3	6.4~11.0	7.7~10.3	7.8~10.2	8.2~10.4	42
红细胞计数(RBC)/(10^6·mm^{-3})	4.00~5.20[d]	3.42~4.55	2.81~4.49	2.71~4.43	6,42,45,58
红细胞分布宽度(RDW)/%	<14.5	12.5~14.1	13.4~13.6	12.7~15.3	42
白细胞计数(WBC)/(10^3·mm^{-3})	3.5~9.1	5.7~13.6	5.6~14.8	5.9~16.9	6,9,42,45,58
中性粒白细胞/(10^3·mm^{-3})	1.4~4.6	3.6~10.1	3.8~12.3	3.9~13.1	4,6,9,42
淋巴细胞/(10^3·mm^{-3})	0.7~4.6	1.1~3.6	0.9~3.9	1.0~3.6	4,6,9,42
单核细胞/(10^3·mm^{-3})	0.1~0.7	0.1~1.1	0.1~1.1	0.1~1.4	6,9,42
嗜酸性粒细胞/(10^3·mm^{-3})	0~0.6	0~0.6	0~0.6	0~0.6	6,9
嗜碱性粒细胞/(10^3·mm^{-3})	0~0.2	0~0.1	0~0.1	0~0.1	6,9
转铁蛋白/(mg·dL^{-1})	200~400[e]	254~344	220~441	288~530	39,42
非转铁蛋白饱和度/%	22~46[b]	未见报告	10~44	5~37	47
转铁蛋白饱和度/%	22~46[b]	未见报告	18~92	9~98	47

附录

凝血功能

	非妊娠期成人[a]	早期妊娠	中期妊娠	晚期妊娠	参考文献
抗凝血酶Ⅲ/%	70~130	89~114	78~126	82~116	15,16,39A
D-二聚体/($\mu g \cdot mL^{-1}$)	0.22~0.74	0.05~0.95	0.32~1.29	0.13~1.7	16,25,25C,35,39A,41A,51
凝血因子Ⅴ/%	50~150	75~95	72~96	60~88	40
凝血因子Ⅶ/%	50~150	100~146	95~153	149~2 110	16
凝血因子Ⅷ/%	50~150	90~210	97~312	143~353	16,40
凝血因子Ⅸ/%	50~150	103~172	154~217	164~235	16
凝血因子Ⅺ/%	50~150	80~127	82~144	65~123	16
凝血因子Ⅻ/%	50~150	78~124	90~151	129~194	16
纤维蛋白原/($mg \cdot dL^{-1}$)	233~496	244~510	291~538	301~696	16,25,25C,39A,41A,42,51
纤连蛋白/($mg \cdot L^{-1}$)	290±85	377±309	315±295	334±257	27A
同型半胱氨酸（$\mu mol \cdot L^{-1}$)	4.4~10.8	3.34~11	2.0~26.9	3.2~21.4	43,45,46,53,72
国际标准化比值（INR）	0.9~1.04[g]	0.86~1.08	0.83~1.02	0.80~1.09	15,41A
部分活化凝血酶时间/s	26.3~39.4	23.0~38.9	22.9~38.1	22.6~35.0	15,16,41A,42
凝血酶原时间/s	12.7~15.4	9.7~13.5	9.5~13.4	9.6~12.9	16,41A,42
功能性蛋白质 C/%	70~130	78~121	83~133	67~135	15,24,40
总蛋白 S/%	70~140	39~105	27~101	33~101	16,24,40
游离蛋白 S/%	70~140	34~133	19~113	20~65	24,40
功能性活化蛋白 S/%	65~140	57~95	42~68	16~42	40
凝血酶时间（TT）/s	17.7±2.8	16.1±1.5	15.4±2.7	16.5±2.4	27A
血栓调节蛋白/($ng \cdot mL^{-1}$)	2.7±3.1	4.3±1.3	4.2±1.2	3.6±1.3	27A
组织型纤溶酶原激活物/($ng \cdot mL^{-1}$)	1.6~13[h]	1.8~6.0	2.36~6.6	3.34~9.20	15,16,25C
组织型纤维蛋白溶酶原激活抑制剂-1/($ng \cdot mL^{-1}$)	4~43	16~33	36~55	67~92	16,25C
von Willebrand 因子抗原/%	75~125	62~318	90~247	84~422	39A,44A,73
ADAMTS-13,von Willebrand 裂解酶/%	40~170[i]	40~160	22~135	38~105	39A,44A

生化检查

	非妊娠期成人[a]	早期妊娠	中期妊娠	晚期妊娠	参考文献
丙氨酸转氨酶（ALT）/($U \cdot L^{-1}$)	7~41	3~30	2~33	2~25	5,39,42,70
白蛋白/($g \cdot dL^{-1}$)	4.1~5.3[d]	3.1~5.1	2.6~4.5	2.3~4.2	3,5,26,29,39,42,72
碱性磷酸酶/($U \cdot L^{-1}$)	33~96	17~88	25~126	38~229	3,5,39,42,70
抗 α1- 胰蛋白酶（$mg \cdot dL^{-1}$)	100~200	225~323	273~391	327~487	42
甲胎蛋白/($ng \cdot mL^{-1}$)	—	—	~130~400	~130~590	39B
血氨/μM	31.0±3.2	—	—	27.3±1.6	31A
淀粉酶/($U \cdot L^{-1}$)	20~96	24~83	16~73	15~81	32,39,42,68
阴离子间隙/($mmol \cdot L^{-1}$)	7~16	13~17	12~16	12~16	42
天冬氨酸转氨酶（AST）/($U \cdot L^{-1}$)	12~38	3~23	3~33	4~32	5,39,42,70
碳酸氢盐/($mmol \cdot L^{-1}$)	22~30	20~24	20~24	20~24	42
总胆红素/($mg \cdot dL^{-1}$)	0.3~1.3	0.1~0.4	0.1~0.8	0.1~1.1	5,39

生化检查(续)

	非妊娠期成人[a]	早期妊娠	中期妊娠	晚期妊娠	参考文献
非结合胆红素/$(mg \cdot dL^{-1})$	0.2~0.9	0.1~0.5	0.1~0.4	0.1~0.5	5,42
结合胆红素/$(mg \cdot dL^{-1})$	0.1~0.4	0~0.1	0~0.1	0~0.1	5
胆汁酸/$(\mu mol \cdot L^{-1})$	0.3~4.8[j]	0~4.9	0~9.1	0~11.3	5,14
CA-125/$(\mu g \cdot mL^{-1})$	7.2~27	2.2~268	12~25.1	16.8~43.8	3A,30A,67A
离子钙/$(mg \cdot dL^{-1})$	4.5~5.3	4.5~5.1	4.4~5.0	4.4~5.3	26,42,48,56
总钙/$(mg \cdot dL^{-1})$	8.7~10.2	8.8~10.6	8.2~9.0	8.2~9.7	3,29,39,42,48,56,63
血浆铜蓝蛋白/$(mg \cdot dL^{-1})$	25~63	30~49	40~53	43~78	42,44
氯化物/$(mEq \cdot L^{-1})$	102~109	101~105	97~109	97~109	20,39,42
肌酐/$(mg \cdot dL^{-1})$	0.5~0.9[d]	0.4~0.7	0.4~0.8	0.4~0.9	39,42,45
γ谷氨酰胺转移酶(GGT)/$(U \cdot L^{-1})$	9~58	2~23	4~22	3~26	5,42,39,70
乳酸脱氢酶/$(U \cdot L^{-1})$	115~221	78~433	80~447	82~524	42,29,39,70
脂肪酶/$(U \cdot L^{-1})$	3~43	21~76	26~100	41~112	32
镁/$(mg \cdot d^{-1}L)$	1.5~2.3	1.6~2.2	1.5~2.2	1.1~2.2	3,26,29,39,42,48,63
渗透压/$(mOsm \cdot kgH_2O^{-1})$	275~295	275~280	276~289	278~280	17,63
磷酸盐/$(mg \cdot dL^{-1})$	2.5~4.3	3.1~4.6	2.5~4.6	2.8~4.6	3,26,33,39,42
钾/$(mEq \cdot L)$	3.5~5.0	3.6~5.0	3.3~5.0	3.3~5.1	20,26,29,39,42,63,66
前白蛋白/$(mg \cdot dL^{-1})$	17~34	15~27	20~27	14~23	42
总蛋白/$(g \cdot dL^{-1})$	6.7~8.6	6.2~7.6	5.7~6.9	5.6~6.7	26,29,42
钠/$(mEq \cdot L^{-1})$	136~146	133~148	129~148	130~148	17,26,29,39,42,63,66
尿素氮/$(mg \cdot dL^{-1})$	7~20	7~12	3~13	3~11	20,39,42
尿酸/$(mg \cdot dL^{-1})$	2.5~5.6[d]	2.0~4.2	2.4~4.9	3.1~6.3	17,39,42

内分泌代谢检测

	非妊娠期成人[a]	早期妊娠	中期妊娠	晚期妊娠	参考文献
醛固酮/$(ng \cdot dL^{-1})$	2~9	6~104	9~104	15~101	21,34,69
血管紧张素转换酶(ACE)/$(U \cdot L^{-1})$	9~67	1~38	1~36	1~39	20,54
皮质醇/$(\mu g \cdot dL^{-1})$	0~25	7~19	10~42	12~50	42,69
血红蛋白 A_{1C}/%	4~6	4~6	4~6	4~7	48,49,59
甲状旁腺激素/$(pg \cdot mL^{-1})$	8~51	10~15	18~25	9~26	3
甲状旁腺激素相关蛋白/$(pmol \cdot L^{-1})$	< 1.3[e]	0.7~0.9	1.8~2.2	2.5~2.8	3
血浆肾素活性/$(ng \cdot mL^{-1} \cdot h^{-1})$	0.3~9.0[e]	未见报告	7.5~54.0	5.9~58.8	20,34
促甲状腺激素(TSH)/$(\mu IU \cdot mL^{-1})$	0.34~4.25	0.60~3.40	0.37~3.60	0.38~4.04	39,42,57
甲状腺结合球蛋白/$(mg \cdot dL^{-1})$	1.3~3.0	1.8~3.2	2.8~4.0	2.6~4.2	42
游离甲状腺素(fT_4)/$(ng \cdot dL^{-1})$	0.8~1.7	0.8~1.2	0.6~1.0	0.5~0.8	42,57
总甲状腺素(T_4)/$(\mu g \cdot dL^{-1})$	5.4~11.7	6.5~10.1	7.5~10.3	6.3~9.7	29,42
游离三碘甲状腺原氨酸(fT_3)/$(pg \cdot mL^{-1})$	2.4~4.2	4.1~4.4	4.0~4.2	未见报告	57
总三碘甲状腺原氨酸(T_3)/$(ng \cdot dL^{-1})$	77~135	97~149	117~169	123~162	42

附录

维生素和矿物质

	非妊娠期成人	早期妊娠	中期妊娠	晚期妊娠	参考值
铜/(μg·dL^{-1})	70~140	112~199	165~221	130~240	2,30,42
硒/(μg·L^{-1})	63~160	116~146	75~145	71~133	2,42
维生素 A/(μg·dL^{-1})	20~100	32~47	35~44	29~42	42
维生素 B$_{12}$/(pg·mL^{-1})	279~966	118~438	130~656	99~526	45,72
维生素 C(抗坏血酸)/(mg·dL^{-1})	0.4~1.0	未见报告	未见报告	0.9~1.3	64
1,25-羟基维生素 D/(pg·mL^{-1})	25~45	20~65	72~160	60~119	3,48
24,25-羟基维生素 D/(ng·mL^{-1})	0.5~5.0[e]	1.2~1.8	1.1~1.5	0.7~0.9	60
25-羟基维生素 D/(ng·mL^{-1})	14~80	18~27	10~22	10~18	3,60
维生素 E(生育酚)/(μg·mL^{-1})	5~18	7~13	10~16	13~23	42
锌/(μg·dL^{-1})	75~120	57~88	51~80	50~77	2,42,58

自身免疫和炎症介质

	非妊娠期成人[a]	早期妊娠	中期妊娠	晚期妊娠	参考文献
补体 3/(mg·dL^{-1})	83~177	62~98	73~103	77~111	42
补体 4/(mg·dL^{-1})	16~47	18~36	18~34	22~32	42
C 反应蛋白/(mg·L^{-1})	0.2~3.0	未见报告	0.4~20.3	0.4~8.1	28
红细胞沉降率/(mm·h^{-1})	0~20[d]	4~57	7~47	13~70	71
IgA/(mg·dL^{-1})	70~350	95~243	99~237	112~250	42
IgG/(mg·dL^{-1})	700~1 700	981~1 267	813~1 131	678~990	42
IgM/(mg·dL^{-1})	50~300	78~232	74~218	85~269	42

性激素

	非妊娠期成人[a]	早期妊娠	中期妊娠	晚期妊娠	参考文献
硫酸脱氢表雄酮(DHEAS)(μmol·L^{-1})	1.3~6.8[e]	2.0~16.5	0.9~7.8	0.8~6.5	52
雌二醇(pg·mL^{-1})	<20~443[d,f]	188~2 497	1 278~7 192	6 137~3 460	13,52
孕酮(ng·mL^{-1})	<1~20[d]	8~48		99~342	13,52
催乳素(ng·mL^{-1})	0~20[d]	36~213	110~330	137~372	3,13,38,49
性激素结合球蛋白(nmol·L^{-1})	18~114[d]	39~131	214~717	216~724	1,52
睾酮(ng·dL^{-1})	6~86[d]	25.7~211.4	34.3~242.9	62.9~308.6	52
17-羟基孕酮(nmol·L^{-1})	0.6~10.6[d,e]	5.2~28.5	5.2~28.5	15.5~84	52

脂类

	非妊娠期成人[a]	早期妊娠	中期妊娠	晚期妊娠	参考文献
总胆固醇/(mg·dL^{-1})	<200	141~210	176~299	219~349	8,18,31,42
高密度脂蛋白/(mg·dL^{-1})	40~60	40~78	52~87	48~87	8,18,31,42,55
低密度脂蛋白/(mg·dL^{-1})	<100	60~153	77~184	101~224	8,18,31,42,55
极低密度脂蛋白/(mg·dL^{-1})	6~40[e]	10~18	13~23	21~36	31
甘油三酯/(mg·dL^{-1})	<150	40~159	75~382	131~453	8,18,31,39,42,55
载脂蛋白 A-1/(mg·dL^{-1})	119~240	111~150	142~253	145~262	18,39,49
载脂蛋白 B/(mg·dL^{-1})	52~163	58~81	66~188	85~238	18,39,49

心血管

	非妊娠期成人[a]	早期妊娠	中期妊娠	晚期妊娠	参考文献
心房肽（ANP）/(pg·mL^{-1})	未见报告	未见报告	28.1~70.1	未见报告	11
脑钠肽（BNP）/(pg·mL^{-1})	22±10	22±10	32±15	31±21	12A
肌酸激酶/(U·L^{-1})	39~238[d]	27~83	25~75	13~101	41,42
肌酸激酶-MB/(U·L^{-1})	<6[k]	未见报告	未见报告	1.8~2.4	41
N 端前脑钠肽（NT-pro-BNP）/(pg·mL^{-1})	50±26	60±45	60±40	43±34	12A
肌钙蛋白 I/(ng·mL^{-1})	0~0.08	未见报告	未见报告	0~0.064（产时）	36,65

血气分析

	非妊娠期成人[a]	早期妊娠	中期妊娠	晚期妊娠	参考文献
碳酸氢盐（HCO$_3$）/(mEq·L^{-1})	22~26	未见报告	未见报告	16~22	23
二氧化碳分压/mmHg	38~42	未见报告	未见报告	25~33	23
氧分压/mmHg	90~100	93~100	90~98	92~107	23,67
酸碱度	7.38~7.42（动脉）	7.36~7.52（静脉）	7.40~7.52（静脉）	7.41~7.53（静脉）7.39~7.45（动脉）	23,26

肾功能检查

	非妊娠期成人[a]	早期妊娠	中期妊娠	晚期妊娠	参考文献
有效肾血浆流量/(mL·min^{-1})	492~696[d,e]	696~985	612~1 170	595~945	19,22
肾小球滤过率（GFR）/(mL·min^{-1})	106~132[d]	131~166	135~170	117~182	19,22,50
滤过分数/%	16.9~24.7[l]	14.7~21.6	14.3~21.9	17.1~25.1	19,22,50
尿渗透压/(mOsm·kg^{-1})	500~800	326~975	278~1 066	238~1 034	61
24 小时白蛋白排泄/(mg·24h^{-1})	<30	5~15	4~18	3~22	27,61
24 小时钙排泄/(mmol·24h^{-1})	<7.5[e]	1.6~5.2	0.3~6.9	0.8~4.2	66
24 小时肌酐清除率/(mL·min^{-1})	91~130	69~140	55~136	50~166	22,66
24 小时肌酐排泄/(mmol·24h^{-1})	8.8~14[e]	10.6~11.6	10.3~11.5	10.2~11.4	61
24 小时钾排泄/(mmol·24h^{-1})	25~100[e]	17~33	10~38	11~35	66
24 小时蛋白排泄/(mg·24h^{-1})	<150	19~141	47~186	46~185	27
24 小时钠排泄/(mmol·24h^{-1})	100~260[e]	53~215	34~213	37~149	17,66

[a] 除非有特别说明，所有正常参考值均来源于《哈里森内科学》第 17 版[37]。
[b] 范围包括有铁补充或无铁补充的参考值。
[c] 参考值来源于帕克兰医院病理科实验室手册（*Laboratory Reference Handbook*）（Pathology Department, Parkland Hospital, 2005）。
[d] 特指女性的正常参考范围。
[e] 参考值来源于《哈里森内科学》第 15 版[12]。
[f] 针对围绝经期和月经周期的不同阶段。
[g] 参考值来源于 Cerneca 等[15]。
[h] 参考值来源于 Cerneca 等[15] 和 Choi 等[16]。
[i] 参考值来源于 Mannucci 等[44A]。
[j] 参考值来源于 Bacq 等[5]。
[k] 参考值来源于 Leiserowitz 等[41]。
[l] 参考值来源于 Dunlop[19]。
译者注：为方便查阅对照和尊重原著，本书参考值单位均与所引文献保持一致。

附录

附录Ⅱ. 孕妇超声心动图测量

左心室	早期妊娠	中期妊娠	晚期妊娠	产后
几何参数				
室间隔厚度(IVS$_d$)/mm	7.3±1.0	7.4±1.1	7.8±1.2	7.1±0.9
左心室舒张末期内径(LVEDD)/mm	45.0~47.8	47.0~48.9	47.0~49.6	46.0~48.8
左心室收缩末期内径(LVESD)/mm	28.0~30.0	29.0~30.1	30.0~30.8	28.0~30.6
后壁厚度(PW$_d$)/mm	6.3±0.7	6.6±0.7	6.9±1.0	6.1±0.6
相对室壁厚度(RWT)/mm	0.26~0.36	0.27~0.37	0.28~0.38	0.25~0.35
左心室心肌重量/g	111~121	121~135	136~151	114~119
心肌质量指数/(g·m^{-2})	66±13	70±12	76±16	67±11
收缩功能				
短轴缩短率(FS)/%	37~38	76~78	80~85	67~69
室间隔增厚率/%	47±17	53±16	51±15	54±19
后壁增厚率/%	66±16	72±16	74±16	71±14
周边缩短速率(VCFC)/(周·s^{-1})	1.15~0.3	1.18~0.16	1.18~0.12	1.18~0.12
收缩末期室壁应力(ESS)/(g·cm^{-2})	59±9	53±11	52±11	66±12
舒张功能				
心率	75~76	76~78	80~85	67~69
二尖瓣E波/(m·s^{-1})	0.85±0.13	0.84±0.16	0.77±0.15	0.77±0.11
二尖瓣A波/(m·s^{-1})	0.5±0.009	0.5±0.1	0.55±0.1	0.46±0.1
减速时间/ms	176±44	188±40	193±33	201±48
等容舒张时间(IVRT)/ms	90±19	79±18	72±16	69±10
E波持续时间/ms	263±50	276±43	282±37	288±48
E波和A波持续时间/ms	454±121	412±79	375±63	523±88

资料来源:Savu[62A]和Vitarelli[71A]。

注:值为范围或平均值±SD。

附录Ⅲ 胎儿的超声参数

表Ⅲ-1 不同胎龄对应的平均孕囊直径和顶臀长

胎龄/天	胎龄/周	孕囊直径/mm	顶臀长/cm
30	4.3		
32	4.6	3	
34	4.9	5	
36	5.1	6	
38	5.4	8	
40	5.7	10	0.2
42	6.0	12	0.35
44	6.3	14	0.5
46	6.6	16	0.7
48	6.9	18	0.9
50	7.1	20	1.0
52	7.4	22	1.2
54	7.7	24	1.4
56	8.0	26	1.6
58	8.3	27	1.8
60	8.6	29	2.0
62	8.9	31	2.2
64	9.1	33	2.4
66	9.4	35	2.6
68	9.7	37	2.9
70	10.0	39	3.1
72	10.3	41	3.4
74	10.6	43	3.7
76	10.9	45	4.0
78	11.1	47	4.2
80	11.4	49	4.6
82	11.7	51	5.0
84	12.0	53	5.4

资料来源:Nyberg[51A];Hadlock[25B]。

表Ⅲ-2　顶臀长（CRL）与孕龄百分位数

| 顶臀长/mm | 孕龄/（孕周⁺ᵀ） | | | 顶臀长/mm | 孕龄/（孕周⁺ᵀ） | | |
| | 百分位数 | | | | 百分位数 | | |
	5th	50th	95th		5th	50th	95th
10	6^{+5}	7^{+3}	8	30	9^{+5}	10^{+2}	11
11	6^{+6}	7^{+4}	8^{+2}	31	9^{+5}	10^{+3}	11^{+1}
12	7^{+1}	7^{+5}	8^{+3}	32	9^{+6}	10^{+4}	11^{+2}
13	7^{+2}	8	8^{+4}	33	10	10^{+5}	11^{+2}
14	7^{+3}	8^{+4}	8^{+6}	34	10^{+1}	10^{+6}	11^{+3}
15	7^{+4}	8^{+2}	9	35	10^{+2}	10^{+6}	11^{+4}
16	7^{+5}	8^{+3}	9^{+1}	36	10^{+2}	11	11^{+5}
17	8	8^{+4}	9^{+2}	37	10^{+3}	11^{+1}	11^{+6}
18	8^{+1}	8^{+5}	9^{+3}	38	10^{+4}	11^{+2}	11^{+6}
19	8^{+2}	8^{+6}	9^{+4}	39	10^{+5}	11^{+2}	12
20	8^{+3}	9	9^{+5}	40	10^{+5}	11^{+3}	12^{+1}
21	8^{+4}	9^{+1}	9^{+6}	41	10^{+6}	11^{+4}	12^{+1}
22	8^{+5}	9^{+2}	10	42	11	11^{+4}	12^{+2}
23	8^{+6}	9^{+3}	10^{+1}	43	11	11^{+5}	12^{+3}
24	8^{+6}	9^{+4}	10^{+2}	44	11^{+1}	11^{+6}	12^{+3}
25	9	9^{+5}	10^{+3}	45	11^{+2}	11^{+6}	12^{+4}
26	9^{+1}	9^{+6}	10^{+4}	46	11^{+2}	12	12^{+5}
27	9^{+2}	10	10^{+5}	47	11^{+3}	12^{+1}	12^{+5}
28	9^{+3}	10^{+1}	10^{+5}	48	11^{+4}	12^{+1}	12^{+6}
29	9^{+4}	10^{+2}	10^{+6}	49	11^{+4}	11^{+2}	13

表Ⅲ-3　孕龄与胎儿体重及百分位数　　　　　　　　　　　　　　　　　　　　　单位:g

| 孕龄 | 不同百分位数对应的胎儿体重 | | | | |
	3th	10th	50th	90th	97th
10	26	29	35	41	44
11	34	37	45	53	56
12	43	48	58	68	73
13	54	61	73	85	92
14	69	77	93	109	117
15	87	97	117	137	147
16	109	121	146	171	183
17	135	150	181	212	227
18	166	185	223	261	280
19	204	227	273	319	342
20	247	275	331	387	415
21	298	331	399	467	500
22	357	397	478	559	599
23	424	472	568	664	712
24	500	556	670	784	840
25	586	652	785	918	984
26	681	758	913	1 068	1 145

附录Ⅲ

表Ⅲ-3　孕龄与胎儿体重及百分位数（续）　　　　　　　　　　　　　　　　　　　　　　　　　　单位：g

| 孕龄 | 不同百分位数对应的胎儿体重 | | | | |
	3th	10th	50th	90th	97th
27	787	876	1 055	1 234	1 323
28	903	1 005	1 210	1 415	1 517
29	1 029	1 145	1 379	1 613	1 729
30	1 163	1 294	1 559	1 824	1 955
31	1 306	1 454	1 751	2 048	2 196
32	1 457	1 621	1 953	2 285	2 449
33	1 613	1 795	2 162	2 529	2 711
34	1 773	1 973	2 377	2 781	2 981
35	1 936	2 154	2 595	3 026	3 254
36	2 098	2 335	2 813	3 291	3 528
37	2 259	2 514	3 028	3 542	3 797
38	2 414	2 687	3 236	3 785	4 058
39	2 563	2 852	3 435	4 018	4 307
40	2 700	3 004	3 619	4 234	4 538
41	2 825	3 144	3 787	4 430	4 749
42	2 935	3 266	3 934	4 602	4 933

资料来源：Hadlock[25B]。

表Ⅲ-4　双绒毛膜双胎不同百分位数对应的体重　　　　　　　　　　　　　　　　　　　　　　单位：g

| 孕龄 | 不同百分位数对应的胎儿体重 | | | | |
	5th	10th	50th	90th	95th
23	477	513	632	757	801
24	538	578	712	853	903
25	606	652	803	962	1 018
26	684	735	906	1 085	1 148
27	771	829	1 021	1 223	1 294
28	870	935	1 152	1 379	1 459
29	980	1 054	1 298	1 554	1 645
30	1 102	1 186	1 460	1 748	1 850
31	1 235	1 328	1 635	1 958	2 072
32	1 374	1 477	1 819	2 179	2 306
33	1 515	1 630	2 007	2 403	2 543
34	1 653	1 778	2 190	2 622	2 775
35	1 781	1 916	2 359	2 825	2 989
36	1 892	2 035	2 506	3 001	3 176
37	1 989	2 139	2 634	3 155	3 339
38	2 079	2 236	2 753	3 297	3 489
39	2 167	2 331	2 870	3 437	3 637
40	2 258	2 428	2 990	3 581	3 790
41	2 352	2 530	3 115	3 731	3 948

资料来源：Ananth[2A]。

表Ⅲ-5 单绒毛膜双胞胎不同百分位数对应的体重 单位:g

孕龄	不同百分位数对应的胎儿体重				
	5th	10th	50th	90th	95th
23	392	431	533	648	683
24	456	501	620	753	794
25	530	582	720	875	922
26	615	676	836	1 017	1 072
27	713	784	970	1 178	1 242
28	823	904	1 119	1 360	1 433
29	944	1 037	1 282	1 559	1 643
30	1 072	1 178	1 457	1 771	1 867
31	1 204	1 323	1 637	1 990	2 097
32	1 335	1 467	1 814	2 205	2 325
33	1 457	1 601	1 980	2 407	2 537
34	1 562	1 716	2 123	2 580	2 720
35	1 646	1 808	2 237	2 719	2 866
36	1 728	1 899	2 349	2 855	3 009
37	1 831	2 012	2 489	3 025	3 189
38	1 957	2 150	2 660	3 233	3 408
39	2 100	2 307	2 854	3 469	3 657
40	2 255	2 478	3 065	3 726	3 927
41	2 422	2 661	3 292	4 001	4 217

资料来源:Ananth[2A]。

表Ⅲ-6 孕龄及不同百分位数对应的胎儿胸围 单位:cm

孕龄	不同百分位数对应的胸围								
	2.5th	5th	10th	25th	50th	75th	90th	95th	97.5th
16	5.9	6.4	7.0	8.0	9.1	10.3	11.3	11.9	12.4
17	6.8	7.3	7.9	8.9	10.0	11.2	12.2	12.8	13.3
18	7.7	8.2	8.8	9.8	11.0	12.1	13.1	13.7	14.2
19	8.6	9.1	9.7	10.7	11.9	13.0	14.0	14.6	15.1
20	9.6	10.0	10.6	11.7	12.8	13.9	15.0	15.5	16.0
21	10.4	11.0	11.6	12.6	13.7	14.8	15.8	16.4	16.9
22	11.3	11.9	12.5	13.5	14.6	15.7	16.7	17.3	17.8
23	12.2	12.8	13.4	14.4	15.5	16.6	17.6	18.2	18.8
24	13.2	13.7	14.3	15.3	16.4	17.5	18.5	19.1	19.7
25	14.1	14.6	15.2	16.2	17.3	18.4	19.4	20.0	20.6
26	15.0	15.5	16.1	17.1	18.2	19.3	20.3	21.0	21.5
27	15.9	16.4	17.0	18.0	19.1	20.2	21.3	21.9	22.4
28	16.8	17.3	17.9	18.9	20.0	21.2	22.2	22.8	23.3
29	17.7	18.2	18.8	19.8	21.0	22.1	23.1	23.7	24.2
30	18.6	19.1	19.7	20.7	21.9	23.0	24.0	24.6	25.1
31	19.5	20.0	20.6	21.6	22.8	23.9	24.9	25.5	26.0

表Ⅲ-6　孕龄及不同百分位数对应的胎儿胸围（续）　　　单位：cm

孕龄	不同百分位数对应的胸围								
	2.5th	5th	10th	25th	50th	75th	90th	95th	97.5th
32	20.4	20.9	21.5	22.6	23.7	24.8	25.8	26.4	26.9
33	21.3	21.8	22.5	23.5	24.6	25.7	26.7	27.3	27.8
34	22.2	22.8	23.4	24.4	25.5	26.6	27.6	28.2	28.7
35	23.1	23.7	24.3	25.3	26.4	27.5	28.5	29.1	29.6
36	24.0	24.6	25.2	26.2	27.3	28.4	29.4	30.0	30.6
37	24.8	25.5	26.1	27.1	28.2	29.3	30.3	30.9	31.5
38	25.9	26.4	27.0	28.0	29.1	30.2	31.2	31.9	32.4
39	26.8	27.3	27.9	28.9	30.0	31.1	32.2	32.8	33.3
40	27.7	28.2	28.8	29.8	30.9	32.1	33.1	33.7	34.2

资料来源：Chitkara[15A]。

表Ⅲ-7　孕龄及不同百分位数对应的胎儿长骨长度　　　单位：cm

孕龄	肱骨长度			尺骨长度			桡骨长度			股骨长度			胫骨长度			腓骨长度		
	5th	50th	95th	5th	50th	95th	5th	50th	95th	5th	50th	95th	5th	50th	95th	5th	50th	95th
15	11	18	26	10	16	22	12	15	19	11	19	26	5	16	27	10	14	18
16	12	21	25	8	19	24	9	18	21	13	22	24	7	19	25	6	17	22
17	19	24	29	11	21	32	11	20	29	20	25	29	15	22	29	7	19	31
18	18	27	30	13	24	30	14	22	26	19	28	31	14	24	29	10	22	28
19	22	29	36	20	26	32	20	24	29	23	31	38	19	27	35	18	24	30
20	23	32	36	21	29	32	21	27	28	22	33	39	19	29	35	18	27	30
21	28	34	40	25	31	36	25	29	32	27	36	45	24	32	39	24	29	34
22	28	36	40	24	33	37	24	31	34	29	39	44	25	34	39	21	31	37
23	32	38	45	27	35	43	26	32	39	35	41	48	30	36	43	23	33	44
24	31	41	46	29	37	41	27	34	38	34	44	49	28	39	45	26	35	41
25	35	43	51	34	39	44	31	36	40	38	46	54	31	41	50	33	37	42
26	36	45	49	34	41	44	30	37	41	39	49	53	33	43	49	32	39	43
27	42	46	51	37	43	48	33	39	45	45	51	57	39	45	51	35	41	47
28	41	48	52	37	44	48	33	40	45	45	53	57	38	47	52	36	43	47
29	44	50	56	40	46	51	36	42	47	49	56	62	40	49	57	40	45	50
30	44	52	56	38	47	54	34	43	49	49	58	62	41	51	56	38	47	52
31	47	53	59	39	49	59	34	44	53	53	60	67	46	52	58	40	48	57
32	47	55	59	40	50	58	37	45	51	53	62	67	46	54	59	40	50	56
33	5	56	62	43	52	60	41	46	51	56	64	71	49	56	62	43	51	59
34	50	57	62	44	53	59	39	47	53	57	65	70	47	57	64	46	52	56
35	52	58	65	47	54	61	38	48	57	61	67	73	48	59	69	51	54	57
36	53	60	63	47	55	61	41	48	54	61	69	74	49	60	68	51	55	56
37	57	61	64	49	56	62	45	49	53	64	71	77	52	61	71	55	56	58
38	55	61	66	48	57	63	45	49	53	62	72	79	54	62	69	54	57	59
39	56	62	69	49	57	66	46	50	54	64	74	83	58	64	69	55	58	62
40	56	63	69	50	58	65	46	50	54	66	75	81	58	65	69	54	59	62

资料来源：Jeanty[30B]。

表Ⅲ-8　孕龄及不同百分位数对应的胎儿眼睛参数　　　　　　　　　　　　　　　　　　　　　　　　　单位:mm

孕龄	双眼距离			眼间距离			眼直径		
	5th	50th	95th	5th	50th	95th	5th	50th	95th
15	15	22	30	6	10	14	4	6	9
16	17	25	32	6	10	15	5	7	9
17	19	27	34	6	11	15	5	8	10
18	22	29	37	7	11	16	6	9	11
19	24	31	39	7	12	16	7	9	12
20	26	33	41	8	12	17	8	10	13
21	28	35	43	8	13	17	8	11	13
22	30	37	44	9	13	18	9	12	14
23	31	39	46	9	14	18	10	12	15
24	33	41	48	10	14	19	10	13	15
25	35	42	50	10	15	19	11	13	16
26	36	44	51	11	15	20	12	14	16
27	38	45	53	11	16	20	12	14	17
28	39	47	54	12	16	21	13	15	17
29	41	48	56	12	17	21	13	15	18
30	42	50	57	13	17	22	14	16	18
31	43	51	58	13	18	22	14	16	19
32	45	52	60	14	18	23	14	17	19
33	46	53	61	14	19	23	15	17	19
34	47	54	62	15	19	24	15	17	20
35	48	55	63	15	20	24	15	18	20
36	49	56	64	16	20	25	16	18	20
37	50	57	65	16	21	25	1	18	21
38	50	58	65	17	21	26	16	18	21
39	51	59	66	17	22	26	16	19	21
40	52	59	67	18	22	26	16	19	21

资料来源:Romero[61A]。

表Ⅲ-9　孕龄及不同百分位数对应的小脑横径参数　　　　　　　　　　　　　　　　　　　　　　　　　单位:mm

孕龄	小脑横径				
	10th	25th	50th	75th	90th
15	10	12	14	15	16
16	14	16	16	16	17
17	16	16	17	17	18
18	17	17	18	18	19
19	18	18	19	19	22
20	18	19	19	20	22
21	19	20	22	23	24
22	21	23	23	24	24
23	22	23	24	25	26

附录
Ⅲ

附录

表Ⅲ-9 孕龄及不同百分位数对应的小脑横径参数(续)   单位:mm

孕龄	小脑横径				
	10th	25th	50th	75th	90th
24	22	24	25	27	28
25	23	21.5	28	28	29
26	25	28	29	30	32
27	26	28.5	30	31	32
28	27	30	31	32	34
29	29	32	34	36	38
30	31	32	35	37	40
31	32	35	38	39	43
32	33	36	38	40	42
33	32	36	40	43	44
34	33	38	40	41	44
35	31	37	40.5	43	47
36	36	29	43	52	55
37	37	37	45	52	55
38	40	40	48.5	52	55
39	52	52	52	55	55

资料来源:Goldstein[25A]。

表Ⅲ-10 孕龄及不同百分位数对应的子宫动脉多普勒血流参数

孕龄	百分位数					
	5th		50th		95th	
	阻力指数	S/D	阻力指数	S/D	阻力指数	S/D
16	0.70	3.39	0.80	5.12	0.90	10.50
17	0.69	3.27	0.79	4.86	0.89	9.46
18	0.68	3.16	0.78	4.63	0.88	8.61
19	0.67	3.06	0.77	4.41	0.87	7.90
20	0.66	2.97	0.76	4.22	0.86	7.30
21	0.65	2.88	0.75	4.04	0.85	6.78
22	0.64	2.79	0.74	3.88	0.84	6.33
23	0.63	2.71	0.73	3.73	0.83	5.94
24	0.62	2.64	0.72	3.59	0.82	5.59
25	0.61	2.57	0.71	3.46	0.81	5.28
26	0.60	2.50	0.70	3.34	0.80	5.01
27	0.59	2.44	0.69	3.22	0.79	4.76
28	0.58	2.38	0.68	3.12	0.78	4.53
29	0.57	2.32	0.67	3.02	0.77	4.33
30	0.56	2.26	0.66	2.93	0.76	4.14
31	0.55	2.21	0.65	2.84	0.75	3.97
32	0.54	2.16	0.64	2.76	0.74	3.81
33	0.53	2.11	0.63	2.68	0.73	3.66

表Ⅲ-10　孕龄及不同百分位数对应的子宫动脉多普勒血流参数(续)

孕龄	百分位数					
	5th		50th		95th	
	阻力指数	S/D	阻力指数	S/D	阻力指数	S/D
34	0.52	2.07	0.62	2.61	0.72	3.53
35	0.51	2.03	0.61	2.54	0.71	3.40
36	0.50	1.98	0.60	2.47	0.70	3.29
37	0.49	1.94	0.59	2.41	0.69	3.18
38	0.47	1.90	0.57	2.35	0.67	3.08
39	0.46	1.87	0.56	2.30	0.66	2.98
40	0.45	1.83	0.55	2.24	0.65	2.89
41	0.44	1.80	0.54	2.19	0.64	2.81
42	0.43	1.76	0.53	2.14	0.63	2.73

资料来源：Kofnas AD[35A]。

附录Ⅲ

（陈雯　王少帅　翻译　冯玲　审校）

参考文献

索　引

Z